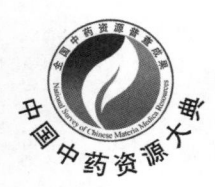 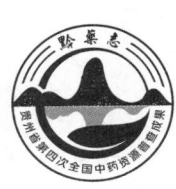 总主编·江维克

贵州省中药资源志要

主　编·江维克　周　涛　柴慧芳

上海科学技术出版社

内 容 提 要

　　贵州省第四次全国中药资源普查历时十年,取得了一系列令人瞩目的成绩。本书作为普查的重要成果之一,收录了全省6352种中药资源,共分为药用植物资源、药用动物资源、药用矿物资源三部分,药用植物和药用动物资源分项记述了中文名、拉丁学名、别名、生境与分布(习性与分布)、药用部位、功效与主治、凭证标本号、附注,药用矿物资源分项记述了中文名、拉丁名、别名、来源与分布、化学成分、功效与主治及附注等内容。本书全面反映了贵州省药用资源情况,为全省中药材生产、开发、科研、教学、资源保护等提供了参考。

　　本书可供中药资源研究及相关领域工作者使用。

图书在版编目（ＣＩＰ）数据

　　贵州省中药资源志要 / 江维克,周涛,柴慧芳主编
. -- 上海 : 上海科学技术出版社,2024.8
　　(黔药志 / 江维克总主编)
　　ISBN 978-7-5478-6634-4

　　Ⅰ. ①贵… Ⅱ. ①江… ②周… ③柴… Ⅲ. ①中药资源－中药志－贵州 Ⅳ. ①R281.473

　　中国国家版本馆CIP数据核字(2024)第092045号

贵州省中药资源志要
总主编　江维克
主　编　江维克　周　涛　柴慧芳

上海世纪出版(集团)有限公司 出版、发行
上 海 科 学 技 术 出 版 社
(上海市闵行区号景路 159 弄 A 座 9F - 10F)
邮政编码 201101　　www.sstp.cn
上海展强印刷有限公司印刷
开本 889×1194　1/16　印张 63.25
字数:1600 千字
2024 年 8 月第 1 版　2024 年 8 月第 1 次印刷
ISBN 978 - 7 - 5478 - 6634 - 4/R・3011
定价:498.00 元

贵州省第四次全国中药资源普查成果

黔 药 志

编辑委员会

顾　　问　　杨　洪　安仕海　汪　浩　何顺志　杜　江　周　茜

主任委员　　杨　柱　刘兴德

副主任委员　崔　瑾　于　浩　田维毅　周　英　俞　松

委　　员　　（按姓氏笔画排序）

于　浩（贵州中医药大学）　　　　　　王　翔（凯里学院）

田维毅（贵州中医药大学）　　　　　　兰文跃（贵州省中医药管理局）

伍明江（遵义医药高等专科学校）　　　刘兴德（贵州中医药大学）

江维克（贵州中医药大学）　　　　　　孙庆文（贵州中医药大学）

孙济平（贵州中医药大学）　　　　　　杨　柱（贵州中医药大学）

吴明开（贵州省农作物品种资源研究所）沈祥春（贵州医科大学）

张　龙（贵州省中医药管理局）　　　　张　平（天柱县中医院）

张林甦（黔南民族医学高等专科学校）　张敬杰（贵州中医药大学）

陈建祥（黔东南州农业科学院）　　　　周　英（贵州中医药大学）

周　茜（贵州省中医药管理局）　　　　周　涛（贵州中医药大学）

胡成刚（贵州中医药大学）　　　　　　俞　松（遵义医药高等专科学校）

柴慧芳（贵州中医药大学）　　　　　　高晨曦（贵阳康养职业大学）

黄明进（贵州大学）　　　　　　　　　崔　瑾（贵州中医药大学）

鲁道旺（铜仁学院）　　　　　　　　　蒲　翔（贵州中医药大学）

熊厚溪（毕节医学高等专科学校）　　　魏升华（贵州中医药大学）

总 主 编　　江维克

副总主编　　周　涛　柴慧芳　孙庆文　胡成刚

总 编 委　　（按姓氏笔画排序）

王明川（贵阳药用植物园）　　　　　　刘开桃（黔东南州农业科学院）

江维克（贵州中医药大学）　　　　　　孙庆文（贵州中医药大学）

杨传东（铜仁学院）　　　　　　　　　肖承鸿（贵州中医药大学）

吴明开（贵州省农业科学院）　　　　　张成刚（贵州中医药大学）

周　涛（贵州中医药大学）　　　　　　胡成刚（贵州中医药大学）

侯小琪（贵阳药用植物园）　　　　　　柴慧芳（贵州中医药大学）

郭治友（黔南民族师范学院）　　　　　黄明进（贵州大学）

熊厚溪（毕节医学高等专科学校）　　　魏升华（贵州中医药大学）

《贵州省中药资源志要》
编纂委员会

主　编

江维克　周　涛　柴慧芳

副主编

胡成刚　孙庆文　魏升华　张成刚

编　委

（按姓氏笔画排序）

王　波　王　翔　王明川　王泽欢　王悦云

韦德群　冯　玲　伍明江　刘开桃　刘绍欢

江维克　孙庆文　杨天友　杨传东　杨昌贵

李　静　李良远　李新辉　肖承鸿　吴之坤

张　迅　张久磊　张成刚　陆海霞　陈宁美

陈春伶　周　涛　赵　丹　胡亿明　胡成刚

侯小琪　柴慧芳　袁青松　龚安慧　梁建东

梁　晴　鲁道旺　熊厚溪　魏升华　魏志丹

参编人员

（按姓氏笔画排序）

付　艳　刘　洋　安久春　许清清　李胜男

吴倩倩　赵智煌　黄以书　覃　浪　温倪婷

前 言

　　贵州省第四次全国中药资源普查工作历时十年（2012～2022年），以全省88个县级行政区划为调查单位，贵州中医药大学为技术依托单位，联合铜仁学院、贵州医科大学等41个承担单位、139个参与单位，1000多名普查队员共同奋斗，对贵州省所有县域的中药资源进行了全面调查，获得了大量的植物照片、腊叶标本、种质资源等第一手资料。本书编写团队在充分利用上述资料的基础上，进一步结合文献资料，系统整理了贵州省中药资源（药用植物、药用动物及药用矿物）种类，全面反映了贵州省中药资源种类现状，尤其在药用植物项下增加了腊叶标本凭证标本号，进一步提高了本书的科学性。

　　本书分为三部分，共收录贵州省中药资源6352种（含引进栽培、饲养的物种）。其中，第一部分收录药用植物288科1628属5896种（含种下等级），第二部分收录药用动物157科293属376种（含种下等级），第三部分收录药用矿物80种。本书收录的药用植物中，有藻类植物3科4属5种、菌类植物39科72属124种、地衣类植物4科8属13种、苔藓类植物18科25属35种、蕨类植物37科98属447种、裸子植物10科30属70种、被子植物177科1391属5202种。本书收录了普查队员采集的、具有腊叶标本凭证号的药用植物3385种。同时，基于中药药性理论和药用植物亲缘学原理，参考借鉴《新资源的发现及功效研究》一书中关于药用植物功效推测的研究思路，收录了推测具有药用功效的植物554种，包括发表的3个新物种、17个贵州省新分布物种。

　　本书全面反映了贵州省中药资源家底，对全省中药材生产、开发、科研、教学、资源保护及各级有关行政部门决策等，都具有一定的参考价值。本书的编写工作得到了贵州省中医药管理局、贵州中医药大学和省内各兄弟院校及相关方面专家、教授的大力支持，在此表示衷心的感谢。本书编辑成稿文献多、内容广，加之水平所限，书中难免有不妥之处，敬请广大读者批评指正。

编者

2024年1月

凡 例

（1）本书药用植物记述中文名、拉丁学名、别名、生境与分布、药用部位、功效与主治、凭证标本号及附注；药用动物记述中文名、拉丁学名、别名、习性与分布、药用部位、功效与主治及附注；药用矿物记述中文名、拉丁名、别名、来源与分布、化学成分、功效与主治及附注。除别名、凭证标本号与附注部分物种（物质）有略项外，其余各项所有物种（物质）均有记述。

（2）对于 2020 年版《中国药典》（以下简称《中国药典》）收录的物种（物质），其中文名、拉丁学名（拉丁名）与《中国药典》保持一致；对于《中国药典》未收录的物种，菌物类中文名、拉丁学名主要参考《中国菌物药》；维管束植物中文名、拉丁学名主要参考 *Flora of China*；动物中文名、拉丁学名主要参考《中国药用动物志》（第二版）。

（3）对于物种排序，蕨类植物按"秦仁昌 1978 分类系统"排列、裸子植物按"郑万钧 1978 分类系统"排列、被子植物主要按"恩格勒 1964 分类系统"排列；科内物种按属名、种名字母先后顺序排列。药用植物的腊叶标本凭证号由 15 位阿拉伯数字和大写字母"LY"构成，其中前 6 位数字是标本采集地的县级行政区划代码，中间 6 位数字是采集时间（即××年××月××日），最后 3 位数字是采集当日的顺序号码，"LY"代表腊叶标本。凭证标本存放于贵州中医药大学中药标本馆及中国中医科学院中药资源中心标本馆。

（4）为表述简洁，书中涉及的分布地及有关文献简称如下：市（州）级行政区划单位省略"市（州）"，县级行政区划单位省略"县""市""区"等称谓；贵州梵净山国家级自然保护区，简称"梵净山"；贵州宽阔水国家级自然保护区，简称"宽阔水"；贵州茂兰国家级自然保护区，简称"茂兰"；贵州雷公山国家级自然保护区，简称"雷公山"；贵州麻阳河国家级自然保护区，简称"麻阳河"；贵州佛顶山国家级自然保护区，简称"佛顶山"；贵州大沙河省级自然保护区，简称"大沙河"；贵州月亮山自然保护区，简称"月亮山"。

目 录

第一部分·药用植物资源

贵州省中药资源志要

贵州省中药资源志要

第二部分 · 药用动物资源

第三部分·药用矿物

第一部分
药用植物资源

一、藻类植物

念珠藻科 Nostocaceae

■ 念珠藻属 *Nostoc*

● 念珠藻

【学名】· *Nostoc commune* Vauch. ex Molinari

【别名】· 地木耳、葛仙米。

【生境与分布】· 生于夏秋雨后潮湿草地或湿水滩旁。分布于荔波、玉屏、龙里、清镇、开阳、息烽等地典型岩溶区域。

【药用部位】· 藻体。

【功效与主治】· 清热明目,收敛益气。用于目赤红肿,夜盲症,烫火伤,久痢,脱肛。

双星藻科 Zygnemataceae

■ 水绵属 *Spirogyra*

● 水绵

【学名】· *Spirogyra nitida* (Dillw.) Link.

【别名】· 水青苔。

【生境与分布】· 生于池塘、湖泊、水田、沟渠、河流中。省内广泛分布。

【药用部位】· 藻体。

【功效与主治】· 清热解毒,温经利湿。用于丹毒,漆疮,烫火伤等。

轮藻科 Characeae

■ 轮藻属 *Chara*

● 膨胀丽藻

【学名】· *Chara expansa* T. F. Allen

【别名】· 水茴香。

【生境与分布】· 生于淡水池塘、湖泊中。

【药用部位】· 藻体。

【功效与主治】· 清热止咳,疏风利湿。用于风热感冒咳嗽,水呛咳。外用于烧烫伤。

● 脆轮藻

【学名】· *Chara fragilis* Desvaux

【别名】· 车轴藻。

【生境与分布】· 生于淡水中,特别是含有钙质和硅质的水中。分布于黄平、雷山等地。

【药用部位】· 藻体。

【功效与主治】· 祛痰,平喘,止咳。用于咳嗽痰喘,胸闷,气喘,慢性气管炎。

■ 丽藻属 *Nitella*

● 水茴香藻

【学名】· *Nitella expansa* T.F. Allen.

【别名】· 水茴香。

【生境与分布】· 生于淡水池塘、湖泊中。省内广泛分布。

【药用部位】· 藻体。

【功效与主治】· 疏风清热,利湿止渴。用于水呛咳,风热感冒。外敷治烫火伤。

二、菌类植物

羊肚菌科 Morchellaceae

■ 羊肚菌属 *Morchella*

● 小羊肚菌

【学名】· *Morchella deliciosa* Fr.

【别名】· 阳雀菌、美味羊肚菌。

【生境与分布】· 生于林地上。分布于清镇、开阳、修文、息烽等地。

【药用部位】· 子实体。

【功效与主治】· 化痰理气,益肠胃。用于消化不良,痰多气短。

● 羊肚菌

【学名】· *Morchella esculenta* (L.) Pers.

【别名】· 阳雀菌。

【生境与分布】· 生于林地上。分布于石阡、江口、雷山、开阳、播州、荔波、梵净山等地。

【药用部位】· 子实体。

【功效与主治】· 化痰理气,益肠胃。用于消化不良,痰多气短。

曲霉科 Eurotiaceae

■ 红曲霉属 *Monascus*

● 红曲霉

【学名】· *Monascus purpureus* Went.

【别名】· 红曲。

【生境与分布】· 寄生在粳米、乳制品中。分布于从江等地。

【药用部位】· 菌丝体及孢子。

【功效与主治】· 健脾消食,活血化瘀。用于饮食积滞,脘腹胀满,赤白下痢,产后恶露不尽,跌打损伤。

麦角菌科 Clavicipitaceae

■ 麦角菌属 *Claviceps*

● 麦角菌

【学名】· *Claviceps purpurea* (Fr.) Tul.

【别名】· 黑麦乌米、紫麦角。

【生境与分布】· 寄生于小麦等植物的子房内或生于拂子茅属植物及大油芒等禾本科植物上。省内广泛分布。

【药用部位】· 菌核。

【功效与主治】· 催生下胎,收缩子宫,止血调经,止头痛,祛风壮阳。用于子宫出血,产后出血不止,月经过多,痛经,偏头痛。

■ 虫草菌属 *Metacordyceps*

● 凉山虫草

【学名】· *Metacordyceps liangshanensis* (M. Zang et al.) G. H. Sung

【别名】· 凉山绿僵虫草。

【生境与分布】· 寄生于鳞翅目蝙蝠蛾科昆虫的幼虫体上。分布于石阡、绥阳等地。

【药用部位】· 子座与虫体的干燥复合体。

【功效与主治】· 补肺益肾。用于肺肾两虚之咳喘。

● 新古尼异虫草

【学名】· *Metacordyceps neogunnii* T. C. Wen & K. D. Hyde

【生境与分布】· 生于阔叶林落叶层下或茶园土壤中蝙蝠蛾科昆虫的幼虫尸体上。分布于石阡、湄潭、凤冈、施秉、雷山、荔波、都匀等地。

【药用部位】· 子实体。

【功效与主治】· 用于止血,止咳化痰。

稻绿核菌属 *Ustilaginoidea*

稻绿核菌

【学名】· *Ustilaginoidea virens* (Cke.) Tak.

【别名】· 稻曲菌、粳谷奴。

【生境与分布】· 寄生在水稻的小穗上。分布于黄平等地。

【药用部位】· 菌核。

【功效与主治】· 清热解毒,利咽。用于喉痹,咽喉肿痛。

虫草科 Cordycipitaceae

虫草属 *Cordyceps*

霍克斯虫草

【学名】· *Cordyceps hawkesii* G. R. Gray

【别名】· 古尼虫草、亚香棒虫草。

【生境与分布】· 寄生于鳞翅目蝙蝠蛾科昆虫的幼虫尸体上。分布于施秉、都匀等地。

【药用部位】· 子座与虫体的干燥复合体。

【功效与主治】· 补益肺肾,益精止血。用于肺结核,咳嗽痰血,身体虚弱,阳痿,遗精。

蛹虫草

【学名】· *Cordyceps militaris* (L.) Fr.

【别名】· 北虫草。

【生境与分布】· 寄生于鳞翅目昆虫的蛹上。分布于水城、三都、梵净山等地。

【药用部位】· 子座与蛹的干燥复合体。

【功效与主治】· 补肺益肾。用于肺痨,痰血,盗汗,贫血,腰痛。

炭角菌科 Xylariaceae

柄类壳菌属 *Podosordaria*

乌灵参

【学名】· *Podosordaria nigripes* (Klotzsch) P. M. D. Martin

【别名】· 黑柄鹿角菌、黑柄炭角菌。

【生境与分布】· 生于阔叶林中地上,通常深入地下与白蚁窝相连。分布于荔波、石阡、江口、梵净山等地。

【药用部位】· 菌核。

【功效与主治】· 补气固肾,健脾除湿,镇静安神。用于脾虚食

少,产后及术后失血过多,胃下垂,疝气,心悸失眠及小儿惊风等。

蘑菇科 Agaricaceae

蘑菇属 *Agaricus*

田野蘑菇

【学名】· *Agaricus arvensis* Schaeff.

【生境与分布】· 生于草地上。分布于石阡等地。

【药用部位】· 子实体。

【功效与主治】· 祛风散寒,舒筋活络。用于风湿痹痛,腰腿疼痛,手足麻木。

蘑菇

【学名】· *Agaricus campestris* L.

【别名】· 四孢蘑菇。

【生境与分布】· 生于田野堆肥场上或林间空地。分布于黔西南等地。

【药用部位】· 子实体。

【功效与主治】· 健脾开胃,平肝提神。用于纳呆,乳汁不足,高血压,神倦欲眠。

静灰球菌属 *Bovistella*

大口静灰球菌

【学名】· *Bovistella sinensis* Lloyd

【别名】· 中国静灰球。

【生境与分布】· 生于草丛中或地上。分布于沿河、德江、印江等地。

【药用部位】· 子实体。

【功效与主治】· 清热利咽,消肿止血。用于咽喉炎,扁桃体炎,外伤出血,痔疮出血,冻疮。

龟裂静灰球菌

【学名】· *Bovistella utriformis* (Bull.) Demoulin & Rebriev

【别名】· 浮雕秃马勃。

【生境与分布】· 生于林地中。分布于石阡等地。

【药用部位】· 子实体。

【功效与主治】· 收敛止血。用于外伤出血。

秃马勃属 *Calvatia*

白秃马勃

【学名】· *Calvatia candida* (Rostk.) Hollós

【生境与分布】·生于林地中。分布于梵净山等地。

【药用部位】·子实体。

【功效与主治】·止血。用于外伤出血。

● 头状秃马勃

【学名】· *Calvatia craniiformis* (Schw.) Fr.

【生境与分布】·生于针阔混交林中地上。分布于江口、石阡、荔波、绥阳、清镇、开阳、黎平等地。

【药用部位】·子实体。

【功效与主治】·消肿止血,清肺利喉,解毒。用于外伤出血,慢性扁桃体炎,喉炎。

● 大马勃

【学名】· *Calvatia gigantea* (Batsch ex Pers.) Lloyd

【别名】·大秃马勃。

【生境与分布】·夏秋季生于草地上或粪草腐朽树木落叶、腐殖质等地上。分布于凯里、镇宁、印江、梵净山等地。

【药用部位】·子实体。

【功效与主治】·清肺利咽,止血消肿。用于风热郁肺咽痛,音哑,咳嗽。外用于鼻衄,创伤出血。

【附注】·《中国药典》收录物种。

● 紫色马勃

【学名】· *Calvatia lilacina* (Mont. et Berk.) Lloyd

【别名】·马屁包。

【生境与分布】·生于针阔混交林中地,秋季雨后生于旷野草地或林中地。分布于黎平、麻江、梵净山等地。

【药用部位】·子实体。

【功效与主治】·清肺利咽,止血。用于风热郁肺咽痛,音哑,咳嗽。外用于鼻衄,创伤出血。

【附注】·《中国药典》收录物种。

■ 鬼伞属 *Coprinus*

● 毛头鬼伞

【学名】· *Coprinus comatus* (O.F. Müll.) Pers.

【别名】·鸡腿蘑、毛头鬼盖。

【生境与分布】·生于田野或路边地上。分布于习水、都匀等地。

【药用部位】·子实体。

【功效与主治】·益胃,清神,消痔。用于食欲不振,神疲,痔疮。

■ 黑蛋巢菌属 *Cyathus*

● 粪生黑蛋巢菌

【学名】· *Cyathus stercoreus* (Schwein.) De Toni

【生境与分布】·生于堆肥、粪土或田野上。省内广泛分布。

【药用部位】·子实体。

【功效与主治】·健胃止痛。用于胃气痛,消化不良。

● 隆纹黑蛋巢菌

【学名】· *Cyathus striatus* (Huds.) Willd.

【别名】·隆纹鸟巢菌。

【生境与分布】·生于针阔混交林地上、落枝、朽木或枯叶地上。分布于石阡、江口、印江、雷公山等地。

【药用部位】·子实体。

【功效与主治】·健胃止痛。用于胃气痛,消化不良。

■ 脱皮马勃属 *Lasiosphaera*

● 脱皮马勃

【学名】· *Lasiosphaera fenzlii* (Reichardt) Fenzl

【生境与分布】·生于草地上。分布于德江、沿河、水城、盘州等地。

【药用部位】·子实体。

【功效与主治】·清肺利咽,止血。用于风热郁肺咽痛,音哑,咳嗽;外用于鼻衄,创伤出血。

【附注】·《中国药典》收录物种。

● 脱被毛球马勃

【学名】· *Lasiosphaera fenzlii* Lloyd.

【生境与分布】·生于草地上。分布于江口等地。

【药用部位】·子实体。

【功效与主治】·清肺利咽,止血消肿。用于慢性扁桃体炎,喉炎,咳嗽失音,鼻出血,外伤出血等。

■ 马勃属 *Lycoperdon*

● 粒皮马勃

【学名】· *Lycoperdon asperum* (Lévl.) Speg.

【生境与分布】·生于林中地上。分布于江口、梵净山等地。

【药用部位】·子实体。

【功效与主治】·止血。

● 粗皮马勃

【学名】· *Lycoperdon atropurpureum* Vittad.

【别名】·粒皮灰包、马勃。

【生境与分布】·生于草地上。分布于安顺等地。

【药用部位】·子实体。

【功效与主治】·止血。

● 小马勃

【学名】· *Lycoperdon dermoxanthum* Vittad.

【别名】·小灰包、小马庇包。

【生境与分布】·生于路边。分布于万山、龙里、梵净山、雷公山等地。

【药用部位】·子实体。

【功效与主治】·消肿止血,清肺利喉,解毒。用于鼻炎出血,咽炎,扁桃体炎。

- **有柄马勃**

【学名】·*Lycoperdon gennatum* Batsch.

【别名】·灰包。

【生境与分布】·生于疏林下。分布于贵阳等地。

【药用部位】·子实体。

【功效与主治】·清肺利咽,解毒止血。

- **香港灰包**

【学名】·*Lycoperdon hongkongense* Berk. & M. A. Curtis

【生境与分布】·生于林中草地或朽木上。分布于梵净山等地。

【药用部位】·子实体。

【功效与主治】·止血。

- **网纹马勃**

【学名】·*Lycoperdon perlatum* Pers.

【别名】·网纹灰包、马勃。

【生境与分布】·生于林中草地及朽木上。分布于龙里、清镇、印江、江口、石阡、余庆、瓮安、正安、绥阳、雷山、荔波等地。

【药用部位】·子实体。

【功效与主治】·消肿止血,清肺利喉,解毒。用于风热郁肺咽痛,音哑,咳嗽。

- **粒皮马勃**

【学名】·*Lycoperdon umbrinum* Pers.

【别名】·粗皮马勃、马勃。

【生境与分布】·生于林中地上。分布于安顺、江口等地。

【药用部位】·子实体。

【功效与主治】·止血。

■ **柄灰包属 *Tulostoma***

- **灰锤**

【学名】·*Tulostoma brumale* Pers.

【生境与分布】·生于阔叶林中地上。分布于石阡、梵净山等地。

【药用部位】·子实体。

【功效与主治】·用于感冒咳嗽,外伤出血。

丝盖伞科 Inocybaceae

■ **丝盖伞属 *Inocybe***

- **黄丝盖伞**

【学名】·*Inocybe rimosum* (Bull.) P. Kumm.

【生境与分布】·生于林地上。分布于平坝、龙里、绥阳、清镇等地。

【药用部位】·子实体。

【功效与主治】·用于湿疹,癌症。

离褶伞科 Lyophyllaceae

■ **蚁巢伞属 *Termitiomyces***

- **鸡枞菌**

【学名】·*Termitiomyces eurrhizus* (Berk.) R. Heim

【生境与分布】·生于赤松、黑松及樟子松林地上。分布于毕节等地。

【药用部位】·子实体。

【功效与主治】·益胃,清神。用于消化不良,痔疮。

小皮伞科 Marasmiaceae

■ **小皮伞属 *Marasmius***

- **硬柄皮伞**

【学名】·*Marasmius oreades* (Bolton) Fr.

【生境与分布】·生于林地上。分布于贵阳、遵义等地。

【药用部位】·子实体。

【功效与主治】·舒筋活络,止痛。用于腰腿疼痛,手足麻木,筋络不适。

小菇科 Mycenaceae

■ **扇菇属 *Panellus***

- **鳞皮扇菇**

【学名】·*Panellus stypticus* (Bull. ex Fr.) Karst.

【别名】·山葵菌、止血扇菇。

【生境与分布】·生于阔叶林中的腐木上。分布于天柱、玉屏、盘州、望谟、台江、清镇等地。

【药用部位】·子实体。

【功效与主治】·止血消炎。用于外出血症。

类脐菇科 Omphalotaceae

■ 裸脚伞属 *Gymnopus*

● 安络小皮伞

【学名】· *Gymnopus androsaceus* (L.) Della Magg. & Trassin

【生境与分布】·生于林地上。省内广泛分布。

【药用部位】·子实体、菌索及发酵产物。

【功效与主治】·活血止痛。用于跌打损伤，骨折疼痛，偏头痛，各种神经痛，腰腿疼痛，风湿痹痛。

■ 微香菇属 *Lentinula*

● 香菇

【学名】· *Lentinula edodes* (Berk.) Pegler

【生境与分布】·生于阔叶树腐木上。分布于黔东南、安龙等地。

【药用部位】·子实体。

【功效与主治】·扶正补虚，健脾开胃，祛风透疹。用于体虚，神倦乏力，纳呆，消化不良，贫血，麻疹透发不畅，佝偻病。

泡头菌科 Physalacriaceae

■ 蜜环菌属 *Armillaria*

● 蜜环菌

【学名】· *Armillaria mellea* (Vahl) P. Kumm.

【别名】·青冈钻。

【生境与分布】·生于阔叶树的树干基部、根部或倒木上，丛生。分布于江口、石阡、雷山、威宁、荔波、道真等地。

【药用部位】·子实体。

【功效与主治】·强筋健骨，祛风活络，清目，利肺，益肠胃。用于腰腿疼痛，佝偻病，角膜炎，夜盲，咳嗽，消化道感染。

● 假蜜环菌

【学名】· *Armillaria tabescens* (Scop.) Emel

【别名】·发光假蜜环菌、亮菌。

【生境与分布】·生于阔叶树干基部。分布于江口、石阡、威宁、黔西、兴仁、兴义、正安、梵净山等地。

【药用部位】·子实体或发酵产物。

【功效与主治】·清热解毒。用于慢性肝炎，胆囊炎，肠痈，中耳炎。

■ 冬菇属 *Flammulina*

● 冬菇

【学名】· *Flammulina velutipes* (Curtis) Singer

【别名】·绒柄金钱菌、金针菇。

【生境与分布】·丛生于阔叶林腐木上。省内广泛分布。

【药用部位】·子实体。

【功效与主治】·利肝胆，益肠胃，抗癌。用于肝炎，肝胆系统疾病，慢性胃炎，胃肠道溃疡。

■ 长根菇属 *Hymenopellis*

● 长根小奥德蘑

【学名】· *Hymenopellis radicata* (Relhan) R. H. Peterson.

【别名】·长根菇、长根金钱菌。

【生境与分布】·生于阔叶林或竹林地下腐木上。分布于花溪、清镇、习水、正安、绥阳、石阡、黔西、大方、兴义、望谟、三都、榕江、剑河、台江、荔波、雷山、瓮安、余庆、岑巩、麻江等地。

【药用部位】·子实体。

【功效与主治】·活血化瘀，健脾益气。用于瘀血阻滞，脾气不足，生化无力。

侧耳科 Pleurotaceae

■ 侧耳属 *Pleurotu*

● 糙皮侧耳

【学名】· *Pleurotus ostreatus* (Jacq.) P. Kumm.

【别名】·冻菌、北风菌。

【生境与分布】·生于阔叶林中倒木上。分布于遵义等地。

【药用部位】·子实体。

【功效与主治】·祛风散寒，舒筋活络，补肾壮阳。用于腰腿疼痛，手足麻木，筋络不舒，阳痿遗精，腰膝无力。

● 长柄侧耳

【学名】· *Pleurotus spodoleucus* (Fr.) Quél.

二、菌类植物

【别名】· 灰白侧耳、匙形侧耳、灰冻菌。

【生境与分布】· 生于秋季阔叶树腐木桩上。分布于贵阳等地。

【药用部位】· 子实体。

【功效与主治】· 祛风散寒，舒筋活络，补肾壮阳。用于腰腿疼痛，手足麻木，筋络不舒，阳痿遗精，腰膝无力。

光柄菇科 Pluteaceae

■ 草菇属 *Volvariella*

• 草菇

【学名】· *Volvariella volvacea*（Bull.）Singer

【生境与分布】· 生于草堆上。分布于榕江、荔波、道真、赤水、兴义等地。

【药用部位】· 子实体。

【功效与主治】· 消暑去热。用于高血压，齿龈出血，斑点性皮疹，坏血病，各种肿瘤。

小脆柄菇科 Psathyrellaceae

■ 拟鬼伞属 *Coprinopsis*

• 墨汁拟鬼伞

【学名】· *Coprinopsis atramentaria*（Bull.）Redhead

【别名】· 墨汁鬼伞、柳树蘑。

【生境与分布】· 生于林中树桩旁或草地上。分布于江口、石阡、雷山、都匀、荔波、贵定、龙里、清镇、开阳、修文等地。

【药用部位】· 子实体。

【功效与主治】· 益肠胃，化痰理气，解毒消肿。用于食欲不振，咳嗽痰多，小儿痫病，气滞胀痛，疔肿疮疡。

• 拟粪鬼伞

【学名】· *Coprinus sterquilinus*（Fr.）Redhead

【生境与分布】· 生于粪堆上。分布于石阡、雷山、修文、开阳等地。

【药用部位】· 子实体。

【功效与主治】· 化痰理气，解毒消肿。用于食欲不振，咳嗽痰多，小儿痫病，气滞胀痛，疔肿疮疡。

裂褶菌科 Schizophyllaceae

■ 裂褶菌属 *Schizophyllum*

• 裂褶菌

【学名】· *Schizophyllum commune* Fr.

【别名】· 白参、树花。

【生境与分布】· 生于腐木或腐竹上。分布于清镇、开阳、修文等地。

【药用部位】· 子实体。

【功效与主治】· 滋补强身，清肝明目。用于头昏耳鸣，虚汗，妇女白带过多。

球盖菇科 Strophariaceae

■ 田头菇属 *Agrocybe*

• 茶树菇

【学名】· *Agrocybe cylindracea*（De. ex Fr.）Maire

【别名】· 柱状田头菇、茶菇、油茶菇。

【生境与分布】· 生于柳属、杨属树种的树桩或树干上。分布于贵阳等地。

【药用部位】· 子实体。

【功效与主治】· 健脾，利尿。用于泄泻，小便不利，水肿。

• 田头菇

【学名】· *Agrocybe praecox*（Pers.）Fayod

【别名】· 白环锈伞、茶新菇。

【生境与分布】· 生于柳属、杨属树种的树桩或树干上。分布于贵阳等地。

【药用部位】· 子实体。

【功效与主治】· 健脾，利尿。用于泄泻，小便不利，水肿。

口蘑科 Tricholomataceae

■ 雷丸属 *Omphalia*

• 雷丸

【学名】· *Omphalia lapidescens* Schroet.

【别名】· 竹苓、木连子。

【生境与分布】· 多寄生于病竹根部，有时生于棕榈或某些朽树根上。省内广泛分布。

【药用部位】·菌核。

【功效与主治】·杀虫消积。用于绦虫病,钩虫病,蛔虫病,虫积腹痛,小儿疳积。

【附注】·《中国药典》收录物种。

■ 口蘑属 *Tricholoma*

● 松茸

【学名】·*Tricholoma matsutake* (S. Ito et S. Imai) Singer

【别名】·松口蘑。

【生境与分布】·生于林地上。分布于威宁等地。

【药用部位】·子实体。

【功效与主治】·舒筋活络,理气化痰,利湿别浊。用于腰腿疼痛,手足麻木,筋络不舒,痰多气短,小便淋浊。

木耳科 Auriculariaceae

■ 木耳属 *Auricularia*

● 木耳

【学名】·*Auricularia auricula* (L. ex Hook.) Underw.

【别名】·黑木耳。

【生境与分布】·生于山地及庭园中的榆、赤杨、柳等阔叶树种的朽干上。分布于沿河等地。

【药用部位】·子实体。

【功效与主治】·益气强身,凉血止血。用于寒湿性腰腿疼痛,产后虚弱,崩淋血痢,白带过多,气虚血亏,四肢抽搐,肺虚咳嗽,咯血,吐血等。

【凭证标本号】·520330160411009LY。

● 毛木耳

【学名】·*Auricularia cornea* Ehrenb.

【别名】·黄背木耳。

【生境与分布】·生于阔叶树的腐木上。省内广泛分布。

【药用部位】·子实体。

【功效与主治】·益气强身,润肺止咳,活血止血。用于气血两亏,咳嗽,咯血,吐血,衄血,崩漏及痔疮出血等。

● 皱木耳

【学名】·*Auricularia delicata* (Mont. ex Fr.) Henn.

【别名】·木耳。

【生境与分布】·生于阔叶树的腐木上。分布于剑河、榕江、从

江、望谟、三都、罗甸等地。

【药用部位】·子实体。

【功效与主治】·补气血,润肺,止血,抗癌,止痛。用于肺虚咳嗽,大便不畅,痔疮等。

牛肝菌科 Boletaceae

■ 牛肝菌属 *Boletus*

● 美味牛肝菌

【学名】·*Boletus edulis* Bull.

【别名】·白牛肝。

【生境与分布】·生于混交林地上。分布于绥阳、道真、赤水、桐梓、开阳、水城、兴义等地。

【药用部位】·子实体。

【功效与主治】·祛风散寒,舒筋活络,健脾消积,补虚,止带。用于腰腿疼痛,手足麻木,筋骨不舒,四肢抽搐,白带异常,不孕症,感冒等症。

■ 粉末牛肝菌属 *Pulveroboletus*

● 黄粉牛肝菌

【学名】·*Pulveroboletus ravenelii* (Berk. & M.A. Curtis) Murrill

【别名】·黄蘑菇。

【生境与分布】·生于松林地上。分布于望谟、石阡、江口、梵净山等地。

【药用部位】·子实体。

【功效与主治】·祛风散寒,舒筋活络,止血。用于风寒湿痹,腰腿疼痛,手足麻木,外伤出血。

■ 乳牛肝菌属 *Suillus*

● 黏盖乳牛肝菌

【学名】·*Suillus bovinus* (Pers.) Roussel

【别名】·乳牛肝菌。

【生境与分布】·生于松林或其他针叶林地上。分布于兴义、平塘、绥阳等地。

【药用部位】·子实体。

【功效与主治】·祛风散寒,舒筋活络。用于手足麻木,腰腿疼痛。

● 点柄乳牛肝菌

【学名】·*Suillus granulatus* (L.) Rousse

【别名】·点柄黏盖牛肝菌。

【生境与分布】·生于松林及混交林中地上。分布于毕节、修文、息烽、平坝、兴义、安龙、平塘、江口、石阡、印江、榕江、从江、剑河、贵定、龙里、都匀、荔波、正安、绥阳、清镇等地。

【药用部位】·子实体。

【功效与主治】·祛风散寒。用于大骨节病。

• 厚环乳牛肝菌

【学名】·*Suillus grevillei* (Klotzsch) Singer

【生境与分布】·生于松林地上。分布于贵阳、遵义、安顺、毕节等地。

【药用部位】·子实体。

【功效与主治】·祛风散寒,舒筋活络。用于腰腿疼痛,手足麻木。

• 褐环乳牛肝菌

【学名】·*Suillus luteus* (L.) Roussel

【别名】·褐环黏盖牛肝菌。

【生境与分布】·生于针阔混交林或针叶林中地上。分布于绥阳、兴义、平坝、清镇、平塘、江口、石阡、龙里、贵定、正安、剑河、瓮安、黔西、都匀、独山等地。

【药用部位】·子实体。

【功效与主治】·散寒止痛,消食。用于大骨节病,消化不良。

铆钉菇科 Gomphidiaceae

■ 色钉菇属 *Gomphidius*

• 铆钉菇

【学名】·*Chroogomphus rutilus* (Schaeff.) O.K. Mill.

【别名】·色钉菇。

【生境与分布】·生于松林、杉林地上。分布于石阡、江口、镇宁、兴义、绥阳、梵净山等地。

【药用部位】·子实体。

【功效与主治】·用于神经性皮炎。

桩菇科 Paxillaceae

■ 桩菇属 *Paxillus*

• 卷边网褶菌

【学名】·*Paxillus involutus* (Batsch) Fr.

【别名】·卷边桩菇。

【生境与分布】·生于阔叶林及混交林中地上。分布于兴义、龙里、绥阳等地。

【药用部位】·子实体。

【功效与主治】·祛风散寒,舒筋活络。用于腰腿疼痛,手足麻木,筋络不舒。

根须腹菌科 Rhizopogonaceae

■ 须腹菌属 *Rhizopgon*

• 黑络丸

【学名】·*Rhizopgon piceus* Berk. et M.A. Curt.

【别名】·黑根须腹菌。

【生境与分布】·生于针阔混交林地上。分布于清镇、开阳、花溪等地。

【药用部位】·子实体。

【功效与主治】·止血收敛,疗伤。用于外伤出血,金疮刀伤,出血淋沥,烫伤,疮疡破溃,久不愈合。

硬皮马勃科 Sclerodermataceae

■ 豆马勃属 *Pisolithus*

• 豆马勃

【学名】·*Pisolithus tinctorius* (Scop) Rauschert

【别名】·豆包菌、彩色豆马勃。

【生境与分布】·生于混交林地。分布于黔西、石阡、荔波、梵净山、雷公山等地。

【药用部位】·子实体。

【功效与主治】·消肿,止血。用于咽喉炎,扁桃体炎。外用于外伤出血,痔疮出血,冻疮。

■ 硬皮马勃属 *Scleroderma*

• 大孢硬皮马勃

【学名】·*Scleroderma bovista* Fr.

【生境与分布】·生于针阔混交林中地上。分布于清镇、修文、大方、黔西、荔波、石阡、江口、雷公山等地。

【药用部位】·子实体。

【功效与主治】·清热利咽,解毒消肿,止血。用于咽喉肿痛,疮疡肿毒,冻疮流水,痔疮出血,消化道出血,外伤出血。

● **光硬皮马勃**

【学名】· *Scleroderma cepa* Pers.

【别名】· 硬马勃。

【生境与分布】· 生于松林地上。分布于石阡、梵净山等地。

【药用部位】· 子实体。

【功效与主治】· 清热利咽,解毒消肿,止血。用于咽喉肿痛,疮疡肿毒,冻疮流水,痔疮出血,消化道出血,外伤出血。

● **橙黄硬皮马勃**

【学名】· *Scleroderma citrinum* Pers.

【生境与分布】· 生于针阔混交林中地上。分布于威宁、安龙、梵净山等地。

【药用部位】· 子实体。

【功效与主治】· 消肿,止血。用于外伤出血,冻疮溃破流水。

● **多根硬皮马勃**

【学名】· *Scleroderma polyrhizum* (J.F. Gmel.) Pers.

【别名】· 星裂硬皮马勃。

【生境与分布】· 生于针阔混交林中地上。省内广泛分布。

【药用部位】· 子实体。

【功效与主治】· 清热利咽,消肿止血。用于咽喉炎、扁桃体炎。研粉外敷用于外伤出血,冻疮流水,痔疮肛瘘出血。

【凭证标本号】· 522229140721109LY。

鸡油菌科 Cantharellaceae

■ **鸡油菌属 *Cantharellus***

● **鸡油菌**

【学名】· *Cantharellus cibarius* Fr.

【别名】· 杏菌、鸡蛋黄菌。

【生境与分布】· 生于雨后混交林中地上。分布于印江、石阡、龙里、开阳等地。

【药用部位】· 子实体。

【功效与主治】· 明目,润燥,益肠胃。用于夜盲症,结膜炎,皮肤干燥。

【凭证标本号】· 522226190502006LY。

● **小鸡油菌**

【学名】· *Cantharellus minor* Peck

【生境与分布】· 生于阔叶或针叶林地上。分布于安龙、石阡等地。

【药用部位】· 子实体。

【功效与主治】· 明目,利肺,益肠胃。用于视力失常,夜盲,泄泻。

地星科 Geastraceae

■ **硬皮地星属 *Astraeus***

● **硬皮地星**

【学名】· *Astraeus hygrometricus* (Pers.) Morgan

【别名】· 米屎菰、地蜘蛛。

【生境与分布】· 生于松林砂土地上,也见于空旷地带。分布于赫章、威宁、金沙、清镇、平坝、开阳、务川、印江、黄平等地。

【药用部位】· 子实体。

【功效与主治】· 清肺,利咽,解毒,消肿,止血。用于咳嗽,咽喉肿痛,痈肿疮毒,冻疮流水,吐血,衄血,外伤出血。

■ **地星属 *Geastrum***

● **尖顶地星**

【学名】· *Geastrum triplex* Jungh.

【别名】· 土星菌。

【生境与分布】· 生于草地或灌丛地,有时亦见于落叶层和腐殖质上。分布于乌当、花溪等地。

【药用部位】· 子实体。

【功效与主治】· 清肺利咽,解毒消肿,止血。用于咳嗽,咽喉肿痛,痈肿疮毒,冻疮流水,吐血,衄血,外伤出血。

【凭证标本号】· 522427140507261LY。

刺革菌科 Hymenochaetaceae

■ **木层孔菌属 *Phellinus***

● **硬皮褐层孔菌**

【学名】· *Phellinus adamantinus* (Berk.) Ryvarden

【别名】· 钢青褐层孔菌。

【生境与分布】· 生于栎、油茶等阔叶树的树干及木桩上。分布于石阡、江口等地。

【药用部位】· 子实体。

【功效与主治】· 理气和胃。用于胃脘气滞。

● **贝形木层孔菌**

【学名】· *Phellinus conchatus* (Pers.) Quél.

【别名】·贝状木层孔菌、针贝针孔菌。

【生境与分布】·生于阔叶树腐木上。分布于荔波等地。

【药用部位】·子实体。

【功效与主治】·活血,化积,解毒。

● 火木层孔菌

【学名】·*Phellinus igniarius* (L.) Quél. s. l.

【生境与分布】·生于阔叶树腐木上。分布于荔波等地。

【药用部位】·子实体。

【功效与主治】·利五脏,软坚排毒,止血活血,和胃止泻。用于淋证,崩漏带下,闭经,妇人劳伤,血淋,癥瘕积聚,癖饮,脾虚泄泻,脱肛泻血,瘰疬。

● 裂褐层孔菌

【学名】·*Phellinus rimosus* (Berk.) Pilát

【别名】·缝裂木层孔菌、裂蹄。

【生境与分布】·生于阔叶树干上。分布于印江、江口等地。

【药用部位】·子实体。

【功效与主治】·化癥散结,止血止带,健脾止泻。用于癥瘕积聚,崩漏带下,脾虚泻泄。

鬼笔科 Phallaceae

■ 鬼笔属 *Phallus*

● 长裙竹荪

【学名】·*Phallus indusiatus* Vent.

【别名】·网纱菌、竹姑娘、臭脚菌。

【生境与分布】·生于针阔混交林中地上或竹林中。分布于金沙、兴义、黔西、从江、绥阳、三都、清镇等地。

【药用部位】·子实体。

【功效与主治】·补气养阴,润肺止咳,清热利湿。用于肺虚热咳,喉炎,痢疾,白带,高血压,高脂血症。

● 短裙竹荪

【学名】·*Phallus duplicata* (Bosc) Fisch.

【别名】·竹肉、竹蓐、竹菰。

【生境与分布】·生于针阔混交林中地上或竹林中。分布于赤水、习水、清镇、兴义等地。

【药用部位】·子实体。

【功效与主治】·补气养阴,润肺止咳,清热利湿。用于肺虚热咳,喉炎,痢疾,白带,高血压,高脂血症。

● 黄裙竹荪

【学名】·*Phallus multicolor* Berk. et Broome

【别名】·杂色竹荪、网纱菇。

【生境与分布】·生于针阔混交林中地上或竹林中。分布于赤水、金沙、兴义、黔西、从江、绥阳、三都、清镇等地。

【药用部位】·子实体。

【功效与主治】·燥湿杀虫。用于足癣湿烂,瘙痒。

● 红鬼笔

【学名】·*Phallus rubicundus* (Bosc.) Fr.

【生境与分布】·生于竹林或荒地上。分布于清镇、开阳、绥阳、水城、盘州、兴义、从江、江口、石阡、荔波、雷山、玉屏等地。

【药用部位】·子实体。

【功效与主治】·消肿,散毒,生肌。外用于疮疽。

灵芝科 Ganodermataceae

■ 灵芝属 *Ganoderma*

● 灵芝

【学名】·*Ganoderma sichuanense* J. D. Zhao & X. Q. Zhang

【别名】·赤芝。

【生境与分布】·生于杨、柳、栎、栗等阔叶树的腐木及木桩上。分布于黔东南、册亨等地。

【药用部位】·子实体。

【功效与主治】·补气安神,止咳平喘。用于心神不宁,失眠心悸,肺虚咳喘,虚劳短气,不思饮食。

【附注】·《中国药典》收录物种。

● 热带灵芝

【学名】·*Ganoderma tropicum* (Jungh.) Bers.

【生境与分布】·生于大叶合欢、相思树的树桩或枯根上。分布于梵净山等地。

【药用部位】·子实体。

【功效与主治】·滋补,强壮,抗肿瘤。用于冠心病,肿瘤。

干朽菌科 Meruliaceae

■ 耙齿菌属 *Irpex*

● 鲑贝革盖菌

【学名】·*Irpex consors* Berk.

【别名】·鲑贝耙齿菌、鲑贝芝。

【生境与分布】·生于栎等阔叶树腐木上。分布于江口、石阡等地。

【药用部位】·子实体。

【功效与主治】·益肾,利尿,消积。用于急慢性肾炎,消化不良。

多孔菌科 Polyporaceae

■ 蜡孔菌属 Cerioporus

• 薄盖蜡孔菌

【学名】· *Cerioporus leptocephalus* (Jacq.) Zmitr.

【别名】·杂蘑、黄多孔菌、雅波多孔菌。

【生境与分布】·生于阔叶树种的腐木及枯枝上,偶见针叶树的枯枝上。分布于梵净山等地。

【药用部位】·子实体。

【功效与主治】·舒筋活络,祛风散寒。用于筋络不适,腰腿疼痛,四肢麻木。

■ 齿毛菌属 Cerrena

• 单色革盖菌

【学名】· *Cerrena unicolor* (Bull.) Murrill

【别名】·单色云芝、齿毛芝。

【生境与分布】·生于多种阔叶树的活立木、倒木、腐木及树桩上。分布于江口、石阡、印江、雷山、黔西、荔波等地。

【药用部位】·子实体。

【功效与主治】·健脾利湿,清热解毒。用于脾虚体倦,食少便溏,痈肿疮毒。

■ 隐孔菌属 Cryptoporus

• 隐孔菌

【学名】· *Cryptoporus volvatus* (Peck) Shear

【别名】·树疙瘩、荷包菌、木鱼菌。

【生境与分布】·生于针叶树枯木上。分布于雷山、台江等地。

【药用部位】·子实体。

【功效与主治】·止咳,平喘,解毒。用于支气管炎,哮喘,痔疮,牙疼。

■ 红贝菌属 Earliella

• 皱褶栓菌

【学名】· *Earliella scabrosa* (Pers.) Gilb. & Ryvarden

【别名】·红贝栓菌、红贝菌。

【生境与分布】·生于阔叶树上。分布于江口、石阡等地。

【药用部位】·子实体。

【功效与主治】·用于镇静,活血,止血,止痒。

■ 木蹄层孔菌属 Fomes

• 木蹄层孔菌

【学名】· *Fomes fomentarius* (L.) Fr.

【别名】·木蹄、木蹄褐层孔菌。

【生境与分布】·生于多种阔叶树的活立木、倒木上。分布于石阡等地。

【药用部位】·子实体。

【功效与主治】·消积,化瘀,抗癌。用于食积,食管癌,胃癌,子宫癌。

■ 灵芝属 Ganoderm

• 树舌灵芝

【学名】· *Ganoderma applanatum* (Pers.) Pat.

【别名】·树舌、扁木灵芝。

【生境与分布】·生于多种阔叶树的活立木、倒木、腐木及树桩上。分布于锦屏、梵净山等地。

【药用部位】·子实体。

【功效与主治】·清热消积,化痰止血,止痛,抗癌。用于食道癌、肺结核。

【凭证标本号】·522634160401005LY。

• 南方灵芝

【学名】· *Ganoderma australe* (Fr.) Pat.

【别名】·老木菌。

【生境与分布】·分布于锦屏、梵净山等地。

【药用部位】·子实体。

【功效与主治】·清热消积,化痰止血。

■ 新微香菇属 Neolentinus

• 洁丽香菇

【学名】· *Neolentinus lepideus* (Fr.) Redhead & Ginns

【生境与分布】·丛生于针叶林腐木上。省内广泛分布。

【药用部位】·子实体。

【功效与主治】·补气血,益心肝。用于气血不足,心脾两虚,疲乏无力,失眠心悸。

■ 革耳属 *Panus*

● 新粗毛革耳

【学名】· *Panus neostrigosus* Drechsler-Santos & Wartchow

【别名】· 野生革耳。

【生境与分布】· 生于阔叶树腐木上。分布于贵阳等地。

【药用部位】· 子实体。

【功效与主治】· 消散疮毒,消肿。用于疔肿疮毒,癫疥,杨梅结毒,无名肿毒,癌症。

■ 层孔菌属 *Perenniporia*

● 硬壳层孔菌

【学名】· *Perenniporia martii* (Berk.) Ryvarden

【别名】· 梓菌。

【生境与分布】· 生于栎树等枯木上。省内广泛分布。

【药用部位】· 子实体。

【功效与主治】· 定惊,止血,祛风止痒。用于小儿急慢性惊风,咯血,皮肤瘙痒。

■ 多孔菌属 *Polyporus*

● 猪苓

【学名】· *Polyporus umbellatus* (Pers.) Fries

【别名】· 猪屎苓、猪茯苓。

【生境与分布】· 生于山林中山毛榉科植物的根部。分布于大方等地。

【药用部位】· 菌核。

【功效与主治】· 利水渗湿。用于小便不利,水肿,泄泻,淋浊,带下。

【附注】·《中国药典》收录物种。

■ 茯苓属 *Poria*

● 茯苓

【学名】· *Poria cocos* (Schw.) Wolf

【生境与分布】· 生于松树根上。分布于凯里、黎平等地。

【药用部位】· 菌核及其外皮。

【功效与主治】· 利水渗湿,健脾和胃,宁心安神。用于小便不利,水肿胀满,痰饮咳逆,呕吐,脾虚食少,泄泻,心悸不安,失眠健忘,遗精白浊。茯苓皮:利水消肿。用于小便不利,水肿。

【凭证标本号】· 522631180928145LY。

【附注】·《中国药典》收录物种。

■ 密孔菌属 *Pycnoporus*

● 血红栓菌

【学名】· *Pycnoporus sanguineus* (L.) Murrill.

【别名】· 朱红栓菌、红孔菌、鲜红密孔菌。

【生境与分布】· 生于阔叶树的腐木上,偶生于针叶树上。分布于江口、印江、石阡、雷山、从江、剑河、荔波、绥阳等地。

【药用部位】· 子实体。

【功效与主治】· 解毒除湿,止血。用于痢疾,咽喉肿痛,跌打损伤,痈疮疔,痒疹,伤口出血。

■ 栓孔菌属 *Trametes*

● 毛革盖菌

【学名】· *Trametes hirsuta* (Wulfen) Pilát

【别名】· 蝶毛菌。

【生境与分布】· 生于槭、榆、杨、柳、柞、桦、胡桃等阔叶林的树木、枯立木、原木、伐桩或活立木上。省内广泛分布。

【药用部位】· 子实体。

【功效与主治】· 祛风除湿,清肺止咳,去腐生肌。用于风湿疼痛,肺热咳嗽,疮疡脓肿。

● 灰带栓菌

【学名】· *Trametes orientalis* (Yasuda) Imaz.

【别名】· 白鹤菌、东方栓菌。

【生境与分布】· 生于阔叶树的腐木上。省内广泛分布。

【药用部位】· 子实体。

【功效与主治】· 祛风除湿,清肺止咳。用于风湿痹痛,肺结核,支气管炎,咳嗽痰喘。

● 紫椴栓菌

【学名】· *Trametes palisoti* (Fr.) Imaz.

【生境与分布】· 生于林中腐木上。分布于石阡等地。

【药用部位】· 子实体。

【功效与主治】· 用于祛风止痒。

● 彩绒革盖菌

【学名】· *Trametes versicolor* (L.) Lloyd

【别名】· 杂色云芝、黄云芝、灰芝。

【生境与分布】· 生于倒木上。分布于雷山等地。

【药用部位】·子实体。

【功效与主治】·健脾利湿,清热解毒。用于湿热黄疸,胁痛,纳差,倦怠乏力。

【凭证标本号】·522634151216002LY。

【附注】·《中国药典》收录物种。

地花菌科 Albatrellaceae

■ 牛肝菌属 Boletus

● 桃红牛肝菌

【学名】·Boletus regius Krombh.

【别名】·见手青。

【生境与分布】·生于栎林下或林边草地。分布于兴义、普安等地。

【药用部位】·子实体。

【功效与主治】·消食和中,祛风寒,舒筋络。用于腹胀,消化不良。

● 华美牛肝菌

【学名】·Boletus speciosus Frost.

【别名】·牛肝菌。

【生境与分布】·单生或群生于阔叶林下,多见于壳斗科植物林下。分布于贵阳等地。

【药用部位】·子实体。

【功效与主治】·消食和中,祛风寒,舒筋络。用于腹胀,消化不良。

耳匙菌科 Auriscalpiaceae

■ 杯冠瑚菌属 Artomyces

● 杯冠瑚菌

【学名】·Artomyces pyxidatus (Pers.) Jülich

【别名】·杯珊瑚菌。

【生境与分布】·生于阔叶林中腐木上。省内广泛分布。

【药用部位】·子实体。

【功效与主治】·祛风,破血,缓中,和胃气。

猴头菌科 Hericiaceae

■ 猴头菌属 Hericium

● 猴头菌

【学名】·Hericium erinaceus (Bull.) Pers.

【别名】·猴头蘑、刺猬菌、花菜菌。

【生境与分布】·生于阔叶树倒木或枯立木上。分布于黎平、梵净山、雷公山等地。

【药用部位】·子实体。

【功效与主治】·利五脏,助消化,滋补,抗癌。用于消化不良,神经衰弱,身体虚弱,慢性胃炎,胃及十二指肠溃疡,消化道肿瘤。

茸瑚菌科 Lachnocladiaceae

■ 锁瑚菌属 Clavulina

● 灰色锁瑚菌

【学名】·Clavulina cinerea (Bull.) J. Schröt

【别名】·灰仙树菌。

【生境与分布】·生于针阔混交林中地上。分布于清镇等地。

【药用部位】·子实体。

【功效与主治】·祛风,破血,缓中,和胃气。

红菇科 Russulaceae

■ 乳菇属 Lactarius

● 浓香乳菇

【学名】·Lactarius camphoratus (Bull.) Fr.

【生境与分布】·生于针阔混交林中地上。分布于清镇、开阳等地。

【药用部位】·子实体。

【功效与主治】·抗癌。

● 黑乳菇

【学名】·Lactarius picinus Fr.

【别名】·黑褐乳菇。

【生境与分布】·生于针阔混交林中地上。分布于江口、石阡、雷山、黔西、兴仁、安龙、荔波、龙里、正安、绥阳、开阳、清镇等地。

【药用部位】· 子实体。

【功效与主治】· 祛风湿。

● 白乳菇

【学名】· *Lactarius piperatus* (L. ex Fr.) Gray.

【别名】· 辣多汁乳菇、羊脂菌。

【生境与分布】· 生于针阔混交林中地上。分布于开阳、修文、兴义、平塘、龙里、江口、石阡、雷山、道真等地。

【药用部位】· 子实体。

【功效与主治】· 祛风散寒，舒筋活络。用于腰腿疼痛、筋骨不适、四肢抽搐、手足麻木。

● 绒白乳菇

【学名】· *Lactarius vellereus* (Fr.) Fr.

【别名】· 石灰菌、羊毛白乳菇。

【生境与分布】· 生于针阔混交林中地上。分布于开阳、清镇、绥阳、正安、道真、江口、石阡、龙里、安龙、金沙、兴义、麻江、台江等地。

【药用部位】· 子实体。

【功效与主治】· 祛风散寒，舒筋活络。用于手足麻木，四肢抽搐，筋骨疼痛。

● 环纹苦乳菇

【学名】· *Lactarius zonarius* (Bull.) Fr.

【别名】· 轮纹乳菇、劣味乳菇。

【生境与分布】· 生于针阔混交林中地上。分布于江口、石阡、清镇等地。

【药用部位】· 子实体。

【功效与主治】· 祛风散寒，舒筋活络。用于腰腿疼痛，手足麻木，筋络不舒。

■ 红菇属 *Russula*

● 稀褶黑菇

【学名】· *Russula adusta* (Pers.) Fr.

【别名】· 黑红菇、大黑菇。

【生境与分布】· 生于阔叶林中地上。分布于龙里、兴义、江口、梵净山等地。

【药用部位】· 子实体。

【功效与主治】· 祛风散寒，舒筋活络。用于风湿性关节炎。

● 革红菇

【学名】· *Russula alutacea* (Fr.) Fr.

【别名】· 大红菇、革质红菇。

【生境与分布】· 生于阔叶林中地上。分布于石阡、江口等地。

【药用部位】· 子实体。

【功效与主治】· 养血逐瘀，祛风。用于血虚萎黄，产后恶露不尽，关节酸痛。

● 密褶黑菇

【学名】· *Russula densifolia* Secr. ex Gillet

【别名】· 小黑菇、火炭菌。

【生境与分布】· 生于针叶林或阔叶林中地上。分布于石阡、江口、梵净山等地。

【药用部位】· 子实体。

【功效与主治】· 益血通经，祛风逐瘀。用于贫血，产后恶露不尽，关节酸痛。

● 臭红菇

【学名】· *Russula foetens* Pers.

【别名】· 油辣菇。

【生境与分布】· 生于阔叶林中地上。分布于思南、江口、印江、石阡、龙里、清镇、正安、绥阳、瓮安、余庆、都匀、黔西、大方、雷山、从江、剑河、台江等地。

【药用部位】· 子实体。

【功效与主治】· 舒筋活络，祛风散寒。用于腰腿疼痛、手足麻木、筋络不舒、四肢抽搐。

● 变色红菇

【学名】· *Russula integra* (L.) Fr.

【别名】· 全缘红菇。

【生境与分布】· 生于松林地上。分布于兴义、梵净山等地。

【药用部位】· 子实体。

【功效与主治】· 祛风散寒，舒筋活络。用于风湿性关节炎。

● 变绿红菇

【学名】· *Russula virescens* (Schaeff.) Fr.

【别名】· 绿红菇。

【生境与分布】· 生于针叶林或阔叶林中地上。分布于瓮安、凯里、龙里、石阡、雷山、榕江、从江、台江、剑河、黔西、兴义、安龙、兴仁、龙里、贵定、都匀、独山、荔波、正安、绥阳、桐梓、道真、余庆、江口、梵净山等地。

【药用部位】· 子实体。

【功效与主治】· 明目，抗肿瘤，泄肝火，散热舒气。用于眼目不明，妇人郁气。

花耳科 Dacrymycetaceae

■ 白耳属 *Naematellia*

● 金耳

【学名】· *Naematellia aurantia*（Bandoni & M. Zang）Millanes & Wedin

【生境与分布】· 生于阔叶林、针阔混交林中的壳斗科、桦木科等阔叶树朽木上。分布于石阡、江口、雷山、绥阳等地。

【药用部位】· 子实体。

【功效与主治】· 化痰止咳，定喘。用于肺热痰多，感冒咳嗽，气喘，高血压等病症。

■ 银耳属 *Tremella*

● 橙耳

【学名】· *Tremella cinnabarina*（Mont.）Pat.

【生境与分布】· 生于阔叶树倒木的树皮上。分布于江口、石阡、雷山、荔波、绥阳等地。

【药用部位】· 子实体。

【功效与主治】· 养胃，健脾，止泻。用于食欲不振，脾虚久泻。

● 银耳

【学名】· *Tremella fuciformis* Berk.

【生境与分布】· 生于栎及其他阔叶树腐木上。分布于金沙、福泉、荔波、罗甸、瓮安、播州、余庆、湄潭等地。

【药用部位】· 子实体。

【功效与主治】· 滋补生津，润肺养胃。用于虚劳咳嗽，痰中带血，津少口渴，病后体虚，气短乏力。

● 黄金银耳

【学名】· *Tremella mesentarica* Retz. ex Fr.

【生境与分布】· 生于阔叶树腐木上。分布于石阡、江口、绥阳、雷公山等地。

【药用部位】· 子实体。

【功效与主治】· 滋阴润肺，生津。用于虚痨咳嗽，咳血，肺结核等。

微球黑粉菌科 Microbotryaceae

■ 轴黑粉菌属 *Sphacelotheca*

● 高粱坚轴黑粉菌

【学名】· *Sphacelotheca sorghi*（Link）Clint.

【生境与分布】· 寄生于高粱穗上。分布于仁怀等地。

【药用部位】· 孢子堆。

【功效与主治】· 调经止血。用于月经不调，崩漏，便血。

■ 黑粉菌属 *Ustilago*

● 菰黑粉菌

【学名】· *Ustilago esculenta* Henn.

【别名】· 菰菌、茭白黑粉菌、菰黑粉菌。

【生境与分布】· 寄于菰的幼茎内。分布于贵阳、江口等地。

【药用部位】· 孢子堆。

【功效与主治】· 用于风热目赤，二便不畅。

● 大麦黑粉菌

【学名】· *Ustilago nuda*（Jens.）Rostr.

【别名】· 麦奴、小麦努。

【生境与分布】· 寄生于小麦的穗上。分布于纳雍等地。

【药用部位】· 菌瘿、孢子堆。

【功效与主治】· 清热，除烦，止渴。用于热病发热，心烦口渴伤寒，气温病。外用于烫火伤。

三、 地衣植物

石蕊科 Cladoniaceae

■ 石蕊属 *Cladonia*

● 筛石蕊

【学名】· *Cladonia aggregate* (Sw.) Ach.

【生境与分布】· 生于地上、草丛,常与苔藓混生。分布于道真等地。

【药用部位】· 地衣体。

【功效与主治】· 清热润燥,化痰利湿。用于口干,咳嗽,吐血,淋证。

● 多层石蕊

【学名】· *Cladonia cervicornis* (Ach.) Flot.

【别名】· 小喇叭、千层石蕊。

【生境与分布】· 生于灌木的苔藓丛中或岩石表面苔藓丛中。分布于道真等地。

【药用部位】· 地衣体。

【功效与主治】· 清热止血。用于外伤出血,咳血,烧烫伤。

● 石蕊

【学名】· *Cladonia rangiferina* (L.) Weber ex F. H. Wigg.

【别名】· 石濡、石芥、云茶、蒙顶茶。

【生境与分布】· 生于腐木、岩石表土上或土生。分布于清镇、息烽、道真等地。

【药用部位】· 地衣体。

【功效与主治】· 清热化痰,祛风除湿,解热镇痛,明目,凉血止血,消积散滞。用于偏正头痛,目翳昏花,失眠,风湿痛,烦热心闷,胃热滞积,黄疸,咳血,吐血,淋证,口疮,外伤出血。

● 雀石蕊

【学名】· *Cladonia stellaris* (Opiz) Pouzar et Vezda

【别名】· 太白花。

【生境与分布】· 生于岩石表面的细土层上或灌丛下的苔藓丛中。分布于道真等地。

【药用部位】· 全株。

【功效与主治】· 平肝,健胃,调经,止血。用于高血压,头晕目眩,偏头痛,目疾,虚劳,鼻衄,月经不调,白带。

梅衣科 Parmeliaceae

■ 梅衣属 *Parmelia*

● 石梅衣

【学名】· *Parmelia saxatilis* (L) Ach.

【生境与分布】· 生于山坡石上。分布于道真、黄平、威宁等地。

【药用部位】· 地衣体。

【功效与主治】· 养血,明目,补肾,利尿,利湿,止崩漏,壮筋骨,清热解毒。用于黄疸,肾虚,腰腿痛,风湿痛,牙痛,膀胱湿热,小便涩痛,崩漏,小儿口疮,白癜风,皮肤瘙痒,脚癣。

● 梅衣

【学名】· *Parmelia tinctorum* Despr.

【生境与分布】· 生于山坡石上。省内广泛分布。

【药用部位】· 地衣体。

【功效与主治】· 清热解毒,凉血止血。用于无名肿毒,外伤出血。

松萝科 Usneaceae

■ 松萝属 *Usnea*

● 环裂松萝

【学名】· *Usnea diffracta* (Vain.) Articus

【别名】· 节松萝。

【生境与分布】· 生于树干或树枝上。省内广泛分布。

【药用部位】· 地衣体。

【功效与主治】·清热解毒,祛痰止咳,除湿通络,止血调经。用于咳嗽,头痛,吐血,便血,崩漏,月经不调,风湿痹痛,跌打损伤,骨折等。

• **长松萝**

【学名】· *Usnea longissima* Ach.

【别名】·海风藤。

【生境与分布】·生于树干或树枝上。分布于开阳、息烽、修文、道真等地。

【药用部位】·地衣体。

【功效与主治】·清热解毒,祛痰止咳,除湿通络,止血调经。用于咳嗽,头痛,吐血,便血,崩漏,月经不调,风湿痹痛,跌打损伤,骨折等。

【凭证标本号】·520222160531091LY。

牛皮叶科 Stictaceae

■ **肺衣属 *Lobaria***

• **肺衣**

【学名】· *Lobaria pulmonaria* (L.) Hoffm.

【别名】·牛皮叶。

【生境与分布】·生于岩石或树上。分布于黄平、道真等地。

【药用部位】·地衣体。

【功效与主治】·养血,明目,补肾,利尿,清热解毒。用于视物模糊,吐血,崩漏,腰膝疼痛,小便热痛,白浊,烫火伤。

• **网肺衣**

【学名】· *Lobaria retigera* Trev.

【生境与分布】·生于潮湿地上。省内广泛分布。

【药用部位】·地衣体。

【功效与主治】·健脾利湿,祛风止痒。用于消化不良,小儿疳积,肾炎水肿,腹水,皮肤瘙痒。外用于烧烫伤,疮疡肿毒。

■ **牛皮叶属 *Sticta***

• **牛皮叶**

【学名】· *Sticta miyoshiana* Mull.-Arg.

【生境与分布】·生于潮湿地或岩石上。分布于道真等地。

【药用部位】·地衣体。

【功效与主治】·健脾利湿。

石耳科 Umbilicariaceae

■ **石耳属 *Umbilicaria***

• **庐山石耳**

【学名】· *Umbilicaria esculenta* (Miyoshi) Minks

【别名】·地木耳。

【生境与分布】·生于岩石上。分布于印江、梵净山等地。

【药用部位】·地衣体。

【功效与主治】·清热解毒,养阴润肺,凉血止血。用于肺痨咳嗽,吐血,脱肛,淋浊,带下,烫伤。

四、苔藓植物

泥炭藓科 Sphagnaceae

■ 泥炭藓属 *Sphagnum*

● 白齿泥炭藓

【学名】· *Sphagnum girgensohnii* Russow

【生境与分布】· 生于水湿环境及沼泽地带。省内广泛分布。

【药用部位】· 植物体。

【功效与主治】· 清热明目,止血,止痒。用于云翳,瘙痒,虫蛇螫咬,目赤肿痛。

● 尖叶泥炭藓

【学名】· *Sphagnum nemoreum* Scop.

【生境与分布】· 生于水湿环境及沼泽地带。省内广泛分布。

【药用部位】· 植物体。

【功效与主治】· 清热解毒,明目消肿。用于目赤肿痛,角膜白斑。

● 泥炭藓

【学名】· *Sphagnum palustre* L.

【别名】· 大泥炭藓。

【生境与分布】· 生于水湿环境及沼泽地带。分布于乌当、清镇等地。

【药用部位】· 全株。

【功效与主治】· 清热解毒,明目,止血,止痒。用于云翳,瘙痒,虫蛇螫咬,肠瘘,下肢浮肿溃烂。

【凭证标本号】· 522401160616003LY。

● 粗叶泥炭藓

【学名】· *Sphagnum squarrosum* Crome

【生境与分布】· 生于水湿环境及沼泽地带。省内广泛分布。

【药用部位】· 植物体。

【功效与主治】· 清热明目,止血,止痒。用于目赤肿痛,云翳,瘙痒,虫蛇螫咬,肠瘘。

牛毛藓科 Ditrichaceae

■ 牛毛藓属 *Ditrichum*

● 黄牛毛藓

【学名】· *Ditrichum pallidum*（Hedw.）Hamp.

【别名】· 刀口药、金牛毛。

【生境与分布】· 生于林下地上。分布于乌当、绥阳、望谟、麻江、台江等地。

【药用部位】· 全株。

【功效与主治】· 息风镇惊。用于小儿惊风。

丛藓科 Pottiaceae

■ 小石藓属 *Weissia*

● 小石藓

【学名】· *Weissia controversa* Hedw.

【别名】· 垣衣。

【生境与分布】· 生于较空旷的土地上或附有薄土的岩面上。分布于花溪、贵定、赤水、荔波、织金、兴义、雷公山、梵净山等地。

【药用部位】· 全草。

【功效与主治】· 清热解毒。用于鼻塞流涕,鼻炎,鼻窦炎。

葫芦藓科 Funariaceae

■ 葫芦藓属 *Funaria*

● 葫芦藓

【学名】· *Funaria hygrometrica* Hedw.

【别名】· 红孩儿、石松毛、牛毛七。

【生境与分布】·生于阴湿地上。分布于开阳、息烽、修文、清镇、台江、绥阳等地。

【药用部位】·植物体。

【功效与主治】·祛风除湿,止痛,止血。用于风湿痹痛,鼻窦炎,跌打损伤,痨伤吐血。

真藓科 Bryaceae

■ 真藓属 *Bryum*

• 真藓

【学名】· *Bryum argenteum* Hedw.

【别名】·银叶真藓。

【生境与分布】·生于住房周围和低山地上。分布于七星关、威宁、兴义、都匀、播州、清镇、台江、绥阳等地。

【药用部位】·植物体。

【功效与主治】·清热解毒,止血。用于细菌性痢疾,黄疸,痈疽肿毒,衄血,咳血。

■ 大叶藓属 *Rhodobryum*

• 暖地大叶藓

【学名】· *Rhodobryum giganteum* Paris

【别名】·岩谷伞。

【生境与分布】·生于潮湿林地或溪边石间。分布于赫章、威宁、织金、绥阳、桐梓、荔波、独山、黎平、望谟、罗甸、江口、梵净山、雷公山等地。

【药用部位】·植物体。

【功效与主治】·养心安神,清肝明目。用于心悸怔忡,神经衰弱,目赤肿痛,冠心病,高血压。

• 狭边大叶藓

【学名】· *Rhodobryum ontariense* Kindb.

【别名】·回心草。

【生境与分布】·生于林下潮湿或沟边土坡上。分布于荔波等地。

【药用部位】·植物体。

【功效与主治】·清肝明目,养心安神。用于冠心病、高血压、心肌炎、神经衰弱、颜面神经麻痹。

• 大叶藓

【学名】· *Rhodobryum roseum* Limpr.

【别名】·回心草。

【生境与分布】·生于林下潮湿地或沟边土坡上。分布于织金、江口、德江、雷公山等地。

【药用部位】·植物体。

【功效与主治】·养心安神,清肝明目。用于心悸怔忡,神经衰弱。

提灯藓科 Mniaceae

■ 匐灯藓属 *Plagiomnium*

• 湿地匐灯藓

【学名】· *Plagiomnium acutam* (Lindb.) T. Kop.

【别名】·缘边匐灯、湿地走灯藓。

【生境与分布】·生于海拔 600~2 000 m 的低山沟谷地,常见于溪边、林缘或林下潮湿而较透光之地。分布于台江等地。

【药用部位】·全草。

【功效与主治】·清热,止血。用于鼻衄,妇女崩漏。

• 尖叶匐灯藓

【学名】· *Plagiomnium acutum* T.J. Kop.

【别名】·尖叶走灯藓、缘边走灯藓。

【生境与分布】·生于海拔 400~2 800 m 的高山林地、林缘土坡、草地、河谷边或河滩地上。分布于花溪、绥阳等地。

【药用部位】·全草。

【功效与主治】·清热,止血。用于鼻衄,妇女崩漏。

• 匐灯藓

【学名】· *Plagiomnium cuspidatum* T.J. Kop.

【别名】·走灯藓。

【生境与分布】·生于海拔 500~2 500 m 的林地、林缘土坡、草地、沟谷边或河滩地。分布于威宁、水城、六枝、赤水、大方、黔西、德江、湄潭、道真、习水、绥阳、关岭、普定、麻江、江口、雷山、榕江、台江、贵定、紫云、册亨、望谟、兴义、黎平、荔波、梵净山、宽阔水等地。

【药用部位】·全草。

【功效与主治】·清热,止血。用于鼻衄,妇女崩漏。

珠藓科 Bartramiaceae

■ 泽藓属 *Philonotis*

• 泽藓

【学名】· *Philonotis fontana* (Hedw.) Brid.

【别名】·阴阳草。

【生境与分布】·生于沼池、树干基部或阴湿土坡。分布于乌当、清镇、开阳、绥阳、台江等地。

【药用部位】·全草。

【功效与主治】·清热解毒。用于烧烫伤,乳蛾,咽喉痛,疮疖痈肿。

万年藓科 Climaciaceae

■ 万年藓属 Climacium

● 万年藓

【学名】· *Climacium dendroides* F. Weber & Mohr

【别名】·天朋草。

【生境与分布】·生于潮湿的针阔林或沼泽地。分布于威宁、梵净山等地。

【药用部位】·植物体。

【功效与主治】·活血,散瘀,止痛。用于跌打损伤,瘀滞作痛,血滞闭经,劳伤。

白齿藓科 Leucodontaceae

■ 白齿藓属 Leucodon

● 白齿藓

【学名】· *Leucodon sciuroides* (Hedw.) Schwaegr.

【生境与分布】·生于岩石、树干上。分布于台江等地。

【药用部位】·植物体。

【功效与主治】·散瘀消肿,止血,止痛。用于跌打损伤,外伤出血。

蔓藓科 Meteoriaceae

■ 毛扭藓属 Aerobryidium

● 毛扭藓

【学名】· *Aerobryidium filamentosum* Fleisch. ex Broth.

【生境与分布】·生于山坡林下或树干上。分布于荔波等地。

【药用部位】·植物体。

【功效与主治】·清热解毒。用于各种烫伤。

■ 悬藓属 Barbella

● 多疣悬藓

【学名】· *Barbella pendula* (C. Muell.) Fleisch.

【生境与分布】·生于海拔 1 600~2 500 m 的林下及林缘树干、树枝及岩壁上。省内广泛分布。

【药用部位】·全草。

【功效与主治】·清热解毒。用于疔痈肿疮毒。

■ 丝带藓属 Floribundaria

● 丝带藓

【学名】· *Floribundaria floribunda* (Dozy & Molk.) M. Fleisch.

【生境与分布】·生于树干上。分布于台江、绥阳等地。

【药用部位】·全草。

【功效与主治】·凉血止血。用于刀伤出血,胃肠出血。

羽藓科 Thuidiaceae

■ 小羽藓属 Haplocladium

● 细叶小羽藓

【学名】· *Haplocladium microphyllum* (Hedw.) Broth.

【别名】·尖叶小羽藓、青苔、树毛衣。

【生境与分布】·生于阴湿土坡、树干基部或墙脚废弃的砖瓦上。分布于威宁、清镇、湄潭、沿河、思南、独山、贵定、石阡、江口、赤水、荔波、兴义、望谟、麻江、台江、德江、黎平、兴义、雷公山等地。

【药用部位】·植物体。

【功效与主治】·清热解毒。用于急性扁桃体炎,乳腺炎,丹毒,上呼吸道感染,肺炎,中耳炎,膀胱炎,尿道炎,虫咬后高热。

【凭证标本号】·522634150918003LY。

■ 羽藓属 Thuidium

● 大羽藓

【学名】· *Thuidium cymbifolium* (Dozy et Molk.) Dozy. et Molk.

【生境与分布】·生于山坡林地湿土或树干上。分布于威宁、绥阳、麻江、荔波、梵净山、雷公山等地。

【药用部位】·植物体。

【功效与主治】·清热,拔毒,生肌。用于各种烫伤。

柳叶藓科 Amblystegiaceae

■ 牛角藓属 Cratoneuron

• 牛角藓

【学名】· Cratoneuron filicinum（Hedw.）Sprue.

【别名】·短叶牛角藓。

【生境与分布】·生于山坡草地或林缘。分布于绥阳等地。

【药用部位】·植物体。

【功效与主治】·宁心安神。用于心神不安,惊悸怔忡。

绢藓科 Entodontaceae

■ 绢藓属 Entodon

• 密叶绢藓

【学名】· Entodon compressus（Hedw.）C. Muell.

【别名】·扁枝绢藓。

【生境与分布】·生于林下湿地或岩石表面的薄土层。分布于贵阳等地。

【药用部位】·植物体。

【功效与主治】·利尿。用于水肿病。

灰藓科 Hypnaceae

■ 灰藓属 Hypnum

• 大灰藓

【学名】· Hypnum plumaeforme Wilson.

【别名】·多形灰藓。

【生境与分布】·生于阔叶林、针阔混交林、箭竹林、杜鹃林等腐木、树干、树基、岩面薄土或土壤上。分布于威宁、道真、沿河、绥阳、湄潭、赤水、习水、贵定、贞丰、从江、麻江、台江、雷公山、梵净山等地。

【药用部位】·植物体。

【功效与主治】·清热解毒,清凉止血,生肌。用于咯血,吐血,崩漏,开放性骨折。

【凭证标本号】·522633190923610LY。

■ 鳞叶藓属 Taxiphyllum

• 鳞叶藓

【学名】· Taxiphyllum taxiramenum（Mitt.）Fleisch.

【生境与分布】·生于林下湿地、树干上、腐木上及岩石表面的腐殖质上。分布于麻江、绥阳、望谟等地。

【药用部位】·植物体。

【功效与主治】·清热止血。鲜品捣烂外敷用于外伤出血。

金发藓科 Polytrichaceae

■ 仙鹤藓属 Atrichum

• 仙鹤藓

【学名】· Atrichum undulatum（Hedw.）P. Beauv.

【生境与分布】·生于山地阴湿林边或路旁土坡上。分布于乌当、麻江等地。

【药用部位】·植物体。

【功效与主治】·清热消肿。用于淋巴腺炎。

■ 小金发藓属 Pogonatum

• 扭叶小金发藓

【学名】· Pogonatum contortum（Brid.）Lesq.

【别名】·石毛花。

【生境与分布】·生于山地阴湿林边或路旁土堰上。省内广泛分布。

【药用部位】·植物体。

【功效与主治】·清热解毒,消肿,止血。用于背疽,疮毒溃疡。

• 东亚小金发藓

【学名】· Pogonatum inflexum（Lindb.）Sande Lac.

【别名】·红孩儿、止血药。

【生境与分布】·生于林边或路旁山坡上。分布于乌当、绥阳、望谟、台江等地。

【药用部位】·植物体。

【功效与主治】·镇静安神,散瘀止血。用于失眠,癫狂,跌打损伤,吐血。

【凭证标本号】·522631181019222LY。

• 小口小金发藓

【学名】· Pogonatum microstomum（R. Br. ex Schwägr.）Brid.

【别名】·大荫小金发藓、小口杉叶藓。

【生境与分布】·生于低地向阳山坡草丛或砂石上。省内广泛分布。

【药用部位】·植物体。

【功效与主治】·消肿散瘀，排石止痛。用于胆石症。

【凭证标本号】·522425151021009LY。

■ 金发藓属 *Polytrichum*

• 金发藓

【学名】·*Polytrichum commune* Hedw.

【别名】·土马鬃。

【生境与分布】·生于林下湿土上或岩石薄土上。分布于正安、平坝、道真、赤水、织金、紫云、贞丰、黎平、麻江、兴仁、荔波、梵净山、雷公山等地。

【药用部位】·植物体。

【功效与主治】·滋阴退热，凉血止血。用于阴虚潮热，盗汗，肺痨咳嗽，衄血，便血，吐血，崩漏等。

【凭证标本号】·522730150812003LY。

• 桧叶金发藓

【学名】·*Polytrichum juniperinum* Hedw.

【生境与分布】·生于高山针叶林地。分布于平坝、兴仁、荔波、梵净山、雷公山等地。

【药用部位】·植物体。

【功效与主治】·用于热毒，疮疖，痈肿。

蛇苔科 Conocephalaceae

■ 蛇苔属 *Conocephalum*

• 蛇苔

【学名】·*Conocephalum conicum*（L.）Dumort.

【别名】·蛇皮苔、地青苔。

【生境与分布】·生于溪边林下阴湿岩石上。分布于开阳、息烽、修文、清镇、麻江、台江、望谟等地。

【药用部位】·植物体。

【功效与主治】·清热解毒，消肿止痛。用于痈疮肿毒，烧烫伤，毒蛇咬伤，骨折。

【凭证标本号】·520112130819992LY。

疣冠苔科 Aytoniaceae

■ 石地钱属 *Reboulia*

• 石地钱

【学名】·*Reboulia hemisphaerica*（L.）Raddi.

【生境与分布】·生于土坡或岩石壁上。分布于开阳、息烽、修文、清镇、麻江等地。

【药用部位】·植物体。

【功效与主治】·清热解毒，消肿止血。用于疮疖肿毒，烧烫伤，跌打肿痛，外伤出血。

地钱科 Marchantiaceae

■ 地钱属 *Marchantia*

• 地钱

【学名】·*Marchantia polymorpha* L.

【生境与分布】·生于阴湿的土坡或湿岩上。分布于麻江、台江、望谟等地。

【药用部位】·植物体。

【功效与主治】·清热利湿，拔毒生肌。用于痈疽肿毒，烧烫伤，毒蛇咬伤，骨折。

【凭证标本号】·522634161011001LY。

五、 蕨类植物

松叶蕨科 Psilotaceae

■ 松叶蕨属 *Psilotum*

• 松叶蕨
【学名】· *Psilotum nudum* (L.) Beauv

【别名】·裸蕨、松叶兰。

【生境与分布】·生于海拔500～1 200 m的树蕨、其他乔木主干或石隙。分布于贞丰、罗甸、金沙、镇宁、关岭、册亨、开阳、赤水、习水等地。

【药用部位】·全草。

【功效与主治】·活血通经,祛风湿。用于风湿痹痛,妇女闭经,吐血,跌打损伤。

【凭证标本号】·523325181205212LY;522728160420003LY。

石杉科 Huperziaceae

■ 石杉属 *Huperzia*

• 皱边石杉
【学名】· *Huperzia crispata* (Ching et H. S. Kung) Ching

【别名】·皱边石松、虱子草、矮杉树。

【生境与分布】·生于海拔900～2 600 m的林下阴湿处。分布于雷山等地。

【药用部位】·全草。

【功效与主治】·解毒止痛,消肿化瘀,固肾涩精。用于跌打损伤,蛇虫咬伤。

• 蛇足石杉
【学名】· *Huperzia serrata* (Thunb.) Trevisan

【别名】·千层塔、救命王、虱婆药。

【生境与分布】·生于海拔300～2 700 m的林下、灌丛或路旁。分布于平塘、沿河、江口、榕江、万山、丹寨、印江、惠水、正安、习水、绥阳、松桃、六枝、剑河、锦屏、雷山、施秉等地。

【药用部位】·全草。

【功效与主治】·散瘀消肿,止血生肌,消肿,灭虱及臭虫。用于瘀血肿痛,跌打损伤,坐骨神经痛,神经性头痛,烧烫伤。

【凭证标本号】·522727200812005LY;522228210115004LY;522222140514016LY。

• 四川石杉
【学名】· *Huperzia sutchueniana* (Herter) Ching

【生境与分布】·生于海拔800～2 000 m的林下或灌丛湿地、草地或岩石上。分布于道真、正安等地。

【药用部位】·全草。

【功效与主治】·活血散瘀,消肿止痛,清热解毒。用于跌打损伤,瘀血肿痛。外用于无名肿毒,烫伤。

■ 马尾杉属 *Phlegmariurus*

• 华南马尾杉
【学名】· *Phlegmariurus austrosinicus* (Ching) L. B. Zhang

【别名】·华南石杉、麂子草。

【生境与分布】·生于海拔1 240 m以下的常绿阔叶林下,附生于树干基部或岩石上。分布于赤水、赫章、三都、剑河、雷山、榕江、从江等地。

【药用部位】·全草。

【功效与主治】·消肿止痛,祛风止血,清热解毒。用于关节痛,跌打损伤,四肢麻木,淋证,蛇咬伤。

【凭证标本号】·522726150929035LY。

• 有柄马尾杉
【学名】· *Phlegmariurus petiolatus* (C. B. Clarke) H. S. Kung et L. B. Zhang

【别名】·八股绳。

【生境与分布】·生于海拔500～920 m的溪谷林下或岩石上。分布于赤水等地。

【药用部位】·全草。

【功效与主治】·通经活络,渗湿利水。用于腰痛,跌打损伤,水肿。

【凭证标本号】·450332150331051LY。

石松科 Lycopodiaceae

■ 藤石松属 *Lycopodiastrum*

● 藤石松

【学名】· *Lycopodiastrum casuarinoides*（Spring）Holub ex Dixit

【别名】·石子藤、石子藤石松、木贼叶石松。

【生境与分布】·生于海拔140～2 900 m的林下、林缘、灌丛下或沟边。分布于赤水、习水、七星关、黔西、金沙、安龙、兴仁、贞丰、紫云、西秀、六枝、平坝、松桃、印江、开阳、凯里、江口、玉屏、余庆等地。

【药用部位】·全草。

【功效与主治】·舒筋活络,祛风除湿,活血止血。用于风湿骨痛,用于类风湿,关节炎,腰痛,脚转筋,跌打损伤,月经不调,夜盲症,小儿盗汗,小儿感冒,哮喘。

【凭证标本号】·520425170606329LY。

■ 石松属 *Lycopodium*

● 垂穗石松

【学名】· *Lycopodium cernuum* L.

【生境与分布】·生于海拔1 300 m以下的山谷溪边、山坡湿地。分布于水城、荔波、长顺等地。

【药用部位】·全草。

【功效与主治】·清热解毒,凉血消肿。用于咽喉肿痛,肺热咯血,跌打肿痛。

【凭证标本号】·522722200115414LY;520221190801042LY;522729190727037LY。

● 扁枝石松

【学名】· *Lycopodium complanatum* L.

【别名】·过江龙、伸筋草、扁心草。

【生境与分布】·生于海拔750～2 200 m的山坡草地、疏林下、林缘。分布于册亨、水城、印江等地。

【药用部位】·全草、孢子。

【功效与主治】·祛风除湿,舒经活血。用于风湿麻木,跌打损伤,月经不调。

【凭证标本号】·522327190426001LY;520221191127006LY;522226190427031LY。

● 石松

【学名】· *Lycopodium japonicum* Thunb.

【别名】·伸筋草。

【生境与分布】·生疏林下或灌丛酸性土壤。分布于镇远、凯里、大方、黔西、石阡、思南、六枝、盘州等地。

【药用部位】·全草。

【功效与主治】·祛风除湿,舒筋活络。用于关节酸痛,屈伸不利。

【凭证标本号】·522428141117185LY。

【附注】·《中国药典》收录物种。

卷柏科 Selaginellaceae

■ 卷柏属 *Selaginella*

● 二形卷柏

【学名】· *Selaginella biformis* A. Braun ex Kuhn

【别名】·地柏。

【生境与分布】·生于海拔800 m以下的河谷地带。分布于从江、黎平、大方、安龙等地。

【药用部位】·全草。

【功效与主治】·清热解毒,散瘀消肿。用于烫火伤,无名肿毒,疔疮。

【凭证标本号】·520325160714761LY。

● 大叶卷柏

【学名】· *Selaginella bodinieri* Hieron.

【别名】·贵州卷柏。

【生境与分布】·生于海拔380～1 500 m的石灰岩山地林下、路边、溪边、河谷地带。分布于余庆、紫云、罗甸等地。

【药用部位】·全草。

【功效与主治】·清热利湿,舒筋活络。用于风热咳嗽,水肿,跌打损伤,癌肿。

【凭证标本号】·520329190413017LY;520425170602157LY;522728160219022LY。

● 布朗卷柏

【学名】· *Selaginella braunii* Baker

【别名】·毛枝卷柏。

【生境与分布】·生于海拔350～900 m的山坡疏林下、路边、分布于桐梓、德江、思南、松桃、碧江、岑巩、镇远、施秉等地。

【药用部位】·全草。

【功效与主治】·清热解毒,消肿止咳。用于黄疸,烧烫伤,肺痨咳嗽。

• 道真卷柏

【学名】· *Selaginella daozhenensis* L. B. Zhang, Q. W. Sun & J. H. Zhao

【生境与分布】·生于海拔 1 300 m 左右的石灰岩洞口。分布于道真等地。

【药用部位】·全草。

【功效与主治】·清热利湿,舒筋活络。用于风热咳嗽,水肿,跌打损伤,癌肿。

【附注】·贵州发现的新物种。

• 蔓出卷柏

【学名】· *Selaginella davidii* Franch.

【生境与分布】·生于海拔 600～1 900 m 的林下石灰岩上或溪边。分布于雷山、施秉、黄平、威宁、织金、纳雍、金沙、盘州、六枝、平坝、镇宁、紫云、安龙、晴隆、长顺、惠水、龙里、贵定、赤水等地。

【药用部位】·全草。

【功效与主治】·祛风散寒,除湿消肿。用于风湿疼痛,痈肿溃疡。

• 薄叶卷柏

【学名】· *Selaginella delicatula* (Desv.) Alston

【生境与分布】·生于海拔 150～1 300 m 的阴湿林下或溪沟边。分布于湄潭、兴义、江口等地。

【药用部位】·全草。

【功效与主治】·清热解毒,祛风退热,活血调经。用于小儿惊风,麻疹,跌打损伤,月经不调,烧烫伤。

【凭证标本号】·520328200807009LY;522301140921602LY;522222160723011LY。

• 深绿卷柏

【学名】· *Selaginella doederleinii* Hieron.

【别名】·梭罗草。

【生境与分布】·生于海拔 400～2 300 m 的林下湿地或溪沟边。分布于赤水、荔波、罗甸等地。

【药用部位】·全草。

【功效与主治】·清热解毒,活血调经。用于小儿惊风,麻疹,跌打损伤,月经不调,烧伤,烫伤。

【凭证标本号】·520381150507039LY;522722200630022LY;

522728151104004LY。

• 镰叶卷柏

【学名】· *Selaginella drepanophylla* Alston

【生境与分布】·生于海拔 600～800 m 的石灰岩溶洞口岩壁上。分布于荔波、雷山等地。

【药用部位】·全草。

【功效与主治】·清热解毒,活血调经。用于月经不调,疮毒。

【凭证标本号】·5223326201003033LY。

• 疏松卷柏

【学名】· *Selaginella effusa* Alston

【生境与分布】·生于海拔 500～1 150 m 的山坡林下或溪沟边湿地,土生或石生。分布于雷山、贞丰、荔波、三都等地。

【药用部位】·全草。

【功效与主治】·清热解毒,消炎止血,祛湿利尿。用于疮毒,狂犬咬伤,烧烫伤。

【凭证标本号】·522224161105023LY。

• 攀缘卷柏

【学名】· *Selaginella helferi* Warb.

【生境与分布】·生于海拔 100～1 200 m 的常绿阔叶林空地。分布于望谟、罗甸、册亨、镇宁、安龙等地。

【药用部位】·全草。

【功效与主治】·清热解毒,止血。用于疮毒,烧烫伤。

• 异穗卷柏

【学名】· *Selaginella heterostachys* Baker

【生境与分布】·生于海拔 300～1 300 m 的山坡、草地、路边、田坎、沟边。分布于印江、钟山、江口、德江、麻江、雷山、盘州、紫云、镇宁、关岭、普定、册亨、望谟、龙里、贵定、都匀、三都、荔波、桐梓、绥阳、务川、息烽等地。

【药用部位】·全草。

【功效与主治】·清热解毒,止血。用于蛇咬伤,外伤出血。

【凭证标本号】·522226190809029LY;520201200721044LY。

• 兖州卷柏

【学名】· *Selaginella involvens* (Sw.) Spring

【别名】·卷筋草。

【生境与分布】·生于海拔 700～2 000 m 的山坡疏林下、林缘、荒坡、山谷路边。分布于册亨、荔波、贞丰等地。

【药用部位】·全草。

【功效与主治】·清热凉血,利水消肿,化痰定喘。用于急性黄疸,肝硬化腹水,咳嗽痰喘,风热咳喘,崩漏,瘰疬,疮痈,烧烫伤,狂犬咬伤,外伤出血。

【凭证标本号】·522327191224003LY；522722200702480LY；522325181120083LY。

● **小翠云**

【学名】· *Selaginella kraussiana* A. Braun

【生境与分布】·生于疏松的微酸性土壤。分布于花溪等地。

【药用部位】·全草。

【功效与主治】·清热凉血，利水消肿，化痰定喘。用于肺热咳嗽，烧烫伤，急性黄疸，肝硬化腹水，咳嗽痰喘。

● **细叶卷柏**

【学名】· *Selaginella labordei* Hieron. ex Christ

【别名】·毛利利、四叶草。

【生境与分布】·生于海拔800～2 200 m的林下、灌丛下、林缘、路边、岩洞口。分布于赤水、道真、绥阳、正安、松桃、印江、江口、桐梓、德江、七星关、黔西、水城、六枝、龙里、贵定、雷山、三都等地。

【药用部位】·全草。

【功效与主治】·清热利湿，平喘，止血。用于小儿高热惊风，肝炎，胆囊炎，泄泻，痢疾，疳积，哮喘，肺痨咳血，月经过多，外伤出血。

【凭证标本号】·520381160525927LY。

● **狭叶卷柏**

【学名】· *Selaginella mairei* Lévl.

【生境与分布】·生于海拔300～750 m的山坡、溪沟林下、石上。分布于册亨、罗甸等地。

【药用部位】·全草。

【功效与主治】·清热利湿，平喘止血。用于湿疹，咯血，出血。

【凭证标本号】·520381160525925LY。

● **江南卷柏**

【学名】· *Selaginella moellendorffii* Hieron.

【生境与分布】·生于海拔270～1 700 m的山坡、林缘、路边、溪边石隙间。分布于绥阳、兴义、都匀等地。

【药用部位】·全草。

【功效与主治】·清热解毒，利尿通淋，活血消肿。用于急性黄疸，肝硬化腹水，淋证，跌打损伤，咯血，便血，刀伤出血，疮毒，毒蛇咬伤。

【凭证标本号】·520323150701016LY；522701201007013LY；522301140531128LY。

● **单子卷柏**

【学名】· *Selaginella monospora* Spring

【别名】·小蛇尾。

【生境与分布】·生于海拔600～1 300 m的灌丛下石隙、山谷石上。分布于贞丰、荔波等地。

【药用部位】·全草。

【功效与主治】·清热解毒。用于痈毒疮疡，蛇咬伤。

● **伏地卷柏**

【学名】· *Selaginella nipponica* Franch. et Sav.

【生境与分布】·生于海拔300～2 600 m的山坡、田坎、路边、溪边、疏林下、林缘及灌丛旁。分布于印江、贞丰、赤水等地。

【药用部位】·全草。

【功效与主治】·清热解毒，润肺止咳，舒筋活血。用于痰喘咳嗽，淋证，吐血，痔疮出血，外伤出血，扭伤，烧烫伤。

【凭证标本号】·522226190502103LY；522325190716490LY；520381160525930LY。

● **黑顶卷柏**

【学名】· *Selaginella picta* A. Braun ex Baker

【生境与分布】·生于海拔200 m左右的河谷疏林下。分布于罗甸等地。

【药用部位】·全草。

【功效与主治】·凉血止血，消炎止痛，舒筋活络。用于咳血，吐血，胃痛，痢疾，跌打损伤，外伤出血。

【凭证标本号】·522631190523483LY。

● **垫状卷柏**

【学名】· *Selaginella pulvinata* (Hook. et Grev.) Maxim.

【别名】·还魂草。

【生境与分布】·生于海拔500～2 400 m的林下、灌丛下、荒坡石隙间及岩洞口石壁上。分布于江口、水城、威宁等地。

【药用部位】·全草。

【功效与主治】·活血通经。用于闭经痛经，癥瘕痞块，跌打损伤。卷柏炭：化瘀止血。用于吐血，崩漏，便血，脱肛。

【凭证标本号】·522222160521001LY；520221191125002LY；522427140511587LY。

【附注】·《中国药典》收录物种。

● **疏叶卷柏**

【学名】· *Selaginella remotifolia* Spring

【生境与分布】·生于海拔2 000 m以下的山坡林缘、林下溪边。分布于花溪、荔波、罗甸等地。

【药用部位】·全草。

【功效与主治】·清热解毒，祛湿利尿。用于疮毒，狂犬咬伤，烧烫伤。

【凭证标本号】·520111200417041LY；522722200630121LY；
522728160219003LY。

● **红枝卷柏**

【学名】·*Selaginella sanguinolenta*（L.）Spring

【别名】·圆枝卷柏、金鸡尾。

【生境与分布】·生于海拔 1 100～2 200 m 的石灰岩地区的荒坡、林缘、灌丛旁的石隙、石上。分布于西秀、威宁等地。

【药用部位】·全草。

【功效与主治】·清热利湿，活血舒筋，止血。用于湿热痢疾，跌打损伤，内外伤出血，烫伤。

【凭证标本号】·520402170510222LY；522427140807522LY。

● **卷柏**

【学名】·*Selaginella tamariscina*（P. Beauv.）Spring

【别名】·九死还魂草、回阳草。

【生境与分布】·生于海拔 1 000 m 左右的河谷石上。分布于湄潭、沿河、印江、铜梓等地。

【药用部位】·全草。

【功效与主治】·活血通经。用于闭经痛经，癥瘕痞块，跌打损伤。卷柏炭：化瘀止血。用于吐血，崩漏，便血，脱肛。

【凭证标本号】·520328210502084LY；522228200822014LY；
522226190407052LY。

【附注】·《中国药典》收录物种。

● **粗叶卷柏**

【学名】·*Selaginella trachyphylla* A. Braun ex Hieron

【生境与分布】·生于海拔 1 200 m 以下的常绿阔叶林下、溪沟边。分布于榕江等地。

【药用部位】·全草。

【功效与主治】·清热止咳，凉血止血。用于肺热咳嗽，肺痨，便血，痢疾，烫火伤。

● **翠云草**

【学名】·*Selaginella uncinata*（Desv.）Spring

【别名】·生扯拢、蜂药。

【生境与分布】·生于海拔 1 100 m 以下的阴湿山坡、林缘、溪边。分布于册亨、都匀、惠水等地。

【药用部位】·全草。

【功效与主治】·清热解毒，利湿通络，化痰止咳，止血。用于黄疸，痢疾，高热惊厥，胆囊炎，水肿，泄泻，吐血，便血，风湿关节痛，乳痈，烧烫伤。

【凭证标本号】·522327181129305LY；522701201018019LY；
522731905513013LY。

● **鞘舌卷柏**

【学名】·*Selaginella vaginata* Spring

【生境与分布】·生于海拔 1 000～2 900 m 的石灰岩山地。分布于道真、长顺、丹寨、关岭、贵定、赫章、江口、惠水、雷山、黎平、荔波、六枝、龙里、纳雍、盘州、威宁、瓮安、西秀、印江、贞丰、镇宁、习水等地。

【药用部位】·全草。

【功效与主治】·清热利湿，解毒消瘀，止血。用于闭经痛经，癥瘕痞块，跌打损伤。

● **藤卷柏**

【学名】·*Selaginella willdenowii*（Desv.）Baker

【生境与分布】·生于海拔 400 m 左右的河谷地带。分布于册亨、望谟、罗甸等地。

【药用部位】·全草。

【功效与主治】·清热利湿，解毒消瘀。用于闭经痛经，跌打损伤。

【凭证标本号】·522327191008001LY；522326200427001LY。

● **剑叶卷柏**

【学名】·*Selaginella xipholepis* Baker

【别名】·装饰卷柏、毛鹿卷柏。

【生境与分布】·生于海拔 2 200 m 左右的林下、灌丛、溪边、路边、山顶石上或岩洞内。省内广泛分布。

【药用部位】·全草。

【功效与主治】·清热利湿，通经活络。用于肝炎，胆囊炎，痢疾，肠炎，肺痈，风湿关节痛，烫火伤。

木贼科 Equisetaceae

■ **木贼属 *Equisetum***

● **问荆**

【学名】·*Equisetum arvense* L.

【生境与分布】·生于林缘湿地。分布于册亨、印江、江口等地。

【药用部位】·全草、根、地上部分。

【功效与主治】·止血，利尿。清热利尿，平肝明目，止咳平喘。用于鼻衄，肠出血，咯血，痔疮出血，月经过多，淋证，骨折，咳喘，目赤肿痛。

【凭证标本号】·522327191004305LY；522226190502014LY；
522222140507005LY。

披散木贼

【学名】· *Equisetum diffusum* D. Don

【生境与分布】· 生于海拔 280～2 200 m 的路边、水边、旷地、瀑布旁等潮湿地。分布于贞丰、望谟、罗甸等地。

【药用部位】· 地上部分。

【功效与主治】· 疏散风热,明目退翳。用于风热目赤,迎风流泪,目生云翳。

【凭证标本号】· 522325181120111LY;522326200411005LY;522728151105028LY。

木贼

【学名】· *Equisetum hyemale* L.

【生境与分布】· 生于林下溪流边。分布于花溪、惠水、长顺、大沙河等地。

【药用部位】· 地上部分。

【功效与主治】· 疏散风热,明目退翳。用于风热目赤,迎风流泪,目生云翳。

【凭证标本号】· 520111210515007LY;527731190711015LY;522729190728033LY。

【附注】·《中国药典》收录物种。

犬问荆

【学名】· *Equisetum palustre* L.

【别名】· 土木贼。

【生境与分布】· 生于海拔 1 000～2 200 m 的潮湿旷地、溪沟边。分布于册亨、赤水、道真、正安、桐梓、威宁、赫章、七星关、黔西、息烽、西秀、关岭、福泉、思南、印江、松桃等地。

【药用部位】· 全株。

【功效与主治】· 解热利尿,疏风明目,舒筋活血。用于结膜炎,尿路感染,跌打损伤等。

【凭证标本号】· 522327191004306LY。

节节草

【学名】· *Equisetum ramosissimum* Desf.

【别名】· 接骨草。

【生境与分布】· 生于海拔 2 200 m 以下的溪边、路边、旷地、林缘、灌丛旁。分布于贞丰、钟山、西秀、安龙、望谟等地。

【药用部位】· 地上部分。

【功效与主治】· 清热明目,祛风除湿,祛痰止咳,平喘。用于目赤肿痛,角膜云翳,感冒咳喘,支气管炎,肝炎,水肿,淋证,泌尿系统感染,跌打骨折。

【凭证标本号】· 522325181120610LY;520201200811378LY;520402170324120LY。

笔管草

【学名】· *Equisetum ramosissimum* subsp. *debile*（Roxb. ex Vauch.）Hauke

【别名】· 节节草。

【生境与分布】· 生于海拔 380～1 700 m 的溪边、路边、旷地、林下、林缘、灌丛旁。分布于水城、沿河、贞丰等地。

【药用部位】· 地上部分。

【功效与主治】· 疏风清热,明目退翳,止血。用于动脉粥样硬化,目赤肿痛,眼生翳膜,热淋,小便不利,鼻衄,月经过多,崩漏。

【凭证标本号】· 520221190801032LY;522228210115007LY;522325190315010LY。

瓶尔小草科 Ophioglossaceae

阴地蕨属 *Botrychium*

薄叶阴地蕨

【学名】· *Botrychium daucifolium* Wall.

【生境与分布】· 生于海拔 500～2 200 m 的阴湿山坡林下、灌丛下及河谷地带。分布于赤水、大方、安龙、贞丰、松桃、江口、赫章、贞丰、望谟、雷山等地。

【药用部位】· 全草。

【功效与主治】· 补虚润肺,化痰止咳,清热解毒。用于肺热咳嗽,气虚血虚,流行性腮腺炎,乳痈,跌打损伤,蛇犬咬伤。

华东阴地蕨

【学名】· *Botrychium japonicum*（Prantl）Underw.

【生境与分布】· 生于海拔 800～1 600 m 的林下、溪边。分布于荔波、威宁、桐梓、正安、纳雍、黔西、金沙、修文、西秀、平坝、普定、关岭、贞丰、丹寨、锦屏、江口、印江、松桃等地。

【药用部位】· 全草。

【功效与主治】· 清热解毒,镇惊,平肝润肺。用于小儿高热抽搐,肺炎,咳喘痰血,痈疮疖肿,淋巴结结核,肝炎。

【凭证标本号】· 522722210123216LY;522427141104648LY。

绒毛阴地蕨

【学名】· *Botrychium lanuginosum* Wall.

【生境与分布】· 生于海拔 1 500～2 200 m 的林下、林缘。分布于六枝、兴仁等地。

【药用部位】· 全草。

【功效与主治】· 清热解毒,止咳平喘,滋补润肺。用于产后体虚,肝肾虚弱,淋巴结肿,虚痨咳嗽,肺痨,顿咳,蜂螫,蛇咬伤,疮毒,风毒,目中生翳。

● 阴地蕨

【学名】· *Botrychium ternatum*（Thunb.）Sw.

【别名】· 一朵云。

【生境与分布】· 生于海拔 800～2 500 m 的溪沟边、林下、林缘、山坡灌丛旁、草丛。分布于沿河、平塘、黔西等地。

【药用部位】· 全草。

【功效与主治】· 清热解毒,平肝散结,润肺止咳。用于小儿惊风,疳积,肺热咳嗽,咳血,头晕头痛,火眼,目翳,瘰疬,痈肿疮毒,毒蛇咬伤。

【凭证标本号】· 522423191001059LY；522228210115006LY；522727200910009LY。

● 蕨萁

【学名】· *Botrychium virginianum*（L.）Sw.

【别名】· 一朵云。

【生境与分布】· 生于海拔 1 400～1 900 m 的溪沟边、阴湿林下、林缘。分布于桐梓、道真、绥阳、正安、江口、龙里等地。

【药用部位】· 全草。

【功效与主治】· 清热解毒,消肿散结。用于肺脓疡,眼结膜炎。外用于跌打损伤,蛇咬伤,颈淋巴结结核。

【凭证标本号】· 522224161106011LY。

■ 瓶尔小草属 *Ophioglossum*

● 心脏叶瓶尔小草

【学名】· *Ophioglossum reticulatum* L.

【生境与分布】· 生于海拔 800～2 000 m 的溪边、草坡、路边、疏林下。分布于荔波、余庆、桐梓、道真、修文、平坝、西秀、雷山、江口、镇远等地。

【药用部位】· 带根全草。

【功效与主治】· 清热解毒,活血祛瘀。用于痈肿疮毒,疥疮,毒蛇咬伤,烧烫伤,瘀滞腹痛,跌打损伤。

【凭证标本号】· 522722201108613LY；520329190413056LY。

● 狭叶瓶尔小草

【学名】· *Ophioglossum thermale* Kom.

【生境与分布】· 生于海拔 1 000 m 以下的山地草坡。分布于关岭、独山、沿河等地。

【药用部位】· 带根全草。

【功效与主治】· 清热解毒,活血祛瘀。用于痈肿疮毒,疥疮,毒蛇咬伤,烧烫伤,瘀滞腹痛,跌打损伤。

【凭证标本号】· 520203160618002LY。

● 瓶尔小草

【学名】· *Ophioglossum vulgatum* L.

【生境与分布】· 生于海拔 500～2 000 m 的溪边、田坎、草坡、灌丛旁。分布于册亨、贞丰、荔波、赫章、兴仁、镇宁、道真、天柱、德江等地。

【药用部位】· 全草。

【功效与主治】· 清热凉血,解毒镇痛。用于肺热咳嗽,肺痈,肺痨吐血,小儿高热惊风,目赤肿痛,胃痛,疔疮痈肿,蛇虫咬伤,跌打肿痛。

【凭证标本号】· 522327191008020LY；522325181204585LY；522722201108598LY。

合囊蕨科 Marattiaceae

■ 莲座蕨属 *Angiopteris*

● 福建莲座蕨

【学名】· *Angiopteris fokiensis* Hieron.

【别名】· 牛蹄劳、马蹄蕨、马蹄萁。

【生境与分布】· 生于海拔 800 m 以下的低山河谷的溪边林下、灌丛下。分布于赤水、望谟、兴义等地。

【药用部位】· 根茎。

【功效与主治】· 祛风,清热解毒。用于风热咳嗽,痄腮,痈肿,疮毒,蛇咬伤,功能性子宫出血。外用于毒蛇咬伤,疔疮。

【凭证标本号】· 520381160525923LY；522326210117011LY；522301150820725LY。

● 一回羽状观音坐莲

【学名】· *Angiopteris pinnata* Ching

【生境与分布】· 分布于望谟等地。

【药用部位】· 根茎。

【功效与主治】· 祛风,清热解毒。用于风热感冒,咳嗽,咽喉肿痛。

【附注】· 贵州新分布药用植物。

紫萁科 Osmundaceae

■ 紫萁属 *Osmunda*

● 紫萁

【学名】· *Osmunda japonica* Thunb.

【别名】·紫萁贯众、猫蕨、飞蛾七、月亮叶、波丝克蕨。

【生境与分布】·生于海拔 2 500 m 以下的酸性山地。分布于绥阳、兴义、贞丰等地。

【药用部位】·根茎和叶柄残基。

【功效与主治】·清热解毒,止血,杀虫。用于疫毒感冒,热毒泻痢,痈疮肿毒,吐血,衄血,便血,崩漏,虫积腹痛。

【凭证标本号】·520323150417297LY;522301140613152LY;522325190423318LY。

【附注】·《中国药典》收录物种。

• 宽叶紫萁

【学名】·*Osmunda javanica* Bl.

【生境与分布】·生于海拔 760 m 以下的河谷林下、溪边酸性土。分布于湄潭、赤水、罗甸、三都、荔波、黎平等地。

【药用部位】·嫩苗、根茎。

【功效与主治】·嫩苗:止血。用于外伤出血。根茎:清热解毒,祛风,杀虫。用于痈疖,痄腮,风湿骨痛,肠道寄生虫病,漆疮。

【凭证标本号】·520328210501046LY。

• 华南紫萁

【学名】·*Osmunda vachellii* Hook.

【生境与分布】·生于海拔 930 m 以下的酸性山地沟谷、溪边。分布于平塘、赤水、余庆、兴仁、贞丰、惠水、罗甸、三都、荔波、独山、江口、雷山、榕江、黎平、从江、施秉等地。

【药用部位】·根茎、嫩苗、嫩叶。

【功效与主治】·根茎:清热解毒,祛湿舒筋,驱虫。用于流感,痄腮,痈肿疮疖,妇女带下,筋脉拘挛,胃痛,肠道寄生虫病。嫩叶、嫩苗:清热,止血。用于外伤出血,尿血,烫伤。

【凭证标本号】·522727210318007LY;520381160428161LY;520329190727801LY。

■ 桂皮紫萁属 *Osmundastrum*

• 桂皮紫萁

【学名】·*Osmundastrum cinnamomeum* (L.) C. Presl

【生境与分布】·生于海拔 1 000～2 600 m 的山坡林缘、湿地或沼泽。分布于威宁、赫章、黔西、修文、兴仁、紫云、贵定、都匀、雷山、麻江、道真等地。

【药用部位】·根茎。

【功效与主治】·清热解毒,止血杀虫。用于感冒,痄腮,衄血,钩虫病,蛲虫病。

【凭证标本号】·522325190429349LY;522722200823617LY。

瘤足蕨科 Plagiogyriaceae

■ 瘤足蕨属 *Plagiogyria*

• 瘤足蕨

【学名】·*Plagiogyria adnata* (Bl.) Bedd.

【别名】·小瘤足蕨、岭南瘤足蕨。

【生境与分布】·生于海拔 700～1 540 m 的溪边林下、林缘或阴湿山坡林下。分布于赤水、桐梓、织金、晴隆、兴义、雷山、黎平、榕江、从江、贵定、平塘、三都、荔波、独山、松桃、江口等地。

【药用部位】·全草、根茎。

【功效与主治】·消肿止痛,清热解毒。用于流行性感冒,痨伤。

• 华中瘤足蕨

【学名】·*Plagiogyria euphlebia* Mett.

【别名】·大瘤足蕨、西南瘤足蕨。

【生境与分布】·生于海拔 500～1 900 m 的湿润酸性山坡林下、林缘、河谷路边。分布于松桃、印江、江口、七星关、纳雍、赫章、西秀、贵定、三都、雷山、榕江、黎平、瓮安等地。

【药用部位】·全草、根茎。

【功效与主治】·消肿止痛,清热解毒。用于流行性感冒,痨伤。

【凭证标本号】·522623150714384LY。

• 华东瘤足蕨

【学名】·*Plagiogyria japonica* Nakai

【别名】·海南瘤足蕨、缙云瘤足蕨、日本瘤足蕨。

【生境与分布】·生于海拔 450～1 500 m 的阴湿林下、河谷溪沟边。分布于绥阳、江口、惠水、松桃、印江、播州、七星关、贵定、榕江、雷山、天柱、瓮安、黄平等地。

【药用部位】·根茎。

【功效与主治】·清热解毒,消肿止痛。用于流行性感冒,风热头痛,跌打肿痛,扭伤。

【凭证标本号】·520323150417149LY;522222141109064LY;522731190712029LY。

里白科 Gleicheniaceae

■ 芒萁属 *Dicranopteris*

• 大芒萁

【学名】·*Dicranopteris ampla* Ching et Chiu

【别名】·大羽芒萁。

【生境与分布】·生于海拔 400～1 000 m 的山坡向阳处及疏林下、林缘。分布于望谟等地。

【药用部位】·嫩苗、髓心。

【功效与主治】·解毒，止血。用于蜈蚣咬伤，鼻出血，外伤出血。

【凭证标本号】·522326210314007LY。

• **芒萁**

【学名】·*Dicranopteris dichotoma*（Thunb.）Bernh.

【别名】·铁狼萁、铁芒萁、芒萁骨。

【生境与分布】·生于海拔 150～2 000 m 的酸性山地林下、林缘及荒坡。分布于赤水、贞丰、紫云等地。

【药用部位】·根茎。

【功效与主治】·止血，化瘀，清热，利尿。用于湿热臌胀，小便涩痛，阴部湿痒，白带，跌打伤肿，外伤出血，崩漏，鼻衄，肺热咳嗽。

【凭证标本号】·520381160428020LY；523325181119433LY；520425170601022LY。

• **铁芒萁**

【学名】·*Dicranopteris linearis*（Burm.）Underw.

【别名】·铁狼鸡、篦子草、狼萁草。

【生境与分布】·生于海拔 600 m 左右的山坡向阳处或河谷疏林下。分布于沿河、余床等地。

【药用部位】·全草。

【功效与主治】·止血，清热利湿，解毒消肿。用于血衄，咳血，外伤出血，跌打骨折，热淋涩通，白带，风疹瘙痒，烫伤，痔瘘，蛇虫咬伤，咳嗽。

【凭证标本号】·522228200730317LY；520329190727004LY。

■ **里白属 *Diplopterygium***

• **中华里白**

【学名】·*Diplopterygium chinense*（Rosenstock）De Vol

【生境与分布】·生于海拔 150～1 100 m 的溪边、林缘、林下、阳坡。分布于望谟、印江、赤水、石阡等地。

【药用部位】·根茎。

【功效与主治】·止血，接骨。用于骨折，外伤出血。

【凭证标本号】·523326201001026LY；522226190809033LY；520381160429029LY。

• **里白**

【学名】·*Diplopterygium glaucum*（Thunb. ex Houtt.）

Nakai

【生境与分布】·生于海拔 1 500 m 左右的林下或沟边。分布于湄潭、沿河、荔波等地。

【药用部位】·根茎。

【功效与主治】·止血，接骨。用于出血，骨折。

【凭证标本号】·522722201120620LY；520328210503142LY；522228200730325LY。

• **光里白**

【学名】·*Diplopterygium laevissimum*（Christ）Nakai

【生境与分布】·生于海拔 500～2 500 m 的山谷阴湿处。分布于江口、印江、贞丰等地。

【药用部位】·根茎。

【功效与主治】·行气止血，接骨。用于胃痛，骨折。

【凭证标本号】·522222140425034LY；522226190809020LY；522325190312330LY。

海金沙科 Lygodiaceae

■ **海金沙属 *Lygodium***

• **海南海金沙**

【学名】·*Lygodium circinnatum*（N. L. Burman）Swartz

【别名】·掌叶海金沙、转口藤。

【生境与分布】·生于海拔 200～500 m 的沟谷季雨林的树上或灌丛。分布于望谟、兴义等地。

【药用部位】·全株。

【功效与主治】·清热利尿。用于尿路结石，尿路感染，血尿，痢疾。

【凭证标本号】·523326210115024LY；523301140614208LY。

• **曲轴海金沙**

【学名】·*Lygodium flexuosum*（L.）Sw.

【别名】·柳叶海金沙。

【生境与分布】·生于海拔 140～800 m 的疏林中。分布于册亨、望谟、贞丰、罗甸、黎平、贵定等地。

【药用部位】·全草、孢子。

【功效与主治】·舒筋活络，清热利尿，止血消肿。用于风湿麻木，痢疾，尿结石，尿路感染，淋证，石淋，水肿，痢疾，跌打损伤，外伤出血，疮疡肿毒。藤研粉外敷用于慢性溃疡病。

【凭证标本号】·523327191008045LY；523326200421006LY。

● **海金沙**

【学名】· *Lygodium japonicum* (Thunb.) Sw.

【别名】· 左转弯。

【生境与分布】· 生于海拔 1 500 m 以下的山坡路边、河边、疏林下及林缘。分布于湄潭、黔西、荔波等地。

【药用部位】· 成熟孢子。

【功效与主治】· 清利湿热,通淋止痛。用于热淋,石淋,血淋,膏淋,尿道涩痛。

【凭证标本号】· 522722200115252LY;520328200805050LY;522423190820304LY。

【附注】·《中国药典》收录物种。

● **掌叶海金沙**

【学名】· *Lygodium longifolium* (Willdenow) Swartz

【生境与分布】· 生于海拔 1 200～1 700 m 的密林中。分布于贞丰、罗甸等地。

【药用部位】· 全草、孢子。

【功效与主治】· 舒筋活络,清热利尿,止血消肿。用于风湿麻木,痢疾,尿结石,尿路感染,淋证,石淋,水肿,痢疾,跌打损伤,外伤出血,疮疡肿毒。

【凭证标本号】· 522325190419340LY;522728150725005LY。

● **小叶海金沙**

【学名】· *Lygodium microphyllum* (Cavanilles) R. Brown

【生境与分布】· 生于海拔 150～1 350 m 的溪边灌丛、山坡疏林下及林缘。分布于罗甸、荔波、三都、雷山、施秉、榕江、从江、黎平等地。

【药用部位】· 全株、孢子。

【功效与主治】· 利水渗湿,利尿通淋,清热止血,止痢。用于肾炎,淋证,石淋,尿路感染,肝炎,痢疾,便血。

【凭证标本号】· 522632180916719LY。

● **云南海金沙**

【学名】· *Lygodium yunnanense* Ching

【生境与分布】· 生于海拔 300～1 300 m 的低丘河谷地带林缘、灌丛旁。分布于兴义、册亨、望谟、罗甸等地。

【药用部位】· 全草、孢子。

【功效与主治】· 利水渗湿,利尿通淋。用于淋证,水肿,小便淋漓。

【凭证标本号】· 522326210115019LY;522728151124011LY。

膜蕨科 Hymenophyllaceae

■ **膜蕨属** *Hymenophyllum*

● **蕗蕨**

【学名】· *Hymenophyllum badium* Hook. et Grev.

【别名】· 波翅蕗蕨、栗色蕗蕨、波纹蕗蕨。

【生境与分布】· 生于海拔 600～1 900 m 的溪边或阴湿林下,附生于石上。分布于石阡、江口、印江、松桃、榕江、从江、雷山、剑河、黄平、赫章、安龙、瓮安、贵定、独山、三都、绥阳、赤水、道真等地。

【药用部位】· 全草。

【功效与主治】· 清热解毒,生肌止血。用于水火烫伤,痈疖肿毒,外伤出血。

【凭证标本号】· 522224161105089LY。

● **顶果膜蕨**

【学名】· *Hymenophyllum barbatum* (V.D.B.) Bak.

【生境与分布】· 生于溪边石山上。分布于荔波等地。

【药用部位】· 全草。

【功效与主治】· 止血生肌。外用于外伤出血。

【凭证标本号】· 522722200630302LY。

● **华东膜蕨**

【学名】· *Hymenophyllum barbatum* (V.D.B.) HK et Bak.

【别名】· 峨眉膜蕨、刺边膜蕨、黄山膜。

【生境与分布】· 生于海拔 800～1 000 m 的林下阴暗岩石上。分布于施秉、江口、道真、正安、雷山、印江等地。

【药用部位】· 全草。

【功效与主治】· 活血化瘀,止血。用于外伤出血。

● **长柄蕗蕨**

【学名】· *Hymenophyllum polyanthos* (Swartz) Swartz

【别名】· 圆锥蕗蕨、扁苞蕗蕨、海南蕗蕨。

【生境与分布】· 生于海拔 800～1 900 m 的溪边或阴湿林下,附生于石上或树干上。分布于江口、印江、松桃、剑河、榕江、赫章、安龙、贞丰、贵定、独山、赤水、道真等地。

【药用部位】· 全草。

【功效与主治】· 清热解毒,生肌止血。用于水火烫伤,痈疖肿毒,外伤出血。

■ **瓶蕨属** *Vandenboschia*

● **瓶蕨**

【学名】· *Vandenboschia auriculata* (Bl.) Cop.

【别名】· 热水莲、青蛇。

【生境与分布】· 生于海拔550～1400 m的溪边或密林下的石壁或树干。分布于江口、都匀、罗甸、松桃、印江、雷山、剑河、黎平、纳雍、紫云、兴仁、贞丰、独山、贵定、赤水、桐梓等地。

【药用部位】· 全草。

【功效与主治】· 生肌止血。用于外伤出血。

【凭证标本号】· 522222150730070LY；522701201121008LY；522728160420006LY。

• 城口瓶蕨

【学名】· *Vandenboschia fargesii* (Christ) Ching

【别名】· 滚山龙。

【生境与分布】· 生于海拔1100～1800 m的山谷滴水岩上或林下石上。分布于印江、纳雍、贵定、独山等地。

【药用部位】· 全草。

【功效与主治】· 清热凉血。用于吐血，便血，尿血，淋浊。

• 南海瓶蕨

【学名】· *Vandenboschia striata* (D. Don) Ebihara

【别名】· 热水莲。

【生境与分布】· 生于海拔450～1600 m的山地阴湿石上或树干上，偶土生。分布于赤水、江口、松桃、雷山、榕江、剑河、施秉、金沙、紫云、兴义、晴隆、贞丰、望谟、独山、三都、都匀、瓮安、贵定、清镇、息烽等地。

【药用部位】· 全草。

【功效与主治】· 健脾开胃，止血。用于消化不良，外伤出血。

【凭证标本号】· 520381160428164LY。

金毛狗蕨科 Cibotiaceae

■ 金毛狗蕨属 *Cibotium*

• 金毛狗蕨

【学名】· *Cibotium barometz* (L.) J. Smith

【别名】· 金毛狗脊、金毛狮子、毛犬、黄狗头。

【生境与分布】· 生于海拔600 m以下酸性山地的溪边、林下、林缘。分布于平塘、罗甸、榕江等地。

【药用部位】· 根茎。

【功效与主治】· 祛风湿，补肝肾，强腰膝。用于风湿痹痛，腰膝酸软，下肢无力。

【凭证标本号】· 522727200603006LY；522728151124009LY。

【附注】·《中国药典》收录物种。

桫椤科 Cyatheaceae

■ 桫椤属 *Alsophila*

• 小黑桫椤

【学名】· *Alsophila metteniana* Hance

【生境与分布】· 生于海拔300～1000 m的酸性山谷溪边林下。分布于平塘、赤水、贞丰、册亨、望谟、罗甸、贵定、独山、荔波等地。

【药用部位】· 叶。

【功效与主治】· 祛风除湿，活血止痛。用于风湿痹痛，腰痛，跌打损伤。

【凭证标本号】· 522727201106016LY；520381160428168LY。

• 黑桫椤

【学名】· *Alsophila podophylla* Hook.

【生境与分布】· 生于海拔520 m左右的低山河谷溪边灌丛。分布于平塘、荔波等地。

【药用部位】· 茎。

【功效与主治】· 祛风除湿，活血通络。用于风湿痹痛，跌打损伤。

【凭证标本号】· 522727200421007LY。

• 桫椤

【学名】· *Alsophila spinulosa* (Wall. ex Hook.) R. M. Tryon

【生境与分布】· 生于海拔1300 m以下的湿热沟谷林缘。分布于赤水、罗甸、安龙、贞丰、镇宁、册亨、望谟、紫云、榕江、从江、荔波等地。

【药用部位】· 茎。

【功效与主治】· 祛风除湿，活血止痛。用于风湿痹痛，腰痛，跌打损伤。

【凭证标本号】· 520381160428001LY；522728160219020LY。

碗蕨科 Dennstaedtiaceae

■ 碗蕨属 *Dennstaedtia*

• 细毛碗蕨

【学名】· *Dennstaedtia hirsuta* (Swartz) Mettenius ex Miquel

【生境与分布】· 生于海拔520～2100 m的酸性山地溪沟边、路边、阳坡石缝中。分布于道真、桐梓、七星关、赫章、纳雍、盘州、织金、西秀、余庆、松桃、印江、江口、施秉、雷山等地。

【药用部位】·全草。

【功效与主治】·祛风除湿,通经活血。用于风湿痹痛,月经不调。

【凭证标本号】·522224161105048LY。

● 碗蕨

【学名】· *Dennstaedtia scabra* (Wall.) Moore

【生境与分布】·生于海拔 500～2 100 m 的酸性山地的河谷路边、林下、林缘及山坡向阳处。分布于兴义、荔波、水城等地。

【药用部位】·全草。

【功效与主治】·祛风,清热解表。用于感冒头痛,风湿痹痛。

【凭证标本号】·523301140613173LY;522722200723309LY;520221190806002LY。

■ 姬蕨属 *Hypolepis*

● 姬蕨

【学名】· *Hypolepis punctata* (Thunb.) Mett.

【别名】·岩姬蕨、冷水蕨。

【生境与分布】·生于海拔 500～2 300 m 的溪边阴处。分布于荔波、钟山、赤水、纳雍、罗甸、绥阳等地。

【药用部位】·全草。

【功效与主治】·清热解毒,收敛止血,凉血止痛。用于水火烫伤,外伤出血。

【凭证标本号】·522722200723633LY;520201200731208LY;520381160429916LY。

■ 鳞盖蕨属 *Microlepia*

● 华南鳞盖蕨

【学名】· *Microlepia hancei* Prantl

【别名】·凤尾千金草、青蕨、鳞盖蕨。

【生境与分布】·生于海拔 600 m 左右的山坡密林下。分布于望谟等地。

【药用部位】·全草。

【功效与主治】·清热利湿。用于黄疸型肝炎,流行性感冒,风湿骨痛。

【凭证标本号】·522326201001047LY。

● 西南鳞盖蕨

【学名】· *Microlepia khasiyana* (Hook.) Presl

【生境与分布】·生于海拔 1 700～2 200 m 的溪边林下。分布于大沙河等地。

【药用部位】·地上部分。

【功效与主治】·清热解毒。用于咽喉肿痛,痈疮疖肿。

● 边缘鳞盖蕨

【学名】· *Microlepia marginata* (Houtt.) C. Chr.

【别名】·边缘鳞蕨。

【生境与分布】·生于海拔 300～1 500 m 的灌丛或溪边。分布于绥阳、平塘、望谟等地。

【药用部位】·地上部分。

【功效与主治】·清热解毒。用于痈疮疖肿。

【凭证标本号】·522226190429001LY;520323150602295LY;522727200603019LY。

● 团羽鳞盖蕨

【学名】· *Microlepia obtusiloba* Hay.

【生境与分布】·生于海拔 600～650 m 的峡谷或瀑布旁。分布于望谟、赤水等地。

【药用部位】·地上部分。

【功效与主治】·清热解毒。用于热毒,痈疮疖肿。

【凭证标本号】·523326210117006LY。

● 热带鳞盖蕨

【学名】· *Microlepia speluncae* (L.) Moore

【生境与分布】·生于海拔 350～1 100 m 的河谷地带。分布于望谟、罗甸等地。

【药用部位】·地上部分。

【功效与主治】·清热解毒。用于疮疡,咽痛。

【凭证标本号】·522326210311004LY。

● 粗毛鳞盖蕨

【学名】· *Microlepia strigosa* (Thunb.) Presl

【别名】·粗毛鳞蕨、新粗毛鳞盖蕨、线羽鳞盖蕨。

【生境与分布】·生于海拔 600～1 100 m 的沟边或林下。分布于贞丰、赤水、罗甸等地。

【药用部位】·全草。

【功效与主治】·清热利湿。用于肝炎,流行性感冒。

【凭证标本号】·523325190115362LY;520381160428114LY;522728160420016LY。

■ 稀子蕨属 *Monachosorum*

● 尾叶稀子蕨

【学名】· *Monachosorum flagellare* (Maxim.) Hay.

【生境与分布】·生于海拔 600～1 500 m 的阴湿河谷或密林下。分布于黎平、锦屏、独山等地。

【药用部位】·全草。

【功效与主治】·祛风除湿,止痛。用于风湿痹痛,痛风。

● 稀子蕨

【学名】· *Monachosorum henryi* Christ

【别名】·瑶山稀子蕨。

【生境与分布】·生于海拔 800～2 100 m 的谷底、溪边或密林下。分布于江口、印江、松桃、锦屏、雷山、黔西、兴义、贞丰、独山、三都、都匀、贵定等地。

【药用部位】·全草。

【功效与主治】·祛风,活血。用于风湿骨痛。

【凭证标本号】·522222141109042LY。

鳞始蕨科 Lindsaeaceae

■ 鳞始蕨属 *Lindsa*

● 团叶鳞始蕨

【学名】· *Lindsaea orbiculata* (Lam.) Mett. ex Kuhn

【别名】·月影草、黑脚蕨、团叶陵齿蕨。

【生境与分布】·生于海拔 700 m 以下的酸性山地河谷地带。分布于贞丰、望谟、罗甸、册亨、平塘、三都、从江、黎平等地。

【药用部位】·全株。

【功效与主治】·收敛止血,镇痛。用于枪弹伤,痢疾,疮疖。

【凭证标本号】·522325190228333LY;522326201001002LY;522728160219023LY。

■ 香鳞始蕨属 *Osmolindsaea*

● 香鳞始蕨

【学名】· *Osmolindsaea odorata* (Roxburgh) Lehtonen & Christenhusz

【别名】·土黄连、陵齿蕨、刀叶鳞蕨。

【生境与分布】·生于海拔 2 000 m 以下的林下阴湿处或沟边。分布于赤水等地。

【药用部位】·全株。

【功效与主治】·利尿,止血。用于尿闭,吐血。

【凭证标本号】·520381160428981LY。

■ 乌蕨属 *Stenoloma*

● 乌蕨

【学名】· *Stenoloma chusanum* Ching

【生境与分布】·生于海拔 1 900 m 以下的酸性山地林下、林

缘、深谷、灌丛旁、阳坡、路边。分布于西秀、贞丰、平塘等地。

【药用部位】·全草。

【功效与主治】·清热解毒,利湿。用于感冒,咽痛,湿疹。

【凭证标本号】·522727210112006LY;522325181204214LY;520402170323167LY。

蕨科 Pteridiaceae

■ 蕨属 *Pteridium*

● 蕨

【学名】· *Pteridium aquilinum* var. *iatiusculum* (Desv.) Underw. ex Heller

【别名】·头菜、山野菜。

【生境与分布】·生于海拔 2 500 m 以下的林缘、荒坡。分布于赤水、紫云、平塘等地。

【药用部位】·嫩苗、根茎。

【功效与主治】·清热解毒,祛风除湿,降气化痰。用于感冒发热,痢疾,黄疸,高血压,风湿腰痛,带下病,脱肛。

【凭证标本号】·520425170601079LY;520381160429914LY;522727200602005LY。

● 毛轴蕨

【学名】· *Pteridium revolutum* (Bl.) Nakai

【别名】·饭蕨、苦蕨、反爪蕨。

【生境与分布】·生于海拔 600～2 900 m 的阳坡林下旷地。分布于贞丰、荔波、惠水等地。

【药用部位】·根茎。

【功效与主治】·祛风除湿,解热利尿,驱虫。用于风湿关节痛,淋证,脱肛,疮毒,蛔虫病。

【凭证标本号】·522325181204456LY;522731190710049LY;522722200113320LY。

凤尾蕨科 Pteridaceae

■ 铁线蕨属 *Adiantum*

● 毛足铁线蕨

【学名】· *Adiantum bonatianum* Brause

【别名】·毛脚铁线蕨、猪鬃草。

【生境与分布】·生于海拔 1 400～2 200 m 的林下或林缘之石

隙。分布于威宁、盘州、普安等地。

【药用部位】· 全草。

【功效与主治】· 清热解毒,利尿通淋。用于痢疾,尿路感染,白浊,乳腺炎。

【凭证标本号】· 522427141108651LY。

● **团羽铁线蕨**

【学名】· *Adiantum capillus-junis* Rupr.

【别名】· 猪鬃七。

【生境与分布】· 生于海拔 680～1 800 m 的石灰岩地区溪边、林缘、石灰岩洞口内外的石隙或石上。分布于兴义、望谟、贞丰、威宁、黔西、水城、关岭、镇宁、普定、安龙、兴仁、普安、晴隆、惠水、罗甸、正安、清镇等地。

【药用部位】· 全草。

【功效与主治】· 清热解毒,补肾止咳。用于痢疾瘰疬,疮痈,毒蛇咬伤,烧烫伤。

【凭证标本号】· 522301140626319LY;522326201004001LY;522325181206154LY。

● **铁线蕨**

【学名】· *Adiantum capillus-veneris* L.

【别名】· 铁丝草、铁线草。

【生境与分布】· 生于溪边岩缝或村舍旁墙基。分布于花溪、贞丰、望谟等地。

【药用部位】· 全草。

【功效与主治】· 清热解毒,利湿消肿,利尿通淋。用于痢疾,瘰疬,肺热咳嗽,肝炎,淋证,毒蛇咬伤,跌打损伤。

【凭证标本号】· 522326200427012LY;522325190613591LY;520111200620007LY。

● **条裂铁线蕨**

【学名】· *Adiantum capillus-veneris* f. *dissectum* (Mart. et Galeot.) Ching

【生境与分布】· 生于海拔 2 000 m 以下的溪边岩缝或村舍旁墙基。分布于赤水等地。

【药用部位】· 全草。

【功效与主治】· 清热解毒,利湿消肿,利尿通淋。用于痢疾,瘰疬,肺热咳嗽,肝炎,淋证,毒蛇咬伤,跌打损伤。

【凭证标本号】· 520381160429024LY。

● **鞭叶铁线蕨**

【学名】· *Adiantum caudatum* L.

【别名】· 岩虱子、旱猪棕草。

【生境与分布】· 生于海拔 220～700 m 的河谷石隙间。分布

于望谟、兴义、罗甸等地。

【药用部位】· 全草。

【功效与主治】· 清热解毒,利水消肿。用于痢疾,水肿,小便淋涩,乳痈,烧烫伤,毒蛇咬伤,口腔溃疡。

【凭证标本号】· 522326201002061LY。

● **白背铁线蕨**

【学名】· *Adiantum davidii* Franch.

【别名】· 猪鬃草、铁丝草。

【生境与分布】· 生于海拔 2 000～2 700 m 的山坡林下或山顶竹丛下石隙。分布于贞丰、威宁、大方、黔西、赫章等地。

【药用部位】· 全草。

【功效与主治】· 清热解毒,利水通淋。用于痢疾,尿路感染,血淋,乳糜尿,睾丸炎,乳腺炎。

【凭证标本号】· 522325190226334LY;522427140507543LY。

● **普通铁线蕨**

【学名】· *Adiantum edgewothii* Hook.

【别名】· 猪鬃草、小猪鬃草。

【生境与分布】· 生于海拔 400～1 800 m 的山坡石上、石隙或土中。分布于望谟、威宁、纳雍、大方、黔西、水城、镇宁、长顺、贵定、都匀、独山、平塘等地。

【药用部位】· 全草。

【功效与主治】· 利尿通淋,止血。用于热淋,血淋,刀伤出血,小便不利。

【凭证标本号】· 522326210116012LY;522427141108677LY。

● **肾盖铁线蕨**

【学名】· *Adiantum erythrochlamys* Diels

【别名】· 团盖铁线蕨、红盖铁线蕨。

【生境与分布】· 生于海拔 450～1 900 m 的溪边林下、山坡石上或石隙间。分布于赫章、桐梓、道真等地。

【药用部位】· 全草。

【功效与主治】· 利水通淋,清热解毒。用于小便淋沥涩痛,瘰疬,溃疡。

● **扇叶铁线蕨**

【学名】· *Adiantum flabellulatum* L.

【别名】· 过坛龙。

【生境与分布】· 生于海拔 400～1 100 m 的酸性山地林下、林缘及荒坡。分布于望谟、罗甸、从江、榕江、黎平、金沙、织金、紫云、关岭、安龙、册亨、贞丰、荔波、独山、三都、赤水等地。

【药用部位】· 全草。

【功效与主治】· 清热解毒,舒筋活络,利湿化痰。用于痢疾,

肠炎,流感发热,尿路结石,肝炎,蛇伤。外用于烫火伤,跌打损伤。

【凭证标本号】·522326210117027LY;522728160420007LY。

● **白垩铁线蕨**

【学名】· *Adiantum gravesii* Hance

【生境与分布】·生于海拔500～1200 m的阴湿石灰岩壁上或石灰岩洞口内外的滴水岩石壁上。分布于荔波、望谟、紫云、惠水、德江、江口、镇宁、贵定、平塘、罗甸、播州等地。

【药用部位】·全草。

【功效与主治】·清热解毒,利水通淋。用于血淋,乳腺炎,膀胱炎,吐血。

【凭证标本号】·527722200701826LY;522326201004002LY;520425170603212LY。

● **圆柄铁线蕨**

【学名】· *Adiantum induratum* Christ

【生境与分布】·生于海拔600 m左右的林下。分布于册亨等地。

【药用部位】·全草。

【功效与主治】·清热解毒,利水通淋。用于膀胱炎,小便涩痛,血淋。

【凭证标本号】·522326210117005LY。

● **假鞭叶铁线蕨**

【学名】· *Adiantum malesianum* Ghatak

【别名】·马来铁线蕨。

【生境与分布】·生于海拔200～1400 m的石灰岩山地林下、林缘、山坡及河谷的石上或石隙。分布于贞丰、平塘、兴义、荔波、惠水、水城、思南、石阡、威宁、黔西、六枝、镇宁、紫云、兴义、安龙、册亨、兴仁、晴隆、望谟、罗甸、独山、三都、赤水、正安、清镇、息烽等地。

【药用部位】·全草。

【功效与主治】·清热解毒,利水通淋。用于血淋,乳腺炎,膀胱炎,吐血。

【凭证标本号】·522325180920006LY;522727201104015LY;522301140623292LY。

● **单盖铁线蕨**

【学名】· *Adiantum monochlamys* Eaton

【别名】·丹草、长生草。

【生境与分布】·生于海拔600 m左右的溪边林下石上。分布于赤水等地。

【药用部位】·全草。

【功效与主治】·清热化痰,解毒。用于肺热咳嗽,感冒发热,肺结核吐血,高热,痢疾,淋浊,痈肿疔毒,疥癣。

● **灰背铁线蕨**

【学名】· *Adiantum myriosorum* Bak.

【别名】·铁杆猪毛七、过坛龙。

【生境与分布】·生于海拔850～1950 m的林下、灌丛下及溪边石隙或滴水岩旁。分布于沿河、威宁、绥阳、松桃、江口、印江、雷山、赫章、纳雍、大方、黔西、金沙、盘州、水城、贵定、独山、桐梓、道真、正安、清镇等地。

【药用部位】·全草。

【功效与主治】·清热利水,活血。用于小便癃闭,跌打损伤,烫伤,冻疮。

【凭证标本号】·522228210501009LY;522427140608104LY;520323150701442LY。

● **半月形铁线蕨**

【学名】· *Adiantum philippense* L. Sp.

【生境与分布】·生于海拔300～1100 m的阴湿溪边林下酸性土上。分布于望谟、贞丰、册亨、罗甸、威宁、黔西等地。

【药用部位】·全草。

【功效与主治】·活血散瘀,利尿,止咳。用于乳痈,小便涩痛,淋证,发热咳嗽,产后瘀血,崩漏。

【凭证标本号】·522326201001057LY;522325181011262LY。

● **月芽铁线蕨**

【学名】· *Adiantum refractum* Christ

【生境与分布】·生于海拔1350～2600 m的石灰岩山地的林下、林缘、沟边石上及岩洞口石壁上。分布于印江、江口、修文、桐梓、绥阳、威宁、赫章、水城、六枝、盘州、黔西等地。

【药用部位】·全草。

【功效与主治】·活血散瘀,利尿,止咳。用于小便涩痛,淋证,咳嗽,水肿。

■ **粉背蕨属 *Aleuritopteris***

● **白边粉背蕨**

【学名】· *Aleuritopteris albomarginata* (C. B. Clarke) Ching

【生境与分布】·生于海拔700～2600 m的山坡岩石上。分布于赫章、西秀、镇宁等地。

【药用部位】·全草。

【功效与主治】·清热解毒,活血通络。用于感冒,咳嗽,月经不调。

● 金爪粉背蕨

【学名】· *Aleuritopteris veitchii* (Christ) Ching

【生境与分布】· 生于海拔 1 600 m 左右的路边石隙中。分布于威宁等地。

【药用部位】· 全草。

【功效与主治】· 清热,活血。用于风热感冒,咽痛,跌打损伤。

【凭证标本号】· 522731191021005LY。

■ 车前蕨属 *Antrophyum*

● 长柄车前蕨

【学名】· *Antrophyum obovatum* Bak.

【别名】· 金钱标。

【生境与分布】· 生于海拔 500～1 300 m 的林下树干上或溪边石上。分布于赤水、印江、江口、榕江、兴义、兴仁、贞丰、镇宁等地。

【药用部位】· 全草。

【功效与主治】· 清热解毒,活血通络。用于咽喉肿痛,乳蛾,乳痈,关节肿痛。

■ 碎米蕨属 *Cheilanthes*

● 毛轴碎米蕨

【学名】· *Cheilanthes chusana* Hook.

【别名】· 舟山碎蕨、凤尾路鸡、斑鸠尾。

【生境与分布】· 生于海拔 1 600 m 以下的路边、林缘。分布于贞丰、望谟、平塘等地。

【药用部位】· 全草。

【功效与主治】· 清热解毒,散瘀止血,补肾强壮。用于肝炎,痢疾,泄泻,月经不调,小便不利,尿道疼痛,咽喉痛,脚软无力,跌打损伤,外伤出血,痈疖肿疡,毒蛇咬伤。

【凭证标本号】· 522325181120108LY;522326201002001LY;522727200811031LY。

● 中华隐囊蕨

【学名】· *Cheilanthes chinensis* (Baker) Domin

【生境与分布】· 生于海拔 400 m 左右的石灰岩上或洞口内外。分布于江口、思南等地。

【药用部位】· 全草。

【功效与主治】· 清热解毒,收敛。用于风热感冒,咳嗽,咽痛,痢疾。

【凭证标本号】· 522222160725008LY。

■ 凤了蕨属 *Coniogramme*

● 尖齿凤了蕨

【学名】· *Coniogramme affinis* Hieron.

【生境与分布】· 生于海拔 1 600～2 200 m 的林下。分布于印江、普安、雷公山等地。

【药用部位】· 全草。

【功效与主治】· 凉血解毒,舒筋。用于痈肿疮毒,犬咬伤,腰膝酸痛。

【凭证标本号】· 522226191005006LY。

● 普通凤了蕨

【学名】· *Coniogramme intermedia* Hieron.

【别名】· 老虎草。

【生境与分布】· 生于海拔 800～2 500 m 的路边、林下及林缘。分布于赤水、水城、威宁等地。

【药用部位】· 根茎。

【功效与主治】· 清热利湿,祛风活血。用于小便淋涩,痢疾,泄泻,带下,风湿痹痛,疮毒,跌打损伤。

【凭证标本号】· 520381160428010LY;520221190802008LY;522427141103660LY。

● 凤了蕨

【学名】· *Coniogramme japonica* (Thunb.) Diels

【别名】· 凤尾草、眉凤草。

【生境与分布】· 生于海拔 380～1 300 m 的路边、林下、林缘及河谷。分布于荔波、湄潭、平塘等地。

【药用部位】· 全草、根茎。

【功效与主治】· 祛风除湿,散血止痛,清热解毒。用于风湿关节痛,瘀血腹痛,闭经,跌打损伤,目赤肿痛,乳痈及各种肿毒初起。

【凭证标本号】· 522722200630015LY;520328200810014LY;522727201106006LY。

● 黑轴凤了蕨

【学名】· *Coniogramme robusta* Christ

【生境与分布】· 生于海拔 700～1 300 m 的山谷溪边林下及林缘。分布于赤水、桐梓、道真、紫云、瓮安、施秉、松桃、印江、江口等地。

【药用部位】· 全草。

【功效与主治】· 清热解毒,祛风除湿,舒筋活络。用于痈疮肿毒,风湿痹痛,腰膝酸痛,风疹瘙痒。

【凭证标本号】· 522224161105059LY。

疏网凤了蕨

【学名】· *Coniogramme wilsonii* Hieron.

【生境与分布】· 生于海拔1 050～1 600 m的山沟密林下。分布于道真、绥阳、息烽、望谟、三都、雷山、镇远等地。

【药用部位】· 全草。

【功效与主治】· 清热解毒,祛风除湿。用于风热感冒,咳嗽,咽痛,风湿痹痛。

凤尾蕨属 *Pteris*

猪鬣凤尾蕨

【学名】· *Pteris actiniopteroides* Christ

【生境与分布】· 生于海拔600～2 000 m的裸露石灰岩缝隙。分布于沿河、清镇、都匀、兴义、兴仁、安龙、瓮安等地。

【药用部位】· 全草。

【功效与主治】· 清热解毒,消痰。用于咳喘痰喘,胃炎,烧烫伤,刀伤,犬咬伤。

【凭证标本号】· 522228210501001LY。

狭眼凤尾蕨

【学名】· *Pteris biaurita* L. Sp.

【生境与分布】· 生于海拔400～1 500 m的路边或沟边林缘。分布于望谟、榕江、威宁、紫云、罗甸等地。

【药用部位】· 全草。

【功效与主治】· 收敛止血,止痢。用于痢疾,泄泻,外伤出血。

【凭证标本号】· 5223262010004032LY。

条纹凤尾蕨

【学名】· *Pteris cadieri* Christ

【生境与分布】· 生于海拔150～500 m的溪沟边或林下。分布于思南、黎平等地。

【药用部位】· 全草。

【功效与主治】· 清热解毒。用于痢疾,风热感冒,咳嗽,咽痛。

欧洲凤尾蕨

【学名】· *Pteris cretica* L.

【别名】· 凤尾蕨。

【生境与分布】· 生于石灰岩岩隙或林下灌丛。省内广泛分布。

【药用部位】· 全草。

【功效与主治】· 清热解毒,利水止痢,活络。用于痢疾,泄泻,肝炎,咽喉痛,小便淋痛,肾炎水肿,风湿痛,跌打肿痛,痈疮疖肿。

粗糙凤尾蕨

【学名】· *Pteris cretica* var. *laeta*（Wall. ex Ettingsh.）C.

Chr. et Tard.-Blot

【生境与分布】· 生于海拔2 500 m以下的疏林下、溪边、路边或山坡林缘。分布于安龙、晴隆等地。

【药用部位】· 全草、根茎。

【功效与主治】· 清热解毒,利水止痢,活络。用于痢疾,泄泻,肝炎,咽喉痛,小便淋痛,肾炎水肿,风湿痛,跌打肿痛,痈疮疖肿。

指叶凤尾蕨

【学名】· *Pteris dactylina* Hook.

【别名】· 凤尾草、五叶灵芝。

【生境与分布】· 生于海拔1 200～2 500 m的阴蔽岩石上、石隙或岩洞口。分布于江口、印江、赫章、道真、正安等地。

【药用部位】· 全草、根茎。

【功效与主治】· 清热解毒,利水化湿,定惊。用于痢疾,腹泻,痄腮,淋巴结炎,白带,水肿,小儿惊风,狂犬咬伤。

岩凤尾蕨

【学名】· *Pteris deltodon* Bak.

【生境与分布】· 生于海拔1 500 m以下的阴湿石灰岩上。分布于绥阳、平塘、印江等地。

【药用部位】· 全草。

【功效与主治】· 清热解毒,止泻。用于泄泻,痢疾,久咳不止,淋证。

【凭证标本号】· 520323150603134LY；522727200924003LY；522226180602052LY。

刺齿半边旗

【学名】· *Pteris dispar* Kze.

【生境与分布】· 生于海拔400～950 m的山坡、路边、沟边林下或灌丛下。分布于罗甸、松桃、印江、玉屏、从江、榕江、黎平、雷山、黄平、天柱、镇远、镇宁、安龙、望谟、荔波、独山、贵定、岑巩、凤冈、湄潭等地。

【药用部位】· 全草。

【功效与主治】· 清热解毒,止血,散瘀生肌。用于泄泻,痢疾,风湿痛,疮毒,跌打损伤,蛇咬伤。

【凭证标本号】· 522728151116023LY。

剑叶凤尾蕨

【学名】· *Pteris ensiformis* Burm.

【别名】· 三叉草、井边茜。

【生境与分布】· 生于海拔150～1 000 m的溪边阴处或林下湿地酸性石灰岩上。分布于平塘、望谟、贞丰、榕江、黎平、金沙、黔西、织金、紫云、镇宁、关岭、兴义、安龙、册亨、罗甸、荔波、独山等地。

【药用部位】·全草、根茎。

【功效与主治】·清热解毒,止泻。用于泄泻,痢疾,久咳不止,淋证。

【凭证标本号】·522727200926008LY;522326200427008LY;522325181120045LY。

- 傅氏凤尾蕨

【学名】·*Pteris fauriei* Hieron.

【别名】·金钗凤尾草、青丫蕨。

【生境与分布】·生于海拔1100 m以下的酸性山地常绿阔叶林下或溪边。分布于绥阳、赤水、惠水等地。

【药用部位】·叶。

【功效与主治】·清热利湿,祛风定惊,敛疮止血。用于痢疾,泄泻,黄疸,小儿惊风,外伤出血,烫火伤。

【凭证标本号】·520323150702371LY;520381160429911LY;522731190713015LY。

- 狭叶凤尾蕨

【学名】·*Pteris henryi* Christ

【别名】·旋鸡尾草。

【生境与分布】·生于海拔600～2000 m的石灰岩缝或旧墙上。分布于册亨、花溪、惠水等地。

【药用部位】·全草。

【功效与主治】·清热解毒,利尿生肌。用于烧烫伤,刀伤,狂犬咬伤,淋证,带下病。

【凭证标本号】·522327190619052LY;520111200620037LY;522731190511009LY。

- 全缘凤尾蕨

【学名】·*Pteris insignis* Mett. ex Kuhn

【别名】·蒲山剑、铁蕨。

【生境与分布】·生于海拔300～1250 m的常绿阔叶林下、溪边或路边。分布于江口、贞丰、荔波、独山、平塘、贵定等地。

【药用部位】·全草。

【功效与主治】·清热利湿,活血消肿。用于黄疸,痢疾,血淋,热淋,风湿骨痛,咽喉肿痛,瘰疬,跌打损伤。

- 井栏边草

【学名】·*Pteris multifida* Poir.

【别名】·井栏凤尾草、五指草。

【生境与分布】·生于海拔1700 m以下的阴湿墙缝、井边、路旁或石灰岩上。分布于绥阳、江口、平塘、碧江、石阡、松桃、印江、玉屏、万山、沿河、雷山、从江、榕江、黎平、施秉、麻江等地。

【药用部位】·全草、根茎。

【功效与主治】·清热解毒,止血。用于痢疾,黄疸,泄泻,乳痈,带下病,崩漏,烧烫伤,外伤出血。

【凭证标本号】·520323150420460LY;522222140504101LY;522727200811013LY。

- 栗柄凤尾蕨

【学名】·*Pteris plumbea* Wu, K. K. Wong & Pong

【别名】·五齿剑。

【生境与分布】·生于海拔400～600 m的石灰岩洞口或溪边石隙。分布于万山、荔波、独山等地。

【药用部位】·全草。

【功效与主治】·清热利湿,活血止血。用于痢疾,跌打损伤,刀伤出血。

- 半边旗

【学名】·*Pteris semipinnata* L.

【生境与分布】·生于海拔140～700 m的酸性山林、溪边或路边。分布于望谟、荔波、余庆、从江、榕江、黎平、雷山、镇远、金沙、黔西、织金、册亨、罗甸、独山、平塘、三都等地。

【药用部位】·全草、根茎。

【功效与主治】·止血,生肌,止痛。用于吐血,外伤出血,发热,疔疮,跌打损伤,目赤肿痛。

【凭证标本号】·522326200413010LY;522722200701149LY;520329191003015LY。

- 溪边凤尾蕨

【学名】·*Pteris terminalis* Wall.

【别名】·溪凤尾蕨。

【生境与分布】·生于海拔600～2700 m的溪边疏林下或灌丛。分布于绥阳、江口、印江等地。

【药用部位】·全草。

【功效与主治】·清热解毒。用于淋证,烧烫伤,狂犬咬伤。

【凭证标本号】·520323150507112LY;522222160725013LY;522226191004008LY。

- 蜈蚣草

【学名】·*Pteris vittata* L.

【别名】·百足草。

【生境与分布】·生于海拔2000 m以下的路旁、桥边石缝中或石灰岩山地。分布于播州等地。

【药用部位】·全草、根茎。

【功效与主治】·祛风除湿,清热解毒。用于流行感冒,痢疾,风湿疼痛,跌打损伤,蛇虫咬伤,疥疮。

【凭证标本号】· 522121160510020LY。

● **西南凤尾蕨**

【学名】· *Pteris wallichiana* Agardh

【别名】· 老泻风、三叉凤尾蕨。

【生境与分布】· 生于海拔 2 150 m 以下的沟谷林下。分布于赤水、荔波、黔西、江口、印江、雷山、黎平、赫章、纳雍、水城、罗甸、凤冈、道真、清镇等地。

【药用部位】· 全草。

【功效与主治】· 清热止痢,定惊,止血。用于痢疾,外伤出血,小儿惊风。

【凭证标本号】· 520381160428106LY;522722200114599LY;522423191001050LY。

中国蕨科 Sinopteridaceae

■ **粉背蕨属** *Aleuritopteris*

● **粉背蕨**

【学名】· *Aleuritopteris anceps* (Blanford) Panigrahi

【别名】· 假粉背蕨、天青地白。

【生境与分布】· 生于海拔 400～1 550 m 的山坡林下、林缘,土生或石生。分布于余庆、雷山、威宁、水城、贞丰、荔波等地。

【药用部位】· 全草。

【功效与主治】· 止咳化痰,健脾利湿,活血止血。用于咳嗽,泄泻,痢疾,消化不良,月经不调,吐血,便血,白带,淋证,跌打损伤,瘰疬。

【凭证标本号】· 520329191003955LY。

● **银粉背蕨**

【学名】· *Aleuritopteris argentea* (Gmél.) Fée

【生境与分布】· 生于海拔 2 600 m 以下的石灰岩缝中或山坡岩石上。分布于贞丰、西秀、紫云等地。

【药用部位】· 全草。

【功效与主治】· 补虚止咳,调经活血,消肿解毒,止血。用于月经不调,肝炎,肺痨咳嗽,吐血,跌打损伤。

【凭证标本号】· 522325181205371LY;520402170323027LY;520425170603213LY。

● **陕西粉背蕨**

【学名】· *Aleuritopteris argentea* var. *obscura* (Christ) Ching

【别名】· 无银粉背蕨。

【生境与分布】· 生于海拔 500～1 500 m 的石灰岩地区裸石间

或岩洞石壁上。省内广泛分布。

【药用部位】· 全草。

【功效与主治】· 活血调经,利湿,解毒消肿。用于月经不调,闭经腹痛,赤白带下,肺痨咳血,泄泻,小便涩痛,肺痈,乳痈,风湿关节疼痛,跌打损伤,肋间神经痛,暴发火眼,疮肿。

● **裸叶粉背蕨**

【学名】· *Aleuritopteris duclouxii* (Christ) Ching

【生境与分布】· 生于海拔 500～2 100 m 的山坡石隙。分布于乌当、大方、威宁、盘州、水城、六枝、西秀、普定、镇宁、晴隆、兴义、罗甸、惠水、贵定、都匀等地。

【药用部位】· 全草。

【功效与主治】· 止咳,止血。用于咳嗽,咯血,吐血,刀伤。

【凭证标本号】· 522301140729399LY;520112140814100LY。

● **棕毛粉背蕨**

【学名】· *Aleuritopteris rufa* (Don) Ching

【生境与分布】· 生于海拔 900～1 500 m 的石灰岩河谷或岩洞内湿石上。分布于贞丰、盘州、关岭、镇宁、兴义、安龙、册亨、兴仁、普安、晴隆、惠水、贵定等地。

【药用部位】· 全草。

【功效与主治】· 活血化瘀,利湿化痰。用于月经不调,劳伤咳嗽,赤痢,便血,瘰疬。

【凭证标本号】· 5223251903143331LY。

■ **金粉蕨属** *Onychium*

● **黑足金粉蕨**

【学名】· *Onychium cryptogrammoides* Christ

【生境与分布】· 生于海拔 1 200～2 900 m 的山谷、沟旁或疏林下。分布于威宁、纳雍、赫章、水城、盘州、钟山、江口等地。

【药用部位】· 全草。

【功效与主治】· 清热解毒,利尿,止血。用于疮毒,水肿,白带,崩漏,外伤出血。

【凭证标本号】· 522427140605499LY。

● **野雉尾金粉蕨**

【学名】· *Onychium japonicum* (Thunb.) Kze.

【生境与分布】· 生于海拔 2 200 m 以下的林下沟边或溪边石上。分布于绥阳、赤水、湄潭等地。

【药用部位】· 全草、叶。

【功效与主治】· 清热解毒,利湿,止血。用于风热感冒,咳嗽,咽痛,泄泻,痢疾,小便淋痛,湿热黄疸,吐血,咳血,便血,痔血,尿血,疮毒,跌打损伤,毒蛇咬伤,烫火伤。

【凭证标本号】·520323150706011LY;520381160429910LY;520328210502085LY。

• 栗柄金粉蕨

【学名】· *Onychium japonicum* var. *lucidum* (Don) Christ

【生境与分布】·生于海拔500～2200m林下沟边或溪边石上。分布于石阡等地。

【药用部位】·全草。

【功效与主治】·清热解毒,祛风除湿,消炎止血。用于流行性感冒,咳嗽,流行性腮腺炎,扁桃体炎,乳腺炎,胃痛,肠炎,痢疾,黄疸型肝炎,风湿痛,跌打损伤肿痛,外伤出血,骨折,狂犬咬伤,木薯及砷等中毒。

【凭证标本号】·522224161105015LY。

■ 旱蕨属 *Pellaea*

• 旱蕨

【学名】· *Pellaea nitidula* (Hook.) Bak

【生境与分布】·引种。西秀、都匀、平塘等地有栽培。

【药用部位】·全株。

【功效与主治】·清热利尿,消食。用于尿频尿急,水肿,食积。

【凭证标本号】·520402170508237LY;522701201103010LY;522727201105001LY。

裸子蕨科 Hemionitidaceae

■ 金毛裸蕨属 *Paragymnopteris*

• 金毛裸蕨

【学名】· *Paragymnopteris vestita* (Hook) Shing

【别名】·猫耳朵草。

【生境与分布】·生于海拔800～2900m的灌丛石上。分布于威宁、赤水等地。

【药用部位】·全草、根茎。

【功效与主治】·清热解毒,行气止痛。用于外感风热,发热无汗,伤寒高热,关节痛,胃痛,脘腹疼痛。

【凭证标本号】·522427140610106LY。

肠蕨科 Diplaziopsidaceae

■ 肠蕨属 *Diplaziopsis*

• 川黔肠蕨

【学名】· *Diplaziopsis cavaleriana* (Christ) C. Chr.

【别名】·肠蕨、贵州肠蕨。

【生境与分布】·生于海拔650～2000m的山谷溪边、林缘、密林下或山坡灌丛下。分布于绥阳、惠水、赤水、梵净山等地。

【药用部位】·全草。

【功效与主治】·凉血止血。用于吐血,尿血,便血,衄血,外伤出血。

【凭证标本号】·520323150714377LY。

书带蕨科 Vittariaceae

■ 书带蕨属 *Haplopteris*

• 书带蕨

【学名】· *Haplopteris flexuosa* (Fée) E. H. Crane

【别名】·龙须。

【生境与分布】·生于海拔520～2300m的树干或密林下。分布于贞丰、绥阳、都匀等地。

【药用部位】·全草。

【功效与主治】·清热降火,补虚,续筋骨。用于跌打损伤,筋骨痛,手足麻木,小儿急惊风,妇女干血痨。

【凭证标本号】·522325190429316LY。

• 平肋书带蕨

【学名】· *Haplopteris fudzinoi* (Makino) E. H. Crane

【别名】·树韭菜、木莲金。

【生境与分布】·生于海拔650～2000m的河谷溪边或密林下。分布于江口、印江、雷山、从江、榕江、施秉、龙里、纳雍、大方、独山、道真、息烽等地。

【药用部位】·全草。

【功效与主治】·活血止痛,理气。用于劳伤,肝胃气滞,筋骨疼痛。

【凭证标本号】·522623150813428LY。

蹄盖蕨科 Athyriaceae

■ 安蕨属 *Anisocampium*

● 拟鳞毛蕨

【学名】· *Anisocampium cuspidatum* (Beddome) Yea C. Liu, W.L. Chiou & M. Kato

【生境与分布】· 生于海拔 400～1 100 m 的山坡林下、溪沟边。分布于望谟、盘州等地。

【药用部位】· 根茎。

【功效与主治】· 清热解毒,消肿止血。用于咽喉肿痛,跌打损伤。

【凭证标本号】· 522326200421001LY。

● 日本安蕨

【学名】· *Anisocampium niponicum* (Mettenius) Yea C. Liu, W.L. Chiou & M. Kato

【别名】· 日本蹄盖蕨、华东蹄盖蕨。

【生境与分布】· 生于海拔 150～2 200 m 的阴湿路边疏林下。分布于江口、荔波、印江、梵净山等地。

【药用部位】· 根茎。

【功效与主治】· 清热解毒,消肿止血。用于痈毒疔肿,痢疾,衄血,蛔虫病。

● 华东安蕨

【学名】· *Anisocampium sheareri* (Bak.) Ching

【生境与分布】· 生于海拔 300～1 850 m 的溪边林下。分布于惠水、荔波、余庆、江口、松桃、沿河等地。

【药用部位】· 根茎。

【功效与主治】· 清热利湿。用于湿疹,痢疾。

【凭证标本号】· 522731191022002LY;522722200514269LY;520329190726747LY。

■ 蹄盖蕨属 *Athyrium*

● 宿蹄盖蕨

【学名】· *Athyrium anisopterum* Christ

【生境与分布】· 生于海拔 1 100～2 500 m 的林缘、溪边石隙或山脊陡壁上。分布于兴仁、贞丰、龙里、贵定、雷山、印江、江口、梵净山等地。

【药用部位】· 根茎。

【功效与主治】· 清热解毒,消肿止痛。用于感冒,咽喉肿痛,跌打损伤。

● 翅轴蹄盖蕨

【学名】· *Athyrium delavayi* Christ

【生境与分布】· 生于海拔 800～1 600 m 的阴湿林下及林缘。分布于赤水、习水、松桃、普安、雷山等地。

【药用部位】· 全草。

【功效与主治】· 清热解毒,消肿止痛。用于疮疡,烧烫伤。

【凭证标本号】· 520324150904003LY。

● 湿生蹄盖蕨

【学名】· *Athyrium devolii* Ching

【生境与分布】· 生于海拔 500～2 100 m 的溪边、沟渠边及沼地。分布于平坝、贵定、都匀、雷山、余庆等地。

【药用部位】· 全草。

【功效与主治】· 清热解毒,消肿止痛。用于烧烫伤,跌打损伤。

【凭证标本号】· 522731191020041LY;522326200429004LY。

● 疏叶蹄盖蕨

【学名】· *Athyrium dissitifolium* (Bak.) C. Chr.

【生境与分布】· 生于海拔 1 400～2 200 m 的酸性山地林下、林缘。分布于威宁、赫章、水城、纳雍、盘州、普安、关岭、普定等地。

【药用部位】· 全草。

【功效与主治】· 清热解毒,消肿止痛。用于蛇咬伤,跌打损伤。

【凭证标本号】· 522427141104656LY。

● 轴果蹄盖蕨

【学名】· *Athyrium epirachis* (Christ) Ching

【生境与分布】· 生于海拔 800～1 900 m 的酸性山地林下、林缘、路边、沟边。分布于赤水、纳雍、贵定、绥阳、印江、梵净山等地。

【药用部位】· 全草。

【功效与主治】· 清热解毒,消肿止痛。用于痈毒肿痛,跌打损伤。

【凭证标本号】· 522325190312384LY;520381160429903LY;522326201112011LY。

● 长江蹄盖蕨

【学名】· *Athyrium iseanum* Rosenst.

【别名】· 大地柏枝。

【生境与分布】· 生于海拔 800～2 200 m 的阴湿林下及溪边。分布于水城、赤水、桐梓、正安、绥阳、印江、江口、瓮安、黎平、剑河、雷山、三都等地。

【药用部位】· 全草。

【功效与主治】·清热解毒,止血。用于疮毒,衄血,痢疾,外伤出血。

【凭证标本号】·520221190806006LY。

● 川滇蹄盖蕨

【学名】·*Athyrium mackinnoni*（Hope）C. Chr.

【生境与分布】·生于海拔 800～2 700 m 的山坡林下及林缘。分布于道真、绥阳、桐梓、威宁、印江、梵净山、雷公山等地。

【药用部位】·全草。

【功效与主治】·清热解毒,凉血止血。用于痈疮肿毒,内出血,外伤出血,烧烫伤。

【凭证标本号】·522426190814114LY。

● 多羽蹄盖蕨

【学名】·*Athyrium multipinnum* Y. T. Hsieh et Z. R. Wang

【生境与分布】·生于海拔 150～1 500 m 的山谷林下或沟边阴湿岩隙。分布于雷公山等地。

【药用部位】·全草。

【功效与主治】·清热解毒,凉血止血。用于疮疡肿痛,衄血,吐血。

● 光蹄盖蕨

【学名】·*Athyrium otophorum*（Miq.）Koidz.

【生境与分布】·分布于兴义、贞丰、紫云、西秀、修文、赤水、桐梓、绥阳、印江、江口、松桃、三穗、黎平、雷山等地。

【药用部位】·全草。

【功效与主治】·清热解毒,凉血止血。用于热毒,疮疡,衄血,尿血。

【凭证标本号】·527701201010013LY；520328200807018LY；522326201112010LY。

● 贵州蹄盖蕨

【学名】·*Athyrium pubicostatum* Ching et Z. Y. Liu

【生境与分布】·生于海拔 1 000～2 100 m 的酸性山地林下、林缘及路边。分布于威宁、赫章、七星关、西秀、桐梓、正安、绥阳、余庆、湄潭、息烽、瓮安、印江、雷公山等地。

【药用部位】·全草。

【功效与主治】·清热解毒,止血。用于疮毒,鼻出血,外伤出血。

【凭证标本号】·522427140507341LY。

● 玫瑰蹄盖蕨

【学名】·*Athyrium roseum* Christ

【生境与分布】·生于海拔 1 600 m 左右的山地林下。分布于大方等地。

【药用部位】·全草。

【功效与主治】·清热解毒,凉血止血。用于衄血,吐血,尿血,便血。

● 软刺蹄盖蕨

【学名】·*Athyrium strigillosum*（Moore ex Lowe）Moore ex Salomon

【生境与分布】·生于海拔 1 000～1 360 m 的山谷溪沟边。分布于晴隆、西秀、息烽、开阳、印江等地。

【药用部位】·全草、嫩叶。

【功效与主治】·清热解毒,止血收敛。用于痢疾,外伤出血,下肢疖肿。

● 华中蹄盖蕨

【学名】·*Athyrium wardii*（Hook.）Makino

【生境与分布】·生于海拔 500～1 900 m 的酸性山地林下、林缘、溪边。分布于道真、正安、绥阳、桐梓、西秀、清镇、瓮安、余庆、龙里、贵定、印江、江口、天柱、锦屏、剑河、雷山等地。

【药用部位】·全草。

【功效与主治】·清热消肿。用于肿毒,乳痈,目赤肿痛。

● 禾秆蹄盖蕨

【学名】·*Athyrium yokoscense*（Franch. et Sav.）Christ

【生境与分布】·生于海拔 1 210～2 400 m 的路边林缘及山顶石隙间。分布于梵净山等地。

【药用部位】·根茎。

【功效与主治】·驱虫,止血,解毒。用于蛔虫病,外伤出血。

■ 角蕨属 *Cornopteris*

● 角蕨

【学名】·*Cornopteris decurrenti-alata*（Hook.）Nakai

【别名】·贞蕨。

【生境与分布】·生于海拔 800～2 000 m 的阴湿林下及溪边。分布于望谟、桐梓、西秀、紫云、贵定、瓮安、雷山、剑河、松桃、印江、江口、惠水、都匀等地。

【药用部位】·全草、根茎。

【功效与主治】·清热解毒,利尿消肿,舒筋活血。用于痢疾,乳蛾,疮毒,小便不利,跌打损伤,劳伤。

【凭证标本号】·522326201112004LY。

■ 对囊蕨属 *Deparia*

● 对囊蕨

【学名】·*Deparia boryana*（Willd）M. Kato

【别名】·介蕨、波利介蕨、汲利横蕨。

【生境与分布】·生于海拔400～2800 m的林下溪沟或石缝中。分布于贵定、水城、大方、纳雍等地。

【药用部位】·根茎。

【功效与主治】·清热凉血,解毒杀虫。用于钩虫病,子宫出血,流行性感冒。

● **直立对囊蕨**

【学名】·*Deparia erecta* M. Kato

【生境与分布】·生于海拔200～2500 m的山谷杂木林下阴湿处。分布于绥阳等地。

【药用部位】·根茎。

【功效与主治】·清热解毒,止血通淋。用于尿血,便血,衄血,崩漏,淋证。

【凭证标本号】·522326210117026LY。

● **东洋对囊蕨**

【学名】·*Deparia japonica* (Thunb.) M. Kato

【别名】·假蹄盖蕨。

【生境与分布】·生于海拔140～2000 m的林下湿地及山谷溪沟边。分布于道真、印江、雷山、关岭等地。

【药用部位】·全草。

【功效与主治】·清热消肿。用于肿毒,乳痈,目赤肿痛。

【凭证标本号】·522633190906186LY。

● **单叶对囊蕨**

【学名】·*Deparia lancea* (Thunb.) Fraser-Jenkins

【别名】·单叶双盖蕨。

【生境与分布】·生于海拔150～1300 m的酸性山地沟谷林下及路边。分布于印江、江口、都匀、赤水、仁怀等地。

【药用部位】·全草、根茎。

【功效与主治】·止血通淋,清热解毒。用于咳血,淋证,尿血,目赤肿痛,感冒发热,烧烫伤,蛇虫咬伤。

【凭证标本号】·522226191004030LY;522222150901005LY;522701201112001LY。

● **大久保对囊蕨**

【学名】·*Deparia okuboana* Kato

【别名】·华中介蕨。

【生境与分布】·生于海拔500～1800 m的密林下。分布于绥阳、惠水、黄平、荔波等地。

【药用部位】·全草、叶。

【功效与主治】·清热消肿。用于疮疖肿毒。

【凭证标本号】·520323150715362LY;522731191021036LY。

● **毛叶对囊蕨**

【学名】·*Deparia petersenii* (Kunze.) M. Kato

【生境与分布】·生于海拔400～2500 m的路边林缘、山沟灌丛下。分布于都匀、长顺、贞丰、碧江、思南、麻江等地。

【药用部位】·全草。

【功效与主治】·清热消肿。用于热毒,咽喉肿痛。

【凭证标本号】·522701201009014LY;522729190312054LY;522325190718612LY。

● **单叉对囊蕨**

【学名】·*Deparia unifurcata* (Bak.) Kato

【别名】·峨眉介蕨、单叉横蕨。

【生境与分布】·生于密林下及沟边。分布于江口、望谟等地。

【药用部位】·全草。

【功效与主治】·清热利湿。用于湿疹,痢疾。

【凭证标本号】·522222160725039LY;522326201002044LY。

■ **双盖蕨属 *Diplazium***

● **狭翅双盖蕨**

【学名】·*Diplazium alatum* (Christ) R. Wei & X. C. Zhang

【生境与分布】·生于海拔1200 m左右的山坡林下。分布于贵阳、安顺等地。

【药用部位】·根茎。

【功效与主治】·清热解毒。用于感冒发热,咽喉肿痛。

● **中华双盖蕨**

【学名】·*Diplazium chinense* (Baker) C. Chr

【别名】·中华短肠蕨。

【生境与分布】·生于海拔900～1500 m的石灰岩地区林下、林缘、河谷或岩洞口。分布于德江、镇宁、关岭、龙里等地。

【药用部位】·根茎。

【功效与主治】·清热祛湿。用于黄疸型肝炎,流感。

【凭证标本号】·524426181110069LY。

● **边生双盖蕨**

【学名】·*Diplazium conterminum* Christ

【生境与分布】·生于海拔500～700 m的山谷溪边林下。分布于都匀等地。

【药用部位】·根茎。

【功效与主治】·清热祛湿。用于湿疹,口舌生疮。

【凭证标本号】·522226190429001LY。

● **毛柄双盖蕨**

【学名】·*Diplazium dilatatum* Bl.

【别名】·毛柄短肠蕨、膨大短肠蕨。

【生境与分布】·生于海拔 450～900 m 的河谷林下。分布于望谟、镇宁、关岭、册亨、贞丰、独山、罗甸、赤水等地。

【药用部位】·根茎。

【功效与主治】·清热解毒,除湿,驱虫。用于肝炎,感冒,痈肿,肠道寄生虫。

【凭证标本号】·522326210117017LY。

● 双盖蕨

【学名】·*Diplazium donianum*(Mett.)Trad.-Blot

【别名】·金鸡尾、年年松。

【生境与分布】·生于海拔 400～600 m 的阴湿林下、溪边及瀑布旁。分布于余庆、三都、荔波、赤水等地。

【药用部位】·全草。

【功效与主治】·清热利湿,凉血解毒。用于黄疸,外伤出血,蛇咬伤,痛经。

【凭证标本号】·520329190725686LY。

● 食用双盖蕨

【学名】·*Diplazium esculentum*(Retz.)Sm.

【别名】·菜蕨。

【生境与分布】·生于海拔 400～800 m 的山谷溪边河岸冲积沙地或石灰岩洞口。分布于荔波、榕江、从江、黎平、天柱、黔西、七星关、金沙、册亨、望谟、罗甸、三都等地。

【药用部位】·根茎。

【功效与主治】·清热解毒。用于痢疾,痈肿。

【凭证标本号】·522722201108193LY。

● 薄盖双盖蕨

【学名】·*Diplazium hachijoense* Nakai

【生境与分布】·生于海拔 500～1 350 m 的山坡林下、山谷溪边。分布于赤水、印江、江口等地。

【药用部位】·根茎。

【功效与主治】·清热解毒。用于风热感冒,疮疡。

● 异果双盖蕨

【学名】·*Diplazium heterocarpum* Ching

【生境与分布】·生于海拔 400～1 450 m 的石灰岩浅洞阴湿处石隙及石灰质土壤。分布于关岭、贵定等地。

【药用部位】·根茎。

【功效与主治】·清热祛湿,消肿止痛。用于湿疹,咽喉肿痛,跌打损伤。

【凭证标本号】·520323150602304LY。

● 大羽双盖蕨

【学名】·*Diplazium megaphyllum*(Baker)Christ

【生境与分布】·生于海拔 150～1 700 m 的低山河谷地带的岩石林下。分布于荔波、望谟、册亨等地。

【药用部位】·根茎。

【功效与主治】·清热解毒。用于疮疡疔毒。

【凭证标本号】·522731200905013LY;522326210115016LY;522728151014014LY。

● 江南双盖蕨

【学名】·*Diplazium mettenianum*(Miquel)C. Christensen

【别名】·江南短肠蕨。

【生境与分布】·生于海拔 550～1 500 m 的山谷路边、林下或林缘,土生或石隙生。分布于赤水、绥阳、惠水、印江、松桃、雷山、纳雍、紫云、荔波、独山、三都、贵定、桐梓、正安、息烽等地。

【药用部位】·根茎。

【功效与主治】·清热解毒。用于热毒疮疡。

【凭证标本号】·520381160429902LY;520323150702496LY;522731191021043LY。

● 假耳羽双盖蕨

【学名】·*Diplazium okudairai* Makino

【生境与分布】·生于海拔 800～2 500 m 的类型、沟边。分布于贵阳、安顺等地。

【药用部位】·根茎。

【功效与主治】·清热祛湿。用于口舌生疮,湿疹。

【凭证标本号】·522728160219015LY。

● 褐柄双盖蕨

【学名】·*Diplazium petelotii* Tard.-Blot

【生境与分布】·生于海拔 540 m 左右的密林下或阴湿溪沟边。分布于荔波等地。

【药用部位】·根茎。

【功效与主治】·清热祛湿,消肿止痛。用于咽喉肿痛,湿疹,跌打损伤。

【凭证标本号】·522326210117018LY。

● 双生双盖蕨

【学名】·*Diplazium prolixum* Rosenst.

【别名】·双生短肠蕨。

【生境与分布】·生于海拔 500～1 600 m 的石灰岩地区山谷疏林下。分布于镇宁、贵定、惠水、罗甸、册亨等地。

【药用部位】·根茎。

【功效与主治】·清热祛湿,消肿止痛。用于风热感冒,风湿痹痛,跌打损伤。

【凭证标本号】·520381160429902LY。

● **深绿双盖蕨**

【学名】· *Diplazium viridissimum* Christ

【生境与分布】·生于海拔 500～1 100 m 的山谷溪边林下、林缘。分布于赤水、惠水、独山、三都、兴仁、册亨、雷公山等地。

【药用部位】·块根。

【功效与主治】·清热利湿。用于风热感冒,湿疹。

【凭证标本号】·520381160429905LY;522326210118002LY。

● **耳羽双盖蕨**

【学名】· *Diplazium wichurae*(Mett.)Diels

【生境与分布】·生于海拔 800～1 200 m 的山地林下、溪沟边岩石旁。分布于德江等地。

【药用部位】·块根。

【功效与主治】·清热利湿。用于感冒,湿疹。

肿足蕨科 Hypodematiaceae

■ **肿足蕨属 Hypodematium**

● **肿足蕨**

【学名】· *Hypodematium crenatum*(Forssk.)Kuhn

【别名】·黄鼠狼。

【生境与分布】·生于海拔 1 400～1 800 m 的干旱石灰岩缝中。分布于贞丰、紫云、惠水、盘州、罗甸、普定、关岭等地。

【药用部位】·全草、根茎。

【功效与主治】·清热解毒,祛风利湿,疗伤,止血生肌。用于乳痛,疮疖,淋浊,红白痢疾,风湿关节痛,外伤出血。

【凭证标本号】·522325181026132LY;520425170608348LY;522731190511010LY。

● **光轴肿足蕨**

【学名】· *Hypodematium hirsutum*(Don)Ching

【生境与分布】·生于海拔 400～2 000 m 的山坡或林下石灰岩缝。分布于思南、余庆、印江、荔波等地。

【药用部位】·根茎。

【功效与主治】·清热止痢。用于湿热腹泻。

● **鳞毛肿足蕨**

【学名】· *Hypodematium squamuloso-pilosum* Ching

【生境与分布】·生于海拔 400 m 左右的石灰岩隙。分布于惠水等地。

【药用部位】·根茎。

【功效与主治】·清热止痢。用于痢疾,腹泻。

【凭证标本号】·522731191021001LY。

金星蕨科 Thelypteridaceae

■ **星毛蕨属 Ampelopteris**

● **星毛蕨**

【学名】· *Ampelopteris prolifera*(Retz.)Cop.

【生境与分布】·生于海拔 140～1 000 m 的溪边、渠边或河滩地。分布于榕江、黎平、镇宁、紫云、册亨、望谟、罗甸、三都等地。

【药用部位】·全草。

【功效与主治】·清热利湿。用于痢疾,淋浊,胃炎,风湿肿痛。

【凭证标本号】·522727200909012LY;522326200411022LY。

■ **钩毛蕨属 Cyclogramma**

● **小叶钩毛蕨**

【学名】· *Cyclogramma flexilis*(Christ)Tagawa

【生境与分布】·生于海拔 300～1 500 m 的山坡及河谷林下。分布于惠水、长顺、赤水、正安、纳雍、黔西、龙里、贵定、清镇、西秀、贞丰、都匀、麻江、福泉、镇远等地。

【药用部位】·全草。

【功效与主治】·清热利尿。用于膀胱炎,尿路不畅。

【凭证标本号】·522731200905026LY;522729200725094LY。

● **狭基钩毛蕨**

【学名】· *Cyclogramma leveillei*(Christ)Ching

【生境与分布】·生于海拔 500～1 100 m 的河谷林下及岩洞内。分布于印江、清镇、赤水、桐梓、德江、江口等地。

【药用部位】·全草。

【功效与主治】·清热利尿。用于膀胱炎,尿路不畅。

【凭证标本号】·522226190501015LY。

■ **毛蕨属 Cyclosorus**

● **渐尖毛蕨**

【学名】· *Cyclosorus acuminatus*(Houtt.)Nakai

【别名】·金星草、小水花蕨。

【生境与分布】·生于海拔 1 900 m 的路边、溪边、林缘及荒坡。分布于赤水、西秀、册亨等地。

【药用部位】·全草、根茎。

【功效与主治】·清热解毒,祛风除湿,健脾。用于泄泻,痢疾,热淋,咽喉肿痛,风湿痹痛,小儿疳积,狂犬咬伤,烧烫伤。

【凭证标本号】·520402170323241LY;520381160502020LY;522327191008047LY。

• **干旱毛蕨**

【学名】·*Cyclosorus aridus* (Don) Tagawa

【别名】·凤尾草、砍尖毛蕨、华中毛蕨。

【生境与分布】·生于海拔 800 m 以下的溪边、路边及林缘。分布于荔波、印江、赤水、江口、册亨等地。

【药用部位】·全草。

【功效与主治】·清热解毒。用于痢疾,扁桃体炎,狂犬咬伤等。

【凭证标本号】·522722200822056LY;522226190502003LY。

• **齿牙毛蕨**

【学名】·*Cyclosorus dentatus* (Forssk.) Ching

【别名】·牛肋巴、舒筋草、凤尾草。

【生境与分布】·生于海拔 300～1 450 m 的溪边及林下。分布于赤水、水城、册亨、望谟、罗甸、紫云、修文、贵定等地。

【药用部位】·根茎。

【功效与主治】·舒筋活络,消肿散结。用于风湿筋骨痛,手指麻木,跌打损伤,瘰疬,痞块。

【凭证标本号】·522326210117003LY;522728151104007LY。

• **毛蕨**

【学名】·*Cyclosorus interruptus* (Willd.) H. Ito

【别名】·舒筋草、小牛肋巴。

【生境与分布】·生于海拔 200～380 m 的山谷溪边。分布于湄潭、钟山等地。

【药用部位】·全草。

【功效与主治】·祛风除湿,舒筋活络。用于风湿筋骨疼痛,肢体麻木,瘫痪。

【凭证标本号】·520328210503136LY;520201200811377LY。

• **华南毛蕨**

【学名】·*Cyclosorus parasiticus* (L.) Farwell.

【别名】·大风寒、冷蕨棵。

【生境与分布】·生于海拔 400～1 200 m 的山坡林缘、溪边、路边。分布于惠水、紫云、赤水、织金、平坝、沿河、石阡、黄平、榕江等地。

【药用部位】·全草。

【功效与主治】·祛风,除湿。用于感冒,风湿痹痛,痢疾。

【凭证标本号】·522731191021033LY;520425170601055LY。

• **石门毛蕨**

【学名】·*Cyclosorus shimenensis* K. H. Shing & C. M. Zhang

【生境与分布】·生于海拔 300～1 000 m 的山谷林下。分布于望谟等地。

【药用部位】·全草。

【功效与主治】·祛风除湿。用于风湿性关节炎。

【凭证标本号】·522731191021034LY。

■ **圣蕨属** *Dictyocline*

• **圣蕨**

【学名】·*Dictyocline griffithii* Moore

【别名】·铁甲草。

【生境与分布】·生于海拔 760～1 050 m 的密林下或阴湿溪边。分布于沿河、贞丰、赤水、贵定等地。

【药用部位】·根茎。

【功效与主治】·理气活血。用于小儿惊风,虚劳内伤。

【凭证标本号】·522228200819025LY。

• **戟叶圣蕨**

【学名】·*Dictyocline sagittifolia* Ching

【生境与分布】·生于海拔 650～1 120 m 的溪边林下。分布于江口、赤水、惠水、松桃、黎平、雷山、荔波等地。

【药用部位】·根茎。

【功效与主治】·理气活血。用于小儿惊风。

【凭证标本号】·522222150511006LY。

■ **针毛蕨属** *Macrothelypteris*

• **针毛蕨**

【学名】·*Macrothelypteris oligophlebia* (Bak.) Ching

【别名】·少脉针毛蕨。

【生境与分布】·生于海拔 800 m 左右的山谷阴处或山坡沟边、林下湿地。分布于惠水、沿河、册亨等地。

【药用部位】·根茎。

【功效与主治】·清热解毒,止血消肿,杀虫。用于烫火伤,外伤出血,疖肿,水湿臌胀,驱蛔虫。

【凭证标本号】·522731180915012LY;520221181129015LY;522228210504118LY。

• **雅致针毛蕨**

【学名】·*Macrothelypteris oligophlebia* var. *elegans* (Koidz.) Ching

【别名】·针毛蕨、光叶金星蕨、短毛针毛蕨。

【生境与分布】·生于海拔400～800 m的山谷水沟边或林缘湿地。分布于黔西、道真、绥阳、松桃、印江、江口、玉屏、万山、岑巩、瓮安、黄平、天柱、剑河等地。

【药用部位】·根茎。

【功效与主治】·清热解毒,止血,消肿,杀虫。用于疮肿,烧烫伤,外伤出血,蛔虫病。

【凭证标本号】·522423191005020LY。

■ 凸轴蕨属 *Metathelypteris*

● 疏羽凸轴蕨

【学名】· *Metathelypteris laxa*（Franch. et Sav.）Ching

【别名】·疏羽金星蕨、假疏羽凸轴蕨。

【生境与分布】·生于海拔600～1900 m的路边、林下、林缘或灌丛旁。分布于江口、雷山、镇远、威宁、纳雍、水城、贵定、都匀、惠水、荔波、赤水、桐梓、绥阳、正安、道真、修文等地。

【药用部位】·全草。

【功效与主治】·清热解毒。用于疮疡疔毒。

■ 金星蕨属 *Parathelypteris*

● 长根金星蕨

【学名】· *Parathelypteris beddomei*（Bak.）Ching

【生境与分布】·生于海拔500～2500 m的路边、山坡林缘及疏林下。分布于余庆、长顺、兴义等地。

【药用部位】·全草、叶。

【功效与主治】·止血。用于外伤出血。

【凭证标本号】·520329190501022LY；522729190730009LY；522301140613156LY。

● 中华金星蕨

【学名】· *Parathelypteris chinensis*（Ching）Ching

【生境与分布】·生于海拔700～1000 m的山谷林下阴湿处。分布于花溪、贞丰等地。

【药用部位】·全草。

【功效与主治】·止血。用于外伤出血。

● 金星蕨

【学名】· *Parathelypteris glanduligera*（Kze.）Ching

【生境与分布】·生于海拔150～1650 m的山坡林缘、路边及溪边。分布于施秉等地。

【药用部位】·全草。

【功效与主治】·清热解毒,利尿,止血。用于痢疾,小便不利,

吐血,外伤出血,烫伤。

【凭证标本号】·522623150613400LY。

● 光脚金星蕨

【学名】· *Parathelypteris japonica*（Bak.）Ching

【生境与分布】·生于海拔600～2100 m的疏林下、林缘、溪沟边。分布于威宁、七星关、织金、水城、普安、兴仁、西秀、清镇、修文、绥阳、印江、江口、雷山、贵定、福泉、都匀、平塘等地。

【药用部位】·全草。

【功效与主治】·清热解毒。用于痢疾,疮疡。

● 中日金星蕨

【学名】· *Parathelypteris nipponica*（Franch. et Sav.）Ching

【生境与分布】·生于海拔400～2500 m的疏林下。分布于黎平等地。

【药用部位】·全草。

【功效与主治】·止血。用于外伤出血。

【凭证标本号】·520381160429799LY。

■ 卵果蕨属 *Phegopteris*

● 卵果蕨

【学名】· *Phegopteris connectilis*（Michx.）Watt

【生境与分布】·生于海拔1900～2400 m的山顶及近山顶的酸性土或石隙间。分布于万山、梵净山等地。

【药用部位】·全草。

【功效与主治】·清热解毒。用于热毒疮疡。

【凭证标本号】·522230190112006LY。

● 延羽卵果蕨

【学名】· *Phegopteris decursive-pinnata*（van Hall.）Fée

【生境与分布】·生于海拔2000 m以下的路边、林缘、疏林下及灌丛。分布于绥阳、平塘、西秀等地。

【药用部位】·根茎。

【功效与主治】·利水消肿,解毒敛疮。用于水肿,腹水,疮毒溃烂久不收口,外伤出血。

【凭证标本号】·520323150605168LY；522727201104006LY；520402170513333LY。

■ 新月蕨属 *Pronephrium*

● 红色新月蕨

【学名】· *Pronephrium lakhimpurense*（Rosenst.）Holtt.

【生境与分布】·生于海拔1000 m以下的沟谷林下。分布于望谟、安龙、三都、荔波、黎平、赤水等地。

【药用部位】· 根茎。

【功效与主治】· 清热解毒，祛瘀止血，去腐生肌。用于疮肿，跌打损伤，外伤出血。

【凭证标本号】· 522326210117012LY。

● **大羽新月蕨**

【学名】· *Pronephrium nudatum*（Roxb.）Holtt.

【生境与分布】· 生于海拔 700 m 以下的溪沟边及林下。分布于兴义、册亨、望谟等地。

【药用部位】· 根茎。

【功效与主治】· 通经活络，理气化湿，止痢。用于月经不调，气滞胃痛，痢疾，劳伤疼痛。

【凭证标本号】· 522230190928028LY。

● **披针新月蕨**

【学名】· *Pronephrium penangianum*（Hook.）Holtt.

【别名】· 过山龙、地苏木、蕨其钻石黄。

【生境与分布】· 生于海拔 1500 m 左右的林下沟溪边。分布于西秀、紫云、赤水等地。

【药用部位】· 根茎、叶。

【功效与主治】· 活血散瘀，利湿。用于风湿麻痹，痢疾，跌打腰痛。

【凭证标本号】· 520402170513174LY；520425170601008LY；520381160429030LY。

■ **假毛蕨属 Pseudocyclosorus**

● **西南假毛蕨**

【学名】· *Pseudocyclosorus esquirolii*（Christ）Ching

【别名】· 艾葵假毛蕨、斜叶金星蕨、大理假毛蕨。

【生境与分布】· 生于海拔 1500 m 以下的溪边林下石隙或砾石间。分布于望谟、贞丰等地。

【药用部位】· 全草。

【功效与主治】· 清热解毒。用于热毒，感冒。

【凭证标本号】· 522326201001063LY；522325190423317LY。

● **镰片假毛蕨**

【学名】· *Pseudocyclosorus falcilobus*（Hook.）Ching

【别名】· 凤尾草、镰形假毛蕨。

【生境与分布】· 生于海拔 1100 m 以下的山谷溪边石缝。分布于万山、贞丰、独山、贵定等地。

【药用部位】· 根茎、叶。

【功效与主治】· 根茎：杀虫。用于蛔虫病。叶：清热解毒。用于痢疾，烧烫伤。

【凭证标本号】· 522230190111018LY。

● **普通假毛蕨**

【学名】· *Pseudocyclosorus subochthodes*（Ching）Ching

【生境与分布】· 生于海拔 300～1400 m 的山谷溪边砾石间或石隙。分布于惠水、印江、赤水、江口、松桃、雷山、台江、剑河、平坝、镇宁、贞丰、贵定、都匀、三都、道真、修文等地。

【药用部位】· 全草。

【功效与主治】· 清热解毒。

【凭证标本号】· 522731190711077LY；522226191004013LY；520381160429030LY。

■ **紫柄蕨属 Pseudophegopteris**

● **紫柄蕨**

【学名】· *Pseudophegopteris pyrrhorachis*（Kunze）Ching

【生境与分布】· 生于海拔 500～2200 m 的山坡林下、林缘、山谷溪沟边。分布于江口、水城、赫章、纳雍、晴隆、兴仁、金沙、雷公山、大沙河、梵净山等地。

【药用部位】· 根茎。

【功效与主治】· 祛风利湿，清热消肿，止血。用于风湿，疮痈肿毒，吐血便血。

【凭证标本号】· 522222160722003LY；520221191127003LY。

■ **溪边蕨属 Stegnogramma**

● **贯众叶溪边蕨**

【学名】· *Stegnogramma cyrtomioides*（C. Christensen）Ching

【生境与分布】· 生于海拔 800～1150 m 的山坡林下、林缘、沟边湿地。分布于印江、江口、赤水、习水等地。

【药用部位】· 根茎。

【功效与主治】· 平肝潜阳。用于内伤，眩晕。

铁角蕨科 Apleniaceae

■ **铁角蕨属 Asplenium**

● **狭翅巢蕨**

【学名】· *Asplenium antrophyoides* Christ

【别名】· 狭基巢蕨。

【生境与分布】· 生于海拔 350～1100 m 的林下、石上或树干上。分布于荔波、平塘、水城、紫云、兴义、安龙、罗甸、独山、惠水、凤冈、清镇等地。

【药用部位】·全草。

【功效与主治】·清热解毒,止血杀虫。用于湿热肿痛,虫积腹痛,崩漏,便血。

【凭证标本号】·522722200514672LY;522727210113014LY。

● 黑鳞铁角蕨

【学名】· *Asplenium asterolepis* Ching

【生境与分布】·生于海拔900～1 000 m的阴湿林下、溪边石上或树干上。分布于都匀、雷山等地。

【药用部位】·全株。

【功效与主治】·消肿止痛,化湿利尿。用于跌打损伤,水肿。

● 华南铁角蕨

【学名】· *Asplenium austro-chinense* Ching

【生境与分布】·生于海拔500～750 m的山坡林下、溪边石上或树干上。分布于赫章、纳雍、贞丰、西秀、贵定、平塘、余庆、道真、瓮安、施秉、印江、江口、石阡等地。

【药用部位】·全株。

【功效与主治】·消肿止痛,化湿利尿。用于白浊,刀伤。

● 线裂铁角蕨

【学名】· *Asplenium coenobiale* Hance

【生境与分布】·生于海拔500～1 900 m的石灰岩地区的林下、灌丛下石隙。分布于惠水、兴义、长顺、七星关、织金、盘州、水城、荔波、道真、思南、江口、施秉等地。

【药用部位】·全株。

【功效与主治】·祛风通络,调经止痛。用于风湿痹痛,小儿麻痹,月经不调等。

【凭证标本号】·522731200903003LY;522301140623275LY;522729200725045LY。

● 毛轴铁角蕨

【学名】· *Asplenium crinicaule* Hance

【生境与分布】·生于海拔500～1 600 m的常绿阔叶林下。分布于开阳、清镇、贵定、独山、三都、榕江、雷山、剑河、台江、江口等地。

【药用部位】·全株。

【功效与主治】·清热解毒,消肿止痛,化湿利尿。用于白浊,前列腺炎,肾炎,烦渴,刀伤出血。

● 水鳖蕨

【学名】· *Asplenium delavayi* Copel.

【别名】·水客妈菜、水别蕨。

【生境与分布】·生于海拔560～2 000 m的酸性山地林下石

隙、洞口及沟边。分布于水城、望谟、威宁、兴义、镇宁、罗甸等地。

【药用部位】·全草。

【功效与主治】·清热利湿,止咳。用于湿热痢疾,肾炎水肿,肺热咳嗽。

【凭证标本号】·520221190804004LY;523326201001035LY。

● 剑叶铁角蕨

【学名】· *Asplenium ensiforme* Wall. ex Hook. et Grev.

【生境与分布】·生于海拔560～2 000 m的酸性山地林下,附生石上或树干基部。分布于赫章、盘州、兴义、安龙、贞丰、贵定、独山、施秉、台江、雷山、江口、松桃等地。

【药用部位】·全株。

【功效与主治】·清热,止痛,止血。用于胃脘痛,小儿惊风。

【凭证标本号】·522224161105099LY。

● 云南铁角蕨

【学名】· *Asplenium exiguum* Beddome

【别名】·虎尾蕨。

【生境与分布】·生于山野阴湿石上。分布于望谟、长顺、威宁、黔西、大方、赫章、惠水等地。

【药用部位】·全株。

【功效与主治】·清热利尿,通乳,接骨。用于感冒高热,膀胱炎,血淋,乳腺炎,乳糜尿,尿道炎,睾丸炎,小儿惊风等。

【凭证标本号】·523326200429011LY;522729191020039LY;522427140510251LY。

● 虎尾铁角蕨

【学名】· *Asplenium incisum* Thunb.

【别名】·地柏枝。

【生境与分布】·生于海拔500～2 160 m的湿石岩上、林缘、林下、灌丛下。分布于绥阳、印江、贞丰、纳雍、大方、普安、西秀、榕江、麻江、三穗、道真、桐梓等地。

【药用部位】·全株。

【功效与主治】·清热解毒,平肝镇惊,祛湿止痛。用于小儿惊风,肝炎,肺热咳嗽,牙痛,胃痛,小便淋痛,毒蛇咬伤。

【凭证标本号】·520323150701224LY;522226190502107LY;523325190613378LY。

● 胎生铁角蕨

【学名】· *Asplenium indicum* Sledge

【生境与分布】·生于海拔600～2 700 m的密林下潮湿岩石上或树干上。分布于独山、印江等地。

【药用部位】·全株。

【功效与主治】·舒筋活血。用于腰痛,跌打损伤。

【凭证标本号】·520324160714009LY。

● **贵阳铁角蕨**

【学名】· *Asplenium interjectum* Christ

【生境与分布】·生于海拔 600～1 100 m 的阴湿林下石灰岩隙。分布于兴义、平塘、荔波、关岭、镇宁、西秀等地。

【药用部位】·全株。

【功效与主治】·舒筋活血。用于跌打损伤,筋骨疼痛。

● **巢蕨**

【学名】· *Asplenium nidus* L.

【生境与分布】·生于海拔 400～950 m 的林下石灰岩上或树干上。分布于罗甸、荔波、兴义、安龙、望谟等地。

【药用部位】·全草、根茎。

【功效与主治】·活血散瘀,强筋骨。用于跌打损伤,骨节疼痛,阳痿。

【凭证标本号】·522728151014028LY。

● **倒挂铁角蕨**

【学名】· *Asplenium normale* Don

【生境与分布】·生于海拔 400～1 800 m 的山谷溪边、林下石上。分布于赫章、安龙、贞丰、石阡、江口、印江等地。

【药用部位】·全株。

【功效与主治】·清热解毒,止血。用于蜈蚣咬伤,外伤出血,痢疾。

【凭证标本号】·522222160723006LY。

● **北京铁角蕨**

【学名】· *Asplenium pekinense* Hance

【生境与分布】·生于海拔 400～2 500 m 的路边、林缘、向阳裸石上。分布于花溪、荔波、水城、凯里、思南、松桃、沿河、开阳、镇宁等地。

【药用部位】·全株。

【功效与主治】·化痰止咳,止泻,止血。用于外感咳嗽,肺结核,腹泻,痢疾。外用于外伤出血。

【凭证标本号】·520111200617029LY;522722201020762LY;520221190802012LY。

● **镰叶铁角蕨**

【学名】· *Asplenium polyodon* G. Forster

【生境与分布】·生于海拔 400 m 的石灰岩上。分布于罗甸、望谟等地。

【药用部位】·全株。

【功效与主治】·清热,利尿。用于黄疸,高热,淋证,淋浊,烧烫伤。

● **长叶铁角蕨**

【学名】· *Asplenium prolongatum* Hook.

【生境与分布】·生于海拔 150～1 600 m 的常绿阔叶林或阴湿石灰岩谷地的树干上或岩石上。分布于平塘、赤水、西秀等地。

【药用部位】·全株。

【功效与主治】·清热解毒,除湿止血,祛瘀。用于咳嗽痰多,吐血,跌打损伤,刀伤出血,犬咬伤,痢疾,肠炎,膀胱炎,乳腺炎。

【凭证标本号】·522727201103010LY;520381160428091LY;520402170513185LY。

● **过山蕨**

【学名】· *Asplenium ruprechtii* Sa. Kurata

【别名】·过桥草、还阳草。

【生境与分布】·生于海拔 400～2 000 m 的林下石上。分布于黄平、凯里、册亨、兴仁、安龙、望谟、罗甸、三都、独山等地。

【药用部位】·全草。

【功效与主治】·活血化瘀,止血,解毒。用于血栓闭塞性脉管炎,偏瘫,子宫出血,外伤出血,神经性皮炎,下肢溃疡。

● **卵叶铁角蕨**

【学名】· *Asplenium ruta-muraria* L. Sp.

【生境与分布】·生于海拔 800～2 350 m 的石灰岩山地石隙。分布于威宁等地。

【药用部位】·全株。

【功效与主治】·祛痰。用于咳嗽,咳痰。

【凭证标本号】·522427141104649LY。

● **岭南铁角蕨**

【学名】· *Asplenium sampsoni* Hance

【生境与分布】·生于海拔 300～750 m 的林下石上、石隙。分布于独山、播州、罗甸、平塘、荔波等地。

【药用部位】·全株。

【功效与主治】·清热化痰,止咳,止血。用于痢疾,感冒咳嗽,小儿疳积,外伤出血。

【凭证标本号】·522726140923013LY。

● **华中铁角蕨**

【学名】· *Asplenium sarelii* Hook.

【生境与分布】·生于海拔 500～2 200 m 的石灰岩地区。分布于平塘等地。

【药用部位】·全株。

【功效与主治】·解毒利湿,止血生肌。用于黄疸,咳嗽,肠胃出血,扁桃体炎,腮腺炎,疔疮,刀伤出血,烫火伤。

【凭证标本号】·522727201020036LY;522326201112014LY;522729190327017LY。

● **石生铁角蕨**

【学名】· *Asplenium saxicola* Rosent.

【生境与分布】·生于海拔300～1300 m的石灰岩隙。分布于望谟、贞丰、紫云、兴义、安龙、册亨、西秀、长顺、惠水、罗甸、平塘、独山、荔波等地。

【药用部位】·全株。

【功效与主治】·清热润肺,消炎利湿。用于肺痨,肺结核,膀胱炎,跌打损伤,疮痈。

【凭证标本号】·5223262010004005LY;5223251809213225LY;520425170609376LY。

● **细茎铁角蕨**

【学名】· *Asplenium tenuicaule* Hayata

【生境与分布】·生于海拔1 000～1 500 m的溪边石上。分布于平坝、德江、剑河等地。

【药用部位】·全株。

【功效与主治】·清热润肺,利湿。用于肺热咳嗽,咽喉肿痛。

● **细裂铁角蕨**

【学名】· *Asplenium tenuifolium* D. Don

【生境与分布】·生于海拔800～2 900 m的路边林缘石隙或瀑布旁。分布于晴隆、西秀、贵定、雷山等地。

【药用部位】·全株。

【功效与主治】·祛风除湿,调经止痛。用于湿疹,月经不调。

【凭证标本号】·520402170420177LY。

● **铁角蕨**

【学名】· *Asplenium trichomanes* L. Sp.

【别名】·石上蜈蚣。

【生境与分布】·生于海拔320～2 450 m的山坡林下、林缘石上、石壁上。分布于湄潭、钟山、江口等地。

【药用部位】·全株。

【功效与主治】·清热解毒,收敛止血,补肾调经。用于小儿惊风,高热,月经不调,咯血,外伤出血,疔疮肿毒,毒蛇咬伤,痔疮,胃溃疡。

【凭证标本号】·520328210430022LY;520201200727137LY;522222140506017LY。

● **三翅铁角蕨**

【学名】· *Asplenium tripteropus* Nakai

【生境与分布】·生于海拔450～1 900 m的山坡、山谷、路边密林下。分布于望谟、印江、余庆等地。

【药用部位】·全株。

【功效与主治】·舒筋活络。用于腰痛,跌打损伤。

【凭证标本号】·5223262010002059LY;522226190809054LY;520329190413028LY。

● **半边铁角蕨**

【学名】· *Asplenium unilaterale* Lam.

【生境与分布】·生于海拔300～1500 m的阴湿山谷林下或石灰岩洞内外。分布于都匀、绥阳、纳雍、赤水、金沙、镇宁、紫云、西秀、榕江、雷山、江口、石阡、沿河、印江、松桃、梵净山等地。

【药用部位】·全株。

【功效与主治】·止血,解毒。用于外伤出血,骨折,疔疮肿毒,毒蛇咬伤。

【凭证标本号】·522701201108040LY;520323150921071LY。

● **变异铁角蕨**

【学名】· *Asplenium varians* Wall. ex Hook. et Grev.

【别名】·九倒土。

【生境与分布】·生于海拔400～2 660 m的路边、林下石上。分布于大方、金沙、水城、六枝、黄平、雷山、罗甸、龙里、贵定、麻江、印江、道真、务川、桐梓、绥阳等地。

【药用部位】·全株。

【功效与主治】·清热止血,散瘀消肿。用于刀伤,骨折,小儿疳积,烫火伤,风湿疼痛,肠炎,痢疾,吐血,尿路感染。

【凭证标本号】·524426181110039LY。

● **狭翅铁角蕨**

【学名】· *Asplenium wrightii* Eaton ex Hook.

【生境与分布】·生于海拔450～1 120 m的山坡、沟谷密林下。分布于荔波、松桃、江口、碧江等地。

【药用部位】·全株。

【功效与主治】·清热解毒。用于疮疡肿毒。

【凭证标本号】·522722201227544LY。

■ **膜叶铁角蕨属** *Hymenasplenium*

● **切边膜叶铁角**

【学名】· *Hymenasplenium excisum* (C. Presl) S. Lindsay

【别名】·切边铁角蕨。

【生境与分布】·生于海拔1 300～1 700 m的密林湿石岩上或树干上。分布于望谟等地。

【药用部位】·全株。

【功效与主治】·清热利湿。用于肠炎,淋浊。

【凭证标本号】·5223262101150115015LY。

球子蕨科 Onocleaceae

■ 东方荚果蕨属 *Pentarhizidium*

• 中华荚果蕨

【学名】· *Pentarhizidium intermedium*（C. Christensen）Hayata

【生境与分布】·生于海拔1500~2900 m的林缘、林下。分布于赫章、大沙河等地。

【药用部位】·根茎。

【功效与主治】·清热解毒,杀虫。用于流感,斑疹伤寒,肠道寄生虫,蛔虫病。

• 东方荚果蕨

【学名】· *Pentarhizidium orientale* Hayata

【生境与分布】·生于海拔850~2200 m的阴湿林下或林缘。分布于威宁、兴义、江口、印江、松桃、雷山、赫章、大方、六枝、盘州、关岭、贵定、赤水、桐梓、正安、道真、绥阳、修文等地。

【药用部位】·根茎、茎叶。

【功效与主治】·祛风,止血。用于风湿骨痛,创伤出血。

【凭证标本号】·522427140906664LY;523301140904491LY。

乌毛蕨科 Blechnaceae

■ 乌毛蕨属 *Blechnum*

• 乌毛蕨

【学名】· *Blechnum orientale* L.

【生境与分布】·生于海拔400~950 m的山谷溪边林下。分布于平塘、望谟、荔波、赤水、晴隆、册章、罗甸、独山、三都、都匀、榕江、从江、黎平、剑河、黄平等地。

【药用部位】·根茎、叶。

【功效与主治】·清热解毒,活血散瘀,杀虫,收敛,止血。根茎:用于流感,乙型脑炎,预防麻疹,流行性腮腺炎,斑疹伤寒,肠道寄生虫,衄血,吐血,崩漏。叶:用于疮疖痈肿。

【凭证标本号】·527727201106011LY;523326201001023LY;522722200115371LY。

■ 苏铁蕨属 *Brainea*

• 苏铁蕨

【学名】· *Brainea insignis*（Hook.）J. Sm.

【生境与分布】·生于海拔300~1700 m的灌丛或荒坡。分布于安龙、镇宁等地。

【药用部位】·根茎。

【功效与主治】·清热解毒,活血散瘀,收敛止血,驱虫。用于烧烫伤,外伤出血,蛔虫病,绦虫病,蛲虫病,流脑,流感,乙脑,子宫出血,痢疾,崩漏,带下,湿热斑疹。

■ 崇澍蕨属 *Chieniopteris*

• 崇澍蕨

【学名】· *Chieniopteris harlandii*（Hook.）Ching

【别名】·哈氏狗脊、裂羽狗脊蕨。

【生境与分布】·生于海拔400~1300 m的河谷林下。分布于荔波等地。

【药用部位】·根茎。

【功效与主治】·祛风除湿。用于风湿痹痛,关节痛。

【凭证标本号】·522224161106040LY。

■ 荚囊蕨属 *Struthiopteris*

• 荚囊蕨

【学名】· *Struthiopteris eburnea*（Christ）Ching

【别名】·篦子草、天鹅抱蛋。

【生境与分布】·生于海拔400~1650 m的石灰岩石壁上。分布于绥阳、凤冈、花溪等地。

【药用部位】·根茎。

【功效与主治】·清热利湿,散瘀消肿。用于淋证,疮痈肿痛,跌打损伤。

【凭证标本号】·520323150507120LY;520327210516300LY;520111200710011LY。

■ 狗脊属 *Woodwardia*

• 狗脊

【学名】· *Woodwardia japonica*（L. F.）Sm.

【别名】·虾公草、猫儿兜、大贯众。

【生境与分布】·生于海拔1800 m以下的山地林下。分布于绥阳、贞丰、都匀等地。

【药用部位】·根茎。

【功效与主治】·清热解毒,凉血止血。用于风热感冒,湿热斑疹,吐血,衄血,肠风,便血,血痢崩漏,带下。

【凭证标本号】·522701210623008LY;520323150713007LY;522325190115113LY。

● 顶芽狗脊

【学名】·*Woodwardia unigemmata*（Makino）Nakai

【别名】·单芽狗脊。

【生境与分布】·生于海拔2 200 m以下的石灰岩地区。分布于凤冈、荔波、湄潭等地。

【药用部位】·根茎。

【功效与主治】·清热解毒,散瘀,强腰膝,除风湿,杀虫。用于风寒湿痹,感冒,虫积腹痛,便血,崩漏,疮痈肿毒。

【凭证标本号】·520327210513098LY;522722200514030LY;520328210503134LY。

岩蕨科 Woodsiaceae

岩蕨属 *Woodsia*

● 耳羽岩蕨

【学名】·*Woodsia polystichoides* Eaton

【别名】·蜈蚣旗根。

【生境与分布】·生于海拔1 400~2 400 m的河谷、山脊及山顶石隙。分布于印江、赫章、纳雍、桐梓、道真、江口等地。

【药用部位】·根茎。

【功效与主治】·清热解毒,活血散瘀,通络止痛。用于扭伤筋痛,跌打损伤,瘀血肿痛。

【凭证标本号】·522226191004025LY。

鳞毛蕨科 Dryopteridaceae

复叶耳蕨属 *Arachniodes*

● 斜方复叶耳蕨

【学名】·*Arachniodes amabilis*（Bl.）Tindale

【别名】·裂羽斜方复叶耳蕨。

【生境与分布】·生于海拔1 500 m以下的酸性山地林下或溪边石缝中。分布于花溪、望谟、长顺等地。

【药用部位】·根茎。

【功效与主治】·祛风止痛,益肺止咳。用于关节痛,肺痈咳嗽。

【凭证标本号】·520111200617013LY;522326201112012LY;522729190313009LY。

● 多羽复叶耳蕨

【学名】·*Arachniodes amoena*（Ching）Ching

【生境与分布】·生于海拔400~1 400 m的山地林下、溪边阴湿岩上。分布于清镇、正安等地。

【药用部位】·根茎。

【功效与主治】·祛风止痛,益肺止咳。用于关节痛,肺痈咳嗽。

● 刺头复叶耳蕨

【学名】·*Arachniodes aristata*（Forst.）Tindle

【别名】·异羽复叶耳蕨、多芒复叶耳蕨、福建复叶耳蕨。

【生境与分布】·生于海拔550~1 300 m的山谷林下。分布于江口、印江、思南、锦屏等地。

【药用部位】·全株。

【功效与主治】·清热解毒,敛疮。用于痢疾,烧烫伤。

● 粗齿黔蕨

【学名】·*Arachniodes blinii*（H. Léveillé）T. Nakaike

【生境与分布】·生于海拔500~1 620 m的酸性山地河谷溪边、林缘、林下。分布于印江、江口、榕江、雷山、台江、黎平、惠水、独山等地。

【药用部位】·根茎。

【功效与主治】·补肝肾,强腰膝,解毒散结。用于腰痛,瘰疬。

【凭证标本号】·522226191005026LY。

● 中华复叶耳蕨

【学名】·*Arachniodes chinensis*（Rosenst.）Ching

【别名】·半育复叶耳蕨、贯众叶复叶耳蕨、镰羽复叶耳蕨。

【生境与分布】·生于海拔540~1 400 m的酸性山地的山坡林下、溪边。分布于惠水、余庆、赤水、桐梓、西秀、罗甸、贵定、都匀、独山、三都、荔波、雷山、台江、剑河、江口等地。

【药用部位】·全株。

【功效与主治】·清热解毒,消肿散瘀,止血。用于咳嗽,吐血,痢疾,跌打损伤,蛇咬伤。

【凭证标本号】·522731191021049LY;520329200111016LY。

● 华南复叶耳蕨

【学名】·*Arachniodes festina*（Hance）Ching

【生境与分布】·生于海拔700~1 800 m的溪边密林下及水洞旁。分布于兴义、水城、纳雍、龙里、贵定、江口等地。

【药用部位】·全株。

【功效与主治】·清热解毒。用于内热腹痛,热泻。

● 四回毛枝蕨

【学名】·*Arachniodes quadripinnata* (Hayata) Serizawa

【生境与分布】·生于海拔 1 800～1 920 m 的山坡林下、灌丛下、溪边。分布于赫章、纳雍等地。

【药用部位】·根茎。

【功效与主治】·清热解毒,活血化瘀。用于跌打损伤,蛇咬伤。

● 长尾复叶耳蕨

【学名】·*Arachniodes simplicior* (Makino) Ohwi

【别名】·异羽复叶耳蕨、多芒复叶耳蕨、福建复叶耳蕨。

【生境与分布】·生于海拔 400～1 500 m 的林下、灌丛或酸性山地。分布于纳雍等地。

【药用部位】·根茎。

【功效与主治】·清热解毒。用于内热腹痛。

【凭证标本号】·522426190724051LY。

● 华西复叶耳蕨

【学名】·*Arachniodes simulans* (Ching) Ching

【生境与分布】·生于海拔 500～2 100 m 的山坡、溪边密林下、林缘。分布于赤水、桐梓、道真等地。

【药用部位】·根茎。

【功效与主治】·清热解毒。用于咳嗽,热病,痢疾。

● 美丽复叶耳蕨

【学名】·*Arachniodes speciosa* (D. Don) Ching

【别名】·新刺齿复叶耳蕨、疏羽复叶耳蕨、近刺复叶耳蕨。

【生境与分布】·生于海拔 600～1 450 m 的山坡下、林缘、灌丛或溪边。分布于都匀、余庆、印江、麻江、雷山、锦屏、从江、黔西、安龙、望谟、荔波、龙里、独山、绥阳、赤水等地。

【药用部位】·根茎。

【功效与主治】·清热解毒,祛风止痒,活血散瘀。用于内热腹痛,热泻,风疹,跌打瘀肿。

【凭证标本号】·522701201112002LY;520329190419011LY。

● 黔蕨

【学名】·*Arachniodes tsiangiana* (Ching) T. Nakaike

【生境与分布】·生于海拔 400～700 m 的阴湿常绿阔叶林下。分布于三都等地。

【药用部位】·根茎。

【功效与主治】·清热解毒,活血散瘀。用于咳嗽,痢疾,跌打损伤。

■ 实蕨属 *Bolbitis*

● 贵州实蕨

【学名】·*Bolbitis christensenii* (Ching) Ching

【生境与分布】·生于海拔 400～1 100 m 的河谷溪边。分布于普定、罗甸等地。

【药用部位】·全草。

【功效与主治】·清热解毒,凉血止血。用于吐血,痢疾。

● 长叶实蕨

【学名】·*Bolbitis heteroclita* (Presl) Ching

【生境与分布】·生于海拔 140～1 500 m 的阴湿林下、溪边。分布于赤水、罗甸、金沙、兴义、安龙、贞丰、望谟、独山、三都、荔波、榕江、黎平等地。

【药用部位】·全草。

【功效与主治】·清热解毒,止咳,凉血止血。用于咳嗽,吐血,痢疾,烧烫伤,跌打损伤,蛇咬伤。

【凭证标本号】·520381160428013LY;527728160316016LY。

● 华南实蕨

【学名】·*Bolbitis subcordata* (Cop.) Ching

【生境与分布】·生于阴湿林下沟谷、溪边石上。分布于望谟等地。

【药用部位】·全草。

【功效与主治】·清热解毒,凉血止血。用于痢疾,吐血,毒蛇咬伤。

【凭证标本号】·522326210115009LY。

■ 肋毛蕨属 *Ctenitis*

● 亮鳞肋毛蕨

【学名】·*Ctenitis subglandulosa* (Hance) Ching

【生境与分布】·生于海拔 300～1 200 m 的溪边、密林下。分布于望谟、紫云、荔波、盘州等地。

【药用部位】·根茎。

【功效与主治】·祛风除湿。用于风湿骨痛。

【凭证标本号】·522701201108011LY;522731191021028LY;520329190725658LY。

■ 贯众属 *Cyrtomium*

● 镰羽贯众

【学名】·*Cyrtomium balansae* (Christ) C. Chr.

【生境与分布】·生于海拔 300～1 300 m 的山谷溪沟边或林下阴湿处。分布于乌当、松桃、印江、江口、施秉、黄平、剑河、雷山、榕江、从江、贵定、独山、三都、荔波等地。

【药用部位】·根茎。

【功效与主治】·清热解毒,驱虫。用于流行性感冒,肠寄生虫病。

【凭证标本号】·520112151014007LY。

● **刺齿贯众**

【学名】· *Cyrtomium caryotideum* (Wall. ex Hook. et Grev.) Presl

【别名】·牛尾贯众、大昏头鸡。

【生境与分布】·生于海拔500～2100 m的石灰岩山地。分布于绥阳、兴义、江口等地。

【药用部位】·根茎。

【功效与主治】·清热解毒,活血散瘀,利水消肿。用于疔疮痈肿、瘰疬,毒蛇咬伤,崩漏带下,水肿,跌打损伤,蛔积。

【凭证标本号】·520323150511164LY;522301160107938LY;522222160718010LY。

● **全缘贯众**

【学名】· *Cyrtomium falcatum* (L.f.) Presl

【别名】·小贯众、铁狼鸡、公鸡头。

【生境与分布】·生于海拔150～2200 m的路边石隙、墙隙、山坡林缘、溪沟边、谷底。分布于织金等地。

【药用部位】·根茎。

【功效与主治】·清热解毒,凉血祛瘀,驱虫。用于感冒,热病斑疹,白喉,乳痈,瘰疬,痢疾黄疸,吐血,便血,崩漏,痔血,带下,跌打损伤,肠道寄生虫。

【凭证标本号】·522425141031006LY。

● **贯众**

【学名】· *Cyrtomium fortunei* J. Sm.

【别名】·根茎小贯众、铁狼鸡、公鸡头。

【生境与分布】·生于海拔150～2200 m的路边石隙、墙隙、山坡林缘、溪沟边。分布于西秀、印江、贞丰等地。

【药用部位】·根茎、叶。

【功效与主治】·根茎:清热解毒,凉血祛瘀,驱虫。用于感冒,热病斑疹,白喉,乳痈,瘰疬,痢疾,黄疸,吐血,便血,崩漏,痔血,带下,跌打损伤,肠道寄生虫。叶:凉血止血,清热利湿。用于崩漏,刀伤出血,烫火伤。

【凭证标本号】·522226190429048LY;522325181121372LY;520402170513108LY。

● **大叶贯众**

【学名】· *Cyrtomium macrophyllum* (Maki) Tagawa

【别名】·野鸡头、猪仔。

【生境与分布】·生于海拔850～2500 m的阴湿山地林下或溪边。分布于余庆、赤水、威宁、息烽、修文、龙里、瓮安、施秉、雷山、黎平、德江、松桃、印江、江口等地。

【药用部位】·根茎。

【功效与主治】·清热解毒,凉血止血。用于流感,乙脑,崩漏。

【凭证标本号】·520329191003960LY;520381160429876LY;522427140607045LY。

● **厚叶贯众**

【学名】· *Cyrtomium pachyphyllum* (Rosenst.) C. Chr.

【别名】·国楣贯众。

【生境与分布】·生于海拔1400～1500 m的林下石灰岩隙中。分布于西秀、平塘等地。

【药用部位】·根茎。

【功效与主治】·清热解毒,杀虫。用于感冒,发热,蛔虫病。

【凭证标本号】·520324160421008LY。

● **齿盖贯众**

【学名】· *Cyrtomium tukusicola* Tagawa

【生境与分布】·生于海拔1000～2300 m的林下。分布于威宁、道真、桐梓、绥阳、务川、印江、江口、施秉、镇远、雷山等地。

【药用部位】·根茎。

【功效与主治】·清热解毒。用于感冒,发热。

● **线羽贯众**

【学名】· *Cyrtomium urophyllum* Ching

【生境与分布】·生于海拔500～1400 m的山谷阴湿林下。分布于赤水、道真、务川、西秀等地。

【药用部位】·根茎。

【功效与主治】·清热解毒,散热。用于感冒,热病,心悸。

■ **鳞毛蕨属** *Dryopteris*

● **暗鳞鳞毛蕨**

【学名】· *Dryopteris atrata* (Kunze) Ching

【生境与分布】·生于海拔500～2500 m的山谷、溪边或林下。分布于毕节等地。

【药用部位】·根茎。

【功效与主治】·清热解毒,驱虫,止血。用于功能性子宫出血,崩漏,蛔虫病。

● **大平鳞毛蕨**

【学名】· *Dryopteris bodinieri* (Christ) C. Chr.

【生境与分布】·生于海拔500～970 m的密林或灌丛下。分布于独山、荔波等地。

【药用部位】·根茎。

【功效与主治】·清热解毒。用于热病,金疮。

● 假边果鳞毛蕨

【学名】·*Dryopteris caroli-hopei* Fraser-Jenkins

【生境与分布】·生于海拔 2 100～2 300 m 的栎林中。分布于贵定、红花岗等地。

【药用部位】·根茎。

【功效与主治】·清热解毒。用于热毒斑疹,金疮。

● 阔鳞鳞毛蕨

【学名】·*Dryopteris championii* (Benth.) C. Chr.

【生境与分布】·生于海拔 800～1 500 m 的疏林下或灌丛。分布于凤冈、余庆、正安、道真、荔波等地。

【药用部位】·根茎。

【功效与主治】·清热解毒,止咳平喘,驱虫。用于感冒,气喘,便血,痛经,功能性子宫出血,钩虫病,虫积腹痛,烧烫伤,毒疮溃烂,久不收口,目赤肿痛。

【凭证标本号】·520327200725017LY;520329190725681LY。

● 金冠鳞毛蕨

【学名】·*Dryopteris chrysocoma* (Christ) C. Chr.

【生境与分布】·生于海拔 1 550～2 200 m 的溪边山坡林下、灌丛下。分布于威宁、赫章、大方等地。

【药用部位】·根茎。

【功效与主治】·清热解毒,止血散瘀。用于热毒斑疹,金疮,产后血气胀痛,崩漏,带下,衄血,痢疾。

【凭证标本号】·522427141104648LY。

● 膜边肋毛蕨

【学名】·*Dryopteris clarkei* (Bak.) Kuntze

【生境与分布】·生于海拔 2 200 m 左右的山顶。分布于凤冈、梵净山等地。

【药用部位】·根茎。

【功效与主治】·杀虫,解毒。用于驱除绦虫。

【凭证标本号】·520327200716010LY。

● 桫椤鳞毛蕨

【学名】·*Dryopteris cycadina* (Fr. et Sav.) C. Chr.

【生境与分布】·生于海拔 850～2 010 m 的密林下、林缘、溪边、田边阴处。分布于道真、赫章、纳雍、大方、息烽、龙里、贵定、西秀、安龙、平塘、荔波、雷山、余庆、印江、江口等地。

【药用部位】·根茎。

【功效与主治】·清热解毒,驱虫,止血。用于功能性子宫出

血,崩漏,蛔虫病。

【凭证标本号】·522226191005032LY。

● 迷人鳞毛蕨

【学名】·*Dryopteris decipiens* (Hook.) O. Ktze.

【生境与分布】·生于海拔 520～1 400 m 的山坡林下、路边林缘、灌丛下、溪边。分布于赤水、松桃、印江、江口、龙里、贵定、瓮安、雷山、平塘、三都、从江等地。

【药用部位】·根茎。

【功效与主治】·清热解毒。用于热毒斑疹,金疮。

【凭证标本号】·522722200514046LY。

● 远轴鳞毛蕨

【学名】·*Dryopteris dickinsii* (Franch. et Sav.) C. Chr.

【别名】·狭基鳞毛蕨。

【生境与分布】·生于海拔 1 000～2 750 m 的山谷、山坡林下。分布于桐梓、正安、绥阳、赫章、七星关、兴义、紫云、雷山、天柱、印江等地。

【药用部位】·根茎。

【功效与主治】·清热止痛。用于感冒,发热,头痛。

● 红盖鳞毛蕨

【学名】·*Dryopteris erythrosora* (Eaton) O. Ktze.

【生境与分布】·生于海拔 900～1 550 m 的林下、林缘、溪边。分布于兴仁、雷山、凯里、麻江、德江等地。

【药用部位】·根茎。

【功效与主治】·清热敛疮。用于流感,毒疮溃烂,久不收口。

【凭证标本号】·522327190424068LY;522701201007014LY;520327210513125LY。

● 黑足鳞毛蕨

【学名】·*Dryopteris fuscipes* C. Chr.

【生境与分布】·生于海拔 140～1 500 m 的酸性山地林下、林缘、路边及溪边阳处。分布于凤冈、惠水等地。

【药用部位】·根茎。

【功效与主治】·清热敛疮。用于流感,毒疮溃烂,久不收口。

【凭证标本号】·520327200716004LY;522731190509018LY。

● 粗齿鳞毛蕨

【学名】·*Dryopteris juxtaposita* H. Christ

【生境与分布】·生于海拔 1 480～2 500 m 的山坡林下、灌丛下、路边。分布于道真、桐梓、水城、盘州、兴义、西秀、紫云、镇宁、贞丰、惠水、开阳等地。

【药用部位】·根茎。

【功效与主治】·清热利湿。用于肠炎,泄泻,痢疾。

● 泡鳞鳞毛蕨

【学名】·*Dryopteris kawakamii* Hayata

【生境与分布】·生于海拔 1 600～2 100 m 的山坡或山顶之密林下、林缘。分布于印江、梵净山等地。

【药用部位】·全草。

【功效与主治】·清热解毒。用于流行性感冒,肠炎。

● 齿头鳞毛蕨

【学名】·*Dryopteris labordei* (Christ) C. Chr.

【生境与分布】·生于海拔 820～1 900 m 的酸性山地山坡林下、河谷阴处的石隙。分布于赤水、桐梓、道真、七星关、赫章、普安、兴仁、关岭、西秀、紫云、望谟、贵定、平塘、三都、荔波、雷山、榕江、从江、松桃、印江、江口等地。

【药用部位】·根茎。

【功效与主治】·清热利湿,通经活血。用于肠炎,泄泻,痢疾,痛经,外伤出血等。

【凭证标本号】·522230190112012LY。

● 路南鳞毛蕨

【学名】·*Dryopteris lunanensis* (H. Christ) C. Chr.

【生境与分布】·生于海拔 900～1 500 m 的山坡林下、山谷沟边。分布于七星关、纳雍、金沙、息烽、长顺、西秀、普定、盘州、兴义、紫云等地。

【药用部位】·根茎。

【功效与主治】·清热解毒。用于斑疹,金疮,流行性感冒。

【凭证标本号】·522326201004017LY。

● 边果鳞毛蕨

【学名】·*Dryopteris marginata* (C.B. Clarke) Christ

【别名】·大叶鳞毛蕨。

【生境与分布】·生于海拔 1 400 m 以下的阴湿山坡林下、溪边。分布于兴义、贞丰、紫云、贵定、雷山等地。

【药用部位】·根茎。

【功效与主治】·清热解毒,散瘀,止血,杀虫。用于斑疹,金疮,带下病,产后流血,子宫出血,崩漏,衄血,流行性感冒,流行性脑炎。

【凭证标本号】·522401140928035LY。

● 太平鳞毛蕨

【学名】·*Dryopteris pacifica* (Nakai) Tagawa

【生境与分布】·生于海拔 500～880 m 的河谷、路边及茶林下。分布于余庆、印江、江口、瓮安、岑巩、玉屏等地。

【药用部位】·根茎。

【功效与主治】·驱虫。用于绦虫病,蛔虫病。

【凭证标本号】·520329190725664LY。

● 半岛鳞毛蕨

【学名】·*Dryopteris peninsulae* Kitag.

【生境与分布】·生于海拔 720～1 460 m 的山坡密林、林缘、田边。分布于西秀、平坝、息烽、开阳、金沙、瓮安、施秉、松桃、印江、德江等地。

【药用部位】·根茎。

【功效与主治】·清热解毒,止血杀虫。用于产后崩漏,吐血,衄血,便血,赤痢,绦虫病,蛔虫病。

● 无盖鳞毛蕨

【学名】·*Dryopteris scottii* (Bedd.) Ching ex C. Chr.

【生境与分布】·生于海拔 560～1 200 m 的山坡、河谷密林下、林缘及灌丛下。分布于江口、贞丰、紫云、赤水、息烽、贵定、都匀、独山、三都、丹寨、台江、雷山、梵净山等地。

【药用部位】·根茎。

【功效与主治】·清热生肌。用于烫伤。

【凭证标本号】·522222140427034LY。

● 腺毛鳞毛蕨

【学名】·*Dryopteris sericea* C. Chr.

【生境与分布】·生于海拔 700～1 600 m 的荒坡石隙。分布于桐梓等地。

【药用部位】·根茎。

【功效与主治】·清热解毒,利水通淋。用于流行性感冒,水肿。

【凭证标本号】·520329190726725LY。

● 两色鳞毛蕨

【学名】·*Dryopteris setosa* (Thunb.) Akasawa

【生境与分布】·生于海拔 600～1 800 m 的山坡林下、林缘及路边。分布于榕江、习水、道真、绥阳、大方、黔西、织金、西秀、安龙、册亨、平塘、都匀、荔波、雷山、天柱、松桃、碧江、江口、玉屏等地。

【药用部位】·根茎。

【功效与主治】·清热解毒,化血祛瘀,利水通淋。用于流行性感冒,水肿,跌打损伤,蛔虫病,毒疮溃烂,久不收口。

【凭证标本号】·522632180916793LY。

● 奇羽鳞毛蕨

【学名】·*Dryopteris sieboldii* (Van Houtte ex Mett.) Kuntze

【别名】·奇数鳞毛蕨。

【生境与分布】·生于海拔 820～1 500 m 的山坡密林下、溪边及灌丛下。分布于荔波、江口、金沙、清镇、瓮安、贵定、都匀、三都、雷山、剑河、榕江、黎平、施秉、松桃等地。

【药用部位】· 根茎。

【功效与主治】· 驱虫。用于绦虫病,蛔虫病。

【凭证标本号】· 522722201108148LY;522222160723003LY。

● **高鳞毛蕨**

【学名】· *Dryopteris simasakii* (H. Ito) Kurata

【生境与分布】· 生于常绿阔叶林下。分布于万山等地。

【药用部位】· 根茎。

【功效与主治】· 清热解毒。用于内热腹痛,感冒,蛇咬伤。

● **稀羽鳞毛蕨**

【学名】· *Dryopteris sparsa* (Buch.-Hum. Ex D. Don) O. Ktze.

【生境与分布】· 生于海拔150～1600 m的山坡林下、溪沟边。分布于望谟、长顺等地。

【药用部位】· 根茎。

【功效与主治】· 驱虫。用于绦虫病,蛔虫病。

【凭证标本号】· 522326201001021LY;527729190727026LY。

● **狭鳞鳞毛蕨**

【学名】· *Dryopteris stenolepis* (Baker) C. Chr.

【生境与分布】· 生于海拔700～1600 m的山坡、溪边密林下。分布于印江、江口、黔西、贵定、雷山、贞丰、望谟、紫云等地。

【药用部位】· 根茎。

【功效与主治】· 止血,杀虫。用于崩漏,吐血,绦虫病,蛔虫病。

【凭证标本号】· 520221191126005LY。

● **三角鳞毛蕨**

【学名】· *Dryopteris subtriangularis* (Hope) C. Chr.

【生境与分布】· 生于海拔800～1500 m的山坡、谷底密林下。分布于赤水、道真、正安、绥阳、印江、瓮安、息烽、西秀、贞丰、望谟等地。

【药用部位】· 根茎。

【功效与主治】· 清热解毒。用于内热腹痛,感冒,蛇咬伤。

● **半育鳞毛蕨**

【学名】· *Dryopteris sublacera* Christ

【生境与分布】· 生于海拔1300～2200 m的山坡疏林下。分布于威宁、赫章、西秀等地。

【药用部位】· 根茎。

【功效与主治】· 清热解毒。用于内热腹痛,蛇咬伤。

● **华南鳞毛蕨**

【学名】· *Dryopteris tenuicula* Matthew et Christ

【生境与分布】· 生于海拔450～2100 m的山坡林下、沟边石隙。分布于赤水、道真、印江、兴义、贞丰、望谟、紫云、罗甸、贵定、都匀、独山、雷山、剑河、锦屏、黎平等地。

【药用部位】· 根茎。

【功效与主治】· 清热解毒。用于内热腹痛,感冒。

● **同形鳞毛蕨**

【学名】· *Dryopteris uniformis* (Makino) Makino

【生境与分布】· 生于海拔800 m左右的林缘石隙。分布于荔波等地。

【药用部位】· 根茎。

【功效与主治】· 止血,杀虫。用于崩漏,吐血,绦虫病,蛔虫病。

【凭证标本号】· 522224161105076LY。

● **变异鳞毛蕨**

【学名】· *Dryopteris varia* (L.) O. Ktze.

【生境与分布】· 生于海拔1500 m以下的酸性山地林下、林缘、溪边、路边、灌丛下。分布于惠水、荔波、望谟等地。

【药用部位】· 根茎。

【功效与主治】· 清热,解毒,止痛。用于内热腹痛,肺结核。

【凭证标本号】· 522731190513004LY;522722200630786LY;522326200411016LY。

● **大羽鳞毛蕨**

【学名】· *Dryopteris wallichiana* (Spreng.) Hyl.

【生境与分布】· 生于海拔1680～2200 m的酸性山地林下。分布于道真、桐梓、印江、江口、雷山、赫章、大方、黔西等地。

【药用部位】· 根茎。

【功效与主治】· 清热解毒。用于内热腹痛。

【凭证标本号】· 520221181130032LY;522427141105674LY。

● **贵州鳞毛蕨**

【学名】· *Dryopteris wallichiana* var. *kweichowicola* (Ching ex P.S. Wang) S.K. Wu

【生境与分布】· 生于海拔1700～2000 m的阴湿沟边及山顶石墙隙。分布于沿河等地。

【药用部位】· 根茎。

【功效与主治】· 清热解毒。用于感冒,蛇咬伤。

【凭证标本号】· 522228200822011LY。

● **栗柄鳞毛蕨**

【学名】· *Dryopteris yoroii* Serizawa

【生境与分布】· 生于海拔1960～2000 m的林下石隙中。分布于雷公山等地。

【药用部位】·根茎。

【功效与主治】·清热解毒。用于内热腹痛,肺结核。

【凭证标本号】·522728160219009LY。

■ 耳蕨属 *Polystichum*

● 尖齿耳蕨

【学名】·*Polystichum acutidens* Christ

【别名】·胃痛药、岩山鸡。

【生境与分布】·生于海拔 600～2 400 m 的石灰岩地区林下、林缘、洞口内外及溪边之石上、石隙。分布于绥阳、惠水、兴义、赤水、道真、赫章、金沙、黔西、江口、施秉、普安、晴隆、安龙、贞丰、望谟等地。

【药用部位】·全草、根茎。

【功效与主治】·全草:止痛。用于头昏,感冒头痛,周身疼痛。根茎:平肝和胃,止痛。用于胃及十二指肠溃疡,胃痛,肠炎,痢疾,肝炎。

【凭证标本号】·520323150702393LY;522731191021042LY;522301160128050LY。

● 角状耳蕨

【学名】·*Polystichum alcicorne*（Bak.）Diels

【别名】·牛毛七、石黄连、地柏枝。

【生境与分布】·生于海拔 600～1 000 m 的山谷潮湿的石隙。分布于绥阳、沿河、德江、思南、大方、金沙、西秀等地。

【药用部位】·全草。

【功效与主治】·消肿解毒,散瘀止血。用于外伤出血。

【凭证标本号】·520323150703387LY。

● 布朗耳蕨

【学名】·*Polystichum braunii*（Spenn.）Fée

【别名】·耳蕨贯众、棕鳞耳蕨。

【生境与分布】·生于海拔 1 000～3 400 m 的林下及林缘荫处。省内广泛分布。

【药用部位】·全草、根茎。

【功效与主治】·清热解毒,止血杀虫。用于衄血,头疮白秃,疖腮,蛲虫病。

● 基芽耳蕨

【学名】·*Polystichum capillipes*（Bak.）Diels

【生境与分布】·生于海拔 2 780～2 850 m 的密林下石隙或藓丛。分布于印江、赫章等地。

【药用部位】·全草。

【功效与主治】·清热利尿。用于肺胃热,小便短赤作痛。

● 峨眉耳蕨

【学名】·*Polystichum caruifolium*（Bak.）Diels C. Chr.

【别名】·万年青、草苓子、树林株。

【生境与分布】·生于海拔 1 100～1 600 m 的林下岩石上。分布于盘州、大方、金沙、道真、独山等地。

【药用部位】·全草。

【功效与主治】·清热利尿,泻火。用于肺胃热,小便短赤作痛,大肠火结,疮疖久不收口。

【凭证标本号】·520324150824048LY。

● 对生耳蕨

【学名】·*Polystichum deltodon*（Bak.）Diels

【别名】·刀羽耳蕨、蜈蚣草。

【生境与分布】·生于海拔 320～1 800 m 的石灰岩地区林下、林缘、岩洞内外的石壁和石隙间。分布于威宁、赤水、绥阳、凤冈、金沙、修文、贵定、施秉、西秀、水城、盘州、普安、晴隆等地。

【药用部位】·全草。

【功效与主治】·清热解毒,活血止血,消肿利尿。用于跌打损伤,感冒,外伤出血,劳伤疼痛,胃脘胀痛,蛇咬伤。

【凭证标本号】·520323150609116LY;522427140605475LY。

● 圆顶耳蕨

【学名】·*Polystichum dielsii* Christ

【生境与分布】·生于海拔 500～1 600 m 的石灰岩洞或峡谷、溪边石壁、石隙间。分布于沿河、德江、桐梓、施秉、龙里、贵定、西秀、紫云、荔波等地。

【药用部位】·全草。

【功效与主治】·清热解毒。用于感冒,蛇咬伤。

【凭证标本号】·520381160428135LY;522731200905011LY;522722201118039LY。

● 蚀盖耳蕨

【学名】·*Polystichum erosum* Ching et Shing

【生境与分布】·生于海拔 1 400～2 400 m 的林下岩石上。分布于桐梓、赫章、水城、关岭等地。

【药用部位】·全草。

【功效与主治】·生肌止血,清热解毒。用于乳痈,肠炎,外伤出血,伤口久不愈合,下肢疮肿。

【凭证标本号】·522623160624447LY。

● 尖顶耳蕨

【学名】·*Polystichum excellens* Ching

【生境与分布】·生于海拔 700～1 300 m 的石灰岩山地林下、

河谷及岩洞内石壁及石隙间。分布于清镇、平坝、西秀、紫云、龙里、贵定、独山等地。

【药用部位】·全草。

【功效与主治】·生肌止血,清热解毒。用于乳痈,肠炎,外伤出血。

【凭证标本号】·522731191021038LY。

• **杰出耳蕨**

【学名】·*Polystichum excelsius* Ching et Z. Y. Liu

【生境与分布】·生于海拔 640～980 m 的阴湿林下及谷底石隙。分布于绥阳、荔波等地。

【药用部位】·根茎、嫩叶。

【功效与主治】·根茎:清热解毒,止痢。用于痢疾。叶:清热解毒,消肿止血。用于下肢疔肿,各种疔肿初起,乳痈。

【凭证标本号】·520023150919067LY。

• **长镰羽耳蕨**

【学名】·*Polystichum falcatilobum* Ching ex W. M. Chu et Z. R. He

【生境与分布】·生于海拔 1 000～1 600 m 的山地常绿阔叶林下、溪边阴湿处岩隙。分布于册亨等地。

【药用部位】·根茎。

【功效与主治】·清热解毒,止痢。用于痢疾。

【凭证标本号】·522327190620302LY。

• **芒刺耳蕨**

【学名】·*Polystichum hecatopterum* Diels

【别名】·芒齿耳蕨、多翼耳蕨、锯齿叶耳蕨。

【生境与分布】·生于海拔 1 300～2 100 m 的林下溪沟边、山底背阴处。分布于赫章、道真、桐梓、绥阳、印江、江口、雷山等地。

【药用部位】·全草。

【功效与主治】·润肺止咳,清热解毒。用于感冒咳嗽,疮痈肿毒。

• **草叶耳蕨**

【学名】·*Polystichum herbaceum* Ching et Z. Y. Liu ex Z. Y. Liu

【生境与分布】·生于海拔 1 240～1 510 m 的阴湿林下石隙。分布于江口、道真、桐梓、湄潭、绥阳、正安、仁怀、息烽、印江等地。

【药用部位】·全草。

【功效与主治】·清热解毒,止咳。用于外感咳嗽。

【凭证标本号】·522222150907008LY。

• **虎克耳蕨**

【学名】·*Polystichum hookerianum* （C. Presl）C. Christensen

【别名】·尖羽贯众。

【生境与分布】·生于海拔 700～1 700 m 的阴湿林下、林缘、山路旁及沟边。分布于威宁、印江等地。

【药用部位】·根茎。

【功效与主治】·活血散瘀,利水通淋。用于水肿,跌打损伤,淋证。

【凭证标本号】·522427140608077LY;522226190501008LY。

• **亮叶耳蕨**

【学名】·*Polystichum lanceolatum* （Bak.） Diels

【生境与分布】·生于海拔 900～1 800 m 的林下石壁及石灰岩洞内石上或石壁上。分布于道真、桐梓、绥阳、印江、施秉、龙里、贵定、都匀、西秀、紫云等地。

【药用部位】·根茎。

【功效与主治】·活血散瘀。用于跌打损伤。

【凭证标本号】·520323151112068LY。

• **鞭叶耳蕨**

【学名】·*Polystichum lepidocaulon* J. Sm.

【别名】·华北耳蕨。

【生境与分布】·生于阴湿石岩上。分布于威宁、西秀、赫章、纳雍、镇宁、龙里、平塘、都匀、福泉、凯里等地。

【药用部位】·全草。

【功效与主治】·生肌止血,清热解毒。用于乳痈,肠炎,外伤出血,伤口久不愈合,下肢疔肿。

【凭证标本号】·520402170511036LY;522427140607439LY。

• **长鳞耳蕨**

【学名】·*Polystichum longipaleatum* Christ

【别名】·线鳞耳蕨。

【生境与分布】·生于海拔 900～1 960 m 的林下、林缘、溪边及路边。分布于桐梓、七星关、兴义、三都、荔波、雷山、黎平、印江、江口等地。

【药用部位】·根茎。

【功效与主治】·清热解毒,杀虫。用于泄泻,痢疾,乳痈,疮痈肿毒,蛔虫、蛲虫等肠道寄生虫病。

• **长刺耳蕨**

【学名】·*Polystichum longispinosum* Ching ex L. B. Zhang et H. S. Kung

【生境与分布】·生于海拔 1 700～2 400 m 的阔叶林、杂木林、灌丛下。分布于万山、大方等地。

【药用部位】·根茎。

【功效与主治】·清热解毒。用于内热腹痛,痢疾,泄泻。

● 黑鳞耳蕨

【学名】· *Polystichum makinoi* (Tagawa) Tagawa

【别名】·黑鳞大耳蕨、大叶山鸡尾巴草。

【生境与分布】·生于海拔 800~1 800 m 的山坡林缘、密林下、溪沟边。分布于余庆、江口、赫章、大方、纳雍、水城、从江、雷山、黄平、施秉、岑巩、松桃、印江等地。

【药用部位】·根茎、嫩叶。

【功效与主治】·根茎:清热解毒,止痢。用于痢疾。叶:清热解毒,消肿止血。用于下肢疖肿,各种疮肿初起,乳痈。

【凭证标本号】·520329190414023LY;522222140511008LY。

● 革叶耳蕨

【学名】· *Polystichum neolobatum* Nakai

【别名】·新裂耳蕨、凤凰尾巴草。

【生境与分布】·生于海拔 1 600~2 750 m 的山谷阴处、山坡路边及林下。分布于威宁、赫章、桐梓、绥阳、道真、印江、江口等地。

【药用部位】·全草、根茎。

【功效与主治】·清热解毒,凉血散瘀。用于内热腹痛,肠炎,痢疾,目赤肿痛,乳痈,疮痈肿毒,痔疮出血,烧烫伤。

【凭证标本号】·520222160517057LY。

● 中华对马耳蕨

【学名】· *Polystichum sinotsus-simense* Ching & Z. Y. Liu

【生境与分布】·生于海拔 1 100~1 800 m 的林下。分布于西秀等地。

【药用部位】·根茎。

【功效与主治】·清热利水。用于咽喉肿痛,淋证。

● 多羽耳蕨

【学名】· *Polystichum subacutidens* Ching ex L. L. Xiang

【生境与分布】·生于海拔 700~1 500 m 的石灰岩山地常绿阔叶林下岩隙。分布于惠水、长顺等地。

【药用部位】·根茎。

【功效与主治】·清热解毒。用于内热腹痛,肠炎。

【凭证标本号】·522731200905010LY;522729200725081LY。

● 近边耳蕨

【学名】· *Polystichum submarginale* (Bak.) Ching ex P. S. Wang

【生境与分布】·生于海拔 700~1 875 m 的山坡林下石上、溪沟边、岩洞内。分布于江口、雷山、三都等地。

【药用部位】·根茎。

【功效与主治】·清热解毒,凉血散瘀。用于内热腹痛,肠炎,痢疾,疮痈肿毒,烧烫伤。

● 尾叶耳蕨

【学名】· *Polystichum thomsonii* (Hook. f.)

【生境与分布】·生于海拔 2 100~2 400 m 的石隙。分布于黔西、江口等地。

【药用部位】·根茎。

【功效与主治】·清热解毒,凉血止痛。用于内热腹痛。

● 戟叶耳蕨

【学名】· *Polystichum tripteron* (Kunze) Presl

【别名】·三叉耳蕨、三叶耳蕨、蛇舌草。

【生境与分布】·生于海拔 1 100~1 800 m 的沟谷密林下。分布于印江、江口、龙里、施秉、榕江、黎平、从江等地。

【药用部位】·根茎。

【功效与主治】·清热解毒,利尿通淋。用于内热腹痛,痢疾,淋浊。

● 对马耳蕨

【学名】· *Polystichum tsus-simense* (Hook.)

【别名】·毛脚鸡、马祖耳蕨、小羽对马耳蕨。

【生境与分布】·生于海拔 500~2 570 m 的山坡林下、竹林下、林缘、路边、河谷及石灰岩壁、石隙间。分布于平塘、贞丰、西秀等地。

【药用部位】·根茎、嫩叶。

【功效与主治】·清热解毒,凉血散瘀,止痛。用于痢疾,湿热腹痛,目赤肿痛,下肢疖肿,乳痈,痔疮下血,痈疮肿毒。

【凭证标本号】·522727200909024LY;522325190312545LY;520402170329022LY。

● 剑叶耳蕨

【学名】· *Polystichum xiphophyllum* (Baker) Diels

【别名】·关山耳蕨。

【生境与分布】·生于海拔 520~1 500 m 的石灰岩山地路边、林下及林缘。分布于都匀、绥阳、赤水、桐梓、道真、仁怀、播州、金沙、西秀、龙里、贵定、福泉、麻江、凯里、丹寨、德江、印江、江口等地。

【药用部位】·根茎。

【功效与主治】·清热利水,活血散瘀。用于内热腹痛,风寒感冒,小便不利,跌打损伤,血瘀闭经。

【凭证标本号】·522701201112003LY;520323150507132LY。

三叉蕨科 Aspidiaceae

■ 叉蕨属 *Tectaria*

● 大齿叉蕨

【学名】· *Tectaria coadunata*（Wall. ex Hook. et Grev.）C. Chr.

【生境与分布】· 生于海拔 520～1 400 m 的石灰岩洞内、瀑布旁、深谷及溪边石壁上。分布于惠水、水城等地。

【药用部位】· 根茎。

【功效与主治】· 祛风除湿,止血,解毒。用于风湿骨痛,痢疾,刀伤出血,毒蛇咬伤。

【凭证标本号】· 522731191021044LY;520221191126010LY。

● 毛叶轴脉蕨

【学名】· *Tectaria devexa* Copel.

【生境与分布】· 生于海拔 200～1 000 m 的潮湿石缝中。分布于惠水、沿河、天柱、从江、荔波、贵定、罗甸、望谟、册亨、安龙、贞丰、兴义、兴仁、镇宁、关岭、水城、盘州等地。

【药用部位】· 全草。

【功效与主治】· 清热解毒,止痛。用于风寒感冒,乳腺炎,胃炎,胃痛。

【凭证标本号】· 522731191020001LY。

● 疣状叉蕨

【学名】· *Tectaria impressa*（Fée）Holttum

【别名】· 疣状三叉蕨。

【生境与分布】· 生于海拔 280～700 m 的沟谷林下。分布于望谟、罗甸等地。

【药用部位】· 根茎。

【功效与主治】· 清热利湿,凉血止血。用于痢疾,小儿泄泻,便血,外伤出血。

【凭证标本号】· 522326210115011LY。

● 燕尾叉蕨

【学名】· *Tectaria simonsii*（Bak.）Ching

【生境与分布】· 生于海拔 320～1 000 m 的河谷林下、灌丛下及溪沟边。分布于赤水、盘州、兴义、安龙、晴隆、镇宁、西秀、罗甸、贵定、三都等地。

【药用部位】· 根茎。

【功效与主治】· 清热利湿,凉血止血。用于痢疾,小儿泄泻,淋浊,便血。

【凭证标本号】· 520402170513386LY;520381160429863LY。

● 掌状叉蕨

【学名】· *Tectaria subpedata*（Harr.）Ching

【别名】· 鸟足状三叉蕨。

【生境与分布】· 生于海拔 600～700 m 的溪沟边、路边及灌丛下。分布于罗甸、盘州、荔波等地。

【药用部位】· 根、叶。

【功效与主治】· 清热解毒,散瘀消肿。用于结核病,肺炎,支气管炎,哮喘,咽喉疼痛,跌打损伤,瘀血肿痛。

【凭证标本号】· 522728160316002LY。

● 三叉蕨

【学名】· *Tectaria subtriphylla*（Hook. et Arn.）Cop.

【别名】· 鸡爪蕨、昏头鸡。

【生境与分布】· 生于海拔 600 m 左右的灌丛下石隙及岩洞内。分布于平塘、惠水、荔波、罗甸等地。

【药用部位】· 叶。

【功效与主治】· 祛风除湿,解毒止血。用于风湿骨痛,痢疾,外伤出血,毒蛇咬伤。

【凭证标本号】· 522727200924017LY;522731200905023LY;522722201118730LY。

● 无盖轴脉蕨

【学名】· *Tectaria subsageniacea*（Christ）Christenhusz

【生境与分布】· 生于海拔 800～1 500 m 的溪边林下或石灰岩洞内。分布于惠水、罗甸、平塘、荔波等地。

【药用部位】· 根茎。

【功效与主治】· 清热利湿,凉血止血。用于痢疾,衄血,淋浊,便血。

【凭证标本号】· 522728160420021LY。

● 云南三叉蕨

【学名】· *Tectaria yunnanensis*（Bak.）Ching

【生境与分布】· 生于海拔 1 400 m 以下的溪沟边阴湿处。分布于赤水等地。

【药用部位】· 根茎。

【功效与主治】· 清热利湿,凉血止血。用于痢疾,小儿泄泻,吐血,便血。

【凭证标本号】· 520381160525037LY。

● 地耳蕨

【学名】· *Tectaria zeilanica*（Houttuyn）Sledge

【别名】· 干肚药、散血草。

【生境与分布】· 生于海拔 300～700 m 的河谷地带或山坡林缘。分布于兴义、安龙、册亨、望谟、罗甸、独山等地。

【药用部位】· 全草、根茎。

【功效与主治】· 清热利湿,凉血止血。用于痢疾,小儿泄泻,淋浊,便血。

【凭证标本号】· 522326201003013LY。

舌蕨科 Elaphoglossaceae

■ 舌蕨属 *Elaphoglossum*

• 舌蕨

【学名】· *Elaphoglossum marginatum* T. Moore

【生境与分布】· 生于海拔1 600~2 010 m的山坡林下、河谷溪边、附生石上。分布于贞丰、安龙、赫章等地。

【药用部位】· 全株。

【功效与主治】· 清热解毒。用于毒蛇咬伤。

• 华南舌蕨

【学名】· *Elaphoglossum yoshinagae* (Yatabe) Maki

【生境与分布】· 生于海拔520~900 m的林下潮湿岩石上。分布于江口、都匀等地。

【药用部位】· 根茎。

【功效与主治】· 利尿。用于淋浊。

【凭证标本号】· 522222150511013LY;527701201011024LY。

肾蕨科 Nephrolepidaceae

■ 肾蕨属 *Nephrolepis*

• 肾蕨

【学名】· *Nephrolepis cordifolia* (L.) C. Presl

【生境与分布】· 生于海拔150~1 450 m的溪边、林下石缝中或树干上。分布于贞丰、西秀、紫云等地。

【药用部位】· 全草、叶、块茎。

【功效与主治】· 全草、叶:清热利湿,消肿解毒。用于黄疸,淋浊,骨鲠喉,痈疾,乳痈,外伤出血,毒蛇咬伤。块茎:清热利湿,止血。用于感冒发热,淋巴结炎,咳嗽吐血,泄泻,崩漏,带下病,乳痈,痢疾,血淋,子痈。

【凭证标本号】· 522325181026135LY;520402170420206LY;520425170602155LY。

骨碎补科 Davalliaceae

■ 小膜盖蕨属 *Araiostegia*

• 鳞轴小膜盖蕨

【学名】· *Araiostegia perdurans* (Christ) Cop.

【生境与分布】· 生于海拔1 300~1 950 m的混交林下、灌丛下石上或树干上。分布于纳雍、赫章、水城、兴义、安龙、兴仁、贞丰、长顺等地。

【药用部位】· 全草。

【功效与主治】· 清热,祛风,驱虫。用于风热感冒,蛔积腹痛。

【凭证标本号】· 520222140923002LY。

• 美小膜盖蕨

【学名】· *Araiostegia pulchra* (Don) Cop.

【别名】· 长片小膜盖蕨、假美小膜盖蕨。

【生境与分布】· 生于山地林下沟边岩石上或树干上。分布于安龙、西秀、紫云、罗甸、荔波等地。

【药用部位】· 全株。

【功效与主治】· 解毒杀虫。用于蛔虫病。

■ 骨碎补属 *Davallia*

• 大叶骨碎补

【学名】· *Davallia formosana* Hayata

【生境与分布】· 生于海拔600~700 m的山谷岩石上或树干上。分布于平塘等地。

【药用部位】· 根茎。

【功效与主治】· 活血止血,祛风止痛,补肾坚骨。用于跌打损伤,肾虚腰痛,外伤出血。

【附注】· 贵州新分布属。

■ 阴石蕨属 *Humata*

• 杯盖阴石蕨

【学名】· *Humata griffithiana* (Hook.) C. Chr.

【别名】· 圆盖阴石蕨。

【生境与分布】· 生于海拔300~1 760 m的林中树干上或石上。分布于罗甸、兴仁、黎平等地。

【药用部位】· 根茎。

【功效与主治】· 清热解毒,祛风除湿。用于湿热黄疸,风湿痹痛,腰肌劳损,跌打损伤,肺痈,咳嗽,牙龈肿痛,毒蛇咬伤。

【凭证标本号】· 522728160321012LY。

● 阴石蕨

【学名】·*Humata repens* (L. f.) Diels

【别名】·一把针。

【生境与分布】·生于海拔 500～1 900 m 的溪边树上或阴处石上。分布于赤水、独山、兴仁、荔波等地。

【药用部位】·根茎。

【功效与主治】·清热利湿,散瘀活血。用于风湿痹痛,腰肌劳损,便血,淋证,跌打损伤,痈疮肿毒。

【凭证标本号】·520381160525034LY。

双扇蕨科 Dipteridaceae

■ 双扇蕨属 *Dipteris*

● 中华双扇蕨

【学名】·*Dipteris chinensis* Christ

【别名】·半边藕。

【生境与分布】·生于海拔 530～1 000 m 的河谷峭壁上及常绿阔叶林下、灌丛下。分布于贞丰、赤水、贵定、荔波、雷山等地。

【药用部位】·根茎。

【功效与主治】·清热利湿。用于小便淋沥涩痛,腰痛,浮肿。

【凭证标本号】·522325181121227LY。

水龙骨科 Polypodiaceae

■ 节肢蕨属 *Arthromeris*

● 节肢蕨

【学名】·*Arthromeris lehmannii* (Mettenius) Ching

【生境与分布】·生于海拔 1 200～1 500 m 的树干上或石上。分布于江口、威宁、兴义、安龙、兴仁、贞丰、贵定、道真等地。

【药用部位】·全草。

【功效与主治】·活血散瘀,解毒。用于狂犬咬伤。

【凭证标本号】·522731190709096LY。

● 龙头节肢蕨

【学名】·*Arthromeris lungtauensis* Ching

【别名】·粤节肢蕨。

【生境与分布】·生于海拔 700～1 600 m 的山坡林下或溪边石缝。分布于江口、赤水、绥阳、印江、松桃、雷山、榕江、威宁、兴仁、贞丰、都匀、道真、习水、清镇、息烽等地。

【药用部位】·根茎。

【功效与主治】·清热利尿,止痛。用于尿路感染,骨折,小便不利。

【凭证标本号】·522325190429345LY;520381160428016LY;520323150717397LY。

● 多羽节肢蕨

【学名】·*Arthromeris mairei* (Brause) Ching

【生境与分布】·生于海拔 1 750～2 100 m 的云南松林下或灌丛下。分布于威宁、赫章、水城、开阳等地。

【药用部位】·根茎。

【功效与主治】·祛风活络,消积通便,止痛。用于风湿筋骨痛,坐骨神经痛,骨折,食积腹胀,便秘,目赤,牙痛,头痛,小便不利,淋浊。

■ 线蕨属 *Colysis*

● 掌叶线蕨

【学名】·*Colysis digitata* (Baker) Ching

【别名】·一包针、五指草、石上莲。

【生境与分布】·生于海拔 600～700 m 的沟边、林下或石灰岩洞口内外。分布于平塘、黎平、丹寨等地。

【药用部位】·叶。

【功效与主治】·活血散瘀,解毒止痛,利尿通淋。用于跌打损伤,风湿疼痛,毒蛇咬伤,热淋,石淋。

● 线蕨

【学名】·*Colysis elliptica* (Thunb.) Ching

【生境与分布】·生于海拔 400～1 400 m 的阴湿山谷、溪边林下或生于石上、石隙。分布于兴义、赤水、紫云、晴隆、镇宁、望谟、罗甸、惠水、贵定、独山、荔波等地。

【药用部位】·全草。

【功效与主治】·活血散瘀,清热利尿。用于跌打损伤,尿路感染,肺结核。

【凭证标本号】·522301160128049LY;520381160428094LY;520425170609378LY。

● 曲边线蕨

【学名】·*Colysis elliptica* var. *flexiloba* (Christ) L. Shi et X. C. Zhang

【别名】·曲裂线蕨。

【生境与分布】·生于海拔 300～1 600 m 的溪边、林下、林缘石上。分布于江口、平塘、都匀等地。

【药用部位】·全草。

【功效与主治】·活血祛瘀。

【凭证标本号】·522222150511005LY；527727200926016LY；522701201025007LY。

● 胄叶线蕨

【学名】·*Colysis hemitoma*（Hance）Ching

【生境与分布】·生于海拔400～600 m的溪边林下、林缘。分布于惠水、平塘、赤水等地。

【药用部位】·全草。

【功效与主治】·清热解毒。用于外伤感染。

● 矩圆线蕨

【学名】·*Colysis henryi*（Bak.）Ching

【别名】·亨利线蕨、中狭线蕨。

【生境与分布】·生于海拔400～1 500 m的阴湿林下、石灰岩洞口内外。分布于荔波、沿河、平塘等地。

【药用部位】·全草。

【功效与主治】·凉血止血，利湿解毒。用于肺热咳血，尿血，小便淋浊，痈疮肿毒，毒蛇咬伤，风湿痹痛。

【凭证标本号】·527722201021549LY；527727210114005LY；522228210102020LY。

● 绿叶线蕨

【学名】·*Colysis leveillei*（Christ）Ching

【生境与分布】·生于海拔300～1 100 m的山谷阴湿林下。分布于望谟、兴义、安龙、罗甸、西秀、惠水、平塘、荔波等地。

【药用部位】·全草。

【功效与主治】·活血通络，清热利湿。用于跌打损伤，风湿骨痛，热淋，血淋。

【凭证标本号】·523326201112018LY。

■ 棱脉蕨属 *Goniophlebium*

● 中华水龙骨

【学名】·*Goniophlebium chinense*（Christ）X.C. Zhang

【别名】·鸡爪七。

【生境与分布】·生于海拔900～2 800 m的树干上或石上。分布于贞丰、绥阳、西秀等地。

【药用部位】·根茎。

【功效与主治】·行气活血，散瘀消肿。用于劳伤，跌打损伤，腰腿痛，半身不遂，烧烫伤，外伤出血。

【凭证标本号】·523325190429312LY；520323150714363LY；520402170420029LY。

● 日本水龙骨

【学名】·*Goniophlebium niponicum*（Mett.）Yea C. Liu, W. L. Chiou et M. Kato

【别名】·水龙骨、缮鸡尾、爬岩姜。

【生境与分布】·生于海拔300～1 800 m的林下、林缘的石上或树干上。分布于惠水、赤水、道真、织金、西秀、安龙、贵定、都匀、独山、雷山、剑河等地。

【药用部位】·根茎。

【功效与主治】·清热解毒，平肝明目，祛风利湿，舒筋活络，止咳止痛。用于尿路感染，肠炎，小儿高热，咳嗽气喘，风湿关节痛，肝炎黄疸。外用于荨麻疹，疮疖肿痛，跌打损伤，骨折。

【凭证标本号】·522731190915026LY。

● 篦齿蕨

【学名】·*Goniophlebium manmeiense*（Christ）Rödl-Linder

【生境与分布】·生于海拔1 500～1 900 m的树干上或石上。分布于贞丰、赫章等地。

【药用部位】·根茎。

【功效与主治】·清热解毒，止咳止痛。用于尿路感染，肠炎，小儿高热，咳嗽气喘，风湿关节痛。

■ 伏石蕨属 *Lemmaphyllum*

● 肉质伏石蕨

【学名】·*Lemmaphyllum carnosum*（Wall.）C. Presl

【别名】·豆瓣鹿衔、鸡嘴鹿衔、金碎叶。

【生境与分布】·生于海拔1 300 m左右的石上。分布于兴义、荔波等地。

【药用部位】·全草。

【功效与主治】·清热止咳，活血散瘀，解毒消肿。用于小儿发热，肺热咳嗽，淋巴结核，风湿痹痛，骨折，中耳炎，毒蛇咬伤。

【凭证标本号】·523328140416489LY。

● 披针骨牌蕨

【学名】·*Lemmaphyllum diversa*（Rosenst.）De Vol & C. M.Kuo

【生境与分布】·生于海拔800～2 000 m的阴湿林下、树干或石上。分布于黔西、道真、桐梓、绥阳、正安、印江、江口、松桃、雷山、纳雍等地。

【药用部位】·全草。

【功效与主治】·清热利湿，止痛止血。用于肺热咳嗽，风湿关节痛，小儿高热，跌打损伤，外伤出血。

【凭证标本号】·522423191001026LY。

● **抱石莲**

【学名】·*Lemmaphyllum drymoglossoides* (Bak.) Ching

【别名】·瓜子金、肉瓜石斛、岩瓜子草、擦不烂。

【生境与分布】·生于海拔 300～1 500 m 的山坡林下、山谷、溪边的石上或树干上。分布于荔波、余庆、威宁等地。

【药用部位】·全草。

【功效与主治】·清热解毒,利水通淋,消瘀止血。用于小儿高热、疟腮、风火牙痛、痞块、臌胀、淋浊、咯血、吐血、衄血、便血、尿血、崩漏、外伤出血、疔疮痈肿、瘰疬、跌打损伤、高血压、鼻炎、气管炎。

【凭证标本号】·527722200116354LY;520329190726753LY;522427140804498LY。

● **伏石蕨**

【学名】·*Lemmaphyllum microphyllum* C. Presl

【别名】·镜面草、蟠儿草、地连钱。

【生境与分布】·生于海拔 720～970 m 的树干、石上。分布于紫云、荔波、雷山等地。

【药用部位】·全草。

【功效与主治】·清肺止咳,凉血止血,清热解毒。用于肺热咳嗽、肺痈、咯血、吐血、衄血、尿血、便血、崩漏、咽喉肿痛、腮腺炎、痢疾、瘰疬、痈疮肿毒、皮肤湿痒、风火牙痛、风湿骨痛。

【凭证标本号】·522224161105092LY。

■ **骨牌蕨属 *Lepidogrammitis***

● **中间骨牌蕨**

【学名】·*Lepidogrammitis intermidia* Ching

【生境与分布】·生于海拔 500～1 400 m 的山坡林下、山谷或河谷石上。分布于赤水、湄潭、赫章、七星关、织金、盘州、晴隆、西秀、紫云、平塘、三都、荔波、松桃、江口等地。

【药用部位】·全草。

【功效与主治】·补脾益气。用于鼻痛。

■ **瓦韦属 *Lepisorus***

● **狭叶瓦韦**

【学名】·*Lepisorus angustus* Ching

【生境与分布】·生于海拔 900～2 900 m 的林下树干或岩石上。省内广泛分布。

【药用部位】·全草。

【功效与主治】·利尿通淋,活血调经,消肿止痛。用于热淋、石淋、跌打损伤、月经不调。

【凭证标本号】·522227160525007LY。

● **黄瓦韦**

【学名】·*Lepisorus asterolepis* (Bak.) Ching

【生境与分布】·生于海拔 1 000 m 左右的林下树干或岩石上。分布于黔西、水城、长顺等地。

【药用部位】·全草。

【功效与主治】·清热解毒,利尿,止血。用于发热咳嗽、肺痈、臌胀、炭疽病、喉风、淋证、尿路感染、肾炎、水肿、疔毒痈肿、外伤出血。

【凭证标本号】·522423191003036LY;520221190803040LY;522729190326013LY。

● **二色瓦韦**

【学名】·*Lepisorus bicolor* Ching

【生境与分布】·生于海拔 1 430～2 600 m 的石上或树干上。分布于道真、桐梓、印江、江口、威宁、盘州、兴义、龙里、雷山、台江等地。

【药用部位】·全草。

【功效与主治】·利尿通淋,清热利湿,消肿。用于风湿痛、尿路感染、淋证、肠胃炎、泄泻、咽喉痛、麻疹、烧烫伤。

【凭证标本号】·522224161106029LY。

● **扭瓦韦**

【学名】·*Lepisorus contortus* (Christ) Ching

【生境与分布】·生于海拔 500～2 400 m 的林下石上、石隙或树干上。分布于兴义等地。

【药用部位】·全草。

【功效与主治】·活血止痛,清热解毒。用于烫火伤、化脓感染、热涩淋痛、咽喉肿痛、跌打损伤、外伤出血。

【凭证标本号】·522301140613190LY。

● **江南星蕨**

【学名】·*Lepisorus fortunei* (T. Moore) C. M. Kuo

【别名】·七星剑、福氏星蕨、大星蕨。

【生境与分布】·生于海拔 200～1 800 m 的林下溪边树干或岩石上。分布于印江、册亨、都匀等地。

【药用部位】·全草、根茎。

【功效与主治】·清热解毒,祛风利湿,活血止血。用于风湿关节痛、热淋、带下病、吐血、衄血、痔疮出血、肺痈、瘰疬、跌打损伤、疔毒痈肿、蛇咬伤。

【凭证标本号】·522226190407058LY;522327190424310LY;522701200927010LY。

● 鳞瓦韦

【学名】· *Lepisorus kawakamii* (Hayata) Tagawa

【别名】· 剑刀草、镰刀草、两面刀。

【生境与分布】· 生于海拔 400～2 200 m 的疏林下或裸露山地石隙。分布于兴义、威宁、正安、道真、印江、石阡、雷山、纳雍、水城、盘州、兴仁、望谟、罗甸、平塘、独山、都匀、贵定、修文、清镇、平坝、西秀、长顺等地。

【药用部位】· 全草。

【功效与主治】· 清肺止咳，健脾消疳，止痛，止血。用于肺热咳嗽，头痛，腹痛，风湿痛，小儿疳积，外伤出血。

【凭证标本号】· 522301140907540LY；522427140608006LY。

● 庐山瓦韦

【学名】· *Lepisorus lewisii* (Bak.) Ching

【别名】· 七星草、骨牌草。

【生境与分布】· 生于海拔 300～1 100 m 的山谷沟边石上。分布于桐梓、榕江等地。

【药用部位】· 全草。

【功效与主治】· 清热利湿，消肿止痛。用于感冒咳嗽，腹泻，小便淋痛，跌打损伤。

● 大瓦韦

【学名】· *Lepisorus macrosphaerus* (Bak.) Ching

【别名】· 金星凤尾草、凤尾金星、岩巫散。

【生境与分布】· 生于海拔 820～2 550 m 的山坡林下、林缘石上。分布于松桃、印江、江口、赤水、赫章、七星关、大方、盘州、西秀、雷山、丹寨等地。

【药用部位】· 全草。

【功效与主治】· 清热解毒，利尿祛湿，止血。用于暴赤火眼，翳膜遮睛，热淋，水肿，崩漏，月经不调，疔疮痈毒，外伤出血。

【凭证标本号】· 522301140613200LY。

● 有边瓦韦

【学名】· *Lepisorus marginatus* Ching

【生境与分布】· 生于海拔 1 500～2 350 m 的林下或荒坡裸石上。分布于印江、威宁、赫章、西秀等地。

【药用部位】· 全草、地上部分。

【功效与主治】· 祛湿利尿，止血凉血，解毒消肿。用于淋证，痢疾，咳嗽，吐血，牙疳，痈肿，瘰疬，外伤肿胀，出血。

【凭证标本号】· 522226190405012LY。

● 粤瓦韦

【学名】· *Lepisorus obscure-venulosus* (Hayata) Ching

【生境与分布】· 生于海拔 500～2 350 m 的溪边石上、林下树干上。分布于望谟、江口、绥阳、威宁、桐梓、道真、兴仁、贞丰、安龙、贵定、麻江、都匀、平塘、独山、荔波、三都、松桃、印江、雷山、榕江、从江等地。

【药用部位】· 全草。

【功效与主治】· 清热解毒，利水通淋，止血。用于咽喉肿痛，痈肿疮疡，烫火伤，蛇咬伤，小儿惊风，呕吐腹泻，热淋，吐血。

【凭证标本号】· 522326210117004LY；522222150111018LY；520323150602227LY。

● 骨牌蕨

【学名】· *Lepisorus rostratum* (Bedd.) C. F. Zhao, R. Wel & X. C. Zhang

【生境与分布】· 生于海拔 900～1 800 m 的河谷常绿阔叶林下石上或树干上。分布于绥阳、惠水、三都、荔波、独山、榕江、雷山、剑河、黎平、印江、修文、平坝等地。

【药用部位】· 全草。

【功效与主治】· 清热利尿，止咳，除烦，解毒消肿。用于小便癃闭，淋沥涩痛，热咳，心烦，疮疡肿痛，跌打损伤。

【凭证标本号】· 520323150507212LY；522701201011025LY。

● 棕鳞瓦韦

【学名】· *Lepisorus scolopendrium* (Ham. ex. D. Don) Menhra et Bir

【别名】· 藏瓦韦。

【生境与分布】· 生于海拔 500～2 800 m 的林下树干上或岩石上。分布于荔波、凯里等地。

【药用部位】· 全草。

【功效与主治】· 清热利湿。用于腹泻。

【凭证标本号】· 522722201108150LY。

● 瓦韦

【学名】· *Lepisorus thunbergianus* (Kaulf.) Ching

【别名】· 剑丹、七星草、骨牌草。

【生境与分布】· 生于海拔 500～2 400 m 的林下石上、树干上。分布于西秀、罗甸、江口、道真、赤水、桐梓、兴义、册亨、清镇、印江、雷山、丹寨、剑河、天柱等地。

【药用部位】· 全草。

【功效与主治】· 清热解毒，利尿通淋，止血。用于小儿高热，惊风，咽喉肿痛，痈肿疮疡，毒蛇咬伤，小便淋沥涩痛，尿血，咳嗽咳血。

【凭证标本号】· 520402170526208LY；522728160316013LY；522222160728001LY。

• 阔叶瓦韦

【学名】· *Lepisorus tosaensis* (Makino) H. Ito

【生境与分布】· 生于海拔 500～1700 m 的溪边、林下、树干或石上。分布于钟山、绥阳、赤水、江口、剑河、雷山、三都、荔波等地。

【药用部位】· 全草、根茎。

【功效与主治】· 全草:祛风利尿,止咳,活血。用于风湿骨痛,小便淋痛,咳嗽,惊风,月经不调,跌打损伤。根茎:利尿,清热。用于风湿疼痛,惊风,精神病,跌打伤肿。

【凭证标本号】· 520201200727144LY;520323150714354LY。

■ 薄唇蕨属 *Leptochilus*

• 宽羽线蕨

【学名】· *Leptochilus ellipticus* var. *pothifolius* (Buch.-Ham. ex D. Don) X.C. Zhang

【别名】· 九龙盘、骨碎补。

【生境与分布】· 生于海拔 450～1150 m 的山谷、溪边林下石上、石灰岩洞内。分布于望谟、清镇、贵定、雷山、西秀、惠水、平塘、独山、荔波、罗甸、贞丰、兴仁、安龙、册亨等地。

【药用部位】· 全草、根茎。

【功效与主治】· 祛风通络,散瘀止痛。用于风湿腰痛,跌打损伤。

【凭证标本号】· 522326210115012LY。

• 断线蕨

【学名】· *Leptochilus hemionitideus* (Wall ex Mett.) Noot.

【别名】· 一双剑、斩蛇剑。

【生境与分布】· 生于海拔 600 m 以下的溪边、林下石上。分布于平塘、三都、荔波、榕江、黎平等地。

【药用部位】· 叶。

【功效与主治】· 清热利尿,解毒。用于小便短赤淋痛,发痧,毒蛇咬伤。

• 绿叶线蕨

【学名】· *Leptochilus wrightii* (Hooker & Baker) X. C. Zhang

【别名】· 莱氏线蕨、连天草、小肺经草。

【生境与分布】· 生于海拔 400～700 m 的石灰岩洞口石上。分布于荔波、平塘、独山等地。

【药用部位】· 全草。

【功效与主治】· 补肾镇咳,散瘀止血,止带。用于虚劳咳嗽,妇女崩漏。

■ 剑蕨属 *Loxogramme*

• 黑鳞剑蕨

【学名】· *Loxogramme assimilis* Ching

【生境与分布】· 生于海拔 720～1100 m 的林下岩石上。分布于纳雍等地。

【药用部位】· 全草。

【功效与主治】· 清热解毒,消痈排脓。用于尿路感染,劳伤及狂犬咬伤等。

• 中华剑蕨

【学名】· *Loxogramme chinensis* Ching

【生境与分布】· 生于海拔 600～1500 m 的石上或树干上。分布于安龙、独山、荔波、三都等地。

【药用部位】· 根茎。

【功效与主治】· 清热解毒,活血利尿。用于尿路感染,劳伤等。

• 褐柄剑蕨

【学名】· *Loxogramme duclouxii* Christ

【生境与分布】· 生于海拔 1000～2180 m 的密林下,附生树干或石上。分布于务川、都匀等地。

【药用部位】· 全草。

【功效与主治】· 清热解毒,消痈排脓。用于尿路感染,劳伤,狂犬咬伤等。

【凭证标本号】· 522701201011020LY。

• 匙叶剑蕨

【学名】· *Loxogramme grammitoides* (Baker) C. Chr.

【生境与分布】· 生于海拔 1300～2000 m 的山坡密林下、溪谷石上、树干上。分布于锦屏等地。

【药用部位】· 全草。

【功效与主治】· 清热解毒,消痈排脓。用于尿路感染等。

• 老街剑蕨

【学名】· *Loxogramme lankokiensis* (Rasenst.) C. Chr.

【生境与分布】· 生于海拔 600～740 m 的密林下石上、树干上。分布于荔波等地。

【药用部位】· 全草。

【功效与主治】· 清热解毒,消痈排脓。用于尿路感染,劳伤,狂犬咬伤等。

【凭证标本号】· 522722201118368LY。

• 柳叶剑蕨

【学名】· *Loxogramme salicifolia* (Makino) Makino

【生境与分布】·生于海拔 200～1 200 m 树干或岩石上。分布于紫云、开阳、镇远、施秉等地。

【药用部位】·根茎。

【功效与主治】·清热解毒。用于犬咬伤,尿路感染等。

【凭证标本号】·522426190724075LY。

■ **星蕨属 Microsorum**

● **羽裂星蕨**

【学名】·*Microsorum insigne*(Bl.)Copel.

【别名】·观音莲、箭叶星蕨、韩克星蕨。

【生境与分布】·生于海拔 1 200 m 以下的山谷溪边林下或石隙。分布于绥阳、雷山、镇宁、紫云、贞丰、兴仁、晴隆、仁怀、赤水等地。

【药用部位】·全草。

【功效与主治】·活血,祛湿,解毒。用于关节痛,跌打损伤,疝气,无名肿痛。

【凭证标本号】·520323150910493LY。

● **膜叶星蕨**

【学名】·*Microsorum membranaceum*(D. Don)Ching

【别名】·断骨粘、大叶包针。

【生境与分布】·生于海拔 640～1 200 m 的山谷湿地或密林下。分布于惠水、荔波、长顺、六枝、镇宁、兴义、册亨、罗甸等地。

【药用部位】·全草。

【功效与主治】·清热利尿,散瘀消肿。用于膀胱炎,尿道炎,跌打损伤,外伤出血,疔疮痈肿。

【凭证标本号】·522731191021030LY;522722201027558LY;522729190728035LY。

● **有翅星蕨**

【学名】·*Microsorum pteropus*(Bl.)Copel.

【别名】·三叉叶星蕨、铁皇冠。

【生境与分布】·生于海拔 400～500 m 的溪边。分布于黎平、罗甸等地。

【药用部位】·全草。

【功效与主治】·清热利尿。用于小便不利。

● **星蕨**

【学名】·*Microsorum punctatu*m(L.)Copel.

【别名】·野苦荬、尖凤尾。

【生境与分布】·生于海拔 800 m 以下的山坡林下、溪边或石上。分布于沿河、金沙、镇宁、罗甸、贵定、荔波等地。

【药用部位】·全草。

【功效与主治】·清热利湿,解毒。用于淋证,小便不利,跌打

损伤,痢疾。

【凭证标本号】·522623160603484LY。

● **广叶星蕨**

【学名】·*Microsorum steerei*(Harr.)Ching

【别名】·鸡蹼、珍珠草。

【生境与分布】·生于海拔 400 m 左右的溪边、林下或石上。分布于罗甸、望谟等地。

【药用部位】·全草。

【功效与主治】·清热利尿,活血散瘀,消肿止痛。用于小便涩痛,淋浊,风湿骨痛,小儿疳积,跌打损伤,脾脏肿大。

【凭证标本号】·522728160316014LY。

■ **扇蕨属 Neocheiropteris**

● **扇蕨**

【学名】·*Neocheiropteris palmatopedata*(Bak.)Christ

【生境与分布】·生于海拔 1 100～2 000 m 的山坡林下、河谷或石隙。分布于兴义、威宁、大方、黔西、赫章、兴仁、水城、盘州、晴隆等地。

【药用部位】·全草、根。

【功效与主治】·清热利湿,消食导滞。用于小便不利,淋沥涩痛,食积饱胀,痢疾,便秘,风湿脚气,卵巢囊肿,咽喉炎。

【凭证标本号】·522301160111964LY;522427141108676LY。

■ **盾蕨属 Neolepisorus**

● **盾蕨**

【学名】·*Neolepisorus ovatus*(Bedd.)Ching

【生境与分布】·生于海拔 600～2 100 m 的林下、溪边石上。分布于绥阳、印江、册亨等地。

【药用部位】·全草。

【功效与主治】·清热利湿,散瘀活血。用于劳伤吐血,血淋,跌打损伤,烧烫伤,疔毒痈肿。

【凭证标本号】·520323150507147LY;522226191004014LY;522327191225010LY。

● **三角叶盾蕨**

【学名】·*Neolepisorus ovatus* f. *deltoideus*(Baker)Ching

【生境与分布】·生于海拔 600～1 500 m 的土层较深的林下。分布于绥阳、凤冈、江口、桐梓、正安、七星关、息烽、修文、贵定、望谟、兴仁、册亨、安龙、镇宁等地。

【药用部位】·全草、叶。

【功效与主治】·清热利湿,凉血止血。用于尿路感染,小便不

利,咯血。外用于创伤出血,烧烫伤。

【凭证标本号】·520323150702410LY;522327181130307LY;522222140508070LY。

● **蟹爪盾蕨**

【学名】· *Neolepisorus ovatus* f. *doryopteris* (Christ) Ching

【生境与分布】·生于海拔1000～1350 m的石灰岩山地石上、石隙、洞口或林下。分布于西秀、赤水、紫云、正安、仁怀、赤水、平坝、长顺、贵定等地。

【药用部位】·全株、根茎。

【功效与主治】·清热解毒,凉血止血,利尿通淋。用于肺结核,痈毒,风湿肿痛,尿路感染,尿血,咯血,便血,痢疾,外伤出血,烫伤。

【凭证标本号】·520402170508347LY;520381160429852LY;520425170609390LY。

● **截基盾蕨**

【学名】· *Neolepisorus ovatus* f. *truncatus* (Ching & P. S. Wang) L. Shi & X. C. Zhang

【生境与分布】·生于海拔600～1100 m的林下或灌丛下石灰岩上。分布于都匀、平塘、印江、紫云、荔波、龙里等地。

【药用部位】·全草。

【功效与主治】·清热利湿,散瘀活血。用于劳伤吐血,血淋,跌打损伤,烧烫伤,疔毒痈肿。

【凭证标本号】·522701201103009LY;522727201103008LY。

■ **瘤蕨属 Phymatosorus**

● **光亮瘤蕨**

【学名】· *Phymatosorus cuspidatus* (D. Don) Pic. Serm.

【别名】·爬岩蛇、光亮密网蕨。

【生境与分布】·生于海拔1100 m以下的林下、河谷石隙。分布于惠水、荔波、长顺、水城、盘州、普安、晴隆、兴仁、兴义、安龙、册亨、望谟、罗甸、贵定、西秀、紫云、镇宁、关岭、贞丰等地。

【药用部位】·根茎。

【功效与主治】·活血止痛,消肿接骨。用于风湿骨痛,腰肌劳损,丹毒,小儿疳积,肝炎,跌打损伤。

【凭证标本号】·522731191021029LY;522722201118531LY;522729190728027LY。

■ **水龙骨属 Polypodiodes**

● **友水龙骨**

【学名】· *Polypodiodes amoena* (Wall. ex Mett.) Ching

【别名】·接骨药。

【生境与分布】·生于海拔2 200 m左右的山谷、路边、山坡林下、林缘石上或树干上。分布于惠水、荔波、水城等地。

【药用部位】·根茎。

【功效与主治】·舒筋活络,消肿止痛,清热利尿,祛风止咳。用于关节疼痛,骨折,尿血,小儿惊风,肺热咳嗽,病后关节痛等。

【凭证标本号】·522731190915005LY;522722201120747LY;520221181130033LY。

■ **石韦属 Pyrrosia**

● **石蕨**

【学名】· *Pyrrosia angustissimum* (Gies enh. ex Diels)

【别名】·鸭舌鱼鳖、石豇豆。

【生境与分布】·生于海拔550～2 500 m的树干上、石上。分布于荔波、平塘、惠水、德江、松桃、印江、石阡、黎平、黄平、威宁、紫云、长顺、贵定、都匀、独山、岑巩、清镇等地。

【药用部位】·全草。

【功效与主治】·活血调经,镇惊。用于月经不调,小儿惊风,疝气,跌打损伤。

【凭证标本号】·522722200116581LY;522727200407006LY;522731190710058LY。

● **相近石韦**

【学名】· *Pyrrosia assimilis* (Bak.) Ching

【别名】·相异石韦。

【生境与分布】·生于海拔400～950 m的山坡林下阴湿石上。分布于册亨、罗甸、余庆、江口、平塘、印江、德江、松桃、独山等地。

【药用部位】·叶。

【功效与主治】·清热镇惊,止血利尿。用于癫痫,小儿惊风,淋证,外伤出血,肺热咳嗽。

【凭证标本号】·522327180426061LY;522728151013028LY;520329190726724LY。

● **波氏石韦**

【学名】· *Pyrrosia bonii* (Christ ex Gies.) Ching

【生境与分布】·生于海拔1 000 m左右的林下。分布于惠水、罗甸、贵定等地。

【药用部位】·叶。

【功效与主治】·镇惊,利尿,止血。用于癫痫,小儿惊风,淋证,外伤出血,肺热咳嗽。

【凭证标本号】·522731191020048LY;522728150830028LY。

● 光石韦

【学名】·*Pyrrosia calvata*（Bak.）Ching

【别名】·牛皮凤尾草、大肺癀草。

【生境与分布】·生于海拔400～1 900 m的林下石上、树干。分布于兴义、册亨、都匀、思南、黄平、织金、纳雍、镇宁、紫云、安龙、兴仁、贞丰、望谟、惠水、独山、荔波、龙里、福泉、绥阳、务川、开阳、修文等地。

【药用部位】·叶。

【功效与主治】·清热除湿,利尿止血。用于感冒咳嗽,小便不利,石淋,吐血,外伤出血。

【凭证标本号】·522301140623293LY;522327181129065LY;522701201024001LY。

● 毡毛石韦

【学名】·*Pyrrosia drakeana*（Franch.）Ching

【别名】·大金刀、牛耳朵。

【生境与分布】·生于海拔1 500～2 500 m的石上。分布于荔波、威宁、盘州等地。

【药用部位】·叶。

【功效与主治】·清热利尿,通淋。用于淋证,石淋。

【凭证标本号】·522722200823100LY;522427141105658LY。

● 西南石韦

【学名】·*Pyrrosia gralla*（Gies.）Ching

【别名】·长柄石韦、扁担草。

【生境与分布】·生于石隙中。分布于威宁等地。

【药用部位】·全草。

【功效与主治】·利水通淋,清肺化痰,凉血止血。用于淋病,水肿,小便不利,痰热咳嗽,咯血,吐血,衄血,崩漏及外伤出血。

【凭证标本号】·522427140507116LY。

● 石韦

【学名】·*Pyrrosia lingua*（Thunb.）Farwell

【别名】·小叶下红。

【生境与分布】·生于海拔300～2 000 m的林下树干上或溪边石上。分布于绥阳、罗甸、赤水等地。

【药用部位】·叶。

【功效与主治】·利尿通淋,清肺止咳,凉血止血。用于热淋,血淋,石淋,小便淋痛,吐血,衄血,尿血,崩漏,肺热咳嗽,吐血,衄血,尿血,崩漏。

【凭证标本号】·520323150420278LY;522728150306001LY;520381160429863LY。

【附注】·《中国药典》收录物种。

● 有柄石韦

【学名】·*Pyrrosia petiolosa*（Christ）Ching

【别名】·小石韦、猫耳朵。

【生境与分布】·生于海拔400～2 200 m的裸露岩石上。分布于惠水、花溪、荔波等地。

【药用部位】·叶。

【功效与主治】·利尿通淋,清肺止咳,凉血止血。用于热淋,血淋,石淋,小便淋痛,吐血,衄血,尿血,崩漏,肺热咳嗽,吐血,衄血,尿血,崩漏。

【凭证标本号】·522731180916025LY;520111200618029LY;522722201020752LY。

【附注】·《中国药典》收录物种。

● 柔软石韦

【学名】·*Pyrrosia porosa*（C. Presl）Hovenk.

【别名】·牛舌条、多形石韦。

【生境与分布】·生于海拔200～1 600 m的阴石上或树干上。分布于威宁、册亨、江口等地。

【药用部位】·叶。

【功效与主治】·清热,利尿通淋,止血。用于水肿,石淋,小便涩痛,外伤出血。

【凭证标本号】·522427140510367LY;522327191008027LY;522222150111018LY。

● 庐山石韦

【学名】·*Pyrrosia sheareri*（Bak.）Ching

【别名】·叶下红、血公鸡。

【生境与分布】·生于海拔1 000～2 300 m的林下石上或树干上。分布于黔西、荔波、平塘等地。

【药用部位】·叶。

【功效与主治】·利尿通淋,清肺止咳,凉血止血。用于热淋,血淋,石淋,小便涩痛,吐血,衄血,尿血,崩漏,肺热咳嗽,吐血,衄血,尿血,崩漏。

【凭证标本号】·522722200630667LY;522727201023005LY;522423191001027LY。

【附注】·《中国药典》收录物种。

● 相似石韦

【学名】·*Pyrrosia similis* Ching

【生境与分布】·生于海拔700～1 200 m的石灰岩上。分布于平塘、独山等地。

【药用部位】·叶。

【功效与主治】·清热利尿,通淋。用于小便淋痛,淋证,水肿,肺热咳嗽,蛇虫咬伤。

【凭证标本号】·522224161106024LY。

■ 中越石韦

【学名】·*Pyrrosia tonkinensis* (Gies.) Ching

【别名】·越南石韦。

【生境与分布】·生于海拔80～1 600 m 的树干上或岩石上。分布于贞丰、兴义、紫云、安龙、都匀、罗甸等地。

【药用部位】·叶。

【功效与主治】·清热利尿。用于肺热咳嗽,淋证,小便淋痛。

【凭证标本号】·523325181207116LY;523301140905507LY;520425170608333LY。

■ 修蕨属 *Selliguea*

● 紫柄假瘤蕨

【学名】·*Selliguea crenatopinnata* (C.B. Clarke) S.G. Lu

【别名】·女金芦、地蜈蚣。

【生境与分布】·生于海拔1 100～2 600 m 的酸性山地山坡林缘、灌丛下或山顶石隙。分布于长顺、贞丰、威宁、纳雍、七星关、水城、盘州、织金、西秀、平坝、贵定等地。

【药用部位】·全草。

【功效与主治】·清热解毒,舒筋活络,止血,消食导滞。用于食少,腹胀,便秘,风湿骨痛,跌打损伤,腰腿痛,吐血,咽喉炎,小儿惊风,毒蛇咬伤,狂犬病,淋巴结核,尿路感染,骨折。

【凭证标本号】·522729190729013LY;522325190717563LY;522427140506180LY。

● 大果假瘤蕨

【学名】·*Selliguea griffithiana* (Hooker) Fraser-Jenkins

【别名】·大果假密网蕨、金星草、金钗草。

【生境与分布】·生于海拔1 300～2 900 m 的树干上或石上。省内广泛分布。

【药用部位】·全草。

【功效与主治】·清热止咳,凉血解毒。用于肺热咳嗽,肿毒,恶疮,淋病,暴赤火眼等。

● 金鸡脚假瘤蕨

【学名】·*Selliguea hastata* (Thunb.) Fraser-Jenkins

【别名】·金鸡脚、鹅掌金星草、鸡脚叉。

【生境与分布】·生于海拔1 300 m 以下的林缘、路边、灌丛下。分布于赤水、紫云、江口等地。

【药用部位】·全草。

【功效与主治】·清热解毒,止痛定惊,祛风除湿,利尿。用于小儿惊风,感冒咳嗽,夜啼,毒蛇咬伤,菌痢,膀胱炎,尿路结石,各种疔疮,扁桃体炎。

【凭证标本号】·520381160428871LY;522222160721021LY;520425170606318LY。

● 宽底假瘤蕨

【学名】·*Selliguea majoensis* (C. Christensen) Fraser-Jenkins

【生境与分布】·生于海拔500～1 900 m 的阴湿溪边、渠边石上或林下树干上。分布于赫章、贞丰、道真、龙里、印江、雷山等地。

【药用部位】·全草。

【功效与主治】·清热解毒,凉血止血,利水通淋。用于痈疡肿毒,肺热咳嗽,淋证,肠风下血。

● 斜下假瘤蕨

【学名】·*Selliguea stracheyi* (Ching) S.G. Lu

【生境与分布】·生于海拔2 000～2 450 m 的冷湿山顶的石上。分布于荔波、赫章、印江、江口、雷山等地。

【药用部位】·根茎。

【功效与主治】·消食化积。用于消化不良。

【凭证标本号】·522722200630329LY。

● 三出假瘤蕨

【学名】·*Selliguea trisecta* (Baker) Fraser-Jenkins

【别名】·七星草、小过山龙、三角风。

【生境与分布】·生于海拔1 600～2 400 m 的灌丛下。分布于威宁等地。

【药用部位】·全草。

【功效与主治】·清热利湿,凉血解毒。用于水肿,咽喉痛,暑热,湿热带下,疔毒疮肿。

【凭证标本号】·522427140913691LY。

槲蕨科 Drynariaceae

■ 槲蕨属 *Drynaria*

● 团叶槲蕨

【学名】·*Drynaria bonii* Christ

【别名】·石蜈蚣、肉碎补、骨碎补。

【生境与分布】·生于海拔280～800 m 的山谷林下、石上或树干上。分布于望谟、罗甸、安龙、册亨等地。

【药用部位】· 根茎。

【功效与主治】· 益肾气,壮筋骨,散瘀止血。用于肾虚耳鸣,牙痛,跌打损伤,骨折,风湿腰痛,外伤出血。

【凭证标本号】· 522326200428018LY;522728160420002LY。

● 崖姜蕨

【学名】· *Drynaria coronans* (Wall. ex Mett) J. Sm.

【别名】· 穿石剑、岩姜。

【生境与分布】· 生于海拔 800 m 以下的河谷、树干或石上。分布于水城、望谟等地。

【药用部位】· 根茎。

【功效与主治】· 清热解毒,祛风除湿,舒筋活络。用于跌打损伤,骨折,中耳炎,风湿性关节炎等。

【凭证标本号】· 522230191123012LY。

● 川滇槲蕨

【学名】· *Drynaria delavayi* Christ

【别名】· 爬崖姜、骨碎补。

【生境与分布】· 生于山麓阳处石上。分布于水城、威宁、赫章等地。

【药用部位】· 根茎。

【功效与主治】· 补肾强骨,续筋止痛。用于肾虚腰痛,耳鸣耳聋,牙齿松动,跌仆闪挫,筋骨折伤,斑秃,白癜风。

【凭证标本号】· 520221190731013LY;522427140510113LY。

● 石莲姜槲蕨

【学名】· *Drynaria propinqua* (Wall. et Mett.) J. Sm. et Bedd.

【别名】· 光叶槲蕨、老鹰翅膀、近邻槲蕨。

【生境与分布】· 生于海拔 300～1 400 m 的树干或石上。分布于水城、六枝、织金、西秀、晴隆、关岭、兴义等地。

【药用部位】· 根茎。

【功效与主治】· 益肾气,壮筋骨,散瘀止血。用于肾虚耳鸣,牙痛,跌打损伤,骨折,风湿腰痛,外伤出血。

● 槲蕨

【学名】· *Drynaria roosii* Nakaike

【别名】· 骨碎补、西南槲蕨、板崖姜。

【生境与分布】· 生于海拔 150～1 500 m 的树干或石上。分布于都匀、荔波、惠水等地。

【药用部位】· 根茎。

【功效与主治】· 益肾气,壮筋骨,散瘀止血。用于肾虚耳鸣,牙痛,跌打损伤,骨折,风湿腰痛,外伤出血。

【凭证标本号】· 522701201026011LY;522731180916026LY;522722210116486LY。

蘋科 Marsileaceae

■ 蘋属 *Marsilea*

● 南国蘋

【学名】· *Marsilea minuta* L.

【生境与分布】· 生于水田、池塘。分布于惠水、余庆等地。

【药用部位】· 全草。

【功效与主治】· 清热解毒,调经止血。用于虚劳发热,痈肿疔毒,外伤出血。

【凭证标本号】· 522731200904014LY;520329191004022LY。

槐叶萍科 Salviniaceae

■ 槐叶萍属 *Salvinia*

● 槐叶萍

【学名】· *Salvinia natans* (L.) All.

【生境与分布】· 生于水田、池塘。分布于赤水、播州、金沙、清镇、开阳、贞丰、三都、德江、松桃等地。

【药用部位】· 全草。

【功效与主治】· 清热解毒,调经止血,活血止痛,除湿消肿。用于虚劳发热,痈肿疔毒,瘀血肿痛。

满江红科 Azollaceae

■ 满江红属 *Azolla*

● 满江红

【学名】· *Azolla imbricata* (Roxb.) Nakai

【别名】· 红浮飘、红浮萍。

【生境与分布】· 生于水田、池沼、沟渠等静水或缓流中。分布于紫云、印江、沿河等地。

【药用部位】· 全草。

【功效与主治】· 清热解毒,解表透疹,祛风利湿。用于麻疹不透,风湿关节痛,荨麻疹,皮肤瘙痒,水肿,小便不利。

【凭证标本号】· 520425170602128LY;522226190414011LY;522228200730361LY。

六、裸子植物

苏铁科 Cycadaceae

■ 苏铁属 *Cycas*

● 宽叶苏铁

【学名】·*Cycas balansae* Warburg

【别名】·单羽苏铁。

【生境与分布】·引种。省内广泛栽培。

【药用部位】·根、茎、叶、孢子叶、种子。

【功效与主治】·根、茎、叶、孢子叶:化湿理气,清热解毒。用于慢性肝炎,急性黄疸型肝炎,高血压,难产,痈疮,肿毒。种子:化湿降逆,健脾和胃,祛痰止咳。用于肠炎,痢疾,消化不良,呃逆,气管炎,支气管炎。

● 苏铁

【学名】·*Cycas revoluta* Thunb.

【别名】·铁树、避火焦、凤尾松。

【生境与分布】·引种。省内广泛栽培。

【药用部位】·根、大孢子叶、叶、种子。

【功效与主治】·根:祛风通络,活血止血。用于风湿麻木,筋骨疼痛,跌打损伤,劳伤吐血,腰痛,口疮。苏铁花(大孢子叶):理气祛湿,活血止血,益肾固精。用于胃痛,慢性肝炎,风湿痹痛,跌打损伤,咳血,吐血,痛经,遗精,带下。苏铁叶(叶):理气止痛,散瘀止血,消肿解毒。用于肝胃气滞疼痛,闭经,吐血,便血,痢疾,肿毒,外伤出血,跌打损伤。苏铁果(种子):平肝降压,镇咳祛痰,收敛固涩。用于高血压,慢性肝炎,咳嗽痰多,痢疾,遗精,跌打,刀伤。

【凭证标本号】·520327210512042LY;520328210504192LY;522301150907866LY。

● 华南苏铁

【学名】·*Cycas rumphii* Miq.

【别名】·刺叶苏铁、龙尾苏铁。

【生境与分布】·引种。省内广泛栽培。

【药用部位】·根、种子。

【功效与主治】·平肝祛风,消肿敛疮。用于高血压,风湿痹痛,无名肿毒,皮肤湿疹。

● 云南苏铁

【学名】·*Cycas siamensis* Miq.

【别名】·苏铁、象尾菜、凤尾蕉。

【生境与分布】·引种。省内广泛栽培。

【药用部位】·根、茎、叶、孢子叶、种子。

【功效与主治】·根、茎、叶、孢子叶:化湿理气,清热解毒。用于慢性肝炎,急性黄疸型肝炎,高血压,难产,痈疮,肿毒。种子:化湿降逆,健脾和胃,祛痰止咳。用于肠炎,痢疾,消化不良,呃逆,气管炎,支气管炎。

● 南盘江苏铁

【学名】·*Cycas szechuanensis* W. C. Cheng & L. K. Fu

【别名】·贵州苏铁、兴义苏铁。

【生境与分布】·生于海拔 400～1 300 m 的山谷疏林中。分布于兴义、罗甸、望谟、册亨、安龙等地。

【药用部位】·叶。

【功效与主治】·理气止痛,散瘀消肿。用于吐血,便血,肿毒,外伤出血。

银杏科 Ginkgoaceae

■ 银杏属 *Ginkgo*

● 银杏

【学名】·*Ginkgo biloba* L.

【别名】·白果、鸭脚子、鸭掌树。

【生境与分布】·生于海拔 2 000 m 以下的村旁寨中、寺庙周围等。省内广泛栽培,务川、凤冈等地有野生群落。

【药用部位】·成熟种子。

【功效与主治】·敛肺定喘,止带缩尿。用于痰多喘咳,带下白浊,遗尿尿频等。

【凭证标本号】·522326201002062LY;520402170508292LY;520381150706969LY。

【附注】·《中国药典》收录品种。

松科 Pinaceae

■ 冷杉属 *Abies*

• 苍山冷杉

【学名】·*Abies delavayi* Franch.

【别名】·冷杉果、高山枞、塔松。

【生境与分布】·省内广泛栽培。

【药用部位】·种子。

【功效与主治】·温中理气,散寒止痛。用于发痧气痛,脘腹冷痛,疝气痛。

■ 银杉属 *Cathaya*

• 银杉

【学名】·*Cathaya argyrophylla* Chun et Kuang

【别名】·杉公子。

【生境与分布】·生于海拔 900~1 900 m 的阳坡阔叶林中和山脊地带。分布于道真、桐梓等地。

【药用部位】·茎、叶、种子。

【功效与主治】·利尿,抗炎,抗肿瘤。

【凭证标本号】·520325160531602LY。

■ 雪松属 *Cedrus*

• 雪松

【学名】·*Cedrus deodara*(Roxb. ex D. Don)G. Don

【别名】·香柏。

【生境与分布】·省内广泛栽培。

【药用部位】·木材、枝叶。

【功效与主治】·清热利湿,散瘀止血。用于痢疾,肠风便血,水肿,风湿痹痛,麻风病。

【凭证标本号】·520327210515239LY;520111200716014LY。

■ 油杉属 *Keteleeria*

• 铁坚油杉

【学名】·*Keteleeria davidiana*(Bertr.)Beissn.

【别名】·铁尖杉、杉公子。

【生境与分布】·生于海拔 700~1 300 m 之间的山坡疏林中。分布于道真、务川、思南、石阡、德江、息烽、正安、桐梓、长顺等地。

【药用部位】·种子。

【功效与主治】·驱虫,消积,抗癌。

【凭证标本号】·520402170328354LY。

• 云南油杉

【学名】·*Keteleeria evelyniana* Mast.

【别名】·罗汉松、杉松、杉松苞。

【生境与分布】·生于海拔 700~2 000 m 的山坡疏林中。分布于七星关、贵定、兴义、晴隆、罗甸等地。

【药用部位】·根皮。

【功效与主治】·祛瘀,消肿,解毒。用于跌打损伤,骨折,疮痛,漆疮。

• 油杉

【学名】·*Keteleeria fortunei*(Murr.)Carr.

【别名】·杜松、唐杉、松罗。

【生境与分布】·生于海拔 400~1 200 m 的山谷疏林中。省内广泛栽培。

【药用部位】·根皮、叶。

【功效与主治】·消肿解毒。用于痈疽疮肿。

【凭证标本号】·520123151001451LY。

• 江南油杉

【学名】·*Keteleeria fortunei* var. *cyclolepis*(Flous)Silba

【生境与分布】·生于海拔 350~1 400 m 的山坡疏林中。分布于荔波、望谟、都匀、罗甸、紫云、册亨等地。

【药用部位】·根皮。

【功效与主治】·用于透疹,消肿,接骨。

【凭证标本号】·522722201029237LY;522326200411015LY;522701210503027LY。

■ 云杉属 *Picea*

• 云杉

【学名】·*Picea asperata* Mast.

【别名】·杉塔、茂县云杉、大果云杉。

【生境与分布】·省内广泛栽培。

【药用部位】·球果。

【功效与主治】·化痰,止咳。用于久咳,痰喘。

【凭证标本号】·520123151001463LY。

红皮云杉

【学名】· *Picea koraiensis* Nakai

【别名】· 虎尾松、溪云杉、红皮臭。

【生境与分布】· 生于山坡湿润阴凉处。省内广泛栽培。

【药用部位】· 树皮、枝、叶。

【功效与主治】· 祛风除湿,消肿止痛。用于风湿痹痛。

■ 松属 *Pinus*

华山松

【学名】· *Pinus armandii* Franch.

【别名】· 五叶松、猪鬃松。

【生境与分布】· 分布于兴义、水城、沿河、威宁、赫章、七星关、盘州、安龙、长顺、瓮安、独山、福泉、荔波、都匀、惠水、贵定、三都、龙里等地。

【药用部位】· 松针、树脂。

【功效与主治】· 松针:祛风燥湿,杀虫止痒,活血安神。用于风湿痹痛,脚气,湿疮,癣,风疹瘙痒,跌打损伤,神经衰弱,慢性肾炎,高血压。树脂:祛风燥湿,排脓拔毒,生肌止痛。用于痈疽恶疮,瘰疬,瘘症,疥癣,白秃,痹症,金疮,扭伤,妇女白带,血栓闭塞性脉管炎。

【凭证标本号】· 522301140613147LY;520221181130020LY;522228200819008LY。

白皮松

【学名】· *Pinus bungeana* Zucc. ex Endl.

【别名】· 白果树、蛇皮松、白松。

【生境与分布】· 生于海拔 500～1 800 m 的山坡疏林中。荔波、黔西、平塘等地有栽培。

【药用部位】· 果球。

【功效与主治】· 祛痰,止咳,平喘。用于慢性气管炎,哮喘,咳嗽,气短,痰多。

【凭证标本号】· 522722201120515LY;524423191003010LY;522727201022001LY。

高山松

【学名】· *Pinus densata* Mast.

【别名】· 西康赤松。

【生境与分布】· 生于海拔 1 600～2 000 m 的石灰岩山地山坡阔叶林中。分布于盘州、纳雍、赫章等地。

【药用部位】· 树脂。

【功效与主治】· 祛风燥湿,排脓拔毒,生肌止痛。用于痈疽恶疮,瘰疬,瘘症,疥癣,白秃,痹症,金疮,扭伤,血栓闭塞性脉管炎。

【凭证标本号】· 522422160517007LY。

湿地松

【学名】· *Pinus elliottii* Engelm.

【生境与分布】· 省内广泛栽培。

【药用部位】· 树脂。

【功效与主治】· 祛风燥湿,排脓拔毒,生肌止痛。用于痈疽恶疮,瘰疬,瘘症,疥癣,白秃,痹症,金疮,扭伤,血栓闭塞性脉管炎。

海南五针松

【学名】· *Pinus fenzeliana* Hand.-Mazz.

【别名】· 葵花松、海南松。

【生境与分布】· 生于海拔 1 000～1 500 m 的山地。分布于赤水、习水、正安、绥阳、道真、务川、德江、雷山、平塘、从江等地。

【药用部位】· 根皮。

【功效与主治】· 祛风通络,活血消肿。用于风寒湿痹,风湿麻痹,跌打损伤。

华南五针松

【学名】· *Pinus kwangtungensis* Chun ex Tsiang

【别名】· 广东松。

【生境与分布】· 生于海拔 600～1 600 m 的石灰岩山地。分布于独山、麻江、三都、平塘、从江、荔波、望谟等地。

【药用部位】· 树脂。

【功效与主治】· 祛风除湿,排脓拔毒,生肌止痛。用于肌肉酸痛,关节痛,瘰疬,痈疽恶疮,扭伤。

马尾松

【学名】· *Pinus massoniana* Lamb.

【别名】· 青松、山松。

【生境与分布】· 生于海拔 1 300 m 以下的山地。分布于贞丰、惠水、长顺等地。

【药用部位】· 瘤状节或分枝节(油松节)、花粉(松花粉)。

【功效与主治】· 油松节:祛风除湿,通络止痛。用于风寒湿痹,风湿关节痛,转筋挛急,跌打伤痛。松花粉:收敛止血,燥湿敛疮。用于外伤出血,湿疹,黄水疮,皮肤糜烂,脓水淋漓。

【凭证标本号】· 522325200401003LY;522731180915001LY;522729190312011LY。

【附注】· 《中国药典》收录物种。

油松

【学名】· *Pinus tabulieformis* Carr.

【别名】·巨果油松、短叶松。

【生境与分布】·生于海拔100～2 600 m的山坡疏林中。省内广泛栽培。

【药用部位】·瘤状节或分枝节(油松节)、花粉(松花粉)。

【功效与主治】·油松节:祛风除湿,通络止痛。用于风寒湿痹,关节风痛,转筋挛急,跌打伤痛。松花粉:收敛止血,燥湿敛疮。用于外伤出血,湿疹,黄水疮,皮肤糜烂,脓水淋漓。

【凭证标本号】·520123151001451LY。

【附注】·《中国药典》收录物种。

● 黄山松

【学名】·*Pinus taiwanensis* Hayata

【别名】·台湾松、大明松、台湾二针松。

【生境与分布】·生于海拔1 400～2 100 m的山坡疏林中。分布于江口、印江、道真、桐梓等地。

【药用部位】·根。

【功效与主治】·祛风除湿,活血止痛。用于风湿痹痛,咳嗽,跌打损伤。

【凭证标本号】·520324140521001LY。

● 黑松

【学名】·*Pinus thunbergii* Parl.

【别名】·日本黑松。

【生境与分布】·引种。省内广泛栽培。

【药用部位】·针叶、花粉。

【功效与主治】·针叶:祛风燥湿,杀虫止痒,活血安神。用于风湿痹痛,脚气,湿疮,癣,风疹瘙痒,跌打损伤,神经衰弱,慢性肾炎,高血压。花粉:祛风,益气,收湿。用于头痛眩晕,泄泻下痢,湿疹湿疮,创伤出血等。

【凭证标本号】·522228200819014LY。

● 云南松

【学名】·*Pinus yunnanensis* Franch.

【别名】·长毛松、青松。

【生境与分布】·生于海拔1 000～2 500 m的山坡疏林中。分布于兴义、贞丰、威宁、赫章、纳雍、织金、普安、兴仁、安龙、盘州等地。

【药用部位】·嫩枝、球果。

【功效与主治】·嫩枝:祛风利湿,活血消肿,清热解毒。用于风湿痹痛,淋证,尿浊,跌打损伤,乳痈,动物咬伤,夜盲等。球果:祛风除痹,化痰止咳,平喘,利尿通便。用于风寒湿痹,白癜风,慢性气管炎,淋浊,便秘,痔疮。

【凭证标本号】·522301160317163LY;522325190429255LY。

● 细叶云南松

【学名】·*Pinus yunnanensis* var. *tenuifolia* Cheng et Law

【生境与分布】·生于海拔400～1 200 m的山地密林中。分布于兴义、安龙、册亨、望谟、罗甸、平塘等地。

【药用部位】·松根、针叶。

【功效与主治】·松根:祛风除湿,活血止血。用于风湿痹痛,风疹,瘙痒,咳嗽,跌打吐血,风虫牙痛。针叶:祛风除湿,杀虫止痒。用于疥癣,湿疹,神经性皮炎等。

【凭证标本号】·522328140117055LY。

■ 金钱松属 *Pseudolarix*

● 金钱松

【学名】·*Pseudolarix amabilis* (Nelson) Rehd.

【别名】·金松、水树。

【生境与分布】·生于山地林中。赤水、龙里、黎平、修文、江口等地有栽培。

【药用部位】·根皮或近根树皮。

【功效与主治】·杀虫,疗癣,止痒。用于疥癣瘙痒。

【附注】·《中国药典》收录物种。

■ 黄杉属 *Pseudotsuga*

● 黄杉

【学名】·*Pseudotsuga sinensis* Dode

【别名】·长片花旗松、湄公黄杉。

【生境与分布】·生于海拔800～2 500 m的山地。分布于威宁、德江、松桃、七星关、印江、湄潭、道真、沿河、台江、赫章、三惠、雷山等地。

【药用部位】·根。

【功效与主治】·祛风除湿。用于湿疹,风湿痛。

【凭证标本号】·522427140506217LY。

■ 铁杉属 *Tsuga*

● 铁杉

【学名】·*Tsuga chinensis* (Franch.) Pritz.

【生境与分布】·生于海拔1 100～2 300 m的山坡密林中。分布于册亨、江口、松桃、印江、花溪、威宁、赫章等地。

【药用部位】·根。

【功效与主治】·祛风除湿。用于湿疹,风湿痛。

【凭证标本号】·522327190425301LY。

长苞铁杉

【学名】· *Tsuga longibracteata* W.C. Cheng

【生境与分布】· 生于海拔 1 100～2 000 m 的山地密林中。分布于江口、雷山、台江、施秉等地。

【药用部位】· 根。

【功效与主治】· 祛风除湿。用于湿疹，风湿痛。

【凭证标本号】· 520324160407022LY。

杉科 Taxodiaceae

■ 柳杉属 *Cryptomeria*

• 日本柳杉

【学名】· *Cryptomeria japonica* (L.f.) D. Don

【生境与分布】· 西秀、黔西等地有栽培。

【药用部位】· 根皮、树皮、种子。

【功效与主治】· 根皮、树皮：清热解毒，杀虫疗癣，止痒。外用于癣疮，痈疽，鹅掌风。种子：理气散寒，止痛。用于疝气痛，咳嗽。

【凭证标本号】· 520402170324180LY；522423191004002LY。

• 柳杉

【学名】· *Cryptomeria japonica* var. *sinensis* Miquel

【别名】· 宝树、长尾孔雀杉。

【生境与分布】· 省内广泛栽培。

【药用部位】· 根皮、树皮、枝叶。

【功效与主治】· 根皮、树皮：解毒，杀虫，止痒。用于癣疮，鹅掌风，烫伤。枝叶：清热解毒。用于痈疽疮毒。

【凭证标本号】· 520201200723081LY；520323150609032LY；520381160604859LY。

■ 杉木属 *Cunninghamia*

• 杉木

【学名】· *Cunninghamia lanceolata* (Lamb.) Hook.

【别名】· 沙木、沙树、杉。

【生境与分布】· 生于海拔 300～1 600 m 的山地密森中。分布于江口、花溪、惠水等地。

【药用部位】· 根、树枝、结节、种子。

【功效与主治】· 根：祛风利湿，行气止痛，理伤接骨。用于风湿痹痛，胃痛，疝气，淋病，白带异常，血瘀崩漏，痔疮，骨折、脱臼，刀伤等。树枝：避恶除秽，除湿散毒，活血止痛。

结节：祛风止痛，散湿毒。用于风湿骨节疼痛，胃痛，脚气水肿，带下，跌打损伤，臁疮。种子：理气散寒，止痛。用于疝气疼痛。

【凭证标本号】· 522222140430029LY；520111200717012LY；522731190510022LY。

■ 水松属 *Glyptostrobus*

• 水松

【学名】· *Glyptostrobus pensilis* (Staunt. ex D. Don) K. Koch

【别名】· 水杉、凤凰树、勒柏。

【生境与分布】· 黎平等地有栽培。

【药用部位】· 树皮、枝叶、球果。

【功效与主治】· 树皮：杀虫止痒，去火毒。用于水泡疮，水火烫伤。枝叶：祛风湿，通络止痛，杀虫止痒。用于风湿骨痛，高血压，腰痛，皮炎。球果：理气止痛。用于胃痛，疝气痛。

■ 水杉属 *Metasequoia*

• 水杉

【学名】· *Metasequoia glyptostroboides* Hu et Cheng

【生境与分布】· 兴义、余庆、江口、碧江、凯里等地有栽培。

【药用部位】· 叶。

【功效与主治】· 清热解毒，止痛。用于痈疮肿毒，癣疮。

【凭证标本号】· 522301150830817LY；520329191005024LY；522222140504106LY。

■ 台湾杉属 *Taiwania*

• 台湾杉

【学名】· *Taiwania cryptomerioides* Hayata

【别名】· 秃杉、水杉。

【生境与分布】· 生于海拔 550～1 300 m 的山地。分布于罗甸、雷山、从江、剑河、榕江、台江、丹寨、黎平等地。

【药用部位】· 鲜皮、叶。

【功效与主治】· 鲜皮：捣敷用于毒蛇咬伤。叶：解毒利尿。用于淋病。捣汁外涂用于肿毒。

【凭证标本号】· 522728151013004LY。

柏科 Cupressaceae

◼ 扁柏属 *Chamaecyparis*

● 羽叶花柏

【学名】· *Chamaecyparis pisifera* cv. 'Plumosa' Ohwi

【别名】· 细叶花柏。

【生境与分布】· 引种。省林科院等地有栽培。

【药用部位】· 全草、种子。

【功效与主治】· 消肿,止痛。用于胃病,皮肤病。

【凭证标本号】· 520123151001386LY。

● 日本花柏

【学名】· *Chamaecyparis pisifera* (Siebold et Zuccarini) Enelicher

【别名】· 五彩松。

【生境与分布】· 引种。省内广泛栽培。

【药用部位】· 根、叶。

【功效与主治】· 凉血止血,舒筋活络。用于风湿痛,内外出血。

【凭证标本号】· 520112131007208LY。

◼ 柏木属 *Cupressus*

● 干香柏

【学名】· *Cupressus duclouxiana* Hickel

【别名】· 滇柏、干柏杉、冲天柏。

【生境与分布】· 生于海拔 1 400 m 以上的山地疏林中。省内广泛栽培。

【药用部位】· 叶。

【功效与主治】· 止血。用于跌打损伤。

【凭证标本号】· 522729190311026LY。

● 柏木

【学名】· *Cupressus funebris* Endl.

【别名】· 柏树、柏香树、柏木树。

【生境与分布】· 生于海拔 400～1 200 m 的石灰岩地区。分布于花溪、黔西、余庆、独山、平塘、册亨、荔波、惠水、瓮安、罗甸、福泉、都匀、贵定、三都、龙里、安龙、贞丰、紫云、长顺、平坝、施秉、黄平、桐梓、雷公山、梵净山等地。

【药用部位】· 根、枝叶、球果、油脂。

【功效与主治】· 根:清热解毒。用于麻疹身热不退。枝叶:凉血止血,敛疮生肌。用于吐血,血痢,痔疮,癞疮,烫伤,刀伤,毒蛇咬伤。球果:祛风,和中,安神,止血。用于感冒发热,胃痛呕吐,烦躁,失眠,劳伤吐血。油脂:祛风除湿,解毒生肌。用于风热头痛,白带,淋浊,痈疽疮疡,赘疣,刀伤出血。

【凭证标本号】· 520111200619014LY;522423190819010LY; 520329191006180LY。

◼ 福建柏属 *Fokienia*

● 福建柏

【学名】· *Fokienia hodginsii* (Dunn) A. Henry et Thomas

【别名】· 建柏、滇柏、广柏。

【生境与分布】· 生于海拔 800～1 800 m 的山谷或山脊的疏林中。分布于荔波、雷山、习水、赤水、榕江、从江、赫章、金沙、大方、三都、剑河等地。

【药用部位】· 心材。

【功效与主治】· 行气止痛,降逆止呕。用于脘腹疼痛,噎膈,反胃,呃逆,恶心呕吐。

【凭证标本号】· 522722201120816LY。

◼ 刺柏属 *Juniperus*

● 圆柏

【学名】· *Juniperus chinensis* L.

【别名】· 刺柏。

【生境与分布】· 生于海拔 2 300 m 以下的村旁、路边及山谷疏林中。省内广泛栽培。

【药用部位】· 叶。

【功效与主治】· 祛风散寒,活血解毒。用于风寒感冒,风湿关节痛,荨麻疹,阴疽肿毒初起,尿路感染。

● 龙柏

【学名】· *Juniperus chinensis* var. *kaizuca* Hort.

【生境与分布】· 省内广泛栽培。

【药用部位】· 枝、叶。

【功效与主治】· 清热止血,利湿,杀虫止痒。用于皮肤湿疹。

● 刺柏

【学名】· *Juniperus formosana* Hayata

【别名】· 山刺柏、短柏木、杉柏。

【生境与分布】· 生于海拔 800～1 700 m 的向阳山坡疏林中。分布于沿河、江口、石阡、道真、湄潭、务川、纳雍、普定、余庆、赤水、桐梓、从江、麻江等地。

【药用部位】· 根、根皮、枝叶。

【功效与主治】· 清热解毒,燥湿止痒。用于麻疹高热,湿疹,癣疮。

【凭证标本号】·522228210117001LY。

• 高山柏

【学名】· *Juniperus squamata* Buchanan-Hamilton ex D. Don

【别名】·大香桧。

【生境与分布】·生于海拔1 600～2 500 m的山地。分布于江口等地。

【药用部位】·枝叶。

【功效与主治】·祛风除湿,消肿止痛。用于风寒痹痛,肾炎水肿,尿路感染,痈疮肿毒。

■ 侧柏属 *Platycladus*

• 侧柏

【学名】· *Platycladus orientalis* (L.) Franco

【生境与分布】·生于山地。省内广泛栽培。

【药用部位】·枝梢、叶。

【功效与主治】·凉血止血,化痰止咳,生发乌发。用于吐血,咯血,便血,崩漏下血,肺热咳嗽,血热脱发,须发早白。

【凭证标本号】·522327181128142LY;520327201115061LY;520111210327015LY。

【附注】·《中国药典》收录物种。

■ 崖柏属 *Thuja*

• 北美香柏

【学名】· *Thuja occidentalis* L.

【生境与分布】·引种。栽培于山谷向阳处。

【药用部位】·种子。

【功效与主治】·通经,利尿。用作兴奋剂。

【凭证标本号】·522728160321002LY。

罗汉松科 Podocarpaceae

■ 竹柏属 *Nageia*

• 竹柏

【学名】· *Nageia nagi* (Thunb.) Kuntze

【别名】·大果竹柏。

【生境与分布】·生于海拔1 200 m左右的常绿阔叶林中。贞丰、兴义、荔波、锦屏、榕江等地有栽培。

【药用部位】·根、树皮、叶。

【功效与主治】·根、树皮:祛风除湿。用于风湿痹痛。叶:止血,接骨,消肿。用于骨折,外伤出血,风湿痹痛。

【凭证标本号】·522301150523621LY;522722200721836LY。

■ 罗汉松属 *Podocarpus*

• 短叶罗汉松

【学名】· *Podocarpus chinensis* Wall. ex J. Forbes

【别名】·短叶土杉。

【生境与分布】·引种。省内广泛栽培。

【药用部位】·根皮、叶、种子、花托。

【功效与主治】·根皮:活血祛瘀,祛风除湿,杀虫止痒。用于跌打损伤,风湿痹痛,疥癣。叶:止血。用于吐血,咯血。种子及花托:行气止痛,温中补血。用于胃脘疼痛,血虚面色萎黄。

• 罗汉松

【学名】· *Podocarpus macrophyllus* (Thunb.) D. Don

【别名】·土杉、罗汉杉。

【生境与分布】·生于海拔1 200 m左右的喀斯特山地密林中。分布于紫云、沿河、凤冈、荔波、德江、绥阳、正安、道真、务川、黎平、望谟等地。

【药用部位】·根皮、枝叶、种子、花托。

【功效与主治】·根皮:活血祛瘀,祛风除湿,杀虫止痒。用于跌打损伤,风湿痹痛,疥癣。枝叶:止血。用于吐血,咯血。种子及花托:行气止痛,温中补血。用于胃脘疼痛,血虚面色萎黄。

【凭证标本号】·520425170610411LY;522228200728080LY;520327210512036LY。

• 狭叶罗汉松

【学名】· *Podocarpus macrophyllus* var. *angustifolius* Bl.

【别名】·狭叶土杉。

【生境与分布】·生于海拔1 200 m左右的常绿阔叶林中。省内广泛分布。

【药用部位】·根皮、叶、种子、花托。

【功效与主治】·根皮:活血祛瘀,祛风除湿,杀虫止痒。用于跌打损伤,风湿痹痛,疥癣。叶:止血。用于吐血,咯血。种子及花托:行气止痛,温中补血。用于胃脘疼痛,血虚面色萎黄。

• 百日青

【学名】· *Podocarpus neriifolius* D. Don

【别名】·脉叶罗汉松、罗汉松。

【生境与分布】·生于海拔650～1 300 m的山谷疏林中。分布于荔波、普定、石阡、沿河、道真、息烽、桐梓、安龙、罗甸、施秉、德江等地。

【药用部位】·根皮、枝叶。

【功效与主治】·根皮:活血止痛,杀虫,利湿。用于癣疮,痢疾,水肿。枝叶:活血化瘀,利湿消肿。用于多骨症,关节红肿。

【凭证标本号】·522722201118533LY;520422170203001LY。

三尖杉科 Cephalotaxaceae

■ 三尖杉属 *Cephalotaxus*

● 三尖杉

【学名】· *Cephalotaxus fortunei* Hooker

【别名】·雪白叶、臭杉、背阴杉。

【生境与分布】·生于海拔700~2 000 m的山沟或山地密林中。分布于平塘、江口、余庆、威宁、盘州、瓮安、长顺、独山、罗甸、福泉、荔波、都匀、贵定、三都、龙里、施秉、雷山、印江、松桃、镇远、锦屏、榕江、黎平等地。

【药用部位】·根、枝叶、种子。

【功效与主治】·根:活血止痛。用于直肠癌,跌打损伤。枝叶:抗癌。用于恶性肿瘤,恶性淋巴肉瘤,白血病。种子:驱虫,消积。用于咳嗽,食积,蛔虫病,钩虫病。

【凭证标本号】·522727200924018LY;522222141109183LY;520329190504092LY。

● 高山三尖杉

【学名】· *Cephalotaxus fortunei* var. *alpina* H.L. Li

【别名】·密油果。

【生境与分布】·生于海拔1 800~2 300 m的山地。分布于梵净山等地。

【药用部位】·根、枝叶、种子。

【功效与主治】·根:抗癌,活血,止痛。用于直肠癌,跌打损伤。枝叶:抗癌。用于恶性肿瘤,恶性淋巴肉瘤,白血病。种子:驱虫,消积。用于咳嗽,食积,蛔虫病,钩虫病。

● 篦子三尖杉

【学名】· *Cephalotaxus oliveri* Mast.

【别名】·阿里杉、梳叶圆头杉、花枝杉。

【生境与分布】·生于海拔600~1 500 m的山地阔叶林中。分布于绥阳、平塘、余庆、江口、德江、沿河、荔波、独山、龙里、石阡、道真、务川、镇远、思南、黎平、榕江、三都、台江、修文等地。

【药用部位】·枝叶、种子。

【功效与主治】·枝叶:抗癌。用于血液系统肿瘤等。种子:驱虫,消积。用于食积,蛔虫病,钩虫病。

【凭证标本号】·520323150717399LY;522727210203003LY;520329191003992LY。

● 粗榧

【学名】· *Cephalotaxus sinensis* (Rehder et E. H. Wilson) H. L. Li

【别名】·粗榧杉、土香榧、扁柏。

【生境与分布】·生于海拔800~2 500 m的山沟密林中。分布于印江、威宁、雷山、沿河、松桃、石阡、施秉、桐梓、江口、独山、荔波、龙里、罗甸、贵定等地。

【药用部位】·根、枝叶。

【功效与主治】·根:祛风除湿。用于风湿痹痛,癌症。枝叶:抗癌。用于白血病,恶性淋巴瘤。

【凭证标本号】·522226190406011LY。

● 宽叶粗榧

【学名】· *Cephalotaxus sinensis* var. *latifolia* Cheng et L.K.Fu

【别名】·木榧。

【生境与分布】·生于海拔1 300~1 800 m的山沟密林中。分布于施秉、雷公山等地。

【药用部位】·根皮、枝叶、种子。

【功效与主治】·根皮、枝叶:抗癌。用于淋巴瘤,白血病等。种子:润肺止咳,消积驱虫。用于食积腹胀,肺燥咳嗽,蛔虫病。

红豆杉科 Taxaceae

■ 穗花杉属 *Amentotaxus*

● 穗花杉

【学名】· *Amentotaxus argotaenia* (Hance) Pilger

【别名】·华西穗花杉、岩子柏。

【生境与分布】·生于海拔800~1 200 m的沟谷阔叶林中。分布于天柱、锦屏、荔波、三都、江口、松桃、印江、从江、黎平、绥阳、赤水、思南等地。

【药用部位】·根、根皮、叶。

【功效与主治】·根、根皮:活血,止痛,生肌。用于跌打损伤,骨折。叶:清热解毒,祛湿止痒。用于毒蛇咬伤,湿疹。

● 云南穗花杉

【学名】· *Amentotaxus yunnanensis* H.L. Li

【生境与分布】·生于海拔1 000~2 100 m的石灰岩山地阔叶林中。分布于兴义、六枝、水城、盘州等地。

【药用部位】·根。

【功效与主治】·活血止痛,生肌。用于跌打损伤,骨折。

■ 红豆杉属 *Taxus*

● 红豆杉

【学名】·*Taxus chinensis* (Pilger) Rehd.

【别名】·背阴杉、雪白。

【生境与分布】·生于海拔750～2 300 m的山坡阔叶林或针阔混交林中。分布于绥阳、钟山、江口、麻江、德江、安龙、息烽、纳雍、大方、赫章、金沙、织金、七星关、威宁、水城、盘州、普定、凤冈、瓮安、荔波、独山、龙里、福泉、贵定、镇远、天柱、黎平、锦屏、台江、梵净山等地。

【药用部位】·枝叶、种子。

【功效与主治】·枝叶:抗癌。用于卵巢癌,乳腺癌。种子:消积食,驱蛔虫。

【凭证标本号】·520323150924047LY。

● 南方红豆杉

【学名】·*Taxus chinensis* var. *mairei*(Lemee et Lévl.)Cheng et L.K. Fu

【别名】·背阴杉。

【生境与分布】·生于海拔1 300 m以下的山坡杂木林中。分布于花溪、平塘、大方、金沙、荔波、长顺、瓮安、独山、罗甸、福泉、都匀、惠水、贵定、三都、龙里、镇远、天柱、锦屏、黎平、雷公山、梵净山等地。

【药用部位】·枝叶、种子。

【功效与主治】·枝叶:抗癌。用于卵巢癌,乳腺癌。种子:消积食,驱蛔虫。

【凭证标本号】·520111210427015LY;522727200924005LY。

● 曼地亚红豆杉

【学名】·*Taxus media* Rehder

【生境与分布】·龙里、江口等地有栽培。

【药用部位】·枝叶。

【功效与主治】·清热解毒。用于胃肠炎,口腔溃疡,子宫肌瘤,糖尿病,淋病,类风湿病。

【凭证标本号】·520123151001453LY。

● 云南红豆杉

【学名】·*Taxus yunnanensis* Cheng et L.K. Fu

【别名】·西南红豆杉。

【生境与分布】·生于海拔2 000 m以上的疏林。省植物园有栽培。

【药用部位】·枝、叶。

【功效与主治】·清热解毒,凉血,驱蛔虫,消食。

【凭证标本号】·522229160507063LY。

■ 榧树属 *Torreya*

● 巴山榧

【学名】·*Torreya fargesii* Franch.

【别名】·紫柏。

【生境与分布】·生于海拔1 000～1 800 m的山坡疏林。分布于桐梓等地。

【药用部位】·种子。

【功效与主治】·杀虫,消积,润燥。用于肠道寄生虫病,小儿疳积,咳嗽,便秘。

【凭证标本号】·522727200423012LY。

● 榧树

【学名】·*Torreya grandis* Fort. ex Lindl.

【别名】·香榧。

【生境与分布】·生于海拔700～1 300 m的阔叶林。分布于松桃、江口、思南、麻江、施秉、湄潭等地。

【药用部位】·枝叶、种子。

【功效与主治】·枝叶:祛风除湿。用于风湿疮毒。种子:杀虫,消积,润燥。用于肠道寄生虫病,小儿疳积,咳嗽,便秘。

● 香榧

【学名】·*Torreya grandis* 'Merrillii' Hu

【生境与分布】·生于海拔1 200 m以下的山坡疏林。分布于德江、务川、正安等地。

【药用部位】·枝叶、种子。

【功效与主治】·枝叶:祛风除湿。用于风湿疮毒。种子:杀虫,消积,润燥。用于肠道寄生虫病,小儿疳积,咳嗽,便秘。

【凭证标本号】·522230191001001LY。

麻黄科 Ephedraceae

■ 麻黄属 *Ephedra*

● 丽江麻黄

【学名】·*Ephedra likiangensis* Florin

【生境与分布】·生于海拔1 800～2 800 m的山地石灰岩缝。分布于盘州、威宁、七星关、大方等地。

【药用部位】·茎。

【功效与主治】·发热散汗,宣肺平喘,利水消肿。用于风寒感冒,胸闷喘咳,哮喘,水肿。

【凭证标本号】·520222141031004LY。

买麻藤科 Gnetaceae

■ **买麻藤属 *Gnetum***

● **买麻藤**

【学名】·*Gnetum montanum* Markgr.

【别名】·倪藤、白钻、老熊果。

【生境与分布】·生于海拔 200～2 700 m 的山坡向阳处。分布于望谟、三都、罗甸等地。

【药用部位】·茎叶。

【功效与主治】·祛风除湿,散瘀止血,化痰止咳。用于风湿痹痛,腰腿痛,跌打损伤,溃疡合并出血,慢性气管炎。

【凭证标本号】·522326200428010LY。

● **小叶买麻藤**

【学名】·*Gnetum parvifolium*（Warb.）C. Y. Cheng ex Chun

【别名】·大花生、大目藤、目仔藤。

【生境与分布】·生于海拔 1 000 m 以下的山谷湿润林中。分布于钟山、望谟、印江、三都等地。

【药用部位】·茎叶。

【功效与主治】·祛风除湿,散瘀止血,化痰止咳。用于风湿痹痛,腰腿痛,跌打损伤,溃疡,慢性气管炎。

【凭证标本号】·520201200807326LY。

● **垂子买麻藤**

【学名】·*Gnetum pendulum* C. Y. Cheng

【生境与分布】·生于海拔 400～680 m 的山谷溪边阔叶林中。分布于兴义、安龙、册亨、望谟、罗甸等地。

【药用部位】·茎、叶、果实。

【功效与主治】·舒筋活络,通气健胃,生肌止血。用于刀枪伤,跌打损伤,风湿骨痛,关节炎,腰腿痛,消化不良,胃痛。

【凭证标本号】·522301161004250LY。

七、被子植物

杨梅科 Myricaceae

■ 杨梅属 *Myrica*

• 毛杨梅

【学名】·*Myrica esculenta* Buch.-Ham. ex D. Don

【别名】·杨梅、杨梅树。

【生境与分布】·生于海拔 400～1 300 m 的山坡向阳处疏林。分布于贞丰、平塘、荔波、册亨、镇宁、望谟、兴义、普安、三都、罗甸、惠水等地。

【药用部位】·根。

【功效与主治】·收敛,止泻。用于崩漏,痢疾,肠炎,胃痛。

【凭证标本号】·522325190428350LY;527728160321001LY。

• 云南杨梅

【学名】·*Myrica nana* A. Cheval.

【别名】·矮杨梅。

【生境与分布】·生于海拔 1100～2 400 m 的山坡疏林、林缘或灌丛。分布于水城、威宁、六枝、盘州、镇宁、兴义、安龙、普安等地。

【药用部位】·根皮、茎皮。

【功效与主治】·涩肠止泻,收敛止血,通络止痛。用于痢疾,泻泄,脱肛,崩漏,消化道出血,风湿疼痛,跌打损伤,外伤出血,黄水疮,疥癣,水火烫伤。

【凭证标本号】·520221181130005LY;522427140426173LY。

• 杨梅

【学名】·*Myrica rubra* (Lour.) Sieb. et Zucc.

【别名】·树梅、朱红、山杨梅。

【生境与分布】·生于海拔 500～1 300 m 的山坡或山谷密林。分布于惠水、花溪、荔波、独山、雷山、长顺、瓮安、龙里、都匀、平塘、贵定、三都等地。

【药用部位】·根、树皮、叶、果实。

【功效与主治】·根、树皮:行气活血,止痛,止血,解毒消肿。

用于脘腹疼痛,胁痛,牙痛,跌打损伤,骨折,吐血,痔血,外伤出血,疥癣,感冒,痢疾。叶:燥湿祛风,止痒。用于皮肤湿疹。果实:生津除烦,解酒,涩肠,止血。用于烦渴,呕吐,胃痛,食积腹痛,饮酒过度,腹泻,痢疾,跌打损伤,骨折,烫火伤。

【凭证标本号】·522731190510030LY;520111210313009LY;522722210116266LY。

胡桃科 Juglandaceae

■ 喙核桃属 *Annamocarya*

• 喙核桃

【学名】·*Annamocarya sinensis* (Dode) Leroy

【生境与分布】·生于海拔 200～700 m 的山谷疏林或林缘。分布于荔波、榕江、三都、罗甸、黄平等地。

【药用部位】·叶、果实。

【功效与主治】·杀癣,止痒。用于皮癣,湿疹。

【凭证标本号】·522722201118555LY。

■ 山核桃属 *Carya*

• 山核桃

【学名】·*Carya cathayensis* Sarg.

【别名】·野核桃、山蟹、小核桃。

【生境与分布】·生于海拔 400～1 200 m 的山谷阔叶林。江口、乌当、锦屏、紫云、镇宁等地有栽培。

【药用部位】·根皮、外果皮、种仁。

【功效与主治】·根皮:止痒。用于脚癣。外果皮:杀癣,止痒。用于癣。种仁:滋润补阳。用于腰痛。

【凭证标本号】·522222140501036LY。

• 湖南山核桃

【学名】·*Carya hunanensis* W.C. Cheng & R.H. Chang

【生境与分布】·生于海拔 800～1 000 m 的山坡疏林。分布于德江、天柱、黎平、锦屏等地。

【药用部位】·种仁。

【功效与主治】·滋养强壮，润肺通便。用于肠燥便秘。

【凭证标本号】·520329190729853LY。

• **美国山核桃**

【学名】·*Carya illinoinensis* (Wangenh.) K. Koch

【生境与分布】·紫云、锦屏、松桃等地有栽培。

【药用部位】·种仁。

【功效与主治】·滋养强壮，润肺通便。用于肠燥便秘。

• **贵州山核桃**

【学名】·*Carya kweichowensis* Kuang & A. M. Lu

【生境与分布】·生于海拔 1 300 m 左右的山地常绿林。分布于安龙、清镇、兴义、荔波、罗甸、惠水等地。

【药用部位】·种仁。

【功效与主治】·滋养强壮，润肺通便。用于肠燥便秘。

【凭证标本号】·520201200805285LY。

■ **青钱柳属 *Cyclocarya***

• **青钱柳**

【学名】·*Cyclocarya paliurus* (Batal.) Iljinsk.

【别名】·甜茶树、铜钱树、摇钱树。

【生境与分布】·生于海拔 640～1 800 m 的山地常绿林。分布于都匀、花溪、开阳、息烽、兴仁、安龙、册亨、贞丰、普安、绥阳、印江、惠水、长顺、瓮安、兴义、黎平、丹寨、台江、榕江、余庆、宽阔水、梵净山、佛顶山、雷公山、月亮山等地。

【药用部位】·根、树皮、叶。

【功效与主治】·杀虫止痒，止痛祛风。用于湿疹、过敏性皮炎，膝关节疼痛，皮肤癣疾。

【凭证标本号】·522701201020008LY；520111210403005LY；520329190417021LY。

■ **黄杞属 *Engelhardia***

• **黄杞**

【学名】·*Engelhardia roxburghiana* Wall.

【生境与分布】·生于海拔 400～1 500 m 的林中。分布于册亨、贞丰、开阳、息烽、修文、清镇、望谟、独山、长顺、瓮安、荔波、都匀、惠水、贵定、三都、龙里、赤水等地。

【药用部位】·树皮、叶。

【功效与主治】·树皮：理气化湿，导滞。用于脾胃湿滞，脘腹胀闷，泄泻。叶：清热止痛。用于疝气腹痛，感冒发热。

【凭证标本号】·522327181130013LY；522325190411103LY。

• **毛叶黄杞**

【学名】·*Engelhardia spicata* var. *colebrookeana* (Lind.) Koorders & Valeton

【生境与分布】·生于海拔 1 400～2 000 m 的沟谷密林中。分布于册亨、望谟、兴义、安龙、罗甸、关岭、镇宁等地。

【药用部位】·根、茎皮。

【功效与主治】·收敛，清热，止血。用于痢疾，慢性肠炎，泄泻，脱肛，外伤出血。

【凭证标本号】·522327190516001LY；522326200427004LY。

■ **胡桃属 *Juglans***

• **胡桃楸**

【学名】·*Juglans mandshurica* Maxim.

【别名】·野核桃。

【生境与分布】·生于海拔 800～2 800 m 的山坡路边或密林中。分布于安龙、凯里、雷山、镇远、印江、瓮安、罗甸、福泉、贵定、三都等地。

【药用部位】·树皮、果实、果皮、果仁。

【功效与主治】·树皮：清热燥湿，泻肝明目。用于湿热下痢，带下黄稠，目赤肿痛，骨结核。果实、果皮：行气止痛，杀虫止痒。用于脘腹疼痛，牛皮癣。果仁：敛肺平喘，温补肾阳，润肠通便。用于肺虚咳喘，肾虚腰痛，遗精阳痿，大便秘结。

【凭证标本号】·520222140516008LY。

• **胡桃**

【学名】·*Juglans regia* L.

【别名】·核桃。

【生境与分布】·生于海拔 400～1 800 m 的山坡、路边及村寨附近。分布于赫章、威宁、七星关、印江、沿河等地。

【药用部位】·成熟种子。

【功效与主治】·补肾，温肺，润肠。用于肾阳不足，腰膝酸软，阳痿遗精，虚寒喘咳，肠燥便秘。

【凭证标本号】·522731190513015LY；522325180919510LY；520425170602177LY。

【附注】·《中国药典》收录物种。

• **泡核桃**

【学名】·*Juglans sigillata* Dode

【生境与分布】·生于海拔 1 300～2 900 m 的山坡或山谷林中。省内广泛分布。

【药用部位】·叶、种仁。

【功效与主治】·叶:清热解毒。用于疮毒。种仁:润肺止咳。用于咳嗽,咽干。

■ 化香树属 *Platycarya*

● 化香树

【学名】· *Platycarya strobilacea* Sieb. et Zucc.

【别名】·化香。

【生境与分布】·生于海拔 600～1 300 m 的向阳山坡及杂树林中。分布于兴义、贞丰、钟山、安龙、瓮安、施秉、雷山、黄平、沿河、印江、榕江、从江等地。

【药用部位】·叶、果实。

【功效与主治】·叶:解毒疗疮,杀虫止痒。用于疮痈肿毒,骨痛流脓,顽癣,癞头疮。果实:活血行气,杀虫止痒。用于内伤胸闷胀痛,跌打损伤,筋骨疼痛,痈肿,湿疮,疥癣。

【凭证标本号】·522301140528051LY;522325190411390LY;520201200723087LY。

■ 枫杨属 *Pterocarya*

● 湖北枫杨

【学名】· *Pterocarya hupehensis* Skan

【别名】·山麻柳。

【生境与分布】·生于海拔 700～2 000 m 的山谷溪边疏林中。分布于望谟、雷山、凯里、威宁、独山等地。

【药用部位】·叶。

【功效与主治】·解毒,祛风,杀虫。用于血吸虫病,癫痫,烫火伤,皮肤疮癣。

【凭证标本号】·522326200413011LY。

● 华西枫杨

【学名】· *Pterocarya macroptera* var. *insignis* (Rehder & E. H. Wilson) W.E. Manning

【别名】·麻柳。

【生境与分布】·生于海拔 1 000～2 000 m 的山谷疏林中。分布于盘州、从江等地。

【药用部位】·叶。

【功效与主治】·杀虫。用于血吸虫病。

● 枫杨

【学名】· *Pterocarya stenoptera* C. DC.

【别名】·麻柳、枫杨皮、柳树。

【生境与分布】·生于海拔 400～1 500 m 的山谷潮湿石壁。分布于钟山、西秀、紫云、江口、印江、松桃、雷山、紫云、安龙、平塘、赤水、正安、务川、桐梓、湄潭等地。

【药用部位】·树皮、叶、果实。

【功效与主治】·树皮:祛风止痛,杀虫,敛疮。用于风湿麻木,寒湿骨痛,头颅伤痛,疥癣,齿痛,烫伤,溃疡日久不敛。叶:祛风止痛,杀虫止痒,敛疮。用于风湿痹痛,牙痛,膝关节痛,疥癣,湿疹,烫伤,血吸虫病,咳嗽气喘。果实:温肺止咳,解毒敛疮。用于风寒咳嗽,疮疡肿毒,天疱疮。

【凭证标本号】·520201200811367LY;520402170526039LY;520425170617438LY。

杨柳科 Salicaceae

■ 杨属 *Populus*

● 响叶杨

【学名】· *Populus adenopoda* Maxim.

【别名】·白杨树、白杨木。

【生境与分布】·生于海拔 300～2 000 m 的向阳山坡疏林或灌丛。分布于绥阳、西秀、花溪、沿河、余庆、三都、独山、罗甸、长顺、瓮安、都匀、平塘、龙里、碧江、江口、印江、思南、惠水等地。

【药用部位】·根皮、树皮、叶。

【功效与主治】·祛风止痛,活血通络。用于风湿痹痛,四肢不遂,龋齿疼痛,跌打损伤,瘀血肿痛。

【凭证标本号】·520323150602259LY;520402170524149LY;520111210327010LY。

● 山杨

【学名】· *Populus davidiana* Dode

【别名】·白杨树、大叶杨。

【生境与分布】·生于海拔 1 800～2 200 m 的山坡落叶阔叶林。分布于威宁、惠水、龙里等地。

【药用部位】·树皮。

【功效与主治】·祛风活血,清热利湿,驱虫。用于风痹,脚气,仆打瘀血,痢疾,肺热咳嗽,口疮,牙疼,小便淋沥,蛔虫病。

【凭证标本号】·522730151020025LY。

● 大叶杨

【学名】· *Populus lasiocarpa* Oliv.

【别名】·白杨。

【生境与分布】·生于海拔 1 200～200 m 的山坡阔叶林。分布于水城、贵定、凤冈等地。

【药用部位】·根皮。

【功效与主治】·止咳,驱虫。用于咳嗽,蛔虫病。

【凭证标本号】·520221190608001LY。

● **钻天杨**

【学名】·*Populus nigra* var. *italica* (Moench) Koehne

【别名】·杨树。

【生境与分布】·引种。省内广泛栽培。

【药用部位】·树皮。

【功效与主治】·凉血解毒,祛风除湿。用于风湿疼痛,脚气肿,高血压,烧烫伤,肝炎,痢疾,感冒。外用于秃疮。

● **小叶杨**

【学名】·*Populus simonii* Carr.

【别名】·青杨。

【生境与分布】·引种。省内广泛栽培。

【药用部位】·树皮。

【功效与主治】·祛风活血,清热利湿。用于风湿痹痛,跌打损伤,肺热咳嗽,小便淋沥,口疮,痢疾,脚气,蛔虫病。

● **毛白杨**

【学名】·*Populus tomentosa* Carr.

【别名】·白杨、大叶杨。

【生境与分布】·生于海拔 1 500 m 以下的山谷平缓处。印江有栽培。

【药用部位】·树皮、花。

【功效与主治】·树皮:清热利湿,止咳化痰。用于肝炎,痢疾,淋浊,咳嗽痰喘。花:清热解毒,化湿止痢。用于细菌性痢疾,肠炎。

【凭证标本号】·520123140719214LY。

● **滇杨**

【学名】·*Populus yunnanensis* Dode

【生境与分布】·生于海拔 1 300～2 700 m 的山地。分布于毕节等地。

【药用部位】·树皮。

【功效与主治】·清热利湿,止咳化痰。用于湿疹,痢疾,淋浊,咳嗽痰喘。

【凭证标本号】·520221190610012LY;522427140508233LY。

● **加杨**

【学名】·*Populus ×canadensis* Moench.

【生境与分布】·引种。省内广泛栽培。

【药用部位】·雄花序。

【功效与主治】·清热解毒,化湿止痢。用于细菌性痢疾,肠炎。

【凭证标本号】·520327210512011LY;520328210504155LY。

■ **柳属** *Salix*

● **垂柳**

【学名】·*Salix babylonica* L.

【别名】·柳树、杨柳、垂丝柳。

【生境与分布】·生于海拔 700～1 400 m 的山地。分布于兴义、凤冈、息烽、长顺、瓮安、独山、罗甸、福泉、惠水、贵定、三都、龙里、平塘等地。

【药用部位】·根皮、树皮、叶、雄花序。

【功效与主治】·根皮、树皮:祛风利湿,消肿止痛。用于风湿骨痛,风肿瘙痒,黄疸,淋浊,乳痈,疔疮,牙痛,烫火伤。叶:清热解毒,利尿平肝,止痛透疹。用于慢性气管炎,尿道炎,膀胱炎,膀胱结石,白浊,高血压,痈疽肿毒,烫火伤,关节肿痛,牙痛,痧疹,皮肤瘙痒。雄花序:祛风利湿,止血散瘀。用于黄疸,咳血,吐血,便血,血淋。

【凭证标本号】·522301150905853LY;520327210515226LY;520111210313001LY。

● **中华柳**

【学名】·*Salix cathayana* Diels

【别名】·山柳。

【生境与分布】·生于海拔 1 100～1 500 m 的山坡灌丛。分布于息烽、绥阳、桐梓、道真、赤水、长顺、独山、福泉、荔波、惠水、贵定、龙里、平塘等地。

【药用部位】·枝、叶。

【功效与主治】·清热解毒。用于感冒发热。

【凭证标本号】·522729190327040LY。

● **云南柳**

【学名】·*Salix cavaleriei* Lévl.

【生境与分布】·生于海拔 1 800～2 500 m 的路旁、河边、林缘等湿润处。分布于威宁、赫章、兴义、册亨、瓮安、独山、罗甸、贵定等地。

【药用部位】·枝。

【功效与主治】·解毒消肿。用于咽喉肿痛,感冒。

● **川柳**

【学名】·*Salix hylonoma* Schneid.

【生境与分布】·生于海拔 2 300 m 左右的山坡密林中。分布于印江、松桃、瓮安、荔波、梵净山等地。

【药用部位】·枝叶。

【功效与主治】·祛风除湿,活血化瘀。用于风湿骨痛,跌打损伤。

【凭证标本号】·520221190730006LY。

● **丝毛柳**

【学名】· *Salix luctuosa* Lévl.

【生境与分布】·生于海拔1500～2900m的山沟、山坡。分布于梵净山等地。

【药用部位】·枝叶。

【功效与主治】·清热除湿,祛风止痛。用于湿疹,风湿痹痛。

● **旱柳**

【学名】· *Salix matsudana* Koidz.

【生境与分布】·省内广泛栽培。

【药用部位】·树皮、枝、嫩叶。

【功效与主治】·清热除湿,祛风止痛。用于黄疸,急性膀胱炎,小便不利,关节炎,黄水疮,疮毒,牙痛。

【凭证标本号】·520328210430012LY。

● **龙爪柳**

【学名】· *Salix matsudana* f. *tortuosa* (Vilm.) Rehd.

【生境与分布】·省内广泛栽培。

【药用部位】·枝、叶。

【功效与主治】·祛风利尿,清热止痛。用于风湿,烧烫伤,小便不利。

● **南川柳**

【学名】· *Salix rosthornii* Seemen

【生境与分布】·生于海拔2600m左右的山地。分布于大沙河等地。

【药用部位】·树皮。

【功效与主治】·祛风除湿,活血化瘀。用于风湿骨痛,跌打损伤,月经不调。

● **秋华柳**

【学名】· *Salix variegata* Franch.

【别名】·银叶柳。

【生境与分布】·生于海拔420m左右的河滩沙石处或水旁。分布于都匀、赤水、惠水、龙里等地。

【药用部位】·树皮。

【功效与主治】·祛风除湿,活血化瘀。用于风湿痹痛,劳伤。

【凭证标本号】·522701201128001LY。

● **皂柳**

【学名】· *Salix wallichiana* Anderss.

【别名】·小杨柳。

【生境与分布】·生于海拔900～2000m的山地、林缘。分布于册亨、湄潭、余庆、清镇、息烽、修文、开阳、威宁、黎平、锦屏、水城、绥阳、黔西、长顺、瓮安、罗甸、福泉、都匀、惠水、三都、平塘、沿河等地。

【药用部位】·根。

【功效与主治】·祛风除湿,解热止痛。用于风湿性关节炎,头风头痛。

【凭证标本号】·522327190302002LY;522228200823012LY;520329191004029LY。

● **绒毛皂柳**

【学名】· *Salix wallichiana* var. *pachyclada* (Lévl. et Vani.) C. Wang et C. F. Fang

【生境与分布】·生于海拔900～2000m的山地、林缘。分布于绥阳等地。

【药用部位】·枝叶。

【功效与主治】·祛风除湿,解热止痛。用于风湿骨痛,发热头痛,烧烫伤。

【凭证标本号】·520323150417405LY。

● **紫柳**

【学名】· *Salix wilsonii* Seemen ex Diels

【别名】·威氏柳。

【生境与分布】·生于海拔500～1300m的山谷溪旁、河边。分布于望谟、开阳、印江、松桃、江口、雷山、黔西、台江、锦屏、黎平、麻江、长顺、瓮安、独山、福泉、荔波、惠水、都匀、贵定、三都、龙里、平塘、梵净山、雷公山、月亮山等地。

【药用部位】·根皮。

【功效与主治】·祛风除湿,活血化瘀。用于风湿痹痛,劳伤。

【凭证标本号】·522326210116003LY。

桦木科 Betulaceae

■ **桤木属** *Alnus*

● **桤木**

【学名】· *Alnus cremastogyne* Burk.

【别名】·牛屎树、菜壳蒜。

【生境与分布】·生于海拔500～2000m的山坡疏林或林缘。分布于修文、册亨、水城、赤水、长顺、瓮安、三都、平塘、都匀、道真等地。

【药用部位】·树皮、嫩枝。

【功效与主治】·树皮:凉血止血,清热解毒。用于吐血,崩漏,肠炎,痢疾,风火赤眼,黄水疮。嫩枝:清热凉血,解毒。用于腹泻,痢疾,吐血,黄水疮,毒蛇咬伤。

【凭证标本号】·520123140525217LY;522327191008115LY;520221190608046LY。

● **川滇桤木**

【学名】·*Alnus ferdinandi-coburgii* Schneid.

【别名】·滇桤木。

【生境与分布】·生于海拔400~2300 m的杂木林中。分布于威宁、水城、罗甸等地。

【药用部位】·根皮、嫩茎。

【功效与主治】·凉血解毒。用于吐血,腹泻,痢疾,疮疡等。

【凭证标本号】·522427140729369LY。

● **日本桤木**

【学名】·*Alnus japonica*（Thunb.）Steud.

【别名】·木瓜树、水冬果。

【生境与分布】·生于海拔800~1500 m的山坡或山谷的河边、路旁。分布于碧江等地。

【药用部位】·树皮、嫩枝叶。

【功效与主治】·清热降火,止血。用于鼻衄,外伤出血,水泻。

● **尼泊尔桤木**

【学名】·*Alnus nepalensis* D. Don

【别名】·旱冬瓜、冬瓜树。

【生境与分布】·生于山坡林中、村边路旁或河边阴湿处。分布于长顺、贞丰、威宁、平塘、黎平、织金、安龙、普安、晴隆、惠水等地。

【药用部位】·树皮。

【功效与主治】·清热解毒,利湿止泻,接骨续筋。用于腹泻,痢疾,水肿,疮毒,骨折,跌打损伤。

【凭证标本号】·520424141028019LY;523325181025003LY;522427140426272LY。

● **江南桤木**

【学名】·*Alnus trabeculosa* Hand.-Mazz.

【别名】·水冬瓜。

【生境与分布】·生于海拔400~1000 m的山谷或河谷林中。分布于黔西、荔波等地。

【药用部位】·茎、叶。

【功效与主治】·清热解毒。用于湿疹,荨麻疹。

【凭证标本号】·522423191005008LY。

■ **桦木属** *Betula*

● **西桦**

【学名】·*Betula alnoides* Buch. Ham. ex D. Don

【别名】·西南华木。

【生境与分布】·生于海拔700~2100 m的山坡杂木林。分布于册亨等地。

【药用部位】·树皮、叶。

【功效与主治】·解毒,敛疮。用于疮毒,溃后久不收口。

● **华南桦**

【学名】·*Betula austrosinensis* Chun ex P.C. Li

【生境与分布】·生于海拔700~1900 m的山顶或山坡阔叶林。分布于兴仁、绥阳、息烽、雷山、三都、梵净山、月亮山等地。

【药用部位】·树皮。

【功效与主治】·清热解毒,利水通淋。用于水肿,疮毒,淋证。

【凭证标本号】·522227160529072LY。

● **香桦**

【学名】·*Betula insignis* Franch.

【生境与分布】·生于海拔1400~1700 m的阔叶林。分布于黔西、梵净山等地。

【药用部位】·根。

【功效与主治】·用于狂犬咬伤,泄泻。

【凭证标本号】·522423190817007LY。

● **亮叶桦**

【学名】·*Betula luminifera* H. Winkl.

【别名】·光皮桦、化搞、狗啃木。

【生境与分布】·生于海拔200~2900 m的阳坡阔叶林中。分布于平塘、贞丰、西秀、长顺、瓮安、独山、罗甸、福泉、荔波、都匀、惠水、贵定、三都、龙里、梵净山等地。

【药用部位】·根、树皮。

【功效与主治】·根:清热利尿。用于小便不利,水肿。树皮:除湿,消食,解毒。用于食积停滞,乳痈红肿,热毒疮,风疹,小便短赤,胸腹饱胀,黄疸。

【凭证标本号】·522727210316004LY;523325180919159LY;520402170323054LY。

■ **鹅耳枥属** *Carpinus*

● **华千斤榆**

【学名】·*Carpinus cordata* var. *chinensis* Franch.

【别名】·小果千斤榆、华鹅耳枥。

【生境与分布】·生于海拔700~1500 m的常绿落叶阔叶林。分布于威宁等地。

【药用部位】·根。

【功效与主治】·活血消肿,利湿通淋。用于跌打损伤,痈肿疮毒,淋证。

川黔千金榆
【学名】·*Carpinus fangiana* Hu
【生境与分布】·生于海拔1 000 m左右的杂木林。分布于梵净山、雷公山等地。
【药用部位】·根皮。
【功效与主治】·清热解毒。用于痈肿疮毒。

短尾鹅耳枥
【学名】·*Carpinus londoniana* H. Winkl.
【生境与分布】·生于海拔300～1 500 m的潮湿山坡或山谷杂林。分布于独山、三都等地。
【药用部位】·根皮。
【功效与主治】·活血散瘀。用于跌打损伤。

云南鹅耳枥
【学名】·*Carpinus monbeigiana* Hand.-Mazz.
【生境与分布】·生于海拔1 700～2 800 m的林中。分布于三都、大沙河等地。
【药用部位】·根皮。
【功效与主治】·活血散瘀。用于跌打损伤。
【凭证标本号】·522401141025336LY。

多脉鹅耳枥
【学名】·*Carpinus polyneura* Franch.
【生境与分布】·生于海拔800～1 500 m的岩石丛林中。分布于印江、德江、威宁、绥阳等地。
【药用部位】·根皮。
【功效与主治】·活血散瘀,利湿通淋。用于跌打损伤,痈肿,淋证。
【凭证标本号】·522427140605449LY。

云贵鹅耳枥
【学名】·*Carpinus pubescens* Burk.
【生境与分布】·生于海拔800～1 500 m的石灰岩山林。分布于赤水、黎平、织金、平坝、安龙、兴仁等地。
【药用部位】·根皮。
【功效与主治】·清热解毒。用于痢疾。
【凭证标本号】·520381160604852LY。

雷公鹅耳枥
【学名】·*Carpinus viminea* Lindl.
【生境与分布】·生于海拔700～2 000 m的山坡杂林中。分布于绥阳、惠水、瓮安、独山、罗甸、荔波、都匀、贵定、三都、龙里、

梵净山、雷公山、月亮山等地。
【药用部位】·树皮。
【功效与主治】·活血散瘀。用于跌打损伤。
【凭证标本号】·522327181129312LY;5222 28200729314LY。

■ 榛属 *Corylus*

刺榛
【学名】·*Corylus ferox* Wall.
【生境与分布】·生于海拔1 700～2 900 m的山坡林中。分布于威宁、梵净山等地。
【药用部位】·果实、种仁。
【功效与主治】·果实:滋补强壮。用于体虚。种仁:清热解毒。用于痢疾,咳喘。
【凭证标本号】·522427140605450LY。

藏刺榛
【学名】·*Corylus ferox* var. *thibetica* (Batal.) Franch.
【别名】·榛子树。
【生境与分布】·生于海拔1 000～2 900 m的混交林中。分布于威宁、七星关、梵净山等地。
【药用部位】·果实、种仁。
【功效与主治】·果实:滋补强壮。用于体虚。种仁:清热解毒。用于痢疾,咳喘。

川榛
【学名】·*Corylus heterophylla* var. *sutchuenensis* Franch.
【生境与分布】·生于海拔500～2 500 m的向阳山坡灌丛。分布于惠水、都匀、册亨等地。
【药用部位】·雄花、种仁。
【功效与主治】·雄花:益气健脾,补肾强筋,活血消肿,止血。用于脾虚泄泻,反胃呕吐,脚膝酸软,筋骨折伤肿痛,瘰疬,吐血、衄血,便血。种仁:健脾和胃,润肺止咳。用于病后体弱,脾虚泄泻,食欲不振,咳嗽。
【凭证标本号】·522731190709097LY;522701200927016LY;522327180906308LY。

滇榛
【学名】·*Corylus yunnanensis* (Franch.) A. Camus
【生境与分布】·生于海拔1 600～2 900 m的山坡灌丛。分布于钟山、册亨、威宁等地。
【药用部位】·果实。
【功效与主治】·健脾开胃,润肺。用于脾虚泄泻,食欲不振,咳嗽。

壳斗科 Fagaceae

■ 栗属 *Castanea*

● 锥栗

【学名】· *Castanea henryi*（Skan）Rehd. et Wils.

【别名】· 旋栗、箭栗、尖栗。

【生境与分布】· 分布于海拔 150～1 800 m 的混交林。分布于凤冈、余庆、天柱、锦屏、黎平、江口、从江、瓮安、福泉、惠水、贵定、三都、龙里等地。

【药用部位】· 根皮、种仁。

【功效与主治】· 收敛，止血。用于外伤出血。

【凭证标本号】· 522224161106021LY；520327210516260LY；520329190414067LY。

● 栗

【学名】· *Castanea mollissima* Bl.

【别名】· 板栗。

【生境与分布】· 生于山地。省内广泛栽培。

【药用部位】· 根、树皮、种仁。

【功效与主治】· 根：行气止痛，活血调经。用于疝气偏坠，牙痛，风湿关节痛，月经不调。树皮：解毒消肿，收敛止血。用于癫疮，丹毒、口疮、漆疮、便血，创伤出血，跌打伤痛。种仁：益气健脾，活血消肿，止血。用于脾虚泄泻，反胃呕吐，腰脚软弱，筋骨折伤肿痛，瘰疬，吐血，便血。

【凭证标本号】· 522121160518021LY；522727200424001LY；522325190115147LY。

● 茅栗

【学名】· *Castanea seguinii* Dode

【别名】· 毛板栗、毛栗、野栗子。

【生境与分布】· 生于海拔 400～2 000 m 的山坡灌丛。分布于绥阳、册亨、平塘等地。

【药用部位】· 根、种仁。

【功效与主治】· 根：清热解毒，消食。用于肺炎，肺结核，消化不良。种仁：安神。用于失眠。

【凭证标本号】· 520203140604025LY；520323150417080LY；522327190530001LY。

■ 锥属 *Castanopsis*

● 米槠

【学名】· *Castanopsis carlesii*（Hemsl.）Hayata

【别名】· 石槠、白栲、米锥。

【生境与分布】· 生于海拔 1 500 m 以下的山地混交林。分布于息烽、长顺、瓮安、福泉、荔波、都匀、惠水、贵定、龙里、宽阔水等地。

【药用部位】· 种仁。

【功效与主治】· 清热解毒。用于痢疾。

● 瓦山锥

【学名】· *Castanopsis ceratacantha* Rehd. et Wils.

【别名】· 黄山栲、瓦山栲、刺栗子。

【生境与分布】· 生于海拔 1 500～2 500 m 的山地林中。分布于惠水、赤水、锦屏、榕江、贞丰等地。

【药用部位】· 叶、种子。

【功效与主治】· 健脾补肾，祛湿热。用于气血不通，炎症。

● 锥

【学名】· *Castanopsis chinensis* Hance

【别名】· 米锥、栲栗、小板栗。

【生境与分布】· 生于海拔 1 500 m 以下山地或平地杂木林。分布于绥阳、都匀、安龙等地。

【药用部位】· 叶、果壳、种子。

【功效与主治】· 叶：清热燥湿，涩肠止泻。用于湿热腹泻。果壳：除湿热。用于湿热腹泻。种子：补肾，健胃。用于肾虚，瘦弱，消瘦。

【凭证标本号】· 520323150713186LY。

● 窄叶锥

【学名】· *Castanopsis choboensis* Hickel & A. Camus

【生境与分布】· 生于海拔 1 000 m 以下的石灰岩山地疏林。分布于黔南等地。

【药用部位】· 叶。

【功效与主治】· 清热燥湿，涩肠止泻。用于痰多咳嗽，腹泻。

● 高山锥

【学名】· *Castanopsis delavayi* Franch.

【别名】· 白栗、毛栗、白猪栗。

【生境与分布】· 生于海拔 1 500～2 800 m 的山地杂木林。分布于兴义、安龙、册亨等地。

【药用部位】· 根、茎皮、果实。

【功效与主治】· 根、茎皮：收敛止泻。用于肠炎，腹泻。果实：

宁心益肾。用于心悸,耳鸣,腰痛。

【凭证标本号】·522301140911561LY。

● 甜槠

【学名】·*Castanopsis eyrei* (Champ. ex Benth.) Tutch.

【别名】·甜槠栲、白丝栗。

【生境与分布】·生于海拔 300～1 700 m 的丘陵或密林中。分布于天柱、黎平、黄平、三都、都匀、独山、惠水等地。

【药用部位】·根皮。

【功效与主治】·健脾燥湿,止泻。用于脾虚泄泻。

● 罗浮锥

【学名】·*Castanopsis faberi* Hance

【生境与分布】·生于海拔 2 000 m 以下林中。分布于开阳、锦屏、黎平、三都、荔波、罗甸、盘州等地。

【药用部位】·种仁。

【功效与主治】·滋养强壮,健胃,消食。用于食欲不振,痢疾脾虚,泄泻,腹胀,腹痛。

● 栲

【学名】·*Castanopsis fargesii* Franch.

【别名】·红栲、红背槠、红叶栲。

【生境与分布】·生于海拔 200～2 100 m 的坡地或山脊杂木林中。分布于湄潭、余庆、清镇、开阳、息烽、锦屏、黎平、榕江、册亨、赤水、梵净山等地。

【药用部位】·总苞、种仁。

【功效与主治】·清热,消炎,消肿止痛,止泻。用于痢疾。

【凭证标本号】·520328200810016LY;520329190418009LY。

● 红锥

【学名】·*Castanopsis hystrix* J. D. Hooker et Thomson ex A. De Candolle

【别名】·刺锥栗、锥栗、刺栲。

【生境与分布】·生于海拔 1 600 m 以下的常绿阔叶林中。分布于惠水、三都、长顺、瓮安、独山、罗甸、荔波、贵定、龙里等地。

【药用部位】·种仁。

【功效与主治】·清热解毒,止泻。用于痢疾。

【凭证标本号】·520325160426525LY。

● 贵州锥

【学名】·*Castanopsis kweichowensis* Hu

【生境与分布】·生于海拔 400～800 m 的石灰岩山地山谷较湿润地方。分布于榕江、黄平、独山、三都、荔波等地。

【药用部位】·种仁。

【功效与主治】·清热解毒。止泻。用于痢疾。

【凭证标本号】·522701201005022LY。

● 元江锥

【学名】·*Castanopsis orthacantha* Franch.

【别名】·猪栗、扁栗、毛果栲。

【生境与分布】·生于海拔 1 800～2 200 m 的山坡林中。分布于省内西部区域。

【药用部位】·果实。

【功效与主治】·养胃健脾,补肾强筋。用于脾虚泄泻,腰脚软弱。

● 扁刺锥

【学名】·*Castanopsis platyacantha* Rehd. et Wils.

【别名】·峨眉锥。

【生境与分布】·生于海拔 1 500～2 500 m 的山地林中。分布于惠水、龙里、纳雍等地。

【药用部位】·叶、种子。

【功效与主治】·健胃补肾,祛湿热。用于脾虚泄泻,反胃呕吐,腰脚软弱。

● 苦槠

【学名】·*Castanopsis sclerophylla* (Lindl. et Paxton) Schottky

【别名】·槠栗、苦槠锥、结节锥栗。

【生境与分布】·生于海拔 200～1 000 m 的山地林中。分布于惠水、龙里等地。

【药用部位】·树皮、叶、种仁。

【功效与主治】·树皮、叶:止血,敛疮。用于产妇崩漏。种仁:涩肠止泻,生津止咳。用于泄泻,痢疾,津伤口渴。

【凭证标本号】·522422160503006LY。

● 钩锥

【学名】·*Castanopsis tibetana* Hance

【别名】·大叶锥、猴板栗。

【生境与分布】·生于海拔 470～1 650 m 的山地杂木林。分布于榕江、锦屏、天柱、都匀、三都、惠水、瓮安、罗甸、福泉、荔波、龙里、贞丰、息烽、务川、赤水、台江、宽阔水、佛顶山、雷公山、月亮山等地。

【药用部位】·果实。

【功效与主治】·清热解毒,止痢。用于痢疾。

■ 青冈属 *Cyclobalanopsi*

● 贵州青冈

【学名】·*Cyclobalanopsis argyrotricha* (A. Camus) Chun &

Y. T. Chang ex Hsu & Jen

【生境与分布】·生于海拔1 600 m左右的山谷、山地林中。分布于长顺、独山、荔波、惠水、三都、平塘等地。

【药用部位】·树皮。

【功效与主治】·平喘。用于哮喘。

【凭证标本号】·520221190803020LY；522326201001056LY。

● **窄叶青冈**

【学名】·*Cyclobalanopsis augustinii* (Skan) Schottky

【生境与分布】·生于海拔1 200～2 700 m的阳坡。分布于七星关、兴义、赤水、瓮安、独山、惠水、贵定等地。

【药用部位】·树皮。

【功效与主治】·用于哮喘。

● **黄毛青冈**

【学名】·*Cyclobalanopsis delavayi* (Franch.) Schott.

【别名】·西南青冈、黄椆、黄青冈。

【生境与分布】·生于海拔1 000～2 800 m的常绿阔叶林或松栎混交林中。分布于兴义、开阳、赫章、威宁、盘州、瓮安等地。

【药用部位】·树皮。

【功效与主治】·用于哮喘。

【凭证标本号】·520325150821107LY；522301150919881LY。

● **赤皮青冈**

【学名】·*Cyclobalanopsis gilva* (Bl.) Oersted

【生境与分布】·生于海拔300～1 500 m的山地。分布于开阳、黎平、天柱、三都、长顺、独山、龙里等地。

【药用部位】·树皮。

【功效与主治】·止血。用于出血，产妇崩漏。

【凭证标本号】·520328210504161LY。

● **青冈**

【学名】·*Cyclobalanopsis glauca* (Thunb.) Oerst.

【别名】·铁槠、青冈栎、铁栎。

【生境与分布】·生于海拔400～2 600 m的山坡、山谷常绿阔叶林或杂木林。分布于水城、望谟、江口、息烽、开阳、修文、松桃、锦屏、榕江、黎平、黄平、雷山、册亨、务川、桐梓、思南、绥阳、赤水、梵净山等地。

【药用部位】·树皮、叶、种仁。

【功效与主治】·树皮、叶：止血，敛疮。用于产妇崩漏。种仁：涩肠止泻，生津止渴。用于泄泻，痢疾，津伤口渴，伤酒。

【凭证标本号】·522425150708015LY；520221190611018LY；522326210119001LY。

● **滇青冈**

【学名】·*Cyclobalanopsis glaucoides* Schott.

【生境与分布】·生于海拔1 500～2 500 m的山地阔叶林中。分布于息烽、威宁、纳雍、长顺、罗甸、贵定等地。

【药用部位】·果仁。

【功效与主治】·消肿止痛。用于乳肿。

【凭证标本号】·520324160325012LY。

● **细叶青冈**

【学名】·*Cyclobalanopsis gracilis* (Rehd. et Wils.) Cheng et T. Hong

【别名】·小叶青冈栎。

【生境与分布】·生于海拔150～2 600 m的山地杂木林。分布于开阳、黎平、长顺、瓮安、独山、福泉、荔波、都匀、惠水、贵定、三都、龙里、平塘等地。

【药用部位】·树皮、嫩叶、种仁。

【功效与主治】·树皮：破恶血。用于腰痛，产妇流血。嫩叶：消肿，解毒。用于臁疮。种仁：止痢，止渴。用于痢疾，口干。

【凭证标本号】·520324140508005LY。

● **毛枝青冈**

【学名】·*Cyclobalanopsis helferiana* (A. DC.) Oerst.

【别名】·楣柴树。

【生境与分布】·生于海拔900～2 000 m的林中。分布于望谟等地。

【药用部位】·树皮、壳斗。

【功效与主治】·涩肠止泻，解毒截疟。用于腹泻，疟疾。

【凭证标本号】·522401141009257LY。

● **大叶青冈**

【学名】·*Cyclobalanopsis jenseniana* Hand.-Mazz.

【生境与分布】·生于海拔1 300～1 700 m的湿润常绿阔叶密林中。分布于开阳、三都、瓮安、罗甸、贵定、兴义、赤水等地。

【药用部位】·茎皮。

【功效与主治】·收敛止泻。用于脾虚泄泻。

● **毛叶青冈**

【学名】·*Cyclobalanopsis kerrii* (Craib) Hu

【别名】·平脉椆。

【生境与分布】·生于海拔400～1 800 m的山地疏林中。分布于罗甸、望谟、册亨、安龙等地。

【药用部位】·树皮、壳斗。

【功效与主治】·涩肠止泻，解毒，截疟。用于腹泻，疟疾。

【凭证标本号】·522328140329316LY。

● 多脉青冈

【学名】· *Cyclobalanopsis multinervis* W. C. Cheng & T. Hong

【生境与分布】· 生于海拔 1 000 m 左右的杂林中。分布于清镇、开阳、修文、瓮安、独山、荔波、宽阔水、梵净山等地。

【药用部位】· 树皮。

【功效与主治】· 涩肠止泻。用于腹泻。

【凭证标本号】· 522228200728054LY；520329190418017LY。

● 小叶青冈

【学名】· *Cyclobalanopsis myrsinaefolia* (Bl.) Oerst.

【别名】· 甜槠、面槠、细叶青栎。

【生境与分布】· 生于海拔 400～2 500 m 的山谷杂木林中。分布于息烽、开阳、修文、正安、凯里、黄平、雷山、黎平、德江、都匀、独山、梵净山等地。

【药用部位】· 树皮、叶、种仁。

【功效与主治】· 树皮、叶：止血，敛疮。用于产妇崩漏，臁疮。种仁：涩肠止泻，生津止渴。用于泄泻，痢疾，津伤口渴，伤酒。

【凭证标本号】· 522428141127232LY。

● 云山青冈

【学名】· *Cyclobalanopsis sessilifolia* (Bl.) Schottky

【生境与分布】· 生于海拔 1 000～1 700 m 的山地杂林中。分布于凯里、雷山、榕江、三都、长顺、独山、罗甸、梵净山等地。

【药用部位】· 树皮。

【功效与主治】· 止血，敛疮。用于产妇崩漏，臁疮。

【凭证标本号】· 520329190418021LY。

■ 水青冈属 *Fagus*

● 米心水青冈

【学名】· *Fagus engleriana* Seem.

【生境与分布】· 生于海拔 1 500～2 500 m 的山地林中。分布于梵净山等地。

【药用部位】· 根、茎皮。

【功效与主治】· 收敛止泻，解毒。用于脾虚泄泻，肠炎。

● 水青冈

【学名】· *Fagus longipetiolata* Seem.

【生境与分布】· 生于海拔 300～2 400 m 的山地杂木林中。分布于开阳、榕江、雷山、施秉、松桃、江口、印江、纳雍、七星关、都匀、三都、独山、长顺、瓮安、罗甸、福泉、惠水、贵定、龙里、平塘、安龙、兴义、贞丰、息烽、清镇、仁怀、桐梓、绥阳、梵净山等地。

【药用部位】· 壳斗。

【功效与主治】· 健胃消食，理气。用于食欲不振，咳嗽，食积。

【凭证标本号】· 522423191002053LY；522729190315020LY；522325190612423LY。

● 光叶水青冈

【学名】· *Fagus lucida* Rehd. et Wils.

【生境与分布】· 生于海拔 750～2 000 m 的山地林中。分布于清镇、七星关、桐梓、纳雍、罗甸、惠水、贵定、三都、罗甸、榕江、梵净山、雷公山、宽阔水等地。

【药用部位】· 壳斗。

【功效与主治】· 健胃消食。用于食积，脘腹胀痛。

【凭证标本号】· 522701200927008LY。

■ 柯属 *Lithocarpus*

● 短尾柯

【学名】· *Lithocarpus brevicaudatus* (Skan) Hayata

【别名】· 岭南柯、岭南石栎。

【生境与分布】· 生于海拔 300～1 900 m 的山地杂木林中。分布于清镇、普定、惠水、瓮安、独山、罗甸、福泉、荔波、三都、榕江、雷山、德江、赤水等地。

【药用部位】· 果实。

【功效与主治】· 清热利湿。用于腹泻，痢疾。

● 包果柯

【学名】· *Lithocarpus cleistocarpus* (Seemen) Rehd. & E.H. Wils.

【生境与分布】· 生于海拔 1 000～1 900 m 的山地林中。分布于安龙、雷山、印江、大方、水城、盘州、习水、宽阔水、梵净山、佛顶山等地。

【药用部位】· 果实。

【功效与主治】· 清热利湿。用于痢疾，湿疹。

● 白柯

【学名】· *Lithocarpus dealbatus* (Hook. f. et Tho ms. ex DC.) Rehd.

【别名】· 白皮柯、野槟榔。

【生境与分布】· 生于海拔 1 000～2 800 m 的山地杂木林中。分布于威宁、贵定等地。

【药用部位】· 花序。

【功效与主治】· 消食健胃，杀虫。用于积食腹胀，虫积不化。

● 厚斗柯

【学名】· *Lithocarpus elizabethiae* (Tutcher) Rehder.

【别名】·贵州石栎。

【生境与分布】·生于海拔 150～200 m 的山地杂木林中。分布于兴义、安龙、黄平、剑河、榕江、从江、锦屏、三都、瓮安、罗甸、福泉、都匀、惠水、贵定、龙里等地。

【药用部位】·树皮。

【功效与主治】·清热止泻。用于烫火伤。

【凭证标本号】·522328160307963LY;522301160128046LY。

● 柯

【学名】·*Lithocarpus glaber*（Thunb.）Nakai

【别名】·石栎、何树、白槠树。

【生境与分布】·生于海拔 1 500 m 以下的山地杂木林中。分布于锦屏、玉屏、长顺、瓮安、独山、罗甸、福泉、荔波、都匀、惠水、三都、龙里、平塘等地。

【药用部位】·树皮。

【功效与主治】·行气利水。用于腹水肿胀。

● 硬壳柯

【学名】·*Lithocarpus hancei*（Benth.）Rehd.

【生境与分布】·生于海拔 2 600 m 以下的山地、林中。分布于息烽、清镇、绥阳、赤水、榕江、雷山、大方、威宁、黔南等地。

【药用部位】·树皮。

【功效与主治】·行气利水。用于腹水肿胀,小便不利。

【凭证标本号】·522727201111002LY。

● 灰柯

【学名】·*Lithocarpus henryi*（Seem.）Rehd. et Wils.

【生境与分布】·生于海拔 1 400～2 100 m 的山地杂木林中。分布于榕江、雷山、印江、沿河、瓮安、独山、罗甸、梵净山等地。

【药用部位】·树皮。

【功效与主治】·行气利水。用于水肿,小便不利。

● 木姜叶柯

【学名】·*Lithocarpus litseifolius*（Hance）Chun

【生境与分布】·生于海拔 2 200 m 以下的山地、常绿阔叶林中。分布于贵阳、龙里、大沙河等地。

【药用部位】·树皮。

【功效与主治】·行气利水。用于小便不利,呕吐,腹泻。

【凭证标本号】·522701200930007LY。

● 大叶柯

【学名】·*Lithocarpus megalophyllus* Rehd. & E.H. Wils.

【生境与分布】·生于海拔 900～2 200 m 的山地杂木林中。分布于赤水、长顺、瓮安、独山、罗甸、都匀、惠水、三都、龙里、平塘等地。

【药用部位】·树皮。

【功效与主治】·行气利水。用于腹水肿胀,水肿,小便不利。

● 多穗石栎

【学名】·*Lithocarpus polystachyus*（Wall.）Rehd.

【别名】·多穗柯、黑石虎、鸡山柯。

【生境与分布】·生于海拔 500～1 000 m 的常绿林中。分布于正安、沿河、松桃、黄平、黎平、施秉、榕江、梵净山等地。

【药用部位】·根、茎、叶、果实。

【功效与主治】·根:补肝肾,祛风湿。用于肾虚腰痛,风湿痹痛。茎:祛风湿,活血止痛。用于风湿痹痛,损伤骨折。叶:清热解毒,化痰。用于湿热泻痢,肺热咳嗽,痈疽疮疡,皮肤瘙痒。果实:和胃降逆。用于呃逆,噎膈。

【凭证标本号】·520324140825038LY;522228200728105LY。

■ 栎属 *Quercus*

● 麻栎

【学名】·*Quercus acutissima* Carr.

【别名】·扁果麻栎。

【生境与分布】·生于海拔 150～2 200 m 的落叶林中。分布于兴义、黔西、沿河等地。

【药用部位】·果实。

【功效与主治】·收敛固涩,止血解毒。用于泄泻,痢疾,便血,痔血,脱肛,小儿疝气,疮痛久溃不敛等。

【凭证标本号】·522301150601659LY;522301150601659LY;522423190817048LY。

● 槲栎

【学名】·*Quercus aliena* Bl.

【别名】·青冈树。

【生境与分布】·生于海拔 150～2 000 m 的混交林中。分布于紫云、都匀、龙里等地。

【药用部位】·全株。

【功效与主治】·收敛,止痢。用于痢疾。

【凭证标本号】·522730150719002LY;522701201018026LY;520425170605249LY。

● 锐齿槲栎

【学名】·*Quercus aliena* var. *acuteserrata* Maxim. ex Wenz.

【生境与分布】·生于海拔 2 700 m 左右的山地杂木林。分布于赫章、大方、七星关、安龙、平塘、长顺、瓮安、独山、惠水、龙里等地。

【药用部位】·全株。

【功效与主治】·收敛止痢。

【凭证标本号】·522731190709097LY；522423191001036LY；520221190730015LY。

● 川滇高山栎

【学名】·*Quercus aquifolioides* Rehd. et Wils.

【别名】·巴郎栎。

【生境与分布】·生于海拔2 000～2 900 m的山地森林或灌丛。分布于威宁、赫章等地。

【药用部位】·果实。

【功效与主治】·用于寒热夹杂的肠炎,流行性感冒及哮喘。

【凭证标本号】·522427140426142LY。

● 槲树

【学名】·*Quercus dentata* Thunb.

【生境与分布】·生于海拔150～2 700 m的山地杂木林。分布于黔西、安龙、册亨等地。

【药用部位】·树皮、叶、种子。

【功效与主治】·树皮:清热解毒。用于恶疮,瘰疬,痢疾,肠风下血。叶:止血,止痢。用于吐血,衄血,血痢,血痔,淋证。种子:涩肠止痢。用于小儿佝偻病。

【凭证标本号】·522327181129178LY。

● 匙叶栎

【学名】·*Quercus dolicholepis* A. Camus

【生境与分布】·生于海拔500～2 800 m的山地林中。分布于兴义、松桃、大沙河等地。

【药用部位】·壳斗。

【功效与主治】·清热利湿。用于腹泻。

【凭证标本号】·522301160329146LY。

● 白栎

【学名】·*Quercus fabri* Hance

【别名】·白反栎、白青冈。

【生境与分布】·生于海拔150～2 000 m的山地杂木林。分布于平塘、黔西、水城、望谟、沿河等地。

【药用部位】·果实的虫瘿总苞。

【功效与主治】·健脾消积,清火明目。用于疳积,疝气,火眼赤痛,急性结膜炎。

【凭证标本号】·522727200813019LY；522423191001069LY；520221181130007LY。

● 大叶栎

【学名】·*Quercus griffithii* Hook. f. et Thoms ex Miq.

【生境与分布】·生于海拔700～2 800 m的混交林。分布于都

匀、兴义等地。

【药用部位】·树皮、叶、果实。

【功效与主治】·收敛,消肿。用于疮痈肿毒。

【凭证标本号】·523301140914584LY；522701201014008LY；523301140914583LY。

● 乌冈栎

【学名】·*Quercus phillyraeoides* A. Gray

【生境与分布】·生于海拔300～1 200 m的山坡、山顶和山谷密林。分布于开阳、修文、清镇、印江、石阡、独山、兴仁、平塘、赤水、长顺、瓮安、独山、罗甸、福泉、荔波、贵定、龙里、惠水、梵净山等地。

【药用部位】·树皮。

【功效与主治】·收敛消肿。用于皮肤炎症,红肿。

【凭证标本号】·522727200925001LY。

● 枹栎

【学名】·*Quercus serrata* Murray.

【别名】·青杠。

【生境与分布】·生于海拔200～2 000 m的山地或沟谷林中。分布于威宁等地。

【药用部位】·壳斗。

【功效与主治】·止咳。用于咳嗽。

【凭证标本号】·522427140804559LY。

● 刺叶高山栎

【学名】·*Quercus spinosa* David apud Franch.

【生境与分布】·生于海拔900～2 900 m的山坡、山谷林中。分布于威宁等地。

【药用部位】·壳斗。

【功效与主治】·止咳。用于咳嗽。

【凭证标本号】·522427140507254LY。

● 栓皮栎

【学名】·*Quercus variabilis* Bl.

【别名】·青杠碗、厚皮青冈。

【生境与分布】·生于海拔600～900 m的常绿或落叶林。分布于惠水、平塘、望谟、威宁、大方、道真、罗甸、雷山、榕江、德江、荔波、从江、独山、沿河、松桃等地。

【药用部位】·果实、果壳。

【功效与主治】·止咳,止泻,止血,解毒。用于咳嗽,久泻,久痢,痔漏出血,头癣。

【凭证标本号】·522422150814079LY；522731190510014LY；522727200617010LY。

● 云南波罗栎

【学名】·*Quercus yunnanensis* Franch.

【生境与分布】·生于海拔 1 000～2 600 m 的山坡松栎林或阔叶林中。分布于开阳、七星关、黔西、安龙、惠水、贵定、龙里等地。

【药用部位】·果实。

【功效与主治】·止咳止泻。用于咳嗽,久泻久痢。

马尾树科 Rhoipleteaceae

■ 马尾树属 *Rhoiptelea*

● 马尾树

【学名】·*Rhoiptelea chiliantha* Diels et Hand.-Mazz.

【生境与分布】·生于海拔 700～2 500 m 的阔叶林中。分布于都匀、独山、雷山、黎平、从江、榕江、剑河、台江、丹寨、罗甸、荔波、惠水、贵定、三都及龙里等地。

【药用部位】·树皮。

【功效与主治】·收敛止血。用于肠炎。

【凭证标本号】·522701200930014LY。

榆科 Ulmaceae

■ 糙叶树属 *Aphananthe*

● 糙叶树

【学名】·*Aphananthe aspera*（Thunb.）Planch.

【别名】·牛筋树。

【生境与分布】·生于海拔 500～1 000 m 的山谷、溪边林中。分布于余庆、榕江、锦屏、黎平、贞丰、贵定、独山、赤水、梵净山等地。

【药用部位】·根皮、树皮。

【功效与主治】·舒筋活络,止痛。用于腰肌劳损疼痛。

【凭证标本号】·520424141021225LY;520329190729859LY。

■ 朴属 *Celtis*

● 紫弹树

【学名】·*Celtis biondii* Pamp.

【别名】·沙糖果、黄果朴、牛筋树。

【生境与分布】·生于海拔 500～2 000 m 的山地灌丛或杂木林。分布于兴义、黔西、纳雍、安龙、罗甸、惠水、独山、都匀、长顺、瓮安、福泉、荔波、龙里、平塘、册亨、望谟、西秀、平坝、湄潭、凤冈、印江、施秉、榕江、黄平、石阡等地。

【药用部位】·根皮、茎枝、叶。

【功效与主治】·根皮:解毒消肿,祛痰止咳。用于乳痈肿痛,痰多咳喘。茎枝:通络止痛。用于腰背酸痛。叶:清热解毒。用于疮毒溃烂。

【凭证标本号】·520325160623702LY;522326210403013LY;522301140623271LY。

● 黑弹树

【学名】·*Celtis bungeana* Bl.

【别名】·小叶朴、棒棒树。

【生境与分布】·生于海拔 150～2 300 m 的路旁、灌丛或林边。分布于印江、松桃、锦屏、务川、安龙、长顺、瓮安、独山、罗甸、荔波、都匀、贵定、三都、平塘等地。

【药用部位】·树皮、树干、枝条。

【功效与主治】·祛痰,止咳,平喘。用于咳嗽痰喘,慢性气管炎,支气管哮喘。

【凭证标本号】·522729200725054LY。

● 小果朴

【学名】·*Celtis cerasifera* Schneid.

【别名】·樱果朴。

【生境与分布】·生于海拔 800～2 400 m 的山坡灌丛或沟谷杂木林。分布于安龙、瓮安、荔波等地。

【药用部位】·茎、枝。

【功效与主治】·清热解毒,祛痰,利尿。用于腰骨酸痛,乳腺炎,疮毒,溃烂。

● 珊瑚朴

【学名】·*Celtis julianae* Schneid.

【别名】·沙棠子、棠壳子树。

【生境与分布】·生于海拔 600～1 300 m 的山坡、山谷林中或林缘。分布于惠水、兴义、平塘、册亨、印江、黄平、赤水、麻江、道真、荔波、麻阳河、梵净山、佛顶山、月亮山等地。

【药用部位】·茎叶。

【功效与主治】·止咳。用于咳喘。

【凭证标本号】·523326201004026LY;522727200811009LY;520111201018008LY。

● 朴树

【学名】·*Celtis sinensis* Pers.

【别名】·崖枣树、沙朴、小叶牛筋树。

【生境与分布】·生于海拔 600～1 800 m 的路旁、山坡、林缘。分布于惠水、兴义、平塘、威宁、凯里、黎平、江口、印江、册亨、望谟等地。

【药用部位】·根皮、树皮、叶、果实。

【功效与主治】·根皮:祛风透疹,消食止泻。用于麻疹透发不畅,消化不良,食积泻痢,跌打损伤。树皮:祛风透疹。用于麻疹透发不畅。叶:清热,凉血,解毒。用于漆疮,荨麻疹。果实:清热利咽。用于感冒咳嗽音哑。

【凭证标本号】·522121160512009LY;522731190329022LY;522301150830816LY。

● 四蕊朴

【学名】·*Celtis tetrandra* Roxb.

【别名】·石朴。

【生境与分布】·生于海拔 700～1 500 m 的沟谷、河谷林中或林缘以及山坡灌丛。

【药用部位】·根皮、叶。

【功效与主治】·根皮:清热解毒,止痛。用于腰痛,漆疮。叶:消肿。外用于水肿。

● 假玉桂

【学名】·*Celtis timorensis* Span.

【别名】·相思树、香粉木、樟叶朴。

【生境与分布】·生于海拔 800～1 000 m 的山地疏林中。分布于安龙、赤水、长顺、罗甸、荔波及三都等地。

【药用部位】·根皮、叶。

【功效与主治】·根皮:活血消肿,止血。用于跌打损伤,疮疡肿痛,外伤出血。叶:祛瘀止血,用于跌打损伤,外伤出血。

● 西川朴

【学名】·*Celtis vandervoetiana* Schneid.

【生境与分布】·生于海拔 600～1 400 m 的山谷阴处、林中。分布于黎平、罗甸、荔波等地。

【药用部位】·根皮。

【功效与主治】·清热凉血,消肿止痛。用于抗炎,抗菌,抗肿瘤。

【凭证标本号】·520325150910315LY。

■ 青檀属 *Pteroceltis*

● 青檀

【学名】·*Pteroceltis tatarinowii* Maxim.

【别名】·翼朴。

【生境与分布】·生于海拔 200～1 100 m 的山谷、山坡、溪边、

山脚阴处疏林中或岩石缝隙中。分布于望谟、贞丰、紫云、碧江、思南、德江、凯里、黎平、安龙、兴仁、罗甸、惠水等地。

【药用部位】·根皮。

【功效与主治】·清热解毒。用于疔疮。

【凭证标本号】·522227140627001LY;523326200412013LY;522325181026319LY。

■ 山黄麻属 *Trema*

● 狭叶山黄麻

【学名】·*Trema angustifolia*(Planch.)Bl.

【别名】·小叶山黄麻、麻脚树。

【生境与分布】·生于海拔 1 600 m 以下的阳坡灌丛或疏林中。分布于三都等地。

【药用部位】·根、叶。

【功效与主治】·根:止血,止痛。用于外伤出血,跌打伤痛。叶:解毒敛疮,凉血止血,止痛。用于疮疡溃破不敛,麻疹,外伤出血。

● 光叶山黄麻

【学名】·*Trema cannabina* Lour.

【别名】·硬壳朗。

【生境与分布】·生于海拔 600 m 左右的山谷或荒山。分布于从江、黎平、石阡、榕江、松桃、三都、独山、印江及罗甸等地。

【药用部位】·根皮。

【功效与主治】·利水,解毒,活血祛瘀。用于水泻,流感,毒蛇咬伤,筋骨折伤。

【凭证标本号】·520381160525101LY。

● 山油麻

【学名】·*Trema cannabina* var. *dielsiana*(Hand.-Mazz.)C. J. Chen

【别名】·硬壳椰、山脚麻。

【生境与分布】·生于海拔 300～1 900 m 的山脚溪旁、路旁或灌丛。分布于印江、沿河、平塘、荔波、瓮安、绥阳、赤水等地。

【药用部位】·根、叶。

【功效与主治】·解毒消肿,止血。用于疮疖肿痛,外伤出血。

【凭证标本号】·522631120180913054LY;522226190809010LY;522228200730331LY。

● 羽脉山黄麻

【学名】·*Trema levigata* Hand.-Mazz.

【别名】·麻桐树、山角麻。

【生境与分布】·生于海拔 300 m 左右的灌丛或沟谷林中。分

布于罗甸、望谟等地。

【药用部位】·根皮、叶。

【功效与主治】·消肿止血,止泻。用于小儿单纯性腹泻,跌打瘀痛,外伤出血。

银毛叶山黄麻

【学名】·*Trema nitida* C. J. Chen

【生境与分布】·生于海拔 600～1 800 m 的石灰岩山坡较湿润的疏林中。分布于七星关、黎平、独山、罗甸、三都等地。

【药用部位】·根皮。

【功效与主治】·消肿止血,止泻。用于腹泻,跌打损伤,外伤出血。

【凭证标本号】·523327191008068LY;522727200923009LY;522326210115025LY。

异色山黄麻

【学名】·*Trema orientalis* (L.) Bl.

【生境与分布】·生于海拔 400～1 900 m 的河谷林中或荒山上。分布于锦屏、天柱、安龙、望谟、兴义、罗甸、赤水等地。

【药用部位】·根皮、叶。

【功效与主治】·消肿止血,止泻。用于小儿单纯性腹泻,跌打瘀痛,外伤出血。

山黄麻

【学名】·*Trema tomentosa* (Roxb.) Hara

【生境与分布】·生于海拔 2 000 m 以下的湿润河谷、山坡混交林中或空旷山坡。分布于赤水、仁怀、正安等地。

【药用部位】·根皮、叶。

【功效与主治】·消肿止血。用于跌打损伤。外伤出血。

【凭证标本号】·523327191008093LY;522326200412014LY。

榆属 *Ulmus*

多脉榆

【学名】·*Ulmus castaneifolia* Hemsl.

【别名】·悬郎木。

【生境与分布】·生于海拔 900～1 500 m 的山坡灌丛或山谷路旁。分布于都匀、望谟、沿河、印江、松桃、雷公山、安龙、惠水等地。

【药用部位】·树皮。

【功效与主治】·清热解毒,消肿,利尿祛痰。用于水肿,疮疖肿痛,咳嗽。

【凭证标本号】·522628140915138LY;522701210314013LY;522326210313011LY。

昆明榆

【学名】·*Ulmus changii* var. *kunmingensis* (Cheng) Cheng et L. K. Fu

【生境与分布】·生于海拔 650～1 800 m 的山地林中。分布于钟山、贵定、三都、惠水、瓮安、罗甸、龙里、碧江、凯里等地。

【药用部位】·树皮。

【功效与主治】·止血消肿。用于骨折,外伤出血,疮痈。

【凭证标本号】·522427140803305LY。

榔榆

【学名】·*Ulmus parvifolia* Jacq.

【别名】·小叶榆、秋榆。

【生境与分布】·生于山坡林中。分布于册亨、兴义等地。

【药用部位】·根皮、树皮、叶。

【功效与主治】·根皮、树皮:清热利水,解毒消肿,凉血止血。用于热淋,小便不利,疮痈肠毒,乳痈,水火烫伤,痢疾,胃肠出血,尿血,痔血。叶:清热解毒,消肿止痛。用于热毒疮疡,牙痛。

【凭证标本号】·520112131007271LY。

榆树

【学名】·*Ulmus pumila* L.

【别名】·家榆、春榆、钱榆。

【生境与分布】·生于海拔 1 000～2 000 m 的山坡或山谷密林中。分布于贵定、三都、惠水、瓮安、罗甸、龙里、碧江等地。

【药用部位】·根皮、树皮。

【功效与主治】·利尿通淋,祛痰,消肿解毒。用于水肿,小便不利,淋浊,带下,咳喘痰多,失眠,内外出血,痈疽,秃疮,疥癣等。

【凭证标本号】·520123151001357LY;520201200804252LY。

榉属 *Zelkova*

大叶榉树

【学名】·*Zelkova schneideriana* Hand.-Mazz.

【别名】·血榉、鸡油树、黄栀榆。

【生境与分布】·生于海拔 200～1 800 m 的山谷溪间水旁或山坡土层较厚的疏林。分布于黎平、黄平、平塘、长顺、瓮安、独山、罗甸、福泉、都匀、惠水、贵定、三都、龙里、册亨、望谟等地。

【药用部位】·树皮。

【功效与主治】·清热解毒,止血,安胎。用于感冒发热,血痢,便血,水肿,妊娠腹痛,目赤肿痛,烫伤,疮疡肿痛。

【凭证标本号】·520325160427539LY。

• **榉树**

【学名】·*Zelkova serrata*（Thunb.）Makino

【别名】·光叶榉、鸡油树、光光榆。

【生境与分布】·生于海拔 500～1 900 m 的河谷或溪边疏林。分布于册亨、余庆、黎平、长顺、瓮安、独山、罗甸、荔波、惠水、贵定、三都、龙里、平塘等地。

【药用部位】·树皮、树叶。

【功效与主治】·树皮:清热利水。用于时行头痛,热毒下痢,水肿。树叶:清热解毒,凉血。用于疮疡肿痛,崩中带下。

【凭证标本号】·522227160531068LY;523327180906301LY;520329191004058LY。

杜仲科 Eucommiaceae

杜仲属 *Eucommia*

• **杜仲**

【学名】·*Eucommia ulmoides* Oliv.

【别名】·扯丝皮。

【生境与分布】·生于海拔 300～1 700 m 的谷地或低坡疏林中。分布于都匀、兴义、平塘、修文、黔西、三都、惠水、江口、印江、习水等地。

【药用部位】·树皮、叶。

【功效与主治】·树皮:补肝肾,强筋骨,安胎。用于肝肾不足,腰膝酸痛,筋骨无力,头晕目眩,妊娠漏血,胎动不安。叶:补肝肾,强筋骨。用于肝肾不足,头晕目眩,腰膝酸痛,筋骨痿软。

【凭证标本号】·522428141130187LY;522701201030003LY;522727200521001LY。

【附注】·《中国药典》收录物种。

桑科 Moraceae

波罗蜜属 *Artocarpus*

• **白桂木**

【学名】·*Artocarpus hypargyreus* Hance

【别名】·将军树、胭脂木、银杯胭脂。

【生境与分布】·生于海拔 300～1 600 m 的常绿阔叶林中。分

布于贞丰、荔波等地。

【药用部位】·根、果实。

【功效与主治】·根:健胃行气,活血祛风。用于吐血,咽喉肿痛。果实:清肺止咳,活血止血。用于肺结核咳血,支气管炎,鼻衄。

【凭证标本号】·522325181120087LY。

• **二色波罗蜜**

【学名】·*Artocarpus styracifolius* Pierre

【别名】·木皮、奶浆果、小叶胭脂树。

【生境与分布】·生于海拔 500～1 500 m 的山谷密林。分布于三都等地。

【药用部位】·根。

【功效与主治】·祛风化湿,活血通络。用于风湿痹痛,腰痛,半身不遂,跌打瘀肿。

构属 *Broussonetia*

• **藤构**

【学名】·*Broussonetia kaempferi* var. *australis* Suzuki

【生境与分布】·生于海拔 300～1 000 m 的山谷灌丛或沟边山坡路旁。分布于务川等地。

【药用部位】·根。

【功效与主治】·祛风化湿,活血通络。用于风湿骨痛,腰痛。

• **楮**

【学名】·*Broussonetia kazinoki* Sieb.

【别名】·小构树、酱叶树。

【生境与分布】·生于海拔 1 000 m 以下的山谷或山坡疏林中。分布于贞丰、紫云、大沙河等地。

【药用部位】·果实。

【功效与主治】·补肾清肝,明目,利尿。用于肝肾不足,腰膝酸软,虚劳骨蒸,头晕目昏,目生翳膜,水肿胀满。

【凭证标本号】·522121160423002LY;522325190423296LY;520425170601070LY。

【附注】·《中国药典》收录物种。

• **构树**

【学名】·*Broussonetia papyrifera*（L.）Vent.

【别名】·谷桑、楮、楮桃。

【生境与分布】·生于海拔 2 000 m 以下的山谷灌丛、溪边或村旁。分布于钟山、播州、册亨等地。

【药用部位】·成熟果实。

【功效与主治】·补肾清肝,明目,利尿。用于肝肾不足,腰膝酸软,虚劳骨蒸,头晕目眩,目生翳膜,水肿胀满。

【凭证标本号】·522121140807219LY;520201200806298LY;
523327181129159LY。

【附注】·《中国药典》收录物种。

■ 大麻属 *Cannabis*

• 大麻

【学名】·*Cannabis sativa* L.

【别名】·汉麻、火麻、黄麻。

【生境与分布】·引种。荔波、黔西、松桃、施秉、赫章、水城、长顺、独山、开阳等地有栽培或逸生。

【药用部位】·成熟果实。

【功效与主治】·润肠通便。用于血虚津亏,肠燥便秘。

【凭证标本号】·522728150929037LY;522722201013450LY;
522423191001029LY。

【附注】·《中国药典》收录物种。

■ 水蛇麻属 *Fatoua*

• 水蛇麻

【学名】·*Fatoua villosa*(Thunb.)Nakai

【生境与分布】·生于海拔900 m以下的山谷林缘、路旁。分布于长顺、惠水、沿河、江口、碧江、余庆等地。

【药用部位】·全株、根皮、叶。

【功效与主治】·全株:清热解毒。用于刀伤,无名肿毒。根皮:清热解毒,凉血止血。用于喉炎,流行性腮腺炎,无名肿毒。叶:清热解毒。用于风热感冒,头痛,咳嗽。

【凭证标本号】·522230191103027LY;522729190730004LY;
522731200904040LY。

■ 榕属 *Ficus*

• 石榕树

【学名】·*Ficus abelii* Miq.

【生境与分布】·生于海拔800 m以下的山谷疏林中。分布于荔波、安龙、册亨、望谟、罗甸、独山、三都、平塘、榕江等地。

【药用部位】·根、茎、叶。

【功效与主治】·根、茎:清热利尿,止痛。用于风湿痹痛,哮喘,乳痈。叶:清热解毒,止血,消肿止痛,祛腐生新。用于乳痈,崩漏,糖尿病,痢疾,刀伤。

【凭证标本号】·520424141028239LY;522722201108575LY。

• 大果榕

【学名】·*Ficus auriculata* Lour.

【生境与分布】·生于海拔300~600 m的沟谷路边林中。分布于贞丰、安龙、册亨、望谟及罗甸等地。

【药用部位】·果实。

【功效与主治】·祛风宣肺,补肾益精。用于肺热咳嗽,遗精,吐血。

【凭证标本号】·520402170513309LY;520402170513309LY;
522327180426039LY。

• 垂叶榕

【学名】·*Ficus benjamina* L.

【别名】·细叶榕、白榕、垂果榕。

【生境与分布】·生于海拔300~1 000 m的石灰岩山地及村寨附近。分布于望谟、罗甸、都匀等地。

【药用部位】·气生根、树皮、果实、枝叶。

【功效与主治】·气生根、树皮、果实:清热解毒,祛风凉血,滋阴润肺,发表透疹,催乳。枝叶:通经活血。用于月经不调,跌打损伤。

• 无花果

【学名】·*Ficus carica* L.

【别名】·文仙果、奶浆果、树地瓜。

【生境与分布】·生于村旁、路边等。凤冈、贞丰等地有栽培。

【药用部位】·根、叶、果实。

【功效与主治】·根:清热解毒,消肿止痛。用于肺热咳嗽,咽喉肿痛,痔疮,痈疽,瘰疬,筋骨疼痛。叶:清湿热,解疮毒,消肿止痛。用于湿热泄泻,带下,痔疮,痈肿疼痛。果实:清热生津,健脾开胃,解毒消肿。用于咽喉肿痛,燥咳声嘶,乳汁稀少。

【凭证标本号】·520330160804008LY;520327200726004LY;
522325190718519LY。

• 雅榕

【学名】·*Ficus concinna* Miq.

【别名】·小叶榕。

【生境与分布】·生于海拔800~2 000 m的山坡疏林中。分布于平塘、兴义、独山、荔波等地。

【药用部位】·根、气生根、叶、乳汁、果实。

【功效与主治】·根、果实:祛风除湿。用于风湿关节痛,胃痛,跌打损伤。气生根:祛风活络,祛湿消肿。用于风湿性关节炎,跌打损伤,白带。叶:化痰止咳,消肿止痛。用于慢性气管炎,肠炎,痢疾。外用于跌打损伤,骨折。乳汁:外用于唇疔。

【凭证标本号】·522727201103007LY。

• 钝叶榕

【学名】·*Ficus curtipes* Corner

【生境与分布】·生于海拔500～1300 m的石灰岩山地或村寨附近。分布于兴仁、册亨、望谟、罗甸、荔波、长顺、三都、平塘等地。

【药用部位】·根、果实。

【功效与主治】·祛风除湿。用于风湿痹痛。

【凭证标本号】·520425170605310LY。

● 矮小天仙果

【学名】·*Ficus erecta* Thunb.

【别名】·直立榕、天仙果。

【生境与分布】·生于灌丛或溪边林下。分布于荔波、榕江、罗甸、长顺、独山、惠水等地。

【药用部位】·果实。

【功效与主治】·用于痔疮。

【凭证标本号】·522632190916851LY；527722200601185LY；522632190916851LY。

● 黄毛榕

【学名】·*Ficus esquiroliana* Lévl.

【别名】·土桑白皮、土黄芪、麻婆风。

【生境与分布】·生于海拔500 m以下的山谷阔叶林中。分布于册亨、罗甸等地。

【药用部位】·根皮。

【功效与主治】·益气健脾，祛风除湿。用于气虚，阴挺，脱肛。

【凭证标本号】·520424141029011LY。

● 台湾榕

【学名】·*Ficus formosana* Maxim.

【别名】·牛奶果、长叶牛奶树、水牛奶。

【生境与分布】·生于低海拔山地的林缘或灌丛。分布于册亨、荔波、黎平、都匀、贵定、大沙河、月亮山等地。

【药用部位】·全株。

【功效与主治】·活血补血，催乳，止咳。用于月经不调，产后病后虚弱，尿路感染。

【凭证标本号】·522632190906862LY；522327191008114LY；522722200819394LY。

● 菱叶冠毛榕

【学名】·*Ficus gasparriniana* var. *laceratifolia* (Lévl. et Vant.) Corner

【别名】·裂叶榕。

【生境与分布】·生于海拔600～1300 m的山地灌丛。分布于长顺、平塘、惠水、独山、罗甸、荔波、兴义、望谟、赤水、开阳等地。

【药用部位】·根、果序托。

【功效与主治】·根：清热解毒。用于痢疾，尿路感染，痔疮。果序托：下乳。用于乳汁不足。

【凭证标本号】·520422141007090LY；522729190727025LY；522727200926015LY。

● 大叶水榕

【学名】·*Ficus glaberrima* Bl.

【生境与分布】·生于海拔550～1500 m的山谷疏林中。分布于兴义、安龙、望谟、息烽、施秉、罗甸、荔波等地。

【药用部位】·根。

【功效与主治】·清热解毒。用于痢疾，尿路感染。

【凭证标本号】·523326201112016LY。

● 藤榕

【学名】·*Ficus hederacea* Roxb.

【生境与分布】·生于海拔600～1500 m的山坡林地。分布于兴义等地。

【药用部位】·果实。

【功效与主治】·解毒消肿。用于疮痈肿毒，蛇毒。

● 尖叶榕

【学名】·*Ficus henryi* Warb. ex Diels

【别名】·山枇杷。

【生境与分布】·生于海拔700～1300 m的山坡、山谷疏林中。分布于余庆、江口、开阳、息烽、凯里、黄平、榕江、瓮安、荔波、独山、福泉、都匀、惠水、雷公山、梵净山等地。

【药用部位】·果实。

【功效与主治】·催乳，解毒消肿，利湿。用于疮痈肿毒，痔疮。

【凭证标本号】·522224160706013LY；520329190417042LY；522222150808002LY。

● 异叶榕

【学名】·*Ficus heteromorpha* Hemsl.

【别名】·牛奶子、天枇杷、野枇杷。

【生境与分布】·生于海拔1500 m以下的山谷、坡地疏林中或灌丛。分布于绥阳、印江、贞丰等地。

【药用部位】·全株、根、果实。

【功效与主治】·全株、根：祛风除湿，化痰止咳，活血解毒。用于风湿痹痛，咳嗽，跌打损伤。果实：补血，下乳。用于脾胃虚弱，缺乳。

【凭证标本号】·522628140625183LY；520323141029037LY；522226190429016LY。

● 粗叶榕

【学名】·*Ficus hirta* Vahl

【别名】·牛奶木、五指毛桃、五指牛奶。

【生境与分布】·生于海拔500~1000 m的山坡疏林中。分布于册亨、都匀、凤冈、安龙、望谟、罗甸、平塘、独山、三都及黎平等地。

【药用部位】·根、枝条。

【功效与主治】·祛风除湿,祛瘀消肿。用于风湿痿痹,腰腿痛,痢疾,水肿,带下,瘰疬,跌打损伤,闭经,乳少。

【凭证标本号】·522634151013002LY;522327190621333LY;522701201022014LY。

● 对叶榕

【学名】· *Ficus hispida* L. f.

【别名】·牛奶树、乳汁麻木、牛奶稔。

【生境与分布】·生于海拔700~1500 m的山坡或沟谷阔叶林中。分布于兴义、册亨、望谟、罗甸、都匀等地。

【药用部位】·根、皮、茎叶、果实。

【功效与主治】·根、皮、茎叶:疏风清热,消积化痰,健脾除湿,行气散瘀。用于感冒发热,结膜炎,支气管炎,消化不良,痢疾,脾虚带下,乳汁不下,跌打肿痛,风湿痹痛。果实:清热解毒。用于肺热咳嗽,痔疮便血,腋疮。

● 大青树

【学名】· *Ficus hookeriana* Corner

【生境与分布】·生于海拔500~2 200 m的石灰岩山地。分布于兴义、安龙、镇宁等地。

【药用部位】·全株。

【功效与主治】·清热解毒。用于跌打损伤。

【凭证标本号】·522326201002049LY。

● 壶托榕

【学名】· *Ficus ischnopoda* Miq.

【别名】·瘦柄榕。

【生境与分布】·生于海拔160~1 600 m的河滩地带。分布于平塘、贞丰、荔波、兴义、安龙、望谟、册亨、罗甸、黎平等地。

【药用部位】·全株、根皮。

【功效与主治】·全株:清热解毒。用于跌打损伤。根皮:舒筋活络。用于小儿惊风,风湿麻木。

【凭证标本号】·522325190117269LY;522727200926014LY;522325190117269LY。

● 榕树

【学名】· *Ficus microcarpa* L. f.

【别名】·榕须、半天吊、榕根须。

【生境与分布】·生于海拔400~800 m的山地沟谷阔叶林中。分布于兴义、安龙、望谟、罗甸、三都、荔波、平塘等地。

【药用部位】·气生根、树皮、叶、果实。

【功效与主治】·气生根:散风热,祛风湿,活血止痛。用于流感,百日咳,麻疹不透。树皮:止泻,消肿,止痒。用于泄泻,痔疮,疥癣。叶:清热发表,解毒消肿,祛湿止痛。用于流感,慢性气管炎,百日咳。果实:清热解毒。用于疮疖。

【凭证标本号】·522301160109948LY。

● 爬藤榕

【学名】· *Ficussar mentosa* var. *impressa* (Cha mp.) Corner

【别名】·长叶铁牛、枇杷藤、抓石榕。

【生境与分布】·生于海拔900~1500 m的石灰岩山地,常攀援于树上、岩石上或陡坡峭壁及屋墙上。分布于黔西、沿河等地。

【药用部位】·根、茎。

【功效与主治】·祛风除湿,行气活血,消肿止痛。用于风湿痹痛,神经性头痛,小儿惊风。

【凭证标本号】·520402170420068LY;522423190624014LY;522228200729195LY。

● 苹果榕

【学名】· *Ficus oligodon* Miq.

【生境与分布】·生于海拔200 m左右的沟谷林中。分布于兴义、安龙、册亨、望谟、罗甸、镇宁等地。

【药用部位】·果实。

【功效与主治】·清热解毒。用于疮疖。

【凭证标本号】·522326201004022LY。

● 直脉榕

【学名】· *Ficus orthoneura* Levl et Vant.

【生境与分布】·生于海拔500~800 m的山地阔叶林中。分布于兴义等地。

【药用部位】·根。

【功效与主治】·祛风除湿,解毒消肿。用于风湿,水肿,湿疹。

【凭证标本号】·522301160123008LY。

● 琴叶榕

【学名】· *Ficus pandurata* Hance

【别名】·山甘草、山沉香、牛根子。

【生境与分布】·生于海拔900~1500 m的山地、旷野或灌丛林下。分布于沿河、印江、息烽、修文、长顺、独山、都匀等地。

【药用部位】·根、叶。

【功效与主治】·祛风除湿,解毒消肿,活血通经。用于风湿痹痛,黄疸,疟疾。

【凭证标本号】·522227140609002LY;522228200819024LY;522226190502057LY。

七、被子植物

● 褐叶榕

【学名】· *Ficus pubigera*（Wall. ex Miq.）Miq.

【别名】· 毛榕。

【生境与分布】· 生于海拔 1 300 m 以下的山地灌丛。分布于兴义、望谟、安龙、榕江、罗甸、荔波、都匀等地。

【药用部位】· 叶。

【功效与主治】· 消肿止痛，止血。用于跌打损伤。

【凭证标本号】· 520424141024130LY。

● 薜荔

【学名】· *Ficus pumila* L.

【别名】· 抱树莲、木馒头、薜荔根。

【生境与分布】· 生于石灰岩山坡上。分布于绥阳、紫云、威宁、兴义、罗甸、贵定、凯里、玉屏、万山、锦屏、荔波等地。

【药用部位】· 根、茎、叶、果实、乳汁。

【功效与主治】· 根：祛风除湿，舒筋通络。用于风湿痹痛，坐骨神经痛，腰肌劳损，水肿，疟疾，闭经，产后瘀血腹痛，慢性肾炎，慢性肠炎，跌打损伤。茎、叶：祛风除湿，活血通络，解毒消肿。用于风湿痹痛，坐骨神经痛，泻痢，尿淋，水肿，疟疾，闭经，产后瘀血腹痛，咽喉肿痛，睾丸炎，漆疮，痈疮肿毒，跌打损伤。果实：补肾固精，清热利湿，催乳，解毒消肿。用于肾虚遗精，阳痿，小便淋浊，痔血，肠风下血，久痢脱肛，闭经，疝气，乳汁不下，咽喉痛，痄腮，痈肿，疥癣。乳汁：祛风杀虫，止痒，壮阳固精。用于白癜风，病疬，疥癣，疣赘，阳痿，遗精。

【凭证标本号】· 522628141104268LY；520323150714417LY；520425170602120LY。

● 聚果榕

【学名】· *Ficus racemosa* L.

【别名】· 马郎果、总花榕。

【生境与分布】· 生于海拔 300～650 m 的山谷溪边或河岸的潮湿地带。分布于兴义、安龙、册亨、望谟、罗甸、镇宁等地。

【药用部位】· 根皮、树皮、叶、果实、乳汁。

【功效与主治】· 根皮：收敛。用于月经过多。树皮：收敛止泻，止痢。用于痢疾，糖尿病，猫咬伤。叶：用于驱肠虫，胃病。果实：收敛，健胃，祛风。用于月经过多，咯血。乳汁：止泻。用于痔疮，腹泻。

【凭证标本号】· 520424141027005LY。

● 乳源榕

【学名】· *Ficus ruyuanensis* S. S. Chang

【生境与分布】· 生于海拔 500 m 左右的山谷密林。分布于开阳、独山、施秉等地。

【药用部位】· 果实。

【功效与主治】· 收敛，健胃，祛风。用于月经过多，食欲不振，胃病。

【凭证标本号】· 522727201110002LY；522326201112006LY；520402170513212LY。

● 匍茎榕

【学名】· *Ficus sarmentosa* Buch.-Ham. ex Sm.

【生境与分布】· 生于海拔 500～1 400 m 的山谷岩石上、灌丛或疏林。分布于荔波、江口等地。

【药用部位】· 根、藤、茎、茎汁、叶、果实。

【功效与主治】· 根、藤：祛风化湿。用于慢性关节炎、乳腺炎。茎、叶：祛风除湿，止痛。用于感冒发热、痢疾。茎汁：祛风。用于白癜风，病疬，恶疮癣疥。果实：消肿败毒，止血。用于心痛，阴癩囊。

【凭证标本号】· 520323150611225LY。

● 珍珠莲

【学名】· *Ficus sarmentosa* var. *henryi*（King et Oliv.）Corner

【别名】· 石彭子。

【生境与分布】· 生于海拔 500～1 400 m 的山谷岩石上、灌丛或疏林。分布于湄潭、沿河、赤水、桐梓、开阳、江口、印江、德江、松桃、兴义、兴仁、黄平、榕江、雷山等地。

【药用部位】· 根、藤、果实。

【功效与主治】· 根、藤：祛风除湿，消肿止痛，解毒杀虫。用于风湿关节痛，脱臼，乳痈，疮疖。果实：消肿止痛，止血。用于睾丸偏坠，跌打损伤，内痔便血。

【凭证标本号】· 520328200807019LY；522228200728062LY；520381160525877LY。

● 尾尖爬藤榕

【学名】· *Ficus sarmentosa* var. *lacrymans*（Lévl. et Vant.）Corner

【生境与分布】· 生于海拔 500～1 400 m 的山谷岩石上，常攀援于树上或岩石壁上。分布于惠水、罗甸、兴义等地。

【药用部位】· 根、茎。

【功效与主治】· 祛风除湿，行气活血，消肿止痛。用于风湿痹痛，神经性头痛，小儿惊风。

【凭证标本号】· 522731191020003LY；522728151013018LY；522301160127038LY。

● 长柄爬藤榕

【学名】· *Ficus sarmentosa* var. *luducca*（Roxb.）Corner

【生境与分布】·生于海拔 1 000～1 400 m 的山坡岩石上。分布于兴义、安龙、兴仁、绥阳、三都等地。

【药用部位】·根。

【功效与主治】·祛风除湿,消肿止痛。用于风湿痹痛,湿疹,痢疾,跌打损伤。

● **白背爬藤榕**

【学名】·*Ficus sarmentosa* var. *nipponica*（Franch. et Sav.）Corner

【生境与分布】·生于海拔 500～1 200 m 的山地灌丛。分布于兴义、安龙、梵净山等地。

【药用部位】·根。

【功效与主治】·祛风除湿,消肿止痛。用于风湿骨痛,腰痛,水肿。

● **鸡嗉子榕**

【学名】·*Ficus semicordata* Buch.-Ham. ex Smith

【别名】·鸡嗉子果。

【生境与分布】·生于海拔 400～1 000 m 的沟谷疏林中。分布于册亨、望谟、贞丰、罗甸等地。

【药用部位】·叶、未成熟的果汁。

【功效与主治】·叶:止咳。用于感冒咳嗽。未成熟的果汁:敷于前额,用于治疗头痛。

【凭证标本号】·522328140330337LY;522326210115028LY;522325190114329LY。

● **竹叶榕**

【学名】·*Ficus stenophylla* Hemsl.

【别名】·竹叶牛奶子、水稻清。

【生境与分布】·生于海拔 160～1 300 m 的溪旁潮湿处。分布于惠水、平塘、望谟、安龙、独山、瓮安、罗甸、长顺、都匀、贵定、三都、龙里等地。

【药用部位】·全株、乳汁。

【功效与主治】·全株:祛痰止咳,祛风除湿,活血消肿。用于咳嗽胸痛,风湿骨痛,胎动不安,肾炎,跌打损伤。乳汁:解毒消肿。用于蛇虫咬伤。

【凭证标本号】·520402170422215LY;527731190713006LY;522727200814008LY。

● **长柄竹叶榕**

【学名】·*Ficus stenophylla* var. *macropodocarpa*（Lévl. et Vant.）Corner

【生境与分布】·生于溪边或河岸旁。分布于兴义、安龙、兴仁、绥阳、三都、余庆等地。

【药用部位】·全株。

【功效与主治】·祛痰止咳,祛风除湿,活血消肿。用于跌打损伤,痰多咳嗽,风湿痹痛。

【凭证标本号】·522301160112993LY。

● **笔管榕**

【学名】·*Ficus subpisocarpa* Gagnepain

【生境与分布】·生于海拔 300～1 400 m 的山地。分布于荔波等地。

【药用部位】·全株。

【功效与主治】·祛痰止咳,活血消肿。用于痰多咳嗽,跌打损伤。

● **地果**

【学名】·*Ficus tikoua* Bur.

【别名】·地瓜藤、地瓜果、地瓜根。

【生境与分布】·生于海拔 300～1 400 m 的荒地、疏林下或岩石缝中。分布于望谟、纳雍、施秉、长顺、瓮安、独山、罗甸、荔波、都匀、惠水、贵定、三都、平塘。

【药用部位】·根、茎、叶、果实。

【功效与主治】·根:清热利湿,消肿止痛。用于泄泻,痢疾,风湿痹痛,遗精,白带,瘰疬,痔疮,牙痛,跌打伤痛。茎、叶:清热利湿,活血通络,解毒消肿。用于肺热咳嗽,痢疾,水肿,黄疸,小儿消化不良,风湿疼痛,闭经,带下,跌打损伤,痔疮出血,无名肿毒。果实:清热解毒,涩精止遗。用于咽喉肿痛,遗精滑精。

【凭证标本号】·522328131223010LY;522701201128006LY;522727200602008LY。

● **斜叶榕**

【学名】·*Ficus tinctoria* subsp. *gibbosa*（Bl.）Corner

【别名】·斜叶乳、半边刀、石榕树。

【生境与分布】·生于山谷的潮湿处或岩石上。分布于贞丰、望谟、兴义、镇宁、安龙、册亨、罗甸、荔波、独山、三都等地。

【药用部位】·树皮、叶。

【功效与主治】·树皮:清热利湿,解毒。用于感冒,高热惊厥,泄泻,痢疾,目赤肿痛。叶:祛痰止咳,活血通络。用于咳嗽,风湿痹痛,跌打损伤。

【凭证标本号】·522328140316235LY;522325181026006LY;522326200427005LY。

● **岩木瓜**

【学名】·*Ficus tsiangii* Merr. ex Corner

【别名】·杂色榕、糙叶榕、贵州榕。

【生境与分布】·生于海拔 600～1 000 m 的山谷沟边或潮湿

处。分布于平塘、兴义、贞丰、安龙、册亨、开阳、息烽、荔波、江口、碧江、德江及沿河等地。

【药用部位】·根。

【功效与主治】·清热解毒。用于肝炎。

【凭证标本号】·522727200520010LY;522228200728114LY。

● 平塘榕

【学名】·*Ficus tuphapensis* Drake

【生境与分布】·生于海拔400～1500 m的石灰岩山坡。分布于平塘、罗甸、惠水等地。

【药用部位】·根。

【功效与主治】·祛风除湿,活血止痛。用于风湿痹痛,跌打损伤,调经。

【凭证标本号】·522722200823629LY;522727200423016LY;522731200905005LY。

● 变叶榕

【学名】·*Ficus variolosa* Lindl. ex Benth.

【别名】·金不换。

【生境与分布】·生于海拔500～1000 m的山谷疏林、林缘或灌丛。分布于独山、江口、印江、松桃、沿河、荔波、雷公山等地。

【药用部位】·根。

【功效与主治】·祛风除湿,活血止痛,催乳。用于风湿痹痛,胃痛,疖肿,跌打损伤,乳汁不下。

● 披针叶黄葛树

【学名】·*Ficus virens* var. *sublanceolata*（Miq.）Cornor

【别名】·黄桷叶、黄葛树、大榕叶。

【生境与分布】·生于海拔500～800 m的山谷路边、溪边或村寨旁。分布于兴义、安龙、长顺、三都、平塘、罗甸、赤水、桐梓等地。

【药用部位】·根、根疙瘩、树皮、乳汁、叶。

【功效与主治】·根:祛风除湿,通经活络,杀虫。用于风湿痹痛,四肢麻木,半身不遂。根疙瘩:祛风除湿,活血通络。用于风湿关节痛,劳作腰痛。树皮:祛风通络,杀虫止痒。用于风湿痹症,四肢麻木,癣疮。乳汁:杀虫,解毒。用于疥癣,疳腮。叶:祛风通络,止痒敛疮,活血消肿。

【凭证标本号】·522325180918249LY。

● 黄葛树

【学名】·*Ficus virens* Aiton

【别名】·笔管榕、赤榕、山榕。

【生境与分布】·生于海拔500～800 m的山谷路边、溪边、村

寨旁。分布于册亨、贞丰、罗甸、安龙、兴义等地。

【药用部位】·叶。

【功效与主治】·清热解毒,除湿止痒。用于漆疮过敏,湿疹,鹅口疮。

【凭证标本号】·522327191008090LY;523325180918249LY;522728150523056LY。

■ 葎草属 *Humulus*

● 啤酒花

【学名】·*Humulus lupulus* L.

【别名】·蛇麻草、啤瓦古丽、忽布。

【生境与分布】·省内广泛栽培。

【药用部位】·未成熟带花果穗。

【功效与主治】·健胃消食,利尿安神。用于消化不良,腹胀,浮肿。

● 葎草

【学名】·*Humulus scandens*（Lour.）Merr.

【别名】·葛勒子秧、锯锯藤、拉拉藤。

【生境与分布】·生于海拔300～1300 m的山坡路旁、荒地及林缘等。分布于贞丰、从江、榕江、盘州、大方、修文、龙里、剑河、锦屏、赤水、普定、赫章、开阳、福泉等地。

【药用部位】·全草、根。

【功效与主治】·全草:清热解毒,利尿消肿。用于淋证,小便淋痛,风热咳喘。外用于疮痈肿毒,湿疹,毒蛇咬伤。根:清热利尿,通淋。用于石淋,疝气,瘰疬。

【凭证标本号】·522428150706104LY;523325190314157LY;520381160429026LY。

■ 橙桑属 *Maclura*

● 构棘

【学名】·*Maclura cochinchinensis*（Lour.）Corner

【别名】·穿破石。

【生境与分布】·生于海拔400～1400 m的灌丛、路旁或林缘。分布于开阳、息烽、兴义、望谟、安龙、江口、凯里、台江、麻江、荔波、罗甸、平塘、长顺、独山、福泉、都匀、三都、梵净山、麻阳河等地。

【药用部位】·根。

【功效与主治】·祛风通络,清热除湿,解毒消肿。用于风湿痹痛,跌打损伤,黄疸,湿疹。

【凭证标本号】·522629160512496LY;522722210124636LY;

522727200521008LY。

● 柘

【学名】· *Maclura tricuspidata* Carriere

【别名】· 刺桑、奶桑。

【生境与分布】· 生于海拔 500～2 200 m 的向阳山坡疏林中或林缘。分布于凤冈、湄潭、黄平、松桃、印江、施秉、长顺、瓮安、独山、罗甸、福泉、荔波、都匀、惠水、贵定、龙里、平坝等地。

【药用部位】· 根。

【功效与主治】· 祛风通络,清热除湿,解毒消肿。用于风湿痹痛,跌打损伤,黄疸。

【凭证标本号】· 520402170526207LY;520327210515217LY;520328200809003LY。

■ 桑属 *Morus*

● 桑

【学名】· *Morus alba* L.

【别名】· 蚕桑、桑树。

【生境与分布】· 都匀、贞丰、凤冈等地有栽培。

【药用部位】· 根皮、叶、果穗。

【功效与主治】· 根皮:泻肺平喘,利水消肿。用于肺热喘咳,水肿胀满尿少,面目肌肤浮肿。叶:疏散风热,清肺明目。用于风热感冒,风湿初起,发热头痛。果穗:养血,生津,润肠。用于肝肾阴虚,眩晕耳鸣,心悸失眠,须发早白,津伤口渴,内热消渴,肠燥便秘。

【凭证标本号】· 523325190718552LY;522701210422006LY;522325190718552LY。

【附注】·《中国药典》收录物种。

● 鸡桑

【学名】· *Morus australis* Poir.

【别名】· 小叶桑。

【生境与分布】· 生于海拔 200～1 500 m 的山坡疏林下或灌丛。分布于西秀、安龙、平塘等地。

【药用部位】· 根、叶。

【功效与主治】· 根:清肺,凉血,利湿。用于肺热咳嗽,鼻衄,水肿。叶:清热解表,宣肺止咳。用于风热感冒,咳嗽,咽痛。

【凭证标本号】· 522328160405139LY;522727200408007LY;520402170323067LY。

● 华桑

【学名】· *Morus cathayana* Hemsl.

【别名】· 花桑、葫芦桑。

【生境与分布】· 生于海拔 900～1 300 m 的向阳山坡或沟谷。分布于湄潭、绥阳、凤冈、荔波、贵定、安龙、贞丰、德江等地。

【药用部位】· 根皮、枝、叶、果穗。

【功效与主治】· 根皮:止咳平喘,利水消肿。用于咳嗽,水肿,小便不利。枝:清热,祛风湿,通络,利关节。用于跌打损伤,风湿骨痛。叶:清热祛风,清肺润燥,清肝明目。用于头痛,目赤,口渴。果穗:补血滋阴,生津润燥。用于口干舌燥,血虚,肺燥咳嗽。

【凭证标本号】· 522121160415012LY。

● 荔波桑

【学名】· *Morus liboensis* S. S. Chang

【生境与分布】· 生于海拔 700 m 左右的石灰岩山地。分布于册亨、荔波等地。

【药用部位】· 根皮。

【功效与主治】· 宣肺平喘,利水消肿。用于肺热喘咳,小便不利。

● 蒙桑

【学名】· *Morus mongolica* (Bur) Schneid.

【生境与分布】· 生于海拔 300～1 200 m 的山坡疏林下。分布于安龙、望谟、兴义、罗甸、平塘、惠水等地。

【药用部位】· 根皮。

【功效与主治】· 宣肺平喘,利水消肿。用于肺热喘咳,小便不利,高血压等。

【凭证标本号】· 522301160516221LY;522326200430006LY;522301150406605LY。

● 裂叶桑

【学名】· *Morus trilobata* (S. S. Chang) Z. Y. Cao

【生境与分布】· 生于海拔 800 m 左右的山坡。分布于凯里、雷山等地。

【药用部位】· 根皮。

【功效与主治】· 宣肺平喘,利水消肿。用于肺热喘咳,小便不利,水肿。

● 长穗桑

【学名】· *Morus wittiorum* Hand.-Mazz.

【生境与分布】· 生于海拔 540～1 400 m 的山坡疏林或山脚沟边。分布于印江、江口、长顺、开阳、修文、罗甸、都匀、惠水等地。

【药用部位】· 根皮。

【功效与主治】·宣肺平喘,利水消肿。用于咽肿喉痹,肺热喘咳,小便不利。

【凭证标本号】·522228200729189LY。

荨麻科 Urticaceae

■ 苎麻属 Boehmeria

● 序叶苎麻

【学名】· Boehmeria clidemicides var. diffusa (Wedd.) Hand.-Mazz.

【生境与分布】·生于海拔600~1800 m的山坡灌丛或山谷水旁。分布于黔西、水城、长顺、贞丰、习水、印江、兴义、册亨、贵定、独山、福泉、惠水等地。

【药用部位】·全草、根、根茎。

【功效与主治】·全草:祛风除湿,清热解毒。用于水肿,风湿,筋骨痛。根和根茎:祛风解毒,止痒消肿,止血,安胎。用于跌打损伤,皮肤瘙痒,蛇虫咬伤。

【凭证标本号】·522425151014005LY;522423191001002LY;520221190730018LY。

● 密球苎麻

【学名】· Boehmeria densiglomerata W. T. Wang

【生境与分布】·生于海拔1300 m左右的灌丛。分布于兴仁等地。

【药用部位】·全草。

【功效与主治】·祛风除湿,消肿止痛。用于风湿病,皮肤瘙痒,跌打损伤。

【凭证标本号】·522401141027002LY。

● 长序苎麻

【学名】· Boehmeria dolichostachya W. T. Wang

【生境与分布】·生于海拔900~1300 m的山坡、灌丛。分布于兴仁、兴义、安龙、独山、平塘等地。

【药用部位】·全株。

【功效与主治】·清热解毒,祛风,杀虫。用于风热感冒,麻疹,痈肿,毒蛇咬伤,皮肤瘙痒。

【凭证标本号】·522727201105010LY;522326200516007LY。

● 大叶苎麻

【学名】· Boehmeria japonica (L.f.) Miq.

【别名】·野线麻。

【生境与分布】·生于海拔1000~1300 m的山坡、沟边或林缘。分布于赤水、荔波等地。

【药用部位】·全株、根。

【功效与主治】·清热祛风,解毒杀虫,化瘀消肿。用于风热感冒,麻疹,痈肿,毒蛇咬伤,皮肤瘙痒,疔疮,风湿痹痛,跌打伤肿,骨折。

【凭证标本号】·520381160525863LY;522722200405214LY。

● 糙叶水苎麻

【学名】· Boehmeria macrophylla var. scabrella (Roxb.) Long

【生境与分布】·生于海拔1000~1300 m的山坡林下。分布于兴义、独山等地。

【药用部位】·全株、根。

【功效与主治】·祛风除湿,解毒截疟。用于风湿痹痛,疮毒,烧伤,疟疾。

● 水苎麻

【学名】· Boehmeria macrophylla Hornem.

【别名】·水麻。

【生境与分布】·生于海拔800~1300 m的山谷林下或沟边。分布于水城、开阳、兴义、册亨、望谟、荔波、榕江、镇宁、黄平等地。

【药用部位】·根。

【功效与主治】·祛风除湿,通络止痛。用于跌打损伤,风湿痹痛。

【凭证标本号】·520221190730011LY。

● 青叶苎麻

【学名】· Boeh merianivea var. tenacissima (Gaudich.) Miq.

【别名】·单色苎麻。

【生境与分布】·生于山野湿地,亦有栽培。分布于册亨等地。

【药用部位】·根、叶。

【功效与主治】·根:清热,安胎,止泻。用于腹泻,胎动不安。叶:用于创伤出血。

● 苎麻

【学名】· Boehmeria nivea (L.) Gaudich.

【别名】·圆麻、麻。

【生境与分布】·生于海拔300~1800 m的山坡、路旁、水边。分布于荔波、湄潭等地。

【药用部位】·根、皮、叶。

【功效与主治】·根:清热解毒,止血散瘀,凉血安胎。用于热病大渴,血淋,带下病,癃闭,吐血,丹毒。皮:清烦热,利小便,散瘀,止血。用于瘀热,心烦,小便淋痛,血淋。叶:止血凉血,散瘀。用于咯血,吐血,尿血,乳痈,创伤出血。

【凭证标本号】·522121150820750LY;522722200113554LY;

520328200805060LY。

● 长叶苎麻

【学名】· *Boehmeria penduliflora* Wedd. ex Long

【生境与分布】· 生于海拔 500～2 000 m 的山坡林缘、路旁。分布于贞丰、兴义、册亨、罗甸、福泉等地。

【药用部位】· 根、茎尖。

【功效与主治】· 根：祛风除湿，清热，止痛。用于骨折，感冒，风湿关节痛。茎尖：祛风，清热。用于头风痛，发热。

【凭证标本号】· 522325190117277LY。

● 束序苎麻

【学名】· *Boehmeria siamensis* Craib

【别名】· 八棱麻。

【生境与分布】· 生于海拔 400～1 700 m 的山坡草地、沟边或灌丛。分布于罗甸、望谟、册亨等地。

【药用部位】· 全株。

【功效与主治】· 清热解毒，祛风除湿。用于闭经腹痛，泄泻，风湿痛，荨麻疹，皮肤瘙痒，湿疹，痘疮，腹痛等。

● 赤麻

【学名】· *Boehmeria silvestrii* (Pamp.) W. T. Wang

【生境与分布】· 生于海拔 1 000～1 500 m 的山谷灌丛或林下阴湿处。分布于瓮安、松桃、惠水、梵净山等地。

【药用部位】· 全株。

【功效与主治】· 收敛止血，清热解毒。用于跌打损伤，外伤出血。

● 小赤麻

【学名】· *Boehmeria spicata* (Thunb.) Thunb.

【生境与分布】· 生于海拔 100～1 600 m 的山坡草地、灌丛或沟边。分布于沿河、罗甸、黄平等地。

【药用部位】· 根。

【功效与主治】· 清热解毒，祛风利湿，止痒。用于皮肤发痒，湿毒疮疹。

【凭证标本号】· 522228200728075LY；522728150921007LY。

● 密毛苎麻

【学名】· *Boehmeria tomentosa* Wedd.

【生境与分布】· 生于海拔 1 500～2 000 m 的山坡疏林中。分布于兴义等地。

【药用部位】· 全草。

【功效与主治】· 祛风止痛，清热解毒。用于头痛，发热。

● 八角麻

【学名】· *Boehmeria tricuspis* (Hance) Makino

【别名】· 悬铃叶苎麻、大水麻、山麻。

【生境与分布】· 生于海拔 1 000～1 500 m 的山谷疏林下或沟边草地。分布于松桃、江口、印江、惠水、瓮安、长顺等地。

【药用部位】· 根、嫩茎叶。

【功效与主治】· 收敛止血，解表，生肌。用于咯血，衄血，尿血，便血。

【凭证标本号】· 522121160419036LY；522427140729397LY。

● 黔桂苎麻

【学名】· *Boehmeria zollingeriana* var. *blimii* (Lèvl.) C. J. Chen

【别名】· 帚序苎麻。

【生境与分布】· 生于海拔 650 m 左右的山谷路边或林缘。分布于关岭、册亨及罗甸等地。

【药用部位】· 叶。

【功效与主治】· 消积。用于小儿积食。

■ 微柱麻属 *Chamabainia*

● 微柱麻

【学名】· *Chamabainia cuspidata* Wight

【别名】· 止血草、红四楞麻。

【生境与分布】· 生于海拔 1 000～2 000 m 的山地林中、灌丛、沟边或石上。分布于湄潭、都匀、黎平等地。

【药用部位】· 全草、根。

【功效与主治】· 行气止痛，止血生肌，清热利湿。用于刀伤，外伤出血，痢疾，胃肠疼痛，便频，里急后重。

■ 水麻属 *Debregeasia*

● 长叶水麻

【学名】· *Debregeasia longifolia* (Burm. f.) Wedd.

【别名】· 麻叶树、水珠麻。

【生境与分布】· 生于海拔 600～2 000 m 的山谷、溪边两岸灌丛和林中湿润处。分布于余庆、长顺、惠水、开阳、修文、息烽、榕江、从江、荔波、江口、印江、松桃、雷山、望谟、麻江、独山等地。

【药用部位】· 茎叶。

【功效与主治】· 清热利湿，祛风止咳。用于伤风感冒，咳嗽，热痹，膀胱炎，无名肿毒，牙痛。

【凭证标本号】· 522121160504029LY；520329190415026LY；522729190727015LY。

● 水麻

【学名】· *Debregeasia orientalis* C. J. Chen

【别名】·水马桑、水麻叶、尖麻。

【生境与分布】·生于海拔 400～1 900 m 的溪谷河流两岸湿地。分布于绥阳、印江、沿河、务川、威宁、赤水、习水、普定、黎平、从江、榕江、台江、兴义、黄平、松桃、石阡、荔波、望谟、独山、佛顶山、雷公山等地。

【药用部位】·根、茎叶。

【功效与主治】·根:祛风除湿,活血止痛,解毒消肿。用于风湿痹痛,跌打损伤,骨折,外伤出血,疮痈肿毒。茎叶:疏风止咳,清热透疹,化瘀止血。用于外感咳嗽,咳血,小儿急惊风,麻疹不透,跌打伤肿,妇女腹中包块,外伤出血。

【凭证标本号】·520203140524007LY;520323150417174LY;522226190412025LY。

● 鳞片水麻

【学名】· *Debregeasia squamata* King ex Hook. f.

【别名】·野苎麻、山苎麻。

【生境与分布】·生于海拔 150～1 500 m 的溪谷两岸阴湿灌丛。分布于望谟、册亨等地。

【药用部位】·全株。

【功效与主治】·止血,活血。用于外伤出血,跌打伤痛。

■ 火麻树属 *Dendrocnide*

● 火麻树

【学名】· *Dendrocnide urentissima* (Gagncp.) Chew

【别名】·树火麻、麻风树、电树。

【生境与分布】·生于海拔 800～1 300 m 的山地混交林或竹林。分布于安龙等地。

【药用部位】·树皮。

【功效与主治】·驱虫。用于蛔虫病。

【凭证标本号】·522328161119174LY。

■ 楼梯草属 *Elatostema*

● 短齿楼梯草

【学名】· *Elatostema brachyodontum* (Hand.-Mazz.) W. T. Wang

【生境与分布】·生于海拔 500～1 100 m 的山谷林中或沟边石上。分布于清镇、罗甸等地。

【药用部位】·全草。

【功效与主治】·祛风除湿,清热解毒,平肝。用于骨折,风湿肿痛,火眼,黄疸。

【凭证标本号】·522728151014027LY;522728151014027LY。

● 骤尖楼梯草

【学名】· *Elatostema cuspidatum* Wight

【生境与分布】·生于海拔 650～1 900 m 的阴湿地、山坡灌丛。分布于纳雍、榕江、德江、安龙、独山、瓮安、梵净山等地。

【药用部位】·全草。

【功效与主治】·祛风除湿,清热解毒。用于风湿痹痛,黄疸,痈毒。

● 锐齿楼梯草

【学名】· *Elatostema cyrtandrifolium* (Zoll. et Mor.) Miq.

【生境与分布】·生于海拔 450～1 400 m 的山谷溪边石上、山洞或林中。分布于安龙、清镇等地。

【药用部位】·全草。

【功效与主治】·祛风除湿,解毒杀虫。用于风湿痹痛,痈肿,疥疮。

● 宜昌楼梯草

【学名】· *Elatostema ichangense* H. Schreter

【生境与分布】·生于海拔 300～900 m 的山地常绿阔叶林或石上。分布于余庆、沿河、德江等地。

【药用部位】·全草。

【功效与主治】·清热解毒,调经止痛。用于痈肿疮毒,月经不调,痛经。

【凭证标本号】·522228200822021LY;520329191004053LY。

● 楼梯草

【学名】· *Elatostema involucratum* Franch. et Sav.

【别名】·细叶水麻、半边山、半边伞。

【生境与分布】·生于海拔 200～2 000 m 的山谷沟边石上、林缘或灌丛。分布于望谟、江口、赤水、息烽、雷山等地。

【药用部位】·全草、根。

【功效与主治】·全草:清热利湿,活血消肿。用于痢疾,风湿痛,黄疸,水肿。外用于痈肿疮毒,无名肿毒,风湿关节疼痛,骨折。根:活血止痛。用于跌打损伤,筋骨疼痛。

【凭证标本号】·522428141102273LY;522326201003030LY;520381160428144LY。

● 多序楼梯草

【学名】· *Elatostema macintyrei* Dunn

【别名】·石生楼梯草。

【生境与分布】·生于海拔 750 m 左右的山谷疏林或林缘沟边阴湿处。分布于望谟等地。

【药用部位】·全草。

【功效与主治】·清热凉肝,润肺止咳,消肿止痛。用于肺热咳嗽,跌打损伤。

- **异叶楼梯草**

【学名】· *Elatostema monandrum* (D. Don) Hara

【生境与分布】· 生于海拔2 100 m左右的山地林中阴湿处或沟边。分布于威宁、盘州等地。

【药用部位】· 根茎。

【功效与主治】· 清热解毒,利湿消肿。用于风湿痛,痢疾,跌打损伤,无名肿痛。

【凭证标本号】· 5202221509020 12LY;522427140928673LY。

- **瘤茎楼梯草**

【学名】· *Elatostema myrtillus* (Lévl.) Hand.-Mazz.

【别名】· 疣茎楼梯草。

【生境与分布】· 生于海拔300~1 000 m的石灰岩山地沟谷林下或沟边石上。分布于望谟、平塘、安龙等地。

【药用部位】· 全草。

【功效与主治】· 清热解毒,利湿消肿。用于目赤肿痛,湿热黄疸,风湿红肿,骨折。

【凭证标本号】· 522326201004004LY;522727201106014LY。

- **托叶楼梯草**

【学名】· *Elatostema nasutum* Hook. f.

【别名】· 无梗楼梯草。

【生境与分布】· 生于海拔1 300~1 800 m的山谷阴湿处或疏林下。分布于梵净山、雷公山等地。

【药用部位】· 全草。

【功效与主治】· 清热解毒,接骨。用于骨髓炎,骨折。

【凭证标本号】· 524422160823005LY。

- **长圆楼梯草**

【学名】· *Elatostema oblongifolium* Fu ex W. T. Wang

【别名】· 六月合、小水药、冷草。

【生境与分布】· 生于海拔450~900 m的山谷阴湿处。分布于都匀等地。

【药用部位】· 全草。

【功效与主治】· 消肿止痛,清热解毒。用于骨折,扭伤肿痛,疮肿,风热感冒。

【凭证标本号】· 522701201025008LY。

- **小叶楼梯草**

【学名】· *Elatostema parvum* (Bl.) Miq.

【生境与分布】· 生于海拔1 000~2 000 m的山坡林下、石上或沟边。分布于兴义等地。

【药用部位】· 全草。

【功效与主治】· 清热利湿,活血消肿。用于赤白痢疾,无名肿毒,风湿红肿。

- **石生楼梯草**

【学名】· *Elatostema rupestre* (Buch.-Ham.) Wedd.

【生境与分布】· 生于海拔170~1 500 m的林下、灌丛、潮湿地。分布于赤水、水城、安龙、望谟、罗甸等地。

【药用部位】· 全草。

【功效与主治】· 清热利湿,润肺止咳。用于肺热咳嗽,湿疹。

【凭证标本号】· 522628160519007LY。

- **庐山楼梯草**

【学名】· *Elatostema stewardii* Merr.

【别名】· 接骨草、白龙骨、冷坑青。

【生境与分布】· 生于海拔580~1 400 m的山谷沟边或林下。分布于平塘、印江、紫云、罗甸、绥阳、贞丰、雷公山等地。

【药用部位】· 全草、根、茎叶。

【功效与主治】· 全草:活血祛瘀,消肿止痛,止咳。用于挫伤,扭伤,骨折,流行性腮腺炎,肺痨,发热咳嗽。根:消肿止痛。用于骨折。茎叶:止咳。用于咳嗽。

【凭证标本号】· 5227281511105027LY;522727201106015LY;522226190809044LY。

- **条叶楼梯草**

【学名】· *Elatostema sublineare* W. T. Wang

【生境与分布】· 生于海拔400~800 m的山沟。分布于平塘、瓮安、罗甸等地。

【药用部位】· 全草。

【功效与主治】· 接骨消肿,清肝解毒,利湿。用于跌打损伤,骨折,风湿红肿,火眼,黄疸。

【凭证标本号】· 522328140416500LY;522727210317009LY。

- **细尾楼梯草**

【学名】· *Elatostema tenuicaudatum* W. T. Wang

【生境与分布】· 生于海拔300~2 200 m的山谷密林中。分布于罗甸等地。

【药用部位】· 全草。

【功效与主治】· 接骨消肿,清肝解毒。用于骨折,跌打损伤,目赤肿痛。

- **薄叶楼梯草**

【学名】· *Elatostema tenuifolium* W. T. Wang

【生境与分布】· 生于海拔1 000~1 100 m的山地林中石上。分布于都匀等地。

【药用部位】· 全草。

【功效与主治】·接骨消肿，清肝解毒。用于骨折，跌打损伤，目赤肿痛。

■ 蝎子草属 *Girardinia*

• 大蝎子草

【学名】· *Girardinia diversifolia* (Link) Friis

【别名】·禾麻、大钱麻、红活麻。

【生境与分布】·生于海拔 400～1 500 m 的山谷、溪旁、山地林边或疏林下。分布于普安、贵定、江口、碧江、石阡、沿河及印江等地。

【药用部位】·全草、根。

【功效与主治】·祛风除痰，利湿解毒。用于咳嗽痰多，风湿痹痛，跌打损伤，头痛，皮肤瘙痒，水肿疮毒，蛇咬伤。

【凭证标本号】·522428151117182LY。

• 红火麻

【学名】· *Girardinia suborbiculata* subsp. *triloba* （C. J. Chen) C. J. Chen

【生境与分布】·生于海拔 300～1 300 m 的山坡或溪边阴湿处。分布于平塘等地。

【药用部位】·全草。

【功效与主治】·祛风除湿，止痛。用于风湿痹痛。

【凭证标本号】·522121150820740LY；527727201021013LY。

■ 糯米团属 *Gonostegia*

• 糯米团

【学名】· *Gonostegia hirta* (Bl.) Miq.

【别名】·糯米藤、铁箍蔓草、捆仙绳。

【生境与分布】·生于海拔 500～1 200 m 的山沟或山坡草地。分布于册亨、贞丰、惠水等地。

【药用部位】·带根全草。

【功效与主治】·清热解毒，健脾消积，利湿消肿，散瘀止血。用于乳痈，肿毒，痢疾，消化不良，食积腹痛，疳积，带下，水肿，小便不利，痛经，跌打损伤，咳血，吐血，外伤出血。

【凭证标本号】·520402170508339LY；523327191008063LY；522325190409444LY。

■ 艾麻属 *Laportea*

• 珠芽艾麻

【学名】· *Laportea bulbifera* (Sieb. et Zucc.) Wedd.

【别名】·华中艾麻、红禾麻、红火麻。

【生境与分布】·生于海拔 500～2 000 m 的疏林下或林缘。分布于绥阳、江口、紫云、兴义、榕江、黄平、梵净山、雷公山等地。

【药用部位】·根。

【功效与主治】·祛风除湿，活血止痛。用于风湿痹痛，肢体麻木，跌打损伤，骨折疼痛，月经不调，劳伤乏力，肾炎水肿。

【凭证标本号】·522634151126025LY；520323150703163LY；522222140514014LY。

• 艾麻

【学名】· *Laportea cuspidata* （Wedd.) Friis

【别名】·蛇麻草、大序艾麻。

【生境与分布】·生于海拔 200～2250 m 的沟旁、林下潮湿处。分布于荔波、湄潭、黔西等地。

【药用部位】·根。

【功效与主治】·祛风除湿，通经活络，解毒。用于风湿痹痛，肢体麻木，腰腿疼痛，蛇咬伤。

【凭证标本号】·527722201118707LY；520328210502110LY；522423190817311LY。

■ 假楼梯草属 *Lecanthus*

• 假楼梯草

【学名】· *Lecanthus peduncularis* （Wall. ex Royle) Wedd.

【生境与分布】·生于海拔 1 500～2 000 m 的山谷或山坡林下潮湿处。分布于大方、雷山、绥阳、纳雍等地。

【药用部位】·全草。

【功效与主治】·润肺止咳。用于肺热咳嗽，阴虚久咳，咯血。

■ 水丝麻属 *Maoutia*

• 水丝麻

【学名】· *Maoutia puya* (Hook.) Wedd.

【别名】·翻白叶、三元麻、野麻。

【生境与分布】·生于海拔 400～2 000 m 的山谷溪旁或林缘潮湿处。分布于册亨、兴义、安龙、贞丰、望谟、罗甸等地。

【药用部位】·根、叶。

【功效与主治】·根:活血通经。用于手足麻木。叶:止呕。用于呕吐。

【凭证标本号】·523328161119176LY；523326210117020LY；523301161112262LY。

■ 花点草属 *Nanocnide*

● 花点草

【学名】· *Nanocnide japonica* Bl.

【别名】· 高墩草。

【生境与分布】· 生于海拔 600～1 500 m 的山坡阴湿处。分布于凤冈、赤水、兴义、印江、江口等地。

【药用部位】· 全株。

【功效与主治】· 清热解毒,止咳,止血。用于黄疸,肺结核,咳血,潮热,痔疮,痱子。

【凭证标本号】· 520381160429012LY;520327210513111LY;522301160128045LY。

● 毛花点草

【学名】· *Nanocnide lobata* Wedd.

【别名】· 小九龙盘、蛇药草、灯笼草。

【生境与分布】· 生于海拔 1 200 m 左右的山坡、房舍附近及园圃潮湿处。分布于平塘、望谟、余庆、印江、江口、雷山等地。

【药用部位】· 全株。

【功效与主治】· 清热解毒,止血,消肿散结。用于肺热咳嗽,瘰疬,咯血,烧烫伤,痈肿,跌打损伤,蛇咬伤,外伤出血。

【凭证标本号】· 522631190502417LY;522727200423018LY;520329190415032LY。

■ 紫麻属 *Oreocnide*

● 紫麻

【学名】· *Oreocnide frutescens* (Thunb.) Miq.

【别名】· 野麻。

【生境与分布】· 生于海拔 300～1 500 m 的山谷、溪边或林下潮湿地。分布于凤冈、北盘江、红水河等地。

【药用部位】· 全株。

【功效与主治】· 清热解毒,行气活血,透疹。用于感冒发热,跌打损伤,牙痛,麻疹不透,肿疡。

【凭证标本号】· 522623160603501LY;203272007250019LY。

● 广西紫麻

【学名】· *Oreocnide kwangsiensis* Hand.-Mazz.

【生境与分布】· 生于海拔 800 m 左右的石灰岩疏林中或灌丛。分布于荔波等地。

【药用部位】· 根。

【功效与主治】· 接骨愈伤,解毒消痈。用于骨折,疮毒疥癣。

■ 墙草属 *Parietaria*

● 墙草

【学名】· *Parietaria micrantha* Ledeb.

【生境与分布】· 生于海拔 700～2 200 m 的山坡阴湿草地屋宅、墙上或岩石下阴湿处。分布于大沙河等地。

【药用部位】· 根。

【功效与主治】· 清热解毒,消肿拔脓。用于痈肿疔疖,乳腺炎,睾丸炎,深部脓肿,多发性脓肿,秃疮。

■ 赤车属 *Pellionia*

● 短叶赤车

【学名】· *Pellionia brevifolia* Benth.

【别名】· 小叶赤车。

【生境与分布】· 生于海拔 350～1 500 m 的山地林下、山谷溪边或岩石边。分布于雷山等地。

【药用部位】· 全草。

【功效与主治】· 活血散瘀,消肿止痛。用于跌打损伤,骨折。

● 异被赤车

【学名】· *Pellionia heteroloba* Wedd.

【生境与分布】· 生于海拔 650～980 m 的山谷沟边或灌丛阴湿处。分布于习水等地。

【药用部位】· 全草。

【功效与主治】· 健脾消积,解毒敛疮。用于消化不良,浮肿,烧烫伤。

● 赤车

【学名】· *Pellionia radicans* (Sieb. et Zucc.) Wedd.

【别名】· 半边红、见血青。

【生境与分布】· 生于海拔 500～1 200 m 的沟边或林缘潮湿处。分布于都匀、凤冈、印江、江口等地。

【药用部位】· 全草、根。

【功效与主治】· 祛风胜湿,活血行瘀,解毒止痛。用于风湿骨痛,跌打肿痛,骨折。

【凭证标本号】· 522634150917010LY;522701210404015LY;520327200813004LY。

● 吐烟花

【学名】· *Pellionia repens* (Lour.) Merr.

【生境与分布】· 生于海拔 800～1 100 m 的山谷林中或石上阴湿处。分布于望谟、册亨、榕江等地。

【药用部位】·全草。

【功效与主治】·清热利湿,宁心安神。用于湿热黄疸,腹水,失眠,健忘,过敏性皮炎,下肢溃疡,疮疖肿痛。

【凭证标本号】·523326201001051LY。

• **蔓赤车**

【学名】·*Pellionia scabra* Benth.

【生境与分布】·生于海拔 300～1 200 m 的山谷溪边或林中。分布于桐梓、罗甸等地。

【药用部位】·全草。

【功效与主治】·清热解毒,散瘀消肿,凉血止血。用于目赤肿痛,痄腮,蛇缠疮,牙痛,扭挫伤,妇女闭经,疮疖肿痛,烧烫伤,毒蛇咬伤,外伤出血。

【凭证标本号】·522422160819045LY。

■ **冷水花属 *Pilea***

• **圆瓣冷水花**

【学名】·*Pilea angulata* (Bl.) Bl.

【别名】·湖北冷水花、棱枝冷水花。

【生境与分布】·生于海拔 800～2 000 m 的山坡阴湿处。分布于独山等地。

【药用部位】·全草。

【功效与主治】·清热解毒,祛风通络,活血止痛。用于风湿痹痛,跌打损伤。

• **长柄冷水花**

【学名】·*Pilea angulata* subsp. *petiolaris* (Sieb. et Zucc.) C.J. Chen

【别名】·长柄冷水麻。

【生境与分布】·生于海拔 750～1 100 m 的山坡林下阴湿处。分布于德江等地。

【药用部位】·全草。

【功效与主治】·清热解毒,祛风通络,活血止痛。用于风湿痹痛,跌打损伤。

【凭证标本号】·522230190915058LY。

• **湿生冷水花**

【学名】·*Pilea aquarum* Dunn

【别名】·短角冷水花。

【生境与分布】·生于海拔 350～1 500 m 的山沟水边阴湿处。分布于桐梓等地。

【药用部位】·全草。

【功效与主治】·止痛,清热解毒。用于疮疖肿毒,跌打损伤。

【凭证标本号】·522224160402005LY。

• **短角湿生冷水花**

【学名】·*Pilea aquarum* subsp. *brevicornuta* (Hayata) C.J. Chen

【别名】·短角冷水麻。

【生境与分布】·生于海拔 200～800 m 的山谷、溪边阴湿处或半阴处潮湿草丛。分布于罗甸、平塘等地。

【药用部位】·全草。

【功效与主治】·消炎止痛,清热解毒。用于疮疖肿毒,跌打损伤。

【凭证标本号】·522727210318005LY。

• **竹叶冷水花**

【学名】·*Pilea bambusifolia* C.J. Chen

【生境与分布】·生于海拔 1 300 m 左右的阴湿岩石上。分布于关岭等地。

【药用部位】·全草。

【功效与主治】·止痛,清热解毒。用于跌打损伤,疮毒肿痛,蛇虫咬伤。

【凭证标本号】·523301151115904LY。

• **五萼冷水花**

【学名】·*Pilea boniana* Gagnep.

【生境与分布】·生于海拔 300～2 200 m 的山谷林下。分布于安龙等地。

【药用部位】·全草。

【功效与主治】·止痛,清热解毒。用于疮疖肿毒,跌打损伤。

• **花叶冷水花**

【学名】·*Pilea cadierei* Gagnep. et Guill.

【别名】·金边山羊血。

【生境与分布】·引种。省内广泛栽培。

【药用部位】·全草。

【功效与主治】·清热解毒,利尿。用于疮疖肿毒,小便不利。

【凭证标本号】·522227160530054LY。

• **波缘冷水花**

【学名】·*Pilea cavaleriei* Lévl.

【别名】·肉质冷水花、岩油菜。

【生境与分布】·生于海拔 480～1 200 m 的林中阴湿处石上。分布于赤水、紫云、清镇、荔波、独山、平坝等地。

【药用部位】·全草。

【功效与主治】·清热解毒,润肺止咳,消肿止痛。用于肺热咳嗽,肺结核,肾炎水肿,水火烫伤,跌打损伤,疮疖肿毒。

• 心托冷水花

【学名】· *Pilea cordistipulata* C.J. Chen

【生境与分布】·生于海拔 1 100～1 300 m 的山谷阴湿地。分布于桐梓等地。

【药用部位】·全草。

【功效与主治】·清热解毒,消肿止痛。用于疮疖肿毒,跌打损伤。

• 椭圆叶冷水花

【学名】· *Pilea elliptilimba* C.J. Chen

【生境与分布】·生于海拔 580～1 580 m 的山谷阴湿处。分布于安龙、息烽等地。

【药用部位】·全草。

【功效与主治】·散瘀消肿。用于跌打损伤。

【凭证标本号】·522727201103014LY。

• 点乳冷水花

【学名】· *Pilea glaberrima* (Bl.) Bl.

【别名】·小齿冷水花。

【生境与分布】·生于海拔 500～1 300 m 的林下。分布于都匀、兴仁、安龙、独山等地。

【药用部位】·全草。

【功效与主治】·散瘀消肿,止痛。用于跌打损伤。

【凭证标本号】·522701201108012LY。

• 翠茎冷水花

【学名】· *Pilea hilliana* Hand.-Mazz.

【生境与分布】·生于海拔 1 100～2 000 m 的岩石上或沟边阴湿处。分布于纳雍、印江等地。

【药用部位】·全草。

【功效与主治】·清热解毒,止血调经。用于月经不调,吐血,衄血。

• 山冷水花

【学名】· *Pilea japonica* (Maxim.) Hand.-Mazz.

【别名】·红水草、苔水花、日本冷水花。

【生境与分布】·生于海拔 500～1 900 m 的山坡林下、山谷溪旁草丛中或石缝中。分布于都匀、印江等地。

【药用部位】·全草。

【功效与主治】·清热解毒,渗湿利尿,止血调经。用于乳蛾,小便淋痛,尿血,喉痛,小儿胎毒,宫颈糜烂,丹毒,带下病,阴痒。

• 隆脉冷水花

【学名】· *Pilea lomatogramma* Hand.-Mazz.

【别名】·鼠舌草、急尖冷水花。

【生境与分布】·生于海拔 1 000～2 000 m 的林下阴处或溪旁岩石上。分布于梵净山等地。

【药用部位】·全草。

【功效与主治】·祛瘀止痛,解毒敛疮。用于跌打损伤,烧烫伤,凉寒腹痛。

• 长茎冷水花

【学名】· *Pilea longicaulis* Hand.-Mazz.

【别名】·长柄冷水花、白淋草。

【生境与分布】·生于海拔 700 m 左右的石灰岩山坡阴湿处。分布于荔波、大沙河等地。

【药用部位】·全草。

【功效与主治】·消肿散瘀,解毒敛疮。用于跌打损伤,烧烫伤。

【凭证标本号】·522722200116218LY。

• 鱼眼果冷水花

【学名】· *Pilea longipedunculata* Chien et C.J. Chen

【生境与分布】·生于海拔 1 400～2 800 m 的林下阴湿处或石上。分布于黔西南等地。

【药用部位】·全草。

【功效与主治】·消肿散瘀。用于跌打损伤。

【凭证标本号】·522722200702601LY。

• 大叶冷水花

【学名】· *Pilea martinii* (Lévl.) Hand.-Mazz.

【别名】·到老嫩、异被冷水花。

【生境与分布】·生于海拔 1 100～1 900 m 的山坡林下沟旁阴湿处。分布于纳雍、大方等地。

【药用部位】·全草、根茎。

【功效与主治】·清热解毒,祛瘀止痛,利尿消肿。用于无名肿毒,跌打骨折,小便不利,扭伤,浮肿。

【凭证标本号】·520203140511001LY。

• 长序冷水花

【学名】· *Pilea melastomoides* (Poir.) Wedd.

【别名】·三脉冷水花、大冷水麻。

【生境与分布】·生于海拔 700～1 750 m 的林下或山谷阴湿处。省内广泛分布。

【药用部位】·全草、根茎。

【功效与主治】·清热解毒,消肿止痛,利尿。用于跌打损伤,

七、被子植物

119

骨折,无名肿毒,丹毒,痈肿疮疡。

● 小叶冷水花

【学名】· *Pilea microphylla* (L.) Liebm.

【别名】· 透明草、小叶冷水麻。

【生境与分布】· 生于海拔 500 m 以下的路边石缝或墙上阴湿处。分布于荔波、赤水等地。

【药用部位】· 全草。

【功效与主治】· 清热解毒。用于痈疮肿毒,无名肿毒。外用于烧烫伤,毒蛇咬伤。

【凭证标本号】· 520381150516006LY;522722200630026LY;520381150516006LY。

● 念珠冷水花

【学名】· *Pilea monilifera* Hand.-Mazz.

【别名】· 项链冷水花。

【生境与分布】· 生于海拔 980~1 360 m 的沟边或密林中阴湿处。分布于印江、雷山、榕江、梵净山等地。

【药用部位】· 全草。

【功效与主治】· 清热解毒,利湿。用于痈疮肿毒,小便淋痛,尿血。

● 冷水花

【学名】· *Pilea notata* C.H. Wright

【别名】· 水麻叶、土甘草。

【生境与分布】· 生于海拔 600~1 400 m 的山谷、水边岩石上阴湿处。分布于绥阳、册亨、凤冈、习水、印江、瓮安等地。

【药用部位】· 全草。

【功效与主治】· 清热解毒,消肿止痛,利尿利湿,补虚。用于湿热黄疸,赤白带下,淋浊,尿血,肺痨,跌打损伤,外伤感染。

【凭证标本号】· 524422160819002LY;520323150417153LY;522327190424069LY。

● 盾叶冷水花

【学名】· *Pilea peltata* Hance

【别名】· 盾状冷水花、背花疮、阿飞虻。

【生境与分布】· 生于海拔 500 m 左右的石灰岩石缝或灌丛下阴湿处。分布于雷山等地。

【药用部位】· 全草。

【功效与主治】· 清热解毒,祛痰化瘀。用于肺热咳喘,肺痨久咳,咯血,疮疡肿毒,跌打损伤,刀伤出血,跌打骨折。

● 镜面草

【学名】· *Pilea peperomioides* Diels

【别名】· 翠屏。

【生境与分布】· 生于海拔 780~1 100 m 的山谷林下阴湿处。分布于清镇、修文等地。

【药用部位】· 全草。

【功效与主治】· 清热解毒,祛瘀消肿。用于丹毒,接骨。

● 矮冷水花

【学名】· *Pilea peploides* (Gaudich.) Hook. et Arn.

【别名】· 坐镇草。

【生境与分布】· 生于海拔 750~150 m 的山坡石缝阴湿处或长苔藓的石上。分布于余庆、兴义、黎平等地。

【药用部位】· 全草。

【功效与主治】· 清热解毒,祛瘀止痛,化痰止咳。用于咳嗽,哮喘,风湿痹痛,跌打损伤,毒蛇咬伤。

【凭证标本号】· 522631180915095LY;520329191008007LY;522301160123003LY。

● 齿叶矮冷水花

【学名】· *Pilea peploides* var. *major* Wedd.

【别名】· 矮冷水麻、水石油菜、圆叶豆瓣草。

【生境与分布】· 生于海拔 500~1 600 m 的阔叶林中、沟边潮湿地或岩石上。分布于雷山等地。

【药用部位】· 全草、根、叶。

【功效与主治】· 清热解毒,祛瘀止痛,化痰止咳。用于咳嗽,风湿痹痛,毒蛇咬伤。

【凭证标本号】· 522623141015211LY。

● 石筋草

【学名】· *Pilea plataniflora* C.H. Wright

【别名】· 西南冷水花、石芹草。

【生境与分布】· 生于海拔 200~1 200 m 的山坡林下或阴湿的石灰岩壁上。分布于册亨、贞丰、惠水、赤水、碧江、思南、望谟、兴义、兴仁、安龙、沿河、罗甸等地。

【药用部位】· 全草。

【功效与主治】· 舒经活络,消肿利尿,解毒。用于风寒湿痹,筋骨疼痛,手足麻木,肾炎,水肿,尿闭。

【凭证标本号】· 5203251601260294LY;522327180906043LY;522325181026453LY。

● 透茎冷水花

【学名】· *Pilea pumila* (L.) A. Gray

【别名】· 直苎麻、蒙古冷水花。

【生境与分布】· 生于海拔 400~2 200 m 的山坡林下或岩石缝阴湿处。分布于湄潭、黔西、印江、息烽、修文、清镇、道真、普定、玉屏、石阡、松桃、兴仁、安龙、大方、织金、黄平、锦屏、雷山等地。

【药用部位】·全草、根茎。

【功效与主治】·清热,利尿,解毒。用于尿路感染,急性肾炎,子宫内膜炎,子宫脱垂,跌打损伤,痈肿初起,蛇虫咬伤。

【凭证标本号】·522223140621020LY;520328200807030LY;522423190818310LY。

● 厚叶冷水花

【学名】·*Pilea sinocrassifolia* C.J. Chen

【别名】·石荒茜。

【生境与分布】·生于海拔200～1000 m的山坡水边阴处石上。分布于荔波等地。

【药用部位】·全草。

【功效与主治】·清热,解毒。用于热毒疮疡,热结便秘。

● 粗齿冷水花

【学名】·*Pilea sinofasciata* C.J. Chen

【别名】·紫绿草、紫绿麻。

【生境与分布】·生于海拔700～2500 m的山谷、山脚、林下潮湿地。分布于威宁、印江、德江、盘州、兴义、安龙、榕江、黄平等地。

【药用部位】·全草。

【功效与主治】·清热解毒,祛风止痛,理气止血。用于胃气痛,乳蛾,鹅口疮,消化不良,风湿骨痛。

【凭证标本号】·520222160517072LY;522427140512561LY。

● 翅茎冷水花

【学名】·*Pilea subcoriacea* (Hand.-Mazz.) C.J. Chen

【生境与分布】·生于海拔800～1800 m的山谷林下阴湿处。分布于印江、望谟等地。

【药用部位】·全草。

【功效与主治】·清热解毒,祛风止痛。用于疮毒肿痛,头痛。

● 三角形冷水花

【学名】·*Pilea swinglei* Merr.

【别名】·玻璃草。

【生境与分布】·生于海拔400～1500 m的山谷溪边或石上湿处。分布于都匀、梵净山、雷公山等地。

【药用部位】·全草。

【功效与主治】·解毒消肿,祛瘀止痛,除湿杀虫。用于毒蛇咬伤,跌打损伤,疔肿痈毒。

【凭证标本号】·520424141025020LY;522701201128021LY。

● 疣果冷水花

【学名】·*Pilea verrucosa* Hand.-Mazz.

【别名】·土甘草、铁杆水草、竹节藤。

【生境与分布】·生于海拔850～1100 m的山谷阴湿处。分布

于雷山等地。

【药用部位】·全草。

【功效与主治】·清热解毒,消肿。用于疮疖痈肿,水肿。

【凭证标本号】·522422160325011LY。

■ 雾水葛属 *Pouzolzia*

● 红雾水葛

【学名】·*Pouzolzia sanguinea* (Bl.) Merr.

【别名】·青白麻叶。

【生境与分布】·生于海拔1000～2300 m的林下、沟边或林缘潮湿处。分布于平塘、望谟、水城等地。

【药用部位】·全草。

【功效与主治】·祛风除湿,舒筋活络,清热解毒。用于风湿痹痛,跌打损伤,乳痈,疮疖,热淋,湿热泄泻等。

【凭证标本号】·522401141008081LY;522727201021015LY;520221190801041LY。

● 雅致雾水葛

【学名】·*Pouzolzia sanguinea* var. *elegans* (Weddell) Friis, Wilmot-Dear & C.J. Chen

【别名】·水鸡油。

【生境与分布】·生于海拔350～2300 m的山谷林下湿润处或林缘等。分布于望谟、册亨、安龙、贞丰、兴义、清镇等地。

【药用部位】·茎皮、种子。

【功效与主治】·茎皮:清热解毒。外敷用于头痛,痈肿疮毒,毒蛇咬伤。种子:清热解毒,消肿止痛。用于跌打损伤,痈肿疮毒。

【凭证标本号】·522326201002024LY。

● 雾水葛

【学名】·*Pouzolzia zeylanica* (L.) Benn.

【生境与分布】·生于海拔1000 m左右的山坡林下潮湿处、沟边或林缘等。分布于兴义、凤冈、平塘、务川等地。

【药用部位】·全草或带根全草。

【功效与主治】·清热利湿,去腐生肌,消肿散毒。用于疮疽,乳痈,风火牙痛。

【凭证标本号】·522301150919885LY;522301150919885LY;520327200725013LY。

■ 藤麻属 *Procris*

● 藤麻

【学名】·*Procris crenata* C.B. Robinson

【别名】·眼睛草。

【生境与分布】·生于海拔 300～1 000 m 的山地林中石上或沟边阴湿处岩石上。分布于平塘、罗甸等地。

【药用部位】·全株。

【功效与主治】·清热解毒,散瘀消肿,明目退翳。用于角膜云翳,风火赤眼,烧烫伤,跌打损伤,骨折,无名肿毒,皮肤溃疡。

【凭证标本号】·522727210112008LY。

■ 荨麻属 *Urtica*

● 小果荨麻

【学名】·*Urtica atrichocaulis* (Hand.-Mazz.) C. J. Chen

【生境与分布】·生于海拔 700～2 100 m 的山脚路旁、山谷或沟边。分布于贞丰、威宁、望谟、安龙、普安、雷山、紫云等地。

【药用部位】·全草。

【功效与主治】·祛风镇惊,散瘀活血,舒筋活络。用于小儿高热惊风,痘疹不透,跌打损伤,风湿骨痛。

【凭证标本号】·520402170508233LY;523325190612405LY。

● 荨麻

【学名】·*Urtica fissa* Pritz.

【别名】·白禾麻。

【生境与分布】·生于海拔 600～1 500 m 的路旁或林地阴湿处。分布于惠水、平塘、贞丰、威宁、平坝、普安等地。

【药用部位】·全株。

【功效与主治】·祛风通络,平肝定惊,消积通便,解毒。用于风湿痹痛,产后抽风,小儿惊风,小儿麻痹后遗症,高血压,消化不良,蛇虫咬伤。

【凭证标本号】·522121150820749LY;522731190713009LY;522727200927021LY。

● 宽叶荨麻

【学名】·*Urtica laetevirens* Maxim.

【生境与分布】·生于海拔 800 m 以上的林下潮湿地。分布于正安、道真、石阡、大方、雷山等地。

【药用部位】·全草、根。

【功效与主治】·祛风,活血,止痛。用于风湿痹痛,产后抽风,小儿惊风,荨麻疹,疝痛。

【凭证标本号】·522422150702001LY。

山龙眼科 Proteaceae

■ 山龙眼属 *Helicia*

● 网脉山龙眼

【学名】·*Helicia reticulata* W. T. Wang

【别名】·萝卜树。

【生境与分布】·生于海拔 300～1 500 m 的山地湿润常绿阔叶林。分布于独山、罗甸、榕江、赤水等地。

【药用部位】·枝、叶、果实。

【功效与主治】·枝、叶:消肿止血。用于跌打损伤,刀伤出血。果实:生肌止血,消积。用于痔疮,小儿疳积。

【凭证标本号】·520381160525115LY。

铁青树科 Olacaceae

■ 赤苍藤属 *Erythropalum*

● 赤苍藤

【学名】·*Erythropalum scandens* Bl.

【别名】·牛耳藤、萎藤、勾华。

【生境与分布】·生于海拔 1 000～1 500 m 的山区溪边、山谷、林缘、灌丛。分布于望谟、罗甸、册亨等地。

【药用部位】·全株。

【功效与主治】·清热利湿,祛风活血。用于肝炎,泄泻,淋证,水肿,小便淋痛,尿道炎,急性肾炎,半身不遂,跌打损伤。

【凭证标本号】·522326201003025LY。

■ 青皮木属 *Schoepfia*

● 华南青皮木

【学名】·*Schoepfia chinensis* Gardn. et Champ.

【生境与分布】·生于海拔 2 000 m 以下的山地沟谷或溪边林中。分布于荔波等地。

【药用部位】·根、树皮、叶。

【功效与主治】·清热利湿,消肿止痛。用于急性黄疸型肝炎,风湿痹痛,跌打损伤,骨折。

● 青皮木

【学名】·*Schoepfia jasminodora* Sieb. et Zucc.

【生境与分布】·生于海拔 800～1 300 m 的湿润山脚、山腰疏林中。分布于印江、余庆、三都、黎平、平塘、惠水、长顺、瓮安、独山、罗甸、荔波、贵定、龙里、开阳、清镇、修文、赤水、道真等地。

【药用部位】· 全株。

【功效与主治】· 祛风除湿，散瘀止痛。用于风湿痹痛，腰痛，产后腹痛，跌打损伤。

【凭证标本号】· 522227160602011LY；522228200729311LY；520329190417006LY。

山柚子科 Opiliaceae

■ 台湾山柚属 Champereia

• 茎花山柚

【学名】· *Champereia manillana* var. *longistaminea* (W. Z. Li) H. S. Kiu

【别名】· 鳞尾木。

【生境与分布】· 生于海拔 300～1 300 m 的森林、灌丛、山谷、山坡。分布于望谟等地。

【药用部位】· 嫩茎叶。

【功效与主治】· 用于预防高血压、冠心病。

【凭证标本号】· 522326200428018LY。

檀香科 Santalaceae

■ 檀香属 Santalum

• 檀香

【学名】· *Santalum album* L.

【生境与分布】· 望谟等地有栽培。

【药用部位】· 心材。

【功效与主治】· 行气温中，开胃止痛。用于寒凝气滞，胸膈不舒，胸痹心痛，脘腹疼痛，呕吐食少。

【附注】·《中国药典》收录物种。

■ 百蕊草属 Thesium

• 百蕊草

【学名】· *Thesium chinense* Turcz.

【别名】· 地石榴。

【生境与分布】· 生于海拔 600～1 200 m 的山坡灌丛、林缘、路旁等。分布于荔波、水城等地。

【药用部位】· 全草。

【功效与主治】· 清热，利湿，解毒。用于风热感冒，中暑，肺痹，乳蛾，淋巴结结核，乳痈，淋证，黄疸，腰痛，遗精。

【凭证标本号】· 522121160421015LY；522722200702745LY；520221190608011LY。

• 长梗百蕊草

【学名】· *Thesium chinense* var. *longipedunculatum* Y. C. Chu

【生境与分布】· 生于山坡草地、田野或路旁。分布于关岭、兴义、惠水等地。

【药用部位】· 全草。

【功效与主治】· 清热，利湿，解毒。用于风寒感冒，中暑，肺痹，淋巴结结核，乳痈，疖肿，淋证，黄疸，腰痛，遗精。

• 露柱百蕊草

【学名】· *Thesium himalense* Royle

【别名】· 西域百蕊草。

【生境与分布】· 生于海拔 2 000 m 左右的山坡草丛。分布于盘州、威宁等地。

【药用部位】· 全草、根。

【功效与主治】· 解表清热，祛风止痉。用于感冒，中暑，小儿肺炎，惊风。

桑寄生科 Loranthaceae

■ 离瓣寄生属 Helixanthera

• 离瓣寄生

【学名】· *Helixanthera parasitica* Lour.

【别名】· 五瓣桑寄生。

【生境与分布】· 生于海拔 1 500 m 以下的山谷常绿阔叶林中的大树上。分布于贞丰、望谟、册亨、安龙、罗甸等地。

【药用部位】· 枝、叶。

【功效与主治】· 宣肺化痰，祛风除湿，消肿，止痢，补气血。用于肺结核，痢疾，角膜炎，风湿痹痛，咳嗽。

【凭证标本号】· 522325190409190LY；522326210117007LY；522325190409190LY。

• 油茶离瓣寄生

【学名】· *Helixanthera sampsonii* (Hance) Danser

【生境与分布】· 生于海拔 500～1 100 m 的山坡、林缘。省内广泛分布。

【药用部位】· 枝叶。

【功效与主治】·宣肺化痰,祛风除湿。用于肺结核,风湿痹痛,咳嗽。

■ 栗寄生属 *Korthalsella*

● 栗寄生

【学名】· *Korthalsella japonica* (Thunb.) Engl.

【别名】·柃寄生、螃蟹脚、吊兰。

【生境与分布】·生于海拔500~1200 m的山谷溪旁、河边阔叶树上。分布于瓮安、三都、天柱、锦屏、关岭、罗甸、余庆、独山、荔波等地。

【药用部位】·枝叶。

【功效与主治】·祛风湿,补肝肾,行气活血,止痛。用于风湿痹痛,肢体麻木,腰膝酸痛,头晕目眩,跌打损伤。

■ 桑寄生属 *Loranthus*

● 椆树桑寄生

【学名】· *Loranthus delavayi* Van Tiegh

【别名】·桑寄生、青冈寄生。

【生境与分布】·生于海拔2300 m以下的阔叶树上。分布于清镇、都匀、黎平、雷山、罗甸、梵净山等地。

【药用部位】·枝、叶。

【功效与主治】·祛风湿,补肝肾。用于风湿痹症,腰膝疼痛,骨折。

● 贵州桑寄生

【学名】· *Loranthus guizhouensis* H.S. Kiu

【别名】·南桑寄生。

【生境与分布】·生于海拔200~1400 m的山地阔叶树上,常寄生于李、桃、栎等树上。分布于罗甸、三都、兴仁、兴义、清镇、平坝等地。

【药用部位】·全株。

【功效与主治】·强腰膝,补肝肾。用于风湿痹症,腰膝疼痛,骨折。

■ 鞘花属 *Macrosolen*

● 双花鞘花

【学名】· *Macrosolen bibracteolatus* (Hance) Danser

【生境与分布】·生于海拔550~2000 m的常绿阔叶林中。分布于独山、罗甸、三都等地。

【药用部位】·茎、叶。

【功效与主治】·祛风除湿。用于风湿性关节炎。

● 鞘花

【学名】· *Macrosolen cochinchinensis* (Lour.) Van Tiegh.

【生境与分布】·生于油桐、杉木、油茶树上。分布于望谟、罗甸、兴义、安龙、册亨、天柱、赤水等地。

【药用部位】·全株。

【功效与主治】·降压,止咳。用于胸痛,清热。

【凭证标本号】·522328140315200LY;522327180426302LY;522326200515001LY。

■ 梨果寄生属 *Scurrula*

● 梨果寄生

【学名】· *Scurrula atropurpurea* (Bl.) Danser

【生境与分布】·寄生于海拔1000~2000 m的山坡阔叶树上。分布于贞丰、册亨、荔波、兴仁、罗甸、兴义、安龙等地。

【药用部位】·带叶茎枝。

【功效与主治】·祛风除湿,化痰开窍,活血止痛。用于风湿痹痛,腰膝酸痛,精神分裂症,偏头痛,跌打损伤。

【凭证标本号】·5620222140930002LY;522325181205590LY;522327191008049LY。

● 锈毛梨果寄生

【学名】· *Scurrula ferruginea* (Jack) Danser

【生境与分布】·生于海拔400~1200 m的山坡阔叶树上。分布于凤冈、荔波、平塘、梵净山等地。

【药用部位】·枝叶。

【功效与主治】·强壮,安胎。用于腰膝痛,神经痛,高血压,血管硬化性四肢麻木。

【凭证标本号】·522328140424715LY;520327210516312LY;522722200702432LY。

● 红花寄生

【学名】· *Scurrula parasitica* L.

【生境与分布】·寄生于海拔500~1100 m的油桐、橘、油茶树上。分布于开阳、兴仁、水城、兴义、镇宁、惠水、罗甸、荔波、平塘、独山、福泉、贞丰、望谟、麻江、安龙、雷公山等地。

【药用部位】·茎叶。

【功效与主治】·祛风湿,强筋骨,活血解毒。用于风湿痹痛,腰膝酸痛,胃痛,乳少,跌打损伤,痔疮肿痛。

【凭证标本号】·522730150719004LY;522301160203080LY;520221190610030LY。

● 小红花寄生

【学名】· *Scurrula parasitica* var. *graciliflora* (Roxb. ex

Schult. & Schult. f.) H. S. Kiu

【生境与分布】·寄生于海拔850～2000 m的山谷阔叶树上。分布于望谟、兴义、兴仁、罗甸等地。

【药用部位】·茎叶。

【功效与主治】·祛风湿,强筋骨,活血解毒。用于风湿痹痛,腰膝酸痛,胃痛,乳少,跌打损伤,痔疮肿痛。

【凭证标本号】·522326210313009LY。

■ 钝果寄生属 *Taxillus*

● 松柏钝果寄生

【学名】·*Taxillus caloreas* (Diels) Danser

【别名】·松寄生。

【生境与分布】·生于海拔2000 m左右的针叶林或针阔叶混交林。分布于威宁等地。

【药用部位】·带叶茎枝。

【功效与主治】·祛风除湿,行气止痛。用于风湿痹痛,胃痛,哮喘,疮疡。

● 桑寄生

【学名】·*Taxillus chinensis* (DC.) Danser

【别名】·四川桑寄生。

【生境与分布】·生于海拔300～1750 m的山地阔叶树上。分布于兴义、兴仁、贞丰、册亨、望谟、紫云、盘州、普安、晴隆、六枝、水城、纳雍、大方、织金、平坝、息烽、惠水、罗甸、瓮安、龙里、绥阳、赤水、习水、桐梓、湄潭、松桃、印江、思南、碧江、石阡、江口、岑巩、镇远、剑河、凯里、雷山、榕江、黎平、天柱、锦屏、黄平、三穗等地。

【药用部位】·带叶茎枝。

【功效与主治】·祛风湿,补肝肾,强筋骨,安胎。用于风湿痹痛,腰膝酸软,筋骨无力,崩漏经多,妊娠漏血,胎动不安,头晕目眩。

【凭证标本号】·520203140517015LY;522728150929017LY。

【附注】·《中国药典》收录物种。

● 柳叶钝果寄生

【学名】·*Taxillus delavayi* (Van Tiegh.) Danser

【别名】·柳树寄生、柳寄生。

【生境与分布】·生于海拔1500～2100 m的山地疏林及村寨旁。分布于威宁、水城、赫章等地。

【药用部位】·带叶茎枝。

【功效与主治】·补肝肾,祛风湿,止血,安胎。用于头晕目眩,腰膝疼痛,风湿麻木,崩漏,胎动不安。

● 锈毛钝果寄生

【学名】·*Taxillus levinei* (Merr.) H. S. Kiu

【别名】·连江寄生。

【生境与分布】·生于海拔200～1200 m的阔叶林中。分布于梵净山等地。

【药用部位】·带叶茎枝。

【功效与主治】·清肺止咳,祛风湿。用于肺热咳嗽,风湿腰腿痛,皮肤疮疖。

【凭证标本号】·522328140424715LY。

● 木兰寄生

【学名】·*Taxillus limprichtii* (Gruning) H. S. Kiu

【别名】·枫木寄生。

【生境与分布】·生于海拔300～890 m的山地阔叶林中或住宅旁。分布于荔波、望谟、罗甸、惠水、长顺、榕江等地。

【药用部位】·带叶茎枝。

【功效与主治】·补肝肾,祛风湿,安胎。用于腰膝酸痛,风湿痹痛,胎漏下血,胎动不安。

【凭证标本号】·522722210121456LY;522326210119003LY。

● 毛叶钝果寄生

【学名】·*Taxillus nigrans* (Hance) Danser

【别名】·毛叶寄生。

【生境与分布】·寄生于海拔600～1200 m的阔叶树上。分布于望谟、兴义、盘州、安龙、册亨、印江、长顺、瓮安、独山、罗甸、梵净山等地。

【药用部位】·枝叶。

【功效与主治】·补肝肾,强筋骨,祛风湿,安胎。用于腰膝酸痛,筋骨痿弱,肢体偏枯,风湿痹痛,头昏目眩,胎动不安,崩漏下血。

【凭证标本号】·522121160325003LY;522326210117009LY。

● 灰毛桑寄生

【学名】·*Taxillus sutchuenensis* var. *duclouxii* (Lecomte) H. S. Kin

【生境与分布】·生于海拔600～1600 m的山地阔叶林中。分布于碧江、水城等地。

【药用部位】·带叶茎枝。

【功效与主治】·补肝肾,祛风湿,降血压,养血安胎。用于肝肾亏损,腰膝酸痛,风湿痹痛,坐骨神经痛,四肢麻木,高血压,胎动不安。

● 滇藏钝果寄生

【学名】·*Taxillus thibetensis* (Lecomte) Danser

【生境与分布】·生于海拔 1 600～2 000 m 的山地阔叶林中或村寨旁。分布于威宁、盘州等地。

【药用部位】·带叶茎枝。

【功效与主治】·清肺热,利小便。用于肺热咳嗽,湿热淋证。

■ 大苞寄生属 *Tolypanthus*

● 黔桂大苞寄生

【学名】·*Tolypanthus esquirolii* (Lévl.) Lauener

【生境与分布】·寄生于海拔 1 100～1 200 m 的山地、山谷或溪边常绿阔叶林中的油茶、杉木、梨树上。分布于惠水、贞丰、荔波、思南、榕江、从江、黎平、天柱、紫云、安龙、兴义、望谟、惠水、罗甸、贵定、独山等地。

【药用部位】·茎叶。

【功效与主治】·祛风除湿,补肝肾,强筋骨。用于头目眩晕,腰膝酸痛,风湿麻木。

【凭证标本号】·522301150603677LY;522731190512005LY;522722200415407LY。

● 大苞寄生

【学名】·*Tolypanthus maclurei* (Merr.) Danser

【生境与分布】·寄生于海拔 450～1 200 m 的山地、山谷或溪边常绿阔叶林中的油茶、杉木、梨树上。分布于册亨等地。

【药用部位】·茎叶。

【功效与主治】·祛风除湿,补肝肾,强筋骨。用于头目眩晕,腰膝酸痛,风湿麻木。

【凭证标本号】·522301150603677LY;522731190427011LY。

■ 槲寄生属 *Viscum*

● 卵叶槲寄生

【学名】·*Viscum album* subsp. *meridianum* (Danser) D. G. Long

【别名】·阔叶槲寄生。

【生境与分布】·生于海拔 1 300～2 400 m 的山地阔叶林中。分布于兴义、湄潭等地。

【药用部位】·全株。

【功效与主治】·祛风湿,强筋骨,催乳。用于风湿痹痛,筋骨痿弱,腰痛腿软,产后乳汁稀少。

● 扁枝槲寄生

【学名】·*Viscum articulatum* Burm. f.

【别名】·榕树寄生、麻栎寄生。

【生境与分布】·生于海拔 1 200 m 以下林中,常寄生于壳斗科

植物上。分布于册亨、开阳、兴义、兴仁、荔波等地。

【药用部位】·枝叶。

【功效与主治】·祛风,活血,除湿,止咳,祛痰。用于腰肢酸痛,风湿骨痛,劳伤咳嗽,赤白痢疾,崩漏带下,产后血气痛,疮疖。

【凭证标本号】·520203160208001LY;522327181130012LY。

● 槲寄生

【学名】·*Viscum coloratum* (Komar.) Nakai

【别名】·寄生柴、北寄生。

【生境与分布】·寄生于海拔 500～1 400 m 的阔叶林中的榆、杨、柳、桦、栎、梨、李、苹果、枫杨等植物上。分布于惠水、贵定等地。

【药用部位】·带叶茎枝。

【功效与主治】·祛风湿,补肝肾,强筋骨,安胎。用于风湿痹痛,腰膝酸软,筋骨无力,崩漏经多,妊娠漏血,胎动不安,头晕目眩。

【凭证标本号】·520203160208001LY。

【附注】·《中国药典》收录物种。

● 棱枝槲寄生

【学名】·*Viscum diospyrosicolum* Hayata

【别名】·柿寄生。

【生境与分布】·生于海拔 200～2 100 m 的山坡阔叶林中。分布于平塘、望谟、独山、罗甸、石阡、册亨、惠水、长顺等地。

【药用部位】·枝叶。

【功效与主治】·祛风湿,强筋骨,止咳,消肿。用于风湿痹痛,腰腿酸痛,咳嗽,吐血,胃痛,疮疖,高血压,胎动不安。

【凭证标本号】·520424141021114LY;522727200407003LY;522326200413002LY。

● 枫香槲寄生

【学名】·*Viscum liquidambaricolum* Hayata

【别名】·枫树寄生。

【生境与分布】·生于海拔 400～1 200 m 的山地阔叶林中的枫香、油桐、壳斗科等植物上。分布于清镇、开阳、修文、息烽等地。

【药用部位】·全株。

【功效与主治】·祛风除湿,舒筋活血,止咳化痰。用于风湿痹痛,腰膝酸软,跌打疼痛,劳伤咳嗽,崩漏带下,产后血气虚。

● 柄果槲寄生

【学名】·*Viscum multinerve* (Hayata) Hayata

【别名】·桂花寄生、有柄槲寄生。

【生境与分布】·寄生于海拔 500～1 200 m 的山地常绿阔叶林

中的壳斗科等植物上。分布于平塘、兴义、安龙、贞丰等地。

【药用部位】· 全草。

【功效与主治】· 祛风湿,补肝肾,活血止痛,安胎,下乳。用于风湿痹痛,跌打损伤,腰腿痛,胎动不安,乳汁不下。

【凭证标本号】· 522727200423014LY。

● 绿茎槲寄生

【学名】· *Viscum nudum* Danser

【生境与分布】· 常寄生于海拔 2 000 m 左右的针阔混交林中树上。分布于威宁等地。

【药用部位】· 带叶茎枝。

【功效与主治】· 祛风湿,安胎。用于风湿痹痛,胎动不安,高血压。

蛇菰科 Balanophoraceae

■ 蛇菰属 *Balanophora*

● 宜昌蛇菰

【学名】· *Balanophora harlandii* Hemsl.

【别名】· 红烛蛇菰、红冬蛇菰。

【生境与分布】· 生于海拔 600～1 700 m 的润湿杂木林中。省内广泛分布。

【药用部位】· 全草。

【功效与主治】· 清热,凉血止血。用于吐血,鼻衄,外伤出血。

● 红冬蛇菰

【学名】· *Balanophora harlandii* Hook. f.

【别名】· 蛇菰、葛藤菌、葛蕈。

【生境与分布】· 生于海拔 600～2 100 m 阴蔽林中较湿润的腐殖质土壤。分布于罗甸、开阳、印江、江口、沿河、石阡、绥阳、盘州、贞丰、水城、平塘、施秉及雷山等地。

【药用部位】· 全草。

【功效与主治】· 壮阳补肾,止血生肌。用于神经官能症。

【凭证标本号】· 522728151013046LY。

● 筒鞘蛇菰

【学名】· *Balanophora involucrata* Hook. f.

【别名】· 红菌。

【生境与分布】· 生于海拔 800～2 300 m 的阔叶林或竹林下。分布于威宁、三都、黔西、梵净山、雷公山等地。

【药用部位】· 全草。

【功效与主治】· 壮阳补肾,清热解毒,活血消肿。用于阳痿,

神经官能症,慢性肝炎,胃痛,消化道出血,月经过多,痔疮,痈疖肿毒,跌打损伤。

【凭证标本号】· 522401160622005LY。

● 疏花蛇菰

【学名】· *Balanophora laxiflora* Hemsl.

【生境与分布】· 生于海拔 1 400～2 200 m 的阔叶林下。分布于兴义、织金、黔西、六枝、兴仁、梵净山等地。

【药用部位】· 全草。

【功效与主治】· 清热解毒,凉血止痛,散瘀消肿。用于胃痛,咯血,跌打损伤,疮疡肿毒,痔疮。

【凭证标本号】· 520324140924020LY。

● 多蕊蛇菰

【学名】· *Balanophora polyandra* Griff.

【别名】· 通天蜡烛、木菌子。

【生境与分布】· 生于海拔 1 200～1 800 m 的山谷阔叶林或竹林下。分布于荔波、从江、大方、黔西、镇宁、兴义等地。

【药用部位】· 全草。

【功效与主治】· 滋阴补肾,止血,通淋。用于血虚,心慌,衄血,崩漏,外伤出血,胃痛,痢疾,淋病。

【凭证标本号】· 522722201029659LY。

● 杯茎蛇菰

【学名】· *Balanophora subcupularis* Tam

【生境与分布】· 生于海拔 650～1 450 m 的密林中。分布于都匀、三都、麻江、赤水等地。

【药用部位】· 全草。

【功效与主治】· 清热凉血,消肿解毒。用于胃炎,腰痛,肝炎,肺结核,痔疮等。

【凭证标本号】· 522701201017002LY。

蓼科 Polygonaceae

■ 金线草属 *Antenoron*

● 金线草

【学名】· *Antenoron filiforme* (Thunb.) Rob. et Vaut.

【别名】· 九龙盘、鸡心七、蓼子七。

【生境与分布】· 生于海拔 100～2 500 m 的山坡林缘、山谷路旁。分布于六枝等地。

【药用部位】· 全草。

【功效与主治】· 凉血止血,清热利湿,散瘀止痛。用于咳血,

吐血,便血,崩漏,泄泻,痢疾,胃痛,经期腹痛,产后血瘀腹痛,痈肿。

【凭证标本号】·520203140706007LY。

● 短毛金线草

【学名】·*Antenoron filiforme* var. *neofiliforme* (Nakai) A. J. Li

【别名】·重阳柳、九盘龙、毛血草。

【生境与分布】·生于海拔150～2300 m的山坡林下、林缘、山谷湿地。分布于江口等地。

【药用部位】·全草。

【功效与主治】·凉血止血,清热利湿,散瘀止痛。用于咳血,吐血,便血,崩漏,泄泻,痢疾,胃痛,经期腹痛,产后血瘀痛,跌打损伤,风湿痹痛,痈肿。

【凭证标本号】·520324140820007LY;522222150112014LY。

■ 拳参属 *Bistorta*

● 革叶蓼

【学名】·*Bistorta coriaceum* (Sam.) Yonek. & H. Ohashi

【别名】·伴蛇莲。

【生境与分布】·生于海拔2800 m左右的草地或路旁。分布于盘州、威宁等地。

【药用部位】·根茎。

【功效与主治】·清热解毒。用于急性细菌性痢疾,口腔炎,牙龈炎,痈肿,痔疮,火伤等。

● 圆穗蓼

【学名】·*Bistorta macrophyllum* (D. Don) Soják

【别名】·圆穗拳参。

【生境与分布】·生于海拔1700～2300 m的山坡草丛或路旁。分布于兴仁、播州等地。

【药用部位】·根茎。

【功效与主治】·清热解毒,活血,止泻。用于咽喉肿痛,乳蛾,疮痈肿毒,湿热泄泻,痢疾,赤白带下,吐血,衄血,崩漏,痢疾,跌打损伤,肠风下血,外伤出血,腰痛,关节痛。

● 拳参

【学名】·*Bistorta officinalis* Raf.

【别名】·紫参、拳蓼。

【生境与分布】·生于海拔800～2900 m的山坡草地、山顶草甸。分布于长顺等地。

【药用部位】·根茎。

【功效与主治】·清热解毒,消肿止血。用于赤痢热泻,肺热咳

嗽,痈肿瘰疬,口舌生疮,血热吐衄,痔疮出血,蛇虫咬伤。

【凭证标本号】·522729190312061LY。

【附注】·《中国药典》收录物种。

● 草血竭

【学名】·*Bistorta paleaceum* (Wall. ex Hook. f.) Yonek. & H. Ohashi

【别名】·血三七、鸢头鸡、一口血。

【生境与分布】·生于山坡林地、林缘。分布于印江、都匀等地。

【药用部位】·根茎。

【功效与主治】·活血散瘀,下气消积,止血。用于慢性胃炎,十二指肠溃疡,痢疾,肠炎,食积,月经不调,崩漏白带,寒湿浮肿,痞块疼痛,跌打损伤,外伤出血。

【凭证标本号】·520203140517006LY;522226190420019LY;520402140619379LY。

● 支柱蓼

【学名】·*Bistorta suffultum* (Maxim.) H. Gross

【别名】·支柱拳参、红三七、算盘七。

【生境与分布】·生于山坡路旁、林下湿地及沟边。分布于仁怀、江口、松桃、大方、赫章、凯里、雷山、梵净山等地。

【药用部位】·根茎。

【功效与主治】·散血行气,收敛止血,利湿补中。用于跌打损伤,劳伤吐血,胃痛,红白痢,脱肛,崩漏,月经不调。

【凭证标本号】·522229160516072LY。

● 珠芽蓼

【学名】·*Bistorta viviparum* (L.) Gray

【别名】·珠芽拳参、渊头鸡、山谷子。

【生境与分布】·生于海拔1200 m以上的山坡林下。分布于威宁、梵净山等地。

【药用部位】·根茎。

【功效与主治】·清热解毒,散瘀止血。用于乳蛾,咽喉痛,痢疾,泄泻,带下病,崩漏,便血。外用于跌打损伤,痈疖肿毒,外伤出血。

【凭证标本号】·522401140617004LY;522427140506049LY。

■ 荞麦属 *Fagopyrum*

● 金荞麦

【学名】·*Fagopyrum dibotrys* (D. Don) Hara

【别名】·苦荞头、野荞子、苦荞麦根。

【生境与分布】·生于海拔250～2500 m的山坡林下、林缘或

路旁。分布于赫章等地。

【药用部位】·根茎。

【功效与主治】·清热解毒,排脓祛瘀。用于肺痈吐脓,肺热喘咳,乳蛾肿痛。

【凭证标本号】·522428151117167LY。

【附注】·《中国药典》收录物种。

- **荞麦**

【学名】· *Fagopyrum esculentum* Moench

【别名】·花荞、甜荞、荞子。

【生境与分布】·生于肥沃、湿润向阳的山地。凤冈、黔西、贞丰等地有栽培。

【药用部位】·茎叶、种子。

【功效与主治】·茎叶:下气消积,清热解毒,止血。用于噎食,消化不良,痢疾,痈肿,烫伤,咯血,紫癜,高血压,糖尿病并发视网膜炎。种子:健脾消积,下气宽肠,解毒敛疮。用于肠胃积滞,泄泻,痢疾,绞肠痧,白浊,带下,自汗,疱疹,丹毒,痈疽,瘰疬,烫火伤。

【凭证标本号】·522428141102298LY;520327200927018LY;522423190817043LY。

- **细柄野荞麦**

【学名】· *Fagopyrum gracilipes* (Hemsl.) Damm. ex Diels

【别名】·细梗荞麦、细茎荞麦。

【生境与分布】·生于海拔300 m以上的山坡灌丛或林缘。分布于七星关、西秀等地。

【药用部位】·全草、叶、种子。

【功效与主治】·全草:清热解毒,活血散瘀,健脾利湿。用于痈肿,烫伤,跌打损伤。叶:消肿。用于跌打损伤。种子:开胃,宽肠。用于肠胃积滞,食欲不振。

【凭证标本号】·522634151014003LY。

- **长柄野荞麦**

【学名】· *Fagopyrum statice* (Lévl.) H. Gross

【别名】·抽葶野荞麦、矶石蓼。

【生境与分布】·生于海拔1300~2200 m的山坡路旁及林缘。分布于平坝、兴义等地。

【药用部位】·根茎。

【功效与主治】·清热解毒,消积止痛。用于消化不良,胃脘胀满,胃痛。

- **苦荞麦**

【学名】· *Fagopyrum tataricum* (L.) Gaertn.

【别名】·荞叶七、荞麦七。

【生境与分布】·生于海拔500~2 900 m的田边、路旁、山坡及河谷地带。分布于赫章等地。

【药用部位】·根、根茎。

【功效与主治】·健脾行滞,理气止痛,解毒消肿。用于胃脘胀痛,消化不良,痢疾,腰腿痛,跌打损伤,痈肿恶疮,狂犬咬伤。

【凭证标本号】·522428141103171LY。

- **藤蓼属 *Fallopia***

- **木藤蓼**

【学名】· *Fallopia aubertii* (L. Henry) Holub

【生境与分布】·生于海拔900~1 200 m的山坡草地、山谷灌丛。分布于望谟、罗甸等地。

【药用部位】·块根、根茎、茎枝。

【功效与主治】·清热解毒,祛风除湿,调经止血。用于痢疾,消化不良,胃痛,月经不调,崩漏,感冒发热,肺炎,肺病,风湿性关节炎。外用于疔疮初起,外伤出血,水火烫伤,毒蛇咬伤。

【凭证标本号】·522326210403008LY。

- **蔓首乌**

【学名】· *Fallopia convolvulus* (L.) A. Love

【别名】·烙铁头、荞麦葛。

【生境与分布】·生于山坡草地、山谷灌丛、沟边湿地。分布于兴义等地。

【药用部位】·全草。

【功效与主治】·健脾消食。用于消化不良,腹泻。

【凭证标本号】·522425151012005LY。

- **牛皮消蓼**

【学名】· *Fallopia cynanchoides* (Hemsl.) Harald.

【别名】·毛血藤、牛皮蓼、何首乌蔓。

【生境与分布】·生于海拔1 100~2 400 m的山谷灌丛、山坡林下。分布于都匀等地。

【药用部位】·根。

【功效与主治】·敛肺止咳,行气健胃,祛风除湿。用于肺痨咳嗽,痰中带血,百日咳,胃脘胀闷疼痛,风湿痹痛。

【凭证标本号】·520402170513186LY;522701210424031LY。

- **齿翅首乌**

【学名】· *Fallopia dentatoalata* (F. Sch midt) Holub

【生境与分布】·生于海拔2 800 m以下的山坡草丛、山谷湿地。分布于大方等地。

【药用部位】·全草。

【功效与主治】·清热解毒。用于目赤肿痛。

• 酱头

【学名】· *Fallopia denticulata*（Huang）A. J. Li

【别名】· 齿叶蓼、血地胆、朱砂莲。

【生境与分布】· 生于海拔2 000 m 以下的山坡灌丛。分布于盘州、兴仁、晴隆等地。

【药用部位】· 块根。

【功效与主治】· 健脾和中,清热解毒,调经止血。用于消化不良,胃痛,痢疾,月经不调,崩漏,疔疮初起,外伤出血。

■ 冰岛蓼属 *Koenigia*

• 钟花蓼

【学名】· *Koenigia campanulata*（Hook. f.）T. M. Schust. & Reveal

【别名】· 钟花神血宁、花荞莲。

【生境与分布】· 生于海拔2 100～2 900 m 的山坡、沟谷湿地。分布于兴义、安龙等地。

【药用部位】· 全草。

【功效与主治】· 清热解毒,活血散瘀,止血消肿。用于无名肿痛,阴疽,瘰疬,毒蛇咬伤,牙痛,中暑,外伤出血,跌打损伤。

【凭证标本号】· 520222160711140LY。

• 绒毛钟花蓼

【学名】· *Koenigia campanulata* var. *fulvidum*（Hook. f.）T. M. Schust. & Reveal

【别名】· 绒毛钟花神血宁。

【生境与分布】· 生于海拔1 400～2 500 m 的山坡、山沟路旁。分布于盘州、长顺、梵净山等地。

【药用部位】· 全草。

【功效与主治】· 清热解毒,活血散瘀,消肿。用于无名肿痛,阴疽,瘰疬,毒蛇咬伤,牙痛,中暑,外伤出血,跌打损伤。

【凭证标本号】· 522222160701001LY。

• 绢毛蓼

【学名】· *Koenigia mollis*（D. Don）T. M. Schust. & Reveal

【别名】· 绢毛神血宁。

【生境与分布】· 生于海拔1 300～2 900 m 的山坡林下、山谷草地。分布于兴义等地。

【药用部位】· 全草。

【功效与主治】· 清热,解毒。用于疮疡肿毒。

【凭证标本号】· 522325181120298LY。

• 倒毛蓼

【学名】· *Koenigia mollis* var. *rudis*（Meisn.）T. M. Schust.

& Reveal

【别名】· 蓼草、羊耳朵、粗高山蓼。

【生境与分布】· 生于高山草地。分布于兴义等地。

【药用部位】· 全草。

【功效与主治】· 活血,调经,止痛。用于月经不调,小腹胀痛,劳伤。

■ 西伯利亚蓼属 *Knorringia*

• 西伯利亚蓼

【学名】· *Knorringia sibiricum*（Laxm.）Tzvelev

【别名】· 西伯利亚神血宁、剪刀股。

【生境与分布】· 生于路边、河滩、山谷湿地。省内广泛分布。

【药用部位】· 全草、根茎。

【功效与主治】· 清热解毒,祛风除湿,消肿止痛、止痒。用于风湿,无名肿毒,蛇咬伤,疮疖肿毒,瘰疬。

■ 千叶兰属 *Muehlenbeckia*

• 竹节蓼

【学名】· *Homalocladium platycladum*（F. Muell.）Bailey

【别名】· 扁竹蓼、扁茎竹、百足草。

【生境与分布】· 赤水有栽培。

【药用部位】· 全草、茎、叶。

【功效与主治】· 清热解毒,行血祛瘀,消肿止痛。用于痈疮肿毒,跌打损伤,毒蛇咬伤,蜈蚣咬伤。

■ 山蓼属 *Oxyria*

• 中华山蓼

【学名】· *Oxyria sinensis* Hemsl.

【生境与分布】· 生于海拔1 600～2 900 m 的山坡、山谷路旁。分布于威宁等地。

【药用部位】· 根。

【功效与主治】· 舒筋活络,活血止痛,收涩止痢。用于跌打损伤,腰腿痛,痢疾,脱肛。

【凭证标本号】· 522427140607083LY。

■ 蓼属 *Persicaria*

• 两栖蓼

【学名】· *Polygonum amphibium* L.

【别名】· 小黄药。

【生境与分布】· 生于海拔2 900 m 以下的湖泊边缘的浅水中、

沟边及田边湿地。分布于威宁、赫章、黔西等地。

【药用部位】·全草。

【功效与主治】·清热利湿,解毒。用于痢疾,浮肿,尿血,多汗,无名肿毒。外用于疔疮。

• **毛蓼**

【学名】·*Polygonum barbatum* L.

【别名】·四季青、小毛蓼。

【生境与分布】·生于海拔 200～1 300 m 的沟边湿地及林下。分布于册亨、印江、兴义等地。

【药用部位】·全草、根、种子。

【功效与主治】·全草:收敛,消肿解毒。用于皮肤瘙痒,无名肿毒,跌打损伤。根:收敛。用于肠炎。种子:催吐泻下。用于痈肿,痔瘘,瘰疬。

【凭证标本号】·522121150804533LY;523327191101302LY;522226190808020LY。

• **柳叶刺蓼**

【学名】·*Polygonum bungeanum* Turcz.

【别名】·本氏蓼。

【生境与分布】·生于海拔 150～1 700 m 的山谷草地、田边、路旁湿地。分布于万山等地。

【药用部位】·根。

【功效与主治】·清热解毒,利尿。用于赤痢热泻,肺热咳嗽,口舌生疮,痔疮出血,蛇虫咬伤。

【凭证标本号】·522230190928033LY。

• **头花蓼**

【学名】·*Polygonum capitatum* Buch.-Ham. ex D. Don

【别名】·水绣球、草石椒。

【生境与分布】·生于山坡、山谷湿地或岩石上。分布于绥阳、册亨等地。

【药用部位】·全草。

【功效与主治】·解毒散瘀,利尿通淋。用于痢疾,肾盂炎,膀胱炎,尿路结石,风湿痛,跌打损伤,疮疡湿疹,尿布疹,黄水疮。

【凭证标本号】·522121131028018LY;520323150910462LY;523327190529002LY。

• **火炭母**

【学名】·*Polygonum chinense* L.

【别名】·黄鳝藤、晕药、野辣蓼。

【生境与分布】·生于海拔 2 400 m 以下的山坡草丛、山谷湿地。分布于道真、望谟、都匀等地。

【药用部位】·全草、根。

【功效与主治】·全草:清热解毒,平肝明目。用于泄泻,痢疾,黄疸,风热咽痛,虚热头昏,肺热咳嗽,痈肿湿疮。根:补益脾肾,平降肝阳,活血消肿。用于气虚头昏,乳痈,肺痈,头目眩晕,耳鸣耳聋,跌打损伤。

【凭证标本号】·5203251406250039LY;522701201126005LY;522326201001012LY。

• **硬毛火炭母**

【学名】·*Polygonum chinense* var. *hispidum* Hook. f.

【别名】·土三七、粗毛火炭母。

【生境与分布】·生于海拔 600～2 800 m 的山坡草地、山谷灌丛。分布于兴义、西秀等地。

【药用部位】·块根。

【功效与主治】·止血解毒,通经活血。用于肠炎,痢疾,月经不调,崩漏,产后流血过多,跌打损伤。

• **宽叶火炭母**

【学名】·*Polygonum chinense* var. *ovalifolium* Meisn.

【别名】·卵叶火炭母。

【生境与分布】·生于海拔 1 200～2 500 m 的山坡疏林下或林缘等。省内广泛分布。

【药用部位】·全草、根。

【功效与主治】·全草:清热解毒,利湿消滞,平肝明目。用于泄泻,痢疾,肺热咳嗽,痈肿湿疮。根:补益脾肾,平降肝阳,清热解毒。用于气虚头昏,乳痈,肺痈,头目眩晕,耳鸣耳聋,跌打损伤。

• **窄叶火炭母**

【学名】·*Polygonum chinense* var. *paradoxum* (Lévl.) A.J. Li

【生境与分布】·生于林下湿地。分布于紫云、罗甸、册亨等地。

【药用部位】·全草、根。

【功效与主治】·全草:清热解毒,利湿消滞,平肝明目,活血舒筋。用于泄泻,痢疾,黄疸,风热咽痛,虚热头昏,带下病,肺热咳嗽,痈肿湿疮。根:补益脾肾,平降肝阳,清热解毒,活血消肿。用于气虚头昏,乳痈,肺痈,头目眩晕,耳鸣耳聋,跌打损伤。

【凭证标本号】·522728151116028LY;520425170601010LY;522728151116028LY。

• **大箭叶蓼**

【学名】·*Polygonum darrisii* Lévl.

【别名】·蛇子草。

【生境与分布】·生于海拔 300～1700 m 的山谷草地、沟旁湿润处。分布于绥阳、荔波、紫云、赤水、江口、石阡、沿河、松桃、兴仁、册亨、安龙、凯里、瓮安等地。

【药用部位】·全草。

【功效与主治】·清热解毒。用于痢疾，疔毒，皮肤瘙痒，蛇咬伤。

【凭证标本号】·520381160525048LY；520323150512472LY；522722200113169LY。

● 稀花蓼

【学名】· *Polygonum dissitiflorum* Hemsl.

【别名】·红降龙草、白回归。

【生境与分布】·生于海拔 500～1500 m 的山谷草丛、沟旁或林缘湿润处。省内广泛分布。

【药用部位】·全草。

【功效与主治】·清热解毒，利尿。用于蛇咬伤，小便淋痛。

【凭证标本号】·522628141104262LY。

● 六铜钱叶神血宁

【学名】· *Polygonum forrestii* Diels

【别名】·云支花、圆叶蓼。

【生境与分布】·生于高山草坡、路旁。分布于赫章、威宁等地。

【药用部位】·全草。

【功效与主治】·活血调经。用于月经不调，习惯性流产，不孕症。

● 辣蓼

【学名】· *Polygonum hydropiper* L.

【别名】·水蓼、辣柳菜、药蓼。

【生境与分布】·生于海拔 1700 m 以下的溪边、路旁等。分布于六枝等地。

【药用部位】·根、地上部分、果实。

【功效与主治】·根：活血调经，健脾利湿，解毒消肿。用于月经不调，黄疸，湿疹。地上部分：行滞化湿，散瘀止血，祛风止痒，解毒消肿。用于湿滞内阻，脘闷腹痛，吐泻转筋，泄泻痢疾，风湿，小儿疳积，脚气痛肿，跌打损伤。果实：化湿利水，破瘀散结，解毒。用于吐泻腹痛，水肿，小便不利，癥积痞胀。

【凭证标本号】·520203140706007LY。

● 蚕茧草

【学名】· *Polygonum japonicum* Meisn.

【别名】·蚕茧蓼、红蓼子。

【生境与分布】·生于海拔 1700 m 以下的沟渠及溪边。分布于平塘、都匀等地。

【药用部位】·全草。

【功效与主治】·散寒活血，止痢，解毒，透疹。用于腰膝酸痛，麻疹，菌痢，麻疹透发不畅，毒虫咬伤，疮疡肿痛。

【凭证标本号】·522421150917071LY；522727200909022LY；522701201005006LY。

● 愉悦蓼

【学名】· *Polygonum jucundum* Meisn.

【生境与分布】·生于海拔 2000 m 以下的山坡草地、山谷路旁及沟边湿地。分布于清镇、松桃、兴义、兴仁、安龙、榕江、荔波、瓮安、梵净山等地。

【药用部位】·全草。

【功效与主治】·清热解毒，止泻。用于痈毒疮疡，泄泻。

● 酸模叶蓼

【学名】· *Polygonum lapathifolium* L.

【别名】·马蓼、柳叶蓼、大马蓼。

【生境与分布】·生于田边、路旁、水边、荒地或沟边湿地。分布于道真等地。

【药用部位】·全草。

【功效与主治】·清热解毒，利湿止痒，活血，健脾，截疟。用于疮疡肿痛，暑热腹泻，肠炎痢疾，小儿疳积，跌打伤疼，疟疾。外用于湿疹，瘰疬。

【凭证标本号】·520325151014046LY。

● 绵毛酸模叶蓼

【学名】· *Polygonum lapathifolium* var. *salicifolium* Sibth.

【别名】·棉毛马蓼、柳叶蓼。

【生境与分布】·生于田边、路旁、水边、荒地或沟边湿地。分布于修文、道真、凤冈、湄潭、德江、兴义、兴仁、望谟、册亨、安龙、大方、威宁、瓮安、罗甸等地。

【药用部位】·全草。

【功效与主治】·消肿止痛，清热解毒。用于肿疡，痢疾，腹痛。

● 长鬃蓼

【学名】· *Polygonum longisetum* De Br.

【别名】·马蓼、水红花、假长尾蓼。

【生境与分布】·生于海拔 2900 m 以下的山谷水边、河边草地。分布于贞丰、黔西、息烽、修文、道真、习水、赤水、仁怀、平坝、普定、江口、印江、德江等地。

【药用部位】·全草。

【功效与主治】·消肿止痛，活血祛瘀。用于肿疡，痢疾，腹痛，风湿痹痛，毒蛇咬伤，瘰疬。

【凭证标本号】·522325190423338LY；522325190423338LY；522423191003004LY。

● 长戟叶蓼
【学名】· *Polygonum maackianum* Regel

【别名】·大花蓼、大长花蓼。

【生境与分布】·生于海拔1600 m以下的山谷溪边、山坡湿润处。省内广泛分布。

【药用部位】·全草。

【功效与主治】·祛风止痛，活血祛瘀。用于风湿关节痛,跌打损伤,痢疾,泄泻。

● 小头蓼
【学名】· *Polygonum microcephalum* D. Don

【生境与分布】·生于海拔1000～2000 m的山坡林下、山谷草丛。分布于平塘、道真、兴仁等地。

【药用部位】·全草。

【功效与主治】·解毒,止血。用于疮疡肿毒,跌打损伤。

【凭证标本号】·522727201105006LY。

● 小蓼花
【学名】· *Polygonum muricatum* Meisn.

【别名】·匍茎蓼。

【生境与分布】·生于低海拔山坡路旁草丛及水边湿地。分布于惠水等地。

【药用部位】·全草。

【功效与主治】·止痒,止痢。用于皮肤瘙痒,痢疾。

【凭证标本号】·522730151107029LY。

● 尼泊尔蓼
【学名】· *Polygonum nepalense* Meisn.

【别名】·野荞麦、头状蓼、小猫眼。

【生境与分布】·生于山坡草地、山谷路旁、荒土。分布于贞丰、惠水等地。

【药用部位】·全草。

【功效与主治】·清热解毒,收敛固肠,除湿通络。用于喉痛,目赤,牙龈肿痛,关节疼痛,胃痛,赤痢,腹泻。

【凭证标本号】·520203140703015LY；523325181122271LY；527731191021052LY。

● 红蓼
【学名】· *Polygonum orientale* L.

【别名】·东方蓼、荭草、水红花子。

【生境与分布】·生于海拔2700 m以下的沟边湿地、村边路旁。分布于花溪、榕江、荔波等地。

【药用部位】·成熟果实。

【功效与主治】·散血消癥,消积止痛,利水消肿。用于癥瘕痞块,瘿瘤,食积不消,胃脘胀痛,水肿腹水。

【凭证标本号】·522632180908121LY；520111200728001LY；522722201021865LY。

【附注】·《中国药典》收录物种。

● 掌叶蓼
【学名】· *Polygonum palmatum* Dunn

【别名】·大辣蓼、九龙天子。

【生境与分布】·生于海拔350～1500 m的山谷水边、山坡林下湿地。分布于丹寨、黄平、施秉等地。

【药用部位】·全草。

【功效与主治】·止血,清热。用于吐血,衄血,崩漏,赤痢,外伤出血。

● 杠板归
【学名】· *Polygonum perfoliatum* L.

【别名】·刺犁头、蛇倒退、刺酸浆。

【生境与分布】·生于海拔2300 m以下的田边、路旁、山谷湿地。分布于册亨、都匀、望谟等地。

【药用部位】·地上部分。

【功效与主治】·清热解毒,利水消肿,止咳。用于咽喉肿痛,肺热咳嗽,小儿顿咳,水肿尿少,湿热泻痢,湿疹,疖肿,蛇虫咬伤。

【凭证标本号】·522121141028280LY；523327190607007LY；522701200921010LY。

【附注】·《中国药典》收录物种。

● 春蓼
【学名】· *Polygonum persicaria* L.

【别名】·桃叶蓼、山辣蓼。

【生境与分布】·生于海拔1800 m以下的沟边湿地。分布于仁怀、石阡、安龙等地。

【药用部位】·全草。

【功效与主治】·发汗除湿,消食止泻,温中明目,解毒,利尿,调经止痛。用于痢疾,泄泻,蛇咬伤。

【凭证标本号】·520111200619028LY。

● 丛枝蓼
【学名】· *Polygonum posumbu* Buch.-Ham. ex D. Don

【别名】·钻之莲、长尾叶蓼。

【生境与分布】·生于山地溪边或湿地。分布于息烽、惠水、修文、清镇、盘州、绥阳、习水、赤水、江口、思南、印江、沿河、贞丰、望谟、安龙、金沙、剑河、雷山等地。

【药用部位】·全草。

【功效与主治】·祛湿除热,解毒止痛,截疟。用于腹痛泄泻,小儿疳积,疟疾,肠炎。

【凭证标本号】·5203251508210230LY;520323150714342LY;522731180915015LY。

● 伏毛蓼

【学名】· *Polygonum pubescens* Bl.

【生境与分布】·生于海拔150～2 700 m的沟边、水边、田边湿地。省内广泛分布。

【药用部位】·全草。

【功效与主治】·祛湿除热,解毒止痛。用于湿疹,疮疡肿毒。

● 赤胫散

【学名】· *Polygonum runcinatum* var. *sinense* Hemsl.

【别名】·散血丹、血当归、苦荞头草。

【生境与分布】·生于海拔900～1 500 m的林下、水旁、沟边。分布于绥阳、都匀、册亨等地。

【药用部位】·全草。

【功效与主治】·清热解毒,活血消肿,壮阳。用于蛇伤,痈疖痢疾,血热头痛,崩漏,闭经,跌打损伤,痔疮出血,腰痛,痨咳,阳痿。

【凭证标本号】·522121160518001LY;520323150714347LY;522701210424009LY。

● 羽叶蓼

【学名】· *Polygonum runcinatum* Buch.-Ham. ex D. Don

【生境与分布】·生于海拔1 200～2 900 m的山坡草地、山谷灌丛。分布于兴义、江口、威宁等地。

【药用部位】·全草。

【功效与主治】·清热解毒,活血消肿,止血,镇咳,壮阳。用于蛇伤,痈疖痢疾,白带,血热头痛,崩漏,闭经,跌打损伤,乳痈疮疔,烫火伤,痔疮出血,腰痛,痨咳,阳痿。

【凭证标本号】·522121160427044LY;522301140613140LY;522222140502112LY。

● 箭头蓼

【学名】· *Polygonum sagittatum* L.

【别名】·雀翘、尖叶蓼。

【生境与分布】·生于海拔800～2 500 m的山坡湿处或路边、林下、水边田野。分布于都匀、长顺等地。

【药用部位】·全草、果实。

【功效与主治】·全草:清热解毒,祛风除湿,消肿止痛。用于

风湿,无名肿毒,蛇咬伤,疮疖肿毒,瘰疬。果实:益气,明目。用于气虚,视物不清。

【凭证标本号】·522729190326026LY。

● 刺蓼

【学名】· *Polygonum senticosum* (Meisn.) Franch. et Sav.

【别名】·廊茵、蛇倒退。

【生境与分布】·生于海拔150～1 500 m的山坡、山谷及林下。分布于册亨、都匀等地。

【药用部位】·全草。

【功效与主治】·解毒,祛风除湿,固脱。用于麻风,胃气痛,子宫脱出,蛇咬伤。

【凭证标本号】·522632190418187LY;523327190619302LY;522701200922014LY。

● 戟叶蓼

【学名】· *Polygonum thunbergii* Sieb. et Zucc.

【别名】·水麻蓼。

【生境与分布】·生于海拔900～2 400 m的山谷湿地、山坡草丛。分布于威宁、紫云、绥阳等地。

【药用部位】·全草、根茎。

【功效与主治】·清热解毒,凉血止血,止泻。用于风热头痛,咳嗽,痧证,蛇咬伤,痢疾,风湿痹痛。

【凭证标本号】·522631190502423LY;522427140928621LY;520425170606315LY。

● 蓼蓝

【学名】· *Polygonum tinctorium* Ait.

【别名】·大青叶、蓝靛。

【生境与分布】·生于路旁、草地。分布于织金等地。

【药用部位】·叶、叶或茎经加工制得的干燥粉末(青黛)。

【功效与主治】·叶:清热解毒,凉血消斑。用于温病发热,发斑发疹,肺热咳喘,喉痹,疟腮,丹毒,痈肿。青黛:清热解毒,凉血消斑,泻火定惊。用于温毒发斑,血热吐衄,胸痛咳血,口疮,疟腮,喉痹,小儿惊痫。

【凭证标本号】·522425150609008LY。

【附注】·《中国药典》收录物种。

● 黏蓼

【学名】· *Polygonum viscoferum* Mak.

【生境与分布】·生于海拔500～1 800 m的山坡路旁。分布于都匀、梵净山等地。

【药用部位】·果实。

【功效与主治】·清热凉血,解毒。用于皮炎,便秘,湿疹。

● **香蓼**

【学名】· *Polygonum viscosum* Buch.-Ham. ex D. Don

【别名】· 黏毛蓼。

【生境与分布】· 生于海拔1 900 m以下的山坡路旁、水边。分布于大沙河等地。

【药用部位】· 根茎、茎叶。

【功效与主治】· 根茎:清热解毒,凉血止血。用于痧证,蛇咬伤,痢疾。茎叶:理气除湿,健胃消食。用于胃气痛,消化不良,小儿疳积,风湿疼痛。

【凭证标本号】· 520325160714763LY。

■ **何首乌属 *Pleuropterus***

● **毛脉首乌**

【学名】· *Pleuropterus ciliinervis* Nakai

【别名】· 血苕、朱砂七、朱砂莲。

【生境与分布】· 生于海拔2 000～2 700 m的山坡路旁或林缘。分布于省内西部地区。

【药用部位】· 块根。

【功效与主治】· 清热解毒,凉血,活血。用于上呼吸道感染,扁桃体炎,急性菌痢,急性肠炎,泌尿系统感染,多种出血,跌打损伤,月经不调,风湿痹痛,热毒疮疡,烧伤。

■ **萹蓄属 *Polygonum***

● **萹蓄**

【学名】· *Polygonum aviculare* L.

【别名】· 大蚂蚁草、扁竹、地蓼。

【生境与分布】· 生于山谷路旁、溪边或草地。分布于兴义、贞丰等地。

【药用部位】· 地上部分。

【功效与主治】· 利尿通淋,杀虫止痒。用于热淋涩痛,小便短赤,虫积腹痛,皮肤湿疹,阴痒带下。

【凭证标本号】· 522121150722469LY;522301150907862LY;522325190718494LY。

【附注】·《中国药典》收录物种。

● **何首乌**

【学名】· *Polygonum multiflorum* Thunb.

【别名】· 首乌、赤首乌、山首乌。

【生境与分布】· 生于海拔2 500 m以下的山坡石隙间、林缘或路旁。分布于江口、贞丰、安龙等地。

【药用部位】· 块根或藤茎。

【功效与主治】· 何首乌(块根):解毒,消痈,截疟,润肠通便。用于疮痈,风疹瘙痒,久疟体虚,肠燥便秘。首乌藤(藤茎):养血安神,祛风通络。用于失眠多梦,血虚身痛,风湿痹痛,皮肤瘙痒。

【凭证标本号】· 522328140314174LY;522222150111033LY;522325181119206LY。

【附注】·《中国药典》收录物种。

● **习见蓼**

【学名】· *Polygonum plebeium* R. Br.

【别名】· 腋花蓼、米子蓼、小萹蓄。

【生境与分布】· 生于海拔2 200 m以下的路旁、草地、田土边。分布于望谟、紫云等地。

【药用部位】· 全草。

【功效与主治】· 利水通淋,除湿热,化浊杀虫。用于恶疮疥癣,淋浊,黄疸,痢疾,外阴湿痒,蛔虫病。

【凭证标本号】· 522634161026001LY;522326200411020LY;520425170605308LY。

■ **虎杖属 *Reynoutria***

● **虎杖**

【学名】· *Reynoutria japonica* Houtt.

【别名】· 酸汤杆。

【生境与分布】· 生于海拔150～2 000 m的山谷、溪边、草丛或阴湿处。分布于播州、绥阳、罗甸等地。

【药用部位】· 根茎和根。

【功效与主治】· 利湿退黄,清热解毒,散瘀止痛,止咳化痰。用于湿热黄疸,淋浊,带下,风湿痹痛,痈肿疮毒,水火烫伤,闭经,癥瘕,跌打损伤,肺热咳嗽。

【凭证标本号】· 522121150812693LY;520323150417138LY;522728151117027LY。

【附注】·《中国药典》收录物种。

■ **大黄属 *Rheum***

● **大黄**

【学名】· *Rheum officinale* Baill.

【生境与分布】· 生于海拔1 200～2 000 m的山沟或林下。分布于道真、绥阳等地。

【药用部位】· 根和根茎。

【功效与主治】· 泻下攻积,清热泻火,凉血解毒,逐瘀通经,利湿退黄。用于实热积滞便秘,血热吐衄,目赤咽肿,痈肿疔疮,肠痛腹痛,瘀血闭经,产后瘀阻,跌打损伤,湿热痢疾,黄疸尿赤,淋证,水肿。外用于烧烫伤。

【凭证标本号】·520325160601624LY;520323150715301LY。

【附注】·《中国药典》收录物种。

■ 酸模属 *Rumex*

● 酸模

【学名】· *Rumex acetosa* L.

【生境与分布】·生于山谷、草地、林缘。分布于长顺、紫云等地。

【药用部位】·全草、根。

【功效与主治】·凉血止血,泄热通便,杀虫。用于吐血,便血,月经过多,热痢,目赤,便秘,小便不利,淋浊,恶疮,疥癣,湿疹。

【凭证标本号】·522121160518028LY;522729190728003LY;520425170605299LY。

● 小酸模

【学名】· *Rumex acetosella* L.

【生境与分布】·生于海拔1 400 m左右的路边草地。分布于水城等地。

【药用部位】·全草、根、叶。

【功效与主治】·清热解毒,凉血活血,杀虫。用于肠炎,痢疾,黄疸,便秘,尿路结石,内出血,维生素C缺乏症,目赤肿痛,肺结核,疥癣疮疡,湿疹,神经性皮炎,皮肤癌,乳腺癌,内脏肿瘤。

【凭证标本号】·522422150814062LY。

● 皱叶酸模

【学名】· *Rumex crispus* L.

【别名】·土大黄、牛舌片、羊蹄。

【生境与分布】·生于海拔2 500 m以下的河滩、沟边湿地。分布于兴义、长顺、绥阳等地。

【药用部位】·根。

【功效与主治】·清热解毒,凉血止血,通便杀虫。用于慢性肝炎,肠炎,痢疾,慢性气管炎,吐血,衄血,便血,崩漏,热结便秘,痈疽肿毒,疥癣,秃疮。

【凭证标本号】·520123140502081LY;522301160112990LY;522729190326023LY。

● 齿果酸模

【学名】· *Rumex dentatus* L.

【生境与分布】·生于海拔2 500 m以下的沟边湿地、山坡路旁。分布于修文、盘州、绥阳、正安、习水、赤水、普定、江口、德江、沿河、兴仁、望谟、安龙、纳雍、黄平、锦屏、台江、黎平、榕江、雷山、龙里等地。

【药用部位】·叶。

【功效与主治】·清热解毒,杀虫止痒。用于乳痈,疮疡肿毒,疥癣。

【凭证标本号】·522401141025336LY。

● 戟叶酸模

【学名】· *Rumex hastatus* D. Don

【别名】·细叶酸模。

【生境与分布】·生于沙壤荒坡、山坡阳处。分布于水城、威宁、赫章等地。

【药用部位】·全草、根。

【功效与主治】·发汗解表,祛风除湿,止咳,止血。用于感冒,头痛,风湿关节痛,咳嗽,跌打损伤,崩漏。

【凭证标本号】·520222150414003LY;520221190608037LY;522427140608069LY。

● 羊蹄

【学名】· *Rumex japonicus* Houtt.

【生境与分布】·生于田边路旁、河滩、沟边湿地。分布于荔波、长顺、凤冈、大沙河等地。

【药用部位】·根、叶、果实。

【功效与主治】·根:清热通便,凉血止血,杀虫止痒。用于大便秘结,吐血衄血,肠风便血,痔血,崩漏,疥癣,白秃,痈疮肿毒,跌打损伤。叶:凉血止血,通便,解毒消肿。用于肠风便血,便秘,小儿疳积,痈疮肿毒,疥癣。果实:凉血止血,通便,用于赤白痢疾,漏下,便秘。

【凭证标本号】·520325160314370LY;522722200512254LY;522729190327019LY。

● 长叶酸模

【学名】· *Rumex longifolius* DC.

【生境与分布】·生于海拔2 900 m以下的山谷水边、山坡林缘。分布于石阡等地。

【药用部位】·根。

【功效与主治】·清热解毒,活血止血,通便,杀虫。用于急慢性肝炎,气管炎,腮腺炎,大便秘结,痢疾,赤白带下,便血,痔血,崩漏,血小板减少性紫癜。

【凭证标本号】·522224160707006LY。

● 尼泊尔酸模

【学名】· *Rumex nepalensis* Spreng.

【别名】·土大黄。

【生境与分布】·生于海拔 1 000 m 以上的山坡山谷湿处。分布于惠水、望谟、兴义等地。

【药用部位】·根。

【功效与主治】·清热,解毒,通便。用于大便秘结,吐血衄血,肠风便血,痔血,崩漏,疥癣,白秃,痈疮肿毒,跌打损伤。

【凭证标本号】·522422150629062LY;522731180916018LY;522326200429006LY。

● **钝叶酸模**

【学名】·*Rumex obtusifolius* L.

【生境与分布】·生于田边、路旁或沟边湿润处。分布于惠水、凤冈等地。

【药用部位】·根、叶。

【功效与主治】·根:清热解毒,凉血止血,通便,杀虫。用于肺痨咳血,肺痈,瘀滞腹痛,跌打损伤,大便秘结,痄腮,痈疮肿毒,湿疹。叶:清热解毒,凉血止血,消肿散瘀。用于肺痈,肺结核咯血,痈疮肿毒。

【凭证标本号】·522629150901207LY;522731190512004LY;520327201115067LY。

● **巴天酸模**

【学名】·*Rumex patientia* L.

【生境与分布】·生于田边、路旁或沟边湿润处。分布于余庆、沿河、荔波等地。

【药用部位】·根、叶。

【功效与主治】·根:清热解毒,止血消肿,杀虫。用于吐血,衄血,便血,崩漏,赤下带白,紫癜,痢疾,肝炎,大便秘结,小便不利,烫火伤。叶:祛风止痒,敛疮,清热解毒。用于皮肤瘙痒,烫火伤。

【凭证标本号】·520329190417061LY;522228200820042LY;522722200630220LY。

● **长刺酸模**

【学名】·*Rumex trisetifer* Stokes

【别名】·假波菜。

【生境与分布】·生于海拔 1 300 m 以下的田边、路旁或沟边湿润处。分布于平塘、望谟等地。

【药用部位】·全草、根。

【功效与主治】·凉血,解毒,杀虫。用于肺结核咯血,痔疮出血,疥癣,皮肤瘙痒。

【凭证标本号】·522727201020021LY;522326200411023LY。

商陆科 Phytolaccaceae

■ **商陆属 *Phytolacca***

● **商陆**

【学名】·*Phytolacca acinosa* Roxb

【别名】·山萝卜、见肿消、章柳。

【生境与分布】·生于海拔 500～2 900 m 的河沟、山坡林下、林缘或路旁。分布于贞丰、平塘、惠水等地。

【药用部位】·根。

【功效与主治】·逐水消肿,通利二便,外用解毒散结。用于水肿胀满,二便不通。外用于痈肿疮毒。

【凭证标本号】·522731190623013LY;522727200603016LY;522325190313251LY。

【附注】·《中国药典》收录物种。

● **垂序商陆**

【学名】·*Phytolacca americana* L.

【别名】·土人参、洋商陆。

【生境与分布】·生于海拔 1 700 m 以下的林缘、路旁或溪边。分布于绥阳、惠水、都匀等地。

【药用部位】·根。

【功效与主治】·逐水消肿,通利二便,外用解毒散结。用于水肿胀满,二便不通,外用于痈肿疮毒。

【凭证标本号】·522230190922015LY;520323150211235LY;522731180915007LY。

【附注】·《中国药典》收录物种。

紫茉莉科 Achatocarpaceae

■ **黄细心属 *Boerhavia***

● **黄细心**

【学名】·*Boerhavia diffusa* L.

【生境与分布】·生于海拔 150～1 900 m 的干热河谷地。分布于兴义、安龙等地。

【药用部位】·根、叶。

【功效与主治】·根:活血散瘀,调经止带,健脾消疳。用于筋骨疼痛,月经不调,白带,脾肾虚,水肿,小儿疳积。叶:利尿,催吐,祛痰。用于气喘,黄疸病。

■ 叶子花属 *Bougainvillea*

● 光叶子花

【学名】· *Bougainvillea glabra* Choisy

【生境与分布】· 荔波、兴义等地有栽培。

【药用部位】· 花。

【功效与主治】· 调和气色,收敛止带,调经。用于带下病,月经不调。

【凭证标本号】· 5222291605181102LY;527722200113759LY;522301150525643LY。

● 叶子花

【学名】· *Bougainvillea spectabilis* Willd.

【生境与分布】· 引种,省内广泛栽培。

【药用部位】· 花。

【功效与主治】· 活血调经,化温止带。用于血瘀闭经,月经不调,赤白带下。

■ 紫茉莉属 *Mirabilis*

● 紫茉莉

【学名】· *Mirabilis jalapa* L.

【别名】· 胭脂花。

【生境与分布】· 望谟、贞丰、赤水等地有栽培。

【药用部位】· 根、叶、花、种子。

【功效与主治】· 根、叶:清热利湿,解毒活血。用于热淋,白浊,水肿,赤白带下,关节肿痛,痈疮肿毒,跌打损伤。花:润肺凉血。用于咯血等。种子:清热化斑,利湿解毒。用于面生斑痣,脓疮。

【凭证标本号】· 522326201002023LY;522325180920366LY;520381150516002LY。

番杏科 Aizoaceae

■ 粟米草属 *Trigastrotheca*

● 粟米草

【学名】· *Trigastrotheca stricta* (L.) Thulin

【生境与分布】· 生于海拔 500~1 300 m 的山坡路边、草地。分布于凤冈、平坝、普安、兴仁、册亨、望谟、余庆、碧江、江口等地。

【药用部位】· 全草。

【功效与主治】· 清热解毒,利湿。用于腹痛,泄泻,皮肤湿疹,风疹,感冒咳嗽。外用于目赤,眼结膜炎,疮疖肿毒,毒蛇咬伤。

【凭证标本号】· 520327200814003LY;520329191004025LY。

马齿苋科 Portulacaceae

■ 马齿苋属 *Portulaca*

● 大花马齿苋

【学名】· *Portulaca grandiflora* Hook.

【别名】· 龙须牡丹、洋马齿苋、太阳花。

【生境与分布】· 省内广泛栽培。

【药用部位】· 全草。

【功效与主治】· 清热解毒。用于咽喉痛,烫伤,跌打损伤,湿疮。

● 马齿苋

【学名】· *Portulaca oleracea* L.

【别名】· 马齿菜、酸味菜。

【生境与分布】· 生于田野路边或庭园废墟等向阳处。分布于余庆等地。

【药用部位】· 地上部分。

【功效与主治】· 清热解毒,凉血止血,止痢。用于热毒血痢,痈肿疔疮,湿疹,丹毒,蛇虫咬伤,便血,痔血,崩漏下血。

【凭证标本号】· 520203140602002LY;520329191005018LY。

【附注】·《中国药典》收录物种。

■ 土人参属 *Talinum*

● 土人参

【学名】· *Talinum paniculatum* (Jacq.) Gaertn.

【别名】· 假人参、栌兰。

【生境与分布】· 生于阴湿地方。惠水、望谟、贞丰等有栽培。

【药用部位】· 根、叶。

【功效与主治】· 根:补气润肺,止咳,调经。用于气虚劳倦,食少,泄泻,肺痨咳血,眩晕,潮汗,自汗,月经不调,产妇乳汁不足。叶:通乳汁,消肿毒。用于乳汁不足,痈肿疔毒。

【凭证标本号】· 522731190623018LY;522326201112007LY;522325180920566LY。

落葵科 Basellaceae

■ 落葵薯属 *Anredera*

• 落葵薯

【学名】· *Anredera cordifolia* (Tenore) Steenis

【别名】· 藤子三七、田三七、藤三七。

【生境与分布】· 攀援于村旁、路边等的树上、土坎或土墙上。分布于赤水、平塘等地。

【药用部位】· 根、珠芽、叶。

【功效与主治】· 滋补,壮腰膝,健胃保肝。用于腰膝痹痛,病后体弱,跌打损伤,骨折,拔疮毒。

【凭证标本号】· 520381160503069LY;522727200811004LY。

■ 落葵属 *Basella*

• 落葵

【学名】· *Basella alba* L.

【别名】· 野三七。

【生境与分布】· 黔西、水城、罗甸等地有栽培。

【药用部位】· 全草。

【功效与主治】· 滑肠通便,清热利湿,活血。用于大便秘结,小便短涩,痢疾,热毒疮疡,跌打损伤。

【凭证标本号】· 522423190721309LY;522728150730008LY。

石竹科 Caryophyllaceae

■ 麦仙翁属 *Agrostemma*

• 麦仙翁

【学名】· *Agrostemma githago* L.

【别名】· 麦毒草。

【生境与分布】· 播州等地有栽培。

【药用部位】· 全草。

【功效与主治】· 止咳平喘,温经止血。用于百日咳。

【凭证标本号】· 522121160430002LY。

■ 无心菜属 *Arenaria*

• 无心菜

【学名】· *Arenaria serpyllifolia* L.

【别名】· 卵叶蚤缀、鹅不食草、蚤缀。

【生境与分布】· 生于海拔 200～1 550 m 的河边、山脚、荒坡、路旁或耕地。分布于平塘等地。

【药用部位】· 全草。

【功效与主治】· 清热,明目,止咳。用于肝热目赤,翳膜遮睛,肺痨咳嗽,咽喉肿痛,牙龈炎。

【凭证标本号】· 522727210317007LY。

■ 短瓣花属 *Brachystemma*

• 短瓣花

【学名】· *Brachystemma calycinum* D. Don

【生境与分布】· 生于海拔 540～2 000 m 的山坡、田边、河边。分布于罗甸、望谟等地。

【药用部位】· 全草、根、叶。

【功效与主治】· 清热解毒,舒筋活络。用于白喉,风湿痹痛,跌打损伤,月经不调,病后虚弱,肾虚滑精,腰膝软弱,骨折。

【凭证标本号】· 522326210116004LY。

■ 卷耳属 *Cerastium*

• 喜泉卷耳

【学名】· *Cerastium fontanum* Baumg.

【别名】· 簇生卷耳。

【生境与分布】· 引种。绥阳、仁怀等地有栽培。

【药用部位】· 全草。

【功效与主治】· 清热解毒,发表,消肿止痛。用于感冒,头痛,咳嗽痰黄,微汗,小儿痢疾,乳痈初起,疔疮肿痛,疮疥。

【凭证标本号】· 522326210315009LY。

• 簇生泉卷耳

【学名】· *Cerastium fontanum* subsp. *vulgare* (Hartm.) Greuter et Burdet

【别名】· 卷耳草。

【生境与分布】· 生于海拔 500～2 500 m 的耕地。分布于威宁、江口等地。

【药用部位】· 全草。

【功效与主治】· 清热解毒,消肿止痛。用于感冒发热,乳痈。

• 球序卷耳

【学名】· *Cerastium glomeratum* Thuill.

【别名】· 婆婆指甲来、黏毛卷耳。

【生境与分布】· 生于海拔 300～1 300 m 的河滩、草地、灌丛。分布于南明、江口、印江等地。

【药用部位】· 全草。

【功效与主治】·清热解毒,解表,降压。用于感冒发热,风寒咳嗽,鼻塞,高血压,乳腺炎。外用于乳痈,疔疮。

■ 石竹属 *Dianthus*

• 石竹

【学名】· *Dianthus chinensis* L.

【别名】·山竹子、大菊、瞿麦。

【生境与分布】·生于草原和山坡草地。分布于凤冈等地。

【药用部位】·地上部分。

【功效与主治】·利尿通淋,活血通经。用于热淋,血淋,石淋,小便不通,淋沥涩痛,闭经瘀阻。

【凭证标本号】·520327210517327LY。

【附注】·《中国药典》收录物种。

• 瞿麦

【学名】· *Dianthus superbus* L.

【别名】·大菊、剪刀花、竹节草。

【生境与分布】·生于海拔400 m以上的山地疏林。分布于修文、桐梓、正安、道真、仁怀、大方、织金、剑河等地。

【药用部位】·地上部分。

【功效与主治】·利尿通淋,活血通经。用于热淋,血淋,石淋,小便不通,淋沥涩痛,闭经瘀阻。

【凭证标本号】·520123140511072LY。

【附注】·《中国药典》收载品种。

■ 荷莲豆草属 *Drymaria*

• 荷莲豆草

【学名】· *Drymaria cordata* Bl.

【别名】·团叶鹅儿肠、有米菜、青蛇子。

【生境与分布】·生于海拔200～900 m的山谷溪流边、杂木林缘。分布于罗甸、望谟、贞丰等地。

【药用部位】·全草。

【功效与主治】·清热利湿,活血解毒。用于黄疸,水肿,疟疾,惊风,风湿脚气,疮痈疖毒,小儿疳积,目翳,胬肉。

【凭证标本号】·522728160219014LY;522326200515005LY;522325181204090LY。

■ 石头花属 *Gypsophila*

• 长蕊石头花

【学名】· *Gypsophila oldhamiana* Miq.

【别名】·长蕊丝石竹、霞草、欧石头花。

【生境与分布】·生于海拔2 000 m以下的山坡草地、灌丛。安顺等地有栽培。

【药用部位】·根。

【功效与主治】·清虚热,凉血,化腐生肌。用于阴虚潮热,久疟,跌打损伤,骨折,外伤,小儿疳积。

■ 剪秋罗属 *Lychnis*

• 剪春罗

【学名】· *Lychnis coronata* Thunb.

【别名】·剪金花、雄黄花、剪夏罗。

【生境与分布】·生于疏林下或灌丛草地。省内广泛栽培。

【药用部位】·全株、根。

【功效与主治】·解热,消炎,镇痛。用于感冒,关节痛,泄泻。外用于带状疱疹。

• 剪秋罗

【学名】· *Lychnis fulgens* Fisch.

【别名】·大花剪秋罗。

【生境与分布】·生于海拔400～2 000 m的山地林缘地带。分布于威宁、湄潭等地。

【药用部位】·根。

【功效与主治】·清热利尿,健脾,安神。用于小便不利,大便疳积,盗汗,头痛,失眠。

• 剪红纱花

【学名】· *Lychnis senno* Sieb. et Zucc.

【别名】·剪秋罗、汉宫秋、散血沙。

【生境与分布】·生于海拔150～2 000 m的疏林下、灌丛草地。镇宁等地有栽培。

【药用部位】·全株、根。

【功效与主治】·清热利尿,散瘀止痛。用于外感发热,热淋,泄泻,缠腰火丹,风湿痹痛,跌打损伤。

■ 鹅肠菜属 *Myosoton*

• 鹅肠菜

【学名】· *Myosoton aquaticum*（L.）Moench

【别名】·鹅儿肠、大鹅儿肠、石灰菜等。

【生境与分布】·生于海拔350～2 700 m的河流两旁积沙地低湿处、灌丛林缘或水沟旁。分布于册亨、余庆、威宁等地。

【药用部位】·全草。

【功效与主治】·清热解毒,散瘀消肿。用于肺热喘咳,痢疾,痈疽,痔疮,牙痛,月经不调,小儿疳积。

【凭证标本号】·522701201129003LY；520111200617061LY；522326210116010LY。

■ 金铁锁属 *Psammosilene*

● 金铁锁

【学名】·*Psammosilene tunicoides* W. C. Wu et C. Y. Wu

【别名】·独钉子。

【生境与分布】·生于海拔2 700 m左右的山坡草地或林边沙地。分布于威宁、赫章、水城等地。

【药用部位】·根。

【功效与主治】·祛风除湿，散瘀止痛，解毒消肿。用于风湿痹痛，胃脘冷痛，跌打损伤，外伤出血。外用于疮疖，蛇虫咬伤。

【凭证标本号】·520222150910003LY。

【附注】·《中国药典》收录物种。

■ 孩儿参属 *Pseudostellaria*

● 异花孩儿参

【学名】·*Pseudostellaria heterantha*（Maxim.）Pax

【别名】·短小孩儿参。

【生境与分布】·生于海拔2 200 m左右的山坡草丛或林缘。分布于梵净山等地。

【药用部位】·块根。

【功效与主治】·补肺健脾，养阴生津。用于肺虚咳嗽，脾虚食少，心悸自汗，疲惫乏力。

● 孩儿参

【学名】·*Pseudostellaria heterophylla*（Miq.）Pax ex Pax et Hoffm.

【别名】·太子参、异叶假繁缕。

【生境与分布】·生于海拔800～2 700 m的山谷林下阴湿处。施秉、黄平等地大量栽培。

【药用部位】·块根。

【功效与主治】·益气健脾，生津润肺。用于脾虚体倦，食欲不振，病后虚弱，气阴不足，自汗口渴，肺燥干咳。

【凭证标本号】·520329191007908LY；522226190414005LY。

【附注】·《中国药典》收录物种。

■ 漆姑草属 *Sagina*

● 漆姑草

【学名】·*Sagina japonica*（Sw.）Ohwi

【生境与分布】·生于海拔350～1 900 m的河边沙地、荒地、草

地、林下、溪边或河滩。分布于绥阳、都匀、凤冈等地。

【药用部位】·全草。

【功效与主治】·凉血解毒，杀虫止痒。用于漆疮，秃疮，湿疹，丹毒，瘰疬，无名肿毒，毒蛇咬伤，鼻渊，龋齿痛，跌打内伤。

【凭证标本号】·520323150417125LY；522701210422001LY；520327210514154LY。

■ 蝇子草属 *Silene*

● 女娄菜

【学名】·*Silene aprica* Turcz. ex Fisch. et Mey.

【别名】·罐罐草、对叶菜。

【生境与分布】·生于山坡草地、灌丛、林下、河岸或田埂。分布于纳雍、贞丰等地。

【药用部位】·全草。

【功效与主治】·活血调经，下乳，健脾，利湿，解毒，利尿。用于月经不调，乳少，小儿疳积，脾虚浮肿，疔疮肿毒，小便短赤。

【凭证标本号】·522325190611475LY。

● 掌脉蝇子草

【学名】·*Silene asclepiadea* France.

【别名】·马利筋蝇子草。

【生境与分布】·生于海拔1 800～2 800 m的灌丛草地或林缘。分布于盘州、威宁、普安等地。

【药用部位】·根。

【功效与主治】·镇痛清热，利尿化痰。用于跌打损伤，风湿疼痛，胃脘痛，热淋，肺热咳嗽等。

● 狗筋蔓

【学名】·*Silene baccifera*（L.）Roth

【别名】·抽筋草、大种鹅耳肠。

【生境与分布】·生于海拔400～2 000 m的灌丛、林缘、路旁、沟边或草地。分布于花溪、册亨、黔西等地。

【药用部位】·带根全草。

【功效与主治】·活血定痛，接骨生肌。用于跌打损伤，骨折，风湿骨痛，月经不调，瘰疬，痈疽。

【凭证标本号】·522327191005303LY；520111200728006LY；522423191003035LY。

● 麦瓶草

【学名】·*Silene conoidea* L.

【别名】·米瓦罐。

【生境与分布】·生于旷野、路旁或荒地。分布于威宁等地。

【药用部位】·全草。

【功效与主治】·养阴清热,止血调经。用于吐血,衄血,虚痨咳嗽,咯血,尿血,月经不调。

• 疏毛女娄菜

【学名】·*Silene firma* Sieb. et Zucc.

【别名】·坚硬女娄菜。

【生境与分布】·生于海拔 300～2 500 m 的草坡、灌丛、林缘草地。省内广泛分布。

【药用部位】·全草。

【功效与主治】·清热解毒,除湿利尿,催乳调经。用于咽喉肿痛,乳汁不下,月经不调等。

• 鹤草

【学名】·*Silene fortunei* Vis.

【别名】·野蚊子草、蚊子草、蝇子草。

【生境与分布】·生于海拔 420～2 240 m 的草坡、灌丛、林下或沟边。分布于都匀等地。

【药用部位】·全草。

【功效与主治】·用于痢疾,肠炎,蝮蛇咬伤,挫伤,扭伤等。

【凭证标本号】·522701201129001LY。

• 蝇子草

【学名】·*Silene gallica* L.

【别名】·西欧蝇子草、白花蝇子草、胀萼蝇子草。

【生境与分布】·生于海拔 2 200～2 800 m 的草坡、灌丛、林下或沟边。分布于威宁等地。

【药用部位】·根。

【功效与主治】·清热利湿,活血解毒。用于痢疾,肠炎,热淋,带下,咽喉肿痛,劳伤发热,跌打损伤,毒蛇咬伤。

• 细蝇子草

【学名】·*Silene gracilicaulis* C.L. Tang

【别名】·癞头参、紫茎九头草、滇荞麦。

【生境与分布】·生于海拔 2 200～2 800 m 的山坡草地。分布于威宁等地。

【药用部位】·全草、根。

【功效与主治】·清热利湿,活血调经,止血。用于热淋,血淋,小便不利,痢疾,月经不调,崩漏,外伤出血。

• 黏萼蝇子草

【学名】·*Silene viscidula* Franch.

【别名】·青骨藤、滇白前、瓦草。

【生境与分布】·生于石灰岩草坡。分布于威宁等地。

【药用部位】·根。

【功效与主治】·镇痛止血,清热利尿。用于跌打损伤,刀伤出血,吐泻,小便不利等。

■ 大爪草属 *Spergula*

• 大爪草

【学名】·*Spergula arvensis* L.

【生境与分布】·生于河边草地。分布于盘州等地。

【药用部位】·种子。

【功效与主治】·润肺止咳,化痰。用于肺结核。

■ 繁缕属 *Stellaria*

• 中国繁缕

【学名】·*Stellaria chinensis* Regel

【生境与分布】·生于海拔 500～1 300 m 的山坡、林下、灌丛、石缝中。分布于印江等地。

【药用部位】·全草。

【功效与主治】·清热解毒,活血止痛。用于乳痈,肠痈,疖肿,跌打损伤,产后瘀痛,风湿骨痛,牙痛。

• 繁缕

【学名】·*Stellaria media* (L.) Cyr.

【别名】·鹅儿肠、鹅儿菜。

【生境与分布】·生于路旁、田间草地。分布于凤冈、荔波、黔西等地。

【药用部位】·全草。

【功效与主治】·清热解毒,凉血消痈,活血止痛,下乳。用于痢疾,肠痈,肺痈,乳痈,疔疮肿毒,痔疮肿痛,出血,跌打伤痛,产后瘀滞腹痛,乳汁不下。

【凭证标本号】·520327210513112LY;522722200823379LY;522423190327301LY。

• 独子繁缕

【学名】·*Stellaria monosperma* var. *japonica* Maxim.

【生境与分布】·生于海拔 1 200～2 900 m 的山地森林、草地、山坡。分布于大方等地。

【药用部位】·全草。

【功效与主治】·清热解毒,活血止痛。用于跌打损伤,疮疡肿痛。

• 鸡肠繁缕

【学名】·*Stellaria neglecta* Weihe ex Bluff et Fingerh.

【别名】·鹅儿肠。

【生境与分布】·生于海拔 900～1 200 m 的杂木林内。分布于习水、仁怀、安龙等地。

【药用部位】·全草。

【功效与主治】·清热解毒,祛瘀,下乳。用于牙痛,疖肿,乳腺炎,阑尾炎,肠痈,热淋,尿路感染,痔疮肿痛。

【凭证标本号】·522328160404128LY。

• **雀舌草**

【学名】·*Stellaria uliginosa* Murr.

【别名】·天蓬草。

【生境与分布】·生于田间麦地、溪岸或潮湿地方。分布于习水、赤水、威宁、梵净山等地。

【药用部位】·全草。

【功效与主治】·祛风除湿,活血消肿,解毒止血。用于伤风感冒,泄泻,痢疾,风湿骨痛,跌打损伤,骨折,痈疮肿毒,痔漏,毒蛇咬伤,吐血,衄血,外伤出血。

• **箐姑草**

【学名】·*Stellaria vestita* Kurz

【别名】·星毛繁缕、石生繁缕。

【生境与分布】·生于海拔600～2 000 m的山坡疏林、石滩、石隙中、草坡或林下。分布于赤水、习水等地。

【药用部位】·全草。

【功效与主治】·活血止痛,利湿,平肝息风,接骨。用于黄疸,肝炎,水肿,风湿关节痛,带下病,肝风头痛,中风不语,口眼歪斜,小儿惊风,脾虚浮肿,高血压,骨折,疮疖。

【凭证标本号】·522326200411004LY。

• **巫山繁缕**

【学名】·*Stellaria wushanensis* Williams

【生境与分布】·生于海拔1 000～2 000 m的山地树阴潮湿处。分布于印江、江口、凯里、雷山、罗甸等地。

【药用部位】·全草。

【功效与主治】·清热解毒,散瘀消肿。用于小儿疳积。

【凭证标本号】·522228200729148LY。

• **云南繁缕**

【学名】·*Stellaria yunnanensis* Franch.

【生境与分布】·生于海拔1 800～2 000 m的林缘等。分布于凯里等地。

【药用部位】·根。

【功效与主治】·健脾养血,补肝益肾,消肿。用于贫血,精神短少,头晕心慌,耳鸣眼花,潮热,腰酸,遗精,月经不调,带下,骨折,乳腺炎。

■ **麦蓝菜属 *Vaccaria***

• **麦蓝菜**

【学名】·*Vaccaria segetalis* (Neck.) Garcke.

【别名】·王不留行。

【生境与分布】·生于山坡、路旁或麦田。分布于道真等地。

【药用部位】·成熟种子。

【功效与主治】·活血通经,下乳消肿,利尿通淋。用于闭经,痛经,乳汁不下,乳痈肿痛,淋证涩痛。

【附注】·《中国药典》收录物种。

藜科 Chenopodiaceae

■ **甜菜属 *Beta***

• **甜菜**

【学名】·*Beta vulgaris* L.

【生境与分布】·省内广泛栽培。

【药用部位】·根。

【功效与主治】·通经脉,下气,开胸膈。用于经脉不通,气滞胸闷。

• **厚皮菜**

【学名】·*Beta vulgaris* var. *cicla* L.

【别名】·牛皮菜。

【生境与分布】·省内广泛栽培。

【药用部位】·茎叶、种子。

【功效与主治】·茎叶:清热凉血,行瘀止血。用于麻疹透发不快,热毒下痢,闭经,淋浊,痈肿,骨折。种子:清热解毒,止血生肌。用于小儿发热,痔疮下血。

■ **藜属 *Chenopodium***

• **藜**

【学名】·*Chenopodium album* L.

【别名】·灰灰菜。

【生境与分布】·生于路旁、荒地及田间。分布于花溪、西秀、紫云等地。

【药用部位】·幼嫩全草的地上部分。

【功效与主治】·清热解毒,退热,收敛,止痢,透疹止痒,杀虫,腐蚀赘疣。用于感冒,痢疾,泄泻,疥癣,湿疮痒疹,息肉,白癜风,子宫癌,虫蚕蜘蛛咬伤。

【凭证标本号】·520402170328193LY；520425170605254LY；520111200718006LY。

● 土荆芥

【学名】· *Chenopodium ambrosioides* L.

【生境与分布】·引种。望谟、贞丰等地有栽培。

【药用部位】·全草。

【功效与主治】·杀虫，除湿，止痒，止痛，健胃，祛风，通经。用于风湿痹痛，钩虫病，蛔虫病，蛲虫病，皮肤湿疹，黄水疮，脚癣，疥癣，脱痂瘙痒，痛经，闭经，蛇虫咬伤，杀蛆虫，消化不良，胃脘胀气。

【凭证标本号】·522326210116002LY；522325180920472LY。

● 小藜

【学名】· *Chenopodium ficifolium* Smith

【别名】·灰苋菜、灰灰菜、粉子菜。

【生境与分布】·生于荒地、道旁。分布于平塘、望谟、余庆等地。

【药用部位】·全草。

【功效与主治】·清热解毒，祛湿，止痒透疹，杀虫。用于感冒，发热，疮疡肿毒，疥癣瘙痒，恶疮，虫蚕蜘蛛咬伤。

【凭证标本号】·522326201002034LY；522325180920051LY；522327190424305LY。

● 杖藜

【学名】· *Chenopodium giganteum* D. Don

【生境与分布】·栽培种，半野生。分布于七星关、普安、西秀、平坝、沿河、印江、册亨等地。

【药用部位】·全草。

【功效与主治】·清热解毒，祛湿止痒。用于皮肤瘙痒，湿疹，疮疡肿毒。

● 灰绿藜

【学名】· *Chenopodium glaucum* L.

【别名】·盐灰菜。

【生境与分布】·生于农田、菜园、村房、水边等有轻度盐碱的土壤。分布于威宁等地。

【药用部位】·幼嫩全草。

【功效与主治】·清热利湿，清肠止痢，健脾止泻。用于下痢红白，里急后重，痢疾腹泻，感染发热。煎汤外洗用于疥癣湿疮，漱齿；捣烂外敷用于白癜风。

【凭证标本号】·522427140506236LY。

● 细穗藜

【学名】· *Chenopodium gracilispicum* Kung

【别名】·小叶野灰菜。

【生境与分布】·生于山坡草地、林缘、河边。分布于大沙河等地。

【药用部位】·全草。

【功效与主治】·清热解毒，止痒。外用于皮肤过敏。

● 杂配藜

【学名】· *Chenopodium hybridum* L.

【别名】·大叶灰菜、大叶黎。

【生境与分布】·生于村边、路旁、林缘、溪边。分布于大沙河等地。

【药用部位】·全草、地上部分。

【功效与主治】·解毒活血，通经止血。用于月经不调，崩漏，肺结核，咯血，衄血，尿血，外伤出血，腹泻痢疾，疮痈肿毒，蛇虫咬伤。

■ 刺藜属 *Dysphania*

● 刺藜

【学名】· *Dysphania aristata*（L.）Mosyakin & Clemants

【别名】·灯笼草、刺穗黎。

【生境与分布】·生于农田、山坡、荒地。

【药用部位】·全草。

【功效与主治】·活血调经，祛风止痒。用于月经过多，痛经，闭经，过敏性皮炎，麻疹。

■ 地肤属 *Kochia*

● 地肤

【学名】· *Kochia scoparia*（L.）Schrad.

【别名】·铁帚把。

【生境与分布】·生于田边、路旁、荒地等。分布于湄潭、黔西等地。

【药用部位】·成熟果实。

【功效与主治】·清热利湿，祛风止痒。用于小便涩痛，阴痒带下，风疹，湿疹，皮肤瘙痒。

【凭证标本号】·520328200810012LY；522423191004063LY。

【附注】·《中国药典》收录物种。

■ 猪毛菜属 *Salsola*

● 猪毛菜

【学名】· *Salsola collina* Pall.

【别名】·扎蓬棵。

【生境与分布】· 生于村边、路边及荒芜场所。省内广泛分布。

【药用部位】· 全草。

【功效与主治】· 平肝潜阳，润肠通便。用于高血压，头痛，眩晕，失眠，肠燥便秘。

■ 菠菜属 *Spinacia*

● 菠菜

【学名】· *Spinacia oleracea* L.

【生境与分布】· 引种。省内广泛栽培。

【药用部位】· 全草。

【功效与主治】· 生湿生寒，润肠通便，清热退烧，润肺止咳，消除黄疸，润喉利咽，利尿排石，祛热止痛。用于干热性胆液质性疾病，如大便干结，发热发烧，肺病咳嗽，肝阻黄疸，咽喉干痛，小便赤烧，膀胱结石，关节疼痛等。

【凭证标本号】· 522121160419073LY。

苋科 Amaranthaceae

■ 牛膝属 *Achyranthes*

● 土牛膝

【学名】· *Achyranthes aspera* L.

【别名】· 倒梗草、倒钩草、倒扣草。

【生境与分布】· 生于海拔 500～1 300 m 的山脚或路旁草地较阴湿处。分布于兴义、望谟、水城等地。

【药用部位】· 全株、根。

【功效与主治】· 活血祛瘀，利尿通淋，清热解毒。用于闭经，痛经，月经不调，跌打损伤，风湿关节痛，淋病，肾炎水肿，外感发热，疟疾，咽痛。

【凭证标本号】· 522326201002034LY；522325180920051LY；522327190424305LY。

● 禾叶土牛膝

【学名】· *Achyranthes aspera* var. *rubrofusca*（Wight）Hook. f.

【别名】· 红褐粗毛牛膝、云牛膝。

【生境与分布】· 生于海拔 1 300～1 800 m 的林缘、路边。分布于大沙河、梵净山。

【药用部位】· 根、根茎。

【功效与主治】· 活血通经，利尿通淋，清热解毒。用于腰膝疼痛，风湿痹痛，淋浊，闭经，疔疮肿痛，毒蛇咬伤。

● 牛膝

【学名】· *Achyranthes bidentata* Bl.

【别名】· 怀牛膝。

【生境与分布】· 生于海拔 500～1 500 m 的山坡阴湿处。分布于平塘、余庆、黔西、荔波等地。

【药用部位】· 根。

【功效与主治】· 逐瘀通经，补肝肾，强筋骨，利尿通淋，引血下行。用于闭经，痛经，腰膝酸痛，筋骨无力，淋证，水肿，头痛，眩晕，牙痛，口疮，吐血，衄血。

【凭证标本号】· 522727200811030LY；522722201020852LY。

【附注】·《中国药典》收录物种。

● 柳叶牛膝

【学名】· *Achyranthes longifolia*（Makino）Makino

【生境与分布】· 生于海拔 1 000 m 左右的山坡路边，或栽培。分布于长顺、江口、兴义等地。

【药用部位】· 根、根茎。

【功效与主治】· 活血祛瘀，泻火解毒，利尿通淋。用于闭经，跌打损伤，风湿关节痛，痢疾，白喉，咽喉肿痛，疮痈，淋证，水肿等。

【凭证标本号】· 522729190311018LY；522222141109062LY；522301150820749LY。

● 红柳叶牛膝

【学名】· *Achyranthes longifolia* f. *rubra* Ho

【生境与分布】· 生于海拔 1 000 m 以下的山路旁边。分布于兴义、安龙等地。

【药用部位】· 根。

【功效与主治】· 祛风除湿，活血祛瘀。用于风湿，跌打损伤。

【凭证标本号】· 522423191001055LY。

■ 莲子草属 *Alternanthera*

● 喜旱莲子草

【学名】· *Alternanthera philoxeroides*（Mart.）Griseb.

【别名】· 空心莲子草、水花生、革命草。

【生境与分布】· 生于池沼、水沟。省内广泛栽培。

【药用部位】· 根。

【功效与主治】· 清热凉血，利尿解毒。用于麻疹，乙型脑炎，肺痨咳血，淋浊，缠腰火丹，疔疮，蛇咬伤。

【凭证标本号】· 522325190612407LY；520425170605241LY。

● 莲子草

【学名】· *Alternanthera sessilis*（L.）DC.

【别名】·水牛膝、蠓蟆菊、节节花。

【生境与分布】·生于村落附近的草坡、水沟、田边、沼泽或河边湿地。分布于湄潭、沿河、余庆、望谟等地。

【药用部位】·全草。

【功效与主治】·散瘀清火。用于咳血吐血，痢疾，肠风下血，淋证，痈疽肿毒，湿疹。

【凭证标本号】·520328200729013LY；522228200729157LY；520329190728848LY。

■ 苋属 *Amaranthus*

● 凹头苋

【学名】·*Amaranthus blitum* L.

【别名】·野苋。

【生境与分布】·生于田野、房舍附近的杂草地。分布于长顺等地。

【药用部位】·全草。

【功效与主治】·明目，利大小便，祛寒热，清热解毒。用于痢疾，目赤，乳痈，痔疮。

【凭证标本号】·522729200725051LY。

● 尾穗苋

【学名】·*Amaranthus caudatus* L.

【别名】·老枪谷、籽粒苋、红苋菜。

【生境与分布】·生于村旁、土边或荒地。分布于盘州、余庆等地。

【药用部位】·根。

【功效与主治】·滋补强壮。用于头昏，四肢无力，小儿疳积。

【凭证标本号】·520329191005037LY。

● 老鸦谷

【学名】·*Amaranthus cruentus* L.

【别名】·鸦谷、天雪米、繁穗苋。

【生境与分布】·省内广泛栽培。

【药用部位】·种子。

【功效与主治】·消肿止痛。用于跌打损伤，骨折肿痛，恶疮肿毒。

● 绿穗苋

【学名】·*Amaranthus hybridus* L.

【生境与分布】·生于海拔400～1100 m的田埂、沟边湿地、旷地或山坡。分布于江口、印江等地。

【药用部位】·全草。

【功效与主治】·清热解毒，利湿止痒。用于降血糖，降血脂和胆固醇。

【凭证标本号】·520203140704002LY。

● 千穗谷

【学名】·*Amaranthus hypochondriacus* L.

【别名】·籽粒苋。

【生境与分布】·生于海拔700～2 000 m的地区。分布于黔西、印江等地。

【药用部位】·全草。

【功效与主治】·清利湿热，凉血散瘀，明目退翳。用于赤白痢疾，目赤肿痛，咽喉红肿，白翳。

【凭证标本号】·522423191003045LY；522226191003001LY。

● 反枝苋

【学名】·*Amaranthus retroflexus* L.

【别名】·西风谷、苋菜。

【生境与分布】·生于农田、地边、宅旁。分布于凤冈等地。

【药用部位】·全草、种子。

【功效与主治】·祛风湿，清肝火。用于目赤肿痛，高血压，泄泻，痢疾，痔疮肿痛出血。

【凭证标本号】·520327200725011LY。

● 刺苋

【学名】·*Amaranthus spinosus* L.

【别名】·勒苋菜、笋苋菜。

【生境与分布】·生于海拔630～1 500 m的荒地、山坡、路旁。分布于望谟、贞丰、册亨等地。

【药用部位】·全株。

【功效与主治】·清热利湿，解毒消肿。用于痢疾，便血，浮肿，白带，胆结石，肠炎，胃、十二指肠溃疡出血，疔疮。外用于毒蛇咬伤，皮肤湿疹，痈肿脓疡。

【凭证标本号】·522326200411021LY；522325190114097LY；522327191008124LY。

● 苋

【学名】·*Amaranthus tricolor* L.

【别名】·三色苋、老少年、雁来红。

【生境与分布】·省内广泛栽培或逸生。

【药用部位】·全株。

【功效与主治】·清热利窍。用于痢疾，吐血，崩漏，目翳。

【凭证标本号】·522327191008031LY；520329191005007LY；522729190913041LY。

● 皱果苋

【学名】·*Amaranthus viridis* L.

【别名】· 绿苋。

【生境与分布】· 生于田野、果地、荒地。省内广泛栽培。

【药用部位】· 全株、根。

【功效与主治】· 清热解毒。用于疮肿,牙疳,毒虫咬伤。

■ 青葙属 *Celosia*

• 青葙

【学名】· *Celosia argentea* L.

【别名】· 野鸡冠花、草蒿、野鸡冠。

【生境与分布】· 生于海拔 200～1 000 m 的路旁、荒地、河滩等疏松土壤。分布于荔波、龙里、江口、玉屏、碧江、余庆等地。

【药用部位】· 成熟种子。

【功效与主治】· 清肝泻火,明目退翳。用于肝热目赤,目生翳膜,视物昏花,肝火眩晕。

【凭证标本号】· 522326201001032LY;522325181119046LY;522327191008038LY。

【附注】·《中国药典》收录物种。

• 鸡冠花

【学名】· *Celosia cristata* L.

【别名】· 榜瓦格、盆观扎、榜阶日。

【生境与分布】· 引种。省内广泛栽培。

【药用部位】· 花序。

【功效与主治】· 收敛止血,止带,止痢。用于吐血,崩漏,便血,痔血,赤白带下,久痢不止。

【凭证标本号】· 520327200813003LY;520328210505201LY;522228200729178LY。

【附注】·《中国药典》收录物种。

■ 杯苋属 *Cyathula*

• 川牛膝

【学名】· *Cyathula officinalis* Kuan

【别名】· 大牛膝、毛药、糯芝花。

【生境与分布】· 生于海拔 1 500 m 以上的荒坡。分布于惠水、黔西、册亨等地。

【药用部位】· 根。

【功效与主治】· 逐瘀通经,通利关节,利尿通淋。用于闭经癥瘕,胞衣不下,跌打损伤,风湿痹痛,足痿筋挛,尿血血淋。

【凭证标本号】· 522731190711061LY;522423191005032LY;520221190731012LY。

【附注】·《中国药典》收录物种。

■ 浆果苋属 *Deeringia*

• 浆果苋

【学名】· *Deeringia amaranthoides* (Lamarck) Merrill

【别名】· 鼠尾草、地灵苋。

【生境与分布】· 生于海拔 2 200 m 以下的山坡、路边灌丛。分布于望谟、贞丰、册亨等地。

【药用部位】· 全株、种子。

【功效与主治】· 全株:祛风利湿,通经活络。用于风湿性关节炎,泄泻,痢疾。种子:明目。用于夜盲症。

【凭证标本号】· 522326201003004LY;522325190410225LY。

■ 千日红属 *Gomphrena*

• 千日红

【学名】· *Gomphrena globosa* L.

【别名】· 百日红、千年红、百日白。

【生境与分布】· 省内广泛栽培。

【药用部位】· 全草、花序。

【功效与主治】· 止咳平喘,清肝明目,解毒。用于咳嗽,哮喘,百日咳,小儿夜啼,目赤肿痛,肝热头晕,头痛,痢疾,疮疖。

【凭证标本号】· 522727201104017LY。

■ 白花苋属 *Ouret*

• 白花苋

【学名】· *Aerva sanguinolenta* (L.) Bl.

【别名】· 绢毛苋。

【生境与分布】· 生于海拔 1 100～2 300 m 的山坡灌丛。分布于荔波、望谟、贞丰、安龙、兴义、罗甸等地。

【药用部位】· 根、花。

【功效与主治】· 活血散瘀,清热除湿。用于月经不调,血瘀崩漏,闭经,跌打损伤,风湿关节痛,湿热黄疸,痢疾,角膜云翳。

【凭证标本号】· 522722201013446LY;522326200427011LY;522325180920050LY。

仙人掌科 Cactaceae

■ 仙人球属 Echinopsis

● 仙人球

【学名】· Echinopsis tubiflora (Pfeiff.) Zucc. ex A. Dietr.

【别名】· 薄荷包掌、长盛球。

【生境与分布】· 引种。省内广泛栽培。

【药用部位】· 全株。

【功效与主治】· 清肺止咳，消肿解毒。用于肺热咳嗽，痔疮。外用于蛇虫咬伤，烧烫伤。

■ 昙花属 Epiphyllum

● 昙花

【学名】· Epiphyllum oxypetalum (DC.) Haw.

【别名】· 琼花、风花、叶下莲、金钩莲。

【生境与分布】· 引种。省内广泛栽培。

【药用部位】· 茎、花。

【功效与主治】· 茎:清热解毒。用于咽喉痛,疔疮。花:清肺,止咳,化痰,补心安神。用于肺痨,咳嗽,咯血,高血压,崩漏。

■ 量天尺属 Hylocereus

● 量天尺

【学名】· Hylocereus undatus (Haw.) Britt. et Rose

【生境与分布】· 生于海拔 140～300 m 的树干、岩石或墙上。分布于罗甸、册亨等地。

【药用部位】· 茎、花。

【功效与主治】· 茎:舒筋活络,解毒。用于骨折,流行性腮腺炎,疮肿。花:清热润肺,止咳。用于肺痨,支气管炎,咳嗽,瘰疬。

■ 仙人掌属 Opuntia

● 仙人掌

【学名】· Opuntia dillenii (Ker Gawl.) Haw

【生境与分布】· 生于山坡岩石上。省内广泛栽培。

【药用部位】· 根、茎、花、果实、肉质茎中流出的浆液凝结物。

【功效与主治】· 仙人掌(根及茎):行气活血,凉血止血,解毒消肿。用于胃痛,痞块,痢疾,喉痛,肺热咳嗽,肺痨咯血,吐血,痔血,疮疡疔疖,乳痈,痄腮,癣疾,蛇虫咬伤,烫伤,冻伤。神仙掌花(花):凉血止血。用于吐血。仙掌子(果实):益胃生

津,除烦止渴。用于胃阴不足,烦热口渴。玉芙蓉(肉质茎中流出的浆液凝结物):清热凉血,养心安神。用于痔血,便血,疔肿,脱肛,怔忡,小儿急惊风。

【凭证标本号】· 522722201027662LY;522728150921012LY。

● 梨果仙人掌

【学名】· Opuntia ficus-indica (L.) Mill.

【生境与分布】· 引种。省内广泛栽培。

【药用部位】· 根、茎。

【功效与主治】· 清肺止咳,凉血解毒。用于肺热咳嗽,肺痨咯血,痢疾,痔血,乳痈,痄腮,痈疮肿毒,烫火伤,秃疮疥癣,蛇虫咬伤。

■ 仙人指属 Schlumbergera

● 蟹爪兰

【学名】· Schlumbergera truncata (Haw.) Moran

【别名】· 螃蟹兰、蟹爪莲。

【生境与分布】· 引种。省内广泛栽培。

【药用部位】· 全草、根。

【功效与主治】· 清热解毒,消肿。外用于疮疡肿毒,疔疮,腮腺炎。

木兰科 Magnoliaceae

■ 厚朴属 Houpoea

● 厚朴

【学名】· Magnolia officinalis Rehd. et Wils.

【生境与分布】· 生于海拔 1 000～1 500 m 的疏林中。分布于赤水、晴隆、正安、湄潭、习水、清镇、普安、盘州、水城、德江、江口、石阡、锦屏、思南、镇远、梵净山、雷公山等地。

【药用部位】· 干皮、根皮及枝皮、花蕾。

【功效与主治】· 厚朴(干燥干皮、根皮及枝皮):燥湿消痰,下气除满。用于湿滞伤中,脘痞吐泻,食积气滞,腹胀便秘,痰饮喘咳。厚朴花(花蕾):芳香化湿,理气宽中。用于脾胃湿阻,胸脘痞闷胀满,纳谷不香。

【凭证标本号】· 522428151117158LY;520381160525071LY。

【附注】·《中国药典》收录物种。

● 凹叶厚朴

【学名】· Magnolia officinalis var. biloba Rehd. et Wils.

【生境与分布】· 生于海拔 300～1 400 m 的林中,多栽培于山

麓和村舍附近。分布于沿河、榕江、兴义、绥阳、施秉、梵净山、雷公山等地。

【药用部位】·干皮、根皮及枝皮、花蕾。

【功效与主治】·厚朴(干燥干皮、根皮及枝皮):燥湿消痰,下气除满。用于湿滞伤中,脘痞吐泻,食积气滞,腹胀便秘,痰饮喘咳。厚朴花(花蕾):芳香化湿,理气宽中。用于脾胃湿阻,胸脘痞闷胀满,纳谷不香。

【凭证标本号】·522228210504147LY;523011611112264LY。

【附注】·《中国药典》收录物种。

长喙木兰属 *Lirianthe*

山玉兰

【学名】·*Lirianthe delavayi*(Franchet)N. H. Xia & C. Y. Wu

【生境与分布】·生于海拔1 500 m以下的疏林中、阔叶林中,也有栽培。分布于赤水、开阳、思南、威宁、赫章、雷公山等地。

【药用部位】·树皮、花、花蕾。

【功效与主治】·树皮:温中理气,健脾利湿。用于消化不良,慢性胃炎,呕吐,腹痛,腹胀,腹泻。花、花蕾:消炎。用于鼻炎,鼻窦炎,支气管炎。

【凭证标本号】·520123151001412LY。

长叶木兰

【学名】·*Magnolia paenetalauma* Dandy

【别名】·水铁罗木、长叶玉兰。

【生境与分布】·生于海拔1 000 m左右的砂土、花岗岩山坑及山坡、溪旁。分布于罗甸、独山、荔波、黎平、雷山等地。

【药用部位】·树皮、叶、果实。

【功效与主治】·树皮:消积。用于胃脘胀痛。叶、果实:祛风止痛。用于风湿疼痛,骨痛,咳嗽。

【凭证标本号】·522428141127299LY。

鹅掌楸属 *Liriodendron*

鹅掌楸

【学名】·*Liriodendron chinense*(Hemsl.)Sargent.

【别名】·马褂木、遮阳树、双飘树。

【生境与分布】·生于海拔500~2 100 m的常绿林或落叶阔叶树混交林。分布于金沙、赤水、习水、正安、绥阳、印江、松桃、兴仁、望谟、锦屏、黎平、施秉、雷山、荔波、湄潭、道真、从江、剑河、息烽、开阳、江口、独山、榕江、兴义、都匀、余庆、梵净山、宽阔水、佛顶山、雷公山、月亮山等地。

【药用部位】·根、树皮。

【功效与主治】·根:驱虫除湿,强筋壮骨。用于肌肉萎缩,风湿关节痛。树皮:止咳。用于因受水湿风寒所引起的咳嗽,气急,口渴,四肢微浮。

【凭证标本号】·522301150827792LY;522701210503015LY;520329191003019LY。

木兰属 *Magnolia*

望春花

【学名】·*Magnolia biondii* Pamp.

【生境与分布】·生于山坡疏林。分布于威宁等地。

【药用部位】·花蕾。

【功效与主治】·散风寒,通鼻窍。用于风寒头痛,鼻塞流涕,鼻鼽,鼻渊。

【附注】·《中国药典》收录物种。

玉兰

【学名】·*Magnolia denudata* Desr.

【别名】·木兰。

【生境与分布】·省内广泛栽培。

【药用部位】·花蕾。

【功效与主治】·散风寒,通鼻窍。用于风寒头痛,鼻塞流涕,鼻鼽,鼻渊。

【凭证标本号】·522623160603493LY;520329191005016LY。

【附注】·《中国药典》收录物种。

荷花玉兰

【学名】·*Magnolia grandiflora* L.

【别名】·洋玉兰。

【生境与分布】·引种。省内广泛栽培。

【药用部位】·叶。

【功效与主治】·祛风散寒,行气止痛。用于外感风寒,鼻塞头痛,脘腹冷痛。

【凭证标本号】·520327210515251LY;522301150925888LY。

武当木兰

【学名】·*Magnolia sprengeri* Pampan.

【别名】·湖北木兰、迎春树。

【生境与分布】·生于海拔1300~2400 m的山林间或灌丛。分布于印江、德江、石阡、江口、松桃、施秉、绥阳、桐梓、纳雍、赫章、威宁、水城、宽阔水、雷公山、佛顶山、梵净山、百里杜鹃等地。

【药用部位】·树皮、花蕾。

【功效与主治】·树皮:温中下气,化湿行滞。用于湿滞伤中,食积气滞,胸腹胀痛。花蕾:散风寒,通鼻窍。用于风寒头痛,鼻塞,鼻渊,鼻流浊涕。

- **西康玉兰**

【学名】· *Magnolia wilsonii* (Finet et Gagnep.) Rehd.

【生境与分布】· 生于海拔1 900～2 900 m的林间。分布于威宁、兴义等地。

【药用部位】· 树皮、枝皮、花蕾。

【功效与主治】· 树皮及枝皮:燥湿消痰,下气除满。用于湿滞伤中,脘痞吐泻,食积气滞,腹胀便秘,痰饮喘咳。花蕾:散风寒,通鼻窍。用于头痛鼻塞,急慢性鼻炎,过敏性鼻炎。

■ **木莲属 *Manglietia***

- **桂南木莲**

【学名】· *Manglietia chingii* Dandy

【生境与分布】· 生于海拔800～1 350 m的山腰、山脚或沟谷密林。分布于雷山、榕江、黎平、从江、荔波、独山等地。

【药用部位】· 树皮。

【功效与主治】· 止咳,通便。用于实火便秘,老年干咳。

【凭证标本号】· 522722200723001LY。

- **木莲**

【学名】· *Manglietia fordiana* Oliv.

【生境与分布】· 生于海拔600～1 400 m的常绿阔叶林。分布于印江、镇远、黎平、从江、雷山、惠水、荔波、务川等地。

【药用部位】· 根皮、树皮、果实。

【功效与主治】· 止咳,通便。用于实火便闭,老年干咳。

【凭证标本号】· 520330160606007LY。

- **红色木莲**

【学名】· *Manglietia insignis* (Wall.) Bl.

【生境与分布】· 生于海拔900～2 100 m的常绿林。分布于湄潭、印江、凯里、榕江、雷山、黎平、施秉、安龙、惠水、三都、赤水、绥阳、梵净山、雷公山等地。

【药用部位】· 树皮、树枝。

【功效与主治】· 燥湿健脾。用于脘腹痞满胀痛,宿食不化,呕吐,泻痢。

【凭证标本号】· 520381160525103LY;520328210503153LY。

■ **含笑属 *Michelia***

- **平伐含笑**

【学名】· *Michelia cavaleriei* Finet et Gagnep.

【生境与分布】· 生于海拔600～1 500 m的密林。分布于印

江、贵定、龙里、惠水等地。

【药用部位】· 花。

【功效与主治】· 芳香化湿,利尿止咳。用于气滞腹胀,咳嗽,慢性支气管炎,前列腺炎,白浊,带下病,鼻塞。

- **阔瓣含笑**

【学名】· *Michelia cavaleriei* var. *platypetala* (Hand.-Mazz.) N. H. Xia

【别名】· 广东香子、云山白兰花、阔瓣白兰花。

【生境与分布】· 生于海拔700～1 800 m的密林。分布于印江、松桃、惠水、黎平、榕江、从江、雷山、施秉、荔波、兴仁、台江、梵净山、佛顶山、麻阳河等地。

【药用部位】· 树干、花。

【功效与主治】· 树干:降气止痛。用于咳嗽,呕吐,腹痛。花:芳香化湿,利尿,止咳。用于咳嗽,慢性支气管炎,前列腺炎,白浊,带下病,鼻塞。

【凭证标本号】· 522631180927103LY。

- **黄兰含笑**

【学名】· *Michelia champaca* L.

【生境与分布】· 引种。省内广泛栽培。

【药用部位】· 根、果实。

【功效与主治】· 根:祛风除湿,清咽利喉。用于风湿骨痛,骨刺卡喉。果实:健脾,止痛。用于胃痛及消化不良。

- **乐昌含笑**

【学名】· *Michelia chapensis* Dandy

【生境与分布】· 生于海拔260～1 500 m的沟谷。分布于从江、黎平、雷山、剑河、台江、丹寨、榕江、都匀、独山、荔波、惠水、平塘、绥阳、赤水等地。

【药用部位】· 树皮、叶。

【功效与主治】· 清热解毒。用于胃脘痛,咳嗽。

【凭证标本号】· 520123151001409LY。

- **紫花含笑**

【学名】· *Michelia crassipes* Y. W. Law

【生境与分布】· 生于海拔450～1 100 m的常绿阔叶林。分布于独山、黎平、从江、榕江、雷山、荔波、凯里、锦屏、兴义、剑河、台江、宽阔水等地。

【药用部位】· 枝、叶。

【功效与主治】· 活血散瘀,清热利湿。用于肝炎,跌打损伤。

【凭证标本号】· 522631180927105LY。

- **含笑花**

【学名】· *Michelia figo* (Lour.) Spreng

【别名】·含笑、香蕉花。

【生境与分布】·生于阴坡杂木林。省内广泛栽培。

【药用部位】·花、叶。

【功效与主治】·花:行气通窍,止咳化浊,芳香化湿。用于气滞腹胀,咳嗽,慢性支气管炎,前列腺炎,白浊,带下病,鼻塞。叶:消肿止痛。用于跌打损伤。

【凭证标本号】·522301151222925LY。

• **金叶含笑**

【学名】· *Michelia foveolata* Merr. ex Dandy

【别名】·亮叶含笑、长柱含笑、灰毛含笑。

【生境与分布】·生于海拔 800～1 300 m 的山谷常绿林。分布于息烽、黎平、榕江、正安、雷山、从江、荔波、锦屏、剑河、梵净山等地。

【药用部位】·树皮。

【功效与主治】·解毒散热。用于疮痈肿毒。

【凭证标本号】·522631180927104LY。

• **醉香含笑**

【学名】· *Michelia macclurei* Dandy

【别名】·火力楠、展毛含笑。

【生境与分布】·生于海拔 800～1 000 m 的山地常绿林。分布于雷山、黎平等地。

【药用部位】·树皮、叶。

【功效与主治】·清热解毒,消肿。用于跌打损伤,疮痈肿毒。

• **深山含笑**

【学名】· *Michelia maudiae* Dunn

【别名】·光叶白兰花、莫夫人含笑花。

【生境与分布】·生于海拔 600～1 400 m 的常绿阔叶林。分布于息烽等地,省内广泛栽培。

【药用部位】·花、果实。

【功效与主治】·清热解毒,祛风除湿。用于咽喉肿痛,黄疸,风湿关节痛等。

【凭证标本号】·522633190921035LY。

• **云南含笑**

【学名】· *Michelia yunnanensis* Franch. ex Finet et Gagnep

【生境与分布】·生于海拔 1 100～2 300 m 的山地灌丛。分布于安龙、威宁、赫章、盘州、水城等地。

【药用部位】·花。

【功效与主治】·清热解毒,祛风除湿。用于咽喉肿痛,黄疸。

【凭证标本号】·520221190803003LY。

■ **天女花属** *Oyama*

• **天女花**

【学名】· *Oyama sieboldii* (K. Koch) N. H. Xia & C. Y. Wu

【别名】·小花木兰、天女花。

【生境与分布】·生于海拔 1 600～2 000 m 的山地。分布于雷公山等地。

【药用部位】·花蕾。

【功效与主治】·消肿解毒,祛风散寒,润肺止咳,化痰。用于痈毒,肺热咳嗽,痰中带血,鼻炎。

■ **玉兰属** *Yulania*

• **紫玉兰**

【学名】· *Yulania liliiflora* (Desrousseaux) D. L. Fu

【别名】·辛夷。

【生境与分布】·生于较温暖地区,亦有栽培。分布于水城、盘州、兴义、赤水、桐梓、开阳、平坝、黄平、雷山、锦屏等地。

【药用部位】·花蕾。

【功效与主治】·祛风散寒,宣肺通窍。用于头痛,鼻塞,急慢性鼻窦炎,过敏性鼻炎。

【凭证标本号】·522301160111967LY。

• **凹叶玉兰**

【学名】· *Yulania sargentiana* (Rehder & E. H. Wilson) D. L. Fu

【别名】·姜朴、应春花、厚皮。

【生境与分布】·生于海拔 1 400～2 700 m 的潮湿阔叶林。分布于赫章等地。

【药用部位】·树皮。

【功效与主治】·燥湿消痰,下气除满。用于湿滞伤中,脘痞吐泻,食积气滞,痰饮喘咳。

番荔枝科 Annonaceae

■ **番荔枝属** *Annona*

• **番荔枝**

【学名】· *Annona squamosa* L.

【别名】·林檎、洋菠萝、蚂蚁果。

【生境与分布】·省内有引种栽培。

【药用部位】·根、叶、果实、种子。

【功效与主治】·根:清热解毒,解郁,止血。用于斑疹,精神抑郁。叶:收敛,解毒。用于小儿脱肛,恶疮肿毒。果实、种子:清热解毒,杀虫。用于疮毒。

■ 鹰爪花属 *Artabotrys*

● 鹰爪花

【学名】·*Artabotrys hexapetalus* (L.) Bhandari

【别名】·五爪兰、鹰爪兰、鹰爪。

【生境与分布】·生于海拔 500～800 m 的山地。分布于贞丰、罗甸、安龙、麻江、荔波等地。

【药用部位】·根、果实。

【功效与主治】·根:截疟,杀虫。用于疟疾。果实:清热解毒。用于瘰疬。

● 香港鹰爪花

【学名】·*Artabotrys hongkongensis* Hance

【别名】·野鹰爪藤、香港鹰爪、港鹰爪。

【生境与分布】·生于海拔 300～1 500 m 山地密林或山谷阴湿处。分布于荔波、册亨、贞丰、麻江、开阳、独山、罗甸、惠水等地。

【药用部位】·全株。

【功效与主治】·杀虫,清热解毒。用于狂犬咬伤,恶疮肿毒,蛔虫病。

【凭证标本号】·522722200823673LY。

■ 假鹰爪属 *Desmos*

● 假鹰爪

【学名】·*Desmos chinensis* Lour.

【别名】·酒饼叶、假鹰爪根、鸡爪枝皮。

【生境与分布】·生于海拔 1 050 m 以下的山坡林中。分布于罗甸、册亨、三都等地。

【药用部位】·根、枝条、叶。

【功效与主治】·根:祛风止痛,行气化瘀,杀虫止痒。用于风湿痹痛,跌打损伤,产后瘀滞腹痛,消化不良,胃痛腹胀,疥癣。枝条:止痛,杀虫。用于跌打损伤,风湿骨痛,寒虐,汗斑,疥癣。叶:祛风利湿,化瘀止痛,截疟杀虫。用于风湿痹痛,水肿,泄泻,消化不良,脘腹胀痛,疟疾,风疹,跌打损伤,疥癣,烂脚。

● 毛叶假鹰爪

【学名】·*Desmos dumosus* (Roxb.) Saff.

【生境与分布】·生于海拔 500～1 700 m 的山地疏林、山坡灌木林。分布于罗甸、德江等地。

【药用部位】·叶。

【功效与主治】·祛风利湿,化瘀止痛,截疟杀虫。用于风湿骨痛,跌打损伤。

■ 异萼花属 *Disepalum*

● 斜脉异萼花

【学名】·*Disepalum plagioneurum* (Diels) D. M. Johnson

【别名】·斜脉暗罗。

【生境与分布】·生于海拔 500～1 600 m 的山林、山谷中。分布于都匀、荔波等地。

【药用部位】·茎皮。

【功效与主治】·理气止痛,解毒消肿。用于腹痛,蛇咬伤。

■ 瓜馥木属 *Fissistigma*

● 独山瓜馥木

【学名】·*Fissistigma cavaleriei* (H. Lév.) Rehder

【生境与分布】·生于海拔 1 000～1 400 m 的山地密林或灌丛。分布于贵阳、荔波、独山、长顺、惠水、都匀、龙里、贵定、三都、贞丰、安龙等地。

【药用部位】·根。

【功效与主治】·活血,除湿。用于风湿痛,劳伤。

【凭证标本号】·522701201030009LY;522722200823382LY。

● 瓜馥木

【学名】·*Fissistigma oldhamii* (Hemsl.) Merr.

【别名】·降香藤、钻山风、铁牛钻石。

【生境与分布】·生于山谷、溪边或潮湿疏林。分布于贞丰、榕江、荔波等地。

【药用部位】·根。

【功效与主治】·祛风除湿,活血止痛。用于坐骨神经痛,关节炎,跌打损伤。

【凭证标本号】·522325180920478LY。

● 小萼瓜馥木

【学名】·*Fissistigma polyanthoides* (Aug. Candolle) Merrill

【生境与分布】·生于海拔 400～800 m 的沟边林阴下。分布于锦屏、罗甸、惠水、荔波等地。

【药用部位】·根茎。

【功效与主治】·通经络,强筋骨,祛风湿,温中健胃,散瘀消肿。用于跌打损伤,风湿关节痛,类风湿,感冒,月经不调。

● 黑风藤

【学名】·*Fissistigma polyanthum* (Hook. f. et Thoms.) Merr.

【别名】·多花瓜馥木。

【生境与分布】·生于海拔 800 m 左右的山谷或林下。分布于册亨、望谟、兴义、瓮安、罗甸、荔波、都匀、惠水、三都等地。

【药用部位】·根、藤、叶。

【功效与主治】·根、藤:祛风湿,强筋骨,通筋络,活血调经,止痛。用于风湿关节痛,跌打损伤,小儿麻痹后遗症。叶:清热解毒,降气。用于哮喘,疮疥。

● **凹叶瓜馥木**

【学名】· *Fissistigma retusum*（Lévl.）Rehd.

【生境与分布】·生于海拔 500～800 m 的山地、沟谷或溪边阴湿处。分布于册亨、望谟、贞丰、罗甸、长顺、独山、荔波、天柱、湄潭等地。

【药用部位】·根、茎。

【功效与主治】·活血通络,止痛。用于小儿麻痹后遗症,风湿骨痛。

【凭证标本号】·522722210122328LY。

● **贵州瓜馥木**

【学名】· *Fissistigma wallichii*（Hook. f. et Thoms.）Merr.

【生境与分布】·生于海拔 1 000～1 600 m 的山地密林或山谷疏林。分布于贞丰、福泉、荔波等地。

【药用部位】·根。

【功效与主治】·祛风除湿,止痛。用于风湿骨痛。

■ **野独活属 *Miliusa***

● **中华野独活**

【学名】· *Miliusa sinensis* Finet et Gagnep.

【别名】·中华田独活、中华密榴木。

【生境与分布】·生于海拔 500～1 500 m 的山地密林或山谷灌木林。分布于赤水、关岭、兴仁、兴义、贞丰、罗甸、册亨、望谟、长顺、瓮安、独山、荔波、惠水、贵定、平塘、修文等地。

【药用部位】·根。

【功效与主治】·滋补,止痛。用于肾虚腰痛。

【凭证标本号】·527731191021037LY;522326201004009LY。

五味子科 Schisandraceae

■ **八角属 *Illicium***

● **红花八角**

【学名】· *Illicium dunnianum* Tutch.

【别名】·山八角、野八角。

【生境与分布】·生于海拔 400～1 000 m 的河流沿岸、山谷水旁、山地林中、湿润山坡、岩石缝中。分布于都匀、余庆、施秉、威宁、从江、万山、正安、榕江等地。

【药用部位】·根。

【功效与主治】·散瘀消肿,祛风湿,止痛。用于跌打损伤,肿痛,挫伤骨折,风湿痹痛,关节痛。

【凭证标本号】·522701210404010LY;520329190413077LY;522427140806514LY。

● **红茴香**

【学名】· *Illicium henryi* Diels

【别名】·红毒茴、八角。

【生境与分布】·生于海拔 300～2 500 m 的林中、灌丛、山谷、溪边或峡谷的悬崖峭壁上。分布于册亨、正安、锦屏、关岭、大方、黔西、盘州、雷山、松桃、印江、江口、龙里、开阳、梵净山、雷公山等地。

【药用部位】·根、根皮、果实。

【功效与主治】·根、根皮:祛风除湿,消肿通络,活血止痛。用于跌打损伤,腰肌劳损,风湿痹痛,关节炎,腰腿痛,胸腹痛。果实:行气止痛,暖胃,止呕。用于胃寒呕吐,膀胱疝气疼痛,胸前胀痛。

【凭证标本号】·522327180907306LY。

● **红毒茴**

【学名】· *Illicium lanceolatum* A.C. Smith

【别名】·莽草、大茴。

【生境与分布】·生于海拔 300～1 500 m 的阴湿狭谷或溪流沿岸。分布于修文、威宁、清镇、平坝、江口、雷山等地。

【药用部位】·根、根皮、叶。

【功效与主治】·根、根皮:祛风除湿,散瘀消肿,通络止痛。用于风湿关节痛,腰腿痛,跌打损伤,痈疽肿毒。叶:祛风,消肿,止血。用于喉痹,皮肤麻痹,淋巴结结核,乳痈,疝瘕,痈疽肿毒,跌打损伤,外伤出血,疥癣,秃疮,风火牙痛。

【凭证标本号】·522222140513004LY。

● **大八角**

【学名】· *Illicium majus* Hook. f. et Thoms.

【别名】·神仙果。

【生境与分布】·生于海拔 500～1 200 m 的混交林、密林、灌丛以及有林的石坡、溪流沿岸。分布于沿河、余庆、榕江、江口、梵净山等地。

【药用部位】·根、树皮。

【功效与主治】·消肿止痛。用于风湿骨痛,跌打损伤。

【凭证标本号】·522228200729309LY;520329190726761LY。

● 小花八角

【学名】· *Illicium micranthum* Dunn

【生境与分布】·生于海拔 500～2 600 m 的灌丛或混交林内、山涧、山谷林中或峡谷溪边。分布于赤水等地。

【药用部位】·全株、根皮。

【功效与主治】·全株:祛瘀止痛,温中散寒。用于跌打肿痛,无名肿痛,蛇咬伤。根皮:行气止痛,散瘀消肿。用于风湿骨痛,跌打损伤。

【凭证标本号】·520381160525615LY。

● 野八角

【学名】· *Illicium simonsii* Maxim.

【生境与分布】·生于海拔 1 700～2 900 m 的山谷、溪流以及沿江两岸潮湿处、杂木林、灌丛。分布于印江、水城、江口、雷山、盘州、威宁、大方、梵净山、雷公山等地。

【药用部位】·叶、果实。

【功效与主治】·行气止痛,暖胃止呕,生肌接骨。用于胃寒作呕,胸前胀痛,膀胱疝气,骨折,疮疖。

【凭证标本号】·522226200403001LY;520221190607040LY。

● 八角茴香

【学名】· *Illicium verum* Hook. f.

【别名】·五香八角。

【生境与分布】·生于海拔 200～700 m 的温暖湿润山谷中。分布于江口、黔西、望谟、册亨、荔波、罗甸、锦屏、黄平、沿河、德江、石阡、印江、从江、威宁等地。

【药用部位】·成熟果实。

【功效与主治】·温阳散寒,理气止痛。用于寒疝腹痛,肾虚腰痛,胃寒呕吐,脘腹冷痛。

【凭证标本号】·522222140513208LY;522423191001017LY。

【附注】·《中国药典》收录物种。

■ 冷饭藤属 *Kadsura*

● 黑老虎

【学名】· *Kadsura coccinea* (Lem.) A.C. Smith

【生境与分布】·生于海拔 400～1 990 m 的山脚林下。分布于开阳、道真、印江、剑河、麻江、江口、兴义、安龙、惠水、平塘、荔波、黎平、榕江、天柱、赤水、三都、水城、麻阳河、佛顶山等地。

【药用部位】·藤、根。

【功效与主治】·行气止血,散瘀消肿,祛风除湿,解毒。用于

胃脘痛胀,风湿关节痛,痛经,跌打损伤,伤口感染。

【凭证标本号】·522726151027059LY。

● 异形南五味子

【学名】· *Kadsura heteroclita* (Roxb.) Craib

【生境与分布】·生于海拔 400～2 000 m 的山城林缘或疏林。分布于兴义、荔波、罗甸、惠水、龙里、雷山等地。

【药用部位】·根、藤茎。

【功效与主治】·祛风除湿,活血化瘀,行气止痛。用于风湿疼痛,腰肌劳损,急性胃肠炎,胃脘胀痛,痛经,跌打损伤。

【凭证标本号】·520325160427543LY。

● 南五味子

【学名】· *Kadsura interior* A.C. Smith

【别名】·长梗南五味子。

【生境与分布】·生于海拔 500～1 400 m 的山坡、林中。分布于凤冈、湄潭、息烽、绥阳、湄潭、江口、碧江、兴义、惠水、荔波、瓮安、独山、罗甸、福泉、龙里、天柱、黎平、从江、赤水、麻江、三都、道真、万山、台江、麻阳河、佛顶山、梵净山、宽阔水等地。

【药用部位】·成熟果实。

【功效与主治】·活血补血,调经止痛,舒筋通络。用于月经不调,痛经,麻木瘫痪,风湿痹痛,气血虚弱。

【凭证标本号】·520327200726009LY;520328200805034LY。

【附注】·《中国药典》收录物种。

● 冷饭藤

【学名】· *Kadsura oblongifolia* Merr.

【别名】·入地射香、水灯盏、细风藤。

【生境与分布】·生于海拔 500～1 000 m 的疏林。分布于锦屏、月亮山等地。

【药用部位】·根、藤。

【功效与主治】·祛风除湿,行气止痛。用于感冒,风湿痹痛,心胃气痛,痛经,跌打损伤。

【凭证标本号】·522628141013220LY。

■ 五味子属 *Schisandra*

● 绿叶五味子

【学名】· *Schisandra arisanensis* subsp. *viridis* (A. C. Smith) R. M. K. Saunders

【生境与分布】·生于海拔 200～1 500 m 的疏林、灌丛。分布于开阳、瓮安、荔波等地。

【药用部位】·果实。

【功效与主治】·收敛固涩,益气生津,补肾宁心。用于久咳虚

喘,梦遗滑精,遗尿尿频,久泻不止,自汗盗汗,津伤口渴,内热消渴,心悸失眠。

【凭证标本号】·522223150426030LY。

● 二色五味子

【学名】·*Schisandra bicolor* Cheng

【生境与分布】·生于海拔700～1500 m的山坡、林缘。分布于道真、长顺等地。

【药用部位】·根、茎、果实。

【功效与主治】·理气活络,健脾。用于劳力过度,四肢酸麻,胸闷。

● 金山五味子

【学名】·*Schisandra glaucescens* Diels

【生境与分布】·生于海拔1500～2100 m的林中或灌丛。分布于道真等地。

【药用部位】·茎藤、果实。

【功效与主治】·茎藤:祛风湿,利关节。用于风湿骨痛,关节痛。果实:清肺,补虚,镇咳。用于劳伤,甲状腺肿,虚弱,瘿瘤。

● 大花五味子

【学名】·*Schisandra grandiflora*（Wall.）Hook. f. et Thoms.

【生境与分布】·生于海拔1800～2900 m的山坡林下灌丛。分布于道真、桐梓等地。

【药用部位】·根、果实。

【功效与主治】·理气镇痛,润肺止咳,滋阴固精。用于哮喘,肾虚腰痛,咳嗽。

● 翼梗五味子

【学名】·*Schisandra henryi* Clarke

【别名】·北五味子。

【生境与分布】·生于海拔500～1500 m的山坡阴处疏林或灌丛。分布于册亨、余庆、开阳、大方、桐梓、印江、望谟、兴仁、兴义、清镇、关岭、罗甸、荔波、长顺、瓮安、独山、都匀、贵定、平塘、惠水、榕江、雷山等地。

【药用部位】·根、茎藤。

【功效与主治】·养血消瘀,理气化湿。用于劳伤咳嗽,肢节酸痛,心胃气痛,脚气痿痹,月经不调,跌打损伤。

【凭证标本号】·522327191002002LY;520329190414055LY。

● 滇五味子

【学名】·*Schisandra henryi* subsp. *yunnanensis*（A. C. Smith）R. M. K. Saunders

【生境与分布】·生于海拔500～1500 m的山坡阴处疏林下或灌丛。分布于水城、普安、盘州、湄潭等地。

【药用部位】·根、茎。

【功效与主治】·舒筋活血,止痛生肌。用于咳嗽,食欲不振,自汗,盗汗,神经衰弱,肾虚腰痛,风湿骨痛,跌打扭伤。

【凭证标本号】·520221190608040LY。

● 铁箍散

【学名】·*Schisandra propinqua* subsp. *sinensis*（Oliv.）R. M. K. Saunders

【别名】·狭叶五味子、小血藤、香巴戟。

【生境与分布】·生于海拔500～2000 m的山沟林下。分布于贞丰、水城、兴义、清镇、镇宁、雷山、独山、都匀、罗甸等地。

【药用部位】·根、茎、藤、叶。

【功效与主治】·行气,活血散瘀。用于跌打损伤,风湿麻木,筋骨疼痛,劳伤吐血,闭经,腹胀,痈肿。

【凭证标本号】·522325190118429LY;520221191125003LY;522301150601646LY。

● 毛叶五味子

【学名】·*Schisandra pubescens* Hemsl. et Wils.

【生境与分布】·生于海拔400～1000 m的山坡密林或溪边。分布于道真、都匀、黎平、梵净山等地。

【药用部位】·果实。

【功效与主治】·敛肺,滋肾,生津,涩精。用于肺虚咳嗽,口干作渴,自汗,盗汗,劳伤赢弱,梦遗滑精,久泻久痢。

● 红花五味子

【学名】·*Schisandra rubriflora*（Franch.）Rehd. et Wils.

【生境与分布】·生于海拔1000～1300 m的河谷、山坡林中。分布于道真等地。

【药用部位】·茎藤、果实。

【功效与主治】·茎藤:祛风除湿,活血。用于风湿关节痛。果实:镇咳,止泻,止汗,固涩收敛,益气生津,补肾宁心。用于久咳虚喘,遗尿,尿频,遗精,久泻,盗汗,伤津口渴,气短脉虚,心悸失眠,肝炎。

● 华中五味子

【学名】·*Schisandra sphenanthera* Rehd. et Wils.

【生境与分布】·生于海拔740～1320 m的山坡路旁灌丛或山谷沟边杂木林下。分布于都匀、平塘、大方、绥阳、习水、湄潭、松桃、开阳、荔波、罗甸、长顺、瓮安、独山、福泉、都匀、惠水、贵定、三都、龙里、赤水、普定、施秉、雷山、佛顶山、麻阳河、宽阔

七、被子植物

水等地。

【药用部位】·成熟果实。

【功效与主治】·收敛固涩,益气生津,补肾宁心。用于久咳虚喘,梦遗滑精,遗尿尿频,久泻不止,自汗盗汗,津伤口渴,短气脉虚,内热消渴,心悸失眠。

【凭证标本号】·522701210424018LY;522727200811023LY。

【附注】·《中国药典》收录物种。

蜡梅科 Calycanthaceae

■ 夏蜡梅属 *Calycanthus*

• 夏蜡梅

【学名】·*Calycanthus chinensis* Cheng et S. Y. Chang

【别名】·黄梅花。

【生境与分布】·生于海拔 600~1 000 m 的山地沟边林阴下。引种。省内广泛栽培。

【药用部位】·根、花。

【功效与主治】·健胃止痛。用于胃痛,消化不良。

■ 蜡梅属 *Chimonanthus*

• 山蜡梅

【学名】·*Chimonanthus nitens* Oliv.

【别名】·臭蜡梅、野蜡梅、亮叶蜡梅。

【生境与分布】·生于海拔 600~1 200 m 的山地疏林中。分布于平塘、惠水、黔西、修文、长顺、瓮安、独山、罗甸、三都、龙里等地。

【药用部位】·叶。

【功效与主治】·祛风解表,芳香化湿。用于流感,中暑,慢性支气管炎,湿困胸闷,蚊蚁叮咬。

【凭证标本号】·522727201020019LY;522731191020044LY;522423190702005LY。

• 蜡梅

【学名】·*Chimonanthus praecox* (L.) Link

【别名】·雪里花、铁筷子、黄梅花。

【生境与分布】·生于海拔 600~1 200 m 的山地。分布于印江、锦屏、麻江、台江、碧江、荔波、长顺、瓮安、独山、罗甸、福泉、都匀、惠水、贵定、三都、龙里、平塘、兴义、佛顶山、梵净山等地。

【药用部位】·根、花蕾、叶。

【功效与主治】·蜡梅根(根):理气止痛,散寒解毒。用于跌打

损伤,腰疼,风湿麻木,风寒感冒,刀伤出血,疔疮痈毒。蜡梅花(花蕾):开胃散郁,解暑生津,止咳。用于气郁胸闷,暑热头晕,呕吐,麻疹,顿咳,烫伤。蜡梅叶(叶):理气止痛,散寒解毒。用于跌打损伤,腰疼,风湿麻木,风寒感冒,刀伤出血,疔疮痈毒。

【凭证标本号】·520329190724622LY;520201200811360LY;522301160111952LY。

樟科 Lauraceae

■ 黄肉楠属 *Actinodaphne*

• 红果黄肉楠

【学名】·*Actinodaphne cupularis* (Hemsl.) Gamble

【生境与分布】·生于海拔 970~1 100 m 的密林、溪旁或灌丛。分布于修文、余庆、平塘、德江、金沙等地。

【药用部位】·根、叶。

【功效与主治】·解毒消肿,降逆止呕。用于水火烫伤,脚癣,痔疮,恶心呕吐。

【凭证标本号】·520123151001275LY;522727200924026LY;520329190503075LY。

• 黔桂黄肉楠

【学名】·*Actinodaphne kweichowensis* Y. C. Yang & P. H. Huang

【生境与分布】·生于海拔 800~1 300 m 的常绿阔叶林。分布于黔西南。

【药用部位】·叶。

【功效与主治】·解毒消肿,降逆止呕。用于水火烫伤,水肿,痔疮,恶心呕吐。

• 毛果黄肉楠

【学名】·*Actinodaphne trichocarpa* C. K. Allen

【生境与分布】·生于海拔 1 000~2 600 m 的山坡、路旁、灌丛。分布于赤水、德江等地。

【药用部位】·叶。

【功效与主治】·解毒消肿,降逆止呕。用于水火烫伤,恶心呕吐,疮疡肿毒。

■ 北油丹属 *Alseodaphnopsis*

• 毛叶北油丹

【学名】·*Alseodaphnopsis andersonii* (King ex Hook. f.) H.

W. Li & J. Li

【生境与分布】· 生于海拔 700 m 以下的山谷林中。分布于望谟等地。

【药用部位】· 叶。

【功效与主治】· 解毒消肿。用于跌打损伤,蛇咬伤。

【凭证标本号】· 522326210116007LY。

■ 无根藤属 *Cassytha*

● 无根藤

【学名】· *Cassytha filiformis* L.

【别名】· 罗网藤、无爷藤、无头草。

【生境与分布】· 生于海拔 980~1 600 m 的山坡灌丛或山间疏林中。分布于荔波、三都、平塘、安龙、兴义、册亨、罗甸、望谟、梵净山等地。

【药用部位】· 全株。

【功效与主治】· 化湿消肿,通淋利尿,清热利湿,凉血解毒。用于感冒发热,热淋,石淋,湿热黄疸,泄泻,痢疾,咯血,衄血,风火赤眼,跌打损伤,外伤出血等。

■ 樟属 *Camphora*

● 猴樟

【学名】· *Camphora bodinieri* (H. Lévl.) Y. Yang, Bing Liu & Zhi Yang

【别名】· 小叶樟、大胡椒树、香樟。

【生境与分布】· 生于海拔 480~2 000 m 的路旁、沟边、疏林或灌丛。分布于兴义、凤冈、余庆、清镇、息烽、印江、江口、松桃、德江、凯里、麻江、锦屏、安龙、绥阳、三都、道真、都匀、惠水、独山、荔波、长顺、瓮安、罗甸、贵定、平塘、龙里、贞丰、普定、六枝、织金、丹寨、梵净山、佛顶山等地。

【药用部位】· 根、根皮、果实。

【功效与主治】· 祛风,镇痛,行气,温中。用于风寒感冒,风湿麻木,劳伤痛,泄泻,烧烫伤。

【凭证标本号】· 522301150830827LY;520327210512015LY;520329190502058LY。

● 云南樟

【学名】· *Camphora glanduliferum* (Wall.) Nees

【别名】· 臭樟、香樟、樟木。

【生境与分布】· 生于海拔 600~2 500 m 的河谷或阴处潮湿林中。分布于花溪、贞丰、册亨、都匀、平塘、三都、长顺、瓮安、独山、罗甸、惠水、贵定、龙里、荔波、从江、黎平、锦屏、天柱、台

江、麻江、印江、道真、威宁等地。

【药用部位】· 根、枝、树皮、叶。

【功效与主治】· 祛风散寒,利湿,行气止痛。用于风湿痛,跌打损伤,感冒,支气管炎,食滞气胀,胃痛,泄泻,中暑。

【凭证标本号】· 520111200714037LY;522325190716491LY。

● 油樟

【学名】· *Camphora longipaniculatum* (Gamble) Y. Yang, Bing Liu & Zhi Yang

【别名】· 樟木、黄葛树、香樟。

【生境与分布】· 生于海拔 600~2 000 m 的常绿阔叶林。分布于大沙河等地。

【药用部位】· 根、茎、树皮、枝叶。

【功效与主治】· 行气止痛,强心利尿,解热。用于风湿骨痛,泄泻,感冒,跌打损伤。

● 沉水樟

【学名】· *Camphora micrantha* (Hayata) Y. Yang, Bing Liu & Zhi Yang

【别名】· 臭樟、黄樟树。

【生境与分布】· 生于海拔 300~700 m 的山坡、山谷密林。分布于荔波等地。

【药用部位】· 精油。

【功效与主治】· 祛风散寒,利湿,行气止痛。用于风湿痛,跌打损伤,感冒,支气管炎,食滞气胀,胃痛。

● 米槁

【学名】· *Camphora migao* (H.W. Li) Y. Yang, Bing Liu & Zhi Yang

【别名】· 大果木姜子、麻告。

【生境与分布】· 生于海拔 300~800 m 的林中。分布于罗甸、册亨、兴义、望谟、三都、荔波等地。

【药用部位】· 果实。

【功效与主治】· 消积。用于腹痛,食积。

【凭证标本号】· 522327190619307LY;522301160912254LY。

● 樟

【学名】· *Camphora officinarum* Nees

【别名】· 香樟、芳樟、樟木、油樟。

【生境与分布】· 生于海拔 400~1 200 m 的山坡或沟谷。分布于花溪、贞丰等地。

【药用部位】· 新鲜枝、叶。

【功效与主治】· 开窍醒神,清热止痛。用于热病神昏,惊厥,中风痰厥,气郁暴厥,中恶昏迷,胸痹心痛,目赤,口疮,咽喉肿

痛,耳道流脓。

【凭证标本号】·522325190612365LY;522722200630627LY;520111210427008LY。

【附注】·《中国药典》收录物种。

● **黄樟**

【学名】·*Camphora parthenoxylon* (Jack) Nees

【别名】·野樟、油樟、樟脑树。

【生境与分布】·生于海拔1500 m以下的常绿阔叶林或灌丛。分布于息烽、长顺、瓮安、罗甸、福泉、都匀、惠水、贵定、三都、龙里、荔波、独山、丹寨、从江、黄平、凯里、锦屏、黎平、月亮山、雷公山等地。

【药用部位】·根、茎、枝、叶、果实。

【功效与主治】·根、茎、枝:温中散寒,祛风利湿,行气止痛,消食化滞。用于风湿痛,肠胃炎,消化不良,食滞气胀,胃痛,痢疾,泄泻,感冒,流感,百日咳,跌打损伤。叶:止血。用于外伤出血。果实:解表退热。用于感冒高热,麻疹。

【凭证标本号】·520203140420016LY。

■ **桂属 Cinnamomum**

● **毛桂**

【学名】·*Cinnamomum appelianum* Schewe

【别名】·紫桂、山皮桂、柴桂。

【生境与分布】·生于海拔500～1400 m的山坡疏林中、阴处灌丛或杂木林内。分布于松桃、江口、锦屏、三都、荔波、独山、罗甸、惠水、贵定、龙里、望谟、梵净山等地。

【药用部位】·全株、树皮。

【功效与主治】·全株:散血。用于风湿。树皮:理气止痛。用于胃寒脘痛,腹痛,泄泻,腰膝冷痛,跌打肿痛。

● **华南桂**

【学名】·*Cinnamomum austro-sinense* H. T. Chang

【别名】·大叶樟、野桂皮、肉桂。

【生境与分布】·生于海拔520～1140 m的山坡、溪边常绿阔叶林、灌丛。分布于荔波等地。

【药用部位】·树皮、果实。

【功效与主治】·树皮:散寒止痛。用于风湿骨痛,疥癣。果实:散寒止痛。用于虚寒胃痛。

● **阴香**

【学名】·*Cinnamomum burmannii* (Nees & T. Nees) Bl.

【别名】·山玉桂、阿尼茶、桂秧、小桂皮。

【生境与分布】·生于海拔1000 m以下的山坡林中。分布于

兴义、望谟、罗甸、瓮安、都匀、三都、惠水、安龙等地。

【药用部位】·根、树皮、叶。

【功效与主治】·根:温中行气,止痛。用于胃脘寒痛,气滞心痛,水泻。树皮:温中止痛,祛风散寒,解毒消肿,止血。用于寒性胃痛,腹痛泄泻,食欲不振,风寒湿痹,腰腿疼痛,跌打损伤,创伤出血,疮疖肿毒。叶:祛风除湿,止泻,止血。用于皮肤痒疹,风湿痹痛,泄泻,痢疾腹痛,寒结肿毒,外伤出血。

【凭证标本号】·522301150822773LY;522326210118003LY。

● **肉桂**

【学名】·*Cinnamomum cassia* Presl

【别名】·筒桂、桂皮、桂枝。

【生境与分布】·引种栽培。分布于钟山、从江、安龙等地。

【药用部位】·树皮。

【功效与主治】·补火助阳,引火归元,散寒止痛,温通经脉。用于阳痿宫冷,腰膝冷痛,肾虚作喘,虚阳上浮,眩晕目赤,心腹冷痛,虚寒吐泻,寒疝腹痛,痛经闭经。

【凭证标本号】·520201200812390LY。

【附注】·《中国药典》收录物种。

● **狭叶桂**

【学名】·*Cinnamomum heyneanum* Nees

【别名】·三股筋、大舒筋活血、狭叶阴香。

【生境与分布】·生于海拔500 m左右的水旁灌丛或山脚阴处。分布于安龙、罗甸等地。

【药用部位】·根、树皮、枝叶。

【功效与主治】·舒筋活络,祛风散寒,温中止痛。用于风湿骨痛,跌打损伤,骨折。

● **天竺桂**

【学名】·*Cinnamomum japonicum* Sieb.

【别名】·竺香、大叶天竺桂、土桂。

【生境与分布】·生于海拔300～1000 m的常绿阔叶林。钟山、长顺、独山、都匀、惠水、龙里、平塘等地有栽培。

【药用部位】·根皮、树皮、叶。

【功效与主治】·祛寒镇痛,活血散瘀,行气健胃。用于风湿关节痛,腹痛,霍乱呕吐,噎嗝胀满,外伤出血,跌打损伤,瘀滞。

【凭证标本号】·520201200727152LY。

● **野黄桂**

【学名】·*Cinnamomum jensenianum* Hand.-Mazz.

【别名】·三条筋树、桂皮树。

【生境与分布】·生于海拔500～1600 m的山坡常绿阔叶林或

竹林中。分布于大沙河等地。

【药用部位】·树皮、嫩枝、叶、果实。

【功效与主治】·树皮:散寒止痛,暖胃通脉。用于跌打损伤,筋骨湿痛,肠胃炎,消化不良,食滞气胀,胃痛,痢疾,泄泻,感冒,流感,百日咳,跌打损伤。嫩枝:散寒止痛,暖胃通脉。用于跌打损伤,筋骨湿痛。叶:止血。用于外伤出血。果实:解表退热。用于感冒高热,麻疹。

● **少花桂**

【学名】·*Cinnamomum pauciflorum* Nees

【别名】·臭樟、岩桂、三条筋。

【生境与分布】·生于海拔 600～1 700 m 的石灰岩或砂岩山地、山谷。分布于息烽、赤水、习水、绥阳、德江、凯里、黄平、荔波、惠水、龙里、瓮安、独山、福泉、都匀、平塘、梵净山等地。

【药用部位】·树皮。

【功效与主治】·开胃,健脾,散热。用于肠胃痛,腹痛。

● **岩樟**

【学名】·*Cinnamomum saxatile* H. W. Li

【别名】·栲涩、米瓜。

【生境与分布】·生于海拔 600～1 500 m 的石灰岩山地灌丛。分布于独山、惠水、三都等地。

【药用部位】·挥发油。

【功效与主治】·温中散寒,理气止痛。用于胃痛,腹痛,风湿性关节炎,胸闷,呕吐。

● **香桂**

【学名】·*Cinnamomum subavenium* Miq.

【别名】·长果桂、假桂皮、香桂皮。

【生境与分布】·生于海拔 400～2 500 m 的山谷或山坡常绿阔叶林。分布于兴义、余庆、赤水、惠水、平塘、瓮安、贵定、龙里、锦屏、黎平、丹寨、从江、梵净山等地。

【药用部位】·根皮、树皮、枝叶、果实。

【功效与主治】·温胃散寒,健胃止痛,宽中下气。用于风湿痹痛,胸腹胀痛,胃寒气痛,寒结肿毒,痛经,风湿关节痛。外用于跌打损伤,骨折。

【凭证标本号】·522301160127339LY;520329190417012LY。

● **假桂皮树**

【学名】·*Cinnamomum tonkinense* (Lec.) A. Chev.

【别名】·东京樟。

【生境与分布】·生于海拔 1 000～1 800 m 的常缘阔叶林中潮湿处。分布于榕江等地。

【药用部位】·茎皮、嫩枝。

【功效与主治】·滋阴养精,温中散寒。用于肾虚腰痛,感冒,骨痛。

● **川桂**

【学名】·*Cinnamomum wilsonii* Gamble

【别名】·野肉桂、乌药。

【生境与分布】·生于海拔 300～2 400 m 的路旁或潮湿山坡林中。分布于余庆、息烽、清镇、德江、印江、赤水、丹寨、瓮安、三都、长顺、独山、罗甸、福泉、荔波、都匀、惠水、贵定、平塘、望谟、雷公山、梵净山等地。

【药用部位】·树皮、枝。

【功效与主治】·温中散寒,祛风除湿,通经活络,止呕止泻。用于胃病,胸闷腹痛,呕吐,噎嗝,腹泻,肝病,淋病,肺痈,筋骨疼痛,腰膝冷痛,跌打损伤。

【凭证标本号】·520329190726722LY。

■ **香面叶属 *Iteadaphne***

● **香面叶**

【学名】·*Iteadaphne caudata* (Nees) H. W. Li

【别名】·黄脉山胡椒、香油树、朴香果。

【生境与分布】·生于海拔 1 000～2 000 m 的山坡、山谷、灌丛、疏林、林缘。分布于息烽等地。

【药用部位】·根、叶、树皮。

【功效与主治】·活血止血,理气止痛,祛风活络,解毒消肿。用于风湿麻木,跌打损伤,虚寒胃痛,肾炎水肿,风寒头痛。外用于外伤出血,疔疮肿毒,毒蛇咬伤,全身瘙痒。

■ **月桂属 *Laurus***

● **月桂**

【学名】·*Laurus nobilis* L.

【生境与分布】·生于海拔 600～1 300 m 的山坡林中。分布于从江、雷山、黎平等地。

【药用部位】·叶。

【功效与主治】·健胃理气。用于脘胀腹痛,跌打损伤,疥癣。

【凭证标本号】·522426181110134LY。

■ **山胡椒属 *Lindera***

● **乌药**

【学名】·*Lindera aggregata* (Sims) Kosterm.

【别名】·鳑毗树、铜钱树、天台狭叶山胡椒。

【生境与分布】·生于海拔 200～1 000 m 的向阳坡地、山谷或疏林灌丛。分布于长顺、惠水、水城、兴义、贞丰、德江、雷山、剑河、梵净山、雷公山等地。

【药用部位】·块根。

【功效与主治】·行气止痛,温肾散寒。用于寒凝气滞,胸腹胀痛,气逆喘急,膀胱虚冷,遗尿尿频,疝气疼痛,经寒腹痛。

【凭证标本号】·522729190314047LY;522731191021021LY;520221190607037LY。

【附注】·《中国药典》收录物种。

● 狭叶山胡椒

【学名】· *Lindera angustifolia* Cheng

【别名】·小鸡条、细叶见风消、正见风消。

【生境与分布】·生于山坡灌丛或疏林。分布于册亨、松桃、安龙、大方、罗甸等地。

【药用部位】·根、茎、叶。

【功效与主治】·清心安神,平肝明目,祛风除湿,行气散寒,解毒消肿。用于惊悸心烦不眠,小儿斑疹,目赤云翳。

【凭证标本号】·522327181130002LY。

● 鼎湖钓樟

【学名】· *Lindera chunii* Merr.

【别名】·铁线树、耙齿钩、台乌球。

【生境与分布】·生于杂木林、山谷疏林。分布于惠水等地。

【药用部位】·根。

【功效与主治】·祛风除湿,行气宽中,散瘀止痛。用于风湿骨痛,脘腹胀痛,跌打伤痛。

● 香叶树

【学名】· *Lindera communis* Hemsl.

【别名】·冷青子、千年树、土冬青。

【生境与分布】·生于海拔500～1700 m的疏密林地或向阳山坡。分布于平塘、贞丰、西秀、锦屏、天柱、丹寨、三都、黎平、德江、水城、赫章、纳雍、织金、都匀、罗甸、独山、荔波、兴义、兴仁、册亨、安龙、清镇、赤水、习水、绥阳、道真、梵净山、雷公山等地。

【药用部位】·茎皮、叶。

【功效与主治】·散瘀消肿,止血止痛,解毒。用于骨折,跌打肿痛,外伤出血,疮疖痈肿。

【凭证标本号】·522727200408002LY;522325180919211LY;520402170513102LY。

● 红果山胡椒

【学名】· *Lindera erythrocarpa* Makino

【别名】·红果钓樟、野樟树。

【生境与分布】·生于海拔1 000 m以下的山坡、山谷、溪边、林下。分布于碧江、江口、黄平、黎平等地。

【药用部位】·根皮。

【功效与主治】·暖胃温中,行气止痛,祛风除湿。用于胃寒吐泻,腹痛腹胀,水肿脚气,风湿痹痛,疥癣湿疮,跌打损伤。

● 绒毛钓樟

【学名】· *Lindera floribunda* (Allen) H. P. Tsui

【生境与分布】·生于海拔370～1 300 m的山坡。分布于兴义、绥阳、安龙、开阳、梵净山等地。

【药用部位】·根皮、树皮。

【功效与主治】·止泻,止血止痛。用于泄泻,关节痛。外用于跌打损伤,外伤出血。

【凭证标本号】·522301140615238LY;520323151015254LY。

● 香叶子

【学名】· *Lindera fragrans* Oliv.

【别名】·香树、小叶香叶树、香叶山胡椒。

【生境与分布】·生于海拔1 000 m以下的疏林灌丛。分布于凯里、雷山、黄平、沿河、梵净山等地。

【药用部位】·根、树皮、枝叶。

【功效与主治】·根:行气温中。用于胃寒吐泄。树皮:温络通脉,行气散结。用于寒凝气滞,胸腹胀痛。枝叶:顺气。用于胃痛,胃溃疡,消化不良。

【凭证标本号】·522228200730352LY。

● 山胡椒

【学名】· *Lindera glauca* (Sieb. et Zucc.) Bl.

【别名】·牛筋树、山花椒、雷公尖。

【生境与分布】·生于海拔750～1 400 m的林地或向阳山坡。分布于绥阳、江口、赤水、修文、石阡、锦屏、雷山、德江、榕江、黎平、都匀、丹寨、镇远、黄平、荔波、三都、息烽、梵净山等地。

【药用部位】·根、叶、果实。

【功效与主治】·根:祛风通络,理气活血,利湿消肿,化痰止咳。用于风湿痹痛,跌打损伤,胃脘疼痛,脱力劳伤,支气管炎,水肿。外用于疮疡肿痛,水火烫伤。叶:解毒消疮,祛风止痛,止痒,止血。用于疮疡肿毒,风湿痹痛,跌打损伤,外伤出血,皮肤瘙痒,蛇虫咬伤。果实:温中散寒,行气止痛,平喘。用于脘腹冷痛,胸满痞闷。

【凭证标本号】·520323150611202LY;522222140425010LY;520381160503073LY。

● 黑壳楠

【学名】· *Lindera megaphylla* Hemsl.

【别名】·八角香。

【生境与分布】·生于海拔 650～1 600 m 的山脚常绿阔叶林。分布于湄潭、沿河、兴义、松桃、清镇、黔西、望谟、绥阳、正安、习水、丹寨、龙里、惠水等地。

【药用部位】·根、枝、树皮。

【功效与主治】·祛风除湿,消肿止痛。用于咽喉肿痛,风湿麻木。

【凭证标本号】·520328200805052LY;522228200729190LY;522301150827787LY。

绒毛山胡椒

【学名】·*Lindera nacusua* (D. Don) Merr.

【生境与分布】·生于海拔 700～2 500 m 的谷地或山坡常绿阔叶林。分布于赤水、安龙、瓮安、惠水、龙里等地。

【药用部位】·枝。

【功效与主治】·祛风除湿,消肿止痛。用于风湿骨痛,跌打损伤,关节痛。

【凭证标本号】·520327200716011LY;522228200729213LY;520329190417004LY。

绿叶甘橿

【学名】·*Lindera neesiana* (Wall. ex Nees) Kurz

【别名】·波密钓樟。

【生境与分布】·生于海拔 1 100～1 450 m 的山坡。分布于丹寨、绥阳、赤水、天柱、梵净山等地。

【药用部位】·果实。

【功效与主治】·温中行气,散寒止痛。用于胃寒痛,胸腹胀满,肋下气痛。

【凭证标本号】·520324140317009LY。

三桠乌药

【学名】·*Lindera obtusiloba* Bl.

【别名】·山胡椒、山钻七。

【生境与分布】·生于海拔 1 100～1 300 m 的密林。分布于绥阳、锦屏、梵净山等地。

【药用部位】·树皮。

【功效与主治】·温中行气,活血散瘀。用于心腹疼痛,跌打损伤,瘀血肿痛,疮毒。

【凭证标本号】·520323150512104LY。

峨眉钓樟

【学名】·*Lindera prattii* Gamble

【别名】·四川钓樟、四川山胡椒。

【生境与分布】·生于海拔 820～1 100 m 的山谷杂木林中。

分布于惠水、龙里、贵定、都匀、沿河、绥阳、印江、湄潭等地。

【药用部位】·根、枝、果实。

【功效与主治】·理气止痛,杀虫除湿。用于风寒头痛,胃痛,血吸虫病。

【凭证标本号】·522731190709096LY;522701210321004LY;522228200729310LY。

香粉叶

【学名】·*Lindera pulcherrima* var. *attenuata* C.K. Allen

【别名】·假桂皮。

【生境与分布】·生于海拔 900～1 400 m 的灌丛。分布于黎平、锦屏、赤水、都匀、威宁、梵净山等地。

【药用部位】·枝。

【功效与主治】·理气止痛,杀虫除湿。用于风湿痹痛,风寒头痛,血吸虫病。

【凭证标本号】·522228210105007LY;520329190728829LY。

川钓樟

【学名】·*Lindera pulcherrima* var. *hemsleyana* (Diels) H. P. Tsui

【别名】·长叶乌药。

【生境与分布】·生于海拔 1 000～1 600 m 的山坡、灌丛或林缘。分布于余庆、安龙、紫云、丹寨、绥阳、梵净山等地。

【药用部位】·根、树皮、叶、果实。

【功效与主治】·根、树皮:顺气,开郁宽中,消食止痛,止血生肌,排石。用于宿食不消,反胃吐食,风湿关节痛。果实:用于阴毒伤寒。

【凭证标本号】·520329190417024LY。

山橿

【学名】·*Lindera reflexa* Hemsl.

【别名】·副山苍、山姜、大叶山橿。

【生境与分布】·生于海拔 1 000 m 以下的山坡路边、林缘或灌丛。分布于都匀、锦屏、黎平、雷山、丹寨等地。

【药用部位】·根、根皮。

【功效与主治】·理气止痛,祛风解毒,杀虫,止血。用于胃痛,腹痛,风寒感冒,风疹疥癣。外用于刀伤出血。

【凭证标本号】·522701201012016LY。

四川山胡椒

【学名】·*Lindera setchuenensis* Gamble

【别名】·石桢楠。

【生境与分布】·生于海拔 1 500 m 以下的山坡路旁及疏林。

分布于绥阳等地。

【药用部位】·根。

【功效与主治】·清热解毒。用于疮毒。

· **菱叶钓樟**

【学名】· *Lindera supracostata* Lec.

【别名】·川滇三股筋香、铁桂皮、山香桂。

【生境与分布】·生于海拔 2 400～2 800 m 的谷地、山坡密林。分布于榕江、独山等地。

【药用部位】·根、茎、叶。

【功效与主治】·温中行气。用于胸腹胀满,肋下气痛。

【凭证标本号】·522301140623287LY。

· **三股筋香**

【学名】· *Lindera thomsonii* Allen

【别名】·大香果、香桂子、野香油果。

【生境与分布】·生于海拔 1 100～2 500 m 的山地疏林。分布于兴义、贞丰等地。

【药用部位】·果实。

【功效与主治】·散风寒,行血气,止痛。用于风寒感冒,风湿痹症,脘腹冷痛,跌打损伤。

【凭证标本号】·522628160407022LY。

■ **木姜子属 Litsea**

· **毛豹皮樟**

【学名】· *Litsea coreana* var. *lanuginosa* (Migo) Yang et P. H. Huang

【生境与分布】·生于海拔 1 000 m 以下的山地杂林、林缘及旷野。分布于丹寨、黎平、锦屏、赤水、盘州、道真、瓮安、荔波、惠水、三都、龙里、息烽、梵净山、雷公山等地。

【药用部位】·茎皮。

【功效与主治】·温中止痛,理气行水。用于胸腹胀满,肋下气痛。

· **豹皮樟**

【学名】· *Litsea coreana* var. *sinensis* (Allen) Yang et P. H. Huang

【别名】·扬子黄肉楠。

【生境与分布】·生于海拔 900 m 以下的山地杂林或林缘及旷野、沟边。分布于余庆、丹寨、黎平、锦屏、赤水、盘州、道真、雷公山、梵净山等地。

【药用部位】·根、茎皮。

【功效与主治】·温中止痛,理气行水。用于胃脘胀痛,水肿。

【凭证标本号】·520329190414026LY。

· **山鸡椒**

【学名】· *Litsea cubeba* (Lour.) Pers.

【别名】·山苍子、澄茄子。

【生境与分布】·生于海拔 700～1 500 m 的向阳山地、灌丛、疏林、林中路旁。分布于惠水、花溪、长顺、三都、天柱、荔波、瓮安、独山、福泉、都匀、龙里、贵定、黎平、息烽、开阳、修文、清镇、安龙、兴义、罗甸、锦屏、盘州、平塘、丹寨等地。

【药用部位】·成熟果实。

【功效与主治】·温中散寒,行气止痛。用于胃寒呕逆,脘腹冷痛,寒疝腹痛,寒湿郁滞,小便浑浊。

【凭证标本号】·522731905509011LY;520111200714033LY;522729190312074LY。

【附注】·《中国药典》收录物种。

· **毛山鸡椒**

【学名】· *Litsea cubeba* var. *formosana* (Nakai) Yang et P. H. Huang

【生境与分布】·生于海拔 700～1 500 m 的向阳山地、灌丛、疏林或林中路旁。分布于黎平等地。

【药用部位】·果实。

【功效与主治】·温中散寒,行气止痛。用于胸腹胀满,肋下气痛,脘腹冷痛。

· **黄丹木姜子**

【学名】· *Litsea elongata* (Wall. ex Nees) Benth. et Hook. f.

【别名】·毛丹。

【生境与分布】·生于海拔 500～1 800 m 的林下、山坡路旁。分布于望谟、余庆、绥阳、雷山、黎平、独山、安龙、兴仁、都匀、三都、荔波、长顺、瓮安、罗甸、福泉、惠水、贵定、龙里、平塘、台江、从江、册亨、道真、赤水、清镇、开阳、宽阔水、梵净山、佛顶山、麻阳河、月亮山等地。

【药用部位】·果实。

【功效与主治】·理气健脾,解暑燥湿。用于暑湿吐泻。

【凭证标本号】·522326201002029LY;520329190417027LY。

· **清香木姜子**

【学名】· *Litsea euosma* W. W. Sm.

【别名】·山姜子、山胡椒。

【生境与分布】·生于山坡灌丛、常绿阔叶林缘、次生阔叶林。分布于都匀等地。

【药用部位】·根、茎、果实。

【功效与主治】·根:温中理气,散寒止痛。用于胃脘冷痛,风湿关节酸痛,疟疾,痛经。茎:祛风行气,健脾利湿。用于腹痛腹胀,暑湿吐泻,关节疼痛,水肿,无名肿毒。果实:温中行气,燥湿健脾,消食止痛,解毒消肿。用于胃寒腹痛,暑湿吐泻,食滞饱胀,痛经,疝痛,疟疾,疮疡肿痛。

【凭证标本号】·522701201005012LY。

- **宜昌木姜子**

【学名】· *Litsea ichangensis* Gamble

【别名】·狗酱子树。

【生境与分布】·生于海拔1 000～2 000 m的山坡灌丛或密林。分布于江口、雷山、道真、惠水、梵净山等地。

【药用部位】·果实。

【功效与主治】·温中行气,止痛,燥湿健脾,消食,解毒消肿。用于胃寒腹痛,暑湿吐泻,食滞饱胀,痛经,疝痛,疟疾,疮疡肿痛。

【凭证标本号】·522222160722013LY。

- **毛叶木姜子**

【学名】· *Litsea mollis* Hemsl.

【生境与分布】·生于海拔200～1 500 m的山坡灌丛或阔叶林。分布于都匀、望谟、水城、榕江、天柱、荔波、平塘、长顺、瓮安、罗甸、福泉、惠水、三都、龙里、独山、贵定、清镇、息烽、开阳、绥阳、赤水等地。

【药用部位】·果实。

【功效与主治】·温中行气,止痛燥湿,健脾消食。用于胃寒腹痛,暑湿吐泻,食滞饱胀,痛经,疝痛,疟疾,疮疡肿痛。

【凭证标本号】·522701200925014LY;523326210315002LY;520221190802010LY。

- **假柿木姜子**

【学名】· *Litsea monopetala* (Roxb.) Pers.

【生境与分布】·生于海拔1 500 m以下的阳坡灌丛或疏林。分布于兴义、安龙、罗甸等地。

【药用部位】·果实。

【功效与主治】·温中行气,健脾消食。用于胃寒腹痛,食滞饱胀。

【凭证标本号】·522731191020043LY;523326200516004LY。

- **四川木姜子**

【学名】· *Litsea moupinensis* var. *szechuanica* (Allen) Yang et P. H. Huang

【别名】·澄茄子。

【生境与分布】·生于海拔500～2 100 m的山地林中。分布于金沙、大方等地。

【药用部位】·果实。

【功效与主治】·温中止痛。用于胃寒腹痛,呃逆,呕吐。

- **红皮木姜子**

【学名】· *Litsea pedunculata* (Diels) Yang et P. H. Huang

【生境与分布】·生于海拔1 200～1 920 m的潮湿山坡或山顶混交林。分布于凯里、丹寨、榕江、兴仁、安龙、麻江、罗甸、都匀、惠水、贵定、三都、龙里、宽阔水、雷公山、梵净山等地。

【药用部位】·果实。

【功效与主治】·温中止痛。用于胃寒腹痛。

- **杨叶木姜子**

【学名】· *Litsea populifolia* (Hemsl.) Gamble

【生境与分布】·生于海拔750～2 000 m的山地阳坡或河谷两岸。分布于习水等地。

【药用部位】·果实。

【功效与主治】·温中止痛。用于胃寒腹痛,呃逆,呕吐。

- **木姜子**

【学名】· *Litsea pungens* Hemsl.

【别名】·山胡椒、木香子、山姜子。

【生境与分布】·生于海拔800～2 300 m的溪旁和山地阳坡杂木林中或林缘。分布于钟山、荔波、绥阳、长顺、都匀、惠水、贵定、三都、龙里、平塘、梵净山等地。

【药用部位】·根、茎、叶、果实。

【功效与主治】·根:温中理气,散寒止痛。用于胃脘冷痛,风湿关节酸痛,疟疾,痛经。茎:散寒止痛,行气消食,透疹。用于胃寒腹痛,食积腹胀,麻疹透发不畅。叶:祛风行气,健脾利湿,外用解毒。用于腹痛腹胀,暑湿吐泻,关节疼痛,水肿,无名肿毒。果实:温中行气,燥湿健脾,解毒消肿。用于胃寒腹痛,暑湿吐泻,食滞饱胀,痛经,疝痛,疟疾,疮疡肿痛。

【凭证标本号】·520201200720014LY;522722200723524LY;520323150715302LY。

- **红叶木姜子**

【学名】· *Litsea rubescens* Lec.

【别名】·野春桂。

【生境与分布】·生于海拔800～2 350 m的灌丛或林缘。分布于息烽、修文、开阳、锦屏、榕江、丹寨、雷山、都匀、三都、罗甸、长顺、瓮安、独山、福泉、都匀、惠水、贵定、龙里、册亨、紫云、平塘、赤水、绥阳、兴义、望谟、黔西、安龙、织金、赫章、道真、台江、麻阳河、梵净山等地。

【药用部位】·根、果实。

【功效与主治】·根:祛风散寒,止痛。用于感冒头痛,风湿骨痛,跌打损伤。果实:温中理气,消食化滞。用于脘腹疼痛,食滞腹胀,呕吐泄泻。

【凭证标本号】·522326210315004LY;522327181129235LY;522423191003015LY。

● **绢毛木姜子**

【学名】·*Litsea sericea* (Nees) Hook. f.

【别名】·绢丝楠。

【生境与分布】·生于海拔2 000 m的山坡路旁、灌丛、针阔混交林。分布于江口、印江等地。

【药用部位】·果实。

【功效与主治】·燥湿祛痰,利尿消肿,祛风散寒。用于水湿停聚,小便不利,咳嗽痰喘。

● **桂北木姜子**

【学名】·*Litsea subcoriacea* Yen C. Yang & P. H. Huang

【生境与分布】·生于海拔400～1 950 m的山谷疏林或混交林。分布于三都、都匀、瓮安、罗甸、独山、龙里、荔波、梵净山等地。

【药用部位】·果实。

【功效与主治】·祛风健胃。用于头痛,食滞腹胀。

【凭证标本号】·522222150703011LY。

● **钝叶木姜子**

【学名】·*Litsea veitchiana* Gamble

【别名】·木香子。

【生境与分布】·生于海拔2 200 m以下的山坡路旁或灌丛。分布于龙里、盘州、荔波、三都、梵净山等地。

【药用部位】·果实。

【功效与主治】·行气,健胃消食。用于消化不良,脘腹胀痛。

● **轮叶木姜子**

【学名】·*Litsea verticillata* Hance.

【别名】·槁木姜、槁树。

【生境与分布】·生于海拔1 300 m以下的山谷、溪旁、灌丛或杂木林。分布于大沙河。

【药用部位】·根、茎叶。

【功效与主治】·祛风通络,活血消肿,止痛。用于风湿痹痛,肢麻,胃痛,痛经,跌打肿痛。

■ **润楠属 *Machilus***

● **安顺润楠**

【学名】·*Machilus cavaleriei* Lévl.

【生境与分布】·生于海拔1 280 m左右的山坡疏林、密林。分布于清镇、西秀、安龙、望谟、荔波、都匀、独山、长顺、罗甸、惠水、龙里等地。

【药用部位】·树皮。

【功效与主治】·舒筋活血,消肿止痛。用于跌打损伤,手脚麻木。

【凭证标本号】·527729190311017LY;520402170510077LY;520425170602110LY。

● **黄心树**

【学名】·*Machilus gamblei* King ex J. D. Hooker

【生境与分布】·生于海拔1 300～1 640 m的山坡、谷底林中。分布于三都、罗甸、安龙等地。

【药用部位】·树皮。

【功效与主治】·舒筋活血,消肿止痛。用于跌打损伤。

【凭证标本号】·522228200729168LY。

● **宜昌润楠**

【学名】·*Machilus ichangensis* Rehd. et Wils.

【别名】·竹叶楠。

【生境与分布】·生于海拔560～1 400 m的山坡或山谷疏林。分布于余庆、兴义、江口、清镇、黎平、三都、长顺、瓮安、独山、罗甸、福泉、荔波、惠水、龙里、平塘、赤水、七星关、梵净山、雷公山等地。

【药用部位】·根皮、树皮、茎、叶。

【功效与主治】·舒筋络,活血,消肿止痛,止吐。煎服用于霍乱,吐泻不止。外洗用于转筋,足水肿。

【凭证标本号】·520329190417022LY;522301160329153LY。

● **大叶楠**

【学名】·*Machilus kusanoi* Hayata

【别名】·豪樟。

【生境与分布】·生于山坡常绿林。分布于三都、黎平、印江等地。

【药用部位】·根皮。

【功效与主治】·舒筋消肿。用于跌打损伤,扭伤。

【凭证标本号】·522230191103016LY。

● **薄叶润楠**

【学名】·*Machilus leptophylla* Hand.-Mazz.

【别名】·落叶桢楠。

【生境与分布】·生于海拔736～1 500 m的阴坡山谷林地。分布于清镇、凯里、雷山、锦屏、丹寨、黎平、三都、都匀、安龙等地。

【药用部位】·根。

【功效与主治】·消肿解毒。用于疮疖。

■ 新樟属 *Neocinnamomum*

● 滇新樟

【学名】· *Neocinnamomum caudatum* (Nees) Merr.

【别名】· 茶蚬、梅根、羊角香。

【生境与分布】· 生于海拔500～1800 m的山谷、路旁、溪边、林中。分布于望谟等地。

【药用部位】· 树皮、叶。

【功效与主治】· 祛风除湿,祛瘀活血,散寒止痛。用于风湿关节痛,跌打肿痛,骨折,痛经,风寒感冒,麻疹,寒性胃痛。

● 新樟

【学名】· *Neocinnamomum delavayi* (Lec.) Liou

【别名】· 肉桂树、少花新樟。

【生境与分布】· 生于海拔500～1800 m的山谷、溪边。分布于望谟、罗甸等地。

【药用部位】· 枝叶、树皮。

【功效与主治】· 祛风湿,舒筋络,散寒止痛,止血。用于风湿痹痛,跌打损伤,疼痛。外用于出血。

【凭证标本号】· 522422160823003LY。

● 川鄂新樟

【学名】· *Neocinnamomum fargesii* (Lec.) Kosterm.

【别名】· 三条筋。

【生境与分布】· 生于海拔600～1300 m的山地灌丛。分布于龙里、大沙河等地。

【药用部位】· 根皮、果实。

【功效与主治】· 祛风湿,舒筋络,止血。用于骨痛,风湿痛,跌打损伤,出血。

● 海南新樟

【学名】· *Neocinnamoum lecomtei* Liou

【生境与分布】· 生于海拔400～500 m的密林或山谷水旁。分布于册亨、望谟等地。

【药用部位】· 全株。

【功效与主治】· 舒筋活络,活血散瘀,祛风除湿,行气止痛。用于风湿骨痛,神经痛,跌打损伤,腰肌劳损,小儿麻痹后遗症,乙型脑炎后遗症。

【凭证标本号】· 522326210115027LY。

■ 新木姜子属 *Neolitsea*

● 新木姜子

【学名】· *Neolitsea aurata* (Hay.) Koidz.

【别名】· 新木姜。

【生境与分布】· 生于海拔700～1700 m的山坡林缘或杂木林中。分布于兴义、赤水、榕江、黄平、丹寨、都匀、龙里、荔波、三都、雷公山、梵净山等地。

【药用部位】· 根、树皮。

【功效与主治】· 行气止痛,利水消肿。用于脘腹胀痛,水肿。

【凭证标本号】· 522301160203079LY。

● 粉叶新木姜子

【学名】· *Neolitsea aurata* var. *glauca* Yang

【生境与分布】· 生于海拔950～1460 m的山坡阔叶林。分布于开阳、清镇、赤水、贵定、长顺、瓮安、罗甸、都匀、三都、龙里等地。

【药用部位】· 果实。

【功效与主治】· 温中散寒,理气止痛。用于胃寒腹痛,痛经。

● 短梗新木姜子

【学名】· *Neolitsea brevipes* H. W. Li

【生境与分布】· 生于海拔1300～1680 m的灌丛、常绿阔叶林。分布于荔波等地。

【药用部位】· 果实。

【功效与主治】· 温中散寒,理气止痛。用于胃寒腹痛,痛经,疝痛,疟疾,疮痈肿痛。

● 鸭公树

【学名】· *Neolitsea chuii* Merrill

【生境与分布】· 生于海拔500～1400 m的山谷或疏林。分布于荔波、丹寨、雷公山等地。

【药用部位】· 种子。

【功效与主治】· 行气止痛,利水消肿。用于胃脘胀痛,水肿。

● 簇叶新木姜子

【学名】· *Neolitsea confertifolia* (Hemsl.) Merr.

【别名】· 丛叶楠、香桂子树、密叶新木姜。

【生境与分布】· 生于海拔1500 m以下的阔叶林。分布于余庆、绥阳、桐梓、习水等地。

【药用部位】· 木材、枝叶。

【功效与主治】· 和中降逆,止吐止泻,利水消肿。用于暑湿霍乱,腹痛,吐泻转筋,水肿,聤耳出脓。

【凭证标本号】· 520324161104008LY。

● 大叶新木姜子

【学名】· *Neolitsea levinei* Merr.

【别名】· 大叶新木姜、假玉桂、土玉桂。

【生境与分布】· 生于海拔600～1550 m的山地路旁、水旁、山谷密林。分布于绥阳、黎平、榕江、丹寨、荔波、三都、瓮安、独山、罗甸、福泉、都匀、惠水、贵定、龙里、赤水、梵净山、雷公山等地。

【药用部位】· 根、果实。

【功效与主治】· 根:利水,止痛,解毒。用于带下病,跌打损伤,痈肿疮毒。果实:祛风散寒。用于胃寒痛。

【凭证标本号】· 520324150824051LY。

• 羽脉新木姜子

【学名】· *Neolitsea pinninervis* Yang et P. H. Huang

【生境与分布】· 生于海拔 750～1 700 m 的山地、山顶林中。分布于凯里、雷山等地。

【药用部位】· 果实。

【功效与主治】· 祛风散寒。用于胃寒痛。

【凭证标本号】· 522327190619305LY。

• 波叶新木姜子

【学名】· *Neolitsea undulatifolia* (Lévl.) Allen

【生境与分布】· 生于海拔 1 400～2 000 m 的石灰岩山地或灌丛。分布于安龙、独山、三都等地。

【药用部位】· 根。

【功效与主治】· 顺气,止痛。用于气痛。

【凭证标本号】· 522328160308981LY。

• 巫山新木姜子

【学名】· *Neolitsea wushanica* (Chun) Merr.

【生境与分布】· 生于海拔 700～1 500 m 的常绿阔叶林。分布于桐梓、印江等地。

【药用部位】· 根。

【功效与主治】· 顺气,止痛。用于气痛。

【凭证标本号】· 520329190416035LY。

■ 楠属 *Phoebe*

• 闽楠

【学名】· *Phoebe bournei* (Hemsl.) Yang

【生境与分布】· 生于海拔 1 000 m 以下的常绿阔叶林。分布于息烽、从江、榕江、黎平、锦屏、赤水、习水、三都、瓮安、独山、福泉、龙里、石阡、岑巩、镇远、黄平、台江、剑河、丹寨、凯里、梵净山等地。

【药用部位】· 根。

【功效与主治】· 止吐泻,消水肿。用于呕吐,泄泻,水肿。

【凭证标本号】· 522722200512285LY;522301150820760LY。

• 山楠

【学名】· *Phoebe chinensis* Chun

【别名】· 楠木。

【生境与分布】· 生于海拔 1 400～1 600 m 的山坡或山谷常绿阔叶林。分布于花溪、水城、惠水、龙里等地。

【药用部位】· 根。

【功效与主治】· 止吐泻,消水肿。用于吐泻,水肿。

【凭证标本号】· 520111200417016LY。

• 细叶楠

【学名】· *Phoebe hui* Cheng ex Yang

【生境与分布】· 生于海拔 1 500 m 以下的疏林。分布于道真等地。

【药用部位】· 根。

【功效与主治】· 活血祛瘀,行气消肿。用于月经不调,跌打损伤。

• 小叶楠

【学名】· *Phoebe microphylla* H. W. Li

【生境与分布】· 生于海拔 400～1 600 m 的沟谷疏林。分布于从江等地。

【药用部位】· 根。

【功效与主治】· 活血祛瘀,行气消肿。用于跌打损伤,胸胁胀痛。

• 白楠

【学名】· *Phoebe neurantha* (Hemsl.) Gamble

【生境与分布】· 生于海拔 1 500～2 400 m 的常绿阔叶林。分布于黎平、榕江、罗甸、瓮安、惠水、龙里、梵净山等地。

【药用部位】· 根。

【功效与主治】· 活血祛瘀,行气消肿。用于月经不调,跌打损伤。

• 光枝楠

【学名】· *Phoebe neuranthoides* S. Lee et F. N. Wei

【生境与分布】· 生于海拔 600～2 000 m 的山地密林。分布于开阳、雷山、榕江、都匀、长顺、瓮安、福泉、荔波、惠水、三都、龙里、罗甸、平塘、安龙、兴仁、贞丰、务川等地。

【药用部位】· 根。

【功效与主治】· 活血祛瘀,行气消肿。用于跌打损伤。

【凭证标本号】· 520329190417025LY。

• 紫楠

【学名】· *Phoebe sheareri* (Hemsl.) Gamble

【别名】· 黄心楠、金丝楠、紫金楠。

【生境与分布】· 生于海拔 400～1 160 m 的山地阔叶林。分布于息烽、龙里、松桃、黎平、锦屏、三都、瓮安、独山、罗甸、福泉、荔波、惠水、梵净山等地。

【药用部位】·根、叶。

【功效与主治】·根:活血祛瘀,行气消肿。用于跌打损伤,水肿腹胀。叶:温中理气,祛湿散瘀。用于脚气浮肿,腹胀。

【凭证标本号】·520325160412478LY。

• 楠木

【学名】· Phoebe zhennan S. Lee et F. N. Wei.

【别名】·桢楠、雅楠。

【生境与分布】·生于海拔1500 m以下的阔叶林。分布于赤水、开阳、思南、金沙、六枝、绥阳、桐梓、习水、长顺、瓮安、罗甸、福泉、都匀、惠水、贵定、三都、龙里、平塘、丹寨、凯里、印江、德江、松桃、碧江、荔波等地。

【药用部位】·木材、枝叶、树皮。

【功效与主治】·木材、枝叶:暖胃正气,利水消肿,止吐止泻。用于暑湿霍乱,腹痛,水肿,烦满短气,聤耳。树皮:止吐止泻。用于转筋,水肿,霍乱吐泻不止,心腹胀痛。

【凭证标本号】·520381160525092LY。

■ 檫木属 Sassafras

• 檫木

【学名】· Sassafras tzumu (Hemsl.) Hemsl.

【生境与分布】·生于海拔150~1900 m疏林或密林中。分布于绥阳、江口、荔波、雷山、黎平、丹寨、黔西、镇宁、安龙、兴仁、三都、都匀、平塘、瓮安、惠水、赤水、习水、息烽、普安、梵净山等地。

【药用部位】·根、茎叶。

【功效与主治】·祛风除湿,活血散瘀,止血。用于风湿痹痛,跌打损伤,腰肌劳损,半身不遂,外伤出血。

【凭证标本号】·520323150714420LY;522222150504023LY;522722210121497LY。

莲叶桐科 Hernandiaceae

■ 青藤属 Illigera

• 心叶青藤

【学名】· Illigera cordata Dunn

【别名】·黄鳝藤、翼果藤。

【生境与分布】·生于海拔1000~1900 m的山坡密林或灌丛。分布于兴义、册亨、安龙、罗甸等地。

【药用部位】·根、藤茎。

【功效与主治】·祛风除湿,散瘀止痛,消肿破瘀,通经。用于跌打损伤。

• 大花青藤

【学名】· Illigera grandiflora W. W. Sm. & Jeffrey

【别名】·风车藤、红豆七

【生境与分布】·生于海拔1300~2000 m的林中。分布于罗甸等地。

【药用部位】·根、藤。

【功效与主治】·消肿解热,散瘀接骨。外用于跌打损伤,骨折。

【凭证标本号】·522728151013026LY。

• 小花青藤

【学名】· Illigera parviflora Dunn

【别名】·黑九牛、翅果藤。

【生境与分布】·生于海拔500~1400 m的山地林中或灌丛。分布于荔波、平塘、江口、黎平等地。

【药用部位】·根、藤茎。

【功效与主治】·祛风除湿。用于风湿骨痛,小儿麻痹后遗症。

【凭证标本号】·522722200512076LY;522727200923003LY。

• 尾叶青藤

【学名】· Illigera pseudoparviflora Y. R. Li

【生境与分布】·生于山坡路边疏林。分布于惠水、长顺、石阡、印江、麻江等地。

【药用部位】·根、藤茎。

【功效与主治】·祛风除湿,散寒止痛。用于风湿麻木,跌打损伤,月经不调。

【凭证标本号】·522731200903007LY;522729200725066LY。

• 红花青藤

【学名】· Illigera rhodantha Hance

【别名】·毛青藤。

【生境与分布】·生于海拔300~600 m的山谷林中或灌丛。分布于兴义、罗甸等地。

【药用部位】·根、藤茎。

【功效与主治】·消肿止痛,祛风散瘀。用于风湿骨痛,跌打损伤,肿痛,小儿麻痹后遗症,小儿疳积,毒蛇咬伤。

【凭证标本号】·523326200412006LY。

• 三叶青藤

【学名】· Illigera trifoliata (Griff.) Dunn

【别名】·兜状青藤。

【生境与分布】·生于海拔 1 100～1 300 m 的山谷。分布于剑河等地。

【药用部位】·根、藤茎。

【功效与主治】·祛风散瘀,消肿止痛。用于风湿骨痛,关节炎,跌打损伤,肿痛,喉痛,小儿麻痹后遗症,毒蛇咬伤。

领春木科 Eupteleaceae

■ 领春木属 *Euptelea*

• 领春木

【学名】· *Euptelea pleiosperma* J.D. Hooker & Thomson

【别名】·正心木、水桃。

【生境与分布】·生于海拔 800～2 000 m 的山地杂木林。分布于荔波、水城、江口、清镇、乌当、修文、纳雍、盘州、道真、大方、普定、织金、松桃、桐梓、册亨、黎平、瓮安、麻江、梵净山等地。

【药用部位】·树皮、花。

【功效与主治】·清热泻火,止痛接骨。

【凭证标本号】·520111200417038LY;5202211190611010LY。

连香树科 Cercidiphyllaceae

■ 连香树属 *Cercidiphyllum*

• 连香树

【学名】· *Cercidiphyllum japonicum* Sieb. et Zucc.

【别名】·山白果、银叶连香树、芭蕉香清。

【生境与分布】·生于海拔 650～2 700 m 的山谷边缘或林中开阔地。分布于纳雍、大方、水城、织金、盘州、赫章、梵净山等地。

【药用部位】·成熟果实。

【功效与主治】·祛风定惊,止痉。用于小儿惊风,抽搐肢冷。

毛茛科 Ranunculaceae

■ 乌头属 *Aconitum*

• 乌头

【学名】· *Aconitum carmichaelii* Deb.

【别名】·川乌头、草乌。

【生境与分布】·生于山地草坡或灌丛。分布于平塘、贞丰、西秀等地。

【药用部位】·根。

【功效与主治】·川乌(母根):祛风除湿,温经止痛。用于风寒湿痹,关节疼痛,心腹冷痛,寒疝作痛及麻醉止痛。附子(子根的加工品):回阳救逆,补火助阳,散寒止痛。用于亡阳虚脱,肢冷脉微,心阳不足,胸痹心痛,虚寒吐泻,脘腹冷痛,肾阳虚衰,阳痿宫冷,阴寒水肿,阳虚外感,寒湿痹痛。

【凭证标本号】·522727200927030LY;522325180919323LY;520402140621381LY。

【附注】·《中国药典》收录物种。

• 黔川乌头

【学名】· *Aconitum cavaleriei* Lévl. et Vant.

【生境与分布】·生于山地阴湿处。分布于贵定等地。

【药用部位】·块根。

【功效与主治】·用于胃病。

【凭证标本号】·522428140926284LY。

• 紫乌头

【学名】· *Aconitum episcopale* var. *villosulipes* W. T. Wang

【生境与分布】·生于海拔 1 600～1 800 m 的山坡草丛。分布于赫章。

【药用部位】·块根。

【功效与主治】·祛风散寒,除湿止痛。用于风湿痹痛,关节肿痛。

• 瓜叶乌头

【学名】· *Aconitum hemsleyanum* Pritz.

【别名】·盐附子、乌毒、羊角七。

【生境与分布】·生于海拔 500～1 900 m 的山坡灌丛。分布于纳雍、盘州等地。

【药用部位】·块根。

【功效与主治】·祛风除湿,活血止痛。用于风湿关节疼痛,腰腿痛,跌打损伤,无名肿毒,癣疮等。

• 拳距瓜叶乌头

【学名】· *Aconitum hemsleyanum* var. *circinatum* W. T. Wang

【生境与分布】·分布于纳雍、盘州等地。

【药用部位】·块根。

【功效与主治】·祛风除湿,活血止痛。

• 岩乌头

【学名】· *Aconitum racemulosum* Franch.

【别名】·雪上一支蒿、岩乌、岩乌子。

【生境与分布】·生于山谷崖石上或林中。分布于清镇、龙里、花溪、乌当等地。

【药用部位】·块根。

【功效与主治】·祛风除湿,活血止痛。用于风湿疼痛,跌打损伤。

【凭证标本号】·520325160531622LY。

● **花葶乌头**

【学名】·*Aconitum scaposum* Franch.

【别名】·花莛乌头。

【生境与分布】·生于海拔1850～2000m的山地林中或林缘。分布于贵阳、都匀、梵净山等地。

【药用部位】·根。

【功效与主治】·活血调经,散瘀止痛。用于月经不调,跌打损伤,骨折疼痛,风湿性关节痛,胃痛,无名肿毒。

【凭证标本号】·522701201108033LY。

● **聚叶花葶乌头**

【学名】· *Aconitum scaposum* var. *vaginatum*（Pritz.）Rapaics

【别名】·活血莲、墨七、鞘柄乌头。

【生境与分布】·生于海拔1850～2000m山地林中或林边。分布于印江、安龙、雷山等地。

【药用部位】·根。

【功效与主治】·祛风散寒,除湿止痛,活血调经。用于五劳七伤,风湿痛,胃痛,月经不调,跌打损伤。

● **高乌头**

【学名】·*Aconitum sinomontanum* Nakai

【别名】·七连环、龙蹄叶、九连环。

【生境与分布】·生于海拔1100～2000m的山坡草地或林中。分布于印江、纳雍、大方等地。

【药用部位】·块根。

【功效与主治】·祛风除湿,理气止痛,活血消肿。用于风湿痹痛,关节肿痛,跌打损伤,胃痛,胸腹胀满,急慢性菌痢及肠炎等。

【凭证标本号】·520203140330004LY。

● **黄草乌**

【学名】·*Aconitum vilmorinianum* Kom.

【别名】·昆明乌头、大草乌、草乌。

【生境与分布】·生于海拔1700m左右的山坡。分布于黔西、威宁、梵净山等地。

【药用部位】·块根。

【功效与主治】·祛风散寒,活血止痛,解毒清肿。用于风寒湿痹,手足厥冷,跌打损伤,疮毒等。

【凭证标本号】·522423191019001LY;522427140916714LY。

● **深裂黄草乌**

【学名】· *Aconitum vilmorinianum* var. *altifidum* W. T. Wang

【别名】·藤乌、西南乌头。

【生境与分布】·生于海拔1800～2200m的山地草坡中。分布于威宁、水城、盘州等地。

【药用部位】·块根。

【功效与主治】·祛风除湿,止痛,解毒消肿。用于风湿痹痛,疮毒。

【凭证标本号】·522427140729397LY。

■ **类叶升麻属** *Actaea*

● **类叶升麻**

【学名】·*Actaea asiatica* Hara

【生境与分布】·生于海拔2400～2800m的山地草丛。分布于道真、赫章、梵净山等地。

【药用部位】·根茎。

【功效与主治】·祛风除湿,清热解表。用于感冒头痛,风湿疼痛等。

【凭证标本号】·520325160530615LY。

● **短果升麻**

【学名】·*Actaea brachycarpa*（P. K. Hsiao.）J. Compton

【生境与分布】·生于海拔2000m左右的林中阴湿处。分布于威宁、织金、赫章等地。

【药用部位】·根茎。

【功效与主治】·清热解毒,疏风发汗。用于胃冷痛,斑疹,透疹,黄疸。

● **升麻**

【学名】·*Actaea cimicifuga* L.

【别名】·绿升麻、黑升麻、西升麻。

【生境与分布】·生于海拔1600～2200m的山坡灌丛。分布于水城、威宁、盘州、大方、赫章地。

【药用部位】·根茎。

【功效与主治】·发表透疹,清热解毒,升举阳气。用于风热头痛,齿痛,口疮,咽喉肿痛,麻疹不透,阳毒发斑,脱肛,子宫脱垂。

【凭证标本号】·520221190730025LY。

【附注】·《中国药典》收录物种。

● 小升麻

【学名】· Actaea japonica（Thunb.）

【别名】·金龟草、五角连、金丝三七。

【生境与分布】·生于海拔1 500～1 900 m的灌丛、草坡、林边湿润地。分布于紫云、赤水、印江、黎平等地。

【药用部位】·根茎。

【功效与主治】·清热解毒,升阳发汗,理气,止痛消肿,散瘀活血。用于跌打损伤,劳伤,风湿痛,咽喉痛,无名肿毒,疖毒,高血压。

【凭证标本号】·520425170602141LY。

● 南川升麻

【学名】· Actaea nanchuanensis（P. K. Hsiao）Jiamg P. Luo, Q. Yuan & Q. E. Yang

【别名】·绿豆升麻。

【生境与分布】·生于海拔1 500～1 600 m的山坡灌丛。分布于习水、梵净山等地。

【药用部位】·根茎。

【功效与主治】·发表透疹,清热解毒,升举阳气。用于斑疹不透,咽喉肿痛,劳伤,中气下陷,泻痢下重,跌打损伤。

● 单穗升麻

【学名】· Actaea simplex（DC.）Wormsk. ex Fisch. & C. A. Mey.

【别名】·野升麻、大叶毛狼。

【生境与分布】·生于海拔300～2 300 m的山地草坡、潮湿灌丛。分布于大沙河等地。

【药用部位】·根茎。

【功效与主治】·清热解毒,散风升阳,发表透疹。用于伤风咳嗽,喉痛,头痛,时气疫疠,斑疹,风热疮痛,久泻脱肛,崩漏,小儿麻疹。

■ 侧金盏花属 Adonis

● 短柱侧金盏花

【学名】· Adonis brevistyla Franch.

【生境与分布】·生于海拔2 600 m左右的向阳山坡灌丛。分布于威宁等地。

【药用部位】·全草。

【功效与主治】·清热解毒。用于黄疸,咳嗽,哮喘等。

■ 银莲花属 Anemone

● 卵叶银莲花

【学名】· Anemone begoniifolia Lévl. et Vant.

【生境与分布】·生于海拔600～1 200 m的沟边阴湿地。分布于荔波、惠水、绥阳、江口、兴仁、长顺、独山、凤冈、镇宁、息烽、修文、沿河、德江、仁怀、紫云等地。

【药用部位】·根。

【功效与主治】·消肿接骨,止血生肌。用于风湿关节痛,疮毒。外用于疮毒。

【凭证标本号】·522722200701034LY;522731191021024LY;520323150507412LY。

● 银莲花

【学名】· Anemone cathayensis Kitag.

【生境与分布】·生于海拔1 000～2 600 m的山坡草地、山谷沟边、多石砾坡地。分布于钟山、湄潭、都匀等地。

【药用部位】·根茎。

【功效与主治】·清热解毒,活血除湿。用于惊厥。

【凭证标本号】·520201200914497LY,520328210430025LY。

● 西南银莲花

【学名】· Anemone davidii Franch.

【别名】·铜骨七。

【生境与分布】·生于海拔950～2 400 m的山坡湿润地。分布于安顺、江口、雷山、镇远、万山、德江、松桃、梵净山等地。

【药用部位】·根茎。

【功效与主治】·活血祛瘀,补肾壮阳,接骨,止血生肌。用于跌打损伤,风湿痛,劳伤,阳痿,腰痛。

【凭证标本号】·522422160504014LY。

● 鹅掌草

【学名】· Anemone flaccida Fr. Schmidt

【别名】·林阴银莲花、蜈蚣三七、二轮七。

【生境与分布】·生于海拔1 100 m左右的山谷潮湿地。分布于凯里、松桃、大方等地。

【药用部位】·根茎。

【功效与主治】·祛风湿,利筋骨。用于风湿疼痛,跌打损伤。

【凭证标本号】·522426181004030LY。

● 水棉花

【学名】· Anemone hupehensis f. alba W. T. Wang

【别名】·五匹风、一扫光、绿升麻。

【生境与分布】·生于海拔 1 200～2 900 m 的山地草坡、疏林、沟边。分布于威宁、册亨等地。

【药用部位】·根茎、叶。

【功效与主治】·清热除湿,活血祛瘀,截疟。用于食积痢疾,疟疾,淋证,难产,死胎,胃痛,风湿关节痛,外伤所致内出血。外用于疮伤。

• 打破碗花花

【学名】· *Anemone hupehensis* Lem.

【别名】·大头翁、火草花、山棉花。

【生境与分布】·生于 800～1 980 m 的山坡、沟边、田边、林边湿润处。分布于都匀、水城、沿河、兴义、纳雍、大方、桐梓、江口、平坝、凯里、贵定、思南、印江、金沙、紫云、清镇、镇宁、梵净山等地。

【药用部位】·全草。

【功效与主治】·清热利湿,解毒杀虫,消肿散瘀。用于痢疾,泄泻,蛔虫病,疮疖痈肿,跌打损伤,黄疸等。

【凭证标本号】·522701200919013LY,520221190607017LY,522228200728076LY。

• 草玉梅

【学名】· *Anemone rivularis* Buch.-Ham.

【别名】·五倍叶、见风青、汉虎掌。

【生境与分布】·生于海拔 850～2 450 m 的山坡潮湿处。分布于都匀、黔西、水城、凯里、兴义、安龙、平坝、普安、威宁、大方、金沙、绥阳、湄潭、清镇、开阳、黄平、梵净山、雷公山等地。

【药用部位】·根茎。

【功效与主治】·清热解毒,活血舒筋,消肿止痛。用于咽喉肿痛,疟腮,痈疽肿毒,风湿疼痛,跌打损伤。

【凭证标本号】·522701201031009LY,522423190817036LY,520221190607033LY。

• 小花草玉梅

【学名】· *Anemone rivularis* var. *flore-minore* Maxim.

【生境与分布】·生于海拔 2 000 m 左右的山地林边、草坡。分布于紫云。

【药用部位】·根茎、叶。

【功效与主治】·用于肝炎、筋骨疼痛等症。

【凭证标本号】·520425170601017LY。

• 大火草

【学名】· *Anemone tomentosa*（Maxim.）Pei

【别名】·大头翁、野棉花。

【生境与分布】·生于海拔 700 m 以上的山地草坡或路边阳

处。分布于绥阳、织金、独山等地。

【药用部位】·根茎。

【功效与主治】·化痰散瘀,截疟杀虫。用于疮疖痈肿,顽癣,秃疮,疟疾,痢疾,劳伤咳喘,小儿疳积,跌打损伤。

【凭证标本号】·520323140909073LY。

• 野棉花

【学名】· *Anemone vitifolia* Buch.-Ham

【别名】·小白头翁、土羌活、土白头翁。

【生境与分布】·生于海拔 1 000～2 700 m 的山坡草地、沟边、疏林。分布于册亨、荔波、湄潭等地。

【药用部位】·根。

【功效与主治】·止咳止血,理气杀虫,祛风湿,接骨。用于跌打损伤,风湿骨节痛,痢疾,泄泻,蛔虫病,黄疸,咳嗽气喘,内外伤出血。

【凭证标本号】·522327191008111LY,522722200723004LY,520328200806027LY。

■ 耧斗菜属 *Aquilegia*

• 无距耧斗菜

【学名】· *Aquilegia ecalcarata* Maxim.

【别名】·细距耧斗菜。

【生境与分布】·生于海拔 2 200 m 左右的灌丛。分布于江口、印江、正安、桐梓、梵净山等地。

【药用部位】·带根全草。

【功效与主治】·解表退热,生肌拔毒。用于感冒头痛,烂疮,黄水疮。

【凭证标本号】·522222160701008LY。

• 甘肃耧斗菜

【学名】· *Aquilegia oxysepala* var. *kansuensis* Bruhl

【生境与分布】·生于海拔 2 300 m 左右的山顶潮湿灌丛。分布于威宁、赫章等地。

【药用部位】·根。

【功效与主治】·活血。用于劳伤。

■ 星果草属 *Asteropyrum*

• 裂叶星果草

【学名】· *Asteropyrum cavaleriei*（Lévl. et Vant.）Drumm. et Hutch.

【生境与分布】·生于海拔 1 000～1 500 m 的潮湿地、疏林。分布于贵阳、绥阳、贵定、三都、龙里、普安等地。

【药用部位】·全草、根。

【功效与主治】·全草:除湿,止血。外用于疮痈溃烂,外伤出血。根:清热解毒,除湿利水。用于热病,腹痛,痢疾。

【凭证标本号】·520323150701258LY。

■ 铁破锣属 *Beesia*

● 铁破锣

【学名】·*Beesia calthifolia*(Maxim.)Ulbr.

【别名】·单叶升麻。

【生境与分布】·生于海拔1 000~1 780 m的沟边、林下。分布于雷山、江口、梵净山等地。

【药用部位】·全草、根茎。

【功效与主治】·祛风散寒,除湿止痛。用于风寒感冒,风湿关节痛,跌打损伤。外用于毒蛇咬伤。

■ 驴蹄草属 *Caltha*

● 驴蹄草

【学名】·*Caltha palustris* L.

【生境与分布】·生于海拔1 500~2 300 m的草甸、山地、灌丛、林下。分布于威宁、黔西等地。

【药用部位】·全草。

【功效与主治】·祛风散寒,除湿止痛。

【凭证标本号】·522427140928609LY。

■ 铁线莲属 *Clematis*

● 女萎

【学名】·*Clematis apiifolia* DC.

【别名】·百根草、方藤、银匙藤。

【生境与分布】·生于海拔1 800~2 100 m的灌木林。分布于钟山、水城等地。

【药用部位】·全草、根、茎、叶。

【功效与主治】·全草、根:补气升阳,消肿,利尿通乳。用于泻痢脱肛,惊痫寒热,孕妇浮肿,风火牙痛,筋骨疼痛,尿路感染,乳汁不下。茎、叶:清热解毒,消食利尿,通经活络,下乳。用于霍乱下痢,肾炎水肿,尿路感染,淋病,闭经乳少,筋骨痛。

【凭证标本号】·520201200723078LY。

● 钝齿铁线莲

【学名】·*Clematis apiifolia* var. *argentilucida*(H. Lévl. &. Vaniot)W. T. Wang

【别名】·川木通。

【生境与分布】·生于海拔1 000~1 500 m的山坡、路旁灌丛。分布于紫云、册亨、都匀、清镇、纳雍、绥阳、湄潭、三都、荔波、独山、罗甸、惠水、龙里、安龙等地。

【药用部位】·藤茎。

【功效与主治】·清热利水,利尿,消肿,活血,通经下乳。用于湿热癃闭,水肿,尿路感染,小便不利,肾炎水肿,淋证,妇女血气不和,少乳,闭经。

【凭证标本号】·520425170603195LY,522327191008126LY,522701210623006LY。

● 小木通

【学名】·*Clematis armandii* Franch.

【别名】·木通。

【生境与分布】·生于海拔350~1 500 m的山坡、山谷、路边灌丛、林边或水沟旁。分布于平塘、兴义、册亨、赤水、正安、绥阳、镇远、锦屏、雷山、江口、修文、榕江、贵定、荔波、长顺、瓮安、罗甸、福泉、三都、龙里、梵净山、宽阔水等地。

【药用部位】·茎藤。

【功效与主治】·利尿通淋,清心除烦,通经下乳。用于淋证,水肿,心烦尿赤,口舌生疮,闭经乳少,湿热痹痛。

【凭证标本号】·522727200423011LY,522301160215104LY,522327191002308LY。

【附注】·《中国药典》收录物种。

● 短尾铁线莲

【学名】·*Clematis brevicaudata* DC.

【别名】·小木通、石通、铜脚灵仙。

【生境与分布】·生于山地灌丛或疏林。分布于绥阳、凯里等地。

【药用部位】·茎、叶。

【功效与主治】·除湿热,通血脉,利小便。用于淋证,小便短涩,尿路感染,腹中胀满。

● 毛木通

【学名】·*Clematis buchananiana* DC.

【别名】·线木通。

【生境与分布】·生于海拔1 200~2 800 m的山区林边、沟边开阔地带的灌丛。分布于兴仁、花溪、水城、贞丰等地。

【药用部位】·全株、茎。

【功效与主治】·清热,利尿,止痛。用于扁桃体炎,咽喉炎,尿道炎,跌打损伤。

【凭证标本号】·522301160124013LY,520111200722002LY,520221191127004LY。

● 威灵仙

【学名】· *Clematis chinensis* Osbeck

【别名】· 铁脚威灵仙、白线草、铁丝。

【生境与分布】· 生于海拔 300～1 200 m 的山坡、山谷灌丛、沟边、路旁草丛。分布于花溪、水城、江口、赤水、清镇、修文、瓮安、罗甸、长顺、独山、福泉、荔波、都匀、惠水、三都、龙里、梵净山等地。

【药用部位】· 根、根茎。

【功效与主治】· 祛风湿，通经络。用于风湿痹痛，肢体麻木，筋脉拘挛，屈伸不利。

【凭证标本号】· 520111200714009LY、520221191126007LY、522222150101001LY。

【附注】·《中国药典》收录物种。

● 两广铁线莲

【学名】· *Clematis chingii* W. T. Wang

【生境与分布】· 生于海拔 600～1 400 m 的山坡灌丛。分布于六枝、册亨、荔波、瓮安、罗甸等地。

【药用部位】· 根、花。

【功效与主治】· 用于跌打损伤，瘀滞疼痛，风湿性筋骨痛，肢体麻木。

【凭证标本号】· 520203140614013LY。

● 金毛铁线莲

【学名】· *Clematis chrysocoma* Franch.

【别名】· 野木通。

【生境与分布】· 生于海拔 1 000～2 400 m 的向阳灌丛。分布于惠水、威宁、麻江、都匀、福泉等地。

【药用部位】· 根、茎。

【功效与主治】· 利水消肿，清热利尿，通经活血。用于肾炎水肿，小便淋痛，白浊，火眼疼痛，风湿性关节炎，跌打损伤，骨痛，闭经，通经。

【凭证标本号】· 522731191020035LY。

● 平坝铁线莲

【学名】· *Clematis clarkeana* Lévl. et Vant.

【别名】· 安顺铁线莲。

【生境与分布】· 生于山坡林边。分布于清镇、平坝、西秀、六枝、安龙、惠水、三都、龙里等地。

【药用部位】· 根。

【功效与主治】· 清热解毒，利尿消肿，通经下乳。用于咽喉痛，脚气，水肿，尿路感染，小便不利，肾炎水肿，乳汁不通。

● 合柄铁线莲

【学名】· *Clematis connata* DC.

【别名】· 依蒙嘎保。

【生境与分布】· 生于山地林边。分布于威宁等地。

【药用部位】· 根、茎、叶。

【功效与主治】· 根：用于哮喘，火眼疼痛。茎、叶：清热，利尿。用于腹泻，小便不利。

● 杯柄铁线莲

【学名】· *Clematis connata* var. *trullifera*（Franchet）W. T. Wang

【别名】· 大木通。

【生境与分布】· 生于海拔 2 800 m 以下的山坡灌丛。分布于威宁、赫章等地。

【药用部位】· 全草、藤茎。

【功效与主治】· 全草：通淋利尿，通乳。藤茎：清热，通经。用于小便热痛，乳汁不通，闭经，口疮。

【凭证标本号】· 522427140426438LY。

● 厚叶铁线莲

【学名】· *Clematis crassifolia* Benth.

【生境与分布】· 生于海拔 500～850 m 的常绿阔叶林林下或道旁。分布于荔波、梵净山等地。

【药用部位】· 根、根茎。

【功效与主治】· 祛风除湿，通络止痛。用于风湿骨痛，小儿惊风，咽喉肿痛，毒蛇咬伤。

【凭证标本号】· 522722200630297LY。

● 滑叶藤

【学名】· *Clematis fasciculiflora* Franch.

【别名】· 小叶五香血藤。

【生境与分布】· 生于海拔 1 500～2 000 m 的山坡丛林、草丛或林边。分布于兴义、贞丰等地。

【药用部位】· 根、皮、叶。

【功效与主治】· 行气止痛，祛瘀生新，祛风除湿。用于气滞腹胀，风湿筋骨痛，跌打损伤。外用于骨折，疮疖，乳痈红肿，刀伤出血。

● 山木通

【学名】· *Clematis finetiana* Lévl. et Vant.

【别名】· 大木通。

【生境与分布】· 生于海拔 950～1 300 m 的山坡灌丛或沟边。分布于沿河、余庆、江口、印江、剑河、雷山、平塘、长顺、瓮安、独山、罗甸、惠水、龙里等地。

【药用部位】·根、叶、花。

【功效与主治】·祛风利湿,活血解毒,通窍,利水。用于风湿关节痛,吐泻,疟疾,乳痈,牙疳,关节痛,乳蛾,咽喉痛。

【凭证标本号】·522222140501170LY,522228210505004LY,520329190412042LY。

● 铁线莲

【学名】·*Clematis florida* Thunb.

【别名】·铜威灵仙、龙须草。

【生境与分布】·生于丘陵灌丛。分布于印江、凤冈、水城等地。

【药用部位】·根、全草。

【功效与主治】·清热利尿,通经舒筋,祛风除湿,活血止痛。用于小便淋痛,腹胀,黄疸,癃闭,中风,痛风,风湿,关节肿痛,筋骨挛缩,寒湿脚气,疮癣肿毒,蚊虫、毒蛇咬伤。

【凭证标本号】·522226190429059LY,5203272008120014LY,520221190609040LY。

● 小蓑衣藤

【学名】·*Clematis gouriana* Roxb. ex DC.

【别名】·大车藤、小花木通。

【生境与分布】·生于海拔700～1 600 m的山谷、路旁灌丛。分布于水城、湄潭、普安、册亨、大方、平坝、凯里、瓮安、罗甸、惠水、龙里等地。

【药用部位】·根、藤茎。

【功效与主治】·行气活血,利水通淋,祛风湿,通经止痛。用于跌打损伤,瘀滞疼痛,风湿筋骨痛,利水,小便不利,膀胱炎,毒蛇咬伤。

【凭证标本号】·520221190609010LY。

● 粗齿铁线莲

【学名】·*Clematis grandidentata* (Rehder & E. H. Wilson) W. T. Wang

【别名】·大木通、毛木通、山木通。

【生境与分布】·生于海拔1 000～2 000 m的山坡或山沟灌丛。分布于黔西、余庆、江口、开阳、修文、大方、长顺、独山、罗甸等地。

【药用部位】·根、茎、叶。

【功效与主治】·根:行气活血,祛风湿,止痛。用于瘀血疼痛,风湿筋骨痛,肢体麻木,跌打损伤。茎、叶:杀虫,解毒。用于梅毒,虫疮久烂,难产横生,失音声嘶。

【凭证标本号】·522423191003002LY,520329191003951LY,522222150111039LY。

● 金佛铁线莲

【学名】·*Clematis gratopsis* W. T. Wang

【别名】·绿木通。

【生境与分布】·生于海拔500～1 700 m的山坡灌丛。分布于凤冈等地。

【药用部位】·根、木质茎。

【功效与主治】·根:行气活血,祛风湿止痛。木质茎:利湿,活血,理气。用于跌打损伤。

【凭证标本号】·522401141010061LY。

● 单叶铁线莲

【学名】·*Clematis henryi* Oliv.

【别名】·落地瘔。

【生境与分布】·生于海拔200～1 700 m的溪边、山谷、阴湿的坡地、林下及灌丛,缠绕于树上。分布于都匀、沿河、绥阳、开阳、江口、贞丰、雷山、麻江、长顺、惠水、三都、龙里等地。

【药用部位】·根、叶。

【功效与主治】·行气活血,止痛消肿,解毒疗疮,止咳化痰。用于胃痛,肠痛,腹痛,风寒痰咳,咽喉肿痛,跌打损伤,疔疮肿毒,驱蛔,小儿高热。外用于腮腺炎。

【凭证标本号】·522701201005021LY;522228200824001LY;520323150507141LY。

● 大叶铁线莲

【学名】·*Clematis heracleifolia* DC.

【别名】·草本女萎、草牡丹、大样十月泡。

【生境与分布】·生于海拔300～2 000 m的林缘、灌丛。分布于贵定、荔波、罗甸等地。

【药用部位】·全株、根、茎。

【功效与主治】·祛风除湿,解毒消肿。用于风湿关节痛,痛风,结核性溃疡。外用于疮疖肿毒,痔瘘。

【凭证标本号】·520325150821261LY。

● 棉团铁线莲

【学名】·*Clematis hexapetala* Pall.

【别名】·山辣椒秧、威灵仙、山棉花。

【生境与分布】·生于山坡草地。分布于钟山、赫章等地。

【药用部位】·根、根茎。

【功效与主治】·祛风湿,通经络。用于风湿痹痛,肢体麻木,筋脉拘挛,屈伸不利。

【凭证标本号】·520201200912447LY。

【附注】·《中国药典》收录物种。

• **黄花铁线莲**

【学名】· *Clematis intricata* Bunge

【别名】· 叶芝赛保。

【生境与分布】· 生于海拔 2 600 m 以下的山坡、路旁或灌丛。分布于大方、金沙等地。

【药用部位】· 全草、叶。

【功效与主治】· 祛风除湿,解毒止痛,止痒,健胃消积,排脓。用于风湿关节痛,痒疹,疥癣,疮癞,消化不良,呕吐,肠痈痞块。

【凭证标本号】· 522401140925042LY。

• **贵州铁线莲**

【学名】· *Clematis kweichouwensis* Pei

【生境与分布】· 生于海拔 1 400～2 100 m 的山坡林下阴湿处。分布于余庆、罗甸等地。

【药用部位】· 茎。

【功效与主治】· 祛瘀,利尿,解毒。

【凭证标本号】· 520329190412075LY;522728151124002LY。

• **毛叶铁线莲**

【学名】· *Clematis lanuginosa* Lindl.

【生境与分布】· 生于海拔 100～400 m 的山谷、溪边灌丛。省内广泛分布。

【药用部位】· 根。

【功效与主治】· 用于抗肿瘤,抗炎,镇痛,抗氧化。

• **毛蕊铁线莲**

【学名】· *Clematis lasiandra* Maxim.

【别名】· 木通、丝瓜花。

【生境与分布】· 生于海拔 680～1 300 m 的林边、路旁灌丛。分布于印江、江口、贵定、长顺等地。

【药用部位】· 全草、根、茎。

【功效与主治】· 舒筋活血,祛湿止痛,解毒利尿。用于筋骨疼痛,风湿痹痛,关节炎,四肢麻木,扁桃体炎,腹胀,无名肿毒,跌打损伤,瘀血肿痛,淋证,小便不利,眼起星翳。

【凭证标本号】· 520325160427527LY。

• **锈毛铁线莲**

【学名】· *Clematis leschenaultiana* DC.

【别名】· 金盏藤。

【生境与分布】· 生于海拔 1 000～1 200 m 的山坡灌丛。分布于贞丰、赤水、荔波、安龙、兴义、独山、罗甸等地。

【药用部位】· 全株、藤、茎叶。

【功效与主治】· 清热解毒,祛湿消肿,止痛,利尿。用于风湿

骨痛,四肢疼痛,毒蛇咬伤,目赤肿痛,小便淋痛,疮毒,角膜炎。

【凭证标本号】· 522325181120233LY;520381160503074LY;522722201118646LY。

• **荔波铁线莲**

【学名】· *Clematis liboensis* Z.R. Xu

【生境与分布】· 生于海拔 800 m 左右的石灰岩丘陵林中。分布于荔波等地。

【药用部位】· 藤茎。

【功效与主治】· 祛风除湿,舒筋活血。用于风湿痹痛,跌打损伤。

• **丝铁线莲**

【学名】· *Clematis loureiroana* DC.

【别名】· 棉藤。

【生境与分布】· 生于海拔 500～1 600 m 的溪边、山谷密林及灌丛。省内广泛分布。

【药用部位】· 全草。

【功效与主治】· 镇静,镇痛。用于头痛,目赤肿痛,高血压,四肢麻木,失眠。

• **白花长瓣铁线莲**

【学名】· *Clematis macropetala* var. *albiflora* (Maxim. ex Kuntze) Hand.-Mazz.

【生境与分布】· 生于沟边林下。分布于望谟、荔波、惠水等地。

【药用部位】· 全草、茎。

【功效与主治】· 全草:消食,健胃,散结。茎:利尿通淋。

【凭证标本号】· 523326201004002LY;522722200701826LY;522731200905004LY。

• **毛柱铁线莲**

【学名】· *Clematis meyeniana* Walp.

【别名】· 老虎须藤、吹风藤。

【生境与分布】· 生于海拔 1 250～1 600 m 的山坡灌丛。分布于江口、息烽、赤水、雷山、榕江、贞丰、兴义、安龙、册亨、独山、罗甸、荔波、梵净山等地。

【药用部位】· 根、藤叶。

【功效与主治】· 根:祛风除湿,通经止痛。用于腰膝冷痛,风湿痹痛,风寒感冒,头痛,偏头痛,骨鲠咽喉,水肿,闭经。藤叶:活络止痛,破血通经。用于风寒感冒,胃痛,风湿麻木,闭经。

【凭证标本号】· 522222151105002LY。

● 绣球藤

【学名】· *Clematis montana* Buch.-Ham.

【别名】· 淮木通、花叶木通。

【生境与分布】· 生于海拔 1 300～2 300 m 的林边或灌丛。分布于都匀、印江、雷山、龙里、惠水、三都、梵净山等地。

【药用部位】· 藤茎。

【功效与主治】· 利尿通淋,清心除烦,通经下乳。用于淋证,水肿,心烦尿赤,口舌生疮,闭经乳少,湿热痹痛。

【凭证标本号】· 522701201001006LY。

【附注】·《中国药典》收录物种。

● 大花绣球藤

【学名】· *Clematis montana* var. *longipes* W. T. Wang

【别名】· 毛木通、依蒙嘎保。

【生境与分布】· 生于海拔 600 m 左右的林边。分布于贞丰、荔波、罗甸等地。

【药用部位】· 藤茎、根。

【功效与主治】· 清热泻火,利尿,通经下乳,消气,祛风寒。用于疟疾。

● 裂叶铁线莲

【学名】· *Clematis parviloba* Gardn. et Champ.

【别名】· 小裂片女萎、苦瓜藤通、小裂木通。

【生境与分布】· 生于海拔 850～1 300 m 的山坡灌丛。分布于荔波、平塘、威宁、兴仁、册亨、湄潭、瓮安、贵定、长顺、福泉、惠水、龙里、麻江、黔西、大方等地。

【药用部位】· 藤、茎叶。

【功效与主治】· 利尿消肿,通经下乳。用于尿路感染,小便不利,肾炎水肿,闭经,乳汁不通。

【凭证标本号】· 522722200514249LY;522727200422002LY。

● 钝萼铁线莲

【学名】· *Clematis peterae* Hand.-Mazz.

【别名】· 白血藤。

【生境与分布】· 生于海拔 1 300～1 700 m 的林中、灌丛、溪边。分布于册亨、荔波、平塘、湄潭、纳雍、大方、威宁、兴仁、水城、三都、龙里等地。

【药用部位】· 藤茎、叶。

【功效与主治】· 祛风清热,活络止痛。用于风湿关节痛,风疹瘙痒,疮疥,肿毒,火眼疼痛,小便不利。

【凭证标本号】· 522327191008057LY;522722200823204LY;522727200924014LY。

● 扬子铁线莲

【学名】· *Clematis puberula* var. *ganpiniana* (H. Léveillé & Vaniot) W. T. Wang

【别名】· 小肥猪藤。

【生境与分布】· 生于海拔 1 200～1 600 m 的山坡灌丛及疏林。分布于湄潭、西秀、平坝、雷山、瓮安、荔波、惠水、龙里等地。

【药用部位】· 藤茎。

【功效与主治】· 清热利尿,舒筋活络,止痛。用于四肢麻木,风湿关节痛,小便淋痛,血尿,水肿。

【凭证标本号】· 520203140524013LY。

● 五叶铁线莲

【学名】· *Clematis quinquefoliolata* Hutch.

【别名】· 柳叶见飞血。

【生境与分布】· 生于海拔 1 350 m 以下的山坡灌丛或林边。分布于册亨、印江、道真、长顺等地。

【药用部位】· 根、藤茎。

【功效与主治】· 祛风利湿,活血解毒,温中理气,散瘀止痛。用于偏头痛,神经痛,关节疼痛,风湿麻木,面神经麻痹,骨鲠咽喉,跌打损伤,扭挫伤,虚寒胃痛,腹痛吐泻,月经不调,痛经。

【凭证标本号】· 522327191008043LY。

● 毛茛铁线莲

【学名】· *Clematis ranunculoides* Franch.

【别名】· 铁线牡丹。

【生境与分布】· 生于海拔 500～2 500 m 的灌丛、溪边湿润地。分布于威宁、印江、江口、贵定等地。

【药用部位】· 全草、根。

【功效与主治】· 清热解毒,祛痰活络,利尿。用于疔痈,尿闭,乳腺炎,跌打损伤,风寒感冒,关节不利。

【凭证标本号】· 522427140507563LY;522226191005033LY。

● 曲柄铁线莲

【学名】· *Clematis repens* Finet et Gagnep.

【别名】· 小叶木通。

【生境与分布】· 生于海拔 1 900 m 以下的林中。分布于赤水、印江、雷山、罗甸、荔波等地。

【药用部位】· 全株。

【功效与主治】· 凉血降火,解毒,祛风解表,化痰止咳。用于风湿骨痛,痛风,风湿性关节炎,风寒感冒,哮喘咳嗽。

【凭证标本号】· 520381151030001LY;522226191005020LY。

● 莓叶铁线莲

【学名】· *Clematis rubifolia* Wright

【别名】·红叶铁线莲。

【生境与分布】·生于海拔800~2000m的山谷、坡地及林边。分布于黔南等地。

【药用部位】·全草、根。

【功效与主治】·除湿利尿,清热解毒,活血通乳。用于风湿关节痛,跌打损伤,小便涩痛,淋证,膀胱炎,便血,口腔溃疡,胎盘不下,乳汁不通,月经不调。

● 菝葜叶铁线莲

【学名】·*Clematis smilacifolia* Wallich

【别名】·金丝木通、滑叶木通、大见血飞。

【生境与分布】·生于海拔1300~2300m的沟边、山坡、林中、攀援于树枝上。分布于兴义、都匀等地。

【药用部位】·全草。

【功效与主治】·舒筋活血,利尿通淋,祛风解表。用于风湿性关节炎,腰腿疼痛,水肿,淋证,风寒感冒。

【凭证标本号】·520111200617040LY;522701210623011LY。

● 柱果铁线莲

【学名】·*Clematis uncinata* Champ.

【别名】·铁脚威灵仙、一把扇、连根够。

【生境与分布】·生于海拔750~1300m的山坡灌丛。分布于贵阳、贞丰、册亨、兴仁、兴义、安龙、望谟、独山、罗甸、都匀、惠水、三都、龙里、榕江、松桃、德江、平塘等地。

【药用部位】·根、根茎。

【功效与主治】·祛风除湿,舒筋活络。用于风湿性关节炎,癫痫,骨鲠咽喉,刀伤。

【凭证标本号】·522727200814007LY;522325181026547LY;522327190518034LY。

● 尾叶铁线莲

【学名】·*Clematis urophylla* Franch.

【别名】·铁脚威灵仙。

【生境与分布】·生于海拔400~900m的山坡灌丛或路边。分布于贵阳、兴仁、安龙、贵定、福泉、都匀、惠水、龙里、麻江、兴义等地。

【药用部位】·茎。

【功效与主治】·祛风利湿,通筋活络。用于风湿肿痛,小便不利,疮毒。

【凭证标本号】·522301160211086LY。

● 云贵铁线莲

【学名】·*Clematis vaniotii* Lévl. et Port.

【别名】·粗糠藤。

【生境与分布】·生于海拔1000~1650m的山坡、林边。分布于罗甸、惠水、龙里等地。

【药用部位】·藤茎。

【功效与主治】·利水,通淋。用于抗炎,抗肿瘤。

■ 飞燕草属 *Consolida*

● 飞燕草

【学名】·*Consolida ajacis*（L.）Schur.

【别名】·彩雀。

【生境与分布】·省内各地有栽培。

【药用部位】·根、种子。

【功效与主治】·根:外用于跌打损伤。种子:催吐,泻下。用于疥疮,头虱。外用杀虫。

【凭证标本号】·522227160521060LY。

■ 黄连属 *Coptis*

● 黄连

【学名】·*Coptis chinensis* Franch.

【生境与分布】·生于海拔900~1300m的林中潮湿处。分布于桐梓、正安、印江、江口、凯里、三都、龙里、乌当、大方等地。

【药用部位】·根茎。

【功效与主治】·清热燥湿,泻火解毒。用于湿热痞满,呕吐吞酸,泻痢,黄疸,高热神昏,心火亢盛,心烦不寐,心悸不宁,血热吐衄,目赤,牙痛,消渴,痈肿疔疮。外用于湿疹,湿疮,耳道流脓。

【凭证标本号】·520325160601649LY。

【附注】·《中国药典》收录物种。

■ 翠雀属 *Delphinium*

● 白蓝翠雀花

【学名】·*Delphinium albocoeruleum* Maxim.

【别名】·矮白蓝翠雀。

【生境与分布】·生于海拔1800~2000m的林缘或山坡草地。分布于钟山、水城等地。

【药用部位】·全草。

【功效与主治】·清热燥湿。用于痢疾,肠炎。

● 还亮草

【学名】·*Delphinium anthriscifolium* Hance

【别名】·鱼灯苏、车子野芫荽、还魂草。

【生境与分布】·生于海拔300~1300m的河边或山坡灌丛。分布于贵阳、江口、西秀、凤冈等地。

【药用部位】·全草。

【功效与主治】·祛风除湿,通络止痛,化食,解毒。用于风湿痹痛,半身不遂。外用于痈疮癫癣。

【凭证标本号】·520327210513115LY;522222150109013LY;520402170420361LY。

● **大花还亮草**

【学名】·*Delphinium anthriscifolium* var. *majus* Pamp.

【别名】·绿花草。

【生境与分布】·生于海拔180~1740 m的山地。分布于望谟、赤水等地。

【药用部位】·全草。

【功效与主治】·祛风除湿,通络止痛,化食解毒。用于风湿痹痛,半身不遂。外用于痈疮癫癣。

【凭证标本号】·522326210311012LY;520381160525826LY。

● **卵瓣还亮草**

【学名】·*Delphinium anthriscifolium* var. *savatieri* (Franch.) Munz

【别名】·绿花草。

【生境与分布】·生于海拔300~1300 m的草坡。分布于花溪、天柱等地。

【药用部位】·全草。

【功效与主治】·祛风除湿,通络止痛,化食,解毒。用于风湿痹痛,半身不遂。外用于痈疮癫癣。

【凭证标本号】·520111200419005LY。

● **川黔翠雀花**

【学名】·*Delphinium bonvalotii* Franch.

【别名】·铁脚草乌、峨山草乌、螺距黑水翠雀花。

【生境与分布】·生于海拔1800~2300 m的山坡草地、灌丛。分布于威宁等地。

【药用部位】·根。

【功效与主治】·祛风除湿,通络止痛,消肿解毒。用于风湿筋骨疼痛,胃痛,跌打损伤,肿痛,痈疮,癫癣,痔疮。

【凭证标本号】·522121160427061LY。

● **毛梗川黔翠雀花**

【学名】·*Delphinium bonvalotii* var. *eriostylum* (H. Lévl.) W. T. Wang

【别名】·水乌头。

【生境与分布】·生于海拔600~1900 m的溪边或草坡。分布于七星关等地。

【药用部位】·根。

【功效与主治】·祛风除湿,通络止痛,消肿解毒。用于风湿筋骨疼痛,胃痛,跌打损伤,肿痛,痈疮,癫癣,痔疮。

● **滇川翠雀花**

【学名】·*Delphinium delavayi* Franch.

【别名】·细草乌、鸡足草乌。

【生境与分布】·生于海拔1500~2300 m的山坡、路旁。分布于威宁、盘州、兴义、普安等地。

【药用部位】·根。

【功效与主治】·祛风湿,止痛,定惊。用于风寒湿痹,胃痛,癫痫,小儿惊风,跌打损伤。

【凭证标本号】·522427140925526LY。

● **须花翠雀花**

【学名】·*Delphinium delavayi* var. *Pogonanthum* (Hand.-Mazz.) W. T. Wang

【别名】·白升麻。

【生境与分布】·生于海拔1500~2200 m的灌木林。分布于威宁、赫章、水城、盘州等地。

【药用部位】·根。

【功效与主治】·祛风湿,止痛,定惊。用于风寒湿痹,胃痛,癫痫,小儿惊风,跌打损伤。

● **翠雀**

【学名】·*Delphinium grandiflorum* L.

【别名】·大花飞燕草、小草乌、猫眼花。

【生境与分布】·生于海拔500~2800 m的山地草坡或丘陵砂地。分布于钟山、金沙、大方等地。

【药用部位】·根、全草。

【功效与主治】·祛风湿,止痛,杀虫,止痒。用于风湿痹痛,风热牙痛,疮痈癫癣。

【凭证标本号】·520201200731217LY。

● **峨眉翠雀花**

【学名】·*Delphinium omeiense* W. T. Wang

【别名】·峨山草乌。

【生境与分布】·生于海拔1750 m左右的林中。分布于水城等地。

【药用部位】·根。

【功效与主治】·祛风除湿,通络止痛,消肿解毒。用于风湿筋骨疼痛,胃痛,跌打损伤肿痛,痈疮,癫癣,痔疮。

【凭证标本号】·522427140506386LY。

● **水城翠雀花**

【学名】·*Delphinium shuichengense* W. T. Wang

【生境与分布】·生于海拔 1 800 m 左右的山坡灌丛。分布于水城等地。

【药用部位】·根。

【功效与主治】·祛风镇痛。用于风湿痹痛,盗汗,自汗。

• **长距翠雀花**

【学名】· *Delphinium tenii* Lévl.

【别名】·光梗翠雀花。

【生境与分布】·生于海拔 1 970 m 左右的山地草坡或林边。分布于水城等地。

【药用部位】·根。

【功效与主治】·祛风镇痛。用于风湿痹痛,盗汗,自汗。

• **威宁翠雀花**

【学名】· *Delphinium weiningense* W. T. Wang

【生境与分布】·生于海拔 2 100 m 左右的坡地。分布于威宁等地。

【药用部位】·根。

【功效与主治】·祛风,镇痛。用于风湿痹痛,盗汗。

• **云南翠雀花**

【学名】· *Delphinium yunnanense* Franch.

【别名】·倒提壶、小草乌、月下参。

【生境与分布】·生于海拔 1 700～2 000 m 的灌丛。分布于大方、盘州、晴隆等地。

【药用部位】·根。

【功效与主治】·祛风湿,止痛,定惊。用于风寒湿痹,胃痛,癫痫,小儿惊风,跌打损伤。

【凭证标本号】·520203140823007LY。

■ **人字果属 *Dichocarpum***

• **耳状人字果**

【学名】· *Dichocarpum auriculatum* (Franch.) W. T. Wang et Hsiao

【别名】·母猪草、山黄连。

【生境与分布】·生于海拔 650～1 600 m 的山地阴湿处、疏林下石缝中。分布于普安、开阳等地。

【药用部位】·根。

【功效与主治】·清热除湿,解毒散结,止咳化痰。用于湿热黄疸,痈肿疮毒,瘰疬,痰热咳嗽,癫痫。

• **蕨叶人字果**

【学名】· *Dichocarpum dalzielii* (Drumm. et Hutch.) W. T. Wang et Hsiao

【别名】·岩节连、野黄连、龙节七。

【生境与分布】·生于海拔 750～1 600 m 的山地密林阴湿处。分布于江口、绥阳、兴仁、印江等地。

【药用部位】·根、根茎。

【功效与主治】·清热解毒,消肿止痛。用于痈疮肿毒,外伤肿痛,跌打疼痛。

【凭证标本号】·522222160718090LY;520323151225053LY。

• **纵肋人字果**

【学名】· *Dichocarpum fargesii* (Franch.) W. T. Wang et Hsiao

【别名】·野黄瓜。

【生境与分布】·生于海拔 1 300～1 600 m 的山谷阴湿处。分布于金沙等地。

【药用部位】·全草。

【功效与主治】·健脾化湿,清热明目。用于消化不良,风火赤目,无名肿毒。

• **小花人字果**

【学名】· *Dichocarpum franchetii* (Finet et Gagnep.) W. T. Wang et Hsiao

【生境与分布】·生于海拔 1 100～1 650 m 的山地林中、沟底潮湿处。分布于都匀、印江、凯里、雷公山等地。

【药用部位】·全草。

【功效与主治】·清热明目,健脾益胃。用于消化不良,赤眼,无名毒疮。

【凭证标本号】·522701210321026LY。

• **人字果**

【学名】· *Dichocarpum sutchuenense* (Franch.) W. T. Wang et Hsiao

【生境与分布】·生于山地林下湿润处、溪边岩石旁。分布于大沙河等地。

【药用部位】·全草。

【功效与主治】·清热明目,健脾益胃。

• **务川人字果**

【学名】· *Dichocarpum wuchuanense* S. Z. He

【生境与分布】·生于山地林中或沟底潮湿处。分布于务川。

【药用部位】·全草。

【功效与主治】·清热明目,健脾益胃。

【凭证标本号】·522701210424004LY。

【附注】·贵州省新发现物种。

■ 碱毛茛属 *Halerpestes*

● 碱毛茛

【学名】· *Halerpestes sarmentosa*（Adams）Komarov & Alissova

【别名】· 圆叶碱毛茛、水葫芦苗。

【生境与分布】· 生于海拔 2 000 m 以下的盐碱沼泽地。分布于大沙河等地。

【药用部位】· 全草。

【功效与主治】· 利尿消肿,祛风除湿。用于关节炎及各种水肿。

■ 铁筷子属 *Helleborus*

● 铁筷子

【学名】· *Helleborus thibetanus* Franch.

【别名】· 黑毛七、见春花、九百棒。

【生境与分布】· 生于海拔 1 100～2 900 m 的山地林中、灌丛。分布于正安等地。

【药用部位】· 根、根茎。

【功效与主治】· 清热解毒,活血散瘀,消肿止痛。用于跌打损伤,疮疖肿毒,膀胱炎,尿道炎,小便涩痛,淋证。

■ 獐耳细辛属 *Hepatica*

● 川鄂獐耳细辛

【学名】· *Hepatica henryi*（Oliv.）Steward

【别名】· 三角海棠、峨眉獐耳细辛。

【生境与分布】· 生于海拔 1 300～2 500 m 的山地林下或阴湿草坡。分布于习水等地。

【药用部位】· 全草、根、根茎。

【功效与主治】· 全草:清热泻火,止血。用于跌打损伤,劳伤,筋骨酸痛。根、根茎:清热解毒,泻火。用于目赤肿痛。

■ 芍药属 *Paeonia*

● 芍药

【学名】· *Paeonia lactiflora* Pall.

【别名】· 白芍。

【生境与分布】· 引种。钟山、凤冈、湄潭等地有栽培。

【药用部位】· 根。

【功效与主治】· 白芍:养血调经,敛阴止汗,柔肝止痛,平抑肝阳。用于血虚萎黄,月经不调,自汗,盗汗,胁痛,腹痛,四肢挛痛,头痛眩晕。赤芍:清热凉血,散瘀止痛。用于热入营血,温毒发斑,吐血,目赤肿痛,肝郁胁痛,闭经痛经,癥瘕腹痛,跌打损伤,痈肿疮疡。

【凭证标本号】· 520201200731214LY;520327210516292LY;520328210503129LY。

【附注】·《中国药典》收录物种。

● 美丽芍药

【学名】· *Paeonia mairei* Lévl.

【生境与分布】· 引种。毕节等地有栽培。

【药用部位】· 根。

【功效与主治】· 清热凉血,活血祛瘀。用于温毒发斑,吐血衄血,肠风下血,目赤肿痛,痈肿疮疡,闭经,痛经,瘀滞胁痛,疝瘕积聚,跌打损伤。

● 草芍药

【学名】· *Paeonia obovata* Maxim.

【生境与分布】· 引种。分布于遵义、平坝等地。

【药用部位】· 根。

【功效与主治】· 活血散瘀,清肝,止痛。用于瘀血腹痛,闭经,痛经,胸肋疼痛,胃病,目赤,吐血,衄血,痈肿,跌打损伤。

【凭证标本号】· 522230191103049LY。

● 牡丹

【学名】· *Paeonia suffruticosa* Andr.

【别名】· 牡丹皮、丹皮。

【生境与分布】· 引种。省内广泛栽培。

【药用部位】· 根皮。

【功效与主治】· 用于热入营血,温毒发斑,血热吐衄,无汗骨蒸,闭经痛经,跌打伤痛,痈肿疮毒。

【凭证标本号】· 520201200805284LY。

【附注】·《中国药典》收录物种。

■ 白头翁属 *Pulsatilla*

● 白头翁

【学名】· *Pulsatilla chinensis*（Bge）Regel

【别名】· 老和尚头、耗子花根、白头公。

【生境与分布】· 生于低山山坡草丛、林边、干旱多石坡地。分布于湄潭、凤冈、松桃等地。

【药用部位】· 根。

【功效与主治】· 清热解毒,凉血止痢。用于热毒血痢,阴痒带下。

【凭证标本号】· 520328200810009LY;520327210512040LY。

【附注】·《中国药典》收录物种。

毛茛属 *Ranunculus*

禺毛茛

【学名】·*Ranunculus cantoniensis* DC.

【别名】·辣辣菜、自扣草。

【生境与分布】·生于海拔500～2500 m的丘陵田边或沟旁水湿地。分布于惠水、贞丰、紫云、松桃、纳雍、凯里、望谟、安龙、兴义、独山、罗甸、赤水、修文等地。

【药用部位】·全草。

【功效与主治】·清肝明目,除湿解毒,截疟。用于眼翳,目赤,黄疸,痈肿,风湿性关节炎,疟疾。

【凭证标本号】·522731190329029LY;522325181120175LY;520425170601037LY。

茴茴蒜

【学名】·*Ranunculus chinensis* Runge

【别名】·山海椒、辣辣菜。

【生境与分布】·生于海拔700～2500 m的丘陵、溪边或田旁水湿草地。分布于毕节、松桃、黎平、普定、兴仁、册亨、赤水、绥阳等地。

【药用部位】·全草、果实。

【功效与主治】·解毒退黄,截疟定喘,镇痛明目。用于肝炎,黄疸,肝硬化腹水,疟疾,哮喘,疮癞,牙痛,风湿痛,夜盲等。

【凭证标本号】·5203251601260267LY。

铺散毛茛

【学名】·*Ranunculus diffusus* DC.

【生境与分布】·分布于钟山、水城等地。

【药用部位】·全草。

【功效与主治】·解毒退黄,截疟镇痛。

西南毛茛

【学名】·*Ranunculus ficariifolius* Lévl. et Vant.

【生境与分布】·生于海拔1200 m左右的林间阴湿地、水沟边。分布于雷山、贵定等地。

【药用部位】·地上部分。

【功效与主治】·利湿消肿,止痛杀虫,截疟。用于疟疾。

【凭证标本号】·522422160414006LY。

毛茛

【学名】·*Ranunculus japonicus* Thunb.

【别名】·小虎掌草、摆子药。

【生境与分布】·生于海拔200～2500 m的田野、路边,水沟边草丛、山坡湿草地。分布于惠水、平塘、贞丰、江口、碧江、松桃、雷山、黎平、大方、七星关、威宁、水城、普定、贵定、荔波、兴仁、晴隆、正安、赤水、清镇、息烽、江口、修文等地。

【药用部位】·全草、根、果实。

【功效与主治】·退黄,定喘,截疟,镇痛,消翳。用于黄疸,哮喘,疟疾,偏头痛,牙痛,风湿关节痛等。

【凭证标本号】·522731190329018LY;522727201104011LY;522325190423311LY。

石龙芮

【学名】·*Ranunculus sceleratus* L.

【别名】·水辣辣菜。

【生境与分布】·生于海拔200～2300 m的河沟边。分布于西秀、花溪、长顺、大方、威宁、普定、晴隆、兴义、册亨、罗甸、正安、清镇等地。

【药用部位】·全草、果实。

【功效与主治】·全草:清热解毒,消肿散结,止痛,截疟。用于痈疖肿毒,风湿关节痛,牙痛,疟疾,蛇咬伤等。果实:和胃,益肾,明目,祛风湿。用于心腹烦满,肾虚遗精,风寒湿痹等。

【凭证标本号】·520402170324030LY;520111200617041LY;522729190311020LY。

扬子毛茛

【学名】·*Ranunculus sieboldii* Miq.

【别名】·水辣菜。

【生境与分布】·生于海拔300～2500 m的山林坡边。分布于平塘、贞丰、西秀、开阳等地。

【药用部位】·全草。

【功效与主治】·除痰截疟,解毒消肿。用于疟疾,瘰疬,毒疮,跌打损伤。

【凭证标本号】·522727201019009LY;522325181207109LY;520402170323032LY。

褐鞘毛茛

【学名】·*Ranunculus sinovaginatus* W. T. Wang

【生境与分布】·生于海拔1500～2900 m的潮湿地边。分布于水城。

【药用部位】·全草。

【功效与主治】·外用于淋巴结核,咽喉炎。

【凭证标本号】·522422160327006LY。

小毛茛

【学名】·*Ranunculus ternatus* Thunb.

【别名】·猫爪草。

【生境与分布】·生于田边、路旁或荒地。分布于江口、施秉、水城等地。

【药用部位】·块根。

【功效与主治】·化痰散结,解毒消肿。用于瘰疬痰核,疔疮肿毒,蛇虫咬伤。

【附注】·《中国药典》收录物种。

■ 天葵属 Semiaquilegia

● 天葵

【学名】· Semiaquilegia adoxoides（DC.）Makino

【别名】·千年耗子屎、老鼠屎。

【生境与分布】·生于海拔800~1 200 m的疏林下、草丛、沟边路旁或山谷较阴处。分布于西秀、赤水、黔西、德江、沿河、万山、松桃、黎平、威宁、平坝、关岭、兴义、兴仁、龙里、正安、湄潭、江口、息烽、清镇等地。

【药用部位】·块根。

【功效与主治】·清热解毒,消肿散结。用于痈肿疔疮,乳痈,瘰疬,蛇虫咬伤。

【凭证标本号】·520402170329095LY;520381160503015LY;522423190817047LY。

【附注】·《中国药典》收录物种。

■ 唐松草属 Thalictrum

● 尖叶唐松草

【学名】· Thalictrum acutifolium（Hand.-Mazz.）Boivin

【生境与分布】·生于海拔800~2 000 m的山沟、山脚潮湿处。分布于江口、黎平、绥阳、凯里、印江、正安、务川、雷公山等地。

【药用部位】·根、根茎。

【功效与主治】·清热,泻火,解毒。用于痢疾,腹泻,目赤肿痛,湿热黄疸。

【凭证标本号】·522222140506018LY。

● 直梗高山唐松草

【学名】· Thalictrum alpinum var. elatum Ulbr.

【生境与分布】·生于海拔2 400 m的山顶。分布于威宁等地。

【药用部位】·全草。

【功效与主治】·清热燥湿,解毒,凉肝。用于痢疾,肠炎,小儿疳积,目赤肿痛,肝热惊风,疮肿,湿热痒疹。

【凭证标本号】·522427140625131LY。

● 星毛唐松草

【学名】· Thalictrum cirrhosum Levl.

【生境与分布】·生于海拔2 200~2 400 m的山地沟旁灌丛或山坡上。分布于威宁等地。

【药用部位】·根。

【功效与主治】·清热燥湿,泻火解毒。用于腹泻,痢疾,呕吐,热病,热盛火炽,壮热烦躁,神昏谵语。

● 偏翅唐松草

【学名】· Thalictrum delavayi Franch.

【生境与分布】·生于海拔1 900 m左右的山坡灌丛。分布于纳雍、威宁等地。

【药用部位】·根、根茎。

【功效与主治】·清热燥湿,泻火解毒。用于湿热泻痢,黄疸,白带,风火牙痛,目赤肿痛,疮痈肿毒。

【凭证标本号】·522427140608071LY。

● 角药偏翅唐松草

【学名】· Thalictrum delavayi var. mucronatum（Finet et Gagnep.）W. T. Wang et S. H. Wang

【生境与分布】·生于海拔1 900 m左右的山坡草地或林中。分布于威宁、盘州等地。

【药用部位】·根。

【功效与主治】·清热利湿,消肿解毒。用于肝炎,麻疹不出,丹毒,消化不良,吐血。

【凭证标本号】·522427140729289LY;522423191003055LY。

● 大叶唐松草

【学名】· Thalictrum faberi Ulbr.

【生境与分布】·生于海拔600~1 300 m的山地林下。分布于江口、开阳、绥阳、都匀等地。

【药用部位】·根、根茎。

【功效与主治】·清热,泻火,解毒。用于痢疾,腹泻,目赤肿痛,湿热黄疸。

【凭证标本号】·522222140508002LY。

● 西南唐松草

【学名】· Thalictrum fargesii Franch. ex Finet et Gagnep.

【生境与分布】·生于海拔1 300~2 400 m的山地林中、草地、陡崖旁、沟边。分布于钟山、正安等地。

【药用部位】·根茎。

【功效与主治】·清热泻火,利湿。用于目赤肿痛,咽喉痛,疮毒,水火烫伤,痢疾,黄疸型肝炎。

【凭证标本号】·520201200914459LY。

● 多叶唐松草

【学名】· Thalictrum foliolosum DC.

【生境与分布】·生于海拔1 500～2 900 m的山地林中、草坡。分布于大沙河等地。

【药用部位】·根、根茎。

【功效与主治】·清热燥湿，泻火解毒。用于湿热泻痢，黄疸，疮痈肿毒，目赤肿痛，感冒发热，癌肿。

• 盾叶唐松草

【学名】·*Thalictrum ichangense* Lecoy. ex Oliv.

【别名】·龙眼草、岩扫把。

【生境与分布】·生于海拔600～1 900 m的山地沟边、灌丛、林中。分布于都匀、花溪、水城、兴义、晴隆、西秀、关岭、修文、松桃、水城、凯里等地。

【药用部位】·全草、根。

【功效与主治】·清热解毒，燥湿。用于湿热黄疸，湿热痢疾，小儿惊风，目赤肿痛，丹毒游风，鹅口疮，跌打损伤。

【凭证标本号】·522701210407015LY；520111200710006LY；520221190803011LY。

• 爪哇唐松草

【学名】·*Thalictrum javanicum* Bl.

【生境与分布】·生于海拔800～2 300 m的山谷、水旁。分布于清镇、威宁、紫云、凤冈、湄潭、黄平、赫章、梵净山、雷公山等地。

【药用部位】·根、根茎。

【功效与主治】·清热解毒，燥湿。用于痢疾，关节炎，跌打损伤。

【凭证标本号】·522730150513001LY。

• 微毛爪哇唐松草

【学名】·*Thalictrum javanicum* var. *puberulum* W. T. Wang

【生境与分布】·生于海波1 500 m的山地林中、草坡、灌丛或沟边。分布于威宁等地。

【药用部位】·根。

【功效与主治】·清热解毒。

【凭证标本号】·520222140717002LY。

• 小果唐松草

【学名】·*Thalictrm microgynum* Lecoy. ex Oliv.

【生境与分布】·生于海拔800～1 100 m的草丛、灌木林下。分布于务川等地。

【药用部位】·根。

【功效与主治】·清热解毒，利湿。用于全身黄肿，眼睛发黄，跌打损伤。

• 东亚唐松草

【学名】·*Thalictrum minus* var. *hypoleucum*（Sieb. et Zucc.）Miq.

【别名】·金鸡脚下黄、马尾黄连。

【生境与分布】·生于海拔1 100～1 300 m的山坡草地、林边灌丛。分布于贞丰、凤冈、花溪等地。

【药用部位】·根、根茎。

【功效与主治】·清热解毒、燥湿。用于百日咳，痈疮肿毒，牙痛，湿疹。

【凭证标本号】·522325180919138LY；520327210516264LY；520111200713003LY。

• 瓣蕊唐松草

【学名】·*Thalictrum petaloideum* L.

【生境与分布】·生于山坡草地。分布于修文。

【药用部位】·根、根茎。

【功效与主治】·清热燥湿，解毒。用于湿热泻痢，黄疸，肺热咳嗽，目赤肿痛，痈肿疮疖，渗出性皮炎。

【凭证标本号】·520123140504085LY。

• 多枝唐松草

【学名】·*Thalictrum ramosum* Boivin

【别名】·水黄连、软杆黄连。

【生境与分布】·生于海拔800～1 400 m的山坡灌丛。分布于德江等地。

【药用部位】·根、根茎。

【功效与主治】·清热燥湿，解毒。用于痢疾，黄疸，目赤，痈肿疮疖。

• 网脉唐松草

【学名】·*Thalictrum reticulatum* Franch.

【生境与分布】·生于海拔2 200～2 500 m的山坡草丛或疏林中。分布于沿河、余庆、威宁等地。

【药用部位】·根。

【功效与主治】·清热败火，解毒。用于感冒，咳嗽。

【凭证标本号】·522228200728035LY；520329190415021LY。

• 粗壮唐松草

【学名】·*Thalictrum robustum* Maxim.

【生境与分布】·生于海拔940～2 100 m的山地林中、沟边或较阴湿的草丛。分布于绥阳、盘州等地。

【药用部位】·根。

【功效与主治】·用于痢疾，泄泻。

【凭证标本号】·520323150716320LY。

- **弯柱唐松草**

【学名】· *Thalictrum uncinulatum* Franch.

【生境与分布】· 生于海拔 1 500～2 000 m 的山坡林下。分布于遵义、纳雍等地。

【药用部位】· 全草、根。

【功效与主治】· 全草:用于麻疹初起。根:清热凉血,理气。用于胸膈饱胀,风丹,痔疮出血,吐血,衄血,无名肿毒。

■ 尾囊草属 *Urophysa*

- **尾囊草**

【学名】· *Urophysa henryi* (Oliv.) Vlbr.

【别名】· 岩蝴蝶。

【生境与分布】· 生于山地岩石旁或陡崖上。分布于平塘、花溪、松桃、沿河、施秉、紫云、关岭等地。

【药用部位】· 根茎、叶。

【功效与主治】· 活血散瘀,生肌止血。用于跌打瘀肿疼痛,刀伤出血,冻疮。

【凭证标本号】· 522727210317005LY;520111210403015LY。

小檗科 Berberidaceae

■ 小檗属 *Berberis*

- **渐尖叶小檗**

【学名】· *Berberis acuminata* Franch

【别名】· 尖叶小檗。

【生境与分布】· 生于海拔 1 420～1 800 m 的山坡灌丛。分布于清镇、普安、安龙等地。

【药用部位】· 根。

【功效与主治】· 清热利湿,散瘀。

- **堆花小檗**

【学名】· *Berberis aggregata* Schneid.

【生境与分布】· 生于海拔 1 300～2 350 m 的山坡灌丛。分布于威宁、水城、金沙、荔波等地。

【药用部位】· 根、茎皮。

【功效与主治】· 清热解毒,利湿散瘀。

【凭证标本号】· 522423191005047LY;522301140618259LY。

- **黑果小檗**

【学名】· *Berberis atrocarpa* Schneid.

【生境与分布】· 生于海拔 600～2 800 m 的山坡灌丛。分布于

威宁、瓮安、纳雍等地。

【药用部位】· 根。

【功效与主治】· 清热燥湿,泻火解毒,散瘀止痛。用于痢疾,黄疸,咽喉炎,赤眼,高烧,肝炎,吐血。外用于刀伤,疮疡,蛇咬伤。

- **汉源小檗**

【学名】· *Berberis bergmanniae* Schneid.

【生境与分布】· 生于海拔 1 150～1 300 m 的山坡林下、路旁林缘。分布于道真、开阳、修文等地。

【药用部位】· 根。

【功效与主治】· 清热解毒,泻火。用于尿赤肿痛,牙龈肿痛,咽喉肿痛,流行性腮腺炎,痈疮肿毒。

- **二色小檗**

【学名】· *Berberis bicolor* Lévl.

【生境与分布】· 生于海拔 1 400～150 m 的沟边林下、密林、山坡阴处。分布于黎平、贵定、龙里、惠水、兴义、威宁、黔西、雷公山、梵净山等地。

【药用部位】· 根。

【功效与主治】· 清热解毒。

- **贵州小檗**

【学名】· *Berberis cavaleriei* Lévl.

【生境与分布】· 生于海拔 800～2 300 m 的山坡灌丛或路旁。分布于威宁、江口、岑巩、都匀、贵定、开阳、清镇、平坝、西秀、普安、梵净山等地。

【药用部位】· 根、茎。

【功效与主治】· 清热燥湿,泻火解毒,止泻。用于痢疾,泄泻,目赤。

【凭证标本号】· 522423190327012LY。

- **华东小檗**

【学名】· *Berberis chingii* Cheng

【生境与分布】· 生于海拔 680～840 m 的山坡灌丛。分布于黔西、锦屏、黎平等地。

【药用部位】· 根。

【功效与主治】· 清热解毒,止泻。用于痢疾,泄泻,目赤,跌打损伤,烧烫伤。

【凭证标本号】· 522423191005060LY。

- **直穗小檗**

【学名】· *Berberis dasystachya* Maxim.

【生境与分布】· 生于海拔 800～2 400 m 的向阳山地灌丛、山谷溪旁、林缘、林下。分布于梵净山等地。

【药用部位】·根皮。

【功效与主治】·清热燥湿,泻火解毒。用于泄泻,痢疾,黄疸,带下病,关节痛。

● **壮刺小檗**

【学名】· *Berberis deinacantha* Schneid.

【生境与分布】·生于1700～2900 m的山坡灌丛、疏林。分布于威宁、盘州等地。

【药用部位】·根皮。

【功效与主治】·清热燥湿,泻火解毒。

● **湖北小檗**

【学名】· *Berberis gagnepainii* Schneid.

【生境与分布】·生于海拔700～2600 m的山坡林中或灌丛。分布于碧江、凤冈、务川、贞丰、梵净山等地。

【药用部位】·根、茎叶。

【功效与主治】·清热解毒,利小便。用于腹泻,赤痢,火眼赤痛,齿龈肿痛,咽喉炎,热淋,流行性腮腺炎,丹毒,湿疹。

● **毕节小檗**

【学名】· *Berberis guizhouensis* Ying

【生境与分布】·生于海拔1350 m左右的干燥山坡灌丛。分布于威宁、七星关、赫章等地。

【药用部位】·根。

【功效与主治】·清热解毒,利小便。

● **川鄂小檗**

【学名】· *Berberis henryana* Schneid.

【别名】·巴东小檗。

【生境与分布】·生于海拔1700 m左右的林下沟边。分布于梵净山等地。

【药用部位】·根皮、果实。

【功效与主治】·根皮:清热解毒。用于痢疾,泄泻。外用于目赤。果实:用于小儿惊风。

● **豪猪刺**

【学名】· *Berberis julianae* Schneid.

【别名】·三颗针。

【生境与分布】·生于海拔1100～2540 m的山坡灌丛、路旁、草地、林缘。分布于西秀、册亨、黔西、黄平、独山、惠水、长顺、瓮安、罗甸、福泉、都匀、贵定、三都、龙里、开阳、息烽、清镇、修文、镇宁、普安、威宁、雷公山、梵净山等地。

【药用部位】·根茎。

【功效与主治】·清热燥湿,泻火解毒。用于细菌性痢疾,胃肠炎,消化不良,黄疸,肝硬化腹水,泌尿系统感染,急性肾炎,扁桃体炎,口腔炎,支气管肺炎。外用于中耳炎,目赤肿痛,外伤感染。

【凭证标本号】·520402170323123LY;522327190518037LY;522423191005048LY。

● **细叶小檗**

【学名】· *Berberis poiretii* Schneid.

【生境与分布】·生于海拔600～2300 m的山地灌丛、山沟河岸或林下。分布于大沙河等地。

【药用部位】·根。

【功效与主治】·清热燥湿,泻火解毒。用于湿热泻痢,黄疸,湿疹,咽痛目赤,聤耳流脓,痈肿疮毒。

【附注】·《中国药典》收录物种。

● **粉叶小檗**

【学名】· *Berberis pruinosa* Franch.

【生境与分布】·生于海拔1220～2390 m的山坡、河滩灌丛。分布于清镇、威宁、盘州、关岭、兴仁等地。

【药用部位】·根。

【功效与主治】·清热解毒,止泻止痢。用于痢疾,肠炎,上呼吸道炎症。

● **刺黑珠**

【学名】· *Berberis sargentiana* Schneid.

【生境与分布】·生于海拔1000 m以上的灌丛、路旁、岩石缝中。分布于佛顶山等地。

【药用部位】·根、皮。

【功效与主治】·清热利湿,散瘀止痛。用于赤痢,黄疸,咽痛,目赤,跌打损伤,吐血劳伤,齿痛,耳心痛,刀伤。

● **华西小檗**

【学名】· *Berberis silva-taroucana* C.K. Schneid.

【生境与分布】·生于海拔1600 m左右的山坡林缘、灌丛。分布于遵义、开阳等地。

【药用部位】·根、茎。

【功效与主治】·清热解毒,消炎,止痢止泻。用于细菌性痢疾,胃肠炎,消化不良,黄疸。

● **假豪猪刺**

【学名】· *Berberis soulieana* Schneid.

【生境与分布】·生于海拔840 m左右的山坡灌丛。分布于长顺、钟山、松桃等地。

【药用部位】·根皮、茎皮。

【功效与主治】·清热泻火。用于咽喉痛,目赤,乳痛,泄泻,痢疾,胆囊炎,急性肝炎。

【凭证标本号】·522729130313002LY;520201200731218LY。

● **永思小檗**

【学名】·*Berberis tsienii* Ying

【生境与分布】·生于海拔 2 100 m 左右的山谷灌丛。分布于盘州、水城、贵定等地。

【药用部位】·根皮。

【功效与主治】·清热泻火。

● **巴东小檗**

【学名】·*Berberis veitchii* Schneid.

【别名】·匙叶小檗。

【生境与分布】·生于海拔 700～1 350 m 的山坡灌丛、林下沟边。分布于施秉、石阡、梵净山等地。

【药用部位】·根。

【功效与主治】·清热解毒。用于痢疾等。

● **春小檗**

【学名】·*Berberis vernalis*（Schneid.）Chamberlain et C. M. Hu

【生境与分布】·生于海拔 1 300～260 m 的灌丛。分布于六盘水等地。

【药用部位】·根。

【功效与主治】·清热解毒。

● **庐山小檗**

【学名】·*Berberis virgetorum* Schneid.

【生境与分布】·生于海拔 800～1 600 m 的山谷林缘。分布于绥阳、沿河、梵净山等地。

【药用部位】·根、茎。

【功效与主治】·清热解毒,利湿健胃。用于吐泻,口疮,目赤,肝炎,胆囊炎,痢疾,淋浊带下,湿疹,丹毒,无名肿毒,烧烫伤。

【凭证标本号】·522228200730375LY。

● **西山小檗**

【学名】·*Berberis wangii* Schneid.

【生境与分布】·生于海拔 1 600～2 300 m 的山坡灌丛、混交林、砂石坡。分布于关岭、盘州等地。

【药用部位】·根。

【功效与主治】·清热解毒。

● **威宁小檗**

【学名】·*Berberis weiningensis* Ying

【生境与分布】·生于海拔 1 950～2 600 m 的山坡灌丛、山地草地。分布于威宁等地。

【药用部位】·根、根皮。

【功效与主治】·清热解毒,利湿止泻。用于肠炎,痢疾。

● **金花小檗**

【学名】·*Berberis wilsonae* Hemsl. et Wils.

【别名】·小花小檗。

【生境与分布】·生于海拔 1 400～2 200 m 的高山灌丛、林缘及路边。分布于威宁、盘州、水城、镇宁、赫章、纳雍、织金、金沙、大方、惠水、三都、龙里等地。

【药用部位】·根。

【功效与主治】·清热解毒,止痢。用于咽喉痛,乳蛾,目赤,痢疾,痈肿疮毒,劳伤吐血。

【凭证标本号】·522401140901362LY。

● **古宗金花小檗**

【学名】· *Berberis wilsoniae* var. *guhtzunica*（Ahrendt）Ahrendt

【生境与分布】·分布于威宁、水城、龙里、花溪等地。

【药用部位】·根。

【功效与主治】·清热解毒,止痢。

● **梵净小檗**

【学名】·*Berberis xanthoclada* Schneid.

【别名】·黄枝小檗。

【生境与分布】·生于海拔 1 300～2 300 m 的山坡林下及山顶灌丛。分布于江口、梵净山、雷公山等地。

【药用部位】·根。

【功效与主治】·清热燥湿,泻火解毒。

【凭证标本号】·522222141120005LY。

● **紫云小檗**

【学名】·*Berberis ziyunensis* Hsiao et Z. Y. Li

【生境与分布】·生于海拔 640～1 300 m 的石灰岩山地灌丛。分布于荔波、紫云、惠水等地。

【药用部位】·根皮、根。

【功效与主治】·清热燥湿,止泻。

【凭证标本号】·520425170603236LY。

■ **红毛七属** *Caulophyllum*

● **红毛七**

【学名】·*Caulophyllum robustum* Maxim.

【别名】·细毛细辛、鸡骨升麻、海椒七。

【生境与分布】·生于海拔 1 500～2 500 m 的山谷林下或沟旁。分布于桐梓、绥阳、梵净山等地。

【药用部位】·根、根茎。

【功效与主治】·活血散瘀,祛风除湿,行气止痛。用于月经不调,痛经,产后血瘀腹痛,脘腹寒痛,跌打损伤,风湿痹痛。

■ 鬼臼属 *Dysosma*

● 川八角莲

【学名】·*Dysosma delavayi* (Franch.) Hu

【别名】·金盘、银盘。

【生境与分布】·生于海拔 1 000~2 000 m 的林下阴湿处。分布于清镇、江口、印江、沿河、凯里、麻江、雷山、台江、剑河、施秉、赫章、威宁、金沙、盘州、水城、安龙、贞丰等地。

【药用部位】·全草、根茎。

【功效与主治】·清热解毒,祛风散毒,化痰散结,祛瘀消肿,止痛,杀虫。用于腰痛,劳伤吐血,痈肿,疔毒恶疮,喉蛾,跌打损伤,毒蛇咬伤。

● 小八角莲

【学名】·*Dysosma difformis* (Hemsl. et Wils.) T. H. Wang ex Ying

【别名】·铁骨散。

【生境与分布】·生于海拔 700~1 600 m 的林下。分布于罗甸、雷山等地。

【药用部位】·根、根茎。

【功效与主治】·清热解毒,散瘀消肿。用于风热咳嗽,目赤,咽喉痛,腮腺炎,乳蛾,瘰疬,胃腹痛,痈肿疮疖,缠腰火丹,毒蛇咬伤,跌打损伤。

【凭证标本号】·522229160415116LY。

● 贵州八角莲

【学名】·*Dysosma majoensis* (Gagnepain) M. Hiroe

【生境与分布】·生于海拔 1300~1800 m 的密林、竹林下。分布于贵阳、龙里等地。

【药用部位】·根茎。

【功效与主治】·滋阴补肾,清肺润燥,拔毒消肿,祛瘀止痛。用于跌打损伤,劳伤,腰腿痛,筋骨痛,体虚胃痛,痢疾,疔疮,痈疮肿毒,蛇虫咬伤。

【凭证标本号】·520325160530571LY。

● 八角莲

【学名】·*Dysosma versipellis* (Hance) M. Cheng ex Ying

【别名】·八角盘、鬼臼。

【生境与分布】·生于海拔 900~2 200 m 的山坡林下或竹林中。分布于荔波、余庆、平塘、黄平、锦屏、台江、凯里、镇远、雷山、江口、习水、赤水、施秉、威宁等地。

【药用部位】·根茎、叶。

【功效与主治】·根茎:清热解毒,舒筋活血,散瘀消肿,化瘀散结,排脓生肌,除湿止痛。用于跌打损伤,劳伤,肺热痰多,咳嗽,腰腿痛,胃痛,瘰疬,瘿瘤,小儿惊风,胆囊炎,蛇虫咬伤,痈疮肿毒,疔疮疖肿,疥癣,喉蛾,乳腺癌。叶:止咳,解毒,敛疮。用于哮喘,背部溃烂。

【凭证标本号】·522722200702546LY;520329190415009LY;522727200617020LY。

● 多毛八角莲

【学名】·*Dysosma villosa* Z. W. Wang & H. C. Xi

【生境与分布】·生于海拔 800~1 500 m 的林下。分布于从江。

【药用部位】·根茎。

【功效与主治】·清热解毒,舒筋活血,散瘀消肿,化瘀散结,排脓生肌,除湿止痛。用于跌打损伤,劳伤,肺热痰多,咳嗽,腰腿痛,胃痛,瘰疬,瘿瘤,小儿惊风,胆囊炎,蛇虫咬伤,痈疮肿毒,疔疮疖肿,疥癣,喉蛾,乳腺癌。

【附注】·贵州发现的新物种。

■ 淫羊藿属 *Epimedium*

● 粗毛淫羊藿

【学名】·*Epimedium acuminatum* Franch.

【生境与分布】·生于海拔 400~2 100 m 的山坡、沟谷林下、灌丛。分布于惠水、都匀、贞丰、开阳、清镇、息烽、紫云、西秀、镇宁、关岭、兴仁、兴义、赫章、织金、水城、六枝、大方、金沙、盘州、道真、务川、习水、绥阳、碧江、江口、印江、福泉、贵定、凯里、黎平、天柱、平塘等地。

【药用部位】·全草。

【功效与主治】·补肾壮阳,祛风除湿。用于肾虚阳痿,遗精,风湿痛,四肢麻木,肾虚。

【凭证标本号】·522731190710056LY;522701210321005LY;522325190423104LY。

● 黔北淫羊藿

【学名】·*Epimedium borealiguizhouense* S. Z. He & Y. K. Yang

【生境与分布】·生于海拔 600~1 500 m 的林下灌丛。分布于沿河等地。

【药用部位】·全草。

【功效与主治】·补肾壮阳,祛风除湿。

【凭证标本号】·522228210103012LY。

● 短茎淫羊藿

【学名】·*Epimedium brachyrrhizum* Stearn

【生境与分布】·生于 600～1 400 m 的山坡林下。分布于息烽、梵净山等地。

【药用部位】·全草。

【功效与主治】·补肾壮阳。

【凭证标本号】·522226190411013LY。

● 宝兴淫羊藿

【学名】·*Epimedium davidii* Franch.

【别名】·华西淫羊藿、川滇淫羊藿。

【生境与分布】·生于海拔 1 200～1 400 m 的山坡灌丛或林下。分布于德江、威宁等地。

【药用部位】·全草、根茎。

【功效与主治】·全草:补肾壮阳,祛风除湿。根茎:用于劳伤,风湿痛。

● 德务淫羊藿

【学名】·*Epimedium dewuense* S.Z. He, Probst et W.F. Xu

【生境与分布】·分布于德江等地。

【药用部位】·全草。

【功效与主治】·补肾壮阳,祛风除湿。

● 长蕊淫羊藿

【学名】·*Epimedium dolichostemon* Stearn

【生境与分布】·分布于务川等地。

【药用部位】·全草。

【功效与主治】·补肾壮阳。

● 木鱼坪淫羊藿

【学名】·*Epimedium franchetii* Stearn

【生境与分布】·生于海拔 1 200 m 的山坡林下。分布于贵阳等地。

【药用部位】·全草。

【功效与主治】·补肾壮阳。

【凭证标本号】·520329190414060LY。

● 黔岭淫羊藿

【学名】·*Epimedium leptorrhizum* Stearn

【别名】·近裂淫羊藿。

【生境与分布】·生于海拔 450～1 500 m 的山谷、灌丛。分布于惠水、平塘、黔西、平坝、江口、印江、岑巩、龙里、独山、凤冈、台江、湄潭、贵定等地。

【药用部位】·根茎、叶。

【功效与主治】·根茎:清火,祛风。用于风湿痛,劳伤眩晕。

叶:补肝肾,强筋骨,祛风湿。

【凭证标本号】·522731190709005LY;522727210317008LY;522423190414008LY。

● 多花淫羊藿

【学名】·*Epimedium multiflorum* Ying

【生境与分布】·生于海拔 500～600 m 的山脚路边、河边、沟边陡坡。分布于玉屏、印江、望谟等地。

【药用部位】·全草。

【功效与主治】·补肝肾,强筋骨。

【凭证标本号】·520329190724608LY。

● 天平山淫羊藿

【学名】·*Epimedium myrianthum* Stearn

【生境与分布】·生于密林下、灌丛、路旁、沟边。分布于玉屏、松桃、江口、施秉、岑巩等地。

【药用部位】·全草。

【功效与主治】·补肝肾,强筋骨。

● 小叶淫羊藿

【学名】·*Epimedium parvifolium* S.Z. He et T.L. Zhang

【生境与分布】·生于海拔 1 300～1 400 m 的松林下、灌丛。分布于松桃等地。

【药用部位】·全草。

【功效与主治】·补肝肾,强筋骨。

● 柔毛淫羊藿

【学名】·*Epimedium pubescens* Maxim.

【生境与分布】·生于海拔 600～1 500 m 的山谷林下。分布于金沙、息烽等地。

【药用部位】·叶。

【功效与主治】·补肾阳,强筋骨,祛风湿。用于肾阳虚衰,阳痿遗精,筋骨痿软,风湿痹痛,麻木拘挛。

【凭证标本号】·524422160419002LY。

【附注】·《中国药典》收录物种。

● 箭叶淫羊藿

【学名】·*Epimedium sagittatum* (Sieb. et Zucc.) Maxim.

【别名】·三枝九叶草。

【生境与分布】·生于海拔 500～900 m 的山坡沟边。分布于印江、开阳、松桃、江口等地。

【药用部位】·全草。

【功效与主治】·祛风除湿,补肾壮阳,强筋骨。用于肾阳虚衰,阳痿遗精,筋骨痿软,风湿痹痛,麻木拘挛。

【凭证标本号】·522226190411003LY;522222160721020LY。

【附注】·《中国药典》收录物种。

• 贵州淫羊藿

【学名】· *Epimedium sagittatum* var. *guizhouense* S. Z. He et B. L. Guo

【生境与分布】·生于海拔200～1700 m的草丛、林下、灌丛及沟边。分布于开阳等地。

【药用部位】·全草。

【功效与主治】·祛风除湿,补肾壮阳。

• 水城淫羊藿

【学名】· *Epimedium shuichengense* S. Z. He

【生境与分布】·生于海拔650～1700 m的林下、沟边灌丛。分布于水城等地。

【药用部位】·全草。

【功效与主治】·补肾壮阳。

• 单叶淫羊藿

【学名】· *Epimedium simplicifolium* Ying

【生境与分布】·生于海拔900～1100 m的沟谷。分布于务川、绥阳等地。

【药用部位】·根、叶。

【功效与主治】·补肾壮阳,祛风除湿。

【凭证标本号】·520325160406388LY。

• 四川淫羊藿

【学名】· *Epimedium sutchuenense* Franch.

【生境与分布】·生于海拔650～2900 m的林下、沟底。分布于金沙等地。

【药用部位】·全草。

【功效与主治】·补肾壮阳。

【凭证标本号】·520325160406388LY。

• 巫山淫羊藿

【学名】· *Epimedium wushanense* T. S. Ying

【生境与分布】·生于海拔300～1700 m的山坡林下、灌丛及草丛。分布于余庆、江口、荔波、雷山、独山、三都、榕江、从江、凯里、黎平、台江等地。

【药用部位】·叶。

【功效与主治】·补肾阳,强筋骨,祛风湿。用于肾阳虚衰,阳痿遗精,筋骨痿软,风湿痹痛,麻木拘挛,绝经期眩晕。

【凭证标本号】·520329190412035LY。

【附注】·《中国药典》收录物种。

■ 十大功劳属 *Mahonia*

• 阔叶十大功劳

【学名】· *Mahonia bealei* (Fort.) Carr.

【生境与分布】·生于海拔700～1000 m的山坡林下湿润处。分布于安顺、钟山、江口、绥阳、织金、大方、纳雍、水城、播州、碧江、安龙、兴义等地。

【药用部位】·茎。

【功效与主治】·清热燥湿,泻火解毒。用于湿热泻痢,黄疸尿赤,目赤肿痛,胃火牙痛,疮疖痈肿。

【凭证标本号】·520201200721043LY;522222140424421LY;520323150417466LY。

【附注】·《中国药典》收录物种。

• 小果十大功劳

【学名】· *Mahonia bodinieri* Gagnep.

【别名】·巴东十大功劳。

【生境与分布】·生于海拔100～1800 m的常绿阔叶林、常绿落叶阔叶混交林和针叶林下、灌丛、林缘或溪旁。分布于兴义、湄潭、长顺、松桃、沿河、德江、凤冈、碧江、思南、务川、正安、绥阳、天柱、施秉、剑河、独山、贵定、罗甸、福泉、惠水、龙里、平塘、江口、习水、赤水、金沙、黔西、纳雍、紫云、平坝、麻江、梵净山等地。

【药用部位】·根。

【功效与主治】·清热解毒,活血消肿。

【凭证标本号】·522301140613185LY;520328200806033LY;522729190314003LY。

• 短序十大功劳

【学名】· *Mahonia breviracema* Y. S. Wang et Hsiao

【生境与分布】·生于海拔1500～1700 m的林下。分布于贵阳等地。

【药用部位】·根。

【功效与主治】·清热解毒,活血消肿。

• 宜章十大功劳

【学名】· *Mahonia cardiophylla* Ying et Boufford

【生境与分布】·分布于威宁、开阳、修文等地。

【药用部位】·根。

【功效与主治】·清热解毒。

• 密叶十大功劳

【学名】· *Mahonia conferta* Takeda

【生境与分布】·生于海拔1500～1700 m的林中。分布于绥阳等地。

【药用部位】·根。

【功效与主治】·清热解毒。

【凭证标本号】·520201200727142LY。

● 长柱十大功劳

【学名】· *Mahonia duclouxiana* Gagnep.

【生境与分布】·生于海拔1 800～2 700 m的林中、灌丛或山坡。分布于平塘、长顺、罗甸、瓮安、独山、荔波、都匀、惠水、龙里、平坝、江口、镇宁、关岭、望谟、兴仁、兴义、普安、盘州等地。

【药用部位】·茎皮。

【功效与主治】·清热解毒,燥湿。

【凭证标本号】·522727201104018LY;522729190327042LY;522728151013001LY。

● 宽苞十大功劳

【学名】· *Mahonia eurybracteata* Fedde

【生境与分布】·生于海拔350～1 950 m的常绿阔叶林、竹林、灌丛、林缘、草坡或向阳岩石坡。分布于贞丰、余庆、荔波、江口、德江、道真、正安、金沙、平塘、罗甸、长顺、龙里、惠水、安龙、花溪、梵净山等地。

【药用部位】·根。

【功效与主治】·清肺热,泻火。

【凭证标本号】·522325190718620LY;5203291 91003964LY;522722200701623LY。

● 安坪十大功劳

【学名】· *Mahonia eurybracteata* subsp. *ganpinensis* (Lévl.) Ying et Boufford

【生境与分布】·生于林下、林缘、溪边。分布于松桃、德江、江口、凤冈、思南、正安、福泉、黔西、赤水、荔波等地。

【药用部位】·根。

【功效与主治】·清热泻火。

● 细叶十大功劳

【学名】· *Mahonia fortunei* (Lindl.) Fedde

【生境与分布】·生于海拔350～1 100 m的山坡林中。分布于紫云、赤水、万山、石阡、江口、松桃、锦屏、榕江、盘州等地。

【药用部位】·茎。

【功效与主治】·清热燥湿,泻火解毒。用于湿热泻痢,黄疸尿赤,目赤肿痛,胃火牙痛,疮疖痈肿。

【凭证标本号】·520425170602114LY;520381160604719LY。

【附注】·《中国药典》收录物种。

● 细梗十大功劳

【学名】· *Mahonia gracilipes* (Oliv.) Fedde

【别名】·刺黄柏。

【生境与分布】·生于海拔530～1 000 m的山坡林下。省内广泛分布。

【药用部位】·根。

【功效与主治】·清热利湿,消肿解毒。用于黄疸热痢,目赤肿痛,劳热骨蒸,头昏耳鸣,风湿痹痛,痈肿疮毒。

【凭证标本号】·522426190724041LY。

● 刺黄连

【学名】· *Mahonia gracilipes* var. *epruinosa* Ying

【药用部位】·根。

【功效与主治】·用于黄疸,痈疽疮毒。

【凭证标本号】·522222150405009LY;520329190727810LY。

● 遵义十大功劳

【学名】· *Mahonia imbricata* Ying et Boufford

【生境与分布】·生于海拔1 230～2 400 m的常绿阔叶林、灌丛。分布于道真、三都、都匀、贵定、清镇、普安、大方、盘州、水城、梵净山、雷公山等地。

【药用部位】·根。

【功效与主治】·清热泻火,明目。

【凭证标本号】·522722201027538LY;522228210113002LY;520329191004049LY。

● 小叶十大功劳

【学名】· *Mahonia microphylla* Ying et G. R. Long

【生境与分布】·生于海拔650 m左右的石灰岩山脊林下、灌丛。分布于大沙河等地。

【药用部位】·根。

【功效与主治】·清热泻火。

【凭证标本号】·522729190328018LY。

● 亮叶十大功劳

【学名】· *Mahonia nitens* Schneid.

【生境与分布】·生于海拔650～2 000 m的混交林中、灌丛、溪边、山坡。分布于息烽、六枝、普定、镇宁、关岭、册亨、安龙、贞丰、兴义、兴仁、罗甸、龙里、惠水等地。

【药用部位】·根。

【功效与主治】·清热泻火。

● 阿里山十大功劳

【学名】· *Mahonia oiwakensis* Hayata

【生境与分布】·生于海拔650～2 200 m的山坡林下林缘、灌丛。分布于从江、清镇、织金、习水、威宁、赫章、纳雍、水城、六枝、大方、七星关、盘州、关岭、三都、罗甸、龙里、惠水、贵定、安龙、梵净山、雷公山等地。

【药用部位】·根。

【功效与主治】·清热泻火。

【凭证标本号】·522301140613180LY；522327191224006LY；522228200728059LY。

● 峨眉十大功劳

【学名】· *Mahonia polyodonta* Fedde

【生境与分布】·生于海拔1300～2900 m的常绿落叶阔叶混交林、针叶林、灌丛、竹林下。分布于息烽、桐梓、长顺、梵净山等地。

【药用部位】·根。

【功效与主治】·清热泻火。

【凭证标本号】·522423191005059LY。

● 沈氏十大功劳

【学名】· *Mahonia shenii* W. Y. Chun

【生境与分布】·生于海拔450～1450 m的常绿落叶阔叶混交林、灌丛、岩坡中。分布于黎平、榕江、从江、荔波、平塘、三都、都匀、惠水、龙里、雷公山等地。

【药用部位】·根。

【功效与主治】·清热泻火。

【凭证标本号】·520323150507119LY。

● 长阳十大功劳

【学名】· *Mahonia sheridaniana* Schneid.

【生境与分布】·生于海拔1200～2600 m的常绿阔叶林、竹林、灌丛、路边或山坡。分布于从江、凤冈、松桃等地。

【药用部位】·根、茎。

【功效与主治】·清热泻火，明目。用于肠炎，痢疾，黄疸型肝炎，流感，感冒，目赤肿痛，黄疸，肝炎，湿疹，疮毒。

■ 南天竹属 *Nandina*

● 南天竹

【学名】· *Nandina domestica* Thunb.

【别名】·蓝田竹、红天竺。

【生境与分布】·生于海拔600～1200 m的疏林或灌丛。分布于贞丰、绥阳、惠水、沿河、德江、施秉、镇远、天柱、台江、黄平、黎平、金沙、平坝、晴隆、长顺、瓮安、荔波、平塘、贵定、都匀、习水、正安、修文、开阳、梵净山等地。

【药用部位】·茎枝、果实。

【功效与主治】·茎枝:清湿热,降逆气。用于湿热黄疸,泻痢,目赤肿痛,食积等。果实:敛肺止咳,平喘。用于久咳,气喘,百日咳。

【凭证标本号】·522325190611438LY；520323150420085LY；522731180916028LY。

木通科 Lardizabalaceae

■ 木通属 *Akebia*

● 木通

【学名】· *Akebia quinata* (Thunb.) Decne.

【别名】·野土瓜、八月瓜。

【生境与分布】·生于山坡、山沟、溪旁等处的林下或灌丛。分布于湄潭、梵净山等地。

【药用部位】·藤茎、近成熟果实。

【功效与主治】·藤茎:利尿通淋,清心除烦,通经下乳。用于淋证,水肿,心烦尿赤,口舌生疮,闭经乳少,湿热痹痛。果实:疏肝理气,活血止痛,散结利尿。用于脘胁胀痛,痛经闭经,痰核痞块,小便不利。

【凭证标本号】·520328200717041LY,520425170602172LY。

【附注】·《中国药典》收录物种。

● 三叶木通

【学名】· *Akebia trifoliata* (Thunb.) Koidz.

【别名】·八月瓜。

【生境与分布】·生于山坡路边、沟边灌丛或疏林内阴湿处。分布于册亨、荔波、平塘、余庆、钟山、江口、德江、松桃、印江、雷山、大方、纳雍等地。

【药用部位】·藤茎、近成熟果实。

【功效与主治】·藤茎:利尿通淋,清心除烦,通经下乳。用于淋证,水肿,心烦尿赤,口舌生疮,闭经乳少,湿热痹痛。果实:疏肝理气,活血止痛,散结利尿。用于脘胁胀痛,痛经闭经,痰核痞块,小便不利。

【凭证标本号】·522327181129131LY,522722200514849LY,522727200407002LY。

【附注】·《中国药典》收录物种。

● 白木通

【学名】· *Akebia trifoliata* var. *australis* (Diels) Rehd.

【别名】·八月瓜。

【生境与分布】·生于灌丛或疏林内阴湿处。分布于花溪、余庆、兴义、松桃、印江、石阡、雷山、天柱、榕江、大方、平坝、普安、兴仁、安龙、册亨、望谟、贵定、独山、瓮安、三都、道真等地。

【药用部位】·藤茎、近成熟果实。

【功效与主治】·藤茎:利尿通淋,清心除烦,通经下乳。用于淋证,水肿,心烦尿赤,口舌生疮,闭经乳少,湿热痹痛。果实:疏肝理气,活血止痛,散结利尿。用于脘胁胀痛,痛经闭经,痰核痞块,小便不利。

【凭证标本号】·5201112004170 61LY,520329190412003LY,522301140805469LY。

【附注】·《中国药典》收录物种。

■ 猫儿屎属 Decaisnea

● 猫儿屎

【学名】· Decaisnea insignis (Griffith) J. D. Hooker et Thomson

【别名】·猫儿子、猫屎瓜、矮杞树。

【生境与分布】·生于海拔 800～2 200 m 的山坡。分布于都匀、绥阳、大方、盘州、普安、兴义、贞丰、清镇、修文、江口、雷山、黎平、道真、台江、贵定、三都、龙里、梵净山、佛顶山、雷公山等地。

【药用部位】·根、果实。

【功效与主治】·祛风除湿,清肺止咳。用于风湿痹痛,肛门湿烂,阴痒,肺痨咳嗽。

【凭证标本号】·522701201010011LY;520323150713286LY。

■ 八月瓜属 Holboellia

● 鹰爪枫

【学名】· Holboellia coriacea Diels

【别名】·八月栌、破骨风、八月札。

【生境与分布】·生于海拔 500～2 000 m 的山地杂木林或路旁灌丛。分布于万山、荔波、修文、六枝、大方、正安、黄平、绥阳、兴仁、镇宁等地。

【药用部位】·根、茎皮、茎藤、果实。

【功效与主治】·根、茎皮、茎藤:祛风胜湿,活血止痛。用于风湿筋骨痛,跌打损伤。果实:理气止痛。

【凭证标本号】·522230190928032LY。

● 五月瓜藤

【学名】· Holboellia angustifolia Wallich

【别名】·八月果、白果藤、豆子。

【生境与分布】·生于海拔 500～2 900 m 的山坡杂木林、沟谷林中。分布于荔波、榕江、赤水、安龙、黎平、雷山、兴义、江口、凯里、绥阳、麻江、修文、正安、印江、施秉、瓮安、威宁、湄潭、晴

隆、大沙河等地。

【药用部位】·茎藤、果实。

【功效与主治】·祛风利湿,理气活血,通乳调经,解毒止痛。用于胃痛,风湿痛,跌打损伤,疝气,闭经,乳少。

【凭证标本号】·522422160414002LY。

● 牛姆瓜

【学名】· Holboellia grandiflora Reaub.

【别名】·大花牛姆瓜。

【生境与分布】·生于海拔 1 100～2 900 m 的山地杂木林或沟边灌丛。分布于黔西、沿河、绥阳、赫章、独山、江口、习水、三都、正安、赤水、松桃、大沙河等地。

【药用部位】·果实。

【功效与主治】·疏肝理气,活血止痛,利尿杀虫。

【凭证标本号】·522423191001016LY;522228210104007LY。

● 八月瓜

【学名】· Holboellia latifolia Wall.

【别名】·牛腰子果、大木通、八月札。

【生境与分布】·生于海拔 600～2 600 m 的山坡阳面、路旁、河边、林缘、阔叶林内、山地杂木林或灌丛。分布于凤冈、七星关、道真、桐梓、三都、都匀、水城、绥阳等地。

【药用部位】·藤茎、果实。

【功效与主治】·利湿,通乳,解毒,止痛。用于小便淋痛,脚气浮肿,乳汁不通,胃痛,风湿痛,跌打损伤。

【凭证标本号】·522727200408011LY。

● 小花鹰爪枫

【学名】· Holboellia parviflora (Hemsl.) Gagnep.

【生境与分布】·生于海拔 1 800～1 900 m 的山坡林中、林缘或沟谷旁。分布于凤冈、七星关、道真、桐梓等地。

【药用部位】·根。

【功效与主治】·利湿通络。用于急性肾炎,尿路感染。

● 棱茎八月瓜

【学名】· Holboellia pterocaulis T. Chen et Q. H. Chen

【生境与分布】·生于海拔 850～1 500 m 的山沟旁林中。分布于道真、荔波、绥阳、大方、务川等地。

【药用部位】·根。

【功效与主治】·利湿通络。

■ 大血藤属 Sargentodoxa

● 大血藤

【学名】· Sargentodoxa cuneata (Oliv.) Rehd. et Wils.

【别名】·红藤、五花血藤。

【生境与分布】·生于深山疏林或山沟畔肥沃土壤灌丛。分布于惠水、绥阳、赤水、松桃、天柱、黄平、黎平、威宁、大方、镇宁、普安、独山、荔波、开阳、梵净山、雷公山等地。

【药用部位】·藤茎。

【功效与主治】·清热解毒，活血，祛风止痛。用于肠痈腹痛，热毒疮疡，闭经，痛经，跌打肿痛，风湿痹痛。

【凭证标本号】·522731200904020LY；520323150701207LY；520381160503084LY。

【附注】·《中国药典》收录物种。

■ 野木瓜属 *Stauntonia*

● 黄蜡果

【学名】· *Stauntonia brachyanthera* Hand.-Mazz.

【生境与分布】·生于海拔 500～1 200 m 的杂木林内。分布于天柱、剑河、三都、榕江、福泉、都匀、梵净山、雷公山等地。

【药用部位】·根。

【功效与主治】·祛风除湿。用于风湿关节疼痛。

【凭证标本号】·522628141013211LY。

● 西南野木瓜

【学名】· *Stauntonia cavalerieana* Cagnep.

【生境与分布】·生于海拔 500～1 500 m 的山谷疏林。分布于龙里、松桃、天柱、锦屏、剑河、榕江、黎平、台江、贵定、独山、荔波、都匀、梵净山、雷公山等地。

【药用部位】·根、藤、果实。

【功效与主治】·舒筋活络，调气补虚，止痛，止痢。用于风湿痛，劳伤咳嗽，肾虚腰痛，疝气痛，痢疾。

【凭证标本号】·520325160426497LY。

● 野木瓜

【学名】· *Stauntonia chinensis* DC.

【生境与分布】·生于海拔 500～1 300 m 的山地密林、山腰灌丛或山谷溪边疏林。分布于瓮安、荔波等地。

【药用部位】·带叶茎枝。

【功效与主治】·祛风止痛，舒筋活络。用于风湿痹痛，腰腿疼痛，头痛，牙痛，痛经，跌打伤痛。

【凭证标本号】·522722200630563LY。

【附注】·《中国药典》收录物种。

● 显脉野木瓜

【学名】· *Stauntonia conspicua* R. H. Chang

【生境与分布】·分布于绥阳、大方、务川等地。

【药用部位】·茎枝。

【功效与主治】·祛风止痛，舒筋活络。用于风湿痹痛。

【凭证标本号】·522728150115001LY。

● 牛藤果

【学名】· *Stauntonia elliptica* Hemsl.

【生境与分布】·生于海拔 250～1 140 m 的山地边缘。分布于绥阳、梵净山等地。

【药用部位】·茎枝。

【功效与主治】·祛风止痛，舒筋活络。

● 钝药野木瓜

【学名】· *Stauntonia leucantha* Diels ex Y. C. Wu

【生境与分布】·生于海拔 700～1 000 m 的山谷疏林或灌丛。分布于印江、江口、榕江、从江、都匀、三都等地。

【药用部位】·藤茎、叶、果实。

【功效与主治】·舒筋活络，解毒利尿，调经止痛。用于风湿关节痛，跌打损伤，小便淋痛，月经不调等。

【凭证标本号】·522226191005014LY。

● 倒卵叶野木瓜

【学名】· *Stauntonia obovata* Hemsl.

【生境与分布】·生于海拔 300～800 m 的山谷林中。分布于都匀、贵定、荔波、惠水、龙里等地。

【药用部位】·根、茎、叶。

【功效与主治】·舒筋活络，散瘀止痛，利尿消肿，调经。用于风湿痛，跌打损伤，痈肿，水肿，小便淋痛，月经不调。

【凭证标本号】·522701200927001LY。

● 尾叶那藤

【学名】· *Stauntonia obovatifoliola* subsp. *urophylla*（Hand.-Mazz.）H. N. Qin

【生境与分布】·生于海拔 1 100～1 160 m 的溪沟旁灌丛。分布于印江、江口、雷山、榕江、荔波等地。

【药用部位】·根、茎。

【功效与主治】·祛风散瘀，止痛，利尿消肿。用于风湿痹痛，跌打伤痛，各种神经性疼痛，小便不利，水肿。

防己科 Menispermaceae

■ 球果藤属 *Aspidocarya*

● 球果藤

【学名】· *Aspidocarya uvifera* Hook. f. et Thoms.

【别名】·表藤、土防己。

【生境与分布】·生于海拔600～1200 m的沟谷林中。分布于遵义、毕节、册亨等地。

【药用部位】·根。

【功效与主治】·祛风通络,利水通淋,风湿痹痛,劳伤疼痛,水肿,小便淋痛。

【凭证标本号】·522327191225033LY。

锡生藤属 *Cissampelos*

锡生藤

【学名】·*Cissampelos pareira* var. *hirsuta*（Buch. ex DC）Forman

【别名】·雅红隆、呀呼噜。

【生境与分布】·生于海拔500～900 m的沟谷林中。分布于安龙、兴义、册亨、罗甸等地。

【药用部位】·全株。

【功效与主治】·消肿止痛,止血,生肌。用于外伤肿痛,创伤出血。

【附注】·《中国药典》收录物种。

木防己属 *Cocculus*

樟叶木防己

【学名】·*Cocculus laurifolius* DC.

【别名】·小青藤、马哥啰。

【生境与分布】·生于海拔600～1600 m的沟谷、林缘和山坡灌丛。分布于惠水、平塘、荔波、桐梓、正安、道真、绥阳、兴义、黎平、贵定、开阳、赤水、兴仁、长顺、罗甸、宽阔水等地。

【药用部位】·根。

【功效与主治】·顺气宽胸,祛风止痛。用于胸膈痞胀,脘腹疼痛,疝气,膀胱冷气,小便频数,风湿腰腿痛,跌打损伤,头痛,神经痛。

【凭证标本号】·522731180916037LY;522727210315002LY;522722200819609LY。

木防己

【学名】·*Cocculus orbiculatus*（L.）DC.

【别名】·小青藤、马哥啰、小一支箭。

【生境与分布】·生于海拔600～1600 m的山地灌丛、林缘及村寨附近。分布于花溪、荔波、黔西、正安、兴义、安龙、兴仁、望谟、罗甸、福泉、都匀、龙里等地。

【药用部位】·根、茎、花。

【功效与主治】·根:祛风除湿,通经活络,解毒消肿。用于风湿痹痛,水肿,小便淋痛,闭经,跌打损伤,咽喉肿痛,疮疡肿毒,湿疹,毒蛇咬伤。茎:祛风除湿,调气止痛,利水消肿。用于风湿痹痛,跌打损伤,胃痛,腹痛,水肿,淋证。花:解毒化痰。用于慢性骨髓炎。

【凭证标本号】·520111200618004LY;522722200113680LY;522423191001009LY。

毛木防己

【学名】·*Cocculus orbiculatus* var. *mollis*（Wall. ex Hook. f. et Thoms.）Hara

【生境与分布】·生于疏林或灌丛。分布于黔西、余庆、贞丰、兴义、兴仁、普安、福泉等地。

【药用部位】·根、茎。

【功效与主治】·根:祛风除湿,通经活络,解毒消肿。用于风湿痹痛,水肿,小便淋痛,闭经,跌打损伤,咽喉肿痛,疮疡肿毒,湿疹,毒蛇咬伤。茎:利水消肿,祛风解毒。用于水肿,小便淋痛,风湿骨痛,痈疮肿毒。

【凭证标本号】·522423190702023LY;520329191003980LY;522325190613594LY。

轮环藤属 *Cyclea*

粉叶轮环藤

【学名】·*Cyclea hypoglauca*（Schauer）Diels

【别名】·凉粉藤、金锁匙、独脚乌桕。

【生境与分布】·生于海拔700～1500 m的山地疏林、灌丛。分布于湄潭、兴义、安龙、册亨、黎平等地。

【药用部位】·根、藤茎。

【功效与主治】·清热解毒,祛风止痛,利水通淋。用于风热感冒,咳嗽,咽喉肿痛,白喉,风火牙痛,肠炎,痢疾,尿路感染,尿路结石,风湿疼痛,疮疡肿毒,毒蛇咬伤。

【凭证标本号】·520328200717036LY。

轮环藤

【学名】·*Cyclea racemosa* Oliv.

【别名】·青藤、滚天龙、青藤细辛。

【生境与分布】·生于海拔800～2100 m的山地林中。分布于平塘、湄潭、水城、印江、清镇、惠水、关岭、荔波、三都、龙里等地。

【药用部位】·根。

【功效与主治】·理气止痛,除湿解毒。用于胸脘胀痛,腹痛吐泻,风湿疼痛,咽喉肿痛,毒蛇咬伤,狗咬伤,痈疽肿毒,外伤出血。

【凭证标本号】·522727200423005LY;520328200717014LY;520221190801045LY。

四川轮环藤

【学名】· *Cyclea sutchuenensis* Gagnep.

【别名】· 隔山消。

【生境与分布】· 生于海拔 700～1 200 m 的山地林中。分布于印江、兴仁、安龙等地。

【药用部位】· 根。

【功效与主治】· 清热解毒,散瘀止痛,利尿通淋。用于外感风热,咳嗽,咽喉肿痛,湿热泻痢,牙痛,跌打伤痛,小便淋涩。

【凭证标本号】· 522226190809068LY。

西南轮环藤

【学名】· *Cyclea wattii* Diels

【生境与分布】· 生于海拔 600～1 100 m 的山地灌丛或林缘。分布于册亨、水城、独山、平塘、惠水、龙里、兴义、安龙等地。

【药用部位】· 根。

【功效与主治】· 清热解毒,散寒理气,止痛。用于急性胃肠炎,消化不良,中暑,腹痛,胃痛,发痧,疔癀,毒蛇咬伤。

【凭证标本号】· 523271191008117LY;520221190803027LY。

■ 秤钩风属 *Diploclisia*

秤钩风

【学名】· *Diploclisia affinis* (Oliv.) Diels

【别名】· 追骨风、过山龙、花防己。

【生境与分布】· 生于海拔 400 m 左右的林缘或疏林。分布于剑河、荔波、瓮安等地。

【药用部位】· 根、茎。

【功效与主治】· 祛风湿,活血止痛,利尿解毒。用于风湿痹痛,跌打损伤,小便淋涩,毒蛇咬伤。

苍白秤钩风

【学名】· *Diploclisia glaucescens* (Bl.) Diels

【别名】· 土防己、穿墙风、蛇总管。

【生境与分布】· 生于海拔 700～1 200 m 的林中、林缘、灌丛。分布于荔波、镇远、三穗、瓮安等地。

【药用部位】· 藤茎。

【功效与主治】· 祛风除湿,清热解毒。用于风湿骨痛,咽喉肿痛,胆囊炎,痢疾,尿路感染,毒蛇咬伤。

【凭证标本号】· 522722200702561LY。

■ 夜花藤属 *Hypserpa*

夜花藤

【学名】· *Hypserpa nitida* Miers

【生境与分布】· 生于林中或林缘。分布于荔波、独山。

【药用部位】· 全株。

【功效与主治】· 凉血止血,利尿通淋。用于咳血,咯血,吐血,便血,外伤出血,湿热淋证。

■ 蝙蝠葛属 *Menispermum*

蝙蝠葛

【学名】· *Menispermum dauricum* DC.

【别名】· 北豆根。

【生境与分布】· 生于山坡林缘、灌丛或攀援于岩石上。分布于贵阳等地。

【药用部位】· 根茎。

【功效与主治】· 清热解毒,祛风止痛。用于咽喉肿痛,热毒泻痢,风湿痹痛。

【凭证标本号】· 520422170411001LY。

【附注】·《中国药典》收录物种。

■ 粉绿藤属 *Pachygone*

肾子藤

【学名】· *Pachygone valida* Diels

【生境与分布】· 生于密林中。分布于望谟、安龙等地。

【药用部位】· 根、茎。

【功效与主治】· 祛风除湿,活血镇痛。用于风湿痹痛,肢麻,腰肌劳损。

■ 连蕊藤属 *Parabaena*

连蕊藤

【学名】· *Parabaena sagittata* Miers

【生境与分布】· 生于海拔 500～1 000 m 的沟林或灌丛。分布于罗甸、望谟、册亨、安龙等地。

【药用部位】· 叶。

【功效与主治】· 通便。用于便秘。

【凭证标本号】· 522728160316001LY。

■ 细圆藤属 *Pericampylus*

细圆藤

【学名】· *Pericampylus glaucus* (Lam.) Merr.

【生境与分布】· 生于海拔 300～1 400 m 的林中、林缘、灌丛。分布于荔波、望谟、罗甸、正安、道真、从江、黎平、锦屏、独山、都匀等地。

【药用部位】·根、藤茎、叶。

【功效与主治】·根:清热解毒,利咽止咳。用于疮疖痈肿,咽喉肿痛,咳嗽,毒蛇咬伤。藤茎、叶:清热解毒,息风止痉,祛除风湿。用于疮疡肿毒,咽喉肿痛,惊风抽搐,风湿痹痛,跌打损伤,毒蛇咬伤。

【凭证标本号】·522722200512013LY;522326210403005LY;522728160420019LY。

■ 风龙属 *Sinomenium*

● 风龙

【学名】·*Sinomenium acutum*(Thunb.)Rehd. et Wils.

【别名】·青风藤、青藤、大青藤。

【生境与分布】·生于海拔600～1800 m的灌丛、岩坎、林缘。分布于绥阳、花溪、黔西、开阳、修文、桐梓、道真、绥阳、正安、凤冈、兴仁、雷山、台江、黎平、麻江、平塘、荔波、贵定、三都、长顺、瓮安、独山、罗甸、福泉、龙里、佛顶山、梵净山、雷公山、宽阔水等地。

【药用部位】·茎藤。

【功效与主治】·祛风通络,除湿止痛。用于风湿痹痛,鹤膝风,脚气肿痛。

【凭证标本号】·520323150603252LY;520111200617043LY;522423191003005LY。

■ 千金藤属 *Stephania*

● 白线薯

【学名】·*Stephania brachyandra* Diels

【生境与分布】·生于海拔1000～1700 m的林区沟谷边。分布于水城等地。

【药用部位】·块根。

【功效与主治】·行气活血,祛风止痛,清热解毒。用于胃痛,风湿痹痛,跌打损伤,痛经,痈疖肿毒,湿疹。

● 金线吊乌龟

【学名】·*Stephania cepharantha* Hayata

【别名】·山乌龟。

【生境与分布】·生于海拔550～2100 m的山地岩边、路旁、灌丛和林缘。分布于绥阳、水城、正安、麻江、道真、清镇、榕江、黎平、从江、锦屏、长顺、福泉、荔波、惠水、佛顶山、梵净山、麻阳河等地。

【药用部位】·块根。

【功效与主治】·清热解毒,凉血止痛,散瘀消肿。用于肝炎,胃痛,肠痈,痢疾,咽痛喉痹,咳嗽,吐血,衄血,金疮出血,热毒痈肿,疔疮,瘰疬,流行性腮腺炎,神经性皮炎,跌打损伤,毒蛇咬伤。

【凭证标本号】·520323150715303LY;522722200514492LY;520221190803025LY。

● 一文钱

【学名】·*Stephania delavayi* Diels

【生境与分布】·生于海拔600～1200 m的山坡灌丛。分布于兴义、安龙、罗甸、三都、望谟等地。

【药用部位】·全株、根。

【功效与主治】·理气止痛,祛风消肿。用于气滞食积,脘腹疼痛,风湿痹痛,痈肿疮毒,毒蛇咬伤。

● 血散薯

【学名】·*Stephania dielsiana* Y.C. Wu

【生境与分布】·生于海拔600～1000 m的山坡岩石缝中。分布于荔波、罗甸、安龙等地。

【药用部位】·块根。

【功效与主治】·清热解毒,散瘀止痛。用于上呼吸道感染,咽炎,疮痈,胃痛,胃肠炎,牙痛,神经痛,跌打损伤。

【凭证标本号】·522722200702419LY。

● 江南地不容

【学名】·*Stephania excentrica* H.S.Lo

【生境与分布】·生于海拔800～1600 m的灌丛。分布于贵定、瓮安、松桃、荔波等地。

【药用部位】·块根。

【功效与主治】·理气止痛。用于脘腹胀痛。

● 草质千金藤

【学名】·*Stephania herbacea* Gagnep.

【别名】·地乌龟。

【生境与分布】·生于海拔800～1600 m的灌丛。分布于贵定、瓮安。

【药用部位】·块根。

【功效与主治】·散瘀止痛,解毒消肿。用于胃脘疼痛,风湿痹痛,痈肿疮毒,跌打肿痛。

● 桐叶千金藤

【学名】·*Stephania hernandifolia*(Willd.)Walp.

【生境与分布】·生于海拔600～1800 m的山坡林中。分布于兴义、罗甸、长顺、独山、惠水、贵定、龙里等地。

【药用部位】·根。

【功效与主治】·清热解毒,祛风止痛。用于痈疖疮毒,咽喉肿痛,疟腮,风湿痹痛,痢疾,头痛,胃痛,劳伤疼痛。

【凭证标本号】·522223150807018LY。

● **千金藤**

【学名】·*Stephania japonica*（Thunb.）Miers

【生境与分布】·生于海拔600～1800 m的山坡林中。分布于沿河、罗甸、三都、雷公山等地。

【药用部位】·根、茎叶。

【功效与主治】·清热解毒,祛风止痛,利水消肿。用于咽喉肿痛,痈肿疮疖,毒蛇咬伤,风湿痹痛,胃痛,脚气水肿。

【凭证标本号】·522228200822017LY;522728160316024LY。

● **粪箕笃**

【学名】·*Stephania longa* Lour.

【生境与分布】·生于灌丛或林缘。分布于罗甸等地。

【药用部位】·全株、根、根茎。

【功效与主治】·清热解毒,利湿消肿,祛风活络。用于泻痢,小便淋涩,水肿,黄疸,风湿痹痛,喉痹,聤耳,疮痈肿毒,毒蛇咬伤。

【凭证标本号】·522633190419045LY。

● **汝兰**

【学名】·*Stephania sinica* Diels

【别名】·吊金龟。

【生境与分布】·生于林中沟谷边。分布于荔波、松桃、沿河、德江等地。

【药用部位】·块根。

【功效与主治】·清热解毒,散瘀止痛。用于感冒,咽痛,腹泻,痢疾,痈疽肿毒,胃痛,头风痛,风湿痹痛,跌打损伤。

【凭证标本号】·522722200823435LY。

● **粉防己**

【学名】·*Stephania tetrandra* S. Moore

【生境与分布】·生于灌丛。分布于印江等地。

【药用部位】·根。

【功效与主治】·祛风止痛,利水消肿。用于风湿痹痛,水肿脚气,小便不利,湿疹疮毒。

【凭证标本号】·522226190809047LY。

【附注】·《中国药典》收录物种。

● **黄叶地不容**

【学名】·*Stephania viridiflavens* Lo et M. Yang

【别名】·吊金龟。

【生境与分布】·生于石灰岩地区石山上。分布于兴义、安龙等地。

【药用部位】·块根。

【功效与主治】·散瘀止痛,清热解毒。用于胃痛,痢疾,咽痛,跌打损伤,疮疖痈肿,毒蛇咬伤。

■ **青牛胆属** *Tinospora*

● **金果榄**

【学名】·*Tinospora capillipes* Gagnep.

【别名】·山苦胆、山慈菇。

【生境与分布】·生于山谷溪边、林下、林缘、石缝中。省内广泛分布。

【药用部位】·块根。

【功效与主治】·清热解毒,利咽,止痛。用于咽喉肿痛,痈疽疔毒,泄泻,痢疾,脘腹疼痛。

【凭证标本号】·522629150902230LY。

【附注】·《中国药典》收录物种。

● **青牛胆**

【学名】·*Tinospora sagittata*（Oliv.）Gagnep.

【别名】·地苦胆、山慈菇、金果榄。

【生境与分布】·生于山谷溪边疏林下或石缝间。分布于绥阳、都匀、平塘等地。

【药用部位】·块根。

【功效与主治】·清热解毒,利咽止痛。用于咽喉肿痛,痈疽疔毒,泄泻,痢疾,脘腹疼痛。

【凭证标本号】·520323150507228LY;522701201105005LY;522727201020011LY。

【附注】·《中国药典》收录物种。

睡莲科 Nymphaeaceae

■ **芡属** *Euryale*

● **芡**

【学名】·*Euryale ferox* Salisb.

【别名】·卵菱、鸡癱、鸡头实。

【生境与分布】·生于池塘、湖沼中。分布于镇宁、普定、普安等地。

【药用部位】·成熟种仁。

【功效与主治】·益肾固精,补脾止泻,除湿止带。用于遗精滑精,遗尿尿频,脾虚久泻,白浊,带下。

【附注】·《中国药典》收录物种。

■ 莲属 *Nelumbo*

● 莲

【学名】· *Nelumbo nucifera* Gaertn.

【别名】· 荷花、芙蓉、莲花。

【生境与分布】· 自生或栽培在池塘或水田内。省内广泛分布。

【药用部位】· 根茎节部、叶、成熟种子。

【功效与主治】· 根茎节:止血,散瘀。用于吐血,咯血,尿血,崩漏。叶:解暑清热,生发清阳,散瘀止血,凉血。用于暑热烦渴,暑湿泄泻,血热吐衄。种子:补脾止泻,益精涩精,养心安神。用于脾虚久泻,遗精,带下,心悸失眠。

【凭证标本号】· 520327210516318LY;522729190727024LY。

【附注】·《中国药典》收录物种。

■ 萍蓬草属 *Nuphar*

● 贵州萍蓬草

【学名】· *Nuphar bornetii* Lévl. et Vant.

【生境与分布】· 生于溪沟边。分布于遵义、荔波、独山、兴义、雷山、凯里等地。

【药用部位】· 根茎。

【功效与主治】· 滋阴清热。用于劳伤虚损,阴虚发热,盗汗,外敷刀伤。

● 萍蓬草

【学名】· *Nuphar pumila* (Timm) de Candolle

【生境与分布】· 生于池塘中。分布于凯里、开阳、安龙等地。

【药用部位】· 根茎、种子。

【功效与主治】· 根茎:健脾益肺,活血调经,用于脾虚食少,月经不调。种子:用于阴虚咳嗽,盗汗,血瘀,月经不调,痛经及跌打损伤。

【凭证标本号】· 522121160424013LY。

● 中华萍蓬草

【学名】· *Nuphar pumila* subsp. *sinensis* (Handel-Mazzetti) D. Padgett

【生境与分布】· 生于池塘中。分布于安龙。

【药用部位】· 根茎。

【功效与主治】· 滋阴润燥,清热止汗。用于阴虚盗汗,神经衰弱,劳损,刀伤。

■ 睡莲属 *Nymphaea*

● 睡莲

【学名】· *Nymphaea tetragona* Georgi

【生境与分布】· 生于池塘中。分布于湄潭、独山、荔波、凤冈、兴义、雷山、凯里等地。

【药用部位】· 花。

【功效与主治】· 消暑,解酒,定惊。用于中暑,醉酒烦渴,小儿惊风。

【凭证标本号】· 520327210512068LY;520328210505213LY。

金鱼藻科 Ceratopyllaceae

■ 金鱼藻属 *Ceratophyllum*

● 金鱼藻

【学名】· *Ceratophyllum demersum* L.

【别名】· 鱼草、细草、软草、虾须草。

【生境与分布】· 生于池塘、河沟。分布于湄潭等地。

【药用部位】· 全草。

【功效与主治】· 凉血止血,清热利水。用于血热吐血,咳血,热淋涩痛。

【凭证标本号】· 520328210503113LY。

三白草科 Saururaceae

■ 裸蒴属 *Gymnotheca*

● 裸蒴

【学名】· *Gymnotheca chinensis* Decaisne

【别名】· 水百步、还魂草、土细草、鱼腥草。

【生境与分布】· 生于水旁或林谷中。分布于贵阳、贞丰、平塘、赤水、盘州、织金、镇安、德江、普定、兴义、紫云等地。

【药用部位】· 全草。

【功效与主治】· 清热解毒,祛风活血,利湿,消肿利尿,止带。用于肺虚久咳,劳伤咳嗽,小便淋痛,水肿,带下病,风湿病,慢性痢疾。外用于跌打损伤,乳腺炎,蜈蚣咬伤。

【凭证标本号】· 522325190423303LY;522727200603013LY;520381160503057LY。

● 白苞裸蒴

【学名】· *Gymnotheca involucrata* Pei

【别名】· 白侧耳根、水折耳、白折耳。

【生境与分布】· 生于海拔 1 000 m 左右的路旁或林中湿地上。分布于平塘等地。

【药用部位】· 全草。

【功效与主治】· 清热利湿,活血化瘀,止带。用于跌打损伤,肺痨咳嗽,白浊,带下病,腹胀水肿。

【凭证标本号】· 522727201112003LY。

■ 蕺菜属 *Houttuynia*

● 蕺菜

【学名】· *Houttuynia cordata* Thunb.

【别名】· 侧耳根、鱼腥草、折耳根。

【生境与分布】· 生于海拔 500～2 500 m 的溪边或林下湿地。分布于江口、紫云、赤水等地。

【药用部位】· 新鲜全草或干燥地上部分。

【功效与主治】· 清热解毒,消痈排脓,利尿通淋。用于肺痈吐脓,痰热喘咳,热痢,热淋,痈肿疮毒。

【凭证标本号】· 522222140427039LY;520425170601033LY;520381160604844LY。

【附注】·《中国药典》收录物种。

■ 三白草属 *Saururus*

● 三白草

【学名】· *Saururus chinensis* (Lour.) Baill.

【生境与分布】· 生于海拔 400～2 000 m 的路旁、田埂或沟边潮湿地。分布于望谟、江口、习水、惠水等地。

【药用部位】· 地上部分。

【功效与主治】· 利尿消肿,清热解毒。用于水肿,小便不利,淋沥涩痛,带下。外用于疮疡肿毒,湿疹。

【凭证标本号】· 5223262004200005LY;522222140403011LY。

【附注】·《中国药典》收录物种。

胡椒科 Piperaceae

■ 草胡椒属 *Peperomia*

● 石蝉草

【学名】· *Peperomia blanda* (Jacquin) Kunth

【生境与分布】· 生于林缘湿地。分布于望谟、兴义、安龙、独山、施秉等地。

【药用部位】· 全草。

【功效与主治】· 清热解毒,化瘀散结,利水消肿。用于肺热咳喘,麻疹,疮毒,癌肿,烧烫伤,跌打损伤,肾炎水肿。

【凭证标本号】· 5223262010002045LY。

● 硬毛草胡椒

【学名】· *Peperomia cavaleriei* C. DC.

【生境与分布】· 生于溪旁或湿润岩石缝中。分布于罗甸、兴义、兴仁、安龙等地。

【药用部位】· 全草。

【功效与主治】· 用于皮肤湿疹。

【凭证标本号】· 522728160413041LY。

● 蒙自草胡椒

【学名】· *Peperomia heyneana* Miq.

【生境与分布】· 生于海拔 800～2 000 m 的湿润岩石上或树上。分布于兴义、安龙、罗甸等地。

【药用部位】· 全草。

【功效与主治】· 散瘀止血。用于吐血,衄血。

● 豆瓣绿

【学名】· *Peperomia tetraphylla* (Forst. F.) Hooker et Arnott

【生境与分布】· 生于潮湿的石上或枯树上。分布于清镇、罗甸、施秉、三穗、乌当、平坝、花溪、普安等地。

【药用部位】· 全草。

【功效与主治】· 舒经活血,祛风除湿,化痰止咳。用于风湿筋骨痛,跌打损伤,疮疖肿痛,咽喉炎,口腔炎,痢疾,水泄,宿食不消,小儿疳积,劳伤咳嗽,哮喘,百日咳。

【凭证标本号】· 520402170420190LY。

■ 胡椒属 *Piper*

● 蒌叶

【学名】· *Piper betle* L.

【别名】· 蒌子、蒟酱。

【生境与分布】· 引种。省内广泛栽培。

【药用部位】· 全草、茎叶、果穗。

【功效与主治】· 全草、茎叶:祛风散寒,温中行气,化痰止痒,消肿止痛。用于风寒咳嗽,哮喘,脘腹胀痛,食滞纳呆,水肿,跌打损伤,疮疡肿毒,湿疹瘙痒。果穗:疏风散寒,行气化痰,解毒消肿,燥湿止痒。用于风寒咳嗽,支气管哮喘,风湿骨痛,胃寒痛,腹胀,疮疖,妊娠水肿。外用于皮肤湿疹,脚癣。

• 苎叶蒟

【学名】· *Piper boehmeriifolium* (Miquel) C. DC.

【别名】· 顶花胡椒、滇南胡椒。

【生境与分布】· 生于海拔 500～1 900 m 的林下或溪旁。分布于荔波、平坝、罗甸、惠水、龙里等地。

【药用部位】· 全草、果实。

【功效与主治】· 全草:祛风散寒,除湿通络,行气止痛。用于胃寒呕吐,腹痛泄泻,食欲不振,癫痫痰多。果实:温中散寒,下气,消痰,理气止痛。用于感冒风寒,风湿痹痛,胃痛,月经不调,跌打损伤,骨折。

【凭证标本号】· 522722200120299LY。

• 光轴苎叶蒟

【学名】· *Piper boehmeriifolium* var. *tonkinense* C. DC.

【别名】· 苎叶蒌、歪叶子兰。

【生境与分布】· 生于海拔 500～1 900 m 的山谷、山顶或林中。分布于荔波、平坝、罗甸、惠水、龙里等地。

【药用部位】· 全草、茎叶。

【功效与主治】· 祛风散寒,舒筋活络,散瘀消肿,镇痛。用于胃寒痛,痛经,闭经,风湿骨痛,跌打损伤。

• 华山蒌

【学名】· *Piper cathayanum* M.G. Gilbert et N.H. Xia

【别名】· 华山蒟。

【生境与分布】· 生于密林中、溪涧边,攀援于树上。分布于册亨、兴义、罗甸、赤水等地。

【药用部位】· 全草、茎叶。

【功效与主治】· 祛风除湿,通经活络,行气止痛,壮阳补虚。用于风湿麻痹,腰膝无力,风寒感冒,咳嗽气喘,筋脉拘挛,屈伸不利。

【凭证标本号】· 520324160407003LY。

• 山蒟

【学名】· *Piper hancei* Maxim.

【别名】· 石蒟、山蒌。

【生境与分布】· 生于山地溪涧边、林中,攀援于树上或石上。分布于开阳、贞丰、望谟、罗甸、福泉、荔波、兴义等地。

【药用部位】· 全草。

【功效与主治】· 祛风除湿,强腰膝,化痰止咳,活血消肿,行气止痛。用于风湿痹痛,扭挫伤,风寒感冒,咳嗽,跌打损伤。

【凭证标本号】· 520330160331007LY。

• 毛蒟

【学名】· *Piper hongkongense* C. DC.

【别名】· 小毛蒌、小墙风。

【生境与分布】· 生于林中,攀援于树上或石上。分布于荔波、惠水等地。

【药用部位】· 全草。

【功效与主治】· 祛风散寒,除湿活血,行气止痛。用于风湿性腰腿痛,关节痛,跌打损伤,胃腹疼痛,产后风痛。

• 风藤

【学名】· *Piper kadsura* (Choisy) Ohwi

【别名】· 大风藤、海风藤。

【生境与分布】· 生于海拔 200～1 500 m 的山谷阴湿处或林下,攀援于树上或石上。分布于兴义、安龙、册亨、罗甸等地。

【药用部位】· 藤茎。

【功效与主治】· 祛风湿,通经络,止痹痛。用于风湿痹痛,肢节疼痛,筋脉拘挛,屈伸不利。

【凭证标本号】· 520222160711133LY。

【附注】·《中国药典》收录物种。

• 变叶胡椒

【学名】· *Piper mutabile* C. DC.

【生境与分布】· 生于海拔 400～600 m 的山坡或山谷水旁疏林中。分布于兴义等地。

【药用部位】· 全草。

【功效与主治】· 活血,消肿止痛。用于风湿痹痛,跌打损伤。

• 胡椒

【学名】· *Piper nigrum* L.

【别名】· 坡洼热。

【生境与分布】· 引种。省内广泛栽培。

【药用部位】· 近成熟或成熟果实。

【功效与主治】· 温中散寒,下气,消痰。用于胃寒呕吐,腹痛泄泻,食欲不振,癫痫痰多。

【凭证标本号】· 522121160504028LY。

【附注】·《中国药典》收录物种。

• 假蒟

【学名】· *Piper sarmentosum* Roxb.

【别名】· 蛤蒟、钻骨风。

【生境与分布】· 生于林下或村旁湿地上。分布于望谟、册亨、惠水、兴义、剑河、榕江等地。

【药用部位】· 全草、根、果穗。

【功效与主治】· 祛风散寒,除湿暖胃,行气止痛,活络消肿。用于风湿骨痛,腰膝无力,胃脘冷痛,消化不良,腹胀,泄泻痢疾,牙痛,痔疮,恶疮,跌打损伤。

【凭证标本号】·522326201002038LY。

● **缘毛胡椒**

【学名】· *Piper semiimmersum* C. DC.

【生境与分布】·生于海拔 280～900 m 的山谷水旁密林中或村旁湿润地。分布于兴义、安龙、罗甸、荔波等地。

【药用部位】·全草。

【功效与主治】·祛风湿，强腰膝，活血，止咳，消肿止痛。用于风湿痹痛，扭挫伤，风寒感冒，咳嗽，跌打损伤。

【凭证标本号】·522301160505212LY。

● **小叶爬崖香**

【学名】· *Piper sintenense* Hatusima

【别名】·小叶爬岩香。

【生境与分布】·生于海拔 100～2 500 m 的疏林或山谷密林中，常攀援于树上或石上。分布于绥阳、赤水、望谟、册亨、兴义、安龙、罗甸、修文、开阳等地。

【药用部位】·全草。

【功效与主治】·祛风除湿，镇痛补虚，祛痰，健胃。用于风湿痹痛，风寒感冒，腰膝无力，咳嗽，跌打损伤。

【凭证标本号】·520323150717497LY；520381160428189LY；522326201003022LY。

● **石南藤**

【学名】· *Piper wallichii* (Miq.) Hand.-Mazz.

【别名】·爬岩香、寸香、岩胡椒。

【生境与分布】·生于海拔 300～2 600 m 的林中阴处或湿润地，攀爬于石壁上或树上。分布于绥阳、荔波、西秀、清镇、赤水、沿河、施秉、兴义、罗甸、福泉、都匀、惠水、三都、龙里等地。

【药用部位】·全草。

【功效与主治】·祛风湿，通经络，强腰膝，止痛，壮阳补虚。用于风湿麻痹，扭挫伤，腰膝无力，痛经，风寒感冒，咳嗽气喘，手术后疼痛。

【凭证标本号】·520323150507106LY；522722200116155LY；520402170513011LY。

金粟兰科 Chloranthaceae

■ **金粟兰属** *Chloranthus*

● **鱼子兰**

【学名】· *Chloranthus erectus* (Buchanan-Hamilton) Verdcourt

【别名】·珠兰、石风节、节节茶。

【生境与分布】·生于海拔 650～2 000 m 的山谷林下或溪边潮湿地。分布于兴义、荔波等地。

【药用部位】·全株、鲜叶。

【功效与主治】·全株：通经活络，祛瘀止血。用于感冒，肾和尿路结石，子宫脱垂，跌打损伤，风湿麻木，关节炎，偏头痛。鲜叶：通经活络，祛瘀止血。外用于骨折。

【凭证标本号】·522722210120460LY；522301140805460LY。

● **丝穗金粟兰**

【学名】· *Chloranthus fortunei* (A. Gray) Solms-Laub

【别名】·银线金粟兰、四对草、眼线草。

【生境与分布】·生于海拔 170～340 m 的阴湿腐殖质多的杂木林下。分布于贵阳、都匀、绥阳等地。

【药用部位】·全草、根。

【功效与主治】·祛风理气，活血化瘀，消肿镇痛，解毒。用于风湿性关节炎，感冒，风寒咳嗽，急性肠胃炎，痢疾，泄泻，胃痛，淋巴腺炎，跌打损伤，骨折，闭经，疟疾，神经衰弱，疮疖肿毒，湿疹，皮肤瘙痒，毒蛇咬伤。

● **宽叶金粟兰**

【学名】· *Chloranthus henryi* Hemsl.

【别名】·大四块瓦、四大天王、临江茶。

【生境与分布】·生于海拔 750～1 900 m 的山坡林下阴湿地或路边灌丛。分布于贵阳、平塘、江口、贞丰、湄潭、镇远、安龙、剑河、梵净山、雷公山等地。

【药用部位】·全草、根。

【功效与主治】·祛风除湿，化痰止咳，活血化瘀，消肿解毒。用于风寒湿痹，麻木疼痛，胃痛，胃肠炎，月经不调，产后腹痛，跌打损伤，劳伤，风寒咳嗽，咯痰，肺结核，痈疮肿毒，毒蛇咬伤。

【凭证标本号】·522727200813010LY；522325190423564LY；522222140502019LY。

● **全缘金粟兰**

【学名】· *Chloranthus holostegius* (Hand.-Mazz.) Pei et Shan

【别名】·四块瓦、对叶四块瓦、土细辛。

【生境与分布】·生于海拔 700～1 600 m 的山坡、沟谷密林下或灌丛。分布于黔西、安龙、兴义、兴仁等地。

【药用部位】·全草、根。

【功效与主治】·祛风除湿，活血散瘀，舒筋活络，消肿止痛。用于感冒，淋巴结炎，疮痛，跌打损伤，骨折，风湿关节痛。

【凭证标本号】·522423191005021LY。

● **毛脉金粟兰**

【学名】· *Chloranthus holostegius* var. *trichoneurus* K. F. Wu

【别名】· 四块瓦。

【生境与分布】· 生于海拔 1 050～1 600 m 的山坡草地或杂木林中。分布于湄潭、黔西、安龙、册亨等地。

【药用部位】· 全草。

【功效与主治】· 消肿解毒,镇痛。用于消炎。

【凭证标本号】· 522730150724004LY。

● **银线草**

【学名】· *Chloranthus japonicus* Sieb.

【别名】· 四大天王、四块瓦、灯笼花。

【生境与分布】· 生于山坡阴湿处、沟边草丛中。分布于望谟、大方、黎平等地。

【药用部位】· 全草。

【功效与主治】· 活血行瘀,散寒祛风,除湿解毒。用于感冒,风寒咳嗽,风湿痛,胃气痛,闭经。外用于跌打损伤,瘀血肿痛,疮疖,毒蛇咬伤。

● **多穗金粟兰**

【学名】· *Chloranthus multistachys* Pei

【别名】· 四叶细辛、四块瓦、四大天王。

【生境与分布】· 生于海拔 600～1 500 m 的山谷密林潮湿地。分布于江口、印江、榕江、瓮安、兴义、雷山、息烽等地。

【药用部位】· 全草、根。

【功效与主治】· 活血散瘀,祛风解毒。用于跌打损伤,腰腿痛,感冒,带下病,疖肿,皮肤瘙痒。

【凭证标本号】· 522222140502192LY。

● **及己**

【学名】· *Chloranthus serratus* (Thunb.) Roem. et Schult.

【别名】· 四块瓦、四大金刚。

【生境与分布】· 生于海拔 280～1 800 m 的山谷阴湿林下。分布于册亨、凤冈、平塘、绥阳、正安、印江、松桃、安龙、大方、凯里、黄平、镇远、锦屏、剑河、台江、黎平、从江、雷山、麻江、龙里、惠水等地。

【药用部位】· 全草。

【功效与主治】· 舒筋活络,活血散瘀,祛风止痛,消肿解毒。用于跌打损伤,痈疮,肿毒,风湿痛,毒蛇咬伤。

【凭证标本号】· 5223271908132LY;520327210516289LY;522727200813009LY。

● **华南金粟兰**

【学名】· *Chloranthus sessilifolius* var. *austro-sinensis* K.

F. Wu

【别名】· 四块瓦、对叶四块瓦。

【生境与分布】· 生于海拔 560～1 200 m 的山坡林下或路旁灌丛。分布于荔波、安龙等地。

【药用部位】· 全草。

【功效与主治】· 散瘀活血。用于跌打损伤。

【凭证标本号】· 522722200415399LY。

● **金粟兰**

【学名】· *Chloranthus spicatus* (Thunb.) Makino

【别名】· 珠兰、鱼子兰、珍珠兰。

【生境与分布】· 生于海拔 990 m 左右的山坡、沟谷密林下。分布于湄潭、黔西、安龙、册亨等地。

【药用部位】· 全草、根、茎叶。

【功效与主治】· 祛风湿,接筋骨,活血散瘀,杀虫,止痒,止痛。用于感冒,风湿性关节炎,跌打损伤,刀伤出血,筋脉拘挛,癫痫,子宫脱垂。外用于疔疮。

【凭证标本号】· 522327180906002LY;520328210430023LY;522423191005022LY。

■ **草珊瑚属 Sarcandra**

● **草珊瑚**

【学名】· *Sarcandra glabra* (Thunb.) Nakai

【别名】· 九节茶、接骨茶。

【生境与分布】· 生于海拔 420～1 500 m 的山坡、沟谷林下阴湿处。分布于江口、册亨、荔波、沿河、榕江、黎平、大方、安龙、兴仁、龙里、绥阳、赤水等地。

【药用部位】· 全草。

【功效与主治】· 清热凉血,活血消斑,祛风通络。用于血热发斑发疹,风湿痹痛,跌打损伤。

【凭证标本号】· 522222160723017LY;523327181129311LY;522722200114049LY。

【附注】·《中国药典》收录物种。

马兜铃科 Aristolochiaceae

■ **马兜铃属 Aristolochia**

● **长叶马兜铃**

【学名】· *Aristolochia championii* Merr. et Chun

【生境与分布】· 生于疏林或阴坡灌丛。分布于贵阳、独山、罗甸、兴义等地。

【药用部位】· 根。

【功效与主治】· 清热解毒,消肿止痛。用于疮疡肿痛,泄泻,痢疾,牙痛,喉痛,跌打肿痛。

● **葫芦叶马兜铃**

【学名】· *Aristolochia cucurbitoides* C. F. Liang

【生境与分布】· 生于疏林或阴坡灌丛。分布于安顺、兴义等地。

【药用部位】· 根。

【功效与主治】· 用于痈疮肿痛。

【凭证标本号】· 522229150530931LY。

● **马兜铃**

【学名】· *Aristolochia debilis* Sieb. et Zucc.

【生境与分布】· 生于山谷、沟边阴湿处或山坡灌丛。省内广泛分布。

【药用部位】· 根、茎叶、果实。

【功效与主治】· 根:行气止痛,解毒消肿,平肝降压。用于胸胁脘腹疼痛,疝气痛,肠炎,下痢腹痛,咳嗽痰喘,蛇虫咬伤,皮肤瘙痒,高血压。茎叶:行气活血,利水消肿,解毒。用于疝气痛,产后血气腹痛,风湿痹痛,妊娠水肿,蛇虫咬伤。果实:清肺降气,止咳平喘,清泄大肠。用于肺热咳嗽,痰壅气促,肺虚久咳,肠热痔血,痔疮肿痛,水肿。

【凭证标本号】· 522121150812670LY。

● **大叶马兜铃**

【学名】· *Aristolochia kaempferi* Willd.

【别名】· 金狮藤。

【生境与分布】· 生于峡谷林下阴湿处或灌丛。分布于绥阳、长顺、金沙、梵净山等地。

【药用部位】· 根。

【功效与主治】· 行气止痛,清热解毒,降压。用于气滞脘胀,胃痛,腹痛,风湿关节痛,暑湿下痢,痈肿疮痛,毒蛇咬伤,高血压。

【凭证标本号】· 520323151224042LY。

● **广西马兜铃**

【学名】· *Aristolochia kwangsiensis* Chun et How ex C. F. Liang

【别名】· 圆叶马兜铃。

【生境与分布】· 生于疏林中、半灌木或沟谷阔叶林阴暗岩石上。分布于荔波、金沙、大方、镇宁、平坝、兴义、罗甸、独山、长顺、赤水、习水、绥阳等地。

【药用部位】· 根。

【功效与主治】· 清热解毒,理气止痛,止血。用于痉挛性胃痛,急性肠胃炎,胃及十二指肠溃疡,痢疾,跌打损伤,疮痈肿痛,外伤出血,蛇咬伤,骨结核。

【凭证标本号】· 522722201118272LY。

● **寻骨风**

【学名】· *Aristolochia mollissima* Hance

【别名】· 绵毛马兜铃、白毛藤、猫儿草。

【生境与分布】· 生于海拔 100～850 m 的山坡、草丛、沟边和路旁等处。分布于绥阳、普定、普安等地。

【药用部位】· 带根全草。

【功效与主治】· 祛风通络,活血止痛。用于风湿关节痛,腹痛,疟疾,痈肿。

【凭证标本号】· 520422140928138LY。

● **宝兴马兜铃**

【学名】· *Aristolochia moupinensis* Franch.

【别名】· 淮木通、木香马兜铃。

【生境与分布】· 生于峡谷林下阴湿处或灌丛。分布于威宁、松桃、印江、镇宁、天柱等地。

【药用部位】· 根。

【功效与主治】· 祛风止痛,清热利湿。用于泻痢腹痛,湿热身肿,小便赤涩,尿血,风湿热痹,痈肿恶疮,湿疹,毒蛇咬伤。

【凭证标本号】· 522427140512467LY。

● **木论马兜铃**

【学名】· *Aristolochia mulunensis* Y. S. Huang & Yan Liu

【生境与分布】· 生于峡谷林下阴湿处或灌丛。分布荔波等地。

【药用部位】· 根。

【功效与主治】· 祛风止痛,清热利湿。用于泻痢腹痛。

【附注】· 贵州新分布药用植物。

● **卵叶马兜铃**

【学名】· *Aristolochia ovatifolia* S. M. Hwang

【别名】· 木防己。

【生境与分布】· 生于石灰岩山地灌丛。分布于安龙、威宁、水城、盘州等地。

【药用部位】· 根。

【功效与主治】· 解毒,止痛。用于风湿热痹,痈肿恶疮,湿疹,毒蛇咬伤。

【凭证标本号】· 522328140317259LY。

● **革叶马兜铃**

【学名】· *Aristolochia scytophylla* S. M. Hwang et D. L. Chen

【生境与分布】·生于海拔 2 000 m 左右的石灰岩山地灌丛。分布于兴义、长顺等地。

【药用部位】·块根。

【功效与主治】·解毒,止痛。用于痈肿恶疮,湿疹,毒蛇咬伤。

● 耳叶马兜铃

【学名】·*Aristolochia tagala* Champ.

【别名】·锤果马兜铃。

【生境与分布】·生于沟谷边灌丛。分布于罗甸等地。

【药用部位】·根。

【功效与主治】·清热解毒,祛风止痛,利湿消肿。用于疔疮痈肿,瘰疬,风湿性关节痛,胃痛,湿热淋证,水肿,痢疾,肝炎,蛇咬伤。

● 背蛇生

【学名】·*Aristolochia tuberosa* C. F. Liang et S. M. Hwang

【别名】·朱砂莲。

【生境与分布】·生于山坡、沟谷或疏林灌丛。分布于贵阳、惠水、长顺、普安、独山等地。

【药用部位】·根。

【功效与主治】·清热解毒,理气止痛。用于湿热痢疾,泄泻,脘腹疼痛,咽喉肿痛,肺结核,毒蛇咬伤,痈肿。

● 管花马兜铃

【学名】·*Aristolochia tubiflora* Dunn

【别名】·避蛇生。

【生境与分布】·生于山坡、沟谷或疏林灌丛。分布于黄平、盘州、水城、安龙、贵定、独山、平塘等地。

【药用部位】·根。

【功效与主治】·行气止痛,清热解毒。用于疮疡疔肿,毒蛇咬伤,脘腹疼痛,肠炎痢疾,风湿性关节痛,痛经,跌打损伤。

【凭证标本号】·520325160513561LY。

■ 细辛属 *Asarum*

● 花叶细辛

【学名】·*Asarum cardiophyllum* Franch.

【别名】·花叶尾花细辛。

【生境与分布】·生于山坡阴湿林下。分布于长顺、惠水。

【药用部位】·根。

【功效与主治】·温经散寒,化痰止咳,消肿止痛。用于风寒感冒,头痛,咳嗽哮喘,风湿痹痛,跌打损伤等。

● 短尾细辛

【学名】·*Asarum caudigerellum* C. Y. Cheng et C. S. Yang

【别名】·马蹄香、苔叶细辛。

【生境与分布】·生于山坡林下湿地或石缝中。分布于荔波、平塘、江口、赫章、安龙、独山、龙里、凤冈、道真、梵净山等地。

【药用部位】·根。

【功效与主治】·祛风散寒,温肺化痰,止痛。用于风寒头痛,痰饮咳喘,胃寒痛,腹痛,齿痛,风湿痹痛,跌打损伤。

【凭证标本号】·522722200512798LY;522727200421002LY。

● 尾花细辛

【学名】·*Asarum caudigerum* Hance

【别名】·尾花细辛、土细辛。

【生境与分布】·生于山坡林下或岩下腐殖土深厚处。分布于贵阳、德江、江口、剑河、赫章、水城、六枝、安龙、兴义、惠水、独山、罗甸、荔波、湄潭、梵净山等地。

【药用部位】·根。

【功效与主治】·温经散寒,化痰止咳,消肿止痛。用于风寒感冒,头痛,咳嗽哮喘,风湿痹痛,跌打损伤,口舌生疮,毒蛇咬伤,疮疡肿毒等。

【凭证标本号】·520203140511002LY。

● 双叶细辛

【学名】·*Asarum caulescens* Maxim.

【别名】·土细辛、毛细辛。

【生境与分布】·生于海拔 1 200～1 700 m 的林下腐殖土中。省内广泛分布。

【药用部位】·全株。

【功效与主治】·祛风散寒,止痛,温肺化饮。用于风寒感冒,头痛,牙痛,风湿痹痛,痰饮喘咳。

【凭证标本号】·520325160530586LY。

● 川滇细辛

【学名】·*Asarum delavayi* Franch.

【别名】·牛蹄细辛

【生境与分布】·生于海拔 800～1 600 m 的林下阴湿岩坡上。分布于印江等地。

【药用部位】·全草、根。

【功效与主治】·全草:祛风止寒,止痛。根:调气止痛。用于劳伤痛,腹痛。

● 杜衡

【学名】·*Asarum forbesii* Maxim.

【别名】·水马蹄、马辛、土细辛。

【生境与分布】·生于海拔 800 m 以下的林下沟边阴湿地。分布于毕节、施秉等地。

【药用部位】·全草。

【功效与主治】·祛风散寒,消痰行水,活血止痛,解毒。用于风寒感冒,痰饮喘咳,水肿,风寒湿痹,跌打损伤,头痛,齿痛,胃痛,痧气腹痛,瘰疬,肿毒,蛇咬伤。

【凭证标本号】·522401140528002LY。

● 地花细辛

【学名】·*Asarum geophilum* Hemsl.

【别名】·矮细辛、大块瓦。

【生境与分布】·生于高山阔叶林下阴湿处。分布于罗甸、荔波、剑河、赫章、望谟、独山、罗甸等地。

【药用部位】·根。

【功效与主治】·疏风散寒,消肿止痛,宣肺止咳。用于风寒感冒,头痛,鼻渊,齿痛,风寒湿痹,毒蛇咬伤。

【凭证标本号】·522722210120466LY;522728151127002LY。

● 单叶细辛

【学名】·*Asarum himalaicum* Hook. f. et Thoms. ex Klotzsch

【别名】·西南细辛。

【生境与分布】·生于湿地或石缝中。分布于松桃、丹寨、威宁、赫章等地。

【药用部位】·根。

【功效与主治】·发散风寒,温肺化饮,理气止痛。用于风寒头痛,齿痛,风湿痹痛,痰饮喘咳,脘腹气滞胀痛。

【凭证标本号】·522631190401318LY。

● 长毛细辛

【学名】·*Asarum pulchellum* Hemsl.

【别名】·白毛翅辛。

【生境与分布】·生于林下湿地。分布于贵阳、剑河、兴义、都匀等地。

【药用部位】·全草、根、根茎。

【功效与主治】·祛痰,祛风除湿,理气止痛。用于风寒咳嗽,风湿性关节痛,胃痛,腹痛,牙痛。

【凭证标本号】·522701210404005LY。

● 青城细辛

【学名】·*Asarum splendens* (Maekawa) C. Y. Cheng et C. S. Yang

【别名】·花脸细辛。

【生境与分布】·生于山坡林下阴湿处。分布于贞丰、沿河、湄潭、印江、黄平、织金、普定、贵定、习水、赤水、普安等地。

【药用部位】·全草、根、根茎。

【功效与主治】·散寒祛风,消肿解毒,化瘀止痛。用于风寒感冒,痰饮咳喘,痹病,牙痛,头痛,风湿痹痛,蛇犬咬伤等。

【凭证标本号】·522325190423077LY;522228200822018LY;520328210502069LY。

● 五岭细辛

【学名】·*Asarum wulingense* C. F. Liang

【别名】·倒插花、土细辛。

【生境与分布】·生于山坡林下阴湿处或石缝中。分布于望谟、江口、锦屏、剑河、三都、独山、道真、务川等地。

【药用部位】·全草、根、根茎。

【功效与主治】·温经散寒,止咳化痰,消肿止痛。用于胃痛,咳喘,跌打损伤,烫伤,蛇咬伤。

【凭证标本号】·522326200428004LY。

■ 马蹄香属 *Saruma*

● 马蹄香

【学名】·*Saruma henryi* Oliv.

【别名】·狗肉香。

【生境与分布】·生于海拔600~1 600 m的山谷林下和沟边草丛中。分布于金沙、纳雍、镇宁、兴义、望谟等地。

【药用部位】·根、根茎。

【功效与主治】·祛风散寒,理气止痛,消肿排脓。用于风寒感冒,咳嗽头痛,胃寒气滞,脘腹胀痛,胸痹疼痛,关节痛,劳伤身痛,痈肿疮毒。

【凭证标本号】·522726151027009LY。

猕猴桃科 Actinidiaceae

■ 猕猴桃属 *Actinidia*

● 软枣猕猴桃

【学名】·*Actinidia arguta* (Sieb. et Zucc.) Planch. ex Miq.

【生境与分布】·生于山坡林中、林缘或灌丛。分布于江口、雷山、榕江、威宁等地。

【药用部位】·根、果实。

【功效与主治】·根:清热利湿,解毒消肿,祛风除痹,止血。用于黄疸,消化不良,呕吐,风湿痹痛,消化道癌肿,痈疡疮疖,跌打损伤,外伤出血,乳汁不下。果实:滋阴清热,除烦止渴,通淋。用于热病津伤,阴血不足,烦渴引饮,砂淋,石淋,维生素C缺乏症,牙龈出血,肝炎等。

【凭证标本号】·522222160718021LY。

- **紫果猕猴桃**

【学名】· *Actinidia arguta* var. *purpurea*（Rehder）C. F. Liang ex Q. Q. Chang

【生境与分布】·生于海拔700~1000 m的沟谷或林缘。分布于独山、雷山、榕江、威宁、三都、梵净山等地。

【药用部位】·根、果实。

【功效与主治】·清热利湿,补虚益损。用于风湿关节痛,慢性肝炎,吐血,月经不调。

- **硬齿猕猴桃**

【学名】· *Actinidia callosa* Lindl.

【生境与分布】·生于海拔400~2 200 m的山地林中、林缘或路边灌丛。分布于平塘、绥阳、江口、松桃、印江、德江、凯里、雷山、安龙、独山等地。

【药用部位】·根皮。

【功效与主治】·清热利湿,消肿止痛。用于湿热水肿,肠痈,痈肿疮毒。

【凭证标本号】·522727200423012LY;520323150420404LY。

- **异色猕猴桃**

【学名】· *Actinidia callosa* var. *discolor* C.F. Liang

【生境与分布】·生于海拔1 000 m以下的低山和丘陵中的沟谷、山坡乔木林、灌丛林或林缘。分布于黔西、钟山等地。

【药用部位】·茎、叶、果实。

【功效与主治】·利尿通淋,祛风除湿,止痢。用于石淋,痢疾,风湿痹痛。

【凭证标本号】·522423191003028LY。

- **京梨猕猴桃**

【学名】· *Actinidia callosa* var. *henryi* Maxim.

【别名】·洋桃血藤。

【生境与分布】·生于海拔500~1 200 m的山谷、溪边灌丛。分布于荔波、绥阳、余庆、沿河等地。

【药用部位】·根皮。

【功效与主治】·清热凉血,消肿止痛。用于湿热水肿,肠痈,痈肿疮毒等。

【凭证标本号】·522722200630220LY;522228200820042LY;520329190417061LY。

- **毛叶硬齿猕猴桃**

【学名】· *Actinidia callosa* var. *strigillosa* C. F. Liang

【生境与分布】·生于海拔750~1 400 m的山林沟谷中。分布于余庆等地。

【药用部位】·果实。

【功效与主治】·抗癌。

- **奶果猕猴桃**

【学名】· *Actinidia carnosifolia* var. *glaucescens* C.F. Liang

【生境与分布】·生于海拔700~1 300 m的山地林中。分布于德江、印江、凯里、榕江、雷山、安龙、望谟等地。

【药用部位】·根。

【功效与主治】·用于瘰疬。

- **中华猕猴桃**

【学名】· *Actinidia chinensis* Planch.

【别名】·山洋桃。

【生境与分布】·生于山地林间或灌丛。分布于贞丰、钟山、赤水等地。

【药用部位】·根、果实。

【功效与主治】·根:清热解毒,祛风利湿,活血消肿。用于烦热消渴,肺热干咳,消化不良,湿热黄疸,石淋等。果实:解热,止渴,健胃,通淋。用于肝炎,痢疾,风湿关节痛,水肿,跌打损伤,疮疖,乳腺癌等。

【凭证标本号】·522325190612359LY;520201200912442LY;520381160509429LY。

- **硬毛猕猴桃**

【学名】· *Actinidia chinensis* var. *hispida* C.F. Liang

【别名】·美味猕猴桃。

【生境与分布】·生于海拔600~1 900 m的林缘或灌丛。分布于花溪、都匀、江口、印江、石阡、雷山、凯里、榕江、威宁、紫云、安龙、兴义、兴仁、独山、长顺、仁怀、湄潭、开阳、清镇等地。

【药用部位】·根、茎、果实。

【功效与主治】·清热化湿,解毒消肿,化瘀。用于乳痈,消化不良,骨折,淋巴结核,尿路结石等。

【凭证标本号】·520111200617040LY。

- **毛花猕猴桃**

【学名】· *Actinidia eriantha* Benth.

【别名】·白毛桃。

【生境与分布】·生于海拔350~1 000 m的山谷、溪边、林缘或林中。分布于荔波、都匀、凯里、黎平、雷山、榕江、黄平、施秉、天柱、贵定、开阳、龙里等地。

【药用部位】·根、叶。

【功效与主治】·根:解毒消肿,清热利湿。用于热毒痈肿,乳痈,湿热痢疾,胃癌等。叶:祛瘀止痛,止血敛疮,解毒消肿。用于跌打损伤,骨折,冻疮溃破等。

● 条叶猕猴桃

【学名】·*Actinidia fortunatii* Fin. et Gagn.

【生境与分布】·生于海拔963~1 250 m的山坡。分布于平坝等地。

【药用部位】·根。

【功效与主治】·解毒消肿,清热利湿。

● 绵毛猕猴桃

【学名】·*Actinidia fulvicoma* var. *lanata*（Hemsl.）C. F. Liang

【生境与分布】·生于海拔600~1 600 m的山地疏林中或灌丛。分布于荔波、榕江、雷山、天柱、凯里、施秉、黎平、兴仁、三都、瓮安、贵定等地。

【药用部位】·根、茎。

【功效与主治】·清热解毒,化湿祛痰。用于乳痈,消化不良,骨折,瘰疬。

【凭证标本号】·522722200415007LY。

● 糙毛猕猴桃

【学名】·*Actinidia fulvicoma* var. *hirsuta* Finet & Gagnepain

【生境与分布】·生于海拔1 000~1 800 m的山林中。分布于平塘、都匀、兴仁、瓮安、罗甸、三都等地。

【药用部位】·根。

【功效与主治】·消积,消疮。用于小儿疳积,外用于疮疖。

【凭证标本号】·522701200819003LY;522727201112003LY。

● 华南猕猴桃

【学名】·*Actinidia glaucophylla* F. Chun

【生境与分布】·生于海拔400~1 000 m的山谷林中。分布于都匀、榕江、贵定、务川等地。

【药用部位】·根、茎、果实。

【功效与主治】·根:用于胃脘痛。茎:外用于骨折,外伤出血。果实:用于痢疾。

【凭证标本号】·522701200930014LY。

● 长叶猕猴桃

【学名】·*Actinidia hemsleyana* Dunn

【生境与分布】·生于海拔1 850 m以下的山地林中或灌丛。分布于印江、望谟、榕江等地。

【药用部位】·果实。

【功效与主治】·清热解毒,除湿。

【凭证标本号】·522226190428010LY。

● 狗枣猕猴桃

【学名】·*Actinidia kolomikta*（Maxim. et Rupr.）Maxim.

【别名】·四川猕猴桃、深山木天蓼、狗枣子。

【生境与分布】·生于海拔1 600~2 900 m的山地混交林或杂木林中的开旷地。分布于江口、绥阳等地。

【药用部位】·果实。

【功效与主治】·用于坏血病。

【凭证标本号】·522222160711021LY。

● 滑叶猕猴桃

【学名】·*Actinidia laevissima* C.F. Liang

【生境与分布】·生于海拔850~1 980 m的山地灌丛或疏林中。分布于江口、印江等地。

【药用部位】·果实。

【功效与主治】·滋补强壮。

【凭证标本号】·522226190503052LY。

● 阔叶猕猴桃

【学名】·*Actinidia latifolia*（Gardn. et Champ.）Merr.

【别名】·多花猕猴桃。

【生境与分布】·生于海拔700~1 800 m的山谷溪流旁灌丛。分布于都匀、松桃、印江、德江、江口、榕江、从江、雷山、凯里、天柱、锦屏等地。

【药用部位】·根、果实。

【功效与主治】·根:清热除湿,消肿解毒。用于腰痛,筋骨疼痛,乳痈,疮疖。果实:益气养阴。用于久病虚弱,肺痨。

【凭证标本号】·522701200930046LY。

● 黑蕊猕猴桃

【学名】·*Actinidia melanandra* Franch.

【生境与分布】·生于海拔1 100~1 800 m的林缘或灌丛。分布于册亨、绥阳、雷山、大方、纳雍、梵净山等地。

【药用部位】·根、果实。

【功效与主治】·清热生津,消肿解毒。用于久病体弱。

【凭证标本号】·522327181129397LY。

● 倒卵叶猕猴桃

【学名】·*Actinidia obovata* Chun ex C. F. Liang

【生境与分布】·生于林缘或灌丛。分布于清镇等地。

【药用部位】·果实。

【功效与主治】·清热生津,消肿解毒。

【凭证标本号】·520329190415044LY。

● 葛枣猕猴桃

【学名】·*Actinidia polygama*（Sieb. & Zucc.）Maxim.

【别名】· 木天蓼。

【生境与分布】· 生于海拔1100～1800 m的林缘或灌丛。分布于毕节、绥阳、印江、雷山、黎平、紫云等地。

【药用部位】· 根、枝叶。

【功效与主治】· 根:祛风散寒,杀虫止痛。用于寒痹腰痛,风火牙痛。枝叶:祛风除湿,温经止痛,消癥瘕。用于中风半身不遂,风寒湿痹,疝痛,癥瘕积聚,白癜风等。

【凭证标本号】· 520425170617424LY;520323150714343LY。

● 红茎猕猴桃

【学名】· *Actinidia rubricaulis* Dunn

【生境与分布】· 生于海拔500～1600 m的山谷、林缘或灌丛。分布于毕节、余庆、印江、江口、平塘、望谟、册亨、安龙、兴义、兴仁、都匀、赤水、桐梓、道真等地。

【药用部位】· 根、茎。

【功效与主治】· 祛风活络,消肿止痛,行气散瘀。用于风湿痹痛,跌打损伤,瘀血肿痛。

【凭证标本号】· 522727201103005LY;520329190413014LY。

● 革叶猕猴桃

【学名】· *Actinidia rubricaulis* var. *coriacea* (Fin & Gagn.) C.F. Liang

【生境与分布】· 生于海拔500～1300 m的山坡灌丛或路旁。分布于赤水、花溪、望谟、印江、江口、松桃、榕江、黄平、安龙、独山、荔波、赤水、桐梓、习水、务川、罗甸、瓮安、余庆等地。

【药用部位】· 根、果实。

【功效与主治】· 根:活血止痛,止血。用于跌打损伤,腰痛,内伤出血。果实:用于肿瘤。

【凭证标本号】· 520381160428089LY;520111200710033LY;522326200428003LY。

● 花楸猕猴桃

【学名】· *Actinidia sorbifolia* C.F. Liang

【生境与分布】· 生于海拔900～1400 m的灌丛。分布于印江、安龙等地。

【药用部位】· 根。

【功效与主治】· 清热利水,散瘀止血。用于湿热痢疾,跌打损伤,外伤出血等。

■ 藤山柳属 *Clematoclethra*

● 藤山柳

【学名】· *Clematoclethra lasioclada* Maxim.

【别名】· 九节茶。

【生境与分布】· 生于海拔1900～2100 m的山地。分布于大方等地。

【药用部位】· 根。

【功效与主治】· 清热解毒,消肿止痛,活血化瘀。用于吐血,闭经,带下病,慢性肝炎,风湿关节痛,疝气。

【凭证标本号】· 520325160601629LY。

● 猕猴桃藤山柳

【学名】· *Clematoclethra scandens* subsp. *actinidioides* (Maximowicz) Y.C. Tang & Q.Y. Xiang

【别名】· 九节茶、杨叶藤山柳、银叶藤山柳。

【生境与分布】· 生于海拔1200～1700 m的山林中。分布于桐梓、梵净山、大沙河等地。

【药用部位】· 根。

【功效与主治】· 清热解毒,消肿止痛,活血化瘀。用于吐血,闭经,带下病,慢性肝炎,风湿关节痛,疝气。

■ 水东哥属 *Saurauia*

● 尼泊尔水东哥

【学名】· *Saurauia napaulensis* DC.

【别名】· 牛嗓管树、少牢木、密心果。

【生境与分布】· 生于海拔800～1300 m的山地林中。分布于雷山、习水、望谟、罗甸、册亨等地。

【药用部位】· 根、树皮。

【功效与主治】· 散瘀消肿,止血,解毒。用于跌打损伤,骨折,创伤出血,痈肿,慢性骨髓炎,尿淋。

● 山地水东哥

【学名】· *Saurauia napaulensis* var. *montana* C. F. Liang et Y.S. Wang

【生境与分布】· 生于海拔600～1400 m的山地疏林或灌丛。分布于江口、安龙、罗甸、赤水、习水等地。

【药用部位】· 根、树皮。

【功效与主治】· 根:接骨排脓。用于骨折,疮疡。树皮:散瘀消肿,止血生肌。用于跌打损伤,骨折,外伤出血,慢性骨髓炎,尿淋。

【凭证标本号】· 520381160428107LY。

● 聚锥水东哥

【学名】· *Saurauia thyrsiflora* C.F. Liang et Y.S. Wang

【生境与分布】· 生于海拔400～1300 m的丘陵、山地沟谷林下、灌丛。分布于望谟、册亨、兴义、兴仁、三都等地。

【药用部位】· 根。

【功效与主治】·清热解毒。用于小儿麻疹。

【凭证标本号】·522327190529007LY；522326200421012LY。

● **水东哥**

【学名】·*Saurauia tristyla* DC.

【别名】·水枇杷。

【生境与分布】·生于海拔1 700 m以下的山地林中或灌丛。分布于贞丰、水城、罗甸、三都、平塘等地。

【药用部位】·根。

【功效与主治】·清热解毒，止咳，止痛。用于风热咳嗽，风火牙痛，小儿麻疹，风湿痹痛。

【凭证标本号】·522325181011256LY；520221190803026LY；522728160419012LY。

山茶科 Theaceae

■ 杨桐属 *Adinandra*

● **川杨桐**

【学名】·*Adinandra bockiana* Pritzel ex Diels

【别名】·川黄瑞木、四川红淡、四川杨桐。

【生境与分布】·生于海拔800~1 250 m的山坡路旁灌丛或山地林中。分布于绥阳、赤水、都匀、惠水、三都、龙里等地。

【药用部位】·皮。

【功效与主治】·止血，清热解毒。

● **尖叶川杨桐**

【学名】·*Adinandra bockiana* var. *acutifolia*（Hand.-Mazz.）Kobuski

【别名】·青皮麻、四川红淡、瑶人茶。

【生境与分布】·生于在海拔800~1 250 m的山坡路旁灌丛或山地疏林或密林中。分布于习水、榕江、黎平、赤水、雷山等地。

【药用部位】·皮。

【功效与主治】·祛风解毒，理气散寒。用于头疼，关节疼痛。

● **杨桐**

【学名】·*Adinandra millettii*（Hook. et Arn.）Benth. et Hook. f. ex Hance

【生境与分布】·生于海拔150~1 800 m的山坡灌丛或山地密林中。分布于黎平、独山、都匀、惠水等地。

【药用部位】·根、叶。

【功效与主治】·根：祛风利湿，散瘀消肿。用于风湿骨痛，腰肌劳损，跌打损伤，肺结核，咳嗽，咯血。叶：解毒排脓。用于

疗疮疖肿。

● **亮叶杨桐**

【学名】·*Adinandra nitida* Merr. ex Li

【别名】·亮叶黄瑞木、亮叶红淡。

【生境与分布】·生于海拔500~1 000 m的沟谷溪边、林缘、林中或岩石边。分布于独山、从江、荔波、榕江等地。

【药用部位】·叶。

【功效与主治】·退热，降压，止血。用于肝炎。

■ 茶梨属 *Anneslea*

● **茶梨**

【学名】·*Anneslea fragrans* Wall.

【生境与分布】·生于海拔500~2 500 m的山坡林中或林缘沟谷地及山坡溪沟边阴湿地。分布于黎平、榕江、丹寨、荔波等地。

【药用部位】·果实。

【功效与主治】·行气消食，用于胃气痛、食积。

■ 山茶属 *Camellia*

● **安龙瘤果茶**

【学名】·*Camellia anlungensis* Chang

【生境与分布】·生于海拔400~800 m的山地灌丛、水边、林缘等地。分布于兴义、安龙、望谟、册亨等地。

【药用部位】·果实。

【功效与主治】·行气消食。用于胃气痛、食积。

● **短柱茶**

【学名】·*Camellia brevistyla*（Hayata）Coh. St

【生境与分布】·生于海拔350~1 080 m的山坡或溪边空旷地。分布于独山、三都等地。

【药用部位】·叶。

【功效与主治】·消食，生津止渴。用于食积。

● **心叶毛蕊茶**

【学名】·*Camellia cordifolia*（Metc.）Nakai

【别名】·野山茶。

【生境与分布】·生于海拔1 000~2 800 m的山沟、水旁、疏林。分布于安龙、榕江、独山、荔波等地。

【药用部位】·根、花。

【功效与主治】·凉血止血。用于热血症。

● **贵州连蕊茶**

【学名】·*Camellia costei* Lévl.

【别名】·阿根衣。

【生境与分布】·生于海拔600～1500 m的山坡林缘或疏林中。分布于都匀、望谟、贞丰、罗甸、三都、贵定、平塘、清镇等地。

【药用部位】·全草。

【功效与主治】·健脾消食,补虚。用于食积,脾虚食少,虚弱消瘦。

【凭证标本号】·522701210101006LY。

● **尖连蕊茶**

【学名】·*Camellia cuspidata* (Kochs) Wright ex Gard.

【别名】·尖叶山茶。

【生境与分布】·生于海拔1000～1200 m的山坡林下。分布于沿河、梵净山。

【药用部位】·根。

【功效与主治】·健脾消食,补脾虚。用于食少,病后体弱。

【凭证标本号】·522228200822024LY。

● **柃叶连蕊茶**

【学名】·*Camellia euryoides* Lindl.

【生境与分布】·生于海拔500 m以下的山地密林中。分布于荔波。

【药用部位】·根、花。

【功效与主治】·收敛,凉血,止血。用于热血症。

【凭证标本号】·522722210121573LY。

● **毛柄连蕊茶**

【学名】·*Camellia fraterna* Hance

【生境与分布】·生于海拔100～1200 m的林缘灌丛、林缘、疏林中。分布于习水、石阡、沿河、安龙、荔波、惠水、三都等地。

【药用部位】·花。

【功效与主治】·凉血止血。用于热血症。

【凭证标本号】·520327210513116LY。

● **秃房茶**

【学名】·*Camellia gymnogyna* Chang

【别名】·秃茶。

【生境与分布】·生于海拔1400 m左右的山坡林下。分布于雷山、习水。

【药用部位】·种子。

【功效与主治】·清热解毒。用于疖腮。

● **山茶**

【学名】·*Camellia japonica* L.

【别名】·红茶花。

【生境与分布】·生于海拔1400 m左右的山坡。省内广泛栽培。

【药用部位】·根、叶、花。

【功效与主治】·凉血止血,散瘀消肿。用于吐血,衄血,崩漏,肠风,血痢,血淋,跌打损伤,烧烫伤。

【凭证标本号】·520381160503079LY;520201200807338LY;522222160721019LY。

● **油茶**

【学名】·*Camellia oleifera* Abel

【生境与分布】·生于山坡酸性黄壤,常与马尾松、光皮桦等混生或成纯林。省内广泛分布。

【药用部位】·根、根皮、花、种子。

【功效与主治】·根、根皮:清热解毒,理气止痛,活血消肿。用于咽喉肿痛,胃痛,牙痛,跌打伤痛等。花:凉血止血。用于吐血,咳血,子宫出血。种子:行气,润肠,杀虫。用于大便秘结,蛔虫病,钩虫病等。

【凭证标本号】·522731190329030LY;522727200811005LY;522301150820748LY。

● **西南红山茶**

【学名】·*Camellia pitardii* Coh. St.

【别名】·野山茶。

【生境与分布】·生于海拔100～2000 m的山沟、水旁疏林或灌丛。分布于湄潭、雷山、大方、紫云、安龙、兴仁、贞丰、都匀、独山、贵定、赤水、梵净山等地。

【药用部位】·根、叶、花、种子。

【功效与主治】·活血止血,收敛止泻,解毒敛疮。用于月经不调,肠风下血,吐血,急性胃肠炎,痢疾,烧烫伤。

【凭证标本号】·520328210503139LY。

● **滇山茶**

【学名】·*Camellia reticulata* Lindl.

【别名】·红花油花。

【生境与分布】·生于海拔1500～2800 m的山坡疏林中。分布于罗甸等地。

【药用部位】·叶、花、果实。

【功效与主治】·凉血止血,调经。用于崩漏,月经不调。

【凭证标本号】·522728150910025LY。

● **川萼连蕊茶**

【学名】·*Camellia rosthorniana* Hand.-Mazz.

【别名】·荔波连蕊茶、黄杨叶连蕊茶。

【生境与分布】·生于海拔600～1400 m的山坡灌丛。分布于荔波、平塘等地。

【药用部位】·叶。

【功效与主治】·清热利尿。用于风热感冒。

【凭证标本号】·522727201020032LY。

● **怒江红山茶**

【学名】·*Camellia saluenensis* Stapf ex Been

【别名】·怒江山茶。

【生境与分布】·生于山坡疏林中。分布于威宁等地。

【药用部位】·叶、嫩芽。

【功效与主治】·清热利尿。用于风热感冒。

● **茶梅**

【学名】·*Camellia sasanqua* Thunb.

【生境与分布】·省内广泛栽培。

【药用部位】·叶。

【功效与主治】·清热利尿。用于风热感冒。

【凭证标本号】·522301160111962LY。

● **茶**

【学名】·*Camellia sinensis* (L.) O. Ktze.

【别名】·茶树。

【生境与分布】·生于海拔1 000～2 000 m的山地疏林。省内广泛分布。

【药用部位】·嫩叶、嫩芽、花、果实。

【功效与主治】·嫩叶、嫩芽:清头目,除烦渴,消食,化痰,利尿,解毒。花:清肺平肝。果实:降火,消痰,平喘。用于目昏,目赤,多睡苦寐,感冒,心烦口渴,食积,小便不利,泻痢,疮疡疖肿。

【凭证标本号】·522731190513001LY;522325181121032LY;520201200806306LY。

● **普洱茶**

【学名】·*Camellia sinensis* var. *assamica* (J. W. Masters) Kitamura

【别名】·野茶树。

【生境与分布】·生于杂木林下。分布于三都等地。

【药用部位】·叶。

【功效与主治】·清热解毒,生津止渴。用于瘕气腹痛,消肉食,逐风痰。

● **瘤果茶**

【学名】·*Camellia tuberculata* Chien

【生境与分布】·生于海拔700～800 m的河谷沿岸常绿灌丛。分布于赤水、开阳、长顺、瓮安等地。

【药用部位】·叶。

【功效与主治】·消食,生津止渴。用于脾胃消化不良。

■ **红淡比属 *Cleyera***

● **红淡比**

【学名】·*Cleyera japonica* Thunb.

【生境与分布】·生于海拔620～1 385 m的山坡路旁疏林中。分布于赤水等地。

【药用部位】·花。

【功效与主治】·凉血止血,消肿。用于吐血、衄血、血淋。

【凭证标本号】·520381160525095LY。

● **齿叶红淡比**

【学名】·*Cleyera lipingensis* (Hand.-Mazz.) T. L. Ming

【生境与分布】·生于海拔800～1 150 m的山坡林中。分布于赤水、习水、播州、清镇、三都、惠水、瓮安、独山、罗甸、福泉、荔波、都匀、龙里、兴仁、贞丰、黎平、梵净山等地。

【药用部位】·花。

【功效与主治】·凉血止血,消肿。用于吐血、衄血、血淋。

■ **柃属 *Eurya***

● **尖叶毛柃**

【学名】·*Eurya acuminatissima* Merr. et Chun

【生境与分布】·生于海拔500～2 000 m的山地密林中、沟谷溪边林下阴湿地。分布于罗甸、福泉、荔波、惠水、三都、龙里、平塘等地。

【药用部位】·果实。

【功效与主治】·祛风除湿,活血祛瘀。用于风湿。

● **川黔尖叶柃**

【学名】·*Eurya acuminoides* Hu et L. K. Ling

【生境与分布】·生于海拔620～1 500 m的山地林下、山坡灌丛阴湿地。分布于开阳、习水等地。

【药用部位】·果实。

【功效与主治】·祛风除湿,活血祛瘀。用于风湿。

【凭证标本号】·520329190730876LY。

● **尖萼毛柃**

【学名】·*Eurya acutisepala* Hu et L. K. Ling

【生境与分布】·生于海拔500～2 000 m的山地密林中或沟谷溪边林下阴湿地。分布于黔西、雷山、榕江、独山、瓮安、罗甸、都匀、惠水、三都、龙里、梵净山等地。

【药用部位】·叶、果实。

【功效与主治】·祛风除湿,活血祛瘀。用于风湿。

【凭证标本号】·522423191004039LY。

● 翅柃

【学名】· *Eurya alata* Kobuski

【生境与分布】·生于海拔300～1600 m的山地沟谷、溪边密林、林下路旁阴湿处。分布于石阡、印江、碧江、雷山等地。

【药用部位】·根皮、枝叶。

【功效与主治】·根皮:理气活血,消瘀止痛。枝叶:清热消肿。

● 短柱柃

【学名】· *Eurya brevistyla* Kobuski

【生境与分布】·生于海拔850～2600 m的山顶、山坡沟谷林中、林下及林缘路旁灌丛。分布于息烽、绥阳、安龙、雷山、黄平、长顺、独山、福泉、惠水、龙里、梵净山等地。

【药用部位】·叶。

【功效与主治】·用于烧烫伤。

【凭证标本号】·522301160211087LY。

● 米碎花

【学名】· *Eurya chinensis* R. Br.

【别名】·虾辣眼、米碎仔、矮茶。

【生境与分布】·生于海拔800 m以下的低山丘陵、山坡灌丛、路边、溪谷灌丛。分布于荔波、麻阳河等地。

【药用部位】·根、茎、叶。

【功效与主治】·清热除湿,解毒敛疮。用于感冒发热,湿热黄疸,疮疡肿毒,水火烫伤,蛇虫咬伤,外伤出血。

【凭证标本号】·522633190907227LY。

● 华南毛柃

【学名】· *Eurya ciliata* Merr.

【生境与分布】·生于海拔100～1300 m的山坡林下、沟谷溪旁密林中。分布于荔波、长顺、平塘等地。

【药用部位】·茎叶。

【功效与主治】·清热利咽,解毒敛疮。用于风热感冒。

【凭证标本号】·522326210115018LY。

● 二列叶柃

【学名】· *Eurya distichophylla* Hemsl.

【别名】·山禾串、茅山茶。

【生境与分布】·生于海拔200～1500 m的山坡疏林中。分布于清镇、赤水等地。

【药用部位】·根、茎、叶。

【功效与主治】·清热利咽,解毒敛疮。用于肺热痰多咳嗽,咽喉肿痛,口舌生疮,水火烫伤。

【凭证标本号】·522623150813365LY。

● 岗柃

【学名】· *Eurya groffii* Merr.

【别名】·蚂蚁木、米碎木。

【生境与分布】·生于海拔550～800 m的山坡、路旁疏林下。分布于都匀、平塘、赤水、安龙、册亨、罗甸、荔波、瓮安、三都等地。

【药用部位】·叶。

【功效与主治】·祛痰止咳,解毒消肿。用于肺结核,咳嗽,无名肿毒,脓疱疮,跌打损伤,骨折。

【凭证标本号】·5227012011112006LY;5227272101140004LY;520381160503079LY。

● 微毛柃

【学名】· *Eurya hebeclados* Ling

【生境与分布】·生于海拔500～850 m的山脚、山坡灌丛。分布于花溪、兴义、黎平、天柱、荔波、贵定等地。

【药用部位】·全株。

【功效与主治】·祛风解毒,消肿止血。用于风湿性关节炎,肝炎,无名肿毒,烫伤,跌打损伤,外伤出血。

【凭证标本号】·520111200721007LY;522301150820757LY。

● 凹脉柃

【学名】· *Eurya impressinervis* Kobuski

【别名】·苦白蜡。

【生境与分布】·生于海拔800～1500 m的山坡、路旁灌丛。分布于六盘水、兴义、望谟、息烽、雷山、黎平、三都、独山、荔波、都匀、惠水、龙里等地。

【药用部位】·叶、果实。

【功效与主治】·祛风,消肿,止血。用于风湿痹痛,疮疡肿痛,外伤出血。

【凭证标本号】·522301150919882LY;522326201002034LY;520221181202013LY。

● 贵州毛柃

【学名】· *Eurya kueichowensis* Hu et L. K. Ling

【生境与分布】·生于海拔400～1100 m的林中阴湿地或山谷、溪旁、岩石旁。分布于册亨、黔西、余庆、赤水、桐梓、都匀、长顺、瓮安、独山、罗甸、荔波、惠水、贵定、三都、龙里、平塘、梵净山等地。

【药用部位】·枝、叶。

【功效与主治】·清热解毒,消肿止血,祛风除湿。用于风湿痹痛。

【凭证标本号】·522327191004041LY;522423191003032LY;520329190418003LY。

● 细枝柃

【学名】·*Eurya loquaiana* Dunn

【生境与分布】·生于海拔400～1 400 m的山坡、山脊密林中。分布于湄潭、水城、沿河、赤水、望谟、贞丰、都匀、三都、荔波、惠水、长顺、瓮安、独山、罗甸、福泉、惠水、龙里、平塘、丹寨、雷山、梵净山等地。

【药用部位】·茎、叶。

【功效与主治】·祛风通络,活血止痛。用于风湿痹痛。

【凭证标本号】·520328200925026LY;520221190610002LY;522228210104013LY。

● 格药柃

【学名】·*Eurya muricata* Dunn

【生境与分布】·生于海拔900～1 200 m的山脚、山腰疏林下。分布于荔波、沿河、余庆、赤水、绥阳、都匀、独山等地。

【药用部位】·茎、叶、果实。

【功效与主治】·祛风除湿,消肿止血。用于风湿痹痛。

【凭证标本号】·522722200722284LY;522228200730321LY;520329190415027LY。

● 毛枝格药柃

【学名】·*Eurya muricata* var. *huiana*（Kobuski）L. K. Ling

【生境与分布】·生于海拔1 100～1 520 m的林下、林缘灌丛。分布于赤水、黄平、龙里、长顺、瓮安、惠水、梵净山等地。

【药用部位】·果实。

【功效与主治】·祛风除湿,消肿止血。用于风湿痹痛。

【凭证标本号】·520329190415039LY。

● 细齿叶柃

【学名】·*Eurya nitida* Korthals

【生境与分布】·生于海拔400～1 450 m的山坡、路旁灌丛。分布于平塘、花溪、贞丰、赤水、绥阳、息烽、安龙、册亨、都匀、三都、荔波、长顺、瓮安、独山、罗甸、福泉、惠水、龙里、天柱、雷山、丹寨、梵净山等地。

【药用部位】·全株。

【功效与主治】·祛风除湿,解毒敛疮,止血。用于风湿痹痛。

【凭证标本号】·522727210203004LY;520111200718052LY;522325190423299LY。

● 矩圆叶柃

【学名】·*Eurya oblonga* Yang

【生境与分布】·生于海拔1 100～2 500 m的林下、林缘灌丛。

分布于清镇、赤水、雷山、都匀等地。

【药用部位】·全株。

【功效与主治】·祛风除湿,敛疮止血。用于风湿。

【凭证标本号】·522228210101001LY。

● 钝叶柃

【学名】·*Eurya obtusifolia* H. T. Chang

【别名】·野茶子。

【生境与分布】·生于海拔800～1 200 m的山坡疏林中。分布于习水、赤水、桐梓、松桃、黎平、瓮安、福泉、惠水、贵定、龙里等地。

【药用部位】·果实。

【功效与主治】·清热止渴,利尿,提神。用于暑热烦渴,小便不利,泻痢,神疲眩晕。

【凭证标本号】·520325160314373LY。

● 金叶柃

【学名】·*Eurya obtusifolia* var. *aurea*（H. Lévl.）T. L. Ming

【生境与分布】·生于海拔1 100～1 400 m的山顶、山坡灌丛。分布于余庆、沿河、安龙、雷山、榕江、梵净山等地。

【药用部位】·根、叶。

【功效与主治】·清热解毒,消肿止痛。用于风湿痹痛。

【凭证标本号】·520329190505117LY。

● 窄基红褐柃

【学名】·*Eurya rubiginosa* var. *attenuata* H. T. Chang

【别名】·狭基红褐柃。

【生境与分布】·生于海拔400～800 m的山坡林中、林缘及山坡路旁、沟谷边灌丛。分布于都匀、佛顶山等地。

【药用部位】·叶、果实。

【功效与主治】·祛风除湿,消肿止血。用于风湿痹痛。

【凭证标本号】·522701210503029LY。

● 窄叶柃

【学名】·*Eurya stenophylla* Merr.

【别名】·狭叶柃。

【生境与分布】·生于海拔400～600 m的山脚、河旁。分布于惠水、开阳、息烽、赤水、荔波、龙里等地。

【药用部位】·根、枝、叶。

【功效与主治】·清热,补虚。用于风热证。

【凭证标本号】·522731191021001LY。

● 单耳柃

【学名】·*Eurya weissiae* Chun

【生境与分布】·生于海拔 350～1 200 m 的山谷密林下或山坡路边阴湿地。分布于荔波、三都、瓮安、罗甸、黎平等地。

【药用部位】·茎、叶。

【功效与主治】·清热解毒,消肿。用于跌打损伤。

■ 大头茶属 *Polyspora*

• 四川大头茶

【学名】· *Polyspora speciosa* (Kochs) B. M. Bartholomew & T. L. Ming

【别名】·香港大头茶。

【生境与分布】·生于海拔 1 200～2 000 m 的阔叶林、混交林。分布于黎平、绥阳、独山、德江、习水、道真。

【药用部位】·全株。

【功效与主治】·清热解毒,清热止痒,活络止痛,温中止泻。用于风湿腰痛,跌打损伤。

【凭证标本号】· 522631190823736LY。

■ 木荷属 *Schima*

• 银木荷

【学名】· *Schima argentea* Pritz. ex Diels

【别名】·竹叶木荷。

【生境与分布】·生于海拔 640～1 400 m 的密林中。分布于册亨、望谟、开阳、修文、息烽、赤水、梵净山、安龙、罗甸、荔波、都匀、瓮安、三都、惠水、长顺、独山、福泉、龙里、平塘、雷山、黎平、丹寨、榕江等地。

【药用部位】·根皮、树皮、叶。

【功效与主治】·根皮、树皮:驱虫。用于蛔虫病,绦虫病。叶:消食健胃。用于镇痛。

【凭证标本号】· 522327190426010LY;522326200419003LY。

• 中华木荷

【学名】· *Schima sinensis* (Hemsl.) Airy-Shaw

【生境与分布】·生于山地或林中。分布于雷山、梵净山等地。

【药用部位】·树皮。

【功效与主治】·驱虫。用于蛔虫病,绦虫病。

• 木荷

【学名】· *Schima superba* Gardn. et Champ.

【别名】·木荷皮、荷树、荷木。

【生境与分布】·生于海拔 400～1 800 m 的常绿阔叶林中。分布于都匀、册亨、罗甸、开阳、绥阳、三都、荔波、长顺、瓮安、独山、福泉、惠水、贵定、龙里、平塘、丹寨、黎平、锦屏等地。

【药用部位】·根皮、叶。

【功效与主治】·根皮:清热解毒,利水消肿,催吐。外敷用于疔疮,无名肿毒。叶:解毒疗疮。外敷用于臁疮,疮毒。

【凭证标本号】· 522701210503018LY;523327191226001LY;522728150523010LY。

• 西南木荷

【学名】· *Schima wallichii* (DC.) Choisy

【生境与分布】·生于海拔 800 m 左右的山脚坡地。分布于兴义、紫云、册亨、安龙、罗甸等地。

【药用部位】·茎皮、叶。

【功效与主治】·收敛止泻,杀虫。用于鼻出血,消化不良,蛔虫痛。

【凭证标本号】· 522301140614215LY;520425170610400LY。

■ 紫茎属 *Stewartia*

• 紫茎

【学名】· *Stewartia sinensis* Rehd. et Wils

【生境与分布】·生于海拔 1 400～2 200 m 的山坡密林中。分布于龙里、从江、惠水、梵净山等地。

【药用部位】·根、树皮、果。

【功效与主治】·活血舒筋,祛风除湿。用于跌打损伤,风湿麻木。

【凭证标本号】· 522632190420755LY。

■ 厚皮香属 *Ternstroemia*

• 厚皮香

【学名】· *Ternstroemia gymnanthera* (Wight et Arn.) Beddome

【生境与分布】·生于海拔 1 390～1 900 m 的山地林中、林缘、近山顶疏林中。分布于威宁、绥阳、梵净山等地。

【药用部位】·全株、叶、花。

【功效与主治】·全株、叶:清热解毒,散瘀消肿。用于疮痈肿毒,乳痈。花:杀虫止痒。用于疥癣瘙痒。

【凭证标本号】· 522427140804541LY。

• 大果厚皮香

【学名】· *Ternstroemia insignis* Y.C. Wu

【生境与分布】·生于海拔 820～2 600 m 的山地林中路旁、林缘。分布于兴仁等地。

【药用部位】·叶。

【功效与主治】·清热解毒,散瘀消肿。

• 尖萼厚皮香

【学名】· *Ternstroemia luteoflora* L. K. Ling

【生境与分布】· 生于海拔 800～1600 m 的山坡疏林中。分布于龙里、安龙、荔波、黎平、雷山、从江、独山、罗甸、荔波、惠水、梵净山等地。

【药用部位】· 根、叶。

【功效与主治】· 清热解毒,消肿止痛,止泻。用于疮毒肿痛,跌打伤肿,泄泻。

藤黄科 Guttiferae

■ 藤黄属 *Garcinia*

• 木竹子

【学名】· *Garcinia multiflora* Champ. ex Benth.

【别名】· 多花山竹子、山竹子。

【生境与分布】· 生于海拔 700 m 以下的山坡疏林中。分布于独山、荔波、都匀、惠水、黎平等地。

【药用部位】· 树皮、果实、脂肪油。

【功效与主治】· 树皮:清热解毒,收敛生肌。果实:清热,生津。脂肪油:清热解毒,收敛生肌。

• 岭南山竹子

【学名】· *Garcinia oblongifolia* Champ. ex Benth.

【别名】· 山竹树皮。

【生境与分布】· 生于海拔 400～1200 m 的沟谷林中。分布于兴义、册亨、榕江、罗甸等地。

【药用部位】· 树皮、果实、脂肪油。

【功效与主治】· 树皮:清热解毒,收敛生肌。用于消化性溃疡,肠炎、口腔炎,牙周炎,痈疮溃烂。果实:清热生津。脂肪油:清热解毒,收敛生肌。用于烧伤,烫伤,湿疹,口腔炎,牙周炎,痈疮溃烂。

■ 金丝桃属 *Hypericum*

• 尖萼金丝桃

【学名】· *Hypericum acmosepalum* N. Robson

【别名】· 黄花香、狭叶金丝桃、黄木。

【生境与分布】· 生于海拔 900～2900 m 的山坡路旁、灌丛、林间空地、开旷的溪边以及荒地。分布于惠水、水城、长顺、凤冈、盘州、威宁、紫云、榕江、望谟、安龙、罗甸、黄平等地。

【药用部位】· 根。

【功效与主治】· 清热解毒,散瘀消肿,利尿。

【凭证标本号】· 522731190710018LY;520221181129029LY;522729190727020LY。

• 黄海棠

【学名】· *Hypericum ascyron* L.

【别名】· 对月草、鸡蛋花、连翘。

【生境与分布】· 生于海拔 150～2800 m 的山坡林下、林缘、灌丛间、草丛、溪、河岸湿地等处,也有广为庭园栽培的。分布于贞丰、花溪、荔波、务川、正安、开阳、凤冈、安龙、兴仁、兴义、锦屏、独山、六枝、龙里、罗甸、德江、桐梓、施秉、紫云、大方、习水、镇宁等地。

【药用部位】· 全草、地上部分。

【功效与主治】· 清热解毒,止血凉血,消肿。用于吐血,咯血,衄血,子宫出血,黄疸,肝炎,痢疾,头痛。外用于跌打损伤,创伤出血,水火烫伤,湿疹疮疖,黄水疮。

【凭证标本号】· 522325181120040LY;520111200718004LY;522722201120828LY。

• 赶山鞭

【学名】· *Hypericum attenuatum* Choisy

【别名】· 乌腺金丝、桃地耳草。

【生境与分布】· 生于海拔 1100 m 以下的田野、半湿草地、山坡草地、石砾地、林内、林缘等处。分布于天柱等地。

【药用部位】· 全草。

【功效与主治】· 清热解毒,止血止痛,止咳祛痰,通乳。用于乳痈,疔疮肿毒,咯血,吐血,崩漏,乳汁缺乏,跌打损伤,风湿痹痛。

• 无柄金丝桃

【学名】· *Hypericum augustinii* N. Robson

【别名】· 黄香棵、南芒种花。

【生境与分布】· 生于海拔 1200～1700 m 的河边、山坡及路旁阳处。分布于铜仁、开阳、罗甸、兴义等地。

【药用部位】· 全草。

【功效与主治】· 清热解毒,渗湿利水。

【凭证标本号】· 522728150929037LY。

• 栽秧花

【学名】· *Hypericum beanii* N. Robson

【别名】· 黄花香。

【生境与分布】· 生于海拔 1500～2100 m 的疏林、灌丛、溪旁、草坡、石坡上。分布于毕节、安龙、紫云、兴仁、大方、都匀、兴义等地。

【药用部位】· 根、叶。

【功效与主治】· 清肝利湿,解毒散瘀。用于急慢性黄疸型肝炎,泌尿道感染,结石,跌打损伤,毒蛇咬伤。

● 连柱金丝桃

【学名】· *Hypericum cohaerens* N. Robson

【生境与分布】· 生于海拔 1 450～2 000 m 的石间灌丛。分布于大方、赫章、印江等地。

【药用部位】· 全草。

【功效与主治】· 清热解毒,凉血止血。

● 挺茎遍地金

【学名】· *Hypericum elodeoides* Choisy

【别名】· 挺茎金丝桃、对对草。

【生境与分布】· 生于海拔 750～2 900 m 的山坡林下、灌丛、草丛、田埂。分布于册亨、乌当等地。

【药用部位】· 全草。

【功效与主治】· 活血祛瘀,调经。用于月经不调,跌打损伤,瘀血。

【凭证标本号】· 522327191005001LY。

● 小连翘

【学名】· *Hypericum erectum* Thunb. ex Murray

【别名】· 小过路黄、排草。

【生境与分布】· 生于山坡草丛、山野较阴湿处。分布于花溪、湄潭、平塘等地。

【药用部位】· 全草。

【功效与主治】· 止血,消肿,解毒调经。用于吐血,咯血,衄血,便血,外伤出血,风湿关节痛,神经痛,疔疮肿毒,跌打扭伤,月经不调,毒蛇咬伤。

【凭证标本号】· 520111200718046LY;520328200809008LY;522727200810010LY。

● 扬子小连翘

【学名】· *Hypericum faberi* R. Keller

【别名】· 过路黄。

【生境与分布】· 生于海拔 1 100～2 600 m 的山坡草地、灌丛、路旁、田埂。分布于花溪、黔西、望谟、盘州、大方、修文、榕江、黎平、兴仁、绥阳、赫章、兴义、赤水、独山、普安、雷山、瓮安、石阡、纳雍、紫云、桐梓、水城、麻江、七星关、印江、沿河等地。

【药用部位】· 全株。

【功效与主治】· 凉血止血,消肿止痛。用于风热感冒,风湿疼痛,跌打损伤,内出血。

【凭证标本号】· 520111201018003LY;522423190624003LY;522326201002031LY。

● 西南金丝梅

【学名】· *Hypericum henryi* Lévl. et Van.

【生境与分布】· 生于海拔 1 300～2 440 m 的山坡山谷疏林下、灌丛。分布于都匀、江口、兴义、兴仁、安龙等地。

【药用部位】· 全株。

【功效与主治】· 凉血止血,消肿止痛。

【凭证标本号】· 522301140613163LY;522423190817012LY。

● 地耳草

【学名】· *Hypericum japonicum* Thunb. ex Murray

【别名】· 小对叶草、上天梯。

【生境与分布】· 生于海拔 140～2 800 m 的田边、沟边、草地、撂荒地。分布于花溪、荔波、湄潭、威宁、纳雍、关岭、石阡、赤水、雷山、纳雍、安龙、平坝、凯里、独山、榕江、普定、锦屏、紫云、贞丰、江口等地。

【药用部位】· 全株。

【功效与主治】· 清热解毒,祛风利湿,散瘀消肿,止痛。用于肝炎,早期肝硬化,肠痈,痈疖,目赤,眼结膜炎,扁桃体炎,口疮。外用于痈疖肿毒,带状疱疹,蛇虫咬伤,烧烫伤。

【凭证标本号】· 520111200718010LY;522722200722131LY;520328200809009LY。

● 贵州金丝桃

【学名】· *Hypericum kouytchense* Lévl.

【别名】· 水香柴、上天梯、香花条。

【生境与分布】· 生于海拔 1 500～2 000 m 的草地、山坡、河滩、多石地。分布于安顺、惠水、兴义、紫云、凯里、纳雍、织金、正安、威宁、习水、黎平、玉屏、乌当、修文、石阡、安龙、水城、息烽、江口、册亨、黄平、雷山、兴仁、施秉、瓮安、盘州、平坝等地。

【药用部位】· 根、种子。

【功效与主治】· 清热解毒,利湿消积,活血镇痛。用于月经不调,闭经,痞块,妇女癥瘕,黄疸,痢疾。

【凭证标本号】· 522731190709079LY;522301140525036LY;520425170601056LY。

● 纤枝金丝桃

【学名】· *Hypericum lagarocladum* N. Robson

【生境与分布】· 生于海拔 900～2 500 m 的山谷、山坡路旁、沟边、灌丛。分布于黔南等地。

【药用部位】· 根。

【功效与主治】·清热解毒,利湿消积。

【凭证标本号】·522722200820138LY。

● **金丝桃**

【学名】·*Hypericum monogynum* L.

【别名】·过路黄。

【生境与分布】·生于海拔140～1500 m的山坡、路旁或灌丛。分布于遵义、绥阳、兴义、都匀、盘州、大方、修文、龙里、剑河、德江、赤水、普定、关岭、雷山、兴义、施秉等地。

【药用部位】·根、叶、花、果实。

【功效与主治】·根:祛风湿,止咳,清热解毒,解表消肿。用于风湿腰痛,急性咽喉炎,眼结膜炎,肝炎,疖肿,毒蛇咬伤。叶:消肿解毒。花:消肿解毒。用于恶疮,肿毒,胃痉挛,热疮。果实:止咳。用于肺痨,顿咳,百日咳。

【凭证标本号】·520323150417255LY;522701210619002LY;522301140618253LY。

● **金丝梅**

【学名】·*Hypericum patulum* Thunb. ex Murray

【别名】·土连翘。

【生境与分布】·生于海拔300～2400 m的山坡、山谷疏林下、路旁、灌丛。分布于贵阳、安顺、湄潭、平塘、龙里、荔波等地。

【药用部位】·全草、根。

【功效与主治】·全草:解毒,祛瘀,止血,利湿,催乳。用于衄血,便血,淋浊,小便不利,腰背疼痛,乳少,细菌性痢疾,肝炎。根:舒筋活血,催乳,利尿。用于筋骨疼痛,乳少,小便不利。

【凭证标本号】·522722200512475LY;520328200806011LY;522727200602011LY。

● **贯叶金丝桃**

【学名】·*Hypericum perforatum* L.

【别名】·小疳、贯叶连翘、连翘。

【生境与分布】·生于海拔500～2100 m的山坡、路旁、草地、林下、河边等处。分布于贞丰、修文、桐梓、绥阳、正安、湄潭、仁怀、普定、镇宁、江口、石阡、思南、印江、松桃、安龙、大方、织金、黄平、雷山、都匀、独山、龙里等地。

【药用部位】·地上部分。

【功效与主治】·疏肝解郁,清热利湿,消肿通乳。用于肝气郁结,情志不畅,心胸郁闷,关节肿痛,乳痈,乳少。

【凭证标本号】·522325190716524LY。

【附注】·《中国药典》收录物种。

● **元宝草**

【学名】·*Hypericum sampsonii* Hance

【别名】·大还魂、对月草、合掌草。

【生境与分布】·生于海拔150～1200 m的路旁、山坡、草地、灌丛、田边、沟边等处。分布于贵阳、平塘、望谟、惠水、绥阳等地。

【药用部位】·全草。

【功效与主治】·调经通络,活血止血,清热解毒。用于月经不调,白带,跌打损伤,外伤出血,风湿腰痛,小儿高热,痢疾,肠炎,吐血,咯血,衄血,痈肿,乳腺炎,毒蛇咬伤,烧烫伤。

【凭证标本号】·520323150507311LY;522727200519008LY;522326200419009LY。

● **密腺小连翘**

【学名】·*Hypericum seniawinii* Maxim.

【别名】·大叶防风、密脉小连翘。

【生境与分布】·生于海拔500～1600 m的山坡、草地、田埂。分布于绥阳、印江、凤冈、纳雍等地。

【药用部位】·全草。

【功效与主治】·收敛止血,镇痛调经,消肿解毒。用于各种出血,风湿痹痛,经前腹痛,胃痛,疮毒,跌打损伤,毒蛇咬伤。

【凭证标本号】·520402170527076LY;522226190809069LY;520327200727007LY。

● **匙萼金丝桃**

【学名】·*Hypericum uralum* Buch.-Ham. ex D. Don

【别名】·黄花香、大叶黄。

【生境与分布】·生于海拔1500～2700 m的草坡、岩石坡、疏林下、草地。分布于花溪、罗甸、安龙等地。

【药用部位】·根。

【功效与主治】·清热解毒,祛瘀消肿,利尿。用于感冒,肝炎,痢疾,疝气,淋病,筋骨疼痛,牙痛,鼻衄,跌打损伤,黄水疮。

【凭证标本号】·520111200617023LY;522728150725004LY。

● **遍地金**

【学名】·*Hypericum wightianum* Wall. ex Wight et Arn.

【别名】·锅巴草、金星草、鹅掌菜。

【生境与分布】·生于海拔800～2750 m的田地、路旁草丛中。分布于威宁、赤水、贞丰、六枝、乌当、龙里等地。

【药用部位】·全草。

【功效与主治】·收敛止泻,清热解毒。用于小儿发热,消化不良,久痢,久泻,毒蛇咬伤。

【凭证标本号】·522427140928670LY;522325190423073LY;520381160509394LY。

茅膏菜科 Droseraceae

■ 茅膏菜属 *Drosera*

● 茅膏菜

【学名】· *Drosera peltata* Smith

【别名】· 山地皮、捕虫草、无风自动草。

【生境与分布】· 生于海拔 1 200～2 900 m 的疏林下、草丛、灌丛、田边、水旁。分布于都匀、威宁、纳雍、安龙、雷山、凯里等地。

【药用部位】· 全草。

【功效与主治】· 祛风止痛,活血解毒。用于风湿痹痛,跌打损伤,腰肌劳损,胃痛,感冒,咽喉肿痛,痢疾,疟疾,小儿疳积,目翳,瘰疬,湿疹,疥疮。

【凭证标本号】· 522701210522001LY。

罂粟科 Papaveraceae

■ 蓟罂粟属 *Argemone*

● 蓟罂粟

【学名】· *Argemone mexicana* L.

【生境与分布】· 栽培或逸生。省内广泛分布。

【药用部位】· 全草。

【功效与主治】· 消肿利胆,祛痰止泻。用于黄疸,水肿。

■ 紫堇属 *Corydalis*

● 川东紫堇

【学名】· *Corydalis acuminata* Franch.

【别名】· 湖北紫堇、尖瓣紫堇。

【生境与分布】· 生于海拔 1 400～2 300 m 的山坡草地、林下沟边。分布于江口、雷山等地。

【药用部位】· 全草。

【功效与主治】· 清热解毒,活血消肿。用于痈疮肿毒。

● 台湾黄堇

【学名】· *Corydalis balansae* Prain

【别名】· 北越紫堇、鸡屎草、臭虫草。

【生境与分布】· 生于海拔 500～800 m 的山坡灌丛、河边潮湿处。分布于平塘、印江等地。

【药用部位】· 全草。

【功效与主治】· 清热解毒,消肿止痛。用于痈疮肿毒,顽癣,跌打损伤。

● 地柏枝

【学名】· *Corydalis cheilanthifolia* Hemsl.

【别名】· 地白子、碎米蕨叶黄堇。

【生境与分布】· 生于海拔 850～1 700 m 的阴湿山坡、石缝中。分布于西秀、兴仁等地。

【药用部位】· 根。

【功效与主治】· 清热解毒,泻火。用于痈疮肿毒。

【凭证标本号】· 522730150413004LY。

● 南黄堇

【学名】· *Corydalis davidii* Franch.

【别名】· 断肠草、老龙草、土黄芩。

【生境与分布】· 生于海拔 1 700～2 000 m 的山坡密林岩石上、灌丛潮湿处。分布于威宁、大方、安龙等地。

【药用部位】· 根茎。

【功效与主治】· 清热解毒,镇痛止血。用于温病及流感发热,胃痛,咳血,骨折,跌打损伤,疮疖肿痛,牛皮癣,毒蛇咬伤。

【凭证标本号】· 522427140731538LY。

● 紫堇

【学名】· *Corydalis edulis* Maxim.

【别名】· 野花生、断肠草、羊不吃。

【生境与分布】· 生于海拔 400～1 200 m 的沟边、荒地。分布于水城、余庆、钟山、桐梓、绥阳、湄潭、习水、玉屏、兴义、剑河、黎平、都匀、荔波等地。

【药用部位】· 全草、根。

【功效与主治】· 清热解毒,杀虫止痒。用于疮疡肿毒,聤耳流脓,咽喉疼痛,顽癣,秃疮,毒蛇咬伤。

【凭证标本号】· 520221190805003LY;520329190502027LY; 520201200812392LY。

● 籽纹紫堇

【学名】· *Corydalis esquirolii* Lévl.

【生境与分布】· 生于海拔 500～1 000 m 的山坡岩石上、灌丛阴湿处。分布于罗甸、安龙、册亨、荔波等地。

【药用部位】· 全草。

【功效与主治】· 清热解毒,止血。用于中暑头痛,腹痛,咯血,毒蛇咬伤。

【凭证标本号】· 522728160420031LY。

● 异齿紫堇

【学名】· *Corydalis heterodonta* Lévl.

【生境与分布】·分布于贵定、清镇、梵净山等地。

【药用部位】·全草。

【功效与主治】·清热解毒。用于中暑头痛。

● 蛇果黄堇

【学名】·*Corydalis ophiocarpa* Hook. f. et Thoms.

【别名】·扭果黄堇、断肠草。

【生境与分布】·生于海拔 2 700 m 以下的沟谷、林缘。分布于大沙河等地。

【药用部位】·全草。

【功效与主治】·活血止痛,祛风止痒。用于跌打损伤,皮肤瘙痒。

● 贵州黄堇

【学名】·*Corydalis parviflora* Z. Y. Su et Liden

【生境与分布】·生于海拔 1 300～1 440 m 的石灰岩缝隙中。分布于安龙等地。

【药用部位】·全草。

【功效与主治】·活血止痛。用于跌打损伤。

● 小花黄堇

【学名】·*Corydalis racemosa*(Thunb.)Pers.

【别名】·黄花鱼灯草、石莲、水黄连。

【生境与分布】·生于海拔 200～1 200 m 的山地沟边、多石地方。分布于荔波、望谟、西秀、罗甸、平塘、梵净山等地。

【药用部位】·根、全草。

【功效与主治】·清热利湿,解毒杀虫。用于湿热泄泻,痢疾,黄疸,目赤肿痛,聤耳流脓,疮毒,疥癣,毒蛇咬伤。

【凭证标本号】·522722200113044LY;523326210115010LY;520402170324010LY。

● 石生黄堇

【学名】·*Corydalis saxicola* Bunting

【别名】·岩黄连、岩胡、岩连。

【生境与分布】·生于海拔 700～1 300 m 的岩石缝中。分布于平塘、罗甸、惠水、独山、安龙等地。

【药用部位】·全草。

【功效与主治】·清热解毒,利湿,止痛止血。用于肝炎,口舌糜烂,火眼,目翳,痢疾,腹泻,腹痛,痔疮出血。

【凭证标本号】·522727210317010LY;522728151013011LY;522731191022006LY。

● 地锦苗

【学名】·*Corydalis sheareri* S. Moore

【别名】·尖距紫堇、七寸高、三月烂。

【生境与分布】·生于海拔 400～1 200 m 的水边或林下潮湿处。分布于花溪、赤水、黔西、印江、江口、罗甸等地。

【药用部位】·全草、块茎。

【功效与主治】·活血止痒,清热解毒。用于胃痛,腹痛泄泻,跌打损伤,痈疮肿毒,目赤肿痛。

【凭证标本号】·520111200417066LY;520381150516005LY;522423191001065LY。

● 金钩如意草

【学名】·*Corydalis taliensis* Franch.

【别名】·断肠草、五味草、地锦苗。

【生境与分布】·生于海拔 700～2 700 m 的山地林下、阴处岩石上、灌丛。分布于威宁等地。

【药用部位】·全草。

【功效与主治】·祛风清热,止痛,清肝明目。用于风热感冒,肺热咳嗽,肺痨咳嗽,肝炎,风湿关节筋骨疼痛,牙痛,目赤,翳障。

【凭证标本号】·522425150402019LY。

● 鸡血七

【学名】·*Corydalis temulifolia* subsp. *aegopodioides*（Lévl. et Van.）C. Y. Wu

【生境与分布】·生于阴湿地。分布于独山等地。

【药用部位】·全草。

【功效与主治】·清热止痛,清肝明目。用于风热感冒。

● 大叶紫堇

【学名】·*Corydalis temulifolia* Franch.

【别名】·断肠草、闷头花。

【生境与分布】·生于海拔 100～1 500 m 的常绿阔叶林、山谷潮湿处。分布于雷山等地。

【药用部位】·全草、根。

【功效与主治】·活血止痛,清热解毒。用于劳伤,胸脘刺痛,坐板疮。

【凭证标本号】·522422160419013LY。

● 毛黄堇

【学名】·*Corydalis tomentella* Franch.

【别名】·岩黄连、毛黄连、毛紫堇、遍山白、干岩堇。

【生境与分布】·生于海拔 700～950 m 的岩石缝隙中。分布于大沙河。

【药用部位】·全草。

【功效与主治】·清热解毒,凉血散瘀。用于流行性感冒,咽喉肿痛,目赤疼痛,咳血,吐血,胃热脘痛,肝郁胁痛,湿热泻利,痈肿疮毒,跌打肿痛。

川鄂黄堇

【学名】· *Corydalis wilsonii* N. E. Brown

【生境与分布】· 生于常绿阔叶林、山谷潮湿地。分布于瓮安等地。

【药用部位】· 全草。

【功效与主治】· 清热解毒,凉血散瘀。用于流行性感冒,咽喉肿痛。

延胡索

【学名】· *Corydalis yanhusuo* W. T. Wang

【别名】· 延胡、玄胡索、元胡索、元胡。

【生境与分布】· 引种。省内广泛栽培。

【药用部位】· 块茎。

【功效与主治】· 活血,行气,止痛。用于胸胁,脘腹疼痛,胸痹心痛,闭经痛经,产后瘀阻,跌打肿痛。

【附注】·《中国药典》收录品种。

马裤花属 *Dicentra*

大花荷包牡丹

【学名】· *Dicentra macrantha* Oliv.

【别名】· 黄药、黄三七、丁三七。

【生境与分布】· 生于海拔1 500~2 700 m的山地疏林或湿润林下。分布于玉屏、福泉等地。

【药用部位】· 根。

【功效与主治】· 止痛散血。用于疮毒。

血水草属 *Eomecon*

血水草

【学名】· *Eomecon chionantha* Hance

【生境与分布】· 生于海拔600~1 800 m的林下阴处或山谷沟边。分布于遵义、赤水、息烽、清镇、黎平、江口、梵净山、雷公山等地。

【药用部位】· 全草、茎叶、根、根茎。

【功效与主治】· 行气活血,清热解毒。用于眼结膜炎。外用于劳伤,跌打损伤,小儿疮癣,疥癣,湿疹,疔疮疖肿,毒蛇咬伤。

【凭证标本号】· 522222140501301LY;520381160502054LY。

荷青花属 *Hylomecon*

荷青花

【学名】· *Hylomecon japonica*（Thunb.）Prantl et Kündig

【别名】· 大叶老鼠七、拐枣七、乌筋七。

【生境与分布】· 生于海拔300~1 800 m的林下、林缘或沟边。分布于威宁、江口、道真、桐梓、水城、大沙河等地。

【药用部位】· 全草、根。

【功效与主治】· 祛风除湿,舒筋通络,散瘀消肿,止血镇痛。用于风寒湿痹,风湿关节痛,跌打损伤,劳伤,四肢乏力,胃脘痛,痢疾。

【凭证标本号】· 520325160427533LY。

博落回属 *Macleaya*

博落回

【学名】· *Macleaya cordata*（Willd.）R. Br.

【生境与分布】· 生于山坡路旁、林边。分布于都匀、花溪、沿河、江口、石阡、印江、松桃、凯里、雷山等地。

【药用部位】· 全株。

【功效与主治】· 杀虫祛风,散瘀消肿。用于跌打损伤,风湿关节痛,痈疖肿毒,下肢溃疡,阴道滴虫,湿疹。

【凭证标本号】· 522701201009026LY;520111200726003LY; 522228200730354LY。

绿绒蒿属 *Meconopsis*

椭果绿绒蒿

【学名】· *Meconopsis chelidonifolia* Bureau & Franch.

【生境与分布】· 生于海拔2 000 m左右的沟谷边。分布于纳雍等地。

【药用部位】· 全草、根。

【功效与主治】· 活血行气,止血,清热解毒,镇咳,除湿止痛,通淋。全草:用于肺热咳嗽,肝炎,肺炎,湿热水肿,淋浊。根:用于各种出血症。

罂粟属 *Papaver*

虞美人

【学名】· *Papaver rhoeas* L.

【生境与分布】· 引种。省内广泛栽培。

【药用部位】· 全草、花、果实。

【功效与主治】· 镇咳,镇痛,止泻。用于咳嗽,偏头痛,腹痛,痢疾。

罂粟

【学名】· *Papaver somniferum* L.

【生境与分布】· 省内有引种。

【药用部位】·果壳。

【功效与主治】·敛肺涩肠,固肾止痛。用于久咳劳嗽,喘息,泄泻,痢疾,脱肛,遗精,白带,心腹及筋骨疼痛。

【凭证标本号】·520329190505114LY。

【附注】·《中国药典》收录物种。

山柑科 Capparidaceae

山柑属 *Capparis*

野香橼花

【学名】·*Capparis bodinieri* Lévl.

【别名】·猫胡子花、小毛毛花。

【生境与分布】·生于海拔400~1 200 m的山坡或沟谷灌丛、次生林中。分布于望谟、册亨、安龙、罗甸等地。

【药用部位】·根皮。

【功效与主治】·清热解毒,祛风活血。用于咽喉疼痛,扁桃体炎,牙痛,痈疖疮毒,毒蛇咬伤,痔疮,风湿痹痛,跌打损伤。

广州山柑

【学名】·*Capparis cantoniensis* Lour.

【别名】·广州槌果藤、屈头鸡、槌果藤。

【生境与分布】·生于海拔1 000 m以下的山沟水边、疏林中。分布于望谟、册亨、罗甸、平塘等地。

【药用部位】·全株、根、叶、花、种子。

【功效与主治】·全株:舒筋活络,清热解毒。用于风湿痛,跌打损伤,乳蛾,牙痛,痔疮。根:用于慢性肝炎。叶、花:用于毒蛇咬伤。种子:用于咽喉痛,胃脘痛。

海南山柑

【学名】·*Capparis hainanensis* Oliv.

【生境与分布】·生于海拔600 m以下的林内、旷野灌丛。分布于望谟、罗甸等地。

【药用部位】·全株。

【功效与主治】·舒筋活络,清热解毒。

马槟榔

【学名】·*Capparis masaikai* Lévl.

【别名】·水槟榔、山槟榔、太极子。

【生境与分布】·生于低海拔的沟谷或山坡密林中。分布于兴仁、安龙、望谟、罗甸等地。

【药用部位】·种子。

【功效与主治】·清热解毒,生津止渴。用于伤寒热病,暑热口渴,喉炎喉痛,食滞胀满,麻疹肿毒。

雷公橘

【学名】·*Capparis membranifolia* Kurz

【生境与分布】·生于海拔400~1 000 m的山坡、山脚、沟边林下、灌丛。分布于望谟、清镇、开阳、修文、息烽等地。

【药用部位】·根。

【功效与主治】·通经活络,消肿止痛。用于风湿关节痛,跌打损伤,胃痛,腹痛。

【凭证标本号】·522326210115020LY。

鸟足菜属 *Cleome*

白花菜

【学名】·*Cleome gynandra* L.

【别名】·息花菜、羊角菜、臭腊菜。

【生境与分布】·生于路旁、荒地旷野。分布于花溪、惠水、罗甸等地。

【药用部位】·全草、种子。

【功效与主治】·全草:祛风散寒,活血止痛,解毒消肿。用于风湿关节痛,跌打损伤,痔疮,带下病,疟疾,痢疾。种子:散风祛湿,活血止痛。用于痔疮,风湿痹痛,疟疾。

【凭证标本号】·520111200417065LY;522731191021019LY。

醉蝶花属 *Tarenaya*

醉蝶花

【学名】·*Tarenaya hassleriana* (Chodat) Iltis

【别名】·紫龙须。

【生境与分布】·兴义等地有引种。

【药用部位】·全草。

【功效与主治】·祛风散寒,散瘀消肿,去腐生肌,杀虫止痒。用于跌打损伤,肿痛,劳伤腰痛,疮疡溃烂。

【凭证标本号】·522301160726242LY。

十字花科 Cruciferae

南芥属 *Arabis*

硬毛南芥

【学名】·*Arabis hirsuta* (L.) Scop.

【生境与分布】·生于海拔1 500~2 900 m的干燥山坡及路边草丛。分布于威宁等地。

【药用部位】·种子。

【功效与主治】·解表退热,清热泻火。

【凭证标本号】·522427140622156LY。

● **圆锥南芥**

【学名】·*Arabis paniculata* Franch.

【别名】·高山南芥、小花南芥。

【生境与分布】·生于海拔 2 500～2 900 m 的山坡林下荒地。分布于兴义、威宁、花溪、大方等地。

【药用部位】·种子。

【功效与主治】·解表退热,清热泻火。用于肺热咳嗽,咳黄痰。

【凭证标本号】·522427140622030LY;522301150601661LY;520111200619003LY。

● **垂果南芥**

【学名】·*Arabis pendula* L.

【别名】·毛果南芥、疏毛垂果南芥、粉绿垂果南芥。

【生境与分布】·生于山坡、路旁、河边草丛及高山灌木林下。分布于威宁、印江等地。

【药用部位】·果实。

【功效与主治】·清热,解毒,消肿。用于疮痈肿毒。

【凭证标本号】·522427140906633LY。

■ **芸薹属 Brassica**

● **芸薹**

【学名】·*Brassica campestris* L.

【别名】·油菜。

【生境与分布】·引种。省内广泛栽培。

【药用部位】·茎、叶、种子。

【功效与主治】·茎、叶:散血消肿。用于劳伤出血,痛肿疮毒,乳痈,产后血滞腹痛,血痢,痔漏。种子:行血散瘀,消肿散结。用于丹毒,产后瘀血腹痛,恶露不净,痢疾,便秘,疮肿。

【凭证标本号】·522701200124009LY。

● **油白菜**

【学名】·*Brassica chinensis* var. *oleifera* Makino et Nemoto

【生境与分布】·省内广泛栽培。

【药用部位】·种子。

【功效与主治】·行血破气,散结消肿,催生。用于难产,产后瘀阻,心腹作痛,绞肠痧。外敷用于痛肿丹毒,煎洗用于小儿游风。

● **大头菜**

【学名】·*Brassica juncea* var. *megarrhiza* Tsen & Lee

【生境与分布】·省内广泛栽培。

【药用部位】·种子。

【功效与主治】·化痰平喘,消肿止痛。用于痰滞经络。

● **芥**

【学名】·*Brassica juncea* (L.) Czern. et Coss.

【别名】·黄芥。

【生境与分布】·引种。省内广泛栽培。

【药用部位】·成熟种子。

【功效与主治】·温肺豁痰利气,散结通络止痛。用于寒痰咳嗽,胸胁胀痛,痰滞经络,关节麻木、疼痛,痰湿流注,阴疽肿毒。

【凭证标本号】·522121160314024LY。

【附注】·《中国药典》收录物种。

● **欧洲油菜**

【学名】·*Brassica napus* L.

【别名】·黄芥。

【生境与分布】·省内广泛栽培。

【药用部位】·种子。

【功效与主治】·温中散寒,利气化痰。用于寒痰咳嗽,胸胁胀痛,痰滞经络。

【凭证标本号】·523301160112987LY;520111210313018LY。

● **甘蓝**

【学名】·*Brassica napus* var. *napobrassica* (L.) Reichenbach

【别名】·蔓菁甘蓝。

【生境与分布】·省内广泛栽培。

【药用部位】·种子。

【功效与主治】·泻湿热,散热毒,消食下气,止咳,止渴。用于热毒肿痛,肝虚目暗,乳痈,便秘,黄疸,小儿头疮,骨疽不愈。

● **芜青甘蓝**

【学名】·*Brassica oleracea* var. *capitata* L.

【别名】·卷心菜。

【生境与分布】·引种。省内广泛栽培。

【药用部位】·叶。

【功效与主治】·益肾,壮骨,利五脏,止痛。用于胃及十二指肠溃疡,促进伤口愈合。

【凭证标本号】·522634151216013LY。

● **擘蓝**

【学名】·*Brassica oleracea* var. *gongylodes* L.

【别名】·甘蓝。

【生境与分布】·分布于德江、思南等地。

【药用部位】·球茎、叶、种子。

【功效与主治】·补中益气,消肿解毒。用于热毒风肿,脾虚火盛,小便淋浊,大便下血,食积,恶疮,十二指肠溃疡。

- **芜青**

【学名】·*Brassica rapa* L.

【别名】·九英菘。

【生境与分布】·省内广泛栽培。

【药用部位】·块根、叶。

【功效与主治】·消食下气,解毒消肿。用于宿食不化,心腹冷痛,咳嗽,疔毒痈肿。

- **青菜**

【学名】·*Brassica rapa* var. *chinensis* (L.) Kitamura

【生境与分布】·分布于兴义等地。

【药用部位】·茎叶、种子。

【功效与主治】·茎叶:滋阴,开胃,化痰,利膈。种子:解热除烦,通利肠胃。用于肺热咳嗽,喉痛失音,开胃下气,益血生津,补虚劳,烫伤。

【凭证标本号】·522301160111959LY。

- **白菜**

【学名】·*Brassica rapa* var. *glabra* Regel

【生境与分布】·省内广泛栽培。

【药用部位】·根茎。

【功效与主治】·收敛止泻,止血止咳,舒筋活络。用于腹泻,痢疾,食欲不振,内外伤出血,肺结核咳嗽,气管炎咳嗽,风湿疼痛,跌打损伤。

【附注】·《中国药典》收录物种。

■ 荠属 *Capsella*

- **荠**

【学名】·*Capsella bursa-pastoris* (L.) Medic.

【别名】·荠菜。

【生境与分布】·生于田边、路旁及土坎等地。分布于花溪、黔西、望谟等地。

【药用部位】·全草。

【功效与主治】·平肝明目,清热利湿,止血。用于吐血,衄血,尿血,崩漏,目赤肿痛,高血压,赤白痢疾。

【凭证标本号】·520111201211006LY;522423190327008LY;522326200411003LY。

■ 碎米荠属 *Cardamine*

- **露珠碎米荠**

【学名】·*Cardamine circaeoides* Hook. f. et Thoms.

【生境与分布】·生于海拔1 350～2 500 m的山谷阴湿地。省内广泛分布。

【药用部位】·全草。

【功效与主治】·平肝明目,清热利湿。用于湿热泻痢。

【凭证标本号】·520111200719008LY。

- **弯曲碎米荠**

【学名】·*Cardamine flexuosa* With.

【别名】·野荠菜、萝木草、小叶地豇豆。

【生境与分布】·生于荒地、路旁或耕地阴湿处。分布于习水、平坝、江口、雷山、荔波、罗甸等地。

【药用部位】·全草。

【功效与主治】·清热利湿,安神,止血。用于湿热泻痢热淋,白带,心悸,失眠,虚火牙痛,小儿疳积,吐血,便血。

- **碎米荠**

【学名】·*Cardamine hirsuta* L.

【别名】·雀儿菜、白带草。

【生境与分布】·生于旱地、田坎、沟边、路旁、荒野。分布于望谟、花溪、赤水、德江、沿河、贞丰、册亨、安龙等地。

【药用部位】·全草。

【功效与主治】·清热利湿,安神,止血。用于湿热泻痢,热淋,白带,心悸,失眠,虚火牙痛,小儿疳积,吐血,便血,疔疮。

【凭证标本号】·522326210117030LY;520111201211007LY;520381160503047LY。

- **弹裂碎米荠**

【学名】·*Cardamine impatiens* L.

【别名】·水菜花。

【生境与分布】·生于路边、沟谷、水边、阴湿处。分布于平塘、都匀、望谟、印江、水城等地。

【药用部位】·全草。

【功效与主治】·清热利湿,利尿解毒,活血调经,驱虫消积。用于小儿虫积腹胀,淋浊,带下病,月经不调,痢疾,胃痛,疔毒。

【凭证标本号】·522727210316007LY;522701201007017LY;522326210314006LY。

- **白花碎米荠**

【学名】·*Cardamine leucantha* (Tausch) O. E. Schulz

【别名】·山荠菜、菜子七、角蒿。

【生境与分布】·生于山坡、沟谷、河边阴湿处。分布于望谟等地。

【药用部位】·全草。

【功效与主治】·化痰止咳,活血止痛。用于百日咳,跌打损伤。

【凭证标本号】·522326201002061LY。

• 水田碎米荠

【学名】·*Cardamine lyrata* Bunge

【别名】·阿英久。

【生境与分布】·生于田旁、水边。分布于梵净山等地。

【药用部位】·全草。

【功效与主治】·清热解毒,明目,调经。用于痢疾,吐血,目赤痛,月经不调。

【凭证标本号】·522422160322003LY。

• 大叶碎米荠

【学名】·*Cardamine macrophylla* Willd.

【别名】·石格菜、普贤菜。

【生境与分布】·生于海拔1 800 m左右的林下或沟边。分布于普安等地。

【药用部位】·全草。

【功效与主治】·健脾,利水消肿,凉血止血。用于脾虚,水肿,小便不利,白带,崩漏,尿血。

【凭证标本号】·522229160318981LY。

• 裸茎碎米荠

【学名】·*Cardamine scaposa* Franch.

【别名】·落叶梅。

【生境与分布】·生于山坡灌丛及林下湿地。分布于西秀等地。

【药用部位】·全草。

【功效与主治】·清热解毒。用于疔疮痈肿。

【凭证标本号】·520402170420028LY。

• 三小叶碎米荠

【学名】·*Cardamine trifoliolata* Hook. f. et Thoms.

【生境与分布】·生于海拔2 000 m以下的山坡林下、山沟水边草地。分布于都匀。

【药用部位】·全草。

【功效与主治】·祛风除湿。用于风湿痛。

【凭证标本号】·522701201113001LY。

■ 播娘蒿属 *Descurainia*

• 播娘蒿

【学名】·*Descurainia sophia* (L.) Webb. ex Prantl.

【生境与分布】·生于山坡、田野及农田。分布于毕节等地。

【药用部位】·成熟种子。

【功效与主治】·泻肺平喘,行水消肿。用于痰涎壅肺,喘咳痰多,胸胁胀满,胸腹水肿,小便不利。

【附注】·《中国药典》收录物种。

■ 葶苈属 *Draba*

• 葶苈

【学名】·*Draba nemorosa* L.

【别名】·独行菜、葶苈子。

【生境与分布】·生于水旁、路旁、草丛中。分布于毕节等地。

【药用部位】·种子。

【功效与主治】·泻肺平喘,行水消肿。用于痰涎壅肺,喘咳痰多,胸胁胀满,胸腹水肿,小便不利。

【凭证标本号】·522422160426005LY。

【附注】·《中国药典》收录物种。

■ 糖芥属 *Erysimum*

• 桂竹香

【学名】·*Erysimum cheiri* (L.) Crantz

【别名】·香紫罗兰、黄紫罗兰。

【生境与分布】·引种。省内广泛栽培。

【药用部位】·花、根。

【功效与主治】·泻下,通经,利尿,镇痉,止痛。用于便秘,肾虚,月经不调,小便不利,黄疸,心脏病。

• 小花糖芥

【学名】·*Erysimum cheiranthoides* L.

【别名】·打水水花、苦葶苈。

【生境与分布】·生于海拔500～2 000 m的山坡、山谷、路旁及村旁荒地。分布于佛顶山。

【药用部位】·全草、种子。

【功效与主治】·强心利尿,健脾和胃,消食。用于心力衰竭,心悸,水肿,消化不良。

贵州省中药资源志要

山萮菜属 *Eutrema*

• 云南山萮菜

【学名】· *Eutrema yunnanense* Franch.

【别名】· 山萮菜。

【生境与分布】· 生于海拔 1 000~2 900 m 的林下或山坡草丛、沟边、水中。分布于大沙河、梵净山等地。

【药用部位】· 根茎。

【功效与主治】· 外用于男性性功能障碍,阳痿。

菘蓝属 *Isatis*

• 菘蓝

【学名】· *Isatis indigotica* Fortune

【别名】· 蓝叶、蓝菜、靛青根。

【生境与分布】· 省内广泛栽培。

【药用部位】· 根、叶。

【功效与主治】· 板蓝根(根):清热解毒,凉血利咽。用于温疫时毒,发热咽痛,温毒发斑,痄腮,烂喉丹痧,大头瘟疫,丹毒,痈肿。大青叶(叶):清热解毒,凉血消斑。用于温病高热,神昏,发斑发疹,痄腮,喉痹,丹毒,痈肿。

【附注】·《中国药典》收录物种。

独行菜属 *Lepidium*

• 独行菜

【学名】· *Lepidium apetalum* Willd.

【别名】· 腺独行菜、腺茎独行菜。

【生境与分布】· 生于海拔 400~2 000 m 的山坡、山沟、路旁、村庄附近。分布于花溪、钟山、修文、赫章等地。

【药用部位】· 成熟种子。

【功效与主治】· 泻肺平喘,行水消肿。用于痰涎壅肺,喘咳痰多,胸胁胀满,不得平卧,胸腹水肿,小便不利。

【凭证标本号】· 520111200618003LY;520201200804249LY。

【附注】·《中国药典》收录物种。

• 北美独行菜

【学名】· *Lepidium virginicum* L.

【生境与分布】· 沿河等地有栽培。

【药用部位】· 全草、根、种子。

【功效与主治】· 全草:驱虫,消积。用于虫积腹胀。根:用于感冒,咳嗽。种子:下气行水,止咳,平喘,退热,利尿消肿。用于水肿,痰喘,咳嗽,胸胁胀痛,肺源性心脏病,尿少,小便淋痛,水肿,疟疾。

【凭证标本号】· 522228200728073LY。

紫罗兰属 *Matthiola*

• 紫罗兰

【学名】· *Matthiola incana*(L.)R. Br.

【生境与分布】· 省内广泛栽培。

【药用部位】· 种子。

【功效与主治】· 用于动脉硬化,慢性炎症,冠心病,糖尿病,牛皮癣,癌症。

豆瓣菜属 *Nasturtium*

• 豆瓣菜

【学名】· *Nasturtium officinale* R. Br.

【别名】· 水蔊菜、水田芥、西洋菜。

【生境与分布】· 生于海拔 850~2 900 m 的水沟边、沼泽地或水田中。省内广泛分布。

【药用部位】· 全草。

【功效与主治】· 清肺,凉血,利尿,解毒。用于肺热咳嗽,坏血病,泌尿系统炎症,疗毒痈肿,皮肤瘙痒。

【凭证标本号】· 520323150420434LY;522701210314032LY;522727210316006LY。

萝卜属 *Raphanus*

• 萝卜

【学名】· *Raphanus sativus* L.

【别名】· 莱菔子。

【生境与分布】· 省内广泛栽培。

【药用部位】· 成熟种子。

【功效与主治】· 消食除胀,降气化痰。用于饮食停滞,脘腹胀痛,大便秘结,积滞泻痢,痰壅喘咳。

【凭证标本号】· 522427140924534LY;522722201118869LY;522727200421005LY。

【附注】·《中国药典》收录物种。

蔊菜属 *Rorippa*

• 广州蔊菜

【学名】· *Rorippa cantoniensis*(Lour.)Ohwi

【别名】· 广东葶苈。

【生境与分布】· 生于海拔 500~1 800 m 的田边路旁、山沟、河边、潮湿地。省内广泛分布。

【药用部位】·全草。

【功效与主治】·清热解毒,镇咳。

• 无瓣蔊菜

【学名】·*Rorippa dubia* (Pers.) Hara

【生境与分布】·生于路边、沟边、田埂、山坡上。分布于兴义、凤冈、德江、贞丰、望谟、册亨、瓮安等地。

【药用部位】·全草。

【功效与主治】·祛痰止咳,解表散寒,活血解毒,利湿退黄。用于咳嗽痰喘,感冒发热,麻疹透发不畅,风湿痹痛,咽喉肿痛,疔疮痈肿,漆疮,闭经,跌打损伤,黄疸,水肿。

【凭证标本号】·522301150603673LY;520327210514153LY。

• 蔊菜

【学名】·*Rorippa indica* (L.) Hiern

【别名】·干油菜、野菜子、天菜子。

【生境与分布】·生于海拔 230～1 450 m 的山坡、路旁、田边、荒地。分布于花溪、荔波、湄潭等地。

【药用部位】·全草、花。

【功效与主治】·清热解毒,止咳化痰,通经活血,消肿利尿,祛寒健胃。用于感冒发热,慢性气管炎,咳嗽,咽喉痛,牙痛,麻疹透发不畅,风湿关节痛,糖尿病,闭经,小便不利,淋证,黄疸,腹水水肿,跌打损伤,疔疮肿毒,背疽,毒蛇咬伤。

【凭证标本号】·520111200619019LY;527722200113157LY;520328200807014LY。

• 沼生蔊菜

【学名】·*Rorippa palustris* (L.) Besser

【生境与分布】·生于溪岸、潮湿地、田边、山坡、草地。分布于威宁、水城等地。

【药用部位】·全草。

【功效与主治】·清热解毒,利水消肿。用于风热感冒,咽喉肿痛,小便淋痛,黄疸,水肿。

【凭证标本号】·522422150917033LY。

■ 白芥属 *Sinapis*

• 白芥

【学名】·*Sinapis alba* L.

【生境与分布】·省内广泛栽培。

【药用部位】·成熟种子。

【功效与主治】·温肺豁痰,利气散结,通络止痛。用于寒痰咳嗽,胸胁胀痛,痰滞经络,关节麻木,疼痛,痰湿流注,阴疽

肿毒。

【凭证标本号】·522401140520001LY。

【附注】·《中国药典》收录物种。

■ 菥蓂属 *Thlaspi*

• 菥蓂

【学名】·*Thlaspi arvense* L.

【别名】·遏蓝菜。

【生境与分布】·生于山坡、路旁、沟边、荒地。分布于龙里、威宁、赫章等地。

【药用部位】·地上部分。

【功效与主治】·清肝明目,和中利湿,解毒消肿。用于目赤肿痛,脘腹胀痛,胁痛,肠痈,水肿,带下,疮疖痈肿。

【凭证标本号】·5227301511230002LY。

【附注】·《中国药典》收录物种。

■ 阴山荠属 *Yinshania*

• 柔毛阴山荠

【学名】·*Yinshania henryi* (Oliv.) Y. H. Zhang

【别名】·乾岩腔、川鄂辣根。

【生境与分布】·生于海拔 1 000 m 左右的阴湿岩洞或岩缝中。分布于花溪、绥阳、正安等地。

【药用部位】·全草。

【功效与主治】·清热解毒。用于痈疽肿痛,红肿疮毒。

【凭证标本号】·520111210403006LY;520323150512101LY。

悬铃木科 Platanaceae

■ 悬铃木属 *Platanus*

• 二球悬铃木

【学名】·*Platanus acerifolia* (Aiton) Willd.

【生境与分布】·省内广泛栽培。

【药用部位】·叶、果实。

【功效与主治】·叶:滋补,退热,发汗。果实:解表发汗,止血。用于出血。

金缕梅科 Hamamelidaceae

■ **蕈树属 Altingia**

● **蕈树**

【学名】· Altingia chinensis (Champ.) Oliv. ex Hance

【生境与分布】· 生于海拔 500～1 000 m 的常绿阔叶林中。分布于道真、习水、赤水、兴仁、贞丰、榕江、雷山、荔波、独山等地。

【药用部位】· 根。

【功效与主治】· 清热祛风。用于风湿痹痛。

【凭证标本号】· 522631190715660LY。

● **赤水蕈树**

【学名】· Altingia multinervis Cheng

【生境与分布】· 生于向阳山坡、山脊、林缘等光照条件较好的灌丛。分布于赤水等地。

【药用部位】· 根。

【功效与主治】· 宁心健胃,清热祛风。用于恶心呕吐,心悸不安。

【凭证标本号】· 520381160502059LY。

● **云南蕈树**

【学名】· Altingia yunnanensis Rehd. et Wils.

【生境与分布】· 省内广泛栽培。

【药用部位】· 根。

【功效与主治】· 祛风除湿。用于风湿痹痛,四肢麻木。

■ **蜡瓣花属 Corylopsis**

● **桤叶蜡瓣花**

【学名】· Corylopsis alnifolia (Lévl.) Schneid.

【生境与分布】· 生于海拔 1 000～1 200 m 的山地林中。分布于盘州、大方、贵定、瓮安、福泉等地。

【药用部位】· 根皮、叶。

【功效与主治】· 宁心健胃,清热祛风。用于恶心呕吐,心悸不安。

● **瑞木**

【学名】· Corylopsis multiflora Hance

【别名】· 大果蜡瓣花。

【生境与分布】· 生于海拔 1 000～1 500 m 的疏林中。分布于荔波、独山、罗甸、都匀、惠水、三都、龙里、丹寨、施秉、雷山、印江、江口、榕江等地。

【药用部位】· 根皮、叶。

【功效与主治】· 用于恶性发热,呕逆,恶心呕吐,心悸不安,烦乱昏迷,白喉,内伤出血。

● **黔蜡瓣花**

【学名】· Corylopsis obovata Chang

【生境与分布】· 生于海拔 1 400 m 左右的常绿落叶阔叶混交林。分布于黄平、施秉、长顺、瓮安、福泉、都匀、龙里、梵净山等地。

【药用部位】· 根。

【功效与主治】· 疏风和胃,宁心安神。用于外感风邪,头痛,恶心呕吐。

● **峨眉蜡瓣花**

【学名】· Corylopsis omeiensis Yang

【生境与分布】· 生于海拔 1 000 m 以上的山脊。分布于盘州、册亨、罗甸等地。

【药用部位】· 根。

【功效与主治】· 疏风和胃,宁心安神。用于外感风邪,头痛,恶心呕吐。

【凭证标本号】· 520221190611019LY。

● **蜡瓣花**

【学名】· Corylopsis sinensis Hemsl.

【别名】· 连核梅、连盒子。

【生境与分布】· 生于海拔 1 000～1 500 m 的林下灌丛。分布于钟山、水城、威宁、独山、福泉、都匀、惠水、三都、龙里、宽阔水等地。

【药用部位】· 根、根皮。

【功效与主治】· 疏风和胃,宁心安神。用于外感风邪,头痛,恶心呕吐,心悸,烦躁不安。

【凭证标本号】· 520201200804251LY;520221181201004LY;522427140605063LY。

● **秃蜡瓣花**

【学名】· Corylopsis sinensis var. calvescens Rehd. et Wils.

【生境与分布】· 生于海拔 1 000～1 500 m 的山地林下。分布于德江、梵净山、雷公山等地。

【药用部位】· 根皮、叶。

【功效与主治】· 宁心健胃,清热祛风。用于恶心呕吐,心悸不安。

● **四川蜡瓣花**

【学名】· Corylopsis willmottiae Rehd. et Wils.

【生境与分布】· 生于海拔 1 000～1 500 m 的山地林下。分布于荔波、大沙河等地。

【药用部位】· 根。

【功效与主治】·宁心健胃,清热祛风。用于外感风邪,头痛,恶心呕吐。

■ 蚊母树属 *Distylium*

● 窄叶蚊母树

【学名】· *Distylium dunnianum* Lévl.

【生境与分布】·生于 700～1 400 m 的河边山地疏林中。分布于荔波、赤水、惠水、兴义、织金、关岭、修文、龙里、罗甸、三都、瓮安、独山、福泉、都匀、贵定等地。

【药用部位】·叶。

【功效与主治】·收敛止血。用于各种内出血,刀伤出血。

【凭证标本号】· 522722200415777LY;520381160428169LY;522731191021008LY。

● 杨梅叶蚊母树

【学名】· *Distylium myricoides* Hemsl.

【别名】·野茶、假五倍子。

【生境与分布】·生于海拔 500～1 000 m 的山地常绿阔叶林中。分布于威宁、册亨、黎平、长顺、瓮安、独山、罗甸、福泉、荔波、惠水、平塘、德江、梵净山等地。

【药用部位】·根。

【功效与主治】·利水渗湿,祛风活络。用于水肿,手足肿,风湿骨节疼痛,跌打损伤。

【凭证标本号】· 522427141013708LY;520422170205015LY。

■ 马蹄荷属 *Exbucklandia*

● 马蹄荷

【学名】· *Exbucklandia populnea*（R. Br.）R. W. Brown

【别名】·白克木。

【生境与分布】·生于海拔 500～1 200 m 的山地常绿林中。分布于册亨、荔波、平塘、兴仁、独山、长顺、罗甸、都匀、惠水、三都等地。

【药用部位】·根、茎枝。

【功效与主治】·根:清热解毒,消肿。用于疮疡肿毒。茎枝:祛风活络,止痛。用于风湿性关节炎,坐骨神经痛。

【凭证标本号】· 522327181208003LY;522722200630102LY;522727201106004LY。

■ 金缕梅属 *Hamamelis*

● 金缕梅

【学名】· *Hamamelis mollis* Oliv.

【生境与分布】·生于中海拔的次生林、灌丛。分布于梵净山等地。

【药用部位】·根。

【功效与主治】·用于劳伤乏力,热毒,疮疡肿毒。

■ 枫香树属 *Liquidambar*

● 缺萼枫香树

【学名】· *Liquidambar acalycina* Chang

【生境与分布】·生于海拔 1 500 m 以下的村寨及山地密林中阳光充足地。分布于镇远、罗甸、梵净山等地。

【药用部位】·根。

【功效与主治】·解毒消肿,祛风止痛。用于关节痹痛。

● 枫香树

【学名】· *Liquidambar formosana* Hance

【别名】·三角枫、山角尖、香枫。

【生境与分布】·生于海拔 1 500 m 以下的村寨及山地密林中阳光充足地。省内广泛分布。

【药用部位】·成熟果序、树脂。

【功效与主治】·路路通(成熟果序):祛风活络,利水,通经。用于关节痹痛,麻木拘挛,水肿胀满,乳少,闭经。枫香脂(树脂):活血止痛,解毒生肌,凉血止血。用于跌打损伤,痈疽肿痛,吐血,衄血,外伤出血。

【凭证标本号】· 520327201114051LY;520111200721011LY;522722200113124LY。

【附注】·《中国药典》收录物种。

■ 鹅掌楸属 *Liriodendron*

● 北美鹅掌楸

【学名】· *Liriodendron tulipifera* L.

【生境与分布】·省内广泛栽培。

【药用部位】·树皮。

【功效与主治】·祛风除湿,散寒止咳。用于风湿痹痛,风寒咳嗽。

【凭证标本号】· 522229160518114LY。

■ 檵木属 *Loropetalum*

● 檵木

【学名】· *Loropetalum chinense*（R. Br.）Oliv.

【生境与分布】·生于向阳丘陵山地。分布于湄潭、惠水、都匀、播州、江口、印江、松桃、德江、沿河、安龙、罗甸、荔波、凯里、雷山、剑河、黄平、台江、黎平、榕江等地。

【药用部位】·根、叶、花。

【功效与主治】·根:行血祛瘀。用于鼻出血,外伤出血。叶:止血,止泻,止痛,生肌。用于子宫出血,腹泻。外用于烧伤,外伤出血。花:清热止血。

【凭证标本号】·520328210504183LY;522731190623002LY,522701200626014LY。

● 红花檵木

【学名】·*Loropetalum chinense* var. *rubrum* Yieh

【生境与分布】·省内各地有栽培。

【药用部位】·根、叶。

【功效与主治】·根:用于跌打损伤。叶:止血。

【凭证标本号】·520112150914057LY;520327210512035LY;520111200716003LY。

● 四药门花

【学名】·*Loropetalum subcordatum* (Bentham) Oliv.

【生境与分布】·生于山地等。分布于荔波等地。

【药用部位】·根。

【功效与主治】·用于跌打损伤。

■ 红花荷属 *Rhodoleia*

● 红花荷

【学名】·*Rhodoleia championii* Hook. f.

【生境与分布】·生于海拔1000m左右的山地密林中。分布于荔波等地。

【药用部位】·叶。

【功效与主治】·活血止血。用于舒筋活络。

【凭证标本号】·522722200630296LY。

● 小花红花荷

【学名】·*Rhodoleia parvipetala* Tong

【生境与分布】·生于海拔500～1000m的常绿林地中。分布于荔波等地。

【药用部位】·叶。

【功效与主治】·止血。用于刀伤。

■ 半枫荷属 *Semiliquidambar*

● 半枫荷

【学名】·*Semiliquidambar cathayensis* Chang

【生境与分布】·生于海拔1300m以下的山地密林中。分布于榕江、赤水、雷公山等地。

【药用部位】·根。

【功效与主治】·祛风止痛,除湿通络。用于风湿痹痛,脚气,腰腿痛,偏头痛,半身不遂,跌打损伤。

【凭证标本号】·522631180927117LY。

景天科 Crassulaceae

■ 落地生根属 *Bryophyllum*

● 落地生根

【学名】·*Bryophyllum pinnatum* (L.f.) Oken

【别名】·打不死。

【生境与分布】·生于草地、荒坡。分布于兴义、罗甸、望谟等地。

【药用部位】·全株。

【功效与主治】·解囊消肿,活血止痛,拔毒生肌。用于痈疮肿毒,乳腺炎,丹毒,痈疽,外伤出血,跌打损伤,骨折,烧烫伤,中耳炎。

【凭证标本号】·522301151224933LY;522728150929024LY。

■ 火焰草属 *Castilleja*

● 火焰草

【学名】·*Castilleja pallida* (L.) Kunth

【生境与分布】·生于山坡或山谷石缝中。分布于凤冈、花溪、荔波、江口、金沙、道真、清镇、石阡、岑巩等地。

【药用部位】·全草。

【功效与主治】·清热解毒,凉血止血。用于热毒疮疡,乳痈,丹毒,无名肿毒,水火烫伤等。

【凭证标本号】·520327210514194LY,520111200717002LY,522722201020307LY。

■ 八宝属 *Hylotelephium*

● 八宝

【学名】·*Hylotelephium erythrostictum* (Miq.) H. Ohba

【别名】·白花蝎子草、对叶景天、活血三七。

【生境与分布】·生于海拔450～1800m的山坡草地、沟边。分布于正安、兴仁、湄潭、赤水、水城、威宁、绥阳、沿河、织金、长顺、雷山、锦屏、凯里、松桃、瓮安、大沙河等地。

【药用部位】·全草、叶、花。

【功效与主治】·全草:清热解毒,散瘀消肿,止血。用于咽喉痛,吐血,瘾疹。外用于疗疮肿毒,缠腰火丹,脚癣,毒蛇咬伤,烧烫伤。叶:外敷用于肿毒,蛇伤。花:用于漏下赤白。

【凭证标本号】·522425150415031LY。

■ 伽蓝菜属 Kalanchoe

● 匙叶伽蓝菜

【学名】·Kalanchoe integra（Medikus）Kuntze

【别名】·生川莲、箴叶灯笼草。

【生境与分布】·生于石灰岩灌丛。分布于望谟、大方等地。

【药用部位】·全草。

【功效与主治】·清凉解毒,活血消肿。用于疮疡肿毒,目赤肿痛,中耳炎,创伤。

【凭证标本号】·522422160517010LY。

■ 费菜属 Phedimus

● 费菜

【学名】·Phedimus aizoon（L.）Hart

【别名】·景天三七、养心草。

【生境与分布】·生于海拔800～2600 m的阳坡岩石上。分布于凤冈、沿河、钟山、威宁、赫章、雷山、金沙、息烽、清镇等地。

【药用部位】·全草。

【功效与主治】·散瘀止血,安神镇痛。用于吐血,衄血,牙龈出血,便血,崩漏。外用于跌打损伤,外伤出血,烧烫伤。

【凭证标本号】·520327210515214LY,522228210504089LY,520201200812393LY。

■ 红景天属 Rhodiola

● 云南红景天

【学名】·Rhodiola yunnanensis（Franch.）S. H. Fu

【别名】·三台观音、铁脚莲。

【生境与分布】·生于海拔1800～2600 m的稀疏林中或潮湿山坡草地。分布于江口、赫章、印江、绥阳等地。

【药用部位】·全草。

【功效与主治】·散瘀止痛,止血,安神。用于跌打损伤,骨折,外伤出血,月经不调,痛经,失眠。

【凭证标本号】·522222160722004LY,522427140905663LY,520203140823003LY。

■ 景天属 Sedum

● 东南景天

【学名】·Sedum alfredii Hance

【生境与分布】·生于海拔1560～1900 m的山地沟边或灌丛岩石缝。分布于印江、湄潭、江口、凯里等地。

【药用部位】·全草。

【功效与主治】·清热解毒,凉血消肿。用于疔疮疖肿,牙龈出血。

【凭证标本号】·520328210501032LY。

● 对叶景天

【学名】·Sedum baileyi Praeger

【生境与分布】·生于山地沟边灌丛或潮湿的岩石缝。分布于印江、威宁等地。

【药用部位】·全草。

【功效与主治】·清热解毒,凉血消肿。

【凭证标本号】·522226190420008LY;522427140622147LY。

● 珠芽景天

【学名】·Sedum bulbiferum Makino

【生境与分布】·生于海拔800～1500 m的林下、河沟、路旁潮湿地。分布于荔波、金沙、道真、清镇等地。

【药用部位】·全草。

【功效与主治】·清热解毒,凉血止血,截疟。用于热毒痈肿,牙龈肿痛,毒蛇咬伤,血热出血,外伤出血,疟疾。

【凭证标本号】·522722200514247LY;520325160427534LY。

● 轮叶景天

【学名】·Sedum chauveaudii Hamet

【生境与分布】·生于海拔1900～2900 m的林缘石坡。分布于威宁、大方等地。

【药用部位】·全草。

【功效与主治】·活血化瘀,解毒消肿。用于劳伤腰痛,金创出血,无名肿痛,蛇虫咬伤。

【凭证标本号】·522401140617002LY,522401140617002LY。

● 大叶火焰草

【学名】·Sedum drymarioides Hance

【生境与分布】·生于海拔450～1200 m的阴湿石灰岩山地。分布于锦屏、岑巩、道真等地。

【药用部位】·全草。

【功效与主治】·清热凉血,消肿解毒。用于吐血,咳血,外伤出血,肺热咳嗽。

【凭证标本号】·520424141025442LY。

● 细叶景天

【学名】·Sedum elatinoides Franch.

【生境与分布】·生于海拔500～1300 m的山沟密林、水旁潮湿地。分布于湄潭、余庆、习水、道真、岑巩等地。

【药用部位】·全草。

【功效与主治】·清热解毒,止痢。用于痢疾,瘰疬,小儿丹毒,蛇咬伤。

【凭证标本号】·520328210503122LY;520329190502043LY。

● 凹叶景天

【学名】·*Sedum emarginatum* Migo

【生境与分布】·生于海拔450～1200 m的山坡沟谷、路旁潮湿地。分布于余庆、湄潭、长顺、绥阳、道真、习水、雷山、岑巩、松桃、江口、瓮安等地。

【药用部位】·全草。

【功效与主治】·清热解毒,凉血止血,利湿。用于疔疮痈肿,带状疱疹,瘰疬,咯血,吐血,黄疸等。

【凭证标本号】·520329191003988LY;520328210503117LY;522729190311028LY。

● 小山飘风

【学名】·*Sedum filipes* Hemsl.

【生境与分布】·生于海拔820 m左右的潮湿岩石上或林下。分布于正安、江口等地。

【药用部位】·全草。

【功效与主治】·清热凉血。用于痢疾。

【凭证标本号】·520324151111034LY。

● 日本景天

【学名】·*Sedum japonicum* Sieb. ex Miq.

【生境与分布】·生于海拔1000～1500 m的山地沟谷或阴湿岩石缝。分布于印江、江口、威宁、水城、赫章等地。

【药用部位】·全草。

【功效与主治】·清热解毒,生津止渴。用于疔疮肿毒,咽喉疼痛,目赤生翳,痔疮,痈疖,丹毒,疥癣,蚊虫咬伤。

【凭证标本号】·522226190502105LY;522222140502139LY;522224160706076LY。

● 佛甲草

【学名】·*Sedum lineare* Thunb.

【生境与分布】·生于海拔750～1200 m的阴湿山坡岩石上。分布于惠水、钟山、长顺、道真、金沙、雷山、松桃等地。

【药用部位】·全草。

【功效与主治】·清热解毒,消肿排脓,退黄止痛。用于咽喉痛,肝炎,痈肿疮毒,毒蛇咬伤,缠腰火丹,烧烫伤。

【凭证标本号】·522731190711072LY;520201200727134LY;522729190311021LY。

● 山飘风

【学名】·*Sedum major* (Hemsl.) Migo

【生境与分布】·生于海拔800～1400 m的密林或阴湿处。分布于江口、凤冈、册亨、梵净山等地。

【药用部位】·全草。

【功效与主治】·清热解毒,活血止痛。用于月经不调,劳伤腰痛,鼻衄,烧伤,跌打损伤,外伤出血,疖痈。

【凭证标本号】·522222160718039LY;520327210513119LY;520324151111034LY。

● 圆叶景天

【学名】·*Sedum makinoi* Maxim.

【生境与分布】·生于低山山谷林下阴湿处。分布于天柱、榕江等地。

【药用部位】·全草。

【功效与主治】·清热解毒,止血利湿。用于痈肿,疔疮,吐血,衄血,崩漏,带下,瘰疬,黄疸,跌打损伤,风痹,汗斑,水臌,疟疾,急痧。

● 多茎景天

【学名】·*Sedum multicaule* Wall.

【生境与分布】·生于海拔2600 m左右的山顶阴湿岩石上。分布于威宁、盘州等地。

【药用部位】·全草。

【功效与主治】·清热解毒,凉血止血,祛风湿。用于咽喉肿痛,口腔溃疡,湿疹疮毒,鼻衄,咳血,咯血,风湿痹痛,风热头痛。

【凭证标本号】·522427140928679LY。

● 齿叶景天

【学名】·*Sedum odontophyllum* Fröd.

【别名】·天簧七。

【生境与分布】·生于海拔800～1300 m的山坡阴湿岩石上。分布于清镇、习水、赤水等地。

【药用部位】·全草。

【功效与主治】·活血散瘀,消肿止痛,止血。用于跌打损伤,骨折扭伤,肝炎,劳伤咳嗽,衄血。外用疮痈肿毒。

【凭证标本号】·520325160412437LY。

● 大苞景天

【学名】·*Sedum oligospermum* Maire

【生境与分布】·生于海拔1950 m左右的山沟密林、水旁潮湿地。分布于雷公山等地。

【药用部位】·全草。

【功效与主治】·清热解毒,活血化瘀。用于产后腹痛,胃痛,大便燥结，烫火伤。

● **叶花景天**

【学名】· *Sedum phyllanthum* Lévl. et Vant.

【别名】· 长苞景天。

【生境与分布】· 生于海拔 400～800 m 的岩石上。分布于修文、平坝、清镇、梵净山等地。

【药用部位】· 全草。

【功效与主治】· 清热利湿，解毒消肿，凉血止血。用于热毒疮疡，泻痢，蛇虫咬伤，水火烫伤，咽喉肿痛。

● **垂盆草**

【学名】· *Sedum sarmentosum* Bunge

【生境与分布】· 生于海拔 800～1500 m 的石灰岩缝中。分布于惠水、贞丰、凤冈、都匀、瓮安、清镇、绥阳、习水、道真、锦屏等地。

【药用部位】· 全草。

【功效与主治】· 利湿退黄，清热解毒。用于湿热黄疸，小便不利，痈肿疮疡。

【凭证标本号】· 522731180916034LY；522325200601119LY；520327210512049LY。

【附注】·《中国药典》收录物种。

● **四芒景天**

【学名】· *Sedum tetractinum* Fröd.

【生境与分布】· 生于海拔 500～1000 m 的溪边岩石上。分布于黔东南、六枝等地。

【药用部位】· 全草。

【功效与主治】· 清热凉血，补虚。用于妇女虚弱，痔疮出血。

● **安龙景天**

【学名】· *Sedum tsiangii* Fröd.

【生境与分布】· 生于海拔 500～2 250 m 的稀疏灌木林、草坡岩石缝中。分布于威宁、六枝、安龙、水城等地。

【药用部位】· 全草。

【功效与主治】· 凉血散瘀。用于痔疮，跌打损伤。

【凭证标本号】· 522427140928694LY；520203140705005LY；520203140705005LY。

● **短蕊景天**

【学名】· *Sedum yvesii* Hamet

【生境与分布】· 生于海拔 1500 m 以下的山脚沟边。分布于水城、清镇等地。

【药用部位】· 全草。

【功效与主治】· 清热解毒，泻火。

■ **石莲属** *Sinocrassula*

● **石莲**

【学名】· *Sinocrassula indica* (Decne.) Berger

【别名】· 厚叶石莲、东美人。

【生境与分布】· 生于海拔 1000～1800 m 的石灰岩石地、灌木林下的浅层薄土石缝中。分布于罗甸、紫云、长顺、清镇、惠水、威宁、织金、水城等地。

【药用部位】· 全草。

【功效与主治】· 清热解毒，凉血止血，收敛生肌，止咳。用于热毒疮疡，咽喉肿痛，烫伤，痢疾，热淋，血热出血，肺热咳嗽。

【凭证标本号】· 522728151013003LY；520425170605267LY；522729190728002LY。

虎耳草科 Saxifragaceae

■ **落新妇属** *Astilbe*

● **落新妇**

【学名】· *Astilbe chinensis* (Maxim.) Franch. et Savat.

【别名】· 红升麻、金毛狗、阴阳虎。

【生境与分布】· 生于海拔 800～1 700 m 的阴湿山谷、林边或沟边。分布于绥阳、威宁、江口、赤水、织金、正安、印江、雷山、榕江、黎平等地。

【药用部位】· 根茎、全草。

【功效与主治】· 祛风除湿，强筋壮骨，活血祛瘀，止痛镇咳。用于筋骨痛，头痛，跌打损伤，毒蛇咬伤，咳嗽，小儿惊风，术后疼痛，胃痛，泄泻。

【凭证标本号】· 520323150713322LY；522427140508225LY；522222160722048LY。

● **大落新妇**

【学名】· *Astilbe grandis* Stapf ex Wils.

【生境与分布】· 生于海拔 450～2 000 m 的阴湿山谷、林边或沟边。分布于绥阳、正安、湄潭、江口、普安、安龙、赫章、黄平、从江、雷山等地。

【药用部位】· 根茎。

【功效与主治】· 散瘀止痛，祛痰止咳。用于筋骨酸痛，跌打损伤，胃痛，咳嗽，久泻，麻疹，崩漏，带下病。

【凭证标本号】· 520323150713322LY。

多花落新妇

【学名】· *Astilbe rivularis* var. *myriantha* (Diels) J. T. Pan

【生境与分布】· 生于海拔1100～2500 m的林下、灌丛及沟谷阴处。分布于盘州等地。

【药用部位】· 根茎。

【功效与主治】· 祛风解表,镇痛。用于伤风感冒,头痛,偏头痛。

岩白菜属 *Bergenia*

岩白菜

【学名】· *Bergenia purpurascens* (Hook. f. et Thoms.) Engl.

【别名】· 牛耳朵。

【生境与分布】· 生于海拔1400 m左右的林边或草丛。分布于赫章、印江、江口等地。

【药用部位】· 根茎。

【功效与主治】· 收敛止泻,止血止咳,舒筋活络。用于腹泻,痢疾,食欲不振,内外伤出血,肺结核咳嗽,气管炎咳嗽,风湿疼痛,跌打损伤。

【凭证标本号】· 520123140608045LY。

【附注】·《中国药典》收录物种。

草绣球属 *Cardiandra*

草绣球

【学名】· *Cardiandra moellendorffii* (Hance) Migo

【别名】· 人心药、牡丹三七、紫阳花。

【生境与分布】· 生于海拔900 m左右的林下或水沟边。分布于石阡、榕江、都匀、安龙、梵净山、雷公山等地。

【药用部位】· 全草。

【功效与主治】· 活血化瘀,跌打损伤。

金腰属 *Chrysosplenium*

滇黔金腰

【学名】· *Chrysosplenium cavaleriei* Lévl. et Vant.

【生境与分布】· 生于海拔1300～2900 m的林下湿地、山谷石隙。分布于开阳等地。

【药用部位】· 全草。

【功效与主治】· 清热泻火,解毒消炎。用于小儿惊风,烫伤,痈疮肿毒,黄疸。

锈毛金腰

【学名】· *Chrysosplenium davidianum* Decne. ex Maxim.

【生境与分布】· 生于海拔1300 m左右的潮湿地。分布于雷公山、宽阔水等地。

【药用部位】· 全草。

【功效与主治】· 清热解毒,祛风。用于蚂蟥咬伤。

【凭证标本号】· 520324151111010LY。

肾萼金腰

【学名】· *Chrysosplenium delavayi* Franch.

【别名】· 德氏猫眼草。

【生境与分布】· 生于海拔2200 m左右的溪边湿地。分布于绥阳、印江、雷山、荔波、威宁、道真、桐梓等地。

【药用部位】· 全草。

【功效与主治】· 清热解毒,息风止痉,祛风解表,缓下,利胆,生肌,抗癌。用于小儿惊风,小儿风丹,急慢性中耳炎,疖肿,痈疮肿毒,外伤出血,烧烫伤,癌肿。

天胡荽金腰

【学名】· *Chrysosplenium hydrocotylifolium* Lévl. et Vant.

【别名】· 大叶金腰。

【生境与分布】· 生于海拔1300～2400 m的石灰岩缝隙。分布于绥阳、正安、平坝等地。

【药用部位】· 全草。

【功效与主治】· 清热解毒,祛风解表。用于风丹,疔疮,感冒发热。

【凭证标本号】· 520323150702117LY;5202031405110111LY。

绵毛金腰

【学名】· *Chrysosplenium lanuginosum* Hook. f. et Thoms.

【别名】· 红地棉。

【生境与分布】· 生于海拔1500 m左右的湿润地。分布于印江、雷山、荔波、正安、道真等地。

【药用部位】· 全草。

【功效与主治】· 清热解毒,生肌收敛,活血通络。用于臁疮,烫火伤,跌打损伤。

大叶金腰

【学名】· *Chrysosplenium macrophyllum* Oliv.

【别名】· 大虎耳草、虎皮草、马耳朵草。

【生境与分布】· 生于海拔1300～1500 m的山坡林下或沟旁。分布于江口、印江、赫章、正安、绥阳、瓮安、普定、松桃、普安、织金、施秉、剑河、雷山、都匀、龙里、雷公山等地。

【药用部位】· 全草。

【功效与主治】· 清热解毒,收敛生肌。用于疔疮,小儿惊风,疮疖肿痛,烧烫伤。

【凭证标本号】·522222160718020LY；522226191005016LY；520325160427531LY。

■ 溲疏属 *Deutzia*

● 溲疏
【学名】· *Deutzia scabra* Thunb.
【别名】·巨骨、空木、卵花。
【生境与分布】·生于海拔900～1200 m的山坡灌丛或林边。分布于凤冈、湄潭、三穗、赤水、绥阳、黎平、三都、普定等地。
【药用部位】·果实。
【功效与主治】·清热利尿。用于发热，小便不利，遗尿。
【凭证标本号】·520327210513105LY；520328210503118LY。

● 四川溲疏
【学名】· *Deutzia setchuenensis* Franch.
【别名】·四肢通、花胡椒、川溲疏。
【生境与分布】·生于海拔800～1200 m的山坡灌丛或林边。分布于绥阳、贞丰、赤水、清镇、习水、江口、三都、荔波、长顺、瓮安、独山、福泉、惠水、龙里等地。
【药用部位】·枝叶、果实。
【功效与主治】·清热除烦，利尿消积。用于外感暑热，身热口渴，热淋涩痛，小儿疳积，风湿痹症，湿热疮毒，毒蛇咬伤。
【凭证标本号】·520323150702055LY；522325190716489LY；520381160428131LY。

■ 常山属 *Dichroa*

● 大明常山
【学名】· *Dichroa daimingshanensis* Y.C. Wu
【生境与分布】·生于海拔400～800 m的山谷阴湿林中。分布于湄潭、三都、从江、瓮安等地。
【药用部位】·根、叶。
【功效与主治】·祛风止痛。用于风湿痹痛。
【凭证标本号】·520328210503124LY。

● 常山
【学名】· *Dichroa febrifuga* Lour.
【别名】·摆子药、鸡骨常山、土常山。
【生境与分布】·生于海拔900～1200 m的林边、沟边阴湿处。分布于都匀、钟山、贞丰、息烽、修文、赤水、习水、道真、正安、绥阳、印江、黎平、雷山、兴义、普定、长顺、独山等地。
【药用部位】·根。
【功效与主治】·涌吐痰涎，截疟。用于痰饮停聚，胸膈痞塞，

疟疾。
【凭证标本号】·522701201022006LY；522325190312391LY；520201200724105LY。
【附注】·《中国药典》收录物种。

■ 绣球属 *Hydrangea*

● 冠盖绣球
【学名】· *Hydrangea anomala* D. Don
【别名】·木枝挂苦藤、奇形绣球花、藤绣球。
【生境与分布】·生于海拔500～2900 m的山谷溪边、山腰石旁或林下。分布于桐梓、绥阳、湄潭、江口、印江、大方、凯里、施秉、雷山、麻江、丹寨、都匀等地。
【药用部位】·根、叶。
【功效与主治】·根：祛痰，截疟，解毒，活血散瘀。叶：清热，抗疟。用于疟疾，胸腹胀满。外用于皮肤疥癣。

● 马桑绣球
【学名】· *Hydrangea aspera* D. Don
【别名】·蜡莲。
【生境与分布】·生于海拔1400～4000 m的山谷密林、山坡灌丛。分布于沿河、绥阳、盘州、江口、石阡、印江、兴义、兴仁、安龙、纳雍、凯里、施秉、榕江、贵定、三都等地。
【药用部位】·根、树皮、枝、叶。
【功效与主治】·根：消食，健脾利湿，清热解毒，消暑止渴。用于慢性痢疾，腹泻。外用于癣疥。树皮、枝：接筋骨，利湿，截疟。叶：用于糖尿病。
【凭证标本号】·522228200728108LY；520323150701445LY；522121140805206LY。

● 中国绣球
【学名】· *Hydrangea chinensis* Maxim.
【别名】·狭瓣绣球、脱皮龙、粉团花。
【生境与分布】·生于海拔360～2000 m的山谷溪边林下、山顶灌丛或草丛中。分布于贞丰、紫云、威宁、绥阳、织金、六枝、都匀、水城、大沙河等地。
【药用部位】·根、叶。
【功效与主治】·根：利尿，抗疟，祛瘀止痛，活血生肌。用于跌打损伤，骨折。叶：用于麻疹。
【凭证标本号】·522325190429314LY；520425170601093LY；522427140608032LY。

● 西南绣球
【学名】· *Hydrangea davidii* Franch.

【别名】·滇绣球花、云南绣球。

【生境与分布】·生于海拔1400～2400 m的山谷密林、山坡路旁疏林或林缘。分布于紫云、沿河、威宁、盘州、雷山、施秉、榕江、六枝、大方、织金、普定、关岭、瓮安、台江、修文、石阡、赫章、都匀、三都、安龙、凯里、桐梓、习水、雷山、施秉、黄平、松桃等地。

【药用部位】·根、茎髓、叶。

【功效与主治】·退疹通淋，驱邪截疟。用于疟疾，麻疹退发不畅，小便淋痛。

【凭证标本号】·520425170602147LY；522228200730329LY；522427140910612LY。

● 白背绣球

【学名】·*Hydrangea hypoglauca* Rehder

【别名】·光皮树。

【生境与分布】·生于海拔900～1900 m的山坡密林或山顶疏林。分布于余庆、江口、石阡、威宁、黄平、施秉、雷山等地。

【药用部位】·根、果实。

【功效与主治】·祛痰截疟。用于风寒感冒，疟疾。

【凭证标本号】·520329190725666LY。

● 临桂绣球

【学名】·*Hydrangea linkweiensis* Chun

【生境与分布】·生于海拔770～1020 m的山谷、山坡林下或灌丛。分布于锦屏等地。

【药用部位】·根、叶。

【功效与主治】·祛风解热，止痛，止咳，接骨截疟。用于风湿骨痛，疟疾。

● 大枝绣球

【学名】·*Hydrangea longipes* var. *rosthornii*（Diels）W. T. Wang

【生境与分布】·生于海拔800～2000 m的山坡杂林。分布于松桃、龙里、台江等地。

【药用部位】·根。

【功效与主治】·用于半身不遂，跌打损伤，疟疾，心热惊悸。

【凭证标本号】·522229160531150LY。

● 绣球

【学名】·*Hydrangea macrophylla*（Thunb.）Ser.

【别名】·八仙花、粉团花、八仙绣球。

【生境与分布】·生于海拔380～1700 m的山谷溪旁或山顶疏林。省内广泛栽培。

【药用部位】·根、叶、花。

【功效与主治】·清热，截疟，杀虫。用于疟疾，心悸烦躁，喉痹胸闷，阴囊湿疹，头晕。

【凭证标本号】·522224160707081LY。

● 圆锥绣球

【学名】·*Hydrangea paniculata* Sieb.

【别名】·白花丹、水亚木、圆锥绣球。

【生境与分布】·生于海拔360～2100 m的山谷、山坡疏林或山脊灌丛。分布于花溪、荔波、惠水、兴仁、从江、榕江、黎平、织金、麻江、台江、桐梓、赤水、都匀、沿河等地。

【药用部位】·全株、根、花。

【功效与主治】·全株：清热，抗疟。根：截疟退热，消积和中。用于咽喉痛，疟疾，食积不化，胸腹胀满，骨折。花：祛湿，破血。

【凭证标本号】·520111200710001LY；522722200723316LY；522731190710003LY。

● 粗枝绣球

【学名】·*Hydrangea robusta* J. D. Hooker & Thomson

【生境与分布】·生于林中。分布于大方、从江、榕江等地。

【药用部位】·根。

【功效与主治】·活血祛瘀，续筋接骨。

● 柳叶绣球

【学名】·*Hydrangea stenophylla* Merill et Chun

【别名】·狭叶绣球。

【生境与分布】·生于海拔700～800 m的山谷林下或山坡灌丛。分布于榕江等地。

【药用部位】·根、叶、花。

【功效与主治】·清热解毒，除湿退黄，止痛，凉血止血，截疟。用于疟疾，心热惊悸。

● 蜡莲绣球

【学名】·*Hydrangea strigosa* Rehd.

【别名】·紫背绣球。

【生境与分布】·生于海拔500～1800 m的山谷密林、山坡路旁疏林或灌丛。分布于绥阳、江口、紫云、榕江、从江、龙里、开阳、黄平等地。

【药用部位】·根、叶。

【功效与主治】·消食积，涤痰结，解热毒，截疟退热，利水渗湿。用于瘰疬，疟疾，疥癣，食积不化，胸腹胀满，咳嗽痰喘，小便不利，排尿困难，脚气浮肿。

【凭证标本号】·520323150702277LY；522222160718026LY；520425170617432LY。

● 挂苦绣球

【学名】· *Hydrangea xanthoneura* Diels

【别名】· 黄脉绣球、黄枝挂苦子树、排毛绣球等。

【生境与分布】· 生于海拔 1 600～2 900 m 的山腰林中或山顶灌丛。分布于水城、织金、绥阳、江口、德江、威宁、黄平、雷山、大沙河等地。

【药用部位】· 根、枝。

【功效与主治】· 根:活血祛瘀,续筋接骨。外用于骨折。枝:外用于刀腹伤。

【凭证标本号】· 522425150507012LY。

■ 鼠刺属 *Itea*

● 鼠刺

【学名】· *Itea chinensis* Hook. et Arn.

【生境与分布】· 生于海拔 640～900 m 的疏林中。分布于惠水、水城、黎平、雷山等地。

【药用部位】· 根、花。

【功效与主治】· 活血消肿,止痛。用于风湿痛,跌打肿痛。

【凭证标本号】· 522731190711059LY;520221190730024LY;522426181003021LY。

● 厚叶鼠刺

【学名】· *Itea coriacea* Y.C. Wu

【生境与分布】· 生于海拔 640～900 m 的疏林中。分布于黎平、榕江、凯里、雷山、福泉、惠水、龙里等地。

【药用部位】· 叶。

【功效与主治】· 止血。用于刀伤出血。

● 腺鼠刺

【学名】· *Itea glutinosa* Hand.-Mazz.

【生境与分布】· 生于海拔 850～1 400 m 的路边林中。分布于江口、石阡、黎平、瓮安等地。

【药用部位】· 根、叶、花。

【功效与主治】· 根、花:续筋接骨,强壮滋补,润肺止咳。叶:用于毒蛇咬伤。

● 冬青叶鼠刺

【学名】· *Itea ilicifolia* Oliv.

【别名】· 月月青。

【生境与分布】· 生于海拔 900～1 200 m 的石灰山山脚至山腰林中。分布于黔西、余庆、绥阳、册亨、息烽、开阳、修文、仁怀、德江、镇宁、兴义、荔波、长顺、独山、罗甸、福泉、惠水、贵定、龙里等地。

【药用部位】· 根、花。

【功效与主治】· 根:清热止咳,滋补肝肾。用于劳伤咳嗽,肾虚腰痛,咽喉干痛,目赤,肾虚眼花。花:用于跌打损伤,扭伤,外伤出血。

【凭证标本号】· 522423191001066LY;520329190416013LY;520424141023215LY。

● 毛鼠刺

【学名】· *Itea indochinensis* Merr.

【生境与分布】· 生于海拔 160～1 400 m 的疏林、灌丛、林缘或溪旁。分布于平塘、荔波、罗甸、册亨、独山、望谟等地。

【药用部位】· 茎。

【功效与主治】· 用于风湿痛,跌打损伤。

【凭证标本号】· 522727200518007LY;522722200630290LY。

● 毛脉鼠刺

【学名】· *Itea indochinensis* var. *pubinervia* (H.T. Chang) C.Y. Wu

【生境与分布】· 生于海拔 850 m 左右的灌丛。分布于望谟、普安、安龙等地。

【药用部位】· 叶。

【功效与主治】· 止血,消肿。用于刀伤出血,骨折。

● 大叶鼠刺

【学名】· *Itea macrophylla* Wall. ex Roxb.

【生境与分布】· 生于海拔 690～1 050 m 的石灰岩林边。分布于荔波、册亨、罗甸等地。

【药用部位】· 根、花。

【功效与主治】· 根:用于滋补。花:用于咳嗽,喉干。

【凭证标本号】· 522722200630289LY;522426181110137LY。

● 黔鼠刺

【学名】· *Itea quizhouensis* H.T. Chang & Y.K. Li

【生境与分布】· 生于海拔 160～1 400 m 的疏林、灌丛、林缘或溪旁。分布于罗甸、册亨、荔波、独山、兴义等地。

【药用部位】· 茎。

【功效与主治】· 祛风活血。用于风湿痛,跌打损伤。

【凭证标本号】· 522426190724089LY。

● 滇鼠刺

【学名】· *Itea yunnanensis* Franch.

【生境与分布】· 生于海拔 980～1 200 m 的石灰岩灌丛或疏林。分布于平塘、西秀、赤水、惠水、荔波、长顺、罗甸、都匀、三都、龙里等地。

【药用部位】· 根、花。

【功效与主治】· 滋补强壮,止咳,消肿,接骨。用于体虚,劳伤乏力,咳嗽,咽喉痛,跌打损伤,骨折,带下病,产后关节痛,腰痛,咽喉痛。

【凭证标本号】·522731190711071LY;522727200518006LY;520402170524296LY。

■ 梅花草属 *Parnassi*

● 南川梅花草

【学名】·*Parnassia amoena* Diels

【生境与分布】·生于溪边。分布于绥阳、开阳等地。

【药用部位】·全草。

【功效与主治】·清热润肺,解毒消肿。用于热毒疮肿,跌打损伤。

【凭证标本号】·520323150717490LY。

● 突隔梅花草

【学名】·*Parnassia delavayi* Franch.

【生境与分布】·生于海拔1 800~2 800 m的溪边疏林。分布于威宁、大方、赫章等地。

【药用部位】·全草、根。

【功效与主治】·清热润肺,解毒消肿。用于肺结核,喉炎,腮腺炎,淋巴结炎,热毒疮肿,跌打损伤。

【凭证标本号】·522427140928637LY。

● 凹瓣梅花草

【学名】·*Parnassia mysorensis* Heyne ex Wight

【生境与分布】·生于海拔2 300 m左右的沟边或湿地。分布于威宁、大方等地。

【药用部位】·全草。

【功效与主治】·清肺热,清肝止咳,解暑,止血。用于肺虚咳嗽,咳血。

【凭证标本号】·522427140928636LY。

● 贵阳梅花草

【学名】·*Parnassia petitmenginii* H. Léveille

【生境与分布】·生于潮湿的疏林或湿地。分布于贵阳、遵义等地。

【药用部位】·全草。

【功效与主治】·清热利湿,止血。用于热毒疮肿,跌打损伤。

● 鸡肫梅花草

【学名】·*Parnassia wightiana* Wall. ex Wight et Arn.

【生境与分布】·生于海拔900~1 400 m的山谷、林下或沟边湿润处。分布于荔波、长顺、威宁、江口、松桃、兴仁、惠水、施秉、盘州、兴义、大方、榕江等地。

【药用部位】·全草。

【功效与主治】·清肺止咳,止血,利湿。用于肺热咳嗽,咯血,吐血,肾结石,胆结石,白带,湿热疮毒。

【凭证标本号】·522722201108189LY;522729190914019LY;522222160722091LY。

■ 扯根菜属 *Penthorum*

● 扯根菜

【学名】·*Penthorum chinense* Pursh

【生境与分布】·生于河边。分布于贵阳、绥阳、都匀、凤冈、正安、湄潭、江口、德江、兴义、兴仁、安龙、剑河、麻江、瓮安、龙里、独山等地。

【药用部位】·全草。

【功效与主治】·利水除湿,活血散瘀,止血,解毒。用于水肿,小便不利,黄疸,带下,痢疾,闭经,跌打损伤,尿血,崩漏,疮痈肿毒,毒蛇咬伤。

【凭证标本号】·520323150702498LY;522701200820001LY;520327200927030LY。

■ 山梅花属 *Philadelphus*

● 滇南山梅花

【学名】·*Philadelphus henryi* Koehne

【别名】·毛叶山梅花、卷毛山梅花。

【生境与分布】·生于海拔1 300~2 200 m的山坡灌丛。分布于普安、安龙、纳雍、威宁等地。

【药用部位】·茎、叶。

【功效与主治】·清热利湿。用于小便淋痛,黄疸,膀胱炎。

【凭证标本号】·520325160617678LY。

● 太平花

【学名】·*Philadelphus pekinensis* Rupr.

【别名】·太平瑞圣花、京山梅花。

【生境与分布】·引种。省内广泛栽培。

【药用部位】·根。

【功效与主治】·解热镇痛,截疟。用于疟疾,胃痛,腰痛,挫伤。

【凭证标本号】·522422150625030LY。

● 绢毛山梅花

【学名】·*Philadelphus sericanthus* Koehne

【别名】·土常山、毛萼山梅花。

【生境与分布】·生于海拔1 200~1 600 m的林边或灌丛。分布于平塘、水城、盘州、江口、印江、兴仁、普安、安龙、纳雍、赫章、凯里、锦屏、雷山、独山等地。

【药用部位】·根皮。

【功效与主治】·活血镇痛,截疟。用于疟疾,头痛,挫伤,腰肋痛,胃气疼。

【凭证标本号】·522727200520003LY;522328140421669LY。

■ 冠盖藤属 *Pileostegia*

• 冠盖藤

【学名】· *Pileostegia viburnoides* Hook. f. et Thoms.

【别名】·青棉花、大一枝花。

【生境与分布】·生于海拔400~1300 m的河谷或山谷林边。分布于赤水、习水、普安、惠水、三都、瓮安、独山、罗甸、福泉、荔波、都匀、龙里、从江、黎平、江口等地。

【药用部位】·根、藤、叶。

【功效与主治】·祛风除湿,散瘀止痛,消肿解毒。用于腰腿酸痛,风湿麻木,痈疽疮毒。外用于跌打损伤,骨折,外伤出血。

【凭证标本号】·520324151111001LY。

■ 茶藨子属 *Ribes*

• 革叶茶藨子

【学名】· *Ribes davidii* Franch.

【生境与分布】·生于海拔900~1400 m的山坡阴湿处、路边或林中石壁上。分布于遵义、从江等地。

【药用部位】·全株。

【功效与主治】·祛风利湿,活血止痛。用于风湿性关节炎,月经不调,闭经腰痛,产后腹痛,痢疾。

【凭证标本号】·520325160530582LY。

• 宝兴茶藨子

【学名】· *Ribes moupinense* Franch.

【生境与分布】·生于海拔2500 m左右的林下。分布于江口、松桃、印江等地。

【药用部位】·根、茎皮、果实。

【功效与主治】·根:祛风除湿,活血调经。茎皮、果实:清热除湿。

• 细枝茶藨子

【学名】· *Ribes tenue* Jancz.

【生境与分布】·生于海拔2000~2300 m的林边。分布于盘州、威宁、江口等地。

【药用部位】·根。

【功效与主治】·清虚热,调经止痛。用于阴虚发热,骨蒸劳

热,手足心热,妇女五心烦热,月经不调,痛经,四肢无力,烧烫伤。

■ 鬼灯檠属 *Rodgersia*

• 西南鬼灯檠

【学名】· *Rodgersia sambucifolia* Hemsl.

【生境与分布】·生于海拔1950~2300 m的山坡灌丛或稀林。分布于钟山、威宁、赫章等地。

【药用部位】·根茎。

【功效与主治】·活血调经。祛风除湿,收敛止泻。用于跌打损伤,骨折,月经不调,痛经,风湿疼痛,外伤出血,肠炎,痢疾。

【凭证标本号】·520201200803244LY;522427140506084LY;520222140829001LY。

■ 虎耳草属 *Saxifraga*

• 齿瓣虎耳草

【学名】· *Saxifraga fortunei* Hook. f.

【别名】·华中虎耳草。

【生境与分布】·生于海拔2200~2900 m的林下或石隙。分布于道真等地。

【药用部位】·果实。

【功效与主治】·解毒。用于中耳炎。

【凭证标本号】·520222151015009LY。

• 芽生虎耳草

【学名】· *Saxifraga gemmipara* Franch.

【生境与分布】·生于海拔2450 m左右的林下、林缘、灌丛、草甸或山坡石隙。分布于威宁、赫章等地。

【药用部位】·全草。

【功效与主治】·祛风镇痛,息风安神。用于风疹,腮腺炎,中耳炎,风火牙痛。

【凭证标本号】·522427140928635LY。

• 蒙自虎耳草

【学名】· *Saxifraga mengtzeana* Engl. et Irmsch.

【别名】·云南虎耳草。

【生境与分布】·生于海拔1100~1850 m的林下或山坡。分布于德江、沿河、道真等地。

【药用部位】·全草。

【功效与主治】·清热解毒,凉血止血。用于中耳炎,乳腺炎,皮肤溃疡,无名肿毒,外伤出血,麻疹,高热,咳嗽,支气管炎,皮肤过敏,月经不调,产后腹痛。

● 虎耳草

【学名】· *Saxifraga stolonifera* Curt.

【别名】· 天青地红、通耳草、耳朵草。

【生境与分布】· 生于海拔 400～2 900 m 的林下、灌丛、草甸或阴湿岩隙。省内广泛分布。

【药用部位】· 全草。

【功效与主治】· 祛风清热,凉血解毒。用于风疹,湿疹,中耳炎,丹毒,咳嗽吐血,肺痈,崩漏,痔疾。

【凭证标本号】· 522729191020042LY;520323150630276LY;522226190406001LY。

● 红毛虎耳草

【学名】· *Saxifraga rufescens* Balf. f.

【别名】· 红毛大字草。

【生境与分布】· 生于海拔 1 000～2 900 m 的林下、林缘、灌丛、高山草甸或岩壁石隙。分布于江口、册亨、都匀等地。

【药用部位】· 全草。

【功效与主治】· 清热解毒。用于疮肿,烫伤,蛇虫咬伤。

【凭证标本号】· 522222140510102LY;522327190302307LY;520325160426512LY。

● 扇叶虎耳草

【学名】· *Saxifraga rufescens* var. *flabellifolia* C. Y. Wu et J. T. Pan

【生境与分布】· 生于林下或山坡。分布于印江等地。

【药用部位】· 全草。

【功效与主治】· 清热解毒,凉血止血。用于中耳炎,乳腺炎,皮肤溃疡,无名肿毒。

【凭证标本号】· 522701201108032LY。

■ 钻地风属 *Schizophragma*

● 白背钻地风

【学名】· *Schizophragma hypoglaucum* Rehd.

【生境与分布】· 生于海拔 900～1 200 m 的山坡密林或旷地岩石旁。分布于余庆、平塘、印江、松桃、锦屏等地。

【药用部位】· 藤茎。

【功效与主治】· 祛风湿,解毒。用于风湿疼痛,热毒疮肿。

【凭证标本号】· 520329190503075LY;522727200924026LY;520325160530578LY。

● 钻地风

【学名】· *Schizophragma integrifolium* Oliv.

【生境与分布】· 生于海拔 900～1 500 m 的山谷或山脚灌丛。

分布于福泉、修文、赤水、独山、梵净山等地。

【药用部位】· 根、茎藤。

【功效与主治】· 舒筋活络,祛风活血。用于风湿痹痛,四肢关节酸痛。

【凭证标本号】· 520203140604012LY。

■ 峨屏草属 *Tanakaea*

● 峨屏草

【学名】· *Tanakaea radicans* Franch. & Savatier

【生境与分布】· 生于海拔 1 200～1 300 m 的阴湿石隙。分布于道真、绥阳等地。

【药用部位】· 全草。

【功效与主治】· 清热息风。用于高热惊厥,惊痫抽搐。

■ 黄水枝属 *Tiarella*

● 黄水枝

【学名】· *Tiarella polyphylla* D. Don

【生境与分布】· 生于海拔 800～1 600 m 的林下或灌丛阴湿地。分布于钟山、威宁、印江、黎平、水城、龙里、开阳、黎平等地。

【药用部位】· 全草。

【功效与主治】· 清热解毒,活血祛瘀,消肿止痛。用于疮疖,无名肿毒,咳嗽,气喘,肝炎,跌打损伤。

【凭证标本号】· 520201200912436LY;522427140605086LY;522226190427029LY。

海桐科 Pittosporaceae

■ 海桐属 *Pittosporum*

● 聚花海桐

【学名】· *Pittosporum balansae* DC.

【别名】· 山辣椒、山霸王。

【生境与分布】· 生于海拔 400～1 000 m 的山地密林中。分布于榕江、独山、荔波等地。

【药用部位】· 根、叶。

【功效与主治】· 解毒散结,消肿止痛。用于瘰疬,肿瘤,蛇咬伤,跌打肿痛。

● 短萼海桐

【学名】· *Pittosporum brevicalyx* (Oliv.) Gagnep.

【别名】· 万里香、山桂花。

【生境与分布】·生于海拔600～1700 m的石灰岩山地杂木林或沟边灌丛。分布于花溪、湄潭、兴仁、贞丰、安龙、凤冈、清镇、册亨、望谟、罗甸、独山、平塘、荔波、长顺、瓮安、惠水、三都、龙里、黎平等地。

【药用部位】·全草、茎皮、果实。

【功效与主治】·全草、茎皮:祛风,消肿解毒,止痛。用于腰痛,小儿惊风。果实:消肿解毒。用于毒蛇咬伤,疮疖肿毒,跌打损伤。

【凭证标本号】·520111201018012LY;522722210123618LY;520328200717009LY。

● 皱叶海桐

【学名】· *Pittosporum crispulum* Gagnep.

【别名】·岩花树、山枝条、黄木。

【生境与分布】·生于海拔700～1100 m的沟边林下或灌丛。分布于赤水、福泉、荔波等地。

【药用部位】·根皮、树皮。

【功效与主治】·祛风止痛,收敛止血,清热消肿。用于风湿痹痛,腰腿痛,跌打肿痛,崩漏,便血,外伤出血,肺热咳嗽,痢疾,黄疸,无名肿毒。

● 大叶海桐

【学名】· *Pittosporum daphniphylloides* var. *adaphniphylloides* (H.H. Hu & F.T. Wang) W.T. Wang

【别名】·山枝茶。

【生境与分布】·生于海拔500～2400 m的山谷沟边林中。分布于开阳、习水、绥阳、务川、印江、江口、松桃、长顺、独山、惠水、贵定、三都、龙里、平塘、梵净山等地。

【药用部位】·根皮、种子。

【功效与主治】·退热,通经,活血,敛汗。用于肺热咳嗽,腰腿麻木。

【凭证标本号】·520422170410001LY。

● 突肋海桐

【学名】· *Pittosporum elevaticostatum* Chang et Yan.

【别名】·山枝茶。

【生境与分布】·生于海拔800～1200 m的山谷、溪边、山坡林下及灌丛。分布于印江、松桃、江口等地。

【药用部位】·根、果实。

【功效与主治】·化痰止咳,清热除烦。用于哮喘,盗汗,遗精,风湿性关节炎。

● 光叶海桐

【学名】· *Pittosporum glabratum* Lindl.

【别名】·山栀茶、山海桐。

【生境与分布】·生于海拔500～1700 m的山谷、溪边林下或灌丛。分布于惠水、江口、凤冈、开阳、清镇、修文、绥阳、印江、从江、三都、荔波、长顺、瓮安、独山、罗甸、都匀、贵定、龙里、平塘、凯里、黎平、天柱、雷公山、梵净山等地。

【药用部位】·根、叶、种子。

【功效与主治】·根:祛风活络,散瘀止痛,止咳涩精。用于风湿性关节炎,坐骨神经痛,骨折胃痛,牙痛,高血压,神经衰弱,梦遗滑精。叶:解毒止血。用于毒蛇咬伤,疮疖,外伤出血。种子:清热利咽,止泻,涩肠固精。用于虚热心烦,咽痛,肠炎,泄泻,白带,滑精。

【凭证标本号】·522731190709040LY;522222141109058LY;520327210512004LY。

● 狭叶海桐

【学名】· *Pittosporum glabratum* var. *neriifolium* Rehd. et Wils.

【别名】·黄栀子、茶叶山枝茶、金刚摆。

【生境与分布】·生于海拔600～1700 m的山谷、溪边林下或灌丛。分布于印江、平塘、余庆、开阳、兴仁、赤水、绥阳、德江、松桃、榕江、施秉、从江、三都、荔波、独山、福泉、都匀、惠水、贵定、龙里、黎平、梵净山、雷公山等地。

【药用部位】·全株、果实。

【功效与主治】·清热除湿,祛风活络,镇静降压,活血止痛,敛汗。用于风湿性关节痛,产后风瘫,跌打骨折,胃痛,湿热黄疸,疮疡肿毒,毒蛇咬伤,外伤出血,子宫脱垂等。

【凭证标本号】·522226190412007LY;522727210318002LY;520329190418031LY。

● 异叶海桐

【学名】· *Pittosporum heterophyllum* Franch.

【别名】·臭皮、臭椿皮。

【生境与分布】·生于海拔1900～2900 m的山坡或灌丛。分布于大沙河等地。

【药用部位】·根、茎皮。

【功效与主治】·清肺止咳,祛风除湿,解毒消炎。用于肺热咳嗽,风湿疼痛,跌打损伤,痢疾,肠风下血。

● 海金子

【学名】· *Pittosporum illicioides* Mak.

【别名】·崖花海桐、野梦花。

【生境与分布】·生于海拔500～1600 m的山谷、溪边灌丛或石灰岩山地杂木林。分布于册亨、凤冈、荔波、赤水、习水、湄潭、平坝、凯里、施秉、剑河、沿河、松桃、德江、石阡、天柱、黎平、长顺、瓮安、独山、福泉、都匀、惠水、三都、龙里、平塘、雷公山、梵净山等地。

【药用部位】·根、根皮、叶、种子。

【功效与主治】·根、根皮:祛风活络,散瘀止痛,安神。用于风湿性关节炎,坐骨神经痛,骨折,胃痛,牙痛,高血压,神经衰弱,梦遗滑精。叶:解毒止血。用于毒蛇咬伤,疮疖,皮肤湿痒,外伤出血。种子:清热利咽,涩肠固精。用于咽痛,肠炎,滑精。

【凭证标本号】·522327190424321LY;520327210516304LY;522722200114720LY。

● 昆明海桐

【学名】· *Pittosporum kunmingense* Chang et Yan

【生境与分布】·生于山谷、溪边灌丛或石灰岩山地杂木林。分布于兴仁、罗甸、惠水等地。

【药用部位】·根。

【功效与主治】·祛风活络,散瘀止痛。用于风湿性关节炎。

● 广西海桐

【学名】· *Pittosporum kwangsiense* Chang et Yan

【生境与分布】·生于山谷、溪边灌丛。分布于荔波等地。

【药用部位】·茎皮、叶。

【功效与主治】·利湿退黄,祛风镇咳。用于黄疸,风湿痹痛,小儿惊风。

【凭证标本号】·522722200630199LY。

● 贵州海桐

【学名】· *Pittosporum kweichowense* Gowda

【生境与分布】·生于山谷、溪边灌丛。分布于西秀、惠水、贵定等地。

【药用部位】·根。

【功效与主治】·祛风活络。用于风湿痹痛。

● 卵果海桐

【学名】· *Pittosporum lenticellatum* Chun ex H. Peng & Y. F. Deng

【生境与分布】·生于海拔600～1100 m的石灰岩山地常绿阔叶林。分布于罗甸、平塘、独山、荔波、惠水、三都、龙里、黎平等地。

【药用部位】·叶。

【功效与主治】·止血。用于外伤出血,衄血。

【凭证标本号】·522727200910002LY。

● 薄萼海桐

【学名】· *Pittosporum leptosepalum* Gowda

【生境与分布】·生于常绿林。分布于大沙河等地。

【药用部位】·根皮、叶。

【功效与主治】·根皮:祛风湿。用于风湿关节痛。叶:止血。用于外伤出血,衄血。

● 峨眉海桐

【学名】· *Pittosporum omeiense* Chang et Yan

【生境与分布】·生于海拔900～1800 m的山谷溪边杂木林或灌丛。分布于安龙、贞丰等地。

【药用部位】·根、叶、果。

【功效与主治】·止咳,安神。用于咳嗽,肾虚,神经衰弱。

● 小果海桐

【学名】· *Pittosporum parvicapsulare* Chang et Yan

【别名】·崖子花。

【生境与分布】·生于海拔500 m左右的山丘灌丛。分布于黎平、荔波等地。

【药用部位】·根、叶、种子。

【功效与主治】·解毒利湿,活血消肿。用于蛇咬伤,关节疼痛,痈疽疮疖,跌打伤折,皮肤湿疹。

● 全秃海桐

【学名】· *Pittosporum perglabratum* Chang et Yan

【别名】·土连翘。

【生境与分布】·生于海拔800～1900 m的山谷、溪边、山坡、密林或灌丛。分布于惠水、龙里、梵净山、雷公山等地。

【药用部位】·根皮、果皮。

【功效与主治】·根皮:强腰补肾,益气安神。用于体虚气弱,失眠多梦,惊悸。果皮:清热解毒。用于感冒,风热头痛。

● 缝线海桐

【学名】· *Pittosporum perryanum* Gowda

【别名】·黄珠子、珠木。

【生境与分布】·生于海拔600～1500 m的山脚、山谷、山腹的石灰岩杂木林或溪边灌丛。分布于都匀、湄潭、清镇、册亨、荔波、长顺、瓮安、独山、三都、平塘、黎平、榕江等地。

【药用部位】·果实、种子。

【功效与主治】·利湿退黄。用于黄疸。

【凭证标本号】·522701210404017LY;522722200822665LY;520328200809018LY。

● 柄果海桐

【学名】· *Pittosporum podocarpum* Gagnep.

【别名】·山枝条、广栀仁。

【生境与分布】·生于海拔900～1300 m的沟边或山坡灌丛。

分布于绥阳、湄潭、印江、榕江、雷山、赤水、福泉、荔波等地。

【药用部位】·根、树皮、叶、种子。

【功效与主治】·根:补肾益肺,祛风湿,活血通络。用于虚劳咳喘,遗精早泄,失眠,头晕,高血压,风湿关节痛,小儿瘫痪。树皮:解毒,消肿止痛,收敛止血。用于吐血,鼻衄,崩漏,便血,无名肿毒,外伤出血,风湿痹痛,腰腿疼痛,跌打损伤。叶:消肿解毒。用于毒蛇咬伤,疮疖肿毒。种子:清热,生津止渴。用于虚热心烦,口渴咽痛,泻痢后重,倦怠乏力。

【凭证标本号】·520323150715358LY;522632190422611LY。

线叶柄果海桐

【学名】·*Pittosporum podocarpum* var. *angustatum* Gowda

【生境与分布】·生于海拔1200~1500m的沟边或山坡灌丛。分布于绥阳、松桃、施秉、兴仁、荔波、瓮安、贵定、三都、雷公山等地。

【药用部位】·根皮、枝叶、果实。

【功效与主治】·镇静,降压,消炎,退热,通经活络,补虚,定喘。用于口渴,遗精,多年哮喘,神经衰弱,腮腺炎。

【凭证标本号】·520323150715358LY。

海桐

【学名】·*Pittosporum tobira*（Thunb.）Ait.

【别名】·七里香、金边海桐。

【生境与分布】·引种。省内广泛栽培。

【药用部位】·根、枝叶、果实。

【功效与主治】·镇静,消炎,退热,通经活络,定喘。用于遗精,多年哮喘,神经衰弱,腮腺炎。

【凭证标本号】·520111200716002LY;522226190808076LY;520329191004010LY。

四子海桐

【学名】·*Pittosporum tonkinense* Gagnep.

【别名】·山茶辣。

【生境与分布】·生于海拔600~1300m的石灰岩山地杂木林或灌丛。分布于都匀、安龙、罗甸、平塘、荔波、独山等地。

【药用部位】·根、枝叶、果实。

【功效与主治】·祛风除湿,活血通络,消肿止痛。用于风湿痹痛,胁痛。

【凭证标本号】·522701201103001LY。

稜果海桐

【学名】·*Pittosporum trigonocarpum* Lévl.

【别名】·公栀子。

【生境与分布】·生于海拔600~2000m的山谷、山腹密林或

灌丛。分布于普安、盘州、安龙、赤水、习水、绥阳、湄潭、龙里、惠水、荔波、三都、罗甸、独山、平塘、雷公山、梵净山等地。

【药用部位】·根、叶、种子、果实。

【功效与主治】·祛风活络,清热解毒,生津止渴。用于风湿关节痛,疮疖肿毒,虚热心烦,口渴咽痛。

【凭证标本号】·520324150826029LY。

崖花子

【学名】·*Pittosporum truncatum* Pritz.

【别名】·菱叶海桐。

【生境与分布】·生于海拔300~2600m的山谷、溪边林下或山坡灌丛。分布于花溪、桐梓、息烽、开阳、修文、赤水、德江、罗甸、荔波、都匀、平塘、梵净山等地。

【药用部位】·根、叶、种子。

【功效与主治】·根:祛风活络,散瘀止痛,止咳涩精。用于风湿性关节炎,坐骨神经痛,骨折,胃痛,牙痛,高血压,神经衰弱,梦遗滑精。叶:解毒止血。用于毒蛇咬伤,疮疖,外伤出血。种子:清热利咽,止泻,涩肠固精。用于虚热心烦,咽痛,肠炎,泄泻,滑精。

【凭证标本号】·520325160412475LY。

管花海桐

【学名】·*Pittosporum tubiflorum* Chang et Yan

【生境与分布】·生于海拔800~1500m的山谷林下。分布于正安、雷公山等地。

【药用部位】·根、种子。

【功效与主治】·清热除湿,补虚安神。用于心悸,风湿,遗精,失眠。

波叶海桐

【学名】·*Pittosporum undulatifolium* Chang et Yan

【生境与分布】·生于沟边林下。分布于安龙、长顺、荔波等地。

【药用部位】·根。

【功效与主治】·清热除湿,补虚安神。用于心悸。

【凭证标本号】·522722200512078LY。

木果海桐

【学名】·*Pittosporum xylocarpum* Hu et Wang

【生境与分布】·生于山沟林下。分布于七星关、习水、清镇等地。

【药用部位】·根。

【功效与主治】·清热除湿,补虚安神。

蔷薇科 Rosaceae

■ 龙牙草属 *Agrimonia*

• 小花龙芽草

【学名】· *Agrimonia nipponica* var. *occidentalis* Skalicky

【生境与分布】· 生于山坡草丛、路旁或溪边。分布于清镇、盘州、正安、道真、习水、普安、晴隆、望谟、大方、剑河、台江、雷山等地。

【药用部位】· 全草。

【功效与主治】· 收敛止血,止痢杀虫。用于咯血,吐血,尿血,便血,外伤出血,腹泻,脱力劳伤,疟疾,滴虫性阴道炎等。

【凭证标本号】· 522422150730002LY。

• 龙芽草

【学名】· *Agrimonia pilosa* Ledeb.

【生境与分布】· 生于山坡草丛、路旁。分布于钟山、贞丰、册亨等地。

【药用部位】· 地上部分。

【功效与主治】· 收敛止血,截疟止痢,解毒补虚。用于咯血,吐血,崩漏下血,疟疾,血痢,痈肿疮毒,阴痒带下,脱力劳伤。

【凭证标本号】· 522327181129306LY;522325180919114LY;520201200720028LY。

【附注】·《中国药典》收录物种。

• 黄龙尾

【学名】· *Agrimonia pilosa* var. *nepalensis* (D. Don) Nakai

【生境与分布】· 生于山坡草丛、溪边。分布于湄潭等地。

【药用部位】· 地上部分。

【功效与主治】· 收敛止血,止痢杀虫。用于咯血,吐血,尿血,便血,外伤出血,腹泻,痢疾,脱力劳伤,疟疾,滴虫性阴道炎等。

【凭证标本号】· 520328200805058LY。

■ 假升麻属 *Aruncus*

• 假升麻

【学名】· *Aruncus sylvester* Kostel.

【别名】· 高凉菜、棣棠升麻。

【生境与分布】· 生于海拔 1 800～2 900 m 的山沟或山坡杂木林。分布于黔西、绥阳、江口、大方、赫章、凯里、雷山等地。

【药用部位】· 根。

【功效与主治】· 用于跌打损伤,劳伤,筋骨痛。

【凭证标本号】· 522423191003056LY;522428150813081LY。

■ 樱属 *Cerasus*

• 钟花樱

【学名】· *Cerasus campanulata* (Maxim.) Yü et Li

【生境与分布】· 省内广泛栽培。

【药用部位】· 树皮。

【功效与主治】· 解毒,杀虫。

【凭证标本号】· 522301160112978LY。

• 微毛樱桃

【学名】· *Cerasus clarofolia* (Schneid.) Yü et Li

【别名】· 西南樱桃、微毛野樱桃。

【生境与分布】· 生于海拔 1 500～2 000 m 的山谷林中。分布于都匀、惠水、雷公山、梵净山等地。

【药用部位】· 树皮,叶。

【功效与主治】· 解毒,杀虫。

【凭证标本号】· 522701210314022LY。

• 华中樱桃

【学名】· *Cerasus conradinae* (Koehne) Yü et Li

【别名】· 单齿樱花、康拉樱、光叶樱桃。

【生境与分布】· 生于海拔 560～1 100 m 的山谷疏林。分布于沿河、开阳、清镇、施秉、独山、荔波、长顺、罗甸、都匀、惠水、三都、龙里、平塘等地。

【药用部位】· 叶,种仁。

【功效与主治】· 叶:杀虫止痒。种仁:透疹。用于阴道滴虫,疥癣。

【凭证标本号】· 522228210504098LY;520329190419001LY;520424141025370LY。

• 麦李

【学名】· *Cerasus glandulosa* (Thunb.) Lois.

【别名】· 秧李子、秧田果、野苦李。

【生境与分布】· 生于山谷灌丛。分布于安龙、桐梓、道真、印江、贞丰、梵净山等地。

【药用部位】· 种仁。

【功效与主治】· 润燥滑肠,下气行水。用于慢性便秘,水肿,妇女浮肿。

【凭证标本号】· 522121160503003LY。

• 蒙自樱桃

【学名】· *Cerasus henryi* (C.K. Schneider) T.T. Yü & C.L. Li

【生境与分布】· 生于山谷灌丛。分布于兴义等地。

【药用部位】·种仁。

【功效与主治】·润燥滑肠,下气行水。用于便秘。

【凭证标本号】·522301160315157LY。

● 樱桃

【学名】·*Cerasus pseudocerasus* (Lindl.) G. Don

【别名】·樱珠、樱球。

【生境与分布】·生于海拔450~1200 m的山谷沟旁。分布于花溪、水城、长顺等地。

【药用部位】·根、枝条、叶、果核。

【功效与主治】·根:杀虫,调经,益气阴。用于绦虫、蛔虫、蛲虫病,闭经,劳倦内伤。枝条:温中行气,止咳,去斑。用于胃寒脘痛,咳嗽,雀斑。叶:温中健脾,止咳止血,解毒杀虫。用于胃寒食积,腹泻,咳嗽,吐血,疮疡肿痛,蛇虫咬伤,阴道滴虫。果核:发表透疹,消瘤去瘢,行气止痛。用于痘疹初期透发不畅,皮肤瘢痕,瘿瘤,疝气疼痛。

【凭证标本号】·520111210515006LY;520221190801017LY;522729190314023LY。

● 崖樱桃

【学名】·*Cerasus scopulorum* (Koehne) Yü et Li

【别名】·单齿樱花。

【生境与分布】·生于海拔450~1200 m的山谷沟旁。分布于花溪、道真、习水、独山等地。

【药用部位】·果实、种子。

【功效与主治】·果实:清热,益肾。用于咽喉肿痛,声哑。种子:透疹。用于麻疹初起,疹出不透。

【凭证标本号】·520111210313026LY。

● 细齿樱桃

【学名】·*Cerasus serrula* (Franch.) Yü et Li

【别名】·云南樱花。

【生境与分布】·生于海拔1250 m左右的山谷林中。分布于望谟、开阳、修文、都匀、惠水、梵净山等地。

【药用部位】·根、叶、种子。

【功效与主治】·根:用于麻疹不易透发,寸白虫。鲜叶:用于麻疹不易透发。外敷患处用于蛇咬伤。种子:用于麻疹不易透发。

【凭证标本号】·522326200428002LY;520324160419018LY。

● 山樱花

【学名】·*Cerasus serrulata* (Lindl.) G. Don ex London

【别名】·樱花、野生福岛樱。

【生境与分布】·引种。省内广泛栽培。

【药用部位】·核仁。

【功效与主治】·透疹。用于透发麻疹,贫血。

【凭证标本号】·522422160331002LY。

● 日本晚樱

【学名】·*Cerasus serrulata* var. *lannesiana* (Carri.) Makino

【别名】·矮樱。

【生境与分布】·引种。省内广泛栽培。

【药用部位】·花蕾。

【功效与主治】·镇咳,祛风。用于咳嗽,气管炎,呼吸道疾病,软化血管,调理气血。

● 大叶早樱

【学名】·*Cerasus subhirtella* (Miq.) S. Y. Sokolov

【别名】·小彼岸。

【生境与分布】·引种。省内广泛栽培。

【药用部位】·花蕾。

【功效与主治】·用于抗菌。

● 四川樱桃

【学名】·*Cerasus szechuanica* (Batal.) Yü et Li

【别名】·盘脉野樱桃。

【生境与分布】·生于海拔1500~2600 m的林中及林缘。省内广泛栽培。

【药用部位】·根、果实、种子。

【功效与主治】·清热,益肾,调经活血,透疹。用于咽喉肿毒,声哑,麻疹初起,疹出不透,月经不调。

● 毛樱桃

【学名】·*Cerasus tomentosa* (Thunb.) Wall.

【别名】·樱桃、山豆子、梅桃。

【生境与分布】·生于海拔1400 m左右的山谷灌丛。分布于余庆、独山、瓮安、雷公山等地。

【药用部位】·果实、种子。

【功效与主治】·果实:益气固精。用于泻痢遗精,麻疹,水痘,冻疮。种子:润燥滑肠,下气利水,解热活血。用于津枯肠燥,食积气滞,腹胀便秘,水肿,脚气,小便淋痛不利。

【凭证标本号】·520329190413044LY;522121160419072LY。

● 东京樱花

【学名】·*Cerasus yedoensis* (Mats.) Yü et Li

【别名】·樱花、日本樱花、吉野樱。

【生境与分布】·引种。省内广泛栽培。

【药用部位】·花蕾。

【功效与主治】·抗癌,解痉,利胆。

■ **木瓜海棠属 *Chaenomeles***

● **毛叶木瓜**

【学名】· *Chaenomeles cathayensis* (Hemsl.) Schneid.

【别名】· 贴梗海棠、木瓜海棠。

【生境与分布】· 生于海拔 900～1 800 m 的山坡或林边灌丛。分布于开阳、道真、湄潭、松桃、纳雍等地。

【药用部位】· 果实。

【功效与主治】· 舒筋活络。用于风湿骨痛。

【凭证标本号】· 520402170527360LY。

● **贴梗海棠**

【学名】· *Chaenomeles speciosa* (Sweet) Nakai

【别名】· 美木瓜、木瓜。

【生境与分布】· 引种。省内广泛栽培。

【药用部位】· 近成熟果实。

【功效与主治】· 舒筋活络，和胃化湿。用于湿痹拘挛，腰膝关节酸重疼痛，暑湿吐泻，转筋挛痛，脚气水肿。

【附注】·《中国药典》收录物种。

● **皱皮木瓜**

【学名】· *Chaenomeles speciosa* (Sweet) Nakai

【别名】· 贴梗海棠。

【生境与分布】· 生于山坡或林边灌丛。分布于花溪、清镇、道真等地。

【药用部位】· 近成熟果实。

【功效与主治】· 舒筋活络，和胃化湿。用于湿痹拘挛，腰膝关节酸重疼痛，暑湿吐泻，转筋挛痛，脚气水肿。

【凭证标本号】· 520111200716001LY；521121160515005LY。

【附注】·《中国药典》收录物种。

■ **栒子属 *Cotoneaster***

● **匍匐栒子**

【学名】· *Cotoneaster adpressus* Bois

【生境与分布】· 生于海拔 1 400～2 000 m 的山坡灌丛。分布于黔西、威宁、修文、瓮安、贵定、梵净山等地。

【药用部位】· 枝叶、果实。

【功效与主治】· 枝叶：用于鼻衄，牙龈出血，月经出血过多。果实：用于关节炎，关节积黄水，肝病，腹泻，肉食积滞，高血压，月经不调，风湿性关节炎，黄水病。

【凭证标本号】· 522423191004024LY；522427140608065LY；520123140511070LY。

● **川康栒子**

【学名】· *Cotoneaster ambiguus* Rehd. et Wils.

【别名】· 四川栒子。

【生境与分布】· 生于海拔 1 900 m 左右的岩石及路旁灌丛。分布于威宁、大方、黎平等地。

【药用部位】· 叶、果实。

【功效与主治】· 清热解毒，消肿止痛。

● **泡叶栒子**

【学名】· *Cotoneaster bullatus* Boiss.

【生境与分布】· 生于海拔 2 240 m 左右的山谷阴处。分布于印江等地。

【药用部位】· 根、叶。

【功效与主治】· 清热解毒，止痛。用于风湿。

【凭证标本号】· 520201200731209LY。

● **黄杨叶栒子**

【学名】· *Cotoneaster buxifolius* Lindl.

【生境与分布】· 生于海拔 1 150～1 300 m 的山坡灌丛。分布于威宁、水城、大方、清镇等地。

【药用部位】· 果实。

【功效与主治】· 用于鼻衄，牙龈出血，月经过多。

【凭证标本号】· 520221190607035LY；522427140508212LY；522401140901043LY。

● **厚叶栒子**

【学名】· *Cotoneaster coriaceus* Franch.

【别名】· 华西栒子。

【生境与分布】· 生于海拔 1 300 m 左右的山坡或山沟灌丛。分布于平塘、黔西、威宁、兴义、安龙等地。

【药用部位】· 根皮。

【功效与主治】· 消肿解毒。用于痈肿疮毒，蛇咬伤。

【凭证标本号】· 522727200910006LY；522423191003017LY；522427140512402LY。

● **矮生栒子**

【学名】· *Cotoneaster dammeri* C.K. Schneider

【生境与分布】· 生于海拔 1 500～2 350 m 的山坡岩石上或路旁。分布于黔西、修文、长顺、福泉、惠水、龙里、印江、江口、威宁等地。

【药用部位】· 根皮。

【功效与主治】· 清热解毒，消肿除湿。用于风湿，月经不调，红肿恶毒，疮疥。

【凭证标本号】· 522423191004023LY；520123160423515LY。

● 木帚枸子

【学名】· *Cotoneaster dielsianus* Pritz.

【别名】· 木帚子、茅铁香、石板柴。

【生境与分布】· 生于海拔 1 200～2 260 m 的山坡疏林、山谷或河滩灌丛。分布于黔西、西秀、习水、印江、威宁等地。

【药用部位】· 枝叶。

【功效与主治】· 止血。用于外伤出血。

【凭证标本号】· 522423191003054LY；520402170524106LY；522425151019001LY。

● 小叶木帚枸子

【学名】· *Cotoneaster dielsianus* var. *elegans* Rehd. ＆ Wils.

【生境与分布】· 生于海拔 820～1 500 m 的山地或沟边杂木林。省内广泛分布。

【药用部位】· 根。

【功效与主治】· 涩肠止泻，止血止崩。

● 散生枸子

【学名】· *Cotoneaster divaricatus* Rehd. et Wils.

【别名】· 张枝枸子。

【生境与分布】· 生于海拔 1 600 m 以上的石砾坡地及山沟灌丛。分布于修文、六枝、绥阳、正安、道真、习水、石阡、德江、织金、施秉等地。

【药用部位】· 根、枝叶、果实。

【功效与主治】· 根：清热，除湿，止血。枝叶：煎膏，止血。用于风湿性关节炎，痒疮，体内积水脓肿。果实：用于湿热痢疾，赤痢，吐血。

【凭证标本号】· 520203160510002LY。

● 麻核枸子

【学名】· *Cotoneaster foveolatus* Rehd. et Wils.

【别名】· 网脉灰枸子。

【生境与分布】· 生于海拔 1 700～2 000 m 的山坡路边或沟底密林。分布于大方、梵净山等地。

【药用部位】· 果实。

【功效与主治】· 用于鼻衄，牙龈出血，月经过多。

【凭证标本号】· 520323150714451LY。

● 西南枸子

【学名】· *Cotoneaster franchetii* Bois

【别名】· 佛氏枸子。

【生境与分布】· 生于海拔 1 300～1 700 m 的疏林、山坡路旁或灌丛。分布于长顺、威宁、惠水、息烽、习水、绥阳、印江、大方、纳雍、贵定、龙里等地。

【药用部位】· 根。

【功效与主治】· 清热解毒，消肿止痛。用于疟腮，淋巴结炎，麻疹。

【凭证标本号】· 522729190328021LY；522427140610111LY；522731190512020LY。

● 光叶枸子

【学名】· *Cotoneaster glabratus* Rehd. et Wils.

【生境与分布】· 生于疏林或灌丛。分布于印江、安龙、长顺、瓮安、独山、都匀、惠水、龙里、平塘等地。

【药用部位】· 根。

【功效与主治】· 清热解毒，消肿止痛。

● 粉叶枸子

【学名】· *Cotoneaster glaucophyllus* Franch.

【生境与分布】· 生于海拔 1 200～2 800 m 的山坡旷地杂木林。分布于盘州、平坝、兴义、安龙、纳雍、威宁、雷山、惠水、龙里等地。

【药用部位】· 根、茎。

【功效与主治】· 用于消化不良，食滞，胃脘胀满。

【凭证标本号】· 522301140530093LY；520221190801006LY；522425151019016LY。

● 平枝枸子

【学名】· *Cotoneaster horizontalis* Dcne.

【别名】· 矮红子、平枝灰枸子。

【生境与分布】· 生于海拔 1 200 m 以上的山坡路旁或疏林。分布于钟山、印江、习水、长顺、瓮安、独山、福泉、都匀、惠水、贵定、龙里、平塘等地。

【药用部位】· 根、枝叶。

【功效与主治】· 清热利湿，化痰止咳，止血止痛。用于痢疾，腹泻，腹痛，咳嗽，吐血，痛经。

【凭证标本号】· 520201200728158LY；522226190430001LY。

● 小叶平枝枸子

【学名】· *Cotoneaster horizontalis* var. *perpusillus* C. K. Schneid.

【别名】· 地红子、矮红子。

【生境与分布】· 生于海拔 1 500～2 400 m 的山地灌丛。分布于息烽、印江、湄潭、威宁、长顺、瓮安、独山、福泉、贵定、三都等地。

【药用部位】· 根。

【功效与主治】· 清热除湿，止血，止痛。用于痢疾，白带，吐血，痛经。

【凭证标本号】· 522422150708001LY。

贵州省中药资源志要

- **小叶栒子**

【学名】· *Cotoneaster microphyllus* Wall. ex Lindl.

【别名】· 铺地蜈蚣、刀口药。

【生境与分布】· 生于多石山坡、灌丛或林缘。分布于湄潭、水城、印江、赫章等地。

【药用部位】· 叶。

【功效与主治】· 止血,生肌。用于刀伤出血。

【凭证标本号】· 520328210502092LY;5202221190610001LY;522422150708019LY。

- **宝兴栒子**

【学名】· *Cotoneaster moupinensis* Franch.

【别名】· 木坪栒子。

【生境与分布】· 生于海拔 2 000～2 500 m 的山坡林中。分布于道真、印江、大方、梵净山等地。

【药用部位】· 全株。

【功效与主治】· 祛风除湿,止痛。用于风湿关节痛。

【凭证标本号】· 522422160601004LY。

- **暗红栒子**

【学名】· *Cotoneaster obscurus* Rehder & E. H. Wilson

【生境与分布】· 生于山坡林中。省内广泛分布。

【药用部位】· 全株。

【功效与主治】· 祛风除湿,止痛。用于风湿关节痛。

- **毡毛栒子**

【学名】· *Cotoneaster pannosus* Franch.

【生境与分布】· 生于海拔 1 100 m 以上的灌丛。分布于西秀、紫云、兴义、修文、赫章等地。

【药用部位】· 果实。

【功效与主治】· 用于鼻衄,牙龈出血,月经过多。

【凭证标本号】· 520402170524211LY;520425170602135LY;520402170524211LY。

- **麻叶栒子**

【学名】· *Cotoneaster rhytidophyllus* Rehd. et Wils.

【生境与分布】· 生于灌丛。分布于修文、习水、七星关、威宁、惠水、龙里等地。

【药用部位】· 果实。

【功效与主治】· 用于关节炎。

【凭证标本号】· 520111200722010LY。

- **柳叶栒子**

【学名】· *Cotoneaster salicifolius* Franch.

【别名】· 山米麻、木帚子。

【生境与分布】· 生于海拔 820～1500 m 的山地、沟边杂木林或山坡灌丛。分布于开阳、德江、赫章、大方、清镇、贵定、梵净山等地。

【药用部位】· 全株。

【功效与主治】· 清热祛风,止血利尿。用于干咳失音,湿热发黄,肠风下血,小便短少。

【凭证标本号】· 5203251605311655LY。

- **细枝栒子**

【学名】· *Cotoneaster tenuipes* Rehd. et Wils.

【生境与分布】· 生于山地、沟边杂木林。分布于钟山等地。

【药用部位】· 枝叶、果实。

【功效与主治】· 枝叶:用于止血,敛黄水,鼻衄,月经出血过多及各种出血,风湿性关节炎,黄水病。果实:用于风湿性关节炎,黄水病,肝病,肉食积滞,高血压,月经不调,腹泻,鼻衄,牙龈出血,月经过多。

【凭证标本号】· 520201200914472LY。

- **西北栒子**

【学名】· *Cotoneaster zabelii* Schneid.

【生境与分布】· 生于沟边杂木林。分布于绥阳、松桃等地。

【药用部位】· 根、枝、果实。

【功效与主治】· 涩肠止泻,止血,止崩。用于疔毒,出血,崩漏。

【凭证标本号】· 520221190610009LY;522229141022754LY。

■ **山楂属 *Crataegus***

- **野山楂**

【学名】· *Crataegus cuneata* Sieb. & Zucc.

【别名】· 红果子、浮萍果、大红子。

【生境与分布】· 生于海拔 1 000～1 400 m 的山坡灌丛。分布于西秀、花溪、清镇、修文、息烽、长顺、独山、罗甸、福泉、都匀、惠水、贵定、三都、龙里、平塘等地。

【药用部位】· 果实。

【功效与主治】· 健脾消食,活血化瘀。用于食滞肉积,脘腹胀痛,产后瘀痛,漆疮,冻疮。

【凭证标本号】· 520402170525073LY;520111200725001LY;522730150923040LY。

- **湖北山楂**

【学名】· *Crataegus hupehensis* Sarg.

【别名】· 大山枣、酸枣、猴楂子。

【生境与分布】· 生于海拔 500 m 以上的山坡灌丛。分布于雷公山等地。

七、被子植物

【药用部位】·果实。

【功效与主治】·健脾消食,活血化瘀。用于食滞肉积,脘腹胀痛,产后瘀痛,漆疮,冻疮。

● 甘肃山楂

【学名】· *Crataegus kansuensis* Wils.

【别名】·面旦子。

【生境与分布】·生于海拔1 000 m以上的杂木林、山坡阴处或山沟旁。省内广泛分布。

【药用部位】·果实。

【功效与主治】·健脾消食,活血化瘀。用于食滞肉积,脘腹胀痛,产后瘀痛。

● 毛山楂

【学名】· *Crataegus maximowiczii* Schneid.

【生境与分布】·生于海拔200 m以上的杂木林、林边或河岸沟边。分布于水城等地。

【药用部位】·果实。

【功效与主治】·健脾消食,活血化瘀。用于食滞肉积,脘腹胀痛,冻疮。

● 山楂

【学名】· *Crataegus pinnatifida* Bge.

【生境与分布】·引种。贞丰等地有栽培。

【药用部位】·成熟果实。

【功效与主治】·消食健胃,行气散瘀,化浊降脂。用于肉食积滞,胃脘胀满,泻痢腹痛,瘀血闭经,产后瘀阻,心腹刺痛,胸痹心痛,疝气疼痛,高脂血症。

【凭证标本号】·522325180919569LY;520123140427222LY。

【附注】·《中国药典》收录物种。

● 云南山楂

【学名】· *Crataegus scabrifolia* (Franch.) Rehd.

【别名】·酸冷果、大果山楂、山林果。

【生境与分布】·生于海拔1 500 m左右的松林林缘或灌丛。分布于安顺、大方、清镇、盘州、威宁、兴义、兴仁、安龙等地。

【药用部位】·果实。

【功效与主治】·健脾消食,活血化瘀。用于食滞肉积,脘腹胀痛,漆疮,冻疮。

【凭证标本号】·520222151110003LY。

■ 多依属 *Docynia*

● 云南多依

【学名】· *Docynia delavayi* (Franch.) Schneid.

【别名】·云南移、桃姨、西南移。

【生境与分布】·生于海拔2 400 m左右的山谷杂木林。分布于水城、威宁等地。

【药用部位】·树皮、叶、果实。

【功效与主治】·树皮:清热解毒,续筋接骨。用于咳嗽,腹泻,痢疾,烧烫伤,湿疹,黄水疮,损伤骨折。叶:活血接骨。用于骨折,跌打损伤。果实:祛风除湿,消食化积。用于风湿痹痛,食积胀满,消化不良。

■ 蛇莓属 *Duchesnea*

● 皱果蛇莓

【学名】· *Duchesnea chrysantha* (Zoll. et Mor.) Miq.

【生境与分布】·生于海拔1 000 m左右的草坡、路边或草地。分布于开阳、修文、清镇等地。

【药用部位】·全草、茎叶。

【功效与主治】·全草:止血。用于崩漏。茎叶:外敷用于毒蛇咬伤,烫伤,疔疮。

● 蛇莓

【学名】· *Duchesnea indica* (Andr.) Focke

【生境与分布】·生于海拔1 800 m以下的山地、草地或路旁潮湿处。省内广泛分布。

【药用部位】·全草。

【功效与主治】·清热解毒,散瘀消肿,凉血调经,祛风化痰。用于感冒发热,咳嗽吐血,小儿高热惊风,咽喉肿痛,白喉,痢疾,黄疸型肝炎,月经过多。外用于腮腺炎,眼结膜炎,目赤,烫伤,疔疮肿毒,湿疹,狂犬咬伤,毒蛇咬伤。

【凭证标本号】·520111200420002LY;522722200113635LY;522325181120106LY。

■ 枇杷属 *Eriobotrya*

● 大花枇杷

【学名】· *Eriobotrya cavaleriei* (Lévl.) Rehd.

【别名】·山枇杷。

【生境与分布】·生于海拔700～1 500 m的山坡、山谷或沟边杂木林。分布于开阳、都匀、长顺、瓮安、罗甸、惠水、三都、龙里、平塘、雷山、黎平、贞丰、独山、望谟、从江等地。

【药用部位】·根皮、叶、花、果实。

【功效与主治】·根皮、花:清肺止咳,平喘,消肿止痛。叶:清肺止咳。果实:用于热病。

● **枇杷**

【学名】· *Eriobotrya japonica*（Thunb.）Lindl.

【别名】· 卢橘。

【生境与分布】· 栽培或野生。省内广泛分布。

【药用部位】· 叶。

【功效与主治】· 清肺止咳,降逆止呕。用于肺热咳嗽,气逆喘急,胃热呕逆,烦热口渴。

【凭证标本号】· 522301140701138LY;522327190426096LY;522701201026009LY。

【附注】·《中国药典》收录物种。

● **小叶枇杷**

【学名】· *Eriobotrya seguinii*（Lév.）Card ex Guillaumin

【生境与分布】· 分布于镇宁、荔波等地。

【药用部位】· 果实。

【功效与主治】· 止咳祛痰。

■ **草莓属** *Fragaria*

● **西南草莓**

【学名】· *Fragaria moupinensis*（Franch.）Card.

【别名】· 白泡。

【生境与分布】· 生于海拔 1 400～4 000 m 的山坡、草地或林下。分布于威宁、赫章等地。

【药用部位】· 全草。

【功效与主治】· 清热解毒,止咳,止泻。用于风热咳嗽,痢疾,疗疮,烫伤。

【凭证标本号】· 522223140331025LY。

● **黄毛草莓**

【学名】· *Fragaria nilgerrensis* Schlecht. ex Gay

【别名】· 白泡儿、白蔍、白蒲草。

【生境与分布】· 生于海拔 900～2 600 m 的向阳山坡草地或路旁。省内广泛分布。

【药用部位】· 全草。

【功效与主治】· 清肺止咳,解毒消肿。用于肺热咳喘,百日咳,口舌生疮,痢疾,小便淋痛,疮疡肿痛,毒蛇咬伤,骨折损伤。

【凭证标本号】· 522731190709002LY;520323150417124LY;522301140613162LY。

● **粉叶黄毛草莓**

【学名】· *Fragaria nilgerrensis* var. *mairei*（Lévl.）Hand.-Mazz.

【别名】· 普元资、达哥尼塞、拱下地。

【生境与分布】· 生于山坡草地阳处或路旁。分布于安龙、凯里、罗甸等地。

【药用部位】· 全草。

【功效与主治】· 用于小儿口腔炎,血尿,尿路感染。

● **野草莓**

【学名】· *Fragaria vesca* L.

【别名】· 白地莓、草莓、地瓢儿。

【生境与分布】· 生于山坡、草地或林下。分布于开阳、修文、清镇等地。

【药用部位】· 全草。

【功效与主治】· 清热解毒,收敛止血。用于感冒咳嗽,咽喉痛,痄腮,痢疾,口疮,崩漏,血尿。

【凭证标本号】· 522227160611004LY。

● **草莓**

【学名】· *Fragaria×ananassa*（Weston）Duchesne ex Rozier

【生境与分布】· 原产南美。省内广泛栽培。

【药用部位】· 果实。

【功效与主治】· 清凉止渴,健胃消食。

【凭证标本号】· 520328210502097LY;522427140622472LY;522121160330009LY。

■ **路边青属** *Geum*

● **路边青**

【学名】· *Geum aleppicum* Jacq.

【别名】· 兰布政、头晕药、追风七。

【生境与分布】· 生于海拔 2 160～2 800 m 的山顶草地或山坡灌丛。分布于沿河、余庆、雷山、威宁、梵净山等地。

【药用部位】· 全草。

【功效与主治】· 益气健脾,补血养阴,润肺化痰。用于气血不足,虚痨咳嗽,脾虚带下。

【凭证标本号】· 522228210102006LY;520329190413076LY;522427140620288LY。

【附注】·《中国药典》收录物种。

● **柔毛路边青**

【学名】· *Geum japonicum* var. *chinense* Bolle

【生境与分布】· 生于草地、山坡灌丛。省内广泛分布。

【药用部位】· 全草。

【功效与主治】· 益气健脾,补血养阴,润肺化痰。用于气血不足,虚痨咳嗽,脾虚带下。

【凭证标本号】· 522731190711072LY;522701201118012LY;

520111200714020LY。

【附注】·《中国药典》收录物种。

■ 棣棠花属 *Kerria*

• 棣棠花

【学名】· *Kerria japonica* (L.) DC.

【别名】·画眉杠、鸡蛋花、三月花。

【生境与分布】·生于海拔600~1200 m的河边、沟谷林下或灌丛。分布于息烽、修文、德江、松桃、大方、纳雍、威宁、桐梓、开阳、平塘、长顺、瓮安、独山、福泉、都匀、贵定、梵净山等地。

【药用部位】·枝叶、花。

【功效与主治】·化痰止咳,利尿消肿,解毒。用于咳嗽,风湿痹痛,产后劳伤痛,水肿,小便不利,消化不良,痈疽肿毒,湿疹,荨麻疹。

【凭证标本号】· 520323150713300LY;522327180906302LY;522423191005050LY。

• 重瓣棣棠花

【学名】· *Kerria japonica* f. *pleniflora* (Witte) Rehd.

【生境与分布】·引种。省内各地有栽培。

【药用部位】·枝叶、花。

【功效与主治】·化痰止咳,利尿消肿,解毒。用于咳嗽,风湿痹痛,产后劳伤痛,水肿,小便不利,消化不良,痈疽肿毒,湿疹,荨麻疹。

■ 桂樱属 *Laurocerasus*

• 腺叶桂樱

【学名】· *Laurocerasus phaeosticta* (Hance) Schneid.

【生境与分布】·生于海拔560~1350 m的山谷密林。分布于开阳、榕江、从江、罗甸、荔波、独山等地。

【药用部位】·全草、种子。

【功效与主治】·活血祛瘀,镇咳利尿,润燥滑肠。用于闭经,疮疡肿毒,大便燥结。

• 刺叶桂樱

【学名】· *Laurocerasus spinulosa* (Sieb. et Zucc.) Schneid.

【生境与分布】·生于海拔680~1350 m的山坡林中。分布于开阳、修文、印江、雷山、从江、荔波、三都、罗甸、都匀等地。

【药用部位】·全草、种子。

【功效与主治】·祛风除湿,消肿止血。用于痢疾。

• 尖叶桂樱

【学名】· *Laurocerasus undulata* (D. Don) Roem.

【生境与分布】·生于山坡林中。分布于开阳、印江、安龙、贞丰、兴仁等地。

【药用部位】·全草。

【功效与主治】·祛风除湿,消肿止血。用于痢疾。

【凭证标本号】· 520329190726743LY。

• 大叶桂樱

【学名】· *Laurocerasus zippeliana* (Miq.) Yü

【生境与分布】·生于海拔850~1400 m的山坡路旁或林中。分布于息烽、德江、绥阳、兴仁、长顺、瓮安、独山、罗甸、福泉、惠水、龙里等地。

【药用部位】·根、叶。

【功效与主治】·根:用于跌打损伤。叶:镇咳祛痰,祛风解毒。用于咳嗽,喘息,子宫痉挛。水煎外洗用于全身瘙痒。

■ 苹果属 *Malus*

• 花红

【学名】· *Malus asiatica* Nakai

【别名】·林檎、文林郎果、沙果。

【生境与分布】·生于山坡向阳地带。分布于桐梓、绥阳、正安、道真、安龙、黄平等地。

【药用部位】·根、叶、果。

【功效与主治】·下气宽胸,生津止渴,和中止痛。用于痰饮积食,胸膈痞塞,消渴,霍乱,吐泻腹痛,痢疾。

【凭证标本号】· 520425170608371LY;522328160405148LY。

• 山荆子

【学名】· *Malus baccata* (L.) Borkh.

【别名】·林荆子、山定子。

【生境与分布】·生于海拔150~1500 m的山坡杂木林或山谷阴处灌丛。分布于湄潭、仁怀、剑河、惠水等地。

【药用部位】·果实。

【功效与主治】·清热解毒。用于肠道疾病,吐泻,各种细菌感染,结核病。

【凭证标本号】· 520328210503151LY。

• 台湾林檎

【学名】· *Malus doumeri* (Bois) Chev.

【别名】·台湾海棠。

【生境与分布】·生于海拔700 m以上的山地林中或山谷沟边。分布于黔西南、三都、荔波等地。

【药用部位】·果实。

【功效与主治】·理气健脾,消食导滞。用于消化不良,食积停滞,胸腹胀痛,腹痛。

● 垂丝海棠

【学名】·*Malus halliana* Koehne

【生境与分布】·生于海拔1 400 m以下的山坡灌丛。分布于钟山、清镇等地。

【药用部位】·花。

【功效与主治】·调经活血,止血散瘀。用于吐血,咳血,衄血,牙齿出血,尿血,崩漏,跌打损伤,闪扭,骨碎筋伤,内外出血。

【凭证标本号】·520201200806289LY。

● 湖北海棠

【学名】·*Malus hupehensis*(Pamp.)Rehd.

【别名】·野海棠、野花红、花红茶。

【生境与分布】·生于海拔800～1 900 m的山坡密林、沟边、丛林或路旁。分布于贵阳、安顺、都匀、江口、印江、雷山、绥阳等地。

【药用部位】·叶、果实。

【功效与主治】·消积化滞,和胃健脾。用于食积停滞,消化不良,痢疾,疳积。

【凭证标本号】·520323150703289LY;522701201007015LY;520111200726002LY。

● 毛山荆子

【学名】·*Malus manshurica*(Maxim.)Kom.

【别名】·辽山荆子、棠梨木。

【生境与分布】·栽培。分布于绥阳、大方等地。

【药用部位】·叶、花蕾。

【功效与主治】·用于急性腹泻,痉挛性疼痛。

【凭证标本号】·522226190427033LY。

● 西府海棠

【学名】·*Malus micromalus* Makino

【别名】·海红、小果海棠、子母海棠。

【生境与分布】·生于沟边、丛林或路旁。分布于长顺等地。

【药用部位】·果实。

【功效与主治】·涩肠止泻。用于泻痢,腹部畏寒隐痛,小便清长,体倦神疲,舌淡苔白,脉沉细无力。

【凭证标本号】·522729190326028LY。

● 西蜀海棠

【学名】·*Malus prattii*(Hemsl.)C.K.Schneid.

【别名】·川滇海棠。

【生境与分布】·生于海拔1 400 m以上的山坡杂木林。分布于道真等地。

【药用部位】·果实。

【功效与主治】·健脾消胀,止痛。用于食积。

● 秋子

【学名】·*Malus prunifolia*(Willd.)Borkh.

【别名】·海棠果。

【生境与分布】·生于山地疏林。分布于清镇、修文、息烽、开阳等地。

【药用部位】·果实。

【功效与主治】·生津消食。用于口渴,食积。

● 苹果

【学名】·*Malus pumila* Mill.

【别名】·西洋苹果。

【生境与分布】·省内分布栽培。

【药用部位】·果实。

【功效与主治】·益胃生津,除烦醒酒。用于津少口渴,脾虚泄泻,食后腹胀,饮酒过度。

【凭证标本号】·520221190801022LY;520329191005008LY;522729190913037LY。

● 三叶海棠

【学名】·*Malus sieboldii*(Regel)Rehd.

【别名】·山茶果、野黄子、山楂子。

【生境与分布】·生于海拔800～1 200 m的沟边、山坡杂木林或灌丛。分布于江口、雷山、黎平等地。

【药用部位】·果实。

【功效与主治】·消食健胃。用于饮食积滞。

【凭证标本号】·522634151014008LY。

● 海棠花

【学名】·*Malus spectabilis*(Ait.)Borkh.

【别名】·海棠。

【生境与分布】·生于海拔2 000 m以下的山地。分布于凤冈、龙里、平塘等地。

【药用部位】·果实。

【功效与主治】·理气健脾,消食导滞。

【凭证标本号】·520327210513142LY。

● 滇池海棠

【学名】·*Malus yunnanensis*(Franch.)Schneid.

【别名】·云南海棠。

【生境与分布】·省内分布栽培。

【药用部位】·果实。

【功效与主治】·消积化食,活血行瘀,消肿定痛。用于胸腹胀满,消化不良,食滞内停,腹痛泄泻,产后瘀阻腹痛,恶露不尽,疝气偏坠胀痛。

● 川鄂滇池海棠

【学名】· *Malus yunnanensis* var. *veitchii*(Veitch)Rehd.

【别名】· 魏氏云南海棠、红叶海棠。

【生境与分布】· 生于海拔 1 200～2 300 m 的沟谷密林或林阴处。分布于印江、江口、梵净山等地。

【药用部位】· 果实。

【功效与主治】· 健胃消食,行瘀定痛。用于胸腹胀满,饮食积滞,痢疾,泄泻,疝气。

■ 绣线梅属 *Neillia*

● 毛叶绣线梅

【学名】· *Neillia ribesioides* Rehd.

【生境与分布】· 生于海拔 2 400 m 左右的山坡、山谷、疏林或灌丛。分布于威宁等地。

【药用部位】· 根。

【功效与主治】· 利水消肿,清热止血。用于水肿,咳血。

【凭证标本号】· 520222150430002LY。

● 中华绣线梅

【学名】· *Neillia sinensis* Oliv.

【别名】· 华南梨。

【生境与分布】· 生于海拔 800～2 350 m 的山坡、山谷、河边、路旁或灌丛。分布于绥阳、印江、松桃、雷公山、凯里、黄平、黎平、锦屏、威宁、大方、普安、兴仁、兴义、安龙、望谟、梵净山等地。

【药用部位】· 根。

【功效与主治】· 利水消肿,清热止血。用于水肿,咳血。

【凭证标本号】· 520323150630199LY;522222140502198LY;520327200727012LY。

■ 小石积属 *Osteomeles*

● 华西小石积

【学名】· *Osteomeles schwerinae* Schneid.

【生境与分布】· 生于海拔 400 m 左右的山坡灌丛。分布于仁怀、习水等地。

【药用部位】· 根、叶。

【功效与主治】· 清热解毒,收敛止泻,祛风除湿。用于痢疾,泄泻,肠炎,咽喉炎,流行性腮腺炎,肠风下血,水肿,关节痛,风湿麻木,阴挺,子宫脱垂,宫寒不孕。外用于外伤出血,痈疮,无名肿毒。

■ 稠李属 *Padus*

● 橉木

【学名】· *Padus buergeriana*(Miq.)Yu et Ku

【生境与分布】· 生于海拔 700～1 650 m 的山谷林中。分布于安龙、册亨、长顺、瓮安、独山、罗甸、荔波、都匀、龙里、平塘、梵净山、雷公山等地。

【药用部位】· 种子。

【功效与主治】· 缓泻,利尿。

● 灰叶稠李

【学名】· *Padus grayana* Maxim.

【生境与分布】· 生于山谷林中。分布于清镇、息烽、从江、独山、都匀、雷公山等地。

【药用部位】· 叶。

【功效与主治】· 镇咳祛痰。

【凭证标本号】· 520329190418010LY。

● 细齿稠李

【学名】· *Padus obtusata* Koehne.

【生境与分布】· 生于林中。分布于威宁、瓮安、都匀、贵定、梵净山、雷公山等地。

【药用部位】· 叶。

【功效与主治】· 镇咳祛痰。

● 稠李

【学名】· *Padus racemosa* Miller

【生境与分布】· 生于海拔 350 m 左右的山坡、灌丛或山谷中。分布于碧江、雷山等地。

【药用部位】· 叶。

【功效与主治】· 镇咳祛痰。

■ 石楠属 *Photinia*

● 中华石楠

【学名】· *Photinia beauverdiana* Schneid.

【别名】· 假思桃、牛筋木。

【生境与分布】· 生于海拔 600～1 900 m 的山坡或山谷杂木林。分布于余庆、习水、松桃、息烽、黎平、榕江、兴仁、安龙、长顺、独山、罗甸、荔波、都匀、惠水、三都、龙里、平塘、瓮安、梵净山、宽阔水、雷公山等地。

【药用部位】· 根、叶、果。

【功效与主治】· 根、叶:行气活血,祛风止痛。用于风湿痹痛,脚膝酸软,头风头痛,跌打损伤。果:补肾强筋。用于劳伤疲乏。

【凭证标本号】·520329190417026LY;520324140418002LY。

● 贵州石楠

【学名】·*Photinia bodinieri* Lévl.

【生境与分布】·生于山谷杂木林。分布于息烽、开阳、修文、清镇、道真、德江、松桃、石阡、普安、册亨、瓮安、惠水、三都、龙里、长顺、独山、罗甸、福泉、荔波、都匀、贵定、平塘等地。

【药用部位】·根。

【功效与主治】·行气活血,祛风止痛。

【凭证标本号】·520329190417026LY;520324140418002LY。

● 厚叶石楠

【学名】·*Photinia crassifolia* Lévl.

【别名】·玉枇杷。

【生境与分布】·生于海拔500~1700 m的山坡丛林。分布于安龙、赫章、纳雍、清镇、独山、惠水、三都、龙里、梵净山等地。

【药用部位】·花、果。

【功效与主治】·化痰止咳。用于久咳不止。

【凭证标本号】·520422140926011LY。

● 光叶石楠

【学名】·*Photinia glabra*(Thunb.)Maxim.

【别名】·红檬子、木球花。

【生境与分布】·生于海拔500~1100 m的杂木林。分布于遵义、锦屏、印江、石阡、清镇、贵定、黎平、荔波、长顺、瓮安、独山、罗甸、都匀、惠水、三都、龙里、平塘、安龙等地。

【药用部位】·根、叶、果实。

【功效与主治】·根、叶:清热利湿,消肿止痛。用于小便不利,跌打损伤,头痛。果实:杀虫,止血,涩肠,生津,解酒。用于蛔虫腹痛,痔漏下血,久痢。

【凭证标本号】·520111200714016LY;520324151012029LY。

● 罗城石楠

【学名】·*Photinia lochengensis* Yü

【生境与分布】·生于杂木林。分布于茂兰等地。

【药用部位】·根。

【功效与主治】·清热利湿,消肿止痛。

【凭证标本号】·522722201108156LY。

● 带叶石楠

【学名】·*Photinia loriformis* W.W. Smith

【生境与分布】·生于山坡、路旁的灌丛或林下。分布于威宁等地。

【药用部位】·根。

【功效与主治】·清热利湿,消肿止痛。

【凭证标本号】·522427141105696LY。

● 小叶石楠

【学名】·*Photinia parvifolia*(Pritz.)Schneid.

【别名】·山红子、牛筋木。

【生境与分布】·生于海拔600~1300 m的山坡、灌丛或林下。分布于绥阳、平塘、余庆、印江、石阡、天柱、雷山、黎平、三都、瓮安、独山、福泉、荔波、都匀、惠水、龙里、梵净山等地。

【药用部位】·根。

【功效与主治】·行血活血,解毒止痛。用于牙痛,黄疸,乳痈。

【凭证标本号】·520323150916021LY;522727201111003LY;520329190504087LY。

● 罗汉松叶石楠

【学名】·*Photinia podocarpifolia* Yü

【生境与分布】·分布于三都、罗甸、安龙等地。

【药用部位】·根。

【功效与主治】·行血活血,解毒止痛。

● 桃叶石楠

【学名】·*Photinia prunifolia*(Hook. et Arn.)Lindl.

【生境与分布】·分布于习水、凯里、雷山、黄平、榕江、独山、荔波、都匀、惠水、贵定、三都、梵净山等地。

【药用部位】·根。

【功效与主治】·行血活血,解毒止痛。

【凭证标本号】·522226190808025LY;522731191020013LY。

● 绒毛石楠

【学名】·*Photinia schneideriana* Rehd. et Wils.

【生境与分布】·生于海拔1000~1800 m的杂木林。分布于开阳、清镇、德江、石阡、锦屏、都匀、惠水、龙里、梵净山、宽阔水等地。

【药用部位】·根、枝叶、果实。

【功效与主治】·根、枝叶:祛风止痛,止痒,补肾强筋。用于肾虚脚软,头风头痛,腰膝无力,筋骨疼痛,阳痿遗精。果实:祛风湿,消积聚。用于风痹集聚。

● 石楠

【学名】·*Photinia serratifolia*(Desfontaines)Kalkman

【别名】·凿木、山官木。

【生境与分布】·生于杂木林中。分布于威宁、凤冈、荔波、赤水、镇远、瓮安、都匀、碧江等地。

【药用部位】·根、枝叶、果实。

【功效与主治】·根、枝叶:祛风止痛,补肾强筋。用于肾虚脚软,头风头痛,腰膝无力,阳痿遗精。果实:祛风湿。用于风痹集聚。

【凭证标本号】·522427141013713LY;520327210512028LY;522722200113797LY。

• 窄叶石楠

【学名】· *Photinia stenophylla* Hand.-Mazz.

【生境与分布】·生于海拔800～1600 m的杂木林中。分布于清镇、三都、长顺、贵定、黎平等地。

【药用部位】·根。

【功效与主治】·祛风止痛,补肾强筋。

【凭证标本号】·520381160503074LY。

• 独山石楠

【学名】· *Photinia tushanensis* Yü

【别名】·岩枇杷。

【生境与分布】·生于海拔840 m左右的山顶灌丛。分布于独山、长顺、罗甸、荔波、惠水、三都等地。

【药用部位】·根。

【功效与主治】·活血化瘀。用于跌打青肿。

【凭证标本号】·520402170420363LY;522728160219012LY;522728160219012LY。

• 毛叶石楠

【学名】· *Photinia villosa* (Thunb.) DC.

【别名】·鸡丁子。

【生境与分布】·生于海拔800～1200 m的山坡灌丛。分布于息烽、开阳、清镇、雷山、天柱、黎平、长顺、独山、荔波、惠水、龙里等地。

【药用部位】·根、果实。

【功效与主治】·清热利湿,和中健脾,止痢止泻。用于湿热内蕴,呕吐,泄泻,痢疾,劳伤疲乏。

【凭证标本号】·522633190422003LY。

■ 委陵菜属 *Potentilla*

• 委陵菜

【学名】· *Potentilla chinensis* Ser.

【生境与分布】·分布于湄潭、七星关、瓮安、息烽、西秀等地。

【药用部位】·全草。

【功效与主治】·清热解毒,止痢止血。用于赤痢腹痛,久痢不止,痔疮出血,痈肿疮毒。

【凭证标本号】·523325180919064LY;520201200729169LY;522222140501143LY。

【附注】·《中国药典》收录物种。

• 翻白草

【学名】· *Potentilla discolor* Bge.

【生境与分布】·生于海拔500～1500 m的山坡草地、山谷、沟边或疏林。分布于都匀、花溪、桐梓、正安、道真、湄潭、习水、绥阳、天柱、锦屏等地。

【药用部位】·全草。

【功效与主治】·清热解毒,止痢止血。用于湿热泻痢,痈肿疮毒,血热吐衄,便血,崩漏。

【凭证标本号】·522701201001016LY;520111210327007LY;522422150723017LY。

【附注】·《中国药典》收录物种。

• 三叶委陵菜

【学名】· *Potentilla freyniana* Bornm.

【生境与分布】·生于海拔500～1600 m的向阳山坡草地、路旁或沟边。分布于贵阳、赤水、平塘、威宁、水城、绥阳等地。

【药用部位】·根、全草。

【功效与主治】·利湿止痛,活血化瘀。用于痢疾,跌打疼痛,咳嗽,毒蛇咬伤。

【凭证标本号】·520323150417438LY;520381160525113LY;522727210318003LY。

• 中华三叶委陵菜

【学名】· *Potentilla freyniana* var. *sinica* Migo

【生境与分布】·生于海拔600～800 m的草丛及林下阴湿处。分布于绥阳等地。

【药用部位】·全草。

【功效与主治】·用于虚弱咳嗽,盗汗,喘息,血痢。

【凭证标本号】·522230191117039LY。

• 西南委陵菜

【学名】· *Potentilla fulgens* Wall. ex Hook.

【生境与分布】·生于海拔1700～2260 m的山坡草地、灌丛或林缘。分布于七星关、威宁、水城、安龙、兴义等地。

【药用部位】·全草。

【功效与主治】·清热解毒,涩肠止泻,凉血止血。用于赤白下痢,肠炎腹泻,肠风下血,肺痨咯血,吐血,外伤出血,烫伤等。

【凭证标本号】·520111200718038LY;522427140925277LY;522328140516846LY。

• 柔毛委陵菜

【学名】· *Potentilla griffithii* Hook. f.

【生境与分布】·生于海拔2 200 m左右的山坡草地。分布于赫章、威宁等地。

【药用部位】·根。

【功效与主治】·涩肠止痢,止带。用于痢疾。

● 蛇含委陵菜

【学名】· *Potentilla kleiniana* Wight et Arn.

【生境与分布】·生于海拔400～2 000 m的田边、水旁、草甸或山坡草地。省内广泛分布。

【药用部位】·全草。

【功效与主治】·祛风止咳,清热解毒,收敛镇静,止血。用于狂犬咬伤,小儿惊风,肺热咳嗽,乳腺炎,百日咳,流感,肺痨,风湿性关节炎。

【凭证标本号】·522326210315008LY;522325181120204LY;522222140501101LY。

● 银叶委陵菜

【学名】· *Potentilla leuconota* D. Don

【生境与分布】·生于海拔2 200 m左右的山坡草地。分布于余庆、印江、梵净山等地。

【药用部位】·全草。

【功效与主治】·清热解毒,利湿。用于风热声哑,肺痈,腹痛下痢。

【凭证标本号】·520329190416042LY。

● 绢毛匍匐委陵菜

【学名】· *Potentilla reptans* var. *sericophylla* Franch.

【生境与分布】·生于海拔1 400～2 400 m的山坡草地或田坎。分布于安顺、威宁等地。

【药用部位】·块根。

【功效与主治】·滋阴除热,生津止渴。用于虚劳发热,虚喘,热痛伤津,口渴咽干,妇女带浊。

● 朝天委陵菜

【学名】· *Potentilla supina* L.

【生境与分布】·生于山坡草地、路旁、田边或荒地。分布于威宁、望谟、安龙、罗甸等地。

【药用部位】·全草。

【功效与主治】·收敛止泻,止血凉血,滋阴益肾。用于泄泻,吐血,尿血,便血,血痢,须发早白,牙龄不固。

■ 扁核木属 *Prinsepia*

● 扁核木

【学名】· *Prinsepia utilis* Royle

【生境与分布】·分布于花溪、惠水、册亨、威宁、平坝、贵定、瓮安等地。

【药用部位】·根、果实。

【功效与主治】·用于痈疽毒疮,风火牙痛,毒蛇咬伤。

【凭证标本号】·522731190709042LY;522327190425098LY;520111210327005LY。

■ 李属 *Prunus*

● 杏

【学名】· *Prunus armeniaca* L.

【别名】·杏花、杏树。

【生境与分布】·省内广泛栽培。

【药用部位】·成熟种子。

【功效与主治】·降气,止咳平喘,润肠通便。用于咳嗽气喘,胸满痰多,肠燥便秘。

【凭证标本号】·520381160502052LY;520221190609028LY;520123160423498LY。

【附注】·《中国药典》收录物种。

● 山桃

【学名】· *Prunus davidiana* (Carr.) Franch.

【别名】·苦桃。

【生境与分布】·生于海拔800～2 700 m的向阳山坡。分布于西秀、惠水、水城等地。

【药用部位】·成熟种子。

【功效与主治】·活血祛瘀,润肠通便,止咳平喘。用于闭经痛经,癥瘕痞块,肺痈,肠痈,跌打损伤,肠燥便秘,咳嗽气喘。

【凭证标本号】·520402140625434LY;522731190713023LY;520221181202007LY。

【附注】·《中国药典》收录物种。

● 郁李

【学名】· *Prunus japonica* Thunb.

【别名】·省梅、寿李。

【生境与分布】·引种。省内广泛栽培。

【药用部位】·成熟种子。

【功效与主治】·润肠通便,下气利水。用于津枯肠燥,食积气滞,腹胀便秘,水肿,脚气,小便不利。

【凭证标本号】·522629160421471LY。

【附注】·《中国药典》收录物种。

梅

【学名】· *Prunus mume* (Sieb.) Sieb. et Zucc.

【别名】· 垂枝梅、乌梅、酸梅。

【生境与分布】· 生于海拔 550～2 000 m 的山谷林中。分布于习水、威宁、榕江、平塘、荔波、雷公山、梵净山等地。

【药用部位】· 近成熟果实。

【功效与主治】· 敛肺涩肠,生津,安蛔。用于肺虚久咳,久泻久痢,虚热消渴,蛔厥,呕吐腹痛。

【附注】·《中国药典》收录物种。

桃

【学名】· *Prunus persica* (L.) Batsch

【别名】· 桃子、黏核油桃、黏核桃。

【生境与分布】· 省内广泛栽培。

【药用部位】· 枝条、成熟种子。

【功效与主治】· 桃枝:补肾,温肾,润肠。用于肾阳不足,腰膝酸软,阳痿遗精,虚寒喘嗽,肠燥便秘。桃仁:活血祛瘀,润肠通便,止咳平喘。用于闭经痛经,癥瘕痞块,肺痈肠痈,跌打损伤,肠燥便秘,咳嗽气喘。

【凭证标本号】· 523325190301109LY;522727210316005LY;520201200807319LY。

【附注】·《中国药典》收录物种。

李

【学名】· *Prunus salicina* Lindl.

【别名】· 李实、嘉庆子、山李子。

【生境与分布】· 省内广泛栽培。

【药用部位】· 根、果实、种仁。

【功效与主治】· 清热,生津,消积。用于虚劳骨蒸,消渴,食积。

【凭证标本号】· 522422160322005LY。

■ 火棘属 *Pyracantha*

全缘火棘

【学名】· *Pyracantha atalantioides* (Hance) Stapf

【生境与分布】· 生于海拔 500～1 000 m 的山坡、河边或灌丛。分布花溪、长顺、余庆、江口、雷山、平塘等地。

【药用部位】· 根、叶、果实。

【功效与主治】· 根:用于火眼,疔疮。叶、果实:清热,活血,止痛。用于关节痛,劳伤腰痛,风湿,肠风下血。

【凭证标本号】· 520111201211002LY;522729190314046LY;520329190501009LY。

细圆齿火棘

【学名】· *Pyracantha crenulata* (D. Don) Roem.

【别名】· 细齿火棘、细缘齿火棘、圆齿火棘。

【生境与分布】· 生于海拔 950～1 100 m 的向阳山坡、草地、灌丛或路旁。分布于花溪、黔西、湄潭、开阳、盘州、赤水、平坝、江口、思南、德江、兴义、兴仁、安龙、凯里、黎平、雷山、都匀、罗甸等地。

【药用部位】· 根、叶。

【功效与主治】· 清热凉血,化瘀止痛。用于潮热盗汗,肠风下血,崩漏,疮疖,痈疡,目赤肿痛,风火牙,跌打损伤,劳伤腰痛,外伤出血。

【凭证标本号】· 520111210404004LY;522423191003012LY;520328200805006LY。

细叶细圆齿火棘

【学名】· *Pyracantha crenulata* var. *kansuensis* Rehder

【别名】· 红籽树、火把果、红果。

【生境与分布】· 生于海拔 1 500～2 500 m 的山谷、路边、河旁或坡地。省内广泛分布。

【药用部位】· 根皮。

【功效与主治】· 用于火眼,腹泻,月经不调,疔肿疮毒,肠炎下血,跌打损伤,肺结核,外伤出血等。

火棘

【学名】· *Pyracantha fortuneana* (Maxim.) Li

【别名】· 火把果、救军粮、红子刺。

【生境与分布】· 生于海拔 600～1 400 m 的山地、草丛、灌丛或路旁。省内广泛分布。

【药用部位】· 果实。

【功效与主治】· 健脾消食,收涩止痢,止痛。用于食积停滞,脘腹胀满,痢疾,泄泻,崩漏,带下,跌打损伤等。

【凭证标本号】· 520323150512326LY;522222140430013LY;522701210407010LY。

■ 梨属 *Pyrus*

杜梨

【学名】· *Pyrus betulaefolia* Bge.

【别名】· 灰梨、野梨子、海棠梨。

【生境与分布】· 生于海拔 400～2 200 m 的山坡阳处。分布于册亨、惠水、威宁、修文、紫云、纳雍、独山、道真等地。

【药用部位】· 果实。

【功效与主治】· 涩肠,敛肺,消食。用于食积,消化不良,咳嗽,泻痢。

【凭证标本号】·522327180906004LY;522731190711011LY。

● **豆梨**

【学名】·*Pyrus calleryana* Decne.

【别名】·梨丁子、杜梨、糖梨。

【生境与分布】·生于海拔 800～1 800 m 的杂树林。分布于平塘、贞丰、黎平、大方、安龙、正安、普安等地。

【药用部位】·果实。

【功效与主治】·健胃消食,涩肠止泻。用于饮食积滞,泻痢。

【凭证标本号】·522727201020027LY;522325190313503LY;520402170527002LY。

● **川梨**

【学名】·*Pyrus pashia* Buch.-Ham. ex D. Don

【别名】·棠梨刺、棠梨。

【生境与分布】·生于海拔 400 m 以上的山谷斜坡地或丛林中。分布于毕节、兴义、威宁、兴仁、普安、望谟、册亨、安龙、紫云、黎平、独山等地。

【药用部位】·果实。

【功效与主治】·消食化积,祛瘀止痛。用于肉食积滞,消化不良,泄泻,痛经,产后瘀血作痛。

【凭证标本号】·522301160329142LY;522427140506190LY。

● **沙梨**

【学名】·*Pyrus pyrifolia* (Burm. f.) Nakai

【别名】·麻安梨、黄金梨。

【生境与分布】·生于海拔 950～1 150 m 的山坡或沟边。分布于钟山、花溪、望谟、印江、黎平、从江、湄潭等地。

【药用部位】·果实。

【功效与主治】·清肺化痰,生津止渴。用于肺燥咳嗽,热病烦燥,津少口干,消渴,目赤,疮疡,烫火伤。

【凭证标本号】·520201200805283LY;520111200619038LY;522326210315003LY。

● **麻梨**

【学名】·*Pyrus serrulata* Rehd.

【别名】·黄皮梨、麻梨子。

【生境与分布】·生于海拔 900～1 300 m 的沟边或灌木林。分布于都匀、印江、榕江、从江、册亨、龙里等地。

【药用部位】·果实。

【功效与主治】·生津润燥,化痰。用于口渴烦热,润肠通便,清肺热,咳嗽化痰。

【凭证标本号】·522701210321006LY。

■ **蔷薇属 *Rosa***

● **刺蔷薇**

【学名】·*Rosa acicularis* Lindl.

【别名】·大叶蔷薇。

【生境与分布】·分布于普安等地。省内广泛栽培。

【药用部位】·花、果实。

【功效与主治】·花:收敛。用于急慢性赤痢,口腔糜烂。果实:用于坏血病,消化不良。

【凭证标本号】·522632190422097LY。

● **木香花**

【学名】·*Rosa banksiae* Ait.

【生境与分布】·引种。分布于凤冈、湄潭等地。省内广泛栽培。

【药用部位】·根、叶。

【功效与主治】·涩肠止泻,解毒,止血。用于腹泻,痢疾,疮疖,月经过多,便血。

【凭证标本号】·520327210515259LY;520328210503152LY。

● **单瓣白木香**

【学名】·*Rosa banksiae* var. *normalis* Regel

【生境与分布】·生于海拔 500～1 500 m 的沟谷。分布于息烽等地。

【药用部位】·根皮。

【功效与主治】·活血调经,消肿散瘀。用于月经不调,外伤红肿。

● **弯刺蔷薇**

【学名】·*Rosa beggeriana* Schrenk

【生境与分布】·生于海拔 800～2 000 m 的山坡、山谷、河边或路旁。分布于惠水、龙里等地。

【药用部位】·果实。

【功效与主治】·止泻利尿。

● **硕苞蔷薇**

【学名】·*Rosa bracteata* Wendl.

【别名】·糖钵、野毛栗。

【生境与分布】·生于海拔 300 m 以下的溪边、路旁和灌丛。省内广泛分布。

【药用部位】·根、叶、花、果。

【功效与主治】·根:益脾补肾,敛肺涩肠,止汗,活血调经,祛风湿,散结解毒。用于腰膝酸软,水肿,脚气,遗精,盗汗,阴挺,久泻,脱肛,咳嗽气喘,胃脘痛,疝气,风湿痹痛,月经不调,闭经,带下瘕疹,肠痛,烫伤。叶:清热解毒,消肿敛疮。用于疗疮肿毒,烧烫伤。花:润肺止咳。用于肺痨咳嗽。果实:补脾益肾,涩肠止泻,祛风湿,活血调经。用于腹泻,痢疾,风湿痹痛,月经不调。

● 月季

【学名】· *Rosa chinensis* Jacq.

【生境与分布】· 分布于钟山等地。省内广泛栽培。

【药用部位】· 花。

【功效与主治】· 活血调经,疏肝解郁。用于气滞血瘀,月经不调,痛经,闭经,胸胁胀痛。

【凭证标本号】· 520201200812402LY;520123151001365LY。

【附注】·《中国药典》收录物种。

● 单瓣月季花

【学名】· *Rosa chinensis* var. *spontanea* (Rehd. et Wils.) Yü et Ku

【生境与分布】· 生于路旁灌丛。分布于修文、开阳等地。

【药用部位】· 果实。

【功效与主治】· 清热解毒,利湿止泻。

● 伞房蔷薇

【学名】· *Rosa corymbulosa* Rolfe

【生境与分布】· 生于海拔 1 600～2 000 m 的灌丛、山坡、林下或河边。分布于湄潭、荔波等地。

【药用部位】· 根、果实。

【功效与主治】· 根:活血调经,止痛。果实:收敛固涩。

● 小果蔷薇

【学名】· *Rosa cymosa* Tratt.

【生境与分布】· 生于海拔 500～1 200 m 的向阳山坡或河谷灌丛。分布于钟山、长顺、惠水、赤水、印江、江口、息烽、修文、开阳、清镇、雷山、瓮安、独山、罗甸、福泉、荔波、都匀、贵定、三都、龙里、平塘等地。

【药用部位】· 根、茎、叶、花、果实。

【功效与主治】· 根:散瘀,止血,消肿解毒。用于跌打损伤,外伤出血,月经不调,子宫脱垂,痔疮,风湿疼痛,腹泻,痢疾。茎:固涩益肾。用于遗尿,子宫脱垂,脱肛,白带异常,痔疮。叶:解毒,活血散瘀,消肿散结。用于疮痈肿痛,烫火伤,跌打损伤,风湿痹痛。花:健脾,解暑。用于食欲不振,暑热口渴。果实:化痰止咳,养肝明目,益肾固涩。用于痰多咳嗽,眼目昏糊。遗精遗尿,白带异常。

【凭证标本号】· 520201200731205LY;522729190311033LY;522731190329007LY。

● 突厥蔷薇

【学名】· *Rosa damascena* Mill.

【生境与分布】· 引种栽培。分布于花溪等地。

【药用部位】· 果实。

【功效与主治】· 用于抑郁症。

【凭证标本号】· 520111210403008LY。

● 绣球蔷薇

【学名】· *Rosa glomerata* Rehd. et Wils.

【生境与分布】· 生于山坡林缘及灌丛。分布于威宁等地。

【药用部位】· 果实。

【功效与主治】· 润肺止咳。

● 卵果蔷薇

【学名】· *Rosa helenae* Rehd. et Wils.

【生境与分布】· 生于海拔 1 000～1 160 m 的山坡、沟边或灌丛。分布于花溪、开阳、瓮安等地。

【药用部位】· 根、嫩叶、果实。

【功效与主治】· 根:活血调经。嫩叶:用于气胀。果实:润肺止咳。用于咳嗽,咽喉痛。

【凭证标本号】· 520111200419012LY;520324151111005LY。

● 软条七蔷薇

【学名】· *Rosa henryi* Bouleng.

【生境与分布】· 生于海拔 700～1 100 m 的山谷、林缘或灌丛。分布于荔波、长顺、黔西、印江、纳雍、独山、罗甸、都匀、惠水、龙里、平塘等地。

【药用部位】· 根。

【功效与主治】· 活血调经,化瘀止血。用于月经不调,妇女不孕症,外伤出血。

【凭证标本号】· 522722200113437LY;522729190327009LY;522423191001006LY。

● 贵州缫丝花

【学名】· *Rosa kweichowensis* Yü et Ku

【生境与分布】· 生于海拔 1 070 m 左右的山坡阳处或多石山地。分布于都匀、开阳、修文、清镇、贵定等地。

【药用部位】· 根、果实。

【功效与主治】· 消食健脾,收敛止泻。用于消化不良,肠炎,痢疾,胃溃疡。

【凭证标本号】· 522701200929020LY;520324140606043LY。

● 金樱子

【学名】· *Rosa laevigata* Michx.

【别名】· 蜂糖罐、槟榔果。

【生境与分布】·生于海拔 300～1 600 m 的山野路旁、溪边或灌丛。省内广泛分布。

【药用部位】·成熟果实。

【功效与主治】·固精缩尿,固崩止带,涩肠止泻。用于遗精滑精,遗尿尿频,崩漏带下,久泻久痢。

【凭证标本号】·520323150923026LY;522701210623016LY;522727200408008LY。

【附注】·《中国药典》收录物种。

• 长尖叶蔷薇

【学名】· *Rosa longicuspis* Bertol.

【生境与分布】·生于海拔 2 000 m 以下的山坡灌丛。分布于开阳、修文、盘州、普安、安龙、纳雍、威宁、赫章等地。

【药用部位】·叶上虫瘿、根、果实。

【功效与主治】·涩精止泻,调经止血,舒经活络。用于遗精,遗尿,尿频,慢性腹泻,月经不调,子宫脱垂,外伤出血,风湿痹痛。

• 亮叶月季

【学名】· *Rosa lucidissima* Lévl.

【生境与分布】·生于山坡灌丛。分布于平坝、印江、荔波、瓮安、惠水等地。

【药用部位】·果实。

【功效与主治】·涩精止泻,调经止血。

【凭证标本号】·520329190416037LY;522727200408005LY。

• 毛叶蔷薇

【学名】· *Rosa mairei* Lévl.

【生境与分布】·生于海拔 2 300 m 以上的山坡阳处或沟边杂木林。省内广泛分布。

【药用部位】·根、花、果实。

【功效与主治】·根、果实:消食健胃,祛瘀止痛。用于食积腹胀,肠鸣腹泻,痢疾,胃痛,骨折。花:清热降气。用于赤巴病,肺病。

• 伞花蔷薇

【学名】· *Rosa maximowicziana* Regel

【别名】·刺玫果、酸溜溜。

【生境与分布】·生于路旁灌丛。分布于罗甸等地。

【药用部位】·果实。

【功效与主治】·益肾,涩精止泻。

【凭证标本号】·522728151207001LY。

• 野蔷薇

【学名】· *Rosa multiflora* Thunb.

【别名】·墙蘼、刺花。

【生境与分布】·生于海拔 1 000 m 左右的林缘、路旁或灌丛。分布于花溪、荔波、惠水、清镇、长顺、瓮安、福泉、都匀、贵定、三都、龙里、平塘等地。

【药用部位】·根、枝、叶、花、果实。

【功效与主治】·根:清热解毒,祛风除湿,活血调经,固精缩尿,消骨鲠。用于疮疡肿毒,烫伤,口疮,痔血,鼻衄,关节疼痛,月经不调,痛经,久痢不愈,遗尿,尿频,白带过多,子宫脱垂,骨鲠。枝:清热消肿,生发。用于疮疖,生发。叶:解毒消肿。用于疮疡肿毒。花:清暑,和胃,活血止血,解毒,温中行气。用于暑热烦渴,胃脘胀闷,吐血,衄血,口疮,痈疖,月经不调,胃脘不舒,胸膈郁气,口疮,消渴。果实:清热解毒,祛风活血,利水消肿。用于疮痈肿毒,风湿痹痛,关节不利,月经不调,水肿,小便不利。

【凭证标本号】·520111210313017LY;522722200512526LY;522731190509019LY。

• 七姊妹

【学名】· *Rosa multiflora* var. *carnea* Thory

【生境与分布】·生于林缘、路旁或灌丛。册亨、凤冈、湄潭、黎平等地有栽培。

【药用部位】·根、叶。

【功效与主治】·清热化湿,疏肝利胆。用于黄疸,痞积。

【凭证标本号】·520327210512043LY。

• 粉团蔷薇

【学名】· *Rosa multiflora* var. *cathayensis* Rehd. et Wils.

【别名】·红刺玫。

【生境与分布】·生于海拔 700～1 070 m 的山坡林缘或灌丛。分布于都匀、湄潭、清镇、松桃、望谟、凯里、江口、长顺、独山、平塘等地。

【药用部位】·根、花。

【功效与主治】·根:活血通络。用于关节炎,颜面神经麻痹。花:清暑化湿,顺气和胃。用于暑热胸闷,口渴,呕吐,食少,口疮,烫伤。

【凭证标本号】·522701210407008LY。

• 峨眉蔷薇

【学名】· *Rosa omeiensis* Rolfe

【别名】·山石榴、刺石榴。

【生境与分布】·生于海拔 750 m 以上的山坡或灌丛。分布于水城、道真、纳雍、威宁、赫章等地。

【药用部位】·根、花、果实。

【功效与主治】·根:止血,止带,止痢,杀虫。用于吐血,崩漏,白带异常,泄泻,痢疾,肠蛔虫症。花:清热解毒,活血调经。用于肺热咳嗽,吐血,血脉瘀痛,月经不调,赤白带下,乳痈。果实:止血止痢,止带,杀虫。用于吐血,衄血,崩漏,白带异常,赤白痢疾,蛔虫。

【凭证标本号】·522427140608161LY。

● 扁刺峨眉蔷薇

【学名】· *Rosa omeiensis* f. *pteracantha* Rehd. et Wils.

【生境与分布】·生于海拔 2 260 m 左右的山坡杂木林或灌丛。分布于威宁、贵定、水城等地。

【药用部位】·根、果实。

【功效与主治】·收敛止血,止痢。用于吐血,便血,衄血,崩漏,痢疾,久痢久泻。

【凭证标本号】·520221181202004LY;522427140608161LY。

● 缫丝花

【学名】· *Rosa roxburghii* Tratt.

【别名】·刺梨。

【生境与分布】·生于海拔 1 070~1 500 m 的灌丛或山坡。分布于绥阳、平塘、荔波、修文、黔西、长顺、瓮安、独山、罗甸、福泉、都匀、惠水、贵定、龙里等地。

【药用部位】·根、叶、果实。

【功效与主治】·根:健胃消食,止痛,收涩,止血。用于胃脘胀满疼痛,牙痛,喉痛,久咳,泻痢,遗精,带下,崩漏,痔疮。叶:清热解暑,解毒疗疮,止血。用于痈肿,痔疮,暑热倦怠,外伤出血。果实:健脾,消食,止泻。用于食积饱胀,肠炎腹泻。

【凭证标本号】·520323150420467LY;522727200422009LY;522722200512075LY。

● 单瓣缫丝花

【学名】· *Rosa roxburghii* f. *normalis* Rehd. et Wils.

【别名】·刺石榴、野石榴、刺梨。

【生境与分布】·生于海拔 300~1 800 m 的向阳山坡、路旁或灌丛。省内广泛分布。

【药用部位】·根、叶、果实。

【功效与主治】·根:健胃消食,止痛,收涩,止血。用于胃脘胀满疼痛,牙痛,喉痛,久咳,泻痢,遗精,带下,崩漏,痔疮。叶:清热解暑,解毒疗疮,止血。用于痈肿,痔疮,暑热倦怠,外伤出血。果实:健脾消食,止泻。用于食积饱胀,肠炎腹泻。

【凭证标本号】·522301140630349LY;520329190502040LY。

● 悬钩子蔷薇

【学名】· *Rosa rubus* Lévl. et Vant.

【生境与分布】·生于海拔 160~1 300 m 的沟边、路旁或灌丛。分布于黔西、水城、望谟、道真、赤水、正安、德江、息烽、清镇、普安、平塘、兴仁、罗甸、独山、安龙等地。

【药用部位】·根、叶、花、果实。

【功效与主治】·根:清热利湿,收敛固涩。用于泻痢。叶:止血化瘀。用于吐血,外伤出血。花:用于胃病。果实:清肝解毒。用于肝炎,食物中毒。

【凭证标本号】·522423190817032LY;520221190802030LY;522326210401004LY。

● 玫瑰

【学名】· *Rosa rugosa* Thunb.

【别名】·刺玫。

【生境与分布】·引种。省内各地有栽培。

【药用部位】·花蕾。

【功效与主治】·行气解郁,和血止痛。用于肝胃气痛,食少呕恶,月经不调,跌打伤痛。

【凭证标本号】·522727201111001LY;522121160430003LY。

【附注】·《中国药典》收录物种。

● 大红蔷薇

【学名】· *Rosa saturata* Bak.

【生境与分布】·生于海拔 2 200~2 400 m 的山坡、灌丛或水沟旁。分布于纳雍等地。

【药用部位】·根皮。

【功效与主治】·活血化瘀,调经止痛。

【凭证标本号】·520324160418008LY。

● 绢毛蔷薇

【学名】· *Rosa sericea* Lindl.

【生境与分布】·生于海拔 2 000 m 以上的山顶或山谷斜坡向阳处。分布于水城、道真、纳雍、威宁、赫章、清镇、贵定等地。

【药用部位】·根、果实。

【功效与主治】·健脾助运,止痢收涩。用于积滞腹胀,腹泻久痢,月经过多,崩漏。

【凭证标本号】·520221181130008LY;522422150629001LY。

● 钝叶蔷薇

【学名】· *Rosa sertata* Rolfe

【生境与分布】·生于海拔 2 240 m 左右的山坡、沟边或疏林。分布于江口、印江、黄平、都匀、梵净山等地。

【药用部位】·根。

【功效与主治】·活血止痛,清热解毒。用于月经不调,风湿痹痛,疮疡肿毒。

扁刺蔷薇

【学名】· *Rosa sweginzowii* Koehne

【别名】· 野刺玫、油瓶子。

【生境与分布】· 生于路旁灌丛。分布于榕江等地。

【药用部位】· 果实。

【功效与主治】· 清热解毒,利湿止泻。用于发热,肝炎,肾病,腹泻,关节炎,关节积液。

【凭证标本号】· 522632190422097LY。

悬钩子属 *Rubus*

腺毛莓

【学名】· *Rubus adenophorus* Rolfe

【生境与分布】· 生于低海拔至中海拔的山地、山谷、疏林润湿处或林缘。分布于清镇、平塘、长顺、梵净山等地。

【药用部位】· 根、叶。

【功效与主治】· 根:和气调血,止痛止痢。用于膀伤疼痛,吐血,疝气,痢疾。叶:收湿敛疮。用于黄水疮。

【凭证标本号】· 520424170507015LY。

粗叶悬钩子

【学名】· *Rubus alceaefolius* Poir.

【生境与分布】· 生于海拔 500～1 500 m 的山坡、路旁灌丛或杂木林。分布于江口、贞丰、安龙、都匀、独山、瓮安、罗甸、独山、惠水、三都、龙里等地。

【药用部位】· 根、叶。

【功效与主治】· 清热利湿,止血散瘀。用于肝炎,痢疾,肠炎,乳腺炎,口腔炎,外伤出血,肝脾肿大,跌打损伤,风湿骨痛。

【凭证标本号】· 522222140425009LY;520402170509057LY;522727200927017LY。

刺萼悬钩子

【学名】· *Rubus alexeterius* Focke

【生境与分布】· 生于海拔 2 900 m 左右的山谷溪旁、荒山坡或松林下开阔处。分布于江口等地。

【药用部位】· 根。

【功效与主治】· 清热利湿,活血调经。用于痢疾,肠风下血,黄疸,肾炎水肿,筋骨疼痛,扭伤,月经不调,小儿百日咳,黄水疮。

秀丽莓

【学名】· *Rubus amabilis* Focke

【别名】· 美丽悬钩子。

【生境与分布】· 生于海拔 1 000 m 以上的山麓、沟边或山谷丛林。分布于大沙河等地。

【药用部位】· 根、茎枝。

【功效与主治】· 根:清热解毒,活血止痛,止带止汗。用于腰痛,白带,瘰疬,黄水疮,盗汗。茎枝:用于感冒,肺热咳嗽,发热,痢疾。

周毛悬钩子

【学名】· *Rubus amphidasys* Focke ex Diels

【生境与分布】· 生于海拔 400～1 800 m 的山坡、沟边灌丛或林下。分布于贵阳、习水、黄平、清镇、雷山、榕江、长顺、独山、惠水、平塘、册亨、梵净山等地。

【药用部位】· 全株、果实。

【功效与主治】· 全株:活血调经,祛风除湿。用于月经不调,带下,风湿痹痛,外伤出血。果实:醒酒止渴。用于酒醉,口渴。

【凭证标本号】· 522327191008028LY;520325160301378LY。

西南悬钩子

【学名】· *Rubus assamensis* Focke

【生境与分布】· 生于林下及林缘。分布于赤水、习水、七星关、息烽、纳雍、安龙、独山等地。

【药用部位】· 全株。

【功效与主治】· 活血调经,祛风除湿。

【凭证标本号】· 520327210516284LY。

竹叶鸡爪茶

【学名】· *Rubus bambusarum* Focke

【生境与分布】· 生于海拔 1 600 m 左右的山坡灌丛。分布于开阳、梵净山等地。

【药用部位】· 叶。

【功效与主治】· 用于肺痨。

【凭证标本号】· 520325150910240LY。

粉枝莓

【学名】· *Rubus biflorus* Buch.-Ham. ex Smith

【别名】· 二花悬钩子、二花莓。

【生境与分布】· 生于山谷或杂木林。分布于长顺、独山、罗甸、福泉、都匀、惠水、贵定、龙里、平塘等地。

【药用部位】· 全草、茎枝、果实。

【功效与主治】· 全草:用于风湿。茎枝:用于感冒,发热,肺热咳嗽。果实:益肾补肝,明目。用于滑精,遗尿,带下病,泄泻,阳痿。

【凭证标本号】· 520221190801023LY;522729190728030LY;

520203140524014LY。

● **寒莓**

【学名】· *Rubus buergeri* Miq.

【生境与分布】· 生于阔叶林下或山地杂木林。分布于榕江、江口、威宁、施秉、清镇、都匀、长顺、瓮安、独山、罗甸、福泉、惠水、贵定、龙里、平塘、贞丰、梵净山等地。

【药用部位】· 根、茎、叶。

【功效与主治】· 根:清热解毒,活血止痛。用于湿热黄疸,产后发热,小儿高热,月经不调,白带过多,胃痛吐酸,痔疮肿痛,肛门瘘管。茎、叶:凉血止血,解毒敛疮。用于肺痨咯血,外伤出血,疮疡肿痛,湿疮流脓。

【凭证标本号】· 520111200727002LY;522722200823380LY;520328200717018LY。

● **狠莓**

【学名】· *Rubus calycacanthus* H. Lévl.

【生境与分布】· 生于山坡、山谷或灌丛。分布于关岭、罗甸、望谟、安龙、册亨、瓮安、独山、贵定等地。

【药用部位】· 根。

【功效与主治】· 清热解毒,活血止痛。

● **尾叶悬钩子**

【学名】· *Rubus caudifolius* Wuzhi

【生境与分布】· 生于山坡路旁密林或杂木林。分布于雷山、福泉、梵净山等地。

【药用部位】· 果实。

【功效与主治】· 补肝益肾,固精缩尿。

【凭证标本号】· 522326210403011LY。

● **长序莓**

【学名】· *Rubus chiliadenus* Focke

【生境与分布】· 生于林下、荒地或岩石阴处。分布于习水、西秀、福泉、惠水、三都等地。

【药用部位】· 果实。

【功效与主治】· 补肝益肾,固精缩尿。

【凭证标本号】· 520221190804002LY。

● **毛萼莓**

【学名】· *Rubus chroosepalus* Focke

【别名】· 紫萼悬钩子、毛萼悬钩子。

【生境与分布】· 生于海拔300～2000 m的山坡、路旁、河谷灌丛或林缘。分布于荔波、水城、桐梓、松桃、都匀、平塘、独山、贵定、安龙、梵净山等地。

【药用部位】· 根。

【功效与主治】· 清热解毒,活血祛瘀,止泻。用于跌打损伤。

【凭证标本号】· 522722200722470LY;522727200618010LY;520221190802041LY。

● **华中悬钩子**

【学名】· *Rubus cockburnianus* Hemsl.

【别名】· 郭氏悬钩子。

【生境与分布】· 生于海拔900～2900 m的向阳山坡灌丛或沟谷杂木林。分布于威宁、大方等地。

【药用部位】· 根、果实。

【功效与主治】· 根:用于疥癞疮。果实:益肾补肝,明目。

● **小柱悬钩子**

【学名】· *Rubus columellaris* Tutcher

【别名】· 三叶吊杆泡。

【生境与分布】· 生于海拔1000～1600 m的山坡、路边灌丛或疏林。分布于雷山、安龙、望谟、独山等地。

【药用部位】· 根。

【功效与主治】· 外用于跌打损伤。

● **山莓**

【学名】· *Rubus corchorifolius* L. f.

【别名】· 树莓、山抛子、牛奶泡。

【生境与分布】· 生于向阳山坡或溪边灌丛。分布于花溪、望谟、长顺等地。

【药用部位】· 根、茎叶、果实。

【功效与主治】· 根:凉血止血,活血调经,清热利湿,解毒敛疮。用于咯血,崩漏,痔疮出血,痢疾,泄泻,闭经,痛经,跌打损伤,毒蛇咬伤,疮疡肿毒,湿疹。茎叶:清热利咽,解毒敛疮。用于咽喉肿痛,疮痈疔肿,乳腺炎,湿疹,黄水疮。果实:醒酒止渴,化痰解毒,收涩。用于醉酒,痛风,丹毒,烫火伤,遗精,遗尿。

【凭证标本号】· 522326201002054LY;520111210403011LY;522729190312048LY。

● **插田泡**

【学名】· *Rubus coreanus* Miq.

【生境与分布】· 生于海拔600～1600 m的山坡、路旁、灌丛或沟边林下。省内广泛分布。

【药用部位】· 根、叶、果实。

【功效与主治】· 根:活血止血,祛风除湿。用于跌打损伤,骨折,月经不调,吐血,衄血,风湿痹痛,水肿,小便不利,瘰疬。叶:祛风明目,除湿解毒。用于风眼流泪,风湿痹痛,狂犬咬伤。果实:补肾固精,平肝明目。用于阳痿,遗精,遗尿,不孕症,胎动不安,风眼流泪,目生翳障。

【凭证标本号】·520323150417238LY;527727200519004LY;522326210402004LY。

● 毛叶插田泡

【学名】·*Rubus coreanus* var. *tomentosus* Card.

【别名】·白绒复盆子。

【生境与分布】·生于海拔600~1600 m的沟谷旁或山坡灌丛。分布于开阳、正安、思南、长顺、独山、平塘等地。

【药用部位】·根、果实。

【功效与主治】·根:行气活血,止血调经,补肾固精,助阳明目。用于劳伤吐血,衄血,月经不调,跌打损伤,目赤肿痛,羞明多泪。果实:补肾固精。用于阳痿,遗精,遗尿,白带异常,神经衰弱。

● 牛叠肚

【学名】·*Rubus crataegifolius* Bge.

【生境与分布】·生于海拔300~2500 m向阳山坡灌丛或林缘。分布于凯里等地。

【药用部位】·根、果实。

【功效与主治】·根:祛风利湿。用于风湿性关节炎,痛风,肝炎。果实:补肾固涩,止渴。用于肝肾不足,阳痿遗精,遗尿,尿频,须发早白,不孕症,口渴。

● 三叶悬钩子

【学名】·*Rubus delavayi* Franch.

【别名】·绊脚刺、小黄泡刺。

【生境与分布】·生于山坡杂木林。分布于安龙等地。

【药用部位】·全株。

【功效与主治】·清热解毒,除湿止痢,驱蛔。用于扁桃体炎,急性结膜炎,腮腺炎,乳腺炎,无名肿毒,风湿痹痛,痢疾,蛔虫病。

【凭证标本号】·520324140825048LY。

● 椭圆悬钩子

【学名】·*Rubus ellipticus* Smith

【生境与分布】·生于海拔1000~2600 m的干旱山坡、山谷或疏林。分布于西秀、三都、黔北等地。

【药用部位】·根、叶。

【功效与主治】·根:祛风除湿,清热解毒,收敛止泻。用于风湿痹痛,咽喉肿痛,瘰疬,痢疾,腹泻,肠风下血,吐血。叶:解毒杀虫,收湿止痒。用于湿疹瘙痒,黄水疮,外伤出血,烫火伤。

【凭证标本号】·520402170509114LY。

● 栽秧泡

【学名】·*Rubus ellipticus* var. *obcordatus*（Franch.）Focke

【别名】·黄锁莓、黄泡。

【生境与分布】·生于海拔700~1800 m的山坡、山谷、路旁灌丛或疏林。分布于荔波、水城、长顺、赤水、都匀、平塘、罗甸、独山、福泉、惠水、望谟、兴义、安龙、普安、晴隆等地。

【药用部位】·根、叶、果实。

【功效与主治】·根:舒经活络,清热利湿,消肿解毒。用于筋骨疼痛,肢体痿软麻木,赤白久痢,黄疸型肝炎,扁桃体炎,无名肿毒。叶:止血,敛疮。用于外伤出血,湿疹,黄水疮。果实:补肾涩精。用于神经衰弱,多尿,遗精,早泄。

【凭证标本号】·522722200113085LY;520221190610029LY;522729190727031LY。

● 桉叶悬钩子

【学名】·*Rubus eucalyptus* Focke

【别名】·六月泡。

【生境与分布】·生于海拔1000~2500 m的灌丛、山坡或杂木林。分布于荔波、平塘、赤水等地。

【药用部位】·叶。

【功效与主治】·清热生肌。

【凭证标本号】·522722200601638LY;522727200420005LY。

● 大红泡

【学名】·*Rubus eustephanos* Focke

【生境与分布】·生于海拔500~2310 m的山坡或沟边灌丛。分布于都匀、沿河、江口、梵净山等地。

【药用部位】·根、叶。

【功效与主治】·消肿止痛,收敛。用于百日咳。

【凭证标本号】·522701201001019LY;522228200729261LY;522628160519029LY。

● 黔桂悬钩子

【学名】·*Rubus feddei* Lévl. et Vant.

【生境与分布】·生于海拔680~1200 m的山坡、路旁灌丛或疏林。分布于贞丰、安龙、册亨、罗甸、独山、贵定、望谟等地。

【药用部位】·根、叶。

【功效与主治】·止血,清热利胆。用于急慢性黄疸型肝炎。

● 攀枝莓

【学名】·*Rubus flagelliflorus* Focke ex Diels

【生境与分布】·生于荒山岩壁或山谷坡地杂木林。分布于望谟等地。

【药用部位】·根。

【功效与主治】·止血消肿。用于外伤出血。

● **戟叶悬钩子**

【学名】·*Rubus hastifolius* Lévl. et Vant.

【生境与分布】·生于海拔 600～1 500 m 的山坡、沟谷或林缘。分布于江口、石阡、印江、黄平、雷山、荔波、梵净山等地。

【药用部位】·叶。

【功效与主治】·收敛止血。用于吐血,咯血,尿血,崩漏,外伤出血。

● **鸡爪茶**

【学名】·*Rubus henryi* Hemsl. et Ktze.

【别名】·亨利莓。

【生境与分布】·生于海拔 1 800 m 左右的山谷或灌丛。分布于印江等地。

【药用部位】·根。

【功效与主治】·除风湿,舒筋络。用于风湿骨痛,跌打损伤。

【凭证标本号】·520324140825023LY。

● **大叶鸡爪茶**

【学名】·*Rubus henryi* var. *sozostylus* (Focke) Yü et Lu

【生境与分布】·生于山地、山谷疏林或灌丛。分布于黔南、播州、务川等地。

【药用部位】·根。

【功效与主治】·凉血止血,活血散瘀。

● **蓬藟**

【学名】·*Rubus hirsutus* Thunb.

【生境与分布】·生于海拔 1 500 m 左右的山坡路旁阴湿处或灌丛。分布于习水、钟山等地。

【药用部位】·根、叶。

【功效与主治】·根:清热解毒,祛风活络,活血止痛,镇静。用于伤暑吐泻,风火头痛,牙痛,喉痛,扁桃体炎,感冒,黄疸,风湿筋骨痛,小儿高热惊风,小儿暑疖。叶:接骨。用于断指。

【凭证标本号】·520201200810344LY;522230190928012LY。

● **黄平悬钩子**

【学名】·*Rubus huangpingensis* Yü et Lu

【生境与分布】·生于山顶灌丛。分布于黄平、贵定等地。

【药用部位】·根。

【功效与主治】·凉血止血。

● **宜昌悬钩子**

【学名】·*Rubus ichangensis* Hemsl. et Ktze.

【生境与分布】·生于海拔 750～1 300 m 的山坡或林下。分布于贞丰、江口、册亨、习水、黄平、贵定、都匀、长顺、瓮安、独山、罗甸、福泉、惠水、三都、龙里、平塘、兴仁、安龙、榕江、梵净山等地。

【药用部位】·根、叶。

【功效与主治】·收敛止血,通经利尿,解毒敛疮。用于吐血,衄血,痔血,尿血,崩漏,痛经,小便短涩,湿热疮毒,黄水疮。

【凭证标本号】·5223251906 12386LY;522222141108098LY;522327191008128LY。

● **拟覆盆子**

【学名】·*Rubus idaeopsis* Focke

【生境与分布】·生于海拔 900～1 800 m 的山坡灌丛。分布于纳雍、安龙、册亨、贵定等地。

【药用部位】·果实。

【功效与主治】·补肾固精,助阳明目。用于肾虚腰痛,头目昏晕,遗精滑精,阳痿,尿频,遗尿,腰膝酸软,胫骨乏力。

● **华东覆盆子**

【学名】·*Rubus chingii* Hu

【生境与分布】·水城、绥阳、习水、大方、剑河、雷山、都匀、龙里等地有栽培。

【药用部位】·果实。

【功效与主治】·固精缩尿,养肝明目。用于遗精滑精,遗尿尿频,阳痿早泄,目暗昏花。

【凭证标本号】·520221191127009LY;522634151124018LY。

【附注】·《中国药典》收录物种。

● **白叶莓**

【学名】·*Rubus innominatus* S. Moore

【生境与分布】·生于海拔 500～2 300 m 的山坡或路边灌丛。分布于息烽、修文、威宁、绥阳、思南、雷山、兴仁、长顺、瓮安、独山、罗甸、福泉、荔波、都匀、平塘、梵净山等地。

【药用部位】·根、叶。

【功效与主治】·根:清热解毒,止咳平喘。用于小儿风寒咳嗽,哮喘,崩漏。叶:祛湿,愈疮。

【凭证标本号】·520111200618017LY;522423191004022LY;520221190805002LY。

● **无腺白叶莓**

【学名】·*Rubus innominatus* var. *kuntzeanus* (Hemsl.) Bailey

【生境与分布】·生于海拔 900～2 000 m 的路旁灌丛。分布于松桃、息烽、清镇、平塘、瓮安、独山、梵净山等地。

【药用部位】·根。

【功效与主治】·祛风散寒,止咳平喘。用于风寒咳喘。

• **五叶白叶莓**

【学名】· *Rubus innominatus* var. *quinatus* Bailey

【生境与分布】· 分布于安龙、册亨、石阡、大方等地。

【药用部位】· 根。

【功效与主治】· 凉血止血。

• **红花悬钩子**

【学名】· *Rubus inopertus* (Diels) Focke

【生境与分布】· 生于海拔800~2000 m的山坡或山谷沟边灌丛。分布于水城、清镇、赤水、纳雍、雷山、黎平、长顺、瓮安、独山、平塘、梵净山等地。

【药用部位】· 根、果实。

【功效与主治】· 根:活血散瘀。果实:生津止渴。

【凭证标本号】· 520221190803005LY;520203140517007LY。

• **灰毛泡**

【学名】· *Rubus irenaeus* Focke

【生境与分布】· 生于海拔500~1600 m的山坡林下阴处。分布于绥阳、松桃、息烽、织金、雷山、榕江、瓮安、福泉、都匀、惠水、梵净山等地。

【药用部位】· 根、叶。

【功效与主治】· 根:理气止痛。用于气滞腹痛。叶:解毒敛疮。用于口疮。

【凭证标本号】· 520323150714337LY;520325150910209LY。

• **高粱泡**

【学名】· *Rubus lambertianus* Ser.

【生境与分布】· 生于山坡、山沟、路旁或林缘。分布于贵阳、纳雍、水城、碧江、兴义、金沙、长顺、瓮安、独山、罗甸、福泉、都匀、惠水、贵定、龙里、平塘等地。

【药用部位】· 根、叶。

【功效与主治】· 根:祛风清热,凉血止血,活血祛瘀。用于风热感冒,风湿痹痛,半身不遂,咳血,衄血,便血,崩漏,闭经,痛经,产后腹痛,疮疡。叶:清热凉血,解毒。用于感冒发热,咳血,便血,崩漏,创伤出血,瘰疬溃烂,皮肤糜烂,黄水疮。

【凭证标本号】· 522729190314015LY;522701201007026LY;522325190716527LY。

• **光滑高粱泡**

【学名】· *Rubus lambertianus* var. *glaber* Hemsl.

【生境与分布】· 生于海拔200~1200 m的山坡或林缘。分布于长顺、都匀、赤水、习水、黎平、瓮安、印江、松桃、沿河、德江等地。

【药用部位】· 叶。

【功效与主治】· 清热解毒,除湿。用于黄水疮。

【凭证标本号】· 520111200724011LY。

• **腺毛高粱泡**

【学名】· *Rubus lambertianus* var. *glandulosus* Card.

【生境与分布】· 生于海拔1500 m左右的山谷灌丛。分布于纳雍、盘州、水城、湄潭、瓮安、独山、金沙、印江、松桃、平坝等地。

【药用部位】· 根、叶。

【功效与主治】· 根:疏风清热,凉血祛瘀,除湿解毒。用于感冒,咳嗽,便血,产后腹痛。叶:用于外伤出血,黄水疮。

• **毛叶高粱泡**

【学名】· *Rubus lambertianus* var. *paykouangensis* (Lévl.) Hand.-Mazz.

【生境与分布】· 生于海拔200~1200 m的山坡灌丛。分布于平塘、黔西、余庆、清镇、习水、赤水、仁怀、平坝、江口、思南、德江、沿河、兴义、兴仁、册亨、纳雍等地。

【药用部位】· 叶。

【功效与主治】· 清热解毒,除湿。用于黄水疮。

【凭证标本号】· 522727201020028LY;522423191001058LY;520329190412053LY。

• **白花悬钩子**

【学名】· *Rubus leucanthus* Hance

【生境与分布】· 生于海拔1000~2500 m的沟边灌丛或林下。分布于荔波、独山、雷山、望谟等地。

【药用部位】· 根。

【功效与主治】· 用于泄泻,赤痢。

【凭证标本号】· 522722200630630LY。

• **棠叶悬钩子**

【学名】· *Rubus malifolius* Focke

【生境与分布】· 生于海拔300~1200 m的杂木林或灌丛。分布于赤水、桐梓、息烽、黎平、安龙、罗甸、独山、荔波、都匀、三都、梵净山、雷公山等地。

【药用部位】· 根、茎、叶。

【功效与主治】· 消肿止痛,收敛。用于小儿疳积。外用于疮痈肿毒。

【凭证标本号】· 520381160525107LY;520324160405015LY。

• **喜阴悬钩子**

【学名】· *Rubus mesogaeus* Focke

【生境与分布】· 生于海拔1000~1800 m的山谷灌丛或林下。分布于大方、独山、宽阔水、梵净山等地。

【药用部位】·根、果实。

【功效与主治】·根:祛风除湿,通经络。果实:固肾涩精。

● 红泡刺藤

【学名】·*Rubus niveus* Thunb.

【别名】·薅秧泡、白枝泡。

【生境与分布】·生于海拔 500~2 100 m 的路边灌丛或林下。分布于赤水、德江、松桃、威宁、开阳、罗甸、安龙、册亨、长顺、瓮安、独山、都匀、惠水、贵定、三都、龙里、平塘等地。

【药用部位】·根、果实。

【功效与主治】·根:清热利湿,凉血止血,调经止带。用于湿热痢疾,腹泻,吐血,衄血,便血,月经过多,湿疹疮疡,疥癞,风火牙痛。果实:固肾涩精,解毒,止痛。用于肾虚阳痿,遗精早泄,小便频数,月经过多,不孕症。

【凭证标本号】·522301150524629LY;522228200729192LY;520329190415001LY。

● 太平莓

【学名】·*Rubus pacificus* Hance

【生境与分布】·生于海拔 300~1 000 m 的山地路旁或杂木林。分布于茂兰等地。

【药用部位】·全草。

【功效与主治】·清热活血。用于发热,产后腹痛。

● 乌泡子

【学名】·*Rubus parkeri* Hance

【生境与分布】·生于海拔 1 000 m 以下的山谷、疏林或灌丛。分布于沿河、余庆、绥阳、赤水、桐梓、思南、湄潭、息烽、荔波、长顺、独山、罗甸、贵定、平塘等地。

【药用部位】·根、叶。

【功效与主治】·根:调经止血,祛痰止咳。用于月经不调,闭经、癥瘕,崩漏,衄血,便血,咳嗽痰多,疮疡不敛。叶:清热泻火,止痛,杀虫。用于牙痛,疥癞。

【凭证标本号】·522228200729160LY;520329190416022LY;520323150512256LY。

● 茅莓

【学名】·*Rubus parvifolius* L.

【生境与分布】·生于海拔 400~2 600 m 的山坡杂木林、向阳山谷、路旁或荒野。省内广泛分布。

【药用部位】·根、地上部分。

【功效与主治】·根:清热解毒,祛风利湿,活血凉血。用于感冒发热,咽喉肿痛,风湿痹痛,肝炎,肠炎,痢疾,肾炎水肿,尿路感染,结石,跌打损伤,咳血,吐血,崩漏,疔疮肿毒,腮腺炎。

地上部分:清热解毒,散瘀止血,杀虫疗疮。用于感冒发热,咳嗽痰血,痢疾,跌打损伤,产后腹痛,疥疮,疖肿,外伤出血。

【凭证标本号】·522731190329031LY;520402170324006LY;522325181119462LY。

● 腺花茅莓

【学名】·*Rubus parvifolius* var. *adenochlamys* (Focke) Migo

【生境与分布】·生于海拔 900 m 左右的向阳山坡或林下。分布于册亨等地。

【药用部位】·根、枝叶。

【功效与主治】·理气活血,解毒消肿。用于气滞胸闷,月经不调,跌打肿痛,痈肿疮毒。

● 梳齿悬钩子

【学名】·*Rubus pectinaris* Focke

【生境与分布】·生于山坡或林中。分布于玉屏、江口等地。

【药用部位】·根。

【功效与主治】·凉血止血。

● 黄泡

【学名】·*Rubus pectinellus* Maxim.

【生境与分布】·生于海拔 800~2 300 m 的山坡或河谷林下。分布于沿河、余庆、绥阳、惠水、息烽、黄平、长顺、独山、梵净山等地。

【药用部位】·根、叶。

【功效与主治】·清热利湿,解毒。用于黄疸,水泄,黄水疮。

【凭证标本号】·522228200730324LY;520329190727790LY;520323150611118LY。

● 盾叶莓

【学名】·*Rubus peltatus* Maxim.

【生境与分布】·生于海拔 800~1 600 m 的山坡、林缘或林下。分布于绥阳、道真、松桃、凯里、黄平、雷山、福泉等地。

【药用部位】·果实。

【功效与主治】·强腰健肾,祛风止痛。用于四肢关节疼痛,腰脊酸痛。

【凭证标本号】·520323150714336LY;522226191005034LY;520323150714336LY。

● 多腺悬钩子

【学名】·*Rubus phoenicolasius* Maxim.

【生境与分布】·生于林下、路旁或山谷沟底。分布于水城、锦屏、麻江、瓮安等地。

【药用部位】·根、茎、叶。

【功效与主治】·根:祛风活血,补肾壮阳。用于风湿痹痛,跌打损伤,月经不调,肾虚阳痿。茎:解表散寒,祛风除湿,活血止痛。用于风寒感冒,流感发热,咳嗽,风湿骨痛,跌打损伤,月经不调。叶:解毒。用于黄水疮。

• 菰帽悬钩子

【学名】· *Rubus pileatus* Focke

【生境与分布】· 生于海拔 1400~2800 m 的沟谷边、路旁疏林或山谷阴处密林。分布于大沙河等地。

【药用部位】· 根、果实。

【功效与主治】· 解热,生津止渴,固精补肾,缩尿。

• 羽萼悬钩子

【学名】· *Rubus pinnatisepalus* Hemsl.

【别名】· 爬地泡。

【生境与分布】· 生于海拔 2900 m 以下的山地灌丛阴处。分布于贞丰、江口、册亨、德江、安龙、威宁、黎平等地。

【药用部位】· 根。

【功效与主治】· 用于痢疾,疟疾。

【凭证标本号】· 523325190716487LY;522222160723016LY;523327190619305LY。

• 梨叶悬钩子

【学名】· *Rubus pirifolius* Smith

【生境与分布】· 生于海拔 800 m 以上的山坡灌丛。分布于三都、望谟、惠水等地。

【药用部位】· 根。

【功效与主治】· 清肺止咳,行气解郁。用于肺热咳嗽,气滞胁痛,脘腹胀痛。

【凭证标本号】· 520325160530576LY。

• 大乌泡

【学名】· *Rubus pluribracteatus* L. T. Lu & Boufford

【生境与分布】· 生于海拔 700~1500 m 的山坡或林缘。分布于平塘、兴仁、安龙、罗甸、长顺、独山、荔波、惠水、贵定、三都、龙里、册亨、望谟、普安、晴隆等地。

【药用部位】· 根、全株。

【功效与主治】· 清热止血,祛风湿。用于感冒发热,咳嗽咯血,鼻衄,月经不调,外伤出血,痢疾,腹泻,脱肛,风湿痹痛。

【凭证标本号】· 522223150807019LY。

• 针刺悬钩子

【学名】· *Rubus pungens* Camb.

【生境与分布】· 生于海拔 2200 m 以上的山坡林下、林缘或河边。分布于三都等地。

【药用部位】· 根。

【功效与主治】· 清热解毒,活血止痛。用于腰痛,带下病,瘰疬,黄水疮。

• 香莓

【学名】· *Rubus pungens* var. *oldhamii* (Miq.) Maxim.

【生境与分布】· 生于海拔 1000~1700 m 的山谷灌丛或山地疏林。分布于江口等地。

【药用部位】· 根。

【功效与主治】· 清热定惊。用于小儿惊风。

• 五叶悬钩子

【学名】· *Rubus quinquefoliolatus* Yü et Lu

【别名】· 五爪凤。

【生境与分布】· 生于海拔 1800~2100 m 的山坡灌丛或杂木林。分布于江口、水城、安龙、都匀、三都等地。

【药用部位】· 全草。

【功效与主治】· 舒筋活络,活血散瘀,止痛。用于跌打损伤,风湿疼痛,腓肠肌痉挛,鸡爪风及痧症。

【凭证标本号】· 522222140501001LY。

• 锈毛莓

【学名】· *Rubus reflexus* Ker

【别名】· 蛇包筋、大叶蛇筋、山烟筒子。

【生境与分布】· 生于海拔 1000 m 左右的山坡灌丛。分布于赤水、三都、独山、荔波、都匀、梵净山等地。

【药用部位】· 根、叶。

【功效与主治】· 根:祛风除湿,活血消肿。用于风湿痹痛,跌打损伤,骨折。叶:活血止血。用于外伤出血,跌打瘀痛。

【凭证标本号】· 520381160503068LY;522730151107032LY。

• 浅裂锈毛莓

【学名】· *Rubus reflexus* var. *hui* (Diels ex Hu) Metc.

【别名】· 胡氏悬钩子。

【生境与分布】· 生于海拔 500~1500 m 的山坡灌丛或山谷疏林。分布于榕江、都匀、独山、雷山、梵净山等地。

【药用部位】· 根、果实。

【功效与主治】· 根:清热除湿,祛风通络。用于湿热痢疾,风湿痹痛。果实:活血止血,补肾接骨。用于跌打损伤,外伤出血。

• 深裂锈毛莓

【学名】· *Rubus reflexus* var. *lanceolobus* Metc.

【别名】· 七爪凤。

【生境与分布】· 生于山谷或沟边疏林。分布于荔波、黎平等地。

【药用部位】·根。

【功效与主治】·祛风湿,强筋骨。用于风湿痹痛,四肢麻木不遂。

【凭证标本号】·522722200630301LY。

● 空心泡

【学名】·*Rubus rosifolius* Smith

【别名】·蔷薇莓。

【生境与分布】·生于海拔800 m以上的山坡林下。分布于望谟、荔波、惠水、贵定、三都、龙里等地。

【药用部位】·根、嫩叶。

【功效与主治】·清热止咳,收敛止血,解毒,接骨。用于肺热咳嗽,小儿百日咳,咯血,小儿惊风,月经不调,痢疾,跌打损伤,外伤出血,烧烫伤。

【凭证标本号】·522229160516070LY。

● 棕红悬钩子

【学名】·*Rubus rufus* Focke

【生境与分布】·分布于印江、清镇、兴仁、安龙、瓮安、梵净山等地。

【药用部位】·根。

【功效与主治】·凉血止血。

● 川莓

【学名】·*Rubus setchuenensis* Bureau et Franch.

【别名】·倒生根、无刺乌泡、黄水泡。

【生境与分布】·生于山坡、路旁、林缘或灌丛。分布于惠水、都匀、册亨等地。

【药用部位】·根、叶。

【功效与主治】·根:清热凉血,活血接骨。用于吐血,咯血,痢疾,月经不调,瘰疬,跌打损伤,骨折。叶:清热祛痰,敛疮。用于黄水疮。

【凭证标本号】·522731190709085LY;522701200929004LY;522327190530052LY。

● 红腺悬钩子

【学名】·*Rubus sumatranus* Miq.

【别名】·马泡、红刺苔。

【生境与分布】·生于海拔500~1 800 m的山坡灌丛、林下或林缘。分布于都匀、雷山、黎平、安龙、册亨、独山、罗甸、荔波、贵定、梵净山等地。

【药用部位】·根。

【功效与主治】·清热解毒,开胃利水。用于产后寒热腹痛,食

欲不振,水肿,中耳炎。

【凭证标本号】·522701201018010LY;522728160321014LY。

● 木莓

【学名】·*Rubus swinhoei* Hance

【别名】·高脚老虎扭。

【生境与分布】·生于海拔300~1 500 m的山坡、路旁或灌丛。分布于绥阳、荔波、余庆、正安、江口、石阡、印江、松桃、凯里、天柱、锦屏、台江、从江、雷山、麻江、丹寨、都匀、瓮安、平塘等地。

【药用部位】·根。

【功效与主治】·用于腹泻。

【凭证标本号】·520323150420328LY;522722200630300LY;5203291904130 61LY。

● 灰白毛莓

【学名】·*Rubus tephrodes* Hance

【别名】·灰绿悬钩子。

【生境与分布】·生于海拔750~1 500 m的山坡或灌丛。分布于兴义、沿河、松桃、江口、石阡、湄潭、平坝、长顺、瓮安、独山、福泉、惠水、贵定、龙里、平塘等地。

【药用部位】·根、叶、果实。

【功效与主治】·根:活血散瘀,祛风通络。用于闭经,腰痛,腹痛,筋骨疼痛,跌打损伤,感冒,痢疾。叶:活血,解毒。用于跌打损伤,瘰疬,龋齿疼痛。果实:补肾益精,缩尿。用于头晕目眩,多尿,阳痿,不育,须发早白,痹疝。

【凭证标本号】·522727200924015LY;522301140907543LY;522228200820052LY。

● 无腺灰白毛莓

【学名】·*Rubus tephrodes* var. *ampliforus* (Lévl. et Vant.) Hand.-Mazz.

【生境与分布】·生于低海拔山地。分布于石阡、兴义、松桃等地。

【药用部位】·根、果实。

【功效与主治】·根:祛风除湿,活血调经,凉血止血。用于闭经,月经不调,崩漏,痢疾,腹泻,慢性肝炎,跌打损伤,产后感冒,腰腿痛,风湿疼痛,筋骨酸痛,麻木不仁。果实:补肝肾,缩小便,补气益精。用于病后虚弱,神经衰弱。

● 长腺灰白毛莓

【学名】·*Rubus tephrodes* var. *setosissimus* Hand.-Mazz.

【生境与分布】·生于海拔1 500 m左右的山坡或路旁灌丛。分布于水城、开阳、修文等地。

【药用部位】·根。

【功效与主治】·清热镇痛。

● **三花悬钩子**

【学名】· *Rubus trianthus* Focke

【生境与分布】·生于海拔 500～1 800 m 的山地、路旁灌丛或林下。分布于遵义、清镇、凯里、雷山、兴义、普安、威宁、梵净山等地。

【药用部位】·根、叶。

【功效与主治】·凉血止血,活血散瘀,调经,收敛,解毒。用于瘀血肿痛,吐血,痔疮出血,赤白带下,崩漏,月经不调,遗精,痢疾,小儿风寒感冒,咳嗽气急,虫牙痛,肾亏劳伤,跌打损伤,毒蛇咬伤,疮疖痈肿。

【凭证标本号】·520402170323128LY;522730150923003LY。

● **光滑悬钩子**

【学名】· *Rubus tsangii* Merr.

【生境与分布】·分布于息烽、黄平、罗甸、望谟等地。

【药用部位】·根。

【功效与主治】·凉血止血。

【凭证标本号】·522326201002035LY。

● **东南悬钩子**

【学名】· *Rubus tsangiorum* Hand.-Mazz.

【生境与分布】·生于山地林中或灌丛。分布于雷山、印江等地。

【药用部位】·根。

【功效与主治】·凉血止血。

● **务川悬钩子**

【学名】· *Rubus wuchuanensis* S. Z. He

【生境与分布】·生于原始森林山谷林下。分布于务川、沿河、思南等地。

【药用部位】·根。

【功效与主治】·凉血止血。

● **红毛悬钩子**

【学名】· *Rubus wallichianus* Wight & Arnott

【别名】·老虎泡、黄刺泡。

【生境与分布】·生于海拔 500～2 200 m 的路旁灌丛或林缘。分布于都匀、望谟、清镇、盘州、江口、雷山、荔波、贵定等地。

【药用部位】·根、叶、果实。

【功效与主治】·根:凉血止血,祛风除湿,解毒疗疮。用于血热吐血,尿血,便血,崩漏,风湿关节痛,瘰疬,湿疹,带下。叶:清热利湿,解毒疗疮。用于湿疹,黄水疮,烫火伤,狂犬咬伤。

果实:补肾益精。用于肾虚腰痛,阳痿,遗精,带下,耳聋耳鸣。

【凭证标本号】·522701210314019LY;522326201002058LY;522228210102019LY。

● **黄脉莓**

【学名】· *Rubus xanthoneurus* Focke ex Diels

【生境与分布】·生于海拔 800～1 500 m 的山坡、山谷灌丛或密林。分布于花溪、荔波、印江、清镇、罗甸、瓮安、独山、福泉、都匀、龙里、安龙、梵净山、雷公山等地。

【药用部位】·根。

【功效与主治】·止血消肿。用于跌打肿痛,外伤出血。

【凭证标本号】·520111200722007LY;522722200514250LY。

■ **地榆属 *Sanguisorba***

● **矮地榆**

【学名】· *Sanguisorba filiformis*（Hook. f.）Hand.-Mazz.

【生境与分布】·生于海拔 2 200 m 左右的山坡草地及沼泽。分布于威宁等地。

【药用部位】·根。

【功效与主治】·补血调经。用于月经不调,痛经,不孕症。

【凭证标本号】·522427140928643LY。

● **地榆**

【学名】· *Sanguisorba officinalis* L.

【生境与分布】·生于山坡草地或灌丛。分布于安顺、贞丰、兴义、道真、思南、镇远、水城、赤水、习水等地。

【药用部位】·根。

【功效与主治】·凉血止血,解毒敛疮。用于便血,痔血,血痢,崩漏,水火烫伤,痈肿疮毒。

【凭证标本号】·523301160626333LY;523325190718616LY;520402140622387LY。

【附注】·《中国药典》收录物种。

● **长叶地榆**

【学名】· *Sanguisorba officinalis* var. *longifolia*（Bertol.）Yü et Li

【生境与分布】·生于山坡草地、溪边或灌丛。分布于花溪、平坝、道真、贵定、修文、开阳、清镇等地。

【药用部位】·根。

【功效与主治】·凉血止血,解毒敛疮。用于便血,痔血,血痢,崩漏,水火烫伤,痈肿疮毒。

【凭证标本号】·520111201011015LY。

【附注】·《中国药典》收录物种。

■ 珍珠梅属 *Sorbaria*

● 高丛珍珠梅

【学名】·*Sorbaria arborea* Schneid.

【生境与分布】·生于海拔 2 500 m 左右的山坡林地或沟边。分布于水城、纳雍、威宁、黎平、赫章等地。

【药用部位】·茎皮、果穗。

【功效与主治】·活血祛瘀,消肿止痛。用于跌打损伤,骨折,风湿痹痛。

【凭证标本号】·520222160711142LY。

● 珍珠梅

【学名】·*Sorbaria sorbifolia* (L.) A. Br.

【生境与分布】·生于海拔 1 500 m 以上的山坡疏林。分布于钟山等地。

【药用部位】·茎皮、果穗。

【功效与主治】·活血祛瘀,消肿止痛。用于跌打损伤,风湿痹痛。

【凭证标本号】·520201200731202LY;520222160711142LY。

■ 花楸属 *Sorbus*

● 水榆花楸

【学名】·*Sorbus alnifolia* (Sieb. et Zucc.) K. Koch

【生境与分布】·生于海拔 500～2 200 m 山坡疏林。分布于清镇、威宁等地。

【药用部位】·果实。

【功效与主治】·强壮补虚。用于体虚劳倦。

● 美脉花楸

【学名】·*Sorbus caloneura* (Stapf) Rehd.

【生境与分布】·生于海拔 800～1 900 m 的山坡或山谷杂木林。分布于赤水、都匀、松桃、江口、清镇、赫章、纳雍、独山、长顺、瓮安、罗甸、福泉、荔波、惠水、贵定、龙里、贞丰、黎平、宽阔水、梵净山等地。

【药用部位】·根、枝叶、果实。

【功效与主治】·根、果实:消积健胃,收敛止泻。枝叶:清热,止血。用于无名肿毒,乳腺炎,刀伤出血。

【凭证标本号】·520381160525095LY;522701201011011LY;520381160525095LY。

● 石灰花楸

【学名】·*Sorbus folgneri* (Schneid.) Rehd.

【生境与分布】·生于海拔 700～1 700 m 的山坡杂木林。分布

于桐梓、仁怀、惠水、雷山、黎平、榕江、安龙、长顺、瓮安、独山、罗甸、福泉、荔波、都匀、贵定、龙里、平塘、梵净山、宽阔水等地。

【药用部位】·茎枝。

【功效与主治】·祛风除湿,舒筋活络。用于风湿痹痛,周身麻木。

【凭证标本号】·522633190911312LY。

● 圆果花楸

【学名】·*Sorbus globosa* Yü et Tsai

【生境与分布】·生于海拔 1 000～1 700 m 的密林。分布于荔波、安龙、雷公山等地。

【药用部位】·根。

【功效与主治】·生津止咳,涩肠止泻。用于口热烦渴,泄泻。

● 江南花楸

【学名】·*Sorbus hemsleyi* (Schneid.) Rehd.

【生境与分布】·生于海拔 1 000～2 500 m 的山谷或山坡杂林。分布于威宁、雷山、榕江、长顺、梵净山等地。

【药用部位】·根、树皮、果实。

【功效与主治】·镇咳祛痰,健胃利水。用于咳嗽痰多,脾虚,小便不利,水肿。

【凭证标本号】·520324140512006LY。

● 湖北花楸

【学名】·*Sorbus hupehensis* Schneid.

【生境与分布】·生于海拔 1 800～2 600 m 的山坡、路旁、沟边或疏林。分布于威宁、梵净山等地。

【药用部位】·树皮、果实。

【功效与主治】·树皮:用于咳嗽痰喘。果实:消食健胃。用于肢体疲乏。

● 大果花楸

【学名】·*Sorbus megalocarpa* Rehd.

【生境与分布】·生于海拔 900～1 800 m 的山谷或沟边林中。分布于威宁、息烽、安龙、都匀、惠水、龙里、宽阔水、梵净山等地。

【药用部位】·根、茎、枝叶、果实。

【功效与主治】·根、果实:健脾,镇咳祛痰。茎:清热止血。用于肿毒,乳痈,刀伤出血。枝叶:用于乳腺炎。

【凭证标本号】·522427140731158LY。

● 花楸树

【学名】·*Sorbus pohuashanensis* (Hance) Hedl.

【生境与分布】·生于海拔 900～2 500 m 的山坡或山谷杂木

林。分布于江口、大方、都匀、大沙河等地。

【药用部位】· 茎、果实。

【功效与主治】· 茎:清肺止咳,解毒止痢。用于慢性支气管炎,肺痨,痢疾。果实:止咳化痰,健脾利水。用于咳嗽,哮喘,脾虚浮肿,胃炎。

【凭证标本号】· 522701201018014LY;522633190912337LY。

● 红毛花楸

【学名】· *Sorbus rufopilosa* Schneid.

【生境与分布】· 生于海拔2 200～2 600 m的山坡杂木林。分布于梵净山等地。

【药用部位】· 根、树皮、果实。

【功效与主治】· 镇咳利痰,健脾利水。用于咳嗽痰多,小便不利,水肿。

● 四川花楸

【学名】· *Sorbus setschwanensis* (Schneid.) Koehne

【生境与分布】· 生于杂木林。分布于梵净山等地。

【药用部位】· 根。

【功效与主治】· 镇咳祛痰。

【凭证标本号】· 522222160722048LY。

● 黄脉花楸

【学名】· *Sorbus xanthoneura* Rehd.

【生境与分布】· 生于海拔800～2 600 m的杂木林。分布于印江、威宁、从江、都匀等地。

【药用部位】· 根、果实。

【功效与主治】· 镇咳祛痰,健胃利水。

【凭证标本号】· 522634150813001LY。

■ 绣线菊属 *Spiraea*

● 绣球绣线菊

【学名】· *Spiraea blumei* G. Don

【生境与分布】· 生于海拔500～2 000 m的向阳山坡、杂木林或路旁。分布于荔波、三都、大沙河等地。

【药用部位】· 根、果实。

【功效与主治】· 根:调气止痛,散瘀。用于咽喉肿痛,跌打内伤,瘀血,疮疖肿毒。果实:用于脘腹胀痛。

● 麻叶绣线菊

【学名】· *Spiraea cantoniensis* Lour.

【生境与分布】· 引种。省内广泛栽培。

【药用部位】· 根、果实。

【功效与主治】· 清热凉血,祛痰,消肿止痛。用于跌打损伤,

疥癣。

【凭证标本号】· 522222140501007LY。

● 中华绣线菊

【学名】· *Spiraea chinensis* Maxim.

【生境与分布】· 生于海拔1 000 m左右的山坡或山谷灌丛。分布于沿河、余庆、紫云、息烽、锦屏、长顺、瓮安、独山、罗甸、福泉、都匀、惠水、贵定、龙里、平塘等地。

【药用部位】· 根、枝叶。

【功效与主治】· 根:祛风止痛,截疟止血。用于风湿,咽喉肿痛,疟疾,带下。枝叶:外用于疥疮。

【凭证标本号】· 522228210503002LY;520329190412018LY;520425170602166LY。

● 粉叶绣线菊

【学名】· *Spiraea compsophylla* Hand.-Mazz.

【生境与分布】· 生于沟边岩壁或杂木林边。分布于荔波、平塘等地。

【药用部位】· 花。

【功效与主治】· 生津止咳。

● 翠蓝绣线菊

【学名】· *Spiraea henryi* Hemsl.

【生境与分布】· 生于海拔1 000～1 400 m的沟边、山坡、山顶疏林或灌丛。分布于绥阳、德江、惠水、龙里、宽阔水、梵净山等地。

【药用部位】· 花、叶。

【功效与主治】· 清热解毒,散瘀。用于咽喉肿痛,跌打损伤,瘀血。

【凭证标本号】· 520323150714428LY;520325160530661LY。

● 疏毛绣线菊

【学名】· *Spiraea hirsuta* (Hemsl.) Schneid.

【生境与分布】· 生于海拔700 m左右的山坡。分布于沿河、长顺、松桃、荔波等地。

【药用部位】· 花、叶。

【功效与主治】· 活血散瘀,止痛。用于跌打损伤,脘腹胀痛。

【凭证标本号】· 522228200819003LY;520329190501001LY。

● 粉花绣线菊

【学名】· *Spiraea japonica* L. f.

【生境与分布】· 生于海拔1 600 m以下的山坡灌丛。分布于都匀、贞丰、开阳、修文、桐梓、绥阳、正安、凤冈、荔波、龙里等地。

【药用部位】· 根。

【功效与主治】· 祛风清热,明目退翳。用于咳嗽头痛,牙痛,目赤翳障。

【凭证标本号】· 522701200614016LY;522325190612403LY;520425170601039LY。

● 渐尖叶粉花绣线菊

【学名】· *Spiraea japonica* var. *acuminata* Franch.

【生境与分布】· 生于海拔800~2 200 m的山坡、山谷或林中。分布于清镇、水城、黎平、从江、册亨、长顺、瓮安、独山、惠水、三都、平塘、龙里、宽阔水等地。

【药用部位】· 全株。

【功效与主治】· 解毒生肌,通经通便,利尿。用于闭经,月经不调,便结腹胀,小便不利,淋痛。

【凭证标本号】· 522401140925071LY。

● 光叶粉花绣线菊

【学名】· *Spiraea japonica* var. *fortunei* (Planchon) Rehd.

【生境与分布】· 生于海拔700~1 450 m的山坡路旁、河谷、山谷灌丛或草坡。分布于织金、赤水、江口、松桃、绥阳、瓮安、独山、长顺、惠水、贵定、三都、龙里、凯里、雷山、丹寨、息烽、安龙、梵净山等地。

【药用部位】· 根。

【功效与主治】· 祛风清热,明目退翳。用于咳嗽头痛,牙痛,目赤翳障。

● 毛枝绣线菊

【学名】· *Spiraea martini* H. Léveillé.

【生境与分布】· 生于海拔1 130 m左右的山坡、山谷、路旁或灌丛。分布于安龙、长顺、贵定等地。

【药用部位】· 根、叶。

【功效与主治】· 清热止咳。

【凭证标本号】· 522301160329133LY。

● 毛叶绣线菊

【学名】· *Spiraea mollifolia* Rehd.

【生境与分布】· 生于山坡、山谷灌丛或林缘。分布于天柱、锦屏、瓮安、福泉、惠水、龙里等地。

【药用部位】· 花。

【功效与主治】· 生津止咳。

【凭证标本号】· 520402170328050LY。

● 南川绣线菊

【学名】· *Spiraea rosthornii* Pritz.

【生境与分布】· 生于山溪沟边或山坡杂木林。分布于大沙河等地。

【药用部位】· 花。

【功效与主治】· 生津止咳。

● 绣线菊

【学名】· *Spiraea salicifolia* L.

【生境与分布】· 生于海拔1 600 m以下的山坡。分布于江口、湄潭、余庆、息烽、开阳、册亨、长顺、瓮安、福泉、都匀、宽阔水等地。

【药用部位】· 根。

【功效与主治】· 祛风清热,明目退翳。用于咳嗽头痛,牙痛,目赤翳障。

【凭证标本号】· 522222140430009LY;520328200809011LY;520329190416003LY。

● 三裂绣线菊

【学名】· *Spiraea trilobata* L.

【生境与分布】· 生于海拔450~2 400 m的多岩石向阳坡地或灌丛。分布于普定等地。

【药用部位】· 花。

【功效与主治】· 生津止咳,利水。

【凭证标本号】· 520422170322014LY。

■ 红果树属 *Stranvaesia*

● 毛萼红果树

【学名】· *Stranvaesia amphidoxa* Schneid.

【生境与分布】· 分布于道真、七星关、大方、普安、清镇、都匀、长顺、瓮安、独山、惠水、贵定、龙里、荔波、黎平、宽阔水等地。

【药用部位】· 果实。

【功效与主治】· 清热除湿,化瘀止痛。

【凭证标本号】· 520111200417050LY;520329190724620LY。

● 红果树

【学名】· *Stranvaesia davidiana* Dcne.

【生境与分布】· 生于海拔600~1 500 m的山坡、路旁或灌丛。分布于息烽、印江、仁怀、七星关、安龙、长顺、瓮安、独山、都匀、惠水、龙里、贵定等地。

【药用部位】· 果实。

【功效与主治】· 清热除湿,化瘀止痛。用于风湿,跌打损伤,消化不良,痢疾。

【凭证标本号】· 520203140607011LY。

豆科 Leguminosae

■ 相思树属 *Acacia*

● 藤金合欢

【学名】· *Acacia concinna*（Willd.）DC.

【别名】· 南蛇公、小叶南蛇簕。

【生境与分布】· 生于林边或山脚灌丛。分布于册亨、黎平、罗甸、荔波、三都等地。

【药用部位】· 叶。

【功效与主治】· 解毒消肿。用于腹痛急剧,牙疼。

【凭证标本号】· 522327191224017LY。

● 台湾相思

【学名】· *Acacia confusa* Merr.

【别名】· 相思、台湾柳、香丝树。

【生境与分布】· 生于海拔 400～500 m 的山谷、山坡或河边。罗甸、安龙等地有栽培。

【药用部位】· 枝、叶。

【功效与主治】· 祛腐生肌。外用于烂疮。

● 银荆

【学名】· *Acacia dealbata* Link

【生境与分布】· 引种。凤冈、花溪、荔波等地有栽培。

【药用部位】· 根。

【功效与主治】· 祛风渗湿,活血止痛。

【凭证标本号】· 520327210512056LY；5201112103270 18LY；522722200702750LY。

● 光叶金合欢

【学名】· *Acacia delavayi* Franch.

【别名】· 丽江金合欢、老虎刺、阔叶金合欢。

【生境与分布】· 生于海拔 500～900 m 的山坡疏林。分布于安龙、册亨、望谟、长顺、独山、罗甸等地。

【药用部位】· 根、嫩枝。

【功效与主治】· 健胃。

● 金合欢

【学名】· *Acacia farnesiana*（L.）Willd.

【别名】· 鸭皂树、刺球花、消息树。

【生境与分布】· 分布于罗甸、都匀、贵定等地。省内广泛栽培。

【药用部位】· 全株。

【功效与主治】· 消痈排脓,收敛止血。用于肺结核,冷性脓肿,风湿性关节炎。

● 黑荆

【学名】· *Acacia mearnsii* De Wilde

【生境与分布】· 引种。平塘等地有栽培。

【药用部位】· 根。

【功效与主治】· 祛风渗湿,活血止痛。

【凭证标本号】· 522727201020009LY。

● 羽叶金合欢

【学名】· *Acacia pennata*（L.）Willd.

【别名】· 南蛇簕藤、南蛇簕。

【生境与分布】· 生于海拔 800～1 100 m 的山坡灌丛。分布于兴义、安龙、赤水、荔波等地。

【药用部位】· 根、茎。

【功效与主治】· 祛风渗湿,活血止痛。用于腰肌劳损,跌打损伤,风湿痹痛,渗出性皮炎,阴囊湿疹,下肢溃疡。

【凭证标本号】· 522301150524636LY。

■ 海红豆属 *Adenanthera*

● 海红豆

【学名】· *Adenanthera microsperma* Teijsmann & Binnendijk

【别名】· 五彩海红豆、红豆、红金豆。

【生境与分布】· 多生于山沟、溪边、林中,或栽培于园庭。分布于贞丰、罗甸等地。

【药用部位】· 种子。

【功效与主治】· 用于花癣,头面游风。

【凭证标本号】· 522229160517063LY。

■ 合萌属 *Aeschynomene*

● 合萌

【学名】· *Aeschynomene indica* L.

【别名】· 田皂角。

【生境与分布】· 生于水边潮湿地。分布于长顺、惠水、望谟、松桃、盘州、普定、贞丰、都匀、罗甸、清镇、花溪等地。

【药用部位】· 全草。

【功效与主治】· 清热利湿,祛风明目,通乳。用于血淋,水肿,泄泻,痢疾,疮疥,眼生云翳,目赤肿痛,夜盲,关节疼痛,产妇乳少等。

【凭证标本号】· 522729190913019LY；522731180915016LY；522401140829242LY。

合欢属 Albizia

楹树

【学名】· *Albizia chinensis* (Osbeck) Merr.

【生境与分布】· 生于山坡林中、田坎边、路边或谷地。分布于望谟、紫云、关岭、兴义、安龙、册亨、镇宁等地。

【药用部位】· 树皮。

【功效与主治】· 涩肠止泻,生肌止血。用于痢疾,肠炎腹泻,疮疡溃烂,久不收口,外伤出血。

【凭证标本号】· 522326210115003LY;522301160126024LY;520425170603214LY。

山槐

【学名】· *Albizia kalkora* (Roxb.) Prain

【别名】· 山合欢。

【生境与分布】· 生于路旁沟边或溪边山坡林中。分布于花溪、荔波、绥阳、都匀等地。

【药用部位】· 树皮。

【功效与主治】· 安神解郁,活血消瘀。用于心神不安,抑郁不眠,内外痈疡,跌打损伤。

【凭证标本号】· 520111201211009LY;522722200512083LY;520323150602191LY。

合欢

【学名】· *Albizia julibrissin* Durazz.

【生境与分布】· 生于低山河边、沟旁、山谷或山坡林中。分布于兴义、贞丰、钟山、江口、印江、雷山、关岭、册亨等地。

【药用部位】· 树皮。

【功效与主治】· 解郁安神,活血消肿。用于心神不安,忧郁失眠,肺痈疮肿,跌打伤痛。

【凭证标本号】· 522301150904851LY;522325180921230LY;520201200914492LY。

【附注】·《中国药典》收录物种。

光叶合欢

【学名】· *Albizia lucidior* (Steud.) Nielsen

【生境与分布】· 生于山谷或山坡林中。分布于贞丰、安龙、罗甸等地。

【药用部位】· 树皮。

【功效与主治】· 安神解郁,活血消痈。

【凭证标本号】· 522326210118008LY。

毛叶合欢

【学名】· *Albizia mollis* (Wall.) Boiv

【生境与分布】· 生于海拔 400～1 300 m 的河边山坡林中。分布于盘州、安龙、望谟等地。

【药用部位】· 树皮。

【功效与主治】· 理气安神,活血消肿。用于心烦失眠,跌打损伤,胸闷不舒,痛肿,瘰疬,痔疮疼痛。

【凭证标本号】· 520222140521005LY。

香合欢

【学名】· *Albizia odoratissima* (L. f.) Benth.

【生境与分布】· 生于海拔 500～1 700 m 的山坡林中或灌丛。分布于安龙、罗甸等地。

【药用部位】· 根。

【功效与主治】· 祛风止痛。用于风湿关节痛,跌打损伤,创伤出血,疮痛。

紫穗槐属 Amorpha

紫穗槐

【学名】· *Amorpha fruticosa* L.

【别名】· 槐树、棉条、椒条。

【生境与分布】· 花溪、贞丰、平塘、剑河、罗甸等地有栽培。

【药用部位】· 叶。

【功效与主治】· 祛湿消肿。用于痛肿,湿疹,烧烫伤。

【凭证标本号】· 520111200617063LY;522325190423071LY;522727200811012LY。

两型豆属 Amphicarpaea

两型豆

【学名】· *Amphicarpaea edgeworthii* Benth.

【别名】· 野毛扁豆、山巴豆、阴阳豆。

【生境与分布】· 生于林缘、山脚或路旁杂草丛。分布于赤水、湄潭、黔西等地。

【药用部位】· 种子。

【功效与主治】· 清热解毒。用于妇科病。

【凭证标本号】· 520381160503017LY;520328200926032LY;522423191004009LY。

锈毛两型豆

【学名】· *Amphicarpaea ferruginea* Benth.

【生境与分布】· 生于海拔 2 400～2 500 m 的山坡灌丛。分布于威宁、大方等地。

【药用部位】· 种子。

【功效与主治】· 降脂。

【凭证标本号】·522422160829014LY。

■ 土圞儿属 *Apios*

● 肉色土圞儿

【学名】·*Apios carnea*（Wall.）Benth. ex Baker

【别名】·鸭嘴花。

【生境与分布】·生于海拔1 300 m左右的沟边杂木林或溪边路旁。分布于贞丰、普安、水城等地。

【药用部位】·根。

【功效与主治】·清热解毒，利气散结。用于咽喉肿痛，腰痛。

● 土圞儿

【学名】·*Apios fortunei* Maxim.

【别名】·地栗子、九子羊。

【生境与分布】·生于海拔300～1 000 m的山坡灌丛。分布于贵阳、赤水、凤冈、水城、思南、印江、兴仁、册亨等地。

【药用部位】·根。

【功效与主治】·清热解毒，止咳祛痰。用于感冒咳嗽，咽喉肿痛，百日咳，乳痈，瘰疬，无名肿毒，毒蛇咬伤，带状疱疹。

【凭证标本号】·520381160503040LY；520327200725027LY；520221181201008LY。

■ 落花生属 *Arachis*

● 落花生

【学名】·*Arachis hypogaea* L.

【别名】·长生果、花生、长果。

【生境与分布】·原产南美。省内广泛栽培。

【药用部位】·成熟种子。

【功效与主治】·健脾养胃，润肺化痰。用于脾虚反胃，乳妇奶少，脚气，肺燥咳嗽，大便燥结。

【凭证标本号】·520111200716009LY；520328200805048LY。

■ 猴耳环属 *Archidendron*

● 猴耳环

【学名】·*Archidendron clypearia*（Jack）I.C. Nielsen

【别名】·围涎树。

【生境与分布】·生于海拔500～1 800 m的森林、山坡平坦处、河边或路旁。分布于平塘、荔波、望谟、安龙、罗甸、三都、梵净山等地。

【药用部位】·叶、果实。

【功效与主治】·清热解毒，凉血。用于阴挺，疮疖，烧伤，肠风下血。

【凭证标本号】·522727201104004LY；522722201108055LY；522326201002053LY。

● 亮叶猴耳环

【学名】·*Archidendron lucidum*（Benth）I.C. Nielsen

【别名】·亮叶围涎树、环钩树。

【生境与分布】·生于山坡林中、灌丛或路旁。分布于赤水、罗甸、三都、大沙河等地。

【药用部位】·全株。

【功效与主治】·祛风消肿，凉血解毒，收敛生肌。用于风湿痛，跌打损伤，烫伤，溃疡。

【凭证标本号】·522728160321030LY。

■ 黄芪属 *Astragalus*

● 地八角

【学名】·*Astragalus bhotanensis* Bak.

【生境与分布】·生于海拔600～2 800 m的山坡路旁或草丛。分布于花溪、湄潭、威宁、开阳、修文等地。

【药用部位】·全草、根。

【功效与主治】·清热解毒，利尿消肿。用于乳蛾，水肿，牙痛，口鼻出血，瘾疹。

【凭证标本号】·520111200420016LY；520328210430009LY；522427140621053LY。

● 黄耆

【学名】·*Astragalus membranaceus*（Fisch.）Bunge

【别名】·黄芪。

【生境与分布】·生于向阳草地或山坡地。省内广泛栽培。

【药用部位】·根。

【功效与主治】·补气固表，托毒排脓，利尿，生肌。用于气虚乏力，久泻脱肛，自汗，水肿，子宫脱垂，糖尿病，疮口久不愈合。

● 紫云英

【学名】·*Astragalus sinicus* L.

【生境与分布】·生于海拔400 m以上的田边山坡林中潮湿处。分布于望谟、紫云、赤水等地。

【药用部位】·全草、种子。

【功效与主治】·清热解毒，利尿消肿，止血。用于风痰咳嗽，咽喉痛，目赤红痛，疔疮，缠腰火丹，外伤出血。

【凭证标本号】·522326210315005LY；520425170601071LY；520381150516001LY。

■ 羊蹄甲属 Bauhinia

● 火索藤

【学名】· *Bauhinia aurea* Lévl.

【别名】· 金叶羊蹄甲、火索麻、红绒毛羊蹄甲。

【生境与分布】· 生于海拔 400～900 m 的山坡路旁灌丛。分布于兴义、贞丰、安龙、册亨、望谟、关岭、罗甸、荔波等地。

【药用部位】· 根、茎。

【功效与主治】· 祛风除湿,活络止痛。用于风湿性关节炎,跌打损伤,胃痛,肾炎,黄疸型肝炎。

【凭证标本号】· 522301160516229LY;522325190301605LY;522326200430007LY。

● 阔裂叶羊蹄甲

【学名】· *Bauhinia apertilobata* Merr. et Metc.

【生境与分布】· 生于山地林中。分布于黎平、福泉等地。

【药用部位】· 根。

【功效与主治】· 清热解毒。

● 红花羊蹄甲

【学名】· *Bauhinia blakeana* Dunn

【生境与分布】· 省内广泛栽培。

【药用部位】· 根。

【功效与主治】· 清热解毒。

【凭证标本号】· 522301160111966LY。

● 鞍叶羊蹄甲

【学名】· *Bauhinia brachycarpa* Wall. ex Benth.

【别名】· 马鞍羊蹄甲、大夜关门。

【生境与分布】· 生于海拔 460～760 m 的山脚、沟旁或山坡灌丛。分布于安龙、贞丰、册亨、荔波、三都、惠水、罗甸、平塘、长顺、独山等地。

【药用部位】· 全株、根、嫩枝叶。

【功效与主治】· 全株:清热润肺,敛阴安神,除湿,杀虫。用于顿咳,心悸失眠,盗汗遗精,瘰疬,湿疹,疥癣。根、嫩枝叶:用于神经官能症,失眠,痢疾,疝气。

【凭证标本号】· 522326200421008LY;522722210116585LY;522729200724015LY。

● 刀果鞍叶羊蹄甲

【学名】· *Bauhinia brachycarpa* var. *cavaleriei* (Lévl.) T. Chen

【别名】· 刀果马鞍叶、大夜关门。

【生境与分布】· 生于海拔 450～1 650 m 的山地林下或灌丛。分布于荔波、罗甸等地。

【药用部位】· 根、嫩枝叶、种子。

【功效与主治】· 根、嫩枝叶:清热润肺,敛阴安神,除湿,杀虫。用于神经官能症,痢疾,失眠,疝气。种子:用于驱虫。

【凭证标本号】· 522722200630783LY。

● 龙须藤

【学名】· *Bauhinia championii* (Benth.) Benth.

【生境与分布】· 生于海拔 600～800 m 的山坡路旁灌丛。分布于贞丰、兴义、安龙、册亨、罗甸、荔波、长顺、瓮安、独山、福泉、三都、平塘、锦屏等地。

【药用部位】· 根、藤、种子。

【功效与主治】· 根:祛风湿,行气血。用于跌打损伤,风湿骨痛,心胃气痛。藤:祛风除湿,活血止痛,健脾理气。用于风湿性关节炎,腰腿疼,跌打损伤,胃痛,小儿疳积。种子:理气止痛,活血散瘀。用于跌打损伤,肝病,胃痛。

【凭证标本号】· 522325181026264LY;522301150903838LY;522728160316004LY。

● 粉叶羊蹄甲

【学名】· *Bauhinia glauca* (Wall. ex Benth.) Benth.

【别名】· 鄂羊蹄甲。

【生境与分布】· 生于海拔 680～900 m 的河谷、山脚灌丛。分布于花溪、水城、沿河、长顺、独山、罗甸、荔波、都匀、贵定、三都、平塘、梵净山等地。

【药用部位】· 根、茎、叶。

【功效与主治】· 根:清热利湿,消肿止痛,收敛止血,祛风除湿。用于痢疾,子痈,阴囊湿疹,咳嗽,咯血,遗尿。茎:用于风湿痹痛。叶:外用于疮疖。

【凭证标本号】· 520111200722003LY;520221190803004LY;522228210505003LY。

● 鄂羊蹄甲

【学名】· *Bauhinia glauca* subsp. *hupehana* (Craib) T. Chen

【别名】· 粉叶羊蹄甲。

【生境与分布】· 生于海拔 650～1 400 m 的山坡疏林或山谷灌丛。分布于松桃、黎平、榕江、锦屏、册亨、荔波、梵净山等地。

【药用部位】· 根。

【功效与主治】· 清热利湿,止痢,补肾。用于痢疾,疝气,睾丸肿痛,阴囊风痒。

【凭证标本号】· 520325150822330LY。

● 薄叶羊蹄甲

【学名】· *Bauhinia glauca* subsp. *tenuiflora* (Watt ex C. B. Clarke) K. et S. S. Lar.

【生境与分布】· 生于山麓、沟谷密林或灌丛。分布于贵定、清镇、开阳、修文等地。

【药用部位】· 根、叶。

【功效与主治】· 补肾提神,止血镇咳。

● 羊蹄甲

【学名】· *Bauhinia purpurea* L.

【生境与分布】· 江口、印江等地有栽培。

【药用部位】· 根、树皮、叶、花。

【功效与主治】· 根:止血,健脾。用于咯血,跌打损伤,消化不良。树皮:健脾燥湿。用于烫伤,脓疮。叶:润肺止咳。花:用于肺炎,支气管炎。

【凭证标本号】· 522222140509003LY;522226191004029LY。

● 囊托羊蹄甲

【学名】· *Bauhinia touranensis* Gagnep.

【别名】· 越南羊蹄甲。

【生境与分布】· 生于海拔 920～1 000 m 的山坡灌丛。分布于贞丰、册亨、罗甸等地。

【药用部位】· 根、茎。

【功效与主治】· 根:清热润肺,敛阳安神。茎:祛风活络。外用于疮疖,风湿痹痛。

【凭证标本号】· 522325190425239LY;522728160219014LY。

● 洋紫荆

【学名】· *Bauhinia variegata* L.

【别名】· 羊蹄甲。

【生境与分布】· 荔波等地有栽培。

【药用部位】· 根、花。

【功效与主治】· 清热解毒。用于肝炎,肺炎,咳嗽痰喘,风热咳嗽。

● 云南羊蹄甲

【学名】· *Bauhinia yunnanensis* Franch.

【生境与分布】· 生于海拔 900～1 100 m 的山脊或灌丛。分布于关岭、荔波、玉屏等地。

【药用部位】· 根、叶。

【功效与主治】· 根:清热解毒。叶:止咳,止血。用于咳嗽,子宫出血。

【凭证标本号】· 522223140524006LY。

■ 云实属 *Biancaea*

● 华南云实

【学名】· *Caesalpinia crista* L.

【别名】· 多毛叶云实、毛云实、倒钩刺。

【生境与分布】· 生于山地林中。分布于余庆、开阳、修文、息烽、赤水、习水、碧江、瓮安、荔波、惠水、龙里、长顺、罗甸等地。

【药用部位】· 根、枝叶。

【功效与主治】· 清热解毒,利尿通淋。用于疮疖肿毒,小便不利,热淋,砂淋。

【凭证标本号】· 520329191004046LY。

● 云实

【学名】· *Caesalpinia decapetala* (Roth) Alston

【别名】· 阎王刺、多毛叶云实、毛云实。

【生境与分布】· 生于山坡灌丛。分布于册亨、花溪、荔波等地。

【药用部位】· 根、种子。

【功效与主治】· 根:祛风除湿,解毒消肿。用于感冒发热,咳嗽,咽喉肿痛,风湿痹痛,肝炎。种子:解毒除湿,止咳化痰,杀虫。用于痢疾,疟疾,慢性气管炎,小儿疳积,虫积。

【凭证标本号】· 523327191008118LY;520111200419004LY;527722210116016LY。

● 大叶云实

【学名】· *Caesalpinia magnifoliolata* Metc.

【生境与分布】· 生于灌丛。分布于贵阳、安龙、册亨、兴仁、望谟、罗甸、荔波、长顺、独山、都匀、惠水、平塘、镇宁等地。

【药用部位】· 根。

【功效与主治】· 活血消肿。用于跌打损伤。

【凭证标本号】· 522727200617007LY;522326210402007LY;522325190408267LY。

● 小叶云实

【学名】· *Caesalpinia millettii* Hook. et Arn.

【别名】· 假南蛇簕。

【生境与分布】· 生于山脚灌丛或溪水旁。分布于三穗等地。

【药用部位】· 根。

【功效与主治】· 祛风除湿,发表散寒。用于胃病,消化不良。

● 喙荚云实

【学名】· *Caesalpinia minax* Hance

【别名】· 石莲子、苦实莲。

【生境与分布】· 生于山沟、溪旁或灌丛。分布于兴义、望谟、罗甸、镇宁等地。

【药用部位】· 种子。

【功效与主治】· 清热化湿,散瘀止痛。用于风热感冒,痢疾,淋浊,痈肿,疮癣,跌打损伤,毒蛇咬伤。

● 苏木

【学名】· *Caesalpinia sappan* L.

【别名】· 苏方木、苏方、天成沙。

【生境与分布】· 生于山坡林中。江口、册亨、望谟、罗甸等地有栽培。

【药用部位】· 心材。

【功效与主治】· 活血祛瘀,消肿止痛。用于跌打损伤,骨折筋伤,瘀滞肿痛,闭经痛经,产后瘀阻,胸腹刺痛,痈疽肿痛。

【凭证标本号】· 522222140501168LY

【附注】·《中国药典》收录物种。

■ 木豆属 *Cajanus*

● 木豆

【学名】· *Cajanus cajan* (L.) Millsp.

【别名】· 扭豆、山豆根、三叶豆。

【生境与分布】· 平塘、册亨、罗甸等地有栽培。

【药用部位】· 根、叶、种子。

【功效与主治】· 根:清热解毒,止痛,杀虫。叶:解痘毒,消肿。用于小儿水痘,痈肿。种子:清热解毒,补中益气,利水消食,止血止痢。用于心虚,水肿,血淋,痔血,痈疽肿毒,痢疾,脚气。

【凭证标本号】· 522727200423004LY。

● 大花虫豆

【学名】· *Cajanus grandiflorus* (Bentham ex Baker) Maesen

【生境与分布】· 生于旷野、路旁或山坡草丛。分布于兴义、安龙、册亨等地。

【药用部位】· 全草。

【功效与主治】· 解暑利尿,止血生肌。

【凭证标本号】· 522325190116093LY;522326201001029LY。

● 长叶虫豆

【学名】· *Cajanus mollis* (Bentham) Maesen

【别名】· 虫豆。

【生境与分布】· 攀援于林中树上或灌丛。分布于兴义、安龙、册亨等地。

【药用部位】· 全株。

【功效与主治】· 解毒。用于疥疮。

● 蔓草虫豆

【学名】· *Cajanus scarabaeoides* (L.) Thouars

【别名】· 水风草、止血草、虫豆。

【生境与分布】· 生于旷野、路旁或山坡草丛。分布于贞丰、望谟、兴义、安龙、册亨等地。

【药用部位】· 全草。

【功效与主治】· 解暑利尿,止血生肌。用于伤风感冒,风湿水肿,小儿疳积。外用于创伤出血,毒蛇咬伤。

【凭证标本号】· 522325190116093LY;522326201001029LY。

■ 鸡血藤属 *Callerya*

● 绿花鸡血藤

【学名】· *Callerya championii* P.K. Loc

【别名】· 绿花崖豆藤。

【生境与分布】· 生于海拔 800 m 以下的山谷岩石或溪边灌丛。分布于惠水、龙里等地。

【药用部位】· 根。

【功效与主治】· 凉血散瘀,祛风通络,消肿。用于跌打损伤,风湿痹痛,关节肿痛,面神经麻痹,中风口眼歪斜,出血症。

● 皱果鸡血藤

【学名】· *Callerya cinerea* (Benth.) Schot

【别名】· 皱果崖豆藤。

【生境与分布】· 生于山谷水旁或山坡密林。分布于望谟、榕江、兴仁、兴义、安龙、册亨等地。

【药用部位】· 藤茎。

【功效与主治】· 补血。用于贫血。

【凭证标本号】· 522326201002040LY。

● 香花鸡血藤

【学名】· *Callerya dielsiana* (Harms) P.K. Loc ex Z. Wei & Pedley

【别名】· 香花崖豆藤、山鸡血藤。

【生境与分布】· 生于海拔 600～1 400 m 的山坡、杂木林、灌丛或崖边。分布于花溪、荔波、长顺、江口、印江、德江、松桃、雷山、榕江、从江、黄平、施秉、凯里、丹寨、纳雍、盘州、兴仁、贞丰、兴义、安龙、册亨、望谟、贵定、独山、惠水、罗甸、赤水等地。

【药用部位】· 藤茎。

【功效与主治】· 补血止血,活血通经。用于血虚体弱,劳伤筋骨,月经不调,闭经,产后腹痛,恶露不净,各种出血,风湿痹痛,跌打损伤。

【凭证标本号】· 520111200617003LY;522722200701595LY;522729190313010LY。

● 异果鸡血藤

【学名】· *Callerya dielsiana* var. *heterocarpa* (Chun ex T.C.

贵州省中药资源志要

Chen) X. Y. Zhu ex Z. Wei & Pedley

【别名】·异果崖豆藤。

【生境与分布】·生于山坡杂木林边缘或灌丛。分布于荔波、万山等地。

【药用部位】·根、藤茎。

【功效与主治】·补血行血,活血祛瘀。用于月经不调,月经量少,色淡无块,头昏眼花,心悸怔忡,面色萎黄,小腹空坠。

【凭证标本号】·522230191123044LY。

● 黔滇鸡血藤

【学名】·*Callerya gentiliana* (H. Lévl.) Z. Wei & Pedley.

【别名】·黔滇崖豆藤。

【生境与分布】·生于山坡杂木林边缘或灌丛。分布于黔西等地。

【药用部位】·根茎、茎。

【功效与主治】·活血补血,舒筋活络。用于贫血,产后虚弱,头晕目眩,月经不调,风湿痹痛,四肢麻木。

【凭证标本号】·522423191003023LY。

● 亮叶鸡血藤

【学名】·*Callerya nitida* (Benth.) R. Geesink

【别名】·亮叶崖豆藤。

【生境与分布】·生于海拔 800～1 500 m 的山野疏林或灌丛。分布于贵阳、惠水、平塘、丹寨、榕江、从江、黎平、安龙、瓮安、独山、兴义等地。

【药用部位】·藤茎。

【功效与主治】·活血补血,舒筋活络。用于贫血,产后虚弱,头晕目眩,月经不调,风湿痹痛,四肢麻木。

【凭证标本号】·523301160124016LY;522731190711065LY;522727200518005LY。

● 网络鸡血藤

【学名】·*Callerya reticulata* (Benth.) Schot.

【别名】·鸡血藤、网络崖豆藤。

【生境与分布】·生于海拔 1 000 m 以下的山坡灌丛。分布于赤水、兴义、罗甸、荔波、贵定、梵净山等地。

【药用部位】·根、藤茎。

【功效与主治】·根:镇静。用于狂躁型精神分裂症。藤茎:补血活血,舒筋活络,祛风通经。用于风湿骨痛,腰膝酸痛,贫血,月经不调。

【凭证标本号】·522722200823670LY。

● 美丽鸡血藤

【学名】·*Callerya speciosa* (Champion ex Bentham) Schot

【别名】·美丽崖豆藤、山莲藕、牛大力藤。

【生境与分布】·生于疏林或灌丛。分布于册亨、黔西、安龙等地。

【药用部位】·根。

【功效与主治】·补肺滋肾,舒筋活络。用于肺虚咳嗽,肾虚腰膝酸痛,遗精,风湿痹痛,跌打损伤。

【凭证标本号】·522327191008121LY;522423190327010LY。

■ 杭子梢属 *Campylotropis*

● 西南杭子梢

【学名】·*Campylotropis delavayi* (Franch.) Schindl.

【生境与分布】·生于海拔 1 000 m 左右的灌丛或草坡。分布于福泉、龙里、贵定、兴义等地。

【药用部位】·根。

【功效与主治】·疏风清热。用于风热感冒,发热。

● 毛杭子梢

【学名】·*Campylotropis hirtella* (Franch.) Schindl.

【别名】·斑鸠尾。

【生境与分布】·生于海拔 2 000～2 600 m 的灌丛。分布于江口、安龙、兴义、开阳等地。

【药用部位】·根。

【功效与主治】·活血调经,理气止血,清热利湿。用于月经不调,痛经闭经,白带异常,痢疾,胃脘痛,外伤出血,黄水疮,水火烫伤。

● 杭子梢

【学名】·*Campylotropis macrocarpa* (Bge.) Rehd.

【生境与分布】·生于山坡、沟谷、灌丛或林缘。分布于贵阳、安龙、施秉、罗甸等地。

【药用部位】·根、枝叶。

【功效与主治】·疏风解表,活血通络。用于风寒感冒,痧症,肾炎水肿,肢体麻木,半身不遂。

【凭证标本号】·522728150923015LY;522401140628011LY。

● 绒毛杭子梢

【学名】·*Campylotropis pinetorum* subsp. *velutina* (Dunn) Ohashi.

【生境与分布】·生于海拔 400～1 000 m 的山顶、山坡灌丛或疏林。分布于安龙、罗甸等地。

【药用部位】·根。

【功效与主治】·通经活血,收敛止痛。用于泄泻,赤白痢,慢性肝炎,腹痛,风湿关节痛,痛经。

• 小雀花

【学名】· *Campylotropis polyantha* (Franch.) Schindl.

【别名】· 多花杭子梢。

【生境与分布】· 生于海拔 400～2 900 m 的山坡或向阳灌丛。分布于黔西、水城、余庆、关岭、兴仁、安龙、荔波、清镇等地。

【药用部位】· 根。

【功效与主治】· 祛瘀止痛,清热利湿。

【凭证标本号】· 522423191005002LY;520221190803029LY;520329191002929LY。

• 三棱枝杭子梢

【学名】· *Campylotropis trigonoclada* (Franch.) Schindl.

【别名】· 爬山豆。

【生境与分布】· 生于山坡林下或草丛。分布于平塘、关岭、兴义、安龙、荔波、龙里、惠水、长顺、清镇等地。

【药用部位】· 根。

【功效与主治】· 清热利湿,活血解毒。用于感冒发热,湿热痢疾,黄疸,肠风下血,风湿痹痛,水肿,跌打损伤,乳痈。

【凭证标本号】· 522722200820424LY;522727201020008LY;522301140626315LY。

■ 刀豆属 *Canavalia*

• 刀豆

【学名】· *Canavalia gladiata* (Jacq.) DC.

【别名】· 大刀豆。

【生境与分布】· 生于气候较暖的地区。册亨、平塘、安龙、望谟、罗甸、金沙、赤水等地有栽培。

【药用部位】· 成熟种子。

【功效与主治】· 温中下气,止呃。用于虚寒呃逆,呕吐。

【凭证标本号】· 522327191225025LY;522727200813002LY。

【附注】· 《中国药典》收录物种。

■ 锦鸡儿属 *Caragana*

• 锦鸡儿

【学名】· *Caragana sinica* (Buchoz) Rehd.

【别名】· 土黄芪。

【生境与分布】· 生于山坡、林下或灌丛。分布于清镇、花溪等地,省内广泛栽培。

【药用部位】· 根、花。

【功效与主治】· 补益健脾,活血祛风。用于虚劳倦怠,肺虚久咳,妇女崩漏,白带异常,风湿骨痛,痛风,半身不遂,跌打损伤,高血压。

【凭证标本号】· 520111210327021LY;522121150410381LY。

■ 紫荆属 *Cercis*

• 紫荆

【学名】· *Cercis chinensis* Bunge

【别名】· 裸枝树、满条红、紫珠。

【生境与分布】· 生于海拔 1 180～1 200 m 的溪旁。分布于凤冈、花溪、黔西、兴义、都匀、息烽、修文、长顺、独山、罗甸、惠水、贵定、三都、龙里、平塘等地。

【药用部位】· 茎、花、果实。

【功效与主治】· 茎:活血通淋。用于月经不调,瘀滞腹痛,小便淋沥涩痛。花:清热凉血,通淋解毒。用于热淋,血淋,疮疡,风湿筋骨痛。果实:止咳平喘,行气止痛。用于咳嗽多痰,哮喘,心口痛。

【凭证标本号】· 520327210514158LY;520111210313027LY;522423191005006LY。

• 湖北紫荆

【学名】· *Cercis glabra* Pamp.

【别名】· 箩筐树、云南紫荆、乌桑树。

【生境与分布】· 生于海拔 800～1 300 m 的石灰岩山坡或林中。分布于息烽、开阳、修文、印江、镇宁、德江、平坝、清镇、安龙、册亨、长顺、瓮安、独山、福泉、惠水、贵定、龙里、平塘等地。

【药用部位】· 心材、树皮、叶。

【功效与主治】· 心材:活血通经,破血解毒,消肿止痛。用于痈疽,肿毒,疮疖,产后血气痛。树皮:活血通经,破血,解毒,消肿止痛。用于痈疽,肿毒,疮疖,产后血气痛。叶:用于背痛。

【凭证标本号】· 520325160531637LY。

• 垂丝紫荆

【学名】· *Cercis racemosa* Oliv.

【生境与分布】· 生于海拔 1 300 m 左右的疏林。分布于册亨、大方、金沙等地。

【药用部位】· 树皮。

【功效与主治】· 活血通经,消肿解毒。用于筋骨痛,肢体痿软,瘫痪,痰火,血寒闭经。

【凭证标本号】· 522327191002306LY。

■ 香槐属 *Cladrastis*

• 小花香槐

【学名】· *Cladrastis delavayi* (Franch.) Prain

【别名】·香槐。

【生境与分布】·生于海拔 1 500～1 800 m 的山沟、山坡或密林。分布于雷公山等地。

【药用部位】·根。

【功效与主治】·凉血止血。

• 翅荚香槐

【学名】·*Cladrastis platycarpa*（Maxim.）Makino

【别名】·山荆。

【生境与分布】·生于海拔 600～1 100 m 的山坡、山脚林缘或疏林。分布于余庆、印江、三穗、兴义、册亨、贞丰、望谟、三都等地。

【药用部位】·根。

【功效与主治】·祛风止痛。用于风湿关节疼痛。

【凭证标本号】·520329190412044LY；522325190118604LY；520425170608354LY。

• 香槐

【学名】·*Cladrastis wilsonii* Takeda

【别名】·山荆、香近豆。

【生境与分布】·生于海拔 1 000～1 500 m 的山坡、路旁或林中。分布于道真、雷山、息烽、独山等地。

【药用部位】·根、果实。

【功效与主治】·祛风除湿，通痹，杀虫止痛。用于关节疼痛，肠道寄生虫，饮食不洁之腹痛。

【凭证标本号】·520325160427530LY。

■ 蝶豆属 *Clitoria*

• 三叶蝶豆

【学名】·*Clitoria mariana* L.

【别名】·三叶蝴蝶花豆、野黄豆、大山豆。

【生境与分布】·引种。省内广泛栽培。

【药用部位】·根、花。

【功效与主治】·补肾，舒筋。用于肾虚头晕，腰膝酸痛，水肿，带下。

• 蝶豆

【学名】·*Clitoria ternatea* L.

【别名】·蝴蝶花豆、蓝花豆、蓝蝴蝶。

【生境与分布】·引种。省内广泛栽培。

【药用部位】·种子。

【功效与主治】·止痛。用于关节疼痛。

■ 舞草属 *Codoriocalyx*

• 圆叶舞草

【学名】·*Codariocalyx gyroides*（Roxb. ex Link）Hasskarl

【别名】·圆舞草。

【生境与分布】·生于海拔 100～1 500 m 的河边草地或山坡疏林。分布于安龙、贞丰、兴义、册亨、独山、荔波、雷山等地。

【药用部位】·全草。

【功效与主治】·清热利水，祛瘀。用于口腔炎，肾炎，肾结石，尿路感染。

• 舞草

【学名】·*Codariocalyx motorius*（Houttuyn）H. Ohashi

【别名】·钟萼豆、跳舞草。

【生境与分布】·生于海拔 500～1 000 m 的山坡、路旁、山谷湿地或疏林。分布于望谟、兴义、贞丰、册亨、平塘、罗甸、三都等地。

【药用部位】·全株。

【功效与主治】·镇静安神，补肾安胎，祛瘀生新，舒筋活络，活血消肿。用于肾虚，胎动不安，跌打肿痛，骨折，小儿疳积，风湿腰痛，神经衰弱，神经痛，口腔炎，狂犬咬伤。

【凭证标本号】·522327190302305LY；522326201004031LY。

■ 巴豆藤属 *Craspedolobium*

• 巴豆藤

【学名】·*Craspedolobium unijugum*（Gagnepain）Z. Wei & Pedley

【别名】·铁藤、三叶大血藤。

【生境与分布】·生于海拔 700～800 m 的山坡。分布于兴义、安龙、罗甸等地。

【药用部位】·根。

【功效与主治】·活血止血，祛风除湿。用于内脏出血，月经不调，崩漏，带下，风湿痹痛，跌打损伤。

【凭证标本号】·522222160718021LY。

■ 猪屎豆属 *Crotalaria*

• 翅托叶猪屎豆

【学名】·*Crotalaria alata* Buch.-Ham. ex D. Don

【别名】·翅托叶野百合。

【生境与分布】·生于海拔 400～2 000 m 的荒山草地。分布于望谟、安龙、普安、册亨、盘州等地。

【药用部位】·全草。

【功效与主治】·清热解毒,利尿,祛风除湿,消肿止痛。用于小儿疳积,肾虚,阳痿,跌打损伤,骨折,痄疝,疔疮肿瘤,外伤出血,风湿骨痛,咽喉肿痛,久咳痰喘,尿道炎,膀胱炎。

【凭证标本号】·522326210314008LY;522328160306955LY。

● 响铃豆

【学名】·*Crotalaria albida* Heyne ex Roth

【别名】·黄花地丁、假花生、黄胆草。

【生境与分布】·生于海拔200~2 800 m的山坡、路旁、溪旁草丛或灌丛。分布于贞丰、册亨、罗甸、兴仁等地。

【药用部位】·全草。

【功效与主治】·清热利湿,解毒消肿。用于咳喘痰多,湿热泻利,黄疸,小便淋痛,心烦不眠,乳痈,痈肿疮毒。

【凭证标本号】·522327180906306LY;522325190115099LY;522728150523024LY。

● 大猪屎豆

【学名】·*Crotalaria assamica* Benth.

【别名】·凸尖野百合、大猪屎青、十字珍珠草。

【生境与分布】·生于海拔150 m以上的山谷、溪边阳处或山坡灌丛。分布于安龙、册亨等地。

【药用部位】·根、茎叶、种子。

【功效与主治】·根:凉血。用于跌打损伤,高血压。茎叶:清热解毒,凉血止血,利水消肿。用于小儿头疮,口疮,牙痛,肺热咳嗽咯血,跌打损伤,外伤出血,水肿,肾结石,膀胱炎,风湿骨痛。种子:祛风除湿,止血消肿,杀虫。用于风湿骨痛,跌打损伤,外伤出血,小儿疳积。

● 长萼猪屎豆

【学名】·*Crotalaria calycina* Schrank

【别名】·长萼野百合、大叶毛铃、狗铃豆。

【生境与分布】·生于海拔1 400 m以下的山坡灌丛或路旁。分布于长顺、罗甸等地。

【药用部位】·全草。

【功效与主治】·化积消疳,清热解毒,利尿通淋。用于小儿疳积,肾炎,膀胱炎,尿道炎,咳嗽痰喘,痄疝疔疮。

【凭证标本号】·522729200724034LY。

● 中国猪屎豆

【学名】·*Crotalaria chinensis* L.

【别名】·华猪屎豆、华野百合。

【生境与分布】·生于海拔150~1 000 m的缓山坡疏林下或草地。分布于威宁、安龙等地。

【药用部位】·全草。

【功效与主治】·外用于跌打损伤,狂犬咬伤。

● 假地蓝

【学名】·*Crotalaria ferruginea* Grah. ex Benth.

【别名】·狗响铃、马铃草、野花生。

【生境与分布】·生于海拔400~1 000 m的山坡、山谷或灌丛。分布于望谟、荔波、安龙、册亨等地。

【药用部位】·全草、根。

【功效与主治】·滋肾养肝,止咳平喘,利湿解毒。用于耳鸣,耳聋,头晕目眩,遗精,月经过多,久咳痰血,哮喘,肾炎,小便不利,扁桃体炎,腮腺炎,疔疮肿毒。

【凭证标本号】·522326201002018LY;522327191008119LY;522722200822513LY。

● 菽麻

【学名】·*Crotalaria juncea* L.

【别名】·自消容、太阳麻、印度麻。

【生境与分布】·引种。省内广泛栽培。

【药用部位】·根。

【功效与主治】·利尿解毒。用于尿浊,小便淋痛,尿道结石,疥癣,跌打损伤。

● 线叶猪屎豆

【学名】·*Crotalaria linifolia* L. f.

【别名】·条叶猪屎豆。

【生境与分布】·生于海拔500~2 500 m的山坡草地、路旁或田边。分布于望谟、兴仁、贞丰、安龙、独山等地。

【药用部位】·全草、根。

【功效与主治】·滋肾养肝,止咳平喘,利湿解毒。用于耳鸣,耳聋,头晕目眩,遗精,月经过多,久咳痰血,哮喘,肾炎,小便不利,扁桃体炎,腮腺炎,疔疮肿毒。

【凭证标本号】·522326201001058LY。

● 头花猪屎豆

【学名】·*Crotalaria mairei* Lévl.

【别名】·地草里、鸡儿头、地花生。

【生境与分布】·生于海拔800~2 100 m的山坡疏林或草地。分布于威宁、安龙等地。

【药用部位】·带根全草。

【功效与主治】·散积消胀,清热解毒。用于痞块,饱胀,小儿腹泻,疔疮疖肿,跌打损伤,外伤感染。

【凭证标本号】·522427140924357LY。

● 假苜蓿

【学名】·*Crotalaria medicaginea* Lamk.

【生境与分布】· 生于海拔 1 400 m 以下的路旁草地。分布于望谟、江口、册亨、安龙等地。

【药用部位】· 全草。

【功效与主治】· 清热化湿,利尿。

【凭证标本号】· 522326201002021LY;522222141115015LY;522222141115015LY。

• **猪屎豆**

【学名】· *Crotalaria pallida* Ait.

【别名】· 黄野百合、白猪屎豆。

【生境与分布】· 引种。沿河等地有栽培。

【药用部位】· 全草、根。

【功效与主治】· 全草:清热利湿,解毒散结。用于痢疾,湿热腹泻,小便淋沥,小儿疳积,乳腺炎。根:解毒散结,消积化滞。用于淋巴结核,乳腺炎,痢疾,小儿疳积。

【凭证标本号】· 522228200728019LY。

• **农吉利**

【学名】· *Crotalaria sessiliflora* L.

【别名】· 野百合、羊屎蛋。

【生境与分布】· 生于海拔 700～1 500 m 的山坡、草地、路旁或灌丛。分布于贞丰、独山、平塘、安龙等地。

【药用部位】· 全草。

【功效与主治】· 滋肾养肝。用于头晕目眩,耳聋,耳鸣。

【凭证标本号】· 523325190106322LY。

• **四棱猪屎豆**

【学名】· *Crotalaria tetragona* Roxb. ex Andr.

【别名】· 化金丹。

【生境与分布】· 生于海拔 500～1 600 m 的山谷或路旁潮湿地灌丛。分布于安龙、册亨等地。

【药用部位】· 带根全草。

【功效与主治】· 清热解毒,利湿通淋,行气止痛。用于湿热黄疸,热淋,膀胱结石,腹痛,痞块不消。

■ **补骨脂属** *Cullen*

• **补骨脂**

【学名】· *Psoralea corylifolia* L.

【别名】· 胡韭子、兰苋、破故纸。

【生境与分布】· 都匀、兴义、开阳、安龙、六枝等地有栽培。

【药用部位】· 成熟果实。

【功效与主治】· 温肾助阳,纳气平喘,温脾止泻。外用消风祛斑。用于肾阳不足,阳痿遗精,遗尿尿频,腰膝冷痛,肾虚作喘,五更泄泻。外用于白癜风,斑秃。

【凭证标本号】· 522701210823002LY。

【附注】· 《中国药典》收录物种。

■ **黄檀属** *Dalbergia*

• **秧青**

【学名】· *Dalbergia assamica* Benth.

【别名】· 南岭黄檀。

【生境与分布】· 生于海拔 350～1 400 m 的山地疏林或灌丛。分布于荔波、平塘、贞丰、望谟、罗甸、赤水等地。

【药用部位】· 根、茎。

【功效与主治】· 行气止痛,破积。用于胃气痛,衄血。

【凭证标本号】· 522722200823510LY;522727200617004LY;522325190408177LY。

• **两粤黄檀**

【学名】· *Dalbergia benthami* Prain

【别名】· 藤春、两粤檀。

【生境与分布】· 生于海拔 600～1 000 m 的林中。分布于贞丰、花溪、荔波、惠水、三都、龙里、梵净山等地。

【药用部位】· 茎。

【功效与主治】· 活血止痛。用于跌打损伤,筋骨疼痛。

【凭证标本号】· 522325190716580LY;520111200714039LY。

• **大金刚藤**

【学名】· *Dalbergia dyeriana* Prain ex Harms

【生境与分布】· 生于海拔 900～1 300 m 的山坡林下、灌丛或路边林缘。分布于修文、惠水、龙里、梵净山等地。

【药用部位】· 根。

【功效与主治】· 理气散寒,活络止痛。用于胸腹气滞疼痛,胃气上逆,嗳气,呃逆,跌打损伤。

【凭证标本号】· 522301150524628LY。

• **藤黄檀**

【学名】· *Dalbergia hancei* Benth.

【别名】· 通必灵、屈叶藤、藤檀。

【生境与分布】· 生于海拔 1 000～1 200 m 的山坡林缘、灌丛或山溪旁。分布于平塘、赤水、贞丰、印江、江口、息烽、开阳、清镇、修文、长顺、瓮安、独山、罗甸、福泉、荔波、都匀等地。

【药用部位】· 根、藤茎、树脂。

【功效与主治】· 根:舒经活络,强壮筋骨。用于腰酸腿痛,关节痛,跌打损伤,骨折。藤茎:理气止痛。用于胸胁痛,胃脘痛,腹痛,劳伤疼痛。树脂:行气止痛,止血。用于胸胁痛,胃脘痛,腹痛及外伤出血。

【凭证标本号】·522727200518004LY；520381160509388LY；522325190408537LY。

- **黄檀**

【学名】·*Dalbergia hupeana* Hance

【别名】·檀根、水檀、望水檀。

【生境与分布】·生于海拔 600～1 400 m 的林中、溪旁或山沟灌丛。分布于榕江、瓮安、福泉、荔波、都匀、贵定、三都、龙里、平塘等地。

【药用部位】·根、叶。

【功效与主治】·根:清热解毒,止血消肿。用于细菌性痢疾,疔疮肿毒,咳血,跌打肿痛。叶:清热解毒,活血消肿。用于疔疮肿毒,跌打损伤。

【凭证标本号】·520328200809001LY；520329190728844LY；522628141127391LY。

- **象鼻藤**

【学名】·*Dalbergia mimosoides* Franch.

【别名】·含羞草叶黄檀。

【生境与分布】·生于海拔 400～1 300 m 的河边阴湿处。分布于六枝、罗甸、雷山等地。

【药用部位】·根、茎皮、叶。

【功效与主治】·根、茎皮:清热解毒,收敛止血,截疟。用于疔疮痈疽,毒蛇咬伤,外伤出血,疟疾。叶:清热解毒。用于疔疮,痈疽,蜂窝组织炎,毒蛇咬伤。

【凭证标本号】·520203140624002LY。

- **钝叶黄檀**

【学名】·*Dalbergia obtusifolia* (Baker) Prain

【别名】·牛筋木、牛肋巴。

【生境与分布】·生于疏林草地。省内广泛栽培。

【药用部位】·木材。

【功效与主治】·行气止痛。用于胸腹胀痛。

- **降香檀**

【学名】·*Dalbergia odorifera* T. chen

【别名】·降真香、降香黄檀、花梨母。

【生境与分布】·生于山地林中。分布于册亨、望谟等地。

【药用部位】·心材。

【功效与主治】·化瘀止血,理气止痛。用于吐血,衄血,外伤出血,肝郁胁痛,胸痹刺痛,跌打伤痛,呕吐腹痛。

【凭证标本号】·522722200701037LY。

【附注】·《中国药典》收录物种。

- **斜叶黄檀**

【学名】·*Dalbergia pinnata* (Lour.) Prain

【别名】·羽叶黄檀、罗望子叶黄檀。

【生境与分布】·生于海拔 1 400 m 以下的山地密林。分布于开阳等地。

【药用部位】·根、茎叶。

【功效与主治】·祛风止痛,活血,敛疮。用于风湿痹痛,跌打损伤,月经不调,下肢溃疡。

- **滇黔黄檀**

【学名】·*Dalbergia yunnanensis* Franch.

【别名】·秧青、杠香、虹香藤。

【生境与分布】·生于海拔 1 800～2 000 m 的山路旁、山坡林中或灌丛。分布于开阳、修文、长顺、罗甸、惠水、龙里等地。

【药用部位】·根。

【功效与主治】·祛风解表,理气消积。用于风寒头痛,发热,食积饱胀,腹痛。

【凭证标本号】·522301150827790LY。

■ **凤凰木属 *Delonix***

- **凤凰木**

【学名】·*Delonix regia* (Boj.) Raf.

【别名】·火凤凰、金凤花、红楹。

【生境与分布】·贵州南部少数热带地区有引种栽培。

【药用部位】·树皮。

【功效与主治】·平肝潜阳。用于高血压,眩晕,心烦不宁。

■ **假木豆属 *Dendrolobium***

- **假木豆**

【学名】·*Dendrolobium triangulare* (Retz.) Schindl.

【别名】·千金拔、明金条。

【生境与分布】·生于海拔 420～800 m 的山坡灌丛。分布于平塘、贞丰、望谟、兴义、罗甸、瓮安、荔波等地。

【药用部位】·根、叶。

【功效与主治】·清热凉血,舒经活络,健脾利湿。用于咽喉肿痛,内伤吐血,跌打损伤,骨折,风湿骨痛,瘫痪,泄泻,小儿疳积。

【凭证标本号】·522727200909004LY；522326201001030LY；522325190116053LY。

鱼藤属 *Derris*

● 毛果鱼藤
【学名】· *Derris eriocarpa* How
【生境与分布】· 生于海拔 900～1 200 m 的山坡灌丛。分布于湄潭、兴义、三都等地。
【药用部位】· 根、藤茎。
【功效与主治】· 根:杀虫止痒。用于疥癣。藤茎:利尿通淋,化咳止痰。用于肾炎,膀胱炎,尿道炎,脚气水肿,咳嗽。
【凭证标本号】· 522328140419603LY。

● 锈毛鱼藤
【学名】· *Derris ferruginea* (Roxb.) Benth.
【别名】· 锈叶鱼藤、山茶藤、荔枝藤。
【生境与分布】· 生于海拔 500～800 m 的灌丛或疏林。分布于望谟、罗甸等地。
【药用部位】· 根。
【功效与主治】· 杀虫止痒。用于疥癣。

● 中南鱼藤
【学名】· *Derris fordii* Oliv.
【别名】· 霍氏鱼藤。
【生境与分布】· 生于海拔 500～1 600 m 的山坡、溪边灌丛或疏林。分布于望谟、荔波、三都、册亨、长顺、独山、罗甸、惠水等地。
【药用部位】· 茎叶。
【功效与主治】· 解毒杀虫。用于疮毒,皮炎,皮肤湿疹,跌打肿痛,关节疼痛。
【凭证标本号】· 522326201002046LY;522722200512536LY。

● 亮叶中南鱼藤
【学名】· *Derris fordii* var. *lucida* How
【别名】· 亮叶霍氏鱼藤。
【生境与分布】· 生于石山。分布于兴义、望谟、长顺、独山、罗甸、都匀等地。
【药用部位】· 果实。
【功效与主治】· 凉血,补血。

● 边荚鱼藤
【学名】· *Derris marginata* (Roxb.) Benth.
【别名】· 纤毛萼鱼藤。
【生境与分布】· 生于海拔 400～600 m 的山脚、林边岩石或山谷灌丛。分布于兴义、印江等地。
【药用部位】· 根。
【功效与主治】· 杀虫止痒。用于疥癣。

【凭证标本号】· 522301160505213LY;522301150711688LY。

● 鱼藤
【学名】· *Derris trifoliata* Lour.
【别名】· 毒鱼藤、篓藤。
【生境与分布】· 生于灌丛。分布于三都、茂兰等地。
【药用部位】· 根、茎叶。
【功效与主治】· 散瘀止痛,杀虫止痒。用于跌打肿痛,关节疼痛,疥癣,湿疹。

山蚂蝗属 *Desmodium*

● 圆锥山蚂蝗
【学名】· *Desmodium elegans* DC.
【别名】· 总状花序山蚂蝗。
【生境与分布】· 生于海拔 1 000～2 500 m 的山坡、草地、路旁或疏林。分布于望谟、兴义、惠水、瓮安、威宁等地。
【药用部位】· 全株。
【功效与主治】· 活血消肿,止血敛疮。用于跌打损伤,骨折,外伤出血,烧烫伤。
【凭证标本号】· 522326201001061LY;522301150903846LY;522731190710002LY。

● 大叶山蚂蝗
【学名】· *Desmodium gangeticum* (L.) DC.
【别名】· 蝉豆、恒河山绿豆、大叶山绿豆。
【生境与分布】· 生于山坡、路旁或灌丛。分布于册亨、安龙、罗甸、长顺、独山、平塘、梵净山、雷公山等地。
【药用部位】· 全草。
【功效与主治】· 祛瘀调经,解毒止痛。用于跌打损伤,子宫脱垂,脱肛,闭经,牛皮癣,牙痛,头痛。
【凭证标本号】· 522327191225024LY;522326201001005LY;522325190228017LY。

● 假地豆
【学名】· *Desmodium heterocarpon* (L.) DC.
【别名】· 山花生、野花生、三叶藤。
【生境与分布】· 生于海拔 300～1 800 m 的山谷、水沟边、山坡、路旁、灌丛或林下。分布于金沙、德江、安龙、罗甸、惠水、贵定、龙里等地。
【药用部位】· 全草。
【功效与主治】· 清热解毒,利尿。用于肺热咳喘,水肿,淋证,尿血,跌打肿痛,毒蛇咬伤,痈疖,暑瘟,疟腮。
【凭证标本号】· 522326201001043LY;522729200725080LY;

522325181011257LY。

● **大叶拿身草**

【学名】· *Desmodium laxiflorum* DC.

【别名】· 山豆根、疏花山蚂蝗。

【生境与分布】· 生于海拔 200～2 400 m 的山坡、路旁、山谷或林边。分布于望谟、荔波、赤水、凤冈等地。

【药用部位】· 全草。

【功效与主治】· 活血平肝,清热解毒,利湿。用于跌打损伤,高血压,肝炎,肾炎水肿,膀胱结石,过敏性皮炎,梅毒。

【凭证标本号】· 522326201002003LY;522722200702604LY;522731200904048LY。

● **小叶三点金**

【学名】· *Desmodium microphyllum* (Thunb.) DC.

【别名】· 碎米柴、小木通、小叶山蚂蝗。

【生境与分布】· 生于海拔 420～2 000 m 的山坡、草地、灌丛或疏林。分布于贞丰、荔波、平塘、威宁、赫章、赤水、印江、松桃、瓮安、息烽、清镇等地。

【药用部位】· 全草。

【功效与主治】· 清热利湿,止咳平喘,消肿解毒。用于石淋,胃痛,黄疸,痢疾,咳嗽,哮喘,支气管炎。外用于毒蛇咬伤,痈疮瘰疬,漆疮,痔疮。

【凭证标本号】· 522325190116136LY;522722200723315LY;522727200926007LY。

● **饿蚂蝗**

【学名】· *Desmodium multiflorum* DC.

【别名】· 烂豆树、吊马花、多花山蚂蝗。

【生境与分布】· 生于海拔 600～2 300 m 的山坡、草地、路旁或灌丛。分布于印江、江口、独山、长顺、都匀、惠水、龙里、平塘、盘州、安龙、紫云、兴仁、雷公山等地。

【药用部位】· 根、枝叶、种子。

【功效与主治】· 根、种子:清热解毒,消食补虚,活血止痛。用于胃痛,小儿疳积,腮腺炎,淋巴结炎,毒蛇咬伤。枝叶:清热补虚,发汗解表,活血止痛。用于胃痛,腹痛,小儿疳积。

【凭证标本号】· 527727200909006LY;522222160122021LY;522327180907302LY。

● **长波叶山蚂蝗**

【学名】· *Desmodium sequax* Wall.

【别名】· 饿蚂蝗、瓦子草、波叶山蚂蝗。

【生境与分布】· 生于海拔 400～800 m 的山坡、路旁或灌丛。

分布于望谟、贞丰、册亨、赤水、习水、仁怀、江口、清镇、惠水、普安、兴义、独山等地。

【药用部位】· 根、茎叶、果实。

【功效与主治】· 根:润肺止咳,驱虫。用于肺结核咳嗽,盗汗,产后瘀滞腹痛,蛔虫、蛲虫病。茎叶:清热泻火,活血化瘀,敛疮。用于风热目赤,胞衣不下,血瘀闭经,烧伤。果实:收涩止血。用于外伤出血。

【凭证标本号】· 522326200421007LY;522325180920052LY;522327191008120LY。

● **广金钱草**

【学名】· *Desmodium styracifolium* (Osb.) Merr.

【别名】· 铜钱草、落地金钱。

【生境与分布】· 生于海拔 750 m 左右的次生林。分布于佛顶山等地。

【药用部位】· 地上部分。

【功效与主治】· 利湿退黄,利尿通淋。用于黄疸尿赤,热淋,石淋,小便涩痛,水肿尿少。

【附注】·《中国药典》收录物种。

● **绒毛山蚂蝗**

【学名】· *Desmodium velutinum* (Willd.) DC.

【别名】· 绒毛叶山蚂蝗、绒毛山绿豆。

【生境与分布】· 生于海拔 700～1 400 m 的山坡、路旁或草地。分布于贞丰、罗甸等地。

【药用部位】· 全株。

【功效与主治】· 清热解毒。用于黄疸。

● **单叶拿身草**

【学名】· *Desmodium zonatum* Miq.

【别名】· 山槐树、长荚山绿豆、长荚山蚂蝗。

【生境与分布】· 生于海拔 500～1 300 m 的山地密林。分布于贞丰、册亨、罗甸、望谟、兴义等地。

【药用部位】· 根。

【功效与主治】· 清热解毒。用于胃脘痛,小儿疳积。

■ **山黑豆属 *Dumasia***

● **硬毛山黑豆**

【学名】· *Dumasia hirsuta* Craib

【生境与分布】· 生于山谷溪边灌丛。分布于江口等地。

【药用部位】· 全草。

【功效与主治】· 清热解毒,消肿止带。

【凭证标本号】· 522731191021047LY。

柔毛山黑豆

【学名】· *Dumasia villosa* DC.

【别名】· 毛小鸡藤。

【生境与分布】· 生于海拔400～2500 m的山谷溪边灌丛。分布于望谟、桐梓等地。

【药用部位】· 全草、种子。

【功效与主治】· 清热解毒,消肿止带。用于咽喉肿痛,乳痈,牙痛,肿毒,毒蛇咬伤,白带过多。

【凭证标本号】· 522326201001052LY。

■ 野扁豆属 *Dunbaria*

• 长柄野扁豆

【学名】· *Dunbaria podocarpa* Kurz

【别名】· 山绿豆。

【生境与分布】· 生于海拔400～800 m的山坡路旁灌丛或旷野山坡。分布于安龙等地。

【药用部位】· 全株、根。

【功效与主治】· 全株:清热解毒,消肿止痛。用于喉痛,牙痛,乳痈。根:外用于毒蛇咬伤。

• 圆叶野扁豆

【学名】· *Dunbaria rotundifolia* (Lour.) Merr.

【生境与分布】· 生于山坡灌丛或旷野草地。分布于安龙、普安、罗甸等地。

【药用部位】· 全草、根。

【功效与主治】· 清热解毒,消肿,止血生肌。用于肺热咳嗽,大肠湿热,疔痈疮疡,急性肝炎。

【凭证标本号】· 522328140427805LY。

• 野扁豆

【学名】· *Dunbaria villosa* (Thunb.) Makino

【别名】· 毛野扁豆、野赤小豆。

【生境与分布】· 生于旷野或山谷路旁灌丛。分布于普安、罗甸、六枝等地。

【药用部位】· 全草、种子。

【功效与主治】· 活血消肿,行气止痛,止带。用于胸膈胀满,胃痛,月经不调,痛经,带下病,刀伤,无名肿毒。

【凭证标本号】· 520203140831007LY。

■ 榼藤属 *Entada*

• 榼藤

【学名】· *Entada phaseoloides* (L.) Merr.

【别名】· 榼藤子、榼子藤、眼镜豆。

【生境与分布】· 生于山涧或山坡混交林中,攀援于大乔木上。分布于安龙、册亨等地。

【药用部位】· 成熟种子。

【功效与主治】· 补气补血,健胃消食,除风止痛,强筋硬骨。用于水血不足,面色苍白,四肢无力,脘腹疼痛,纳呆食少,风湿,肢体关节痿软疼痛,性冷淡。

【凭证标本号】· 522726150916010LY。

【附注】·《中国药典》收录物种。

■ 鸡头薯属 *Eriosema*

• 鸡头薯

【学名】· *Eriosema chinense* Vog.

【别名】· 绵三七、鸡心矮陀陀、球茎毛瓣花。

【生境与分布】· 生于海拔1300～2000 m的山坡草丛、石缝或林下。分布于兴义、安龙等地。

【药用部位】· 全草、块根。

【功效与主治】· 健胃消积,止痛,解暑。用于胃痛,泄泻,痢疾,消化不良,小儿疳积,子痛,疝气。外用于跌打损伤,疮毒。

■ 刺桐属 *Erythrina*

• 鹦哥花

【学名】· *Erythrina arborescens* Roxb.

【别名】· 乔木刺桐、红嘴绿鹦哥。

【生境与分布】· 生于海拔450～2100 m的山沟路旁或斜坡草地。分布于清镇、兴义、安龙、望谟等地。

【药用部位】· 根、树皮、叶、果实、种子。

【功效与主治】· 根、叶、果实:清热祛风,健脾利湿。用于头痛,痢疾。树皮:祛风除湿,续筋骨。用于跌打损伤,风湿骨痛,关节脱臼肿痛,骨折,小儿疳积,蛔虫病,尿道炎,乳腺炎。种子:祛风除湿,驱虫。

• 龙牙花

【学名】· *Erythrina corallodendron* L.

【别名】· 龙芽菜、珊瑚刺桐、象牙红。

【生境与分布】· 省内广泛栽培。

【药用部位】· 树皮、叶。

【功效与主治】· 树皮:止痛镇静,祛痰。叶:利尿。

• 鸡冠刺桐

【学名】· *Erythrina crista-galli* L.

【别名】· 海红豆。

【生境与分布】·省内广泛栽培。

【药用部位】·树皮。

【功效与主治】·用于腹泻。

【凭证标本号】·522325190718600LY。

• 刺桐

【学名】·*Erythrina variegate* L.

【别名】·印度刺桐、海桐。

【生境与分布】·兴义等地有栽培。

【药用部位】·根皮、树皮、叶、花、果实。

【功效与主治】·根皮、树皮:祛风湿,通经络,解热,杀虫,镇痛。用于风湿痹痛,麻木,腰腿筋骨疼痛,霍乱,痢疾,牙痛,咳嗽,眼疾,跌打损伤,疥癣,顽癣。叶:用于小儿疳积。花:止血。用于金疮。果实:解热。

【凭证标本号】·522301160123009LY。

▪ 山豆根属 *Euchresta*

• 山豆根

【学名】·*Euchresta japonica* Benth. ex Oliv.

【别名】·三小叶山豆根。

【生境与分布】·生于海拔800~1400 m的山坡深林。分布于梵净山、佛顶山。

【药用部位】·根和根茎。

【功效与主治】·清热解毒,消肿利咽。用于火毒蕴结,乳蛾喉痹,咽喉肿痛,齿龈肿痛,口舌生疮。

【凭证标本号】·522728160419005LY;522722200702592LY。

【附注】·《中国药典》收录物种。

▪ 千斤拔属 *Flemingia*

• 大叶千斤拔

【学名】·*Flemingia macrophylla*（Willd.）Prain

【别名】·大猪尾、千斤力、千金红。

【生境与分布】·生于海拔200~1800 m的山坡灌丛或旷野草地。分布于兴义、兴仁、望谟、册亨、安龙、罗甸、三都等地。

【药用部位】·根。

【功效与主治】·祛风湿,益脾肾,强筋骨。用于风湿骨痛,腰肌劳损,四肢痿软,偏瘫,阳痿,月经不调,带下,腹胀,食少,气虚足肿。

【凭证标本号】·522301151127917LY;522727200909005LY;522325181206133LY。

• 千斤拔

【学名】·*Flemingia prostrata* C. Y. Wu

【别名】·咳嗽草、大铁扫帚。

【生境与分布】·生于海拔150~300 m的山坡灌丛。分布于罗甸、惠水等地。

【药用部位】·根。

【功效与主治】·清热化痰,除湿通络,健脾消疳。用于感冒发热,肺热咳嗽,哮喘,百日咳,风湿痹痛,黄疸,痛经,小儿疳积,腹泻,消化不良。

【凭证标本号】·522728151117007LY。

• 球穗千斤拔

【学名】·*Flemingia strobilifera*（L.）Ait.

【别名】·麒麟尾、山萝卜、蚌壳草。

【生境与分布】·生于海拔900~1400 m的山坡灌丛。分布于贞丰、罗甸、兴义、普安、盘州等地。

【药用部位】·全草、根。

【功效与主治】·清热解毒,祛风通络,止咳化痰。用于风湿痹痛,腰膝无力,痰热咳嗽,哮喘,百日咳,黄疸。

【凭证标本号】·522301161216291LY;522325181122343LY;522728150306002LY。

▪ 干花豆属 *Fordia*

• 干花豆

【学名】·*Fordia cauliflora* Hemsl.

【生境与分布】·生于海拔500 m左右的山地疏林或水旁。分布于兴仁等地。

【药用部位】·全草、根、叶。

【功效与主治】·全草:清热消肿,疏风除湿。用于跌打损伤,疮毒,风湿骨痛,瘀积疼痛,跌打骨折,痈疮疼痛,肺痨咳嗽,感冒,咽喉炎,小儿疳积。根、叶:清热解毒,散瘀消肿,止咳,化痰润肺,截疟。用于喉头肿痛,伤风声哑,月经过多,水肿。

【凭证标本号】·522301160516230LY。

• 小叶干花豆

【学名】·*Fordia microphylla* Dunn ex Z. Wei

【别名】·野京豆。

【生境与分布】·生于海拔800~2000 m的山谷岩石坡地或灌林。分布于贞丰、福泉、荔波等地。

【药用部位】·根、叶。

【功效与主治】·润肺止咳,清热解毒,截疟。用于毒疮,疟疾,间日疟,恶性疟,感冒,咽喉炎,扁桃体炎。

皂荚属 Gleditsia

华南皂荚

【学名】· *Gleditsia fera* (Lour.) Merr.

【生境与分布】· 生于海拔 400 m 左右的石山林中。分布于荔波等地。

【药用部位】· 果实。

【功效与主治】· 豁痰开窍,杀虫止痒。用于中风昏迷,口噤不语,疥疮,顽癣。

【凭证标本号】· 522722201108196LY。

山皂荚

【学名】· *Gleditsia japonica* Miq.

【别名】· 山皂角、日本皂荚。

【生境与分布】· 余庆等地有栽培。

【药用部位】· 棘刺。

【功效与主治】· 活血祛瘀,消肿溃脓,下乳。用于淋巴结核,乳腺炎,恶疮,痈肿不溃。

【凭证标本号】· 520329191005032LY。

滇皂荚

【学名】· *Gleditsia japonica* var. *delavayi* (Franch.) L.C. Li

【别名】· 皂解树、皂角。

【生境与分布】· 生于海拔 1 300 m 左右的山脚疏林。分布于威宁、瓮安等地。

【药用部位】· 果实、刺。

【功效与主治】· 果实:豁痰开窍,解毒杀虫。用于中风,癫痫,痰厥昏仆,咳喘痰涎壅盛,恶疮。刺:拔毒消肿,溃脓下乳。用于疮疖痈肿,恶疮,痰核,产后不下乳。

【凭证标本号】· 522427140906630LY。

野皂荚

【学名】· *Gleditsia microphylla* Gordon ex Y. T. Lee

【生境与分布】· 生于山脚疏林。分布于贵阳、水城、瓮安、贵定等地。

【药用部位】· 荚果。

【功效与主治】· 开窍祛痰,解毒。

皂荚

【学名】· *Gleditsia sinensis* Lam.

【别名】· 山皂荚。

【生境与分布】· 生于海拔 650～1 300 m 的山脚。分布于平塘、西秀、花溪等地。

【药用部位】· 棘刺、成熟果实。

【功效与主治】· 棘刺:消肿托毒,排脓杀虫。用于痈疽初起或脓成不溃。外用于疥癣麻风。果实:祛痰开窍,散结消肿。用于中风口噤,昏迷不醒,癫痫痰盛,关窍不通,喉痹痰阻,顽痰喘咳,咳痰不爽,大便燥结。外用于痈肿。

【凭证标本号】· 522727201103003LY;520402170509350LY;520111200714035LY。

【附注】·《中国药典》收录物种。

大豆属 Glycine

大豆

【学名】· *Glycine max* (L.) Merr.

【别名】· 黄豆、乌豆、黑豆。

【生境与分布】· 册亨、黎平等地有栽培。

【药用部位】· 种子。

【功效与主治】· 益精明目,养血祛风,利水,解毒。用于阴虚烦渴,头晕目昏,体虚多汗,肾虚腰痛,水肿尿少,痹痛拘挛,手足麻木,药食中毒。

【凭证标本号】· 522327191225029LY;522631190523489LY。

【附注】·《中国药典》收录物种。

野大豆

【学名】· *Glycine soja* Sieb. et Zucc.

【别名】· 稆豆、豆、零乌豆。

【生境与分布】· 生于海拔 300～800 m 的山野或路旁灌丛。分布于余庆、碧江、凯里等地。

【药用部位】· 根、茎、叶、种子。

【功效与主治】· 根、茎、叶:清热敛汗,舒筋止痛。用于盗汗,劳伤筋痛,胃脘痛,小儿食积。种子:补益肝肾,祛风解毒。用于肾虚腰痛,风痹,筋骨疼痛,阴虚盗汗,内热消渴,目昏头晕,产后风痉,小儿疳积,痈肿。

【凭证标本号】· 520329191002903LY。

长柄山蚂蝗属 Hylodesmum

侧序长柄山蚂蝗

【学名】· *Hylodesmum laterale* (Schindler) H. Ohashi & R. R. Mill

【别名】· 短柄山绿豆。

【生境与分布】· 生于海拔 1 980 m 左右的林中溪边。分布于黔西、水城等地。

【药用部位】· 全草。

【功效与主治】· 健脾化湿,祛风止痛,破瘀散肿。用于筋骨折断,风湿骨痛。

【凭证标本号】·522423190624013LY。

● 羽叶长柄山蚂蝗

【学名】· *Hylodesmum oldhamii* (Oliv.) H. Ohashi & R.R. Mill

【别名】·羽叶山绿豆。

【生境与分布】·生于海拔1100 m左右的山谷、林边、沟边或林中。分布于雷山、沿河、息烽、都匀、瓮安等地。

【药用部位】·全草。

【功效与主治】·健脾化湿,祛风止痛,破瘀散肿。用于筋骨折断,风湿骨痛。

【凭证标本号】·522634160831012LY。

● 长柄山蚂蝗

【学名】· *Hylodesmum podocarpum* (Candolle) H. Ohashi et R.R. Mill

【别名】·圆菱叶山蚂蝗、小黏子草。

【生境与分布】·生于海拔600～2300 m的山谷、路旁、山地、草地、林下或灌丛。分布于册亨、花溪、荔波、威宁、习水、碧江、印江、思南、清镇、平坝、罗甸、长顺、瓮安、独山、惠水、贵定、龙里、平塘等地。

【药用部位】·根。

【功效与主治】·发表散寒,止血,破瘀消肿,健脾化湿。用于感冒咳嗽,脾胃虚弱,刀伤出血。

【凭证标本号】·522327191008091LY；520111200714042LY；522722200819393LY。

● 宽卵叶长柄山蚂蝗

【学名】· *Hylodesmum podocarpum* subsp. *fallax* (Schindler) H. Ohashi et R.R. Mill

【别名】·宽卵叶山蚂蝗、假山绿豆。

【生境与分布】·生于海拔400～1100 m的山坡、路旁或疏林。分布于印江、都匀、长顺、独山、罗甸、贵定、平塘、三都、息烽、赤水、榕江等地。

【药用部位】·全草、根。

【功效与主治】·健脾化湿,祛风止痛,破瘀散肿,退黄。用于筋骨折断,风湿骨痛,黄疸。

【凭证标本号】·520111200721005LY；522228210103010LY；520329190413008LY。

● 尖叶长柄山蚂蝗

【学名】· *Hylodesmum podocarpum* subsp. *oxyphyllum* (Candolle) H. Ohashi & R.R. Mill

【别名】·山蚂蝗、小山蚂蝗、野豌豆。

【生境与分布】·生于海拔600～2300 m的山谷、山地、林下或灌丛。分布于黔南、赤水、习水、印江、德江、平坝、盘州、普安、普定、册亨、独山、雷山、榕江、纳雍等地。

【药用部位】·全草。

【功效与主治】·解表散寒,祛风活络,消肿解毒。用于风湿骨痛,咳嗽吐血,跌打损伤,腰痛,乳痛,毒蛇咬伤。

【凭证标本号】·520328200805023LY；522422150803005LY。

● 四川长柄山蚂蝗

【学名】· *Hylodesmum podocarpum* subsp. *szechuenense* (Craib) H. Ohashi et R.R. Mill

【别名】·四川山蚂蝗、比子草、过路青。

【生境与分布】·生于海拔600～1400 m的山谷、水旁、山坡或路旁灌丛。分布于册亨、花溪、荔波、威宁、习水、碧江、印江、思南、清镇、平坝、罗甸、长顺、瓮安、独山、惠水、贵定、龙里、平塘等地。

【药用部位】·全草、根皮。

【功效与主治】·全草:用于感冒咳嗽,消化不良,疟疾。根皮:清热解毒,利咽。

【凭证标本号】·522327191008091LY；520111200714042LY；522722200819393LY。

■ 木蓝属 *Indigofera*

● 多花木蓝

【学名】· *Indigofera amblyantha* Craib

【生境与分布】·生于海拔600～1600 m的山坡草地灌丛。分布于望谟、荔波等地。

【药用部位】·全草、根、根茎、叶。

【功效与主治】·全草:清热解毒,消肿止痛。根、根茎:用于喉痛,喉风,喉痹,牙龈肿痛,喘满热咳,黄疸,下痢,痔疾,热肿,秃疮,疥癣,蛇虫犬咬伤。叶:捣碎止血。

【凭证标本号】·520329190418004LY。

● 深紫木蓝

【学名】· *Indigofera atropurpurea* Buch.-Ham. ex Hornem.

【别名】·线苞木蓝。

【生境与分布】·生于海拔600～1000 m的山坡灌丛或林缘。分布于都匀、瓮安、兴义、贞丰、安龙、册亨、望谟、罗甸、独山、长顺、惠水、贵定、三都、龙里等地。

【药用部位】·根、叶。

【功效与主治】·根:截疟。用于疟疾,恶性疟疾,间歇性寒战,高热。叶:用于毒蛇咬伤。

【凭证标本号】·522701201022009LY。

● **河北木蓝**

【学名】· *Indigofera bungeana* Walp.

【别名】·马棘。

【生境与分布】·生于海拔 500~1 300 m 的山坡林缘或灌丛。分布于凤冈、紫云等地。

【药用部位】·全草、根、叶。

【功效与主治】·全草:清热解毒,温肺止咳,消食化滞,消肿散结。用于瘰疬,痔疮,烂脚,水肿,胀饱食积,感冒咳嗽。根:活血祛瘀,清热解毒,止咳平喘,消肿,解蛇毒。用于咳喘,喉蛾,疔疮,瘰疬,痔疮,跌打损伤,蛇虫咬伤。叶:捣烂外敷,用于止血。

【凭证标本号】·520327200927002LY;520425170606327LY。

● **尾叶木蓝**

【学名】· *Indigofera caudata* dunn.

【生境与分布】·生于海拔 500~600 m 的山谷或山坡灌丛。分布于兴义等地。

【药用部位】·根。

【功效与主治】·祛风止痛,截疟。用于疟疾。

● **庭藤**

【学名】· *Indigofera decora* Lindl.

【别名】·胡豆、岩藤、泡颈亮。

【生境与分布】·生于海拔 200~1 800 m 的沟谷或山坡灌丛。分布于安龙、贵定等地。

【药用部位】·根、全草。

【功效与主治】·续筋接骨,散瘀止痛。用于跌打损伤,痛经,血瘀闭经,风湿痹痛。

● **宜昌木蓝**

【学名】· *Indigofera decora* var. *ichangensis* (Craib) Y. Y. Fang & C. Z. Zheng

【生境与分布】·分布于兴仁等地。

【药用部位】·根、根茎。

【功效与主治】·清热解毒,消肿止痛。用于喉痛,喉风,喉痹,肺炎,牙龈肿痛,喘满热咳,黄疸,下痢,痔疾,热肿,秃疮,疥癣,蛇虫犬咬伤。

【凭证标本号】·522322191004280LY。

● **密果木蓝**

【学名】· *Indigofera densifructa* Y. Y. Fang et C. Z. Zheng

【生境与分布】·生于山坡草丛。分布于凯里等地。

【药用部位】·茎叶。

【功效与主治】·清热解毒,凉血止血。

● **黔南木蓝**

【学名】· *Indigofera esquirolii* Lévl.

【别名】·黔滇木蓝。

【生境与分布】·生于海拔 300~900 m 的山坡、河边或路旁灌丛。分布于花溪、贞丰、兴义、兴仁、安龙、罗甸、平塘、独山、荔波、三都、福泉、惠水、龙里、凯里等地。

【药用部位】·全草、枝、叶。

【功效与主治】·全草:清热解毒,消肿止痛。用于吐血,乳痈,喉炎。枝、叶:用于肠道寄生虫病,腹痛腹胀。

【凭证标本号】·520111200724005LY;522722200822478LY;522325181120232LY。

● **西南木蓝**

【学名】· *Indigofera mairei* H. Lév.

【生境与分布】·生于路边草地。分布于普定、威宁、独山、平塘等地。

【药用部位】·茎叶。

【功效与主治】·清热解毒,凉血止血。

● **绢毛木蓝**

【学名】· *Indigofera neosericopetala* P.C. Li

【生境与分布】·生于海拔 500~2 900 m 的山坡灌丛、路旁、岩石缝或林缘草坡。

【药用部位】·根。

【功效与主治】·祛风,消炎止痛。用于牙龈发炎,跌打损伤,疼痛,麻风。

【凭证标本号】·520222160629156LY。

● **茸毛木蓝**

【学名】· *Indigofera stachyodes* Lindl.

【别名】·铁刷子、血人参、山红花。

【生境与分布】·生于海拔 700~2 400 m 的山坡阳处灌丛。分布于贵阳、平塘、册亨、习水、普安、盘州、水城、六枝、兴仁、安龙、望谟、长顺、独山、罗甸、都匀、惠水、龙里、平坝等地。

【药用部位】·根。

【功效与主治】·滋阴补虚,调经摄血,活血舒筋。用于崩漏,体虚久痢,肠风下血,溃疡不敛,风湿痹痛,跌打损伤,肝硬化,疳积。

【凭证标本号】·522731190712010LY;522727200811002LY;522327191008006LY。

● **野青树**

【学名】· *Indigofera suffruticosa* Mill.

【生境与分布】·省内广泛栽培。

【药用部位】·全株、茎叶、种子。

【功效与主治】·全株:凉血解毒,止痛。用于衄血,皮肤瘙痒,斑疹,咽喉肿痛,疱疮肿毒。茎叶、种子:清热解毒,凉血定惊,透疹。用于血热吐衄,胸痛咳血,喉痹,口疮,流行性腮腺炎,小儿惊痫,皮肤瘙痒,斑疹透发不畅。

● **木蓝**

【学名】· *Indigofera tinctoria* L.

【别名】·槐蓝、大蓝、大青蓝。

【生境与分布】·生于山坡草丛。分布于望谟、凤冈、湄潭、赫章等地。

【药用部位】·茎叶。

【功效与主治】·清热解毒,凉血止血。用于乙型脑炎,腮腺炎,急性咽喉炎,淋巴结炎,目赤,口疮,痈肿疮疖,丹毒,疥癣,蛇虫咬伤,吐血。

【凭证标本号】· 522326201002042LY;520327200716033LY;520328210504173LY。

■ **鸡眼草属 Kummerowia**

● **长萼鸡眼草**

【学名】· *Kummerowia stipulacea* (Maxim.) Makino

【别名】·掐不齐、人字草、小蓄片。

【生境与分布】·生于路边、草地。分布于惠水、荔波、长顺、习水等地。

【药用部位】·全草。

【功效与主治】·清热解毒,健脾利湿。用于感冒发热,暑湿吐泻,痢疾。

【凭证标本号】· 522731200905019LY;522722200820209LY;522729200725053LY。

● **鸡眼草**

【学名】· *Kummerowia striata* (Thunb.) Schindl.

【生境与分布】·生于海拔 500～1 400 m 的林下、田边或路旁。分布于贵阳、惠水、都匀、印江、德江、雷山、平坝、普安、安龙、瓮安、习水、梵净山等地。

【药用部位】·全草。

【功效与主治】·清热解毒,健脾利湿。用于感冒发热,暑湿吐泻,痢疾。

【凭证标本号】· 522731190709093LY;522701200919009LY;520327200812007LY。

■ **扁豆属 Lablab**

● **扁豆**

【学名】· *Lablab purpureus* (L.) Sweet

【生境与分布】·省内广泛栽培。

【药用部位】·成熟种子。

【功效与主治】·健脾化湿,和中消暑。用于脾胃虚弱,食欲不振,大便溏泻,白带过多,暑湿吐泻,胸闷腹胀。

【凭证标本号】· 522301160111968LY。

【附注】·《中国药典》收录物种。

■ **山黧豆属 Lathyrus**

● **大山黧豆**

【学名】· *Lathyrus davidii* Hance

【生境与分布】·生于海拔 1 800 m 左右的路边、山坡或草丛。分布于兴义、望谟、钟山等地。

【药用部位】·全草、种子。

【功效与主治】·全草:用于痛经,子宫内膜炎,避孕。种子:清热解毒,止痛化痰。用于痢疾腹痛,胃痛,肝脓肿,喉炎,淋巴腺炎,困乏无力,口渴,咳嗽痰多,阴道滴虫,烧烫伤。

【凭证标本号】· 522301160801252LY;520201200807320LY;522301160801252LY。

● **牧地山黧豆**

【学名】· *Lathyrus pratensis* L.

【生境与分布】·生于海拔 1 000～2 900 m 的沟边、山坡或林缘灌丛。分布于威宁、赫章、大方等地。

【药用部位】·全草、叶、种子。

【功效与主治】·全草:清热解毒,利湿。用于疥癣,疮疖。叶:祛痰止咳。用于支气管炎,肺炎,肺结核,肺脓肿,咳嗽痰多,胸闷喘急。种子:活血化瘀。

【凭证标本号】· 522427140622403LY。

■ **胡枝子属 Lespedeza**

● **胡枝子**

【学名】· *Lespedeza bicolor* Turcz.

【别名】·随军茶、扫皮、胡枝条。

【生境与分布】·生于沟边、山坡或林缘灌丛。分布于贞丰、钟山、紫云、德江、大方、施秉、独山、龙里等地。

【药用部位】·根、枝叶。

【功效与主治】·根:祛风除湿,活血止痛,止血止带,清热解毒。用于感冒发热,风湿痹痛,跌打损伤,鼻衄,赤白带下,流注肿毒。枝叶:清热润肺,利尿通淋,止血。用于肺热咳嗽,感冒发热,百日咳,淋证,吐血,衄血,尿血,便血。

【凭证标本号】·522325181207207LY;520201200804255LY;520425170613418LY。

● **绿叶胡枝子**

【学名】· *Lespedeza buergeri* Miq.

【生境与分布】·生于海拔1 500 m以下的山坡、林下、山沟或路旁。分布于花溪、瓮安、惠水、龙里、册亨等地。

【药用部位】·根、皮、叶。

【功效与主治】·根:解表化痰,利湿活血。用于伤风头痛,咳嗽,淋浊,妇女血瘀腹痛,崩漏,痈疽,丹毒。皮:用于四肢骨关节红肿。叶:用于痈疽发背。

【凭证标本号】·520111200710012LY。

● **中华胡枝子**

【学名】· *Lespedeza chinensis* G. Don

【别名】·白盲荚、风血木。

【生境与分布】·生于海拔2 500 m以下的灌丛或林缘。分布于六枝、大沙河等地。

【药用部位】·根、全株。

【功效与主治】·清热解毒,宣肺平喘,截疟,祛风除湿。用于小儿高热,中暑发痧,哮喘,痢疾,乳痈,痈疽肿毒,疟疾,热淋,脚气,风湿痹痛。

【凭证标本号】·520203140518016LY。

● **截叶铁扫帚**

【学名】· *Lespedeza cuneata* (Dum.-Cours.) G. Don

【生境与分布】·生于海拔600~2 300 m的山坡、草地、路旁、山脚或岩石灌丛。分布于贵阳、赤水、湄潭、印江、平坝、普安、安龙、独山、罗甸、瓮安、惠水、三都、龙里、雷山、威宁等地。

【药用部位】·全草、根。

【功效与主治】·清热解毒,祛痰止咳,利湿消积,补肝肾,益肺阴。用于遗精遗尿,白浊,带下病,口腔炎,咳嗽,哮喘,胃痛,劳伤,小儿疳积,泻痢,消化不良,胃肠炎,黄疸型肝炎,肾炎水肿,跌打损伤,视力减退,目赤红痛,乳痈。外用于带状疱疹,毒蛇咬伤。

【凭证标本号】·520111201011006LY;527722200822178LY;522423190720326LY。

● **大叶胡枝子**

【学名】· *Lespedeza davidii* Franch.

【别名】·大叶乌梢、山苦蘵、夜关门。

【生境与分布】·生于海拔870~1 800 m的山坡、路旁、草丛或密林。分布于印江、雷山、榕江、长顺、瓮安、福泉、都匀、惠水、贵定、龙里、平塘等地。

【药用部位】·带根全株。

【功效与主治】·清热解表,止咳止血,通经活络。用于外感头痛,发热,痧疹不透,痢疾,咳嗽咯血,尿血,便血,崩漏,腰痛,手臂酸麻。

【凭证标本号】·522634150907003LY。

● **束花铁马鞭**

【学名】· *Lespedeza fasciculiflora* Franch.

【生境与分布】·生于海拔2 000 m左右的高山草坡。分布于正安、江口、印江等地。

【药用部位】·全草、根。

【功效与主治】·清热解毒,止泻止痢。用于体虚久热不退,水肿,痢疾,腹泻。

【凭证标本号】·520324140324014LY。

● **多花胡枝子**

【学名】· *Lespedeza floribunda* Bunge

【别名】·米汤草、石告杯。

【生境与分布】·生于路旁、草丛或密林。分布于册亨、西秀等地。

【药用部位】·全草、根。

【功效与主治】·消积截疟。用于疳积疟疾。

【凭证标本号】·523327190516301LY;520402170420303LY;520402170420303LY。

● **矮生胡枝子**

【学名】· *Lespedeza forrestii* Schindl.

【生境与分布】·生于海拔2 200~2 800 m的山坡灌丛。分布于盘州等地。

【药用部位】·根。

【功效与主治】·用于风湿骨痛。

【凭证标本号】·520222160531094LY。

● **尖叶铁扫帚**

【学名】· *Lespedeza juncea* (L. f.) Pers.

【别名】·灯心草胡枝子。

【生境与分布】·生于海拔1 500 m左右的山坡灌丛。分布于余庆、独山等地。

【药用部位】·全株。

【功效与主治】·止泻利尿,止血。用于痢疾,小儿疳积,吐血,遗精,子宫下垂。

【凭证标本号】·520329191005015LY;522726140715030LY。

● 铁马鞭

【学名】·*Lespedeza pilosa*（Thunb.）Sieb. et Zucc.

【别名】·落花生、三叶藤、野花生。

【生境与分布】·生于海拔450～900 m的山脚、山坡、草地或林下。分布于荔波、罗甸、贞丰、思南、印江、榕江等地。

【药用部位】·带根全草。

【功效与主治】·益气安神,活血止痛,利尿消肿。用于肾虚发热,失眠,痧症腹痛,风湿痹痛,水肿,瘰疬,痈疽肿毒。

【凭证标本号】·522722200822511LY;522728150910003LY;522325190612414LY。

● 美丽胡枝子

【学名】·*Lespedeza thunbergii* subsp. *formosa*（Vogel）H. Ohashi

【生境与分布】·生于山坡、路旁及林缘灌丛。分布于钟山、江口、印江、长顺、瓮安、开阳、普安、关岭、晴隆、盘州、六枝、镇宁、佛顶山等地。

【药用部位】·全草、根。

【功效与主治】·清肺热,祛风湿,散瘀血,消肿止痛,凉血。用于肺痈,肺热咳嗽,肺脓肿,疮痈疖肿,便血,风湿骨痛,跌打损伤,扭伤,脱臼,骨折。

【凭证标本号】·520201200908429LY;522222160805007LY;522226190502053LY。

● 绒毛胡枝子

【学名】·*Lespedeza tomentosa*（Thunb.）Sieb. ex Maxim.

【别名】·山豆花。

【生境与分布】·生于海拔500～1 200 m的荒坡、路边或林下。分布于花溪、平塘、清镇、独山、惠水、龙里等地。

【药用部位】·全株、根。

【功效与主治】·清热止血,祛湿镇咳,健脾补虚。用于虚劳,虚肿,痢疾。

【凭证标本号】·522731200904028LY;520111201011003LY;522727200926005LY。

● 细梗胡枝子

【学名】·*Lespedeza virgata*（Thunb.）DC.

【生境与分布】·生于海拔780～1 120 m的山坡、草地或灌丛。分布于凤冈、花溪、黔西、印江、开阳、三都等地。

【药用部位】·全草。

【功效与主治】·清暑利尿,截疟。用于中暑,小便不利,疟疾,感冒,高血压。

【凭证标本号】·520327200813005LY;520111201011002LY;522423190722002LY。

■ 银合欢属 *Leucaena*

● 银合欢

【学名】·*Leucaena leucocephala*（Lam.）de Wit

【别名】·白合欢。

【生境与分布】·生于山坡、草地。都匀、平塘、贞丰、册亨等地有栽培。

【药用部位】·树皮、叶、种子。

【功效与主治】·树皮:用于心悸怔忡,骨折,疔疮。叶:用于疮疡。种子:驱虫,消渴。用于糖尿病。

【凭证标本号】·522327191008060LY;522727201019003LY;522325190718592LY。

■ 百脉根属 *Lotus*

● 百脉根

【学名】·*Lotus corniculatus* L.

【别名】·牛角花、五叶草。

【生境与分布】·生于山坡、草地或田间湿润处。分布于花溪、水城、清镇、桐梓、石阡、万山等地。

【药用部位】·根。

【功效与主治】·下气,止渴,去热,除虚劳,补不足。

【凭证标本号】·520111200420005LY;520221190610021LY;522325190614411LY。

● 细叶百脉根

【学名】·*Lotus tenuis* Waldst. et Kit. ex Willd. Enum.

【生境与分布】·生于山坡或草地。分布于德江等地。

【药用部位】·根。

【功效与主治】·清热止血。用于大肠下血,痢疾。

【凭证标本号】·522227160606056LY。

■ 仪花属 *Lysidice*

● 短萼仪花

【学名】·*Lysidice brevicalyx* Wei

【别名】·麻岂木、轧木。

【生境与分布】·生于海拔500～1 000 m的林中、山谷或溪边。分布于贞丰、望谟、安龙、罗甸、册亨、独山等地。

【药用部位】·根、茎、叶。

【功效与主治】·散瘀止痛,止血。用于外伤出血,风湿痹痛,跌打损伤。

【凭证标本号】·522326210115022LY；522328140317272LY。

● **仪花**

【学名】·*Lysidice rhodostegia* Hance

【别名】·单刀根。

【生境与分布】·生于海拔 500 m 以下的山地丛林、灌丛、路旁或山谷溪边。分布于平塘、望谟、罗甸、册亨、贞丰等地。

【药用部位】·根。

【功效与主治】·止痛，止血。用于跌打损伤，风湿骨痛，创伤出血。

【凭证标本号】·522727200813005LY；522326210116006LY；522325190425321LY。

■ **马鞍树属 *Maackia***

● **马鞍树**

【学名】·*Maackia hupehensis* Takeda

【别名】·臭槐、山槐。

【生境与分布】·生于海拔 550～2 300 m 的山坡、溪边或谷地。分布于威宁等地。

【药用部位】·根皮、茎叶。

【功效与主治】·用于寒厥，手脚冰冷，口吐白沫。

■ **苜蓿属 *Medicago***

● **天蓝苜蓿**

【学名】·*Medicago lupulina* L.

【别名】·天蓝。

【生境与分布】·生于海拔 500～1 400 m 的草丛或荒山路边。分布于西秀、花溪、水城、印江、纳雍、湄潭、开阳等地。

【药用部位】·全草。

【功效与主治】·用于湿热黄疸，热淋，石淋，风湿痹痛，咳喘，痔血，毒蛇咬伤等。

【凭证标本号】·520402170508097LY；520111200420013LY；520221190607005LY。

● **南苜蓿**

【学名】·*Medicago polymorpha* L.

【别名】·金花菜、黄花草子。

【生境与分布】·威宁等地有栽培。

【药用部位】·全草、根。

【功效与主治】·清热解毒，祛风除热，利大小肠，利尿消肿，退黄疸。用于黄疸，石淋，膀胱结石，水肿，消渴病。

【凭证标本号】·522427140618087LY。

● **花苜蓿**

【学名】·*Medicago ruthenica* (L.) Trautv.

【别名】·扁蓿豆。

【生境与分布】·雷山、贵定等地有栽培。

【药用部位】·全草。

【功效与主治】·清热凉血，宁心。用于癫痫，痔疮出血，硬结肿块。

【凭证标本号】·522422160504016LY。

● **紫苜蓿**

【学名】·*Medicago sativa* L.

【别名】·苜蓿。

【生境与分布】·分布于西秀、凤冈、黔西等地。

【药用部位】·全草。

【功效与主治】·清热凉血，利湿退黄，通淋排石。用于热病烦满，黄疸，肠炎，痢疾，乳痈，尿路结石，痔疮出血等。

【凭证标本号】·520402170513393LY；520327210512003LY；522423191005005LY。

■ **草木樨属 *Melilotus***

● **白花草木樨**

【学名】·*Melilotus albus* Medic. ex Desr.

【生境与分布】·生于海拔 2 100 m 以下的路旁或灌丛。分布于花溪、湄潭、威宁、开阳等地。

【药用部位】·全草。

【功效与主治】·清热解毒，化湿杀虫，截疟，止痢。用于暑热胸闷，疟疾，痢疾，淋证，皮肤疮疡。

【凭证标本号】·520111200619016LY；520328200810007LY。

● **印度草木樨**

【学名】·*Melilotus indica* (L.) Allioni

【生境与分布】·生于山坡、山沟或溪旁。分布于清镇、都匀、三穗等地。

【药用部位】·全草。

【功效与主治】·清热解毒，敛阴止汗。用于皮肤瘙痒，虚汗。

● **草木樨**

【学名】·*Melilotus officinalis* (L.) Pall

【生境与分布】·生于山坡或溪旁。分布于花溪、黔西、紫云等地。

【药用部位】·根、全草。

【功效与主治】·根：清热解毒。用于暑热胸闷，瘰疬。全草：

清热解毒,芳香化浊,利尿通淋,截疟,杀虫。用于暑热胸闷,口臭,头胀,头痛,疟疾,痢疾,胃痛,泄泻,小便不利,热淋涩痛,湿疮。

【凭证标本号】·520111200719016LY;522423190720008LY;520425170619446LY。

■ 崖豆藤属 *Millettia*

● 峨眉崖豆藤

【学名】·*Millettia nitida* var. *minor* Z. Wei

【别名】·峨眉鸡血藤、亮叶崖豆藤。

【生境与分布】·生于海拔1 000 m以上的山地疏林或灌丛。分布于长顺、瓮安、独山、福泉等地。

【药用部位】·茎。

【功效与主治】·活血行经。

● 厚果崖豆藤

【学名】·*Millettia pachycarpa* Benth.

【别名】·毛蕊崖豆藤、冲天子、苦檀子。

【生境与分布】·生于海拔300～700 m的山坡灌丛。分布于兴义、都匀、平塘、榕江、黎平、兴仁、安龙、望谟、册亨、镇宁、关岭、晴隆、罗甸、瓮安、赤水等地。

【药用部位】·种子。

【功效与主治】·攻毒止痛,消积杀虫。用于疥癣疮癞,痧气腹痛,小儿疳积。

【凭证标本号】·522301150711684LY;522701201025012LY;522727200617005LY。

● 海南崖豆藤

【学名】·*Millettia pachyloba* Drake

【别名】·毛瓣鸡血藤。

【生境与分布】·生于海拔500～1 300 m的山坡林中。分布于安龙、册亨等地。

【药用部位】·全株。

【功效与主治】·杀虫止痒,逐湿止痛。用于跌打损伤,骨节肿痛,疥疮,湿疹瘙痒。

● 喙果崖豆藤

【学名】·*Millettia tsui* Metc.

【别名】·老虎豆、喙果鸡血藤。

【生境与分布】·生于海拔200～1 600 m的山坡灌丛或密林。分布于榕江、惠水等地。

【药用部位】·根、茎藤、叶。

【功效与主治】·根、茎藤:行血补气,祛风。用于风湿骨痛。

叶:外用于疮疖。

■ 含羞草属 *Mimosa*

● 含羞草

【学名】·*Mimosa pudica* L.

【别名】·害羞草、怕丑草、呼喝草。

【生境与分布】·省内广泛栽培。

【药用部位】·全草。

【功效与主治】·凉血解毒,清热利湿,镇静安神。用于感冒,小儿高热,支气管炎,肝炎,结膜炎,泌尿系统结石,水肿,神经衰弱,失眠,疮疡肿毒。

● 光荚含羞草

【学名】·*Mimosa sepiaria* Benth.

【生境与分布】·引种。分布于平塘、罗甸、望谟、安龙、册亨等地。

【药用部位】·全草。

【功效与主治】·凉血解毒,清热利湿。

■ 油麻藤属 *Mucuna*

● 白花油麻藤

【学名】·*Mucuna birdwoodiana* Tutch.

【别名】·禾雀花、血枫藤、鸡血藤。

【生境与分布】·生于海拔450 m左右的山坡、疏林或灌丛。分布于道真、册亨、望谟等地。

【药用部位】·藤茎。

【功效与主治】·补血活血,通经活络。用于贫血,白细胞减少,月经不调,麻木瘫痪,腰腿酸痛。

【凭证标本号】·520325160406399LY;522326210117027LY。

● 广西油麻藤

【学名】·*Mucuna guangxiense* K.W. Jiang & Y. Feng Huang

【生境与分布】·生于疏林或灌丛。分布于望谟等地。

【药用部位】·藤茎。

【功效与主治】·补血活血,通经活络。

【附注】·贵州新分布药用植物。

● 大果油麻藤

【学名】·*Mucuna macrocarpa* Wall.

【别名】·黑血藤、海凉聋、青山笼。

【生境与分布】·生于海拔1 000～1 200 m的山谷疏林。分布于册亨、罗甸、惠水、三都等地。

【药用部位】·藤茎。

【功效与主治】·舒筋活络,壮骨补血,活血调经,清肺止咳。用于风湿关节痛,腰膝酸痛,肺燥咳,咳血,小儿麻痹后遗症,月经不调,贫血,萎黄病。

【凭证标本号】·522728150929024LY。

• 黧豆

【学名】· *Mucuna pruriens* var. *utilis*（Wall. ex Wight）Baker ex Burck

【别名】·龙爪黧豆、猫豆、狗爪豆。

【生境与分布】·省内广泛栽培。

【药用部位】·叶、种子。

【功效与主治】·补中益气,清热凉血。用于腰膝酸痛,震颤性麻痹。

• 常春油麻藤

【学名】· *Mucuna sempervirens* Hemsl.

【别名】·棉麻藤、牛马藤、常绿油麻藤。

【生境与分布】·生于林木繁茂遮荫较强而潮湿的山谷、溪边或疏林。分布于兴义、赤水、凤冈、赫章、罗甸、独山、凯里、花溪等地。

【药用部位】·茎。

【功效与主治】·活血调经,补血舒筋。用于月经不调,痛经,闭经,产后血虚,贫血,风湿痹痛,四肢麻木,跌打损伤。

【凭证标本号】·522301140531131LY；520381160509396LY；520327210517329LY。

■ 小槐花属 *Ohwia*

• 小槐花

【学名】· *Ohwia caudata*（Thunb.）H. Ohashi

【别名】·山扁豆、粘人麻、黏草子。

【生境与分布】·生于海拔150～1000 m的山坡、路旁草地、沟边、林缘或林下。分布于绥阳、凤冈、湄潭、印江、思南、榕江、黎平、锦屏、兴义、都匀等地。

【药用部位】·全草。

【功效与主治】·清热利湿,消积散瘀。用于劳伤咳嗽,吐血,水肿,小儿疳积,痈疮溃疡,跌打损伤。

【凭证标本号】·520325151014341LY；520323140912003LY；520327200725007LY。

■ 红豆属 *Ormosia*

• 河口红豆

【学名】· *Ormosia hekouensis* R. H. Chang

【生境与分布】·生于山坡、林缘。分布于望谟等地。

【药用部位】·种子。

【功效与主治】·祛风除湿,活血化瘀,解毒消肿。

【凭证标本号】·522228210116001LY；520381160509402LY；522631190525571LY。

【附注】·贵州新分布药用植物。

• 花榈木

【学名】· *Ormosia henryi* Prain

【生境与分布】·生于海拔800～1200 m的山坡或林缘。分布于开阳、赤水、锦屏、正安、关岭、天柱、黎平、瓮安、独山、罗甸、都匀、惠水、贵定、三都、龙里、平塘、石阡、沿河、务川、凯里、从江、荔波、梵净山、雷公山等地。

【药用部位】·根、茎、叶。

【功效与主治】·祛风除湿,活血化瘀,解毒消肿。用于风湿性关节炎,腰肌劳损,产后瘀血腹痛,癥瘕,赤白漏下,跌打损伤,骨折,感冒,毒蛇咬伤,无名肿毒。

【凭证标本号】·522228210116001LY；520381160509402LY；522631190525571LY。

• 红豆树

【学名】· *Ormosia hosiei* Hemsl. et Wils.

【生境与分布】·生于海拔800 m左右的林中或林缘。分布于赤水、息烽、瓮安、都匀、惠水、三都、龙里、平塘、关岭、桐梓等地。

【药用部位】·种子。

【功效与主治】·理气活血,清热解毒。用于心胃气痛,疝气疼痛,血滞闭经,无名肿毒,疔疮。

【凭证标本号】·520201200722066LY。

• 秃叶红豆

【学名】· *Ormosia nuda*（How）R. H. Chang et Q. W. Yao

【别名】·红豆树、秃叶亨氏红豆。

【生境与分布】·生于海拔700～1260 m的山坡或林缘。分布于赤水、平坝、正安、安龙、望谟、荔波等地。

【药用部位】·树皮。

【功效与主治】·活血止痛。用于跌打损伤。

• 岩生红豆

【学名】· *Ormosia saxatilis* K. M. Lan

【生境与分布】·生于山坡岩石缝隙。分布于开阳、清镇、修文、晴隆、黎平、长顺、独山、惠水、贵定、三都、龙里等地。

【药用部位】·树皮。

【功效与主治】·活血止痛。

【凭证标本号】·522301150915871LY。

豆薯属 *Pachyrhizus*

豆薯

【学名】· *Pachyrhizus erosus*（L.）Urb.

【别名】· 地萝卜、地瓜。

【生境与分布】· 省内广泛栽培。

【药用部位】· 块根、花、种子。

【功效与主治】· 块根：清肺生津，利尿通乳，解酒毒。用于肺热咳嗽，肺痈，中暑烦渴，消渴，乳少，小便不利。花：解毒止血。用于酒毒烦渴，肠风下血。种子：杀虫止痒。用于疥癣，皮肤瘙痒，痈肿。

【凭证标本号】· 520111200718013LY；522722200820137LY。

紫雀花属 *Parochetus*

紫雀花

【学名】· *Parochetus communis* Buch.-Ham. ex D. Don

【别名】· 金雀花、一滴血。

【生境与分布】· 生于海拔 1 800 m 以下的山谷草地。分布于西秀、威宁、七星关、普定、大方等地。

【药用部位】· 全草。

【功效与主治】· 补肾壮阳，止血接骨。用于肾虚，阳痿，创伤出血，跌打损伤，骨折。

【凭证标本号】· 520402170526035LY；522427140610121LY。

菜豆属 *Phaseolus*

荷包豆

【学名】· *Phaseolus coccineus* L.

【生境与分布】· 引种。省内广泛栽培。

【药用部位】· 种子。

【功效与主治】· 清凉消肿。

【凭证标本号】· 522422150702067LY。

菜豆

【学名】· *Phaseolus vulgaris* L.

【生境与分布】· 省内广泛栽培。

【药用部位】· 荚果。

【功效与主治】· 滋养解热，利尿消肿。用于暑热烦渴，水肿，脚气。

【凭证标本号】· 520201200814421LY；522634151116001LY。

排钱树属 *Phyllodium*

排钱树

【学名】· *Phyllodium pulchellum*（L.）Desv.

【别名】· 排钱草、钱串子。

【生境与分布】· 生于海拔 200～2 000 m 的山坡、草地或岩石灌丛。分布于六枝、安龙等地。

【药用部位】· 全草。

【功效与主治】· 疏风解表，活血散瘀。用于感冒，风湿痹痛，水肿，喉风，牙痛，跌打损伤。

【凭证标本号】· 520203141118002LY。

豌豆属 *Pisum*

豌豆

【学名】· *Pisum sativum* L.

【别名】· 寒豆儿、雪豆。

【生境与分布】· 省内广泛栽培。

【药用部位】· 茎叶、种子。

【功效与主治】· 茎叶：清凉解暑。用于霍乱转筋，脚气，痈肿。种子：和中下气，利尿止泻，解疮毒。

【凭证标本号】· 520111200719005LY；520328210501062LY。

老虎刺属 *Pterolobium*

老虎刺

【学名】· *Pterolobium punctatum* Hemsl.

【别名】· 倒爪刺、倒钩藤、崖婆勒。

【生境与分布】· 生于山坡、林中、路边或宅旁。分布于贞丰、荔波、沿河、江口、黎平、水城、兴义、册亨、安龙、望谟、普安、瓮安、道真等地。

【药用部位】· 根、叶。

【功效与主治】· 清热解毒，祛风除湿，消肿止痛。用于肺热咳嗽，咽喉肿痛，风湿痹痛，牙痛，风疹瘙痒，疮疖，跌打损伤。

【凭证标本号】· 522325190716504LY；522722200721837LY；522228200728130LY。

葛属 *Pueraria*

食用葛

【学名】· *Pueraria edulis* Pampan.

【别名】· 葛根、葛藤、粉葛。

【生境与分布】· 生于海拔 1 000～2 900 m 的山沟林中。分布于兴义等地。

【药用部位】·根。

【功效与主治】·用于外伤肿痛。

【凭证标本号】·522301140626302LY。

· 丽花葛藤

【学名】·*Pueraria elegaus* Wang et Tang

【生境与分布】·生于海拔 700～1 200 m 的山脚或山坡灌丛。分布于梵净山。

【药用部位】·根、藤。

【功效与主治】·解肌止疼,生津止渴,发表。用于温病口渴,疹出不透,止痛。

· 峨眉葛藤

【学名】·*Pueraria omeiensis* Wang et Tang

【生境与分布】·生于海拔 600～900 m 的沟谷、山坡林下或灌丛。分布于安龙、望谟、罗甸等地。

【药用部位】·根。

【功效与主治】·清热透疹,生津止渴。用于感冒发热,麻疹不透,消渴,吐血,口疮。

· 苦葛

【学名】·*Pueraria peduncularis* (Grah. ex Benth.) Benth.

【别名】·红苦葛、白苦葛、云南葛藤。

【生境与分布】·生于海拔 1 000～1 500 m 的山坡灌丛或疏林下。分布于赤水、兴义、安龙、威宁、普安、晴隆等地。

【药用部位】·根。

【功效与主治】·升阳,解表。用于阳痿,感冒。

【凭证标本号】·520381160503076LY；522427140622105LY；522728140425002LY。

· 三裂叶野葛

【学名】·*Pueraria phaseoloides* (Roxb.) Benth.

【别名】·热带葛藤、爪哇葛藤。

【生境与分布】·生于海拔 700～800 m 的山坡、疏林下或路旁。分布于凤冈、兴义等地。

【药用部位】·根、花。

【功效与主治】·解肌退热,生津止渴。用于麻疹不透,口热烦渴。

【凭证标本号】·520327210516307LY。

· 野葛

【学名】·*Pueraria montana* var. *lobata* (Ohwi) Maesen & S. M. Almeida

【别名】·葛根。

【生境与分布】·生于海拔 600～1 100 m 的山野灌丛或疏林。分布于花溪、贞丰、长顺、江口、印江、安龙、兴义、望谟、罗甸、荔波等地。

【药用部位】·根。

【功效与主治】·解肌退热,生津止渴,透疹,升阳止泻,通经活络,解酒毒。用于外感发热头痛,颈背强痛,口渴,消渴,麻疹初起,疹出不畅,热痢,泄泻,眩晕头痛,中风偏瘫,胸痹心痛,酒毒伤中。

【凭证标本号】·520111210427002LY；522325190423627LY；522729190728001LY。

【附注】·《中国药典》收录物种。

■ 密子豆属 *Pycnospora*

· 密子豆

【学名】·*Pycnospora lutescens* (Poir.) Schindl.

【别名】·假番豆草。

【生境与分布】·生于山坡草地或路边水旁。分布于册亨、普定、普安等地。

【药用部位】·全草。

【功效与主治】·利水通淋,消肿解毒。用于砂淋,癃闭,白浊,水肿,无名肿毒。

【凭证标本号】·520422140905071LY。

■ 鹿藿属 *Rhynchosia*

· 中华鹿藿

【学名】·*Rhynchosia chinensis* H. T. Chang ex Y. T. Wei et S. Lee

【生境与分布】·生于山坡杂草丛。分布于绥阳、花溪等地。

【药用部位】·根。

【功效与主治】·活血止痛,解毒消积。

【凭证标本号】·520323150702450LY；520111200714046LY；520402170513290LY。

· 菱叶鹿藿

【学名】·*Rhynchosia dielsii* Harms

【生境与分布】·生于海拔 600～2 100 m 的山坡或路旁灌丛。分布于兴义、贞丰等地。

【药用部位】·根、茎叶。

【功效与主治】·祛风清热,定惊解毒。用于风热感冒,咳嗽,小儿高热惊风,心悸,乳痈。

【凭证标本号】·522301150903843LY；522325181206248LY。

● 鹿藿

【学名】· *Rhynchosia volubilis* Lour.

【生境与分布】· 生于海拔 400～1 200 m 的山坡杂草丛。分布于贵阳、平塘、望谟、册亨、赤水、习水、思南、印江、江口等地。

【药用部位】· 根、茎叶。

【功效与主治】· 根:活血止痛,解毒消积。用于妇女痛经,瘰疬,疖肿,小儿疳积。茎叶:祛风除湿,活血解毒。用于风湿痹痛,头痛,牙痛,腰脊疼痛,瘀血腹痛,瘰疬,痈肿疮毒,跌打损伤,烫火伤。

【凭证标本号】· 522727200810001LY;522326201001007LY;522327191004003LY。

■ 刺槐属 *Robinia*

● 毛洋槐

【学名】· *Robinia hispida* L.

【别名】· 红花刺槐。

【生境与分布】· 原产北美。湄潭等地有栽培。

【药用部位】· 花序。

【功效与主治】· 收敛解痉,解热祛痰。用于抗惊厥,膀胱炎,风湿性关节炎,妇科病。

【凭证标本号】· 520328200810018LY。

● 刺槐

【学名】· *Robinia pseudoacacia* L.

【别名】· 洋槐。

【生境与分布】· 省内广泛栽培。

【药用部位】· 根、花。

【功效与主治】· 根:凉血止血,舒筋活络。用于便血,咯血,吐血,崩漏,劳伤乏力,风湿骨痛,跌打损伤。花:止血。用于大肠下血,咯血,吐血,崩漏。

【凭证标本号】· 520323150603077LY;522701210412011LY;520111200417049LY。

■ 决明属 *Senna*

● 双荚决明

【学名】· *Cassia bicapsularis* L.

【别名】· 腊肠子树、腊肠仔树。

【生境与分布】· 贞丰、罗甸等地有栽培。

【药用部位】· 种子。

【功效与主治】· 泻下。用于便秘。

【凭证标本号】· 522325190612577LY;522728151013029LY;520111200722015LY。

● 短叶决明

【学名】· *Cassia leschenaultiana* DC.

【生境与分布】· 生于海拔 700～1 100 m 的山坡草地或灌丛。分布于花溪、荔波、水城、兴仁、普安等地。

【药用部位】· 根、全草。

【功效与主治】· 消食化滞,健脾利湿。用于宿食不消,泄泻,小儿疳积,水肿,脚气胀满。

【凭证标本号】· 520111200719009LY;522722200701632LY。

● 含羞草决明

【学名】· *Cassia mimosoides* L.

【生境与分布】· 生于山坡或田野路旁。分布于荔波、赤水、贞丰等地。

【药用部位】· 全草。

【功效与主治】· 清热解毒,健脾利湿。用于通便,黄疸,暑热吐泻,小儿疳积,水肿,小便不利,习惯性便秘,疔疮痈肿,毒蛇咬伤等。

【凭证标本号】· 522722200722168LY;520381160503018LY;522325181010181LY。

● 豆茶决明

【学名】· *Cassia nomame* (Sieb.) Kitagawa

【别名】· 关门草、江芒决明、山野扁豆。

【生境与分布】· 生于山坡草地、路旁或林缘。分布于开阳、修文等地。

【药用部位】· 全草。

【功效与主治】· 清热利尿,通便消肿。用于黄疸,咳嗽,习惯性便秘。

● 决明

【学名】· *Cassia obtusifolia* L.

【生境与分布】· 生于海拔 700～1 100 m 的山脚、路旁或疏林。分布于兴仁、安龙等地。

【药用部位】· 成熟种子。

【功效与主治】· 清热明目,润肠通便。用于目赤涩痛,羞明多泪,头痛眩晕,目暗不明,大便秘结。

【凭证标本号】· 522728150730010LY。

【附注】·《中国药典》收录物种。

● 望江南

【学名】· *Senna occidentalis* (L.) Link.

【生境与分布】· 生于海拔 440～1 300 m 的山坡灌丛。分布于花溪、平塘、兴仁、安龙、望谟、册亨、罗甸等地。

【药用部位】· 茎叶、果实。

【功效与主治】· 茎叶：肃肺清肝，利尿通便，解毒消肿。用于咳嗽气喘，头痛目赤，小便血淋，大便秘结，痈肿疮毒，蛇虫咬伤。果实：清肝健胃，通便解毒。用于目赤肿痛，头昏头胀，消化不良，胃痛，痢疾。

【凭证标本号】· 520111200721006LY；522727200813004LY；522728150923011LY。

• 黄槐决明

【学名】· *Senna surattensis* (N. L. Burman) H. S. Irwin & Barneby

【生境与分布】· 省内广泛栽培。

【药用部位】· 叶、花、果实、种子。

【功效与主治】· 叶、种子：清热解毒，润肺止咳，泻下。用于发热，肺热咳嗽，咯痰黄稠，咽喉肿痛，肺痈，便秘。花、果实：清热解毒，理气。用于痔疮出血。

【凭证标本号】· 520201200806308LY；522327191008079LY；522628141118370LY。

■ 田菁属 *Sesbania*

• 田菁

【学名】· *Sesbania cannabina* (Retz.) Poir.

【别名】· 向天蜈蚣、咸青、牙喊撒。

【生境与分布】· 生于水田、水沟等潮湿低地。江口、罗甸等地有栽培或逸生。

【药用部位】· 根、叶、种子。

【功效与主治】· 根、叶：清热解毒，凉血利尿。用于热淋下消，赤白带，尿血，毒蛇咬伤。种子：清热止痛。用于流行性腮腺炎，高热，胸膜炎，关节痛，挫伤。

【凭证标本号】· 522222160805011LY。

■ 宿苞豆属 *Shuteria*

• 西南宿苞豆

【学名】· *Shuteria vestita* Wight et Arn.

【别名】· 毛宿苞豆。

【生境与分布】· 生于山坡草丛。分布于罗甸、安龙等地。

【药用部位】· 全草。

【功效与主治】· 清热解毒，消痈散肿。用于肺热咳嗽，肠痈腹痛，乳腺炎，腮腺炎。

【凭证标本号】· 522728150120001LY。

■ 苦参属 *Sophora*

• 白花槐

【学名】· *Sophora albescens* (Rehd.) C. Y. Ma

【别名】· 山豆根。

【生境与分布】· 生于海拔1 600～2 200 m的山谷及灌丛。分布于安龙、瓮安、荔波、罗甸等地。

【药用部位】· 根。

【功效与主治】· 清热除烦，祛风除湿，活血调经。用于咽喉疼痛，心烦失眠，风湿痹痛，月经不调，跌打损伤。

【凭证标本号】· 522325190718611LY。

• 白刺花

【学名】· *Sophora davidii* (Franch.) Skeels

【别名】· 狼牙刺、苦刺。

【生境与分布】· 生于海拔1 000～2 300 m的山坡、荒地、路旁灌丛。分布于兴义、贞丰、威宁、盘州、关岭、镇宁、兴仁、晴隆等地。

【药用部位】· 根、叶、花、果实。

【功效与主治】· 根：清热利咽，凉血消肿。用于咽喉肿痛，肺热咳嗽，肝炎，痢疾，淋证，水肿，衄血，便血，血尿。叶：凉血，解毒，杀虫。用于衄血，便血，疔疮肿毒，疥癣，烫伤，阴道滴虫。花：清热解暑。用于暑热烦渴。果实：清热化湿，消积止痛。用于食积，胃痛，腹痛。

【凭证标本号】· 522301150727699LY；522325180919185LY；522427140622328LY。

• 苦参

【学名】· *Sophora flavescens* Alt.

【生境与分布】· 生于海拔300～1 200 m的山坡、路旁、疏林或灌丛。分布于绥阳、惠水、赤水等地。

【药用部位】· 根。

【功效与主治】· 清热燥湿，杀虫利尿。用于热痢，便血，黄疸尿闭，赤白带下，阴肿阴痒，湿疹，湿疮，皮肤瘙痒，疥癣麻风。外用于滴虫性阴道炎。

【凭证标本号】· 520323150611187LY；522731190709067LY；520381150530952LY。

【附注】·《中国药典》收录物种。

• 槐

【学名】· *Sophora japonica* L.

【生境与分布】· 引种。省内广泛栽培。

【药用部位】· 花、花蕾或成熟果实。

【功效与主治】·花:凉血止血,清肝泻火。用于便血,痔血,血痢,崩漏,吐血,衄血,肝热目赤,头痛眩晕。果实:清热泻火,凉血止血。用于肠热便血,痔肿出血,肝热头痛,眩晕目赤。

【附注】·《中国药典》收录物种。

• 锈毛槐

【学名】· *Sophora prazeri* Prain

【别名】·西南槐。

【生境与分布】·生于海拔 2 000 m 以下的山地林中、山谷河溪边潮湿山坡。分布于望谟、罗甸、荔波等地。

【药用部位】·根。

【功效与主治】·利湿止泻,散瘀止痛。用于水泻,风湿腰腿痛,劳伤疼痛,跌打损伤。

• 越南槐

【学名】· *Sophora tonkinensis* Gagnep.

【别名】·山豆根。

【生境与分布】·生于海拔 900～1 100 m 的山地、山谷。分布于贞丰、册亨、沿河、惠水、西秀、兴义、安龙、荔波、独山、三都、平塘、龙里等地。

【药用部位】·根和根茎。

【功效与主治】·清热解毒,消肿利咽。用于火毒蕴结,乳蛾喉痹,咽喉肿痛,齿龈肿痛,口舌生疮。

【凭证标本号】·522325190613347LY;522327190425213LY;522228210504080LY。

【附注】·《中国药典》收录物种。

• 紫花越南槐

【学名】· *Sophora tonkinensis* var. *purpurascens* C. Y. Ma

【生境与分布】·生于山坡或河边灌木林。分布于安龙等地。

【药用部位】·果实。

【功效与主治】·清热凉血,解毒。

• 短绒槐

【学名】· *Sophora velutina* Lindl.

【生境与分布】·生于海拔 1 000～2 500 m 的山谷、山坡或河边灌木林。分布于安龙、册亨等地。

【药用部位】·果实。

【功效与主治】·清热凉血,解毒。

■ 葫芦茶属 *Tadehagi*

• 葫芦茶

【学名】· *Tadehagi triquetrum* (L.) Ohashi

【生境与分布】·生于海拔 500～700 m 的山坡、路旁、草地、山脚、山谷湿地。分布于册亨、安龙、贞丰等地。

【药用部位】·枝叶。

【功效与主治】·清热解毒,利湿退黄,消积杀虫。用于中暑烦渴,感冒发热,咽喉肿痛,肺病咳血,肾炎,黄疸,泄泻,痢疾,风湿关节痛,小儿疳积,钩虫病,疥疮。

【凭证标本号】·522301140614210LY。

■ 高山豆属 *Tibetia*

• 高山豆

【学名】· *Tibetia himalaica* (Bak.) Tsui

【别名】·单花米口袋、异叶米口袋。

【生境与分布】·生于海拔 2 400～2 500 m 的山坡草地。分布于威宁等地。

【药用部位】·全草。

【功效与主治】·解毒消肿,利尿。用于水肿,痈肿疔毒,瘰疬。

■ 车轴草属 *Trifolium*

• 草莓车轴草

【学名】· *Trifolium fragiferum* L.

【生境与分布】·栽培。分布于松桃等地。

【药用部位】·全草。

【功效与主治】·用于各种出血。

【凭证标本号】·522229160520119LY。

• 红车轴草

【学名】· *Trifolium pratense* L.

【生境与分布】·省内广泛栽培。

【药用部位】·全草、花序、带花枝叶。

【功效与主治】·全草:制成软膏,用于局部溃疡。花序、带花枝叶:镇痉,止咳,止喘。

【凭证标本号】·520402170513394LY;520327210517325LY;520111200618036LY。

• 白车轴草

【学名】· *Trifolium repens* L.

【别名】·花生草。

【生境与分布】·省内广泛栽培。

【药用部位】·全草。

【功效与主治】·清热凉血。用于癫痫,痔疮出血。

【凭证标本号】·522228200729255LY;522729190326027LY;522427140605239LY。

胡卢巴属 *Trigonella*

胡卢巴

【学名】· *Trigonella foenum-graecum* L.

【生境与分布】· 省内广泛栽培。

【药用部位】· 成熟种子、地上部分。

【功效与主治】· 温肾助阳,祛寒止痛。用于肾阳不足,下元虚冷,小腹冷痛,寒疝腹痛,寒湿脚气。

【附注】· 《中国药典》收录物种。

狸尾豆属 *Uraria*

猫尾草

【学名】· *Uraria crinita* (L.) Desv. ex DC.

【生境与分布】· 生于路旁、草地。分布于罗甸、贞丰、安龙、册亨、兴义等地。

【药用部位】· 全草。

【功效与主治】· 清热解毒,止血,消疳。用于咳嗽,肺痈,吐血,咯血,尿血,脱肛,子宫脱垂,肿毒,关节炎,小儿疳积,胃及十二指肠溃疡。

狸尾豆

【学名】· *Uraria lagopodioides* (L.) Desv. ex DC.

【别名】· 兔尾草。

【生境与分布】· 生于海拔 300~1 100 m 的山坡、山谷、路旁、草地。分布于望谟、罗甸、贞丰、安龙、册亨、兴义等地。

【药用部位】· 全草。

【功效与主治】· 消肿驱虫,清热解毒。用于疮毒,小儿疳积,痔疮,瘰疬,毒蛇咬伤。

【凭证标本号】· 523326201003001LY;523327190424004LY;523325190228098LY。

美花狸尾豆

【学名】· *Uraria picta* (Jacq.) Desv. ex DC.

【生境与分布】· 生于海拔 500~800 m 的山脚、路旁、山坡、旷地。分布于贞丰、安龙等地。

【药用部位】· 根。

【功效与主治】· 平肝补胃,健脾止痛。用于头晕心烦,饮食不振。

【凭证标本号】· 522325190427112LY。

钩柄狸尾豆

【学名】· *Uraria rufescens* (DC.) Schindl.

【生境与分布】· 生于山坡、灌丛或疏林。分布于罗甸等地。

【药用部位】· 全草。

【功效与主治】· 清热除湿,利水通淋。用于泌尿道积石,尿道炎,胆囊炎,胆石症。

【凭证标本号】· 522728150923012LY。

中华狸尾豆

【学名】· *Uraria sinensis* (Hemsl.) Franch.

【生境与分布】· 生于海拔 2 000 m 以下的山坡、灌丛、疏林或岩石上。分布于威宁、花溪、独山等地。

【药用部位】· 全草。

【功效与主治】· 清热化痰,凉血止血,杀虫。用于感冒,咳嗽,疟疾,血丝虫病,小儿疳积,吐血,咯血,尿血。

【凭证标本号】· 520111201011005LY。

算珠豆属 *Urariopsis*

算珠豆

【学名】· *Urariopsis cordifolia* (Wall.) Schindl.

【生境与分布】· 生于海拔 500 m 左右的山坡路旁。分布于安龙等地。

【药用部位】· 根。

【功效与主治】· 发汗解表,除湿利尿,散瘀止痛。用于感冒,跌打瘀血,肾炎,膀胱炎。

野豌豆属 *Vicia*

山野豌豆

【学名】· *Vicia amoena* Fisch. ex DC.

【别名】· 豆豆苗、芦豆苗。

【生境与分布】· 生于海拔 300~2 900 m 的草甸、山坡、灌丛或杂木林。分布于江口等地。

【药用部位】· 茎叶。

【功效与主治】· 祛风除湿,活血止痛。用于风湿疼痛,筋脉拘挛,阴囊湿疹,跌打损伤,无名肿痛,鼻衄,崩漏。

【凭证标本号】· 522222140502149LY。

广布野豌豆

【学名】· *Vicia cracca* L.

【别名】· 苕子、肥田草。

【生境与分布】· 生于海拔 2 900 m 以下的山坡草地。省内广泛分布。

【药用部位】· 全草。

【功效与主治】· 祛风止痛,活血舒筋。用于风湿病,闪挫伤,无名肿毒,阴囊湿疹。

【凭证标本号】·520323150420189LY;522731190512014LY;522326200418001LY。

蚕豆

【学名】·*Vicia faba* L.

【别名】·胡豆、南豆。

【生境与分布】·引种。省内各地有栽培。

【药用部位】·茎、叶、花、豆荚、种子。

【功效与主治】·茎:止血,止泻。用于各种出血,水泻,烫伤。叶:用于肺痨咯血,消化道出血,外伤出血。花:凉血止血。用于咯血,鼻衄,血痢,带下,高血压。豆荚:利尿渗湿,敛疮。用于水肿,肾结石,脚气,小便淋痛,天疱疮,黄水疮。种子:健脾利水,解毒消肿。用于膈食,水肿,疮毒。

【凭证标本号】·522301160112986LY;520111200719004LY;522121160314012LY。

小巢菜

【学名】·*Vicia hirsuta* (L.) S. F. Gray.

【别名】·硬毛果野豌豆。

【生境与分布】·生于海拔400~600 m的路边灌丛、田边或沟边。分布于平塘、湄潭、印江、思南等地。

【药用部位】·全草、根。

【功效与主治】·全草:解表利湿,活血止血。用于黄疸,疟疾,鼻衄。根:消肿排脓。外用于疮毒疖肿。

【凭证标本号】·522727210316003LY;520328210502080LY。

大叶野豌豆

【学名】·*Vicia pseudo-orobus* Fischer & C. A. Meyer

【别名】·假香野豌豆、透骨草。

【生境与分布】·生于海拔1 300~2 300 m的山坡灌丛。分布于威宁、普安、安龙等地。

【药用部位】·全草。

【功效与主治】·祛风除湿,健脾消积。用于风湿痹痛,食积。

【凭证标本号】·522427140928380LY;522427140928380LY。

救荒野豌豆

【学名】·*Vicia sativa* L.

【别名】·马豆、苕子、大巢菜。

【生境与分布】·生于海拔800~2 400 m的山下草地、路边灌木林。分布于安顺、绥阳、平塘、威宁、大方、开阳、修文等地。

【药用部位】·全草。

【功效与主治】·清热利湿,和血祛瘀。用于黄疸,水肿,疟疾,鼻衄,梦遗,月经不调。

【凭证标本号】·520323150420433LY;522727201019002LY;

522326200411009LY。

窄叶野豌豆

【学名】·*Vicia sativa* subsp. *nigra* Ehrhart

【别名】·大巢菜、野绿豆。

【生境与分布】·生于海拔1 000~2 000 m的平地、山坡或山间草地。省内广泛分布。

【药用部位】·全草、种子。

【功效与主治】·全草:和血平胃。用于乳蛾,咽喉痛。种子:活血通经,下乳,消肿。用于血瘀,闭经,乳汁不下,痈肿疔毒。

野豌豆

【学名】·*Vicia sepium* L.

【别名】·滇野豌豆。

【生境与分布】·生于海拔600~2 900 m的山坡或山顶灌丛。分布于花溪、湄潭、威宁等地。

【药用部位】·全草。

【功效与主治】·祛风除湿,活血消肿。用于风湿关节肿痛,黄疸,阴囊湿疹,跌打损伤,腰痛,咳嗽痰多,疮疡肿毒。

【凭证标本号】·520111200417010LY;520328210501048LY;522427140607435LY。

大野豌豆

【学名】·*Vicia sinogigantea* B. J. Bao & Turland

【别名】·假香野豌豆。

【生境与分布】·生于山坡或山顶灌丛。分布于威宁等地。

【药用部位】·全草、根。

【功效与主治】·全草:祛风湿,活血,止痛,舒筋。用于风湿痛,挫伤,无名肿毒,阴囊湿疹。根:消肿排脓。外用于疮毒疖肿。

四籽野豌豆

【学名】·*Vicia tetrasperma* (L.) Schreber

【别名】·丝翘翘、野苕子、乌嘴豆。

【生境与分布】·生于海拔400~1 200 m的路边灌丛或田边。分布于凤冈、花溪、湄潭、思南、印江等地。

【药用部位】·全草。

【功效与主治】·清热解毒,活血调经,止血,平胃,利五脏,明耳目。用于头昏耳鸣,疮疡肿毒,疗疮,痈疽,痔疮。

【凭证标本号】·520327210512017LY;520111210327004LY;520328210505203LY。

歪头菜

【学名】·*Vicia unijuga* A. Br.

【别名】·三铃子、野豌豆、豆莱。

【生境与分布】·生于海拔800～2 400 m的山坡林缘、路边灌丛或草坡。分布于西秀、花溪、黔西、威宁、普安等地。

【药用部位】·全草、根、嫩叶。

【功效与主治】·补虚调肝,利尿解毒。用于虚劳,头晕,浮肿。

【凭证标本号】·520402170508324LY;520111200719012LY;522423190413304LY。

• 长柔毛野豌豆

【学名】·*Vicia villosa* Roth

【别名】·柔毛苕子、毛苕子、毛叶子。

【生境与分布】·引种。清镇等地有栽培。

【药用部位】·种子。

【功效与主治】·清热解毒,行血通经,消肿止痛,催生下乳。用于月经不调,水肿,产后乳少。

■ 豇豆属 *Vigna*

• 赤豆

【学名】·*Vigna angularis* Ohwi et Ohashi

【别名】·小豆、红豆、红小豆。

【生境与分布】·都匀、凤冈、花溪等地有栽培。

【药用部位】·成熟种子。

【功效与主治】·利水消肿,解毒排脓。用于水肿胀满,脚气浮肿,黄疸尿赤,风湿热痹,痈肿疮毒,肠痈腹痛。

【附注】·《中国药典》收录物种。

• 贼小豆

【学名】·*Vigna minima*(Roxb.)Ohwi et Ohashi

【别名】·狭叶菜豆。

【生境与分布】·册亨、凤冈、荔波等地有栽培。

【药用部位】·种子。

【功效与主治】·清热利尿,消肿行气,止痛。

【凭证标本号】·522327191225034LY;520327200927021LY;522722200512412LY。

• 绿豆

【学名】·*Vigna radiata*(L.)Wilczek

【别名】·青小豆。

【生境与分布】·省内广泛栽培。

【药用部位】·种子。

【功效与主治】·清热解毒,消暑利水,生津止渴。用于暑热烦渴,水肿,泄泻,痢疾,丹毒,痈肿,解药物及食物中毒。

【凭证标本号】·522731180916013LY;522728150921004LY。

• 赤小豆

【学名】·*Vigna umbellata* Ohwi et Ohashi

【别名】·米豆、饭豆。

【生境与分布】·省内广泛栽培。

【药用部位】·成熟种子。

【功效与主治】·利水消肿,解毒排脓。用于水肿胀满,脚气浮肿,黄疸尿赤,风湿热痹,痈肿疮毒,肠痈腹痛。

【凭证标本号】·522701201005018LY;522634151012002LY。

【附注】·《中国药典》收录物种。

• 豇豆

【学名】·*Vigna unguiculata*(L.)Walp.

【别名】·角豆、豆角。

【生境与分布】·省内广泛栽培。

【药用部位】·种子。

【功效与主治】·清热解毒,利水消暑。用于感冒发热,霍乱吐泻,痰热哮喘,头痛目赤,水肿疮疡痈肿,药物及食物中毒。

【凭证标本号】·520329191003990LY;520112150914054LY。

• 短豇豆

【学名】·*Vigna unguiculata* subsp. *cylindrica*(L.)Verdc.

【别名】·短荚豇豆、眉豆、饭豇豆。

【生境与分布】·省内广泛栽培。

【药用部位】·种子。

【功效与主治】·调中益气,健脾益肾。用于脾胃失调,肾病。

• 长豇豆

【学名】·*Vigna unguiculata* subsp. *sesquipedalis*(L.)Verdc.

【别名】·长豆角。

【生境与分布】·引种。省内广泛栽培。

【药用部位】·种子。

【功效与主治】·健胃补气。用于食欲不振。

• 野豇豆

【学名】·*Vigna vexillata*(L.)Rich.

【别名】·土高丽参、山土瓜、山马豆根。

【生境与分布】·生于山坡、林缘或路旁草丛。分布于册亨、余庆、钟山、荔波等地。

【药用部位】·根。

【功效与主治】·清热解毒,消肿止痛,利咽补气。用于风火牙痛,咽喉肿痛,腮腺炎,胃痛,腹胀,便秘,肺结核,跌打肿痛,关节疼痛,骨折,疮毒,小儿麻疹。

【凭证标本号】·522327191002309LY;520329191002925LY。

■ 紫藤属 *Wisteria*

· 紫藤

【学名】· *Wisteria sinensis* (Sims) DC.

【别名】· 招豆藤、朱藤、小黄藤。

【生境与分布】· 省内各地有栽培。

【药用部位】· 根、茎。

【功效与主治】· 根:行血。用于痛风,关节痛,牙痛,痢疾,痈肿疮毒。茎:利水,除痹,杀虫。用于浮肿,关节疼痛,肠寄生虫。

【凭证标本号】· 520327210515232LY。

· 藤萝

【学名】· *Wisteria villosa* Rehd.

【别名】· 紫藤花。

【生境与分布】· 生于山坡灌丛或路旁。分布于石阡等地。

【药用部位】· 皮。

【功效与主治】· 解毒止泻,驱虫。

【凭证标本号】· 522224160714107LY。

■ 任豆属 *Zenia*

· 任豆

【学名】· *Zenia insignis* Chun

【生境与分布】· 生于山坡灌丛。分布于贞丰、望谟等地。

【药用部位】· 皮。

【功效与主治】· 解毒,止泻。

【凭证标本号】· 523326201003024LY;523325190613601LY;522228200728039LY。

酢浆草科 Oxalidaceae

■ 阳桃属 *Averrhoa*

· 阳桃

【学名】· *Averrhoa carambola* L.

【别名】· 洋桃、酸桃。

【生境与分布】· 册亨、望谟等地有栽培。

【药用部位】· 叶、果实。

【功效与主治】· 叶:祛风除湿,利小便,散热毒。用于小便淋痛,急性胃肠炎,血热瘙痒,痈肿,疥癣。果实:清燥润肠,生津止咳,下气和中,止痛。用于风热咳嗽,烦渴,口腔溃破,牙痛,石淋,咽喉痛。

■ 感应草属 *Biophytum*

· 分枝感应草

【学名】· *Biophytum fruticosum* Bl.

【生境与分布】· 生于林下或灌丛。分布于罗甸等地。

【药用部位】· 全株。

【功效与主治】· 安神镇静,散瘀止痛,止血。用于肾虚,跌打损伤,咯血,外伤出血,缠腰火丹,湿疹,脚癣,脱肛,阴挺。

· 感应草

【学名】· *Biophytum sensitivum* (L.) DC.

【别名】· 大含羞草。

【生境与分布】· 生于海拔 200～400 m 的路旁、山坡草地或林下阴湿处。分布于罗甸等地。

【药用部位】· 全株。

【功效与主治】· 收敛,安神安胎,消积利水。用于肾虚,失眠,安胎,脱肛,阴挺。外用于黄水疮,缠腰火丹,炎症疾病,小儿疳积,水肿,胆病。

■ 酢浆草属 *Oxalis*

· 白花酢浆草

【学名】· *Oxalis acetosella* L.

【别名】· 酸咪咪、老鸦酸、三叶酸。

【生境与分布】· 生于海拔 1 450～1 600 m 的杂木林下。分布于兴义、水城、大沙河等地。

【药用部位】· 全草。

【功效与主治】· 活血化瘀,清热解毒,利尿通淋。用于劳伤疼痛,跌打损伤,麻风,无名肿毒,疥癣,小儿口疮,烫火伤,淋浊带下,尿闭。

【凭证标本号】· 522301140530099LY。

· 大花酢浆草

【学名】· *Oxalis bowiei* Lindl.

【生境与分布】· 引种。分布于六枝等地。

【药用部位】· 全草。

【功效与主治】· 杀虫止痛,散热消肿。

【凭证标本号】· 520203140704006LY。

· 酢浆草

【学名】· *Oxalis corniculata* L.

【别名】· 酸咪咪、老鸦酸、三叶酸。

【生境与分布】· 生于海拔 300～1 800 m 的旷地或田边。省内广泛分布。

【药用部位】·全草。

【功效与主治】·清热利湿,凉血散瘀,解毒消肿。用于湿热泄泻,痢疾,黄疸,淋证,带下,吐血,衄血,尿血,月经不调,跌打损伤,咽喉肿痛,痈肿疔疮,丹毒,湿疹,疥癣,痔疮,麻疹,烫火伤,蛇虫咬伤。

【凭证标本号】·522325181120436LY;527727200811032LY;522722200113731LY。

● **红花酢浆草**

【学名】·*Oxalis corymbosa* DC.

【生境与分布】·引种。多栽培或逸生,省内广泛分布。

【药用部位】·全草。

【功效与主治】·散瘀消肿,清热利湿,解毒。用于跌打损伤,月经不调,咽喉肿痛,水泻,痢疾,水肿,淋浊,痔疮,痈肿疮疖,烧烫伤。

【凭证标本号】·522727210316009LY;520327210515229LY。

● **山酢浆草**

【学名】·*Oxalis griffithii* Edgeworth & J. D. Hooker

【别名】·截叶酢浆草、大山酢浆草、三角酢浆草。

【生境与分布】·生于海拔1 000~2 200 m的山地林下阴湿处。分布于兴义、平塘、沿河、息烽、赫章、七星关、大方、绥阳、正安、瓮安、贵定、碧江、剑河、从江、黎平、水城、惠水、平塘、独山、雷山、梵净山等地。

【药用部位】·全草。

【功效与主治】·清热解毒,舒筋活络,止血止痛。用于目赤红痛,小儿口疮,小儿哮喘,咳嗽痰喘,泄泻,痢疾。

【凭证标本号】·522301140904497LY;527727210318009LY;522228200730379LY。

● **黄花酢浆草**

【学名】·*Oxalis pes-caprae* L.

【生境与分布】·省内广泛栽培。

【药用部位】·全草。

【功效与主治】·清热解毒,舒筋活络。

【凭证标本号】·522731190511024LY;520221190610034LY;522729190729001LY。

● **直酢浆草**

【学名】·*Oxalis stricta* L.

【生境与分布】·生于林下或沟谷潮湿处。

【药用部位】·全草、种子。

【功效与主治】·全草:杀虫止痛,散热消肿,祛痰。用于淋证,丝虫病。外用于跌打损伤,肿毒,疥癣,烧烫伤。种子:用于蝎螫伤。

牻牛儿苗科 Geraniaceae

■ **牻牛儿苗属 *Erodium***

● **芹叶牻牛儿苗**

【学名】·*Erodium cicutarium*(L.)L'Hér. ex Ait.

【生境与分布】·生于砂砾山坡、沙质草地或干河谷。分布于水城等地。

【药用部位】·全草、地上部分。

【功效与主治】·全草:收敛止痢,止血利尿。用于腹泻,月经过多。地上部分:清热解毒,祛风活血。用于风湿疼痛,肢体麻木,关节不利,腰部扭伤,跌打损伤,瘀血肿痛。

● **牻牛儿苗**

【学名】·*Erodium stephanianum* Willd.

【别名】·太阳花。

【生境与分布】·生于海拔400~1 400 m的荒地。分布于贵阳、安顺、绥阳、水城、纳雍等地。

【药用部位】·地上部分。

【功效与主治】·祛风湿,通经络,止泻痢。用于风湿痹痛,麻木拘挛,筋骨酸痛,泄泻痢疾。

【凭证标本号】·520323150507381LY;520221190730014LY。

【附注】·《中国药典》收录物种。

■ **老鹳草属 *Geranium***

● **白花老鹳草**

【学名】·*Geranium albiflorum* Ledeb.

【生境与分布】·生于荒坡杂草丛。分布于威宁、播州等地。

【药用部位】·全草。

【功效与主治】·止血止痢,祛风活络。用于跌打损伤,风湿痹痛,麻木拘挛,筋骨酸痛,泄泻,刀伤出血。

【凭证标本号】·522427141108651LY。

● **野老鹳草**

【学名】·*Geranium carolinianum* L.

【别名】·短嘴老鹳草。

【生境与分布】·原产美洲。花溪、钟山、绥阳等地有逸生。

【药用部位】·地上部分。

【功效与主治】·祛风湿,通经络,止泻痢。用于风湿痹痛,麻木拘挛,筋骨酸痛,泄泻痢疾。

【凭证标本号】·520111210427003LY;520323150420436LY。

【附注】·《中国药典》收录物种。

五叶老鹳草

【学名】· *Geranium delavayi* Franch.

【别名】· 滇老鹳草。

【生境与分布】· 生于荒坡杂草丛。分布于威宁等地。

【药用部位】· 全草。

【功效与主治】· 祛风除湿,止咳化痰。用于风热咳嗽,痢疾,风湿性关节炎,烂疮久不收口。

尼泊尔老鹳草

【学名】· *Geranium nepalense* Sweet

【别名】· 短嘴老鹳草。

【生境与分布】· 生于潮湿山坡、路旁、田野或杂草丛。分布于贵阳、兴义、长顺、惠水等地。

【药用部位】· 带果实的全草。

【功效与主治】· 祛风通络,活血,清热利湿。风湿痹痛,肌肤麻木,筋骨酸楚,跌打损伤,泄泻,痢疾,疮毒。

【凭证标本号】· 522731190511003LY;5223011406613172LY;522729190327008LY。

二色老鹳草

【学名】· *Geranium ocellatum* Camb.

【生境与分布】· 生于田野或路旁。分布于罗甸、道真等地。

【药用部位】· 地上部分。

【功效与主治】· 祛风湿,通经络,止泻痢。

汉荭鱼腥草

【学名】· *Geranium robertianum* L.

【别名】· 纤细老鹳草。

【生境与分布】· 生于山坡、路旁。分布于西秀、花溪、威宁等地。

【药用部位】· 全草。

【功效与主治】· 祛风除湿,清热解毒,活血通经,止泻。用于寒湿痹症,扭挫伤,瘾疹,阴挺,蛇犬咬伤。

【凭证标本号】· 520402170323003LY;520111200717003LY;522427140508041LY。

湖北老鹳草

【学名】· *Geranium rosthornii* R. Knuth

【别名】· 血见愁老鹳草。

【生境与分布】· 生于海拔1800~1900 m的林下。分布于梵净山等地。

【药用部位】· 全草、根茎。

【功效与主治】· 清热解毒,祛风除湿,活血通经,祛瘀止泻。用于咽喉疼痛,筋骨酸痛,四肢发麻,关节炎。

鼠掌老鹳草

【学名】· *Geranium sibiricum* L.

【生境与分布】· 生于海拔800~2 400 m的山坡、路旁。分布于惠水、紫云、长顺、威宁、七星关、西秀、平坝、梵净山等地。

【药用部位】· 全草。

【功效与主治】· 祛风除湿,活血通经,清热止泻,收敛。用于风湿关节痛,痉挛麻木,痢疾,泻下,疮口不收。

【凭证标本号】· 522731190709003LY;520425170602146LY;522729190315002LY。

中日老鹳草

【学名】· *Geranium thunbergii* Sieb. ex Lindl. & Paxton

【别名】· 破铜钱。

【生境与分布】· 生于海拔600~1 400 m的田野、路旁或杂草丛。分布于绥阳、印江、碧江、松桃、贞丰、独山等地。

【药用部位】· 全草。

【功效与主治】· 祛风除湿,通络止痛。用于风湿痹痛,麻木拘挛,筋骨酸痛,泄泻,痢疾。

老鹳草

【学名】· *Geranium wilfordii* Maxim.

【别名】· 短嘴老鹳草。

【生境与分布】· 生于海拔1 000~1 300 m的田野、路旁、沟边或山坡处。分布于紫云、湄潭、凤冈等地。

【药用部位】· 地上部分。

【功效与主治】· 祛风湿,通经络,止泻痢。用于风湿痹痛,麻木拘挛,筋骨酸痛,泄泻痢疾。

【凭证标本号】· 520425170601101LY;520327200725009LY;520328210430004LY。

【附注】·《中国药典》收录物种。

■ 天竺葵属 Pelargonium

香叶天竺葵

【学名】· *Pelargonium graveolens* L'Her.

【别名】· 香艾、香叶。

【生境与分布】· 引种。省内广泛栽培。

【药用部位】· 全草。

【功效与主治】· 用于风湿痛,疝气,阴囊湿疹,疥癣。

天竺葵

【学名】· *Pelargonium hortorum* Bailey

【生境与分布】· 省内广泛栽培。

【药用部位】· 茎叶。

【功效与主治】·祛风除湿,行气止痛,杀虫。用于风湿痹痛,疝气,阴囊湿疹,疥癣。

【凭证标本号】·522426181004023LY。

旱金莲科 Tropaeolaceae

■ 旱金莲属 *Tropaeolum*

• 旱金莲

【学名】· *Tropaeolum majus* L.

【生境与分布】·省内广泛栽培。

【药用部位】·全草。

【功效与主治】·清热解毒,凉血止血。用于目赤肿痛,疮疖,吐血,咯血。

【凭证标本号】·520123151001256LY;520381160502088LY。

蒺藜科 Zygophyllaceae

■ 蒺藜属 *Tribulus*

• 蒺藜

【学名】· *Tribulus terrestris* L.

【生境与分布】·生于砂地、荒地或山坡。分布于龙里等地。

【药用部位】·成熟果实。

【功效与主治】·平肝解郁,活血祛风,明目止痒。用于头痛眩晕,胸胁胀痛,乳闭乳痈,目赤翳障,风疹瘙痒。

【凭证标本号】·522730150812002LY。

【附注】·《中国药典》收录物种。

亚麻科 Linaceae

■ 亚麻属 *Linum*

• 宿根亚麻

【学名】· *Linum perenne* L.

【别名】·豆麻。

【生境与分布】·生于山坡或草甸。分布于黔西等地。

【药用部位】·花、种子。

【功效与主治】·通经利尿。用于子宫瘀血,闭经。

【凭证标本号】·522423191005043LY。

• 亚麻

【学名】· *Linum usitatissimum* L.

【别名】·亚麻子、亚麻仁、胡麻仁。

【生境与分布】·钟山等地有栽培。

【药用部位】·成熟种子。

【功效与主治】·润燥通便,养血祛风。用于肠燥便秘,皮肤干燥,瘙痒,脱发。

【凭证标本号】·520201200721036LY。

【附注】·《中国药典》收录物种。

■ 石海椒属 *Reinwardtia*

• 石海椒

【学名】· *Reinwardtia indica* Dum.

【别名】·过山青。

【生境与分布】·生于岩石边或石灰岩上。分布于普定、兴义、罗甸、惠水、赤水等地。

【药用部位】·嫩枝叶。

【功效与主治】·清热利尿。用于小便不利,肾炎,黄疸型肝炎。

【凭证标本号】·520422170403001LY。

■ 青篱柴属 *Tirpitzia*

• 米念芭

【学名】· *Tirpitzia ovoidea* Chun et How ex Sha

【别名】·青篱柴。

【生境与分布】·生于海拔300～1500 m的山谷或疏林。分布于三都等地。

【药用部位】·根、枝、茎、叶。

【功效与主治】·活血散瘀,舒筋活络。用于跌打损伤,骨折,外伤出血,风湿性关节炎,黄疸,小儿麻痹后遗症,疮疖。

• 青篱柴

【学名】· *Tirpitzia sinensis* (Hemsl.) Hallier

【别名】·柄瓣木。

【生境与分布】·生于石灰岩灌丛。分布于惠水、册亨、荔波、紫云、望谟、兴义、安龙、独山、瓮安、罗甸、龙里、开阳、长顺等地。

【药用部位】·根、叶。

【功效与主治】·活血理伤,止血。用于劳伤,刀伤出血。

【凭证标本号】·522731190709012LY;522327190424003LY;522722200630487LY。

古柯科 Erythroxylaceae

■ 古柯属 *Erythroxylum*

● 东方古柯

【学名】· *Erythroxylum sinense* Y.C. Wu

【别名】· 猫胭木、木豇豆。

【生境与分布】· 生于海拔230～2 200 m的山地、路旁或谷地林中。分布于黎平、龙里等地。

【药用部位】· 根、叶。

【功效与主治】· 根：腹痛。用于跌打损伤。叶：提神，局部麻醉。用于疲劳，咳嗽痰喘，支气管哮喘，骨折，疟疾。

【凭证标本号】· 522631190504476LY。

大戟科 Euphorbiaceae

■ 铁苋菜属 *Acalypha*

● 铁苋菜

【学名】· *Acalypha australis* L.

【别名】· 海蚌含珠、灯盏窝。

【生境与分布】· 生于旷野或路边湿润处。分布于兴义、望谟、贞丰等地。

【药用部位】· 全草。

【功效与主治】· 清热利湿，凉血解毒，消积。用于痢疾，泄泻，吐血，衄血，尿血，便血，崩漏，小儿疳积，痈疖疮疡，皮肤湿疹。

【凭证标本号】· 522301150713694LY；522326200412010LY；522325190313273LY。

● 裂苞铁苋菜

【学名】· *Acalypha brachystachya* Forsskal

【别名】· 短穗铁苋菜。

【生境与分布】· 生于山坡或路旁。分布于花溪、播州、印江、德江、沿河、松桃、兴仁等地。

【药用部位】· 全草。

【功效与主治】· 清热利湿，凉血解毒，消积。用于痢疾，泄泻，吐血，衄血，便血，小儿疳积等。

【凭证标本号】· 520111200716020LY。

■ 山麻杆属 *Alchornea*

● 山麻杆

【学名】· *Alchornea davidii* Franch.

【生境与分布】· 生于海拔300～1 000 m的沟谷、溪畔或河边灌丛。分布于普定、荔波、沿河、罗甸、长顺、独山、福泉、平塘、册亨等地。

【药用部位】· 茎皮、叶。

【功效与主治】· 解表，止痛，杀虫。用于狂犬咬伤，蛇咬伤，蛔虫病，腰痛。

【凭证标本号】· 520422170322015LY；522722200512260LY；522228210503028LY。

● 红背山麻杆

【学名】· *Alchornea trewioides* (Benth.) Muell. Arg.

【别名】· 红背叶。

【生境与分布】· 生于路旁灌丛或林下。分布于德江、兴义、荔波、沿河、兴仁、贞丰、安龙、罗甸等地。

【药用部位】· 根、叶。

【功效与主治】· 清热利湿，凉血解毒，杀虫止痒。用于痢疾，热淋，石淋，血尿，崩漏，带下，风疹，湿疹。

【凭证标本号】· 522227160528054LY；522301160409189LY；522722200512619LY。

● 椴叶山麻杆

【学名】· *Alchornea tiliifolia* (Benth.) Muell. Arg.

【生境与分布】· 生于路旁灌丛或林下。分布于黔南等地。

【药用部位】· 根。

【功效与主治】· 清热利湿，凉血解毒，杀虫止痒。

【凭证标本号】· 520322200727140LY

■ 石栗属 *Aleurites*

● 石栗

【学名】· *Aleurites moluccna* (L.) Willd.

【生境与分布】· 生于村旁或疏林中。罗甸等地有栽培。

【药用部位】· 种子。

【功效与主治】· 活血，润肠。用于闭经，肠燥便秘。

■ 五月茶属 *Antidesma*

● 西南五月茶

【学名】· *Antidesma acidum* Retz

【别名】· 酸叶树、二蕊五月茶。

【生境与分布】·生于海拔 140～1 500 m 的山地疏林。分布于江口、兴义等地。

【药用部位】·叶。

【功效与主治】·收敛止血,生津止渴,行气活血。

● **五月茶**

【学名】·*Antidesma bunius* (L.) Spreng.

【别名】·五味叶、酸味树、五味菜。

【生境与分布】·生于海拔 200～1 500 m 的山地疏林中。分布于望谟、兴义、兴仁、贞丰、册亨、安龙等地。

【药用部位】·根、叶。

【功效与主治】·收敛止泻,生津止渴,行气活血。用于咳嗽口渴,跌打损伤,疮毒。

【凭证标本号】·522326201112019LY。

● **方叶五月茶**

【学名】·*Antidesma ghaesembilla* Gaertn.

【别名】·田边木、圆叶早禾子。

【生境与分布】·生于海拔 200～1 100 m 的山地疏林中。

【药用部位】·茎、叶。

【功效与主治】·茎:通经。叶:用于小儿头疮。

● **日本五月茶**

【学名】·*Antidesma japonicum* Sieb. et Zucc.

【别名】·酸味子、蔓五月茶。

【生境与分布】·生于海拔 300～1 700 m 的山地疏林或山谷湿润处。分布于赤水、仁怀、江口、兴仁、贞丰、册亨、黎平、榕江、雷山、三都等地。

【药用部位】·全株、叶。

【功效与主治】·全株:祛风湿。叶:用于胃脘痛,痈疮肿毒,吐血。

● **小叶五月茶**

【学名】· *Antidesma montanum* var. *microphyllum* (Hemsl.) Petra Hoffmann

【别名】·柳叶五月茶。

【生境与分布】·生于海拔 160～1 200 m 的山坡或谷地疏林。分布于习水、赤水、仁怀、兴义、兴仁、望谟、册亨、安龙、榕江、罗甸等地。

【药用部位】·根。

【功效与主治】·收敛止泻,生津止渴,行气活血。用于小儿麻疹,水痘。

■ **秋枫属 *Bischofia***

● **秋枫**

【学名】·*Bischofia javanica* Bl.

【生境与分布】·生于海拔 800 m 以下的路旁或疏林。分布于锦屏、黎平、兴义、安龙、望谟、都匀、罗甸、荔波、长顺、独山、惠水等地。

【药用部位】·根、树皮、叶。

【功效与主治】·根、树皮:行气活血,消肿解毒。用于风湿骨痛。叶:用于食道癌,胃癌,传染性肝炎,小儿疳积,风热咳喘,咽喉痛。外用于痈疽,疮疡。

● **重阳木**

【学名】·*Bischofia polycarpa* (Lévl.) Airy Shaw

【别名】·多果重阳木。

【生境与分布】·生于海拔 300～1 000 m 的林中。分布于荔波、平塘、开阳、西秀、兴义、安龙、望谟、册亨、罗甸、长顺、独山、惠水、龙里等地。

【药用部位】·根、树皮。

【功效与主治】·行气活血,消肿解毒。用于风湿骨痛,红白痢疾。

【凭证标本号】·522722201120775LY;522727200617002LY。

■ **黑面神属 *Breynia***

● **黑面神**

【学名】·*Breynia fruticosa* (L.) Hook. f.

【别名】·四眼叶、田中逵、狗脚刺。

【生境与分布】·生于山坡、平地旷野灌丛或林缘。分布于水城、长顺等地。

【药用部位】·根、叶。

【功效与主治】·用于肠胃炎,咽喉肿痛,风湿骨痛,湿疹,高脂血症。

【凭证标本号】·520221190610008LY;522729190328017LY。

● **钝叶黑面神**

【学名】·*Breynia retusa* (Dennst.) Alston

【别名】·跳八丈、枝展黑面神、小叶山漆茎。

【生境与分布】·生于疏林或山谷灌丛。分布于罗甸、兴仁、贞丰等地。

【药用部位】·根、叶。

【功效与主治】·根:用于妇科疾病,预防流脑。叶:捣汁,用于湿疹皮炎,皮肤疮毒。

【凭证标本号】·522728160420033LY;522325190611380LY。

● **小叶黑面神**

【学名】·*Breynia vitis-idaea* (Burm. F.) C.E.C. Fischer

【别名】·鼠李状山漆茎、山漆茎。

【生境与分布】·生于山地灌丛。分布于贵阳、兴仁、长顺、望谟、罗甸、平塘、独山等地。

【药用部位】·全株。

【功效与主治】·清热,平喘。用于哮喘,咽喉肿痛,湿疹。

■ 土蜜树属 *Bridelia*

● 禾串树

【学名】·*Bridelia balansae* Tutcher

【别名】·大叶逼迫、禾串土密树子。

【生境与分布】·生于山坡疏林。分布于贞丰、罗甸等地。

【药用部位】·根、叶。

【功效与主治】·根:用于骨折,跌打损伤。叶:化痰止咳。用于支气管炎。

● 大叶土蜜树

【学名】·*Bridelia retusa*（L.）Spreng.

【别名】·密脉土蜜树、贵州土蜜树。

【生境与分布】·生于石灰岩山地林中。分布于平塘、望谟、荔波、都匀、关岭、罗甸、安龙等地。

【药用部位】·全株。

【功效与主治】·用于骨折。

【凭证标本号】·522727210204004LY;523326200516010LY;522722200723033LY。

● 土蜜树

【学名】·*Bridelia tomentosa* Bl.

【别名】·补脑根。

【生境与分布】·生于山坡疏林或灌丛。分布于望谟、凯里等地。

【药用部位】·根皮、茎叶。

【功效与主治】·安神调经,清热解毒。用于神经衰弱,月经不调,狂犬咬伤,疔疮肿毒。

【凭证标本号】·522326201001046LY。

■ 白桐树属 *Claoxylon*

● 白桐树

【学名】·*Claoxylon indicum*（Reinw. ex Bl.）Hassk.

【别名】·追风棍、丢了棒。

【生境与分布】·生于海拔 500～1 500 m 的山谷或河谷疏林。分布于湄潭、大沙河等地。

【药用部位】·全株、根、叶。

【功效与主治】·祛风除湿,散瘀,消肿止痛。用于风湿关节

痛,腰腿痛,脚痛,跌打损伤,外伤瘀痛,产后风痛,脚气,水肿,外伤瘀痛,出血,烧烫伤。

【凭证标本号】·520328200805058LY。

■ 棒柄花属 *Cleidion*

● 棒柄花

【学名】·*Cleidion brevipetiolatum* pax et Hoffm.

【别名】·三台树。

【生境与分布】·生于海拔 200～800 m 的山地湿润常绿林。分布于兴义、兴仁、望谟、册亨、安龙、罗甸等地。

【药用部位】·树皮。

【功效与主治】·清热解毒,解表利湿,益气通便。用于风热感冒,咳嗽咯痰,咽喉肿痛,头痛,急慢性肝炎,黄疸,痢疾,疟疾,小便涩痛,膀胱炎,脱肛,子宫脱垂,月经过多,产后流血,疝气,便秘。外用于疮疖肿毒。

【凭证标本号】·523326201004014LY。

■ 巴豆属 *Croton*

● 荨麻叶巴豆

【学名】·*Croton cnidophyllus* Radcliffe-Smith & Govaerts

【生境与分布】·生于海拔 400～700 m 的河边或灌丛。分布于黔西、兴仁、望谟、贞丰、罗甸等地。

【药用部位】·种子。

【功效与主治】·泻寒积,通关窍,逐痰行气,杀虫。用于冷积凝滞,胸腹胀满,泻痢,水肿血瘕。外用于喉风喉痹,恶疮,疥癣。

【凭证标本号】·522423190624008LY。

● 鸡骨香

【学名】·*Croton crassifolius* Geisel.

【别名】·山豆根、水沉香、矮猪脚。

【生境与分布】·生于海拔 800 m 左右的干旱山坡灌丛。分布于三都等地。

【药用部位】·根。

【功效与主治】·理气活血,祛风除湿,消肿止痛。用于脘腹胀痛,风湿痹痛,疝气痛,痛经,咽喉肿痛,跌打肿痛。

● 石山巴豆

【学名】·*Croton euryphyllus* W.W. Smith

【生境与分布】·生于海拔 200～2 400 m 的疏林中。分布于贞丰、荔波等地。

【药用部位】·根。

【功效与主治】·外用于风湿骨痛,跌打损伤。

【凭证标本号】·522325180920404LY。

● **毛果巴豆**

【学名】·*Croton lachnocarpus* Benth.

【别名】·细叶双眼龙、巡山虎、山猪檫。

【生境与分布】·生于海拔150～900 m的河谷暖热地区的溪边灌丛。分布于关岭、兴义、册亨、惠水、长顺、独山、罗甸、荔波、龙里、修文等地。

【药用部位】·根、叶。

【功效与主治】·散寒除湿,祛风活血。用于寒湿痹痛,瘀血腹痛,产后风瘫,跌打肿痛,皮肤瘙痒。

【凭证标本号】·520424141025004LY;522301140623277LY;522327191002001LY。

● **巴豆**

【学名】·*Croton tiglium* L.

【别名】·大叶双眼龙、虫盘草、猛子树。

【生境与分布】·生于海拔300～700 m的河谷暖热地区,野生或栽培。分布于安龙、修文、清镇、赤水、习水、湄潭、独山、荔波、都匀等地。

【药用部位】·成熟果实。

【功效与主治】·外用蚀疮。用于恶疮疥癣,疣痣。

【凭证标本号】·522328140315192LY。

【附注】·《中国药典》收录物种。

■ **丹麻杆属 *Discocleidion***

● **假奓包叶**

【学名】·*Discocleidion rufescens* (Franch.) Pax et Hoffm.

【别名】·毛丹麻杆、艾桐、老虎麻。

【生境与分布】·生于海拔200～1 000 m的山坡、路旁或灌丛。分布于玉屏、平塘、荔波、黔西、开阳、息烽、松桃、镇远、三穗、福泉、天柱等地。

【药用部位】·根。

【功效与主治】·清热解毒,泻水消积。用于水肿,食积,毒疮。

【凭证标本号】·522223150304021LY;522727200617014LY;522722200514474LY。

■ **大戟属 *Euphorbia***

● **火殃簕**

【学名】·*Euphorbia antiquorum* L.

【别名】·金刚纂。

【生境与分布】·省内广泛栽培。

【药用部位】·茎、叶、花蕊、乳汁。

【功效与主治】·茎:消肿,通便,杀虫。用于臌胀,急性吐泻,肿毒,疥癫。叶:清热化滞,解毒行瘀。用于热滞泄泻,痧秽吐泻,转筋,疔疮,跌打积瘀。花蕊:解毒消肿。用于臌胀。乳汁:泻下,逐水,止痒。

● **细齿大戟**

【学名】·*Euphorbia bifida* Hook.

【别名】·华南大戟。

【生境与分布】·生于山坡、灌丛、路旁或林缘。分布于贞丰、兴义、西秀、安龙等地。

【药用部位】·全草。

【功效与主治】·解热。

【凭证标本号】·522325190718512LY。

● **猩猩草**

【学名】·*Euphorbia cyathophora* Murr.

【别名】·一品红。

【生境与分布】·生于沟边、河岸或潮湿丛林。分布于平塘等地。

【药用部位】·全株。

【功效与主治】·调经止血,接骨消肿。用于月经过多,跌打损伤,骨折。

【凭证标本号】·522727200926002LY。

● **乳浆大戟**

【学名】·*Euphorbia esula* L.

【生境与分布】·生于海拔800～1 200 m的山坡、草地或砂质地。分布于江口、西秀、平塘、思南、松桃、湄潭、兴义、黄平、息烽、平坝、正安等地。

【药用部位】·根。

【功效与主治】·消食利水,杀虫解毒,止痒。用于疮癣,痢疾,肠炎,无名肿毒,蛇咬伤,疟疾,痰饮喘咳。

【凭证标本号】·522222160722022LY;520402170420365LY;522727210112001LY。

● **狼毒大戟**

【学名】·*Euphorbia fischeriana* Steud.

【别名】·狼毒。

【生境与分布】·生于海拔600 m以下的干燥丘陵坡地、多石砾干山坡及阳坡稀疏松林下。分布于威宁等地。

【药用部位】·根。

【功效与主治】·散结,杀虫。外用于淋巴结结核,皮癣。

【凭证标本号】·522427140506074LY；522427140508215LY。

【附注】·《中国药典》收录物种。

● **泽漆**

【学名】·*Euphorbia helioscopia* L.

【别名】·五朵云。

【生境与分布】·生于山沟、路旁、荒野、湿地或田埂上。分布于安龙、西秀、花溪、黔西等地。

【药用部位】·全株。

【功效与主治】·清热祛痰，利水消肿，散结，杀虫。用于水肿，肝硬化腹水，细菌性痢疾。外用于淋巴结核，结核性瘘管，神经性皮炎。

【凭证标本号】·523328160403113LY；520402170323225LY；520111200420003LY。

● **白苞猩猩草**

【学名】·*Euphorbia heterophylla* L.

【生境与分布】·省内广泛栽培。

【药用部位】·全株。

【功效与主治】·清热利湿，收敛止痒。

【凭证标本号】·522326210115023LY；520111200719002LY。

● **飞扬草**

【学名】·*Euphorbia hirta* L.

【别名】·大飞扬、小球大戟。

【生境与分布】·生于向阳山坡、山谷、路旁或灌丛。分布于关岭、望谟、平塘、罗甸、兴义、安龙、册亨、镇宁等地。

【药用部位】·全草。

【功效与主治】·清热解毒，利湿止痒，通乳。用于肺痈，乳痈，疔疮肿毒，牙疳，痢疾，泄泻，热淋，血尿，湿疹，脚癣，皮肤瘙痒，产后少乳。

【凭证标本号】·520424141026205LY；523326201004020LY；522727200909002LY。

【附注】·《中国药典》收录物种。

● **地锦**

【学名】·*Euphorbia humifusa* Willd.

【生境与分布】·生于海拔 660～2 500 m 的原野荒地、路旁或田间。分布于花溪、湄潭、赤水、普安等地。

【药用部位】·全草。

【功效与主治】·清热解毒，凉血止血，利湿退黄。用于痢疾，泄泻，咯血，尿血，便血，崩漏，疮疖痈肿，湿热黄疸。

【凭证标本号】·520111200618011LY；520328200805043LY；520381160509390LY。

【附注】·《中国药典》收录物种。

● **湖北大戟**

【学名】·*Euphorbia hylonoma* Hand.-Mazz.

【别名】·九牛造。

【生境与分布】·生于海拔 800～2 500 m 的山坡、山沟、灌丛或草地。分布于铜仁、江口、荔波、安龙、玉屏、梵净山等地。

【药用部位】·根、茎叶。

【功效与主治】·根：通便，利水，消积，破瘀，止痛。用于二便不通，积聚腹胀，胸膈不利，肝硬化，臌胀，泄泻，消化不良，劳伤，跌打损伤，瘀血作痛，无名肿毒。茎叶：止血止痛，生肌。捣敷用于无名肿毒。

【凭证标本号】·522223150426006LY；522722200514164LY。

● **通奶草**

【学名】·*Euphorbia hypericifolia* L.

【别名】·大地锦。

【生境与分布】·生于荒地。分布于关岭、望谟、花溪、晴隆、贞丰、罗甸等地。

【药用部位】·全草。

【功效与主治】·清热解毒，散血止血，利水健脾，通乳。用于水肿，乳汁不通，肠炎，泄泻，痢疾，皮炎，湿疹，脓疱疮，烧烫伤。

【凭证标本号】·520424141020230LY；523326201001036LY；520111200716017LY。

● **续随子**

【学名】·*Euphorbia lathylris* L.

【别名】·千金子。

【生境与分布】·省内广泛分布。

【药用部位】·成熟种子。

【功效与主治】·泻下逐水，破血消癥。外用疗癣蚀疣。用于二便不通，水肿，痰饮，积滞胀满，血瘀闭经。外用于顽癣，赘疣。

【凭证标本号】·522301160409185LY。

【附注】·《中国药典》收录物种。

● **斑地锦**

【学名】·*Euphorbia maculata* L.

【生境与分布】·生于石壁上。分布于花溪、仁怀、玉屏、三都、施秉等地。

【药用部位】·全草。

【功效与主治】·清热解毒，凉血止血，利湿退黄。用于痢疾，泄泻，咯血，尿血，便血，崩漏，疮疖痈肿，湿热黄疸。

【凭证标本号】·520111200713002LY；522223150807013LY。

● **银边翠**

【学名】·*Euphorbia marginata* Pursh.

【生境与分布】·生于林边。分布于七星关等地。

【药用部位】·全株。

【功效与主治】·拔毒消肿。用于月经不调,无名肿毒,跌打损伤。

● **铁海棠**

【学名】·*Euphorbia milii* Ch. Des Moulins

【别名】·麒麟花。

【生境与分布】·生于林缘。分布于望谟、西秀、兴义、罗甸、贞丰、册亨、赤水等地。

【药用部位】·根、茎、叶。

【功效与主治】·排脓解毒,消肿逐水。用于痈疮肿毒,肝炎,水肿。

【凭证标本号】·522326210313002LY。

● **大戟**

【学名】·*Euphorbia pekinensis* Rupr.

【别名】·京大戟。

【生境与分布】·生于山坡、灌丛、荒地、草丛、林缘或疏林。分布于安龙、印江等地。

【药用部位】·根。

【功效与主治】·泻水通便,消肿散结。用于水肿胀满,胸腹积水,痰饮积聚,气逆咳喘,二便不利,痈肿疮毒,瘰疬痰核。

【凭证标本号】·523328140427796LY;522226190429019LY。

【附注】·《中国药典》收录物种。

● **南欧大戟**

【学名】·*Euphorbia peplus* L.

【别名】·荸艾大戟。

【生境与分布】·原产地中海沿岸,生于路旁、屋旁或草地。分布于雷山、花溪、息烽、修文等地。

【药用部位】·全草、乳汁。

【功效与主治】·杀虫,解毒。外用于癣疮,流血。

【凭证标本号】·522634160115001LY;520111201211004LY。

● **土瓜狼毒**

【学名】·*Euphorbia prolifera* Hamilt. ex D. Don

【别名】·小狼毒。

【生境与分布】·生于海拔500～2 300 m的沟边、草坡或松林下。分布于安龙、普定、松桃等地。

【药用部位】·根。

【功效与主治】·清热解毒,理气止痛,消肿利水,止血,通便。用于跌打骨折,外伤出血,血积,疮毒,疥癣,疮癞,水肿,腹水,食积结滞,虫积,胃气疼痛,痰积。

【凭证标本号】·522328140317279LY。

● **一品红**

【学名】·*Euphorbia pulcherrima* Willd. ex Klotzsch

【别名】·猩猩木。

【生境与分布】·兴义、罗甸、惠水等地有栽培。

【药用部位】·全株。

【功效与主治】·调经止血,接骨消肿。用于月经过多,跌打损伤,外伤出血,骨折。

【凭证标本号】·522301160114995LY;522728151117004LY。

● **钩腺大戟**

【学名】·*Euphorbia sieboldiana* Morr. et Decne.

【生境与分布】·生于山坡或林下草丛。分布于纳雍等地。

【药用部位】·根。

【功效与主治】·散结杀虫,活血消肿,利尿泻下,镇痛。用于腹水,便秘,肺结核,腺结核,骨结核,皮肤结核,跌打损伤,干湿疥疮,顽癣。

【凭证标本号】·522426190807080LY。

● **黄苞大戟**

【学名】·*Euphorbia sikkimensis* Boiss.

【别名】·刮金板。

【生境与分布】·生于海拔600～2 500 m的沟边、河岸或潮湿丛林。分布于西秀、兴义、都匀、平塘等地。

【药用部位】·树皮、叶。

【功效与主治】·清热解毒,逐水消肿。用于水肿,臌胀,疥疮,腹水喘急,无名肿毒。

【凭证标本号】·520402170324096LY;522301150518610LY;522701210407001LY。

● **千根草**

【学名】·*Euphorbia thymifolia* L.

【生境与分布】·生于山坡草地、灌丛、田边草丛、山地冲积土或砂质土。分布于雷山、沿河、剑河、安龙、石阡等地。

【药用部位】·全株。

【功效与主治】·清热利湿,收敛止痒。用于细菌性痢疾,肠炎,腹泻,痔疮出血。外用于湿疹,过敏性皮炎,皮肤瘙痒。

【凭证标本号】·522634160930001LY;522228200728034LY。

● **绿玉树**

【学名】·*Euphorbia tirucalli* L.

【别名】·绿珊瑚、青珊瑚、光棍树。

【生境与分布】·省内广泛栽培。

【药用部位】·全草。

【功效与主治】·催乳,杀虫。用于缺乳,癣疾。

■ 海漆属 *Excoecaria*

● 云南土沉香

【学名】· *Excoecaria acerifolia* Didr.

【别名】·草沉香。

【生境与分布】·生于海拔 800～1 400 m 的山沟边或山坡灌丛。分布于望谟、都匀等地。

【药用部位】·全株。

【功效与主治】·祛风散寒,健脾利湿,解毒。用于风寒咳嗽,疟疾,黄疸型肝炎,消化不良,小儿疳积,风湿骨痛,闭经,狂犬病。

■ 白饭树属 *Flueggea*

● 一叶萩

【学名】· *Flueggea suffruticosa* (Pall.) Baill.

【别名】·小粒蒿、粉条、叶下珠。

【生境与分布】·生于海拔 800～2 400 m 的山坡灌丛、山沟或路边。分布于贵阳、纳雍、兴义、兴仁、望谟、册亨、安龙、都匀、惠水、贵定、龙里等地。

【药用部位】·根、嫩枝叶。

【功效与主治】·祛风活血,益肾强筋。用于风湿腰痛,四肢麻木,阳痿,小儿疳积,面神经麻痹,小儿麻痹后遗症。

【凭证标本号】·522426181004026LY。

● 白饭树

【学名】· *Flueggea virosa* (Roxb. ex Willd.) Voigt

【别名】·白泡果、白火炭、鱼眼木。

【生境与分布】·生于海拔 150～1 200 m 的山地灌丛。分布于黔西、兴义、罗甸、册亨、贵定等地。

【药用部位】·根、叶。

【功效与主治】·根:祛风湿,清湿热,化瘀止痛。用于风湿痹痛,湿热带下,湿疹瘙痒,跌打损伤。叶:祛风除湿,清热解毒,杀虫止痒。用于风湿痹痛,疮疖脓肿。

【凭证标本号】·522423190817324LY。

■ 算盘子属 *Glochidion*

● 红算盘子

【学名】· *Glochidion coccineum* (Buch.-Ham.) Muell. Arg.

【生境与分布】·生于山谷、山坡林中或灌丛。分布于仁怀、望谟、册亨、安龙、荔波等地。

【药用部位】·根。

【功效与主治】·清热解毒,祛湿。

● 革叶算盘子

【学名】· *Glochidion daltonii* (Muell. Arg.) Kurz

【别名】·蚂蚁上树。

【生境与分布】·生于海拔 200～1 700 m 的山路向阳处或灌丛。分布于荔波、望谟、兴义、安龙、罗甸、梵净山等地。

【药用部位】·果实。

【功效与主治】·止咳。用于咳嗽。

【凭证标本号】·522722200722160LY;5223326201001062LY。

● 四裂算盘子

【学名】· *Glochidion ellipticum* Wight

【生境与分布】·生于海拔 1 700 m 以下的山地常绿阔叶林。分布于望谟、罗甸等地。

【药用部位】·叶。

【功效与主治】·外用于湿疹,痈疮肿毒,牛皮癣。

● 毛果算盘子

【学名】· *Glochidion eriocarpum* Champ. ex Benth.

【别名】·漆大故、毛漆、毛七公。

【生境与分布】·生于海拔 1 300～1 600 m 的山坡、山谷阳处或灌丛。分布于安龙、望谟、贞丰、罗甸、惠水、龙里、兴义等地。

【药用部位】·根、枝叶。

【功效与主治】·根:用于肠炎,痢疾,牙痛,咽喉痛,乳腺炎,皮肤湿疹,烧伤。枝叶:用于生漆过敏,皮肤瘙痒,荨麻疹,湿疹,烧伤,乳腺炎,急性胃肠炎,痢疾。

【凭证标本号】· 522328160327096LY;523326201004016LY;522325190428351LY。

● 甜叶算盘子

【学名】· *Glochidion philippicum* (Cav.) C.B. Rob.

【别名】·菲岛算盘子。

【生境与分布】·生于海拔 170～1 500 m 的山地阔叶林。分布于兴仁、望谟、安龙、罗甸等地。

【药用部位】·根、枝条、叶。

【功效与主治】·清热。用于咽喉肿痛。可代茶饮。

● 算盘子

【学名】· *Glochidion puberum* (L.) Hutch.

【别名】·黎击子、野南瓜、柿子椒。

【生境与分布】·生于海拔 1 500～2 000 m 的山野、村旁或池塘边。分布于安龙、册亨、黔西等地。

【药用部位】· 根、果实。

【功效与主治】· 根:清热利湿,行气活血,解毒消肿。用于感冒发烧,咽喉肿痛,咳嗽,牙痛,湿热泻痢,黄疸,带下,风湿痹痛,腰痛,疝气,痛经,闭经,跌打损伤,痈肿,瘰疬,蛇虫咬伤。果实:清热除湿,解毒利咽,行气活血。用于痢疾,泄泻,黄疸,疟疾,淋浊,带下,咽喉肿痛,牙痛,疝痛,产后腹痛。

【凭证标本号】· 522328140417532LY;522327181129169LY;522423190702008LY。

• **圆果算盘子**

【学名】· *Glochidion sphaerogynum* (Muell. Arg.) Kurz.

【别名】· 山柑算盘子。

【生境与分布】· 生于海拔 1 600 m 以下的旷野灌丛或山地林。分布于安龙、望谟、独山、惠水等地。

【药用部位】· 枝叶。

【功效与主治】· 清热解毒,祛风解表。用于感冒发热,恶寒头痛,暑热口渴,咽喉疼痛,口腔炎。水煎外洗用于湿疹,疮疡溃烂,痈疽肿毒。

【凭证标本号】· 522328160327099LY;522326200412007LY。

• **里白算盘子**

【学名】· *Glochidion triandrum* (Blanco) C.B. Rob.

【生境与分布】· 生于山坡林中。分布于清镇、松桃、长顺等地。

【药用部位】· 根。

【功效与主治】· 清热解毒,祛湿。

【凭证标本号】· 522423190813010LY。

• **湖北算盘子**

【学名】· *Glochidion wilsonii* Hutch.

【别名】· 白背算盘子、馒头果。

【生境与分布】· 生于海拔 600～1 600 m 的山坡、路旁向阳处或灌丛。分布于施秉、德江、印江、镇远、榕江、册亨、望谟、瓮安、独山、罗甸、福泉、惠水、贵定、龙里、雷公山等地。

【药用部位】· 叶。

【功效与主治】· 清热利湿,消滞散瘀,解毒消肿。用于湿热泻痢,咽喉肿痛,疮疖肿痛,蛇虫咬伤,跌打损伤。

【凭证标本号】· 522623150905378LY。

• **白背算盘子**

【学名】· *Glochidion wrightii* Benth.

【生境与分布】· 生于海拔 240～1 500 m 的山谷、山坡林中或灌丛。分布于册亨、望谟、罗甸等地。

【药用部位】· 根。

【功效与主治】· 清热,祛湿,解毒。用于痢疾,湿疹,小儿麻疹。

【凭证标本号】· 522327181129397LY。

■ **水柳属 *Homonoia***

• **水柳**

【学名】· *Homonoia riparia* Lour.

【别名】· 水柳子、水杨梅、水麻。

【生境与分布】· 生于海拔 1 000 m 以下的河流两岸冲积地、砂砾滩、河岸灌木林或溪流两岸石隙。分布于安龙、罗甸、兴义、大方等地。

【药用部位】· 根。

【功效与主治】· 清热利胆,解毒。用于急慢性肝炎,黄疸,石淋,膀胱结石。

【凭证标本号】· 522328140314146LY。

■ **麻风树属 *Jatropha***

• **麻风树**

【学名】· *Jatropha curcas* L.

【别名】· 小油桐。

【生境与分布】· 罗甸、望谟、册亨、赤水等地有栽培。

【药用部位】· 叶、树皮、种子。

【功效与主治】· 叶、树皮:散瘀消肿,止血止痒。用于跌打肿痛,创伤出血,皮肤瘙痒,麻风,癫痫,慢性溃疡,关节挫伤,阴道滴虫,湿疹,脚癣。种子:用于通便,止呕,皮肤病。

■ **雀舌木属 *Leptopus***

• **雀儿舌头**

【学名】· *Leptopus chinensis* (Bunge) Pojark.

【别名】· 黑钩叶、断肠草、雀舌木。

【生境与分布】· 生于海拔山坡阴处、灌丛或疏林。分布于榕江、花溪、荔波、赤水、瓮安、德江、兴义、兴仁、望谟、纳雍、雷山等地。

【药用部位】· 嫩苗、叶。

【功效与主治】· 止痛,杀虫。用于腹痛,虫积。

【凭证标本号】· 522632190902867LY;520111200417026LY;522722201020725LY。

• **缘腺雀舌木**

【学名】· *Leptopus clarkei* (Hook. f.) Pojark.

【别名】·尾叶雀舌木、长毛雀舌木。

【生境与分布】·生于海拔 600～2 900 m 的山地疏林或灌丛。分布于西秀、湄潭、平坝、德江、兴义、兴仁、安龙、荔波、瓮安等地。

【药用部位】·叶。

【功效与主治】·止血固脱。用于子宫脱垂，外伤出血。

【凭证标本号】·520402170513249LY；520328200806019LY。

■ 血桐属 *Macaranga*

• 中平树

【学名】·*Macaranga denticulata*（Bl.）Muell. Arg.

【别名】·牢麻。

【生境与分布】·生于山坡沟边或溪边。分布于雷山、安龙等地。

【药用部位】·树皮。

【功效与主治】·清热解毒。

• 草鞋木

【学名】·*Macaranga henryi*（Pax et Hoffm.）Rehd.

【别名】·鞋底叶树、大戟解毒树。

【生境与分布】·生于海拔 300～1 400 m 的山谷、山坡常绿阔叶林或石灰岩林中。分布于荔波、兴义、册亨、望谟、三都、都匀、罗甸等地。

【药用部位】·根。

【功效与主治】·用于风湿骨痛，跌打损伤。

【凭证标本号】·522722200630333LY。

• 印度血桐

【学名】·*Macaranga indica* Wight

【别名】·盾叶木。

【生境与分布】·生于林中。分布于安龙、望谟、兴义、册亨、贞丰等地。

【药用部位】·叶。

【功效与主治】·外用于跌打损伤。

【凭证标本号】·522328140315193LY；522326210117019LY。

• 血桐

【学名】·*Macaranga tanarius* var. *tomentosa*（Bl.）Muller Argoviensis

【别名】·流血桐、帐篷树。

【生境与分布】·生于山坡灌丛。分布于望谟、罗甸、兴义等地。

【药用部位】·树皮。

【功效与主治】·泻下。用于腹水，便秘。

【凭证标本号】·522326210314012LY。

■ 野桐属 *Mallotus*

• 白背叶

【学名】·*Mallotus apelta*（Lour.）Muell. Arg.

【别名】·白叶野桐。

【生境与分布】·生于海拔 850～1 900 m 的山谷、林边、路旁或灌丛。分布于石阡、望谟、印江等地。

【药用部位】·根、叶。

【功效与主治】·根：舒肝活血，健脾利湿，收敛固脱。用于慢性肝炎，肝脾肿大，子宫脱坠，脱肛，白带。叶：清热止血。外用于中耳炎，疖肿，跌打损伤，外伤出血。

【凭证标本号】·522224160704018LY；522326200314001LY；522226190809056LY。

• 毛桐

【学名】·*Mallotus barbatus*（Wall.）Muell. Arg.

【别名】·盾叶桐。

【生境与分布】·生于山坡疏林或灌丛。分布于安龙、花溪、贞丰等地。

【药用部位】·根、叶。

【功效与主治】·舒肝活血，收敛固脱，清热利湿。用于肺热吐血，五劳七伤，肺痨咳血。

【凭证标本号】·522328140330334LY；520111200727005LY；522325180920005LY。

• 野梧桐

【学名】·*Mallotus japonicus*（Thunb.）Muell. Arg.

【生境与分布】·生于山坡阔叶林中。分布于赤水、湄潭、雷公山等地。

【药用部位】·树皮。

【功效与主治】·用于胃溃疡，十二指肠溃疡，狂犬咬伤。

• 小果野桐

【学名】·*Mallotus microcarpus* Pax et Hoffm.

【生境与分布】·生于山坡疏林。分布于望谟、贞丰、荔波、榕江、天柱、锦屏、石阡、德江等地。

【药用部位】·根。

【功效与主治】·清热解毒，收敛止血。

【凭证标本号】·522326210403014LY。

• 崖豆藤野桐

【学名】·*Mallotus millietii* Lévl.

【别名】·滇黔野桐。

【生境与分布】·生于海拔 500～1 200 m 的疏林或灌丛。分布于安龙、兴义、黔西、惠水、印江、松桃、普定、清镇、贞丰、册亨、望谟、罗甸、荔波、黎平、从江等地。

【药用部位】·全株。

【功效与主治】·祛风散寒，散瘀消肿。

【凭证标本号】·522328140426769LY；522301150711685LY；522423190624006LY。

• **尼泊尔野桐**

【学名】· *Mallotus nepalensis* Müll. Arg.

【别名】·臭樟木。

【生境与分布】·生于山坡疏林灌丛。分布于盘州、江口、石阡、印江、德江、松桃、兴义、兴仁、普安、望谟、册亨、安龙、大方、纳雍、凯里、黄平、榕江、雷山等地。

【药用部位】·根、皮。

【功效与主治】·解毒，生新。用于狂犬咬伤，骨髓炎。

• **山地野桐**

【学名】· *Mallotus oreophilus* Müll. Arg.

【别名】·绒毛野桐、止血木。

【生境与分布】·生于山地阳处、路旁或灌丛。分布于道真、江口、思南、印江、兴义、安龙、雷山、从江、榕江等地。

【药用部位】·根、茎皮。

【功效与主治】·解毒消肿，活血。用于骨折，骨结核，狂犬咬伤。

• **白楸**

【学名】· *Mallotus paniculatus* (Lam.) Muell. Arg.

【别名】·力树、黄背桐、白叶子。

【生境与分布】·生于海拔 1 300 m 以下的林缘或灌丛。分布于三都、石阡等地。

【药用部位】·根、茎、叶、果实。

【功效与主治】·固脱止痢。用于痢疾，阴挺，中耳炎，头痛，肿毒，创伤，跌打损伤。

【凭证标本号】·522224160714006LY。

• **粗糠柴**

【学名】· *Mallotus philippensis* (Lam.) Muell. Arg.

【别名】·香桂树。

【生境与分布】·生于海拔 500～1 300 m 的山坡疏林。分布于安龙、平塘、赤水、都匀、兴义、沿河、荔波、长顺、册亨、望谟、罗甸等地。

【药用部位】·根、果实的腺毛、毛茸。

【功效与主治】·驱虫，通泄。用于烂疮。

【凭证标本号】·522328140329322LY；522727200422003LY；520381160428102LY。

• **石岩枫**

【学名】· *Mallotus repandus* (Willd.) Muell. Arg.

【别名】·黄豆树。

【生境与分布】·生于山坡岩旁。分布于西秀、绥阳、凤冈、荔波、兴义、独山、长顺、松桃、思南、黎平等地。

【药用部位】·全株。

【功效与主治】·祛风解毒。用于肾炎，毒蛇咬伤，风湿痹痛，慢性溃疡。

【凭证标本号】·520402170525078LY；520323150507173LY；520327210512053LY。

• **杠香藤**

【学名】· *Mallotus repandus* var. *chrysocarpus* (Pamp.) S. M. Hwang

【别名】·腺叶石岩枫、倒挂藤。

【生境与分布】·生于海拔 300～600 m 的山地疏林或林缘。分布于册亨、花溪、沿河、开阳、息烽、盘州、绥阳、习水、赤水、仁怀、江口、石阡、思南、印江、德江、松桃、兴义、兴仁、望谟、安龙、雷山、荔波、瓮安、独山等地。

【药用部位】·根、茎、叶。

【功效与主治】·祛风活络，舒筋止痛。用于风湿痹痛，关节炎，腰腿病，慢性溃疡，产后风瘫，跌打损伤，毒蛇咬伤。

【凭证标本号】·522327190426302LY；520111200714012LY；522228200729186LY。

• **卵叶石岩枫**

【学名】· *Mallotus repandus* var. *scabrifolius* (A. Juss.) Müll. Arg.

【别名】·大叶石岩枫。

【生境与分布】·生于疏林。分布于开阳、息烽、盘州、绥阳、习水、赤水、仁怀、江口、石阡、思南、印江、德江、沿河、松桃、兴义、兴仁、望谟、安龙、雷山、荔波、瓮安、独山等地。

【药用部位】·全株。

【功效与主治】·祛风。用于肾炎，毒蛇咬伤，风湿痹痛，慢性溃疡。

• **野桐**

【学名】· *Mallotus tenuifolius* Pax

【别名】·黄栗树。

【生境与分布】·生于林中。分布于紫云、贞丰、荔波、盘州、江口、石阡、印江、德江、松桃、兴义、兴仁、普安、望谟、册亨、安龙、大方、纳雍、凯里、黄平、榕江、雷山等地。

【药用部位】·根。

【功效与主治】·祛风除湿,消肿杀虫。

【凭证标本号】·520425170603188LY;523325190612455LY;522722200415403LY。

• 红叶野桐

【学名】· *Mallotus tenuifolius* var. *paxii* (Pampanini) H. S. Kiu

【别名】·庐山野桐、山桐子、薄叶野桐。

【生境与分布】·生于海拔300~1700 m的山坡、路旁灌丛或山坡疏林。分布于六枝等地。

【药用部位】·根、叶。

【功效与主治】·清热解毒,收敛止血,消肿平肝。用于慢性肝炎,肝脾肿大,化脓性中耳炎。外用于刀伤出血。

【凭证标本号】·520203160716003LY。

■ 木薯属 *Manihot*

• 木薯

【学名】· *Manihot esculenta* Crantz

【别名】·树葛。

【生境与分布】·原产巴西。榕江、从江、安龙、兴义、册亨、望谟、罗甸、荔波等地有栽培或逸为野生。

【药用部位】·根、叶。

【功效与主治】·解毒消肿。用于疮疡肿毒,疥癣。

■ 山靛属 *Mercurialis*

• 山靛

【学名】· *Mercurialis leiocarpa* Sieb. et Zucc.

【生境与分布】·生于山坡疏林。分布于贵阳、播州、绥阳、松桃、兴仁、望谟、赫章、凯里、荔波等地。

【药用部位】·根。

【功效与主治】·解毒消肿。

【凭证标本号】·522701201118003LY;522722210119648LY。

■ 白木乌桕属 *Neoshirakia*

• 白木乌桕

【学名】· *Neoshirakia japonica* (Sieb. & Zucc.) Esser

【别名】·白乳木、猛树。

【生境与分布】·生于山坡或林中。分布于兴义、平塘、荔波

等地。

【药用部位】·根皮、叶。

【功效与主治】·散瘀血,强腰膝。用于劳伤,腰膝酸痛。

【凭证标本号】·522301160516226LY;522727200909010LY。

■ 珠子木属 *Phyllanthodendron*

• 珠子木

【学名】· *Phyllanthodendron anthopotamicum* (Hand.-Mazz.) Croiz.

【别名】·花溪珠子木、叶下花。

【生境与分布】·生于海拔800~1300 m的山地疏林或灌丛。分布于兴义、安龙等地。

【药用部位】·全草。

【功效与主治】·散瘀止痛。用于跌打损伤。

【凭证标本号】·522301140530077LY。

• 尾叶珠子木

【学名】· *Phyllanthodendron caudatifolium* P. T. Li

【生境与分布】·生于海拔1300 m左右的山地林中。分布于望谟、兴义等地。

【药用部位】·全草。

【功效与主治】·祛风活血,散瘀消肿。用于风湿骨痛,跌打损伤。

【凭证标本号】·522326210402012LY。

• 枝翅珠子木

【学名】· *Phyllanthodendron dunnianum* H. Lév.

【别名】·粉背珠子木、枝翅叶下珠。

【生境与分布】·生于山地阔叶林或石灰岩山地灌丛。分布于罗甸、独山等地。

【药用部位】·根。

【功效与主治】·止血止痢。用于牙龈出血,痢疾,咽喉痛。

【凭证标本号】·522728160218001LY。

■ 叶下珠属 *Phyllanthus*

• 余甘子

【学名】· *Phyllanthus emblica* L.

【别名】·滇橄榄、油甘子。

【生境与分布】·生于海拔300~1200 m的疏林或山坡向阳处。分布于六枝、望谟、册亨、贞丰、修文、清镇、赤水、水城、兴义、安龙、罗甸、贵定等地。

【药用部位】·成熟果实。

【功效与主治】·清热凉血,消食健胃,生津止咳。用于血热血瘀,消化不良,腹胀,咳嗽,喉痛,口干。

【凭证标本号】·520203140517009LY;523326210314004LY;522327191008011LY。

【附注】·《中国药典》收录物种。

● 落萼叶下珠

【学名】· *Phyllanthus flexuosus*(Sieb. et Zucc.) Muell. Arg.

【别名】·红五眼、弯曲叶下珠。

【生境与分布】·生于海拔700～1500 m的路旁、山谷或灌丛。分布于惠水、印江、江口、玉屏、水城、清镇、凯里、罗甸等地。

【药用部位】·全草。

【功效与主治】·清热解毒,祛风除湿。用于过敏性皮炎,小儿夜啼,蛇咬伤,风湿病。

【凭证标本号】·522731190709011LY。

● 青灰叶下珠

【学名】· *Phyllanthus glaucus* Wall. ex Muell. Arg.

【生境与分布】·生于海拔200～800 m的山地或沟边灌丛。分布于关岭、长顺、罗甸、福泉、惠水等地。

【药用部位】·根。

【功效与主治】·祛风除湿,健脾消积。用于风湿关节痛,小儿疳积。

【凭证标本号】·520424141020153LY。

● 小果叶下珠

【学名】· *Phyllanthus reticulatus* Poir.

【别名】·龙眼睛、山兵豆。

【生境与分布】·生于海拔200～800 m的山谷、路旁或林中。分布于西秀、贞丰、松桃、碧江、玉屏、三穗、凯里、长顺、贵定等地。

【药用部位】·全草。

【功效与主治】·祛风活血,散瘀消肿。用于风湿骨痛,跌打损伤。

【凭证标本号】·520402170525307LY;522325190612399LY。

● 叶下珠

【学名】· *Phyllanthus urinaria* L.

【别名】·山皂角、夜合草。

【生境与分布】·生于海拔1 100 m以下的旷野、草地、河滩或路旁。分布于六枝、望谟、荔波、沿河等地。

【药用部位】·带根全草。

【功效与主治】·清热利尿,明目解毒,消积除湿。用于水肿,

泌尿系统感染,结石,肠炎,痢疾,小儿疳积,眼结膜炎,黄疸型肝炎。外用于蛇咬伤,小儿呛水咳嗽,黄疸。

【凭证标本号】·520203141025009LY;522326201003008LY;522722200601387LY。

● 蜜甘草

【学名】· *Phyllanthus ussuriensis* Rupr. et Maxim.

【别名】·蜜柑草、地莲子、松林叶下珠。

【生境与分布】·生于山坡、路旁或草地。分布于册亨、湄潭、凤冈等地。

【药用部位】·全草。

【功效与主治】·清肝明目,消疳止痢。用于肝炎黄疸,红白痢,水肿,感冒,眼结膜炎,暑热腹泻,尿路感染,尿路结石。

【凭证标本号】·522327190427006LY;520328200809007LY;520327200812006LY。

● 黄珠子草

【学名】· *Phyllanthus virgatus* Forst. F.

【别名】·珍珠草、地珍珠。

【生境与分布】·生于海拔1 350 m以下的山坡、草地。分布于罗甸、平塘、望谟、贞丰、兴义、兴仁等地。

【药用部位】·全草、根。

【功效与主治】·全草:用于淋证,骨鲠喉,疳积。根:用于乳房脓肿。

【凭证标本号】·522728150523004LY;522727200926003LY;522326201001048LY。

■ 蓖麻属 *Ricinus*

● 蓖麻

【学名】· *Ricinus communis* L.

【生境与分布】·省内广泛栽培。分布于玉屏、兴义、贞丰、望谟、册亨、安龙、罗甸等地。

【药用部位】·成熟种子。

【功效与主治】·泻下通滞,消肿拔毒。用于大便燥结,痈疽肿毒,喉痹,瘰疬。

【凭证标本号】·522121140829251LY;522301150829806LY;522325181206608LY。

【附注】·《中国药典》收录物种。

■ 守宫木属 *Sauropus*

● 守宫木

【学名】· *Sauropus androgynus*(L.) Merr.

【别名】·泰国枸杞、天绿香。

【生境与分布】·栽培。分布于兴义、安龙等地。

【药用部位】·根、叶。

【功效与主治】·根:用于痢疾,便血,淋巴结结核,疔疮。叶:清热化痰,润肺通便。用于肺燥咳嗽,失音,咽喉痛,哮喘,咳血,大便秘结。

苍叶守宫木

【学名】·*Sauropus garrettii* Craib

【生境与分布】·生于山地常绿林或山谷阴湿灌丛。分布于赤水、沿河、印江、兴义、安龙、榕江等地。

【药用部位】·叶。

【功效与主治】·清热化痰,润肺通便。

【凭证标本号】·520221191126011LY;522222160723022LY。

长梗守宫木

【学名】·*Sauropus macranthus* Hassk.

【生境与分布】·生于山地阔叶林或山谷灌丛。分布于平塘等地。

【药用部位】·叶。

【功效与主治】·清热化痰,润肺通便。

地构叶属 *Speranskia*

广东地构叶

【学名】·*Speranskia cantonensis* (Hance) Pax et Hoffm.

【别名】·华南地构叶。

【生境与分布】·生于海拔1 000~2 600 m的河流两岸或沟谷。分布于德江、平塘、册亨、黔西、清镇、湄潭、印江、沿河、望谟、安龙、锦屏、罗甸等地。

【药用部位】·全草。

【功效与主治】·祛风湿,通经络,消坚块,活血补血,止痛。用于腹中包块,淋巴结结核,风湿骨痛,虚痨咳嗽,疮毒肿瘤,跌打损伤。

【凭证标本号】·522227160524007LY;522727210204003LY;522327190425306LY。

地构叶

【学名】·*Speranskia tuberculata* (Bunge) Baill.

【生境与分布】·生于海拔800~1 900 m的山坡草丛或灌丛。分布于玉屏、印江、松桃、贞丰等地。

【药用部位】·全草。

【功效与主治】·祛风除湿,舒筋活血,止痛解毒。用于风湿痹痛,筋骨挛缩,汗湿脚气,疮癣肿毒。

【凭证标本号】·522223150503024LY;522226190429019LY。

乌桕属 *Triadica*

山乌桕

【学名】·*Triadica cochinchinensis* Loureiro

【别名】·红心乌桕。

【生境与分布】·生于海拔300~1 100 m的山谷或山坡混交林。分布于松桃、都匀、黎平、从江、台江、惠水、长顺、独山、罗甸、荔波、贵定、三都、龙里、平塘、梵净山、雷公山等地。

【药用部位】·根、叶。

【功效与主治】·根:利水通便,消肿散瘀,解蛇虫毒。用于大小便不通,水肿,腹水,白浊,疮痈,湿疹,跌打损伤,毒蛇咬伤。叶:活血解毒,利湿。用于跌打损伤,毒蛇咬伤,湿疹,过敏性皮炎,缠腰火丹,乳痈。

【凭证标本号】·522229160516079LY;522701200923004LY。

圆叶乌桕

【学名】·*Triadica rotundifolia* (Hemsl.) Esser

【生境与分布】·生于海拔500~1 200 m的山坡林中或旷野。分布于罗甸、贞丰、西秀、册亨、凤冈、思南、黄平、紫云、安龙、兴义、兴仁、独山、平塘、荔波、贵定、长顺、惠水、龙里等地。

【药用部位】·叶、果实。

【功效与主治】·解毒消肿,杀虫。用于蛇伤,疥癣,湿疹,疮毒。

【凭证标本号】·522728150923016LY;522325190117360LY;520402170513248LY。

乌桕

【学名】·*Triadica sebifera* (L.) Small

【生境与分布】·生于温暖湿润的向阳山坡、土坎或路旁。分布于惠水、望谟、贞丰等地。

【药用部位】·根皮、树皮、叶。

【功效与主治】·泻下逐水,消肿散结,解蛇虫毒。用于水肿,癥瘕积聚,臌胀,大小便不通,疔毒痈肿,湿疹,疥癣,毒蛇咬伤。

【凭证标本号】·522731190510025LY;522326200421002LY;522325181120200LY。

油桐属 *Vernicia*

油桐

【学名】·*Vernicia fordii* (Hemsl.) Airy Shaw

【生境与分布】·生于路旁疏林。分布于惠水、凤冈、花溪等全省大部分地区。

【药用部位】·根、幼果、种子。

【功效与主治】·根:下气消积,化痰,驱虫。用于食积,水肿,哮喘,瘰疬,蛔虫病。幼果:行气消食,清热解毒。用于疝气,食积,月经不调,疔疮疖肿。种子:吐风痰,消肿毒,利二便。用于风疾喉痹,大小便不通,丹毒,急性软组织炎症。

【凭证标本号】·522731190509003LY;520327200728004LY;520111200722011LY。

• **木油桐**

【学名】·*Vernicia montana* Lour.

【生境与分布】·生于海拔1 300 m以下的疏林。分布于道真、望谟、贞丰、沿河、湄潭、江口、册亨、安龙、锦屏、黎平、荔波、瓮安、罗甸等地。

【药用部位】·根、叶、果实。

【功效与主治】·杀虫止痒,拔毒生肌。外用于痈疮肿毒,湿疹。

【凭证标本号】·520325160623704LY;522326200516002LY;522325190928027LY。

交让木科 Daphniphyllaceae

■ **虎皮楠属** *Daphniphyllum*

• **牛耳枫**

【学名】·*Daphniphyllum calycinum* Benth.

【别名】·南岭虎皮楠。

【生境与分布】·生于海拔380~600 m的疏林或灌丛。分布于荔波、黎平等地。

【药用部位】·根、枝叶、果实。

【功效与主治】·根:清热解毒,活血化瘀,消肿止痛。用于外感发热,咳嗽,咽喉肿痛,胁下痞块,风湿骨痛,跌打损伤。枝叶:祛风止痛,解毒消肿。用于风湿骨痛,疮疡肿毒,跌打损伤,毒蛇咬伤。果实:止痢。用于久痢。

• **交让木**

【学名】·*Daphniphyllum macropodum* Miq.

【别名】·山黄树、豆腐头、虎皮楠。

【生境与分布】·生于海拔1 300~2 154 m的山腰或山谷密林。分布于钟山、开阳、从江、荔波、长顺、瓮安、独山、罗甸、福泉、惠水、贵定、三都、平塘、雷公山等地。

【药用部位】·叶、种子。

【功效与主治】·清热解毒。用于疮疖肿毒。

【凭证标本号】·520201200728159LY。

• **虎皮楠**

【学名】·*Daphniphyllum oldhamii*（Hemsl.）Rosenthal

【别名】·四川虎皮楠、南宁虎皮楠。

【生境与分布】·生于海拔330~1 400 m的林中或灌丛。分布于余庆、平塘、赤水、三都、荔波、长顺、瓮安、都匀、惠水、独山、罗甸、福泉、贵定、榕江、从江、黎平等地。

【药用部位】·根、叶。

【功效与主治】·清热解毒,活血散瘀。用于感冒发热,咽喉肿痛,脾脏肿大,毒蛇咬伤,骨折。

【凭证标本号】·520329190419002LY;522727200619003LY。

芸香科 Rutaceae

■ **石椒草属** *Boenninghausenia*

• **臭节草**

【学名】·*Boenninghausenia albiflora*（Hook.）Reichb. ex Meisn.

【别名】·白虎草、松风草。

【生境与分布】·生于海拔1 500~2 800 m的石灰岩山地阴湿灌丛。分布于六枝、贞丰、西秀、紫云、江口、印江、德江、盘州、水城、开阳、凯里、兴义、纳雍、榕江等地。

【药用部位】·全草。

【功效与主治】·解表截疟,活血散瘀,解毒。用于疟疾,感冒发热,支气管炎,跌打损伤。

【凭证标本号】·520203140817001LY;522325190718534LY;520402170510199LY。

■ **柑橘属** *Citrus*

• **酸橙**

【学名】·*Citrus aurantium* L.

【别名】·狗柑子、皮头橙。

【生境与分布】·引种。道真等地有栽培。

【药用部位】·幼果或未成熟果实的果皮。

【功效与主治】·幼果:破气消积,化痰散痞。用于积滞内停,痞满胀痛,泻痢后重,大便不通,痰滞气阻,胸痹,结胸,脏器下垂。未成熟果实的果皮:理气宽中,行滞消胀。用于胸胁气滞,胃脘痛,食积不化,痰饮内停,脏器下垂。

【凭证标本号】·520325160406391LY。

【附注】·《中国药典》收录物种。

宜昌橙

【学名】· *Citrus cavaleriei* H. Lév. ex Cavalier

【别名】· 野柑子。

【生境与分布】· 生于海拔520~1700 m的山地林中。分布于绥阳、平塘、余庆、从江、天柱、荔波、长顺、惠水、瓮安、独山、罗甸、福泉、龙里、望谟、德江、印江、金沙、水城、纳雍、息烽、修文、开阳、赫章、威宁等地。

【药用部位】· 根、果实。

【功效与主治】· 根:行气止痛,止咳平喘。用于咳嗽,顿咳,食欲不振,中暑烦渴,牙龈出血,外伤出血,外伤感染,皮肤溃疡,跌打损伤。果实:化痰止咳,生津健胃,清热止血,祛瘀止痛。

【凭证标本号】· 520323150717488LY;522727200924025LY;520329190726739LY。

柚

【学名】· *Citrus grandis* (L.) Osbeck

【别名】· 柚子、香抛、药果。

【生境与分布】· 引种。省内广泛栽培。分布于荔波、沿河、湄潭、清镇、桐梓、赤水、仁怀、望谟、罗甸、平塘等地。

【药用部位】· 未成熟或近成熟的外层果皮。

【功效与主治】· 理气宽中,燥湿化痰。用于咳嗽痰多,食积伤酒,呕恶痞闷。

【凭证标本号】· 522722200701845LY;522228210102025LY。

【附注】·《中国药典》收录物种。

金柑

【学名】· *Citrus japonica* Thunb.

【别名】· 圆金柑。

【生境与分布】· 引种。从江等地有栽培。

【药用部位】· 果实。

【功效与主治】· 理气解郁,消食化痰,醒酒。用于胸闷郁结,脘腹痞胀,食滞纳呆,咳嗽痰多,伤酒口渴。

【凭证标本号】· 522633190423016LY。

香橙

【学名】· *Citrus junos* Siebold ex Tanaka

【别名】· 蟹橙、广柑、橙子。

【生境与分布】· 引种。省内广泛栽培。

【药用部位】· 果实、果皮、果核。

【功效与主治】· 果实:理气宽中,和胃降逆,化痰止痛。用于气滞腹胀痛,胃痛,呕吐,咳嗽气喘,疝气痛。果皮:化痰利膈,消食止呕,解鱼蟹毒。用于咳嗽吐痰,胸闷气憋,消化不良。果核:用于疝气,淋病,腰痛。

【凭证标本号】· 520424141028039LY。

柠檬

【学名】· *Citrus limon* (L.) Osbeck

【别名】· 洋柠檬。

【生境与分布】· 引种。省内广泛栽培。

【药用部位】· 根、果实。

【功效与主治】· 根:行气止痛,解毒疗伤,止咳平喘。用于胃痛,疝气痛,咳嗽,跌打损伤,筋骨疼痛,狂犬咬伤。果实:化痰止咳,生津健胃,祛暑,安胎。用于咳嗽,顿咳,百日咳,食欲不振,中暑烦渴。

香橼

【学名】· *Citrus medica* L.

【别名】· 枸橼。

【生境与分布】· 引种。省内广泛栽培。分布于安龙等地。

【药用部位】· 成熟果实。

【功效与主治】· 疏肝理气,宽中化痰。用于肝胃气滞,胸胁胀痛,脘腹痞满,呕吐噫气,痰多咳嗽。

【附注】·《中国药典》收录物种。

橘

【学名】· *Citrus reticulata* Blanco

【别名】· 橘仔、桔子、立花橘。

【生境与分布】· 引种。省内广泛栽培。

【药用部位】· 成熟果皮或幼果或未成熟果实的果皮、外层果皮或成熟种子。

【功效与主治】· 果皮:理气健脾,燥湿化痰。用于脘腹胀满,食少吐泻,咳嗽痰多。种子:理气,散结,止痛。用于疝气疼痛,睾丸肿痛,乳痈乳癖。

【附注】·《中国药典》收录物种。

福橘

【学名】· *Citrus reticulata* 'Tangerina'

【别名】· 大红袍。

【生境与分布】· 生于贵州南部地区。

【药用部位】· 成熟果实。

【功效与主治】· 开胃理气,燥湿化痰,止渴润肺,醒酒。用于胸膈结气,胃腹胀满,呕吐,呕逆,咳嗽痰多,口渴,坏血病。

枳

【学名】· *Citrus trifoliata* L.

【别名】· 枸橘。

【生境与分布】· 生于路旁。分布于罗甸、花溪、荔波、黄平、从江、贞丰、惠水、瓮安、罗甸、独山等地。

【药用部位】·根皮、果实。

【功效与主治】·根皮:敛血,止痛。用于痔疮,便血,齿痛。果实:疏肝和胃,理气止痛,消积化滞。用于胸胁胀满,脘腹胀痛,乳房结块,疝气疼痛,睾丸疼痛,跌打损伤,食积,子宫脱垂。

【凭证标本号】·522728150624003LY;520111200717010LY;522722200819430LY。

■ 黄皮属 *Clausena*

● 齿叶黄皮

【学名】·*Clausena dunniana* Lévl.

【别名】·山茴香。

【生境与分布】·生于海拔 350～1 500 m 的林中或灌丛。分布于贞丰、安龙、兴义、贵定、平塘、独山、三都、瓮安、罗甸、福泉、都匀、惠水、龙里、黎平、德江、印江、思南、岑巩、开阳、清镇、修文等地。

【药用部位】·根、叶。

【功效与主治】·解表疏风,除湿活血,消肿止咳。用于感冒高热,头痛头昏,咳嗽,咽喉肿痛,胃痛,水肿,疟疾,风湿关节痛,麻疹,湿疹,骨折,扭挫伤,脱臼。

【凭证标本号】·520323150717423LY。

● 毛齿叶黄皮

【学名】·*Clausena dunniana* var. *robusta* (Tanaka) Huang

【别名】·大型黄皮。

【生境与分布】·生于海拔 1 200～1 500 m 的山坡密林或灌丛。分布于兴义、安龙、册亨、兴仁、长顺、瓮安、罗甸、荔波等地。

【药用部位】·果实。

【功效与主治】·助消化。

● 黄皮

【学名】·*Clausena lansium* (Lour.) Skeels

【别名】·黄弹子。

【生境与分布】·生于海拔 300～850 m 的河谷低热地区。分布于黔西、望谟、余庆、息烽、从江、罗甸、福泉、三都、思南、沿河、荔波等地。

【药用部位】·根、树皮、叶。

【功效与主治】·根:消肿止痛,利小便。用于黄疸,疟疾,预防感冒。树皮:祛疳积,散热积,通小便。叶:疏风解表,除痰行气。用于温病身热,咳嗽哮喘,气胀腹痛,疟疾,小便淋痛。

【凭证标本号】·522423191002024LY;522326200428017LY;520329191006022LY。

■ 吴茱萸属 *Euodia*

● 华南吴萸

【学名】·*Euodia austrosinense* (Hand.-Mazz.) T.G. Hartley

【别名】·臭檀茱萸、臭檀子。

【生境与分布】·生于海拔 1 000～2 000 m 的疏林。分布于纳雍、息烽、六枝、桐梓、从江等地。

【药用部位】·果实。

【功效与主治】·行气止痛。用于胃脘疼痛,腹痛,头痛。

【凭证标本号】·522426181006051LY。

● 石山吴萸

【学名】·*Euodia calcicola* (Chun ex C. C. Huang) T. G. Hartley

【生境与分布】·生于海拔 300～1 600 m 的灌丛。分布于独山、荔波等地。

【药用部位】·叶、果实。

【功效与主治】·叶:清热解毒。外用于疮疡肿毒。果实:散寒,行气,止痛。用于胃气疼痛。

● 楝叶吴萸

【学名】·*Euodia glabrifolium* (Champion ex Bentham) T.G. Hartley

【别名】·臭辣吴萸、野米辣子、吴萸子。

【生境与分布】·生于常绿阔叶林。分布于德江、荔波、望谟、息烽、开阳、修文、贞丰、江口、贵定、长顺、瓮安、罗甸、福泉、都匀、惠水、三都、龙里、平塘等地。

【药用部位】·叶、近成熟果实。

【功效与主治】·叶:外用于枪伤。近成熟果实:用于脘腹冷痛,偏头痛,小儿惊风,虚汗。

【凭证标本号】·522227140512001LY;522722200702120LY;522326201002051LY。

● 吴茱萸

【学名】·*Euodia rutaecarpa* (Juss.) Benth.

【生境与分布】·生于海拔 1 500 m 以下的疏林、林缘旷地或路旁。分布于西秀、惠水、平塘、花溪等地。

【药用部位】·近成熟果实。

【功效与主治】·散寒止痛,降逆止呕,助阳止泻。用于厥阴头痛,寒疝腹痛,寒湿脚气,经行腹痛,脘腹胀痛,呕吐吞酸,五更泄泻。

【凭证标本号】·520402140622271LY;522731190711007LY;522727200521011LY。

【附注】·《中国药典》收录物种。

● **疏毛吴茱萸**

【学名】· *Euodia rutaecarpa* var. *bodinieri* (Dode) Huang

【生境与分布】·分布于习水、榕江等地。

【药用部位】·近成熟果实。

【功效与主治】·散寒止痛,降逆止呕,助阳止泻。用于厥阴头痛,寒疝腹痛,寒湿脚气,经行腹痛,脘腹胀痛,呕吐吞酸,五更泄泻。

【凭证标本号】·520330160704003LY。

【附注】·《中国药典》收录物种。

● **石虎**

【学名】· *Euodia rutaecarpa* var. *officinalis* (Dode) Huang

【生境与分布】·栽培。分布于印江、册亨、黔西、开阳、修文、清镇、盘州、习水、赤水、仁怀、平坝、德江、沿河、松桃、兴义、兴仁、望谟、安龙、大方、纳雍、施秉、瓮安、三都等地。

【药用部位】·近成熟果实。

【功效与主治】·散寒止痛,降逆止呕,助阳止泻。用于厥阴头痛,寒疝腹痛,寒湿脚气,经行腹痛,脘腹胀痛,呕吐吞酸,五更泄泻。

【凭证标本号】·522226190503003LY;522327181130308LY;522423191002019LY。

【附注】·《中国药典》收录物种。

● **波氏吴萸**

【学名】· *Euodia ruticarpa* var. *bodinieri* (Dode) C. C. Huang

【生境与分布】·栽培。分布于开阳、修文、清镇、盘州、习水、赤水、仁怀、平坝、德江、沿河、松桃、兴义、兴仁、望谟、安龙、大方、纳雍、施秉、瓮安、三都等地。

【药用部位】·近成熟果实。

【功效与主治】·散寒止痛,降逆止呕,助阳止泻。用于厥阴头痛,寒疝腹痛,寒湿脚气,经行腹痛,脘腹胀痛,呕吐吞酸,五更泄泻。

● **牛科吴萸**

【学名】· *Euodia trichotomum* Loureiro

【生境与分布】·生于灌丛、林缘或路旁。分布于册亨等地。

【药用部位】·根、叶。

【功效与主治】·根:用于避孕。叶:祛风除湿。用于风湿痹痛。

■ **海漆属 Excoecaria**

● **红背桂**

【学名】· *Excoecaria cochinchinensis* Lour.

【生境与分布】·省内广泛栽培。

【药用部位】·全株。

【功效与主治】·通经活络,止痛。用于麻疹,流行性腮腺炎,扁桃体炎,乳蛾,心绞痛,肾绞痛,腰肌劳损。外用于疥癣。

■ **山小橘属 Glycosmis**

● **锈毛山小橘**

【学名】· *Glycosmis esquirolii* (Lévl.) Tanaka

【生境与分布】·生于溪边或山坡密林。分布于册亨、贞丰、罗甸、贵定等地。

【药用部位】·根。

【功效与主治】·祛风解表,化痰止咳,行气消积,活血止血。

【凭证标本号】·522731191021002LY。

● **小花山小橘**

【学名】· *Glycosmis parviflora* (Sims) Kurz

【别名】·山小橘。

【生境与分布】·生于海拔280~1000 m的河谷、溪边、林中或灌丛。分布于册亨、望谟、罗甸、印江、梵净山等地。

【药用部位】·根、叶。

【功效与主治】·祛风解表,化痰止咳,行气消积,活血止血,散瘀止痛。用于感冒咳嗽,恶寒发热,胃脘胀痛,消化不良,疝气痛,跌打瘀痛,风湿关节痛,毒蛇咬伤,冻疮。

■ **小芸木属 Micromelum**

● **小芸木**

【学名】· *Micromelum integerrimum* (Buch.-Ham.) Roem.

【别名】·半边枫、鸡屎果、山黄皮。

【生境与分布】·生于海拔200~1200 m的河谷或溪边较阴湿灌丛。分布于安龙、兴义、望谟、惠水、册亨、贞丰、罗甸、荔波等地。

【药用部位】·根、树皮、叶。

【功效与主治】·疏风解表,温中行气,散瘀消肿。用于流感,感冒咳嗽,胃痛,风湿痹痛,跌打肿痛,骨折。

【凭证标本号】·522328160306956LY;522301140603668LY;522326201002050LY。

■ **九里香属 Murraya**

● **豆叶九里香**

【学名】· *Murraya euchrestifolia* Hayata

【别名】·山黄皮。

【生境与分布】·生于海拔700~1450 m的石灰岩山地林中或

灌丛。分布于兴义、安龙、贞丰、望谟等地。

【药用部位】·枝叶。

【功效与主治】·祛风解表,活血散瘀,消肿止痛。用于感冒,咳嗽,头痛,跌打损伤,风湿骨痛。

【凭证标本号】·522328140423700LY。

- **九里香**

【学名】·*Murraya exotica* L.

【别名】·石桂树。

【生境与分布】·生于疏林或干燥山坡灌丛。分布于望谟、荔波、余庆、罗甸、兴义、贞丰、册亨、安龙、都匀、三都等地。

【药用部位】·叶和带叶嫩枝。

【功效与主治】·行气止痛,活血散瘀。用于胃痛,风湿痹痛。外用于牙痛,跌打肿痛,蛇虫咬伤。

【凭证标本号】·522326210312001LY;522722200415698LY;520329191004036LY。

【附注】·《中国药典》收录物种。

- **千里香**

【学名】·*Murraya paniculata* (L.) Jack.

【别名】·十里香、月橘、青木香。

【生境与分布】·生于海拔250～1300 m的山坡疏林。分布于黎平、镇宁、兴仁、兴义、册亨、安龙、贞丰、望谟、三都、罗甸、荔波等地。

【药用部位】·根、茎叶、花。

【功效与主治】·根:祛风除湿,行气止痛,散瘀通络。用于风湿痹痛,腰膝冷痛,痛风,跌打损伤,睾丸肿痛,疥癣。茎叶:行气活血,散瘀止痛,解毒消肿。用于胃脘疼痛,风湿痹痛,跌打肿痛,蛇虫咬伤。花:理气止痛。用于气滞胃痛。

【附注】·《中国药典》收录物种。

■ **臭常山属 *Orixa***

- **臭常山**

【学名】·*Orixa japonica* Thunb.

【别名】·臭山羊、大山羊、大骚羊。

【生境与分布】·生于疏林或灌丛。分布于普定、印江、湄潭、息烽、修文、绥阳、荔波、罗甸、瓮安、长顺、福泉、惠水、贵定、三都、龙里等地。

【药用部位】·根、茎叶。

【功效与主治】·根:清热利湿,安神止痛,截疟,涌吐痰涎,舒筋活络。用于风热感冒,咳嗽,咽喉痛,牙痛,胃痛,风湿关节痛,痢疾,疟疾,跌打损伤,神经衰弱,痈疮。茎叶:镇痉,祛痰。

【凭证标本号】·520422170416001LY。

■ **黄檗属 *Phellodendron***

- **黄檗**

【学名】·*Phellodendron amurense* Rupr.

【别名】·黄柏、关黄柏、檗木。

【生境与分布】·生于海拔900～1300 m的杂木林或河谷沿岸。赫章、凤冈、湄潭、贞丰等地有栽培。

【药用部位】·树皮。

【功效与主治】·清热燥湿,泻火除蒸,解毒疗疮。用于湿热泻痢,黄疸尿赤,带下阴痒,热淋涩痛,脚气痿躄,骨蒸劳热,盗汗,遗精,疮疡肿,湿疹湿疮。

【凭证标本号】·522428141202266LY;520327210516291LY;520328200809020LY。

【附注】·《中国药典》收录物种。

- **黄皮树**

【学名】·*Phellodendron chinense* Schneid.

【别名】·川黄檗、黄柏皮。

【生境与分布】·生于海拔900～1100 m的落叶林。分布于普定、桐梓、习水、江口、兴仁、施秉、三穗、剑河、雷山、开阳等地。

【药用部位】·树皮。

【功效与主治】·清热燥湿,泻火除蒸,解毒疗疮。用于湿热泻痢,黄疸尿赤,带下阴痒,热淋涩痛,脚气痿躄,骨蒸劳热,盗汗,遗精,疮疡肿毒,湿疹湿疮。

【凭证标本号】·520422170416031LY。

【附注】·《中国药典》收录物种。

- **秃叶黄檗**

【学名】·*Phellodendron chinense* var. *glabriusculum* Schneid.

【别名】·黄枸、黄皮、辛氏黄檗。

【生境与分布】·生于海拔800～1500 m的山坡疏林。分布于织金、黔西、开阳、湄潭、凤冈、剑河、惠水、贵定、三都、龙里等地。

【药用部位】·树皮。

【功效与主治】·清热燥湿,泻火解毒。用于热痢泄泻,淋浊便血,骨蒸劳热,目赤肿痛,口疮,疮疡。

【凭证标本号】·522425150528021LY;522423190820302LY。

■ **裸芸香属 *Psilopeganum***

- **裸芸香**

【学名】·*Psilopeganum sinense* Hemsl.

【别名】·千垂鸟、臭草、蛇皮草。

【生境与分布】·生于砂砾滩地或丘陵。分布于道真、赤水、正安、仁怀、务川等地。

【药用部位】·全草。

【功效与主治】·解表平喘,利水止呕。用于感冒,咳喘,水肿,呕吐,蛇咬伤。

【凭证标本号】·520325160412461LY。

■ 芸香属 *Ruta*

• 芸香

【学名】·*Ruta graveolens* L.

【生境与分布】·原产于非洲南部。贵阳、道真等地有引种栽培。

【药用部位】·全草。

【功效与主治】·清热解毒,散瘀止痛,活血消肿,祛风,利尿。用于感冒发热,头痛,牙痛,月经不调,妇女心痛,小便不通,小儿惊风,小儿湿疹,脱肛,疮疖肿毒,跌打损伤,蛇虫咬伤。

【凭证标本号】·520325160412461LY。

■ 茵芋属 *Skimmia*

• 乔木茵芋

【学名】·*Skimmia arborescens* Anders. Ap. Gamble

【生境与分布】·生于海拔800 m以上山区。分布于习水、凯里、雷山、榕江、从江、安龙、荔波、三都等地。

【药用部位】·茎叶。

【功效与主治】·祛风胜湿。用于风湿痹痛,四肢挛急,两足软弱。

• 茵芋

【学名】·*Skimmia reevesiana* Fort.

【生境与分布】·生于海拔600～1200 m的林缘。分布于江口、清镇、凯里、瓮安、独山、荔波、贵定等地。

【药用部位】·茎叶。

【功效与主治】·祛风胜湿。用于风湿痹痛,四肢挛急,两足软弱。

【凭证标本号】·522222150111004LY。

■ 飞龙掌血属 *Toddalia*

• 飞龙掌血

【学名】·*Toddalia asiatica* (L.) Lam.

【别名】·见血飞。

【生境与分布】·生于石灰岩灌丛。分布于绥阳、惠水、江口等地。

【药用部位】·根、根皮。

【功效与主治】·祛风止痛,散瘀止血,解毒消肿。用于风湿痹痛,腰痛,胃痛,痛经,闭经,跌打损伤,劳伤出血,衄血,瘀滞崩漏,疮痈肿毒。

【凭证标本号】·520323150417158LY;522731190623006LY;522222150718003LY。

■ 花椒属 *Zanthoxylum*

• 刺花椒

【学名】·*Zanthoxylum acanthopodium* DC.

【别名】·枸椒、见血飞、野花椒。

【生境与分布】·生于海拔1200～2300 m的路旁灌丛或密林。分布于大方、三都、盘州、安龙、普安、荔波、罗甸等地。

【药用部位】·根皮、茎叶。

【功效与主治】·温中散寒,止痛杀虫,避孕。用于胃痛,劳伤腰痛,虫积腹痛,风湿性关节炎。

【凭证标本号】·5224221608l8003LY。

• 椿叶花椒

【学名】·*Zanthoxylum ailanthoides* Sieb. et Zucc.

【别名】·樗叶花椒。

【生境与分布】·生于海拔800 m左右的山谷、寨旁湿润地。分布于贵阳、水城、榕江、清镇、从江、瓮安、独山、荔波、三都等地。

【药用部位】·果实。

【功效与主治】·温中,燥湿,杀虫,止痛。用于心腹冷痛,寒饮,泄泻,冷痢,湿痹,赤白带下,赤痛,肠风痔疾。

【凭证标本号】·520221190802032LY。

• 竹叶花椒

【学名】·*Zanthoxylum armatum* DC.

【别名】·刺竹叶花椒、竹叶椒。

【生境与分布】·生于海拔620～2300 m的山坡灌丛或村旁。分布于六枝、惠水、绥阳、望谟等地。

【药用部位】·果实、种子。

【功效与主治】·果实:散寒,消肿止痛,祛蛔杀虫。用于胃寒,蛔虫腹痛,牙痛,湿疮,跌打损伤,毒蛇咬伤。种子:止呕,祛虫。外用于刀伤,乳痈。

【凭证标本号】·520203140524006LY;522731190711016LY;520323141029070LY。

• 毛竹叶花椒

【学名】·*Zanthoxylum armatum* var. *ferrugineum* (Rehd.

et Wils.) Huang

【别名】·毛刺竹叶花椒。

【生境与分布】·生于海拔 380～1 300 m 的山野、路旁灌丛。分布于望谟、长顺、沿河、印江、松桃、凤冈、湄潭、开阳、凯里、黄平、黎平、都匀、平塘、独山、兴仁、罗甸等地。

【药用部位】·根、果实。

【功效与主治】·根：用于跌打损伤，骨折。果实：散寒，消肿止痛，祛蛔，杀虫。用于水肿。

【凭证标本号】·522326200428012LY；522729200724008LY。

● 箣欓花椒

【学名】·*Zanthoxylum avicennae* (Lam.) DC.

【别名】·鹰不沾、鸟不宿。

【生境与分布】·生于山坡、丘陵、山地疏林或灌丛。分布于黎平、钟山、安龙等地。

【药用部位】·根。

【功效与主治】·祛风化湿，消肿通络。用于咽喉疼痛，疟疾，风湿骨痛，跌打挫伤。

【凭证标本号】·522631190525558LY；520201200807328LY。

● 花椒

【学名】·*Zanthoxylum bungeanum* Maxim.

【别名】·家花椒、山花椒。

【生境与分布】·生于海拔 900～2 500 m 的疏林。省内广泛栽培。

【药用部位】·成熟果皮。

【功效与主治】·温中止痛，杀虫止痒。用于脘腹冷痛，呕吐泄泻，虫积腹痛。外用于湿疹，阴痒。

【凭证标本号】·522722200630123LY；520328200925019LY；520221190609047LY。

【附注】·《中国药典》收录物种。

● 石山花椒

【学名】·*Zanthoxylum calcicola* Huang

【别名】·岩椒。

【生境与分布】·生于海拔 1 100～1 600 m 的山坡、山谷灌丛。分布于安龙、兴义、册亨、独山、罗甸、荔波等地。

【药用部位】·全草、根、果实。

【功效与主治】·全草：用于脚气病。根：用于风湿疼痛。果实：消肿止痛。用于腹痛。

【凭证标本号】·522328140415400LY。

● 异叶花椒

【学名】·*Zanthoxylum dimorphophyllum* Hemsl.

【别名】·羊山刺。

【生境与分布】·生于海拔 800～1 500 m 的路旁或山坡灌丛。分布于花溪、荔波、黔西、德江、印江、松桃、瓮安、平塘、长顺、独山、罗甸、福泉、惠水、龙里、修文、息烽、清镇、开阳、平坝、水城、兴义等地。

【药用部位】·枝叶、种子。

【功效与主治】·燥湿杀虫。用于脚气痛，眼翳膜。

【凭证标本号】·520111201018013LY；522722200512504LY；522423190416300LY。

● 刺异叶花椒

【学名】·*Zanthoxylum dimorphophyllum* var. *spinifolium* Rehder et E.H. Wilson

【别名】·散血飞、黄椒。

【生境与分布】·生于海拔 480～1 310 m 的山坡灌丛或沟旁、路旁。分布于大方、绥阳、凤冈、水城、德江、印江、瓮安、开阳、修文、纳雍、赫章、凯里、独山等地。

【药用部位】·根。

【功效与主治】·祛风散寒，活血舒筋，镇痛。用于风寒咳嗽，风湿麻木，跌打损伤，外伤出血，大便秘结。

【凭证标本号】·522422150730017LY；520323150420465LY；520327201115059LY。

● 砚壳花椒

【学名】·*Zanthoxylum dissitum* Hemsl.

【别名】·山枇杷、岩花椒、铁杆椒。

【生境与分布】·生于海拔 600～1 900 m 的林中。分布于道真、惠水、西秀、花溪、德江、印江、息烽、开阳、清镇、修文、凯里、榕江、黎平、三都、平塘、独山、罗甸、长顺、福泉、荔波、贵定、龙里、望谟等地。

【药用部位】·果实、种子。

【功效与主治】·祛风活络，散瘀止痛，解毒消肿。用于妇女月经过多，疝气，破伤风，风湿关节痛，胃痛，龋齿痛，霍乱，跌打损伤，毒蛇咬伤。

【凭证标本号】·520325160513559LY；522731190711004LY；520402170328103LY。

● 长叶砚壳花椒

【学名】·*Zanthoxylum dissitum* var. *lanciforme* Huang

【生境与分布】·生于海拔 1 900 m 左右的山坡灌丛。分布于余庆、七星关、大方、瓮安、都匀、贵定等地。

【药用部位】·茎皮。

【功效与主治】·祛风活络，散瘀止痛，解毒消肿。用于妇女月经过多,疝气,破伤风,风湿关节痛,胃痛,龋齿痛,霍乱,跌打损伤,毒蛇咬伤。

【凭证标本号】·520329190502025LY。

● 刺壳花椒

【学名】· *Zanthoxylum echinocarpum* Hemsl.

【别名】·刺壳椒。

【生境与分布】·生于海拔300～810 m的山坡灌丛。分布于绥阳、平塘、荔波、罗甸、安龙等地。

【药用部位】·根。

【功效与主治】·祛风除湿,行气活血。用于风湿麻木,跌打损伤,外伤出血。

【凭证标本号】·520323150717463LY;522727200519012LY;522722201118637LY。

● 贵州花椒

【学名】· *Zanthoxylum esquirolii* Lévl.

【别名】·狗椒、细柄花椒。

【生境与分布】·生于海拔750～2 450 m的山坡灌丛或疏林。分布于道真、惠水、花溪、荔波、习水、威宁、纳雍、开阳、清镇、修文、普安、独山、长顺、瓮安、贵定、三都、龙里等地。

【药用部位】·叶、种子。

【功效与主治】·散寒止痛,燥湿杀虫。

【凭证标本号】·520325160412444LY;522731190711040LY;520111200714030LY。

● 拟砚壳花椒

【学名】· *Zanthoxylum laetum* Drake

【别名】·滑叶花椒、拟山枇杷、假山枇杷。

【生境与分布】·生于山坡或山谷密林。分布于榕江、荔波等地。

【药用部位】·根。

【功效与主治】·用于跌打损伤,扭挫伤,风湿痹痛,牙痛,疝气,月经过多。

● 大花花椒

【学名】· *Zanthoxylum macranthum* (Hand.-Mazz.) Huang

【生境与分布】·生于海拔1 000～2 500 m的丛林或灌丛。分布于息烽、安龙、从江等地。

【药用部位】·果皮、种子。

【功效与主治】·温中散寒,行气止痛,燥湿杀虫。

● 小花花椒

【学名】· *Zanthoxylum micranthum* Hemsl.

【别名】·野花椒、刺辣树。

【生境与分布】·生于海拔1 200 m左右的山坡。分布于开阳、关岭、兴仁、长顺、独山等地。

【药用部位】·根。

【功效与主治】·止痛,止血。

● 朵花椒

【学名】· *Zanthoxylum molle* Rehd.

【别名】·朵椒。

【生境与分布】·生于海拔900 m以下的密林。分布于凯里、雷山等地。

【药用部位】·根、果皮、种子。

【功效与主治】·根:祛风湿,止痛。用于胃寒腹痛,牙痛,风寒痹痛。果皮:温中止痛,驱虫健胃。用于胃痛,腹痛,蛔虫病,湿疹,皮肤瘙痒,龋齿疼痛。种子:利尿消肿。用于水肿,腹水。

● 多叶花椒

【学名】· *Zanthoxylum multijugum* Franch.

【别名】·小叶刺、止血丹、蜈蚣刺。

【生境与分布】·生于海拔1 400 m左右的灌丛。分布于都匀、兴义、安龙、独山等地。

【药用部位】·根、茎、叶。

【功效与主治】·根:散寒,镇痛。用于风湿关节痛,牙痛,脘腹冷痛。茎:祛风解毒。用于疮毒,梅毒。叶:祛风除湿,散寒止痛,接骨止血。用于风寒湿痹,牙痛,骨折,外伤出血。

【凭证标本号】·522701210412008LY。

● 大叶臭花椒

【学名】· *Zanthoxylum myriacanthum* Wall. ex Hook. f.

【别名】·刺盐肤木、刺椿木、天星木。

【生境与分布】·生于海拔900 m左右的密林。分布于余庆、雷山、三都、都匀、独山、贵定等地。

【药用部位】·根、叶。

【功效与主治】·祛风除湿,消肿止痛,止血。用于风湿痹痛,跌打损伤,骨折,湿疹,痈疖,疮疥。

【凭证标本号】·520329191005042LY。

● 两面针

【学名】· *Zanthoxylum nitidum* (Roxb.) DC.

【别名】·山椒、入地金牛、光叶花椒。

【生境与分布】·生于海拔500 m以下的山坡、山谷灌丛。分布于松桃、兴义、钟山、黔西、罗甸等地。

【药用部位】·根。

【功效与主治】·活血化瘀,行气止痛,祛风通络,解毒消肿。用于跌打损伤,胃痛,牙痛,风湿病痛,毒蛇咬伤。外用于烧烫伤。

【凭证标本号】·522229141003554LY;522301140613186LY;520201200721053LY。

【附注】·《中国药典》收录物种。

● 菱叶花椒

【学名】·*Zanthoxylum rhombifoliolatum* Huang

【别名】·黄椒。

【生境与分布】·生于海拔600 m左右的山腰草坡。分布于开阳、正安、长顺等地。

【药用部位】·根皮、树皮、果实。

【功效与主治】·温中散寒,行气止痛。用于心腹冷痛胀满,蛔虫腹痛。

● 花椒簕

【学名】·*Zanthoxylum scandens* Bl.

【别名】·花椒藤、乌口簕。

【生境与分布】·生于海拔600~1 530 m的山顶灌丛或村旁、路旁、林下。分布于玉屏、绥阳、水城、开阳、印江、江口、黄平、凯里、榕江、黎平、从江、独山、罗甸、瓮安、福泉、都匀、惠水、三都、龙里、安龙等地。

【药用部位】·根、茎、叶、果实。

【功效与主治】·根、果实:活血散瘀,镇痛,消肿解毒,祛风行气。用于胃寒腹痛,牙痛,风寒痹痛,湿疹,龋齿疼痛。茎、叶:活血,散瘀,止痛。用于脘腹瘀滞冷痛,跌打损伤。

【凭证标本号】·522223140323019LY;520323150720066LY;520221190610038LY。

● 青椒

【学名】·*Zanthoxylum schinifolium* Sieb. et Zucc.

【别名】·香椒子、花椒、野椒。

【生境与分布】·生于海拔900 m左右的山顶阳处灌丛。分布于大方、息烽、黎平、惠水、龙里等地。

【药用部位】·成熟果皮。

【功效与主治】·温中止痛,杀虫止痒。用于脘腹冷痛,呕吐泄泻,虫积腹痛。外用于湿疹,阴痒。

【凭证标本号】·522422150625026LY。

【附注】·《中国药典》收录物种。

● 野花椒

【学名】·*Zanthoxylum simulans* Hance

【别名】·狗花椒。

【生境与分布】·生于海拔400~500 m的山坡路旁或灌丛。分布于凤冈、印江、江口、松桃、天柱、剑河等地。

【药用部位】·根皮、茎皮、果实。

【功效与主治】·根皮、茎皮:祛风除湿,散寒止痛,除湿。用于风寒湿痹,筋骨麻木,脘腹冷痛,呕泻,牙痛,皮肤疮疡,毒蛇咬伤。果实:温中止痛,杀虫止痒。用于脾胃虚寒,脘腹冷痛,呕吐,泄泻,蛔虫腹痛,湿疹,皮肤瘙痒,阴痒,龋齿疼痛。

【凭证标本号】·520327210512097LY;522226190430009LY;522222140501108LY。

● 狭叶花椒

【学名】·*Zanthoxylum stenophyllum* Hemsl.

【生境与分布】·生于海拔1 100~1 300 m的山地灌丛。分布于修文、长顺、瓮安等地。

【药用部位】·果实。

【功效与主治】·温胃,杀虫。用于脘腹冷痛,蛔虫病。

● 广西花椒

【学名】·*Zanthoxylum kwangsiense* (Hand.-Mazz.) Chun ex Huang

【生境与分布】·生于疏林或路旁。分布于天柱、荔波、罗甸、安龙等地。

【药用部位】·果实。

【功效与主治】·温胃,杀虫。

【凭证标本号】·520329190412050LY。

苦木科 Simaroubaceae

■ 臭椿属 *Ailanthus*

● 臭椿

【学名】·*Ailanthus altissima* (Mill.) Swingle

【别名】·樗白皮。

【生境与分布】·生于山坡疏林。分布于道真、钟山、惠水等地。

【药用部位】·干皮或根皮。

【功效与主治】·清热燥湿,收涩止血,止带,杀虫。用于泄泻,痢疾,便血,痔疮出血,崩漏,带下,蛔虫,疮癣。

【凭证标本号】·520325150909076LY;520201200805278LY;522731190713010LY。

【附注】·《中国药典》收录物种。

● 大果臭椿

【学名】·*Ailanthus altissima* var. *sutchuenensis* (Dpde) Rehd. et Wils

【生境与分布】·生于海拔 800 m 左右的路旁、沟边杂木林或灌丛。分布于黎平等地。

【药用部位】·根皮。

【功效与主治】·清热燥湿,解毒杀虫。用于痢疾,便血,崩漏,带下,疮痈。

● 刺臭椿

【学名】·*Ailanthus vilmoriniana* Dode

【生境与分布】·生于山坡或路旁林中。分布于松桃、惠水、独山、赤水等地。

【药用部位】·树脂。

【功效与主治】·用于头痛,手足皲裂。

■ 鸦胆子属 *Brucea*

● 鸦胆子

【学名】·*Brucea javanica* (L.) Merr.

【别名】·老鸦胆、苦参子、鸦蛋子。

【生境与分布】·生于旷野、山麓灌丛或疏林。分布于关岭、册亨、黎平、望谟、瓮安、罗甸等地。

【药用部位】·成熟果实。

【功效与主治】·清热解毒,截疟止痢。用于痢疾,疟疾。外用腐蚀赘疣。

【凭证标本号】·520424140607001LY;523271180906311LY。

【附注】·《中国药典》收录物种。

■ 苦木属 *Picrasma*

● 苦木

【学名】·*Picrasma quassioides* (D. Don) Benn.

【别名】·土苦楝、苦树皮、金条子。

【生境与分布】·生于海拔 300～1 400 m 的山坡疏林。分布于兴义、平塘、西秀、修文、桐梓、绥阳、务川、湄潭、江口、石阡、印江、德江、松桃、兴仁、贞丰、望谟、册亨、安龙、凯里、黄平、施秉、锦屏、台江、黎平、雷山、麻江、都匀、荔波、贵定、瓮安、罗甸等地。

【药用部位】·枝、叶。

【功效与主治】·清热解毒,祛湿。用于风热感冒,咽喉肿痛,湿热泻痢,湿疹,吐泻,蛔虫病,疥癣,疮疖,蛇虫咬伤。

【凭证标本号】·522301150601662LY;522727200520005LY;520402170525075LY。

【附注】·《中国药典》收录物种。

● 中国苦木

【学名】·*Picrasma chinensis* P. Y. Chen

【生境与分布】·生于山坡疏林。分布于册亨等地。

【药用部位】·茎皮。

【功效与主治】·清热解毒,祛湿,杀虫。

【凭证标本号】·522326210117024LY。

楝科 Meliaceae

■ 米仔兰属 *Aglaia*

● 米仔兰

【学名】·*Aglaia odorata* Lour.

【别名】·米兰。

【生境与分布】·省内广泛栽培。

【药用部位】·枝叶、花。

【功效与主治】·枝叶:祛风除湿,散瘀肿。用于风湿关节痛,跌打损伤,痈疽肿毒。花:行气宽中,宣肺止咳。用于胸膈满闷,噎膈初起,感冒咳嗽。

■ 山楝属 *Aphanamixis*

● 山楝

【学名】·*Aphanamixis polystachya* (Wall.) R. N. Parker

【别名】·大叶山楝、穗花树兰、油桐。

【生境与分布】·生于低海拔的杂木林。荔波等地有栽培。

【药用部位】·树皮、叶。

【功效与主治】·祛风消肿。用于风湿病。

■ 麻楝属 *Chukrasia*

● 麻楝

【学名】·*Chukrasia tabularis* A. Juss.

【别名】·白椿、毛麻楝。

【生境与分布】·生于海拔 350～1 500 m 的林缘。分布于望谟、册亨、从江、罗甸、荔波等地。

【药用部位】·根、树皮。

【功效与主治】·根:清热润肺,止咳。用于肺热咳嗽,热病伤阴。树皮:退热,祛风止痒。用于感冒发热,皮肤瘙痒。

【凭证标本号】·522326201004027LY。

● 毛麻楝

【学名】·*Chukrasia tabularis* var. *velutina* (Wall.) King

【别名】·绒荫麻、白椿、岩椿。

【生境与分布】·生于海拔 350～1 500 m 的林缘。分布于贞丰等地。

【药用部位】· 根皮。

【功效与主治】· 疏风清热。用于感冒发热。

【凭证标本号】· 522325190411111LY。

■ **浆果楝属 *Cipadessa***

● **浆果楝**

【学名】· *Cipadessa baccifera*（Roth.）Miq.

【别名】· 灰毛浆果楝、野桐椒、楝子树。

【生境与分布】· 生于海拔 200～1 450 m 的山坡、山谷、灌丛、密林、水旁、路边。分布于罗甸、册亨、水城、望谟、赤水、大方、安龙、兴义、长顺、瓮安、荔波、平塘、关岭、清镇、仁怀等地。

【药用部位】· 根、茎叶、花。

【功效与主治】· 根、茎叶：清热解毒，行气通便，截疟，祛风化湿，消肿止痛。用于风湿痹痛，跌打损伤，痢疾，感冒发热，大便秘结，腹痛痢疾，小儿皮炎，瘾疹，荨麻疹，皮肤瘙痒，脓疮。花：清热解毒，行气通便，截疟，祛风化湿，消肿止痛。用于烫伤，蛇虫咬伤。

【凭证标本号】· 522728150918008LY；522327191226010LY；520221190730028LY。

■ **鹧鸪花属 *Heynea***

● **鹧鸪花**

【学名】· *Heynea trijuga* Roxb.

【生境与分布】· 生于海拔 260～1 300 m 的山坡林中。分布于贞丰、册亨、罗甸、望谟、荔波、三都、从江等地。

【药用部位】· 根。

【功效与主治】· 清热解毒，祛风利咽。用于风湿性关节炎，风湿腰腿痛，咽喉炎，扁桃体炎，心胃气痛。

【凭证标本号】· 522325181025028LY；522327191008016LY。

■ **楝属 *Melia***

● **楝**

【学名】· *Melia azedarach* L.

【别名】· 苦楝、楝树、紫花树。

【生境与分布】· 生于海拔 500～1 900 m 的山坡或路旁。分布于安龙、都匀、兴义等地。

【药用部位】· 树皮和根皮。

【功效与主治】· 杀虫。用于蛔虫病，钩虫病，蛲虫病，阴道滴虫，疥疮，头癣。

【凭证标本号】· 522328140314177LY；522701210530003LY；522301160409187LY。

【附注】·《中国药典》收录物种。

● **川楝**

【学名】· *Melia toosendan* Sieb. et Zucc.

【生境与分布】· 生于海拔 500～2 100 m 的杂木林、疏林或栽培于路旁、庭院。分布于贵阳、习水、惠水、贞丰、望谟、罗甸、册亨、赤水等地。

【药用部位】· 根、树皮、成熟果实。

【功效与主治】· 根、树皮：杀虫。用于蛔虫病，蛲虫病，虫积腹痛。外用于疥癣瘙痒。果实：疏肝泄热，行气止痛，杀虫。用于肝郁化火，脘腹胀痛，疝气疼痛，虫积腹痛。

【凭证标本号】· 520330160504024LY；522731190711070LY；522325190613454LY。

【附注】·《中国药典》收录物种。

■ **地黄连属 *Munronia***

● **单叶地黄连**

【学名】· *Munronia unifoliolata* Oliv.

【别名】· 地柑子。

【生境与分布】· 生于海拔 250～1 000 m 的山地路旁、岩边潮湿地或灌丛。分布于施秉、印江、黔西、普安、瓮安、罗甸、赤水、修文、清镇等地。

【药用部位】· 全株。

【功效与主治】· 清热解毒，活血止痛。用于黄疸型肝炎，疮痛，跌打损伤，胃痛。

【凭证标本号】· 522623141026148LY。

● **羽状地黄连**

【学名】· *Munronia pinnata*（Wallich）W. Theobald

【生境与分布】· 生于灌丛。分布于罗甸、望谟、兴义等地。

【药用部位】· 全株。

【功效与主治】· 清热解毒，活血止痛。

■ **香椿属 *Toona***

● **红椿**

【学名】· *Toona ciliata* Roem.

【别名】· 红楝子。

【生境与分布】· 生于海拔 480～1 000 m 的山坡密林、山脚或路旁。分布于正安、贞丰、望谟、罗甸等地。

【药用部位】· 根皮、叶、果实。

【功效与主治】·根皮：祛风利湿，止血止痛，涩肠杀虫。用于痢疾，肠炎，久泻，便血，崩漏，带下，遗精，白浊，风湿腰痛，疳积，蛔虫病，疮癣。叶：用于痢疾。果实：用于慢性胃炎。

【凭证标本号】·520324150826045LY；522325190426320LY；522326200428006LY。

• 香椿

【学名】·*Toona sinensis* (A. Juss.) Roem.

【别名】·锐叶、椿木尖。

【生境与分布】·生于路边林旁，多栽培。省内广泛分布。

【药用部位】·根皮、树皮、果实。

【功效与主治】·根皮、树皮：清热燥湿，涩肠，止血，止带，杀虫。用于泄泻，痢疾，肠风便血，崩漏，带下，蛔虫病，丝虫病，疮癣。果实：祛风，散寒，止痛。用于外感风寒，风湿痹痛，胃痛，疝气痛，痢疾。

【凭证标本号】·520123151001288LY；522731181906006LY；520111200714003LY。

金虎尾科 Malpighiaceae

■ 盾翅藤属 *Aspidopterys*

• 贵州盾翅藤

【学名】·*Aspidopterys cavaleriei* H. Lévl.

【生境与分布】·生于海拔 280～800 m 的山谷林中或灌丛。分布于望谟、罗甸等地。

【药用部位】·藤、叶。

【功效与主治】·清热利尿，排石。用于小儿疳积，膀胱炎，泌尿系统结石，风湿骨痛。

【凭证标本号】·522326210403012LY。

■ 风筝果属 *Hiptage*

• 风筝果

【学名】·*Hiptage benghalensis* (L.) Kurz

【生境与分布】·生于海拔 100～1 900 m 的沟谷林中或沟边路旁。分布于贞丰、罗甸、望谟、册亨、兴义、荔波等地。

【药用部位】·老茎藤。

【功效与主治】·温肾益气，固肾助阳，敛汗涩精。用于滑精，遗精，早泄阳痿，尿频，腰膝酸软，畏寒肢冷，风寒湿痹，自汗盗汗，体弱虚汗。

【凭证标本号】·522325190411170LY。

远志科 Polygalaceae

■ 远志属 *Polygala*

• 荷包山桂花

【学名】·*Polygala arillata* Buch.-Ham. ex D. Don

【别名】·鸡根远志、黄花远志、阳雀花。

【生境与分布】·生于海拔 700～2 000 m 的山坡林。分布于荔波、盘州、道真、绥阳、凤冈、湄潭、江口、印江、兴仁、晴隆、贞丰、册亨、安龙、黄平、施秉、黎平、榕江、从江、平塘、惠水等地。

【药用部位】·根。

【功效与主治】·祛痰利窍，安神益智，镇咳，宁心活血，祛风湿。用于肺结核病，产后虚弱，食欲不振，小儿疳积，月经不调，子宫脱垂，肝炎，风湿疼痛，跌打损伤，小儿惊风，吐泻，妇女腰痛。

【凭证标本号】·522722200819683LY。

• 尾叶远志

【学名】·*Polygala caudata* Rehd. et Wils.

【别名】·水黄杨木、野桂花、木本远志。

【生境与分布】·生于海拔 800～1 800 m 的石灰岩林中。分布于正安、平塘、贞丰、荔波、兴义、兴仁、平坝、惠水、赫章、大方、绥阳、松桃、印江、思南、都匀、独山、瓮安、罗甸、福泉、惠水、三都、龙里等地。

【药用部位】·根。

【功效与主治】·清热利湿，止咳平喘，通淋。用于黄疸型肝炎，支气管炎，咳嗽，哮喘，血尿。

【凭证标本号】·520324151111017LY；522727210315006LY；522325190716482LY。

• 华南远志

【学名】·*Polygala chinensis* L.

【别名】·金不换、蛇总管、大金牛草。

【生境与分布】·生于海拔 500～1 000 m 的草地或灌丛。分布于惠水、罗甸等地。

【药用部位】·带根全草。

【功效与主治】·祛痰止咳，消积，活血散瘀，清热解毒。用于咳嗽胸痛，咽喉痛，肺痨，顿咳，小儿疳积，黄疸，痢疾，小儿麻痹后遗症，目赤，痈疽疔肿，跌打损伤。

【凭证标本号】·522731200905025LY。

• 贵州远志

【学名】·*Polygala dunniana* Lévl.

【生境与分布】·生于海拔 1 500 m 左右的山顶草地或林中。分布于雷山、安龙、水城、贵定、平塘、荔波等地。

【药用部位】·根。

【功效与主治】·养心安神,化痰止咳。用于咳嗽多痰,失眠。

【凭证标本号】·522634160505004LY。

● 黄花倒水莲

【学名】·*Polygala fallax* Hemsl.

【别名】·假黄花远志、倒吊黄花。

【生境与分布】·生于海拔 300～1 600 m 的山谷林下或山坡阴湿处。分布于赤水、平塘、湄潭、赫章、大方、绥阳、黄平、印江、独山、惠水、罗甸、龙里、瓮安、黎平等地。

【药用部位】·全草、根。

【功效与主治】·补益气血,健脾利湿,活血调经。用于病后体虚,腰膝肿痛,跌打损伤,黄疸型肝炎,肾炎水肿,子宫脱垂,月经不调。

【凭证标本号】·520381160525089LY;522727200619009LY;520328210502096LY。

● 肾果小扁豆

【学名】·*Polygala furcata* Royle

【别名】·叉枝远志、黄花香。

【生境与分布】·生于海拔 1 300～1 600 m 的路旁、岩石边。分布于惠水、望谟、贞丰、兴义等地。

【药用部位】·带根全草。

【功效与主治】·解毒散瘀,安神益智,祛痰止咳,解郁,止血。用于失眠惊风,咳嗽痰多,牙痛,咽喉肿痛,外伤出血,跌打肿痛,多梦,疔疮。

【凭证标本号】·522731200905020LY;522326201003019LY;522325180919245LY。

● 香港远志

【学名】·*Polygala hongkongensis* Hemsl.

【生境与分布】·生于海拔 800～1 200 m 的山谷林下。分布于荔波、桐梓、江口、德江、松桃、凯里、雷山、望谟、清镇等地。

【药用部位】·全草。

【功效与主治】·活血,化痰,解毒。用于跌打损伤,咳嗽,附骨疽,失眠,毒蛇咬伤。

【凭证标本号】·522722200819422LY。

● 心果小扁豆

【学名】·*Polygala isocarpa* Chodat

【别名】·滑石草。

【生境与分布】·生于海拔 1 200～1 400 m 的树下岩石上或路旁草地。分布于惠水、荔波、兴仁等地。

【药用部位】·全草。

【功效与主治】·散瘀消肿,清热解毒。用于肾炎,子宫脱垂,黄水疮,小儿皮肤溃疡。

【凭证标本号】·522731191020005LY;522722200721824LY。

● 瓜子金

【学名】·*Polygala japonica* Houtt.

【别名】·日本远志、竹叶地丁、金牛草。

【生境与分布】·生于海拔 500～1 800 m 的山坡、路旁或林中草丛。分布于贵阳、绥阳、威宁、都匀、安龙、七星关、平坝、惠水、赤水、印江、松桃、平塘、荔波等地。

【药用部位】·全草。

【功效与主治】·祛痰止咳,活血消肿,解毒止痛。用于咳嗽痰多,咽喉肿痛。外用于跌打损伤,疔疮疖肿,蛇虫咬伤。

【凭证标本号】·520323150714025LY;522427140506182LY;522701201104002LY。

【附注】·《中国药典》收录物种。

● 蓼叶远志

【学名】·*Polygala persicariifolia* DC.

【别名】·黄瓜仁草。

【生境与分布】·生于海拔 1 200～1 600 m 的阳处草地、路旁及林下。分布于册亨、兴仁、关岭等地。

【药用部位】·全草。

【功效与主治】·活血化瘀,清热解毒,宽胸散结。用于咽喉痛,胸痛,咳嗽,跌打损伤,毒蛇咬伤。

● 小花远志

【学名】·*Polygala polifolia* C. Presl

【别名】·辰沙草、小金牛草。

【生境与分布】·生于中低海拔的山坡草地。分布于贞丰等地。

【药用部位】·全草。

【功效与主治】·散瘀止血,化痰止咳,解毒消肿。用于肺痨,咳血,尿血,便血,顿咳,肝炎,月经不调,跌打损伤,毒蛇咬伤,小儿麻痹后遗症。

【凭证标本号】·522325190228044LY。

● 卵叶远志

【学名】·*Polygala sibirica* L.

【别名】·阔叶远志、蓝花地丁、青玉丹草。

【生境与分布】·生于海拔 500～1 400 m 的山坡草地、田坝路旁。分布于安龙、兴义、威宁、关岭、瓮安、印江、雷山、黎平、镇宁等地。

【药用部位】·根、全草。

【功效与主治】·根:安神益智,交通心肾,祛痰,消肿。用于心神不安,惊悸失眠,健忘,惊痫,咳嗽痰多,痈疽发背,乳房肿痛,喉痛。全草:安神,化痰,消肿。用于惊悸健忘,虚烦,咳嗽多痰,痈疮肿毒,胸痹心痛。

【凭证标本号】·522328140424716LY;522301140701391LY。

【附注】·《中国药典》收录物种。

• 合叶草

【学名】·*Polygala subopposita* S.K. Chen

【别名】·对叶接骨草、排钱金不换、和合草。

【生境与分布】·生于海拔900~1400 m的山坡路旁或河边草丛。分布于册亨、平塘、望谟等地。

【药用部位】·全草。

【功效与主治】·清热解毒,散瘀止血。用于感冒发热,咽喉肿痛,痈肿疮疡,跌打损伤,外伤出血,骨折。

【凭证标本号】·522327191005017LY;527727200910011LY;522326210402011LY。

• 小扁豆

【学名】·*Polygala tatarinowii* Regel

【别名】·小扁豆远志、野豌豆草。

【生境与分布】·生于海拔600~1200 m的山坡草丛及林下。分布于贵阳、大方、平塘、威宁、罗甸、兴义、德江、荔波等地。

【药用部位】·全草。

【功效与主治】·补虚弱,清热敛汗,祛风,活血止痛。用于跌打损伤,风湿骨痛,盗汗心悸,肾虚腰痛,惊风。

【凭证标本号】·524421150728012LY;527727200812014LY;522427140608603LY。

• 远志

【学名】·*Polygala tenuifolia* Willd.

【别名】·细草、红籽细草、细叶远志。

【生境与分布】·生于海拔460~2300 m的山坡草地、灌丛或杂木林。分布于黎平、钟山、凤冈、余庆、凯里、雷山等地。

【药用部位】·根。

【功效与主治】·安神益智,交通心肾,祛痰消肿。用于心肾不交引起的失眠多梦,健忘惊悸,神志恍惚,咳痰不爽,疮疡肿毒,乳房肿痛。

【凭证标本号】·522631190501393LY;520201200720004LY;

520327210516286LY。

【附注】·《中国药典》收录物种。

• 长毛籽远志

【学名】·*Polygala wattersii* Hance

【别名】·乌棒子、长毛远志、细叶远志。

【生境与分布】·生于海拔1100~1300 m的石灰岩阔叶林下或灌丛。分布于正安、荔波、平塘、兴义、平坝、赤水、惠水、龙里、黎平等地。

【药用部位】·根、叶。

【功效与主治】·清热解毒,散瘀消肿。用于乳痈,无名肿毒,跌打损伤。

【凭证标本号】·520324160325001LY;522722201108776LY;522727210113015LY。

■ 齿果草属 *Salomonia*

• 齿果草

【学名】·*Salomonia cantoniensis* Lour.

【别名】·一碗泡。

【生境与分布】·生于海拔500~1600 m的湿润草地。分布于赫章、丹寨、都匀、独山、榕江等地。

【药用部位】·全草。

【功效与主治】·解毒消肿,散瘀止痛。用于痈疮肿毒,毒蛇咬伤,无名肿毒,喉痹,跌打损伤,风湿关节痛,牙痛。

• 椭圆叶齿果草

【学名】·*Salomonia ciliata* (L.) DC.

【生境与分布】·生于海拔600~1000 m的旷野草地。分布于荔波、七星关、独山等地。

【药用部位】·全草。

【功效与主治】·解毒消肿。用于痈疮肿毒,毒蛇咬伤。

【凭证标本号】·522722200820508LY。

马桑科 Coriariaceae

■ 马桑属 *Coriaria*

• 马桑

【学名】·*Coriaria nepalensis* Wall.

【别名】·马桑泡。

【生境与分布】·生于海拔400~2900 m的灌丛。分布于花溪、贞丰、黔西等地。

【药用部位】·根。

【功效与主治】·祛风除湿,清热解毒。用于风湿麻木,痈疮肿毒,风火牙痛,痞块,瘰疬,痔疮,急性结膜炎,烫火伤,跌打损伤。

【凭证标本号】·520111200617049LY;522325181120160LY;522423190817017LY。

漆树科 Anacardiaceae

■ 南酸枣属 *Choerospondias*

• 南酸枣

【学名】· *Choerospondias axillaris* (Roxb.) Burtt & Hill

【别名】·酸枣、山枣、五眼果。

【生境与分布】·生于海拔 300～2 000 m 的山坡或沟谷林中。分布于兴义、长顺、都匀、开阳、修文、黎平、瓮安、独山、罗甸、福泉、荔波、惠水、贵定、三都、平塘等地。

【药用部位】·成熟果实。

【功效与主治】·行气活血,养心安神。用于气滞血瘀,心绞痛,心跳气短,心神不安。

【凭证标本号】·522301150727703LY;522729200724031LY;522701210530005LY。

【附注】·《中国药典》收录物种。

• 毛脉南酸枣

【学名】· *Choerospondias axillaris* var. *pubinervis* (Rehd. et Wils.) Burtt et Hill

【别名】·酸枣、山枣。

【生境与分布】·生于海拔 400～1 000 m 的疏林。分布于清镇、息烽、赤水、三都、长顺、瓮安、独山、罗甸、惠水等地。

【药用部位】·树皮、果实。

【功效与主治】·解毒,生津,收敛,止痛,止血。用于杀蛔虫。

■ 黄栌属 *Cotinus*

• 粉背黄栌

【学名】· *Cotinus coggygria* var. *glaucophylla* C. Y. Wu

【生境与分布】·生于海拔 1 620～2 400 m 的向阳山林或灌丛。分布于绥阳、威宁、花溪、余庆、德江、瓮安、独山、罗甸、惠水、龙里等地。

【药用部位】·根、木材、枝、叶。

【功效与主治】·根、木材:清热利湿。用于黄疸,麻疹不透,烦热。枝、叶:清热利湿。用于黄疸,烫伤(皮肤未破),丹毒,冻疮。

【凭证标本号】·520323150717400LY;522427140605492LY;520111200721017LY。

• 毛黄栌

【学名】· *Cotinus coggygria* var. *pubescens* Engl.

【别名】·柔毛黄栌。

【生境与分布】·生于海拔 800～1 500 m 的山坡林中。分布于施秉、余庆、务川、罗甸、福泉等地。

【药用部位】·根、枝叶。

【功效与主治】·根:清热利湿,散瘀解毒。用于黄疸,肝炎,跌打瘀痛,皮肤瘙痒,赤眼,丹毒,烫火伤,漆疮。枝叶:清热解毒,活血止痛。用于黄疸型肝炎,丹毒,漆疮,水火烫伤,结膜炎,跌打瘀痛。

■ 杧果属 *Mangifera*

• 杧果

【学名】· *Mangifera indica* L.

【别名】·马蒙、抹猛果、莽果。

【生境与分布】·望谟、贞丰、兴义、罗甸、册亨等地有栽培。

【药用部位】·树皮、叶、果实。

【功效与主治】·树皮:清暑热,解疮毒,止血。用于伤暑发热,疟疾,鼻出血,痈肿疔疮。叶:止渴,化滞,止痒。用于消渴,疳积,湿疹瘙痒。果实:益胃生津,止咳止呕。用于口渴呕吐,食少,咳嗽。

【凭证标本号】·5223262004120121LY;5223251811222811LY。

• 扁桃

【学名】· *Mangifera persiciformis* C. Y. Wu & T. L. Ming

【生境与分布】·生于山坡疏林。分布于册亨、望谟等地。

【药用部位】·果实。

【功效与主治】·益胃生津,止咳。

■ 藤漆属 *Pegia*

• 藤漆

【学名】· *Pegia nitida* Colobr.

【生境与分布】·生于海拔 500 m 左右的沟谷林中。分布于望谟、册亨、罗甸、平塘、荔波、兴义、安龙等地。

【药用部位】·全株、藤茎。

【功效与主治】·通经,驱虫,镇咳,止痛。用于风湿关节痛,重症肌无力,神经性头痛,腹痛。

【凭证标本号】·522326200428011LY。

● 利黄藤

【学名】·*Pegia sarmentosa* (Lecte.) Hand.-Mazz.

【生境与分布】·生于海拔 200～900 m 的沟谷林中。分布于兴义、望谟、安龙、罗甸等地。

【药用部位】·茎、叶。

【功效与主治】·清热解毒,利湿消肿。用于毒蛇咬伤,黄疸型肝炎,风湿痹痛,神经性头痛,腹痛。外用于疮疡溃烂,湿疹。

■ 黄连木属 *Pistacia*

● 黄连木

【学名】·*Pistacia chinensis* Bunge

【别名】·凉茶树。

【生境与分布】·生于海拔 150～2 900 m 的石灰岩山地。分布于贞丰、荔波、余庆、长顺、息烽、开阳、修文、瓮安、独山、罗甸、福泉、都匀、惠水、贵定、三都、龙里、平塘等地。

【药用部位】·树皮、叶芽。

【功效与主治】·树皮:祛风解毒。用于痢疾,皮肤瘙痒,疮痒。叶芽:清热解毒,止渴。用于暑热口渴,咽喉痛,风湿病,漆疮初起,霍乱,痢疾。

【凭证标本号】·522325190411582LY;522722200630690LY;520329190726003LY。

● 清香木

【学名】·*Pistacia weinmannifolia* J. Poiss. ex Franch.

【别名】·紫油木、清香树。

【生境与分布】·生于海拔 580～2 700 m 的干热河谷阔叶林。分布于六枝、望谟、贞丰、惠水、兴义、安龙、独山、罗甸、荔波、贵定、平塘、关岭、水城、普安等地。

【药用部位】·根、树皮、叶、虫瘿。

【功效与主治】·清热解毒,敛肺涩肠,止血,止汗。用于痢疾,肠炎,中耳炎,盗汗,疮疖,关节痛,百日疮,无名肿毒,腹泻。

【凭证标本号】·520203140628004LY;522326210311011LY;522325181120445LY。

■ 盐麸木属 *Rhus*

● 盐麸木

【学名】·*Rhus chinensis* Mill.

【别名】·五倍子树。

【生境与分布】·生于海拔 170～2 700 m 的向阳山坡、沟谷、溪边疏林或灌丛。分布于绥阳、平塘、望谟、开阳、清镇、修文、长顺、瓮安、独山、罗甸、福泉、荔波、都匀、惠水、贵定、龙里等地。

【药用部位】·由五倍子蚜寄生在叶上形成的虫瘿。

【功效与主治】·敛肺降火,涩肠止泻,敛汗,止血,收湿敛疮。用于肺虚久咳,肺热痰嗽,久泻久痢,自汗盗汗,消渴,便血痔血,外伤出血,痈肿疮毒,皮肤湿烂。

【凭证标本号】·520323140722075LY;522727200811024LY;522326200516019LY。

【附注】·《中国药典》收录物种。

● 滨盐麸木

【学名】·*Rhus chinensis* var. *roxburghii* (DC.) Rehd.

【生境与分布】·生于海拔 280～2 800 m 的山坡灌丛。分布于黎平、雷公山等地。

【药用部位】·根、叶。

【功效与主治】·解毒消肿,散瘀止痛。用于咽喉肿痛,痈疮疔毒,胃痛,跌打骨折,腰腿痛。

【凭证标本号】·522631180928131LY。

● 青麸杨

【学名】·*Rhus potaninii* Maxim.

【别名】·倍子树。

【生境与分布】·生于海拔 900～2 500 m 的山坡疏林或灌丛。分布于紫云、湄潭、修文、盘州、黄平等地。

【药用部位】·由五倍子蚜寄生在叶上形成的虫瘿。

【功效与主治】·敛肺降火,涩肠止泻,敛汗止血,收湿敛疮。用于肺虚久咳,肺热痰嗽,久泻久痢,自汗盗汗,消渴,便血痔血,外伤出血,痈肿疮毒,皮肤湿烂。

【凭证标本号】·520425170601094LY;520328200804003LY。

【附注】·《中国药典》收录物种。

● 红麸杨

【学名】·*Rhus punjabensis* var. *sinica* (Diels) Rehd. et Wils.

【生境与分布】·生于海拔 1 000 m 左右的山地疏林或灌丛。分布于道真、水城、沿河、余庆、息烽、开阳、修文、盘州、雷山、长顺、瓮安、罗甸、福泉、都匀、贵定、三都、龙里、平塘等地。

【药用部位】·由五倍子蚜寄生在叶上形成的虫瘿。

【功效与主治】·生津润肺,降火化痰,敛汗止痢。用于痰嗽喉痹,黄疸,盗汗,痢疾,顽癣,痈毒,头风白屑。

【凭证标本号】·520325150909007LY;520221190731019LY;522228210504144LY。

【附注】·《中国药典》收录物种。

■ **漆树属** *Toxicodendron*

● **石山漆**

【学名】· *Toxicodendron calcicola* C. Y. Wu

【生境与分布】· 生于向阳山坡、土坎及岩石。分布于荔波等地。

【药用部位】· 根。

【功效与主治】· 活血散瘀,通经止痛。

● **小漆树**

【学名】· *Toxicodendron delavayi* (Franch.) F. A. Barkl.

【别名】· 山漆树。

【生境与分布】· 生于向阳山坡林或灌丛。分布于万山、黎平等地。

【药用部位】· 根、叶。

【功效与主治】· 祛风止痛,解毒消肿。用于风湿痹痛,疮疡肿痛。

【凭证标本号】· 522230191103044LY。

● **野漆**

【学名】· *Toxicodendron succedaneum* (L.) O. Kuntze

【生境与分布】· 生于海拔 500～1 200 m 的杂交林。分布于道真、沿河、松桃、德江、施秉、赤水、绥阳等地。

【药用部位】· 根、嫩叶。

【功效与主治】· 散瘀止血,解毒。用于咳血,吐血,外伤出血,毒蛇咬伤。

【凭证标本号】· 520325160412472LY;522228200729136LY。

● **木蜡树**

【学名】· *Toxicodendron sylvestre* (Sieb. et Zucc.) O. Kuntze

【别名】· 木蜡漆。

【生境与分布】· 生于海拔 1 000 m 左右的山地阳坡。分布于万山、沿河、黎平、安龙、惠水、龙里、罗甸、长顺、梵净山等地。

【药用部位】· 根、叶。

【功效与主治】· 根:祛瘀,止痛止血。用于风湿腰痛,跌打损伤,伤口出血,毒蛇咬伤。叶:祛瘀消肿,杀虫解毒。用于跌打损伤,创口出血,钩虫病,疥癣,疮毒,毒蛇咬伤。

【凭证标本号】· 522230191116008LY;522228200729216LY。

● **毛漆树**

【学名】· *Toxicodendron trichocarpum* (Miq.) O. Kuntze

【生境与分布】· 生于海拔 900～1 500 m 的山坡林中。分布于瓮安、黎平、江口、印江、凯里、贵定、梵净山、雷公山等地。

【药用部位】· 根、叶。

【功效与主治】· 根:祛瘀止痛,止血。用于风湿腰痛,跌打损伤,伤口出血,毒蛇咬伤。叶:祛瘀消肿,杀虫解毒。用于跌打损伤,创口出血,钩虫病,疥癣,疮毒,毒蛇咬伤。

● **漆树**

【学名】· *Toxicodendron vernicifluum* (Stokes) F. A. Barkl.

【生境与分布】· 生于海拔 800～2 000 m 的向阳山坡、林中、灌丛,或栽培。分布于六枝、绥阳、荔波、威宁等地。

【药用部位】· 树脂加工后的干燥品。

【功效与主治】· 破瘀通经,消积杀虫。用于瘀血闭经,癥瘕积聚,虫积腹痛。

【凭证标本号】· 520203140518005LY;520323141029072LY;522722200512874LY。

【附注】·《中国药典》收录物种。

槭树科 Aceraceae

■ **槭属** *Acer*

● **革叶枫**

【学名】· *Acer coriaceifolium* Lévl.

【别名】· 樟叶槭。

【生境与分布】· 生于海拔 500～1 000 m 的阔叶林。分布于德江、余庆、长顺、黎平、锦屏、荔波等地。

【药用部位】· 根、树皮。

【功效与主治】· 祛风除湿,止痛接骨。用于风湿关节疼痛,骨折。

【凭证标本号】· 522227160528056LY;520329190416039LY;522729190914009LY。

● **青榨枫**

【学名】· *Acer davidii* Franch.

【生境与分布】· 生于海拔 600～1 800 m 的山脚湿润林中。分布于赤水、印江、兴义、余庆、江口、松桃、锦屏、黎平、从江、榕江、雷山、纳雍、水城、普定、册亨、望谟、普安、惠水、都匀、黔西、正安、道真、绥阳、息烽等地。

【药用部位】· 根、树皮。

【功效与主治】· 祛风除湿,散瘀止痛,消食健脾。用于风湿痹痛,肢体麻木,关节不利,跌打瘀痛,泄泻,痢疾,小儿消化不良。

【凭证标本号】· 520381160509386LY;522226190406009LY;

522301150603667LY。

● **毛花枫**

【学名】· *Acer erianthum* Schwer.

【生境与分布】· 生于海拔 100～1 550 m 的林中。分布于道真、江口、印江、雷山、黎平等地。

【药用部位】· 根。

【功效与主治】· 清热解毒,祛风除湿。用于痈疽,丹毒,无名肿毒,湿疹,小儿头疮,风湿痹痛,跌打损伤。

● **罗浮枫**

【学名】· *Acer fabri* Hance

【别名】· 红翅槭、绿果罗浮槭、毛梗红翅槭。

【生境与分布】· 生于海拔 800～1 500 m 的阔叶林缘。分布于关岭、赤水、平塘、凤冈、江口、施秉、锦屏、黎平、纳雍、普定、惠水、独山、荔波、绥阳、习水、正安等地。

【药用部位】· 果实。

【功效与主治】· 清热解毒。用于咽喉肿痛,声音嘶哑,肝炎,肺结核。

【凭证标本号】· 520424170614028LY;520381160428090LY;522727200619008LY。

● **建始枫**

【学名】· *Acer henryi* Pax

【别名】· 三叶槭、亨氏槭、亨利槭树。

【生境与分布】· 生于海拔 1 000～1 200 m 的林中。分布于江口、纳雍、赫章、绥阳、习水等地。

【药用部位】· 根。

【功效与主治】· 活络止痛。用于关节酸痛,跌打骨折。

● **桂林枫**

【学名】· *Acer kweilinense* Fang et Fang f.

【生境与分布】· 生于海拔 1 000～1 400 m 的阔叶林。分布于从江、黎平、松桃等地。

【药用部位】· 果实。

【功效与主治】· 清热解毒。用于咽喉肿痛,声音嘶哑,肝炎,肺结核。

● **光叶枫**

【学名】· *Acer laevigatum* Wall.

【别名】· 长叶槭树、网脉槭、海南槭。

【生境与分布】· 生于海拔 850～1 500 m 的常绿阔叶林。分布于平塘、德江、印江、安龙、兴仁、赤水、绥阳等地。

【药用部位】· 根、树皮、果实。

【功效与主治】· 根、树皮:祛风湿,活血。用于劳伤痛。果实:

清热利咽。用于咽喉肿痛,声音嘶哑。

【凭证标本号】· 522727200617013LY。

● **疏花枫**

【学名】· *Acer laxiflorum* Pax

【别名】· 川康槭、长叶疏花槭。

【生境与分布】· 生于海拔 1 800～2 500 m 的疏林。分布于六枝、麻江、纳雍、瓮安等地。

【药用部位】· 果实。

【功效与主治】· 清热解毒,行气止痛。

【凭证标本号】· 520203150530008LY。

● **飞蛾枫**

【学名】· *Acer oblongum* Wall. ex DC.

【别名】· 飞蛾树、鄂西飞蛾槭、异色槭。

【生境与分布】· 生于常绿阔叶林。分布于黎平、沿河、余庆、从江、三都、绥阳、赤水、道真、息烽等地。

【药用部位】· 根皮。

【功效与主治】· 祛风除湿。用于风湿性关节炎,风湿痹痛。

【凭证标本号】· 522631190823744LY;522228200729220LY;520329190726752LY。

● **五裂枫**

【学名】· *Acer oliverianum* Pax

【别名】· 宁远槭、盐源槭、柔毛盐源槭。

【生境与分布】· 生于海拔 1 300～1 600 m 的阔叶林。分布于锦屏、都匀、黎平、三都、赤水、习水、正安、绥阳等地。

【药用部位】· 枝叶。

【功效与主治】· 清热解毒,理气止痛。用于背疽,痈疮,气滞腹痛。

【凭证标本号】· 522628160418002LY;522701201018001LY。

● **鸡爪枫**

【学名】· *Acer palmatum* Thunb.

【别名】· 七角枫。

【生境与分布】· 生于海拔 400～1 200 m 的林缘或疏林。分布于关岭、余庆、凤冈、江口、台江等地。

【药用部位】· 枝叶。

【功效与主治】· 解毒消痈,行气止痛。用于痈肿发背,气滞腹痛。

【凭证标本号】· 520424170614027LY。

● **五角枫**

【学名】· *Acer pictum* subsp. *mono* (Maxim.) H. Ohashi

【别名】· 色木槭、地锦槭。

【生境与分布】· 生于海拔 800～1 500 m 的阔叶林。分布于修文、桐梓等地。

【药用部位】· 枝叶。

【功效与主治】· 祛风除湿,活血逐瘀。用于风湿骨痛,骨折,跌打损伤。

【凭证标本号】· 520123151001358LY。

• **中华枫**

【学名】· *Acer sinense* Pax

【别名】· 丫角树、华槭树、华槭。

【生境与分布】· 生于海拔 1 200～1 800 m 的阔叶林。分布于印江、黎平、雷山、普定、都匀、赤水、习水、梵净山等地。

【药用部位】· 根。

【功效与主治】· 祛风除湿。用于扭伤,骨折,风湿痹痛。

• **房县枫**

【学名】· *Acer sterculiaceum* subsp. *franchetii*（Pax）A. E. Murray

【别名】· 富氏槭、山枫香树、房县槭。

【生境与分布】· 生于海拔 600～1 500 m 的林中。分布于江口、榕江、雷公山、梵净山等地。

【药用部位】· 根、树皮、果实。

【功效与主治】· 祛风湿,活血,清热利咽。用于咽喉肿痛,声音嘶哑。

• **角叶枫**

【学名】· *Acer sycopseoides* Chun

【别名】· 丝栗槭。

【生境与分布】· 生于海拔 600～1 000 m 的山坡林中。分布于荔波、独山、平塘、都匀等地。

【药用部位】· 根、树皮。

【功效与主治】· 祛风除湿,止痛接骨。用于风湿关节疼痛,骨折。

【凭证标本号】· 522722200512084LY。

• **元宝枫**

【学名】· *Acer truncatum* Bunge

【别名】· 槭、五脚树、元宝树。

【生境与分布】· 生于疏林。省内广泛栽培。

【药用部位】· 根皮。

【功效与主治】· 祛风除湿。用于风湿腰背痛。

• **粗柄枫**

【学名】· *Acer tonkinense* H. Lec.

【生境与分布】· 生于疏林。分布于荔波等地。

【药用部位】· 根皮。

【功效与主治】· 祛风除湿。

【凭证标本号】· 522722201027543LY。

• **三峡枫**

【学名】· *Acer wilsonii* Rehd.

【生境与分布】· 生于林中。分布于息烽、开阳、赤水、正安、江口、黎平、从江、榕江、凯里、雷山、台江、都匀、翁安、荔波、贵定、大沙河、佛顶山、梵净山、宽阔水等地。

【药用部位】· 根皮。

【功效与主治】· 祛风除湿。

伯乐树科 Bretschneideraceae

■ **伯乐树属 *Bretschneidera***

• **伯乐树**

【学名】· *Bretschneidera sinensis* Hemsl.

【别名】· 钟萼木。

【生境与分布】· 生于山地林中。分布于望谟、清镇、江口、贞丰、册亨、榕江等地。

【药用部位】· 树皮。

【功效与主治】· 祛风活血。用于筋骨痛。

【凭证标本号】· 522326210401005LY。

无患子科 Sapindaceae

■ **异木患属 *Allophylus***

• **长柄异木患**

【学名】· *Allophylus longipes* Radlk.

【别名】· 叫沙短。

【生境与分布】· 生于海拔 600 m 左右的疏林潮湿处。分布于兴义等地。

【药用部位】· 根。

【功效与主治】· 用于外热内冷,痢疾腹泻,尿道炎,产后虚弱,恶露不净,跌打损伤。

■ **倒地铃属 *Cardiospermum***

• **倒地铃**

【学名】· *Cardiospermum halicacabum* L.

【别名】· 鬼灯笼、灯笼草。

【生境与分布】·生于海拔 400～700 m 的山坡草地或干燥疏林。分布于荔波、望谟、兴义、兴仁、贞丰、安龙、罗甸、开阳、修文等地。

【药用部位】·全草。

【功效与主治】·清热利湿,凉血解毒。用于黄疸,淋证,湿疹,疔疮肿毒,毒蛇咬伤,跌打损伤。

【凭证标本号】·522722200702590LY;523326201004023LY。

■ 龙眼属 *Dimocarpus*

• 龙眼

【学名】· *Dimocarpus longan* Lour.

【别名】·龙眼肉、桂圆、圆眼。

【生境与分布】·引种。贵州南部有栽培。

【药用部位】·假种皮。

【功效与主治】·补益心脾,养血安神。用于气血不足,心悸怔忡,健忘失眠,血虚萎黄。

【附注】·《中国药典》收录物种。

■ 车桑子属 *Dodonaea*

• 车桑子

【学名】· *Dodomaea viscosa* (L.) Jacp

【生境与分布】·生于干旱山坡、灌丛。关岭、望谟、贞丰、紫云等地有栽培。

【药用部位】·全株、根、叶。

【功效与主治】·全株:外用于疮毒,湿疹,瘾疹,皮疹。根:消肿解毒。用于牙痛。叶:清热渗湿,消肿解毒。用于小便淋沥,癃闭,疮痒疔疖,会阴肿毒,烫烧伤。

【凭证标本号】·520424141021012LY;522326200422003LY;522325180919140LY。

■ 平舟木属 *Handeliodendron*

• 掌叶木

【学名】· *Handeliodendron bodinieri* (Lévl.) Rehd.

【生境与分布】·生于海拔 500～800 m 的林中或林缘。分布于荔波、平塘、兴义、独山等地。

【药用部位】·树皮。

【功效与主治】·用于腹泻,热病。

【凭证标本号】·522623150728329LY;522722200415212LY;522727200408015LY。

■ 栾属 *Koelreuteria*

• 复羽叶栾树

【学名】· *Koelreuteria bipinnata* Franch.

【别名】·山膀胱、灯笼花、一串钱。

【生境与分布】·生于海拔 500～1 100 m 的疏林、石灰岩旷野或稀疏杂木林。分布于贞丰、兴义、罗甸、开阳、息烽、修文、兴仁、关岭、仁怀、西秀、清镇、湄潭、思南、沿河、三都、平塘、荔波、长顺、瓮安、独山、福泉、都匀、惠水、贵定、龙里等地。

【药用部位】·根、花、果实。

【功效与主治】·根:祛风清热,止咳,散瘀,杀虫。用于风热咳嗽,风湿热痹,跌打肿痛,蛔虫病。花、果实:清肝明目,行气止痛。用于目痛泪出,疝气痛,腰痛。

【凭证标本号】·523325181026502LY;522301150830824LY;522728150921011LY。

• 栾树

【学名】· *Koelreuteria paniculata* Laxm.

【生境与分布】·生于海拔 600～1 200 m 的疏林。分布于雷山、凤冈、荔波、湄潭、清镇、松桃、德江、锦屏、关岭、三都、都匀、惠水、贵定、龙里等地。

【药用部位】·花。

【功效与主治】·清肝明目。用于目赤肿痛,多泪。

【凭证标本号】·522634151124009LY;5203327200927026LY;522722200415274LY。

■ 荔枝属 *Litchi*

• 荔枝

【学名】· *Litchi chinensis* Sonn.

【生境与分布】·兴义、赤水、习水、罗甸、望谟等地有栽培。

【药用部位】·成熟种子。

【功效与主治】·行气散结,祛寒止痛。用于寒疝腹痛,睾丸肿痛。

【凭证标本号】·522301160515207LY。

【附注】·《中国药典》收录物种。

■ 无患子属 *Sapindus*

• 川滇无患子

【学名】· *Sapindus delavayi* (Franch.) Radlk.

【生境与分布】·生于海拔 800～1 180 m 的疏林。分布于兴义、安龙、荔波、惠水、龙里等地。

贵州省中药资源志要

【药用部位】·果实、种子。

【功效与主治】·行气消积,解毒杀虫。用于疝气疼痛,小儿疳积,乳蛾,痄腮,疥癣,黄水疮,蛔虫病。

● 无患子

【学名】·*Sapindus saponaria* L.

【生境与分布】·生于海拔400~1100 m的疏林或村寨路边。分布于钟山、榕江、黎平、册亨、兴义、兴仁、安龙、贞丰、望谟、罗甸等地。

【药用部位】·种子。

【功效与主治】·清热祛痰,消积杀虫。用于喉痹肿痛,肺热咳喘,音哑,食滞,疳积,蛔虫腹痛,滴虫性阴道炎,肿毒。

【凭证标本号】·520201200806300LY。

■ 文冠果属 *Xanthoceras*

● 文冠果

【学名】·*Xanthoceras sorbifolia* Bunge

【别名】·文冠木、文冠花、木瓜。

【生境与分布】·引种。省内广泛栽培。

【药用部位】·木材、枝叶。

【功效与主治】·祛风除湿,消肿止痛,收敛。用于风湿性关节炎,肿毒痛,黄水疮。

七叶树科 Hippocastanaceae

■ 七叶树属 *Aesculus*

● 七叶树

【学名】·*Aesculus chinensis* Bge.

【别名】·娑罗子。

【生境与分布】·生于海拔1000~1800 m的阔叶林。分布于紫云、钟山、威宁、黔西、独山、罗甸、都匀、息烽等地。

【药用部位】·成熟种子。

【功效与主治】·疏肝理气,和胃止痛。用于肝胃气滞,胸腹胀闷,胃脘疼痛。

【凭证标本号】·520425170617428LY;520201200806299LY。

【附注】·《中国药典》收录物种。

● 小果七叶树

【学名】·*Aesculus tsiangii* Hu et Fang

【生境与分布】·生于海拔1000 m以上的石灰岩山地林中。分布于安龙、息烽、都匀、惠水、贵定、荔波、平塘、长顺、普安、

册亨、兴仁等地。

【药用部位】·种子。

【功效与主治】·止痛。用于胸痛,胸闷,腹胀,胃痛,腹痛。

【凭证标本号】·522328140415388LY。

● 云南七叶树

【学名】·*Aesculus wangii* Hu

【别名】·阴阳果。

【生境与分布】·生于海拔800~1100 m的山谷地带。分布于花溪、平塘、麻江、兴义、安龙、贵定、荔波等地。

【药用部位】·果实。

【功效与主治】·宽中下气,利湿消肿,杀虫。用于蛔积,痢疾,腹痛,浮肿。

【凭证标本号】·520111200713001LY;522727201112006LY。

● 天师栗

【学名】·*Aesculus wilsonii* Rehd.

【别名】·猴板栗。

【生境与分布】·生于海拔1300 m左右的山谷阴处密林。分布于黎平、麻江、威宁、水城、册亨等地。

【药用部位】·成熟种子。

【功效与主治】·疏肝理气,和胃止痛。用于肝胃气滞,胸腹胀闷,胃脘疼痛。

【附注】·《中国药典》收录物种。

清风藤科 Sabiaceae

■ 泡花树属 *Meliosma*

● 泡花树

【学名】·*Meliosma cuneifolia* Franch.

【别名】·黑木、山漆槁。

【生境与分布】·生于海拔1100~1500 m的山坡疏林。分布于道真、从江、榕江、都匀、绥阳、正安等地。

【药用部位】·根皮。

【功效与主治】·利水解毒。用于水肿,臌胀,无名肿毒,毒蛇咬伤。

【凭证标本号】·520325160530658LY。

● 光叶泡花树

【学名】·*Meliosma cuneifolia* var. *glabriuscula* Cufod.

【生境与分布】·生于海拔600~2000 m的林中。分布于绥阳等地。

【药用部位】·根皮。

【功效与主治】·清热解毒,镇痛,利水。用于腹水,水肿。外用于痈疖肿痛,毒蛇咬伤。

【凭证标本号】·520323150714333LY。

• **垂枝泡花树**

【学名】·*Meliosma flexuosa* Pamp.

【生境与分布】·生于海拔1100~1700 m的山坡林缘或疏林中。分布于贵阳、德江、锦屏、黎平、绥阳、梵净山等地。

【药用部位】·枝叶。

【功效与主治】·止血活血,止痛,清热解毒。用于热毒肿痛,瘀血疼痛,出血。

【凭证标本号】·522227160606061LY。

• **香皮树**

【学名】·*Meliosma fordii* Hemsl.

【别名】·过家见、过假麻、钝叶泡花树。

【生境与分布】·生于海拔600~800 m的水旁或路边疏林中。分布于榕江、三都、荔波等地。

【药用部位】·树皮、叶。

【功效与主治】·滑肠通便。用于肠燥便秘。

• **腺毛泡花树**

【学名】·*Meliosma glandulosa* Cufod.

【生境与分布】·生于海拔800~1400 m的山沟密林中。分布于凯里、梵净山等地。

【药用部位】·根皮。

【功效与主治】·利水解毒。用于水肿,小便淋痛,热毒肿痛。

• **贵州泡花树**

【学名】·*Meliosma henryi* Diels

【生境与分布】·生于海拔500~1200 m的山谷或山坡疏林中。分布于兴义等地。

【药用部位】·枝叶。

【功效与主治】·消肿止痛,祛风除湿,清热解毒。用于疮疡肿毒,风湿肿痛。

【凭证标本号】·522301160128052LY。

• **红柴枝**

【学名】·*Meliosma oldhamii* Maxim.

【别名】·南京柯楠树。

【生境与分布】·生于海拔1100~1650 m的山坡疏林中。分布于黎平、锦屏、绥阳、梵净山等地。

【药用部位】·根皮。

【功效与主治】·利水解毒。用于水肿,小便淋痛,热毒肿痛。

• **狭序泡花树**

【学名】·*Meliosma paupera* Hand.-Mazz.

【生境与分布】·生于山坡林中。分布于荔波等地。

【药用部位】·根。

【功效与主治】·祛风镇痛。

• **笔罗子**

【学名】·*Meliosma rigida* Sieb. et Zucc.

【别名】·野枇杷。

【生境与分布】·生于海拔400~1150 m的林缘或阔叶杂木林中。分布于雷山、凯里、织金、三都、绥阳等地。

【药用部位】·根皮、果实。

【功效与主治】·利水,解毒,消肿。用于感冒咳嗽,水肿,膨胀,无名肿毒,毒蛇咬伤。

• **山樣叶泡花树**

【学名】·*Meliosma thorelii* Lecomte

【别名】·罗壳木。

【生境与分布】·生于海拔900 m左右的山脚疏林中。分布于榕江、锦屏、黎平、七星关、安龙、三都、荔波等地。

【药用部位】·根、枝叶。

【功效与主治】·祛风除湿,消肿止痛。用于风湿骨痛,跌打劳伤,腰膝疼痛。

• **云南泡花树**

【学名】·*Meliosma yunnanensis* Franch.

【生境与分布】·生于海拔1100~1300 m的山坡林中。分布于绥阳、清镇等地。

【药用部位】·根、茎叶。

【功效与主治】·祛风止痛,祛湿解毒。用于风湿瘫痪,胃痛,皮肤疮毒,毒蛇咬伤。

■ **清风藤属 *Sabia***

• **鄂西清风藤**

【学名】·*Sabia campanulata* subsp. *ritchieae*（Rehd. et Wils.）Y. F. Wu

【生境与分布】·生于海拔1000~1100 m的山坡疏林中。分布于安龙、沿河、花溪、息烽、雷山、惠水、梵净山等地。

【药用部位】·根、茎藤、叶。

【功效与主治】·活血解毒,祛风利湿。用于风湿痹痛,鹤膝风,水肿,脚气,跌打肿痛,骨折,深部脓肿,骨髓炎,化脓性关节炎,脊椎炎,疮疡肿毒,皮肤瘙痒。

【凭证标本号】·522328140416446LY;522228200730367LY。

● 平伐清风藤

【学名】· *Sabia dielsii* Lévl.

【别名】· 云雾青风藤。

【生境与分布】· 生于海拔 400～1 000 m 的山坡灌丛或林下岩石上。分布于贵阳、平塘、荔波、长顺、开阳、安龙、望谟、贵定、榕江、瓮安、独山、罗甸、惠水、龙里等地。

【药用部位】· 藤茎。

【功效与主治】· 祛风除湿,活血化瘀。用于风湿骨痛。

【凭证标本号】· 522727200811025LY;522722201118557LY;522729190726033LY。

● 灰背清风藤

【学名】· *Sabia discolor* Dunn

【别名】· 白背清风藤、叶上果。

【生境与分布】· 生于海拔 600～1 200 m 的山坡或路边疏林中。分布于独山等地。

【药用部位】· 根、茎。

【功效与主治】· 祛风除湿,活血止痛。用于风湿骨痛,跌打劳伤,肝炎。

● 凹萼清风藤

【学名】· *Sabia emarginata* Lecomte

【别名】· 凹叶清风藤。

【生境与分布】· 生于海拔 950～1 300 m 的沟底、阳坡疏林中或灌丛。分布于贵阳、钟山、凯里、黎平、瓮安、福泉、织金等地。

【药用部位】· 全株。

【功效与主治】· 祛风除湿,止痛。用于风湿关节痛。

【凭证标本号】· 522425151111008LY;520201200731213LY。

● 清风藤

【学名】· *Sabia japonica* Maxim.

【别名】· 寻风藤。

【生境与分布】· 生于海拔 560～800 m 的山坡疏林中。分布于天柱等地。

【药用部位】· 根、茎藤、叶。

【功效与主治】· 祛风利湿,活血解毒。用于风湿痹痛,鹤膝风,水肿,脚气,跌打肿痛,骨折,深部脓肿,骨髓炎,化脓性关节炎,脊椎炎,疮疡肿毒,皮肤瘙痒。

【凭证标本号】· 522730150923012LY;522701200819005LY。

● 小花清风藤

【学名】· *Sabia parviflora* Wall. ex Roxb.

【生境与分布】· 生于海拔 600～780 m 的路边疏林中。分布

于六枝、兴义、望谟、册亨、安龙、兴仁、罗甸、册亨、普安、晴隆、镇宁等地。

【药用部位】· 根、茎、叶。

【功效与主治】· 根:祛风除湿,解毒散瘀。用于风湿痹痛,跌打损伤,肝炎。茎、叶:清热利湿,止血。用于湿热黄疸,外伤出血。

【凭证标本号】· 520203140413001LY;522301140921594LY;522326200427006LY。

● 四川清风藤

【学名】· *Sabia schumanniana* Diels

【别名】· 铃铃菜、砖石风。

【生境与分布】· 生于海拔 1 300～1 600 m 的山坡疏林中。分布于惠水、绥阳、长顺、息烽、开阳、七星关、威宁、荔波、梵净山等地。

【药用部位】· 根。

【功效与主治】· 祛风活血,化痰止咳。用于风湿痹痛,跌打损伤,腰痛,慢性咳喘。

【凭证标本号】· 522731190709059LY;520323150703216LY;522729190327037LY。

● 多花青风藤

【学名】· *Sabia schumanniana* subsp. *pluriflora*（Rehd. et Wils.）Y. F. Wu.

【生境与分布】· 生于海拔 1 300～1 600 m 的山坡或溪旁疏林中。分布于威宁、七星关等地。

【药用部位】· 根。

【功效与主治】· 止咳化痰,祛风活血。用于风湿痹痛,跌打损伤,腰痛,慢性咳嗽。

● 尖叶清风藤

【学名】· *Sabia swinhoei* Hemsl. ex Forb. et Hemsl.

【生境与分布】· 生于海拔 480～1 070 m 的山坡疏林中。分布于道真、花溪、荔波、湄潭、江口、印江、息烽、清镇、贵定、瓮安、三都、惠水、罗甸、长顺、福泉、龙里、凯里、锦屏、梵净山等地。

【药用部位】· 全株。

【功效与主治】· 祛风湿,止痹痛,活血化瘀,舒筋活络。用于风湿关节痛,筋骨不利。

【凭证标本号】· 520325150822134LY;520111200417019LY;522722200723093LY。

● 云南清风藤

【学名】· *Sabia yunnanensis* Franch.

【别名】· 老鼠吹箫。

【生境与分布】·生于山坡疏林或灌丛。分布于平塘、黄平、威宁、赫章等地。

【药用部位】·根、茎叶。

【功效与主治】·祛风镇痛,除湿解毒。用于风湿腰痛,肢体瘫痪,胃痛,皮肤疮毒,毒蛇咬伤。

• 阔叶清风藤

【学名】· *Sabia yunnanensis* subsp. *latifolia*(Rehd. et Wils.）Y. F. Wu

【别名】·毛清风藤。

【生境与分布】·生于海拔1200 m左右的山坡疏林中。分布于贵阳、西秀、都匀、荔波、雷公山等地。

【药用部位】·根、枝。

【功效与主治】·祛风除湿,清热止痛。用于风湿骨痛,跌打损伤,肝炎。

【凭证标本号】·520402170513335LY。

凤仙花科 Balsamaceae

贵州省中药资源志要

■ 凤仙花属 *Impatiens*

• 大叶凤仙花

【学名】· *Impatiens apalophylla* Hook. f.

【别名】·山泽兰。

【生境与分布】·生于海拔400~1500 m的山谷沟底、山坡草丛或林下阴湿处。分布于惠水、江口、荔波、罗甸、紫云、水城、普安、兴仁、贞丰、册亨等地。

【药用部位】·全草。

【功效与主治】·活血散瘀,通经止痛。用于闭经腹痛,产后瘀血不尽,疮毒。

【凭证标本号】·522731200905024LY;522222140514014LY;522722201021838LY。

• 凤仙花

【学名】· *Impatiens balsamina* L.

【别名】·指甲花、急性子、凤仙透骨草。

【生境与分布】·省内广泛栽培。

【药用部位】·成熟种子。

【功效与主治】·破血,软坚,消积。用于癥瘕痞块,闭经,噎膈。

【凭证标本号】·522301150830812LY;522328150817895LY;522222140514014LY。

【附注】·《中国药典》收录物种。

• 睫毛萼凤仙花

【学名】· *Impatiens blepharosepala* Pritz. ex E. Pritz. ex Diels

【别名】·透明麻、睫萼凤仙花。

【生境与分布】·生于海拔500~1600 m的山谷水旁、沟边林缘或山坡阴湿处。分布于大方、荔波、威宁、绥阳、桐梓、金沙等地。

【药用部位】·根。

【功效与主治】·用于贫血,外伤出血。

【凭证标本号】·522422160512008LY;522722200702565LY。

• 包氏凤仙花

【学名】· *Impatiens bodinieri* Hook. f.

【生境与分布】·生于海拔750~1400 m的水沟边或林中潮湿地。分布于平坝、都匀等地。

【药用部位】·全草。

【功效与主治】·清热解毒。

【凭证标本号】·522423191003001LY。

• 绿萼凤仙花

【学名】· *Impatiens chlorosepala* Hand.-Mazz.

【别名】·金耳环。

【生境与分布】·生于海拔300~1300 m的山谷水旁阴处或疏林溪旁。分布于望谟、钟山、绥阳、安龙等地。

【药用部位】·茎、叶。

【功效与主治】·消热消肿。用于疗疮。

【凭证标本号】·522326200411025LY;520201200912437LY。

• 棒凤仙花

【学名】· *Impatiens clavigera* J.D. Hooker

【别名】·棒凤仙。

【生境与分布】·生于海拔1000~1800 m的山谷林下潮湿处。分布于荔波等地。

【药用部位】·全草。

【功效与主治】·清热解毒,清凉消肿,燥湿。用于湿热火毒,湿疮,恶疮,痈疽疔毒,溃破日久,流汁黄臭,疮面糜烂秽腐。

【凭证标本号】·522722201120182LY。

• 厚裂凤仙花

【学名】· *Impatiens crassiloba* Hook. f.

【生境与分布】·生于海拔620~1600 m的水沟、小河、田边等湿润环境。分布于都匀、织金、荔波、天柱、平坝、石阡、盘州、

346

赫章、梵净山等地。

【药用部位】·全草。

【功效与主治】·祛瘀消肿,止痛渗湿。用于风湿筋骨疼痛,跌打瘀肿,阴囊湿疹,疥癞疮癣。

【凭证标本号】·522701201010012LY;522425150910005LY。

● 蓝花凤仙花

【学名】·*Impatiens cyanantha* Hook. f.

【生境与分布】·生于海拔1 000~2 500 m的林下、沟边、路旁等阴湿环境。分布于从江、都匀、七星关、大方、纳雍、盘州、普安、雷山、凯里、清镇、施秉、绥阳、乌当等地。

【药用部位】·全草。

【功效与主治】·清热解毒,舒筋活络。用于跌打损伤,肿痛,毒蛇咬伤。

【凭证标本号】·522633190912330LY;522701201108008LY。

● 齿萼凤仙花

【学名】·*Impatiens dicentra* Franch. ex Hook. f.

【生境与分布】·生于海拔1 000~2 700 m的山沟溪边、林下草丛。分布于兴义、石阡、雷山、凯里、万山、水城、赫章、江口、大方、盘州、荔波、梵净山等地。

【药用部位】·种子。

【功效与主治】·活血散瘀,利尿解毒。

【凭证标本号】·522230190915037LY。

● 梵净山凤仙花

【学名】·*Impatiens fanjingshanica* Y. L. Chen

【生境与分布】·生于海拔680~1 500 m的山谷潮湿地。分布于梵净山等地。

【药用部位】·全草。

【功效与主治】·清热解毒。

● 平坝凤仙花

【学名】·*Impatiens ganpiuana* Hook. f.

【生境与分布】·生于海拔1 000~2 000 m的沟边、水塘边、林下、草丛等潮湿环境。分布于平坝、绥阳、赫章、大方、施秉等地。

【药用部位】·全草。

【功效与主治】·清热解毒。

【凭证标本号】·522727201110001LY。

● 贵州凤仙花

【学名】·*Impatiens guizhouensis* Y. L. Chen

【生境与分布】·生于海拔700~1 120 m的山坡林下或阴湿处。分布于梵净山、大沙河等地。

【药用部位】·全草。

【功效与主治】·清热解毒。

【凭证标本号】·522701210321030LY。

● 毛凤仙花

【学名】·*Impatiens lasiophyton* Hook. f.

【生境与分布】·生于海拔800~2 500 m的山谷阴湿处、水沟边、密林。分布于威宁、大方、福泉、贵定、独山、锦屏、平坝、麻江、盘州、水城、龙里等地。

【药用部位】·全草。

【功效与主治】·清热解毒,舒筋活络。用于跌打损伤,肿痛,毒蛇咬伤。

【凭证标本号】·522427140605615LY。

● 具鳞凤仙花

【学名】·*Impatiens lepida* Hook. f.

【生境与分布】·生于海拔1 000 m左右的沟边、林下阴湿处。分布于平坝、贵定、天柱、盘州等地。

【药用部位】·全草。

【功效与主治】·清热解毒。

● 细柄凤仙花

【学名】·*Impatiens leptocaulon* Hook. f.

【别名】·劳伤药。

【生境与分布】·生于海拔500~2 200 m的山坡草丛阴湿处或林下沟边。分布于锦屏、江口、花溪、绥阳、贵定、清镇、桐梓、安龙、印江、都匀、纳雍、梵净山等地。

【药用部位】·全草、根、根茎。

【功效与主治】·全草:理气活血,舒筋活络,祛风,消肿止痛。用于风湿麻木,跌打损伤,劳伤腰痛,外伤出血,疟疾,胃痛,产后血气痛,湿气水肿,淋证下血。根、根茎:散瘀活血。用于风湿性关节炎,跌打损伤,青肿。

【凭证标本号】·522628141114278LY;522222140427015LY;520111200620012LY。

● 路南凤仙花

【学名】·*Impatiens loulanensis* Hook. f.

【别名】·亮光菜。

【生境与分布】·生于海拔700~2 500 m的山谷湿地、林下草丛或水沟边。分布于册亨、黔西、盘州、兴义、普安、纳雍、大方、雷山、正安等地。

【药用部位】·全草。

【功效与主治】·清热解毒,舒筋活络。用于跌打损伤,肿痛,毒蛇咬伤。

【凭证标本号】·522327191002043LY;522423191001047LY。

● 水金凤

【学名】· *Impatiens noli-tangere* L.

【别名】·辉菜花。

【生境与分布】·生于海拔 900～2 400 m 的山坡林下、林缘草地或沟边。分布于大方、从江、独山、大沙河等地。

【药用部位】·全草、根。

【功效与主治】·活血调经,舒筋活络。用于月经不调,痛经,跌打损伤,风湿痛,阴囊湿疹,肾病,膀胱结石。

● 块节凤仙花

【学名】· *Impatiens piufanensis* J.D. Hooker

【生境与分布】·生于海拔 900～2 000 m 的林下、沟边等潮湿处。分布于施秉、江口、七星关、兴仁、贞丰、平坝、黄平、贵定、盘州、都匀、梵净山等地。

【药用部位】·块茎。

【功效与主治】·祛瘀止痛,祛风除湿。用于风寒感冒,风湿骨痛,闭经,乳蛾,骨折。

【凭证标本号】·522623141018085LY。

● 红纹凤仙花

【学名】· *Impatiens rubrostriata* J.D. Hooker

【生境与分布】·生于海拔 1 700～2 600 m 的山谷溪旁、疏林下潮湿处或灌丛。分布于盘州、独山、仁怀、安龙等地。

【药用部位】·全草。

【功效与主治】·清热解毒。

【凭证标本号】·520201200908431LY。

● 黄金凤

【学名】· *Impatiens siculifer* Hook. f.

【别名】·岩胡椒、短刀凤仙花。

【生境与分布】·生于海拔 800～2 500 m 的山坡草地、水沟边、山谷潮湿地或密林。分布于紫云、江口、湄潭、水城、凯里、绥阳、雷山、黎平、安龙、望谟、印江、都匀、纳雍、大方、罗甸、正安、德江、从江、梵净山等地。

【药用部位】·全草、根、种子。

【功效与主治】·祛瘀消肿,清热解毒,祛风,活血止痛。用于跌打损伤,风湿麻木,劳伤,风湿痛,痈肿,烧烫伤。

【凭证标本号】·520425170606330LY;522222140514014LY;520328200807029LY。

● 窄萼凤仙花

【学名】· *Impatiens stenosepala* Pritz. ex Diels

【生境与分布】·生于海拔 800～1 800 m 的山坡林下、山沟水旁或草丛。分布于册亨、施秉、威宁、印江、梵净山等地。

【药用部位】·全草、根、花。

【功效与主治】·全草:清热解毒,祛腐。用于恶疮溃疡。根、花:解毒。用于毒蛇咬伤,疮毒,支气管炎。

【凭证标本号】·522327190620031LY;522623140814116LY。

● 野凤仙花

【学名】· *Impatiens textorii* Miquel

【别名】·假指甲花、假凤仙花。

【生境与分布】·生于海拔 1 050 m 左右的山沟溪流旁。分布于锦屏、剑河、紫云、镇宁、息烽、清镇、修文、黄平、正安、长顺、惠水、独山、松桃、兴仁、普安等地。

【药用部位】·全草、块根。

【功效与主治】·全草:清热解毒,祛腐。用于恶疮溃疡。块根:祛瘀消肿,解毒。用于跌打损伤,痈疮。

【凭证标本号】·522628160506003LY。

● 毛萼凤仙花

【学名】· *Impatiens trichosepala* Y.L. Chen

【生境与分布】·生于海拔 500～700 m 的山谷河边、疏林或潮湿草丛。分布于纳雍、榕江等地。

【药用部位】·全草。

【功效与主治】·清热解毒。

冬青科 Aquifoliaceae

■ 冬青属 *Ilex*

● 满树星

【学名】· *Ilex aculeolata* Nakai

【别名】·天星木、鼠李冬青、皮刺冬青。

【生境与分布】·生于海拔 140～1 200 m 的山谷、路旁疏林或灌丛。分布于湄潭、天柱、黎平等地。

【药用部位】·根皮、叶。

【功效与主治】·清热解毒,止咳化痰。用于感冒咳嗽,烧烫伤,牙痛,湿疹。

【凭证标本号】·520328210504188LY。

● 刺叶冬青

【学名】· *Ilex bioritsensis* Hayata

【别名】·苗栗冬青、耗子刺。

【生境与分布】·生于海拔 1 800 m 左右的阔叶林。分布于江口、印江等地。

【药用部位】·根、叶、枝。

【功效与主治】·滋阴补肾,清热止血,活血。用于腰膝痿软,头风,牙疼。

【凭证标本号】·522226190411030LY;522222160721041LY。

● 冬青

【学名】· *Ilex chinensis* Sims

【生境与分布】·生于海拔500～1000 m的山坡常绿阔叶林或林缘。分布于贵阳、凤冈、龙里等地。

【药用部位】·叶。

【功效与主治】·清热解毒,消肿祛瘀。用于肺热咳嗽,咽喉肿痛,痢疾,胁痛,热淋。外用于烧烫伤,皮肤溃疡。

【凭证标本号】·522701201113008LY;520327210516295LY;520111200619029LY。

【附注】·《中国药典》收录物种。

● 纤齿枸骨

【学名】· *Ilex ciliospinosa* Loes

【生境与分布】·生于海拔1 500～2 900 m的山坡杂木林、云杉、冷杉林下或路旁。分布于赫章、威宁等地。

【药用部位】·叶。

【功效与主治】·清热解毒,消肿祛瘀,凉血止血。

● 珊瑚冬青

【学名】· *Ilex corallina* Franch.

【别名】·野枇杷、白蜡叶。

【生境与分布】·生于海拔750～2 400 m的山坡灌丛或杂木林。分布于贵阳、西秀等地。

【药用部位】·根、叶。

【功效与主治】·清热解毒,活血止痛。用于烫伤,劳伤疼痛,黄癣。

【凭证标本号】·520402170329081LY;520111201018005LY。

● 刺叶珊瑚冬青

【学名】· *Ilex corallina* var. *loeseneri* H. Lév.

【生境与分布】·生于海拔700～2 100 m的山地林。分布于平坝、施秉、西秀、龙里、绥阳、贞丰、万山、乌当等地。

【药用部位】·根。

【功效与主治】·清热解毒,活血止痛。

【凭证标本号】·522325190716486LY;520402170328055LY;520323150420461LY。

● 枸骨

【学名】· *Ilex cornuta* Lindl. et Paxt.

【别名】·八角刺、猫儿刺、功劳叶。

【生境与分布】·生于海拔150～1 900 m的山坡、灌丛。威宁、正安、道真、江口、金沙等地有栽培。

【药用部位】·叶。

【功效与主治】·清热养阴,益肾平肝。用于肺痛咯血,骨蒸潮热,头晕目眩。

【凭证标本号】·522631190823738LY。

【附注】·《中国药典》收录物种。

● 齿叶冬青

【学名】· *Ilex crenata* Thunb.

【别名】·钝齿冬青。

【生境与分布】·生于海拔700～2 100 m的山地杂木林或灌丛。分布于施秉、荔波等地。

【药用部位】·树皮黏液。

【功效与主治】·用于治疗皮肤病。

● 弯尾冬青

【学名】· *Ilex cyrtura* Merr.

【生境与分布】·生于海拔750～1 800 m的山地阔叶林。分布于大方、绥阳、都匀、贵定、三都等地。

【药用部位】·根皮。

【功效与主治】·清热解毒,止咳化痰。

● 滇贵冬青

【学名】· *Ilex dianguiensis* C. J. Tseng

【生境与分布】·生于山地林中或灌丛。分布于大方等地。

【药用部位】·根皮。

【功效与主治】·清热解毒,止咳化痰。

● 狭叶冬青

【学名】· *Ilex fargesii* Franch.

【生境与分布】·生于海拔1 600～2 900 m的山地林中或山坡灌丛。分布于都匀、龙里、梵净山等地。

【药用部位】·根皮。

【功效与主治】·清热解毒,止咳化痰。

● 硬叶冬青

【学名】· *Ilex ficifolia* C. J. Tseng ex S. K. Chen et Y. X. Feng

【生境与分布】·生于海拔400～900 m的山地疏林。分布于纳雍、江口、惠水等地。

【药用部位】·根皮。

【功效与主治】·清热解毒,止咳化痰。

● 榕叶冬青

【学名】· *Ilex ficoidea* Hemsl.

【别名】·仿腊树。

【生境与分布】·生于海拔 300～1 880 m 的山地常绿阔叶林、杂木林、疏林或林缘。分布于印江、从江、道真、榕江等地。

【药用部位】·根、叶。

【功效与主治】·根:清热解毒,消肿止痛,祛风。用于肝炎,跌打损伤,肿痛。叶:清热解毒。用于水火烫伤。

【凭证标本号】·522226190808028LY。

● **台湾冬青**

【学名】· *Ilex formosana* Maxim.

【生境与分布】·生于海拔 1 500 m 以下的山地常绿阔叶林、林缘、灌丛或溪旁。分布于三都、黎平等地。

【药用部位】·树皮黏液。

【功效与主治】·用做绊创膏。

● **康定冬青**

【学名】· *Ilex franchetiana* Loes.

【别名】·川鄂冬青、山枇杷。

【生境与分布】·生于海拔 1 850～2 300 m 的山地阔叶林或杂木林。分布于绥阳、正安、赤水等地。

【药用部位】·根、叶、果实。

【功效与主治】·根:用于崩漏。叶:降气平喘,敛肺止咳。用于久咳气喘,咳痰带血。果实:清肺解热,燥湿除痹,下乳。用于淋巴结结核,风湿麻木,肺热喘咳,乳汁不通。

● **贵州冬青**

【学名】· *Ilex guizhouensis* C.J. Tseng

【生境与分布】·生于山地疏林。分布于独山等地。

【药用部位】·根皮。

【功效与主治】·清热解毒,止咳化痰。

● **海南冬青**

【学名】· *Ilex hainanensis* Merr.

【生境与分布】·生于海拔 500～1 000 m 的山坡林中。分布于三都、榕江、从江等地。

【药用部位】·叶。

【功效与主治】·清热解毒,消肿,通经活血。用于高血压,头痛眩晕,口腔炎,口舌生疮,慢性喉炎,跌打损伤,痈疮疔肿。

● **细刺枸骨**

【学名】· *Ilex hylonoma* Hu et Tang

【别名】·细刺冬青、刺叶冬青。

【生境与分布】·生于海拔 700～1 780 m 的山坡林中。分布于丹寨、望谟、贞丰等地。

【药用部位】·根。

【功效与主治】·消肿止痛。用于跌打损伤,风湿病。

● **凸脉冬青**

【学名】· *Ilex kobuskiana* S.Y. Hu

【生境与分布】·生于海拔 550～1 550 m 的山坡常绿阔叶林。分布于绥阳等地。

【药用部位】·根皮。

【功效与主治】·清热解毒,止咳化痰。

● **广东冬青**

【学名】· *Ilex kwangtungensis* Merr.

【生境与分布】·生于海拔 300～1 000 m 的山坡常绿阔叶林或灌丛。分布于绥阳、花溪、独山、三都、黎平、榕江、从江等地。

【药用部位】·根、叶。

【功效与主治】·清热解毒,消肿止痛。用于水火烫伤。

● **大叶冬青**

【学名】· *Ilex latifolia* Thunb.

【别名】·苦丁茶、宽叶冬青。

【生境与分布】·生于海拔 250～1 500 m 的山坡常绿阔叶林、灌丛或竹林。分布于江口、龙里、剑河等地。

【药用部位】·叶。

【功效与主治】·清热解毒,生津止渴,消积凉血。用于头痛,齿痛,目赤,热病烦渴,痢疾,腹痛,耳朵疼痛流脓,饮食不节,脾胃损伤。

【凭证标本号】·522222140505004LY。

● **矮冬青**

【学名】· *Ilex lohfauensis* Merr.

【别名】·罗浮冬青。

【生境与分布】·生于海拔 200～1 000 m 的山坡常绿阔叶林、疏林或灌丛。分布于雷山、梵净山等地。

【药用部位】·根、叶。

【功效与主治】·根:清热解毒,消肿止痛,凉血。用于风热感冒,肺热喘咳,喉头肿,乳蛾,痢疾,胸痹,中心性视网膜炎,疮疡。叶:清热解毒,止痛。用于牙龈肿痛,疔痈,缠腰火丹,脓疱疮,烧烫伤。

【凭证标本号】·522634150916006LY。

● **大果冬青**

【学名】· *Ilex macrocarpa* Oliv.

【别名】·青刺香。

【生境与分布】·生于海拔 400～2 400 m 的山地林中。分布于绥阳、荔波、平塘、平坝、德江、独山、黎平、开阳、息烽、松桃、花溪等地。

【药用部位】·根、枝、叶。

【功效与主治】·清热解毒,清肝明目,润肺止咳。用于遗精,月经不调,崩漏,肺热咳嗽,咯血,咽喉肿痛,水火烫伤,目赤去翳。

【凭证标本号】·522722201030231LY;522228200824003LY;520329190726723LY。

● **长梗冬青**

【学名】·*Ilex macrocarpa* var. *longipedunculata* S.Y. Hu

【生境与分布】·生于海拔600～2200 m的山坡林中。分布于花溪、瓮安、龙里等地。

【药用部位】·根、枝、叶。

【功效与主治】·清热解毒,消肿止痒,止血固精。用于遗精,月经不调,月经过多,崩漏,烫伤。

【凭证标本号】·520111200714018LY。

● **河滩冬青**

【学名】·*Ilex metabaptista* Loes. ex Diels

【生境与分布】·生于海拔450～1040 m的山地林中、溪旁、路边。分布于花溪、开阳、清镇、德江、习水、江口、湄潭、独山、龙里、平塘等地。

【药用部位】·根、叶。

【功效与主治】·根:祛风除湿,消肿。用于风湿骨痛,跌打肿痛。叶:止血。

【凭证标本号】·520111200620032LY;522722200415705LY;520381160525086LY。

● **小果冬青**

【学名】·*Ilex micrococca* Maxim.

【生境与分布】·生于海拔500～1300 m的山地常绿阔叶林。分布于兴仁、榕江、松桃、安龙、三都等地。

【药用部位】·根、叶。

【功效与主治】·清热解毒,消肿止痛。用于感冒发热,咽喉肿痛。

● **具柄冬青**

【学名】·*Ilex pedunculosa* Miq.

【生境与分布】·生于海拔1000～1500 m的山地阔叶林、灌丛或林缘。分布于平塘、雷山、习水、梵净山、雷公山等地。

【药用部位】·树皮、叶、种子。

【功效与主治】·树皮:活血止血,清热解毒。用于痢疾,痔疮出血,外伤出血。叶:清热解毒,止血止痛。用于治疗漆疮,外伤出血,风湿关节痛,腰痛,跌打损伤,皮肤皲裂,瘢痕。种子:祛风。

● **五棱苦丁茶**

【学名】·*Ilex pentagona* S.K. Chen

【生境与分布】·生于海拔1400～1500 m的石灰石山林。分布于绥阳、正安、独山等地。

【药用部位】·叶。

【功效与主治】·清热解毒,止血止痛。

● **猫儿刺**

【学名】·*Ilex pernyi* Franch.

【别名】·狗骨、刺黄杨、老鼠刺。

【生境与分布】·生于海拔1050～2500 m的山谷林中、山坡或路旁灌丛。分布于威宁、正安、道真、江口、金沙、修文、梵净山等地。

【药用部位】·根、树皮、枝、叶。

【功效与主治】·根:清热解毒,润肺止咳。用于肺热咳嗽,咯血,咽喉肿痛,带下病,遗精,头痛,牙痛,耳鸣,中耳炎,目赤,角膜云翳。树皮:含小檗碱,可作黄连制剂的代用品。枝、叶:可代枸骨用。

【凭证标本号】·520325150910352LY。

● **多脉冬青**

【学名】·*Ilex polyneura* (Hand.-Mazz.) S.Y. Hu

【别名】·青皮树。

【生境与分布】·生于海拔1000～2600 m的山谷林中或灌丛。分布于七星关、大方、册亨等地。

【药用部位】·树皮。

【功效与主治】·止痛。

● **毛冬青**

【学名】·*Ilex pubescens* Hook. et Arn.

【别名】·茶叶冬青。

【生境与分布】·生于海拔140～1000 m的山坡常绿阔叶林、林缘、灌丛、溪旁或路边。分布于望谟、道真、大方、锦屏、独山、罗甸、安龙、册亨、兴义等地。

【药用部位】·根、叶。

【功效与主治】·根:清热凉血,通脉止痛,消肿解毒。用于风热感冒,肺热喘咳,喉头肿,乳蛾,痢疾,胸痹,中心性视网膜炎,疮疡。叶:清热解毒,止痛消炎。用于牙龈肿痛,疔痈,缠腰火丹,脓疱疮,烧烫伤。

【凭证标本号】·522326200413005LY。

● **广西毛冬青**

【学名】·*Ilex pubescens* var. *kwangsiensis* Hand.-Mazz.

【生境与分布】·生于海拔550～1410 m的常绿阔叶林。分布于兴仁、安龙、册亨、赤水、荔波等地。

【药用部位】·根、叶。

【功效与主治】·凉血止血,润喉生肌,清热解毒。用于烧烫伤,咽喉痛,口疮,胸痹心痛。

● 铁冬青

【学名】·*Ilex rotunda* Thunb.

【别名】·消癀药、羊不食。

【生境与分布】·生于海拔 400～1 100 m 的山坡常绿阔叶林或林缘。分布于凤冈、雷山、施秉、榕江、佛顶山、梵净山等地。

【药用部位】·树皮。

【功效与主治】·清热解毒,利湿止痛。用于暑湿发热,咽喉肿痛,湿热泻痢,脘腹胀痛,风湿痹痛,湿疹,疮疖,跌打损伤。

【附注】·《中国药典》收录物种。

● 黔桂冬青

【学名】·*Ilex stewardii* S. Y. Hu

【别名】·施冬青、黔越冬青。

【生境与分布】·生于海拔 1 000 m 左右的山地阔叶林。分布于锦屏、荔波、罗甸、独山、安龙、册亨、望谟等地。

【药用部位】·叶。

【功效与主治】·清热解毒,降脂浊,通经活络。用于高血压,血脂增高,口腔炎,口疮,疖肿,咽喉痛,慢性喉炎。

● 微香冬青

【学名】·*Ilex subodorata* S. Y. Hu

【生境与分布】·生于海拔 1 600 m 左右的山地河边密林。分布于安龙、贞丰等地。

【药用部位】·根皮。

【功效与主治】·清热解毒,止咳化痰。

● 四川冬青

【学名】·*Ilex szechwanensis* Loes.

【别名】·小万年青、枝桃树。

【生境与分布】·生于海拔 300～2 500 m 的山地常绿阔叶林、杂木林、疏林、灌丛或溪边。分布于余庆、江口、印江、石阡、凯里、黄平、七星关、雷山、贞丰、黎平、三都、梵净山、雷公山等地。

【药用部位】·根皮、叶、果实。

【功效与主治】·根皮:祛瘀,补益肌肤。用于烫伤。叶:清热解毒,活血止血。用于烫伤,溃疡久不愈合,闭塞性脉管炎、支气管炎、肺炎、尿路感染、外伤出血。果实:祛风,补虚。用于风湿痹痛,痔疮。

【凭证标本号】·520329190413060LY。

● 三花冬青

【学名】·*Ilex triflora* Bl.

【生境与分布】·生于海拔 250～1 800 m 的山地阔叶林、杂木林或灌丛。分布于石阡、黄平、从江、德江、松桃、江口、印江、兴仁、安龙、黎平、雷山、独山等地。

【药用部位】·根、叶。

【功效与主治】·根:用于疮痛肿毒。叶:清热解毒,通经活络,降脂浊。用于高血压,血脂增高,咽喉痛,口疮,疖肿。

【凭证标本号】·522633190420022LY。

● 紫果冬青

【学名】·*Ilex tsoi* Merrill & Chun

【生境与分布】·生于海拔 510～1 950 m 的山谷林中或路旁灌丛。分布于清镇、黄平、雷山、梵净山等地。

【药用部位】·根、叶。

【功效与主治】·清热解毒。用于水火烫伤。

● 绿冬青

【学名】·*Ilex viridis* Champ. ex Benth.

【别名】·绿叶冬青、亮叶冬青。

【生境与分布】·生于海拔 300～1 700 m 的常绿阔叶林、疏林或灌丛。分布于水城、望谟、荔波、贵定等地。

【药用部位】·根、叶。

【功效与主治】·凉血解毒,祛腐生新。用于烧烫伤,创伤出血。

● 尾叶冬青

【学名】·*Ilex wilsonii* Loes.

【别名】·威氏冬青。

【生境与分布】·生于海拔 800～1 300 m 的山地、沟谷阔叶林或杂木林。分布于印江、七星关、黎平、三都、梵净山等地。

【药用部位】·根、叶。

【功效与主治】·清热解毒。用于烧烫伤。

● 云南冬青

【学名】·*Ilex yunnanensis* Franch.

【别名】·万年青、椒子树。

【生境与分布】·生于海拔 1 500～2 000 m 的密林或灌丛。分布于盘州、赫章、印江、梵净山、雷公山等地。

【药用部位】·根、叶。

【功效与主治】·清热解毒。用于烧烫伤。

卫矛科 Celastraceae

■ 南蛇藤属 *Celastrus*

● 苦皮藤

【学名】· *Celastrus angulatus* Maxim.

【别名】· 苦树皮、吊杆麻、老虎麻藤。

【生境与分布】· 生于海拔 460～2 200 m 的山坡密林或灌丛。分布于赤水、册亨、凤冈、道真、德江、印江、江口、松桃、播州、纳雍、盘州、安龙、清镇、凯里、黄平、独山、惠水等地。

【药用部位】· 根、茎皮。

【功效与主治】· 清热解毒,利湿消肿,舒筋活络。用于风湿痛,劳伤,秃疮,黄水疮,头癣,头虱,阴道发痒,闭经,跌打损伤,骨折肿痛,关节疼痛,小儿麻疹不出。

【凭证标本号】· 520381160503013LY;522327190424150LY;520327210516274LY。

● 小南蛇藤

【学名】· *Celastrus cuneatus* (Rehd. et Wils.) C. Y. Cheng et T.C. Kao stat.

【生境与分布】· 生于海拔 600 m 左右的山坡或路旁灌丛。分布于江口、兴仁、罗甸等地。

【药用部位】· 根、藤茎、果。

【功效与主治】· 祛风化湿,活血通络。用于风湿关节痛,四肢麻木,瘫痪,头痛,牙痛,通经。

● 大芽南蛇藤

【学名】· *Celastrus gemmatus* Loes.

【别名】· 霜红藤、哥兰叶。

【生境与分布】· 生于海拔 900～1 900 m 的山坡林中、路旁或沟旁灌丛。分布于荔波、黔西、沿河、德江、印江、江口、凤冈、纳雍、普安、修文、安龙、兴仁、望谟、独山、长顺、瓮安、惠水、三都、龙里、平塘、黎平等地。

【药用部位】· 根、茎叶。

【功效与主治】· 根:舒筋活血,散瘀。用于风湿性关节痛,腰腿痛,胃痛,痢疾,疝气,产后瘀血,月经不调,闭经,带状疱疹,荨麻疹,跌打损伤,骨折。茎叶:补肾固脱,益气。用于食欲不佳,子宫脱垂,脱肛。

【凭证标本号】· 522722200702743LY;522423191003305LY;522228200730363LY。

● 灰叶南蛇藤

【学名】· *Celastrus glaucophyllus* Rehd et Wils.

【别名】· 过山枫藤、麻麻藤、霜叶南蛇藤。

【生境与分布】· 生于海拔 520～1 200 m 的密林。分布于独山、黔西、惠水、雷山、黎平等地。

【药用部位】· 根。

【功效与主治】· 化痰消肿,止血生肌。用于跌打损伤,刀伤出血。

【凭证标本号】· 522701201020005LY;522423191003038LY。

● 青江藤

【学名】· *Celastrus hindsii* Benth.

【别名】· 野茶藤、黄果藤。

【生境与分布】· 生于海拔 800～1 700 m 的山地灌丛多岩石处。分布于开阳、清镇、兴仁、安龙、西秀、惠水、平塘、独山、荔波等地。

【药用部位】· 根。

【功效与主治】· 利尿通经。用于月经不调,闭经,小便不利,肾炎,淋病。

【凭证标本号】· 522701201023010LY。

● 小果南蛇藤

【学名】· *Celastrus homaliifolius* Hsu

【别名】· 多花南蛇藤。

【生境与分布】· 生于山谷常绿阔叶林、次生疏林、灌丛、坡地、河边或沟边。分布于从江等地。

【药用部位】· 根、藤茎、果。

【功效与主治】· 用于痢疾,跌打损伤。

● 粉背南蛇藤

【学名】· *Celastrus hypoleucus* (Oliv.) Ward. ex Loes.

【别名】· 落霜红、博根藤、绵藤。

【生境与分布】· 生于海拔 800～1 800 m 的山坡、路旁或灌丛。分布于黔西、修文、开阳、松桃、石阡、施秉、正安、余庆、平塘、长顺、瓮安、福泉、雷公山、梵净山等地。

【药用部位】· 根、叶。

【功效与主治】· 根:化瘀消肿,用于跌打损伤。叶:止血生肌,用于刀伤。

【凭证标本号】· 522423190817011LY。

● 独子藤

【学名】· *Celastrus monospermus* Roxb.

【别名】· 红藤、单籽南蛇藤。

【生境与分布】· 生于海拔 700～1 000 m 的林下或灌丛。分布于贵阳、龙里、荔波等地。

【药用部位】· 种子。

【功效与主治】·催吐。

● **窄叶南蛇藤**

【学名】· *Celastrus oblanceifolius* Wang et Tsoong

【别名】·倒披针叶南蛇藤。

【生境与分布】·生于海拔 500～1 000 m 的山坡湿地或溪边灌丛。分布于荔波等地。

【药用部位】·根、茎。

【功效与主治】·祛风除湿,活血行气,解毒消肿。用于风湿痹痛,跌打损伤,疝气痛,疮疡肿毒,带状疱疹,湿疹。

【凭证标本号】·522722210121572LY。

● **南蛇藤**

【学名】· *Celastrus orbiculatus* Thunb.

【生境与分布】·生于海拔 500～1 000 m 的山坡湿地或溪边灌丛。分布于荔波、龙里等地。

【药用部位】·根、茎。

【功效与主治】·祛风除湿,活血行气,解毒消肿。用于风湿痹痛,跌打损伤,疝气痛,疮疡肿毒,带状疱疹,湿疹。

【凭证标本号】·522722210121572LY。

● **灯油藤**

【学名】· *Celastrus paniculatus* Willd.

【别名】·锥序南蛇藤、打油果、滇南蛇藤。

【生境与分布】·生于海拔 200～2 000 m 的丛林。分布于大沙河等地。

【药用部位】·根、叶、种子。

【功效与主治】·根、叶:清热利湿,止痛。用于痢疾,腹泻,腹痛。种子:缓泻,催吐,提神,祛风湿,止痹痛。用于风湿痹痛,食物中毒后作催吐药。

● **短梗南蛇藤**

【学名】· *Celastrus rosthornianus* Loes.

【别名】·白花藤、大藤菜、黄绳儿。

【生境与分布】·生于海拔 350～1 250 m 的山坡路旁、灌丛或疏林阳处。分布于花溪、平塘、沿河、赤水、习水、思南、德江、印江、松桃、水城、纳雍、贵定、瓮安、独山、荔波、三都、龙里等地。

【药用部位】·根、根皮。

【功效与主治】·根:清热解毒,祛风活络,利尿消肿。用于筋骨痛,扭伤,胃痛,闭经,月经不调,牙痛,失眠,无名肿毒。根皮:用于蛇咬伤,肿毒。

【凭证标本号】·522727201104016LY;520111201127002LY;522228210102001LY。

● **宽叶短梗南蛇藤**

【学名】· *Celastrus rosthornianus* var. *loeseneri* (Rehd. et Wils.) C. Y. Wu.

【别名】·丛花南蛇藤。

【生境与分布】·生于海拔 620～1 300 m 的山坡灌丛多岩石处或林中。分布于兴仁、安龙、瓮安、江口、松桃、龙里等地。

【药用部位】·根、茎藤、叶。

【功效与主治】·根:祛风除湿,行气散血,消肿解毒。用于跌打损伤,风湿痹痛,痧证,呕吐,腹痛,闭经,缠腰火丹,肿毒,毒蛇咬伤。茎藤:祛风湿,活血脉。用于筋骨痛,四肢麻木,小儿惊风,痧证,痢疾。叶:祛风除湿。用于湿疹,毒蛇咬伤。

● **皱叶南蛇藤**

【学名】· *Celastrus rugosus* Rehd. et Wils.

【别名】·南蛇藤。

【生境与分布】·生于海拔 1 400～1 800 m 的山坡路旁或灌丛。分布于望谟、梵净山等地。

【药用部位】·根。

【功效与主治】·透发麻疹,祛风通络。用于小儿麻疹,风湿痹痛,劳伤。

● **显柱南蛇藤**

【学名】· *Celastrus stylosus* Wall.

【别名】·山货榔、茎花南蛇藤。

【生境与分布】·生于海拔 300～1 280 m 的灌丛或疏林。分布于平塘、荔波、长顺、印江、江口、松桃、习水、纳雍、安龙、兴仁、罗甸、贵定、瓮安、独山、惠水、三都、龙里、黄平、雷山、榕江等地。

【药用部位】·茎。

【功效与主治】·祛风消肿,清热解毒,舒筋活络。用于脉管炎,肾盂肾炎,跌打损伤。

【凭证标本号】·522727200618014LY;522722200514268LY;522729190730002LY。

● **长序南蛇藤**

【学名】· *Celastrus vaniotii* (Lévl.) Rehd.

【别名】·合欢花东北、南蛇风、黄果藤。

【生境与分布】·生于海拔 1 150～1 800 m 的山谷密林或灌丛。分布于赤水、七星关、兴仁、贞丰、望谟、独山、瓮安、罗甸、荔波、惠水、龙里、雷公山、梵净山等地。

【药用部位】·根。

【功效与主治】·用于抗凝血,抗肿瘤,抗溃疡,抗病毒,降血糖。

【凭证标本号】·520323150511190LY。

■ 十齿花属 *Dipentodon*

● 十齿花
【学名】· *Dipentodon sinicus* Dunn

【别名】·长梗十齿花。

【生境与分布】·生于海拔1 000～1 620 m的山坡林内或灌丛。分布于贞丰、大方、织金、水城、雷山、榕江、黎平、从江、剑河、台江、盘州、三都、惠水、长顺、独山、罗甸、龙里、望谟、安龙、纳雍等地。

【药用部位】·全株。

【功效与主治】·止痛,消炎。用于跌打肿痛,风湿痹痛。

【凭证标本号】·522325190429313LY。

■ 卫矛属 *Euonymus*

● 刺果卫矛
【学名】· *Euonymus acanthocarpus* Franch.

【别名】·扣子花、岩风。

【生境与分布】·生于海拔1 800～2 300 m的山坡林下。分布于贵阳、长顺、兴仁、普安、平塘等地。

【药用部位】·根、茎皮。

【功效与主治】·祛风除湿,止痛。用于风湿痛,劳伤,水肿。

【凭证标本号】·522727210204010LY;522729200724029LY;522301160127041LY。

● 星刺卫矛
【学名】· *Euonymus actinocarpus* Loes.

【生境与分布】·生于海拔700～1 250 m的山谷密林中。分布于剑河、荔波、开阳等地。

【药用部位】·根。

【功效与主治】·祛风除湿,舒筋活络。用于风湿痛,脚腿转筋。

● 软刺卫矛
【学名】· *Euonymus aculeatus* Hemsl.

【别名】·小千金、白背紫刺卫矛、黄刺卫矛。

【生境与分布】·生于海拔500～1 200 m的山谷密林。分布于安顺、江口、印江、盘州、普安、贵定、绥阳等地。

【药用部位】·根。

【功效与主治】·祛风除湿,舒筋活血。用于风湿痛,脚腿转筋,外伤出血,跌打损伤。外用于骨折。

【凭证标本号】·522428141102209LY。

● 卫矛
【学名】· *Euonymus alatus*（Thunb.）Sieb.

【别名】·鬼箭羽。

【生境与分布】·生于海拔700～1 500 m的山地灌丛。分布于沿河、余庆、印江、江口、平坝、瓮安、罗甸、荔波、惠水、花溪、贵定、三都、龙里、平塘、石阡等地。

【药用部位】·根、枝叶。

【功效与主治】·行血通经,散瘀止痛。用于月经不调,闭经,癥瘕,产后瘀滞腹痛,虫积腹痛,跌打损伤肿痛,漆疮。

【凭证标本号】·520111200728004LY;522228200730344LY;520329190729868LY。

● 南川卫矛
【学名】· *Euonymus bockii* Loes.

【别名】·毛根卫矛。

【生境与分布】·生于海拔750～1 300 m的山坡灌丛。分布于毕节、兴仁、望谟、贞丰、安龙等地。

【药用部位】·根、茎、叶。

【功效与主治】·用于高血压,风湿病,关节痛。

● 百齿卫矛
【学名】· *Euonymus centidens* Lévl.

【别名】·七星剑。

【生境与分布】·生于海拔800～1 100 m的山坡、密林、杂木林或竹林等湿润处。分布于余庆、织金、赤水、习水、瓮安、长顺、荔波、三都、龙里、黄平、梵净山等地。

【药用部位】·根、茎皮、果实。

【功效与主治】·活血化瘀,强筋壮骨。用于腰膝痛,跌打损伤,月经不调,气喘。外用于毒蛇咬伤。

【凭证标本号】·520329190413055LY;522425150930005LY。

● 角翅卫矛
【学名】· *Euonymus cornutus* Hemsl.

【别名】·双叉子树、抓蛛树。

【生境与分布】·生于海拔1 600～2 400 m的山谷密林中。分布于绥阳、威宁、梵净山等地。

【药用部位】·根、枝叶、果实。

【功效与主治】·根、果实:散寒止咳。用于关节痛,腰痛,外感风寒,咳嗽。枝叶:消肿止痒。用于痒疮,漆疮,红肿疼痛。

● 裂果卫矛
【学名】· *Euonymus dielsianus* Loes. ex Diels

【生境与分布】·生于海拔700～1 300 m的山地林中、沟溪旁或路边灌丛。分布于三都、印江、凤冈、思南、绥阳、天柱、黄平、施秉、榕江、息烽、西秀、安龙、罗甸、平塘、荔波、长顺、瓮安、独山、惠水、贵定、龙里等地。

【药用部位】·根、茎皮。

【功效与主治】·活血化瘀,强筋健骨。用于腰膝疼痛,跌打损伤,月经不调。

【凭证标本号】·522701201113006LY。

● 双歧卫矛

【学名】·*Euonymus distichus* Lévl.

【生境与分布】·生于林中。分布于赤水、湄潭、贵定、龙里、长顺等地。

【药用部位】·茎皮。

【功效与主治】·活血化瘀,强筋健骨。

【凭证标本号】·520111200714044LY;520329190503078LY。

● 棘刺卫矛

【学名】·*Euonymus echinatus* Wall.

【别名】·接骨树。

【生境与分布】·生于海拔400～1500 m的山谷林中或沟旁灌丛。分布于安顺、花溪、松桃、册亨、兴仁、贞丰、安龙、望谟、荔波、桐梓、习水、赤水、开阳、梵净山等地。

【药用部位】·根皮、茎皮、全株。

【功效与主治】·健脾开胃,祛风止痛,强筋骨。用于胃痛,风湿痹痛,劳伤。外用于骨折。

【凭证标本号】·520111200417021LY。

● 扶芳藤

【学名】·*Euonymus fortunei*(Turcz.)Hand.-Mazz.

【别名】·爬行卫矛、软筋藤、惊风草。

【生境与分布】·生于海拔1000～2200 m的林缘或灌丛岩石处。分布于册亨、青岩、黔西、雷山、息烽、龙里、长顺、瓮安、独山、罗甸、荔波、惠水、贵定、三都、平坝、纳雍、盘州、安龙、梵净山等地。

【药用部位】·茎、叶。

【功效与主治】·散瘀止血,舒筋活络。用于腰肌劳损,风湿痹痛,咯血,慢性泄泻,崩漏,月经不调,功能性子宫出血,小儿惊风。外用于跌打损伤,骨折,创伤出血。

【凭证标本号】·522327181218032LY;520111210427013LY;522423190415002LY。

● 冷地卫矛

【学名】·*Euonymus frigidus* Wall. ex Roxb.

【生境与分布】·生于海拔1100～3000 m的山林。分布于清镇等地。

【药用部位】·茎。

【功效与主治】·散瘀止血,舒筋活络。

● 大花卫矛

【学名】·*Euonymus grandiflorus* Wall.

【生境与分布】·生于山地丛林、溪边、河谷。分布于息烽、威宁、荔波等地。

【药用部位】·根皮。

【功效与主治】·祛风止痛,强筋骨。

【凭证标本号】·522427140608134LY。

● 西南卫矛

【学名】·*Euonymus hamiltonianus* Wall.

【别名】·土杜仲。

【生境与分布】·生于海拔2600 m以下的山坡林中。分布于花溪、荔波、江口、息烽、修文、威宁、大方、普安、盘州、贞丰、绥阳、黄平、雷山、独山、罗甸、贵定、梵净山等地。

【药用部位】·根、茎皮、枝叶、果实。

【功效与主治】·活血止血,祛风除湿,强筋骨。用于鼻衄,脱疽,风湿腰痛,跌打损伤。外用于漆疮。

【凭证标本号】·520111200619034LY;522722200722500LY;522222160722094LY。

● 冬青卫矛

【学名】·*Euonymus japonicus* Thunb.

【别名】·大叶黄杨、调经草、四季青。

【生境与分布】·省内广泛栽培。分布于贞丰、赤水、凤冈等地。

【药用部位】·叶、根。

【功效与主治】·调经止痛,利湿解毒,利尿。用于月经不调,痛经,跌打损伤,骨折,小便淋痛。

【凭证标本号】·523301160611238LY;520381160503076LY;520327210513129LY。

● 疏花卫矛

【学名】·*Euonymus laxiflorus* Champ. ex Benth.

【别名】·丝棉木、土杜仲、四季青。

【生境与分布】·生于海拔800～1600 m的山谷密林中。分布于花溪、荔波、平塘、江口、贵定、三都、独山、惠水、龙里、雷山、榕江、黎平等地。

【药用部位】·根、茎皮、叶。

【功效与主治】·根、茎皮:用于水肿,风湿骨痛,腰膝酸痛,跌打损伤,骨折。叶:用于骨折,跌打损伤,外伤出血。

【凭证标本号】·520111200417046LY;522722200512721LY;

522727210318004LY。

● **白杜**

【学名】· *Euonymus maackii* Rupr

【别名】· 华北卫矛。

【生境与分布】· 生于海拔 700～1 100 m 的山坡疏林中。分布于德江、印江、雷山、水城、罗甸、贵定、独山、务川、修文等地。

【药用部位】· 全株、枝叶。

【功效与主治】· 全株:祛风湿,活血,止血。用于脱疽,风湿关节痛,腰痛,痔疮。枝叶:熏洗漆疮。用于失眠,肾虚。

● **大果卫矛**

【学名】· *Euonymus myrianthus* Hemsl.

【别名】· 白鸡槿。

【生境与分布】· 生于海拔 800～1 600 m 的山谷林中。分布于贵定、贞丰、江口、丹寨、独山、荔波、平塘、三都、雷山、黎平、安龙、兴仁、雷公山等地。

【药用部位】· 根。

【功效与主治】· 补肾活血,健脾利湿。用于肾虚腰痛,产后恶露不净,带下病,潮热。

【凭证标本号】· 522701201121005LY;522301160516223LY;522222141109033LY。

● **中华卫矛**

【学名】· *Euonymus nitidus* Benth

【别名】· 杜仲藤。

【生境与分布】· 生于海拔 500～1 200 m 的山谷密林中。分布于贞丰、松桃、江口、印江、习水、息烽、修文、清镇、兴仁、安龙、望谟、荔波、独山等地。

【药用部位】· 全株。

【功效与主治】· 舒筋活络,强筋健骨。用于风湿腿痛,跌打损伤,高血压。

【凭证标本号】· 522301140906519LY。

● **短翅卫矛**

【学名】· *Euonymus rehderianus* Loes.

【生境与分布】· 生于海拔 1 600～2 300 m 的山坡沟边或林中。分布于桐梓、龙里、惠水、贵定、清镇、晴隆、兴仁、册亨等地。

【药用部位】· 根皮。

【功效与主治】· 祛风止痛,强筋骨。

● **石枣子**

【学名】· *Euonymus sanguineus* Loes.

【别名】· 血色卫矛。

【生境与分布】· 生于海拔 1 200～1 720 m 的山谷灌丛。分布

于瓮安、绥阳、梵净山等地。

【药用部位】· 茎皮、根皮。

【功效与主治】· 用于风湿病,跌打损伤。

● **茶色卫矛**

【学名】· *Euonymus theacolus* C. Y. Cheng ex T. L. Xu & Q. H. Chen.

【生境与分布】· 生于海拔 1 200～2 900 m 的混交林。分布于册亨、龙里等地。

【药用部位】· 根皮。

【功效与主治】· 祛风止痛,强筋骨。

● **茶叶卫矛**

【学名】· *Euonymus theifolius* Wall.

【生境与分布】· 生于海拔 600～2 050 m 的山坡岩石上或石旁。分布于镇宁、开阳等地。

【药用部位】· 茎皮。

【功效与主治】· 用于风湿病,跌打损伤。

● **游藤卫矛**

【学名】· *Euonymus vagans* Wall. ex Roxb.

【别名】· 银丝杜仲、牛千金、漂游卫矛。

【生境与分布】· 生于海拔 1 100～1 200 m 的岩石山疏林中。分布于修文、开阳、兴仁、惠水等地。

【药用部位】· 茎皮。

【功效与主治】· 祛风除湿,补肾接骨。用于风湿腰痛,肾虚腰痛,筋骨痿软,刀伤出血。

● **荚蒾卫矛**

【学名】· *Euonymus viburnoides* Prain

【生境与分布】· 生于海拔 1 280 m 左右的山坡密林中。分布于安龙、惠水等地。

【药用部位】· 全株。

【功效与主治】· 祛风除湿。用于风湿痹痛。

● **长刺卫矛**

【学名】· *Euonymus wilsonii* Sprague

【别名】· 扣子花、岩风、刺果卫矛。

【生境与分布】· 生于海拔 330～1 900 m 的山坡林中或灌丛。分布于水城、望谟、惠水、威宁、纳雍、盘州、兴仁、安龙、三都、独山等地。

【药用部位】· 根。

【功效与主治】· 祛风除湿,止痛。用于风湿痛,劳伤,水肿。

【凭证标本号】· 520221190730017LY;522326201004006LY;522731191022009LY。

- 云南卫矛

【学名】· *Euonymus yunnanensis* Franch.

【别名】· 小青黄、野石榴、金丝杜仲。

【生境与分布】· 生于海拔 1 700～2 400 m 的林地。分布于望谟等地。

【药用部位】· 根皮、茎皮。

【功效与主治】· 祛风除湿,散瘀消肿。用于跌打损伤,风湿痛,腰腿痛,胎动不安。

■ 沟瓣木属 *Glyptopetalum*

• 罗甸沟瓣

【学名】· *Glyptopetalum feddei* (Lévl.) D. Hou

【生境与分布】· 生于海拔 700～800 m 的山坡林中。分布于罗甸、贵定、惠水等地。

【药用部位】· 根。

【功效与主治】· 活血消癥,利水消肿。用于肝硬化腹水。

■ 裸实属 *Gymnosporia*

• 贵州裸实

【学名】· *Gymnosporia esquirolii* H. Lév.

【别名】· 贵州美登木。

【生境与分布】· 生于海拔 800 m 左右的山地多岩石处。分布于望谟、罗甸等地。

【药用部位】· 根。

【功效与主治】· 抗癌。

• 刺茶裸实

【学名】· *Gymnosporia variabilis* (Hemsl.) Loe.

【别名】· 刺茶。

【生境与分布】· 生于海拔 250～800 m 的山地灌丛。分布于罗甸、赤水、湄潭、务川等地。

【药用部位】· 根皮、果实。

【功效与主治】· 根皮:祛风除湿,散瘀消肿。用于风湿骨痛,跌打损伤。果实:健脾止痢。用于痢疾。

■ 假卫矛属 *Microtropis*

• 密花假卫矛

【学名】· *Microtropis gracilipes* Merr. et Metc.

【生境与分布】· 生于海拔 700～1 500 m 的山谷密林或灌丛。分布于榕江、兴仁、三都、独山等地。

【药用部位】· 根。

【功效与主治】· 利尿。用于小便不利,水肿。

■ 核子木属 *Perrottetia*

• 核子木

【学名】· *Perrottetia racemosa* (Oliv.) Loes.

【生境与分布】· 生于海拔 400～1 200 m 的山地林中或灌丛。分布于花溪、德江、沿河、务川、雷山、三都、荔波、独山、平塘、册亨、绥阳、罗甸、贞丰、梵净山等地。

【药用部位】· 茎、叶。

【功效与主治】· 祛风除湿。用于风湿痹痛。

【凭证标本号】· 520111210404007LY。

■ 雷公藤属 *Tripterygium*

• 雷公藤

【学名】· *Tripterygium wilfordii* Hook. f.

【生境与分布】· 生于海拔 800～1 850 m 的山坡林中或灌丛。分布于凤冈、兴仁、普安、龙里、梵净山、雷公山等地。

【药用部位】· 根。

【功效与主治】· 祛风除湿,活血止血,舒筋接骨。用于风湿痹痛,半身不遂,疝气痛,痛经,月经过多,产后腹痛,出血不止,急性传染性肝炎,慢性肾炎,红斑狼疮,癌肿,跌打骨折,骨髓炎,骨结核,附睾结核,疮毒,银屑病,神经性皮炎。

【凭证标本号】· 520327210513147LY。

省沽油科 Staphyleaceae

■ 野鸦椿属 *Euscaphis*

• 野鸦椿

【学名】· *Euscaphis japonica* (Thunb.) Dippel

【别名】· 鸡矢柴、鸡肫柴、鸡肾树。

【生境与分布】· 生于海拔 340～2 200 m 的山谷林中、路旁、河边、沟边杂木林或山坡灌丛。分布于册亨、荔波、赤水、习水、德江、印江、松桃、大方、纳雍、水城、盘州、普安、安龙、息烽、开阳、清镇、修文、三都、独山、瓮安、长顺、罗甸、惠水、贵定、龙里、丹寨、黄平、雷山、从江、榕江、黎平、锦屏、梵净山等地。

【药用部位】· 根、皮、叶、花、果实。

【功效与主治】· 根:祛风解表,消热利湿。用于外感头痛,风湿腰痛,痢疾,泄泻,跌打损伤。皮:行气,利湿,祛风,退翳。用于小儿疝气,风湿骨痛,水痘,目生翳障。叶:祛风止痒。用于妇女阴痒。花:祛风止痛。用于头痛,眩晕。果实:祛风散寒,行气止痛,消肿散结。用于胃痛,寒疝疼痛,泄泻,痢疾,脱肛,月经不调,子宫下垂,睾丸肿痛。

【凭证标本号】·522327181130067LY;520111200718049LY;522722200819397LY。

■ 省沽油属 *Staphylea*

• 膀胱果

【学名】·*Staphylea holocarpa* Hemsl.

【生境与分布】·生于海拔1200~2200 m的林中、山坡。分布于独山、平塘、荔波、务川等地。

【药用部位】·根、果实。

【功效与主治】·润肺止咳,祛痰,祛风除湿,活血化瘀。用于干咳,妇女产后瘀血不净。

■ 瘿椒树属 *Tapiscia*

• 瘿椒树

【学名】·*Tapiscia sinensis* Oliv.

【别名】·银鹊树、丹树、瘿漆树。

【生境与分布】·生于山地林中。分布于息烽、修文、绥阳、江口、石阡、印江、松桃、望谟、安龙、纳雍、施秉、镇远、台江、榕江、从江、雷山、瓮安、独山等地。

【药用部位】·根、叶、果实。

【功效与主治】·根、果实:解表,清热,祛湿。叶:用于漆疮。

【凭证标本号】·520123151001396LY。

■ 山香圆属 *Turpinia*

• 硬毛山香圆

【学名】·*Turpinia affinis* Merr. et Perry

【生境与分布】·生于海拔500~2000 m的密林中。分布于荔波等地。

【药用部位】·根。

【功效与主治】·活血散瘀。

【凭证标本号】·522722200512186LY。

• 山香圆

【学名】·*Turpinia arguta* Seem.

【生境与分布】·生于海拔600~900 m的山地林中。分布于雷山、榕江、瓮安、罗甸、三都等地。

【药用部位】·叶。

【功效与主治】·清热解毒,利咽消肿,活血止痛。用于乳蛾喉痹,咽喉肿痛,疮疡肿毒,跌打伤痛。

【附注】·《中国药典》收录物种。

• 绒毛锐尖山香圆

【学名】·*Turpinia arguta* var. *pubescens* T. Z. Hsu

【生境与分布】·生于山坡密林中。分布于独山、荔波、道真、江口等地。

【药用部位】·根。

【功效与主治】·活血散瘀,消肿。

【凭证标本号】·522701201030008LY。

• 越南山香圆

【学名】·*Turpinia cochinchinensis*(Lour.)Merr.

【生境与分布】·生于海拔1200~2100 m的湿润荫处密林。省内广泛分布。

【药用部位】·根。

【功效与主治】·活血散瘀,消肿。

• 山香圆

【学名】·*Turpinia montana* Seem.

【生境与分布】·生于山坡密林。分布于开阳、安龙、兴仁、印江、雷山、黎平、锦屏、榕江、独山、长顺、荔波、惠水、三都、罗甸、望谟、梵净山等地。

【药用部位】·叶。

【功效与主治】·清热解毒,利咽消肿,活血止痛。用于乳蛾喉痹,咽喉肿痛,疮疡肿毒,跌打伤痛。

【凭证标本号】·522731190711054LY;522326200429007LY;522729200724022LY。

【附注】·《中国药典》收录物种。

• 大果山香圆

【学名】·*Turpinia pomifera*(Roxb.)DC.

【生境与分布】·生于山坡密林。分布于册亨、黎平、罗甸、荔波、三都等地。

【药用部位】·根。

【功效与主治】·活血散瘀。

【凭证标本号】·522326210402010LY。

黄杨科 Buxaceae

■ 黄杨属 *Buxus*

• 雀舌黄杨

【学名】·*Buxus bodinieri* H. Lévl.

【别名】·细叶黄杨。

【生境与分布】·生于海拔 400~2 700 m 的疏林或灌丛。分布于沿河、平坝、独山、龙里、贞丰、安龙、惠水、长顺等地。

【药用部位】·根、叶、花。

【功效与主治】·止咳止血,清热解毒。用于咳嗽,咳血,疮疡肿毒。

【凭证标本号】·522228200729229LY。

● **头花黄杨**

【学名】·*Buxus cephalantha* Lévl. et Vant.

【别名】·万年青。

【生境与分布】·生于山野。分布于平坝、龙里、独山、惠水、贵定、三都等地。

【药用部位】·根、叶。

【功效与主治】·清热利湿,镇静解毒。用于冠心病,黄疸,劳咳,牙痛,风热瘙痒,无名肿毒。

● **大叶黄杨**

【学名】·*Buxus megistophylla* Lévl.

【别名】·卫矛冬青、万年青。

【生境与分布】·生于海拔 400~1 200 m 的山地、山谷、河岸或山坡林下。分布于凤冈、罗甸、关岭、镇宁、惠水、长顺、瓮安、独山、荔波、贵定、三都、平塘等地。

【药用部位】·根。

【功效与主治】·祛风除湿,行气活血。用于筋骨痛,目赤肿痛,吐血。

【凭证标本号】·520327210516293LY;522728151227002LY。

● **杨梅黄杨**

【学名】·*Buxus myrica* Lévl.

【生境与分布】·生于海拔 350~1 300 m 的溪边、山坡或林下。分布于望谟、平坝、罗甸等地。

【药用部位】·根。

【功效与主治】·清热利湿,止咳平喘。用于湿热黄疸,咳嗽。

● **皱叶黄杨**

【学名】·*Buxus rugulosa* Hatusima

【别名】·高山黄杨。

【生境与分布】·生于海拔 1 600~2 600 m 的山顶、山坡灌丛或悬崖石缝。分布于赫章等地。

【药用部位】·根、茎、叶、果实。

【功效与主治】·根:祛风除湿,行气活血。用于筋骨痛,目赤肿痛,吐血。茎:祛风除湿,理气止痛。用于风湿痛,胸腹气胀,牙痛,跌打损伤。叶:用于难产,暑疖。果实:用于中暑,面上生疖。

● **黄杨**

【学名】·*Buxus sinica* (Rehd. et Wils.) Cheng

【别名】·锦熟黄杨、瓜子黄杨、黄杨木。

【生境与分布】·生于海拔 700~1 500 m 的山谷林中。分布于西秀、独山、桐梓、绥阳、湄潭、平坝、紫云、平塘、龙里、长顺、瓮安、罗甸、荔波、惠水、贵定、三都、雷山、镇远等地。

【药用部位】·根、茎枝。

【功效与主治】·祛风除湿,理气止痛。用于风湿痹痛,胸腹气胀,疝气疼痛,牙痛,跌打伤痛。

【凭证标本号】·520402170422373LY;522701210424017LY。

● **小叶黄杨**

【学名】·*Buxus sinica* var. *parvifolia* M. Cheng

【别名】·山黄杨、千年矮、黄杨木。

【生境与分布】·生于海拔 1 000 m 左右的岩石上。分布于碧江、独山、惠水、三都、平塘等地。

【药用部位】·茎枝、叶。

【功效与主治】·祛风除湿,理气止痛。用于风湿痹痛,胸腹气胀,疝气疼痛,牙痛,跌打伤痛。

【凭证标本号】·520201200724102LY。

【附注】·《中国药典》收录物种。

● **狭叶黄杨**

【学名】·*Buxus stenophylla* Hance

【生境与分布】·生于河岸或林下。分布于绥阳、玉屏、贵定、三穗等地。

【药用部位】·根。

【功效与主治】·清热解毒。

【凭证标本号】·522228200729229LY。

■ **板凳果属 *Pachysandra***

● **板凳果**

【学名】·*Pachysandra axillaris* Franch.

【生境与分布】·生于海拔 1 000~1 600 m 的山地林下阴湿地。分布于威宁、三都、贞丰、关岭、长顺等地。

【药用部位】·全株。

【功效与主治】·祛风除湿,活血止痛。用于风湿痹痛,肢体麻木,劳伤腰痛,跌打损伤。

【凭证标本号】·522427140515095LY;522701210321015LY;522325190312353LY。

● **多毛板凳果**

【学名】·*Pachysandra axillaris* var. *stylosa* (Dunn) M.

Cheng

【生境与分布】·生于海拔 500～1 800 m 的山地林下阴湿处。分布于兴仁、桐梓、正安、西秀、关岭、长顺、修文、开阳、独山、罗甸等地。

【药用部位】·全株、根茎。

【功效与主治】·祛风除湿,活血止痛。用于风湿痹痛,肢体麻木,劳伤腰痛,跌打损伤,头痛。

【凭证标本号】·522301160211090LY。

● 顶花板凳果

【学名】·*Pachysandra terminalis* Sieb. et Zucc.

【生境与分布】·生于海拔 800～1 800 m 的林下阴湿处。分布于桐梓、正安、兴仁、安龙等地。

【药用部位】·全株。

【功效与主治】·祛风湿,舒筋活血,通经止带。用于风湿热痹,小腿转筋,月经不调。

【凭证标本号】·520112131007018LY。

■ 野扇花属 *Sarcococca*

● 羽脉野扇花

【学名】·*Sarcococca hookeriana* Baill.

【生境与分布】·生于海拔 1 000～2 500 m 的山地林下。分布于绥阳、威宁、赫章、西秀、印江、雷山、平坝、大方、瓮安等地。

【药用部位】·全株。

【功效与主治】·散瘀止血,行气止痛,拔毒生肌。用于胃痛,支气管炎,肝炎,蛔虫。外用于跌打损伤,刀伤出血,无名肿毒,黄水疮。

【凭证标本号】·520323150720426LY。

● 长叶柄野扇花

【学名】·*Sarcococca longipetiolata* M. Cheng

【生境与分布】·生于海拔 350～800 m 的山谷密林阴处。分布于荔波等地。

【药用部位】·全株。

【功效与主治】·凉血散瘀,解毒敛疮。用于跌打损伤,外伤出血,无名肿毒,腮腺炎,黄疸。

【凭证标本号】·520325160612723LY。

● 野扇花

【学名】·*Sarcococca ruscifolia* Stapf

【别名】·清香桂。

【生境与分布】·生于海拔 400～2 300 m 的石灰岩林下、林缘、灌丛或路旁。分布于花溪、荔波、平塘、修文、开阳、息烽、清

镇、长顺、瓮安、独山、罗甸、惠水、贵定、三都、龙里等地。

【药用部位】·根、果实。

【功效与主治】·根:祛风通络,活血止痛。用于胃痛,风湿痛,跌打损伤。果实:养肝安神。用于头晕,心悸,视力减退。

【凭证标本号】·520111200617017LY;527722200512211LY;522727210113003LY。

茶茱萸科 Icacinaceae

■ 粗丝木属 *Gomphandra*

● 粗丝木

【学名】·*Gomphandra tetrandra*（Wall. In Roxb.）Sleum.

【别名】·毛蕊木、黑骨梢、山萝卜。

【生境与分布】·生于海拔 700～1 000 m 的石灰岩灌丛。分布于荔波、独山等地。

【药用部位】·根。

【功效与主治】·清湿热,解热毒。用于湿热吐泻,痈肿疮毒。

■ 微花藤属 *Iodes*

● 瘤枝微花藤

【学名】·*Iodes seguini*（Lévl.）Rehd

【生境与分布】·生于海拔 1 100 m 左右的石灰岩山坡灌丛或岩石上。分布于册亨、望谟、安龙、贞丰、镇宁、罗甸等地。

【药用部位】·根、茎、枝叶。

【功效与主治】·根:润肺止咳。用于劳伤。茎:用于风湿痹痛。枝叶:用于毒蛇咬伤。

【凭证标本号】·5223271812080011LY;522326210402003LY。

● 小果微花藤

【学名】·*Iodes vitiginea*（Hance）Hemsl.

【别名】·构芭、双飞蝴蝶、牛奶藤。

【生境与分布】·生于海拔 400～1 450 m 的山谷路旁灌丛。分布于册亨、望谟、贞丰、兴仁、安龙、罗甸、荔波等地。

【药用部位】·全草、根皮、茎。

【功效与主治】·全草:外用于痔疮。根皮、茎:祛风湿,下乳,活血化瘀。用于风湿痹痛,劳伤,急性结膜炎,乳汁不通。外用于目赤,跌打损伤,刀伤。

【凭证标本号】·522327190620301LY;522326200514001LY;522325180920332LY。

定心藤属 *Mappianthus*

定心藤

【学名】· *Mappianthus iodoides* Hand.-Mazz.

【别名】· 甜果藤、麦撒花藤、铜钻。

【生境与分布】· 生于海拔800～1800 m的岩石山路旁灌丛。分布于望谟、罗甸、紫云、荔波等地。

【药用部位】· 根、茎藤。

【功效与主治】· 祛风除湿,活血调经。用于月经不调,痛经,闭经,产后腹痛,跌打损伤,外伤出血,风湿痹痛,腰膝酸痛。

【凭证标本号】· 522326201003036LY;522728150930005LY。

假柴龙树属 *Nothapodytes*

马比木

【学名】· *Nothapodytes pittosporoides* (Oliv.) Sleum.

【生境与分布】· 生于海拔150～2500 m的林中。分布于贵阳、西秀、绥阳、荔波、江口、石阡、黄平、七星关、三穗、龙里、长顺等地。

【药用部位】· 根皮。

【功效与主治】· 祛风利湿,理气散寒。用于风湿痹痛,浮肿,疝气。

【凭证标本号】· 520402170513327LY;520323150701110LY;522722200630781LY。

鼠李科 Rhamnaceae

勾儿茶属 *Berchemia*

黄背勾儿茶

【学名】· *Berchemia flavescens* (Wall.) Brongn.

【生境与分布】· 生于海拔1200～2500 m的山坡灌丛或林下。分布于大沙河等地。

【药用部位】· 根、茎。

【功效与主治】· 根:用于胸腹胀满,痢疾,跌打损伤,筋骨痛。茎:用于崩漏,带下病,月经不调。

多花勾儿茶

【学名】· *Berchemia floribunda* (Wall.) Brongn.

【生境与分布】· 生于海拔2600 m以下的阔叶林。分布于花溪、荔波、水城、修文、息烽、七星关、绥阳、盘州、德江、长顺、罗甸、三都、平塘、梵净山等地。

【药用部位】· 根、茎、叶。

【功效与主治】· 根:健脾利湿,通经活络。用于脾虚食少,小儿疳积,胃痛,风湿痹痛,黄疸,水肿,淋浊,痛经。外用于骨折,跌打损伤。茎、叶:清热解毒,利尿。用于衄血,黄疸,风湿腰痛,经前腹痛。

【凭证标本号】· 520111200714031LY;522722210116517LY;520221190802019LY。

大叶勾儿茶

【学名】· *Berchemia huana* Rehd.

【生境与分布】· 生于海拔1000 m以下的山坡灌丛或林中。分布于荔波等地。

【药用部位】· 根、茎叶。

【功效与主治】· 祛风利湿,活血止痛,解毒。用于风湿关节痛,黄疸,胃脘痛,脾胃虚弱,食欲不振,小儿疳积,痛经。外用于跌打损伤,目赤,多发性疖肿。

牯岭勾儿茶

【学名】· *Berchemia kulingensis* Schneid.

【生境与分布】· 生于海拔300～2150 m的林下、灌丛或路旁。分布于印江、雷山、梵净山等地。

【药用部位】· 根。

【功效与主治】· 祛风利湿,活血止痛。用于风湿关节痹痛,小儿疳积,骨髓炎,湿疹,闭经,痛经,产后腹痛。

【凭证标本号】· 522401140829238LY。

铁包金

【学名】· *Berchemia lineata* (L.) DC.

【生境与分布】· 生于山野、路旁或旷地。分布于册亨、贞丰、西秀、湄潭、荔波等地。

【药用部位】· 根。

【功效与主治】· 固肾益气,化瘀止血,镇咳止痛。用于肺痨,消渴,胃痛,遗精,风湿关节痛,腰膝酸痛,跌打损伤,瘰疬,瘿疹,痈疽肿毒,风火牙痛。

【凭证标本号】· 522327191008097LY;522325181026089LY;520402170420014LY。

峨眉勾儿茶

【学名】· *Berchemia omeiensis* Fang ex Y.L. Chen

【生境与分布】· 生于海拔450～1700 m的山地林中。分布于桐梓、长顺等地。

【药用部位】· 茎叶。

【功效与主治】· 祛风除湿,活血止痛。用于风湿痹痛,腰膝酸痛,跌打损伤。

光枝勾儿茶

【学名】· *Berchemia polyphylla* var. *leioclada* Hand.-Mazz.

【生境与分布】· 生于海拔 150～2 100 m 的山坡、沟边灌丛或林缘。分布于平塘、册亨、花溪、开阳、七星关、独山、长顺、瓮安、罗甸、荔波、惠水、贵定、龙里、赤水、习水、瓮安、梵净山等地。

【药用部位】· 全株。

【功效与主治】· 止咳平喘,祛痰安神,调经。用于咳嗽,癫狂,痛经。

【凭证标本号】· 522727200518010LY;522327190425302LY;520111200618038LY。

毛叶勾儿茶

【学名】· *Berchemia polyphylla* var. *trichophylla* Hand.-Mazz.

【生境与分布】· 生于海拔 1 500～1 600 m 的山谷灌丛或林中。分布于贞丰、安龙、罗甸、独山、惠水、三都、龙里等地。

【药用部位】· 根、叶。

【功效与主治】· 清热解毒,除湿散瘀。用于毒蛇咬伤,跌打损伤。

多叶勾儿茶

【学名】· *Berchemia polyphylla* Wall. ex Laws.

【生境与分布】· 生于海拔 300～1 900 m 的路旁或灌丛。分布于兴仁、凤冈、黔西、开阳、安龙、晴隆、望谟、独山、罗甸、长顺、黎平等地。

【药用部位】· 全株、叶、果实。

【功效与主治】· 全株:用于瘰疬,跌打损伤。叶、果实:用于目赤,痢疾,黄疸,热淋,崩漏,带下病。

【凭证标本号】· 522301150830818LY;520327200726013LY;522423191001024LY。

勾儿茶

【学名】· *Berchemia sinica* Schneid.

【生境与分布】· 生于海拔 1 000～2 500 m 的疏林灌丛或路旁。分布于钟山、江口、凤冈、开阳、桐梓、独山、罗甸、荔波、三都、惠水、龙里等地。

【药用部位】· 根。

【功效与主治】· 止咳平喘,祛风湿,活血通络。用于哮喘,肺结核,风湿关节痛,腰痛,痛经,瘰疬,小儿疳积,肝炎。

【凭证标本号】· 520201200721051LY;522222160721012LY;520327200927015LY。

云南勾儿茶

【学名】· *Berchemia yunnanensis* Franch.

【生境与分布】· 生于海拔 1 500～2 900 m 的山坡灌丛。分布于威宁、水城、长顺、开阳、七星关、瓮安、荔波、三都、龙里、平塘等地。

【药用部位】· 根、叶。

【功效与主治】· 清热除湿,祛风活络,活血止痛。用于黄疸,水肿,痢疾,带下病,风湿骨痛,痛经,骨结核。

【凭证标本号】· 522427140605089LY;520221190607034LY;522729190726029LY。

■ **咀签属 *Gouania***

• **毛咀签**

【学名】· *Gouania javanica* Miquel

【生境与分布】· 生于海拔 400～1 500 m 的山谷林下。分布于罗甸、望谟、册亨等地。

【药用部位】· 茎、叶。

【功效与主治】· 清热解毒,收敛止血。用于烧烫伤,外伤出血,湿疹,痈疮肿毒,疮疖红肿。

■ **枳椇属 *Hovenia***

• **枳椇**

【学名】· *Hovenia acerba* Lindl.

【别名】· 鸡爪子、南枳椇、拐枣。

【生境与分布】· 生于海拔 2 100 m 以下的旷地、山坡林缘或疏林中。分布于惠水、贞丰、册亨、独山、雷山、台江、修文、龙里、绥阳、锦屏、德江、赤水、兴义、施秉、紫云、习水、万山、三都、安龙、黎平、石阡、剑河、大沙河等地。

【药用部位】· 种子、果序、果柄。

【功效与主治】· 种子、果柄:除烦止渴,解酒毒,利二便。用于醉酒,烦热,口渴,呕吐,二便不利。果序:用于风湿痛。

【凭证标本号】· 522731200904015LY;522325190423294LY;522327191008081LY。

• **北枳椇**

【学名】· *Hovenia dulcis* Thunb.

【别名】· 拐枣、枳椇、北拐枣。

【生境与分布】· 生于海拔 800～1 200 m 的林缘或村旁。分布于花溪、凤冈、罗甸、雷山、惠水、锦屏、修文、大方、威宁、清镇、湄潭、盘州、玉屏、赤水、龙里、紫云、六枝、黄平、德江、石阡、绥阳等地。

【药用部位】· 根、根皮、茎皮、树干汁液、叶、果实、种子。

【功效与主治】· 根:活血。用于肺痨吐血,风湿筋骨痛。根皮、茎皮:活血舒筋。用于风湿麻木,食积,铁棒锤中毒。树干液汁:用于腋臭。叶:止呕,解酒毒及铁棒锤中毒。果实:健胃,补血。种子:除烦止渴,解酒毒,利二便。用于醉酒,烦热,口渴,呕吐,二便不利。

【凭证标本号】·520111200617046LY。

● 毛果枳椇

【学名】·*Hovenia trichocarpa* Chun et Tsiang

【别名】·黄毛枳椇、毛枳椇。

【生境与分布】·生于海拔600~1300 m的山地林中。分布于江口、印江、雷山、普安、安龙等地。

【药用部位】·皮、果实、种子。

【功效与主治】·清热利尿,止咳除烦,解酒毒。用于热病烦渴,呃逆,呕吐,二便不利,酒精中毒。

● 光叶毛果枳椇

【学名】·*Hovenia trichocarpa* var. *robusta*(Nakai et Y. Kimura)Y. L. Chou et P. K. Chou

【别名】·毛枳椇。

【生境与分布】·生于海拔600~1300 m的山坡密林中。分布于黄平、雷山、榕江、从江、黎平、惠水、贵定、龙里、息烽、开阳等地。

【药用部位】·种子。

【功效与主治】·利水消肿,解酒毒。用于水肿,酒醉。

■ 马甲子属 *Paliurus*

● 铜钱树

【学名】·*Paliurus hemsleyanus* Rehd.

【生境与分布】·生于海拔1600 m以下的林中。分布于望谟、荔波、平塘、印江、罗甸、梵净山等地。

【药用部位】·根。

【功效与主治】·补气。用于劳伤乏力。

【凭证标本号】·522326200429001LY;522722210119820LY;522727200520011LY。

● 马甲子

【学名】·*Paliurus ramosissimus*(Lour.)Poir.

【生境与分布】·生于海拔2000 m以下的山地。分布于荔波、余庆、罗甸、赤水、七星关、贞丰、松桃、独山、贵定、三都等地。

【药用部位】·根、刺、叶、花、果实。

【功效与主治】·根:祛风散瘀,解毒消肿。用于风湿痹痛,跌打损伤,咽喉肿痛,痛疽。刺、叶、花:清热解毒。用于疔疮痈肿,无名肿毒,下肢溃疡,眼目赤痛。果实:化瘀止血,活血止痛。用于瘀血所致的吐血,衄血,便血,痛经,闭经,心腹疼痛,痔疮肿痛。

【凭证标本号】·522722200512491LY;520329190502032LY;522728160316026LY。

■ 猫乳属 *Rhamnella*

● 陷脉鼠李

【学名】·*Rhamnus bodinieri* Lévl.

【生境与分布】·生于海拔1000~2000 m的林缘或灌丛。分布于三都、普定、安龙、兴仁等地。

【药用部位】·根。

【功效与主治】·祛风止痢,杀虫解毒。用于疥疮,顽癣,痢疾。

【凭证标本号】·522701201020006LY。

● 山绿柴

【学名】·*Rhamnus brachypoda* C. Y. Wu ex Y. L. Chen

【生境与分布】·生于海拔500~1700 m的山坡路边灌丛。分布于余庆、道真、独山、罗甸等地。

【药用部位】·根。

【功效与主治】·外用于牙痛。

【凭证标本号】·520329190729857LY。

● 长叶冻绿

【学名】·*Rhamnus crenata* Sieb. et Zucc.

【生境与分布】·生于海拔1000 m左右的山林或灌丛。分布于花溪、荔波、湄潭、普定、黎平、惠水、绥阳、赤水、龙里等地。

【药用部位】·根、根皮。

【功效与主治】·清热解毒,杀虫利湿。用于疥疮,顽癣,疮疖,湿疹,荨麻疹,癞痢头,跌打损伤。

【凭证标本号】·520111200718031LY;522722200512072LY;520328200717016LY。

● 刺鼠李

【学名】·*Rhamnus dumetorum* Schneid.

【生境与分布】·生于海拔900~2900 m的灌丛。分布于印江、大方、罗甸、惠水、龙里等地。

【药用部位】·果实。

【功效与主治】·泻下。用于便秘。

【凭证标本号】·522227140606002LY。

● 贵州鼠李

【学名】·*Rhamnus esquirolii* Lévl.

【别名】·铁滚子。

【生境与分布】·生于海拔400~1800 m的林下、林缘、坡地或路旁。分布于贵阳、绥阳、平塘、贞丰、贵定、龙里、瓮安、正安、习水、惠水等地。

【药用部位】·根、叶、果实。

【功效与主治】·活血消积,理气止痛。用于腹痛,食积,月经不调。

【凭证标本号】·520323150916050LY;522727200618013LY;522325190718613LY。

● 木子花

【学名】·*Rhamnus esquirolii* var. *glabrata* Y.L. Chen et P. K. Chou

【生境与分布】·生于海拔 500～1 800 m 的山地、林缘或灌丛。分布于大方、晴隆、兴仁、安龙、清镇、开阳、修文等地。

【药用部位】·叶、果实。

【功效与主治】·外用于刀伤。

● 黄鼠李

【学名】·*Rhamnus fulvotincta* F.P. Metcalf

【生境与分布】·生于海拔 400 m 左右的石灰岩山坡路旁疏林。分布于桐梓等地。

【药用部位】·全株。

【功效与主治】·解毒,祛风湿。用于乳蛾,风湿痹痛。

● 圆叶鼠李

【学名】·*Rhamnus globosa* Bunge

【生境与分布】·生于海拔 1 600 m 以下的山坡、林下或灌丛。分布于佛顶山等地。

【药用部位】·根皮、茎、叶。

【功效与主治】·用于瘰疬,哮喘,寸白虫病。

● 大花鼠李

【学名】·*Rhamnus grandiflora* C.Y. Wu ex Y.L. Chen

【生境与分布】·生于海拔 1 000～1 800 m 的缓坡林下或灌丛。分布于七星关、清镇、凯里、雷山、荔波等地。

【药用部位】·果实。

【功效与主治】·外用于刀伤。

【凭证标本号】·520329190725688LY。

● 亮叶鼠李

【学名】·*Rhamnus hemsleyana* Schneid.

【生境与分布】·生于海拔 700～2 300 m 的林下、林缘或灌丛。分布于绥阳、余庆、威宁、七星关、纳雍、水城、盘州等地。

【药用部位】·根。

【功效与主治】·清热利湿,凉血止血。用于痢疾,吐血,咯血,崩漏。

【凭证标本号】·520323150703282LY;520329191003009LY。

● 毛叶鼠李

【学名】·*Rhamnus henryi* Schneid.

【生境与分布】·生于海拔 1 200～2 800 m 的山坡灌丛。分布于龙里、绥阳、惠水、梵净山等地。

【药用部位】·根。

【功效与主治】·清热利湿,凉血止血。用于痢疾,吐血,咯血,崩漏。

【凭证标本号】·520324150824043LY。

● 异叶鼠李

【学名】·*Rhamnus heterophylla* Oliv.

【别名】·女儿茶。

【生境与分布】·生于海拔 800～1 200 m 的石灰岩山坡、林缘或灌丛。分布于黔西、沿河、清镇、习水、赤水、务川、德江、沿河、望谟、金沙、织金、瓮安、长顺等地。

【药用部位】·根、枝叶。

【功效与主治】·清热解毒,凉血止血。用于痢疾,疮痈,吐血,咯血,痔疮出血,崩漏,暑热烦渴。

【凭证标本号】·522423190817049LY;522228200729294LY。

● 钩齿鼠李

【学名】·*Rhamnus lamprophylla* Schneid.

【生境与分布】·生于海拔 400～1 600 m 的山地灌丛、林中或阴处。分布于榕江、荔波、月亮山等地。

【药用部位】·果实。

【功效与主治】·外用于刀伤。

● 薄叶鼠李

【学名】·*Rhamnus leptophylla* Schneid.

【别名】·黄根。

【生境与分布】·生于海拔 1 700～2 600 m 的山坡、山谷、路旁或灌丛。分布于花溪、贞丰、余庆、黎平、安龙、三都、绥阳等地。

【药用部位】·根、果实。

【功效与主治】·消食化滞,行水通便。用于食积腹胀,水肿,腹水,便秘。

【凭证标本号】·520111200710022LY;522325190614389LY;520329190414004LY。

● 多脉猫乳

【学名】·*Rhamnella martini*(H. Lévl.)C.K. Schneider

【生境与分布】·生于海拔 800～2 800 m 的山地灌丛、沟谷或河边。分布于花溪、黔西、水城等地。

【药用部位】·根。

【功效与主治】·用于劳伤。

【凭证标本号】·520111200714008LY；522423191002026LY；520221190610024LY。

● 尼泊尔鼠李

【学名】·*Rhamnus napalensis* (Wall.) Laws.

【生境与分布】·生于海拔 1 000 m 以下的林下或灌丛。分布于花溪、平塘、长顺、龙里、罗甸、梵净山等地。

【药用部位】·根、茎。

【功效与主治】·祛风除湿，利水消胀。用于风湿关节痛，慢性肝炎，早期肝硬化腹水。

【凭证标本号】·520111200717007LY；522727200810008LY；522729200724009LY。

● 小叶鼠李

【学名】·*Rhamnus parvifolia* Bunge

【生境与分布】·生于海拔 400～2 300 m 的向阳山坡、草丛或灌丛。分布于荔波等地。

【药用部位】·果实。

【功效与主治】·外用于刀伤。

● 小冻绿树

【学名】·*Rhamnus rosthornii* Pritz.

【生境与分布】·生于海拔 400～2 600 m 的疏林或灌丛。分布于惠水、花溪、长顺、息烽、修文、威宁、盘州、西秀、清镇、平坝、望谟、贞丰、罗甸、荔波、贵定等地。

【药用部位】·根。

【功效与主治】·消食化积，接骨，收敛生肌。用于食积不化，骨折，烧烫伤。

【凭证标本号】·522731190712007LY；520111200617032LY；522729190314036LY。

● 苞叶木

【学名】·*Rhamnella rubrinervis* (H. Lévl.) Rehder

【别名】·十两片、红脉麦果。

【生境与分布】·生于海拔 1 500 m 以下的山地灌丛。分布于荔波、三都、丹寨、册亨、贞丰、罗甸等地。

【药用部位】·全株。

【功效与主治】·清热消肿，利胆退黄，祛风除湿，续筋接骨。用于黄疸型肝炎，肝硬化腹水，风湿痹痛，跌打损伤，骨折。

【凭证标本号】·522722200721070LY；522701201030007LY。

● 皱叶鼠李

【学名】·*Rhamnus rugulosa* Hemsl.

【生境与分布】·生于海拔 500～2 300 m 的山坡、路旁或沟边灌丛。分布于梵净山等地。

【药用部位】·果实。

【功效与主治】·解热泻下。用于肿毒，疮疡。

【凭证标本号】·522230191006055LY。

● 冻绿

【学名】·*Rhamnus utilis* Decne.

【生境与分布】·生于海拔 1 500 m 以下的向阳山坡或灌丛。分布于绥阳、紫云、湄潭、望谟、罗甸、黎平、开阳等地。

【药用部位】·根皮、树皮、果实。

【功效与主治】·根皮、树皮：清热解毒，凉血止血，杀虫。用于风热瘙痒，疥疮，湿疹，腹痛，跌打损伤。果实：清热利湿，消积通便。用于水肿腹胀，癥瘕，瘰疬，疮疡，便秘。

【凭证标本号】·520323150720425LY；520425170603194LY；520328200807015LY。

● 帚枝鼠李

【学名】·*Rhamnus virgata* Roxb.

【生境与分布】·生于海拔 1 200～2 800 m 的山坡灌丛。分布于贵阳、黔西、大方等地。

【药用部位】·根、果实。

【功效与主治】·消食化滞，行水通便。用于食积腹胀，水肿，腹水，便秘。

【凭证标本号】·522328140415427LY。

■ 雀梅藤属 *Sageretia*

● 纤细雀梅藤

【学名】·*Sageretia gracilis* Drumm. et Sprague

【生境与分布】·生于海拔 500～2 500 m 的山坡灌丛或疏林。分布于长顺、望谟、荔波、罗甸、独山、惠水、龙里、威宁等地。

【药用部位】·果实。

【功效与主治】·用于疮疖，皮肤癌，乳房肿瘤，淋巴囊肿，水肿。

【凭证标本号】·522729200725058LY；522326201002052LY。

● 钩刺雀梅藤

【学名】·*Sageretia hamosa* (Wall.) Brongn.

【生境与分布】·生于海拔 900 m 以下的山沟、水边灌丛或密林。分布于印江、江口、赤水、独山、荔波、惠水、三都等地。

【药用部位】·根、果实。

【功效与主治】·根：用于风湿痹痛，跌打损伤。果实：用于疟疾。

● 梗花雀梅藤

【学名】· *Sageretia henryi* Drumm. et Sprague

【生境与分布】· 生于海拔 650～1 400 m 的山地灌丛或阴处岩石缝。分布于惠水、平塘、花溪、七星关、开阳、修文、雷山、黎平、榕江、望谟、安龙、盘州、荔波、习水、道真等地。

【药用部位】· 果实。

【功效与主治】· 清热降火。用于胃热口苦,牙龈肿毒,口舌生疮。

【凭证标本号】· 522731191021006LY;522727200407005LY;520111210403009LY。

● 疏花雀梅藤

【学名】· *Sageretia laxiflora* Hand.-Mazz.

【生境与分布】· 生于海拔 700 m 以下的山坡灌丛或草地。分布于开阳、罗甸、长顺、福泉、惠水、贵定、龙里、平塘、望谟等地。

【药用部位】· 果实。

【功效与主治】· 用于水肿。

【凭证标本号】· 522728160316022LY。

● 亮叶雀梅藤

【学名】· *Sageretia lucida* Merr.

【生境与分布】· 生于海拔 300～800 m 的山谷疏林。分布于长顺、瓮安、独山、罗甸、荔波、惠水、三都、龙里、平塘等地。

【药用部位】· 叶、果实。

【功效与主治】· 叶:用于泄泻。果实:用于健胃。

● 刺藤子

【学名】· *Sageretia melliana* Hand.-Mazz.

【生境与分布】· 生于海拔 1 500 m 以下的山地路旁。分布于息烽、三都、罗甸等地。

【药用部位】· 根。

【功效与主治】· 用于跌打损伤,风湿痹痛。

● 峨眉雀梅藤

【学名】· *Sageretia omeiensis* Schneid.

【生境与分布】· 生于山坡灌丛。分布于余庆、修文、息烽、开阳、正安、长顺等地。

【药用部位】· 根。

【功效与主治】· 用于跌打损伤,风湿痹痛。

【凭证标本号】· 520329190416008LY。

● 皱叶雀梅藤

【学名】· *Sageretia rugosa* Hance

【别名】· 锈毛雀梅藤。

【生境与分布】· 生于海拔 300～1 900 m 的山坡、山谷灌丛或疏林。分布于荔波、平塘、沿河、施秉、罗甸、独山、瓮安、长顺、独山、惠水、龙里、兴仁、贞丰、大方、印江等地。

【药用部位】· 根。

【功效与主治】· 舒筋活络。用于风湿痹痛。

【凭证标本号】· 522722200723311LY;522727200813014LY;522228200729201LY。

● 尾叶雀梅藤

【学名】· *Sageretia subcaudata* Schneid.

【生境与分布】· 生于海拔 200～2 000 m 的山谷、山地林中或灌丛。分布于册亨等地。

【药用部位】· 果实。

【功效与主治】· 用于水肿。

【凭证标本号】· 522325190117192LY;520402170323112LY。

● 雀梅藤

【学名】· *Sageretia thea* (Osbeck) Johnst.

【生境与分布】· 生于海拔 960 m 左右的山谷石灰岩上。分布于荔波等地。

【药用部位】· 根、叶。

【功效与主治】· 根:降气化痰,祛风利湿。用于咳嗽,哮喘,胃痛,鹤膝风。叶:清热解毒。用于疮痈肿毒,烫火伤,疥疮,漆疮。

【凭证标本号】· 520201200807315LY;520329191006023LY。

● 毛叶雀梅藤

【学名】· *Sageretia thea* var. *tomentosa* (Schneid.) Y. L. Chen et P. K.

【生境与分布】· 生于山谷石灰岩上。分布于惠水等地。

【药用部位】· 根、叶。

【功效与主治】· 降气化痰,拔毒生肌。用于感冒,咳喘,肝炎,疮疡,跌打损伤。

■ 翼核果属 *Ventilago*

● 翼核果

【学名】· *Ventilago leiocarpa* Benth.

【生境与分布】· 生于海拔 1 500 m 左右的疏林或灌丛。分布于望谟、凤冈、三都、荔波等地。

【药用部位】· 根、茎。

【功效与主治】· 补气益血,祛风活络。

【凭证标本号】· 523326200514002LY;520327210515247LY。

● 毛叶翼核果

【学名】· *Ventilago leiocarpa* var. *pubescens* Y. L. Chen et P. K. Chou

【生境与分布】· 生于海拔 600～1 000 m 的山谷疏林。分布于望谟、从江、罗甸等地。

【药用部位】· 根、茎。

【功效与主治】· 补益气血，祛风活络。用于气血虚损，风湿疼痛，跌打损伤。

■ 枣属 *Ziziphus*

● 印度枣

【学名】· *Ziziphus incurva* Roxb.

【别名】· 弯叶枣、褐果枣。

【生境与分布】· 生于海拔 1 000～2 500 m 的混交林。分布于安龙、荔波等地。

【药用部位】· 根。

【功效与主治】· 舒筋活络。用于跌打损伤。

● 枣

【学名】· *Ziziphus jujuba* Mill.

【别名】· 枣子、红枣树、刺枣。

【生境与分布】· 生于海拔 1 500 m 以下的山区或丘陵。分布于赤水、习水、播州、碧江、兴仁、贞丰、普安、修文、息烽、西秀、普定、惠水、瓮安、罗甸、独山、贵定、三都、龙里、平塘、玉屏、黎平等地。

【药用部位】· 成熟果实。

【功效与主治】· 补中益气，养血安神。用于脾虚食少，乏力便溏，妇人脏躁。

【凭证标本号】· 522325190612461LY。

【附注】·《中国药典》收录物种。

● 酸枣

【学名】· *Ziziphus jujuba* var. *spinosa* (Bunge) Hu ex H. F. Chou.

【别名】· 酸枣树、角针、硬枣。

【生境与分布】· 生于向阳干燥山坡。引种栽培。

【药用部位】· 成熟种子。

【功效与主治】· 养心补肝，宁心安神，敛汗，生津。用于虚烦不眠，惊悸多梦，体虚多汗，津伤口渴。

【附注】·《中国药典》收录物种。

● 滇刺枣

【学名】· *Ziziphus mauritiana* Lam.

【别名】· 酸枣、缅枣。

【生境与分布】· 生于海拔 1 800 m 以下的山坡、河边湿润林中或灌丛。分布于赤水等地。

【药用部位】· 树皮。

【功效与主治】· 解毒生肌。用于烧烫伤。

葡萄科 Vitaceae

■ 蛇葡萄属 *Ampelopsis*

● 蓝果蛇葡萄

【学名】· *Ampelopsis bodinieri* (Lévl. et Vant.) Rehd.

【别名】· 闪光蛇葡萄。

【生境与分布】· 生于海拔 700～1 500 m 的山坡、林缘或疏林。分布于册亨、花溪、沿河、雷山、纳雍、贞丰、安龙、独山、湄潭、凤冈、清镇、开阳、梵净山等地。

【药用部位】· 根皮。

【功效与主治】· 祛风除湿，散瘀止血。用于风湿痹痛，血瘀崩漏，跌打损伤。

【凭证标本号】· 522327190518036LY；520111200722008LY；522228210504127LY。

● 灰毛蛇葡萄

【学名】· *Ampelopsis bodinieri* var. *cinerea* (Gagnep.) Rehd.

【别名】· 野葡萄。

【生境与分布】· 生于海拔 1 300 m 左右的山谷林中或山坡灌丛阴处。分布于独山、贵定、江口、梵净山等地。

【药用部位】· 根皮。

【功效与主治】· 消肿解毒，止血止痛，排脓生肌，祛风湿。用于跌打损伤，骨折，风湿性关节炎，风湿腰腿痛，便血，崩漏，白带异常。

● 广东蛇葡萄

【学名】· *Ampelopsis cantoniensis* (Hook. et Arn.) Planch.

【生境与分布】· 生于海拔 500～1 500 m 的山谷灌丛潮湿地。分布于兴仁、贞丰、三都、独山、贵定、荔波、长顺、瓮安、惠水、龙里、平塘、雷山、黎平、榕江、江口等地。

【药用部位】· 全草。

【功效与主治】· 祛风化湿，清热解毒。用于夏季感冒，风湿痹痛，痈疽肿毒，湿疮湿疹。

【凭证标本号】· 520324151013016LY。

● 羽叶蛇葡萄

【学名】· *Ampelopsis chaffanjonii*（H. Léveillé & Vaniot）Rehder

【生境与分布】· 生于海拔600～900 m的山谷水旁湿地或山坡路旁灌丛。分布于贞丰、赤水、花溪、德江、印江、松桃、黄平、雷山、黎平、榕江、从江、贵定、独山、惠水、罗甸、安龙、绥阳等地。

【药用部位】· 藤茎。

【功效与主治】· 祛风除湿。用于气窜作痛，劳伤，风湿疼痛。

【凭证标本号】· 522325181204561LY；520381160525081LY；520111200710029LY。

● 三裂蛇葡萄

【学名】· *Ampelopsis delavayana* Planch.

【生境与分布】· 生于海拔400～1 300 m的山坡、林缘或灌丛。分布于望谟、黔西、湄潭、松桃、德江、印江、黄平、雷山、册亨、贞丰、安龙、瓮安、独山、赤水、习水、惠水等地。

【药用部位】· 根、藤茎。

【功效与主治】· 清热利湿，活血通络，止血生肌。用于淋证，白浊，疝气，偏坠，风湿痹痛，跌打瘀肿，创伤出血，烫伤，疮痈。

【凭证标本号】· 522326201112022LY；522423190817316LY；520328200810004LY。

● 毛三裂蛇葡萄

【学名】· *Ampelopsis delavayana* var. *setulosa*（Diels & Gilg）C. L. Li

【生境与分布】· 生于海拔560～1 250 m的山谷疏林或灌丛。分布于沿河、德江、威宁、册亨、安龙、平塘、赤水、开阳、息烽、瓮安、罗甸、荔波、惠水、贵定、龙里等地。

【药用部位】· 根、藤茎。

【功效与主治】· 舒筋活血，生肌解毒。用于风湿，劳伤，骨折，疗疮，刀伤。

【凭证标本号】· 522628140801104LY。

● 蛇葡萄

【学名】· *Ampelopsis glandulosa*（Wallich）Momiyama

【别名】· 锈毛蛇葡萄。

【生境与分布】· 生于海拔400～1 200 m的山谷疏林或灌丛。分布于贞丰、荔波、长顺、松桃、黎平、从江、纳雍、平坝、梵净山等地。

【药用部位】· 根、根皮、茎叶。

【功效与主治】· 清热解毒，祛风除湿，活血散结。用于肺痈吐脓，肺痨咯血，风湿痹痛，跌打损伤，痈肿疮毒。

【凭证标本号】· 522325190718546LY；522722200512610LY；

522729200725047LY。

● 异叶蛇葡萄

【学名】· *Ampelopsis glandulosa* var. *heterophylla*（Thunb.）Momiyama

【生境与分布】· 生于海拔1 200 m左右的山坡灌丛阴处。分布于册亨、荔波、湄潭、黄平、剑河、榕江、兴仁、望谟、惠水、独山、清镇等地。

【药用部位】· 根皮。

【功效与主治】· 清热补虚，散瘀通络，解毒。用于产后心烦口渴，中风半身不遂，跌打损伤，痈肿恶疮。

【凭证标本号】· 522327190424002LY；522722200819436LY；520328200717043LY。

● 牯岭蛇葡萄

【学名】· *Ampelopsis glandulosa* var. *kulingensis*（Rehder）Momiyama

【生境与分布】· 生于海拔1 200～1 400 m的山坡或灌丛。分布于荔波、开阳、修文、黎平、瓮安等地。

【药用部位】· 根、藤茎。

【功效与主治】· 清热利尿，止血。用于无名肿毒，慢性肾炎。

【凭证标本号】· 522722200512063LY。

● 显齿蛇葡萄

【学名】· *Ampelopsis grossedentata*（Hand.-Mazz.）W. T. Wang

【生境与分布】· 生于海拔750～950 m的山谷、林下或灌丛。分布于印江、江口、松桃、黎平、从江、榕江、平塘、惠水、荔波等地。

【药用部位】· 根茎。

【功效与主治】· 清热解毒，利湿消肿。用于感冒发热，咽喉肿痛，黄疸型肝炎，目赤肿痛，痈肿疮疖。

【凭证标本号】· 522226190809008LY；522222150719040LY。

● 葎叶蛇葡萄

【学名】· *Ampelopsis humulifolia* Bge.

【别名】· 七角白蔹。

【生境与分布】· 生于海拔400～1 100 m的深山沟边、灌丛、林缘或林中。分布于独山、福泉、平塘、荔波、梵净山等地。

【药用部位】· 根皮。

【功效与主治】· 清热解毒，活血散瘀，祛风除湿。用于风湿性关节炎，呕吐，腹泻，溃疡，跌打损伤，肿痛。

● 白蔹

【学名】· *Ampelopsis japonica*（Thunb.）Makino

【别名】·黄狗蛋。

【生境与分布】·生于海拔 400~1 100 m 的山坡路旁灌丛。分布于荔波、松桃、碧江、黎平、务川、开阳等地。

【药用部位】·块根。

【功效与主治】·清热解毒,消痈散结,敛疮生肌。用于痈疽发背,疔疮,烧烫伤。

【凭证标本号】·522722210120452LY。

【附注】·《中国药典》收录物种。

大叶蛇葡萄

【学名】·*Ampelopsis megalophylla* Diels et Gilg

【生境与分布】·生于海拔 1 350~2 000 m 的山坡灌丛或山谷疏林。分布于剑河、纳雍、大方等地。

【药用部位】·枝叶。

【功效与主治】·清热利湿,平肝降压,活血通络。用于痢疾,泄泻,小便淋痛,高血压,头昏目胀,跌打损伤。

【凭证标本号】·520324150824058LY。

毛枝蛇葡萄

【学名】·*Ampelopsis rubifolia*（Wall.）Planch.

【生境与分布】·生于海拔 700~1 000 m 的山谷阳处、灌丛。分布于荔波、独山、梵净山、雷公山等地。

【药用部位】·枝叶。

【功效与主治】·清热利湿,平肝降压,活血通络。用于痢疾,泄泻,小便淋痛,高血压,头昏目胀,跌打损伤。

【凭证标本号】·527722200512687LY。

乌蔹莓属 *Causonis*

白毛乌蔹莓

【学名】·*Cayratia albifolia* C.L. Li

【别名】·大叶乌蔹莓。

【生境与分布】·生于海拔 860 m 左右的山脚疏林。分布于贵阳、荔波、册亨、凤冈、瓮安、独山、惠水等地。

【药用部位】·全草、根。

【功效与主治】·清热解毒,活血散瘀,利尿。用于咽喉肿痛,疝肿,痈疽,疔疮,痢疾,尿血,白浊,跌打损伤,毒蛇咬伤。

【凭证标本号】·527722200415788LY；523327191001002LY；520327210514184LY。

角花乌蔹莓

【学名】·*Cayratia corniculata*（Benth.）Gagnep.

【别名】·九龙根、九牛子。

【生境与分布】·生于海拔 200~600 m 的山谷溪边疏林或山

坡灌丛。分布于梵净山等地。

【药用部位】·块根。

【功效与主治】·润肺,止咳化痰,止血。用于肺痨,咳嗽,崩漏。

乌蔹莓

【学名】·*Cayratia japonica*（Thunb.）Gagnep.

【别名】·母猪藤、五爪龙、五叶藤。

【生境与分布】·生于海拔 500~1 500 m 的山坡、沟谷灌丛或林下。分布于册亨、贞丰、长顺等地。

【药用部位】·全株。

【功效与主治】·解毒消肿,活血散瘀,利尿。用于小便不利,风湿痛,黄疸,痈肿,疔疮,痄腮,丹毒,痢疾,肠炎。

【凭证标本号】·522327190503301LY；522325180920198LY；522729190728029LY。

毛乌蔹莓

【学名】·*Cayratia japonica* var. *mollis*（Wall.）Momiyama

【别名】·车索藤。

【生境与分布】·生于海拔 350~1 250 m 的山坡灌丛。分布于望谟、罗甸、威宁、册亨、三都、瓮安、独山、惠水、龙里、黎平等地。

【药用部位】·全草。

【功效与主治】·清热解毒,活血散瘀,消肿利尿。用于咽喉肿痛,目翳。

【凭证标本号】·522326200413007LY；522728151014009LY；522427140607404LY。

尖叶乌蔹莓

【学名】·*Cayratia japonica* var. *pseudotrifolia*（W. T. Wang）C.L. Li

【别名】·母猪藤。

【生境与分布】·生于海拔 600~1 350 m 的山谷沟边或山坡灌丛。分布于湄潭、黄平、独山、都匀、福泉、印江等地。

【药用部位】·全草、根。

【功效与主治】·清热解毒,消肿。用于痈肿疮毒,跌打损伤,毒蛇咬伤。

【凭证标本号】·520328200805013LY。

华中乌蔹莓

【学名】·*Cayratia oligocarpa*（Lévl. et Vant.）Gagnep.

【别名】·大叶乌蔹莓。

【生境与分布】·生于海拔 350~1 900 m 的山坡、山谷灌丛或林下。分布于花溪、贞丰、纳雍、大方、清镇、开阳、惠水、瓮安、独山、荔波、黄平、长顺、黎平、雷山、松桃等地。

【药用部位】·根、茎、叶。

【功效与主治】·清热解表,活血化瘀,祛风通络。用于痢疾,肠炎,小便不利,牙痛,风湿关节痛,无名肿毒,刀伤,跌打损伤,骨折。

【凭证标本号】·520111200618008LY;522301160505215LY。

■ 白粉藤属 *Cissus*

● 苦郎藤

【学名】· *Cissus assamica* (Laws.) Craib

【别名】·毛叶白粉藤、风叶藤、葫芦叶。

【生境与分布】·生于海拔 700～1300 m 的山谷路旁灌丛。分布于西秀、江口、从江、榕江、三都、独山、罗甸等地。

【药用部位】·全株、根、茎叶。

【功效与主治】·全株、茎叶:拔毒消肿。用于痰火瘰疬,肾炎,痢疾,毒蛇咬伤。根:清热解毒,拔脓消肿,散瘀止痛,强壮补血。用于跌打损伤,扭伤,风湿性关节炎,骨髓炎,喉痛,骨折,疬痈疔疮,肿毒,毒蛇咬伤。

● 白粉藤

【学名】· *Cissus repens* Lamk. Encycl.

【生境与分布】·生于海拔 700～1300 m 的山谷路旁灌丛。分布于江口、从江、榕江、三都、独山、罗甸等地。

【药用部位】·全株、根、茎叶。

【功效与主治】·全株、茎叶:拔毒消肿。用于痰火瘰疬,肾炎,痢疾,毒蛇咬伤。根:清热解毒,拔脓消肿,散瘀止痛,强壮补血。用于跌打损伤,风湿性关节炎,骨折,疬痈疔疮,肿毒,毒蛇咬伤。

■ 地锦属 *Parthenocissus*

● 异叶地锦

【学名】· *Parthenocissus dalzielii* Gagnep.

【生境与分布】·生于海拔 900～1200 m 的山坡密林阴处或灌丛。分布于开阳、息烽、修文、晴隆、兴仁、安龙、西秀、清镇、贵定、长顺、瓮安、独山、罗甸、荔波、惠水、龙里、平塘、绥阳、印江、江口、松桃、雷山、黎平、榕江等地。

【药用部位】·根、茎、叶。

【功效与主治】·根、茎:祛风除湿,通络解毒,止血,活血止痛。用于风湿筋骨痛,偏头痛,带下病,产后瘀血腹痛,骨折,跌打肿痛,疮疖。叶:清热解毒,收敛生肌。外用于毒蛇咬伤,疮疡肿毒。

【凭证标本号】· 522428151021267LY。

● 长柄地锦

【学名】· *Parthenocissus feddei* (Lév.) C.L. Li

【生境与分布】·生于海拔 650～1100 m 的山谷岩石上。分布于册亨、长顺、惠水等地。

【药用部位】·根。

【功效与主治】·祛风除湿,通络解毒,止血,活血止痛。

【凭证标本号】· 5223271 81208101LY;522729200724013LY;522731200903001LY。

● 花叶地锦

【学名】· *Parthenocissus henryana* (Hemsl.) Diels et Gilg

【生境与分布】·生于海拔 700～1300 m 的灌丛。分布于平塘、习水、开阳、清镇、瓮安、长顺、独山、罗甸、福泉、惠水、贵定、龙里、印江等地。

【药用部位】·根。

【功效与主治】·破血散瘀,消肿解毒。用于痛经,闭经,跌打损伤,风湿骨痛,疮毒。

【凭证标本号】· 522727200617012LY。

● 绿叶地锦

【学名】· *Parthenocissus laetevirens* Rehd.

【生境与分布】·生于海拔 650 m 左右的山谷路旁灌丛。分布于钟山、黎平等地。

【药用部位】·根、茎、叶。

【功效与主治】·祛风除湿,散瘀通络,解毒消肿。用于风湿痹痛,腰肌劳损,四肢麻木,跌打肿痛,骨折,痈肿,毒蛇咬伤。

【凭证标本号】· 520201200912456LY。

● 五叶地锦

【学名】· *Parthenocissus quinquefolia* (L.) Planch.

【生境与分布】·省内广泛栽培。

【药用部位】·根、茎、茎皮、幼枝。

【功效与主治】·根、茎皮、幼枝:强壮,利尿,祛痰。茎:祛风除湿。用于风湿痛。

【凭证标本号】· 522722200822696LY;522729190729010LY。

● 三叶地锦

【学名】· *Parthenocissus semicordata* (Wall.) Planch.

【生境与分布】·生于海拔 1400～2100 m 的高山密林或岩石上。分布于贞丰、水城、沿河、开阳、安龙、兴仁、纳雍、绥阳、印江、镇远、榕江、荔波、长顺、瓮安、独山、贵定、三都、龙里、平塘、湄潭等地。

【药用部位】·全草、根、茎、叶。

【功效与主治】·全草、根、茎:接骨祛瘀,活络,祛风除湿。用于风湿性关节炎,筋骨痛,骨折,跌打损伤,扭伤。叶:清热解毒。用于毒蛇咬伤。

【凭证标本号】·522301140525027LY;5202211190802016LY;522228200728052LY。

● **栓翅地锦**

【学名】·*Parthenocissus suberosa* Hand.-Mazz.

【生境与分布】·生于海拔 800～1 050 m 的山脚溪边灌丛或岩石上。分布于开阳、贵定、独山、惠水、三都、龙里等地。

【药用部位】·根、茎。

【功效与主治】·破瘀血,消肿毒。

● **地锦**

【学名】· *Parthenocissus tricuspidata* (Sieb. & Zucc.) Planch.

【生境与分布】·生于海拔 800～1 300 m 的山坡灌丛。分布于西秀、钟山、兴仁、安龙、开阳、独山、荔波、长顺、罗甸、惠水、贵定、三都、龙里、平塘、从江等地。

【药用部位】·根、藤茎。

【功效与主治】·祛风止痛,活血通络。用于风湿痹痛,中风半身不遂,偏正头痛,产后血瘀,腹生结块,跌打损伤,痈肿疮毒,溃疡不敛。

【凭证标本号】·520402170422228LY;520201200727135LY。

■ **崖爬藤属** *Tetrastigma*

● **角花崖爬藤**

【学名】·*Tetrastigma ceratopetalum* C. Y. Wu

【生境与分布】·生于山坡岩石灌丛或混交林。分布于望谟等地。

【药用部位】·根。

【功效与主治】·祛风化湿,舒筋活络。

【凭证标本号】·522326210119013LY。

● **七小叶崖爬藤**

【学名】·*Tetrastigma delavayi* Gagnep.

【生境与分布】·生于海拔 1 000～2 500 m 的山谷林中或灌丛。分布于长顺、望谟、惠水等地。

【药用部位】·根、茎藤。

【功效与主治】·清热利尿,解毒消肿。用于热结膀胱,小便涩痛,无名肿毒,跌打损伤,蛇伤。

【凭证标本号】·522729191020036LY;522326210117010LY。

● **三叶崖爬藤**

【学名】·*Tetrastigma hemsleyanum* Diels et Gilg

【生境与分布】·生于海拔 600～1 000 m 的山坡灌丛。分布于贵阳、望谟、长顺、册亨、赤水、江口、松桃、安龙、贵定、平塘、荔波、福泉、惠水、龙里、雷山、从江、晴隆等地。

【药用部位】·块根。

【功效与主治】·清热解毒,祛风活血。用于高热惊厥,肺炎,咳喘,肝炎,肾炎,风湿痹痛,跌打损伤,痈疔疮疖,湿疹,蛇伤。

【凭证标本号】·522326200412001LY;522729190913009LY;522327181129301LY。

● **蒙自崖爬藤**

【学名】·*Tetrastigma henryi* Gagnep.

【生境与分布】·生于海拔 600～1 600 m 的山谷林中或路旁。分布于安龙等地。

【药用部位】·全草、块根。

【功效与主治】·活血化瘀,解毒。

● **毛枝崖爬藤**

【学名】·*Tetrastigma obovatum* (Laws.) Gagnep.

【别名】·红五加、五爪龙、大血藤。

【生境与分布】·生于海拔 750～1 900 m 的山谷、山坡林中、林缘或灌丛。分布于安龙、册亨、长顺、独山、罗甸等地。

【药用部位】·根、茎藤。

【功效与主治】·祛风除湿,活血通络。用于风湿痹痛,劳伤,咳嗽,跌打损伤,骨折。

● **崖爬藤**

【学名】·*Tetrastigma obtectum* (Wall.) Planch.

【别名】·毛叶崖爬藤、岩五加、毛五加。

【生境与分布】·生于海拔 300～2 550 m 的林下或山坡崖石上。分布于兴仁、湄潭等地。

【药用部位】·全株。

【功效与主治】·祛风除湿,活血通络,解毒消肿。用于风湿痹痛,跌打损伤,痰核流注,痈疮肿毒,毒蛇咬伤。

【凭证标本号】·522325190423252LY;522326210313004LY;522301140730426LY。

● **无毛崖爬藤**

【学名】· *Tetrastigma obtectum* var. *glabrum* (Lévl. & Vant.) Gagnep.

【生境与分布】·生于海拔 650～1 500 m 的山坡、山谷岩石上及灌丛。分布于册亨、贞丰、兴仁、安龙、平坝、平塘、贵定、罗甸、荔波、龙里、麻江等地。

【药用部位】·全株、根。

【功效与主治】·祛风除湿,活血通络。用于风湿痹痛,跌打损伤,外伤出血。

【凭证标本号】·522327191008025LY;522301160505216LY。

● 扁担藤

【学名】· *Tetrastigma planicaule* (Hook.) Gagnep.

【别名】·大血藤、岩五加。

【生境与分布】·生于海拔340 m左右的河谷林中。分布于开阳、罗甸、望谟等地。

【药用部位】·根、茎藤、叶。

【功效与主治】·根、茎藤:祛风化湿,舒筋活络。用于风湿痹痛,腰肌劳损,中风偏瘫,跌打损伤。叶:生肌敛疮。用于下肢溃疡,外伤。

【凭证标本号】·522728160420022LY。

● 狭叶崖爬藤

【学名】· *Tetrastigma serrulatum* (Roxb.) Planch.

【生境与分布】·生于海拔800～1860 m的山坡潮湿地、山谷林下或灌丛。分布于习水、安龙、贞丰、榕江、荔波、三都等地。

【药用部位】·全株、根。

【功效与主治】·祛风除湿,接骨续筋,散瘀消肿。用于风湿痹痛,跌打损伤,骨折筋伤,水火烫伤,无名肿毒,皮肤湿烂。

【凭证标本号】·520203140606005LY。

■ 葡萄属 *Vitis*

● 山葡萄

【学名】· *Vitis amurensis* Rupr.

【别名】·野葡萄、黑水葡萄。

【生境与分布】·生于海拔600～1700 m的山坡、沟谷或灌丛。分布于紫云、罗甸、福泉、惠水等地。

【药用部位】·根、藤。

【功效与主治】·止痛。用于外伤痛,胃肠道疼痛,神经性头痛,手术后疼痛。

【凭证标本号】·520425170603199LY;522728150730012LY。

● 桦叶葡萄

【学名】· *Vitis betulifolia* Diels et Gilg

【生境与分布】·生于海拔450～2600 m的路旁阳处疏林。分布于黎平、威宁等地。

【药用部位】·根。

【功效与主治】·舒筋活络,接骨。用于风湿瘫痪,劳伤。

● 东南葡萄

【学名】· *Vitis chunganensis* Hu

【生境与分布】·生于海拔500～1050 m的山坡灌丛或山谷疏

林。分布于丹寨、雷山、榕江、平塘、罗甸等地。

【药用部位】·根、茎。

【功效与主治】·活血祛瘀,祛风除湿。用于风湿痛。

● 刺葡萄

【学名】· *Vitis davidii* (Roman. du Caill.) Föex.

【生境与分布】·生于海拔750～1400 m的山坡或山谷密林。分布于贵阳、余庆、丹寨、册亨、安龙、瓮安、独山、龙里、荔波、普安、雷公山等地。

【药用部位】·根。

【功效与主治】·行血,消积。用于吐血,腹胀癥积,筋骨伤痛,痔疮,遗精,白浊。

【凭证标本号】·520329190414041LY。

● 葛薲葡萄

【学名】· *Vitis flexuosa* Thunb.

【生境与分布】·生于海拔750～2500 m的山坡灌丛或山沟疏林阴湿处。分布于贞丰、荔波、黔西、习水、松桃、黄平、凯里、施秉、雷山、威宁、大方、修文、息烽、安龙、独山、罗甸等地。

【药用部位】·藤汁、果实。

【功效与主治】·藤汁:补五脏,续筋骨,益气,止咳。用于五脏虚衰,筋骨痛,气虚,干渴。果实:润肺止咳,清热凉血,消食。用于咳嗽,吐血,食积。

【凭证标本号】·522325190623538LY;527722200405625LY;524223190702011LY。

● 毛葡萄

【学名】· *Vitis heyneana* Roem. et Schult

【别名】·棉毛葡萄。

【生境与分布】·生于海拔480～1200 m的山坡、山谷灌丛。分布于西秀、花溪、沿河、赤水、德江、印江、松桃、贞丰、兴仁、安龙、册亨、望谟、清镇、开阳、罗甸、独山、长顺等地。

【药用部位】·全株、根皮、叶。

【功效与主治】·全株:止血,祛风湿,安胎。用于麻疹。根皮:调经活血,补虚止带,清热解毒,生肌,利湿。用于月经不调,白带,接骨,肿毒,赤痢。叶:清热利湿,消肿解毒。用于痢疾,疮疡肿毒。

【凭证标本号】·520402170422372LY;520111200618014LY;522228200728068LY。

● 鸡足葡萄

【学名】· *Vitis lanceolatifoliosa* C.L. Li

【生境与分布】·生于海拔600～800 m的山坡、溪边灌丛或疏林。分布于碧江等地。

【药用部位】· 根。

【功效与主治】· 止痛。

- **绵毛葡萄**

【学名】· *Vitis retordii* Roman.

【别名】· 绒毛葡萄、毛葡萄。

【生境与分布】· 生于海拔 950～1 200 m 的路旁灌丛。分布于贵阳、安龙、长顺、荔波、三都等地。

【药用部位】· 根。

【功效与主治】· 用于风湿，跌打损伤。

【凭证标本号】· 520112150824079LY。

- **葡萄**

【学名】· *Vitis vinifera* L.

【别名】· 家葡萄。

【生境与分布】· 省内广泛栽培。

【药用部位】· 根、藤叶、果实。

【功效与主治】· 根：祛风湿，利小便。用于风湿痹痛，肿胀，小便不利。藤叶：利小便，通小肠，除胀满。用于小便淋痛。果实：补气血，强筋骨，利小便。用于气血虚弱，肺虚咳嗽，心悸盗汗，淋证，水肿。

【凭证标本号】· 520329190504097LY。

- **网脉葡萄**

【学名】· *Vitis wilsonae* H. J. Veitch

【生境与分布】· 生于海拔 800～1 200 m 的山谷或山坡灌丛。分布于望谟、水城、平塘、荔波、惠水、龙里、梵净山等地。

【药用部位】· 根。

【功效与主治】· 清热解毒。用于痈疽疔疮，慢性骨髓炎。

【凭证标本号】· 522326201003027LY。

- **俞藤属 *Yua***

- **俞藤**

【学名】· *Yua thomsonii* (M. A. Lawson) C. L. Li

【别名】· 白背乌蔹莓。

【生境与分布】· 生于海拔 560～1 200 m 的山谷密林潮湿地或山坡疏林。分布于花溪、长顺、开阳、修文、盘州、水城、贞丰、安龙、印江、黄平、施秉、剑河、天柱、榕江、雷山、瓮安、独山、惠水、平塘、荔波等地。

【药用部位】· 根、藤茎。

【功效与主治】· 清热解毒，祛风除湿。用于风湿痹痛，关节肿痛，妇女白带，劳伤，疮疡，无名肿毒。

【凭证标本号】· 520111200618010LY；522729200725087LY。

- **华西俞藤**

【学名】· *Yua thomsonii* var. *glaucescens* (Diels & Gilg) C. L. Li

【生境与分布】· 生于海拔 1 700～2 000 m 的山坡、沟谷、灌丛或树林。分布于水城等地。

【药用部位】· 根。

【功效与主治】· 清热解毒，祛风除湿。

【凭证标本号】· 520221181130026LY。

火筒树科 Leeaceae

- **火筒树属 *Leea***

- **火筒树**

【学名】· *Leea indica* (Burm. f.) Merr.

【生境与分布】· 生于海拔 340 m 左右的河谷溪边。分布于望谟等地。

【药用部位】· 根、叶。

【功效与主治】· 祛风除湿，清热解毒。用于感冒发热，风湿痹痛，疮疡肿毒。

【凭证标本号】· 522326210313010LY。

杜英科 Elaeocarpaceae

- **杜英属 *Elaeocarpus***

- **中华杜英**

【学名】· *Elaeocarpus chinensis* (Gardn. et Chanp.) Hook. f. ex Benth.

【生境与分布】· 生于海拔 350～1 350 m 的常绿林。分布于清镇、独山、惠水、三都等地。

【药用部位】· 根、叶、花。

【功效与主治】· 根：散瘀消肿。用于跌打瘀肿，风湿痛。叶、花：用于胃痛，遗精，带下病。

- **杜英**

【学名】· *Elaeocarpus decipiens* Hemsl.

【生境与分布】· 生于海拔 400～700 m 的阔叶林。分布于贞丰、兴仁、普安、安龙等地。

【药用部位】· 根。

【功效与主治】· 用于风湿，跌打损伤。

【凭证标本号】· 522325190611375LY。

● **褐毛杜英**

【学名】· *Elaeocarpus duclouxii* Gagnep.

【生境与分布】· 生于海拔 700～950 m 的疏林、谷地。分布于荔波、施秉、凯里、榕江、从江、黎平、开阳、清镇、三都、平塘、瓮安、福泉、赤水、锦屏等地。

【药用部位】· 果实。

【功效与主治】· 理肺止咳,清热通淋,养胃消食。

【凭证标本号】· 522722200630239LY。

● **日本杜英**

【学名】· *Elaeocarpus japonicus* Sieb. et Zucc.

【生境与分布】· 生于海拔 400～1 300 m 的常绿林。省内广泛分布。

【药用部位】· 根。

【功效与主治】· 散瘀消肿。

【凭证标本号】· 520111210404009LY;520329190418008LY。

● **披针叶杜英**

【学名】· *Elaeocarpus lanceifolius* Roxb.

【生境与分布】· 生于海拔 2 300～2 600 m 的山坡。分布于锦屏、安龙等地。

【药用部位】· 根。

【功效与主治】· 散瘀消肿。

【凭证标本号】· 522727200813006LY。

● **山杜英**

【学名】· *Elaeocarpus sylvestris* (Lour.) Poir.

【生境与分布】· 生于海拔 300～2 000 m 的常绿林。分布于花溪、赤水、黎平、从江、长顺、瓮安、福泉、荔波、独山、惠水、龙里、贵定、平塘、佛顶山、月亮山等地。

【药用部位】· 根、根皮、叶、花。

【功效与主治】· 根、叶、花:用于跌打瘀肿,风湿痛。根皮:散瘀消肿。用于跌打瘀肿。

【凭证标本号】· 520111200724003LY。

■ **猴欢喜属 *Sloanea***

● **猴欢喜**

【学名】· *Sloanea sinensis* (Hance) Hemsl.

【别名】· 仙桃、马蛋果、糖包果。

【生境与分布】· 生于海拔 700～1 000 m 的常绿林。分布于贵阳、惠水、赤水、荔波等地。

【药用部位】· 根。

【功效与主治】· 健脾和胃,祛风,益肾壮腰。

【凭证标本号】· 522729191020033LY;520381160503082LY;522722210122496LY。

椴树科 Malvaceae

■ **黄麻属 *Corchorus***

● **甜麻**

【学名】· *Corchorus aestuans* L.

【别名】· 假黄麻、针筒草。

【生境与分布】· 生于海拔 450～1 000 m 的田地、溪边、路旁或草地。分布于望谟、罗甸、册亨、荔波等地。

【药用部位】· 全草。

【功效与主治】· 清热解毒,祛风除湿,舒筋活络。用于风湿痛,跌打损伤,头痛,白带多,小儿疳积,麻疹,热病下痢,疥癞疮肿。

【凭证标本号】· 522326201002026LY;522728150923007LY。

● **长蒴黄麻**

【学名】· *Corchorus olitorius* L.

【别名】· 苦麻叶、黄麻叶、香麻叶。

【生境与分布】· 引种。独山等地有栽培,册亨、贞丰等地有逸生。

【药用部位】· 全草、叶、种子。

【功效与主治】· 全草、叶:疏风止咳,利湿,强心。用于心悸气短,小便不利。种子:行气止痛,清热止痒。用于风湿病,湿疹,皮肤瘙痒。

【凭证标本号】· 522327191008005LY;522325181206110LY。

■ **扁担杆属 *Grewia***

● **苘麻叶扁担杆**

【学名】· *Grewia abutilifolia* Vent ex Juss.

【生境与分布】· 生于海拔 700～1 400 m 的山坡、路旁或灌丛。分布于贞丰、望谟、册亨等地。

【药用部位】· 根、叶。

【功效与主治】· 根:用于肝炎。叶:止泻痢。用于痢疾。

● **扁担杆**

【学名】· *Grewia biloba* G. Don

【生境与分布】· 生于海拔 600～800 m 的山脚、山坡、路旁灌丛或密林。分布于平塘、沿河、江口、独山、习水、赤水、惠水等地。

【药用部位】· 全株。

【功效与主治】· 健脾养血,祛风湿,消痞。用于疮疡肿毒,小儿疳积,消化不良,崩漏,带下病,阴挺,脱肛。

【凭证标本号】· 522727201020010LY;522228210504096LY。

● 小叶扁担杆

【学名】· *Grewia biloba* var. *microphylla*(Max.)Hand.-Mazz.

【生境与分布】· 生于海拔300～600 m的山坡灌丛。分布于赤水、仁怀、开阳、印江、独山、惠水等地。

【药用部位】· 枝、叶。

【功效与主治】· 祛风除湿,理气消痞。用于风湿关节痛,脘腹胀满,胸痞,小儿疳积,崩漏,带下病,脱肛。

● 小花扁担杆

【学名】· *Grewia biloba* var. *parviflora*(Bunge)Hand.-Mazz.

【别名】· 吉利子树。

【生境与分布】· 生于海拔850～1 100 m的山谷、山脚、路旁、水旁灌丛或密林。分布于习水、赤水、仁怀、思南、印江、望谟、罗甸等地。

【药用部位】· 根、枝、叶。

【功效与主治】· 根:健脾益气,固精止带,祛风除湿。用于小儿疳积,脾虚久泻,胸痞腹胀,遗精,妇女崩带,子宫脱垂,脱肛,风湿关节痛。枝、叶:祛风除湿,理气消痞。用于风湿关节痛,脘腹胀满,胸痞,小儿疳积,崩漏,带下病,脱肛。

● 毛果扁担杆

【学名】· *Grewia eriocarpa* Juss.

【别名】· 马尾巴大绳、野麻根、黑神果。

【生境与分布】· 生于海拔300～1 200 m的路旁或林中。分布于普安、兴仁、安龙、望谟、罗甸、荔波等地。

【药用部位】· 根。

【功效与主治】· 收敛止血,生肌接骨。用于外伤出血,牙痛,骨折,刀枪伤,疮疖疔毒。

■ 椴属 *Tilia*

● 椴树

【学名】· *Tilia tuan* Szyszyl.

【别名】· 叶上果、千层皮。

【生境与分布】· 生于海拔1 000～1 500 m的疏林。分布于江口、印江、德江、沿河、罗甸等地。

【药用部位】· 根。

【功效与主治】· 祛风除湿,活血止痛,止咳。用于风湿痹痛,四肢麻木,跌打损伤,久咳。

■ 刺蒴麻属 *Triumfetta*

● 单毛刺蒴麻

【学名】· *Triumfetta annua* L.

【生境与分布】· 生于山坡路旁或草地。分布于望谟、平塘、册亨、长顺、罗甸、荔波等地。

【药用部位】· 全草。

【功效与主治】· 祛风除湿。用于风湿痹痛,浮肿。

【凭证标本号】· 522326201001053LY;522727201021004LY。

● 毛刺蒴麻

【学名】· *Triumfetta cana* Bl.

【生境与分布】· 生于海拔300 m左右的灌丛。分布于望谟、册亨、紫云、兴义、罗甸等地。

【药用部位】· 全株。

【功效与主治】· 祛风除湿,利尿消肿。用于风湿痹痛,脚气浮肿,痢疾,石淋。

【凭证标本号】· 522326201001066LY;522327191002024LY。

● 长勾刺蒴麻

【学名】· *Triumfetta pilosa* Roth

【生境与分布】· 生于海拔700～1 200 m的干燥坡地灌丛。分布于余庆、册亨、紫云、兴仁、安龙、罗甸、普安、开阳、清镇等地。

【药用部位】· 根、叶。

【功效与主治】· 活血行气,散瘀消肿。用于月经不调,癥瘕疼痛,跌打损伤。

【凭证标本号】· 520329191004026LY。

● 刺蒴麻

【学名】· *Triumfetta rhomboidea* Jacq.

【生境与分布】· 生于海拔600 m左右的村旁、河边或灌丛。分布于贞丰、望谟、册亨、荔波等地。

【药用部位】· 全草、根。

【功效与主治】· 清热利湿,通淋化石。用于风热感冒,痢疾,泌尿系统结石,疮疖,毒蛇咬伤。

【凭证标本号】· 522325180918096LY;522326201003032LY;522327180907304LY。

锦葵科 Tiliaceae

■ 秋葵属 *Abelmoschus*

● 长毛黄葵

【学名】· *Abelmoschus crinitus* Wall.

【生境与分布】· 生于海拔 500～900 m 的山坡草丛或灌丛。分布于镇宁、关岭、兴仁、望谟、普安、罗甸等地。

【药用部位】· 根、花。

【功效与主治】· 根:健脾消食,解毒。用于胸腹胀满,消化不良,便秘,咽喉肿痛,肺热咳嗽,疮疖。花:解毒敛疮。用于烧烫伤,皮肤红热灼痛。

【凭证标本号】· 520424141023114LY。

● 咖啡黄葵

【学名】· *Abelmoschus esculentus* (L.) Moench

【别名】· 秋葵。

【生境与分布】· 贵阳、黔西、六枝等地有栽培。

【药用部位】· 根、叶、花、种子。

【功效与主治】· 利咽,通淋,下乳,调经。用于咽喉肿痛,小便淋涩,产后乳汁稀少,月经不调。

【凭证标本号】· 522230190922032LY。

● 黄蜀葵

【学名】· *Abelmoschus manihot* (L.) Medic.

【别名】· 棉花葵、黄秋葵。

【生境与分布】· 册亨、望谟、荔波、织金等地有栽培。

【药用部位】· 花冠。

【功效与主治】· 清热利湿,消肿解毒。用于湿热壅遏,淋浊水肿。外用于痈疽肿毒,水火烫伤。

【凭证标本号】· 522327191004098LY;522722201118679LY;522326201001038LY。

【附注】·《中国药典》收录物种。

● 刚毛黄蜀葵

【学名】· *Abelmoschus manihot* var. *pungens* (Roxb.) Hochr.

【生境与分布】· 生于海拔 1 000～2 100 m 的山谷草丛或路旁。分布于铜仁、普安、罗甸、紫云、兴仁、桐梓等地。

【药用部位】· 根、花。

【功效与主治】· 利尿通淋,清热解毒,活血止血。用于淋证,吐血、衄血,跌打损伤,骨折,乳汁不通。

【凭证标本号】· 522301150829796LY。

● 黄葵

【学名】· *Abelmoschus moschatus* Medicus

【别名】· 山油麻、野油麻、野棉花。

【生境与分布】· 生于山谷、溪旁或山坡灌丛。分布于荔波、黔西等地。

【药用部位】· 根、叶、花。

【功效与主治】· 清热利湿,拔毒排脓。根:用于高热不退,肺热咳嗽,产后乳汁不通,大便秘结,阿米巴痢疾,尿路结石。叶:外用于痈疮肿毒,骨折。花:外用于烧烫伤。

【凭证标本号】· 522722200820417LY;522423191002056LY。

● 箭叶秋葵

【学名】· *Abelmoschus sagittifolius* (Kurz) Merr.

【生境与分布】· 生于海拔 400～1 000 m 的山脚或路边草丛。分布于贞丰、册亨、兴仁、罗甸、镇宁等地。

【药用部位】· 根、叶、果实。

【功效与主治】· 根:滋阴润肺,和胃。用于肺燥咳嗽,肺痨,胃痛,疳积,神经衰弱。叶:解毒排脓。用于痈疮肿毒。果实:柔肝补肾,和胃止痛。用于肾虚耳聋,胃痛,疳积,少年白发。

【凭证标本号】· 522301150828794LY。

■ 苘麻属 *Abutilon*

● 磨盘草

【学名】· *Abutilon indicum* (L.) Sweet

【生境与分布】· 生于海拔 400～800 m 的山坡草丛。分布于江口、望谟、兴仁、罗甸等地。

【药用部位】· 全草、种子。

【功效与主治】· 全草:疏风清热,化痰止咳,消肿解毒。用于感冒,发热,咳嗽,泄泻,中耳炎,耳聋,咽炎,腮腺炎,尿路感染,疮痈肿毒,跌打损伤。种子:通窍,利水,清热解毒。用于乳汁不通,水肿,便秘,痢疾,痈疽肿毒。

【凭证标本号】· 522222160805012LY。

● 金铃花

【学名】· *Abutilon pictum* (Gillies ex Hook.) Walp.

【别名】· 灯笼花。

【生境与分布】· 省内广泛栽培。

【药用部位】· 叶、花。

【功效与主治】· 活血祛瘀,舒筋活络。用于跌打损伤。

【凭证标本号】· 522301160123003LY;520111200618022LY;520329191008007LY。

● 华苘麻

【学名】· *Abutilon sinense* Oliv.

【别名】· 豹子眼睛花。

【生境与分布】· 生于海拔 450～1 200 m 的山坡路旁灌丛。分布于望谟、兴仁、普安、罗甸等地。

【药用部位】· 根皮。

【功效与主治】· 清热解毒，续筋接骨。用于肝炎，淋巴腺炎，乳腺炎，疮疖，脚癣，跌打损伤，骨折。

【凭证标本号】· 522326210313003LY。

● 苘麻

【学名】· *Abutilon theophrasti* Medic.

【别名】· 冬葵子、白麻子。

【生境与分布】· 生于海拔 450～1 100 m 的路旁、荒地或田间。分布于贵阳、思南、兴仁、安龙、罗甸、册亨、望谟等地。

【药用部位】· 成熟种子。

【功效与主治】· 清热利湿，解毒消痈，退翳明目。用于赤白痢疾，小便淋痛，乳腺炎，中耳炎，痈疽肿毒，目翳等。

【凭证标本号】· 520424141022004LY。

【附注】· 《中国药典》收录物种。

■ 蜀葵属 *Alcea*

● 蜀葵

【学名】· *Alcea rosea* L.

【别名】· 饽饽团子、斗蓬花、栽秧花。

【生境与分布】· 省内各地有栽培。

【药用部位】· 根、花。

【功效与主治】· 根：清热利湿，凉血止血，解毒排脓。用于带下，淋证，痢疾，崩漏，疮疡肿毒，烫伤烧伤。花：活血止血，解毒散结。用于吐血，衄血，月经过多，疟疾，痈疽疖肿。

【凭证标本号】· 522325190718554LY；520402170510195LY；522727200619005LY。

■ 大萼葵属 *Cenocentrum*

● 大萼葵

【学名】· *Cenocentrum tonkinense* Gagnep.

【生境与分布】· 生于海拔 750～1 600 m 的沟谷、疏林或草丛。分布于册亨等地。

【药用部位】· 根。

【功效与主治】· 清热解毒，滑肠。

■ 棉属 *Gossypium*

● 草棉

【学名】· *Gossypium herbaceum* L.

【别名】· 阿拉伯棉、小棉。

【生境与分布】· 黎平等地有栽培。

【药用部位】· 根、种子。

【功效与主治】· 根：补虚，止咳平喘。用于体虚，咳喘，肢体浮肿，乳糜尿，月经不调，阴挺，胃下垂。种子：补肝肾，强腰膝，暖胃止痛。用于腰膝无力，遗尿，胃脘作痛，便血，崩漏，带下病，痔漏，脱肛，乳汁缺少，睾丸偏坠，手足皲裂。

【凭证标本号】· 522631190820702LY。

● 陆地棉

【学名】· *Gossypium hirsutum* L.

【别名】· 大陆棉、美洲棉、墨西哥棉。

【生境与分布】· 望谟、施秉、剑河等地有栽培。

【药用部位】· 根、叶、花、果实、种子。

【功效与主治】· 根：补虚，止咳平喘。用于体虚，咳喘，肢体浮肿，乳糜尿，月经不调，阴挺，胃下垂。叶、花、果实：用于咳嗽，气喘。种子：补肝肾，强腰膝，暖胃止痛，止血，催乳，避孕。用于腰膝无力，遗尿，胃脘作痛，便血，崩漏，带下病，痔漏，脱肛，乳汁缺少，睾丸偏坠，手足皲裂。

【凭证标本号】· 522326210117022LY。

■ 木槿属 *Hibiscus*

● 美丽芙蓉

【学名】· *Hibiscus indicus* (Burm. f.) Hochr.

【别名】· 野槿麻。

【生境与分布】· 生于海拔 700～2 000 m 的山谷灌丛。分布于惠水、龙里、兴仁、安龙、贞丰、普安等地。

【药用部位】· 根、叶。

【功效与主治】· 消痈解毒，消食散积，通淋止血。用于肠痈，腹胀，血尿，便秘。外用于痈疮肿毒。

● 木芙蓉

【学名】· *Hibiscus mutabilis* L.

【别名】· 芙蓉花、酒醉芙蓉。

【生境与分布】· 引种栽培。分布于贞丰、兴仁、望谟、从江、榕江、万山、盘州、六枝、道真、大方、修文、剑河、正安、锦屏、江口、关岭、雷山、荔波、施秉等地。

【药用部位】· 叶。

【功效与主治】·清热解毒。用于痈疽疔疮,流行性腮腺炎,缠腰火丹,烧烫伤,肺痈,肠痈。

【凭证标本号】·522325181106244LY;522301150820738LY;522326201001050LY。

【附注】·《中国药典》收录物种。

● **朱槿**

【学名】·*Hibiscus rosa-sinensis* L.

【别名】·扶桑、佛桑、大红花。

【生境与分布】·引种。分布于兴仁、册亨、平塘等地。

【药用部位】·根、叶、花。

【功效与主治】·根:清热解毒,止咳,利尿,调经。用于流行性腮腺炎,目赤,咳嗽,小便淋痛,带下病,白浊,月经不调,闭经,崩漏。叶:清热解毒,利水消肿,调经。用于痈疮肿毒,汗斑。花:清肺化痰,凉血解毒。用于肺热咳嗽,咳血,衄血,痢血,赤白浊,月经不调,疔疮痈肿,乳痈。

【凭证标本号】·522301160112991LY;522327191008004LY;522727200923001LY。

● **重瓣朱槿**

【学名】·*Hibiscus rosa-sinensis* var. *rubro-plenus* Sweet

【别名】·酸醋花、月月开、朱槿牡丹。

【生境与分布】·引种。省内广泛栽培。

【药用部位】·根、叶、花。

【功效与主治】·根:用于腮腺炎,支气管炎,尿路感染,子宫颈炎,月经不调,闭经。叶:外用于疔疮痈肿,乳腺炎,淋巴腺炎。花:用于月经不调。

● **吊灯扶桑**

【学名】·*Hibiscus schizopetalus* (Mast.) Hook. F

【别名】·灯笼花、吊灯花。

【生境与分布】·引种栽培。省内广泛分布。

【药用部位】·茎皮、叶。

【功效与主治】·茎皮:用于癣疮。叶:消肿,拔毒生肌。用于腋下疮疡,肿毒。

【凭证标本号】·522631181021275LY。

● **华木槿**

【学名】·*Hibiscus sinosyriacus* Bailey

【生境与分布】·生于海拔800～1 000 m的山谷灌丛。分布于花溪、长顺、松桃、思南、平坝、独山、瓮安、榕江、雷山、黎平、德江、荔波等地。

【药用部位】·根皮、叶、种子。

【功效与主治】·清热解毒,祛湿利尿。用于痢疾,带下病,咯

血,干咳,疖肿,烧烫伤。

【凭证标本号】·520111200710020LY;522729190729017LY。

● **木槿**

【学名】·*Hibiscus syriacus* L.

【别名】·木棉、荆条、喇叭花。

【生境与分布】·生于海拔480～1 250 m的疏林。分布于黔南、钟山、贞丰、余庆、道真、台江、兴仁、丹寨、黎平、印江、江口、赤水、桐梓、麻江、月亮山、佛顶山等地。

【药用部位】·根、茎皮、花、果实。

【功效与主治】·根、茎皮:清热利湿,解毒止痒。用于黄疸,痢疾,肠风泻血,肺痈,肠痈,带下病,痔疮,脱肛,阴囊湿疹,疥癣。花:清热利湿,凉血。用于肺热咳嗽,吐血,肠风便血,痢疾,痔血,带下病,痈肿疮毒。果实:清肺化痰,解毒止痛。用于肺热咳嗽,痰喘,头痛,黄水疮。

【凭证标本号】·520201200804262LY;522325190718496LY;520329191005026LY。

● **白花重瓣木槿**

【学名】·*Hibiscus syriacus* f. *albus-plenus* Loudon

【生境与分布】·引种。省内广泛栽培。

【药用部位】·花。

【功效与主治】·用于白带多,痢疾。

【凭证标本号】·522722200701166LY;522731190511006LY;520221191126003LY。

● **野西瓜苗**

【学名】·*Hibiscus trionum* L.

【别名】·小秋葵。

【生境与分布】·生于山野、丘陵或田埂。分布于贵阳、黔西、普定、平坝、贞丰、兴仁等地。

【药用部位】·全草、根、种子。

【功效与主治】·全草、根:清热解毒,祛风除湿,止咳利尿。用于风热感冒咳嗽,风湿痛,急性关节炎,肠炎,痢疾。外用于烧烫伤,疮毒。种子:润肺止咳,补肾。

【凭证标本号】·522325180920021LY;522423191001038LY;520111200719014LY。

■ **锦葵属 *Malva***

● **锦葵**

【学名】·*Malva cathayensis* M.G. Gilbert, Y. Tang & Dorr

【别名】·荆葵、钱葵、小钱花。

【生境与分布】·省内广泛栽培。分布于西秀、凤冈、平坝、独

山、播州、开阳等地。

【药用部位】·茎、叶、花。

【功效与主治】·利尿通便，清热解毒。用于大小便不畅，带下，淋巴结结核，咽喉肿痛。

【凭证标本号】·520402170509155LY;520327210514181LY。

● 圆叶锦葵

【学名】·*Malva pusilla* Smith

【别名】·野锦葵、金爬齿、托盘果。

【生境与分布】·生于路旁草坡。分布于安顺、从江、黎平、兴仁、绥阳、正安等地。

【药用部位】·根。

【功效与主治】·益气止汗，利水通乳，托疮排脓。用于倦怠乏力，内脏下垂，肺虚咳嗽，自汗盗汗，水肿，乳汁不足，崩漏，痈疽，疮口难合。

【凭证标本号】·522427140806519LY。

● 野葵

【学名】·*Malva verticillata* L.

【别名】·冬苋菜、旅葵、棋盘菜。

【生境与分布】·生于路旁、田边或山坡湿润处。分布于水城、长顺、威宁、开阳、绥阳、湄潭、平坝、思南、德江、册亨、贞丰、望谟、安龙、大方、织金、独山、三都等地。

【药用部位】·成熟果实。

【功效与主治】·清热利尿，消肿。用于尿闭，水肿，口渴，尿路感染。

【凭证标本号】·520221190609024LY;522729190728024LY;522427140622327LY。

【附注】·《中国药典》收录物种。

● 冬葵

【学名】·*Malva verticillata* var. *crispa* L.

【别名】·薪菜、葵菜、皱叶锦葵。

【生境与分布】·省内广泛栽培。分布于毕节、贞丰、赤水、凤冈、思南、松桃、普定、长顺、独山、惠水、桐梓、绥阳、息烽等地。

【药用部位】·嫩苗、根、叶、果实。

【功效与主治】·利水通淋，滑肠通便，下乳。用于淋病，水肿，大便不通，乳汁不下。

【凭证标本号】·522301150815710LY;520381160502109LY;520327210513128LY。

● 中华野葵

【学名】·*Malva verticillata* var. *rafiqii* Abedin

【别名】·把把叶、棋盘叶、冬苋菜。

【生境与分布】·生于路旁、山坡或村庄附近的荒地。分布于安顺、铜仁、兴仁、普定、惠水、赤水、绥阳、安龙、桐梓、习水、开阳等地。

【药用部位】·茎、叶。

【功效与主治】·清热利尿，解毒止痛。用于尿闭，水肿，痈疽疔疮。

■ 悬铃花属 *Malvaviscus*

● 垂花悬铃花

【学名】·*Malvaviscus penduliflorus* Candolle

【生境与分布】·省内广泛栽培。

【药用部位】·根、树皮、叶。

【功效与主治】·清热解毒，拔毒消肿，收湿敛疮。用于恶疮，湿疮流水，溃疡不敛，牙疳口疮，下疳。

■ 黄花棯属 *Sida*

● 长梗黄花棯

【学名】·*Sida cordata* (Burm. F.) Borss.

【生境与分布】·生于山谷灌丛或路边草丛。分布于望谟等地。

【药用部位】·全草。

【功效与主治】·清热利湿，解毒消肿。

【附注】·贵州新分布药用植物。

● 湖南黄花棯

【学名】·*Sida cordifolioides* Feng

【生境与分布】·生于山坡灌丛或路旁草丛。分布于贞丰等地。

【药用部位】·全草。

【功效与主治】·清热利湿，解毒消肿。

【凭证标本号】·522325180921229LY。

【附注】·贵州新分布药用植物。

● 白背黄花棯

【学名】·*Sida rhombifolia* L.

【生境与分布】·生于山坡草丛或路边。分布于花溪、西秀、水城、安龙、罗甸、三都等地。

【药用部位】·全草、根。

【功效与主治】·清热利湿，解毒消肿。用于感冒高热，湿热泻痢，黄疸，痈疽疔疮。

【凭证标本号】·520111200717001LY。

● 拔毒散

【学名】· *Sida szechuensis* Matsuda

【别名】· 小粘药、小路边站。

【生境与分布】· 生于海拔 300～1 800 m 的灌丛、溪边、路旁。分布于册亨、黔西、余庆、盘州、紫云、望谟、安龙、兴仁、普安、罗甸、荔波、惠水、清镇等地。

【药用部位】· 枝叶。

【功效与主治】· 下乳，活血，解毒。用于乳汁不下，乳痈，痢疾，闭经，痈肿，跌打骨折。

【凭证标本号】· 522327190501304LY；522423190413306LY；520329191004002LY。

● 云南黄花棯

【学名】· *Sida yunnanensis* S. Y. Hu

【生境与分布】· 生于山坡灌丛。分布于兴仁、兴义、册亨等地。

【药用部位】· 全草。

【功效与主治】· 清热利湿，解毒消肿。

【凭证标本号】· 522326210402013LY。

■ 梵天花属 *Urena*

● 地桃花

【学名】· *Urena lobata* L.

【别名】· 肖梵天花。

【生境与分布】· 生于海拔 500～900 m 的山边灌丛。分布于兴仁、册亨、荔波、江口、松桃、从江、榕江、雷山、普安、安龙、望谟、罗甸、独山、龙里、长顺、赤水等地。

【药用部位】· 全草、根。

【功效与主治】· 祛风利湿，活血消肿，清热解毒。用于感冒，风湿痹痛，痢疾，泄泻，淋证，带下，月经不调，跌打肿痛，喉痹，乳痈，疮疖，毒蛇咬伤。

【凭证标本号】· 522301150903841LY；522327191008137LY；522722200113385LY。

● 粗叶地桃花

【学名】· *Urena lobata* var. *glauca* (Bl.) Borssum Waalkes

【生境与分布】· 生于海拔 500～1 000 m 的田边或灌丛。分布于册亨、榕江、普安、罗甸、荔波等地。

【药用部位】· 全草、根。

【功效与主治】· 祛风利湿，活血消肿，清热解毒。用于感冒，风湿痹痛，痢疾，泄泻，淋证，带下，月经不调，跌打肿痛，喉痹，乳痈，疮疖，毒蛇咬伤。

【凭证标本号】· 522327190425131LY。

● 云南地桃花

【学名】· *Urena lobata* var. *yunnanensis* S. Y. Hu

【生境与分布】· 生于海拔 800～1 000 m 的山坡、路旁。分布于兴仁、贞丰、册亨、普安、正安等地。

【药用部位】· 全株。

【功效与主治】· 行气活血，祛风解毒。用于跌打损伤，风湿痛，痢疾，刀伤出血，吐血。

● 梵天花

【学名】· *Urena procumbens* L.

【生境与分布】· 生于海拔 300～1 600 m 的山坡灌丛。分布于荔波、榕江等地。

【药用部位】· 全草、根。

【功效与主治】· 全草：祛风解毒。用于痢疾，疮疡，风毒流注，毒蛇咬伤。根：健脾利湿，化瘀活血。用于风湿性关节炎，劳伤，脚弱，水肿，疟疾，痛经，跌打损伤，痈疽肿毒。

【凭证标本号】· 522722200721191LY。

● 波叶梵天花

【学名】· *Urena repanda* Roxb.

【生境与分布】· 生于海拔 600～1 400 m 的路边或灌丛。分布于黎平、紫云、普安、兴仁、册亨、望谟、独山等地。

【药用部位】· 根、叶。

【功效与主治】· 祛风解毒。用于感冒，风湿痹痛。

木棉科 Bombacaceae

■ 木棉属 *Bombax*

● 木棉

【学名】· *Bombax ceiba* L.

【生境与分布】· 生于干热河谷。分布于贞丰、望谟、册亨、罗甸、平塘、安龙等地。

【药用部位】· 花。

【功效与主治】· 清热利湿，解毒。用于泄泻，痢疾，痔疮，出血。

【凭证标本号】· 522325190412280LY；522326200427009LY。

【附注】· 《中国药典》收录物种。

梧桐科 Sterculiaceae

■ 昂天莲属 *Abroma*

● 昂天莲

【学名】· *Abroma augustum* (L.) L. f.

【别名】· 水麻。

【生境与分布】· 生于山谷或林缘。分布于册亨、罗甸等地。

【药用部位】· 根。

【功效与主治】· 通经活血,消肿止痛。用于月经不调,疮疡疔肿,跌打损伤。

【凭证标本号】· 522327191008094LY。

■ 刺果藤属 *Byttneria*

● 刺果藤

【学名】· *Byttneria grandifolia* Candolle

【生境与分布】· 生于疏林中或山谷溪旁。分布于安龙等地。

【药用部位】· 根。

【功效与主治】· 祛风湿,壮筋骨。用于产后筋骨痛,风湿骨痛,腰肌劳损,跌打骨折,月经不调。

■ 田麻属 *Corchoropsis*

● 田麻

【学名】· *Corchoropsis crenata* Sieb. & Zuc.

【生境与分布】· 生于低山或山坡上。分布于荔波、平塘、黔西、瓮安、江口等地。

【药用部位】· 全草、叶。

【功效与主治】· 全草:清热解毒,平肝利湿,消积,止血。用于风湿痛,外伤出血,小儿疳积,白带过多,痈疖肿毒,黄疸。叶:拔毒。用于疥疮

【凭证标本号】· 522722200820416LY;522727201022002LY;522423191002015LY。

■ 火绳树属 *Eriolaena*

● 火绳树

【学名】· *Eriolaena spectabilis* (DC.) Planchon ex Mast.

【别名】· 接骨丹、火索树。

【生境与分布】· 生于海拔340~1 300 m的山谷、山坡疏林或灌丛。分布于望谟、罗甸、册亨、安龙、开阳、荔波等地。

【药用部位】· 根皮。

【功效与主治】· 收敛止血,续筋接骨。用于外伤出血,骨折,烧烫伤,胃痛,胃溃疡,慢性胃炎。

【凭证标本号】· 522328140329316LY。

■ 梧桐属 *Firmiana*

● 梧桐

【学名】· *Firmiana simplex* (L.) W. Wight

【别名】· 青梧、桐麻、青桐。

【生境与分布】· 生于村边、宅旁、石灰岩山坡。分布于兴义等地。

【药用部位】· 根、叶、花、种子。

【功效与主治】· 根:祛风除湿,调经止血,解毒疗疮。用于风湿关节疼痛,吐血,肠风下血,月经不调,跌打损伤。叶:祛风除湿,解毒消肿。用于风湿痹痛,跌打损伤,痈疮肿毒,痔疮,小儿疳疾,泻痢,高血压。风湿痹痛,月经不调,痔疮脱肛,恶疮,腰损伤。花:利湿消肿,清热解毒。用于水肿,小便不利,无名肿毒,创伤红肿,头癣,烫火伤。种子:顺气和胃,健脾消食,止血。用于胃脘疼痛,伤食腹泻,疝气,须发早白,小儿口疮,鼻衄。

【凭证标本号】· 522301140729419LY。

■ 山芝麻属 *Helicteres*

● 山芝麻

【学名】· *Helicteres angustifolia* L.

【别名】· 坡油麻、山油麻。

【生境与分布】· 生于草坡。分布于安龙、贞丰、普安、晴隆、册亨、望谟、兴义等地。

【药用部位】· 全草、根。

【功效与主治】· 清热解毒,消肿止痒。用于感冒发热,头痛,口渴,流行性腮腺炎,痢疾,泄泻,痈肿,瘰疬,疮毒,湿疹,痔疮。

● 细齿山芝麻

【学名】· *Helicteres glabriuscula* Wall.

【别名】· 光叶山芝麻、小芝麻、小黑药。

【生境与分布】· 生于山坡灌丛。分布于册亨、罗甸等地。

【药用部位】· 全株、根。

【功效与主治】· 清热解毒,截疟杀虫。用于疟疾,感冒,麻疹,毒蛇咬伤。

● 剑叶山芝麻

【学名】· *Helicteres lanceolata* DC.

【别名】·大叶山芝麻、万头果、坡芝麻。

【生境与分布】·生于山坡草地或灌丛。分布于望谟、罗甸等地。

【药用部位】·全草、根。

【功效与主治】·全草:清热解表,止痛。用于流感,痢疾。根:清热解毒,止咳,解表,透疹。用于鼻塞流涕,发热恶风,咳嗽咳痰,便秘尿赤,毒蛇咬伤。

■ 马松子属 *Melochia*

● 马松子

【学名】· *Melochia corchorifolia* L.

【别名】·野路葵。

【生境与分布】·生于田野。分布于兴仁、望谟等地。

【药用部位】·根、茎、叶。

【功效与主治】·清热利湿,止痒退疹。用于急性黄疸型肝炎,皮肤瘙痒,阴部湿痒,湿疮,疥癣,湿疹,斑疹,荨麻疹。

■ 翅子树属 *Pterospermum*

● 翻白叶树

【学名】· *Pterospermum heterophyllum* Hance

【别名】·半枫荷。

【生境与分布】·生于山坡林间。分布于罗甸、荔波等地。

【药用部位】·根、叶。

【功效与主治】·祛风除湿,活血通络。用于风湿痹痛,手足麻木,腰肌劳损,脚气,跌打损伤。

■ 梭罗树属 *Reevesia*

● 梭罗树

【学名】· *Reevesia pubescens* Mast.

【别名】·野梦花。

【生境与分布】·生于水旁或山坡疏林。分布于平塘、黔西、册亨、望谟、惠水、罗甸等地。

【药用部位】·树皮。

【功效与主治】·祛风除湿,消肿止痛。用于风湿疼痛,跌打损伤。

【凭证标本号】·522727200521010LY;522423191002020LY。

■ 苹婆属 *Sterculia*

● 粉苹婆

【学名】· *Sterculia euosma* W. W. Smith

【生境与分布】·生于海拔 800 m 左右的山坡密林。分布于望谟、罗甸等地。

【药用部位】·树皮、叶。

【功效与主治】·树皮:止咳平喘。用于咳嗽,气喘。叶:用于外伤出血,伤口溃疡。

● 假苹婆

【学名】· *Sterculia lanceolata* Cav.

【生境与分布】·生于海拔 1 000 m 左右的山谷、山坡、山沟阴处、灌丛或林中。分布于平塘、望谟、贞丰、兴仁、册亨、安龙、罗甸、独山、荔波等地。

【药用部位】·叶。

【功效与主治】·散瘀止痛。用于跌打损伤肿痛。

【凭证标本号】·522727200813016LY;522326201004013LY。

● 苹婆

【学名】· *Sterculia monosperma* Ventenat

【生境与分布】·生于杂木林或灌丛。分布于册亨、望谟、贞丰、罗甸、荔波、三都、从江等地。

【药用部位】·根、种子。

【功效与主治】·根:用于胃溃疡。种子:和胃消食,解毒杀虫。用于翻胃吐食,虫积腹痛,疝痛,小儿烂头疮。

【凭证标本号】·522327181128009LY;522326200430005LY。

瑞香科 Thymelaeaceae

■ 瑞香属 *Daphne*

● 尖瓣瑞香

【学名】· *Daphne acutiloba* Rehd.

【别名】·千年不落叶、雪花构、西南瑞香。

【生境与分布】·生于海拔 1 400~2 900 m 的山坡密林或灌丛。分布于贞丰、息烽、纳雍、安龙、册亨、西秀、罗甸、平塘、荔波等地。

【药用部位】·全株。

【功效与主治】·祛风除湿,活络,行气止痛。用于风湿痹痛,跌打损伤,胃痛。

【凭证标本号】·522325190718530LY。

● 滇瑞香

【学名】· *Daphne feddei* Lévl.

【生境与分布】·生于海拔 1 800~2 600 m 的疏林或灌丛。分布于平坝、惠水、三都、龙里等地。

【药用部位】·根。

【功效与主治】·活血止痛。

• 芫花

【学名】· *Daphne genkwa* Sieb. et Zucc.

【别名】·鱼毒、闹鱼花、药鱼草。

【生境与分布】·生于海拔 300～1 000 m 的山坡路旁或疏林。分布于开阳、息烽、修文、三都、惠水、龙里、榕江等地。

【药用部位】·花蕾。

【功效与主治】·泻水逐饮,外用杀虫疗疮。用于水肿胀满,胸腹积水,痰饮积聚,气逆咳喘,二便不利。外用于疥癣秃疮,痈肿,冻疮。

【附注】·《中国药典》收录物种。

• 毛瑞香

【学名】· *Daphne kiusiana* var. *atrocaulis* (Rehd.) F. Maekawa

【别名】·大黄构、野梦花、紫枝瑞香。

【生境与分布】·生于海拔 800～2 000 m 的潮湿山坡林下或沟谷灌丛。分布于松桃、印江、石阡、瓮安、荔波、惠水、三都、龙里、西秀、雷山、黎平等地。

【药用部位】·根、茎皮。

【功效与主治】·祛风除湿,活血止痛,解毒。用于风湿痹痛,劳伤腰痛,跌打损伤,咽喉肿痛,牙痛,疮毒。

• 瑞香

【学名】· *Daphne odora* Thunb.

【别名】·瑞兰、千里香、睡香。

【生境与分布】·引种。凤冈等地有栽培。

【药用部位】·根、根皮、叶、花。

【功效与主治】·根、根皮:解毒,活血止痛。用于咽喉肿痛,胃脘痛,跌打损伤,毒蛇咬伤。叶:解毒,消肿止痛。用于疮疡,乳痈,痛风。花:活血止痛,解毒散结。用于头痛,牙痛,咽喉痛,风湿痛,乳痈,乳房肿痛,风湿疼痛。

【凭证标本号】·520327210514160LY。

• 白瑞香

【学名】· *Daphne papyracea* Wall. ex Steud.

【别名】·小构皮、雪花皮、雪花枸。

【生境与分布】·生于海拔 700～2 000 m 的石灰岩山坡灌丛。分布于荔波、册亨、余庆、七星关、习水、独山、安龙、剑河、长顺、瓮安、独山、罗甸、三都、惠水、贵定、龙里、平塘、梵净山等地。

【药用部位】·全株、根皮、茎皮。

【功效与主治】·祛风止痛,活血调经。用于风湿痹痛,跌打损伤,月经不调,痛经,疗疮痈疖。

【凭证标本号】·522722201027545LY;522327191225015LY;520329190412077LY。

• 山辣子皮

【学名】· *Daphne papyracea* var. *crassiuscula* Rehd.

【别名】·小构皮、雪花皮、雪花枸。

【生境与分布】·生于海拔 1 000～2 900 m 的山坡灌丛或草坡。省内广泛分布。

【药用部位】·全株、根皮、茎皮。

【功效与主治】·祛风止痛,活血调经。用于风湿痹痛,跌打损伤,月经不调,痛经,疗疮痈疖。

■ 结香属 *Edgeworthia*

• 结香

【学名】· *Edgeworthia chrysantha* Lindl.

【别名】·黄瑞花。

【生境与分布】·生于阴湿肥沃之地。花溪、水城、赫章、播州、开阳、贵定、镇远、望谟、册亨等地有栽培。

【药用部位】·根、花蕾。

【功效与主治】·根:安心神,益肾气。用于梦遗,早泄,白浊,湿淋,带下病,崩漏。花蕾:安神明目,养阴,祛障翳。用于青盲,翳障,多泪,羞明,梦遗,虚淋,失音。

【凭证标本号】·520111210313002LY;520221181202003LY。

■ 狼毒属 *Stellera*

• 狼毒

【学名】· *Stellera chamaejasme* L.

【别名】·瑞香狼毒。

【生境与分布】·生于海拔 2 600～2 900 m 的向阳山坡、草丛。分布于威宁、七星关、大方、水城、盘州、安龙、兴仁、赫章、普安等地。

【药用部位】·根。

【功效与主治】·逐水祛痰,破积杀虫。用于水气胀肿,瘰疬,疥癣,外伤出血,疮疡,跌打损伤。

【凭证标本号】·522427140508215LY。

■ 荛花属 *Wikstroemia*

• 岩杉树

【学名】· *Wikstroemia angustifolia* Hemsl.

【生境与分布】·生于海拔 150～200 m 的河谷岩石上。分布于赤水、黎平、瓮安等地。

【药用部位】·根。

【功效与主治】·用于便秘。

● 头序荛花

【学名】·*Wikstroemia capitata* Rehd.

【生境与分布】·生于海拔 1 000 m 左右的山地疏林或灌丛。分布于印江等地。

【药用部位】·根。

【功效与主治】·用于便秘。

● 河朔荛花

【学名】·*Wikstroemia chamaedaphne* Meisn.

【别名】·芫蒿、黄荛花、野瑞香。

【生境与分布】·生于海拔 500～1 900 m 的山坡及路旁。分布于麻阳河等地。

【药用部位】·花蕾。

【功效与主治】·逐水涤痰。用于痰饮癖积,喘咳,心腹癥结,胀满,食物中毒,疟疾,痈肿。

● 一把香

【学名】·*Wikstroemia dolichantha* Diels

【别名】·一柱香、香构、矮陀陀。

【生境与分布】·生于海拔 1 000 m 左右的山地路旁阳处灌丛。分布于德江、独山、惠水、龙里等地。

【药用部位】·根。

【功效与主治】·健脾补虚,宽中理气,活血化瘀。用于脾胃虚弱,疳病,便溏,哮喘,牙痛,性病,外伤出血,骨折。

● 了哥王

【学名】·*Wikstroemia indica* (L.) C. A. Mey.

【别名】·鸟子麻、毒鱼藤、山石榴。

【生境与分布】·生于海拔 1 500 m 左右的山地草坡或灌丛。分布于三都、印江、麻江、黎平、独山、荔波、长顺、罗甸、惠水、龙里、贵定、安龙、册亨等地。

【药用部位】·根、茎、叶。

【功效与主治】·根:清热解毒,通经利水,化痰止咳。用于瘰疬,风湿痛,跌打损伤,出血,咳嗽。茎、叶:清热解毒,化痰散结,消肿止痛。用于痈肿疮毒,瘰疬,风湿痛,跌打损伤,蛇虫咬伤。

【凭证标本号】·522701210424002LY。

● 小黄构

【学名】·*Wikstroemia micrantha* Hemsl.

【别名】·冬青、黄构皮、野棉被。

【生境与分布】·生于海拔 750～1 200 m 的山坡、山谷、林下或灌丛。分布于平塘、贞丰、荔波、赤水、德江、松桃、瓮安、独山、长顺、罗甸、册亨、安龙等地。

【药用部位】·根、茎皮。

【功效与主治】·止咳化痰。用于风火牙痛,哮喘病,百日咳。

【凭证标本号】·522727200925009LY;522325180919290LY;522722200820229LY。

● 北江荛花

【学名】·*Wikstroemia monnula* Hance

【生境与分布】·生于海拔 1 000 m 左右的山谷丛林。分布于赤水、凯里等地。

【药用部位】·根。

【功效与主治】·清热消肿,通经逐水。用于跌打损伤。

胡颓子科 Elaeagnaceae

■ 胡颓子属 *Elaeagnus*

● 佘山羊奶子

【学名】·*Elaeagnus argyi* Lévl.

【生境与分布】·生于海拔 300 m 左右的林下。分布于荔波等地。

【药用部位】·根。

【功效与主治】·祛痰化湿,利胆。用于黄疸型肝炎,咳嗽,风湿痹痛,痈疖。

● 长叶胡颓子

【学名】·*Elaeagnus bockii* Diels

【生境与分布】·生于海拔 600～2 100 m 的阳坡或路旁灌丛。分布于花溪、平塘、兴仁、罗甸、福泉、荔波、惠水、龙里、梵净山等地。

【药用部位】·根、枝叶。

【功效与主治】·根:清热利润,消肿止痛。用于痢疾,吐血,咳嗽痰喘,水肿,牙痛,风湿关节痛。枝叶:顺气化痰。用于咳嗽痰喘,痔疮。

【凭证标本号】·520111201127003LY;522727201020012LY;522301160107945LY。

● 巴东胡颓子

【学名】·*Elaeagnus difficilis* Serv.

【生境与分布】·生于海拔 800～1 700 m 的山坡灌丛、林缘。

分布于荔波、水城、沿河、雷山、丹寨、平塘、罗甸、惠水、三都、龙里、德江、印江等地。

【药用部位】·根。

【功效与主治】·温下焦,祛寒湿,收敛止泻。用于小便失禁,外感风寒。

【凭证标本号】·522722200630275LY;520221181130039LY;522228210104008LY。

● 蔓胡颓子

【学名】·*Elaeagnus glabra* Thunb.

【生境与分布】·生于海拔250～1300 m的灌丛、林缘。分布于独山、平塘、瓮安、罗甸、惠水、贵定、三都、龙里、西秀、修文、息烽、开阳、赤水、德江、江口等地。

【药用部位】·根、叶、果实。

【功效与主治】·根:利水通淋,散瘀消肿。用于跌打肿痛,吐血,砂淋。叶:止咳平喘。用于咳嗽痰喘,骨鲠咽喉。果实:利水通淋。用于泄泻。

【凭证标本号】·522227160609064LY。

● 贵州羊奶子

【学名】·*Elaeagnus guizhouensis* C. Y. Chang

【生境与分布】·生于海拔400～600 m的向阳山坡灌丛。分布于贵阳、江口等地。

【药用部位】·根。

【功效与主治】·祛痰化湿。

● 宜昌胡颓子

【学名】·*Elaeagnus henryi* Warb. Apud Diels

【生境与分布】·生于海拔400～2 000 m的灌丛、林缘、路旁。分布于沿河、余庆、贞丰、开阳、黎平、安龙、印江、江口、长顺、瓮安、独山、罗甸、福泉、荔波、三都、惠水、龙里等地。

【药用部位】·茎、叶。

【功效与主治】·清热利湿,消肿止痛,止咳止血。用于痢疾,痔血,崩漏,吐血,咳喘,骨髓炎,消化不良。

【凭证标本号】·522228200819028LY;520329190729861LY;522325190423293LY。

● 披针叶胡颓子

【学名】·*Elaeagnus lanceolata* Warb.

【生境与分布】·生于海拔1500 m左右的林缘。分布于荔波、黔西、开阳、修文、清镇、绥阳、长顺、瓮安、独山、罗甸、三都、贵定、平塘等地。

【药用部位】·根、果实。

【功效与主治】·根:温下焦,祛寒湿。用于小便失禁,外感风

寒。果实:用于痢疾。

【凭证标本号】·522722201108271LY;522423190721307LY。

● 银果牛奶子

【学名】·*Elaeagnus magna* Rehd.

【生境与分布】·生于海拔1 000 m左右的山坡灌丛、林缘、路旁。分布于开阳、息烽、松桃、三都等地。

【药用部位】·根、叶。

【功效与主治】·清热解毒,解表透疹。用于麻疹不透,无名肿毒。

【凭证标本号】·522223150804015LY。

● 木半夏

【学名】·*Elaeagnus multiflora* Thunb.

【别名】·多花胡颓子。

【生境与分布】·生于海拔1 100～1 600 m的山坡灌丛。分布于花溪、黄平、施秉等地。

【药用部位】·根、根皮、果实。

【功效与主治】·根、根皮:活血行气。用于虚损,恶疮疥癣。果实:活血行气,平喘止咳,收敛止痢。用于哮喘,痢疾,跌打损伤,痔疮。

【凭证标本号】·520111200417018LY。

● 南川牛奶子

【学名】·*Elaeagnus nanchuanensis* C. Y. Chang

【生境与分布】·生于海拔700～1 600 m的山坡灌丛。分布于务川、道真、金沙、惠水、开阳等地。

【药用部位】·根。

【功效与主治】·收敛止泻,健脾消食,止咳平喘。用于泄泻,痢疾,食欲不振,咳嗽气喘,痔疮下血。

● 胡颓子

【学名】·*Elaeagnus pungens* Thunb.

【别名】·羊咪咪。

【生境与分布】·生于海拔2 000 m以下的灌丛、林缘、路旁向阳处。分布于惠水、三都、钟山、修文、清镇、息烽、册亨、普安、兴仁、罗甸、瓮安、长顺、独山、荔波、贵定、龙里、平塘、印江、江口等地。

【药用部位】·根、叶、果实。

【功效与主治】·收敛止泻,健脾消食,止咳平喘。用于泄泻,痢疾,食欲不振,咳嗽气喘,痔疮下血。

【凭证标本号】·522731190511023LY;522701210424016LY;520201200806307LY。

● 卷柱胡颓子

【学名】·*Elaeagnus retrostyla* C. Y. Chang

【生境与分布】· 生于海拔 1 450 m 左右的向阳山坡灌丛。分布于贵阳、七星关等地。

【药用部位】· 根。

【功效与主治】· 祛痰化湿。

• 攀援胡颓子

【学名】· *Elaeagnus sarmentosa* Rehd.

【生境与分布】· 生于海拔 1 550 m 左右的常绿阔叶林。分布于雷公山等地。

【药用部位】· 根、叶、果实。

【功效与主治】· 止咳定喘，收敛止泻。用于哮喘，咳嗽，泄泻，跌打肿痛，黄疸，吐血，咯血，风湿痛，咽喉痛，感冒，小儿惊风，疮癣。

• 星毛羊奶子

【学名】· *Elaeagnus stellipila* Rehd.

【别名】· 星毛胡颓子。

【生境与分布】· 生于海拔 1 200 m 左右的灌丛。分布于册亨、独山、惠水、龙里等地。

【药用部位】· 果实。

【功效与主治】· 散瘀止痛，清热利湿。用于跌打肿痛，痢疾。

【凭证标本号】· 522327191225005LY。

• 牛奶子

【学名】· *Elaeagnus umbellata* Thunb.

【别名】· 牛奶奶、半天子树。

【生境与分布】· 生于海拔疏林或灌丛。分布于威宁、七星关、三都等地。

【药用部位】· 根、叶、果实。

【功效与主治】· 清热止咳，利湿解毒。用于泄泻，痢疾，热咳，哮喘，跌打损伤，崩漏。

大风子科 Flacouriaceae

■ 山桂花属 *Bennettiodendron*

• 山桂花

【学名】· *Bennettiodendron leprosipes* (Clos) Merr.

【生境与分布】· 生于海拔 600～700 m 的山坡水旁或石山林下。分布于荔波、印江、册亨、望谟、罗甸等地。

【药用部位】· 全株。

【功效与主治】· 消积。用于消化不良。

【凭证标本号】· 522722200702593LY；522226191003023LY。

■ 山羊角树属 *Carrierea*

• 山羊角树

【学名】· *Carrierea calycina* Franch.

【生境与分布】· 生于海拔 1 100～2 000 m 的山谷疏林岩石上。分布于水城、绥阳、赤水、习水、乌当等地。

【药用部位】· 种子。

【功效与主治】· 补脑息风，定眩。用于头昏，目眩。

■ 刺篱木属 *Flacourtia*

• 大果刺篱木

【学名】· *Flacourtia ramontchi* L'Heritier

【生境与分布】· 生于海拔 600 m 左右的山谷疏林。分布于罗甸、惠水等地。

【药用部位】· 树皮、种子。

【功效与主治】· 祛风除湿。用于风湿痛，霍乱，间歇热，消化不良。

• 大叶刺篱木

【学名】· *Flacourtia rukam* Zoll. et Mor.

【生境与分布】· 引种。贞丰、兴仁、安龙等地有栽培。

【药用部位】· 叶、幼果。

【功效与主治】· 叶：清热解毒，杀虫止痒。用于眼睑炎，疥疮，恶疮肿毒，皮肤瘙痒，创伤。幼果：止泻痢。用于腹泻，痢疾。

■ 天料木属 *Homalium*

• 天料木

【学名】· *Homalium cochinchinense* (Lour.) Druce

【生境与分布】· 生于海拔 400～1 200 m 的山地阔叶林。分布于荔波、独山等地。

【药用部位】· 根。

【功效与主治】· 用于淋病，肝炎。

■ 大风子属 *Hydnocarpus*

• 海南大风子

【学名】· *Hydnocarpus hainanensis* (Merr.) Sleum.

【别名】· 海南麻风树。

【生境与分布】· 引种栽培。分布于兴仁、册亨、贞丰等地。

【药用部位】· 种子。

【功效与主治】· 外用于麻风，牛皮癣，风湿痛，疮疡肿毒。

山桐子属 Idesia

山桐子

【学名】· *Idesia polycarpa* Maxim.

【别名】· 水冬瓜子、斗霜红。

【生境与分布】· 生于海拔 400～2 000 m 的山坡落叶阔叶林或针阔混交林。分布于贵阳、平塘、赤水、水城、江口、印江、道真、石阡、施秉、独山、绥阳、惠水、长顺等地。

【药用部位】· 叶、种子。

【功效与主治】· 叶:清热凉血,散瘀消肿。用于骨折,水火烫伤,外伤出血,吐血。种子油:杀虫。用于疥癣。

【凭证标本号】· 522727201113001LY;520381160525097LY;520221190731018LY。

毛叶山桐子

【学名】· *Idesia polycarpa* var. *vestita* Diels

【生境与分布】· 生于海拔 900～2 000 m 的山坡常绿或落叶阔叶林。分布于江口、石阡、绥阳、瓮安、贵定等地。

【药用部位】· 叶、种子。

【功效与主治】· 叶:清热凉血,散瘀消肿。用于骨折,水火烫伤,外伤出血,吐血。种子:杀虫。用于疥癣。

栀子皮属 Itoa

栀子皮

【学名】· *Itoa orientalis* Hemsl.

【别名】· 白走马胎、盐巴菜、木桃果。

【生境与分布】· 生于海拔 500～1 400 m 的山坡疏林。分布于贞丰、荔波、册亨、兴义、罗甸等地。

【药用部位】· 根、树皮。

【功效与主治】· 祛风除湿,活血通络。用于风湿痹痛,跌打损伤,肝炎,贫血。

【凭证标本号】· 522325190423287LY;522722200514174LY。

柞木属 Xylosma

柞木

【学名】· *Xylosma congesta* (Loureiro) Merrill

【别名】· 檬子树、檬子刺根。

【生境与分布】· 生于海拔 500～2 000 m 的山坡林中。分布于兴仁、贞丰、册亨、望谟、清镇、开阳、绥阳等地。

【药用部位】· 根、茎皮、叶。

【功效与主治】· 清热利湿,止血止痛,散瘀消肿,催生。用于黄疸,水肿,跌打损伤,骨折,脱臼。

南岭柞木

【学名】· *Xylosma controversum* Clos

【生境与分布】· 生于海拔 600～1 100 m 的山坡疏林中。分布于惠水、黔西、开阳、德江、荔波、长顺、罗甸、福泉、三都、贵定、独山等地。

【药用部位】· 根、叶。

【功效与主治】· 清热凉血,散瘀消肿,止血止痛。用于脱臼骨折,烧伤烫,吐血,外伤出血。

【凭证标本号】· 522731191021005LY;522423191002003LY。

长叶柞木

【学名】· *Xylosma longifolia* Clos

【别名】· 铁破筋、箭柞树。

【生境与分布】· 生于海拔 600～1 100 m 的山坡疏林或石山林中。分布于兴仁、安龙、荔波、修文、清镇等地。

【药用部位】· 根皮、茎皮、叶。

【功效与主治】· 根皮、茎皮:清热利湿,散瘀消肿。用于黄疸,水肿,死胎不下。叶:止血止痛。用于跌打损伤,骨折,脱臼,肿痛,外伤出血。

【凭证标本号】· 522301140623289LY。

堇菜科 Violaceae

堇菜属 Viola

鸡腿堇菜

【学名】· *Viola acuminata* Ledeb.

【别名】· 鸡腿菜、胡森菜、红铧头草。

【生境与分布】· 生于海拔 1 000～1 100 m 的林缘或山坡草地。分布于绥阳、江口、西秀、清镇等地。

【药用部位】· 叶。

【功效与主治】· 清热解毒,消肿止痛。用于肺热咳嗽,急性传染性肝炎,疮疖肿毒,跌打损伤。

【凭证标本号】· 520323150713403LY;522222150718011LY;520402170509026LY。

如意草

【学名】· *Viola arcuata* Bl.

【别名】· 孤茎堇菜、白犁头草。

【生境与分布】· 生于海拔 420～1 600 m 的阴湿草地。分布于三都、凤冈、平坝、罗甸、剑河、榕江、黎平等地。

【药用部位】·全草。

【功效与主治】·清热解毒,散瘀止血。用于疮疡肿毒,乳痈,跌打损伤,外伤出血,蛇伤。

【凭证标本号】·522701201014005LY;520327210516285LY。

● **戟叶堇菜**

【学名】·*Viola betonicifolia* J. E. Smith

【别名】·野半夏、箭叶堇菜。

【生境与分布】·生于海拔250~1800 m的林中或向阳坡地。分布于兴仁、水城、福泉、榕江、织金等地。

【药用部位】·全草。

【功效与主治】·清热解毒,祛瘀止痛,利湿。用于肠痈,疔疮肿毒,瘰疬,淋浊,黄疸,痢疾,目赤,喉痹,刀伤出血,烧烫伤,毒蛇咬伤。

【凭证标本号】·522301140521007LY。

● **球果堇菜**

【学名】·*Viola collina* Bess.

【别名】·山核桃、地丁子、匙头菜。

【生境与分布】·生于海拔600~1250 m的灌丛、山坡、草坡、沟谷或路旁较阴湿处。分布于三都、花溪、七星关、湄潭、望谟、西秀等地。

【药用部位】·全草。

【功效与主治】·清热解毒,消肿止痛。用于痈疽疮毒,肺痈,跌打损伤,刀伤出血。

【凭证标本号】·522701201010010LY;520111200618002LY。

● **深圆齿堇菜**

【学名】·*Viola davidii* Franch.

【生境与分布】·生于海拔780 m左右的溪旁、草坡、石上或密林中。分布于荔波、湄潭、雷山、梵净山等地。

【药用部位】·全草。

【功效与主治】·清热解毒,消肿。用于风火眼肿,翳子,骨折,无名肿毒。

【凭证标本号】·522722201118652LY;520328210430029LY。

● **灰叶堇菜**

【学名】·*Viola delavayi* Franch.

【别名】·土细辛、黄花细辛、小黄药。

【生境与分布】·生于海拔2400~2600 m的山顶阴草坡或灌丛。分布于威宁等地。

【药用部位】·全草。

【功效与主治】·温经通络,除湿止痛。用于风寒咳嗽。

【凭证标本号】·522401141014014LY。

● **七星莲**

【学名】·*Viola diffusa* Ging.

【别名】·地白草、黄瓜菜。

【生境与分布】·生于海拔500~1660 m的山地林下、林缘、草坡、溪谷旁或岩石缝。分布于绥阳、平塘、贞丰、七星关、水城、江口、册亨、安龙、罗甸、贵定、福泉、黄平、剑河、雷山、天柱、黎平等地。

【药用部位】·全草。

【功效与主治】·清热解毒,消肿止痛,祛风。用于风热咳嗽,痢疾,淋浊,痈肿疮毒,眼睑炎,烫伤,肝炎,百日咳,跌打损伤,蛇虫咬伤。

【凭证标本号】·520323150507152LY;522727201104007LY;522325181010158LY。

● **柔毛堇菜**

【学名】·*Viola fargesii* H. Boissieu

【别名】·白阿飞。

【生境与分布】·生于海拔1600~1800 m的沟边湿润草地。分布于绥阳、平塘、贞丰、七星关、兴仁、雷山、开阳等地。

【药用部位】·全草。

【功效与主治】·清热解毒,止咳祛痰,生新。用于骨折,跌打扭伤,无名肿毒。

【凭证标本号】·520323150507501LY;522727210317003LY;522325190718583LY。

● **阔萼堇菜**

【学名】·*Viola grandisepala* W. Beck.

【别名】·大萼堇菜、峨眉堇菜。

【生境与分布】·生于海拔330~1000 m的阴湿山坡。分布于开阳、龙里、长顺、锦屏等地。

【药用部位】·全草。

【功效与主治】·清热解毒,散瘀消肿。用于咽喉肿痛,湿热黄疸,跌打损伤,毒蛇咬伤。

● **紫花堇菜**

【学名】·*Viola grypoceras* A. Gray

【别名】·地黄瓜、肾气草、曲角堇。

【生境与分布】·生于海拔280~1800 m的山腰、林下或灌丛阴处。分布于花溪、江口、兴仁、七星关、碧江、印江、黄平、雷山、台江、天柱、黎平等地。

【药用部位】·全草。

【功效与主治】·清热解毒,化瘀消肿,止血。用于无名肿毒,刀伤出血,红肿疮毒。

【凭证标本号】·520111200618015LY；522222140426007LY；522301140529064LY。

● **长萼堇菜**

【学名】· *Viola inconspicua* Bl.

【别名】· 铧头草、铧尖草。

【生境与分布】· 生于海拔 280～1 200 m 的林缘、山坡草地、田边或溪旁。分布于沿河、兴仁、七星关、罗甸、黄平、剑河、天柱、锦屏、黎平、榕江等地。

【药用部位】· 全草。

【功效与主治】· 清热解毒，散瘀消肿。用于肠痈，疔疮，红肿疮毒，黄疸，淋浊，目赤生翳。

【凭证标本号】· 522228200819022LY；522301150711683LY。

● **亮毛堇菜**

【学名】· *Viola lucens* W. Beck.

【生境与分布】· 生于山坡草丛或路旁。分布于湄潭等地。

【药用部位】· 全草。

【功效与主治】· 清热解毒，止咳祛痰。

【凭证标本号】· 520328210502089LY。

● **犁头叶堇菜**

【学名】· *Viola magnifica* C. J. Wang et X. D. Wang

【生境与分布】· 生于海拔 700～1 900 m 的山坡林下或林缘、谷地阴湿处。分布于松桃等地。

【药用部位】· 全草。

【功效与主治】· 清热解毒。

【凭证标本号】· 520327210514167LY；522301150601652LY；522427140607417LY。

● **萱**

【学名】· *Viola moupinensis* Franch.

【别名】· 乌泡莲、母犁头草。

【生境与分布】· 生于海拔 560～1 800 m 的林缘旷地或灌丛。分布于沿河、西秀、赤水、江口、印江、松桃、赫章、安龙、乌当等地。

【药用部位】· 全草。

【功效与主治】· 清热解毒，活血止血。用于刀伤，咳血，跌打损伤，骨折，乳痈，疮疖肿毒。

【凭证标本号】· 522228200729260LY；520402170513310LY；520381160524685LY。

● **小尖堇菜**

【学名】· *Viola mucronulifera* Hand.-Mazz.

【生境与分布】· 生于海拔 1 900 m 以下的山地林下、林缘或草地。分布于梵净山等地。

【药用部位】· 全草。

【功效与主治】· 清热解毒。

● **香堇菜**

【学名】· *Viola odorata* L.

【生境与分布】· 生于山坡林下湿处或草坡。分布于兴仁、贞丰等地。

【药用部位】· 全草。

【功效与主治】· 清热解毒。用于淋巴腺炎。

● **茜堇菜**

【学名】· *Viola phalacrocarpa* Maxim.

【别名】· 白果堇菜、秃果堇菜。

【生境与分布】· 生于海拔 220～1 250 m 的向阳山坡草地、灌丛或林缘。分布于七星关、水城、兴仁、贞丰等地。

【药用部位】· 全草。

【功效与主治】· 清热解毒，消肿。用于肠炎，痢疾，湿热黄疸，小儿鼻衄，前列腺炎，疔疮痈肿。

【凭证标本号】· 522301160331181LY。

● **紫花地丁**

【学名】· *Viola philippica* Cav.

【别名】· 地果草。

【生境与分布】· 生于海拔 250～1 300 m 的田间、荒地、山坡草丛、林缘或灌丛。分布于花溪、黔西、水城、七星关、织金、兴仁、丹寨、雷山等地。

【药用部位】· 全草。

【功效与主治】· 清热解毒，凉血消肿。用于疔疮肿毒，痈疽发背，丹毒，毒蛇咬伤。

【凭证标本号】· 520111210313030LY；522423190817201LY；520221190607018LY。

【附注】·《中国药典》收录物种。

● **匍匐堇菜**

【学名】· *Viola pilosa* Bl.

【生境与分布】· 生于海拔 800～2 500 m 的山地林下、草地或路旁。分布于兴仁、安龙等地。

【药用部位】· 全草。

【功效与主治】· 清热解毒，消肿止痛。用于蛇咬伤。

【凭证标本号】· 522328140328298LY。

● **光叶堇菜**

【学名】· *Viola sumatrana* Miquel

【生境与分布】· 生于海拔 2 000 m 以下的阴蔽林下、林缘、溪畔或沟边岩石缝。分布于黔西、兴仁、安龙、册亨、望谟等地。

【药用部位】·全草。

【功效与主治】·清热解毒,凉血消肿。用于疔疮肿毒,痈疽发背,丹毒,毒蛇咬伤。

【凭证标本号】·522423191005025LY。

● 三角叶堇菜

【学名】·*Viola triangulifolia* W. Beck.

【别名】·扣子兰。

【生境与分布】·生于山间林下阴处。分布于纳雍等地。

【药用部位】·全草。

【功效与主治】·清热解毒,利湿。用于目赤,结膜炎。

● 三色堇

【学名】·*Viola tricolor* L.

【别名】·蝴蝶花。

【生境与分布】·省内广泛栽培。

【药用部位】·全草。

【功效与主治】·清热解毒,散瘀止咳。用于小儿瘰疬,呼吸道炎症,痔疮,关节炎,胃病,膀胱炎,皮肤病。

● 云南堇菜

【学名】·*Viola yunnanensis* W. Beck. et H. De Boiss.

【别名】·滇中堇菜。

【生境与分布】·生于海拔1300～2400 m的山坡林下、沟边或路旁岩石较湿润处。分布于清镇、乌当、花溪、息烽、织金等地。

【药用部位】·全草。

【功效与主治】·清热解毒。用于小儿疳积。捣烂外敷用于痈疽疮疡。

● 心叶堇菜

【学名】·*Viola yunnanfuensis* W. Becker

【别名】·犁头草。

【生境与分布】·生于海拔1000～1300 m的向阳山坡或路旁。分布于惠水、册亨、黔西、兴仁、修文等地。

【药用部位】·全草。

【功效与主治】·清热解毒,利湿消肿。用于疔疮肿毒,毒蛇咬伤。

【凭证标本号】·522731190709056LY;522327191004221LY;522423190328005LY。

旌节花科 Stachyuraceae

■ **旌节花属** *Stachyurus*

● **中国旌节花**

【学名】·*Stachyurus chinensis* Franch.

【别名】·旌节花、萝卜药、水凉子。

【生境与分布】·生于海拔1000～1600 m的山谷、沟边、灌丛或林缘。分布于平塘、望谟、贞丰、七星关、纳雍、沿河、德江、印江、松桃、开阳、清镇、修文、瓮安、黄平、独山、长顺、福泉、荔波、惠水、三都、龙里、雷山、普安、兴仁、罗甸等地。

【药用部位】·茎髓。

【功效与主治】·清热,利尿,下乳。用于小便不利,淋证,乳汁不下。

【凭证标本号】·522727200408013LY;522326200430003LY;522325200601102LY。

【附注】·《中国药典》收录物种。

● **喜马山旌节花**

【学名】·*Stachyurus himalaicus* Hook. f. et Thoms.

【别名】·空藤杆、短穗旌节花。

【生境与分布】·生于海拔400～2200 m的山坡灌丛或疏林。分布于惠水、花溪、荔波、习水、印江、松桃、江口、大方、开阳、三都、长顺、瓮安、独山、罗甸、福泉、贵定、龙里、丹寨、盘州、普安、兴仁、安龙、册亨、望谟、平塘、榕江等地。

【药用部位】·茎髓。

【功效与主治】·清热,利尿渗湿,通乳。用于尿路感染,热病,小便赤黄,尿闭,湿热癃淋,热病口渴,乳汁不下,风湿关节痛。

【凭证标本号】·522731190709029LY;520111200417006LY;522722201120855LY。

【附注】·《中国药典》收录物种。

● **倒卵叶旌节花**

【学名】·*Stachyurus obovatus* (Rehd.) Hand.-Mazz.

【生境与分布】·生于海拔700～1300 m的山坡林中、林缘、路旁或灌丛。分布于贞丰、西秀、赤水、清镇、息烽、修文、七星关、习水、绥阳、长顺、平塘等地。

【药用部位】·茎髓。

【功效与主治】·利尿渗湿,通窍,催乳。用于跌打损伤,风湿麻木,乳汁不通。

【凭证标本号】·522325190716484LY;520402170323105LY;520381151030002LY。

• 凹叶旌节花

【学名】· *Stachyurus retusus* Yang

【生境与分布】· 生于海拔 1 600～2 000 m 的山坡杂木林。分布于花溪、钟山、荔波、赤水等地。

【药用部位】· 茎髓。

【功效与主治】· 清热利水,通乳。用于热病烦渴,小便黄赤,尿少,尿闭,急性膀胱炎,肾炎,水肿,小便不利,乳汁不通。

【凭证标本号】· 520111210403020LY;520201200813412LY;522722200822640LY。

• 柳叶旌节花

【学名】· *Stachyurus salicifolius* Franch.

【别名】· 披针叶旌节花。

【生境与分布】· 生于海拔 1 500 m 左右的山坡、林缘或村寨路旁。分布于开阳、绥阳、长顺等地。

【药用部位】· 茎髓。

【功效与主治】· 清热,利水,通乳。用于热病烦渴,小便黄赤,尿少,尿闭,急性膀胱炎,肾炎,水肿,小便不利,乳汁不通。

• 云南旌节花

【学名】· *Stachyurus yunnanensis* Franch.

【别名】· 矩圆叶旌节花、木通、小通台。

【生境与分布】· 生于海拔 1 000～1 800 m 的林中或林缘。分布于绥阳、平塘、兴仁、德江、七星关、水城、纳雍、西秀、开阳、罗甸、独山、长顺、瓮安、荔波、惠水、三都、龙里等地。

【药用部位】· 根、茎髓。

【功效与主治】· 根:祛风通络,利湿退黄,活血通乳。用于风湿痹痛,黄疸性肝炎,跌打损伤,乳少。茎髓:清热,利水,通乳。用于热病烦渴,小便黄赤,尿少,尿闭,急性膀胱炎,肾炎,水肿,小便不利,乳汁不通。

【凭证标本号】· 520323150714419LY;522727201105004LY;522301160218106LY。

西番莲科 Passifloraceae

■ 西番莲属 *Passiflora*

• 西番莲

【学名】· *Passiflora caerulea* L.

【别名】· 时计草、洋酸茄花。

【生境与分布】· 引种。余庆、罗甸、贞丰、镇宁、榕江、晴隆等地有栽培。

【药用部位】· 全草。

【功效与主治】· 祛风除湿,活血止痛。用于感冒头痛,鼻塞流涕,风湿关节痛,疝痛,痛经,神经痛,失眠,下痢,骨折。

【凭证标本号】· 520329190503063LY。

• 杯叶西番莲

【学名】· *Passiflora cupiformis* Mast.

【别名】· 对叉疗药、飞蛾草、半边风。

【生境与分布】· 生于海拔 400～1 300 m 的山坡、路边林下或沟谷灌丛。分布于平塘、望谟、荔波、贞丰、兴仁、兴义、安龙、罗甸、瓮安、长顺、三都等地。

【药用部位】· 根、茎叶。

【功效与主治】· 祛风除湿,活血止痛,养心安神。用于风湿性心脏病,血尿,白浊,半身不遂,疗疮,外伤出血,痧气,腹胀疼痛。

【凭证标本号】· 522727200602012LY;522326200412005LY;522722200415014LY。

• 鸡蛋果

【学名】· *Passiflora edulis* Sims

【别名】· 百香果、紫果西番莲、洋石榴。

【生境与分布】· 生于海拔 200～1 500 m 的山谷丛林。望谟、开阳、修文、三都等地有栽培。

【药用部位】· 果实。

【功效与主治】· 清肺润燥,安神止痛。用于咳嗽,咽干,声嘶,大便秘结,失眠,痛经,关节痛,痢疾。

【凭证标本号】· 522722200822758LY。

• 龙珠果

【学名】· *Passiflora foetida* L.

【别名】· 龙眼果、野仙桃、香花果。

【生境与分布】· 生于海拔 500 m 以下的草坡路边。分布于贞丰、望谟等地。

【药用部位】· 全株、果实。

【功效与主治】· 清肺止咳,解毒消肿。用于肺热咳嗽,小便浑浊,痈疮肿毒,外伤性眼角膜炎,淋巴结炎。

【凭证标本号】· 522325181011327LY。

【附注】· 贵州新分布药用植物。

• 镰叶西番莲

【学名】· *Passiflora wilsonii* Hemsl.

【别名】· 金边莲、半截叶、锅铲叶。

【生境与分布】· 生于海拔 1 300～2 500 m 的山坡灌丛。分布于望谟等地。

【药用部位】· 全草。

【功效与主治】·祛风湿,补肝肾,活血调经,杀虫截疟。用于风湿骨痛,腰酸背痛,肝炎,肝硬化,月经不调,跌打损伤,骨折,疟疾,蛔虫病。

【凭证标本号】·522328140317257LY。

番木瓜科 Caricaceae

■ 番木瓜属 *Carica*

● 番木瓜

【学名】· *Carica papaya* L.

【别名】·番瓜、木瓜、万寿果。

【生境与分布】·册亨、荔波、望谟、兴仁、罗甸、安龙等地有栽培。

【药用部位】·根、叶、花、果。

【功效与主治】·根、叶、花:用于骨折,肿毒溃烂。果实:消食驱虫,消肿解毒,通乳。用于消化不良,产妇少乳,痢疾,高血压。

【凭证标本号】·522327191009001LY;522722201120656LY。

柽柳科 Tamaricaceae

■ 柽柳属 *Tamarix*

● 柽柳

【学名】· *Tamarix chinensis* Lour.

【别名】·西湖柳、加本麻。

【生境与分布】·威宁、安龙、贞丰等地有栽培。

【药用部位】·细嫩枝叶。

【功效与主治】·发表透疹,祛风除湿。用于麻疹不透,风湿痹痛。

【凭证标本号】·522427140625128LY;522301160530236LY。

【附注】·《中国药典》收录物种。

秋海棠科 Begoniaceae

■ 秋海棠属 *Begonia*

● 昌感秋海棠

【学名】· *Begonia cavaleriei* Lévl.

【生境与分布】·生于海拔700~1000 m的山沟阴湿处岩石上或山谷潮湿处密林。分布于贵阳、西秀、紫云、都匀、贵定、龙里、施秉等地。

【药用部位】·全草。

【功效与主治】·活血祛瘀,行气止痛。

【凭证标本号】·520402170329139LY;520425170603221LY;522701210321008LY。

● 册亨秋海棠

【学名】· *Begonia cehengensis* T.C. Ku

【生境与分布】·生于海拔750 m左右的阴处岩石上。分布于册亨等地。

【药用部位】·全株。

【功效与主治】·舒筋活血。

● 赤水秋海棠

【学名】· *Begonia chishuiensis* T.C. Ku

【生境与分布】·生于阴处岩石上。分布于赤水、习水等地。

【药用部位】·全株。

【功效与主治】·舒筋活血,通经。

【凭证标本号】·520381160428116LY。

● 周裂秋海棠

【学名】· *Begonia circumlobata* Hance

【别名】·大麻酸汤杆、酸汤杆。

【生境与分布】·生于海拔250~1100 m的密林下、山沟边、山谷石缝或水边。分布于荔波、独山、长顺、龙里、黎平、惠水、三都等地。

【药用部位】·全株、根。

【功效与主治】·清热解毒,活血止痛,止血消肿。用于月经不调,痛经,跌打损伤,痈疮,烧烫伤。

【凭证标本号】·522722201120195LY;522729200724005LY。

● 虎克四季秋海棠

【学名】· *Begonia cucullata* var. *hookeri* (Sweet) L. B. Sm. & B. G. Schub.

【别名】·玻璃翠。

【生境与分布】·钟山等地有栽培。

【药用部位】·全草、叶、花。

【功效与主治】·清热解毒,散结消肿。用于疮疖。

【凭证标本号】·520201200731204LY。

● 食用秋海棠

【学名】· *Begonia edulis* Lévl.

【别名】·葡萄叶秋海棠。

【生境与分布】·生于海拔500~1500 m的山坡水沟边岩石

上、山谷潮湿处或山坡沟边。分布于兴仁、黔西、平坝、盘州、平塘、荔波、罗甸等地。

【药用部位】·根茎。

【功效与主治】·清热解毒,凉血润肺。用于肺热咯血,吐血,痢疾,跌打损伤,刀伤出血,蛇咬伤。

【凭证标本号】·523301150820716LY;527727210114002LY;522423191004036LY。

● 紫背天葵

【学名】·Begonia fimbristipula Hanc

【生境与分布】·生于海拔700～1120 m的悬崖石缝中、山顶林下潮湿岩石上或山坡林下。分布于沿河、道真、平坝等地。

【药用部位】·全株。

【功效与主治】·清热解毒,消肿止痛。

【附注】·贵州新分布药用植物。

● 秋海棠

【学名】·Begonia grandis Dry.

【别名】·一口血。

【生境与分布】·生于海拔600～1100 m的山谷潮湿石壁上、山谷溪旁密林石上或山沟边岩石上。分布于钟山、平塘、绥阳、湄潭、印江、水城、盘州、惠水、雷山、江口等地。

【药用部位】·根、茎叶、花。

【功效与主治】·根:活血化瘀,凉血止血,消肿止痛。用于跌打损伤,吐血,咯血,鼻衄,胃溃疡,痢疾,月经不调,崩漏,带下病,淋浊,咽喉痛,蛇伤。茎叶:清热消肿。用于咽喉肿痛,痈疮,跌打损伤。花:活血化瘀,清热解毒。用于疔癣,蛇伤。

【凭证标本号】·520201200720009LY;527727200924016LY。

● 中华秋海棠

【学名】·Begonia grandis subsp. sinensis (A. DC.) Irmsch.

【别名】·珠芽秋海棠。

【生境与分布】·生于海拔300～2900 m的阴湿岩石上或阴湿地。分布于长顺、江口、惠水、威宁、赫章、纳雍、开阳、江口、沿河、兴仁、独山、荔波等地。

【药用部位】·块茎。

【功效与主治】·活血散瘀,止痛止血。用于跌打损伤,吐血,咯血,崩漏,带下病,内痔,筋骨痛,毒蛇咬伤。

【凭证标本号】·522729190914010LY;522222160717013LY;522731190709061LY。

● 独牛

【学名】·Begonia henryi Hemsl.

【别名】·柔毛秋海棠。

【生境与分布】·生于海拔800～2600 m的林下阴湿地或潮湿岩石上。分布于纳雍、清镇、威宁、普安等地。

【药用部位】·全草、球茎。

【功效与主治】·清热解毒,利水消肿,散瘀止血。用于小儿疝气,膀胱炎,腰痛,胃痛,闭经,腹泻,关节肿痛。外用于骨折,跌打损伤。

● 心叶秋海棠

【学名】·Begonia labordei Lévl.

【生境与分布】·生于海拔800～1200 m的林下潮湿岩石上。分布于开阳、清镇、兴仁、贞丰、江口、黄平、威宁、荔波、贵定、瓮安、平塘、长顺、三都、罗甸等地。

【药用部位】·根茎。

【功效与主治】·清热解毒,凉血止血,止痛。用于咳嗽,哮喘,肺心病引起的水肿,跌打损伤,吐血,崩漏,毒蛇咬伤。

● 戟叶秋海棠

【学名】·Begonia limprichtii Irmsch.

【别名】·七星花。

【生境与分布】·生于海拔500～1000 m的阴湿岩石上。分布于赤水、松桃、江口、瓮安等地。

【药用部位】·根茎。

【功效与主治】·清热凉血,止痛止血。用于跌打损伤,吐血,崩漏,毒蛇咬伤。

● 粗喙秋海棠

【学名】·Begonia longifolia Bl.

【别名】·圆果秋海棠。

【生境与分布】·生于海拔300 m左右的路旁灌丛潮湿地。分布于黎平、册亨等地。

【药用部位】·全株、根茎。

【功效与主治】·清热解毒,消肿止痛。用于湿热病下血,咽喉肿毒,疮肿疥癣,蛇咬伤,烧烫伤。

● 云南秋海棠

【学名】·Begonia modestiflora Kurz

【生境与分布】·生于海拔720～1380 m的林下溪旁或密林潮湿地。省内广泛分布。

【药用部位】·全草、根。

【功效与主治】·活血祛瘀,行气止痛。用于胃痛,月经不调,痛经,小儿吐泻,疝气,跌打损伤。

● 裂叶秋海棠

【学名】·Begonia palmata D. Don

【别名】·蜈蚣七、水八角莲。

【生境与分布】·生于海拔 450～1 900 m 的山谷或密林潮湿地。分布于荔波、罗甸、绥阳、威宁、雷山、黎平、从江、三都、榕江等地。

【药用部位】·全草。

【功效与主治】·清热解毒，化瘀消肿，凉血止血。用于感冒，急性支气管炎，风湿性关节炎，跌打内伤瘀血，闭经，肝脾肿大，吐血，崩漏，瘰疬。外用于跌打肿痛，毒蛇咬伤。

【凭证标本号】·522722210124224LY；522728160321035LY；520323150420435LY。

• 小叶秋海棠

【学名】· *Begonia parvula* H. Lévl. et Vaniot

【生境与分布】·生于海拔 980 m 左右的岩石上。分布于安龙等地。

【药用部位】·全草。

【功效与主治】·活血祛瘀，行气止痛。

• 掌裂叶秋海棠

【学名】· *Begonia pedatifida* Lévl.

【别名】·红八角莲、猫爪莲。

【生境与分布】·生于海拔 350～1 700 m 的林下潮湿处、常绿林山坡沟谷、阴湿林下石壁上、山坡阴处密林下或林缘。分布于绥阳、湄潭、惠水、兴仁、开阳、息烽、册亨、安龙、榕江、岑巩、黄平、麻江、金沙、德江、江口等地。

【药用部位】·根茎。

【功效与主治】·清热解毒，凉血止血，消肿止痛，祛风。用于风湿关节痛，血栓性静脉炎，跌打损伤，咽喉肿痛，尿血，子宫出血，毒蛇咬伤，痢疾，支气管炎，劳伤咳嗽，胃气痛，饱胀，水肿。

【凭证标本号】·520323150703385LY。

• 盾叶秋海棠

【学名】· *Begonia peltatifolia* H. L. Li

【生境与分布】·生于瘠土石上。分布于关岭、惠水、安龙、册亨、罗甸、荔波等地。

【药用部位】·全草。

【功效与主治】·活血祛瘀，行气止痛。

【凭证标本号】·520111200417055LY。

• 罗甸秋海棠

【学名】· *Begonia porteri* H. Lévl. & Vaniot

【生境与分布】·分布于罗甸等地。

【药用部位】·全草。

【功效与主治】·活血祛瘀，行气止痛。

【凭证标本号】·522728160414031LY。

• 长柄秋海棠

【学名】· *Begonia smithiana* Yu ex Irmsch.

【生境与分布】·生于海拔 600～1 000 m 的密林阴湿岩石上。分布于江口、印江、德江、丹寨、雷山、榕江等地。

【药用部位】·根茎。

【功效与主治】·清热止痛，止血。用于跌打损伤，筋骨疼痛，崩漏，毒蛇咬伤。

【凭证标本号】·522222160718015LY；522226190809053LY。

• 一点血

【学名】· *Begonia wilsonii* Gagnep.

【生境与分布】·生于海拔 700～1 950 m 的山坡密林下、沟边石壁上或山坡阴处岩石上。分布于铜仁、仁怀、锦屏、习水等地。

【药用部位】·根茎。

【功效与主治】·止血活血。用于崩漏，带下病，男女虚弱。

【凭证标本号】·522229141016703LY。

葫芦科 Cucurbitaceae

■ 盒子草属 *Actinostemma*

• 盒子草

【学名】· *Actinostemma tenerum* Griff.

【生境与分布】·生于水边湿润草丛。分布于榕江等地。

【药用部位】·全草、种子。

【功效与主治】·利水消肿，清热解毒。用于水肿，臌胀，疳积，湿疹，疮疡肿毒，毒蛇咬伤。

■ 冬瓜属 *Benincasa*

• 冬瓜

【学名】· *Benincasa hispida* (Thunb.) Cogn.

【别名】·枕瓜、白瓜。

【生境与分布】·省内广泛栽培。

【药用部位】·外层果皮。

【功效与主治】·利尿消肿。用于水肿，小便淋痛，泄泻。

【附注】·《中国药典》收录物种。

■ 假贝母属 *Bolbostemma*

• 假贝母

【学名】· *Bolbostemma paniculatum* (Maxim.) Franquet

【生境与分布】·生于山坡阴处。省内广泛栽培。

【药用部位】·块茎。

【功效与主治】·散结消肿,解毒。用于乳痈,瘰疬,痰核。

【附注】·《中国药典》收录物种。

■ 西瓜属 *Citrullus*

● 西瓜

【学名】· *Citrullus lanatus*（Thunb.）Matsum. et Nakai

【别名】·寒瓜。

【生境与分布】·引种。省内广泛栽培。

【药用部位】·果实。

【功效与主治】·清热泻火,消肿止痛。用于咽喉肿痛,喉痹,口疮。

【凭证标本号】·520424141025015LY。

【附注】·《中国药典》收录物种。

■ 黄瓜属 *Cucumis*

● 甜瓜

【学名】· *Cucumis melo* L.

【别名】·香瓜、哈密瓜、白兰瓜。

【生境与分布】·引种。省内广泛栽培。

【药用部位】·成熟种子。

【功效与主治】·清肺润肠,散结消瘀,疗伤止痛。用于肺热咳嗽,口渴,大便燥结,肠痈,肺痈,跌打损伤,筋伤骨折。

【附注】·《中国药典》收录物种。

● 菜瓜

【学名】· *Cucumis melo* subsp. *agrestis*（Naudin）Pangalo

【别名】·稍瓜、羊角瓜、生瓜。

【生境与分布】·引种。省内广泛栽培。

【药用部位】·果实、果实腌制品。

【功效与主治】·果实:除烦热,生津液,利小便。用于烦热口渴,小便不利,口疮。果实腌制品:健胃和中,生津止渴。用于食欲不振,消渴。

● 黄瓜

【学名】· *Cucumis sativus* L.

【别名】·青瓜、胡瓜。

【生境与分布】·引种。省内广泛栽培。

【药用部位】·果实、种子。

【功效与主治】·果实:清热利水,解毒。用于热病口渴,小便短赤,水肿尿少,水火烫伤,汗斑,痱疮。种子:续筋接骨,祛风,消痰。用于骨折筋伤,风湿痹痛,老年痰喘。

【凭证标本号】·522634151113007LY。

■ 南瓜属 *Cucurbita*

● 南瓜

【学名】· *Cucurbita moschata*（Duch. ex Lam.）Duch. ex Poiret

【别名】·倭瓜、番瓜。

【生境与分布】·引种。省内广泛栽培。

【药用部位】·幼苗、果实、种子。

【功效与主治】·幼苗:祛风止痛。用于小儿盘肠气痛,惊风,感冒,风湿热。果实:解毒消肿。用于肺痈,哮证,痈肿,烫伤,毒蜂螫伤。种子:杀虫,下乳,利水消肿。用于绦虫、蛔虫、血吸虫、钩虫、蛲虫病,产后缺乳,产后手足浮肿,百日咳,痔疮。

【凭证标本号】·5202211906100511LY;520201200805273LY;522731190712028LY。

● 西葫芦

【学名】· *Cucurbita pepo* L.

【生境与分布】·引种。省内广泛栽培。

【药用部位】·果实、种子。

【功效与主治】·果实:用于咳喘。外用于口疮。种子:驱虫。用于肠虫病。

■ 金瓜属 *Gymnopetalum*

● 金瓜

【学名】· *Gymnopetalum chinense*（Lour.）Merr.

【别名】·越南裸瓣瓜、老鼠瓜。

【生境与分布】·生于海拔430～900 m的山坡、路旁、疏林及灌丛。分布于兴仁、册亨、施秉等地。

【药用部位】·全草、根。

【功效与主治】·活血调经,舒筋通络,化痰消瘰。用于月经不调,关节酸痛,手脚萎缩,瘰疬。

■ 绞股蓝属 *Gynostemma*

● 翅茎绞股蓝

【学名】· *Gynostemma caulopterum* S. Z. He

【生境与分布】·生于海拔400～700 m的溪谷潮湿地。分布于荔波、湄潭、水城、盘州、播州、赤水、江口、印江、德江、松桃、兴仁、普安、望谟、册亨、大方、岑巩、榕江、雷山等地。

【药用部位】·全草、根茎。

【功效与主治】·清热解毒,止咳祛痰。用于慢性气管炎,咳嗽,传染性肝炎,肾盂肾炎,小便淋痛,梦遗滑精,胃肠炎,吐泻,癌肿。

【凭证标本号】·522722200823172LY;520328200806006LY;520221181130042LY。

● **光叶绞股蓝**

【学名】·*Gynostemma laxum*（Wall.）Cogn.

【别名】·三叶绞股蓝。

【生境与分布】·生于海拔800 m左右的石灰岩山地。分布于荔波等地。

【药用部位】·全草、根茎。

【功效与主治】·解毒。用于疔疮肿毒,蛇咬伤。

【凭证标本号】·522722200512858LY。

● **长梗绞股蓝**

【学名】·*Gynostemma longipes* C. Y. Wu ex C. Y. Wu et S. K. Chen

【生境与分布】·生于海拔1 800 m左右的沟边林下。分布于三都、大方等地。

【药用部位】·全株、根。

【功效与主治】·清热解毒。用于咳嗽,肝炎,腹泻,疔疮肿毒。

【凭证标本号】·522701200927009LY。

● **五柱绞股蓝**

【学名】·*Gynostemma pentagynum* Z. P. Wang

【生境与分布】·生于海拔700～1 000 m的石灰岩山谷或沟谷林中。分布于正安等地。

【药用部位】·全草。

【功效与主治】·清热解毒。用于肝炎,腹泻,疔疮肿毒,蛇咬伤。

● **绞股蓝**

【学名】·*Gynostemma pentaphyllum*（Thunb.）Makino

【别名】·七叶胆、公罗锅底、遍地生根。

【生境与分布】·生于海拔800～2 300 m的山谷密林、山坡疏林、灌丛或路旁草丛。分布于绥阳、赤水、江口、印江、德江、松桃、兴仁、普安、望谟、册亨、大方、岑巩、榕江、雷山等地。

【药用部位】·全草。

【功效与主治】·清热解毒,补虚。用于体虚乏力,虚劳失精,白细胞减少,高脂血症,慢性肠胃炎。

【凭证标本号】·522328140415387LY。

■ **雪胆属 Hemsleya**

● **雪胆**

【学名】·*Hemsleya chinensis* Cogn. ex Forbes et Hemsl.

【别名】·中华雪胆。

【生境与分布】·生于海拔1 200～2 200 m的杂木林下或林缘沟旁。分布于修文、习水、大方、兴仁、正安等地。

【药用部位】·全草、块根。

【功效与主治】·全草:用于疮毒。块根:清热解毒,健胃,消肿止痛。用于发热,咽喉痛,泄泻,痢疾,牙龈肿痛,咳嗽,冠心病,宫颈炎。

【凭证标本号】·520330160729006LY。

● **宁南雪胆**

【学名】·*Hemsleya chinensis* var. *ningnanensis* L. T. Shen et W. J. Chang

【别名】·母猪雪胆。

【生境与分布】·生于海拔2 000 m左右的山谷灌丛或疏林。分布于纳雍等地。

【药用部位】·块根。

【功效与主治】·清热解毒,健胃止痛。用于冠心病,宫颈炎。

【凭证标本号】·522422150706041LY。

● **罗锅底**

【学名】·*Hemsleya macrosperma* C. Y. Wu ex C. Y. Wu et C. L. Chen

【别名】·大果雪胆。

【生境与分布】·生于海拔1 200～2 000 m的山坡林下空地、林缘或灌丛。分布于大方、修文、佛顶山等地。

【药用部位】·块根。

【功效与主治】·清热解毒,消肿止痛,补中益气,祛湿利湿。用于痢疾,胃痛,胃溃疡,肝炎,泌尿系统感染,小便淋痛,上呼吸道感染,支气管炎,肺炎,败血病。

【凭证标本号】·522623140924049LY。

● **蛇莲**

【学名】·*Hemsleya sphaerocarpa* Kuang et A. M. Lu

【生境与分布】·生于海拔800～1 400 m的阔叶林边或山谷疏林下。分布于江口、松桃、黄平、麻江、雷山、黎平、榕江、望谟、正安等地。

【药用部位】·块根。

【功效与主治】·清热解毒,消肿止痛,利湿健胃。用于痢疾,泄泻,胃痛,肝炎,小便淋痛,冠心病,宫颈炎。

【凭证标本号】·522222160718015LY。

▪ 葫芦属 *Lagenaria*

• 葫芦

【学名】· *Lagenaria siceraria* (Molina) Standl.

【别名】· 小葫芦、瓠瓜、大葫芦。

【生境与分布】· 省内广泛栽培。

【药用部位】· 果实、果壳、种子。

【功效与主治】· 果实：利水消肿，清热散结。用于水肿，黄疸，消渴，癃闭，痈肿恶疮，疥癣。果壳：利水消肿。用于水肿，臌胀。种子：利水通窍，杀虫解毒。用于小便不利，水肿，鼻塞，鼻息肉，龋齿，聤耳，疥癣。

【凭证标本号】· 520329191005012LY。

▪ 丝瓜属 *Luffa*

• 广东丝瓜

【学名】· *Luffa acutangula* (L.) Roxb.

【别名】· 棱角丝瓜。

【生境与分布】· 省内广泛栽培。

【药用部位】· 成熟果实的维管束。

【功效与主治】· 通经活络，清热化痰。用于胸肋疼痛，腹痛，腰痛，睾丸肿痛，肺热咳痰，妇女闭经，乳汁不通，痈肿，痔漏。

• 丝瓜

【学名】· *Luffa aegyptiaca* Miller

【别名】· 天萝瓜、丝瓜儿。

【生境与分布】· 省内广泛栽培。

【药用部位】· 成熟果实的维管束。

【功效与主治】· 祛风湿，通经络，止泻痢。用于风湿痹痛，麻木拘挛，筋骨酸痛，泄泻痢疾。

【凭证标本号】· 522301150830809LY。

【附注】·《中国药典》收录物种。

▪ 苦瓜属 *Momordica*

• 木鳖

【学名】· *Momordica cochinchinensis* (Lour.) Spreng.

【生境与分布】· 生于海拔 450～1 100 m 的山沟、林缘或路旁。分布于贵阳、习水等地。

【药用部位】· 成熟种子。

【功效与主治】· 散结消肿，攻毒疗疮。用于疮疡肿毒，乳痈，瘰疬，痔瘘，干癣，秃疮。

【附注】·《中国药典》收录物种。

• 苦瓜

【学名】· *Momordica charantia* L.

【别名】· 癞葡萄、凉瓜、癞瓜。

【生境与分布】· 省内广泛栽培。

【药用部位】· 花、果实、种子。

【功效与主治】· 花：清热解毒，和胃。用于痢疾，胃气痛。果实：祛暑，明目，解毒。用于暑热烦渴，红眼肿痛，疮痈肿毒。种子：温肾补阳。用于肾阳不足，小便频数，阳痿，遗尿，遗精。

【凭证标本号】· 522631190821713LY。

• 凹萼木鳖

【学名】· *Momordica subangulata* Bl.

【生境与分布】· 生于海拔 300～1 500 m 的山坡路旁阴处。分布于兴仁、安龙、贞丰、罗甸等地。

【药用部位】· 根。

【功效与主治】· 清热解毒，消瘰。用于痄腮，咽喉肿痛，疮疡肿毒，瘰疬。

【凭证标本号】· 522728150909011LY。

▪ 帽儿瓜属 *Mukia*

• 爪哇帽儿瓜

【学名】· *Mukia javanica* (Miq.) C. Jeffrey

【生境与分布】· 生于海拔 500～1 200 m 的林下阴处或山坡草地。分布于贞丰等地。

【药用部位】· 果实。

【功效与主治】· 清热利尿，消肿。

【凭证标本号】· 522727200909009LY。

【附注】· 贵州新分布药用植物。

• 帽儿瓜

【学名】· *Mukia maderaspatana* (L) M. J. Roem.

【别名】· 毛花马。

【生境与分布】· 生于海拔 500～800 m 的山坡灌丛或疏林。分布于望谟、贞丰、罗甸、册亨、兴仁、贞丰等地。

【药用部位】· 果实。

【功效与主治】· 清热，利尿消肿。用于肺热咳嗽，水肿，湿疹，跌打损伤。

【凭证标本号】· 522326201001040LY；522325190614374LY；522728151117014LY。

■ 裂瓜属 *Schizopepon*

● 湖北裂瓜

【学名】· *Schizopepon dioicus* Cogn. ex Oliv.

【生境与分布】· 生于海拔 1 800 m 左右的山坡、路旁灌丛或山谷林下。分布于余庆、湄潭、大方、普安等地。

【药用部位】· 根茎。

【功效与主治】· 清热解毒,祛风除湿。用于感冒咳嗽,目赤肿痛,咽喉痛,痢疾,疮痈肿毒,风湿痹痛。

■ 佛手瓜属 *Sechium*

● 佛手瓜

【学名】· *Sechium edule* (Jacq.) Swartz

【别名】· 洋丝瓜。

【生境与分布】· 省内广泛栽培。

【药用部位】· 叶、果实。

【功效与主治】· 叶:清热解毒。用于疮痈肿毒。果实:健脾消食,行气止痛。用于胃脘疼痛,消化不良。

【凭证标本号】· 522727200909008LY;522301160112981LY。

■ 罗汉果属 *Siraitia*

● 罗汉果

【学名】· *Siraitia grosvenorii* (Swingle) C. Jeffrey ex A. M. Lu et Z. Y. Zhang

【别名】· 光果木鳖。

【生境与分布】· 生于海拔 400～1 400 m 的山坡林下、河边湿地或灌丛。分布于大方、黄平、榕江、望谟、思南等地。

【药用部位】· 果实。

【功效与主治】· 清热润肺,利咽,滑肠通便。用于肺热燥咳,咽痛失音,肠燥便秘。

【凭证标本号】· 522227160713002LY。

【附注】·《中国药典》收录物种。

■ 茅瓜属 *Solena*

● 茅瓜

【学名】· *Solena heterophylla* Lour.

【别名】· 老鼠拉冬瓜、老鼠冬瓜、狗屎瓜。

【生境与分布】· 生于海拔 400～700 m 的山坡、路旁灌丛或疏林。分布于贵阳、册亨、贞丰、望谟、兴仁、安龙、罗甸等地。

【药用部位】· 块根。

【功效与主治】· 清热解毒,化瘀散结,化痰利湿。用于疮痈肿毒,烫火伤,肺痈咳嗽,咽喉肿痛,水肿腹胀,腹泻,痢疾,湿疹,风湿痹痛。

【凭证标本号】· 522327181130145LY;522301140630351LY;522325181026019LY。

■ 赤瓟属 *Thladiantha*

● 大苞赤瓟

【学名】· *Thladiantha cordifolia* (Bl.) Cogn.

【生境与分布】· 生于海拔 500～1 500 m 的山坡、路旁或灌丛。分布于花溪、余庆、台江、雷山、榕江、威宁、册亨、兴仁、安龙、望谟、罗甸、习水、梵净山等地。

【药用部位】· 全草。

【功效与主治】· 敛疮解毒。用于疮疡肿毒。

【凭证标本号】· 520111200722014LY;520329191003982LY。

● 川赤瓟

【学名】· *Thladiantha davidii* Franch.

【生境与分布】· 生于海拔 1 000～2 100 m 的山谷或沟边灌丛。分布于赤水、西秀、梵净山等地。

【药用部位】· 根、果实。

【功效与主治】· 生津开胃,健脾补虚。用于体虚食少,脾虚厌食,胸膈满闷。

【凭证标本号】· 520381160525593LY;520402170513326LY。

● 齿叶赤瓟

【学名】· *Thladiantha dentata* Cogn.

【别名】· 龙须尖、猫儿瓜。

【生境与分布】· 生于海拔 1 000 m 左右的路旁或沟边灌丛。分布于雷山等地。

【药用部位】· 根。

【功效与主治】· 生津开胃,健脾补虚。用于体虚食少,脾虚厌食,胸膈满闷。

● 皱果赤瓟

【学名】· *Thladiantha henryi* Hemsl.

【别名】· 喙赤瓟。

【生境与分布】· 生于海拔 1 150～2 000 m 的山坡林下、路旁或灌丛。分布于大方等地。

【药用部位】· 根。

【功效与主治】· 清热解毒,理气止痛。用于感冒,痢疾,疮疡肿毒,胃痛。

● 异叶赤瓟

【学名】· *Thladiantha hookeri* C. B. Clarke

【别名】· 山土瓜。

【生境与分布】· 生于海拔 1 800～2 400 m 的山谷、沟边或林下。分布于榕江、威宁、湄潭、习水、道真等地。

【药用部位】· 根。

【功效与主治】· 润肺化痰,散结解毒。用于肺热咳喘,咽喉痛,泄泻,蛇虫咬伤。

【凭证标本号】· 522427140507557LY。

● 长叶赤瓟

【学名】· *Thladiantha longifolia* Cogn. ex Oliv.

【生境与分布】· 生于海拔 1 200～1 800 m 的沟边、坡脚或杂木林缘。分布于雷公山等地。

【药用部位】· 根。

【功效与主治】· 清热利便,消肿解毒。用于头痛发热,便秘,痈疮肿毒。

● 南赤瓟

【学名】· *Thladiantha nudiflora* Hemsl. ex Forbes et Hemsl.

【别名】· 土瓜根。

【生境与分布】· 生于海拔 900～1 800 m 的山坡、路旁、沟边灌丛或林缘。分布于册亨、黔西、水城、德江、大方、赫章、开阳、清镇、息烽、修文等地。

【药用部位】· 根、叶。

【功效与主治】· 清热解毒,消食化滞。用于痢疾,肠炎,消化不良,脘腹胀闷,毒蛇咬伤。

【凭证标本号】· 523327190518301LY;522423191005009LY;520221190609011LY。

● 鄂赤瓟

【学名】· *Thladiantha oliveri* Cogn. ex Mottet

【别名】· 水葡萄、野瓜、水瓜。

【生境与分布】· 生于海拔 800～1 800 m 的山坡、路旁、林缘或沟边灌丛。分布于沿河、雷山、大方、习水、正安、凤冈、赤水、梵净山等地。

【药用部位】· 根、果实。

【功效与主治】· 清热利胆,通乳消肿。用于痢疾,黄疸,胆囊炎,乳汁不下,烧烫伤,跌打损伤。

【凭证标本号】· 522228200730367LY。

● 长毛赤瓟

【学名】· *Thladiantha villosula* Cogn.

【别名】· 黑子赤瓟。

【生境与分布】· 生于海拔 1 700～2 000 m 的山谷、沟边路旁灌丛。分布于贵阳、望谟、大方、纳雍等地。

【药用部位】· 块根。

【功效与主治】· 清热解毒,理气止痛。用于肠炎,痢疾,感冒,胃脘疼痛,须发早白。

【凭证标本号】· 522326200421018LY。

■ 栝楼属 *Trichosanthes*

● 短序栝楼

【学名】· *Trichosanthes baviensis* Gagnep.

【生境与分布】· 生于海拔 900～1 100 m 的山坡或路旁灌丛。分布于望谟、兴仁、贞丰等地。

【药用部位】· 全草、根。

【功效与主治】· 全草:退热,利水。用于疮疡肿毒,感冒发热,水肿。根:截疟。用于疟疾。

● 王瓜

【学名】· *Trichosanthes cucumeroides* (Ser.) Maxim.

【别名】· 假栝楼。

【生境与分布】· 生于海拔 650～1 100 m 的山坡、路旁或沟边灌丛。分布于贵阳、荔波、雷山、黎平、榕江、龙里、普安等地。

【药用部位】· 根、果实、种子。

【功效与主治】· 根:泻热通结,散瘀消肿。用于热病烦渴,便秘,痈肿,跌打瘀肿。果实:清热生津,化瘀,通乳。用于消渴,黄疸,噎膈反胃,闭经,乳汁不通,痈肿。种子:清热利湿,凉血止血。用于肺痿吐血,痢疾,黄疸,肠风下血。

【凭证标本号】· 522722201120825LY。

● 大方油栝楼

【学名】· *Trichosanthes dafangensis* N. G. Ye & S. J. Li

【生境与分布】· 生于海拔 1 000～1 800 m 的山坡灌丛。分布于大方等地。

【药用部位】· 果实。

【功效与主治】· 清热化痰,行气宽胸。用于感冒发热,肺热咳嗽,胃痛,胸痹。

● 糙点栝楼

【学名】· *Trichosanthes dunniana* Lévl.

【生境与分布】· 生于海拔 700～1 200 m 的山坡、路旁灌丛或疏林边。分布于贞丰、安龙、兴仁、册亨等地。

【药用部位】· 根、果实。

【功效与主治】· 根:润肺化痰。用于痰热咳嗽,燥结便秘。果实:解毒消肿。用于疮疡肿毒。

【凭证标本号】·522325190716607LY。

湘桂栝楼

【学名】·*Trichosanthes hylonoma* Hand.-Mazz.

【别名】·小花栝楼。

【生境与分布】·生于海拔 900 m 左右的沟边。分布于雷山等地。

【药用部位】·根、果实。

【功效与主治】·根:生津止渴,降火润燥。用于热病烦渴,厌食。果实:润肺化痰,宽胸散结,滑肠通便。用于痰热咳嗽,肺痨咯血,胸痹,便秘,痈肿。

栝楼

【学名】·*Trichosanthes kirilowii* Maxim.

【别名】·瓜楼、瓜蒌。

【生境与分布】·省内广泛栽培或野生。

【药用部位】·根、成熟果实、成熟果皮、成熟种子。

【功效与主治】·根:清热生津,润肺化痰,消肿排脓。用于热病口渴,消渴多饮,痰热咳嗽,疮疡肿毒。成熟果实、成熟种子:清热化痰,润肠通便,宽胸散结。用于肺热咳嗽,肺虚燥咳,肠燥便秘,胸痹。成熟果皮:清热化痰,利气宽胸。用于痰热咳嗽,胸闷胁痛。

【凭证标本号】·522326201001069LY;520402170526034LY;520327200727036LY。

【附注】·《中国药典》收录物种。

长萼栝楼

【学名】·*Trichosanthes laceribractea* Hayata

【生境与分布】·生于海拔 200～1 000 m 的山谷密林或山坡路旁。分布于平塘、石阡、望谟、安龙、雷山等地。

【药用部位】·果实、种子。

【功效与主治】·果实:润肺化痰,散结滑肠。用于痰热咳嗽,胸痹,结胸,肺痿咳血,消渴,黄疸,便秘,痈肿初起。种子:润肺化痰,滑肠。用于痰热咳嗽,燥结便秘,痈肿,乳少。

【凭证标本号】·522727201019006LY。

趾叶栝楼

【学名】·*Trichosanthes pedata* Merr. et Chun

【生境与分布】·生于海拔 200～1 500 m 的山谷疏林、灌丛或路旁草地。分布于紫云、大沙河等地。

【药用部位】·根、果实、种子。

【功效与主治】·根、果实:清热化痰,生津止渴,降火润肠。种子:宽胸,散结,润肠。

【凭证标本号】·520425170605275LY。

全缘栝楼

【学名】·*Trichosanthes pilosa* Loureiro

【生境与分布】·生于海拔 500～1 000 m 的山坡灌丛或林下。分布于黔西、江口、册亨、息烽、开阳等地。

【药用部位】·根、果实。

【功效与主治】·根:散瘀消肿,清热解毒。用于跌打损伤,疮疖肿毒,肾囊肿大。果实:止咳化痰,润肠,散结。用于肺热咳嗽,便秘,乳痈。

【凭证标本号】·522423191004018LY。

双边栝楼

【学名】·*Trichosanthes rosthornii* Harms

【生境与分布】·生于海拔 700～1 400 m 的山坡灌丛或林缘。分布于贞丰、普安、兴仁、罗甸、道真、湄潭、清镇、大方、赫章、开阳等地。

【药用部位】·根、成熟果实、成熟果皮、成熟种子。

【功效与主治】·根:清热生津,润肺化痰,消肿排脓。用于热病口渴,消渴多饮,痰热咳嗽,疮疡肿毒。成熟果实、种子:清热化痰,润肠通便,宽胸散结。用于肺热咳嗽,肺虚燥咳,肠燥便秘,胸痹。成熟果皮:清热化痰,利气宽胸。用于痰热咳嗽,胸闷胁痛。

【凭证标本号】·522325190614410LY。

【附注】·《中国药典》收录物种。

多卷须栝楼

【学名】·*Trichosanthes rosthornii* var. *multicirrata* (C. Y. Cheng et Yueh) S. K. Chen

【生境与分布】·生于海拔 900 m 左右的山坡灌丛。分布于册亨、望谟、安龙、罗甸、独山等地。

【药用部位】·根、果实。

【功效与主治】·根:散瘀消肿,清热解毒。用于跌打损伤,疮疖肿毒。果实:止咳化痰,润肠散结。用于肺热咳嗽,便秘,乳痈。

红花栝楼

【学名】·*Trichosanthes rubriflos* Thorel ex Cayla

【别名】·红花瓜蒌。

【生境与分布】·生于海拔 350 m 左右的山坡、路旁或沟边灌丛。分布于册亨、望谟、贞丰、安龙、罗甸等地。

【药用部位】·根、果实。

【功效与主治】·清肺化痰,解毒散结。用于肺热咳嗽,胸闷胸痛,便秘,疟疾,疮疖肿毒。

【凭证标本号】·522327191008019LY。

● 丝毛栝楼

【学名】· *Trichosanthes sericeifolia* C. Y. Cheng et Yueh

【生境与分布】· 生于海拔 1 000 m 左右的山坡灌丛。分布于安龙、望谟、罗甸等地。

【药用部位】· 根、果实。

【功效与主治】· 根:散瘀消肿,清热解毒。用于跌打损伤,疮疖肿毒。果实:止咳化痰,润肠散结。用于肺热燥咳,便秘,乳痈。

● 三尖栝楼

【学名】· *Trichosanthes tricuspidata* Lour.

【生境与分布】· 生于海拔 900 m 左右的山坡灌丛。分布于册亨、安龙、望谟等地。

【药用部位】· 果实。

【功效与主治】· 润肺祛痰,滑肠散结。用于肺热咳嗽,胸闷,心绞痛,便秘,乳痈。

【凭证标本号】· 522327191004301LY。

● 薄叶栝楼

【学名】· *Trichosanthes wallichiana* (Ser.) Wight

【生境与分布】· 生于海拔 900～1 800 m 的山坡或山谷混交林。分布于沿河、兴仁、普安、册亨、望谟等地。

【药用部位】· 根、果实。

【功效与主治】· 根:散瘀消肿,清热解毒。用于跌打损伤,疮疖肿毒。果实:止咳化痰,润肠散结。用于肺热燥咳,便秘,乳痈。

【凭证标本号】· 522228200728092LY;522301140730423LY。

■ 马𤓰儿属 *Zehneria*

● 钮子瓜

【学名】· *Zehneria bodinieri* (H. Léveillé) W. J. de Wilde & Duyfjes

【别名】· 野杜瓜。

【生境与分布】· 生于海拔 700～1 500 m 的山坡、路旁或沟边灌丛。分布于惠水、贞丰、江口、兴仁、安龙、册亨、望谟等地。

【药用部位】· 全草、根。

【功效与主治】· 清热解毒,镇痉,通淋。用于发热,惊厥,头痛,咽喉肿痛,疮疡肿毒,淋证。

【凭证标本号】· 522731191020025LY;522301160111961LY;522325181206516LY。

● 马𤓰儿

【学名】· *Zehneria japonica* (Thunb.) H. Y. Liu

【别名】· 玉钮子。

【生境与分布】· 生于海拔 500～1 600 m 的水沟旁、溪边灌丛。分布于三都、望谟、册亨、开阳、修文等地。

【药用部位】· 全草、块根。

【功效与主治】· 清热解毒,消肿散结,化痰利尿。用于痈疮疖肿,痰核瘰疬,咽喉肿痛,痄腮,石淋,小便不利,皮肤湿疹,目赤黄疸,痔瘘,脱肛,外伤出血,毒蛇咬伤。

【凭证标本号】· 522701200819013LY;522326200428015LY。

千屈菜科 Lythraceae

■ 紫薇属 *Lagerstroemia*

● 尾叶紫薇

【学名】· *Lagerstroemia caudata* Chun & F. C. How ex S. K. Lee & L. F. Lau

【生境与分布】· 生于林边或疏林。分布于印江、镇远、荔波、瓮安等地。

【药用部位】· 根。

【功效与主治】· 清热利湿,活血止血,止痛。

● 紫薇

【学名】· *Lagerstroemia indica* L.

【别名】· 千日红、无皮树、百日红。

【生境与分布】· 生于肥沃湿润的土壤。省内广泛栽培。

【药用部位】· 根、根皮、茎皮、叶、花。

【功效与主治】· 根:清热利湿,活血止血,止痛。用于痢疾,水肿,烧烫伤,湿疹,痈肿疮毒,跌打损伤,崩漏,偏头痛,牙痛,痛经,产后腹痛。根皮、茎皮:清热解毒,利湿祛风,散瘀止血。用于无名肿毒,丹毒,乳痈,咽喉肿痛,肝炎,疥癣,鹤膝风,跌打损伤,内外伤出血,崩漏带下。叶:清热解毒,利湿止血。用于痈疮肿毒,乳痈,痢疾,湿疹,外伤出血。花:清热解毒,凉血止血。用于疮疖痈疽,小儿胎毒,疥癣,崩漏,带下,肺痨咳血,小儿惊风。

【凭证标本号】· 522301150718697LY;522722200722799LY;520328200805049LY。

● 南紫薇

【学名】· *Lagerstroemia subcostata* Koehne

【别名】· 苞饭花、蚊仔花。

【生境与分布】· 生于林缘、溪边湿润肥沃之地。分布于大沙河、松桃等地。

【药用部位】·根、花。

【功效与主治】·解毒消瘀。用于疟疾,鹤膝风,痈疮肿毒。

■ 千屈菜属 *Lythrum*

• 千屈菜

【学名】·*Lythrum salicaria* L.

【别名】·对月莲。

【生境与分布】·生于河岸、湖畔、溪沟边或潮湿草地。分布于惠水、花溪、长顺、平坝、锦屏、黄平、金沙、赫章、威宁、绥阳、罗甸、松桃、水城、兴仁等地。

【药用部位】·全株。

【功效与主治】·清热止血。用于崩漏,高烧,便血,细菌性痢疾等。

【凭证标本号】·522731190709064LY;520111200620024LY;522729190729023LY。

■ 石榴属 *Punica*

• 石榴

【学名】·*Punica granatum* L.

【别名】·金罂、安石榴。

【生境与分布】·省内广泛栽培。

【药用部位】·果皮。

【功效与主治】·涩肠止泻,凉血止血,驱虫。用于泄泻,痢疾,崩漏,带下,虫积腹痛,烫伤。

【凭证标本号】·520111200620020LY;520328210505215LY;522423181123002LY。

【附注】·《中国药典》收录物种。

■ 节节菜属 *Rotala*

• 节节菜

【学名】·*Rotala indica*(Willd.)Koehne

【别名】·节节草、水马兰、碌耳草。

【生境与分布】·生于稻田或湿地。分布于贵阳、册亨、平坝、思南、印江、德江、松桃、施秉、荔波、龙里、惠水、长顺等地。

【药用部位】·全草。

【功效与主治】·清热解毒,止泻。用于疮疖肿毒,小儿泄泻。

【凭证标本号】·522425151026009LY。

• 五蕊节节菜

【学名】·*Rotala rosea*(Poiret)C. D. K. Cook ex H. Hara

【别名】·薄瓣节节菜。

【生境与分布】·生于湿地、田野或水田。省内广泛分布。

【药用部位】·全草。

【功效与主治】·清热解毒。用于疮疡肿毒,湿疹。

• 圆叶节节菜

【学名】·*Rotala rotundifolia*(Buch.-Ham. ex Roxb.)Koehne

【别名】·水豆瓣、豆瓣菜。

【生境与分布】·生于海拔300~1 900 m的水田或潮湿之地。分布于绥阳、凤冈、贞丰、安龙、大方、纳雍、赤水、桐梓、西秀、清镇、荔波、雷山、榕江、镇远、剑河、长顺、罗甸等地。

【药用部位】·全草。

【功效与主治】·清热利湿,消肿解毒。用于痢疾,淋病,水臌,急性肝炎,痈肿疮毒,牙龈肿痛,痔肿,乳痈,急性脑膜炎,急性咽喉炎,月经不调,痛经,烫火伤。

【凭证标本号】·520323150609229LY;520277210512085LY;522722201020811LY。

■ 虾子花属 *Woodfordia*

• 虾子花

【学名】·*Woodfordia fruticosa*(L.)Kurz

【别名】·红蜜蜂花、红虾花、野红花。

【生境与分布】·生于海拔200~400 m的山坡路旁。分布于望谟、罗甸等地。

【药用部位】·根、花。

【功效与主治】·调经活血,通经活络,凉血止血。用于痢疾,月经不调,痔疮,鼻衄,咳血,风湿性关节炎,腰肌劳损。

【凭证标本号】·523326210403004LY;522728150730002LY。

菱科 Trapaceae

■ 菱属 *Trapa*

• 欧菱

【学名】·*Trapa natans* L.

【别名】·大湾角菱、扒菱、头菱。

【生境与分布】·生于湖泊或旧河床中。分布于惠水、天柱、威宁、大方、黎平、龙里等地。

【药用部位】·果肉。

【功效与主治】·果肉(鲜):清暑解热,除烦解渴。果肉(熟):

益气健脾,解酒。用于腰腿筋骨疼痛,周身四肢不仁,风湿入窍之症。

【凭证标本号】·522631190823782LY。

桃金娘科 Myrtaceae

■ 子楝树属 Decaspermum

● 子楝树

【学名】·Decaspermum gracilentum (Hance) Merr. et Perry

【别名】·华夏子楝树、甜茶木、桑枝采碎木。

【生境与分布】·生于低中山灌丛。分布于望谟、安龙、荔波、罗甸、长顺、独山、惠水、三都等地。

【药用部位】·根、叶。

【功效与主治】·根:解毒止痢,止血。用于痢疾,崩漏,外伤出血。叶:理气化湿,解毒杀虫。用于湿滞脘腹胀痛,痢疾,湿疹,疥癣,脚气。

【凭证标本号】·522326200430010LY。

■ 桉属 Eucalyptus

● 赤桉

【学名】·Eucalyptus camaldulensis Dehnh.

【生境与分布】·省内广泛栽培。分布于册亨等地。

【药用部位】·枝叶、果实。

【功效与主治】·枝叶:清热解毒,防腐止痒,抗炎。用于镇痛,止泻,止咳,发汗。果实:用于小儿疳积。

【凭证标本号】·522327191008070LY。

● 柠檬桉

【学名】·Eucalyptus citriodora Hook. f.

【别名】·香桉。

【生境与分布】·望谟等地有栽培。

【药用部位】·叶。

【功效与主治】·叶:消肿散毒。用于疮疖,皮肤诸病,风湿痛。

【凭证标本号】·522326201004021LY。

● 窿缘桉

【学名】·Eucalyptus exserta F. V. Muell.

【生境与分布】·省内广泛栽培。

【药用部位】·叶。

【功效与主治】·祛风除湿,杀虫止痒,解暑。用于风湿病,皮肤湿疹,慢性皮炎,疥疮,手足癣,灭蚊虫。

● 蓝桉

【学名】·Eucalyptus globulus Labill.

【别名】·洋草果、灰杨柳、一口钟。

【生境与分布】·省内广泛栽培。

【药用部位】·叶、果实。

【功效与主治】·疏风解热。用于上呼吸道感染,咽喉炎,肠炎,痢疾,丝虫病,预防流行性感冒、流行性脑脊髓膜炎。

● 直杆蓝桉

【学名】·Eucalyptus globulus subsp. maidenii (F. Mueller) Kirkpatrick

【生境与分布】·省内广泛栽培。

【药用部位】·叶。

【功效与主治】·疏风解表,消痒止痒。用于感冒,流感,咽喉炎,烫伤,乳痈,湿疹。

● 桉

【学名】·Eucalyptus robusta Smith

【别名】·大叶桉。

【生境与分布】·册亨、荔波、贞丰等地有栽培。

【药用部位】·叶。

【功效与主治】·清热解毒,疏风解表,化痰理气,杀虫止痒。用于感冒头痛,痢疾,咳喘,腹泻,风湿痹痛,烧烫伤,外伤出血,痈疮肿痛,湿疹。

【凭证标本号】·522327190530305LY;527722200822691LY;522325190115586LY。

● 柳叶桉

【学名】·Eucalyptus saligna Smith

【生境与分布】·省内广泛栽培。

【药用部位】·叶。

【功效与主治】·疏风解表。

● 细叶桉

【学名】·Eucalyptus tereticornis Smith

【生境与分布】·省内广泛栽培。

【药用部位】·叶、果实。

【功效与主治】·祛痰止咳,收敛杀虫。用于预防流行性感冒、流行性乙型脑炎,疟疾,肺炎,腹泻,痢疾,皮肤溃烂,痈疮红肿,丹毒,乳腺炎,外伤感染,皮癣,神经性皮炎。

■ 白千层属 Melaleuca

● 白千层

【学名】·Melaleuca cajuputi subsp. cumingiana (Turczaninow)

Barlow

【生境与分布】·省内广泛栽培。

【药用部位】·树皮、叶。

【功效与主治】·树皮:安神镇静。用于神经衰弱,失眠。叶:芳香解表,祛风止痛。用于感冒发热,风湿关节痛,神经痛,肠炎,泄泻,腹痛。外用于过敏性皮炎,湿疹。

■ 番石榴属 *Psidium*

● 番石榴

【学名】·*Psidium guajava* L.

【别名】·芭乐、鸡屎果、拔子。

【生境与分布】·生于河谷、荒地或丘陵。原产南美洲,贵州南部有栽培,常逸为野生。

【药用部位】·树皮、叶、果实。

【功效与主治】·树皮:收涩止泻,敛疮。用于泄泻,痢疾。叶:消肿止血,敛疮。用于跌打损伤,外伤出血,臁疮久不愈合。果实:健脾消积,涩肠止泻。用于泄泻,痢疾,小儿消化不良。

【凭证标本号】·523326210115021LY;522301150823783LY;522327190530302LY。

■ 桃金娘属 *Rhodomyrtus*

● 桃金娘

【学名】·*Rhodomyrtus tomentosa* (Ait.) Hassk.

【别名】·岗稔。

【生境与分布】·生于丘陵灌丛或荒山草地。分布于罗甸、荔波等地。

【药用部位】·果实。

【功效与主治】·养血止血,涩肠固精。用于血虚体弱,吐血,鼻衄,劳伤咳血,便血,崩漏,遗精,带下,痢疾,脱肛,烫伤,外伤出血。

■ 蒲桃属 *Syzygium*

● 华南蒲桃

【学名】·*Syzygium austrosinense* (Merr. et Perry) Chang et Miau

【生境与分布】·生于海拔 300～2 300 m 的常绿阔叶林。分布于紫云、荔波、梵净山等地。

【药用部位】·全株。

【功效与主治】·涩肠止泻。用于久泄,久痢。

【凭证标本号】·520425170609381LY。

● 赤楠

【学名】·*Syzygium buxifolium* Hook. et Arn.

【别名】·毛铁硝。

【生境与分布】·生于海拔 300～1 200 m 的山地疏林或灌丛。分布于平塘、余庆、贞丰、赤水、绥阳、习水、开阳、息烽、江口、锦屏、罗甸、荔波、龙里等地。

【药用部位】·根、叶。

【功效与主治】·根:益肾定喘,健脾利湿,祛风活血,解毒消肿。用于喘咳,浮肿,淋浊,尿路结石,痢疾,肝炎,子宫脱垂,风湿痛,疝气,睾丸炎,痔疮,痈肿,水火烫伤,跌打肿痛。叶:清热解毒。用于痈疽疔疮,漆疮,烧烫伤。

【凭证标本号】·522727201103009LY;5203291907 24605LY;522301160120001LY。

● 水竹蒲桃

【学名】·*Syzygium fluviatile* (Hemsl.) Merr. et Perry

【生境与分布】·生于 1 000 m 以下的溪涧边。分布于荔波等地。

【药用部位】·树皮。

【功效与主治】·驱蛔。

【凭证标本号】·522722201108163LY。

● 簇花蒲桃

【学名】·*Syzygium fruticosum* (Roxb.) DC.

【生境与分布】·生于海拔 450～1 200 m 的疏林。分布于兴仁、贞丰、安龙等地。

【药用部位】·树皮。

【功效与主治】·驱蛔。

● 轮叶蒲桃

【学名】·*Syzygium grijsii* (Hance) Merr. et Perry

【别名】·山乌珠。

【生境与分布】·生于海拔 900 m 以下的沟谷灌丛。分布于三都、荔波等地。

【药用部位】·根、枝、叶。

【功效与主治】·根:散风祛寒,活血止痛。用于风寒感冒,头痛,风湿痹痛,跌打肿痛。枝、叶:解毒敛疮,止汗。用于烫伤,盗汗。

● 贵州蒲桃

【学名】·*Syzygium handelii* Merr. et Perry

【生境与分布】·生于常绿林。分布于安龙、荔波、锦屏、龙里等地。

【药用部位】·全株。

【功效与主治】·涩肠止泻。

【凭证标本号】·522731191021015LY。

● 蒲桃

【学名】·*Syzygium jambos*（L.）Alston

【别名】·水晶蒲桃。

【生境与分布】·生于海拔1500m以下的水边或河谷湿地。分布于荔波、赤水、贞丰、罗甸等地。

【药用部位】·根皮、叶、果皮、种子。

【功效与主治】·根皮:凉血解毒。用于泄泻,痢疾,外伤出血。叶:清热解毒。用于口舌生疮,疮疡,痘疮。果皮:暖胃健脾,补肺止嗽,破血消肿。用于胃寒呃逆,脾虚泄泻,久痢,肺虚寒嗽。种子:健脾,止泄。用于脾虚泄泻,久痢,糖尿病。

【凭证标本号】·522722200512255LY;520381160525129LY;522301151222926LY。

野牡丹科 Melastomataceae

■ 柏拉木属 Blastus

● 柏拉木

【学名】·*Blastus cochinchinensis* Lour.

【别名】·崩疮药、四大天王。

【生境与分布】·生于海拔600m左右的阔叶林。分布于三都、册亨、罗甸等地。

【药用部位】·全株、根。

【功效与主治】·全株:清热解毒,消肿止痛。用于小儿头疮,皮肤溃烂,疮疡肿毒,风湿骨痛。根:收敛止血,消肿解毒。用于产后流血不止,月经过多,泄泻,跌打损伤,外伤出血,疮疡溃烂。

【凭证标本号】·522701201013017LY。

● 少花柏拉木

【学名】·*Blastus pauciflorus*（Benth.）Guillaum.

【别名】·黔贵野锦香。

【生境与分布】·生于海拔700~1500m的山坡疏林。分布于雷山、荔波、独山、惠水、贵定、三都、龙里等地。

【药用部位】·根、叶。

【功效与主治】·拔毒生肌。用于疮疥等症。

■ 野海棠属 Bredia

● 赤水野海棠

【学名】·*Bredia esquirolii*（Lévl.）Lauener

【别名】·鸡窝红麻、心叶野海棠、小猫子草。

【生境与分布】·生于海拔800~950m的山间阳坡或林下。分布于赤水等地。

【药用部位】·全株。

【功效与主治】·清热凉血,润肺止咳。用于吐血,咽喉肿痛,肺热咳嗽。

【凭证标本号】·520381150502008LY。

● 叶底红

【学名】·*Bredia fordii*（Hance）Diels

【别名】·野海棠、血还魂。

【生境与分布】·生于海拔300~1350m的山间林下、溪边、水旁或路边土层肥厚之地。分布于荔波、望谟、石阡、思南、印江、沿河等地。

【药用部位】·全草。

【功效与主治】·益肾调经,补血活血,止痛祛瘀。用于吐血,通经,月经不调,跌打损伤,小儿疳积。外敷用于烫火伤,疔疮。

【凭证标本号】·522722201120179LY;522326201001060LY。

● 短柄野海棠

【学名】·*Bredia sessilifolia* H. L. Li

【别名】·水牡舟。

【生境与分布】·生于海拔600~900m的山谷或山坡林下阴湿处。分布于罗甸、荔波、独山、三都等地。

【药用部位】·根。

【功效与主治】·止咳。

■ 肥肉草属 Fordiophyton

● 异药花

【学名】·*Fordiophyton faberi* Stapf

【别名】·伏毛肥肉草、酸猴儿、臭骨草。

【生境与分布】·生于海拔600~1300m的林下、灌丛、沟边或路旁。分布于平塘、望谟、贞丰、三都、榕江、雷山、习水、兴仁、都匀等地。

【药用部位】·全草。

【功效与主治】·祛风除湿,清肺解毒。用于风湿热痹,肺热咳嗽,漆疮。

【凭证标本号】·522727200420007LY;522326201002028LY;522325190716492LY。

■ 野牡丹属 Melastoma

● 野牡丹

【学名】·*Melastoma malabathricum* L.

【别名】·山石榴、大金香炉、猪古稔。

【生境与分布】·生于海拔400～1300m的疏林、竹林、灌丛、路旁或沟边。分布于紫云、荔波、惠水、贵定、三都、龙里、平塘、罗甸、长顺、独山、雷山、榕江、兴仁、安龙等地。

【药用部位】·根、叶。

【功效与主治】·清热利湿,消肿止痛,散瘀止血。用于消化不良,肠炎,泄泻,痢疾,衄血,便血,脱疽,血栓闭塞性脉管炎。

【凭证标本号】·520425170610413LY。

• 地菍

【学名】· *Melastoma dodecandrum* Lour.

【别名】·铺地锦、山地菍、紫茄子。

【生境与分布】·生于海拔1350m以下的山坡灌丛。分布于平塘、独山、贞丰、雷山、锦屏、榕江、惠水、荔波、清镇、开阳、长顺等地。

【药用部位】·根、地上部分、果实。

【功效与主治】·清热解毒,活血止血。用于高热,赤白痢疾,黄疸,风湿痛,劳伤,痛经,吐血,毒蛇咬伤。

【凭证标本号】·522727200603022LY;522701200920011LY;522325181121477LY。

• 细叶野牡丹

【学名】· *Melastoma intermedium* Dunn

【别名】·山公榴、铺地莲、水社野牡丹。

【生境与分布】·生于海拔1300m左右的山坡灌丛或土边矮草丛。分布于榕江、荔波、平塘、罗甸等地。

【药用部位】·全株。

【功效与主治】·清热解毒,消肿。用于痢疾,口疮,疖肿,毒蛇咬伤。

■ 金锦香属 *Osbeckia*

• 金锦香

【学名】· *Osbeckia chinensis* L. ex Walp.

【别名】·朝天罐子、杯子草。

【生境与分布】·生于海拔1200m以下的荒山、草坡、路旁或疏林下向阳处。分布于荔波、水城、开阳、三都、独山、长顺、黎平、松桃、关岭、兴仁等地。

【药用部位】·全草、根。

【功效与主治】·化痰利湿,祛瘀止血,解毒消肿。用于咳嗽,哮喘,小儿疳积,泄泻痢疾,风湿痹痛,咯血,衄血,吐血,便血,崩漏,痛经,闭经,产后瘀滞腹痛,牙痛,脱肛,跌打伤肿,毒蛇咬伤。

【凭证标本号】·522722200820507LY;520221190608028LY。

• 星毛金锦香

【学名】· *Osbeckia stellata* Ham. ex D. Don. C.B. Clarke

【别名】·仰天钟、痢疾罐、倒提壶。

【生境与分布】·生于海拔500～2000m的山坡草地、灌丛、山谷溪边或林缘湿润处。分布于册亨、荔波、罗甸等地。

【药用部位】·根、果实。

【功效与主治】·清热利湿,调经止血。用于湿热泻痢,痰热咳喘,吐血,月经不调。

【凭证标本号】·522327190530147LY;522722200702832LY,522728151019003LY。

■ 尖子木属 *Oxyspora*

• 尖子木

【学名】· *Oxyspora paniculata* (D. Don) DC.

【别名】·砚山红。

【生境与分布】·生于海拔400～600m的林下阴湿处或溪边。分布于荔波、兴义、望谟、平塘、册亨、罗甸、长顺、独山、惠水、三都、龙里等地。

【药用部位】·全株、根。

【功效与主治】·清热利湿,凉血止血,消肿解毒。用于湿热泻痢,吐血,尿血,月经过多,产后崩漏,带下,疮肿,跌打肿痛,外伤出血。

【凭证标本号】·522722201013443LY;522326201001001LY;522727210112009LY。

■ 锦香草属 *Phyllagathis*

• 锦香草

【学名】· *Phyllagathis cavaleriei* (Lévl. et Van.) Guillaum.

【别名】·熊巴掌、大虎耳草、大叶地菍。

【生境与分布】·生于海拔400～1200m的山谷、山坡疏林下岩石地方或水沟旁。分布于江口、平塘、三都、雷山、黎平、榕江、从江、独山、惠水、荔波、正安、松桃、平坝等地。

【药用部位】·全草、叶。

【功效与主治】·全草:清热解毒,利湿消肿,接骨。用于痢疾,痔疮,小儿阴囊肿大,带下病,月经不调,崩漏。叶:解毒敛疮。用于疮痒溃烂,刀伤。

【凭证标本号】·522222140511295LY;522727210318006LY;522701201030001LY。

• 大叶熊巴掌

【学名】· *Phyllagathis longiradiosa* (C. Chen) C. Chen

【别名】·大叶野海棠。

【生境与分布】·生于海拔 600~1 300 m 的阔叶林下。分布于榕江、松桃、关岭等地。

【药用部位】·全草。

【功效与主治】·清热解毒,润肺止咳,凉血止血。用于吐血,咽喉肿痛,肺热咳嗽,燥咳,吐血,咯血。

■ 偏瓣花属 *Plagiopetalum*

● 偏瓣花

【学名】· *Plagiopetalum esquirolii*（Lévl.）Rehd.

【别名】·刺柄偏瓣花、光叶偏瓣花、七脉偏瓣花。

【生境与分布】·生于海拔 500~1 500 m 的疏林下湿润地方或林缘、灌丛。分布于安龙、贞丰、罗甸等地。

【药用部位】·根。

【功效与主治】·清热降火,解毒消肿。用于高烧,感冒,无名肿痛。

【凭证标本号】·520203141116001LY。

■ 肉穗草属 *Sarcopyramis*

● 肉穗草

【学名】· *Sarcopyramis bodinieri* Lévl. et Van.

【别名】·家阿麻。

【生境与分布】·生于海拔 800~1 400 m 的山谷密林下、阴湿处或石缝间。分布于绥阳、水城、赤水、松桃、雷山、大方、紫云、独山、三都等地。

【药用部位】·全草。

【功效与主治】·清热利湿,消肿解毒。用于热毒血痢,泄泻,肺热咳嗽,疔疮肿毒,毒蛇咬伤。

【凭证标本号】·520323150714344LY;520221191127012LY;520381160525051LY。

● 楮头红

【学名】· *Sarcopyramis napalensis* Wallich

【别名】·楮头红、满江红。

【生境与分布】·生于海拔 800~1 700 m 的密林下阴湿地方或溪边。分布于钟山、册亨、惠水、松桃、雷山、大方、平塘、独山、务川、梵净山等地。

【药用部位】·全草。

【功效与主治】·清热平肝,利湿解毒。用于肺热咳嗽,头目眩晕,耳鸣,耳聋,目赤羞明,肝炎,风湿痹痛,跌打伤肿,蛇头疔,无名肿痛。

【凭证标本号】·520201200915502LY;522327191224019LY;522731190710043LY。

■ 蜂斗草属 *Sonerila*

● 溪边桑勒草

【学名】· *Sonerila maculata* Roxburgh

【别名】·小蜂斗草、地胆。

【生境与分布】·生于海拔 1 300 m 以下的山谷、林下阴湿地或沟边。分布于安龙、兴仁、册亨等地。

【药用部位】·全株。

【功效与主治】·清热解毒。用于目赤,肺结核,胃痛,骨折,麻风。

使君子科 Combretaceae

■ 风车子属 *Combretum*

● 风车子

【学名】· *Combretum alfredii* Hance

【别名】·四角风、水蟠桃。

【生境与分布】·生于海拔 650~1 350 m 的石灰岩山地、山坡或路旁灌丛。分布于松桃、榕江、紫云、长顺等地。

【药用部位】·根、叶。

【功效与主治】·根:清热利湿。用于蛔虫病,鞭虫病,烧烫伤,黄疸型肝炎。叶:驱虫,健胃,解毒。

● 石风车子

【学名】· *Combretum wallichii* DC.

【别名】·瓦氏风车子。

【生境与分布】·生于海拔 650~1 350 m 的山坡或路旁灌丛。分布于平塘、望谟、贞丰、清镇、贞丰、安龙、兴仁、册亨、罗甸、长顺、独山、惠水等地。

【药用部位】·叶。

【功效与主治】·祛风除湿,解毒驱虫。用于风湿痹痛,疮疖,蛔虫病。

【凭证标本号】·522727200924020LY;522326200427014LY;522325190717559LY。

■ 使君子属 *Quisqualis*

● 使君子

【学名】· *Quisqualis indica* L.

【别名】·四君子、史君子、舀求子。

【生境与分布】·生于山坡灌丛，或栽培。分布于沿河、榕江、罗甸、荔波、赤水等地。

【药用部位】·成熟果实。

【功效与主治】·驱虫消积。用于蛔虫、蛲虫病，小儿疳积。

【附注】·《中国药典》收录物种。

柳叶菜科 Onagraceae

■ 露珠草属 *Circaea*

• 高山露珠草

【学名】· *Circaea alpina* L.

【别名】·三角叶、心叶露珠草。

【生境与分布】·生于海拔 2 200 m 左右的山顶或草地。分布于石阡、江口、德江等地。

【药用部位】·全草。

【功效与主治】·清热解毒，拔脓生肌，和胃止痛，利尿通经。用于脓肿、痈疽、黄癣、湿疣，胃腹痛，小便不利，月经不调。

• 露珠草

【学名】· *Circaea cordata* Royle

【别名】·夜麻光、都格里巴、牛泷草。

【生境与分布】·生于海拔 500～1 200 m 的林下阴湿处。分布于贵阳、钟山、印江、绥阳、威宁、播州、三都、剑河、雷公山等地。

【药用部位】·全草。

【功效与主治】·清热解毒，生肌。用于疔疮，脓疮，刀伤。

【凭证标本号】·520201200730193LY；522226190407010LY；520323150714378LY。

• 谷蓼

【学名】· *Circaea erubescens* Franch. et Sav.

【别名】·台湾露珠草。

【生境与分布】·生于海拔 880～1 560 m 的林下或山谷阴湿处。分布于荔波、沿河、余庆、开阳、修文、绥阳、印江、榕江、盘州、贵定、龙里、惠水、长顺等地。

【药用部位】·全草。

【功效与主治】·清热解毒，利湿消肿，祛风止痛。用于无名肿毒，疥疮，刀伤出血。

【凭证标本号】·522701210314011LY；522228200729264LY；520329190727795LY。

• 南方露珠草

【学名】· *Circaea mollis* Sieb. et Zucc.

【别名】·野牛膝、辣椒七、土灵仙。

【生境与分布】·生于海拔 870～2 200 m 的山坡林下阴湿处。分布于长顺、荔波、印江、赤水、习水、思南、普安、水城、梵净山等地。

【药用部位】·全草。

【功效与主治】·清热解毒，理气止痛，祛瘀生肌，杀虫。用于风湿关节痛，内伤，胃脘痛，毒蛇咬伤，皮肤过敏。

【凭证标本号】·522729190913011LY；522722200723322LY；522226190407010LY。

■ 柳叶菜属 *Epilobium*

• 毛脉柳叶菜

【学名】· *Epilobium amurense* Hausskn.

【生境与分布】·生于海拔 2 200～2 800 m 的山顶湿地。分布于钟山、册亨、江口、印江、雷山、大方等地。

【药用部位】·全草。

【功效与主治】·收敛止血，止痢。用于肠炎痢疾，月经过多，白带异常。

【凭证标本号】·520201200914458LY；522327191002305LY；522222160722031LY。

• 柳叶菜

【学名】· *Epilobium hirsutum* L.

【别名】·鸡脚参、水朝阳花。

【生境与分布】·生于海拔 1 000～1 700 m 的林下湿处、沟边或沼泽地。分布于贵阳、平塘、威宁、印江、赫章、大方、水城、绥阳、松桃、瓮安、平坝、兴仁、贞丰、册亨、普安、思南、荔波、修文、江口、播州、黔西等地。

【药用部位】·全株。

【功效与主治】·通经，凉血止血，理气活血。用于牙痛，急性结膜炎，咽喉炎，月经不调，白带过多。

【凭证标本号】·522727201020023LY；522427140803346LY；522226191003011LY。

• 锐齿柳叶菜

【学名】· *Epilobium kermodei* Raven

【生境与分布】·生于海拔 900～2 100 m 的阴湿处。分布于印江、雷山、松桃、黄平、施秉、凯里、纳雍、清镇等地。

【药用部位】·全株。

【功效与主治】·用于胃痛，闭经，食滞饱胀。

【凭证标本号】·520222150702001LY。

沼生柳叶菜

【学名】· *Epilobium palustre* L.

【别名】· 水湿柳叶菜。

【生境与分布】· 生于湖塘沼泽、河谷、溪沟旁或草地湿润处。分布于黔西、六枝、湄潭、黄平、独山、荔波等地。

【药用部位】· 全草。

【功效与主治】· 清热镇咳,止泻。用于风热咳嗽,声嘶,咽喉肿痛,泄泻。

【凭证标本号】· 522423191004043LY。

小花柳叶菜

【学名】· *Epilobium parviflorum* Schreber.

【生境与分布】· 生于海拔 1 500 m 左右的沼泽地或阴湿处。分布于荔波、湄潭、威宁、松桃、平坝等地。

【药用部位】· 全草、根。

【功效与主治】· 全草:清热解毒,疏风镇咳。用于泄泻,疔疮,咳嗽。根:用于劳伤腰痛。

【凭证标本号】· 522722200723312LY;520328200806009LY。

长籽柳叶菜

【学名】· *Epilobium pyrricholophum* Franch. et Savat.

【别名】· 心胆草、水朝阳花。

【生境与分布】· 生于海拔 690 m 左右的林下沟边湿地。分布于凤冈、黎平、沿河、绥阳、务川、台江、黄平、施秉、开阳、德江、思南等地。

【药用部位】· 全株。

【功效与主治】· 除湿消胀,止血止痢。用于误食蚂蟥后腹胀,痢疾,刀伤出血,月经过多,便血,安胎。

【凭证标本号】· 520327210514166LY。

短梗柳叶菜

【学名】· *Epilobium royleanum* Hausskn.

【别名】· 滇藏柳叶菜。

【生境与分布】· 生于海拔 1 000～2 900 m 的河谷、溪沟、路旁或荒坡湿处。分布于开阳、兴仁、安龙等地。

【药用部位】· 全草。

【功效与主治】· 用于喉头肿痛,咳嗽声嘶,风热头昏,腹伤出血,脓肿,溃疡。

■ 山桃草属 *Gaura*

小花山桃草

【学名】· *Gaura parviflora* Dougl.

【生境与分布】· 引种。省内广泛栽培。

【药用部位】· 全草。

【功效与主治】· 清热解毒,利尿。

【凭证标本号】· 520112140725048LY。

■ 丁香蓼属 *Ludwigia*

假柳叶菜

【学名】· *Ludwigia epilobioides* Maxim.

【生境与分布】· 生于海拔 150～800 m 的湖、塘、稻田、溪边等湿润处。分布于三都、余庆、册亨、平坝、江口、印江等地。

【药用部位】· 全草。

【功效与主治】· 清热利水。用于痢疾。

【凭证标本号】· 522701201005002LY;522327190303003LY;520329191003004LY。

毛草龙

【学名】· *Ludwigia octovalvis* (Jacq.) Raven

【别名】· 扫锅草。

【生境与分布】· 生于湿地或稻田。分布于望谟等地。

【药用部位】· 全株。

【功效与主治】· 疏风凉血。用于感冒咳嗽,喉痛,口疮,疖肿。

丁香蓼

【学名】· *Ludwigia prostrata* Roxb.

【别名】· 银仙草。

【生境与分布】· 生于田边或水边湿地。分布于册亨、凤冈、沿河、镇宁、江口、独山、荔波、长顺、镇远、锦屏、金沙、黔西、赫章、水城、修文、兴仁等地。

【药用部位】· 全株。

【功效与主治】· 清热利湿,解毒,去翳。用于黄疸,水肿,淋病,痢疾,白带异常,痈疽,疔疮,肠炎,传染性肝炎,膀胱炎,冻疮,蛇虫咬伤。

【凭证标本号】· 522327191002301LY;520327200814002LY;522228200823008LY。

■ 月见草属 *Oenothera*

黄花月见草

【学名】· *Oenothera glazioviana* Mich.

【别名】· 月见草、红萼月见草。

【生境与分布】· 生于荒地、田园路边。省内广泛栽培。

【药用部位】· 种子。

【功效与主治】· 活血通络,息风平肝,消肿敛疮。用于胸痹心痛,中风偏瘫,虚风内动,小儿多动,风湿麻痛,腹痛泄泻,痛经,疮疡,湿疹。

【凭证标本号】· 520111200618006LY。

● **粉花月见草**

【学名】· *Oenothera rosea* Her. ex Ait.

【别名】· 美丽月见草。

【生境与分布】· 生于海拔 600～1 100 m 的湿地或水旁。分布于钟山、贞丰、西秀、清镇、开阳、望谟等地。

【药用部位】· 全草、根。

【功效与主治】· 解毒化瘀,降压。用于热毒疮肿,冠心病,高血压。

【凭证标本号】· 520201200721049LY;522325190613596LY;520402170508229LY。

小二仙草科 Haloragaceae

■ **小二仙草属 *Gonocarpus***

● **黄花小二仙草**

【学名】· *Gonocarpus chinensis* (Loureiro) Orchard

【别名】· 石崩。

【生境与分布】· 生于潮湿的荒山草丛。省内广泛分布。

【药用部位】· 全草。

【功效与主治】· 清热解毒,活血化瘀,消肿止痛,接骨疗伤。用于哮喘咳嗽,跌仆闪挫,骨折日久,愈合不佳。

● **小二仙草**

【学名】· *Gonocarpus micranthus* Thunb.

【别名】· 扁宿豆、船板草、豆瓣草蚁塔。

【生境与分布】· 生于荒山草丛。分布于贞丰、平塘、赤水、盘州、石阡、六枝、大方、龙里、绥阳、雷山、紫云、印江等地。

【药用部位】· 全株。

【功效与主治】· 止咳平喘,清热解毒,利湿通淋,调经活血。用于咳嗽,哮喘,痢疾,便秘,小便淋痛,疗疮,月经不调,跌打损伤,蛇咬伤,烧烫伤。

【凭证标本号】· 522325181204082LY;522727200603021LY;520381160503085LY。

■ **狐尾藻属 *Myriophyllum***

● **狐尾藻**

【学名】· *Myriophyllum verticillatum* L.

【别名】· 轮叶狐尾藻。

【生境与分布】· 生于浅水沟、池塘或沼泽。分布于凤冈、钟山、威宁、清镇、开阳、修文、息烽等地。

【药用部位】· 全草。

【功效与主治】· 清热。用于痢疾。

【凭证标本号】· 520327210515250LY;520201200807324LY;522427140619320LY。

八角枫科 Alangiaceae

■ **八角枫属 *Alangium***

● **八角枫**

【学名】· *Alangium chinense* (Lour.) Harms

【别名】· 白龙须、白金条。

【生境与分布】· 生于海拔 250～1 800 m 的山地或疏林。分布于花溪、荔波、钟山、德江、印江、雷山、黎平、黄平、三穗、大方、七星关、纳雍、赫章、紫云、盘州、兴仁、安龙、册亨、望谟、普安、贵定、三都、罗甸、独山、平塘、岑巩、绥阳、播州、习水等地。

【药用部位】· 根、叶、花。

【功效与主治】· 祛风除湿,舒筋活络,散瘀止痛。用于风湿痹痛,跌打损伤,骨折。

【凭证标本号】· 520111200617038LY;522722200113286LY;520201200803235LY。

● **伏毛八角枫**

【学名】· *Alangium chinense* subsp. *strigosum* Fang

【生境与分布】· 生于海拔 600～1 300 m 的山坡疏林。分布于兴仁、松桃、黄平、三穗、册亨、安龙、望谟、贞丰、瓮安、独山、开阳、修文、梵净山、雷公山等地。

【药用部位】· 根。

【功效与主治】· 祛风除湿,舒筋活络,散瘀止痛。用于风湿痹痛,跌打损伤,骨折。

【凭证标本号】· 522301150727702LY。

● **深裂八角枫**

【学名】· *Alangium chinense* subsp. *triangulare* (Wanger.) Fang

【生境与分布】· 生于海拔 1 200～1 800 m 的山坡林缘。分布于修文、威宁、黄平、长顺、瓮安等地。

【药用部位】· 根。

【功效与主治】· 祛风除湿,舒筋活络,散瘀止痛。

【凭证标本号】· 520424141022020LY。

● 小花八角枫

【学名】· *Alangium faberi* Oliv.

【别名】·三角枫、狭叶八角枫。

【生境与分布】·生于海拔1 200 m以下的疏林。分布于贵阳、贞丰、平塘、长顺、德江、沿河、印江、黄平、三都、独山、龙里、湄潭、梵净山等地。

【药用部位】·根、叶。

【功效与主治】·祛风除湿,活血止痛。用于风湿痹痛,胃脘痛,跌打损伤。

【凭证标本号】· 522301150523618LY;522727201020001LY;520381160525615LY。

● 异叶八角枫

【学名】· *Alangium faberi* var. *heterophyllum* Yang

【生境与分布】·生于海拔1 200 m以下的岩石或土质瘠薄的疏林。分布于开阳、修文、西秀、长顺、黄平、黎平、瓮安、三都、平塘等地。

【药用部位】·根。

【功效与主治】·清热解毒,消食。

【凭证标本号】· 520425170603228LY。

● 小叶八角枫

【学名】· *Alangium faberi* var. *perforatum* (Lévl.) Rehd.

【生境与分布】·生于海拔1 100 m以下的山坡疏林。分布于平坝、修文、正安、雷山、黎平、榕江、瓮安、贵定等地。

【药用部位】·根。

【功效与主治】·清热解毒,消食。

● 毛八角枫

【学名】· *Alangium kurzii* Craib

【别名】·伞形八角枫。

【生境与分布】·生于山坡疏林。分布于罗甸、江口、梵净山等地。

【药用部位】·根、叶、花。

【功效与主治】·祛风除湿,活血止痛。用于风湿痹痛,胃脘痛,跌打损伤。

【凭证标本号】· 522728160420008LY。

● 云山八角枫

【学名】· *Alangium kurzii* var. *handelii* (Schnarf) Fang

【生境与分布】·生于海拔500 m左右的山坡疏林。分布于丹寨、榕江、施秉、台江等地。

【药用部位】·根、叶、花。

【功效与主治】·祛风除湿,活血止痛。用于风湿痹痛,胃脘

痛,跌打损伤。

● 瓜木

【学名】· *Alangium platanifolium* (Sieb. et Zucc.) Harms

【别名】·八角枫、白龙须。

【生境与分布】·生于海拔1 700 m以下的山坡或疏林。分布于赤水、黔西、余庆、江口、印江、剑河、镇远、龙里、湄潭、绥阳、开阳等地。

【药用部位】·根。

【功效与主治】·祛风除湿,舒筋活络,散瘀止痛。用于风湿痹痛,四肢麻木,跌打损伤。

【凭证标本号】· 520381160428105LY;522423191002042LY;520329190726732LY。

蓝果树科 Nyssaceae

■ 喜树属 *Camptotheca*

● 喜树

【学名】· *Camptotheca acuminata* Decne.

【别名】·圆木。

【生境与分布】·生于海拔1 000 m以下的林边或溪边。分布于平塘、独山、罗甸、册亨、望谟、安龙、兴仁、黎平、贞丰、三都等地。

【药用部位】·根、果实。

【功效与主治】·清热解毒,散结消肿。用于食道癌,贲门癌,肝癌,白血病,疮肿。

【凭证标本号】· 520222150821001LY;522631190715675LY。

■ 珙桐属 *Davidia*

● 珙桐

【学名】· *Davidia involucrata* Baill.

【别名】·空桐、鸽子树、水梨。

【生境与分布】·生于海拔700～2 100 m的沟谷混交林。分布于江口、印江、织金、大方、松桃、绥阳、梵净山、佛顶山、宽阔水、大沙河等地。

【药用部位】·根、果实。

【功效与主治】·根:收敛止血,止泻。用于多种出血,泄泻。果实:清热解毒。用于痈肿疮毒。

【凭证标本号】· 520123151001414LY。

● 光叶珙桐

【学名】· *Davidia involucrata* var. *vilmoriniana* (Dode)

Wanger.

【别名】·山白果根、山白果、鸽子树。

【生境与分布】·栽培或生于混交林。分布于清镇、纳雍、大方、织金、水城、黔西、赫章、梵净山等地。

【药用部位】·根、果实。

【功效与主治】·根:收敛止血,止泻。用于多种出血,泄泻。果实:清热解毒。用于痈肿疮毒。

■ **蓝果树属 *Nyssa***

● **蓝果树**

【学名】· *Nyssa sinensis* Oliv.

【别名】·枇萨木、紫树。

【生境与分布】·生于海拔 670～1500 m 的山谷混交林。分布于息烽、清镇、修文、黄平、从江、绥阳、望谟、安龙、长顺、瓮安、独山、罗甸、福泉、荔波、惠水、贵定、三都、龙里、平塘、梵净山等地。

【药用部位】·根。

【功效与主治】·用于肿瘤。

【凭证标本号】·522631190823726LY。

山茱萸科 Cornaceae

■ **山茱萸属 *Cornus***

● **红瑞木**

【学名】· *Cornus alba* L.

【别名】·凉子木、红瑞山茱萸。

【生境与分布】·生于海拔 600～1700 m 的杂木林或针阔叶混交林。省内广泛栽培。

【药用部位】·树皮、枝叶、果实。

【功效与主治】·树皮、枝叶:清热解毒,止痢,止血。用于湿热痢疾,肾炎,风湿关节痛,目赤肿痛,中耳炎,咯血,便血。果实:滋肾强壮。用于肾虚腰痛,体弱羸瘦。

【凭证标本号】·522230190928025LY。

● **头状四照花**

【学名】· *Cornus capitata* Wall.

【别名】·鸡嗉子。

【生境与分布】·生于海拔 1600～1800 m 的山脚、路旁、密林及灌丛。分布于普安、平坝、龙里等地。

【药用部位】·根、叶、果实。

【功效与主治】·根:清热止泻。用于湿热痢疾,泄泻。叶:消积杀虫,清热解毒,利水消肿。用于食积,小儿疳积,虫积腹痛,肝炎,腹水,水火烫伤,外伤出血,疮疡。果实:杀虫消积,清热解毒,利水消肿。用于蛔虫,食积,肺热咳嗽,肝炎,腹水。

【凭证标本号】·522301160329149LY。

● **川鄂山茱萸**

【学名】· *Cornus chinensis* Wanger.

【别名】·绿杞、野樱桃。

【生境与分布】·生于海拔 1300～1800 m 的林中。分布于威宁、纳雍、绥阳、瓮安、梵净山等地。

【药用部位】·果实。

【功效与主治】·补肝益肾,收敛固脱。用于肝肾亏虚,头晕目眩,耳聋耳鸣,腰膝酸软,遗精,尿频,体虚多汗。

● **灯台树**

【学名】· *Cornus controversa* Hemsl.

【生境与分布】·生于海拔 250～2600 m 的密林、林缘或沟边。分布于印江、江口等地。

【药用部位】·根皮、心材、树皮、果实。

【功效与主治】·根皮、树皮:清热平肝,消肿止痛。用于头痛,眩晕,咽喉肿痛,关节酸痛,跌打肿痛。心材:接骨疗伤,破血养血,安胎,止痛,生肌。果实:清热利湿,止血,驱蛔。用于蛔积,肝炎。

【凭证标本号】·522226190421011LY;520402170513213LY;520381160428085LY。

● **尖叶四照花**

【学名】· *Cornus elliptica* (Pojarkova) Q. Y. Xiang & Boufford

【别名】·野荔枝、山荔枝、野荔枝果。

【生境与分布】·生于海拔 430～2200 m 的山坡、山谷、林下或灌丛。分布于绥阳、沿河、印江、息烽、威宁、水城、德江、松桃、天柱、锦屏、黎平、荔波、瓮安、罗甸、惠水、长顺、独山、梵净山、雷公山等地。

【药用部位】·叶、花、果实。

【功效与主治】·叶、花:清热解毒,收敛止血。用于痢疾,外伤出血,骨折。果实:清热利湿,驱蛔,止血。用于湿热黄疸,蛔虫病,外伤出血。

【凭证标本号】·520323150611192LY;522228210104006LY;522226190809040LY。

● **红椋子**

【学名】· *Cornus hemsleyi* C.K. Schneider & Wangerin

【别名】·凉生楝木、多花楝木、长花柱红椋子。

【生境与分布】·生于海拔 1 300～1 400 m 的落叶阔叶林。分布于息烽、开阳等地。

【药用部位】·树皮。

【功效与主治】·祛风止痛,舒筋活络。用于风湿痹痛,劳伤腰腿痛,肢体瘫痪。

• 香港四照花

【学名】·*Cornus hongkongensis* Hemsl.

【别名】·山荔枝、糖黄子树。

【生境与分布】·生于海拔 650～1 350 m 的山顶、山坡、山谷、路旁、林中。分布于息烽、习水、册亨、贵定、独山、荔波、罗甸、印江、惠水、三都、龙里、黄平、施秉、从江、黎平、雷公山、月亮山等地。

【药用部位】·花、果实。

【功效与主治】·花:收敛止血。用于外伤出血。果实:驱蛔。用于蛔虫病。

【凭证标本号】·527722200512036LY;522226191005019LY。

• 大型四照花

【学名】·*Cornus hongkongensis* subsp. *gigantea* (Hand.-Mazz.) Q. Y. Xiang

【生境与分布】·生于海拔 1 300～1 480 m 的山坡、山谷、林中。分布于习水、安龙、册亨、荔波等地。

【药用部位】·叶、花、果实。

【功效与主治】·清热解毒,消积杀虫。用于食积气胀,小儿疳积,肝炎,蛔虫病。

• 东京四照花

【学名】·*Cornus hongkongensis* subsp. *tonkinensis* (W. P. Fang) Q. Y. Xiang

【生境与分布】·生于海拔 1 500～1 750 m 的山林。分布于平坝、兴仁、安龙、贞丰、独山等地。

【药用部位】·花。

【功效与主治】·消肿止痛。用于乳痈,牙痛,喉蛾,月经不调。

• 四照花

【学名】·*Cornus kousa* subsp. *chinensis* (Osborn) Q. Y. Xiang

【别名】·山荔枝、野荔枝。

【生境与分布】·生于海拔 1 200～2 300 m 的山坡、山沟、疏林、路旁或灌丛。分布于水城、余庆、威宁、赫章、大方、绥阳、长顺、瓮安、独山、惠水、三都、龙里等地。

【药用部位】·皮、花、果实。

【功效与主治】·皮:清热解毒。用于痢疾,肺热咳嗽。花:清热解毒,收敛止血。用于肝炎,痢疾,水火烫伤,外伤出血。果实:驱蛔,消积。用于蛔虫腹痛,饮食积滞。

【凭证标本号】·520221190611024LY;520329190726731LY;520201200804256LY。

• 椋木

【学名】·*Cornus macrophylla* Wall.

【别名】·凉木、落地金钱、高山椋木。

【生境与分布】·生于海拔 800～2 540 m 的山坡、林中或灌丛。分布于凤冈、沿河、息烽、修文、瓮安、长顺、独山、惠水、三都、龙里、平塘、威宁、绥阳、印江、松桃、德江、施秉等地。

【药用部位】·根、心材、叶。

【功效与主治】·根:清热平肝,活血通络。用于头痛,眩晕,咽喉肿痛,关节酸痛。心材:活血止痛,养血安胎。用于跌打骨折,瘀血肿痛,血虚萎黄,胎动不安。叶:祛风通络,疗疮止痒。用于风湿痛,中风瘫痪,疮疡,风疹。

【凭证标本号】·520327200927017LY;520111200620041LY;522228200728126LY

• 长圆叶椋木

【学名】·*Cornus oblonga* Wall.

【别名】·粉帕树、黄皮。

【生境与分布】·生于海拔 1 000～2 900 m 的溪边疏林或常绿阔叶林。分布于兴仁、普安、晴隆、安龙、贞丰、册亨、望谟、荔波等地。

【药用部位】·树皮、枝叶。

【功效与主治】·树皮:祛风散寒,活络止痛。用于风寒湿痹,腰痛,跌打损伤,骨折。枝叶:解毒敛疮。用于疮疖。

【凭证标本号】·522301160215096LY。

• 毛叶椋木

【学名】·*Cornus oblonga* var. *griffithii* C. B. Clarke

【别名】·粉帕树、黄皮。

【生境与分布】·生于海拔 1 200 m 左右的石灰岩山中。分布于兴仁、普安、晴隆、安龙、贞丰、册亨、望谟等地。

【药用部位】·树皮、叶。

【功效与主治】·清热解毒,收敛止血。用于疮疖。

• 山茱萸

【学名】·*Cornus officinalis* Sieb. et Zucc.

【别名】·蜀枣、实枣儿、肉枣。

【生境与分布】·生于海拔 400～2 100 m 的林缘或林中。省内广泛栽培。

【药用部位】·成熟果肉。

【功效与主治】·补益肝肾,收涩固脱。用于眩晕耳鸣,腰膝酸痛,阳痿遗精,遗尿尿频,崩漏带下,大汗虚脱,内热消渴。

【凭证标本号】·520201200810357LY

【附注】·《中国药典》收录物种。

● 小花梾木

【学名】·*Cornus parviflora* S.S. Chien

【别名】·贵州四照花。

【生境与分布】·生于海拔500～660 m的山谷灌丛。分布于黔西、江口、德江、黄平、荔波、瓮安、贵定、龙里、三都等地。

【药用部位】·树皮。

【功效与主治】·通经活络,清热解毒。用于瘫痪,骨折,痛经,痞块,跌打损伤,高热,疟疾。

【凭证标本号】·522423191004033LY;520324160421010LY。

● 小梾木

【学名】·*Cornus quinquenervis* Franch.

【别名】·酸皮条。

【生境与分布】·生于海拔280～1750 m的沟谷或山脚灌丛。分布于贵阳、紫云、荔波、赤水、德江、印江、松桃、息烽、平塘、平坝、盘州、安龙、册亨、罗甸、瓮安、独山、惠水、贵定、龙里、梵净山等地。

【药用部位】·根、枝叶。

【功效与主治】·清热散瘀,止痛接骨,止血。用于感冒头痛,风湿麻木,关节痛,腰痛,腹泻,骨折,外伤出血,跌打损伤。

【凭证标本号】·520402170420367LY;520425170605300LY;522722200630701LY。

● 毛梾

【学名】·*Cornus walteri* Wangerin

【别名】·小六谷、车梁木。

【生境与分布】·生于海拔300～1800 m的林中。分布于开阳、瓮安、罗甸、惠水等地。

【药用部位】·枝叶。

【功效与主治】·解毒敛疮。用于漆疮。

桃叶珊瑚科 Aucubaceae

桃叶珊瑚属 *Aucuba*

● 桃叶珊瑚

【学名】·*Aucuba chinensis* Benth.

【生境与分布】·生于海拔1350～1800 m的山谷密林或山脚沟边。分布于赤水、余庆、开阳、长顺、瓮安、独山、福泉、荔波、三都、龙里、平塘、雷山、普安等地。

【药用部位】·叶。

【功效与主治】·清热解毒,消肿止痛。

【凭证标本号】·520381160503080LY;520329190728818LY。

● 细齿桃叶珊瑚

【学名】·*Aucuba chlorascens* Wang

【生境与分布】·生于海拔1400 m左右的灌木林。分布于兴义等地。

【药用部位】·叶。

【功效与主治】·通络止痛。

● 喜马拉雅珊瑚

【学名】·*Aucuba himalaica* Hook. f. et Thoms.

【生境与分布】·生于海拔1000～2300 m的林下。分布于兴义等地。

【药用部位】·根。

【功效与主治】·祛风湿,通经络。用于风湿骨痛,腰痛,跌打损伤。

【凭证标本号】·522229190427022LY。

● 长叶珊瑚

【学名】·*Aucuba himalaica* var. *dolichophylla* Fang et Soong

【生境与分布】·生于海拔1100 m左右的山谷或灌丛。分布于开阳、息烽、修文、清镇、平塘、长顺、瓮安、独山、福泉、惠水、贵定、龙里、梵净山等地。

【药用部位】·果实。

【功效与主治】·祛风除湿,通络止痛。

● 密毛桃叶珊瑚

【学名】·*Aucuba himalaica* var. *pilossima* W.P. Fang & T.P. Soong

【生境与分布】·生于海拔1000～1300 m的林下。分布于大沙河等地。

【药用部位】·根。

【功效与主治】·通络止痛。用于腰腿疼痛。

● 花叶青木

【学名】·*Aucuba japonica* var. *variegata* Dombrain

【生境与分布】·省内广泛栽培。

【药用部位】·根、叶。

【功效与主治】·祛风除湿,活血化瘀。用于跌打损伤,风湿痹痛。

- **倒心叶珊瑚**

【学名】· *Aucuba obcordata* (Rehd.) Fu

【生境与分布】· 生于海拔 900～2 000 m 的山坡、山脚灌木林或沟边。分布于都匀等地。

【药用部位】· 叶。

【功效与主治】· 活血调经,解毒消肿。用于痛经,月经不调,跌打损伤。

【凭证标本号】· 522701210503035LY。

青荚叶科 Helwingiaceae

■ 青荚叶属 *Helwingia*

- **中华青荚叶**

【学名】· *Helwingia chinensis* Batal.

【别名】· 叶长花、叶上珠、月亮公公树。

【生境与分布】· 生于海拔 1 000～2 000 m 的林下。分布于惠水、龙里、德江、雷山、从江、桐梓、绥阳等地。

【药用部位】· 根、叶、果实。

【功效与主治】· 舒筋活络,化瘀调经。用于跌打损伤,骨折,风湿关节痛,胃痛,痢疾,月经不调。外用于烧烫伤,痈肿疮毒,蛇咬伤。

【凭证标本号】· 522701210331002LY

- **钝齿青荚叶**

【学名】· *Helwingia chinensis* var. *crenata* (Lingelsh. ex Limpr.) Fang

【生境与分布】· 生于海拔 1 400～1 900 m 的林下。分布于桐梓、安龙等地。

【药用部位】· 根、茎髓。

【功效与主治】· 根:活血化瘀,清热解毒。茎髓:利尿,下乳。

【凭证标本号】· 522634160523001LY。

- **西域青荚叶**

【学名】· *Helwingia himalaica* Hook. f. et Thoms. ex C.B. Clarke

【别名】· 喜马拉雅青荚叶、西藏青荚叶、叶上珠。

【生境与分布】· 生于海拔 1 700～2 900 m 的林中。分布于册亨、水城、开阳、息烽、修文、道真、江口、石阡、印江、德江、松桃、兴仁、普安、望谟、安龙、大方、纳雍、威宁、施秉、黎平、榕江、雷山、独山等地。

【药用部位】· 全株、根。

【功效与主治】· 活血化瘀,清热解毒。用于跌打损伤,骨折,风湿性关节痛,胃痛,痢疾,月经不调。外用于烧烫伤,疮疖肿毒,毒蛇咬伤。

【凭证标本号】· 522327190303307LY;520111200417028LY;520221190801025LY。

- **青荚叶**

【学名】· *Helwingia japonica* (Thunb.) Dietr.

【别名】· 大叶通草、叶上珠、叶上花。

【生境与分布】· 生于林下阴湿处。分布于贵阳、凤冈、余庆、印江、绥阳、江口、普安、晴隆、松桃、望谟、安龙、大方、威宁、黄平、黎平、荔波等地。

【药用部位】· 全株、根、叶、果实。

【功效与主治】· 全株、根:活血化瘀,清热解毒。叶:清热除湿。用于便血。果实:用于胃痛。

【凭证标本号】· 520327210514165LY;520329190727803LY;522226190428005LY。

【附注】·《中国药典》收录物种。

- **峨眉青荚叶**

【学名】· *Helwingia omeiensis* (Fang) Hara et Kuros.

【别名】· 峨眉西域青荚叶、长圆青荚叶。

【生境与分布】· 生于海拔 600～2 900 m 的林中。分布于石阡、松桃、安龙等地。

【药用部位】· 全株、果实。

【功效与主治】· 全株:清热除湿,补虚,止咳止痛。果实:用于胃痛。

【凭证标本号】· 522401141025241LY。

鞘柄木科 Torricelliaceae

■ 鞘柄木属 *Torricellia*

- **角叶鞘柄木**

【学名】· *Torricellia angulata* Oliv.

【生境与分布】· 生于海拔 300～1 500 m 的林下。分布于剑河、台江、威宁、长顺等地。

【药用部位】· 根、树皮、叶、花。

【功效与主治】· 活血舒筋,祛风利湿,舒筋接骨。用于跌打瘀肿,筋伤骨折,风湿痹痛,水肿。

【凭证标本号】· 520111210403019LY。

• 有齿鞘柄木

【学名】· *Torricellia angulata* var. *intermedia* (Harms) Hu

【别名】· 水五加、水冬瓜。

【生境与分布】· 生于林下。分布于惠水、黔西、余庆、长顺等地。

【药用部位】· 根、树皮、叶。

【功效与主治】· 活血舒筋,祛风利湿。用于跌打瘀肿,筋伤骨折,风湿痹痛,水肿。

【凭证标本号】· 522731190709019LY;524423181123004LY;520329190413048LY。

五加科 Araliaceae

楤木属 *Aralia*

• 黄毛楤木

【学名】· *Aralia chinensis* L.

【别名】· 鸟不站、大鹰不扑。

【生境与分布】· 生于杂木林。分布于望谟、雷山、三都、独山、平塘、开阳、息烽等地。

【药用部位】· 根、叶。

【功效与主治】· 祛风除湿,活血通经,解毒消肿。用于风热感冒,头痛,咳嗽,风湿痹痛,湿热黄疸,水肿。

【凭证标本号】· 522326210314010LY。

• 白背叶楤木

【学名】· *Aralia chinensis* var. *nuda* Nakai

【别名】· 大叶槐木、刺包头。

【生境与分布】· 生于山谷林中或灌丛。分布于松桃、施秉、纳雍、册亨、兴仁、瓮安、桐梓、息烽、梵净山等地。

【药用部位】· 茎。

【功效与主治】· 祛风除湿,利水和中,活血解毒。用于风热感冒,风湿关节痛,肾虚水肿,胃脘痛,痢疾。

• 食用土当归

【学名】· *Aralia cordata* Thunb.

【别名】· 九眼独活。

【生境与分布】· 生于海拔 1 300 m 左右的山谷林中。分布于从江、盘州、台江等地。

【药用部位】· 根、根茎。

【功效与主治】· 祛风除湿,舒筋活络,和血止痛。用于风湿疼痛,腰膝酸痛,四肢痿痹,腰肌劳损,鹤膝风,手足扭伤肿痛,骨折,头风,头痛,牙痛。

• 头序楤木

【学名】· *Aralia dasyphylla* Miq.

【别名】· 牛尾木、毛叶楤木。

【生境与分布】· 生于山谷林中或灌丛。分布于黄平、册亨、贵定、开阳、梵净山等地。

【药用部位】· 茎。

【功效与主治】· 祛风除湿,利水和中,活血解毒。用于风热感冒,风湿关节痛,肾虚水肿,胃脘痛,痢疾。

• 棘茎楤木

【学名】· *Aralia echinocaulis* Hand.-Mazz.

【生境与分布】· 生于海拔 800～1 400 m 的杂木林。分布于江口、雷山、湄潭、梵净山等地。

【药用部位】· 根皮。

【功效与主治】· 祛风除湿,活血行气,解毒消肿。用于风湿痹痛,跌打肿痛,骨折,胃脘胀痛,疝气,崩漏,骨髓炎,痈疽,蛇咬伤。

【凭证标本号】· 522222150907001LY。

• 楤木

【学名】· *Aralia elata* (Miq.) Seem.

【别名】· 刺老包、鹊不踏。

【生境与分布】· 生于杂木林。分布于贞丰、赤水、湄潭等地。

【药用部位】· 根、茎、嫩叶、花。

【功效与主治】· 祛风除湿,利水和中,活血解毒。用于风热感冒,风湿关节痛,肾虚水肿,胃脘痛,痢疾。

【凭证标本号】· 522325190312029LY;520381160428176LY;520328200925007LY

• 虎刺楤木

【学名】· *Aralia finlaysoniana* (Wallich ex G. Don) Seemann

【别名】· 刺老包。

【生境与分布】· 生于海拔 600～1 100 m 的灌木林。分布于平塘、册亨、荔波、罗甸、望谟等地。

【药用部位】· 根、茎、嫩叶。

【功效与主治】· 散瘀,祛风,利湿,解毒。用于跌打损伤,风湿痹痛,湿热黄疸,淋浊,水肿,痢疾,胃脘痛,头痛,咽喉肿痛,乳痈,无名肿毒。

【凭证标本号】· 522727200909015LY;522327190529005LY;522722201020657LY。

• 柔毛龙眼独活

【学名】· *Aralia henryi* Harms

【生境与分布】·生于海拔 1 500～2 300 m 的林下。分布于息烽、修文、水城等地。

【药用部位】·根茎。

【功效与主治】·祛风除湿,活血止痛。用于风寒湿痹,腰膝疼痛,少阴伏风疼痛。

● 黑果土当归

【学名】·*Aralia melanacarpa* (Lévl.) Lauener

【别名】·丛枝土当归。

【生境与分布】·生于海拔 2 400～2 550 m 的山坡沟旁灌丛。分布于威宁、赫章等地。

【药用部位】·根。

【功效与主治】·补中益气,托毒消肿。用于气虚头晕,耳鸣,慢性淋巴腺炎,疮痈久溃,慢性化脓性骨髓炎。

● 波缘楤木

【学名】·*Aralia undulata* Hand.-Mazz.

【生境与分布】·生于海拔 1 000 m 左右的密林或山谷疏林。分布于独山、平塘、荔波、三都、长顺、惠水、瓮安、贵定、龙里等地。

【药用部位】·根皮。

【功效与主治】·活血化瘀,除湿止痛。用于闭经,骨折,劳伤痛,风湿痛,跌打损伤。

【凭证标本号】·522701201022017LY。

■ 罗伞属 *Brassaiopsis*

● 锈毛罗伞

【学名】·*Brassaiopsis ferruginea* (H.L. Li) G. Hoo

【生境与分布】·生于海拔 950～1 600 m 的山谷林下。分布于大方、安龙、三都、从江、榕江、开阳等地。

【药用部位】·根皮。

【功效与主治】·活血止痛,消肿生肌。用于跌打损伤,痈疮肿痛。

● 罗伞

【学名】·*Brassaiopsis glomerulata* (Bl.) Regel

【别名】·长梗罗伞。

【生境与分布】·生于海拔 650～1 400 m 的山谷密林。分布于赤水、兴仁、安龙、册亨、荔波、独山、罗甸、惠水、贵定、龙里等地。

【药用部位】·全株、根、茎皮、叶。

【功效与主治】·全株:用于骨折,风湿痹痛,跌打损伤。根:用于百日咳。茎皮、叶:用于风湿骨痛,跌打损伤,腰肌劳损。

● 三叶罗伞

【学名】·*Brassaiopsis tripteris* (Lévl.) Rehd.

【生境与分布】·生于密林。分布于罗甸等地。

【药用部位】·全株、茎。

【功效与主治】·舒筋活络,祛风壮阳。全株:用于风湿骨痛,跌打损伤,阳痿。茎:用于风湿病。

■ 树参属 *Dendropanax*

● 树参

【学名】·*Dendropanax dentiger* (Harms) Merr.

【别名】·铁楸树、胀果木五加、小荷枫。

【生境与分布】·生于海拔 1 050～1 900 m 的山谷密林。分布于罗甸、息烽、习水、绥阳、安龙、独山、长顺、瓮安、贵定、龙里、荔波、惠水、从江、榕江、雷公山、梵净山等地。

【药用部位】·根茎、树皮。

【功效与主治】·祛风除湿,活血消肿。用于风湿痹痛,偏瘫。

【凭证标本号】·522728151013039LY。

■ 五加属 *Eleutherococcus*

● 藤五加

【学名】·*Eleutherococcus leucorrhizus* Oliv.

【生境与分布】·生于海拔 1 700 m 左右的山坡林中。分布于雷公山等地。

【药用部位】·根皮、茎皮。

【功效与主治】·祛风湿,通经络,强筋骨。用于风寒湿痹,拘挛麻木,腰膝酸软,半身不遂,跌打损伤,水肿,皮肤湿痒,阴囊湿肿。

【凭证标本号】·522634151014005LY。

● 糙叶藤五加

【学名】·*Eleutherococcus leucorrhizus* var. *fulvescens* (Harms & Rehder) Nakai

【别名】·毛五加皮。

【生境与分布】·生于海拔 1 500 m 左右的山坡灌木林。分布于绥阳等地。

【药用部位】·茎皮。

【功效与主治】·祛风湿,通经络,强筋骨,活血止痛。用于风寒湿痹,拘挛麻木,腰膝酸软,足膝无力,半身不遂,跌打损伤,阴囊湿肿。

● 狭叶藤五加

【学名】·*Eleutherococcus leucorrhizus* var. *scaberulus* (Harms & Rehder) Nakai

【别名】·刚毛五加、雷五加。

【生境与分布】·生于海拔 1 400～2 000 m 的山坡林中或灌丛。分布于大方、纳雍、独山、绥阳、雷公山等地。

【药用部位】·根皮、叶。

【功效与主治】·根:祛风除湿,活血止痛。用于风寒湿痹,拘挛麻木,腰膝酸软,骨折,头痛,脘腹痛,痛经,脚气,无名肿毒。叶:用于止血。

【凭证标本号】·520425170610397LY。

● 蜀五加

【学名】· *Eleutherococcus leucorrhizus* var. *setchuenensis* (Harms) C.B. Shang & J.Y. Huang

【生境与分布】·生于海拔 1 000～2 900 m 的山坡林中。分布于印江、江口、梵净山等地。

【药用部位】·根皮。

【功效与主治】·祛风利湿,舒筋活血,止咳平喘。用于风寒湿痹,拘挛麻木,腰膝酸软,瘫痪,小儿麻痹,水肿,皮肤湿痒,咳嗽,哮喘。

● 细柱五加

【学名】· *Eleutherococcus nodiflorus* (Dunn) S.Y. Hu

【别名】·糙毛五加、五加、五加皮。

【生境与分布】·生于山坡路旁或林缘。分布于贵阳、沿河、余庆、黄平、安龙、惠水、普安、晴隆、关岭、兴义等地。

【药用部位】·根皮。

【功效与主治】·祛风除湿,补益肝肾,强筋壮骨,利水消肿。用于风湿痹病,筋骨痿软,小儿形迟,体虚乏力,水肿,脚气。

【凭证标本号】·522228200729138LY;520329190504105LY

【附注】·《中国药典》收录物种。

● 刺五加

【学名】· *Eleutherococcus sentucosus* (Ruprecht & Maximowicz) Maximowicz

【别名】·坎拐棒子、老虎潦、一百针。

【生境与分布】·生于海拔 500 m 左右的山谷、森林或灌丛。分布于钟山、凤冈、水城等地。

【药用部位】·根和根茎或茎。

【功效与主治】·益气健脾,补肾安神。用于脾肾阳虚,体虚乏力,食欲不振,腰膝酸痛,失眠多梦,肺肾两虚,久咳虚喘,心脾不足。

【凭证标本号】·520201200731200LY;520327210516272LY;520221190803023LY

【附注】·《中国药典》收录物种。

● 刚毛白簕

【学名】· *Eleutherococcus setosus* (H.L. Li) Y.R. Ling

【生境与分布】·生于海拔 680～1 400 m 的山坡灌丛。分布于兴义、凤冈等地。

【药用部位】·全株。

【功效与主治】·祛风湿,强筋骨。用于风湿痹痛,跌打损伤,感冒,吐泻。

【凭证标本号】·520327200725025LY。

● 白簕

【学名】· *Eleutherococcus trifoliatus* (L.) S.Y. Hu

【别名】·三加皮、三加。

【生境与分布】·生于山坡路旁、林缘或灌丛。分布于花溪、余庆、威宁等地。

【药用部位】·根。

【功效与主治】·清热解毒,祛风利湿,活血舒筋。用于感冒发热,咽痛头痛,黄疸,石淋,带下,风湿腰腿酸痛,跌打损伤,疮疡肿毒,蛇虫咬伤。

【凭证标本号】·520111200714011LY;520329190725689LY;522427140926622LY。

■ 掌叶树属 *Euaraliopsis*

● 假通草

【学名】· *Euaraliopsis ciliata* (Dunn) Hutch.

【别名】·睫毛掌叶树、纤齿柏那参。

【生境与分布】·生于海拔 330～2 200 m 的林中、山间向阳处。分布于荔波、兴仁、紫云、六枝、开阳等地。

【药用部位】·根皮、髓部。

【功效与主治】·根皮:清热解毒,祛风除湿。髓部:清热利尿。

● 锈毛掌叶树

【学名】· *Euaraliopsis ferruginea* (Li) Hoo et Tseng

【别名】·锈毛罗伞、黄毛掌叶树。

【生境与分布】·生于海拔 1 200～1 600 m 的林中。分布于安龙、三都、榕江、从江、息烽等地。

【药用部位】·根、树皮、茎、叶。

【功效与主治】·祛风除湿,疏经活络,行瘀。用于风湿,瘫痪,月经不调,跌打瘀肿,扭搓伤。

■ 八角金盘属 *Fatsia*

● 八角金盘

【学名】· *Fatsia japonica* (Thunb.) Decne. et Planch.

【别名】·手树、金刚纂。

【生境与分布】·原产日本。省内广泛栽培。

【药用部位】·根皮、叶。

【功效与主治】·化痰止咳,散风除湿,化瘀止痛。用于咳嗽痰多,风湿痹痛,痛风,跌打损伤。

【凭证标本号】·520327210512066LY;520328210505193LY。

■ 萸叶五加属 *Gamblea*

• 吴茱萸五加

【学名】· *Gamblea ciliata* var. *evodiifolia* (Franchet) C. B. Shang

【生境与分布】·生于灌丛、林缘、山坡路旁或村落。分布于印江、绥阳、道真、雷公山等地。

【药用部位】·根皮。

【功效与主治】·祛风利湿,活血舒筋,理气化痰。用于风湿痹痛,腰膝酸痛,水肿,跌打损伤,劳伤咳嗽,哮喘,吐血。

【凭证标本号】·522226190429011LY。

■ 常春藤属 *Hedera*

• 洋常春藤

【学名】· *Hedera helix* L.

【别名】·西洋长春藤。

【生境与分布】·引种。榕江等地有栽培。

【药用部位】·全株、茎、叶。

【功效与主治】·祛风利湿,活血消肿,解痉,祛痰,杀虫。用于风湿骨痛,腰痛,跌打损伤,目赤,肾炎水肿,闭经。外用于痈疖肿毒,瘾疹,湿疹。

【凭证标本号】·522632181125836LY。

• 尼泊尔常春藤

【学名】· *Hedera nepalensis* K. Koch

【别名】·多枝常春藤。

【生境与分布】·生于林下路旁、岩石和房屋墙壁上。分布于绥阳、正安、万山等地。

【药用部位】·全株。

【功效与主治】·祛风利湿,活血消肿。用于风湿关节痛,腰痛,跌打损伤,肾炎水肿,闭经。外用于痈疖肿毒,荨麻疹,湿疹。

【凭证标本号】·520323140724005LY。

• 常春藤

【学名】· *Hedera nepalensis* var. *sinensis* (Tobl.) Rehd.

【别名】·狗姆蛇、牛一枫、爬墙虎。

【生境与分布】·生于林下路旁或岩石上。分布于惠水、钟山、赤水等地。

【药用部位】·全株、果实。

【功效与主治】·全株:用于风湿关节痛,腰痛,跌打损伤,肾炎水肿,闭经。外用于痈疖肿毒,瘾疹,湿疹。果实:用于羸弱,腹内冷痛,血虚闭经。

【凭证标本号】·522731190511019LY;520201200806302LY;520381160502003LY。

■ 幌伞枫属 *Heteropanax*

• 华幌伞枫

【学名】· *Heteropanax chinensis* (Dunn) Li

【生境与分布】·生于海拔150～700 m的森林和灌丛。分布于望谟、荔波、惠水等地。

【药用部位】·根、树皮。

【功效与主治】·用于疔疮,跌打损伤。

【凭证标本号】·522326210116005LY。

■ 刺楸属 *Kalopanax*

• 刺楸

【学名】· *Kalopanax septemlobus* (Thunb.) Koidz.

【生境与分布】·生于海拔350～1 400 m的山谷林中或山坡灌丛。分布于惠水、都匀、凤冈等地。

【药用部位】·根、茎枝、树皮。

【功效与主治】·根:凉血散瘀,祛风除湿,解毒。用于肠风下血,风湿热痹,跌打损伤,骨折,疮疡肿毒,瘰疬,痔疮。茎枝:祛风除湿,活血止痛。用于风湿痹痛,胃脘痛。树皮:祛风除湿,活血止痛,杀虫止痒。用于风湿痹痛,腰膝痛,痈疽,疮癣。

【凭证标本号】·522731190710007LY;522701210430004LY;520327210515238LY。

【附注】·《中华本草》收载品种。

■ 大参属 *Macropanax*

• 短梗大参

【学名】· *Macropanax rosthornii* (Harms) C. Y. Wu ex Hoo

【别名】·七角枫、接骨丹。

【生境与分布】·生于海拔500～1 300 m的森林、灌丛或路旁。分布于息烽、绥阳、赤水、贞丰、独山等地。

【药用部位】·根、叶。

【功效与主治】·祛风除湿,活血。用于风湿痛,骨折。

■ 梁王茶属 *Metapanax*

● 异叶梁王茶

【学名】· *Metapanax davidii* (Franch.) J. Wen & Frodin

【别名】· 大卫梁王茶。

【生境与分布】· 生于海拔 800～2 100 m 的林缘、路边或岩石上。分布于贞丰、印江、德江、石阡、黄平、施秉、榕江、纳雍、盘州、瓮安、绥阳、道真、修文、开阳、龙里、梵净山等地。

【药用部位】· 根皮、茎皮、叶。

【功效与主治】· 祛风除湿,活血止痛。用于风湿痹痛,劳伤腰痛,跌打损伤,骨折,月经不调。

【凭证标本号】· 522325190718576LY;520402170422227LY;522226191005029LY。

● 梁王茶

【学名】· *Metapanax delavayi* (Franch.) J. Wen & Frodin

【生境与分布】· 生于海拔 1 200～1 900 m 的山谷林中。分布于安龙、纳雍、梵净山等地。

【药用部位】· 茎皮、叶。

【功效与主治】· 清热解毒,活血舒筋。用于咽喉肿痛,目赤肿痛,消化不良,月经不调,风湿腰腿痛,跌打损伤,骨折。

【凭证标本号】· 522628160331010LY。

■ 人参属 *Panax*

● 竹节参

【学名】· *Panax japonicus* C. A. Mey.

【生境与分布】· 生于海拔 1 000～2 000 m 的山谷密林下。分布于纳雍、榕江、龙里、雷公山、梵净山等地。

【药用部位】· 根茎。

【功效与主治】· 散瘀止血,消肿止痛,祛痰止咳,补虚强壮。用于咳血咯血,跌打损伤,咳嗽痰多,病后虚弱。

【凭证标本号】· 520201200914490LY。

【附注】·《中国药典》收录物种。

● 珠子参

【学名】· *Panax japonicus* var. *major* (Burk.) C. Y. Wu et K. M. Feng

【生境与分布】· 生于海拔 2 000～2 550 m 的山坡密林或灌丛。分布于威宁、纳雍、赫章、大方等地。

【药用部位】· 根茎。

【功效与主治】· 补肺养阴,祛瘀止痛,止血。用于气阴两虚,烦热口渴,虚劳咳嗽,跌打损伤,关节痹痛,咳血,吐血,崩漏,

外伤出血。

【凭证标本号】· 520203160711001LY。

【附注】·《中国药典》收录物种。

● 羽叶三七

【学名】· *Panax japonicus* var. *bipinnatifidus* (Seem.) C. Y. Wu et K. M. Feng

【生境与分布】· 生于海拔 1 900～2 900 m 的林下。分布于江口、织金等地。

【药用部位】· 根茎。

【功效与主治】· 补肺养阴,活络止血,散瘀。用于气血双亏,烦热口渴,咳嗽,吐血,衄血,跌打损伤,外伤出血,关节疼痛,劳伤腰痛,小儿惊风,骨蒸虚劳。

【附注】·《中国药典》收录物种。

● 三七

【学名】· *Panax notoginseng* (Burk.) F. H. Chen

【生境与分布】· 生于海拔 400～1 800 m 的林下或山坡人工荫棚下。

【药用部位】· 根和根茎。

【功效与主治】· 散瘀止血,消肿定痛。用于咯血,吐血,便血,崩漏,外伤出血,胸腹刺痛,跌打肿痛。

【凭证标本号】· 520222141209001LY。

【附注】·《中国药典》收录物种。

● 姜状三七

【学名】· *Panax zingiberensis* C. Y. Wu et K. M. Feng

【生境与分布】· 生于常绿阔叶林下。分布于从江等地。

【药用部位】· 根、叶。

【功效与主治】· 根:散瘀止血,定痛。用于跌打损伤,内外伤出血,产后血晕,恶露不下,虚劳咳嗽,贫血。叶:清热利咽,凉血解毒。用于咽喉肿痛,口舌生疮,鼻衄。

■ 鹅掌柴属 *Schefflera*

● 鹅掌藤

【学名】· *Schefflera arboricola* Hay.

【生境与分布】· 省内广泛栽培。分布于雷山、正安、三都等地。

【药用部位】· 根、茎叶。

【功效与主治】· 祛风除湿,活血止痛。用于风湿痹痛,胃痛,跌打骨折,外伤出血,腰腿痛,瘫痪。

● 短序鹅掌柴

【学名】· *Schefflera bodinieri* (Lévl.) Rehd.

【生境与分布】·生于海拔800~1500 m的山谷灌木林、林缘或疏林。分布于惠水、平塘、长顺、开阳、赤水、习水、桐梓、三都、瓮安、独山、罗甸、贵定、龙里、雷山、从江、黎平等地。

【药用部位】·根皮、茎皮。

【功效与主治】·祛风除湿,行气止痛。用于风湿痹痛,肾虚腰痛,胃痛,跌打肿痛。

【凭证标本号】·522327181128302LY;522701201014004LY;520111200417031LY。

● 穗序鹅掌柴

【学名】·Schefflera delavayi (Franch.) Harms ex Diels

【生境与分布】·生于海拔500~1400 m的山谷阔叶林、溪边或沟旁灌丛。分布于惠水、平塘、长顺、开阳、赤水、习水、桐梓、三都、瓮安、独山、罗甸、贵定、龙里、雷山、从江、黎平、施秉等地。

【药用部位】·根。

【功效与主治】·祛风活络,消肿。用于风湿痹痛,腰膝酸痛,跌打肿痛,骨折。

【凭证标本号】·522731190709037LY;522727201103012LY;522729190328004LY。

● 密脉鹅掌柴

【学名】·Schefflera elliptica (Bl.) Harms

【别名】·七叶莲。

【生境与分布】·生于海拔800~1000 m的山谷密林中。分布于兴仁、罗甸、惠水、三都等地。

【药用部位】·茎叶。

【功效与主治】·祛风活络,活血消肿。用于风湿痹痛,胃脘痛,跌打肿痛,骨折,外伤出血。

● 鹅掌柴

【学名】·Schefflera heptaphylla (L.) Frodin

【别名】·豆渣木、红花鹅掌柴。

【生境与分布】·生于海拔500~800 m的疏林中。分布于紫云、惠水、江口等地。

【药用部位】·根皮、树皮、叶。

【功效与主治】·根皮、树皮:发汗解表,祛风除湿,舒筋活络。用于感冒发热,咽喉疼痛,风湿关节痛,跌打损伤,骨折。叶:止痛接骨,止血消肿。用于风湿骨痛,跌打,肿痛,骨折,刀伤,烧伤。

【凭证标本号】·520425170602125LY;522701210404027LY;522222141109133LY。

● 白背鹅掌柴

【学名】·Schefflera hypoleuca (Kurz) Harms

【生境与分布】·生于海拔1200~2000 m的山地林中。分布

于兴仁、贞丰、普安、安龙、晴隆、册亨、望谟等地。

【药用部位】·根、茎、树皮、叶。

【功效与主治】·根、茎:用于牙痛,胃痛,腹痛,便秘,跌打损伤,闭合性骨折。树皮:用于风湿麻木,关节肿痛,跌打瘀痛,腰膝酸痛,胃痛。叶:用于皮炎,湿疹,风疹。

● 星毛鸭脚木

【学名】·Schefflera minutistellata Merr. ex Li

【别名】·小泡通树。

【生境与分布】·生于海拔1100~1500 m的山谷林中或灌丛。分布于望谟、兴仁、贞丰、贵定、三都、独山、荔波、罗甸、惠水、龙里等地。

【药用部位】·根皮、茎、叶。

【功效与主治】·利水消肿,祛风除湿,活血止痛,舒筋接骨。用于风湿性关节炎,风湿痹痛,风寒感冒,胃脘痛,跌打损伤,骨折。

【凭证标本号】·522326210117015LY。

● 球序鹅掌柴

【学名】·Schefflera pauciflora R. Viguier

【生境与分布】·生于海拔350~800 m的疏林中。分布于册亨、贞丰、平塘、荔波、独山、罗甸、惠水、三都等地。

【药用部位】·根皮、树皮。

【功效与主治】·祛风活络,止痛消肿。用于风湿胃痛,跌打损伤,关节疼痛,骨折,臌胀,感冒发热。

【凭证标本号】·522327191008080LY;522722201118142LY。

■ 通脱木属 Tetrapanax

● 通脱木

【学名】·Tetrapanax papyrifer (Hook.) K. Koch

【生境与分布】·生于海拔700~1500 m的山坡旷地。分布于册亨、荔波、平塘等地。

【药用部位】·茎髓。

【功效与主治】·清热利尿,通气下乳。用于湿热淋证,水肿尿少,乳汁不下。

【凭证标本号】·522327190530016LY;522722200113528LY;522727200924021LY。

【附注】·《中国药典》收录物种。

■ 刺通草属 Trevesia

● 刺通草

【学名】·Trevesia palmata (Roxb.) Vis.

【生境与分布】·生于海拔500~1100 m的山谷林中。分布于

关岭、贞丰、册亨、兴仁、安龙、望谟、平塘等地。

【药用部位】· 叶。

【功效与主治】· 化瘀止痛。用于跌打损伤,创伤,腰痛。

【凭证标本号】· 520324140307008LY;520222141128001LY。

伞形科 Umbelliferae/Apiaceae

■ 蒔萝属 *Anethum*

• 蒔萝

【学名】· *Anethum graveolens* L.

【别名】· 洋茴香、野茴香、土茴香。

【生境与分布】· 生于山坡草地。省内广泛栽培。

【药用部位】· 嫩茎叶、果实。

【功效与主治】· 健胃,祛风,催乳,理气止痛。用于小儿气胀,呕吐,呃逆,腹冷,食欲不振,寒疝。

■ 当归属 *Angelica*

• 东当归

【学名】· *Angelica acutiloba* (Sieb. et Zucc.) Kitag.

【别名】· 大和当归、延边当、朝鲜当归。

【生境与分布】· 省内广泛栽培。

【药用部位】· 根。

【功效与主治】· 补血调经,活血止痛,润肠通便。用于月经不调,经来腹痛,腰痛,崩漏,大便干燥,痢疾腹痛,闭经,产后腹痛。

• 杭白芷

【学名】· *Angelica dahurica* var. *formosana* (Boiss.) Shan et Yuan

【别名】· 走马芹、兴安白芷。

【生境与分布】· 省内广泛栽培。

【药用部位】· 根。

【功效与主治】· 解表散寒,祛风止痛,宣通鼻窍,燥湿止带,消肿排脓。用于感冒头痛,眉棱骨痛,鼻塞流涕,鼻鼽,鼻渊,牙痛,带下,疮疡肿痛。

【凭证标本号】· 522423191004014LY。

【附注】·《中国药典》收录物种。

■ 峨参属 *Anthriscus*

• 峨参

【学名】· *Anthriscus sylvestris* (L.) Hoffm.

【别名】· 土田七、金山田七、蓼卜七。

【生境与分布】· 生于山坡林下、路旁山谷溪边石缝中。分布于水城、印江等地。

【药用部位】· 根。

【功效与主治】· 益气健脾,活血止痛。用于脾虚腹胀,乏力食少,肺虚咳喘,体虚自汗,老人夜尿频数,气虚水肿,劳伤腰痛,头痛,痛经,跌打瘀肿。

【凭证标本号】· 520221190803008LY;520201200814416LY;522226191004010LY。

■ 芹属 *Apium*

• 旱芹

【学名】· *Apium graveolens* L.

【别名】· 云弓、芹菜、南芹菜。

【生境与分布】· 生于路旁。省内广泛栽培。

【药用部位】· 全草。

【功效与主治】· 平肝清热,祛风利湿。用于高血压,眩晕头痛,面红目赤,血淋,痈肿。

【凭证标本号】· 520402170420194LY。

■ 柴胡属 *Bupleurum*

• 三苞川滇柴胡

【学名】· *Bupleurum candollei* var. *paucefulcrans* (C. Y. Wu) X. J. He & C. B. Wang

【别名】· 三苞小柴胡。

【生境与分布】· 生于海拔 1 300 m 左右的阴湿地。分布于威宁、赫章、盘州、雷公山等地。

【药用部位】· 全草。

【功效与主治】· 疏肝退热。用于外感发热,头痛,目眩。

【凭证标本号】· 522427140622152LY。

• 小柴胡

【学名】· *Bupleurum hamiltonii* N. P. Balakrishnan

【别名】· 滇银柴胡、竹叶柴胡、芫荽柴胡。

【生境与分布】· 生于向阳山坡草丛。分布于贵阳、威宁、赫章、盘州、普安、关岭、雷公山等地。

【药用部位】· 全草。

【功效与主治】· 解表退热,疏肝解郁,升举阳气。用于外感发热,疟疾,头痛目眩,气虚下陷之脱肛,子宫脱垂,胃下垂。

【凭证标本号】· 522427140622152LY。

• 贵州柴胡

【学名】· *Bupleurum kweichowense* Shan

【生境与分布】·生于荒山草地或多岩石山坡上。分布于赫章、印江、大方、梵净山等地。

【药用部位】·全草。

【功效与主治】·疏肝退热。

【凭证标本号】·522422150817009LY;522422150814038LY。

● **窄叶竹柴胡**

【学名】· *Bupleurum marginatum* var. *stenophyllum* (Wolff) Shan et Y. Li

【生境与分布】·生于海拔 1 300 m 左右的山坡草丛。分布于黔西、威宁、正安、兴仁、安龙等地。

【药用部位】·全草、根。

【功效与主治】·解表清热,疏肝解郁。用于寒热往来,头痛目眩,月经不调,胃下垂。

【凭证标本号】·520402170323159LY;522423191003029LY;522427140625452LY。

● **竹叶柴胡**

【学名】· *Bupleurum marginatum* Wall. ex DC.

【生境与分布】·生于海拔 750～2 300 m 的山坡草地或林下。分布于贵阳、西秀、黔西、威宁、正安、兴义、兴仁、安龙、普安、龙里、长顺等地。

【药用部位】·根。

【功效与主治】·解表清热,疏肝解郁。

【凭证标本号】·520402170323159LY;522423191003029LY;522427140625452LY。

■ **葛缕子属** *Carum*

● **葛缕子**

【学名】· *Carum carvi* L.

【生境与分布】·生于路旁、草地或林下。分布于松桃等地。

【药用部位】·果实。

【功效与主治】·理气开胃,散瘀止痛。用于脘腹冷痛,逆呕,消化不良,疝痛,寒滞腰痛。

■ **积雪草属** *Centella*

● **积雪草**

【学名】· *Centella asiatica* (L.) Urb.

【别名】·大马蹄、七八缺、骷髅子药。

【生境与分布】·生于海拔 400～2 400 m 的潮湿草地或水沟边。分布于播州、赤水等地。

【药用部位】·全草。

【功效与主治】·清热利湿,解毒消肿。用于湿热黄疸,中暑腹泻,石淋血淋,痈肿疮毒,跌打损伤。

【凭证标本号】·522121150804538LY;520381160429018LY;522121150804541LY。

【附注】·《中国药典》收录物种。

■ **蛇床属** *Cnidium*

● **蛇床**

【学名】· *Cnidium monnieri* (L.) Cuss.

【别名】·蛇粟、蛇床子。

【生境与分布】·生于海拔 200～1 000 m 的山野。分布于望谟、威宁、安龙、兴仁、罗甸、梵净山等地。

【药用部位】·成熟果实。

【功效与主治】·燥湿祛风,杀虫止痒,温肾壮阳。用于阴痒带下,湿疹瘙痒,湿痹腰痛,肾虚阳痿,宫冷不孕。

【凭证标本号】·522326200421009LY;522427140508003LY;520201200723086LY。

【附注】·《中国药典》收录物种。

■ **芫荽属** *Coriandrum*

● **芫荽**

【学名】· *Coriandrum sativum* L.

【别名】·胡荽、香荽、香菜。

【生境与分布】·生于路旁。省内广泛栽培。

【药用部位】·带根全草、茎、果实。

【功效与主治】·带根全草:发表透疹,消食开胃,止痛解毒。用于风寒感冒,麻疹、痘疹透发不畅,食积,脘腹胀痛,头痛,牙痛,脱肛,丹毒,疮肿初起,蛇伤。茎:宽中健胃,透疹。用于胸脘胀闷,消化不良,麻疹不透。果实:健胃消积,理气止痛,透疹解毒。用于食积,食欲不振,胸膈满闷,脘腹胀痛,呕恶反胃,泻痢,肠风便血,脱肛,疝气,麻疹、痘疹不透,秃疮,头痛,牙痛,耳痛。

【凭证标本号】·522326200411008LY;522301160111957LY;522325190312169LY。

■ **鸭儿芹属** *Cryptotaenia*

● **鸭儿芹**

【学名】· *Cryptotaenia japonica* Hassk.

【别名】·水白芷、大鸭脚板、野芹菜。

【生境与分布】·生于海拔 700～1 300 m 的林下阴湿处。分布于六枝、播州、大方等地。

【药用部位】·根、茎叶、果实。

【功效与主治】·根:发表散寒,止咳化痰,活血止痛。用于风寒感冒,咳嗽,跌打肿痛。茎叶:祛风止咳,利湿解毒,化瘀止痛。用于感冒咳嗽,肺痈,淋痛,疝气,月经不调,风火牙痛,目赤翳障,痈疽疮肿,皮肤瘙痒,跌打肿痛,蛇虫咬伤。果实:消积顺气。用于食积腹胀。

【凭证标本号】·520203140427004LY;522121160419031LY;522422150811001LY。

• 深裂鸭儿芹

【学名】·*Cryptotaenia japonica* f. *dissecta*(Yabe)Hara

【生境与分布】·生于林缘或沟边。分布于石阡等地。

【药用部位】·全草。

【功效与主治】·清热解毒,活血消肿。用于肺热咳喘,肺痈,淋证,疝气,风火牙痛,痈疽,疔肿,缠腰火丹,皮肤瘙痒。

■ 胡萝卜属 *Daucus*

• 野胡萝卜

【学名】·*Daucus carota* L.

【别名】·南鹤虱。

【生境与分布】·生于海拔 700～1 300 m 的山坡路边、旷野或田间。分布于贞丰、西秀、册亨等地。

【药用部位】·成熟果实。

【功效与主治】·杀虫消积。用于蛔虫病,蛲虫病,绦虫病,虫积腹痛,小儿疳积。

【凭证标本号】·522325190614357LY;520402140530431LY;522327191122025LY。

【附注】·《中国药典》收录物种。

• 胡萝卜

【学名】·*Daucus carota* var. *sativa* Hoffmann

【别名】·赛人参、胡萝卜根、胡萝卜子。

【生境与分布】·省内广泛栽培。

【药用部位】·根、叶、果实。

【功效与主治】·根:健脾和中,滋肝明目,化痰止咳。用于脾虚食少,体虚乏力,脘腹痛,痢疾,视物昏花,雀目,咳喘,百日咳,咽喉肿痛,麻疹,水痘,疖肿,烫火伤,痔瘘。叶:理气止痛,利水。用于脘腹痛,浮肿,小便不通,淋痛。果实:燥湿散寒,利水杀虫。用于久痢,久泻,虫积,水肿,宫冷腹痛。

【凭证标本号】·520327200726019LY;522731190711014LY;522301150822767LY。

■ 马蹄芹属 *Dickinsia*

• 马蹄芹

【学名】·*Dickinsia hydrocotyloides* Franch.

【别名】·山荷叶、双叉草、大苞芹。

【生境与分布】·生于海拔 1 400 m 左右的山脚路旁潮湿处。分布于绥阳等地。

【药用部位】·全草。

【功效与主治】·祛风清热,燥湿止痒。用于感冒,头痛,麻疹,斑疹,湿疹,皮肤瘙痒。

【凭证标本号】·520424141028102LY;520424141025225LY。

■ 刺芹属 *Eryngium*

• 刺芹

【学名】·*Eryngium foetidum* L.

【生境与分布】·生于海拔 150～1 540 m 的山地林下、路旁、沟边等湿润处。分布于安龙等地。

【药用部位】·全草。

【功效与主治】·疏风清热,行气消肿,健胃止痛。用于感冒,胸脘痛,泄泻,消化不良。外用于蛇咬伤,跌打肿痛。

■ 茴香属 *Foeniculum*

• 茴香

【学名】·*Foeniculum vulgare* Mill.

【别名】·蘹香、蘹香子、茴香子。

【生境与分布】·省内广泛栽培。

【药用部位】·成熟果实。

【功效与主治】·散寒止痛,理气和胃。用于寒疝腹痛,睾丸偏坠,痛经,少腹冷痛,脘腹胀痛,食少吐泻。

【凭证标本号】·522325190411174LY;520201200812400LY;520111200716011LY。

【附注】·《中国药典》收录物种。

■ 独活属 *Heracleum*

• 重齿毛当归

【学名】·*Heracleum hemsleyanum* Diels

【别名】·大活、假羌活、牛尾独活。

【生境与分布】·生于山坡阴湿灌丛或林下。分布于惠水、水城等地。

【药用部位】·根。

【功效与主治】·祛风除湿,通痹止痛。用于风寒湿痹,腰膝酸痛,少阴扶风头痛,风寒挟湿头痛。

【凭证标本号】·522701201007042LY;520201200730175LY。

【附注】·《中国药典》收录物种。

● 短毛独活

【学名】·*Heracleum moellendorffii* Hance

【别名】·老山芹、小法罗海。

【生境与分布】·生于阴坡山沟旁、林缘或草甸。分布于贵阳、安顺、大方、平塘、水城、江口等地。

【药用部位】·根。

【功效与主治】·祛风除湿,发表散寒,止痛。用于风湿关节痛,伤风头痛,腰腿酸痛。

【凭证标本号】·522727201106009LY;520221190611037LY;522222160720004LY。

■ 天胡荽属 *Hydrocotyle*

● 红马蹄草

【学名】·*Hydrocotyle nepalensis* Hook.

【别名】·铜钱草、一串钱。

【生境与分布】·生于海拔350~2 080 m的山坡、路旁、阴湿地、水沟或溪边草丛。分布于贵阳、赤水、惠水、贞丰等地。

【药用部位】·全草。

【功效与主治】·用于跌打损伤,感冒,咳嗽痰血。

【凭证标本号】·522325190718505LY;520381160428146LY;522701200930016LY。

● 天胡荽

【学名】·*Hydrocotyle sibthorpioides* Lam.

【别名】·满天星。

【生境与分布】·生于海拔475~2 900 m的湿润草地、河沟边或林下。分布于贞丰、长顺、惠水等地。

【药用部位】·全草。

【功效与主治】·清热利尿,解毒消肿,祛痰止咳。用于黄疸型传染性肝炎,肝硬化腹水,胆石症,痢疾,泌尿系统感染,泌尿系统结石,淋证,小便淋痛,目翳,伤风感冒,咳嗽,百日咳,咽喉炎,扁桃体炎,痈疽疔疮,跌打瘀肿。外用于湿疹,带状疱疹,衄血。

【凭证标本号】·522325181207528LY;522729190312050LY;522731190712030LY。

● 破铜钱

【学名】·*Hydrocotyle sibthorpioides* var. *batrachium*

(Hance) Hand.-Mazz.

【生境与分布】·生于海拔150~2 500 m的湿润路旁、草地、河沟边、湖滩或溪谷。分布于凤冈、雷山等地。

【药用部位】·全草。

【功效与主治】·清热利湿,祛痰止咳,利尿通淋。用于黄疸,两胁胀满,口苦,头晕目眩,呕逆,胆结石,小便淋痛,感冒咳嗽,咳痰,乳蛾,目翳。

【凭证标本号】·520327210512023LY。

■ 藁本属 *Ligusticum*

● 短片藁本

【学名】·*Ligusticum brachylobum* Franch.

【生境与分布】·生于海拔1 500~1 900 m的山坡草丛。分布于水城等地。

【药用部位】·根。

【功效与主治】·祛风除湿,发表镇痛,辛温解毒。用于外感表证,头痛昏眩,关节疼痛,四肢拘挛,目赤疮疡,破伤风。

【凭证标本号】·520221190802029LY。

● 辽藁本

【学名】·*Ligusticum jeholense* Nakai et Kitag.

【生境与分布】·生于海拔1 250~2 500 m的林下、草甸或沟边等阴湿处。分布于碧江。

【药用部位】·根和根茎。

【功效与主治】·祛风散寒,除湿止痛。用于风寒感冒,肩颈疼痛,风湿痹痛。

【附注】·《中国药典》收录物种。

● 匍匐藁本

【学名】·*Ligusticum reptans* (Diels) Wolff

【生境与分布】·生于海拔2 100 m左右的山坡潮湿岩石上。分布于印江、水城、梵净山等地。

【药用部位】·根、根茎。

【功效与主治】·祛风散寒。用于风寒感冒,风湿痹痛。

● 藁本

【学名】·*Ligusticum sinense* Oliv.

【生境与分布】·生于海拔500~2 700 m的山地草丛或潮湿地。分布于威宁等地。

【药用部位】·根、根茎。

【功效与主治】·祛风散寒,除湿止痛。用于风寒感冒,风湿痹痛。

【凭证标本号】·522427140512470LY。

【附注】·《中国药典》收录物种。

■ 白苞芹属 Nothosmyrnium

● 白苞芹

【学名】· Nothosmyrnium japonicum Miq.

【别名】·紫茎芹、石防风、藁本。

【生境与分布】·生于海拔 650～1500 m 的山坡林下阴湿处。分布于惠水、安龙、榕江、梵净山、雷公山等地。

【药用部位】·根茎。

【功效与主治】·镇痉止痛。用于风寒感冒,头痛,筋骨痛。

【凭证标本号】·522701201108028LY。

■ 水芹属 Oenanthe

● 短辐水芹

【学名】· Oenanthe benghalensis Benth. et Hook. f.

【生境与分布】·生于海拔 500～1500 m 的山坡林下溪边、沟旁或田中。分布于安龙、石阡、威宁等地。

【药用部位】·全草。

【功效与主治】·清热透疹,平肝安神。用于麻疹初期,肝阳上亢,失眠多梦。

● 水芹

【学名】· Oenanthe javanica (Bl.) DC.

【生境与分布】·生于海拔 300～1700 m 的山谷、低湿处或水沟旁。分布于惠水、长顺、花溪等地。

【药用部位】·全草、花。

【功效与主治】·全草:清热解毒,利尿,止血。用于感冒,暴热烦渴,吐泻,浮肿,小便不利,淋痛,尿血,便血,吐血,衄血,崩漏,经多,目赤,咽痛,喉肿,口疮,牙疳,乳痈,痈疽,疟腮,带状疱疹,痔疮,跌打伤肿。花:用于脉溢。

【凭证标本号】·522731190709066LY;522729190729022LY;520111200719019LY。

● 卵叶水芹

【学名】· Oenanthe javanica subsp. rosthornii (Diels) F. T. Pu

【生境与分布】·生于海拔 1100～1800 m 的水边、山谷及潮湿地。分布于平塘、绥阳、印江、普安、雷山等地。

【药用部位】·全草。

【功效与主治】·补气益血,止血,利尿。用于气虚血亏,头晕目眩,水肿,外伤出血。

【凭证标本号】·522727201103006LY;520201200810347LY。

● 蒙自水芹

【学名】· Oenanthe linearis subsp. rivularis (Dunn) C. Y. Wu & F. T. Pu

【生境与分布】·生于海拔 1100～2000 m 的沼地、路旁潮湿地或山谷斜坡疏林下。分布于晴隆、紫云等地。

【药用部位】·全草。

【功效与主治】·健胃消积,清热利尿,消肿解毒。用于慢性胃炎,食积胃痛,白浊,淋痛,跌打肿痛,血虚风毒。

【凭证标本号】·520425170605244LY。

● 线叶水芹

【学名】· Oenanthe linearis Wall. ex DC.

【别名】·西南水芹。

【生境与分布】·生于海拔 700～2340 m 的山谷、水旁潮湿地。分布于绥阳、兴仁、江口、盘州、惠水、龙里、雷公山等地。

【药用部位】·全草。

【功效与主治】·清热凉血。用于头晕目眩,水肿。

【凭证标本号】·520323150714232LY;522301140613178LY。

● 窄叶水芹

【学名】· Oenanthe thomsonii subsp. stenophylla (H. de Boissieu) F. T. Pu

【别名】·细叶水芹。

【生境与分布】·省内广泛栽培。

【药用部位】·全草。

【功效与主治】·清热解毒,利尿消肿。用于咽喉肿痛,风热咳嗽,肾炎水肿,高血压。

【凭证标本号】·522426190719084LY;520203140518015LY。

■ 香根芹属 Osmorhiza

● 香根芹

【学名】· Osmorhiza aristata (Thunb.) Makino et Yabe

【生境与分布】·生于海拔 250～1120 m 的山坡林下、溪边及路旁草丛。分布于桐梓、务川、纳雍、织金、习水、道真等地。

【药用部位】·根、果实。

【功效与主治】·根:健脾消食,养肝明目。用于消化不良,夜盲症。果实:驱虫,止痢,利尿。用于蛔虫病,蛲虫病,慢性痢疾,肾炎水肿。

【凭证标本号】·520325160406424LY。

● 疏叶香根芹

【学名】· Osmorhiza aristata var. laxa (Royle) Constance et Shan

【生境与分布】·生于林下、山沟或河边草地。分布于金沙、水城等地。

【药用部位】·根。

【功效与主治】·发表散寒,健胃止痛,明目。用于风寒感冒,头痛,风寒痹痛,胃寒纳少,呕吐,雀目,鹅口疮。

■ 前胡属 *Peucedanum*

● 紫花前胡

【学名】· *Peucedanum decursivum*（Miq.）Maxim.

【别名】·前胡、土当归。

【生境与分布】·生于山坡林缘、溪边或杂木林灌丛。分布于威宁、兴义、惠水等地。

【药用部位】·根。

【功效与主治】·降气化痰,散风清热。用于痰热喘满,咯痰黄稠,风热咳嗽痰多。

【凭证标本号】·522427140624034LY;522301140626329LY;522731190710028LY。

【附注】·《中国药典》收录物种。

● 竹节前胡

【学名】· *Peucedanum dielsianum* Fedde ex Wolff

【生境与分布】·生于海拔600～1500 m的山坡湿润岩石上。分布于施秉等地。

【药用部位】·根。

【功效与主治】·发表祛风,胜湿止痛。用于风寒感冒,感冒夹湿,头痛,昏眩,寒湿腹痛,泄泻,风湿痹痛,四肢拘挛,破伤风,目赤,疮疡,疝瘕,疥癣,风疹。

● 华中前胡

【学名】· *Peucedanum medicum* Dunn

【生境与分布】·生于海拔1200 m左右的山坡草丛。分布于平塘、西秀、江口等地。

【药用部位】·根、根茎。

【功效与主治】·宣肺祛痰,降气止咳,定惊。用于感冒,咳嗽,痰喘,胸闷,风湿病,小儿惊风。

【凭证标本号】·522727200924019LY;520402170328279LY;522222160805016LY。

● 岩前胡

【学名】· *Peucedanum medicum* var. *gracile* Dunn ex Shan et Sheh

【生境与分布】·生于山坡草丛或岩石上。分布于紫云、道真、盘州、水城等地。

【药用部位】·根、根茎。

【功效与主治】·宣肺祛痰,降气止咳,定惊。用于感冒,咳嗽,痰喘,胸闷,风湿病,小儿惊风。

【凭证标本号】·520425170602127LY。

● 白花前胡

【学名】· *Peucedanum praeruptorum* Dunn

【别名】·姨妈菜、罗家菜。

【生境与分布】·生于海拔200～2000 m的山坡草地或稀疏林下。分布于雷山、罗甸、乌当等地。

【药用部位】·根。

【功效与主治】·降气化痰,散风清热。用于痰热喘满,咯痰黄稠,风热咳嗽痰多。

【凭证标本号】·522634150831001LY;522728150523029LY;520112150826016LY。

【附注】·《中国药典》收录物种。

■ 茴芹属 *Pimpinella*

● 锐叶茴芹

【学名】· *Pimpinella arguta* Diels

【别名】·尖齿茴芹。

【生境与分布】·生于山地沟谷或林缘草地。分布于江口、正安等地。

【药用部位】·根茎。

【功效与主治】·活血化瘀,祛风散寒,理气止痛,解毒消肿。用于胸腹冷痛,风湿痹痛,蛇虫咬伤,跌打损伤。

● 短果茴芹

【学名】· *Pimpinella brachycarpa*（Komar.）Nakai

【别名】·大叶芹。

【生境与分布】·生于海拔500～900 m的河边或林缘。分布于纳雍、剑河等地。

【药用部位】·全草。

【功效与主治】·活血降压,清热解毒,利湿止痛。用于胃寒痛,月经不调,高血压。

【凭证标本号】·522401141121031LY。

● 杏叶茴芹

【学名】· *Pimpinella candolleana* Wight et Arn.

【别名】·杏叶防风、土当归。

【生境与分布】·生于海拔1300～2500 m的山地草坡、稀疏灌木林、田埂或路旁。分布于黔西、榕江、黄平、施秉等地。

【药用部位】·全草、根。

【功效与主治】·行气温中,祛风除湿,活血消肿。用于胸腹冷痛,胃痛,筋骨痛,风湿麻木,跌打损伤,瘰疬,肿毒。

【凭证标本号】·520201200914460LY;520111200620006LY;522423191003058LY。

● **革叶茴芹**

【学名】· *Pimpinella coriacea* (Franch.) de Boiss.

【生境与分布】·生于海拔800～1200 m的山坡草丛。分布于黔西等地。

【药用部位】·全草、根。

【功效与主治】·温中散寒,祛风除湿,活血调经,祛瘀。用于胃寒腹痛,风寒湿痹,月经不调。

【凭证标本号】·522423191002028LY。

● **异叶茴芹**

【学名】· *Pimpinella diversifolia* DC.

【别名】·山当归、鹅脚板。

【生境与分布】·生于海拔830～1000 m的山坡林下草丛或路旁。分布于江口、贞丰、荔波等地。

【药用部位】·全草、根。

【功效与主治】·祛风活血,散寒化积,解毒消肿。用于风寒感冒,痢疾,小儿疳积,皮肤瘙痒,黄疸型肝炎。外用于跌打损伤,毒蛇咬伤,皮肤瘙痒。

【凭证标本号】·522222160805008LY;523325190423284LY;522722200819421LY。

■ **囊瓣芹属 Pternopetalum**

● **散血芹**

【学名】· *Pternopetalum botrychioides* (Dunn) Hand.-Mazz.

【别名】·水芹花。

【生境与分布】·生于山坡阴湿沟谷或林下。分布于息烽、修文、罗甸等地。

【药用部位】·全草。

【功效与主治】·止血消肿,解毒。用于刀伤出血,烧烫伤。

● **裸茎囊瓣芹**

【学名】· *Pternopetalum nudicaule* (de Boiss.) Hand.-Mazz.

【别名】·药芹菜根。

【生境与分布】·生于山坡阴湿沟谷或林下。分布于镇宁、务川、息烽等地。

【药用部位】·根。

【功效与主治】·活血通络,解毒。用于劳伤,疮毒。

【凭证标本号】·520112140523222LY。

● **膜蕨囊瓣芹**

【学名】· *Pternopetalum trichomanifoliun* (Franch.) Hand.-Mazz.

【别名】·江西囊瓣芹。

【生境与分布】·生于山坡阴湿沟谷或林下。分布于绥阳、江口、施秉、安龙、金沙、雷公山等地。

【药用部位】·根。

【功效与主治】·理气止痛,祛风除湿。用于风热头痛,风湿。

【凭证标本号】·520323150703376LY;522222140427014LY。

● **五匹青**

【学名】· *Pternopetalum vulgare* (Dunn) Hand.-Mazz.

【别名】·多叶五匹青。

【生境与分布】·生于山谷、沟边或林下阴蔽湿润处。分布于威宁、晴隆、江口、印江、惠水等地。

【药用部位】·全草、根。

【功效与主治】·全草:用于腰痛。根:散寒理气,止痛。用于胃痛,腹痛,胸胁痛。

【凭证标本号】·522427140928680LY。

■ **变豆菜属 Sanicula**

● **变豆菜**

【学名】· *Sanicula chinensis* Bunge

【别名】·鸭脚板、山芹菜。

【生境与分布】·生于海拔200～2300 m的阴湿山坡路旁、杂木林下、竹园边或溪边草丛。分布于石阡、紫云、施秉等地。

【药用部位】·全草。

【功效与主治】·解毒,止血。用于咽痛,咳嗽,月经过多,外伤出血,疮痈肿毒。

【凭证标本号】·522224160402003LY;520425170608352LY;522623150813342LY。

● **软雀花**

【学名】· *Sanicula elata* Hamilt.

【生境与分布】·生于海拔1000～1400 m的溪边、路旁或阴湿杂木林。分布于盘州、安龙、兴仁等地。

【药用部位】·全草。

【功效与主治】·温化寒痰,祛风通经。用于风寒感冒,咽喉炎,百日咳,闭经。

● **鳞果变豆菜**

【学名】· *Sanicula hacquetioides* Franch.

【生境与分布】·生于海拔2000 m左右的山坡草地或沟边草丛。分布于印江、播州、碧江等地。

【药用部位】·全草。

【功效与主治】·散寒止咳，化痰祛风，行血通经。用于风寒感冒，扁桃体炎，百日咳，闭经，乳痈，膀胱结石。

● 薄片变豆菜

【学名】· *Sanicula lamelligera* Hance

【别名】·肺经草、打不死。

【生境与分布】·生于海拔 500～2 000 m 的山坡林下、沟谷溪边。分布于惠水、江口、兴仁、雷山、息烽等地。

【药用部位】·全草。

【功效与主治】·化痰止咳，祛风发表，活血调经。用于感冒咳嗽，哮喘，月经不调，跌打肿痛，风湿关节痛。

【凭证标本号】·522701210321027LY；522222140430133LY。

● 直刺变豆菜

【学名】· *Sanicula orthacantha* S. Moore

【生境与分布】·生于山涧林下、路旁、沟谷或溪边。分布于荔波、湄潭、江口、龙里、务川、开阳等地。

【药用部位】·全草。

【功效与主治】·清热解毒，益肺止咳，祛风除湿，活血通络。用于麻疹后热毒未尽，肺热咳嗽，风湿关节痛。

【凭证标本号】·522722200702748LY；520328210430019LY；522222140430141LY。

■ 防风属 *Saposhnikovia*

● 防风

【学名】· *Saposhnikovia divaricata* (Turcz.) Schischk.

【生境与分布】·生于针阔叶混交林等砂质土壤地。分布于惠水、余庆等地。

【药用部位】·根。

【功效与主治】·祛风解表，胜湿止痛，止痉。用于感冒头痛，风湿痹痛，风疹瘙痒，破伤风。

【凭证标本号】·522701200819011LY；520329191003953LY。

【附注】·《中国药典》收录物种。

■ 西风芹属 *Seseli*

● 竹叶西风芹

【学名】· *Seseli mairei* Wolff

【别名】·云防风。

【生境与分布】·生于海拔 1 000～2 100 m 的山坡草丛。分布于纳雍、赫章、威宁、兴仁、盘州、安龙、普安等地。

【药用部位】·根。

【功效与主治】·祛风胜湿，止痛镇痉。用于感冒头痛，牙痛，胃脘胀痛，泄泻，风湿痹痛，瘫痪，破伤风，惊风，风疹，湿疹，疮肿。

【凭证标本号】·522427140928605LY。

■ 迷果芹属 *Sphallerocarpus*

● 迷果芹

【学名】· *Sphallerocarpus gracilis* (Bess.) K.-Pol.

【生境与分布】·生于海拔 580～2 800 m 的山坡路旁、村庄附近、菜园地或荒草地。分布于惠水、修文、纳雍等地。

【药用部位】·全草、果实。

【功效与主治】·全草：祛肾寒，敛黄水。用于痹证肿痛，肾寒病，肾痛，腰痛，黄水病，感冒，胃病，消化不良，腹寒。果实：益肾壮阳，祛风燥湿。

【凭证标本号】·522401140819008LY。

■ 窃衣属 *Torilis*

● 小窃衣

【学名】· *Torilis japonica* (Houtt.) DC.

【别名】·破子草。

【生境与分布】·生于杂木林下、林缘、路旁、沟边或溪边草丛。省内广泛分布。

【药用部位】·全草、果实。

【功效与主治】·杀虫止泻，收湿止痒。用于虫积腹痛，泻痢，疮疡溃烂，阴痒带下，风湿疹。

● 窃衣

【学名】· *Torilis scabra* (Thunb.) DC.

【生境与分布】·生于杂木林下、林缘或溪边草丛。分布于惠水、绥阳、赤水、万山、剑河、册亨、罗甸等地。

【药用部位】·全草、果实。

【功效与主治】·杀虫止泻，收湿止痒。用于虫积腹痛，泻痢，疮疡溃烂，阴痒带下，风湿疹。

【凭证标本号】·522731190511015LY；520323150512107LY；520381160525121LY。

桤叶树科 Clethraceae

■ 桤叶树属 *Clethra*

● 贵州桤叶树

【学名】· *Clethra kaipoensis* Lévl.

【别名】·嘉宝山柳、大叶山柳。

【生境与分布】·生于海拔900～1400 m的山谷灌丛。分布于榕江、雷山、从江、长顺、贵定、瓮安、独山、荔波、惠水、三都、梵净山等地。

【药用部位】·根、叶。

【功效与主治】·祛风镇痛。用于风湿痹痛。

杜鹃花科 Ericaceae

■ 喜冬草属 *Chimaphila*

● 喜冬草

【学名】·*Chimaphila japonica* Miq.

【别名】·罗汉草、梅笠草。

【生境与分布】·生于海拔2500 m左右的山地。分布于贵阳、册亨、威宁、水城、赫章、盘州、普安等地。

【药用部位】·全草、茎。

【功效与主治】·活血调经。用于月经不调。

【凭证标本号】·523327190621099LY；524427140607081LY；520221190610023LY。

■ 金叶子属 *Craibiodendron*

● 金叶子

【学名】·*Craibiodendron stellatum*（Pierre）W.W. Smith

【别名】·假木荷、泡花树。

【生境与分布】·生于海拔500～1000 m的山坡灌丛。分布于罗甸、独山、望谟、册亨、安龙等地。

【药用部位】·根、叶。

【功效与主治】·祛风镇痛，舒筋活络。用于风湿关节痛，腰脊痛，劳伤，跌打损伤，瘫痪。

【凭证标本号】·522728160321004LY。

■ 吊钟花属 *Enkianthus*

● 灯笼树

【学名】·*Enkianthus chinensis* Franch.

【别名】·钩钟、荔枝木、灯笼花。

【生境与分布】·生于山坡疏林。分布于惠水等地。

【药用部位】·花、种子。

【功效与主治】·花:清热,止血,调经。种子:用于疝气。

【凭证标本号】·522701210503004LY。

● 齿缘吊钟花

【学名】·*Enkianthus serrulatus*（Wils.）Schneid.

【生境与分布】·生于海拔1300 m左右的沟边杂木林。分布于赤水、龙里等地。

【药用部位】·根。

【功效与主治】·祛风除湿,活血。

【凭证标本号】·520381160525096LY。

■ 珍珠花属 *Lyonia*

● 秀丽珍珠花

【学名】·*Lyonia compta*（W.W. Smith et J.F. Jeffrey）Hand.-Mazz.

【别名】·美花米饭花。

【生境与分布】·生于海拔1400～2500 m的开阔灌丛或林缘。分布于修文等地。

【药用部位】·全株。

【功效与主治】·清热止痛,舒筋活络,接骨。用于跌打损伤。

● 珍珠花

【学名】·*Lyonia ovalifolia*（Wall.）Drude

【别名】·南烛、米饭花、乌饭草。

【生境与分布】·生于海拔700～2800 m的林中。分布于印江、湄潭、兴仁、施秉、石阡、盘州、三都等地。

【药用部位】·枝叶、种子。

【功效与主治】·枝叶:杀虫止痒,强筋益气。用于烂疮,疥疮。种子:强壮固精。

【凭证标本号】·523301150610678LY；522226190502005LY；520328210503150LY。

● 小果珍珠花

【学名】·*Lyonia ovalifolia* var. *elliptica*（Sieb. et Zucc.）Hand.-Mazz.

【别名】·炒米柴、小果南烛、小果米饭花。

【生境与分布】·生于阳坡灌丛。分布于凤冈、水城、沿河、雷山、麻江、望谟、威宁、绥阳等地。

【药用部位】·枝、叶、种子。

【功效与主治】·健脾止泻,活血强筋。用于脾虚腹泻,跌打损伤,全身酸麻。

【凭证标本号】·520327210512090LY；520221190609020LY；522228200730345LY。

● 狭叶珍珠花

【学名】·*Lyonia ovalifolia* var. *lanceolata*（Wall.）Hand.-

Mazz.

【别名】·狭叶南烛、狭叶桠木、披针叶米饭花。

【生境与分布】·生于海拔 700～2 400 m 的林中。分布于荔波、黔西、兴仁、安龙、赤水、雷山等地。

【药用部位】·茎叶。

【功效与主治】·强壮滋养，止泻。

【凭证标本号】·520111200617034LY；522722200512080LY；522423191003041LY。

- **毛叶珍珠花**

【学名】·*Lyonia villosa*（Wall. ex C. B. Clarke）Hand.-Mazz.

【别名】·西域桠木、毛叶南烛、毛叶米饭花。

【生境与分布】·生于灌丛。分布于兴仁、黎平等地。

【药用部位】·全株。

【功效与主治】·用于骨鲠咽喉，疮疖。

【凭证标本号】·522328140417530LY；522328140328307LY。

水晶兰属 *Monotropa*

- **水晶兰**

【学名】·*Monotropa uniflora* L.

【别名】·梦兰花、水兰草。

【生境与分布】·生于山坡林下。分布于贵阳、余庆、平塘、印江、江口等地。

【药用部位】·全草。

【功效与主治】·补虚止咳。用于肺虚咳嗽。

【凭证标本号】·520329190504107LY；522727200927013LY。

马醉木属 *Pieris*

- **美丽马醉木**

【学名】·*Pieris formosa*（Wall.）D. Don

【别名】·兴山马醉木、长苞美丽马醉木。

【生境与分布】·生于海拔 700～1 700 m 的灌丛或疏密林中。分布于花溪、长顺、贞丰、瓮安、惠水、贵定、三都、龙里等地。

【药用部位】·叶。

【功效与主治】·杀虫。用于疥疮。

【凭证标本号】·520111210503002LY；522729190326010LY；523325190717479LY。

- **马醉木**

【学名】·*Pieris japonica*（Thunb.）D. Don ex G. Don

【别名】·桠木、日本马醉木。

【生境与分布】·生于海拔 800～1 200 m 的山地灌丛。分布于湄潭、大沙河等地。

【药用部位】·叶。

【功效与主治】·杀虫。用于疥疮。

【凭证标本号】·522722200415717LY；520328200805003LY。

鹿蹄草属 *Pyrola*

- **鹿蹄草**

【学名】·*Pyrola calliantha* H. Andr.

【别名】·鹿寿草、破血丹、鹿含草。

【生境与分布】·生于海拔 1 750 m 左右的山顶密林。分布于道真、台江、威宁等地。

【药用部位】·全草。

【功效与主治】·祛风湿，强筋骨，止血。用于风湿痹痛，腰膝无力，月经过多，久咳劳嗽。

【凭证标本号】·520325160513546LY；520325160301368LY；520330160714022LY。

【附注】·《中国药典》收录物种。

- **贵阳鹿蹄草**

【学名】·*Pyrola corbieri* Lévl.

【别名】·紫背鹿衔草。

【生境与分布】·生于海拔 1 100～1 300 m 的松林。分布于赫章、息烽、修文等地。

【药用部位】·全草。

【功效与主治】·祛风除湿，活血调经。用于虚弱咳嗽，劳伤吐血，风湿性关节炎，崩漏等。

- **普通鹿蹄草**

【学名】·*Pyrola decorata* H. Andr.

【别名】·雅美鹿蹄草、山美人鹿蹄草、鹿啣草。

【生境与分布】·生于海拔 900～1 400 m 的松林或草地。省内广泛分布。

【药用部位】·全草。

【功效与主治】·祛瘀止血，补肾，降压，调经，解毒。用于内外出血，痢疾，风湿痹痛，月经不调，产后瘀血，慢性肾炎，皮炎，蛇虫咬伤。

【凭证标本号】·522727200927012LY；523325190423337LY；522722201120850LY。

【附注】·《中国药典》收录物种。

- **贵州鹿蹄草**

【学名】·*Pyrola mattfeldiana* H. Andr.

【生境与分布】·生于林下。分布于开阳、息烽、修文、石阡等地。

【药用部位】·全草。

【功效与主治】·祛风除湿,活血调经。用于虚弱咳嗽,劳伤吐血,风湿性关节炎,崩漏,白带。

■ 杜鹃花属 *Rhododendron*

● 桃叶杜鹃

【学名】·*Rhododendron annae* Franch.

【生境与分布】·生于海拔1 500～2 600 m的坡地。分布于威宁、盘州、织金、惠水、贵定、龙里等地。

【药用部位】·根皮。

【功效与主治】·化痰止咳。

【凭证标本号】·522427140804537LY。

● 树形杜鹃

【学名】·*Rhododendron arboreum* Smith

【生境与分布】·生于海拔1 700～1 900 m的山坡灌丛。分布于大方、纳雍、赫章等地。

【药用部位】·花。

【功效与主治】·清热拔毒,平喘,止血,调经。用于慢性气管炎,骨髓炎,消化道出血,衄血,咯血,月经不调。

● 毛肋杜鹃

【学名】·*Rhododendron augustinii* Hemsl.

【生境与分布】·生于海拔1 000～2 100 m的灌丛。分布于盘州等地。

【药用部位】·花。

【功效与主治】·用于咳嗽痰喘。

● 耳叶杜鹃

【学名】·*Rhododendron auriculatum* Hemsl.

【生境与分布】·生于海拔600～2 000 m的山坡或沟谷林中。分布于印江、惠水等地。

【药用部位】·根。

【功效与主治】·理气止咳。

● 腺萼马银花

【学名】·*Rhododendron bachii* Lévl.

【别名】·石壁杜鹃。

【生境与分布】·生于海拔500～1 300 m的灌丛或疏林。分布于沿河、余庆、榕江、雷山、望谟、安龙、赤水、瓮安、独山、罗甸、三都、龙里、梵净山等地。

【药用部位】·叶。

【功效与主治】·清热利湿,止咳化痰。用于咳嗽,哮喘。

【凭证标本号】·522228200819021LY;520329190413035LY。

● 短脉杜鹃

【学名】·*Rhododendron brevinerve* Chun et Fang

【生境与分布】·生于海拔1 000～1 700 m的山坡或山谷林下。分布于雷公山、梵净山等地。

【药用部位】·花。

【功效与主治】·清热止咳,调经。

● 美容杜鹃

【学名】·*Rhododendron calophytum* Franch.

【生境与分布】·生于海拔1 550～1 700 m的山坡密林。分布于雷山、绥阳、惠水等地。

【药用部位】·根。

【功效与主治】·祛风除湿。

● 多花杜鹃

【学名】·*Rhododendron cavaleriei* Lévl.

【别名】·羊角杜鹃。

【生境与分布】·生于海拔600～1 600 m的溪边、山坡、疏林或灌丛。分布于开阳、安龙、从江、黎平、独山、惠水、贵定、龙里等地。

【药用部位】·枝、叶。

【功效与主治】·清热解毒,止血通络。

● 长柱睫萼杜鹃

【学名】·*Rhododendron ciliicalyx* subsp. *lyi* (Lévl.) R. C. Fang.

【别名】·长柱杜鹃。

【生境与分布】·生于海拔1 300 m左右的山坡灌丛或石灰岩之地。省内广泛分布。

【药用部位】·花。

【功效与主治】·止咳平喘。

● 秀雅杜鹃

【学名】·*Rhododendon concinnum* Hemsl.

【生境与分布】·生于海拔1 800 m左右的灌木林。分布于印江等地。

【药用部位】·叶、花。

【功效与主治】·清热解毒,止血调经。

● 大白杜鹃

【学名】·*Rhododendron decorum* Franch.

【别名】·大白花杜鹃。

【生境与分布】·生于海拔1 600～2 100 m的山沟或山坡林中。

分布于贞丰、水城、威宁等地。

【药用部位】·根、叶。

【功效与主治】·清热利湿,活血止痛。用于白浊,带下,风湿疼痛,跌打损伤。

【凭证标本号】·522325190429346LY;520221181130025LY,522427140622029LY。

- **马缨杜鹃**

【学名】·*Rhododendron delavayi* Franch.

【别名】·马缨花。

【生境与分布】·生于海拔1700~2000 m的山坡灌丛。分布于贵阳、安顺、水城、长顺、大方、普安、威宁、惠水、三都、龙里、黔西等地。

【药用部位】·花。

【功效与主治】·清热解毒,凉血止血。用于骨髓炎,消化道出血,咯血,衄血,崩漏,月经不调。

【凭证标本号】·520402170328134LY;520221190611017LY;522729190914015LY。

- **喇叭杜鹃**

【学名】·*Rhododendron discolor* Franch.

【生境与分布】·生于海拔1500 m左右的山坡疏林。分布于兴仁、道真、绥阳等地。

【药用部位】·根。

【功效与主治】·活血化瘀,除湿止痛。用于痢疾,月经不调,风湿痛。

- **缺顶杜鹃**

【学名】·*Rhododendron emarginatum* Hemsl.

【别名】·匍枝杜鹃、卫矛叶杜鹃。

【生境与分布】·生于海拔1200~2000 m的阔叶林中树上或岩石上。分布于贵定、平塘、安龙、贞丰、惠水、龙里等地。

【药用部位】·叶。

【功效与主治】·止咳平喘,祛痰。

【凭证标本号】·520324150824035LY。

- **丁香杜鹃**

【学名】·*Rhododendron farrerae* Tate ex Sweet

【生境与分布】·生于海拔800~2100 m的山地密林中。分布于雷公山等地。

【药用部位】·全株、根、叶。

【功效与主治】·疏风止咳。用于气管炎,咳嗽。

- **云锦杜鹃**

【学名】·*Rhododendron fortunei* Lindl.

【生境与分布】·生于海拔1300~2300 m的林中。分布于威宁、雷山、惠水、贵定等地。

【药用部位】·根、叶、花。

【功效与主治】·清热解毒,生肌敛疮,杀虫。用于痈疽疮疡,关节红肿疼痛,咽喉肿痛,丹毒,跌打损伤,烫伤,创口不收,疮疡不愈,皮肤溃烂。

- **鹿角杜鹃**

【学名】·*Rhododendron latoucheae* Franch.

【别名】·光脚杜鹃、岩杜鹃、西施花。

【生境与分布】·生于海拔1000~2000 m的杂木林内。分布于江口、石阡、绥阳、印江等地。

【药用部位】·根、叶、花。

【功效与主治】·根:镇痛。叶、花:清热解毒,疏风行气,止咳祛痰,活血化瘀。

【凭证标本号】·520324140508016LY;522224160325050LY。

- **百合花杜鹃**

【学名】·*Rhododendron liliiflorum* Lévl.

【生境与分布】·生于海拔1100~1500 m的溪边岩石上、山坡疏林或灌丛。分布于惠水、修文、贵定、龙里、雷山、安龙等地。

【药用部位】·全株。

【功效与主治】·清热利湿,活血止血。

【凭证标本号】·522701210503032LY;520123151001254LY。

- **岭南杜鹃**

【学名】·*Rhododendron mariae* Hance

【别名】·紫花杜鹃、玛丽杜鹃。

【生境与分布】·生于海拔650 m左右的山坡灌丛。分布于荔波、罗甸、三都等地。

【药用部位】·根皮、叶。

【功效与主治】·镇咳平喘,祛痰,清热解毒。用于咳嗽痰喘,慢性气管炎,风寒感冒,痈疽肿毒。

- **满山红**

【学名】·*Rhododendron mariesii* Hemsl. et Wils.

【别名】·守城满山红、马礼士杜鹃、山石榴。

【生境与分布】·生于海拔500~800 m的灌丛。分布于罗甸、凤冈、湄潭、瓮安、惠水、长顺、独山、贵定、龙里、平塘、印江、松桃、江口等地。

【药用部位】·叶。

【功效与主治】·止咳祛痰。用于咳嗽气喘,痰多。

【凭证标本号】·522728160419010LY;520327210512075LY;520328210505216LY。

【附注】·《中国药典》收录物种。

● 照山白

【学名】·*Rhododendron micranthum* Turcz.

【生境与分布】·生于海拔1000～2900 m的山坡灌丛、峭壁或岩缝中。分布于雷公山等地。

【药用部位】·枝、叶、花。

【功效与主治】·清热解毒,祛风通络,调经止痛,止血,止咳祛痰。用于咳嗽痰喘,老年慢性气管炎,痢疾,风湿痹痛,腰痛,痛经,月经不调,产后周身关节痛,高血压,疮疖,跌打损伤,骨折。

● 亮毛杜鹃

【学名】·*Rhododendron microphyton* Franch.

【别名】·小杜鹃。

【生境与分布】·生于海拔1000～1400 m的山坡灌丛。分布于安龙、兴仁等地。

【药用部位】·根。

【功效与主治】·清热解毒,息风,利尿。用于感冒,小儿惊风,水肿,肾炎。

【凭证标本号】·522422150812057LY。

● 羊踯躅

【学名】·*Rhododendron molle* G. Don

【别名】·玉枝、闹羊花、黄杜鹃。

【生境与分布】·生于海拔1100～1700 m的林中。分布于水城、盘州、息烽等地。

【药用部位】·花。

【功效与主治】·祛风除湿,散瘀定痛。用于风湿痹痛,偏正头痛,跌打肿痛,顽癣。

【附注】·《中国药典》收录物种。

● 毛棉杜鹃

【学名】·*Rhododendron moulmainense* Hook.

【别名】·丝线吊芙蓉。

【生境与分布】·生于海拔700～1500 m的山谷或山坡林下。分布于雷山、从江、独山等地。

【药用部位】·根皮、茎皮、叶。

【功效与主治】·根皮、茎皮:用于肺痨,内伤,水肿,跌打损伤。叶:利水渗湿。用于小便不利,水肿。

● 白花杜鹃

【学名】·*Rhododendron mucronatum* (Bl.) G. Don

【别名】·白杜鹃、尖叶杜鹃。

【生境与分布】·生于海拔1750 m左右的灌丛。分布于水城、

威宁、黔西、三都等地。

【药用部位】·根、茎叶、花。

【功效与主治】·活血散瘀,止咳。用于吐血,便血,痢疾,崩漏,咳嗽,跌打损伤。

【凭证标本号】·520221190802011LY。

● 马银花

【学名】·*Rhododendron ovatum* (Lindl.) Planch. ex Maxim.

【别名】·卵叶杜鹃。

【生境与分布】·生于海拔1000 m左右的灌丛。分布于惠水、梵净山等地。

【药用部位】·根。

【功效与主治】·清热利湿,止咳。用于湿热带下,阴部瘙痒,咳嗽。

【凭证标本号】·522633190917418LY。

● 腋花杜鹃

【学名】·*Rhododendron racemosum* Franch.

【生境与分布】·生于海拔1800～2400 m的疏林或灌丛。分布于威宁、盘州等地。

【药用部位】·全草、叶。

【功效与主治】·祛痰止咳。用于痰喘咳嗽。

【凭证标本号】·520222160517064LY。

● 毛果杜鹃

【学名】·*Rhododendron seniavinii* Maxim.

【别名】·照山白、孙礼文杜鹃。

【生境与分布】·生于海拔300～1400 m的林中。分布于惠水、石阡、赤水、印江等地。

【药用部位】·根、茎、叶。

【功效与主治】·祛痰止咳,平喘,消炎。用于咳嗽痰喘,慢性气管炎,肺脓肿,肺结核咳血。

【凭证标本号】·520329190415022LY。

● 杜鹃

【学名】·*Rhododendron simsii* Planch.

【别名】·山踯躅、山石榴、映山红。

【生境与分布】·生于海拔500～1200 m的山地疏林、灌丛或松林。分布于贞丰、紫云等地。

【药用部位】·花。

【功效与主治】·活血调经,止咳,祛风湿,解疮毒。用于吐血,衄血,崩漏,月经不调,咳嗽,风湿痹痛,痈疖疮毒。

【凭证标本号】·522325190429302LY;520402170323281LY;520425170601041LY。

爆杖花

【学名】· *Rhododendron spinuliferum* Franch.

【别名】· 密通花。

【生境与分布】· 生于海拔 2 200 m 左右的山坡灌丛。分布于威宁等地。

【药用部位】· 根、叶、花。

【功效与主治】· 祛风除湿,通经活络。用于崩漏,跌打损伤,疮疔痈癣。

【凭证标本号】· 522427140507292LY。

长蕊杜鹃

【学名】· *Rhododendron stamineum* Franch.

【生境与分布】· 生于海拔 500~1 600 m 的灌丛或疏林。分布于贞丰、绥阳、黔西、开阳、息烽、修文、雷山、安龙、兴仁、贵定、梵净山等地。

【药用部位】· 枝、叶、花。

【功效与主治】· 用于狂犬病。

【凭证标本号】· 522325190612406LY;520323150420085LY;522423191003003LY。

四川杜鹃

【学名】· *Rhododendron sutchuenense* Franch.

【别名】· 大洋角树、山枇杷。

【生境与分布】· 生于海拔 1 550 m 左右的疏林。分布于绥阳、雷公山等地。

【药用部位】· 根、叶。

【功效与主治】· 祛风除湿,止痛。用于带下病,月经不调。

云南杜鹃

【学名】· *Rhododendron yunnanense* Franch.

【生境与分布】· 生于海拔 1 200~1 700 m 的山坡疏林或灌丛。分布于黔西、惠水、贵定、龙里、平塘等地。

【药用部位】· 花。

【功效与主治】· 清热止血,调经。用于便血,咯血,月经不调。

【凭证标本号】· 522422160426002LY。

■ 越橘属 *Vaccinium*

南烛

【学名】· *Vaccinium bracteatum* Thunb.

【别名】· 珍珠花、称杆树。

【生境与分布】· 生于山坡林下或灌丛。分布于兴仁、望谟、册亨、黄平、安龙、普安、瓮安、荔波、独山、赤水、习水、梵净山等地。

【药用部位】· 枝、叶、果实。

【功效与主治】· 枝、叶:解毒。用于皮肤疮毒,麻风。果实:祛风解毒,活血止痛。用于跌打损伤,骨折。

【凭证标本号】· 522301140613157LY;522326210117021LY;522327191101301LY。

短尾越橘

【学名】· *Vaccinium carlesii* Dunn

【生境与分布】· 生于海拔 270~1 230 m 的山坡、林下或灌丛。分布于紫云等地。

【药用部位】· 全株。

【功效与主治】· 清热解毒,止血,固精。

【凭证标本号】· 520425170602134LY。

樟叶越橘

【学名】· *Vaccinium dunalianum* Wight

【生境与分布】· 生于海拔 1 500~1 700 m 的密林或灌丛。分布于兴仁、安龙、贞丰、贵定、龙里、习水等地。

【药用部位】· 全株。

【功效与主治】· 祛风除湿,舒筋活络。用于风湿关节痛。

【凭证标本号】· 520422140926247LY。

尾叶越橘

【学名】· *Vaccinium dunalianum* var. *urophyllum* Rehd. et Wils.

【生境与分布】· 生于海拔 850~1 600 m 的山坡林下或灌丛。分布于纳雍、平坝、安龙、兴仁、息烽等地。

【药用部位】· 全株。

【功效与主治】· 祛风除湿,舒筋活络。用于风湿麻木。

【凭证标本号】· 520111200710004LY。

乌鸦果

【学名】· *Vaccinium fragile* Franch.

【别名】· 老鸦果、老鸦泡、土千年健。

【生境与分布】· 生于海拔 1 100~2 300 m 的林下或灌丛。分布于威宁、赫章、大方、息烽、长顺等地。

【药用部位】· 根、叶、果实。

【功效与主治】· 根:舒筋通络,活血止痛。叶:敷疮,消风。用于风寒湿痹,筋骨挛痛,手足顽麻,跌打损伤,目赤,疟腮,痢疾,胃痛,半身不遂。果实:用于久咳,失眠。

【凭证标本号】· 520201200912448LY。

无梗越橘

【学名】· *Vaccinium henryi* Hemsl.

【生境与分布】· 生于海拔 1 000~1 800 m 的山坡林下或灌丛。

分布于梵净山。

【药用部位】·枝、叶。

【功效与主治】·祛风除湿,消肿。

• **黄背越橘**

【学名】·*Vaccinium iteophyllum* Hance

【别名】·毛米饭花、糯米柴。

【生境与分布】·生于海拔350～1 300 m的山坡林下或灌丛。分布于沿河、松桃、天柱、黎平、从江、榕江、雷山、黄平、安龙、望谟、瓮安、平塘、赤水等地。

【药用部位】·根、枝、叶。

【功效与主治】·根:散瘀止痛,利尿消肿。用于肝炎,病后体虚,跌打,风湿,胃痛,无名肿毒,外伤出血。枝、叶:用于疮毒。

【凭证标本号】·522228200730359LY。

• **江南越橘**

【学名】·*Vaccinium mandarinorum* Diels

【别名】·米饭花、董拉摆。

【生境与分布】·生于海拔400～1 700 m的山地、林下或灌丛。分布于松桃、从江、安龙、望谟、贞丰、兴仁、荔波、赤水等地。

【药用部位】·全株、果实。

【功效与主治】·全株:祛风除湿,舒筋活络。用于风湿关节痛。果实:消肿。用于全身浮肿,跌打损伤,枪伤。

【凭证标本号】·524426181110131LY;526633190911311LY。

• **峨眉越橘**

【学名】·*Vaccinium omeiense* Fang

【生境与分布】·生于海拔1 850～2 050 m的山坡林中或石上。分布于威宁、余庆等地。

【药用部位】·全株。

【功效与主治】·止咳平喘,消肿。

【凭证标本号】·522427140507342LY;520329190727780LY。

• **凸脉越橘**

【学名】·*Vaccinium supracostatum* Hand.-Mazz.

【生境与分布】·生于海拔1 500 m以下的向阳山坡。分布于兴仁等地。

【药用部位】·全株。

【功效与主治】·活血散瘀,止痛。

• **刺毛越橘**

【学名】·*Vaccinium trichocladum* Merr. et Metc.

【生境与分布】·生于海拔700～1 800 m的向阳山坡、林中或灌丛。分布于册亨、兴仁、安龙、贞丰、惠水、荔波等地。

【药用部位】·果实。

【功效与主治】·消积化实。用于消化不良。

【凭证标本号】·522631190717614LY。

• **红花越橘**

【学名】·*Vaccinium urceolatum* Hemsl.

【生境与分布】·生于海拔750～2 000 m的常绿阔叶林下或灌丛。分布于贞丰等地。

【药用部位】·叶。

【功效与主治】·活血散瘀,祛风。

【凭证标本号】·523325181121291LY。

紫金牛科 Myrsinaceae

■ **紫金牛属** *Ardisia*

• **少年红**

【学名】·*Ardisia alyxiifolia* Tsiang ex C. Chen

【别名】·念珠藤叶紫金牛。

【生境与分布】·生于海拔600～1 200 m山谷林下或坡地。分布于江口、贵定、独山、兴仁、榕江、荔波等地。

【药用部位】·全株。

【功效与主治】·止咳平喘,活血散瘀。用于咳喘痰多,跌打损伤。

【凭证标本号】·522222150701804LY。

• **九管血**

【学名】·*Ardisia brevicaulis* Diels

【别名】·团叶八爪金龙、矮坨坨。

【生境与分布】·生于海拔400～1 200 m的密林或阴湿之地。分布于荔波、余庆、赤水、黎平、榕江、三都、正安、息烽、梵净山、雷公山等地。

【药用部位】·全株、根。

【功效与主治】·清热解毒,祛风止痛,活血消肿。用于咽喉肿痛,风火牙痛,风湿痹痛,跌打损伤,无名肿毒,毒蛇咬伤。

【凭证标本号】·527722200722133LY;520329190413068LY;520381160525108LY。

• **尾叶紫金牛**

【学名】·*Ardisia caudata* Hemsl.

【别名】·峨眉紫金牛。

【生境与分布】·生于海拔1 000～2 200 m的山谷、山坡林下或溪边。分布于习水、册亨、赤水等地。

【药用部位】·根。

【功效与主治】·祛风湿,解热毒,止痛。用于风湿痹痛,咽喉肿痛,牙痛,胃痛,跌打骨折,淋巴结肿大。

● **伞形紫金牛**

【学名】·*Ardisia corymbifera* Mez

【别名】·西南紫金牛、不待劳、紫背禄。

【生境与分布】·生于海拔 700～1 800 m 的林下或潮湿之地。分布于荔波、仁怀、修文、罗甸等地。

【药用部位】·根。

【功效与主治】·清热解毒,消肿止痛。用于风湿关节痛,跌打损伤,咽喉肿痛,胃气痛。

● **朱砂根**

【学名】·*Ardisia crenata* Sims

【别名】·砂根、八角金龙。

【生境与分布】·生于海拔 500～2 000 m 的林下阴湿灌丛。分布于兴义、册亨、贞丰等地。

【药用部位】·根。

【功效与主治】·解毒消肿,活血止痛,祛风除湿。用于咽喉肿痛,风湿热痹,跌打损伤。

【凭证标本号】·522301161120270LY;522327191225021LY;522325190718499LY。

【附注】·《中国药典》收录物种。

● **百两金**

【学名】·*Ardisia crispa* (Thunb.) A. DC.

【别名】·开喉箭、八爪金龙。

【生境与分布】·生于海拔 400～1 800 m 的密林下或潮湿处。分布于荔波、望谟、贞丰、印江、雷山、大方、独山、惠水、罗甸、平塘、息烽等地。

【药用部位】·根、根茎。

【功效与主治】·清热利咽,祛痰利湿,活血解毒。用于咽喉肿痛,咳嗽咯痰不畅,湿热黄疸,小便淋痛,风湿痹痛,跌打损伤,疔疮,无名肿毒,蛇咬伤。

【凭证标本号】·522722200630295LY;522326201002047LY;522325190429328LY。

● **月月红**

【学名】·*Ardisia faberi* Hemsl.

【别名】·毛青杠。

【生境与分布】·生于海拔 1 000～1 300 m 的山谷林下、阴湿处、水旁、路边或石缝。分布于平塘、册亨、荔波、开阳、惠水、

长顺、独山、龙里、正安、松桃等地。

【药用部位】·全株。

【功效与主治】·清热解毒,祛痰利湿。用于感冒咳嗽,乳蛾。

【凭证标本号】·522727200421011LY;522327191225026LY;522722200512749LY。

● **小乔木紫金牛**

【学名】·*Ardisia garrettii* H. R. Fletcher

【别名】·石狮子。

【生境与分布】·生于海拔 350～1 400 m 的石灰岩林中、山坡疏林或灌丛。分布于望谟、兴仁、罗甸、惠水、安龙等地。

【药用部位】·茎皮。

【功效与主治】·解表退热,宣肺平喘,活血散瘀。用于感冒发热,哮喘痰多,月经不调,产后恶露不尽。

【凭证标本号】·522326210117025LY。

● **紫金牛**

【学名】·*Ardisia japonica* (Thunb.) Bl.

【别名】·矮地茶、矮茶、小青。

【生境与分布】·生于海拔 1 200 m 以下的山间林下、竹林下或阴湿处。分布于赤水、册亨、黔西、习水、大方、金沙、正安、务川、息烽、龙里等地。

【药用部位】·全草。

【功效与主治】·化痰止咳,清利湿热,活血化瘀。用于咳嗽,喘满痰多,湿热黄疸,闭经瘀阻,风湿痹痛,跌打损伤。

【凭证标本号】·520381160509382LY;522327191008138LY;520111201122001LY。

【附注】·《中国药典》收录物种。

● **山血丹**

【学名】·*Ardisia lindleyana* D. Dietrich

【别名】·铁雨伞、防城紫金牛。

【生境与分布】·生于海拔 270～1 150 m 的水旁或阴湿的山谷、山坡密林。分布于册亨、三都、荔波等地。

【药用部位】·全株、根。

【功效与主治】·活血调经,祛风除湿。用于闭经,痛经,风湿痹痛,跌打损伤。

【凭证标本号】·522327181129158LY。

● **心叶紫金牛**

【学名】·*Ardisia maclurei* Merr.

【生境与分布】·生于海拔 230～860 m 的密林、石缝间阴湿处。分布于罗甸、荔波等地。

【药用部位】·全株。

【功效与主治】·清热解毒,止血凉血。用于吐血,便血,疮疖。

● **虎舌红**

【学名】· *Ardisia mamillata* Hance

【别名】·红毛毡。

【生境与分布】·生于海拔500～1600 m的山谷密林等阴湿之地。分布于平塘、三都等地。

【药用部位】·全株。

【功效与主治】·散瘀止血,清热利湿,活血止血。用于风湿关节痛,跌打损伤,肺结核咯血,月经过多,痛经,肝炎,痢疾,小儿疳积。

【凭证标本号】· 522631181021279LY;522633181103007LY;522629151013370LY。

● **九节龙**

【学名】· *Ardisia pusilla* A. DC.

【别名】·小紫金牛、毛青杠、毛茎紫金牛。

【生境与分布】·生于海拔700～1500 m的山间密林下、路旁、溪边阴湿地。分布于印江、黔西、金沙、赫章、安龙等地。

【药用部位】·全株。

【功效与主治】·消肿止痛,活血通络。用于风湿筋骨痛,跌打损伤,月经不调,蛇虫咬伤。

【凭证标本号】· 522633190419009LY。

● **罗伞树**

【学名】· *Ardisia quinquegona* Bl.

【别名】·长萼罗伞树、海南罗伞树。

【生境与分布】·生于海拔200～1000 m的山坡林中或溪边阴湿处。分布于凤冈、荔波、惠水、册亨、罗甸、赤水等地。

【药用部位】·全株。

【功效与主治】·清热解毒,散瘀止痛。用于咽喉肿痛,疮疖痈肿,跌打损伤,风湿痹痛。

【凭证标本号】· 522271906619303LY;522722201027681LY。

● **细罗伞**

【学名】· *Ardisia sinoaustralis* C. Chen

【别名】·波叶紫金牛。

【生境与分布】·生于海拔140～600 m的石灰岩山林下、溪边、路旁的石缝。分布于平塘、荔波、榕江、道真等地。

【药用部位】·根。

【功效与主治】·散瘀活血。用于蛾喉,跌打损伤。

【凭证标本号】· 522727200420009LY;522722200512622LY。

● **南方紫金牛**

【学名】· *Ardisia thyrsiflora* D. Don

【别名】·拟罗伞树、滇紫金牛、圆果罗伞。

【生境与分布】·生于海拔400～1300 m的山坡密林阴湿处或沟谷林中。分布于罗甸、独山、荔波、望谟、安龙、兴仁等地。

【药用部位】·根、叶。

【功效与主治】·根:凉血止血。用于肺痨。叶:用于鼻出血。

● **纽子果**

【学名】· *Ardisia virens* Kurz

【别名】·黑星紫金牛、圆齿紫金牛、绿叶紫金牛。

【生境与分布】·生于海拔300～1600 m的山坡林下。分布于望谟、兴仁、册亨、安龙等地。

【药用部位】·根。

【功效与主治】·消肿解毒,行血祛痰。用于咽喉肿痛,口腔溃疡,风湿疼痛,月经不调,胃痛,跌打损伤,小儿疳疾。

【凭证标本号】· 522326210115008LY;522301150820720LY。

■ **酸藤子属** *Embelia*

● **当归藤**

【学名】· *Embelia parviflora* Wall. ex A. DC.

【别名】·小花酸藤子、筛箕强、他枯。

【生境与分布】·生于海拔800～1200 m的疏林、林缘或灌丛。分布于荔波、望谟等地。

【药用部位】·根、枝。

【功效与主治】·活血散瘀,通经活络,除湿,补血调经,补肾强腰。用于月经不调,闭经,不孕症,贫血,腰腿痛,跌打损伤,骨折,慢性肠炎。

【凭证标本号】· 522326210115013LY;522722200630110LY。

● **匍匐酸藤子**

【学名】· *Embelia procumbens* Hemsl.

【生境与分布】·生于海拔1300～2550 m的山坡密林或竹林中。分布于修文、息烽、开阳等地。

【药用部位】·全株。

【功效与主治】·祛痰,解毒,活血消肿。

【凭证标本号】· 520112150914014LY。

● **白花酸藤果**

【学名】· *Embelia ribes* Burm. F.

【别名】·碎米果、黑头果、枪子果。

【生境与分布】·生于海拔500～1000 m的林缘或灌丛。分布于贞丰、罗甸、独山、望谟、册亨等地。

【药用部位】·根、叶。

【功效与主治】·根:祛风止痛,清热止泻。用于小儿头疮,跌打损伤,痢疾,泄泻,急性肠胃炎,闭经,刀枪伤,外伤出血。叶:用于外伤。

【凭证标本号】·522325190424176LY。

● **平叶酸藤子**

【学名】·*Embelia undulata*（Wall.）Mez

【别名】·吊罗果、没归息、大叶酸藤子。

【生境与分布】·生于海拔1800～2500 m的山坡路边、林缘灌丛、密林潮湿处。分布于紫云等地。

【药用部位】·全株、果实。

【功效与主治】·全株:祛风利湿,消肿散瘀,止痛,利尿。果实:驱蛔虫。用于水肿,产后腹泻,泄泻,跌打瘀肿。

【凭证标本号】·520425170603233LY。

● **密齿酸藤子**

【学名】·*Embelia vestita* Roxb.

【别名】·米汤果、打虫果、断骨藤。

【生境与分布】·生于海拔200～1600 m的山坡灌丛或林中。分布于惠水、平塘、荔波、石阡、从江、榕江、桐梓、锦屏等地。

【药用部位】·根、果实。

【功效与主治】·根:用于风湿性关节炎,腹泻。果实:驱虫,祛风,止泻。用于绦虫病,蛔虫病,滴虫病。

【凭证标本号】·522701201105007LY;522727201110003LY;522722200630019LY。

■ **杜茎山属 *Maesa***

● **毛穗杜茎山**

【学名】·*Maesa insignis* Chun

【生境与分布】·生于海拔600～1000 m的山坡疏林中。分布于贵阳、荔波、平塘、罗甸、湄潭、册亨等地。

【药用部位】·根茎。

【功效与主治】·祛风除湿,消肿止痛。用于浮肿,跌打损伤。

【凭证标本号】·522328160320038LY;520323150420246LY;522728160321019LY。

● **杜茎山**

【学名】·*Maesa japonica*（Thunb.）Moritzi.

【生境与分布】·生于海拔500～1500 m的山坡、石灰岩杂木林中阳处或路旁灌丛。分布于平塘、江口、罗甸等地。

【药用部位】·根、枝、叶。

【功效与主治】·清热解毒,活血化瘀。用于感冒头痛,眩晕,寒热躁渴,水肿,腰痛。

【凭证标本号】·522727210115003LY;522222140425003LY;

522728151116002LY。

● **鲫鱼胆**

【学名】·*Maesa perlarius*（Lour.）Merr.

【生境与分布】·生于海拔150～1350 m的山坡、路旁疏林或灌丛湿润处。分布于荔波、江口等地。

【药用部位】·全株。

【功效与主治】·接骨消肿,去腐生肌。用于跌打损伤,刀伤,疔疮,肺病。

【凭证标本号】·522722201118608LY;522222140426025LY。

● **柳叶杜茎山**

【学名】·*Maesa salicifolia* Walker

【生境与分布】·生于石灰岩山坡或杂木林阴湿地方。分布于贞丰等地。

【药用部位】·全株。

【功效与主治】·祛风湿,消肿痛。

【附注】·贵州新分布药用植物。

■ **铁仔属 *Myrsine***

● **铁仔**

【学名】·*Myrsine africana* L.

【别名】·矮零子、豆瓣柴。

【生境与分布】·生于海拔600～2500 m的石灰岩山地林缘或疏林。分布于绥阳、花溪、黔西等地。

【药用部位】·根、枝叶。

【功效与主治】·清热利湿,收敛止血,祛风止痛。用于痢疾,肠炎,咯血,崩漏,便血,风湿痹痛,牙痛。

【凭证标本号】·520323150225039LY;520111200618045LY;524423190817016LY。

● **广西密花树**

【学名】·*Myrsine kwangsiensis*（E. Walker）Pipoly & C. Chen

【生境与分布】·生于海拔500～700 m的山坡疏林或石灰岩杂木林。分布于贞丰、望谟、罗甸等地。

【药用部位】·根。

【功效与主治】·用于跌打损伤。

【凭证标本号】·523325190117216LY;523326210119011LY;522728160321031LY。

● **密花树**

【学名】·*Myrsine seguinii* H. Lévl.

【别名】·狗骨头。

【生境与分布】·生于海拔 400～1 300 m 的山坡疏林。分布于平塘、贞丰、册亨、望谟、兴仁、罗甸等地。

【药用部位】·根皮、叶。

【功效与主治】·清热解毒,凉血利湿。用于乳痈初起,湿疹,疮疖。

【凭证标本号】·522727210204013LY;522325181120034LY;520402170420273LY。

• **光叶铁仔**

【学名】·*Myrsine stolonifera*(Koidz.)Walker

【别名】·匍匐铁仔。

【生境与分布】·生于海拔 500～2 000 m 的疏林阴湿处。分布于贵阳、惠水等地。

【药用部位】·全株、根。

【功效与主治】·清热利湿,收敛止血。用于风湿痹痛,牙痛,胃痛。

【凭证标本号】·522731190711052LY。

报春花科 Primulaceae

■ **点地梅属** *Androsace*

• **腋花点地梅**

【学名】·*Androsace axillaris*(Franch.)Franch.

【生境与分布】·生于海拔 2 400～2 600 m 的山坡疏林湿润处。分布于威宁等地。

【药用部位】·全草。

【功效与主治】·清热解毒,消肿止痛。用于咽喉肿痛,扁桃体炎。

【凭证标本号】·520222160517058LY。

• **莲叶点地梅**

【学名】·*Androsace henryi* Oliv.

【生境与分布】·生于海拔 2 000 m 左右的山坡密林。分布于纳雍等地。

【药用部位】·全草。

【功效与主治】·祛风止痛。用于头痛,目痛。

• **贵州点地梅**

【学名】·*Androsace kouytchensis* Bonati

【别名】·折梗点地梅。

【生境与分布】·生于海拔 2 200 m 左右的荒山草地。分布于龙里、望谟等地。

【药用部位】·全草。

【功效与主治】·用于咽喉肿痛,热性水肿。

• **异叶点地梅**

【学名】·*Androsace runcinata* Hand.-Mazz.

【生境与分布】·生于海拔 1 200～1 500 m 的荒山草地。分布于惠水、龙里等地。

【药用部位】·全草。

【功效与主治】·消肿利尿,清热解毒。用于目赤肿痛,跌打损伤,咽喉肿痛。

【凭证标本号】·522701210321017LY。

• **点地梅**

【学名】·*Androsace umbellata*(Lour.)Merr.

【生境与分布】·生于海拔 780 m 左右的山坡草地。分布于威宁等地。

【药用部位】·全草。

【功效与主治】·清热解毒,消肿止痛。用于扁桃体炎,咽喉炎,风火赤眼,跌打损伤,咽喉肿痛。

【凭证标本号】·520222160517058LY。

■ **珍珠菜属** *Lysimachia*

• **广西过路黄**

【学名】·*Lysimachia alfredii* Hance

【别名】·四叶一枝花。

【生境与分布】·生于海拔 220～900 m 的山谷溪边、沟旁湿地、林下或灌丛。分布于贞丰、威宁等地。

【药用部位】·全株。

【功效与主治】·清热解毒,利尿排石,祛风燥湿,活血止血。用于急性黄疸型肝炎,痢疾,尿道感染,尿道结石,淋证,崩漏,白带异常。

【凭证标本号】·520201200806293LY;522325190312427LY;522427140625254LY。

• **狼尾花**

【学名】·*Lysimachia barystachys* Bunge

【别名】·珍珠菜、重穗排草。

【生境与分布】·生于海拔 2 000 m 左右的草甸或山坡路旁灌丛。分布于惠水、大方、大沙河等地。

【药用部位】·全草。

【功效与主治】·调经散瘀,清热消肿。用于月经不调,痛经崩漏,感冒风热,咽喉肿痛,乳痈,跌打损伤。

【凭证标本号】·522422150624061LY。

● 泽珍珠菜

【学名】·*Lysimachia candida* Lindl.

【别名】·白水花、水硼砂。

【生境与分布】·生于田边、溪边或山坡路旁潮湿处。分布于望谟、凤冈、兴仁、普定、荔波、贵定、瓮安、平塘、惠水、三都、剑河等地。

【药用部位】·全株。

【功效与主治】·利水消肿，解毒，凉血止血，活血调经。用于跌打损伤，腰痛，痈疮肿毒。

【凭证标本号】·522326210311010LY；520327210512045LY；520111210403022LY。

● 细梗香草

【学名】·*Lysimachia capillipes* Hemsl.

【别名】·满山香。

【生境与分布】·生于海拔300~2000 m的山谷林下或溪边。分布于安顺、兴仁、息烽、修文、麻江、德江、沿河、桐梓、赤水等地。

【药用部位】·全株。

【功效与主治】·祛风理气，止痛，除烦醒脑。用于跌打损伤，风湿疼痛，气管炎，哮喘，月经不调，感冒，咳喘，风湿痛。

【凭证标本号】·520402170527287LY；520381160503030LY；520111200620010LY。

● 过路黄

【学名】·*Lysimachia christinae* Hance

【别名】·金钱草、铺地莲。

【生境与分布】·生于沟边、路旁阴湿处或山坡林下。分布于册亨、凤冈、花溪等地。

【药用部位】·全草。

【功效与主治】·利湿退黄，利尿通淋，解毒消肿。用于湿热黄疸，胆胀胁痛，石淋，热淋，小便涩痛，痈肿疔疮，蛇虫咬伤。

【凭证标本号】·522327190424091LY；520327210514193LY；520111210515009LY。

【附注】·《中国药典》收录物种。

● 露珠珍珠菜

【学名】·*Lysimachia circaeoides* Hemsl.

【别名】·退血草。

【生境与分布】·生于海拔600~1200 m的山谷湿润处。分布于湄潭、荔波、沿河、凤冈、梵净山等地。

【药用部位】·全株。

【功效与主治】·利尿通经，止血止痛，活血散瘀，凉血生肌。用于骨折，跌打损伤，外伤出血，疮疖，乳痛，水火烫伤，咽喉痛，毒蛇咬伤。

【凭证标本号】·520328210504181LY；522722200514200LY；522228200730377LY。

● 矮桃

【学名】·*Lysimachia clethroides* Duby

【别名】·调经草、尾脊草。

【生境与分布】·生于山坡林缘或草丛。分布于花溪、荔波、黔西等地。

【药用部位】·全株。

【功效与主治】·利水通经，祛痰止痛，止血。用于水肿，咳嗽，跌打损伤，腰痛，刀伤出血，肝炎，小儿疳积，蛇咬伤，喉痛。

【凭证标本号】·520112200618026LY；522722200514246LY；522423191002037LY。

● 临时救

【学名】·*Lysimachia congestiflora* Hemsl.

【别名】·聚花过路黄、大疮药、爬地黄。

【生境与分布】·生于沟边、山坡林缘、草地湿润处。省内广泛分布。

【药用部位】·全株。

【功效与主治】·清热解毒，祛风散寒，止血利水。用于毒疮，疔疮，感冒咳嗽，头痛身疼，腹泻。

【凭证标本号】·520381160509410LY；522327190424092LY；520327210512034LY。

● 延叶珍珠菜

【学名】·*Lysimachia decurrens* Forst. f.

【别名】·白当归、黑疔草。

【生境与分布】·生于村旁荒地、路边、山谷溪边疏林下或草丛。分布于望谟、兴仁、印江、剑河等地。

【药用部位】·全株。

【功效与主治】·活血调经，消肿散结。用于月经不调。外用于淋巴结结核，跌打骨折，乳房痈肿。

【凭证标本号】·522326200430015LY；522301150603671LY。

● 小寸金黄

【学名】·*Lysimachia deltoidea* var. *cinerascens* Franch.

【别名】·小叶寸金。

【生境与分布】·生于海拔1000~2900 m的山坡草地、灌丛或岩石边。分布于开阳、普定等地。

【药用部位】·全株。

【功效与主治】·清热解毒，除湿止痛。用于腹痛，风湿痹痛，巴骨癀。

【凭证标本号】·520325160530595LY;520424141025236LY;522623140914022LY。

● **独山香草**

【学名】·*Lysimachia dushanensis* Chen et C. M. Hu

【生境与分布】·生于海拔900 m左右的山谷水旁。分布于荔波、独山等地。

【药用部位】·全株。

【功效与主治】·用于跌打损伤。

【凭证标本号】·522722201029032LY。

● **星宿菜**

【学名】·*Lysimachia fortunei* Maxim.

【生境与分布】·生于沟边、田边等低湿处。分布于紫云、安龙、沿河、黎平等地。

【药用部位】·全株。

【功效与主治】·清热利湿,活血调经。用于感冒,咳嗽咯血,肠炎,痢疾,肝炎,疟疾,疳积,风湿性关节炎,痛经,乳腺炎,结膜炎。

【凭证标本号】·522425151012018LY。

● **金爪儿**

【学名】·*Lysimachia grammica* Hance

【生境与分布】·生于山脚路旁、疏林下等阴湿处。省内广泛栽培。

【药用部位】·全株。

【功效与主治】·清热解毒,理气止痛,活血止血,化瘀消肿,定惊止搐。

● **点腺过路黄**

【学名】·*Lysimachia hemsleyana* Maxim.

【别名】·毛过路黄。

【生境与分布】·生于山谷林缘、溪旁或路边草丛。分布于凤冈等地。

【药用部位】·全株。

【功效与主治】·清热解毒,利水通淋,利湿消肿。用于黄疸,水肿,结石,反胃噎膈,跌打损伤,疔疮肿毒。

【凭证标本号】·520327200728024LY。

● **叶苞过路黄**

【学名】·*Lysimachia hemsleyi* Franch.

【别名】·满地黄。

【生境与分布】·生于海拔1 600～2 600 m的山坡灌丛或草地。分布于威宁、独山等地。

【药用部位】·全株。

【功效与主治】·利尿通淋,清热解毒。用于跌打损伤,刀伤出血,蛇咬伤,腮腺炎,小儿急惊风,无名肿毒。

【凭证标本号】·522427140803385LY。

● **黑腺珍珠菜**

【学名】·*Lysimachia heterogenea* Klatt

【别名】·满天星。

【生境与分布】·生于水边湿地。分布于凤冈、威宁等地。

【药用部位】·全株。

【功效与主治】·清热解毒,消肿。

【凭证标本号】·520327210513148LY;522427140925561LY。

● **巴山过路黄**

【学名】·*Lysimachia hypericoides* Hemsl.

【生境与分布】·生于海拔1 700～2 200 m的山坡草丛。分布于印江、施秉等地。

【药用部位】·全株。

【功效与主治】·清热解毒,消肿止痛,凉血止血。用于痈疮肿毒,胃肠出血,呼吸道出血,咯血,鼻衄,呕血,尿血,便血,崩漏,外伤出血。

● **三叶香草**

【学名】·*Lysimachia insignis* Hemsl.

【别名】·三块瓦、三支叶、三叶排草。

【生境与分布】·生于海拔300～1 600 m的山谷溪边或林下。分布于平塘、望谟、荔波、修文、罗甸等地。

【药用部位】·全株。

【功效与主治】·疏风通络,清热利湿,调血行气,止血散瘀。

【凭证标本号】·522727200420003LY;522326210116009LY;522722200701465LY。

● **长蕊珍珠菜**

【学名】·*Lysimachia lobelioides* Wall.

【别名】·花白丹、刀口药。

【生境与分布】·生于海拔1 000～2 300 m的山谷溪边、山坡草地湿润处。分布于贵阳、威宁、兴仁、水城等地。

【药用部位】·全株。

【功效与主治】·补虚,镇咳,止血。用于虚症咳嗽,刀伤,乳房痈疽。

【凭证标本号】·520221190609046LY;522427140622332LY;522301140630370LY。

● **山萝过路黄**

【学名】·*Lysimachia melampyroides* R. Knuth

【别名】·抱茎山萝过路黄。

【生境与分布】·生于海拔 650～1 200 m 的山谷林缘或灌丛。分布于盘州、松桃等地。

【药用部位】·全株。

【功效与主治】·用于跌打损伤,梅毒。

- 落地梅

【学名】·*Lysimachia paridiformis* Franch.

【别名】·重楼排草、四块瓦、四叶黄。

【生境与分布】·生于山谷林下湿润处。分布于绥阳、赤水、荔波、安龙、望谟、金沙、开阳、息烽、天柱、岑巩、锦屏、镇远、黄平等地。

【药用部位】·全株。

【功效与主治】·宽胸利膈,祛痰镇咳,止痛。用于肺结核,久咳,胃肠炎,胃痛,风湿腰痛,产后腹痛。外用于跌打损伤,毒蛇咬伤,疖肿。

【凭证标本号】·520323150916051LY;520381150507025LY;522722200512077LY。

- 狭叶落地梅

【学名】·*Lysimachia paridiformis* var. *stenophylla* Franch.

【别名】·破凉伞、背花草、灯台草。

【生境与分布】·生于林下或阴湿沟边。分布于威宁、贞丰、赤水等地。

【药用部位】·全株。

【功效与主治】·祛湿,活血化瘀,定惊生肌。用于骨折,跌打损伤,小儿惊风,风湿麻木,脚转筋。

【凭证标本号】·522427140607056LY;522325190612368LY;520381160428087LY。

- 小叶珍珠菜

【学名】·*Lysimachia parvifolia* Franch. ex Hemsl.

【别名】·小叶过路黄。

【生境与分布】·生于田边、溪边湿地。分布于贞丰、剑河、独山、惠水等地。

【药用部位】·全株。

【功效与主治】·行气止血,消肿散瘀。

- 巴东过路黄

【学名】·*Lysimachia patungensis* Hand.-Mazz.

【生境与分布】·生于山谷溪边或林下。分布于荔波、威宁、印江等地。

【药用部位】·全株。

【功效与主治】·清热解毒,利尿排石。

【凭证标本号】·522722200512280LY;522427140506062LY;

522226191004038LY。

- 狭叶珍珠菜

【学名】·*Lysimachia pentapetala* Bunge

【生境与分布】·生于山坡荒地、路旁、田边或疏林下。分布于六枝、雷山等地。

【药用部位】·全株。

【功效与主治】·祛风解毒,消肿。

【凭证标本号】·520203140524035LY;522427140622120LY。

- 阔叶假排草

【学名】·*Lysimachia petelotii* Merrill

【生境与分布】·生于海拔 600～2 100 m 的混交林。分布于安龙等地。

【药用部位】·全草。

【功效与主治】·用于乳痈。

【凭证标本号】·522631190401316LY。

- 叶头过路黄

【学名】·*Lysimachia phyllocephala* Hand.-Mazz.

【生境与分布】·生于海拔 600～2 600 m 的阔叶林、山谷溪边或路旁。分布于台江等地。

【药用部位】·全株。

【功效与主治】·祛风,清热化痰。

【凭证标本号】·520323150702449LY;522722200514848LY;522729190314029LY。

- 疏头过路黄

【学名】·*Lysimachia pseudohenryi* Pamp.

【生境与分布】·生于山地林缘或灌丛。分布于盘州等地。

【药用部位】·全株。

【功效与主治】·用于黄疸,痢疾,无名肿毒,跌打损伤。

【凭证标本号】·520302201021061LY。

- 显苞过路黄

【学名】·*Lysimachia rubiginosa* Hemsl.

【生境与分布】·生于海拔山谷溪旁、林下阴湿处。分布于赤水、湄潭、绥阳、雷山、施秉、江口等地。

【药用部位】·全株。

【功效与主治】·清热解毒,利湿消肿,祛风化痰。用于黄疸,水肿,胆结石,肾结石,膀胱结石,跌打损伤,疔疮肿毒。

【凭证标本号】·520381160502001LY;520111200620017LY;520328210503144LY。

- 腺药珍珠菜

【学名】·*Lysimachia stenosepala* Hemsl.

【生境与分布】·生于海拔 850～2 500 m 的山谷林缘、溪边或山坡草地湿润处。分布于贵阳、绥阳、江口、册亨、晴隆、关岭、威宁等地。

【药用部位】·全株。

【功效与主治】·行气破血,消肿解毒。用于闭经,劳伤,疔疮,活血化瘀。

【凭证标本号】·520323150703309LY;522222150425014LY;520402170513216LY。

铁仔属 *Myrsine*

● 针齿铁仔

【学名】·*Myrsine semiserrata* Wall.

【别名】·齿叶铁仔。

【生境与分布】·生于海拔 600～1 700 m 的山坡疏林路旁或石灰岩向阳坡地。分布于平塘、贞丰、罗甸、开阳、修文、桐梓、施秉、荔波、独山、长顺、瓮安、惠水、三都、兴仁、册亨、大沙河等地。

【药用部位】·全株、根、果实。

【功效与主治】·全株:行气活血。根:用于小儿遗尿。果实:杀虫驱虫,助消化。用于驱绦虫以及由绦虫引起的腹痛,大便带血,面黄肌瘦,头昏。

【凭证标本号】·522727200924029LY;523325181203240LY;522728151013005LY。

报春花属 *Primula*

● 黔西报春

【学名】·*Primula cavaleriei* Petitm.

【别名】·一点红。

【生境与分布】·生于山谷或岩石上。分布于威宁、习水等地。

【药用部位】·全草。

【功效与主治】·清热解毒。

【凭证标本号】·522427140622115LY。

● 滇北球花报春

【学名】·*Primula denticulata* subsp. *sinodenticulata* (Balf. f. et Forr) W. W. Smith

【生境与分布】·生于海拔 1 500～2 900 m 的山坡草地或灌丛。分布于威宁、惠水、大方等地。

【药用部位】·全草。

【功效与主治】·止血,消疳。用于产后流血不止,崩漏,小儿疳积。

【凭证标本号】·522701210314026LY;522427140222269LY。

● 垂花报春

【学名】·*Primula flaccida* Balakr.

【生境与分布】·生于海拔 2 500～2 900 m 的阴湿岩石上。分布于威宁等地。

【药用部位】·全草。

【功效与主治】·清热解毒。

● 贵州报春

【学名】·*Primula kweichouensis* W. W. Smith

【生境与分布】·生于海拔 1 900 m 左右的草坡。分布于纳雍、梵净山等地。

【药用部位】·全草。

【功效与主治】·清热解毒,除湿消肿。

【凭证标本号】·520324160421009LY。

● 光萼报春

【学名】·*Primula levicalyx* C. M. Hu & Z. R. Xu

【生境与分布】·生于石灰岩缝中。分布于平塘等地。

【药用部位】·全草。

【功效与主治】·清热解毒。

【凭证标本号】·522727210317001LY。

● 报春花

【学名】·*Primula malacoides* Franch.

【别名】·藏报春、阿勒泰报春花。

【生境与分布】·生于海拔 900～1 200 m 的林缘或田边湿地。分布于贞丰、册亨等地。

【药用部位】·全草。

【功效与主治】·清热解毒。用于咽喉红肿,肺热咳嗽,痈疮。

【凭证标本号】·522325190423105LY;520201200730176LY;522327190301001LY。

● 鄂报春

【学名】·*Primula obconica* Hance

【别名】·仙鹤莲、四季报春、四季樱草。

【生境与分布】·生于海拔 1 000～2 000 m 的石灰岩山地草坡。分布于惠水、湄潭、沿河等地。

【药用部位】·根。

【功效与主治】·清热解毒,消肿止痛。用于酒毒伤脾,腹痛便泄。

【凭证标本号】·522701210321011LY;520328210430028LY;522228210102005LY。

● 卵叶报春

【学名】·*Primula ovalifolia* Franch.

【别名】·豆叶参、马耳朵。

【生境与分布】·生于海拔 1 700 m 左右的岩石上。分布于江口、正安、梵净山等地。

【药用部位】·全草。

【功效与主治】·清热解毒,消肿止痛,祛痰。用于肺热咳嗽,风湿,消化不良。

【凭证标本号】·522222160725001LY。

· **海仙报春**

【学名】· *Primula poissonii* Franch.

【生境与分布】·生于海拔 2 500~2 900 m 的山坡草地湿润处。分布于威宁等地。

【药用部位】·全草。

【功效与主治】·清热解毒,消肿止痛。

· **波缘报春**

【学名】· *Primula sinuata* Franch.

【生境与分布】·生于海拔 1 650 m 左右的常绿阔叶林。分布于惠水等地。

【药用部位】·全草。

【功效与主治】·清热解毒,消肿止痛。

【凭证标本号】·522701210314007LY。

白花丹科 Plumbaginaceae

■ **蓝雪花属 *Ceratostigma***

· **蓝雪花**

【学名】· *Ceratostigma plumbaginoides* Bunge

【别名】·蓝花丹、角柱花、假靛。

【生境与分布】·生于海拔 1 650~2 500 m 的灌丛或路旁。省内广泛栽培。

【药用部位】·根。

【功效与主治】·活血止痛,解痉,化瘀生新,接骨。用于跌打损伤,骨折,胃炎,胃溃疡,胆囊炎,蛔虫病,胆道蛔虫及其所致的疼痛。

【凭证标本号】·520203150904002LY;522634160921002LY。

· **岷江蓝雪花**

【学名】· *Ceratostigma willmottianum* Stapf

【别名】·扳倒甑、兴居茹马、紫金莲。

【生境与分布】·生于海拔 1 300~2 300 m 的路旁、荒野或岩壁。分布于水城等地。

【药用部位】·根。

【功效与主治】·行气,活血止痛。用于脘腹胁痛,跌打损伤,骨折。

【凭证标本号】·522322191005056LY。

■ **白花丹属 *Plumbago***

· **白花丹**

【学名】· *Plumbago zeylanica* L.

【别名】·白皂药、白花九股牛、白花金丝岩陀。

【生境与分布】·生于海拔 600~1 500 m 的灌丛或草地。分布于贞丰、兴仁、罗甸、望谟、息烽等地。

【药用部位】·全草、根。

【功效与主治】·祛风散瘀,解毒杀虫。用于风湿关节痛,血瘀闭经,跌打损伤,肿毒恶疮,疥癣,蛇咬伤。

【凭证标本号】·522325181107024LY。

柿科 Ebenaceae

■ **柿属 *Diospyros***

· **乌柿**

【学名】· *Diospyros cathayensis* Steward

【别名】·山柿子、丁香柿、福州柿。

【生境与分布】·生于海拔 600~1 500 m 的河谷或山坡林中。分布于沿河、余庆、开阳、修文、江口、安龙、荔波、长顺、瓮安、独山、罗甸、惠水、龙里、黎平等地。

【药用部位】·根、叶。

【功效与主治】·根:清肺热,凉血止血,行气利水。用于肺热咳嗽,吐血,肠风,痔血,水臌腹胀,疮疖,烧伤。叶:解毒散结。用于疮疖,水火烫伤。

【凭证标本号】·522228200728066LY;520329191003993LY。

· **岩柿**

【学名】· *Diospyros dumetorum* W. W. Smith

【别名】·石柿花、小叶柿。

【生境与分布】·生于海拔 600~1 500 m 的山谷、水旁、密林或灌丛。分布于威宁、赤水、望谟、荔波、惠水、独山、瓮安等地。

【药用部位】·全株、叶、果实。

【功效与主治】·全株:用于腹泻,口腔炎。叶:清热解毒,健脾胃。用于小儿营养不良,泄泻,小儿消化不良。外用于疮疖,烧烫伤。果实:用于烦热,口渴。

【凭证标本号】·522427141103704LY。

● 乌材

【学名】·*Diospyros eriantha* Champ. ex Benth.

【别名】·米汉、米来、乌眉。

【生境与分布】·生于海拔500 m以下的山地林中或灌丛。分布于荔波等地。

【药用部位】·根皮、果实。

【功效与主治】·用于疝气,心气痛。

● 山柿

【学名】·*Diospyros japonica* Sieb. & Zucc.

【生境与分布】·分布于沿河等地。

【药用部位】·宿存花萼。

【功效与主治】·降逆止呃。

【凭证标本号】·522228200818017LY。

● 柿

【学名】·*Diospyros kaki* Thunb.

【别名】·柿子、柿蒂。

【生境与分布】·生于房前屋后、路边或山坡林缘。分布于平塘、望谟、贞丰等地。

【药用部位】·宿存花萼。

【功效与主治】·降逆止呃。用于呃逆。

【凭证标本号】·522727200424006LY;522326200413001LY;522325180920197LY。

【附注】·《中国药典》收录物种。

● 野柿

【学名】·*Diospyros kaki* var. *silvestris* Makino

【别名】·山柿、油柿。

【生境与分布】·生于海拔600～1600 m的山地林中或山坡灌丛。分布于凤冈、湄潭、沿河、石阡、安龙、荔波等地。

【药用部位】·宿存花萼。

【功效与主治】·清肠,生津,镇咳。用于热痰,咳嗽,消渴。

【凭证标本号】·520327210513145LY;520328200805044LY;522228210504071LY。

● 君迁子

【学名】·*Diospyros lotus* L.

【别名】·牛奶柿、黑枣、软枣。

【生境与分布】·生于海拔600～1600 m的山坡、山谷林中或灌丛。分布于兴仁、印江、沿河、息烽、修文、贞丰、册亨、三都、瓮安、长顺、独山、罗甸、惠水、贵定、龙里、平塘、黎平、雷山等地。

【药用部位】·果实。

【功效与主治】·清热,止渴。用于烦热,消渴。

【凭证标本号】·522301150829795LY。

● 罗浮柿

【学名】·*Diospyros morrisiana* Hance

【别名】·乌蛇木、牛古柿、山稗树。

【生境与分布】·生于海拔400～1300 m的山谷、山腰、路旁、灌丛或林中。分布于惠水、江口、荔波、三都、罗甸、龙里、平塘、榕江、从江等地。

【药用部位】·根、茎皮、叶、果。

【功效与主治】·根:健脾利湿。用于纳呆,腹泻。茎皮、叶:清热解毒,收敛止泻。用于水火烫伤。果:清热解毒。

● 老鸦柿

【学名】·*Diospyros rhombifolia* Hemsl.

【别名】·牛奶柿、丁香柿、苦李。

【生境与分布】·生于海拔1100 m左右的山坡、路旁或村寨边。分布于息烽、惠水、贵定、龙里等地。

【药用部位】·根、枝。

【功效与主治】·清湿热,利肝胆,活血化瘀。用于急性黄疸型肝炎,肝硬化,跌打损伤。

【凭证标本号】·520111200714006LY。

安息香科 Styracaceae

■ 赤杨叶属 *Alniphyllum*

● 赤杨叶

【学名】·*Alniphyllum fortunei*（Hemsl.）Makino

【别名】·白苍木、白花盏、水冬瓜。

【生境与分布】·生于海拔200～2200 m的常绿阔叶林。分布于余庆等地。

【药用部位】·根、心材。

【功效与主治】·根:祛风除湿,利水消肿。心材:理气和胃。用于风湿关节痛,水肿。

【凭证标本号】·520329190418019LY。

■ 陀螺果属 *Melliodendron*

● 陀螺果

【学名】·*Melliodendron xylocarpum* Hand.-Mazz.

【别名】·水冬瓜、冬瓜木、鸦头梨。

【生境与分布】·生于海拔 1 000～1 500 m 的山谷或山坡湿润林中。分布于黎平、从江、罗甸等地。

【药用部位】·根、叶。

【功效与主治】·清热杀虫。

【凭证标本号】·522422160427006LY。

■ 白辛树属 *Pterostyrax*

• 白辛树

【学名】·*Pterostyrax psilophyllus* Diels ex Perk.

【别名】·刚毛白辛树、裂叶白辛树、鄂西野茉莉。

【生境与分布】·生于海拔 600～2 500 m 的湿润林中。分布于松桃、施秉、雷山、黎平、榕江、从江、水城、望谟、息烽、梵净山等地。

【药用部位】·根皮。

【功效与主治】·散瘀消肿。用于跌打肿痛。

【凭证标本号】·520203150421001LY。

■ 木瓜红属 *Rehderodendron*

• 贵州木瓜红

【学名】·*Rehderodendron kweichowense* Hu

【别名】·滇芮德木、蒋氏芮德木、矩圆果芮德木。

【生境与分布】·生于海拔 500～1 500 m 的密林中。分布于荔波等地。

【药用部位】·花序。

【功效与主治】·清热，杀虫。

【凭证标本号】·522722200630298LY。

• 木瓜红

【学名】·*Rehderodendron macrocarpum* Hu

【别名】·硕果芮德木、大果芮德木、野草果。

【生境与分布】·生于海拔 1 000～1 500 m 的密林中。分布于雷山、黎平、榕江、从江、习水等地。

【药用部位】·花序。

【功效与主治】·清热杀虫。

【凭证标本号】·522722200630298LY。

■ 安息香属 *Styrax*

• 灰叶安息香

【学名】·*Styrax calvescens* Perk.

【别名】·变秃安息香、毛垂珠花、灰叶野茉莉。

【生境与分布】·生于海拔 500～1 200 m 的山坡、河谷林中或

林缘灌丛。分布于松桃、雷山等地。

【药用部位】·叶。

【功效与主治】·润肺止咳。

【凭证标本号】·522424210402003LY。

• 赛山梅

【学名】·*Styrax confusus* Hemsl.

【别名】·白山龙、乌蚊子、猛骨子。

【生境与分布】·生于海拔 560～1 100 m 的杂木林或灌丛。分布于息烽、独山、长顺、瓮安、罗甸、从江、黎平、梵净山等地。

【药用部位】·全株、根、叶、果实。

【功效与主治】·全株:止泻,止痒。根:用于胃脘痛。叶:用于外伤出血,风湿痹痛,跌打损伤。果实:清热解毒,消痈散结。用于感冒发热。

【凭证标本号】·522725210501020LY。

• 垂珠花

【学名】·*Styrax dasyanthus* Perk.

【别名】·小叶硬田螺。

【生境与分布】·生于海拔 1 700 m 以下的山坡或溪边杂木林。分布于兴仁、安龙、雷山、从江、三都、梵净山等地。

【药用部位】·叶。

【功效与主治】·润肺生津,止咳。用于肺燥咳嗽,干咳无痰,口燥咽干。

【凭证标本号】·522424210503007LY。

• 白花龙

【学名】·*Styrax faberi* Perk.

【别名】·响铃子、梦童子、扣子柴。

【生境与分布】·生于海拔 850～1 800 m 的山地阳坡林中。分布于湄潭、修文、开阳、荔波、独山、惠水、贵定、三都、龙里、平塘、从江、黎平、梵净山等地。

【药用部位】·全株、根、叶、果实。

【功效与主治】·全株:止泻,止痒。根:用于胃脘痛。叶、果实:止血,生肌消肿。用于外伤出血,风湿痹痛,跌打损伤。

【凭证标本号】·520328210502075LY。

• 老鸹铃

【学名】·*Styrax hemsleyanus* Diels

【别名】·赫斯黎野茉莉。

【生境与分布】·生于海拔 1 000～2 000 m 的向阳山坡、疏林、林缘或灌丛。分布于黎平、梵净山等地。

【药用部位】·果实。

【功效与主治】·驱虫,止痛。

• 野茉莉

【学名】·*Styrax japonicus* Sieb. et Zucc.

【别名】·齐墩果、野花培、茉莉苞。

【生境与分布】·生于海拔 600～1 200 m 的山地林中或灌丛。分布于绥阳、惠水、贞丰、水城、盘州、普定、晴隆、兴仁、息烽、修文、独山、三都、长顺、罗甸、荔波、惠水、贵定、龙里、平塘、从江、黎平、梵净山等地。

【药用部位】·叶、果实。

【功效与主治】·祛风除湿,舒筋通络。用于风湿痹痛,瘫痪。

【凭证标本号】·520223150420087LY;522731190710048LY;522325180920168LY。

• 芬芳安息香

【学名】·*Styrax odoratissimus* Champ. ex Bentham

【别名】·郁香野茉莉、野菱莉、白木。

【生境与分布】·生于海拔 600～1 600 m 的阴湿山谷或山坡疏林中。分布于贞丰、荔波等地。

【药用部位】·叶。

【功效与主治】·清热解毒,祛风除湿,理气止痛,润肺止咳。用于肺热咳嗽,痨咳,疔疮。

• 粉花安息香

【学名】·*Styrax roseus* Dunn

【别名】·粉花野茉莉。

【生境与分布】·生于海拔 1 000～2 300 m 的疏林中。分布于黔西、黎平、瓮安等地。

【药用部位】·种子。

【功效与主治】·清热解毒。

• 栓叶安息香

【学名】·*Styrax suberifolius* Hook. et Arn.

【别名】·赤皮、狐狸公、稠树。

【生境与分布】·生于海拔 330～850 m 的山坡或常绿林中。分布于余庆、开阳、瓮安、雷山、天柱、黎平、榕江、从江、安龙、荔波、惠水、三都、龙里、梵净山等地。

【药用部位】·根、叶。

【功效与主治】·祛风湿,理气止痛。用于风湿痹痛,脘腹胀痛。

【凭证标本号】·520329191003010LY。

• 越南安息香

【学名】·*Styrax tonkinensis* (Pierre) Craib ex Hartw.

【别名】·泰国安息香、青山安息香、姊永。

【生境与分布】·生于海拔 750～1 000 m 的山地林中。分布于贞丰、册亨、三都、瓮安、罗甸、荔波、惠水、榕江、从江等地。

【药用部位】·树脂。

【功效与主治】·开窍醒神,豁痰辟秽,行气活血,止痛。用于中风痰厥,惊痫昏迷,产后血晕,心腹疼痛。

山矾科 Symplocaceae

■ 山矾属 *Symplocos*

• 薄叶山矾

【学名】·*Symplocos anomala* Brand

【别名】·薄叶冬青、台湾山矾。

【生境与分布】·生于海拔 1 000～1 700 m 的山地杂木林中。分布于惠水、黔西、正安、息烽、开阳、大方、习水、绥阳、印江、江口、兴仁、安龙、贞丰、贵定、龙里、瓮安、荔波、长顺、独山、罗甸、三都、平塘、黄平、黎平、从江、榕江、雷公山、梵净山等地。

【药用部位】·果实。

【功效与主治】·清热解毒,平肝泻火。

【凭证标本号】·522701210101005LY;522423191001025LY;520324140317006LY。

• 黄牛奶树

【学名】·*Symplocos cochinchinensis* var. *laurina* (Retzius) Nooteboom

【别名】·散风木、苦山矾、花香木。

【生境与分布】·生于海拔 700 m 左右的山谷林中或山坡灌丛。分布于兴仁、修文、贵定、荔波、从江、雷公山等地。

【药用部位】·树皮。

【功效与主治】·清热解表。用于感冒身热,头昏口燥。

【凭证标本号】·522301150820756LY。

• 密花山矾

【学名】·*Symplocos congesta* Benth.

【生境与分布】·生于海拔 200～1 500 m 的密林中。分布于修文、三都、荔波、从江等地。

【药用部位】·根。

【功效与主治】·消肿止痛。用于跌打损伤。

【凭证标本号】·522725210409002LY。

• 羊舌树

【学名】·*Symplocos glauca* (Thunb.) Koidz.

【别名】·狗舌头叶。

【生境与分布】·生于海拔 600～1 600 m 的林间。分布于余庆、印江、册亨、榕江、瓮安、荔波、雷公山等地。

【药用部位】·树皮。

【功效与主治】·清热解表。用于感冒头痛,口燥,身热。

【凭证标本号】·520329190418025LY;522226190429009LY。

● 光叶山矾

【学名】·*Symplocos lancifolia* Sieb. et Zucc.

【别名】·广西山矾、潮州山矾、卵叶山矾。

【生境与分布】·生于海拔 1 200 m 以下的林中。分布于贵阳、湄潭、黔西、沿河等地。

【药用部位】·根、叶。

【功效与主治】·止血生肌,和肝健脾。用于外伤出血,吐血,咯血,疮疖,疳积,结膜炎。

【凭证标本号】·520328200809016LY;522423191004012LY;522228200730362LY。

● 光亮山矾

【学名】·*Symplocos lucida* (Thunb.) Siebold & Zuccarini

【生境与分布】·生于海拔 1 200～2 100 m 的山坡、山谷密林或路旁。分布于贵阳、纳雍、大方、龙里、荔波、瓮安、独山、罗甸、雷山、施秉、黎平、梵净山等地。

【药用部位】·全株、根。

【功效与主治】·全株:和肝健脾,止血生肌。用于外伤出血,吐血,咯血,疳积,结膜炎。根:用于跌打损伤。

【凭证标本号】·520324140826049LY。

● 白檀

【学名】·*Symplocos paniculata* (Thunb.) Miq.

【别名】·土常山、乌子树、碎米子树。

【生境与分布】·生于海拔 760～2 500 m 的山坡、路边或林中。分布于惠水、道真、威宁、赫章、大方、兴仁、安龙、雷山、黄平、黎平、榕江、瓮安、独山、罗甸、贵定、梵净山等地。

【药用部位】·根、叶、花、种子。

【功效与主治】·清热解毒,调气散结,祛风止痒。用于乳腺炎,淋巴腺炎,肠痈,疮疖,疝气,荨麻疹,皮肤瘙痒。

【凭证标本号】·522701201001004LY;520325160530660LY。

● 南岭山矾

【学名】·*Symplocos pendula* var. *hirtistylis* (C. B. Clarke) Nooteboom

【生境与分布】·生于海拔 500～1 600 m 的溪边、路旁、石山或山坡阔叶林。分布于黎平、从江、三都等地。

【药用部位】·叶。

【功效与主治】·清热利湿,理气化痰。

● 多花山矾

【学名】·*Symplocos ramosissima* Wall. ex G. Don

【生境与分布】·生于海拔 1 000～2 600 m 的溪边、岩壁或阴湿密林。分布于余庆等地。

【药用部位】·根。

【功效与主治】·生肌收敛。用于跌打肿痛,外伤。

【凭证标本号】·520329190418004LY。

● 老鼠矢

【学名】·*Symplocos stellaris* Brand

【别名】·老鼠刺、毛床树。

【生境与分布】·生于海拔 1 100 m 左右的山地、路旁或疏林。分布于绥阳、惠水、赤水、桐梓、江口、印江、开阳、贵定、瓮安、长顺、独山、罗甸、荔波、三都、龙里、平塘、雷山、梵净山等地。

【药用部位】·根、叶。

【功效与主治】·活血止血。用于跌打损伤,出血。

【凭证标本号】·5203231407 22024LY;522701210503023LY;520381160525105LY。

● 山矾

【学名】·*Symplocos sumuntia* Buch.-Ham. ex D. Don

【别名】·总状山矾。

【生境与分布】·生于海拔 200～1 500 m 的山林。分布于湄潭、沿河、长顺、大方、息烽、江口、印江、盘州、水城、兴仁、安龙、开阳、修文、贵定、瓮安、长顺、独山、罗甸、荔波、惠水、三都、龙里、平塘、雷山、黄平、施秉、黎平、从江、榕江、梵净山等地。

【药用部位】·根、叶、花。

【功效与主治】·根:清热利湿,凉血止血,祛风止痛。用于黄疸,泄泻,痢疾,崩漏,风火牙痛,头痛,风湿痹痛。叶:清热解毒,收敛止血。用于久痢,风火赤眼,扁桃体炎,中耳炎,咳血,便血,鹅口疮。花:化痰解郁,生津止渴。用于咳嗽胸闷,小儿消渴。

【凭证标本号】·520328210504169LY;522228210113001LY;522729190914016LY。

● 微毛山矾

【学名】·*Symplocos wikstroemiifolia* Hayata

【别名】·月橘叶灰木。

【生境与分布】·生于海拔 900～2 500 m 的密林中。分布于息烽、惠水、独山、荔波、龙里、雷山、黄平、从江、榕江等地。

【药用部位】·根、叶。

【功效与主治】·解表祛湿,解毒,除烦止血。

木樨科 Oleaceae

■ 探春花属 *Chrysojasminum*

● 探春花

【学名】·*Chrysojasminum floridum*（Bunge）Banfi

【别名】·迎夏、黄素馨。

【生境与分布】·生于海拔2 000 m以下的坡地、山谷或林中。桐梓、正安、习水等地有栽培。

【药用部位】·根、叶。

【功效与主治】·清热解毒，散瘀，消食。用于咽喉肿痛，疮疡肿毒，跌打损伤，烫伤，刀伤，食积腹胀。

【凭证标本号】·520201200803242LY。

■ 连翘属 *Forsythia*

● 连翘

【学名】·*Forsythia suspensa*（Thunb.）Vahl

【别名】·毛连翘。

【生境与分布】·生于海拔750 m左右的灌丛或林缘。黔西、余庆等地有栽培。

【药用部位】·果实。

【功效与主治】·清热解毒，消肿散结，疏散风热。用于痈疽，肺病，乳痈，丹毒，神昏发斑，热淋涩痛。

【凭证标本号】·522423190818001LY；520329190726736LY。

【附注】·《中国药典》收录物种。

● 金钟花

【学名】·*Forsythia viridissima* Lindl.

【别名】·连翘、黄金条。

【生境与分布】·生于海拔300～2 600 m的山地、谷地、河边、林缘或山坡路旁灌丛。长顺、平塘等地有栽培。

【药用部位】·果实。

【功效与主治】·清热解毒，消肿散结，利尿祛湿，泻火。用于咽喉炎，扁桃体炎，腮腺炎，流行性感冒，颈淋巴结结核，痈疮肿毒，肠痈，疥疮，瘰疬，丹毒，淋病，目赤肿痛，筋骨酸痛。

【凭证标本号】·520324140923008LY。

■ 梣属 *Fraxinus*

● 白蜡树

【学名】·*Fraxinus chinensis* Roxb.

【别名】·白蜡杆、小叶白蜡、速生白蜡。

【生境与分布】·生于海拔500～1 600 m的林中、水边或路旁。省内广泛栽培。

【药用部位】·枝皮、树皮。

【功效与主治】·清热燥湿，收涩止痢，止带，明目。用于湿热泻痢，赤白带下，目赤肿痛，目生翳膜。

【凭证标本号】·522301140626317LY；522228200730343LY；522729190326031LY。

【附注】·《中国药典》收载品种。

● 锈毛梣

【学名】·*Fraxinus ferruginea* Lingelsheim

【别名】·锈毛白蜡树。

【生境与分布】·生于海拔1 300～1 800 m的山坡次生杂木林。分布于兴仁、普安、晴隆等地。

【药用部位】·树皮。

【功效与主治】·收敛，清热解毒。用于顽固性腹泻，痢疾，蛔虫病。

■ 素馨属 *Jasminum*

● 红素馨

【学名】·*Jasminum beesianum* Forrest et Diels

【生境与分布】·生于海拔1 000～2 900 m的山坡、草地、灌丛或林中。分布于水城、威宁、赫章等地。

【药用部位】·全株。

【功效与主治】·通经活络，利尿。用于闭经，风湿麻木，小便不利，淋痛。

【凭证标本号】·520221190608045LY。

● 樟叶素馨

【学名】·*Jasminum cinnamomifolium* Kobuski

【生境与分布】·生于海拔1 400 m以下的林中或沙地。分布于晴隆等地。

【药用部位】·根、叶。

【功效与主治】·清热解毒，接骨疗伤。用于咽喉肿痛，热毒疮疡，骨折，外伤出血。

【凭证标本号】·520423200403004LY。

● 矮探春

【学名】·*Jasminum humile* L.

【别名】·小黄馨、常春小黄馨、火炮子。

【生境与分布】·生于海拔2 600 m左右的岩石上或灌丛。分布于盘州等地。

【药用部位】·叶。

【功效与主治】·清热解毒。用于烧烫伤,热毒疮疡。

【凭证标本号】·520222150506007LY。

● 清香藤

【学名】·*Jasminum lanceolaria* Roxburgh

【别名】·光清香藤。

【生境与分布】·生于海拔 410～1 500 m 的山地林中或灌丛。分布于平塘、荔波、绥阳、开阳、织金、习水、桐梓、湄潭、凤冈、印江、思南、江口、德江、松桃、兴仁、册亨、瓮安、惠水、独山、三都、罗甸、天柱、黄平、施秉、三穗、雷山、黎平等地。

【药用部位】·根、茎叶。

【功效与主治】·祛风除湿,凉血解毒。用于风湿痹痛,跌打损伤,头痛,外伤出血,无名毒疮,蛇伤。

【凭证标本号】·522727200518009LY;522722200630040LY;520323150703392LY。

● 野迎春

【学名】·*Jasminum mesnyi* Hance

【别名】·云南黄素馨、云南黄馨、云南迎春。

【生境与分布】·生于海拔 500～2 600 m 的峡谷或林中。分布于凤冈、湄潭、长顺、平坝、息烽、惠水、龙里等地。

【药用部位】·全株。

【功效与主治】·清热解毒。用于肿毒,跌打损伤。

【凭证标本号】·520327210512005LY;520111202211012LY;520328210505209LY。

● 青藤仔

【学名】·*Jasminum nervosum* Lour.

【生境与分布】·生于海拔 2 000 m 以下的山坡、砂地、灌丛或混交林。分布于平塘、望谟、贞丰、安龙、册亨、罗甸、荔波、长顺、独山、惠水、三都、龙里、镇宁等地。

【药用部位】·全株。

【功效与主治】·清湿热,生肌排脓,消肿,接骨。用于痢疾,疟疾,劳伤腰痛,疮疡溃烂,梅毒,跌打损伤。

【凭证标本号】·522727210113011LY;522326200413008LY;523325190228108LY。

● 迎春花

【学名】·*Jasminum nudiflorum* Lindl.

【别名】·重瓣迎春、迎春。

【生境与分布】·生于海拔 800～1 500 m 的灌丛或岩石缝中,或栽培。分布于钟山、余庆、江口等地。

【药用部位】·根、叶、花。

【功效与主治】·根:清热息风,活血调经。用于肺热咳嗽,小

儿惊风,月经不调。叶:清热利湿,解毒。用于感冒发热,小便淋痛,外阴瘙痒,肿毒恶疮,跌打损伤,刀伤出血。花:清热解毒,活血消肿。用于发热头痛,咽喉肿痛,小便热痛,恶疮肿毒,跌打损伤。

【凭证标本号】·520201200811381LY;520329191005002LY;522222160805015LY。

● 多花素馨

【学名】·*Jasminum polyanthum* Franch.

【别名】·鸡爪花、狗牙花、素兴花。

【生境与分布】·生于海拔 1 400～2 900 m 的山谷、灌丛或疏林。分布于兴仁、镇宁等地。

【药用部位】·全株、花。

【功效与主治】·行气活血,止痛,清热散结。用于胸胁脘腹胀痛,血滞痛经,月经不调,睾丸肿痛,淋巴结核。

【凭证标本号】·520181210404008LY。

● 茉莉花

【学名】·*Jasminum sambac* (L.) Aiton

【别名】·茉莉。

【生境与分布】·松桃等地有栽培。

【药用部位】·根、叶、花。

【功效与主治】·根:麻醉,止痛。用于跌损筋骨,龋齿,头痛,失眠。叶:清热解表。用于外感发热,腹胀泄泻。花:理气,开郁辟秽,和中。用于下痢腹痛,目赤肿痛,疮毒。

【凭证标本号】·5222291607121213LY。

● 亮叶素馨

【学名】·*Jasminum seguinii* Lévl.

【别名】·四季素馨花。

【生境与分布】·生于 0～2 700 m 的山坡草地、溪边、灌丛或疏林。分布于贞丰、荔波、惠水、册亨、关岭、长顺、独山、罗甸、三都、平塘等地。

【药用部位】·根、叶。

【功效与主治】·散瘀止痛,止血。用于跌打损伤,外伤出血,疮疖。

【凭证标本号】·523325190718584LY;522722200512666LY;522731190915019LY。

● 华素馨

【学名】·*Jasminum sinense* Hemsl.

【别名】·华清香藤。

【生境与分布】·生于海拔 2 000 m 以下的山坡、灌丛或林中。分布于贞丰、册亨、江口、松桃、兴仁、安龙、关岭、息烽、贵定、

瓮安、荔波、长顺、独山、罗甸、惠水等地。

【药用部位】·全株、花。

【功效与主治】·全株：活血止痛，接骨。用于外伤出血，烧烫伤。花：清热解毒。用于疮疖。

【凭证标本号】·522325181120037LY；520402170323017LY；522327191008030LY。

● 川素馨

【学名】· *Jasminum urophyllum* Hemsl.

【别名】·短萼素馨、华南素馨。

【生境与分布】·生于海拔 900～2 200 m 的山谷或林中。分布于施秉、从江等地。

【药用部位】·全株、枝条。

【功效与主治】·祛风除湿。用于风湿关节痛，四肢麻木，风寒头痛。

【凭证标本号】·520203140607013LY。

■ 女贞属 *Ligustrum*

● 长叶女贞

【学名】· *Ligustrum compactum*（Wall. ex G. Don）Hook. f. et Thoms. ex Brandis

【生境与分布】·生于海拔 680 m 以上的山谷林中或灌丛。分布于黎平、长顺等地。

【药用部位】·果实。

【功效与主治】·补肝肾，强筋骨。

【凭证标本号】·520123140713195LY。

● 紫药女贞

【学名】· *Ligustrum delavayanum* Hariot

【别名】·艾丝凡、公孙树。

【生境与分布】·生于海拔 1 500～2 540 m 的山地密林或灌丛。分布于威宁、纳雍、盘州、印江、兴仁、雷山、施秉等地。

【药用部位】·根。

【功效与主治】·清热解毒，利尿通淋。用于五淋病，小便涩痛，淋沥不尽，消化不良，食积。

【凭证标本号】·522422160530005LY。

● 丽叶女贞

【学名】· *Ligustrum henryi* Hemsl.

【别名】·苦丁茶。

【生境与分布】·生于海拔 1 800 m 以下的山坡灌丛或峡谷林中。分布于桐梓、德江、松桃、瓮安等地。

【药用部位】·叶。

【功效与主治】·散风热，清头目，除烦渴。用于头痛，齿痛，咽痛，唇疮，耳鸣，目赤，咯血，暑热烦渴。

【凭证标本号】·522422150717029LY。

● 日本女贞

【学名】· *Ligustrum japonicum* Thunb.

【别名】·小白蜡、苦味散、苦丁茶。

【生境与分布】·生于低海拔林中或灌丛。剑河、息烽、大方、惠水、修文、独山、松桃、桐梓等地有栽培。

【药用部位】·叶。

【功效与主治】·清热解毒。用于牙痛，口疮，火眼，乳痈。外用于皮肤热毒，黄水疮，烫伤。

【凭证标本号】·520123151001289LY。

● 蜡子树

【学名】· *Ligustrum leucanthum*（S. Moore）P. S. Green

【别名】·水白蜡。

【生境与分布】·生于海拔 300～2 500 m 的山坡林下或路边。分布于江口、德江、松桃、册亨、施秉、荔波等地。

【药用部位】·树皮、叶。

【功效与主治】·树皮：除湿。叶：清热泻火。用于烫伤。

● 女贞

【学名】· *Ligustrum lucidum* Ait.

【别名】·白蜡树、蜡树。

【生境与分布】·生于海拔 350～1 700 m 的常绿阔叶林或疏林，或栽培。分布于安龙、盘州等地。

【药用部位】·成熟果实。

【功效与主治】·滋补肝肾，明目乌发。用于肝肾阴虚，眩晕耳鸣，腰膝酸软，须发早白，目暗不明，内热消渴，骨蒸潮热。

【凭证标本号】·522328140110038LY；520222140605160LY。

【附注】·《中国药典》收录物种。

● 水蜡树

【学名】· *Ligustrum obtusifolium* Sieb. et Zucc.

【生境与分布】·生于海拔 140～600 m 的山坡、山沟石缝、山涧林下、田边或水沟旁。分布于习水、德江等地。

【药用部位】·树皮、叶。

【功效与主治】·树皮：用于烫伤。叶：清热祛暑，利尿，止血。

【凭证标本号】·520382201022034LY。

● 阿里山女贞

【学名】· *Ligustrum pricei* Hayata

【生境与分布】·生于海拔 300～2 600 m 的山地、沟谷林中或灌丛。分布于万山、印江、安龙、黄平等地。

【药用部位】·叶。

【功效与主治】·散风热,清头目,除烦渴。用于头痛,齿痛,咽痛,唇疮,耳鸣,目赤,咯血,暑热烦渴。

【凭证标本号】·522230190915032LY;523328140421656LY。

● 小叶女贞

【学名】·*Ligustrum quihoui* Carr.

【生境与分布】·生于海拔 140～2 500 m 的沟边、路旁、河边灌丛或山坡。分布于平塘、贞丰、册亨、开阳、修文、赫章、荔波、惠水、贵定、三都、龙里等地。

【药用部位】·树皮、叶、果实。

【功效与主治】·树皮、叶:清热解毒。用于烧烫伤,外伤,小儿口腔炎,黄水疮。果实:补肝肾,强筋骨。

【凭证标本号】·522727200923006LY;520201200811361LY;522327190424302LY。

● 粗壮女贞

【学名】·*Ligustrum robustum* subsp. *chinense* P. S. Gree

【别名】·水白蜡、向阳柳、苦丁茶。

【生境与分布】·生于海拔 500～1 400 m 的山坡疏林或灌丛。分布于绥阳、惠水、龙里、榕江、施秉、余庆等地。

【药用部位】·叶。

【功效与主治】·散风热,清头目,除烦渴。用于头痛,齿痛,咽痛,唇疮,耳鸣,目赤,咯血,暑热烦渴。

【凭证标本号】·520323150603201LY;522731190709038LY;520111200717005LY。

● 小蜡

【学名】·*Ligustrum sinense* Lour.

【别名】·黄心柳、水黄杨、千张树。

【生境与分布】·生于海拔 670～2 050 m 的山坡路旁或灌木林。分布于惠水、贞丰、纳雍、赤水、习水、江口、兴仁、安龙、平坝、贵定、独山、荔波、长顺、瓮安、罗甸、三都、龙里、平塘、黄平、雷山、榕江、黎平、从江等地。

【药用部位】·树皮、枝叶。

【功效与主治】·清热利湿,解毒消肿。用于感冒发热,肺热咳嗽,咽喉肿痛,口舌生疮,湿热黄疸,痢疾,痈肿疮毒,湿疹,皮炎,跌打损伤,烫伤。

【凭证标本号】·522731191020019LY;522325190612416LY;520111200620002LY。

● 多毛小蜡

【学名】·*Ligustrum sinense* var. *coryanum*（W. W. Smith）Handel-Mazzetti

【生境与分布】·生于海拔 600～1 200 m 的山地疏林或灌木林。分布于湄潭、紫云等地。

【药用部位】·树皮、叶。

【功效与主治】·清热解毒,消肿止痛。用于跌打肿痛,疮疡肿毒,黄疸,烧烫伤,产后会阴水肿。

【凭证标本号】·520328210502106LY;520425170605302LY。

● 光萼小蜡

【学名】·*Ligustrum sinense* var. *myrianthum*（Diels）Hofk.

【生境与分布】·生于海拔 140～2 700 m 的山坡、山谷、溪边林中或灌丛。分布于绥阳、沿河等地。

【药用部位】·枝、叶。

【功效与主治】·泻火解毒。用于咽喉炎,口腔炎,痈肿疮毒,跌打损伤,烫伤。

【凭证标本号】·520323151101217LY;522228200822020LY。

■ 木犀属 *Osmanthus*

● 管花木犀

【学名】·*Osmanthus delavayi* Franch.

【生境与分布】·生于海拔 2 100～2 900 m 的山地、沟边、灌丛或杂木林。分布于盘州等地。

【药用部位】·皮、叶。

【功效与主治】·祛痰止咳,化瘀止血。用于慢性气管炎,跌伤瘀痛,外伤出血。

【凭证标本号】·520424141030364LY;522226191003023LY;520424141030104LY。

● 木犀

【学名】·*Osmanthus fragrans*（Thunb.）Loureiro

【生境与分布】·凤冈、花溪、湄潭等地有栽培。

【药用部位】·根、枝叶、花及其加工品、果实。

【功效与主治】·根:祛风除湿,散寒止痛。用于风湿痹痛,肢体麻木,胃脘冷痛,肾虚牙痛。枝叶:发表散寒,祛风止痒,用于风寒感冒,皮肤瘙痒,漆疮。花:温肺化饮,散寒止痛。用于痰饮喘咳,脘腹冷痛,肠风血痢,闭经痛经,寒疝腹痛,牙痛,口臭。桂花露(花经蒸馏而得的液体):疏肝理气,醒脾辟秽,明目,润喉。用于肝气郁结,胸胁不舒,龈肿,牙痛,咽干,口燥,口臭。果实:温中行气,止痛。用于胃寒疼痛,肝胃气痛。

【凭证标本号】·520327210512074LY;520111210313019LY;520328200926043LY。

● 厚边木犀

【学名】·*Osmanthus marginatus*（Champ. ex Benth.）Hemsl.

【生境与分布】·生于海拔 600～1 300 m 的林中。分布于开阳、从江、雷山、黎平、瓮安、罗甸等地。

【药用部位】·花。

【功效与主治】·提神醒脑。

【凭证标本号】·522422160414003LY。

● 牛矢果

【学名】·*Osmanthus matsumuranus* Hayata

【生境与分布】·生于海拔 780～1 740 m 的常绿阔叶林林缘或林中。分布于贞丰、安龙、望谟、黎平、三都、独山等地。

【药用部位】·树皮、叶。

【功效与主治】·解毒排脓,消痈。用于痈疮。

● 野桂花

【学名】·*Osmanthus yunnanensis* (Franch.) P. S. Green

【别名】·云南桂花。

【生境与分布】·生于海拔 1 350～2 900 m 的山坡或沟边密林。分布于余庆、开阳、石阡、瓮安、荔波、龙里等地。

【药用部位】·叶、花。

【功效与主治】·辛温解表。

【凭证标本号】·520329191005010LY。

马钱科 Loganiaceae

醉鱼草属 *Buddleja*

● 巴东醉鱼草

【学名】·*Buddleja albiflora* Hemsl.

【别名】·白花醉鱼草。

【生境与分布】·生于山地灌丛或林缘。分布于册亨、凤冈、荔波等地。

【药用部位】·根、嫩枝。

【功效与主治】·活血散瘀,止血截疟,平喘解毒,祛风散寒,消积止痛,止痒。用于风湿性麻木,跌打损伤,风寒感冒,皮肤痒,湿疹,烧烫伤。

【凭证标本号】·522327190530012LY;520327200726005LY;522722006601171LY。

● 白背枫

【学名】·*Buddleja asiatica* Lour.

【别名】·驳骨丹、狭叶醉鱼草、山埔姜。

【生境与分布】·生于向阳山坡灌丛或疏林缘。分布于平塘、望谟、黔西、安龙、兴仁、水城、纳雍、大方、镇远、罗甸、瓮安、惠

水、贵定、龙里等地。

【药用部位】·根、叶。

【功效与主治】·祛风化湿,行气活络。用于关节炎,跌打,无名肿毒。

【凭证标本号】·522301160123005LY;522727210315007LY;522326210313006LY。

● 大叶醉鱼草

【学名】·*Buddleja davidii* Franch.

【别名】·绛花醉鱼草、穆坪醉鱼草、兴山醉鱼草。

【生境与分布】·生于山坡或沟边灌丛。分布于贵阳、赤水、册亨、黎平、从江、碧江、梵净山等地。

【药用部位】·全株。

【功效与主治】·活血散瘀,止血截疟,祛风散寒,消积止痛。用于咳嗽,感冒风寒,风湿疼痛,疳积,跌打,阴痒,疮疔,脚癣。

【凭证标本号】·520201200721032LY;520381160503067LY;522327190301004LY。

● 醉鱼草

【学名】·*Buddleja lindleyana* Fort.

【别名】·闭鱼花、痒见消、鱼尾草。

【生境与分布】·生于山地路旁、河边灌丛或林缘。分布于册亨、荔波、关岭、松桃、德江、碧江、长顺、贵定、三都、龙里等地。

【药用部位】·全株、根、花。

【功效与主治】·全株:祛风,活血,杀虫。用于流行性感冒,咳嗽,哮喘,风湿关节痛,钩虫病,跌打损伤,外伤出血,痄腮,瘰疬。根:活血化瘀。用于闭经,癥瘕,崩漏,小儿食积,腮腺炎。花:用于痰饮聍喘,久疟成癖,疳积,烫伤。

【凭证标本号】·522327190530310LY;520111200620026LY;522722200113041LY。

● 大序醉鱼草

【学名】·*Buddleja macrostachya* Wall. ex Benth.

【别名】·长穗醉鱼草、白叶子、羊巴巴叶。

【生境与分布】·生于山地疏林或山坡灌丛。分布于水城、长顺、贞丰、大方等地。

【药用部位】·全株。

【功效与主治】·祛风散寒,消积止痛。

【凭证标本号】·520221181130003LY;522729190314025LY;522325190228063LY。

● 酒药花醉鱼草

【学名】·*Buddleja myriantha* Diels

【别名】·多花醉鱼草。

【生境与分布】·生于山地疏林、山坡或山谷灌丛。分布于罗甸等地。

【药用部位】·花。

【功效与主治】·清肝明目。

【凭证标本号】·520111200714043LY;527728151019006LY。

● **密蒙花**

【学名】·*Buddleja officinalis* Maxim.

【别名】·蒙花、小锦花、黄饭花。

【生境与分布】·生于向阳山坡、河边、村旁灌丛或林缘。分布于贞丰、西秀、荔波等地。

【药用部位】·花蕾和花序。

【功效与主治】·清热泻火,养肝明目,退翳。用于目赤肿痛,多泪羞明,目生翳膜,肝虚目暗,视物昏花。

【凭证标本号】·522325181026161LY;520402140801272LY;522722200113338LY。

【附注】·《中国药典》收录物种。

■ **蓬莱葛属 Gardneria**

● **狭叶蓬莱葛**

【学名】·*Gardneria angustifolia* Wall.

【别名】·光叶蓬莱葛、离药蓬莱葛。

【生境与分布】·生于海拔950～1400 m的灌丛。分布于雷山、榕江、剑河、从江、三都、梵净山等地。

【药用部位】·根、茎。

【功效与主治】·祛风通络,止血。用于风湿痹痛,创伤出血。

【凭证标本号】·522424210415012LY。

● **蓬莱葛**

【学名】·*Gardneria multiflora* Makino

【别名】·多花蓬莱葛、清香藤、落地烘。

【生境与分布】·生于海拔800～1300 m的谷地溪旁或灌丛。分布于册亨、荔波、平塘、安龙、三都、印江、施秉、龙里等地。

【药用部位】·根、叶、种子。

【功效与主治】·祛风活血。用于风湿痹痛,关节炎,拘挛,半身不遂,创伤出血。

【凭证标本号】·523327181129189LY;522722005514061LY;522727200423009LY。

■ **钩吻属 Gelsemium**

● **钩吻**

【学名】·*Gelsemium elegans* (Gardn. et Champ.) Benth.

【别名】·胡蔓藤、野葛、断肠草。

【生境与分布】·生于海拔650～1400 m的地带。分布于荔波、三都、安龙等地。

【药用部位】·全株、根。

【功效与主治】·全株:祛风攻毒,散结消肿,止痛。用于疥癞,湿疹,瘰疬,痈肿,疔疮,跌打损伤,风湿痹痛,神经痛。根:解毒消肿,止痛,接骨。用于疔疮肿毒,流注,跌打损伤。

【凭证标本号】·527722201029226LY。

■ **度量草属 Mitreola**

● **大叶度量草**

【学名】·*Mitreola pedicellata* Benth.

【别名】·毛叶度量草。

【生境与分布】·生于海拔500～2100 m的山坡林下。分布于望谟、赤水、绥阳等地。

【药用部位】·全株。

【功效与主治】·用于跌打损伤,筋骨痛。

【凭证标本号】·523326200421016LY;520381160428086LY;520323151225060LY。

● **度量草**

【学名】·*Mitreola petiolata* (J.F. Gmel.) Torr. & A. Gray

【生境与分布】·生于海拔850 m以下石灰岩山地疏林或山谷阔叶林。分布于黔南等地。

【药用部位】·全株。

【功效与主治】·用于跌打损伤。

【凭证标本号】·522424210416002LY。

龙胆科 Gentianales

■ **穿心草属 Canscora**

● **穿心草**

【学名】·*Canscora lucidissima* (Lévl. et Vant.) Hand.-Mazz.

【别名】·串钱草。

【生境与分布】·生于石灰岩山坡阴湿岩壁或石缝中。分布于荔波、望谟、平塘、惠水等地。

【药用部位】·全草。

【功效与主治】·清热解毒,活血止痛,疏肝凉血。用于肺热咳喘,黄疸,胃痛,毒蛇咬伤,跌打损伤,浮肿。

【凭证标本号】·522722200630029LY;522326201112015LY;522727200924011LY。

■ 蔓龙胆属 *Crawfurdia*

● 云南蔓龙胆

【学名】· *Crawfurdia campanulacea* Wall. et Griff. ex C. B. Clarke

【别名】·小红参、双蝴蝶、小双参。

【生境与分布】·生于山坡草地或林下。分布于威宁、纳雍、织金、黔西、仁怀等地。

【药用部位】·全草。

【功效与主治】·养阴润肺,活血止痛,驱虫。用于肺结核,百日咳,月经不调,瘀滞腹痛,跌打损伤,蛔虫病,蛲虫病,皮肤瘙痒。

【凭证标本号】·522427140925525LY。

■ 藻百年属 *Exacum*

● 藻百年

【学名】· *Exacum tetragonum* Roxb.

【生境与分布】·生于海拔 200～800 m 的石灰岩山坡较阴湿的岩壁下或石缝中。分布于独山、荔波等地。

【药用部位】·全草。

【功效与主治】·用于口腔炎,骨折,跌打损伤。

■ 龙胆属 *Gentiana*

● 头花龙胆

【学名】· *Gentiana cephalantha* Franch. ex Hemsl.

【生境与分布】·生于海拔 1 300～2 700 m 的向阳山坡。分布于黔西、印江、雷山、盘州、水城、威宁、赫章、江口、道真等地。

【药用部位】·根。

【功效与主治】·泻肝火,清下焦,除湿热,利胆退黄。用于黄疸型肝炎。

【凭证标本号】·522423191004003LY;522226191005010LY。

● 粗茎秦艽

【学名】· *Gentiana crassicaulis* Duthie ex Burk.

【别名】·粗茎龙胆。

【生境与分布】·生于海拔 2 100 m 左右的高山草坡。分布于威宁等地。

【药用部位】·根。

【功效与主治】·祛风湿,清湿热,止痹痛,退虚热。用于风湿痹痛,中风半身不遂,筋脉拘挛,骨节酸痛,湿热黄疸,骨蒸潮热,小儿疳积发热。

【凭证标本号】·522427140608158LY。

【附注】·《中国药典》收录物种。

● 华南龙胆

【学名】· *Gentiana loureiroi* (G. Don) Grisebach

【别名】·紫花地丁、地丁、广地丁。

【生境与分布】·生于海拔 300～2 300 m 的山坡路旁或河沟草地。分布于江口、印江等地。

【药用部位】·全草。

【功效与主治】·清热利湿,解毒消痈。用于肝炎,痢疾,小儿发热,咽喉肿痛,白带异常,血尿,阑尾炎,疮疡肿毒,淋巴结结核等。

【凭证标本号】·522222160809005LY;522226190809011LY。

● 秦艽

【学名】· *Gentiana macrophylla* Pall.

【别名】·秦爪、大叶龙胆、大叶秦艽。

【生境与分布】·生于海拔 400～2 400 m 的山坡草地、溪旁、路边坡地或灌丛。分布于赫章等地。

【药用部位】·根。

【功效与主治】·祛风湿,清湿热,止痹痛,退虚热。用于风湿痹痛,中风半身不遂,筋脉拘挛,骨节酸痛,湿热黄疸,骨蒸潮热,小儿疳积发热。

【凭证标本号】·522428141125226LY。

【附注】·《中国药典》收录物种。

● 华丽龙胆

【学名】· *Gentiana ornata* (Wallich ex G. Don) Grisebach

【生境与分布】·生于山坡草地。分布于松桃等地。

【药用部位】·根、花。

【功效与主治】·根:舒筋活血。用于无名肿毒。花:清热解毒。用于时疫热证,肺热咳嗽,气管炎,天花。

【凭证标本号】·522426190807079LY。

● 流苏龙胆

【学名】· *Gentiana panthaica* Prain et Burk.

【生境与分布】·生于海拔 1 600～2 900 m 的山坡草地、灌丛、林下、林缘、河滩或路旁。分布于印江、江口、威宁、盘州等地。

【药用部位】·全草。

【功效与主治】·清热解毒,利湿消肿,疏肝利胆。用于肝胆热证,时疫发热。

【凭证标本号】·522422150901020LY。

● 小龙胆

【学名】· *Gentiana parvula* H. Smith

【别名】·四数龙胆。

【生境与分布】·生于海拔1 500~2 000 m的高山草坡或路旁。分布于雷山、威宁等地。

【药用部位】·全草。

【功效与主治】·清热解毒,镇痛。用于气管炎,扁桃体炎,肠炎,结膜炎,牙痛。

● 草甸龙胆

【学名】· *Gentiana praticola* Franch.

【生境与分布】·生于海拔1 000~2 000 m的高山向阳草坡。分布于贞丰、赤水等地。

【药用部位】·全草。

【功效与主治】·清热消肿。

【凭证标本号】·522325190423275LY;520402170323353LY;520381160509395LY。

● 假水生龙胆

【学名】· *Gentiana pseudoaquatica* Kusnezow

【生境与分布】·生于河滩、水沟边、山坡草地、山谷潮湿地、沼泽草甸、林间空地、林下或灌丛草甸。分布于威宁等地。

【药用部位】·全草。

【功效与主治】·清热解毒,利湿消肿。

【凭证标本号】·522427140515096LY。

● 翼萼龙胆

【学名】· *Gentiana pterocalyx* Franch. ex Hemsl.

【生境与分布】·生于海拔1 650~2 900 m的山坡草地。分布于威宁、赫章、水城、钟山、盘州等地。

【药用部位】·全草。

【功效与主治】·清热解毒。

【凭证标本号】·522427140803306LY。

● 红花龙胆

【学名】· *Gentiana rhodantha* Franch.

【别名】·红龙胆、龙胆草、小青鱼胆。

【生境与分布】·生于海拔600~2 450 m的向阳山坡草丛或灌丛。分布于贵州中部、西部及北部。

【药用部位】·全草。

【功效与主治】·清热除湿,解毒止咳。用于湿热黄疸,小便不利,肺热咳嗽。

【凭证标本号】·522701201031001LY;522727201020046LY;

522325181203153LY。

【附注】·《中国药典》收录物种。

● 滇龙胆草

【学名】· *Gentiana rigescens* Franch. ex Hemsl.

【别名】·贵州龙胆。

【生境与分布】·生于山坡草地、灌丛、林下或山谷。分布于惠水、荔波、威宁等地。

【药用部位】·全草。

【功效与主治】·清肝胆热。

【凭证标本号】·522701200614019LY;522722200820692LY;522427140426197LY。

● 深红龙胆

【学名】· *Gentiana rubicunda* Franch.

【别名】·红龙胆、龙胆草、星秀花。

【生境与分布】·生于海拔1 500~2 540 m的山坡草地或路旁。分布于贵阳、印江、开阳、松桃、江口、道真、威宁等地。

【药用部位】·全草。

【功效与主治】·活血止痛,健脾消食。跌打损伤,消化不良。

【凭证标本号】·520402170328151LY;520111200417014LY;522226190427012LY。

● 小繁缕叶龙胆

【学名】· *Gentiana rubicunda* var. *samolifolia* (Franchet) C. Marquand

【生境与分布】·生于山坡草地、山谷沟边、潮湿草地、山坡路旁、灌丛、林下或林缘。分布于松桃、道真、梵净山等地。

【药用部位】·全草。

【功效与主治】·用于黄疸,痢疾,小儿风热咳喘。

● 龙胆

【学名】· *Gentiana scabra* Bge.

【别名】·龙胆草、胆草、草龙胆。

【生境与分布】·生于海拔400~1 700 m的山坡草地、路边、河滩、灌丛、林缘、林下或草甸。分布于雷山、威宁等地。

【药用部位】·根和根茎。

【功效与主治】·清热燥湿,泻肝胆火。用于湿热黄疸,阴肿阴痒,湿疹瘙痒,肝火目赤,耳鸣耳聋,胁痛口苦,惊风抽搐。

【凭证标本号】·522632190420651LY。

【附注】·《中国药典》收载品种。

● 鳞叶龙胆

【学名】· *Gentiana squarrosa* Ledeb.

【别名】·岩龙胆、石龙胆、鳞片龙胆。

【生境与分布】·生于海拔140～2900 m的山坡、山谷、山顶、草原、河滩、荒地、路边、灌丛或高山草甸。分布于望谟、威宁、雷公山等地。

【药用部位】·全草。

【功效与主治】·解毒消痈,清热利湿。用于疔疮疖肿,瘰疬,无名肿毒及火眼。

【凭证标本号】·522326210401003LY;520201200720008LY;520402170328019LY。

- **四川龙胆**

【学名】·*Gentiana sutchuenensis* Franch. ex Hemsl.

【别名】·聚叶龙胆。

【生境与分布】·生于海拔1500～2000 m的向阳草坡。分布于安顺、雷山、水城、威宁等地。

【药用部位】·全草。

【功效与主治】·用于跌打损伤,消化不良。

【凭证标本号】·522422160426003LY。

- **紫花龙胆**

【学名】·*Gentiana syringea* T. N. Ho

【生境与分布】·生于海拔2200～2900 m的河滩、草坡或草甸。分布于剑河等地。

【药用部位】·全草。

【功效与主治】·用于跌打损伤。

【凭证标本号】·520201200813407LY。

- **矮龙胆**

【学名】·*Gentiana wardii* W. W. Smith

【生境与分布】·生于海拔2200 m左右的草地。分布于威宁等地。

【药用部位】·全草。

【功效与主治】·清热解毒,止泻。用于中毒性发热,热性腹泻,流感,咽喉肿痛,黄疸病,胃肠溃疡。

【凭证标本号】·522427140622148LY。

- **灰绿龙胆**

【学名】·*Gentiana yokusai* Burk.

【别名】·被毛龙胆。

【生境与分布】·生于海拔1000～2300 m的向阳草地。分布于兴仁、惠水、紫云、独山、雷山、绥阳、道真、水城等地。

【药用部位】·全草、根。

【功效与主治】·全草:清热解毒,活血消肿。根:清热解毒,利湿消肿。

【凭证标本号】·522301160317165LY;522701210503013LY;

520425170601029LY。

- **云南龙胆**

【学名】·*Gentiana yunnanensis* Franch.

【生境与分布】·生于海拔1800～2600 m的山坡草地、路旁、高山草甸、灌丛及林下。分布于赫章、盘州、水城等地。

【药用部位】·全草、根、根茎。

【功效与主治】·全草:清热解毒,清肝明目。根、根茎:清热燥湿,泻肝胆火。

【凭证标本号】·522623140922045LY。

- **笔龙胆**

【学名】·*Gentiana zollingeri* Fawcett

【生境与分布】·生于海拔500～1650 m的草甸、灌丛或林下。分布于威宁等地。

【药用部位】·全草。

【功效与主治】·清热解毒。

【凭证标本号】·522427140803306LY。

扁蕾属 *Gentianopsis*

- **扁蕾**

【学名】·*Gentianopsis barbata* (Froel.) Ma

【生境与分布】·生于海拔700 m以上的沟边、山谷河边、山坡草地、林下、灌丛或沙丘边缘。省内广泛分布。

【药用部位】·全草。

【功效与主治】·清热解毒,消肿止痛。用于外感发热,肝炎,胆囊炎,头痛目赤,外伤肿痛,疮疖肿毒。

- **大花扁蕾**

【学名】·*Gentianopsis grandis* (H. Smith) Ma

【生境与分布】·生于海拔2000～2800 m的高山向阳草坡。分布于威宁、盘州等地。

【药用部位】·全草。

【功效与主治】·清热利胆,退湿热。

【凭证标本号】·520222151015010LY。

花锚属 *Halenia*

- **花锚**

【学名】·*Halenia corniculata* (L.) Cornaz

【别名】·西伯利亚花锚。

【生境与分布】·生于海拔200～1750 m的山坡草地、林下及林缘。分布于惠水、水城等地。

【药用部位】·全草。

【功效与主治】·清热解毒,凉血止血。用于黄疸型肝炎,脉管炎。外用于感染发热,外伤出血。

【凭证标本号】·522701200925011LY;520221190803019LY。

● 椭圆叶花锚

【学名】· *Halenia elliptica* D. Don

【别名】·卵萼花锚。

【生境与分布】·生于海拔 1 000～2 700 m 的林下、林缘、山坡草地、灌丛或山谷沟边。分布于平塘、黔西、威宁、息烽、修文、盘州、江口、印江、德江、普安、大方、雷山等地。

【药用部位】·全草、根。

【功效与主治】·全草:清热利湿,平肝利胆。用于黄疸型肝炎,胆囊炎,胃痛,胃炎,头晕头痛,牙痛,蛔虫病。根:疏风散热,解暑止痛。用于风热头晕,头痛,咽喉痛,中暑,腹痛。

【凭证标本号】·522727200927010LY;522423191002029LY;522427140625136LY。

● 大花花锚

【学名】· *Halenia elliptica* var. *grandiflora* Hemsl.

【生境与分布】·生于海拔 1 300～2 500 m 的山坡草地、水沟边。分布于威宁等地。

【药用部位】·全草、根。

【功效与主治】·清热祛湿,平肝利胆,疏风清暑,镇痛。

■ 匙叶草属 *Latouchea*

● 匙叶草

【学名】· *Latouchea fokiensis* Franch.

【生境与分布】·生于海拔 1 000～1 500 m 的阴湿林下。分布于印江、松桃等地。

【药用部位】·全草。

【功效与主治】·活血化瘀,清热止咳。用于腹内血瘀痞块,劳伤咳嗽。

【凭证标本号】·522634160104003LY。

■ 翼萼蔓属 *Pterygocalyx*

● 翼萼蔓

【学名】· *Pterygocalyx volubilis* Maxim.

【别名】·异萼蔓、翼萼蔓龙胆。

【生境与分布】·生于海拔 1 100～2 800 m 的山坡林下或林缘。分布于安龙、黄平等地。

【药用部位】·全草。

【功效与主治】·用于肺痨。

【凭证标本号】·520326200119062LY。

■ 獐牙菜属 *Swertia*

● 狭叶獐牙菜

【学名】· *Swertia angustifolia* Buch.-Ham. ex D. Don

【生境与分布】·生于海拔 1 000～2 000 m 的田边、草坡或荒地。分布于长顺、罗甸、盘州、水城、兴仁、贞丰、册亨等地。

【药用部位】·全草。

【功效与主治】·清肝利胆,除湿清热。用于急性黄疸型肝炎,胆囊炎。

【凭证标本号】·522729200725095LY;522728150929003LY。

● 美丽獐牙菜

【学名】· *Swertia angustifolia* var. *pulchella* (D. Don) Burk.

【别名】·青鱼草、青叶胆、肝炎草。

【生境与分布】·生于海拔 1 000～2 000 m 的田边、草坡或荒地。分布于凤冈、湄潭、印江、水城、龙里、赫章、威宁等地。

【药用部位】·全草。

【功效与主治】·清热解毒,利湿退黄。用于湿热黄疸,热淋涩痛,湿热泻痢,赤白带下,流行性感冒,疟疾发热,急性胃炎,急性咽喉炎,急性扁桃体炎。外用于急性结膜炎,过敏性皮炎。

【凭证标本号】·520327210512062LY;520328210504170LY;522226190420004LY。

● 獐牙菜

【学名】· *Swertia bimaculata* (Sieb. et Zucc.) Hook. f. et Thoms. ex C.B. Clark

【别名】·双斑西伯菜、双斑享乐菜。

【生境与分布】·生于海拔 200 m 以上的河滩、山坡草地、林下、灌丛或沼泽地。分布于惠水、黔西、长顺、湄潭、凤冈、松桃、水城、威宁、盘州、普安、大方、印江、雷公山、梵净山等地。

【药用部位】·全草。

【功效与主治】·清热解毒,利湿止痛,疏肝利胆,健胃。用于消化不良,肠胃炎,黄疸型肝炎,急慢性肝炎,胆囊炎,尿路感染,感冒发热,流感,咽喉炎,火眼,牙痛,口疮,毒蛇咬伤。

【凭证标本号】·522731190709088LY;522423190720325LY;522729190914023LY。

● 西南獐牙菜

【学名】· *Swertia cincta* Burk.

【生境与分布】·生于海拔 2 000～2 400 m 的山坡草地。分布于威宁、盘州、普安、水城、赫章、兴仁等地。

【药用部位】·全草。

【功效与主治】·清热解毒,除湿利胆,止痛。用于黄疸型肝炎,慢性胆囊炎,感冒咳嗽,咽喉疼痛,风火牙痛。

【凭证标本号】·522425151014014LY。

● 北方獐牙菜

【学名】·*Swertia diluta* (Turcz.) Benth. et Hook. f.

【别名】·北方享乐菜、北方西伯菜。

【生境与分布】·生于阴湿山坡、山坡林下或田埂。分布于大沙河等地。

【药用部位】·全草。

【功效与主治】·清热解毒,利湿健胃。用于骨髓炎,咽喉炎,扁桃体炎,结膜炎,肝炎,消化不良,痢疾,疮痈疥癣,毒蛇咬伤。

● 红直獐牙菜

【学名】·*Swertia erythrosticta* Maxim.

【生境与分布】·生于海拔1500～2900 m的河滩、高山草甸或疏林。分布于赫章、威宁、纳雍、织金、黔西等地。

【药用部位】·全草。

【功效与主治】·清热解毒,利湿退黄,杀虫。用于风热咳喘,咽喉肿痛,黄疸,梅毒,疮痈肿毒,疥癣。

【凭证标本号】·522401140901016LY。

● 贵州獐牙菜

【学名】·*Swertia kouitchensis* Franch.

【别名】·龙胆草。

【生境与分布】·生于海拔800～1600 m的草坡、荒地或路旁。分布于盘州、水城、威宁、湄潭、桐梓、江口、印江、雷山、息烽等地。

【药用部位】·全草。

【功效与主治】·用于小儿高热,口苦潮热,湿热黄疸,咽喉肿痛,毒蛇咬伤。

【凭证标本号】·520121210204077LY。

● 大籽獐牙菜

【学名】·*Swertia macrosperma* (C.B. Clarke) C.B. Clarke

【别名】·大籽西伯菜、大籽享乐菜。

【生境与分布】·生于海拔2000～2500 m的山坡草地。分布于盘州、黔西、长顺等地。

【药用部位】·全草。

【功效与主治】·清热除湿,清肝利胆,健胃。用于消化不良,黄疸,火眼,牙痛,口疮。

【凭证标本号】·522423191004016LY;522729190913028LY。

● 显脉獐牙菜

【学名】·*Swertia nervosa* (G. Don) Wall. ex C.B. Clarke

【生境与分布】·生于河滩、山坡、疏林或灌丛。分布于平塘、望谟、威宁等地。

【药用部位】·全草。

【功效与主治】·清热解毒,活血调经。用于黄疸,潮热,泄泻,月经不调。

【凭证标本号】·522727201105007LY;523326201002027LY;522427140608502LY。

● 紫红獐牙菜

【学名】·*Swertia punicea* Hemsl.

【别名】·紫红享乐菜、紫红西伯菜。

【生境与分布】·生于海拔1000～1300 m的高山草坡。分布于威宁等地。

【药用部位】·全草。

【功效与主治】·清肝利胆,清热解毒,利湿。用于急性黄疸型肝炎,胆囊炎,风热感冒,风火牙痛,咽喉肿痛,消化不良,急性菌痢,泌尿系统感染,耳鸣耳聋,烧烫伤。

【凭证标本号】·520402170323402LY;522427140925506LY。

● 云南獐牙菜

【学名】·*Swertia yunnanensis* Burk.

【生境与分布】·生于海拔1100～1400 m的草坡。分布于修文、息烽等地。

【药用部位】·全草。

【功效与主治】·清热解毒,利湿退黄。用于湿热黄疸,热淋涩痛,湿热泻痢,赤白带下,流行性感冒,疟疾发热,急性胃炎,急性咽喉炎,急性扁桃体炎。外用于急性结膜炎,过敏性皮炎。

【凭证标本号】·520222151015005LY。

■ 双蝴蝶属 *Tripterospermum*

● 双蝴蝶

【学名】·*Tripterospermum chinense* (Migo) H. Smith

【别名】·肺形草。

【生境与分布】·生于海拔300～1100 m的山坡林下。分布于贵阳、望谟、贞丰、赤水、大沙河等地。

【药用部位】·全草。

【功效与主治】·清肺止咳,解毒消肿。用于肺热咳嗽,肺痨咯血,肺痈,肾炎,疮痈疖肿。

【凭证标本号】·523326201001041LY;522325181121203LY;520381160525116LY。

● 峨眉双蝴蝶

【学名】· *Tripterospermum cordatum* (Marq.) H. Smith

【生境与分布】· 生于海拔 1 000～1 800 m 的山坡林下。分布于册亨、黔西、水城、惠水等地。

【药用部位】· 全草。

【功效与主治】· 用于刀伤,骨折。

【凭证标本号】· 522327181208205LY;522423191002030LY;520211191127005LY。

● 细茎双蝴蝶

【学名】· *Tripterospermum filicaule* (Hemsl.) H. Smith

【生境与分布】· 生于阔叶林、杂木林或林缘、山谷边灌丛。分布于黔西、大方、盘州等地。

【药用部位】· 全草、根。

【功效与主治】· 清热,调经。用于肺痨,肺痈,乳疮,久痢,月经不调。

【凭证标本号】· 522423191003027LY。

● 香港双蝴蝶

【学名】· *Tripterospermum nienkui* (Marq.) C. J. Wu

【生境与分布】· 生于海拔 500～1 800 m 的山谷密林或山坡路旁疏林。分布于兴仁等地。

【药用部位】· 全草、根。

【功效与主治】· 清热,调经。用于肺痨,肺痈,乳疮,久痢,月经不调。

● 尼泊尔双蝴蝶

【学名】· *Tripterospermum volubile* (D. Don) Hara

【生境与分布】· 生于山坡林下。分布于兴仁、盘州、印江等地。

【药用部位】· 全草、根、茎。

【功效与主治】· 全草:清热解毒,养阴润肺,舒筋活血,接骨。用于跌打损伤,骨折,断指。根、茎:健脾,利尿,通乳。

【凭证标本号】· 522301160317166LY。

睡菜科 Menyanthaceae

■ 睡菜属 *Menyanthes*

● 睡菜

【学名】· *Menyanthes trifoliata* L.

【生境与分布】· 生于水塘或沼泽地。分布于水城、贵定、龙里等地。

【药用部位】· 全草、根。

【功效与主治】· 全草:健脾消食,养心安神,清热利尿。用于胃炎,胃痛,消化不良,心悸失眠,心神不安,湿热黄疸,胆囊炎,水肿,小便不利等。根:润肺止咳,利尿消肿,降血压。用于咳嗽,高血压等。

■ 荇菜属 *Nymphoides*

● 金银莲花

【学名】· *Nymphoides indica* (L.) O. Kuntze

【生境与分布】· 生于海拔 1 530 m 以下的池塘或不流动水域。分布于兴仁、普定等地。

【药用部位】· 全草。

【功效与主治】· 清热解毒,消肿利尿,生津养胃。

● 荇菜

【学名】· *Nymphoides peltata* (S.G. Gmelin) Kuntze

【生境与分布】· 生于池塘或不甚流水的小溪。分布于水城、威宁、册亨等地。

【药用部位】· 全草。

【功效与主治】· 清热解毒,消肿利尿,发汗透疹。用于感冒发热无汗,麻疹透发不畅,荨麻疹,水肿,小便不利,热淋,痈肿,火丹,毒蛇咬伤。

夹竹桃科 Apocynaceae

■ 香花藤属 *Aganosma*

● 海南香花藤

【学名】· *Aganosma schlechteriana* Lévl.

【别名】· 柔花香花藤、短瓣香花藤。

【生境与分布】· 生于海拔 300～1 200 m 的河边、山坡灌丛、山谷阴处或疏林。分布于兴仁、平塘等地。

【药用部位】· 叶。

【功效与主治】· 用于皮肤病。

【凭证标本号】· 522301160516226LY;522727200909010LY。

■ 鸡骨常山属 *Alstonia*

● 羊角棉

【学名】· *Alstonia mairei* Lévl.

【别名】· 鸡舌头树、闹狗药、见血飞。

【生境与分布】· 生于海拔 700～1 500 m 的岩石峭缝中。分布于威宁等地。

【药用部位】· 叶。

【功效与主治】· 解毒,止血。用于痈肿疮毒,外伤出血。

【凭证标本号】· 522427141105682LY。

● 鸡骨常山

【学名】· *Alstonia yunnanensis* Diels

【别名】· 三台高、白虎木、野辣椒。

【生境与分布】· 生于海拔 1 000～1 500 m 的山坡灌丛。分布于兴仁、平塘、罗甸、独山等地。

【药用部位】· 根、枝叶。

【功效与主治】· 截疟,清热解毒,止血消肿。用于疟疾,感冒发热,肺热咳嗽,咽喉肿痛,口舌溃烂,痈肿疮毒,跌打损伤,外伤出血。

【凭证标本号】· 522301150603675LY;522727200617009LY;522728150923003LY。

■ 链珠藤属 *Alyxia*

● 筋藤

【学名】· *Alyxia levinei* Merr.

【别名】· 贵州链珠藤、尖叶链珠藤。

【生境与分布】· 生于海拔 650～1 000 m 的灌丛或溪边。分布于德江、江口、平塘、三都、荔波、长顺、独山、惠水、龙里、册亨、梵净山等地。

【药用部位】· 茎、叶。

【功效与主治】· 祛风除湿,活血止痛。用于风湿痹痛,腰痛,胃痛。

● 狭叶链珠藤

【学名】· *Alyxia schlechteri* Lévl.

【生境与分布】· 生于海拔 800～1 500 m 的路旁林中或岩石上。分布于息烽、兴仁、平坝、施秉、独山、荔波、平塘、长顺、罗甸、惠水、贵定、三都等地。

【药用部位】· 全草、根。

【功效与主治】· 祛风除湿,活血止痛,消肿解毒。用于风湿痹痛,血瘀闭经,胃痛,跌打损伤,全身浮肿等。

【凭证标本号】· 522222160721025LY。

● 链珠藤

【学名】· *Alyxia sinensis* Champ. ex Benth.

【别名】· 过山香、念珠藤。

【生境与分布】· 生于海拔 200～500 m 的灌丛或林缘。分布于荔波、紫云、平塘、罗甸等地。

【药用部位】· 全草、根。

【功效与主治】· 解热镇痛,消痈解毒。用于风火牙痛,风湿关节痛,脾虚泄泻,湿性脚气,水肿,胃痛,跌打损伤。

【凭证标本号】· 522727200812004LY;520425170603193LY;522722201020606LY。

■ 鳝藤属 *Anodendron*

● 鳝藤

【学名】· *Anodendron affine* (Hook. et Arn.) Druce

【别名】· 防城鳝藤、柳叶鳝藤、广花鳝藤。

【生境与分布】· 生于海拔 550 m 左右的山谷灌丛、山地稀疏杂木林中。分布于册亨、赤水、三都、荔波、榕江等地。

【药用部位】· 茎。

【功效与主治】· 祛风除湿,舒经活络,健脾。用于风湿关节痛,风湿麻痹,跌打损伤,消化不良等。

【凭证标本号】· 522327191008035LY。

■ 假虎刺属 *Carissa*

● 假虎刺

【学名】· *Carissa spinarum* L.

【别名】· 黑奶奶果、刺郎果、甜假虎刺。

【生境与分布】· 生于沙地灌丛。分布于惠水、龙里等地。

【药用部位】· 根。

【功效与主治】· 解热止痛。用于黄疸,胃痛,风湿关节痛,疮疖,淋巴腺炎,目赤红肿,牙周炎,咽喉肿痛。

■ 长春花属 *Catharanthus*

● 长春花

【学名】· *Catharanthus roseus* (L.) G. Don

【别名】· 日日新、雁来红、日日草。

【生境与分布】· 省内广泛栽培。

【药用部位】· 全草。

【功效与主治】· 清热平肝。用于多种癌肿,高血压,痈肿疮毒,烫伤。

■ 吊灯花属 *Ceropegia*

● 短序吊灯花

【学名】· *Ceropegia christenseniana* Hand.-Mazz.

【别名】· 小鹅儿肠。

【生境与分布】· 生于山地林中。分布于望谟、罗甸等地。

【药用部位】·全草。

【功效与主治】·清热解毒,续筋接骨,滋补。用于无名肿毒,骨折,虚弱。

- **金雀马尾参**

【学名】· *Ceropegia mairei* (Lévl.) H. Huber

【别名】·普吉藤。

【生境与分布】·生于海拔1 000 m以上的山地石罅中。分布于罗甸等地。

【药用部位】·全草、根。

【功效与主治】·祛风杀虫。用于癞疮疥癣。

- **西藏吊灯花**

【学名】· *Ceropegia pubescens* Wall.

【别名】·底线参、蕤参。

【生境与分布】·生于海拔2 000～2 500 m的杂木林中。分布于凤冈、湄潭、德江、兴仁、榕江、惠水等地。

【药用部位】·全株、根。

【功效与主治】·全株:解毒。用于疔疮。根:杀虫。用于蛔虫病。

- **狭叶吊灯花**

【学名】· *Ceropegia stenophylla* C.K. Schneid.

【生境与分布】·生于海拔1 900～2 600 m的山地林中。分布于石阡、玉屏等地。

【药用部位】·全草。

【功效与主治】·清热解毒。用于骨折,无名肿毒。

【凭证标本号】·522223150807020LY。

- **吊灯花**

【学名】· *Ceropegia trichantha* Hemsl.

【别名】·小鹅儿肠。

【生境与分布】·生于海拔400～800 m的山谷疏林或林旁。分布于贞丰、罗甸、绥阳等地。

【药用部位】·全草。

【功效与主治】·清热解毒。用于无名肿毒,骨折。

【凭证标本号】·522325181120297LY;522728150923018LY;520323150507275LY。

■ **醉魂藤属** *Heterostemma*

- **贵州醉魂藤**

【学名】· *Heterostemma esquirolii* (Lévl.) Tsiang

【别名】·黔桂百灵藤。

【生境与分布】·生于山地疏林中。分布于兴仁等地。

【药用部位】·全株、根。

【功效与主治】·清热解毒,疏风除湿。用于风湿脚气,胎毒,疟疾。

【凭证标本号】·522301150830815LY。

- **催乳藤**

【学名】· *Heterostemma oblongifolium* Cost.

【别名】·奶汁藤、长圆叶醉魂藤。

【生境与分布】·生于海拔1 200 m以下的山谷水旁或林中阴湿处。分布于贞丰等地。

【药用部位】·全株、根。

【功效与主治】·除湿,解毒,截疟。用于风湿脚气,腿脚麻木,酸痛,软弱无力,挛急肿胀,疟疾,胎毒,瘴气。

【凭证标本号】·522325181206220LY。

■ **铰剪藤属** *Holostemma*

- **铰剪藤**

【学名】· *Holostemma adakodien* Schultes

【生境与分布】·生于丘陵棘丛荒坡。分布于晴隆、普定等地。

【药用部位】·全株。

【功效与主治】·用于产后虚弱,催奶。

■ **球兰属** *Hoya*

- **黄花球兰**

【学名】· *Hoya fusca* Wall.

【生境与分布】·生于海拔500～2 500 m的疏阴山谷湿润地。分布于兴仁、黄平、安龙、罗甸、平塘等地。

【药用部位】·全株。

【功效与主治】·祛风除湿,消食化积。

【凭证标本号】·520402170328306LY;522722201118362LY。

- **荷秋藤**

【学名】· *Hoya griffithii* J.D. Hooker

【别名】·狭叶荷秋藤。

【生境与分布】·生于海拔300～800 m的林中,附生于大树上。分布于紫云、荔波等地。

【药用部位】·全株、茎叶。

【功效与主治】·祛风除湿,活血祛瘀,消肿,接骨。用于跌打损伤,刀伤。

【凭证标本号】·520425170609387LY;522722200823360LY。

- **长叶球兰**

【学名】· *Hoya longifolia* Wallich ex Wight

【生境与分布】·生于海拔 300 m 左右的山谷,攀援于树上。分布于紫云等地。

【药用部位】·全株。

【功效与主治】·舒筋活络,除风祛湿。

【凭证标本号】·520424141028358LY。

● 香花球兰

【学名】· *Hoya lyi* Lévl.

【别名】·铁足板。

【生境与分布】·生于海拔 1 000 m 以下的山地密林,附生于大树或石上。分布于荔波、普定、兴仁、贞丰、平塘、安龙、晴隆、普安、龙里、开阳等地。

【药用部位】·全株。

【功效与主治】·祛风湿,消食化积,活血散瘀。用于风湿痹痛,脚弓痛,胸闷胀痛,食积,跌打损伤。

【凭证标本号】·520402170328306LY;522722201118362LY。

● 铁草鞋

【学名】· *Hoya pottsii* Traill

【生境与分布】·生于海拔 500 m 以下的密林,附生于大树上。分布于习水等地。

【药用部位】·叶。

【功效与主治】·接筋骨,活血,散瘀消肿,排脓生肌。外用于跌打损伤,骨折筋伤,刀枪伤,疮疡肿毒。

【凭证标本号】·520330160715019LY。

● 毛球兰

【学名】· *Hoya villosa* Cost.

【生境与分布】·生于海拔 400~600 m 的山谷或疏林下岩石。分布于关岭、荔波、贞丰、望谟。

【药用部位】·全株、叶。

【功效与主治】·舒筋活络,除风祛湿。用于跌打损伤。

【凭证标本号】·520424141028358LY。

■ 山橙属 *Melodinus*

● 尖山橙

【学名】· *Melodinus fusiformis* Champ. ex Benth.

【别名】·竹藤、鸡腿果、石芽枫。

【生境与分布】·生于海拔 800~1 300 m 的灌丛或山脚林边。分布于平塘、荔波、大方、贵定、赤水等地。

【药用部位】·枝叶。

【功效与主治】·祛风除湿,活血。用于风湿痹痛,跌打损伤。

【凭证标本号】·522727201112005LY;522722200512262LY。

● 川山橙

【学名】· *Melodinus hemsleyanus* Diels

【生境与分布】·生于海拔 750~1 300 m 的灌丛或岩石上。分布于绥阳、荔波等地。

【药用部位】·根、果实。

【功效与主治】·根:健脾,补血,清热。用于脾胃虚弱,消化不良,口舌生疮。果实:通经下乳,止血,解毒。用于月经不调,乳汁不通,肠痔下血,痈肿疮毒,蛇咬伤。

【凭证标本号】·520323150717391LY;522722201118347LY;520402170420064LY。

■ 夹竹桃属 *Nerium*

● 夹竹桃

【学名】· *Nerium oleander* L.

【别名】·欧洲夹竹桃。

【生境与分布】·省内广泛栽培。

【药用部位】·叶、树皮。

【功效与主治】·祛痰定喘,强心利尿,祛瘀镇痛。用于喘咳,心力衰竭,癫痫,血瘀闭经,跌打肿痛。

【凭证标本号】·522727200521002LY;520201200805269LY;522222160101015LY。

■ 帘子藤属 *Pottsia*

● 帘子藤

【学名】· *Pottsia laxiflora* (Bl.) Ktze.

【别名】·毛帘子藤。

【生境与分布】·生于海拔 200~1 600 m 的山地疏林或湿润的密林山谷中、山坡路旁或水沟边灌丛。分布于榕江、兴仁、贞丰、册亨、安龙等地。

【药用部位】·根、茎、乳汁。

【功效与主治】·祛风除湿,活血通络。用于风湿痹痛,跌打损伤,妇女闭经。

■ 萝芙木属 *Rauvolfia*

● 矮青木

【学名】· *Rauvolfia brevistyla* Tsiang

【生境与分布】·生于较潮湿灌丛。分布于兴义、兴仁、望谟、安龙、荔波等地。

【药用部位】·根、茎叶。

【功效与主治】·清热,宁神。

- 萝芙木

【学名】·*Rauvolfia verticillata* (Lour.) Baill.

【别名】·十八爪。

【生境与分布】·生于林边、林中或溪边较潮湿灌丛。分布于绥阳、紫云、望谟、册亨、安龙、兴仁、兴义、罗甸、长顺、荔波等地。

【药用部位】·根、茎叶。

【功效与主治】·清热,宁神。用于感冒发热,头痛身痛,咽喉肿痛,高血压,眩晕,失眠。

【凭证标本号】·520323150609114LY;520402170513328LY;520425170608349LY。

■ 毛药藤属 *Sindechites*

• 毛药藤

【学名】·*Sindechites henryi* Oliv.

【别名】·蔷薇根、黄经树、土牛党七。

【生境与分布】·生于海拔 600～1 300 m 的山坡或沟谷灌丛。分布于贵阳、绥阳、罗甸、安龙、湄潭、独山、荔波、惠水、贵定、三都、龙里、印江、紫云等地。

【药用部位】·根。

【功效与主治】·清热解毒,补虚健脾。用于口舌生疮,牙痛,消化不良,血虚乳少,病后体虚等。

【凭证标本号】·520323150720305LY;522727200520004LY;520402170324009LY。

■ 羊角拗属 *Strophanthus*

• 羊角拗

【学名】·*Strophanthus divaricatus* (Lour.) Hook. et Arn.

【别名】·羊角扭。

【生境与分布】·生于路旁疏林或山坡灌丛。分布于黎平、贵定等地。

【药用部位】·根、茎叶。

【功效与主治】·祛风湿,通经络,解疮毒,杀虫。用于风湿痹痛,小儿麻痹后遗症,跌打损伤,痈疮,疥癣。

【凭证标本号】·522624200807033LY。

■ 山辣椒属 *Tabernaemontana*

• 伞房狗牙花

【学名】·*Tabernaemontana corymbosa* Roxburgh ex Wallich

【别名】·贵州狗牙花。

【生境与分布】·生于山地林中。分布于册亨等地。

【药用部位】·根、皮、叶。

【功效与主治】·活血散瘀。用于跌打损伤,骨折。

■ 黄花夹竹桃属 *Thevetia*

• 黄花夹竹桃

【学名】·*Thevetia peruviana* (Pers.) K. Schum.

【别名】·黄花状元竹、酒杯花、柳木子。

【生境与分布】·省内广泛栽培。

【药用部位】·果仁。

【功效与主治】·强心,利尿消肿。用于心脏病引起的心力衰竭,阵发性室上性心动过速,阵发性心房纤颤。

■ 络石属 *Trachelospermum*

• 亚洲络石

【学名】·*Trachelospermum asiaticum* (Sieb. & Zucc.) Nakai

【别名】·台湾络石、细梗络石、兰屿络石。

【生境与分布】·生于海拔 600～1 300 m 的灌丛或疏林。分布于江口、印江、松桃、安龙、剑河、雷山等地。

【药用部位】·全草。

【功效与主治】·祛风活血,通络止痛,解毒。用于筋脉拘挛,痈肿,喉痹,吐血,跌打损伤,产后恶心。

• 紫花络石

【学名】·*Trachelospermum axillare* Hook. f.

【生境与分布】·生于海拔 580～1 300 m 的山脚疏林或山坡灌丛。分布于贵阳、荔波、余庆、绥阳、印江、黎平、天柱、纳雍、册亨、兴仁、安龙、长顺、习水、龙里、梵净山、雷公山等地。

【药用部位】·茎。

【功效与主治】·祛风解表,活络止痛。用于感冒头痛,咳嗽,风湿痹痛,跌打损伤等。

【凭证标本号】·522722200702602LY;520329190728820LY;520323151015299LY。

• 贵州络石

【学名】·*Trachelospermum bodinieri* (Lévl.) Woods. ex Rehd.

【别名】·云南络石、乳儿绳、长花络石。

【生境与分布】·生于路旁或山坡灌丛。分布于安顺、水城、江口、印江、松桃、安龙、黎平等地。

【药用部位】·茎藤、茎皮。

【功效与主治】·祛风通络,消瘀止血。用于风湿痹痛,筋脉拘挛,吐血,痛肿,跌打损伤等。

【凭证标本号】·520221181130038LY。

● 短柱络石

【学名】· *Trachelospermum brevistylum* Hand.-Mazz.

【生境与分布】·生于海拔 800～1 300 m 的山谷路旁或河边。分布于册亨、沿河等地。

【药用部位】·茎。

【功效与主治】·祛风通络,消瘀止血。用于风湿痹痛,筋脉拘挛,吐血,痛肿,跌打损伤。

【凭证标本号】·523327181122302LY;522228200728026LY。

● 锈毛络石

【学名】· *Trachelospermum dunnii*(H. Lév.)H. Lév.

【别名】·韧皮络石。

【生境与分布】·生于海拔 680～1 200 m 的路旁灌丛或山坡阔叶林。分布于惠水、平塘、册亨、江口、榕江、黄平、望谟、兴仁、贞丰、罗甸、独山、梵净山等地。

【药用部位】·叶芽。

【功效与主治】·活血散瘀。外用于跌打损伤。

【凭证标本号】·527731190512031LY;522727201020014LY;522327180907307LY。

● 络石

【学名】· *Trachelos permum* jasminoides(Lindl.)Lem.

【别名】·万字茉莉、风车藤、石血。

【生境与分布】·生于海拔 500～1 400 m 的山坡灌丛或林缘。分布于望谟、绥阳、印江、黎平、安龙、平塘、罗甸、龙里等地。

【药用部位】·带叶藤茎。

【功效与主治】·祛风通络,凉血消肿。用于风湿热痹,筋脉拘挛,腰膝酸痛,喉痹,痛肿,跌打损伤。

【凭证标本号】·523326200514006LY;520402170525072LY;520323151015210LY。

【附注】·《中国药典》收录物种。

■ 水壶藤属 *Urceola*

● 毛杜仲藤

【学名】· *Urceola huaitingii*(Chun & Tsiang)D. J. Middleton

【别名】·引汁藤、银花藤、鸡头藤。

【生境与分布】·生于海拔 200～1 000 m 的山地疏林或山谷阴湿地方,攀援于树木之上。分布于黎平、惠水、龙里、册亨、独

山、罗甸等地。

【药用部位】·根皮、茎皮、叶。

【功效与主治】·根皮、茎皮:祛风湿,强筋骨。用于风湿痹痛,腰膝酸热,跌打损伤。叶:接骨,止血。用于跌打骨折,外伤出血。

● 杜仲藤

【学名】· *Urceola micrantha*(Wallich ex G. Don)D. J. Middleton

【别名】·花皮胶藤、中赛格多。

【生境与分布】·生于海拔 500～1 300 m 的山地常绿阔叶林。分布于关岭等地。

【药用部位】·根皮、茎皮、叶。

【功效与主治】·根皮、茎皮:祛风湿,强筋骨。用于风湿痹痛,腰膝酸热,跌打损伤。叶:接骨,止血。用于跌打骨折,外伤出血。

【凭证标本号】·520424141020040LY。

● 酸叶胶藤

【学名】· *Urceola rosea*(Hooker & Arnott)D. J. Middleton

【别名】·头林心、三酸藤、酸叶藤。

【生境与分布】·生于山地杂木林、山谷或水沟旁较湿润地方。分布于荔波、望谟等地。

【药用部位】·全株、根、叶。

【功效与主治】·全株:利尿消肿,止痛。用于咽喉肿痛,口腔溃破,牙龈炎,水肿,泄泻,风湿骨痛,跌打瘀肿,疔疮,蛇咬伤。根、叶:清热解毒,消食化滞,健脾消肿,生津止咳,敛疮去腐。用于食滞胀满,口腔炎,喉炎,牙龈炎,疮疖溃疡,跌打损伤。

【凭证标本号】·522722200512488LY。

■ 纽子花属 *Vallaris*

● 大纽子花

【学名】· *Vallaris indecora*(Baill.)Tsiang et P. T. Li

【生境与分布】·生于海拔 1 100 m 左右的山坡密林中。分布于紫云、修文、水城等地。

【药用部位】·全草。

【功效与主治】·用于血吸虫病。

【凭证标本号】·520425170609385LY。

■ 蔓长春花属 *Vinca*

● 蔓长春花

【学名】· *Vinca major* L.

【生境与分布】·花溪等地有栽培。

【药用部位】·茎、叶。

【功效与主治】·清热解毒。

【凭证标本号】·520111210313025LY。

■ 倒吊笔属 Wrightia

● 胭木

【学名】· *Wrightia arborea* (Dennstedt) Mabberley

【生境与分布】·生于海拔 200~1 500 m 的山地沟谷密林或山脚潮湿疏林。分布于惠水、望谟、册亨、安龙、罗甸等地。

【药用部位】·根、茎。

【功效与主治】·根:解毒消肿。用于胆病,催产,蝎蜇伤。茎:鲜品捣烂,外用于毒蛇咬伤。

【凭证标本号】·520201200721036LY。

● 蓝树

【学名】· *Wrightia laevis* Hook. f.

【别名】·羊角汁、米木、木靛。

【生境与分布】·生于海拔 200~1 000 m 的山地疏林或沟谷密林。分布于兴仁、望谟、安龙、普定等地。

【药用部位】·根、叶、果实。

【功效与主治】·清热解毒,止血敛疮。用于疟腮,毒蛇咬伤,刀伤出血,湿疹,疮疡溃烂。

● 倒吊笔

【学名】· *Wrightia pubescens* R. Br.

【别名】·墨柱根、章表根、苦常。

【生境与分布】·生于海拔 520~1 000 m 的山沟灌丛。分布于惠水等地。

【药用部位】·根、茎、叶。

【功效与主治】·根、茎:通经络,散结化瘀。用于风湿性关节炎,腰腿疼,淋巴结结核,黄疸型肝炎,肝硬化腹水。叶:祛风解表。用于感冒发热。

【凭证标本号】·522701210822002LY。

● 个溥

【学名】· *Wrightia sikkimensis* Gamble

【生境与分布】·生于海拔 530~1 300 m 的向阳灌丛。分布于兴仁、贞丰、望谟、安龙、荔波、罗甸、册亨等地。

【药用部位】·叶。

【功效与主治】·止血。

萝藦科 Asclepiadaceae

■ 乳突果属 Adelostemma

● 乳突果

【学名】· *Adelostemma gracillimum* (Wall. ex Wight) Hook. f.

【生境与分布】·生于海拔 650 m 左右的山谷或路旁灌丛。分布于余庆、贞丰、江口、威宁、兴义等地。

【药用部位】·果实。

【功效与主治】·清热解毒。用于疮疖肿毒,毒蛇咬伤等。

【凭证标本号】·520329191004013LY;522325190611379LY。

■ 马利筋属 Asclepias

● 马利筋

【学名】· *Asclepias curassavica* L.

【别名】·草木棉、山桃花、金盏银台。

【生境与分布】·罗甸、赤水、习水、仁怀等地有栽培或逸为野生。

【药用部位】·全草、根。

【功效与主治】·全草:清热解毒,活血止血。用于乳蛾,肺热咳嗽,痰喘,小便淋痛,崩漏,带下病。根:止血,杀虫,解毒,消痞。

【凭证标本号】·522728150927001LY;522325200401002LY。

■ 秦岭藤属 Biondia

● 秦岭藤

【学名】· *Biondia chinensis* Schltr.

【生境与分布】·生于山地林下或路旁。分布于贞丰等地。

【药用部位】·全株。

【功效与主治】·祛风散寒,解表。用于风寒感冒,跌打损伤。

【凭证标本号】·522325190428242LY。

● 黑水藤

【学名】· *Biondia insignis* Tsiang

【生境与分布】·生于海拔 200~2 900 m 的山地林中。分布于湄潭等地。

【药用部位】·全株。

【功效与主治】·清热解毒。用于毒蛇咬伤。

【凭证标本号】·520115201208013LY。

■ 白叶藤属 *Cryptolepis*

● 古钩藤

【学名】·*Cryptolepis buchananii* Roem. et Schult.

【别名】·断肠草、白浆藤、大暗消。

【生境与分布】·生于海拔 400~1 650 m 的山坡灌丛、坡脚、沟边或山谷阴处。分布于印江、罗甸、安龙、望谟、册亨、兴仁等地。

【药用部位】·根、叶、果实。

【功效与主治】·根、叶:活血消肿,舒筋活络,镇痛。用于跌打损伤,骨折,腰痛,腹痛,水肿。果实:有强心作用。

【凭证标本号】·523325180920101LY;523327181208203LY;522728160316015LY。

● 白叶藤

【学名】·*Cryptolepis sinensis*(Lour.)Merr.

【别名】·铁边、蜈蚣草、篱尾蛇。

【生境与分布】·生于海拔 1 100 m 左右的山谷阴处。分布于兴义等地。

【药用部位】·全草。

【功效与主治】·清热解毒,止血,散瘀止痛。用于肺热咳血,肺痨咯血,胃出血,痈肿,疮毒,跌打刀伤,蛇虫咬伤。

■ 鹅绒藤属 *Cynanchum*

● 戟叶鹅绒藤

【学名】·*Cynanchum acutum* subsp. *sibiricum*(Willdenow)K. H. Rechinger

【别名】·羊角子草。

【生境与分布】·生于海拔 900~1 350 m 的水边湿地。省内广泛分布。

【药用部位】·全株、根。

【功效与主治】·祛风湿,利水,下乳。用于风湿痹痛,急慢性肾炎,水肿,白带过多,产后体虚缺乳。

● 白薇

【学名】·*Cynanchum atratum* Bge.

【别名】·婆婆针线包、老君须。

【生境与分布】·生于海拔 800~1 200 m 的山坡。分布于播州等地。

【药用部位】·根和根茎。

【功效与主治】·清热凉血,利尿通淋,解毒疗疮。用于阴虚发热,骨蒸劳热,产后血虚发热,热淋,血淋,痈疽肿毒。

【凭证标本号】·522121160510027LY。

【附注】·《中国药典》收录品种。

● 牛皮消

【学名】·*Cynanchum auriculatum* Royle ex Wight

【别名】·飞来鹤、耳叶牛皮消、隔山消。

【生境与分布】·生于海拔 800~2 000 m 的山坡、林边或沟边灌丛。分布于大方、习水、印江、荔波、瓮安、雷山、榕江等地。

【药用部位】·带根全草。

【功效与主治】·解毒消肿,健胃消积。用于食积腹痛,胃痛,小儿疳积,痢疾。外用于毒蛇咬伤,疔疮。

【凭证标本号】·520203140927013LY。

● 白首乌

【学名】·*Cynanchum bungei* Decne.

【别名】·戟叶牛皮消、大根牛皮消、山葫芦。

【生境与分布】·生于海拔 1 800 m 以下的山坡、灌丛或岩石缝中。分布于安龙、六枝、威宁等地。

【药用部位】·块根。

【功效与主治】·补肝肾,强筋骨,益精血,健脾消食,解毒疗疮。用于腰膝酸痛,阳痿遗精,头晕耳鸣,心悸失眠,食欲不振,小儿疳积,产后乳汁稀少,疮痈肿痛,毒蛇咬伤。

【凭证标本号】·520203140608004LY。

● 鹅绒藤

【学名】·*Cynanchum chinense* R. Br.

【别名】·祖子花。

【生境与分布】·生于海拔 500 m 以下的山坡向阳灌丛、路旁、河畔或田埂边。分布于威宁、绥阳、荔波等地。

【药用部位】·根、乳汁。

【功效与主治】·根:祛风解毒,健胃止痛。用于小儿疳积。乳汁:用于疣赘。

【凭证标本号】·522722200822205LY。

● 刺瓜

【学名】·*Cynanchum corymbosum* Wight

【别名】·野苦瓜、乳蚕。

【生境与分布】·生于海拔 800 m 左右的林缘。分布于册亨、贞丰、安龙等地。

【药用部位】·全草、果实。

【功效与主治】·益气补虚,催乳解毒。用于神经衰弱,肺结核,慢性胃炎,慢性肾炎,乳汁不足,疮疖。

【凭证标本号】·522326210311009LY;522325181025002LY。

● 豹药藤

【学名】·*Cynanchum decipiens* Schneid.

【别名】·西川白前、西川鹅绒藤。

【生境与分布】·生于山坡、沟谷、路边灌丛或林中向阳处。分布于兴仁、安龙、黄平等地。

【药用部位】·根。

【功效与主治】·祛风杀虫,止痒。用于疥癣。

• **大理白前**

【学名】· *Cynanchum forrestii* Schltr.

【别名】·白龙须、蛇辣子。

【生境与分布】·生于海拔1000～2900 m的荒原、草甸或林缘潮湿地。分布于兴仁等地。

【药用部位】·根。

【功效与主治】·清热凉血,利水通淋。用于阴虚发热,产后发热,肺热咳嗽,水肿,淋证。

【凭证标本号】·522427140508200LY。

• **竹灵消**

【学名】· *Cynanchum inamoenum* (Maxim.) Loes.

【别名】·老君须、雪里蟠桃、婆婆针线包。

【生境与分布】·生于海拔400～2900 m的山地疏林、灌丛、山顶或山坡草地。分布于威宁等地。

【药用部位】·根、地上部分。

【功效与主治】·健脾补肾,化毒,调经活血。用于虚劳久咳,浮肿,带下病。

【凭证标本号】·522427140508200LY。

• **朱砂藤**

【学名】· *Cynanchum officinale* (Hemsl.) Tsiang et Tsiang et Zhang

【别名】·隔山消、朱砂莲、野红芋藤。

【生境与分布】·生于海拔1200～2170 m的山坡、路旁或沟边灌丛。分布于印江、安龙、贞丰、兴仁、雷山、从江等地。

【药用部位】·根。

【功效与主治】·祛风除湿,理气止痛。用于风湿痹痛,腰痛,胃脘痛,跌打损伤。

【凭证标本号】·522727200924012LY;522423191002021LY。

• **青羊参**

【学名】· *Cynanchum otophyllum* Schneid.

【别名】·奶浆草、白药。

【生境与分布】·生于海拔1000～2000 m的山坡或山谷疏林。分布于威宁、纳雍、松桃、兴义、兴仁、安龙、黄平、雷山等地。

【药用部位】·根。

【功效与主治】·祛风湿,益肾健脾,解蛇犬毒。用于风湿痹痛,

肾虚腰痛,腰肌劳损,食积,脘腹胀痛,小儿疳积,蛇犬咬伤。

【凭证标本号】·522327181130303LY;520111201018007LY;522423191001019LY。

• **徐长卿**

【学名】· *Cynanchum paniculatum* (Bge.) Kitag.

【别名】·对月莲、小对叶草、尖刀猫儿。

【生境与分布】·生于海拔800～1100 m的向阳山坡或草丛。分布于贵阳、惠水、雷山、榕江等地。

【药用部位】·根和根茎。

【功效与主治】·祛风化湿,止痛止痒。用于风湿痹痛,胃痛胀满,牙痛,腰痛,跌打伤痛,风疹,湿疹。

【凭证标本号】·520201200915501LY;522728131107002LY。

【附注】·《中国药典》收录物种。

• **柳叶白前**

【学名】· *Cynanchum stauntonii* (Decne.) Schltr. ex Lévl.

【别名】·西河柳、草白前、水杨柳。

【生境与分布】·生于海拔400～600 m的山脚灌丛或溪边。分布于贵阳、从江、黎平、三都、龙里等地。

【药用部位】·根茎和根。

【功效与主治】·降气消痰,止咳。用于肺气壅实,咳嗽痰多,胸满喘急。

【凭证标本号】·522226190808023LY;522731191021026LY。

【附注】·《中国药典》收录物种。

• **狭叶白前**

【学名】· *Cynanchum stenophyllum* Hemsl.

【生境与分布】·生于潮湿低地。分布于独山等地。

【药用部位】·根。

【功效与主治】·化痰止咳,泻肺降气,健胃调中。用于咳嗽痰多,气逆喘促,胃脘疼痛,小儿疳积,跌打损伤。

• **轮叶白前**

【学名】· *Cynanchum verticillatum* Hemsl.

【生境与分布】·生于海拔600 m以下的山谷、湿地或砂土中。分布于兴义等地。

【药用部位】·根。

【功效与主治】·化痰止咳。

【凭证标本号】·522727200814005LY。

• **昆明杯冠藤**

【学名】· *Cynanchum wallichii* Wight

【别名】·团花奶浆根、假马兜铃、昆明白前。

【生境与分布】·生于海拔1000～1600 m的山谷稀林或山坡

灌丛。分布于印江、江口、兴义、西秀等地。

【药用部位】·根。

【功效与主治】·补肾壮腰,强筋骨,解毒。用于肾虚腰痛,足膝无力,跌打损伤,骨折,狂犬咬伤。

【凭证标本号】·522326201003031LY。

• 隔山消

【学名】·*Cynanchum wilfordii*(Maxim.)Hook. F

【别名】·过山飘、无梁藤、隔山撬。

【生境与分布】·生于海拔 800～1 500 m 的灌丛、山谷、山坡、路旁或草地。分布于凤冈、威宁、大沙河等地。

【药用部位】·根。

【功效与主治】·补肝肾,强筋骨,健脾胃。用于肝肾两虚,头昏眼花,失眠健忘,须发早白,阳痿遗精,腰膝酸软。

【凭证标本号】·520327201114052LY;522423191003033LY;522427140507329LY。

■ 眼树莲属 *Dischidia*

• 圆叶眼树莲

【学名】·*Dischidia nummularia* R. Brown

【别名】·小叶眼树莲。

【生境与分布】·生于山地林谷。分布于荔波、兴义等地。

【药用部位】·全株。

【功效与主治】·清热凉血,养阴生津。用于高热伤津,口渴欲饮。

• 滴锡眼树莲

【学名】·*Dischidia tonkinensis* Costantin

【别名】·金瓜核。

【生境与分布】·生于海拔 300～1 200 m 的山地杂木林或岩石上。分布于兴义等地。

【药用部位】·全株。

【功效与主治】·清热解毒,杀虫止痒。用于目赤肿痛,疔疮疖肿。

■ 金凤藤属 *Dolichopetalum*

• 金凤藤

【学名】·*Dolichopetalum kwangsiense* Tsiang

【别名】·广西长梗藤。

【生境与分布】·生于山地灌丛。分布于兴义、安龙、普安、长顺等地。

【药用部位】·全株。

【功效与主治】·解毒消肿。用于毒蛇咬伤。

【凭证标本号】·522301140921589LY。

■ 南山藤属 *Dregea*

• 苦绳

【学名】·*Dregea sinensis* Hemsl.

【别名】·奶浆藤、野泡通、小木通。

【生境与分布】·生于海拔 500 m 以上的山地疏林或灌丛。分布于紫云、修文、瓮安等地。

【药用部位】·全株。

【功效与主治】·祛风除湿,止咳化痰,解毒活血。用于风湿痹痛,咳嗽痰喘,跌打骨折,痈疮疔肿,乳汁不通。

【凭证标本号】·520425170603186LY。

• 贯筋藤

【学名】·*Dregea sinensis* var. *corrugata*(Schneid.)Tsiang et P. T. Li

【别名】·奶浆果、刀口药。

【生境与分布】·生于海拔 1 200 m 左右的林下阴处。分布于清镇、修文、息烽、正安、江口、松桃等地。

【药用部位】·全株。

【功效与主治】·祛风利湿,通乳,活血解毒。用于风湿痹痛,黄疸,淋病,水肿,乳汁不下,痈肿疮疖,外伤骨折。

【凭证标本号】·522727200924013LY;522226190503101LY。

• 南山藤

【学名】·*Dregea volubilis*(L. f.)Benth. ex Hook. f.

【别名】·各山消、假夜来香、春筋藤。

【生境与分布】·生于海拔 900～1 200 m 的林边或灌丛。分布于安龙、兴义等地。

【药用部位】·全株、块茎。

【功效与主治】·祛风除湿,止痛,清热和胃。用于感冒,风湿关节痛,腰痛,妊娠呕吐,食管癌,胃癌。

【凭证标本号】·520425170603186LY。

■ 钉头果属 *Gomphocarpus*

• 钉头果

【学名】·*Gomphocarpus fruticosus*(L.)W. T. Aiton

【生境与分布】·花溪等地有栽培。

【药用部位】·地上部分。

【功效与主治】·健脾和胃,益肺。用于小儿呕吐,泄泻,不思纳食,肺痨咳嗽。

【凭证标本号】·520111201011014LY。

■ 纤冠藤属 *Gongronema*

● 纤冠藤

【学名】·*Gongronema nepalense*（Wall.）Decne.

【别名】·细羊角、羊乳藤、睡地金牛。

【生境与分布】·生于海拔 500～1 400 m 的山地林中、山坡或沟边灌丛。分布于兴义、荔波等地。

【药用部位】·全株。

【功效与主治】·祛风湿，活血通络，下乳。用于风湿痹痛，腰肌劳损，跌打损伤，乳汁不下。

■ 匙羹藤属 *Gymnema*

● 广东匙羹藤

【学名】·*Gymnema inodorum*（Lour.）Decne.

【别名】·大叶匙羹藤。

【生境与分布】·生于山地溪边林中或灌丛。分布于望谟、安龙等地。

【药用部位】·全株、根。

【功效与主治】·全株：用于肺结核，小儿麻痹症。根：消肿止痛，生肌。用于风湿痛。

● 会东藤

【学名】·*Gymnema longiretinaculatum* Tsiang

【生境与分布】·生于海拔 1 000～2 400 m 山地灌丛。分布于兴义等地。

【药用部位】·根、种毛。

【功效与主治】·根：活血止痛，祛瘀。用于跌打损伤，风湿关节痛，心口痛，毒蛇咬伤，刀伤。种毛：止血。用于刀伤。

■ 牛奶菜属 *Marsdenia*

● 大叶牛奶菜

【学名】·*Marsdenia koi* Tsiang

【别名】·圆头牛奶菜。

【生境与分布】·生于海拔 1 100 m 左右的灌丛。分布于兴仁等地。

【药用部位】·全草。

【功效与主治】·祛风湿，活血止痛。用于跌打损伤，风湿痹痛，外伤肿痛。

● 牛奶菜

【学名】·*Marsdenia sinensis* Hemsl.

【别名】·三百银、婆婆针线包。

【生境与分布】·生于海拔 700 m 左右的山脚或河谷灌丛。分布于天柱、开阳等地。

【药用部位】·全草、根。

【功效与主治】·祛风湿，强筋骨，解蛇毒。用于风湿痹痛，风湿性关节炎，跌打扭伤，毒蛇咬伤。

【凭证标本号】·527722200823152LY；522228200728036LY。

● 通光散

【学名】·*Marsdenia tenacissima*（Roxb.）Moon

【别名】·大苦藤、地甘草、乌骨藤。

【生境与分布】·生于海拔 700～1 100 m 的山坡灌丛或石灰岩山中灌丛。分布于兴义、安龙等地。

【药用部位】·根、藤茎、叶。

【功效与主治】·清热解毒，止咳平喘，利湿通乳。用于咽喉肿痛，肺热咳喘，湿热黄疸，小便不利，乳汁不通，疮疖，肿瘤。

【凭证标本号】·522325181026001LY；522301150524627LY。

● 蓝叶藤

【学名】·*Marsdenia tinctoria* R. Br.

【别名】·肖牛耳菜、肖牛耳藤。

【生境与分布】·生于海拔 650 m 左右的路旁或沟底灌丛。分布于兴义、罗甸、望谟、荔波等地。

【药用部位】·茎皮、果实。

【功效与主治】·茎皮：祛风除湿，化瘀散结。用于风湿骨痛，跌打损伤，肝肿大。果实：疏肝和胃，理气止痛。用于肝郁气滞，胃脘胀痛，泛酸，呕吐，食少。

■ 萝藦属 *Metaplexis*

● 华萝藦

【学名】·*Metaplexis hemsleyana* Oliv.

【别名】·萝藦藤、奶浆藤、奶浆草。

【生境与分布】·生于山坡或路旁灌丛。分布于息烽、江口、绥阳等地。

【药用部位】·全草、根、根茎。

【功效与主治】·温肾益精。用于肾阳不足，胃寒肢冷，遗精阳痿，乳汁不足，宫冷不孕。

【凭证标本号】·520323150602231LY；522722200822177LY；522423191001054LY。

● 萝藦

【学名】·*Metaplexis japonica*（Thunb.）Makino

【别名】·白环藤、羊婆奶、奶合藤。

【生境与分布】·生于海拔 800～1 000 m 的山谷或路旁。分布于荔波、望谟、梵净山等地。

【药用部位】·全草、根、果实。

【功效与主治】·补精益气,通乳,解毒。用于虚损劳伤,阳痿遗精,白带,乳汁不足,瘰疬,疔疮。

【凭证标本号】·522722200514518LY;520402170527001LY;522326210118007LY。

■ 翅果藤属 *Myriopteron*

● 翅果藤

【学名】·*Myriopteron extensum* (Wight et Arnott) K. Schum.

【别名】·野甘草、奶浆果。

【生境与分布】·生于海拔 500～1 200 m 的山坡或路旁灌丛。分布于清镇、安龙、兴仁、兴义、荔波、独山、罗甸等地。

【药用部位】·全草、根。

【功效与主治】·益肺止咳,补中。用于肺结核,感冒咳嗽,子宫脱垂,脱肛。

【凭证标本号】·520111200718045LY;520328200809024LY;520201200805272LY。

■ 石萝藦属 *Pentasacme*

● 石萝藦

【学名】·*Pentasacme caudatum* Wallich ex Wight

【别名】·凤尾草。

【生境与分布】·生于山地疏林、溪边、石缝或林谷中。分布于望谟、赤水、惠水等地。

【药用部位】·全草。

【功效与主治】·散风清热,解毒消肿。用于风热感冒,咳嗽,咽痛,目赤,肝炎,毒蛇咬伤。

【凭证标本号】·522326201002033LY。

■ 杠柳属 *Periploca*

● 青蛇藤

【学名】·*Periploca calophylla* (Wight) Falc.

【别名】·黑骨头、鸡骨头、宽叶凤仙藤。

【生境与分布】·生于海拔 800～1 000 m 的岩石上、灌丛或稀林边。分布于安龙、长顺、独山、都匀、平塘、龙里等地。

【药用部位】·茎。

【功效与主治】·祛风除湿,活血止痛。用于风寒湿痹,肢体麻木,腰痛,骨折,闭经,月经不调,跌打损伤。外用于风湿关节痛。

【凭证标本号】·520203140518013LY。

● 黑龙骨

【学名】·*Periploca forrestii* Schltr.

【别名】·青蛇胆、飞仙藤。

【生境与分布】·生于海拔 800～1 000 m 的向阳林边或灌丛。分布于贵阳、纳雍、印江、安龙、兴仁、普安、盘州、晴隆、兴义、荔波、三都、瓮安、长顺、独山、罗甸、惠水、贵定、龙里等地。

【药用部位】·全株、根。

【功效与主治】·祛风除湿,通经活络,活血,解毒。用于跌打损伤,骨折,风湿关节痛,月经不调,闭经,口腔炎,胃痛,消化不良,热性疮毒,乳腺炎,咽喉炎,疟疾。

【凭证标本号】·520323150507099LY;522301140530085LY;522701201025011LY。

● 杠柳

【学名】·*Periploca sepium* Bge.

【别名】·香加皮、山五加皮。

【生境与分布】·生于海拔 800～1 100 m 的疏林边或灌丛。分布于赤水、桐梓、印江、长顺、瓮安、福泉、荔波、惠水等地。

【药用部位】·根皮。

【功效与主治】·利水消肿,祛风湿,强筋骨。用于下肢浮肿,心悸气短,风寒湿痹,腰膝酸软。

【凭证标本号】·522701201118009LY;522228200822016LY;520329190726745LY。

【附注】·《中国药典》收录物种。

● 大花杠柳

【学名】·*Periploca tsangii* D. Fang et H. Z. Ling

【生境与分布】·生于山坡灌丛。分布于荔波等地。

【药用部位】·全草。

【功效与主治】·舒筋活络,祛风除湿。用于关节痛,跌打损伤,腰痛,风湿麻木。

■ 鲫鱼藤属 *Secamone*

● 鲫鱼藤

【学名】·*Secamone elliptica* R. Brown

【别名】·黄花藤。

【生境与分布】·生于海拔 600 m 左右的山地灌丛或疏林。分布于兴义等地。

【药用部位】·根、叶、花。

【功效与主治】·根:清热解毒,消肿止痛。用于风湿痹痛,跌打损伤,疮疡肿毒。叶、花:用于瘰疬。

【凭证标本号】·522301150716688LY。

● 催吐鲫鱼藤

【学名】· Secamone minutiflora（Woodson）Tsiang

【生境与分布】·生于海拔 400～900 m 的山坡或山谷灌丛。分布于册亨、安龙、平塘、清镇等地。

【药用部位】·根、叶、花。

【功效与主治】·散结消肿。用于瘰疬。

● 吊山桃

【学名】· Secamone sinica Hand.-Mazz.

【生境与分布】·生于海拔 500～700 m 的林边、灌丛。分布于平塘、罗甸等地。

【药用部位】·叶。

【功效与主治】·强筋壮骨,补精催乳。用于肝肾不足,筋骨痿软,产后体虚缺乳。

【凭证标本号】·522325181120297LY;522728150923018LY。

■ 须药藤属 Stelmacrypton

● 须药藤

【学名】· Stelmacrypton khasianum（Kurz）Baillon

【别名】·冷水发汗、够哈哄。

【生境与分布】·生于海拔 600～700 m 的路旁。分布于安龙、望谟、兴义等地。

【药用部位】·全株、藤。

【功效与主治】·解表温中,祛风通络,止痛行气。用于感冒,气管炎,胃痛,痞胀,风湿疼痛,头痛,咳嗽痰喘,食积气胀。

■ 耳药藤属 Stephanotis

● 黑鳗藤

【学名】· Stephanotis mucronata（Blanco）Merr.

【生境与分布】·生于海拔 800 m 左右的山谷或路旁。分布于独山、荔波、从江等地。

【药用部位】·根。

【功效与主治】·祛风除湿,通络止痛。用于风湿痹痛,腰肌劳损,腰部扭伤。

■ 马莲鞍属 Streptocaulon

● 暗消藤

【学名】· Streptocaulon juventas（Lour.）Merr.

【别名】·十暗消、地苦参、马莲鞍。

【生境与分布】·生于海拔 300～1 000 m 的山地疏林或山谷密林中,攀援于树上。分布于余庆、凤冈、望谟、罗甸等地。

【药用部位】·根、叶。

【功效与主治】·清热解毒,镇痛。用于上吐下泻,痢疾,疟疾,胃痛,淋浊,痧证,烂疮毒,蛇咬伤。

■ 夜来香属 Telosma

● 夜来香

【学名】· Telosma cordata（Burm f.）Merr.

【别名】·夜香花、夜兰香。

【生境与分布】·生于山坡灌丛。贞丰、望谟等地有栽培。

【药用部位】·叶、花、果实。

【功效与主治】·清肝明目,去翳拔毒。用于角膜炎,角膜翳,麻疹引起的结膜炎。

【凭证标本号】·522325190613603LY。

■ 弓果藤属 Toxocarpus

● 弓果藤

【学名】· Toxocarpus wightianus Hook. et Arn.

【别名】·圆叶弓果藤。

【生境与分布】·生于海拔 500 m 左右的石山灌丛。分布于荔波、安龙、罗甸等地。

【药用部位】·全株。

【功效与主治】·祛瘀止痛,消肿解毒。

【凭证标本号】·520402170513254LY。

■ 娃儿藤属 Tylophora

● 花溪娃儿藤

【学名】· Tylophora anthopotamica（Hand.-Mazz.）Tsiang et Zhang

【生境与分布】·生于海拔 850 m 左右的山地林中。分布于花溪、惠水、瓮安等地。

【药用部位】·根。

【功效与主治】·祛风解毒。用于毒蛇咬伤,风湿关节痛等。

【凭证标本号】·522731200904018LY。

● 七层楼

【学名】· Tylophora floribunda Miquel

【别名】·多花娃儿藤。

【生境与分布】·生于海拔 800～1 200 m 的林边或沟边。分布于普定、绥阳、赤水等地。

【药用部位】·根。

【功效与主治】·祛风化痰,活血止痛,解毒消肿。用于小儿惊风,风湿痹痛,跌打损伤,咳喘痰多,痈肿疮疖,目赤肿痛,口腔炎。

【凭证标本号】·522722200820420LY。

● **人参娃儿藤**

【学名】·*Tylophora kerrii* Craib

【生境与分布】·生于海拔1 100 m左右的灌丛。分布于兴义、兴仁等地。

【药用部位】·根。

【功效与主治】·清肝明目,行气止痛。用于两目视物昏花,脘腹胀痛。

【凭证标本号】·522423191001003LY。

● **通天连**

【学名】·*Tylophora koi* Merr.

【生境与分布】·生于海拔1 000 m以下的山谷潮湿密林或灌丛,常攀援于树上。分布于惠水、长顺、大沙河等地。

【药用部位】·全株。

【功效与主治】·解毒消肿。用于感冒,跌打损伤,毒蛇咬伤,疮疖痈肿。

【凭证标本号】·522731200905007LY;522729190315021LY。

● **娃儿藤**

【学名】·*Tylophora ovata* (Lindl.) Hook. ex Steud.

【别名】·婆婆针线包、山辣子。

【生境与分布】·生于海拔200～1 000 m的山地灌丛或杂木林中。省内广泛分布。

【药用部位】·根、根茎。

【功效与主治】·行气散瘀,止痛化痰,止咳。用于跌打刀伤,喘咳,风湿痛。

● **贵州娃儿藤**

【学名】·*Tylophora silvestris* Tsiang

【生境与分布】·生于山坡灌丛。分布于桐梓、印江等地。

【药用部位】·全株。

【功效与主治】·通经活络。用于月经不调,风湿骨痛,跌打损伤。

【凭证标本号】·520328210503132LY。

● **普定娃儿藤**

【学名】·*Tylophora tengii* Tsiang

【生境与分布】·生于山地林中。分布于普定等地。

【药用部位】·全株。

【功效与主治】·通经活络。

【凭证标本号】·522731180916033LY。

● **云南娃儿藤**

【学名】·*Tylophora yunnanensis* Schltr.

【生境与分布】·生于海拔2 000 m左右的山地林中。分布于威宁等地。

【药用部位】·根。

【功效与主治】·舒筋通络,活血止痛。用于风湿骨痛,肝炎,胃溃疡,小儿麻痹后遗症,跌打损伤。

茜草科 Rubiaceae

■ **茜树属 *Aidia***

● **香楠**

【学名】·*Aidia canthioides* (Champ. ex Benth.) Masam.

【别名】·台北茜草树、水棉木。

【生境与分布】·生于海拔600～800 m的山地林中。分布于罗甸、荔波、雷公山等地。

【药用部位】·茎、叶。

【功效与主治】·消肿止血。用于刀伤出血。

● **茜树**

【学名】·*Aidia cochinchinensis* Lour.

【别名】·山黄皮。

【生境与分布】·生于海拔400～800 m的山谷林中。分布于平塘、望谟、荔波、赤水、梵净山、雷公山等地。

【药用部位】·根。

【功效与主治】·清热利湿,润肺止咳。用于黄疸,痢疾,肺热咳嗽。

【凭证标本号】·522727200421004LY;522326210403010LY。

● **水团花**

【学名】·*Adina pilulifera* (Lam.) Franch. ex Drake

【别名】·水杨梅、满山香。

【生境与分布】·生于海拔350～1 000 m的河谷疏林、旷野、路旁或溪边。分布于兴义、从江、榕江、黎平等地。

【药用部位】·根、枝叶、花、果实。

【功效与主治】·清热祛湿,散瘀止痛,止血敛疮。用于痢疾,肠炎,感冒发热,风湿关节痛,浮肿,痈肿疮毒,湿疹,溃疡不敛,创伤出血。

【凭证标本号】·522301140531099LY。

● **细叶水团花**

【学名】· *Adina rubella* Hance

【别名】· 水杨梅。

【生境与分布】· 生于低海拔河岸。分布于镇远、从江、榕江、黎平等地。

【药用部位】· 全株、根、花、果实。

【功效与主治】· 全株、花、果实:清热解毒,祛风解表,消肿止痛,利湿杀虫。用于风火牙痛,痢疾,皮肤湿疹。根:清热解毒,散瘀止痛。用于感冒发热,疟腮,咽喉肿痛,肝炎,风湿疼痛,肺热咳嗽,小儿惊风,跌打损伤。

【凭证标本号】· 520421201031402LY。

■ **猪肚木属** *Canthium*

● **猪肚木**

【学名】· *Canthium horridum* Bl. Bijdr.

【别名】· 猪肚簕。

【生境与分布】· 生于海拔600 m左右的山坡灌丛。分布于安龙、望谟等地。

【药用部位】· 根、树皮、叶。

【功效与主治】· 清热利尿,活血解毒。用于痢疾,黄疸,水肿,小便不利,疮毒,跌打肿痛。

■ **风箱树属** *Cephalanthus*

● **风箱树**

【学名】· *Cephalanthus tetrandrus* (Roxb.) Ridsd. et Bakh. f.

【别名】· 马烟树、水杨梅。

【生境与分布】· 生于阴蔽的水沟旁或溪畔。分布于息烽、修文、沿河、石纤、台江、黎平、关岭、长顺、瓮安等地。

【药用部位】· 根、叶。

【功效与主治】· 根:清热化湿,散瘀消肿。用于肺热咳嗽,咽喉肿痛,痈肿,跌打损伤。叶:清热解毒,消肿止痛,祛痰开咽,收湿止痒。用于腰痛,风火牙痛,痢疾,皮肤瘙痒,疖疮,口疮,跌打损伤。

【凭证标本号】· 522730150518004LY。

■ **岩上珠属** *Clarkella*

● **岩上珠**

【学名】· *Clarkella nana* (Endgew.) Hook. f.

【别名】· 矮独叶。

【生境与分布】· 生于海拔1 400 m左右的潮湿岩石上。分布于荔波、惠水等省内中部地区。

【药用部位】· 根、果实。

【功效与主治】· 清热解毒,收敛止血。用于消炎杀菌。

【凭证标本号】· 5227222007701621LY;522731200905003LY。

■ **咖啡属** *Coffea*

● **小粒咖啡**

【学名】· *Coffea arabica* L.

【别名】· 小果咖啡、荷兰咖啡。

【生境与分布】· 引种。省内广泛栽培。

【药用部位】· 种子。

【功效与主治】· 醒神,利尿,健胃。用于精神倦怠,食欲不振。

■ **流苏子属** *Coptosapelta*

● **流苏子**

【学名】· *Coptosapelta diffusa* (Champ. ex Benth.) Van Steenis

【别名】· 牛老药、棉陂藤、乌龙藤。

【生境与分布】· 生于海拔1 450 m以下的山地灌丛或林下。分布于印江、江口、松桃、黎平、榕江、荔波、都匀等地。

【药用部位】· 根。

【功效与主治】· 祛风除湿,止痒。用于皮炎,湿疹瘙痒,荨麻疹,风湿痹痛,疮疥。

■ **虎刺属** *Damnacanthus*

● **台湾虎刺**

【学名】· *Damnacanthus angustifolius* Hayata

【生境与分布】· 生于海拔2 500 m左右的初生林中。分布于赤水、江口、榕江等地。

【药用部位】· 根。

【功效与主治】· 养血止血,除湿舒筋。

【凭证标本号】· 522630210410277LY。

● **短刺虎刺**

【学名】· *Damnacanthus giganteus* (Mak.) Nakai

【别名】· 咳七风、鸡筋参、黄鸡胖。

【生境与分布】· 生于海拔500~700 m的山间密林中。分布于都匀、荔波等地。

【药用部位】· 根。

【功效与主治】· 养血止血,除湿舒筋。用于体弱血虚,小儿疳积,肝脾肿大,月经不调,肠风下血,跌打损伤,风湿关节痛。

● **虎刺**

【学名】· *Damnacanthus indicus* (L.) Gaertn. F.

【别名】· 黄脚鸡、伏牛花、刺虎。

【生境与分布】· 生于山中林下或石岩灌丛。分布于修文、湄潭、独山、三都、习水、花溪等地。

【药用部位】· 全草、根。

【功效与主治】· 祛风利湿，活血消肿。用于风湿痹痛，痰饮咳嗽，肺痈，水肿，痞块，黄疸，妇女闭经，小儿疳积，荨麻疹，跌打损伤，烫伤。

【凭证标本号】· 522722200721837LY。

● **柳叶虎刺**

【学名】· *Damnacanthus labordei* (Lévl.) Lo

【生境与分布】· 生于海拔 700～1 460 m 的山地疏林。分布于习水、从江、都匀、独山、惠水、乌当、雷公山、梵净山等地。

【药用部位】· 根。

【功效与主治】· 清热利湿，舒筋活血，祛风止痛。用于肺痈，咳嗽，黄疸，痢疾，闭经，痛经，跌打损伤，风湿痹通，湿疹。

【凭证标本号】· 522701201121011LY。

■ **狗骨柴属** *Diplospora*

● **狗骨柴**

【学名】· *Diplospora dubia* (Lindl.) Masam.

【别名】· 三萼木、青凿树、狗骨仔。

【生境与分布】· 生于海拔 1 500 m 以下的山地灌丛或疏林。分布于开阳、天柱、黎平、罗甸、惠水、梵净山等地。

【药用部位】· 根。

【功效与主治】· 清热解毒，消肿散结。用于瘰疬，背痛，头疖，跌打肿痛。

【凭证标本号】· 522722200630325LY；522727201106008LY。

● **毛狗骨柴**

【学名】· *Diplospora fruticosa* Hemsl.

【别名】· 小狗骨柴。

【生境与分布】· 生于海拔 220～2 000 m 的林中或灌丛。分布于赤水、罗甸、三都等地。

【药用部位】· 根。

【功效与主治】· 益气养血，收敛止血。用于崩漏，肠风下血，血虚，关节痛。

【凭证标本号】· 520111210404014LY。

■ **香果树属** *Emmenopterys*

● **香果树**

【学名】· *Emmenopterys henryi* Oliv.

【别名】· 茄子树、水冬瓜、丁木。

【生境与分布】· 生于海拔 300～2 600 m 的山顶疏林。分布于大方、赫章、金沙、纳雍、水城、织金、六枝、盘州、息烽、修文、开阳、清镇、丹寨、剑河、天柱、黎平、锦屏、从江、思南、雷公山、佛顶山等地。

【药用部位】· 根、树皮。

【功效与主治】· 止血，消食健胃。用于反胃，呕吐，跌打损伤。

【凭证标本号】· 523325190718526LY；520402170422214LY；522228200730366LY。

■ **拉拉藤属** *Galium*

● **原拉拉藤**

【学名】· *Galium aparine* L.

【别名】· 拉拉藤、猪殃殃、爬拉殃。

【生境与分布】· 生于山坡、旷野、沟边、河滩、田中、林缘或草地。分布于修文、印江、望谟、安龙、罗甸等地。

【药用部位】· 全草。

【功效与主治】· 清热解毒，消肿止痛，散瘀止血，利尿通淋。用于淋浊，尿血，跌打损伤，肠痈疖肿，中耳炎。

【凭证标本号】· 522634151216005LY。

● **车叶葎**

【学名】· *Galium asperuloides* Edgew.

【别名】· 六叶葎、土茜草。

【生境与分布】· 生于山坡、沟边、河滩、草丛、灌丛或林下。分布于威宁、江口、紫云等地。

【药用部位】· 全草。

【功效与主治】· 清热解毒，止痛止血。用于感冒，肠痈，小儿口疮，跌打损伤。

【凭证标本号】· 522301140902488LY；522427140507262LY；520425170608368LY。

● **小叶葎**

【学名】· *Galium asperifolium* var. *sikkimense* (Gand.) Cuf.

【别名】· 小叶八仙草。

【生境与分布】· 生于海拔 1 900 m 左右的山坡草丛。分布于赫章等地。

【药用部位】· 全草。

【功效与主治】· 清热解毒，利尿消肿。用于排脓生肌，止血。

【凭证标本号】·520112131004169LY。

• 披针叶砧草

【学名】·*Galium boreale* var. *lancilimbum* W.C. Chen

【生境与分布】·生于海拔 1 800～2 900 m 的山坡、草地、沟旁或荒地。分布于施秉等地。

【药用部位】·全草。

【功效与主治】·清热解毒。

【凭证标本号】·522301140902488LY；522427140507262LY；520425170608368LY。

• 四叶葎

【学名】·*Galium bungei* Steud.

【别名】·锯锯藤、四方草、风车草。

【生境与分布】·生于海拔 2 520 m 以下的田边、路旁或林下阴湿处。分布于花溪、湄潭、水城等地。

【药用部位】·全草。

【功效与主治】·清热解毒,利尿消肿。用于尿道感染,痢疾,咳血,妇女赤白带下,小儿疳积,痈肿疔毒,跌打损伤,毒蛇咬伤。

【凭证标本号】·520111200618019LY；520328210503126LY；520221190802007LY。

• 狭叶四叶葎

【学名】·*Galium bungei* var. *angustifolium* (Loesen.) Cuf.

【生境与分布】·生于海拔 320～2 200 m 的山地、溪旁林下、灌丛或草地。分布于平坝等地。

【药用部位】·全草。

【功效与主治】·清热解毒,利尿消肿。

【凭证标本号】·520421200813274LY。

• 阔叶四叶葎

【学名】·*Galium bungei* var. *trachyspermum* (A. Gray) Cuf.

【生境与分布】·生于海拔 2 400 m 左右的山地、旷野、溪边林中或草地。省内广泛分布。

【药用部位】·全草。

【功效与主治】·清热解毒,利尿,消食。用于小便淋痛,风热咳嗽,小儿疳积,淋浊,带下病。

• 东北猪殃殃

【学名】·*Galium dahuricum* var. *lasiocarpum* (Makino) Nakai

【别名】·山猪殃殃。

【生境与分布】·生于沟边、山地林下、灌丛或草地。省内广泛分布。

【药用部位】·全草。

【功效与主治】·清热解毒,利尿消肿。

• 小红参

【学名】·*Galium elegans* Wall. ex Roxb.

【别名】·小活血、西南拉拉藤。

【生境与分布】·生于海拔 650 m 以上的山地、溪边、旷野林中、灌丛、草地或岩石上。分布于安顺、威宁、兴义等地。

【药用部位】·根。

【功效与主治】·舒筋活血,祛瘀生新。用于跌打损伤,风湿疼痛,内伤出血,夹阴伤寒,肺痨,疮疖,痰中带血,闭经,月经不调,带下,产后关节痛,失眠,肺结核,头晕头昏。

【凭证标本号】·520328200805025LY；522427140626022LY。

• 小猪殃殃

【学名】·*Galium innocuum* Miquel

【生境与分布】·生于海拔 1 350～2 500 m 的潮湿地。分布于六枝等地。

【药用部位】·根。

【功效与主治】·舒筋活血,祛瘀生新。

• 林猪殃殃

【学名】·*Galium paradoxum* Maxim.

【别名】·异常拉拉藤、奇特猪殃殃。

【生境与分布】·生于山谷阴湿地、水边、林下或草地。分布于清镇、盘州、江口、印江、雷山等地。

【药用部位】·全草。

【功效与主治】·清热解毒,利尿止血,消食固精,通络。用于黄疸型肝炎,关节炎,遗精,尿血,外伤,疮疖。

• 四川拉拉藤

【学名】·*Galium sichuanense* Ehrendorfer

【生境与分布】·生于海拔 1 940 m 左右的山坡草地。分布于威宁、赫章等地。

【药用部位】·全草。

【功效与主治】·清热解毒,利尿止血。

• 猪殃殃

【学名】·*Galium spurium* L.

【生境与分布】·生于林缘、河滩、草地、路边、荒地、田埂。省内广泛分布。

【药用部位】·全草。

【功效与主治】·清热解毒,利尿消肿。用于感冒,肠痈,小便淋通,水肿,牙龈出血,痛经,带下病,崩漏,月经不调。

• 纤细拉拉藤

【学名】·*Galium tenuissimum* M. Bieb. Fl. Taur.-Cauc.

【生境与分布】·生于山地阳坡。分布于玉屏等地。

【药用部位】·全草。

【功效与主治】·清热解毒,利尿消肿。

- **小叶猪殃殃**

【学名】·*Galium trifidum* L.

【别名】·三瓣猪殃殃。

【生境与分布】·生于海拔 300～2 540 m 的潮湿处。分布于贵阳等地。

【药用部位】·全草、根。

【功效与主治】·清热解毒,通经活络,利尿消肿,安胎。用于胃脘痛,贫血,流产,癌症。

【凭证标本号】·520324160325007LY。

■ **栀子属 *Gardenia***

- **栀子**

【学名】·*Gardenia jasminoides* Ellis

【别名】·黄栀子、栀子花。

【生境与分布】·生于海拔 580～1 100 m 的山间林下酸性土壤或河流溪边。分布于开阳、兴仁、贞丰、惠水、龙里、印江、江口、雷山等地。

【药用部位】·成熟果实。

【功效与主治】·泻火除烦,清热利湿,凉血解毒。用于热病心烦,湿热黄疸,淋证涩痛,血热吐衄,目赤肿痛,火毒疮疡。外用于扭挫伤痛。

【凭证标本号】·522328140425732LY。

【附注】·《中国药典》收录物种。

- **狭叶栀子**

【学名】·*Gardenia stenophylla* Merr.

【别名】·野白蝉、花木。

【生境与分布】·生于海拔 800 m 以下的山谷、溪边林中、灌丛或河边。分布于佛顶山等地。

【药用部位】·花、果实。

【功效与主治】·清热解毒,凉血泻火。用于黄疸型肝炎,胆结石,胆囊炎,感冒高热,小儿高热惊厥,心悸烦躁,瘰疬,肾炎水肿,流脑,吐血,烧烫伤,疮疡肿痛,跌打损伤。解断肠草和羊角拗中毒。

【凭证标本号】·522622210502463LY。

■ **爱地草属 *Geophila***

- **爱地草**

【学名】·*Geophila repens*（L.）I. M. Johnston

【生境与分布】·生于海拔 500～1 000 m 的林下湿地。分布于册亨等地。

【药用部位】·全草。

【功效与主治】·消肿排脓,止痛。用于胃脘痛,肾炎。外用于毒蛇咬伤,跌打损伤,骨折,外伤肿痛,疮痈肿毒,溃脓不畅。

【凭证标本号】·522327191008061LY。

■ **耳草属 *Hedyotis***

- **金草**

【学名】·*Hedyotis acutangula* Champ.

【别名】·糖果草。

【生境与分布】·生于低海拔的山坡或旷地。分布于龙里、盘州、纳雍、六枝、织金、普定、松桃等地。

【药用部位】·全草。

【功效与主治】·清热解毒,凉血利尿。用于肝胆实火,咽喉痛,咳嗽,小便淋沥赤浊。

【凭证标本号】·522730150901024LY。

- **耳草**

【学名】·*Hedyotis auricularia* L.

【别名】·蜈蚣草、节节花、鲫鱼胆草。

【生境与分布】·生于林缘、灌丛或草地。分布于威宁、大方、黎平、盘州、绥阳、石阡、纳雍、都匀、赤水、黄平、印江等地。

【药用部位】·全草。

【功效与主治】·清热解毒,凉血消肿。用于感冒发热,肺热咳嗽,咽喉肿痛,便血,痢疾,小儿疳积,小儿惊风,湿疹,皮肤瘙痒,痈疮肿毒,蛇咬伤,跌打损伤。

【凭证标本号】·522422150706005LY。

- **双花耳草**

【学名】·*Hedyotis biflora*（L.）Lam.

【别名】·青骨蛇。

【生境与分布】·生于湿润空地、林下或溪边。分布于荔波等地。

【药用部位】·全草。

【功效与主治】·消肿止痛。外用于疮疖。

- **败酱耳草**

【学名】·*Hedyotis capituligera* Hance

【别名】·聚伞白花耳草。

【生境与分布】·生于空旷草地。分布于施秉等地。

【药用部位】·全草。

【功效与主治】·清热散瘀,接骨。用于肝炎,风湿骨痛,急性结膜炎,眼红肿。外用于无名肿毒,骨折,外伤出血。

【凭证标本号】· 522623150812216LY。

- **剑叶耳草**

【学名】· *Hedyotis caudatifolia* Merr. et Metcalf

【生境与分布】· 生于较干旱的砂质土壤或悬崖石壁上。分布于黔东南等地。

【药用部位】· 全草、根、叶。

【功效与主治】· 全草:疏风退热,润肺止咳,消积,止血,止泻。用于小儿发热,咽喉肿痛,咳喘,小儿疳积,肺痨咳嗽,风湿痹痛,泄泻,咳血。外用于跌打肿痛,外伤出血。根:用于肺痨,咳嗽哮喘,跌打肿痛。叶:用于目疾。

【凭证标本号】· 520203140816015LY。

- **金毛耳草**

【学名】· *Hedyotis chrysotricha* (Palib.) Merr.

【别名】· 石打穿、伤口草、地蜈蚣。

【生境与分布】· 生于山谷杂木林或山坡灌丛。分布于锦屏、紫云、贞丰、从江、榕江、龙里等地。

【药用部位】· 全草。

【功效与主治】· 清热利湿,消肿解毒,舒筋活血。用于外感风热,吐泻,痢疾,黄疸,急性肾炎,中耳炎,咽喉肿痛,小便淋痛,崩漏。外用于毒蛇、蜈蚣咬伤,跌打损伤,外伤出血,疔疮肿毒,骨折,刀伤。

【凭证标本号】· 522701201017024LY;522325181010268LY;520425170601102LY。

- **大众耳草**

【学名】· *Hedyotis communis* Ko

【生境与分布】· 生于山谷、溪旁的腐殖质土壤。分布于贞丰等地。

【药用部位】· 全草。

【功效与主治】· 清热利湿,消肿解毒,舒筋活血。用于外感风热,吐泻,痢疾,黄疸,急性肾炎,中耳炎,咽喉肿痛,小便淋痛,崩漏。外用于毒蛇、蜈蚣咬伤,跌打损伤,外伤出血,疔疮肿毒,骨折,刀伤。

【凭证标本号】· 522701201017024LY;522325181010268LY;520425170601102LY。

- **伞房花耳草**

【学名】· *Hedyotis corymbosa* (L.) Lam.

【别名】· 水线草、鹅不食草、蛇舌草。

【生境与分布】· 多见于水田、田埂或湿润的草地。分布于兴义、册亨、望谟等地。

【药用部位】· 全草。

【功效与主治】· 清热解毒,活血消肿,利尿。用于恶性肿瘤,乳蛾,肝炎,小便淋痛,咽喉痛,肠痈,疟疾,跌打损伤。外用于疮疖痈肿,毒蛇咬伤,烫伤。

【凭证标本号】· 522229140816132LY。

- **白花蛇舌草**

【学名】· *Hedyotis diffusa* Willd.

【别名】· 蛇总管、蛇利草、小叶锅巴草。

【生境与分布】· 生于水田、田埂等湿润旷地。分布于锦屏、威宁、贞丰、册亨等地。

【药用部位】· 全草。

【功效与主治】· 清热解毒,利湿消痈。用于肠痈,乳蛾。

【凭证标本号】· 522326200514004LY。

- **牛白藤**

【学名】· *Hedyotis hedyotidea* (DC.) Merr.

【别名】· 山甘草、土加藤、脓见消。

【生境与分布】· 生于沟谷灌丛或坡地。分布于从江、榕江、贞丰、望谟、册亨、安龙、罗甸等地。

【药用部位】· 全草、根。

【功效与主治】· 清热解暑,祛风除湿,消肿解毒,续筋壮骨。用于中暑,感冒咳嗽,胃肠炎,吐泻,风湿关节痛,痔疮出血,疮疖出血,疮疖痈肿,跌打损伤,骨折。外用于皮肤湿疹,瘙痒,缠腰火丹。

【凭证标本号】· 522327181129022LY;522326210117001LY;522728150922008LY。

- **粗毛耳草**

【学名】· *Hedyotis mellii* Tutch.

【别名】· 卷毛耳草、野甘草、竹根草。

【生境与分布】· 生于海拔 500 m 左右的山谷或路旁灌丛。分布于黎平、从江等地。

【药用部位】· 全草。

【功效与主治】· 清热解毒,消食化积,消肿止血。用于感冒咳喘,脚气病,湿疹,小儿疳积,乳痈,痢疾,腰痛,外阴瘙痒。外用于刀伤出血,毒蛇咬伤,毒蜂螫伤。

【凭证标本号】· 522633190402400LY。

- **纤花耳草**

【学名】· *Hedyotis tenelliflora* Bl.

【别名】· 尖刀草、虾子草、红虾子草。

【生境与分布】· 生于山谷两旁坡地或田埂上。分布于贞丰、安龙、仁怀、罗甸、黎平等地。

【药用部位】·全草。

【功效与主治】·清热解毒，消肿止痛，行气活血。用于癌症，慢性肝炎，肺痨咳嗽，肝硬化腹水，肠痈，痢疾，小儿疝气，闭经，风湿关节痛，风火牙痛，跌打损伤，毒蛇咬伤，刀伤出血。

【凭证标本号】·522301140805461LY；522327191004304LY。

● 长节耳草

【学名】·*Hedyotis uncinella* Hook. et Arn.

【别名】·小钩耳草、节节草、黑头草。

【生境与分布】·生于干旱旷地。分布于贵阳、安顺、册亨、荔波、湄潭、六枝、水城、龙里、威宁、罗甸、锦屏、兴义、贞丰、从江、榕江、玉屏等地。

【药用部位】·全草、根。

【功效与主治】·消食，祛风散寒，除湿。用于风湿关节痛，痢疾，小儿疳积，蛇咬伤。

【凭证标本号】·522327190424316LY；527722200721222LY；520328200717012LY。

● 粗叶耳草

【学名】·*Hedyotis verticillata* (L.) Lam.

【别名】·锅老根、节节花。

【生境与分布】·生于草丛、路旁或疏林。分布于册亨、罗甸等地。

【药用部位】·全草。

【功效与主治】·清热解毒，消肿止痛，止血杀虫。用于小儿麻痹，感冒发热，咽喉痛，肺结核，咳血，胃肠炎，吐泻。外用于蛇虫咬伤，狗咬伤，蜈蚣咬伤。

【凭证标本号】·522327191008053LY；527281511118014LY。

● 脉耳草

【学名】·*Hedyotis vestita* R. Br. ex G. Don

【别名】·节节草、大接骨丹、黑节草。

【生境与分布】·生于低海拔的山谷林缘或草坡旷地。分布于剑河等地。

【药用部位】·全草。

【功效与主治】·清热解毒，除湿截疟，接骨。用于疟疾，肝炎，风湿骨痛，目赤，跌打损伤，骨折，外伤出血。

【凭证标本号】·522629151110431LY。

● 黄叶耳草

【学名】·*Hedyotis xanthochroa* Hance

【生境与分布】·生于中海拔山谷坡地。分布于六枝、普安等地。

【药用部位】·全草。

【功效与主治】·用于风湿关节痛，胃痛，腰痛。

【凭证标本号】·522322191016014LY。

■ 土连翘属 *Hymenodictyon*

● 土连翘

【学名】·*Hymenodictyon flaccidum* Wall.

【别名】·红丁木、网膜木、网膜籽。

【生境与分布】·生于海拔 300～2 900 m 的山谷、溪边林中或灌丛。分布于兴义、安龙等地。

【药用部位】·树皮。

【功效与主治】·清热解毒，止咳，抗疟。用于疟疾。

【凭证标本号】·522301140729402LY。

■ 龙船花属 *Ixora*

● 白花龙船花

【学名】·*Ixora henryi* Lévl.

【生境与分布】·生于海拔 500～2 000 m 的山坡密林。分布于册亨、罗甸、荔波、三穗等地。

【药用部位】·全株。

【功效与主治】·清热解毒，消肿止痛，接骨。用于肝炎，痈疮肿毒，骨折。

【凭证标本号】·522727210113012LY；522325190612409LY。

■ 红芽大戟属 *Knoxia*

● 红大戟

【学名】·*Knoxia roxburghii* (Sprengel) M. A. Rau

【别名】·红芽戟、紫大戟、假红芽大戟。

【生境与分布】·生于山坡草地。省内广泛分布。

【药用部位】·块根。

【功效与主治】·泻水逐饮，消肿散结。用于水肿胀满，胸腹积水，痰饮积聚，气逆咳喘，二便不利，痈肿疮毒，瘰疬痰核。

【附注】·《中国药典》收录物种。

● 红芽大戟

【学名】·*Knoxia sumatrensis* (Retzius) Candolle

【别名】·贵州红芽大戟。

【生境与分布】·生于海拔 500 m 左右的山坡路旁。分布于望谟等地。

【药用部位】·全草、根。

【功效与主治】·全草:用于闭经，贫血，跌打损伤。根:用于小儿风热咳喘。

■ 粗叶木属 Lasianthus

● 梗花粗叶木

【学名】· *Lasianthus biermannii* King ex J. D. Hooker

【别名】· 云贵粗叶木。

【生境与分布】· 生于海拔 800 m 左右的山谷林中。分布于黎平、瓮安、荔波、都匀、龙里、雷公山等地。

【药用部位】· 根。

【功效与主治】· 补肾活血,行血祛风。用于风湿腰痛。

● 粗叶木

【学名】· *Lasianthus chinensis* (Champ.) Benth.

【别名】· 白果鸡屎树、木黄。

【生境与分布】· 生于海拔 400~900 m 的河谷密林中。分布于开阳、江口、黎平、荔波、长顺、独山、罗甸、惠水、三都等地。

【药用部位】· 根、全株、叶。

【功效与主治】· 根:祛风胜湿,活血止痛。用于风寒湿痹,筋骨疼痛。全株、叶:清热解毒,利湿。用于湿热黄疸。

【凭证标本号】· 520330160721026LY。

● 西南粗叶木

【学名】· *Lasianthus henryi* Hutchins.

【别名】· 蒙自鸡屎树、污毛粗叶木、伏毛粗叶木。

【生境与分布】· 生于林缘或疏林中。分布于瓮安、荔波、贵定、月亮山等地。

【药用部位】· 全株。

【功效与主治】· 清热止咳,行气活血,祛湿强筋,止痛。

【凭证标本号】· 520325160426510LY。

● 日本粗叶木

【学名】· *Lasianthus japonicus* Miq.

【别名】· 榄绿粗叶木。

【生境与分布】· 生于海拔 300~1 500 m 的林下。分布于施秉、天柱、黎平、桐梓、三都、瓮安、独山、荔波、黎平、从江、梵净山、大沙河等地。

【药用部位】· 全株。

【功效与主治】· 行气活血,祛风除湿,通经止痛。用于风湿关节痛,腰痛,跌打损伤。

【凭证标本号】· 520111200417017LY。

● 云广粗叶木

【学名】· *Lasianthus japonicus* subsp. *longicaudus* (J. D. Hooker) C. Y. Wu & H. Zhu

【别名】· 沙连树、长尾鸡屎树。

【生境与分布】· 生于海拔 400~850 m 的山谷阴蔽处或林下。分布于雷山、黎平、瓮安、独山、三都、月亮山等地。

【药用部位】· 全株、茎、枝。

【功效与主治】· 全株:清热解毒,止痒。用于肝炎,水肿。外用于皮肤瘙痒,湿疹。茎、枝:用于感冒发热。

■ 滇丁香属 Luculia

● 滇丁香

【学名】· *Luculia pinceana* Hooker

【生境与分布】· 生于海拔 600 m 以上的山坡、山谷溪边林中或灌丛。分布于荔波等地。

【药用部位】· 根、花、果。

【功效与主治】· 用于百日咳,慢性支气管炎,肺结核,月经不调,痛经,风湿疼痛,偏头疼,尿路感染,尿路结石,病后头昏,心慌。外用于毒蛇咬伤。

【凭证标本号】· 522722201118447LY。

■ 巴戟天属 Morinda

● 金叶巴戟

【学名】· *Morinda citrina* Y. Z. Ruan

【生境与分布】· 生于山地林下。分布于惠水等地。

【药用部位】· 根。

【功效与主治】· 补肾阳,强筋骨。

● 巴戟天

【学名】· *Morinda officinalis* How

【别名】· 鸡肠风、巴吉、巴戟。

【生境与分布】· 生于山地林下。分布于三都等地。

【药用部位】· 根。

【功效与主治】· 补肾阳,强筋骨,祛风湿。用于阳痿遗精,宫冷不孕,月经不调,少腹冷痛,风湿痹痛,筋骨痿软。

【附注】·《中国药典》收录物种。

● 羊角藤

【学名】· *Morinda umbellata* subsp. *obovata* Y. Z. Ruan

【别名】· 土巴戟、建巴戟、红头根。

【生境与分布】· 生于海拔 800 m 以下的山谷密林中。分布于三都、锦屏、黎平、从江、梵净山等地。

【药用部位】· 根、叶。

【功效与主治】· 根:祛风除湿,补肾止血。用于风湿关节痛,肾虚腰痛,阳痿,胃痛。叶:解毒,止血。用于蛇咬伤,创伤出血。

【凭证标本号】· 522727201106007LY;522722201120194LY。

■ 玉叶金花属 *Mussaenda*

● 展枝玉叶金花

【学名】· *Mussaenda divaricata* Hutchins.

【别名】· 白涤山。

【生境与分布】· 生于海拔 1 400 m 左右的山地灌丛或路边。分布于册亨、正安、罗甸等地。

【药用部位】· 根、茎叶。

【功效与主治】· 根:截疟,解热。用于疟疾。茎叶:清热利湿,消肿解毒。用于感冒,中暑,咽喉肿痛,痢疾,疮疡脓肿,蛇虫咬伤。

【凭证标本号】· 522722200630027LY;5223251907l8553LY。

● 椭圆玉叶金花

【学名】· *Mussaenda elliptica* Hutchins.

【生境与分布】· 生于海拔 660~980 m 的峡谷林下或林缘。分布于安龙、罗甸等地。

【药用部位】· 根。

【功效与主治】· 截疟,解热。

【凭证标本号】· 522728150523066LY。

● 楠藤

【学名】· *Mussaenda erosa* Champ.

【别名】· 厚叶白纸扇、火烧藤、胶鸟藤。

【生境与分布】· 生于海拔 500~1 300 m 的山地、沟谷灌丛或疏林中,常攀援于树上。分布于黄平、荔波等地。

【药用部位】· 茎叶。

【功效与主治】· 清热解毒。用于疥疮,疮疡肿毒,烧烫伤。

● 粗毛玉叶金花

【学名】· *Mussaenda hirsutula* Miq.

【别名】· 胀管玉叶金花。

【生境与分布】· 生于路旁或山地灌丛。分布于榕江、册亨、兴仁、三都、正安等地。

【药用部位】· 全草。

【功效与主治】· 清热解毒,抗疟。用于感冒,中暑,咽喉肿痛,痢疾,疮疡疖肿,蛇虫咬伤,疟疾。

【凭证标本号】· 522631180915090LY。

● 玉叶金花

【学名】· *Mussaenda pubescens* W. T. Aiton

【别名】· 良口茶、野白纸扇。

【生境与分布】· 生于山坡、路旁或灌丛。分布于息烽、开阳、

修文、黎平、望谟、罗甸、长顺等地。

【药用部位】· 根、茎叶。

【功效与主治】· 根:截疟解热。用于疟疾。茎叶:清热利湿,消肿解毒。用于感冒,中暑,咽喉肿痛,痢疾,疮疡脓肿,蛇虫咬伤。

【凭证标本号】· 520328200810017LY;522326200514005LY;522327190530010LY。

● 大叶白纸扇

【学名】· *Mussaenda shikokiana* Makino

【别名】· 靏花。

【生境与分布】· 生于山坡林下阴湿处。分布于龙里、黎平、锦屏、三都、雷公山、梵净山等地。

【药用部位】· 根、茎叶。

【功效与主治】· 清热解毒,解暑利湿。用于感冒,中暑高热,咽喉肿痛,痢疾,泄泻,小便不利,无名肿毒,毒蛇咬伤。

【凭证标本号】· 520381160502008LY;520329191004016LY;522729190728022LY。

● 单裂玉叶金花

【学名】· *Mussaenda simpliciloba* Hand.-Mazz.

【生境与分布】· 生于海拔 500 m 左右的山地灌丛。分布于都匀等地。

【药用部位】· 叶。

【功效与主治】· 清热利湿,平喘止咳。用于感冒,肺炎,肺结核,老年哮喘,急性肠炎,尿涩。

【凭证标本号】· 522701200819009LY。

■ 密脉木属 *Myrioneuron*

● 密脉木

【学名】· *Myrioneuron faberi* Hemsl.

【生境与分布】· 生于海拔 360 m 左右的河边林下。分布于黎平、望谟、贞丰、独山、三都、赤水、开阳等地。

【药用部位】· 根。

【功效与主治】· 舒筋活血。用于跌打损伤。

【凭证标本号】· 520323150717489LY;522727210315004LY;522722201027535LY。

■ 新耳草属 *Neanotis*

● 薄叶新耳草

【学名】· *Neanotis hirsuta* (L. f.) Lewis

【别名】· 薄叶假耳草。

【生境与分布】·生于低海拔林下、山谷或溪边湿地。分布于望谟、兴义、贞丰、正安、修文、息烽、梵净山等地。

【药用部位】·全草。

【功效与主治】·清热解毒,利尿止呕。用于黄疸,肾炎水肿,蛇虫咬伤,痧症呕吐。

【凭证标本号】·522425150624019LY。

● 臭味新耳草

【学名】·*Neanotis ingrata* (Wall. ex Hook. f.) Lewis

【生境与分布】·生于灌丛、路旁或林下阴湿处。分布于印江、施秉、雷山等地。

【药用部位】·全草。

【功效与主治】·清热明目,散瘀消肿。用于赤眼红肿,无名肿毒,跌打肿痛。

【凭证标本号】·522423190702015LY。

● 西南新耳草

【学名】· *Neanotis wightiana* (Wall. ex Wight et Arn.) Lewis

【生境与分布】·生于海拔 1 000～1 500 m 的草坡、路旁或溪流两岸。分布于江口、务川等地。

【药用部位】·全草。

【功效与主治】·清热解毒,活血散瘀。用于咽喉肿痛,风火牙痛,疔毒痛疽,石淋,胆结石。

【凭证标本号】·520111200718036LY;522729190914002LY。

■ 薄柱草属 *Nertera*

● 薄柱草

【学名】· *Nertera sinensis* Hemsl.

【生境与分布】·生于海拔 500～1 300 m 的溪边或河边岩石上。分布于松桃、印江、关岭、贞丰、赤水、龙里、贵定、梵净山等地。

【药用部位】·全草。

【功效与主治】·清热解毒,化痰止咳,祛瘀活血。用于烧烫伤,感冒咳嗽。

【凭证标本号】·522727200926012LY;522701201108020LY。

■ 蛇根草属 *Ophiorrhiza*

● 广州蛇根草

【学名】· *Ophiorrhiza cantoniensis* Hance

【别名】·圆锥蛇根草、龙州蛇根草。

【生境与分布】·生于海拔 1 700 m 以下的溪边或林下湿润处。

分布于贵阳、湄潭、水城等地。

【药用部位】·根茎。

【功效与主治】·清热止咳,镇静安神,消肿止痛。用于劳伤咳嗽,霍乱吐泻,神经衰弱,月经不调,跌打损伤。

【凭证标本号】·520111200417034LY;520328200809029LY;520221191125009LY。

● 中华蛇根草

【学名】· *Ophiorrhiza chinensis* Lo

【生境与分布】·生于阔叶林下潮湿沃土。分布于绥阳、平坝、江口、石阡、印江、德江、望谟、纳雍、雷山、瓮安、罗甸等地。

【药用部位】·根茎。

【功效与主治】·清热止咳,消肿止痛。

【凭证标本号】·527701201108004LY。

● 日本蛇根草

【学名】· *Ophiorrhiza japonica* Bl.

【别名】·蛇根草、散血草、变黑蛇根草。

【生境与分布】·生于海拔 2 400 m 以下的山坡密林或水边岩石潮湿处。分布于贵阳、望谟、桐梓、雷山、安龙等地。

【药用部位】·全草。

【功效与主治】·祛痰止咳,活血调经。用于咳嗽,劳伤吐血,大便下血,妇女痛经,月经不调,筋骨疼痛,扭挫伤。

【凭证标本号】·523251190617363LY;522326201004008LY;522727210113013LY。

● 蛇根草

【学名】· *Ophiorrhiza mungos* L.

【生境与分布】·生于海拔 800～1 500 m 的山坡常绿阔叶林。分布于雷山、松桃、习水等地。

【药用部位】·根、根茎。

【功效与主治】·用于毒蛇咬伤。

【凭证标本号】·520329190416034LY;522226190427028LY。

● 短小蛇根草

【学名】· *Ophiorrhiza pumila* Champ. ex Benth.

【别名】·荷包草。

【生境与分布】·生于海拔 1 400 m 左右的山腹密林岩石上。分布于道真等地。

【药用部位】·全草。

【功效与主治】·清热解毒。用于感冒发热,咳嗽,痈疽肿毒,毒蛇咬伤。

【凭证标本号】·520203141022010LY。

■ 鸡屎藤属 *Paederia*

● 耳叶鸡矢藤

【学名】· *Paederia cavaleriei* Lévl.

【别名】· 圆锥鸡矢藤。

【生境与分布】· 生于海拔 880～1 200 m 的山地灌丛。分布于关岭、习水、息烽、都匀、瓮安、惠水、罗甸等地。

【药用部位】· 全草、根。

【功效与主治】· 祛风利湿,消食化积,止咳止痛。

【凭证标本号】· 522728150929027LY。

● 鸡矢藤

【学名】· *Paederia foetida* L.

【别名】· 鸡屎藤、狗屁藤、臭藤子。

【生境与分布】· 生于海拔 200～2 000 m 的山坡灌丛。分布于惠水、平塘、册亨等地。

【药用部位】· 全草、根、果实。

【功效与主治】· 全草、根:祛风除湿,消食化积,解毒消肿,活血止痛。用于风湿痹痛,食积腹胀,小儿疳积,腹泻,痢疾,中暑,黄疸,肝炎,肝脾肿大,咳嗽,瘰疬,肠痈,无名肿毒,脚湿肿烂,烫火伤,湿疹,皮炎,跌打损伤。果实:解毒生肌。用于毒虫螫伤,冻疮。

【凭证标本号】· 522731190711026LY;522727200603011LY;522327190530159LY。

● 绒毛鸡矢藤

【学名】· *Paederia lanuginosa* Wall.

【生境与分布】· 生于疏林或灌丛,常绕缠于灌丛或矮树上。分布于清镇等地。

【药用部位】· 全草、根。

【功效与主治】· 祛风除湿,清热解毒,活血消肿,理气化积。用于湿热黄疸,肝炎,痢疾,跌打肿痛,食积饱胀。

【凭证标本号】· 522731191020015LY;522728150921021LY;520425170608369LY。

● 白毛鸡矢藤

【学名】· *Paederia pertomentosa* Merr. ex Li

【别名】· 广西鸡矢藤。

【生境与分布】· 生于低海拔石灰岩山地矮林内。分布于修文、瓮安、荔波、三都、龙里等地。

【药用部位】· 全株、根、叶。

【功效与主治】· 全株:用于痈疮肿毒,毒蛇咬伤。根、叶:平肝息风,健脾消食,壮肾固涩,祛风湿。用于肺痨,小儿惊风,咳

喘不息,小儿疳积,遗尿,皮肤瘙痒。

【凭证标本号】· 522623141011184LY。

● 云南鸡矢藤

【学名】· *Paederia yunnanensis*（Lévl.）Rehd.

【别名】· 打屁藤。

【生境与分布】· 生于海拔 1 000 m 以上的山坡灌丛。分布于贞丰、册亨、关岭、罗甸、荔波等地。

【药用部位】· 根。

【功效与主治】· 清热利湿,活血止痛,续骨。用于黄疸型肝炎,消化不良,急性结膜炎,骨折,跌打损伤。

【凭证标本号】· 522325180920031LY;522326201002002LY;522327190619306LY。

■ 大沙叶属 *Pavetta*

● 香港大沙叶

【学名】· *Pavetta hongkongensis* Bremek.

【别名】· 满天星、茜木。

【生境与分布】· 生于海拔 1 000～1 400 m 的山坡灌丛。分布于兴义、册亨、荔波、三都、惠水等地。

【药用部位】· 全株、茎叶。

【功效与主治】· 清热解毒,活血祛瘀。用于感冒发热,中暑,肝炎,跌打损伤,风毒疮癞。

【凭证标本号】· 522326201004011LY;520381160429052LY;522722200702153LY。

■ 九节属 *Psychotria*

● 九节

【学名】· *Psychotria asiatica* Wall.

【别名】· 毛叶九节、刀斧伤、山大刀。

【生境与分布】· 生于低海拔山地灌丛。分布于罗甸等地。

【药用部位】· 根、嫩枝、叶。

【功效与主治】· 清热解毒,祛风除湿,活血止痛。用于感冒发热,咽喉肿痛,痢疾,疮疡肿毒,风湿痹痛,跌打损伤,毒蛇咬伤。

● 美果九节

【学名】· *Psychotria calocarpa* Kurz

【别名】· 牙齿硬。

【生境与分布】· 生于海拔 400 m 左右的山谷毛竹林下紫色砂岩中。分布于赤水等地。

【药用部位】· 全草。

【功效与主治】· 清热解毒,祛风利湿,镇静镇痛。用于痢疾,

泄泻,咳嗽,癫痫,肾炎水肿,小便涩痛,风湿腰腿痛。

● **驳骨九节**

【学名】· *Psychotria prainii* Lévl.

【别名】· 小功劳、花叶九节、黄毛九节。

【生境与分布】· 生于海拔800~1200 m的山坡常绿阔叶林下阴湿处。分布于水城、兴仁、关岭、册亨、兴义等地。

【药用部位】· 全草。

【功效与主治】· 清热解毒,祛风止痛,散瘀止血。用于感冒咳嗽,肠炎,痢疾,风湿骨痛,跌打损伤,骨折。

【凭证标本号】· 522722200512493LY;522728150923008LY;522301140921598LY。

■ **茜草属 Rubia**

● **金剑草**

【学名】· *Rubia alata* Roxb.

【生境与分布】· 生于海拔1 500 m以下的山坡林缘、灌丛、村边或路边。分布于惠水、贞丰、西秀等地。

【药用部位】· 根。

【功效与主治】· 用于吐血,衄血,崩漏下血。

【凭证标本号】· 522731190709052LY;522325190612382LY;520402140516063LY。

● **东南茜草**

【学名】· *Rubia argyi* (Lévl. et Vant) Hara ex L. Lauener et D. K. Fergu

【别名】· 主线草。

【生境与分布】· 生于林缘、灌丛或村边园篱。分布于松桃等地。

【药用部位】· 根、根茎。

【功效与主治】· 用于吐血,衄血,崩漏下血,外伤出血,闭经瘀阻,关节痹痛,跌打肿痛。

【凭证标本号】· 522427140807542LY。

● **茜草**

【学名】· *Rubia cordifolia* L.

【别名】· 破血丹、红根草、锯锯藤。

【生境与分布】· 生于山地灌丛、草坡或林缘。分布于册亨、花溪、黔西等地。

【药用部位】· 根和根茎。

【功效与主治】· 凉血祛瘀,止血通经。用于吐血,衄血,崩漏,外伤出血,瘀阻闭经,关节痹痛,跌打肿痛。

【凭证标本号】· 522327190427009LY;520111200617012LY;

522423190818316LY。

【附注】·《中国药典》收录物种。

● **长叶茜草**

【学名】· *Rubia dolichophylla* Schrenk

【别名】· 锯锯藤、沾沾草。

【生境与分布】· 生于海拔600~2 600 m的山沟、山坡林下、路旁灌丛或河滩草地。分布于大方等地。

【药用部位】· 根、根茎、茎、叶。

【功效与主治】· 根、根茎:凉血止血,活血祛瘀,通经祛湿。用于吐血,衄血,崩漏,痛经,闭经瘀阻,外伤出血,水肿,黄疸型肝炎,跌打肿痛,痈疽肿毒。茎、叶:活血消肿,止血祛瘀。用于吐血,崩漏,跌打损伤,风湿痹痛,腰痛,痈疮疔毒。

【凭证标本号】· 522422150713027LY。

● **钩毛茜草**

【学名】· *Rubia oncotricha* Hand.-Mazz.

【别名】· 四棱草、红丝线、小茜草。

【生境与分布】· 生于海拔500~2 150 m的空旷山坡或林缘。分布于水城、兴义、贞丰、罗甸等地。

【药用部位】· 根、根茎。

【功效与主治】· 清热活血,行血止血,通经活络,祛瘀止痛,祛痰止咳。用于便血,衄血,吐血,病后虚弱,崩漏,月经不调,闭经腹痛,关节疼痛,跌打损伤,瘀血肿痛。

【凭证标本号】· 520221191127011LY;522301160202071LY;522325181120056LY。

● **卵叶茜草**

【学名】· *Rubia ovatifolia* Z. Y. Zhang

【别名】· 茜草红蛇儿、小红藤。

【生境与分布】· 生于海拔1 700~2 200 m的山地疏林或灌丛。分布于黔西等地。

【药用部位】· 根、根茎。

【功效与主治】· 清热解毒,利尿消肿,退黄止血。用于黄疸,水肿。

【凭证标本号】· 522423191001005LY。

● **柄花茜草**

【学名】· *Rubia podantha* Diels

【别名】· 逆刺、大茜草。

【生境与分布】· 生于海拔1 000 m左右的林缘、疏林或草地。分布于荔波等地。

【药用部位】· 根、根茎、叶。

【功效与主治】· 清热解毒,凉血止血,活血祛瘀,祛风除湿,祛痰。用于痢疾,腹痛,泄泻,吐血,崩漏下血,风湿骨痛,跌打肿痛,外伤出血。

【凭证标本号】·522631180929162LY。

● **大叶茜草**

【学名】·*Rubia schumanniana* Pritzel

【生境与分布】·生于海拔 1 200～2 200 m 的山地灌丛或岩石缝隙中。分布于水城、贞丰、大方、赫章等地。

【药用部位】·根茎。

【功效与主治】·凉血止血,祛瘀通经,健胃。用于吐血,衄血,崩漏下血,外伤出血,闭经瘀阻,关节痹痛,小儿疳积,跌打损伤,肿痛。

【凭证标本号】·520111200716012LY;520221181129030LY;522325190718533LY。

● **多花茜草**

【学名】·*Rubia wallichiana* Decne. Recherch. Anat. et Physiol.

【别名】·三爪龙、红丝线。

【生境与分布】·生于林中、林缘或灌丛。分布于钟山等地。

【药用部位】·根、根茎。

【功效与主治】·清热凉血。用于血病,肺肾热邪,大小肠热。

【凭证标本号】·520201200723084LY。

■ **裂果金花属 *Schizomussaenda***

● **裂果金花**

【学名】·*Schizomussaenda henryi* (Hutch.) X. F. Deng et D. X. Zhang

【别名】·大树甘草、南玉叶金花、长玉叶金花。

【生境与分布】·生于海拔 1 000 m 左右的林中。分布于三都等地。

【药用部位】·根茎、叶。

【功效与主治】·清热解毒,利尿。用于气管炎,支气管炎,咽喉炎,扁桃体炎,肾炎,水肿,尿路感染。

■ **白马骨属 *Serissa***

● **六月雪**

【学名】·*Serissa japonica* (Thunb.) Thunb. Nov. Gen.

【别名】·路边荆、满天星、白马骨。

【生境与分布】·生于山坡灌丛、路边或沟边,或栽培。分布于黄平、榕江、麻江、剑河、惠水、清镇、息烽等地。

【药用部位】·根、茎叶。

【功效与主治】·清热解毒,祛风除湿。用于感冒,肾炎水肿,

黄疸,痢疾,咽喉痛,腰腿疼痛,跌打损伤,痈疽肿毒。

【凭证标本号】·520323151015267LY;520402170513334LY;522722201029236LY。

● **白马骨**

【学名】·*Serissa serissoides* (DC.) Druce

【别名】·白金条。

【生境与分布】·生于山地灌丛或路边草丛。分布于湄潭、余庆、开阳、清镇、息烽、修文等地。

【药用部位】·根、茎叶。

【功效与主治】·清热解毒,祛风除湿。用于感冒,肾炎水肿,黄疸,痢疾,咽喉痛,腰腿疼痛,跌打损伤,痈疽肿毒。

【凭证标本号】·520111200620035LY;520328200717015LY;520329191006029LY。

■ **鸡仔木属 *Sinoadina***

● **鸡仔木**

【学名】·*Sinoadina racemosa* (Sieb. et Zucc.) Ridsd.

【别名】·水冬瓜。

【生境与分布】·生于海拔 350～600 m 的河谷林中。分布于兴义、从江、长顺、独山、罗甸、福泉、黄平等地。

【药用部位】·全草。

【功效与主治】·清热解毒,活血散瘀。用于感冒发热,肺热咳嗽,胃肠炎,痢疾,风火牙痛,痈疽肿毒,湿疹,跌打损伤,外伤出血。

【凭证标本号】·520203140517011LY。

■ **钮扣草属 *Spermacoce***

● **丰花草**

【学名】·*Spermacoce pusilla* Wallich

【别名】·波利亚草、长叶鸭舌癀。

【生境与分布】·生于低海拔的旷地或路边。分布于贞丰、望谟等地。

【药用部位】·全株。

【功效与主治】·清热止痛,散瘀活血。用于痈疽肿毒,跌打损伤,骨折,毒蛇咬伤。

【凭证标本号】·520111200718012LY。

■ **乌口树属 *Tarenna***

● **白皮乌口树**

【学名】·*Tarenna depauperata* Hutch.

【别名】·白骨木。

【生境与分布】·生于海拔 300～800 m 的山地林中。分布于贞丰、册亨、望谟、黎平、荔波等地。

【药用部位】·叶。

【功效与主治】·外用于疮疖溃烂。

【凭证标本号】·522728160419009LY。

● 广西乌口树

【学名】· *Tarenna lanceolata* Chun et How ex W. C. Chen

【生境与分布】·生于海拔 900 m 以下的山地灌丛。分布于凯里、榕江、雷公山等地。

【药用部位】·全株。

【功效与主治】·祛风消肿，散结止痛。用于风湿病，跌打损伤，关节炎，坐骨神经痛。

● 白花苦灯笼

【学名】· *Tarenna mollissima* (Hook. et Arn.) Robins.

【别名】·乌木。

【生境与分布】·生于海拔 200～1 100 m 的山地林中或灌丛。分布于凯里、荔波、榕江、雷公山等地。

【药用部位】·根、叶。

【功效与主治】·清热解毒，消肿止痛。用于肺结核咯血，感冒发热，咳嗽，热性胃痛，急性扁桃体炎。

■ 岭罗麦属 *Tarennoidea*

● 岭罗麦

【学名】· *Tarennoidea wallichii* (Hook. f.) Tirveng. et C. Sastre

【别名】·蒿香、解游。

【生境与分布】·生于海拔 1 000 m 左右的山地林中。分布于开阳、贞丰、清镇、德江、荔波、瓮安、独山、兴义、惠水等地。

【药用部位】·树皮。

【功效与主治】·消食化气。

【凭证标本号】·522722200823677LY。

■ 钩藤属 *Uncaria*

● 毛钩藤

【学名】· *Uncaria hirsuta* Havil.

【别名】·台湾风藤、倒吊风藤。

【生境与分布】·生于海拔 600 m 左右的阔叶林中。分布于望谟、荔波、余庆、荔波、雷公山等地。

【药用部位】·带钩茎枝。

【功效与主治】·息风定惊，清热平肝。用于肝风内动，惊痫抽搐，高热惊厥，感冒夹惊，小儿惊啼，妊娠子痫，头痛眩晕。

【凭证标本号】·522326201004029LY；522722210121454LY；520329191006016LY。

【附注】·《中国药典》收录物种。

● 钩藤

【学名】· *Uncaria rhynchophylla* (Miq.) Miq. ex Havil.

【别名】·孩儿茶、老鹰爪。

【生境与分布】·生于海拔 600～1 500 m 的山地次生林中或路边灌丛。分布于惠水、都匀、荔波、剑河等地。

【药用部位】·带钩茎枝。

【功效与主治】·息风定惊，清热平肝。用于肝风内动，惊痫抽搐，高热惊厥，感冒夹惊，小儿惊啼，妊娠子痫，头痛眩晕。

【凭证标本号】·522731180916036LY；522701201022015LY；522722200114875LY。

【附注】·《中国药典》收录物种。

● 攀茎钩藤

【学名】· *Uncaria scandens* (Smith) Hutchins.

【生境与分布】·生于山地灌丛或疏林。分布于龙里等地。

【药用部位】·根、带钩茎枝。

【功效与主治】·根：祛风除湿，舒筋活血。用于风湿骨痛，腰腿痛。带钩茎枝：清热平肝，息风定惊。用于头痛眩晕，感冒夹惊，小儿癫痫，妊娠子痫，高血压。

● 华钩藤

【学名】· *Uncaria sinensis* (Oliv.) Havil.

【生境与分布】·生于海拔 900～2 000 m 的山地阔叶林中。分布于黎平、惠水、凤冈、湄潭、开阳、修文、龙里、梵净山等地。

【药用部位】·带钩茎枝。

【功效与主治】·清热平肝，息风定惊。用于头痛眩晕，感冒夹惊，小儿癫痫，妊娠子痫，高血压。

【凭证标本号】·520323150703373LY；522327190424006LY；522722200630336LY。

【附注】·《中国药典》收录物种。

■ 尖叶木属 *Urophyllum*

● 尖叶木

【学名】· *Urophyllum chinense* Merr. et Chun

【生境与分布】·生于海拔 360～900 m 的灌丛或疏林中。分布于黎平等地。

【药用部位】·茎、叶。

【功效与主治】·解毒消肿。用于疮疖肿毒。

■ 水锦树属 *Wendlandia*

● 贵州水锦树

【学名】· *Wendlandia cavaleriei* Lévl.

【生境与分布】·生于海拔 200～700 m 的山坡林中或灌丛。分布于罗甸、望谟等地。

【药用部位】·根。

【功效与主治】·祛风除湿,散瘀消肿。

【凭证标本号】·522327190303301LY;522301160316126LY。

● 水锦树

【学名】· *Wendlandia uvariifolia* Hance

【别名】·滇黔水锦树、猪血木、饭汤木。

【生境与分布】·生于海拔 150～1 200 m 的林下或山溪沟边。分布于安龙、册亨、罗甸、惠水、望谟等地。

【药用部位】·根、叶。

【功效与主治】·根:祛风除湿,散瘀消肿。叶:止血生肌。用于风湿关节痛,跌打损伤。外用于外伤出血,疮疡溃烂久不收口。

【凭证标本号】·522326200411017LY;522728160420022LY。

● 中华水锦树

【学名】· *Wendlandia uvariifolia* subsp. *chinensis* (Merr.) Cowan

【别名】·黄藨木。

【生境与分布】·生于山坡、山谷溪边、林中或灌丛。分布于罗甸、望谟等地。

【药用部位】·根、叶。

【功效与主治】·根:用于风湿痹痛,跌打损伤。叶:用于崩漏,恶疮。

【凭证标本号】·522328140329324LY。

旋花科 Convolvulaceae

■ 银背藤属 *Argyreia*

● 头花银背藤

【学名】· *Argyreia capitiformis* (Poiret) van Ooststroom

【别名】·硬毛白鹤藤、毛藤花。

【生境与分布】·生于海拔 500～1 300 m 的山坡灌丛。分布于册亨、望谟、兴义、兴仁、罗甸等地。

【药用部位】·叶。

【功效与主治】·生肌止痛。用于疮疡溃烂,久不收口。

【凭证标本号】·522324210313431LY。

● 银背藤

【学名】· *Argyreia mollis* (N. L. Burman) Choisy

【别名】·白底丝绸、白背绸缎、一匹绸。

【生境与分布】·生于海拔 250～1 800 m 的沟谷密林中。分布于册亨、罗甸等地。

【药用部位】·全草。

【功效与主治】·散瘀止血。用于内伤吐血,崩漏,赤白带下,跌打肿痛。

【凭证标本号】·522327191008075LY;522728150909003LY。

● 东京银背藤

【学名】· *Argyreia pierreana* Bois

【别名】·白牛藤、葛藤、跌打王。

【生境与分布】·生于海拔 1 000～1 300 m 的路旁灌丛或岩石上。分布于镇宁、望谟、兴义、安龙、罗甸等地。

【药用部位】·全草、根皮。

【功效与主治】·补气生血,散瘀止血。用于血虚头昏,骨折,内伤出血。

【凭证标本号】·522728160219018LY。

■ 打碗花属 *Calystegia*

● 打碗花

【学名】· *Calystegia hederacea* Wall.

【别名】·老母猪草、兔耳草。

【生境与分布】·生于海拔 800～1 400 m 的山坡草地、荒地或路边。分布于兴义、凤冈、湄潭等地。

【药用部位】·全草。

【功效与主治】·健胃消食,调经利湿。用于脾胃虚弱,消化不良,疳积,月经不调,带下。

【凭证标本号】·522301150907867LY;520327210512014LY;520328210504179LY。

● 旋花

【学名】· *Calystegia sepium* (L.) R. Br.

【别名】·天剑草、打破花。

【生境与分布】·生于海拔 2 200 m 以下的路旁、溪边草丛、农田边或山坡林缘。分布于花溪、荔波、平塘等地。

【药用部位】·全草、根。

【功效与主治】·清热利湿,理气健脾。用于目赤肿痛,咽喉痛,带下病,白浊,疝气,疔疮。

【凭证标本号】·520111200710017LY;522722200512796LY;522727200909017LY。

• 欧旋花

【学名】· *Calystegia sepium* subsp. *spectabilis* Brummitt

【别名】·马刺楷、毛打碗花。

【生境与分布】·生于海拔 400～2 900 m 的路边、荒地、旱田或山坡路旁。省内广泛分布。

【药用部位】·全草、根。

【功效与主治】·全草:清热滋阴,降压利尿。根:健胃消食,强壮,利大小便。用于消化不良,糖尿病,骨折。

■ 旋花属 *Convolvulus*

• 田旋花

【学名】· *Convolvulus arvensis* L.

【别名】·中国旋花、箭叶旋花、小旋花。

【生境与分布】·生于耕地或荒坡草地。分布于绥阳、沿河、大方、都匀、平塘等地。

【药用部位】·全草、花。

【功效与主治】·祛风止痛,止痒。用于风湿痹痛,牙痛,神经性皮炎。

【凭证标本号】·522422150707087LY。

■ 菟丝子属 *Cuscuta*

• 南方菟丝子

【学名】· *Cuscuta australis* R. Br.

【别名】·欧洲菟丝子、飞扬藤、金线藤。

【生境与分布】·生于海拔 800 m 左右的田边、路旁或沟边。分布于贵阳、贵定、麻江等地。

【药用部位】·成熟种子。

【功效与主治】·补益肝肾,固精缩尿,安胎明目,止泻。用于肝肾不足,腰膝酸软,阳痿遗精,遗尿尿频,肾虚胎漏,胎动不安,目昏耳鸣,脾肾虚泻。外用于白癜风。

【凭证标本号】·522229160609183LY。

【附注】·《中国药典》收录物种。

• 菟丝子

【学名】· *Cuscuta chinensis* Lam.

【别名】·无根藤、无娘藤。

【生境与分布】·生于海拔 800～1 200 m 的山坡或路旁。分布于平塘、湄潭、沿河、清镇、江口、碧江等地。

【药用部位】·成熟种子。

【功效与主治】·补益肝肾,固精缩尿,安胎明目。用于肝肾不足,腰膝酸软,阳痿遗精,遗尿尿频,肾虚胎漏,胎动不安,目昏耳鸣,脾肾虚泻。外用于白癜风。

【凭证标本号】·522727201103013LY;520328200926045LY;522228200728116LY。

【附注】·《中国药典》收录物种。

• 金灯藤

【学名】· *Cuscuta japonica* Choisy

【别名】·菟丝子、无娘藤、金灯笼。

【生境与分布】·生于海拔 590～2 100 m 的山坡灌丛或路旁。分布于西秀、紫云、赤水等地。

【药用部位】·种子。

【功效与主治】·清热解毒,凉血止血,健脾利湿。用于痢疾,黄疸,吐血,衄血,便血,崩漏,淋浊,带下,便溏,目赤肿痛,咽喉肿痛,痈疽肿毒,痱子。

【凭证标本号】·520402170420269LY;520425170608335LY;520381160503031LY。

■ 马蹄金属 *Dichondra*

• 马蹄金

【学名】· *Dichondra micrantha* Urban

【别名】·小金钱草、黄疸草、小马蹄金。

【生境与分布】·生于海拔 1 500～1 800 m 的阴湿山坡、山沟或草场。分布于罗甸等地。

【药用部位】·全草。

【功效与主治】·清热利湿,解毒。用于黄疸,痢疾,砂淋,白疮,水肿,疔疮肿毒,跌打损伤,毒蛇咬伤。

【凭证标本号】·522728150523039LY。

■ 飞蛾藤属 *Dinetus*

• 飞蛾藤

【学名】· *Dinetus racemosus* (Wallich) Sweet

【别名】·打米花、马郎花。

【生境与分布】·生于海拔 700～1 200 m 的山坡灌丛或林缘。分布于贵阳、平坝、普安、望谟、安龙、长顺、江口等地。

【药用部位】·全株。

【功效与主治】·破血行气,消积。用于感冒,食积不消,跌打损伤。

【凭证标本号】·522727200923007LY;522325181120036LY;

522226191004006LY。

■ 土丁桂属 *Evolvulus*

• 土丁桂

【学名】· *Evolvulus alsinoides* (L.) L.

【别名】· 毛辣花、银丝草、过饥草。

【生境与分布】· 生于海拔 300～1 800 m 的草坡或灌丛。分布于贞丰、安龙等地。

【药用部位】· 全草。

【功效与主治】· 清热利湿,解毒。用于黄疸,痢疾,淋浊,带下,疔疮,疥疮。

■ 虎掌藤属 *Ipomoea*

• 月光花

【学名】· *Ipomoea alba* L.

【别名】· 嫦娥奔月。

【生境与分布】· 生于海拔 800 m 左右的路旁灌丛。分布于册亨等地。

【药用部位】· 全草、种子。

【功效与主治】· 全草:解蛇毒。用于毒蛇咬伤。种子:活血散瘀,消肿止痛。用于跌打肿痛,骨折。

• 蕹菜

【学名】· *Ipomoea aquatica* Forsskal

【别名】· 瓮菜根。

【生境与分布】· 生于土壤肥沃湿润之地。引种。省内广泛栽培。

【药用部位】· 全草、根。

【功效与主治】· 清热解毒,止血利尿。用于乳痈,牙痛,疮痈,小便不利,尿血,鼻衄,咳血,毒蛇咬伤。

【凭证标本号】· 526634151114004LY。

• 番薯

【学名】· *Ipomoea batatas* (L.) Lamarck

【生境与分布】· 省内各地有栽培。

【药用部位】· 块根。

【功效与主治】· 补中和血,益气生津,宽肠胃,通便秘。用于脾虚水肿,便泄,疮疡肿毒,大便秘结。

【凭证标本号】· 527701210814007LY;522226191005001LY。

• 毛牵牛

【学名】· *Ipomoea biflora* (L.) Persoon

【别名】· 满山香、黑面藤。

【生境与分布】· 生于海拔 800～1 200 m 的山坡、路旁或林下。分布于册亨、望谟等地。

【药用部位】· 全草、种子。

【功效与主治】· 全草:清热解毒,消疳除积。用于感冒,蛇咬伤,跌打损伤,实热便积,小儿疳积。种子:用于跌打损伤,蛇咬伤。

【凭证标本号】· 522728150918004LY。

• 毛茎薯

【学名】· *Ipomoea marginata* (Desrousseaux) Verdcourt

【生境与分布】· 生于灌丛或荒地。分布于兴义等地。

【药用部位】· 茎叶。

【功效与主治】· 清热解毒。

【凭证标本号】· 522301150831831LY。

• 裂叶牵牛

【学名】· *Ipomoea nil* (L.) Roth

【别名】· 牵牛花、喇叭花、大牵牛花。

【生境与分布】· 生于海拔 1 600 m 以下的山坡灌丛、干燥河谷路边、山地路边,或栽培。省内广泛栽培。

【药用部位】· 成熟种子。

【功效与主治】· 泻水通便,消痰涤饮,杀虫攻积。用于水肿胀满,二便不通,痰饮积聚,气逆喘咳,虫积腹痛。

【凭证标本号】· 522631180928129LY

【附注】· 《中国药典》收录物种。

• 圆叶牵牛

【学名】· *Ipomoea purpurea* Lam.

【别名】· 牵牛花、喇叭花。

【生境与分布】· 生于田边、路边、宅旁或山谷林内,栽培或逸为野生。分布于贞丰、紫云、册亨等地。

【药用部位】· 成熟种子。

【功效与主治】· 泻水通便,消痰涤饮,杀虫攻积。用于水肿胀满,二便不通,痰饮积聚,气逆喘咳,虫积腹痛。

【凭证标本号】· 522325190612420LY;520425170605269LY;522327191008040LY。

【附注】· 《中国药典》收录物种。

• 茑萝

【学名】· *Ipomoea quamoclit* L.

【别名】· 金丝线、锦屏封、茑萝松。

【生境与分布】· 栽培。分布于望谟、罗甸、清镇、息烽、开阳、修文等地。

【药用部位】· 全草、根。

【功效与主治】·清热解毒,凉血止血。用于痔漏,耳疔,蛇咬伤。

【凭证标本号】·520424141027244LY。

■ 鱼黄草属 *Merremia*

• 篱栏网

【学名】·*Merremia hederacea* (Burm. F.) Hall. F.

【生境与分布】·生于海拔760 m以下的灌丛或路旁草丛。分布于平塘、望谟等地。

【药用部位】·块根。

【功效与主治】·清热除湿,止咳健脾。

【凭证标本号】·522727201019014LY。

【附注】·贵州新分布药用植物。

• 山土瓜

【学名】·*Merremia hungaiensis* (Lingelsh. et Borza) R. C. Fang

【别名】·野红苕、山萝卜、野土瓜藤。

【生境与分布】·生于海拔1 200～2 000 m的草坡、山坡灌丛或松林下。分布于册亨、威宁、平坝、普安、安龙、盘州、兴义等地。

【药用部位】·块根。

【功效与主治】·清热除湿,止咳健脾。用于黄疸,慢性肝炎,肺热咳嗽,下血,乳少,小儿疳积,水火烫伤等。

【凭证标本号】·522327191008069LY。

• 北鱼黄草

【学名】·*Merremia sibirica* (L.) Hall. F.

【别名】·北茉栾藤、西伯利亚鱼黄草。

【生境与分布】·生于海拔600～2 800 m的路边、田边、山地草丛或山坡灌丛。分布于息烽、水城等地。

【药用部位】·全草、种子。

【功效与主治】·全草:活血解毒。用于劳伤疼痛,疔疮。种子:泻下消积。用于大便秘结,食积腹胀。

■ 三翅藤属 *Tridynamia*

• 大果三翅藤

【学名】·*Tridynamia sinensis* (Hemsl.) Staples

【别名】·异萼飞蛾藤、大果飞蛾藤。

【生境与分布】·生于海拔1 160～2 200 m的山坡灌丛。分布于江口、思南、望谟、安龙、兴义、兴仁、荔波、赤水、凤冈、桐梓等地。

【药用部位】·全株。

【功效与主治】·行气破血,消肿。

• 近无毛三翅藤

【学名】·*Tridynamia sinensis* var. *delavayi* (Gagnepain & Courchet) Staples

【别名】·青藤、密叶飞蛾藤、近无毛飞蛾藤。

【生境与分布】·生于海拔1 200～1 800 m的石灰岩灌丛。分布于册亨等地。

【药用部位】·全株。

【功效与主治】·清热解毒,消肿。用于风寒感冒,水肿,肝硬化腹水。

紫草科 Boraginaceae

■ 长蕊斑种草属 *Antiotrema*

• 长蕊斑种草

【学名】·*Antiotrema dunnianum* (Diels) Hand.-Mazz.

【别名】·白紫草、狗舌草、铁打苗。

【生境与分布】·生于海拔1 600～2 500 m的山坡草地。分布于威宁等地。

【药用部位】·根、叶。

【功效与主治】·用于跌打红肿。

■ 斑种草属 *Bothriospermum*

• 斑种草

【学名】·*Bothriospermum chinense* Bge.

【生境与分布】·生于海拔1 600 m以下的荒野路边、山坡草丛或竹林下。分布于凤冈、湄潭、水城、正安等地。

【药用部位】·全草。

【功效与主治】·解毒消肿,利湿止痒。用于痔疮,肛门肿痛,湿疹。

【凭证标本号】·520327210512073LY;520328210504187LY;520221190803016LY。

• 柔弱斑种草

【学名】·*Bothriospermum zeylanicum* (J. Jacquin) Druce

【生境与分布】·生于海拔300～1 900 m的山坡路边、田间荒地或溪边阴湿处。分布于江口、平坝、望谟等地。

【药用部位】·全草。

【功效与主治】·止咳,止血。用于咳嗽,吐血。

■ 破布木属 *Cordia*

● 破布木

【学名】·*Cordia dichotoma* Forst.

【别名】·青桐木、纸鹞高树、狗屎木。

【生境与分布】·生于海拔480～560 m的疏林。分布于安龙、册亨、望谟、罗甸等地。

【药用部位】·根。

【功效与主治】·行气止痛。用于心胃气痛，泄泻腹痛。

■ 琉璃草属 *Cynoglossum*

● 倒提壶

【学名】·*Cynoglossum amabile* Stapf et Drumm.

【别名】·小绿莲草、狗屎花、鸡爪参。

【生境与分布】·生于海拔1 000 m以上的山地草坡或松树林缘。分布于威宁、平坝、兴义、瓮安、梵净山等地。

【药用部位】·根、地上部分。

【功效与主治】·根：清热补虚，利湿。用于肝炎，痢疾，疟疾，虚劳，咳喘，盗汗，疝气，水肿，崩漏。地上部分：清肺化痰，散瘀止血，清热利湿。用于咳嗽，吐血，肝炎，痢疾，尿痛，瘰疬，刀伤，骨折。

【凭证标本号】·520201200803247LY；522471140608011LY；520323150909062LY。

● 大果琉璃草

【学名】·*Cynoglossum divaricatum* Stephan ex Lehmann

【生境与分布】·生于海拔525～2 500 m的干燥山坡、草地、石滩或路边。分布于天柱等地。

【药用部位】·根。

【功效与主治】·清热解毒。用于扁桃体炎及疮疖痈肿。

【凭证标本号】·522630200528175LY。

● 琉璃草

【学名】·*Cynoglossum furcatum* Wall.

【别名】·青菜参、贴骨散。

【生境与分布】·生于海拔300 m以上的山地草坡。分布于贞丰、西秀、赤水等地。

【药用部位】·根、叶。

【功效与主治】·清热解毒，止血。用于痈肿疮疖，崩漏咳血，跌打肿痛，外伤出血，毒蛇咬伤。

● 小花琉璃草

【学名】·*Cynoglossum lanceolatum* Forsk.

【别名】·鹤虱、小花倒提壶。

【生境与分布】·生于海拔300 m以上的丘陵山地草坡或路旁。分布于贞丰、威宁、赫章、兴义等地。

【药用部位】·全草。

【功效与主治】·清热解毒，利尿消肿，活血。用于急性肾炎，月经不调。外用于痈肿疮毒及毒蛇咬伤。

【凭证标本号】·520111200618032LY；522325190612415LY。

■ 蓝蓟属 *Echium*

● 蓝蓟

【学名】·*Echium vulgare* L.

【生境与分布】·生于山脚岩石间。分布于播州等地。

【药用部位】·全株、根。

【功效与主治】·全株：利尿。根：用于创伤，手裂。

【凭证标本号】·522121160430001LY。

■ 厚壳树属 *Ehretia*

● 厚壳树

【学名】·*Ehretia acuminata* R. Brown

【别名】·大红茶。

【生境与分布】·生于低海拔的山地林中。分布于望谟、荔波、长顺、罗甸、福泉等地。

【药用部位】·枝、心材、叶。

【功效与主治】·枝：收敛止泻。用于泄泻。心材：破瘀生新，止痛生肌。用于跌打损伤，肿痛，骨折，痈疮红肿。叶：清热解暑，祛腐生肌。用于感冒，偏头痛。

【凭证标本号】·522326201003026LY。

● 粗糠树

【学名】·*Ehretia dicksonii* Hance

【别名】·破布子、野枇杷。

【生境与分布】·生于海拔500～1 800 m的山谷林中。分布于贞丰、沿河、黄平、息烽、修文、开阳、威宁、兴义、安龙、册亨、望谟、罗甸、瓮安、独山、荔波、都匀、惠水、贵定、平塘、从江、黎平等地。

【药用部位】·树皮、枝叶、果实。

【功效与主治】·树皮：散瘀消肿，生津止渴。外用于跌打损伤。枝叶、果实：清热解毒，促胃和中，消食除满。用于食积腹胀,胃脘胀满,小儿消化不良,疝气疼痛。

【凭证标本号】·522325190408279LY。

- **光叶粗糠树**

【学名】·*Ehretia macrophylla* var. *glabrescens* (Nakai) Y. L. Liu

【生境与分布】·生于海拔1 700 m以下的山坡灌丛或山谷密林。分布于绥阳、务川、习水、赤水、江口、印江、德江、安龙、黄平、榕江、瓮安、独山等地。

【药用部位】·枝、叶、果实。

【功效与主治】·清热解毒,消食健胃。用于食积腹胀,小儿消化不良。

【凭证标本号】·522228200822019LY;522423191005038LY;520329190412076LY。

■ **鹤虱属** *Lappula*

- **鹤虱**

【学名】·*Lappula myosotis* Moench

【生境与分布】·生于山坡草地、丘陵坡地或田埂。分布于独山等地。

【药用部位】·果实。

【功效与主治】·消积杀虫。用于蛔虫病,蛲虫病,绦虫病,虫积腹痛。

【凭证标本号】·5227261140822002LY。

■ **紫草属** *Lithospermum*

- **田紫草**

【学名】·*Lithospermum arvense* L.

【别名】·麦家公。

【生境与分布】·生于丘陵、低山草坡或田边。分布于都匀、剑河等地。

【药用部位】·果实、种子。

【功效与主治】·果实:温中健胃,消肿止痛,强筋骨。用于胃胀反酸,胃寒疼痛,吐血,跌打损伤,骨折。种子:利尿。

- **紫草**

【学名】·*Lithospermum erythrorhizon* Sieb. et Zucc.

【别名】·硬紫草。

【生境与分布】·生于海拔1 000~1 300 m的向阳山坡或山谷草丛。分布于贵阳、江口、安龙、龙里、贵定、惠水、长顺等地。

【药用部位】·根。

【功效与主治】·清热凉血,活血解毒,透疹消斑。用于血热毒盛,斑疹紫黑,麻疹不透,疮疡,湿疹,水火烫伤。

【凭证标本号】·522222140510104LY。

【附注】·《中国药典》收录物种。

- **石生紫草**

【学名】·*Lithospermum hancockianum* Oliv.

【别名】·云南紫草。

【生境与分布】·生于石灰岩山坡、石缝。分布于兴义等地。

【药用部位】·全株。

【功效与主治】·用于跌打损伤。

- **梓木草**

【学名】·*Lithospermum zollingeri* A. DC.

【别名】·琉璃草、小紫草、猫舌头草。

【生境与分布】·生于山坡林下、丘陵草坡或灌丛。分布于贵阳、清镇、印江、龙里等地。

【药用部位】·果实。

【功效与主治】·温中散寒,行气活血,消肿止痛。用于胃脘冷痛作胀,泛吐酸水,跌打肿痛,骨折。

【凭证标本号】·520111210327013LY;522722200116158LY;522226190501002LY。

■ **滇紫草属** *Onosma*

- **滇紫草**

【学名】·*Onosma paniculatum* Bur. et Franch.

【生境与分布】·生于荒山顶部、石砾地或干燥向阳的草坡。分布于威宁、盘州等地。

【药用部位】·根。

【功效与主治】·清热解毒,凉血活血,透疹。用于斑疹,痘毒,麻疹,湿疹,恶疮,外伤出血,水火烫伤。

【凭证标本号】·522427140622038LY。

■ **车前紫草属** *Sinojohnstonia*

- **车前紫草**

【学名】·*Sinojohnstonia plantaginea* Hu

【生境与分布】·生于丘陵、沟边草地。分布于江口等地。

【药用部位】·带根全草。

【功效与主治】·清热利湿,散瘀止血。

【凭证标本号】·522627201227133LY。

■ **聚合草属** *Symphytum*

- **聚合草**

【学名】·*Symphytum officinale* L.

【别名】·爱国草、友谊草。

【生境与分布】·生于山地林中。分布于钟山、威宁、望谟等地。

【药用部位】·全草、根、根茎。

【功效与主治】·补血,祛痰止泻,清热镇痛。用于肺部感染,胃溃疡,赤痢,肠出血,慢性黏膜炎,肌肉骨骼疼痛,艾滋病。

【凭证标本号】·520201200803233LY;522427140605507LY;522326210118004LY。

■ 盾果草属 *Thyrocarpus*

● 弯齿盾果草

【学名】·*Thyrocarpus glochidiatus* Maxim.

【生境与分布】·生于山坡杂草丛。分布于播州等地。

【药用部位】·全草。

【功效与主治】·清热解毒,消肿。用于疮痈肿毒,咽喉肿痛,痢疾。

【凭证标本号】·522723210405062LY。

● 盾果草

【学名】·*Thyrocarpus sampsonii* Hance

【生境与分布】·生于丘陵草坡、路边或田坎。分布于印江、万山、册亨、望谟、平塘、赤水等地。

【药用部位】·全草。

【功效与主治】·清热解毒,消肿。用于痈肿,疔疮,咽喉肿痛,痢疾。

【凭证标本号】·522701210314003LY;520111200620015LY;522326210115026LY。

■ 附地菜属 *Trigonotis*

● 西南附地菜

【学名】·*Trigonotis cavaleriei* (Lévl.) Hand.-Mazz.

【生境与分布】·生于海拔 900～1 200 m 的山坡或沟谷。分布于印江、黄平、雷山、大方、龙里、清镇等地。

【药用部位】·全草。

【功效与主治】·解毒消肿,行气止痛。用于手脚麻木,热毒痈肿,胃痛吐酸。

【凭证标本号】·520323150702360LY;522729190914021LY;520381160509421LY。

● 硬毛附地菜

【学名】·*Trigonotis laxa* var. *hirsuta* W. T. Wang et C. J. Wang

【生境与分布】·生于海拔 560～1 600 m 的山地灌丛、林中、林缘、溪谷水边或山野路旁。分布于雷山、印江、德江等地。

【药用部位】·全草。

【功效与主治】·解毒消肿,行气止痛。

【凭证标本号】·522701201103003LY。

● 大叶附地菜

【学名】·*Trigonotis macrophylla* Vaniot

【生境与分布】·生于海拔 1 100 m 左右的山沟旁。分布于雷山等地。

【药用部位】·全草。

【功效与主治】·清热解毒,活血。用于黄疸,痢疾,热毒痈肿。

【凭证标本号】·520121210502030LY。

● 毛果附地菜

【学名】·*Trigonotis macrophylla* var. *trichocarpa* Hand.-Mazz.

【生境与分布】·生于山地草坡或林缘。分布于桐梓、安龙等地。

【药用部位】·全草。

【功效与主治】·清热解毒。

● 毛脉附地菜

【学名】·*Trigonotis microcarpa* (A. DC.) Benth. ex Clarke

【生境与分布】·生于海拔 1 000～1 800 m 的山地草坡、灌丛或溪边草地。分布于兴仁、兴义、贞丰、安龙等地。

【药用部位】·全草。

【功效与主治】·清热解毒,凉血。

【凭证标本号】·520328210502076LY。

● 峨眉附地菜

【学名】·*Trigonotis omeiensis* Matsuda

【生境与分布】·生于海拔 1 000～1 500 m 的山地林下、灌丛、溪边、沟边等阴湿处。分布于江口、册亨等地。

【药用部位】·全草。

【功效与主治】·清热解毒。

【凭证标本号】·522222141109030LY;522327191009003LY。

● 附地菜

【学名】·*Trigonotis peduncularis* (Trev.) Benth. ex Baker et Moore

【别名】·地胡椒、黄瓜香。

【生境与分布】·生于丘陵草坡、路边或田坎。分布于绥阳、凤冈、花溪等地。

【药用部位】·全草。

【功效与主治】·解毒消肿,行气止痛。用于手脚麻木,热毒痈肿,胃痛吐酸,痢疾。

【凭证标本号】·520323150421181LY;520327210513136LY;520111210313005LY。

● 钝萼附地菜

【学名】·*Trigonotis peduncularis* var. *amblyosepala* (Nakai & Kitagawa) W. T. Wang

【生境与分布】·生于低山山坡草地、林缘、灌丛、田间或荒野。分布于石阡等地。

【药用部位】·全草。

【功效与主治】·清热止痛,止痢。

【凭证标本号】·522224160403010LY。

马鞭草科 Verbenaceae

■ 紫珠属 *Callicarpa*

● 紫珠

【学名】·*Callicarpa bodinieri* Lévl.

【别名】·白木姜、漆大伯、珍珠枫。

【生境与分布】·生于海拔 400～1 500 m 的林中。分布于剑河、镇远、黎平、从江、平坝、安龙、惠水、独山、三都、荔波、罗甸、道真、瓮安、赤水、湄潭、息烽、清镇、梵净山等地。

【药用部位】·全株、根。

【功效与主治】·止血解毒。用于疮痈肿毒,毒蛇咬伤。

【凭证标本号】·520323150630329LY;522727200519002LY;520111200710010LY。

● 短柄紫珠

【学名】·*Callicarpa brevipes* (Benth.) Hance

【别名】·红米碎木。

【生境与分布】·生于海拔 600～1 400 m 的山坡林下。分布于贞丰等地。

【药用部位】·根、叶。

【功效与主治】·祛风除湿,化痰止咳。用于风湿关节痛,咳嗽痰喘。

● 华紫珠

【学名】·*Callicarpa cathayana* H. T. Chang

【别名】·鱼显子。

【生境与分布】·生于海拔 1 200 m 以下的山坡、谷地丛林。分布于紫云等地。

【药用部位】·根、叶。

【功效与主治】·清热解毒,凉血止血。用于咯血,吐血,尿血,便血,崩漏,外伤出血,痈疽肿毒。

【凭证标本号】·522327181129351LY;522423191002032LY;522222160805002LY。

● 白棠子树

【学名】·*Callicarpa dichotoma* (Lour.) K. Koch

【别名】·小叶紫珠。

【生境与分布】·生于海拔 400～700 m 的山坡灌丛。分布于从江、黎平、锦屏、安龙、独山、赤水等地。

【药用部位】·叶。

【功效与主治】·清热解毒,收敛止血。用于外伤出血,咯血,尿血,便血,崩漏,皮肤紫癜,痈疽肿毒,毒蛇咬伤。

【凭证标本号】·523327181129306LY;523325180919114LY;520201200720028LY。

● 杜虹花

【学名】·*Callicarpa formosana* Rolfe

【别名】·老蟹眼、粗糠仔。

【生境与分布】·生于海拔 1 400 m 左右的山地灌丛。分布于册亨等地。

【药用部位】·叶。

【功效与主治】·散瘀止血,解毒消肿。用于衄血,咯血,吐血,便血,崩漏,外伤出血,热毒疮疡,水火烫伤。

【凭证标本号】·522226190427026LY。

【附注】·《中国药典》收录物种。

● 老鸦糊

【学名】·*Callicarpa giraldii* Hesse ex Rehd.

【别名】·鸡米树、小米团花、鱼胆。

【生境与分布】·生于海拔 400～1 300 m 的山坡灌丛。分布于松桃、黎平、榕江、赫章、晴隆、兴义、荔波、惠水、绥阳、赤水、梵净山、雷公山等地。

【药用部位】·叶。

【功效与主治】·清热解毒,收敛止血。用于外伤出血,咯血,尿血,便血,崩漏,疔疮肿毒,毒蛇咬伤。

【凭证标本号】·520327200727011LY;522722200721390LY;522423191003039LY。

● 毛叶老鸦糊

【学名】·*Callicarpa giraldii* var. *subcanescens* Rehder

【别名】·丑紫珠。

【生境与分布】·生于海拔 500～1 700 m 的山坡林缘、沟边或灌丛。分布于沿河、黄平、从江、平坝、安龙、兴仁等地。

【药用部位】·叶、花。

【功效与主治】·清热解毒,收敛止血。用于外伤出血,咯血,尿血,便血,崩漏,疮痈肿毒,毒蛇咬伤。

【凭证标本号】·520329190725717LY;522325181025259LY。

● **日本紫珠**

【学名】·*Callicarpa japonica* Thunb.

【别名】·紫珠。

【生境与分布】·生于海拔350～800 m的山坡灌丛。分布于黎平、从江、荔波、三都、赤水等地。

【药用部位】·根、叶、果实。

【功效与主治】·清热,凉血止血。用于风湿骨痛,各种出血。

【凭证标本号】·520422141007367LY。

● **枇杷叶紫珠**

【学名】·*Callicarpa kochiana* Makino

【别名】·山枇杷。

【生境与分布】·生于海拔140～850 m的山坡、谷地溪旁林中或灌丛。分布于习水、三都等地。

【药用部位】·根、叶、果实。

【功效与主治】·清热,收敛止血。用于咳嗽,头痛,外伤出血。

【凭证标本号】·522633190419024LY。

● **广东紫珠**

【学名】·*Callicarpa kwangtungensis* Chun

【别名】·万年青、小叶紫珠菜、金刀菜。

【生境与分布】·生于海拔400～1400 m的山坡林下或灌丛。分布于榕江、大方、册亨、普安、贞丰、三都、梵净山等地。

【药用部位】·茎枝、叶。

【功效与主治】·收敛止血,散瘀,清热解毒。用于衄血,咯血,吐血,便血,崩漏,外伤出血,肺热咳嗽,咽喉肿痛,热毒疮疡,水火烫伤。

【凭证标本号】·522228200728013LY

【附注】·《中国药典》收录物种。

● **尖萼紫珠**

【学名】·*Callicarpa loboapiculata* Metc.

【生境与分布】·生于海拔350～500 m的山坡灌丛。分布于榕江、从江等地。

【药用部位】·叶。

【功效与主治】·外用于体癣。

● **长叶紫珠**

【学名】·*Callicarpa longifolia* Lamk.

【别名】·老哈眼、尖尾枫。

【生境与分布】·生于海拔1700 m左右的山坡林缘。分布于沿河、赤水、罗甸、安龙等地。

【药用部位】·根、叶。

【功效与主治】·根:祛风除湿。用于风湿痹痛,四肢麻木。叶:止血。用于外伤出血,咯血,尿血,便血等各种出血。

【凭证标本号】·522228200729211LY;520381160428092LY;522728151103013LY。

● **白毛长叶紫珠**

【学名】·*Callicarpa longifolia* var. *floccosa* Schauer

【别名】·大枫木。

【生境与分布】·生于海拔650～900 m的山坡灌丛。分布于都匀、沿河、荔波等地。

【药用部位】·叶。

【功效与主治】·祛风除湿。用于风湿痹痛,关节炎,头晕,中耳炎。

【凭证标本号】·522701201011009LY。

● **大叶紫珠**

【学名】·*Callicarpa macrophylla* Vahl

【别名】·羊耳朵、赶风紫、白骨风。

【生境与分布】·生于海拔400～1300 m的林下、林缘或灌丛。分布于黎平、盘州、关岭、晴隆、册亨、独山、三都、罗甸、紫云等地。

【药用部位】·叶、带叶嫩枝。

【功效与主治】·散瘀止血,消肿止痛。用于衄血,咯血,吐血,便血,外伤出血,跌打肿痛。

【凭证标本号】·522327190620001LY;522722201020766LY;522727200909018LY。

【附注】·《中国药典》收录物种。

● **窄叶紫珠**

【学名】·*Callicarpa membranacea* Chang

【别名】·止血草。

【生境与分布】·生于海拔1300 m以下的山坡、溪旁林中或灌丛。分布于惠水、开阳、从江、梵净山等地。

【药用部位】·叶。

【功效与主治】·散瘀止血,祛风止痛。用于吐血,咯血,衄血,崩漏,创伤出血,痈疽肿毒,喉痹。

【凭证标本号】·522731191021017LY。

● **红紫珠**

【学名】·*Callicarpa rubella* Lindl.

【别名】·复生药、小红米果、对节树。

【生境与分布】·生于海拔 400～1 500 m 的溪边或山坡灌丛。分布于贵阳、黎平、榕江、册亨、晴隆、安龙、兴仁、兴义、瓮安、三都、荔波、赤水、道真、桐梓、紫云、梵净山、雷公山等地。

【药用部位】·根、叶、嫩枝。

【功效与主治】·根:凉血止血,祛风止痛。用于外伤出血,咯血,尿血,痔血,跌打损伤,痈疮肿毒,毒蛇咬伤。叶、嫩枝:凉血止血,解毒消肿。

【凭证标本号】·522727200520007LY;520381150509401LY;520111200718048LY。

● 狭叶红紫珠

【学名】·*Callicarpa rubella* f. *angustata* C. Pei

【别名】·白花叶。

【生境与分布】·生于海拔 650～1 000 m 的山坡灌丛。分布于兴义、从江、贞丰、兴仁等地。

【药用部位】·根、叶。

【功效与主治】·清热解毒,止血止咳。用于感冒咳嗽,外伤出血,咯血,尿血,疟疾,疮痈肿毒。

【凭证标本号】·522301150820730LY。

● 钝齿红紫珠

【学名】·*Callicarpa rubella* f. *crenata* C. Pei

【别名】·沙药草。

【生境与分布】·生于海拔 650～1 300 m 的山地林下。分布于荔波、黎平、从江、贵定、三都、梵净山等地。

【药用部位】·根、叶。

【功效与主治】·清热止血,消肿,止痛止痢。用于外伤出血,咯血,尿血,便血,跌打损伤。

■ 莸属 *Caryopteris*

● 金腺莸

【学名】·*Caryopteris aureoglandulosa* (Van.) C.Y. Wu

【别名】·八瓜金。

【生境与分布】·生于海拔 250～500 m 的山坡灌丛。分布于望谟、安龙、罗甸、兴仁、兴义、瓮安等地。

【药用部位】·叶。

【功效与主治】·接骨。用于骨折。

【凭证标本号】·522301150406607LY;522423191002005LY;520329190503068LY。

● 莸

【学名】·*Caryopteris divaricata* Maxim.

【别名】·叉枝莸、雁金草。

【生境与分布】·生于海拔 750 m 以下的林缘、沟边。分布于沿河、梵净山等地。

【药用部位】·全株。

【功效与主治】·止痛止血,清热解毒。用于感冒,出血,风湿关节痛。外用于痈疮肿毒。

【凭证标本号】·522228210503029LY。

● 灰毛莸

【学名】·*Caryopteris forrestii* Diels

【别名】·白叶莸、兰香草。

【生境与分布】·生于海拔 1 400～1 700 m 的山坡灌丛。分布于威宁、册亨、安龙等地。

【药用部位】·全草。

【功效与主治】·清热解毒,凉血止血。用于感冒发热,赤白痢疾,肺痨咯血,疮疡。

【凭证标本号】·522630200923144LY。

● 兰香草

【学名】·*Caryopteris incana* (Thunb. ex Hout.) Miq.

【别名】·山薄荷、婆绒花。

【生境与分布】·生于较干旱的山坡、路旁或林边。分布于余庆、江口、修文等地。

【药用部位】·全草。

【功效与主治】·疏风解表,祛痰止咳,散瘀止痛。用于脘腹胀痛,上呼吸道感染,顿咳,咳嗽痰喘,风湿关节痛,跌打肿痛,产后瘀血腹痛,闭经,崩漏,毒蛇咬伤,湿疹,皮肤瘙痒,疮肿。

【凭证标本号】·522423191002002LY;520329191004041LY;522222141109099LY。

● 锥花莸

【学名】·*Caryopteris paniculata* C.B. Clarke

【别名】·密花莸、紫红鞭。

【生境与分布】·生于海拔 650 m 左右的山坡灌丛或林缘。分布于平塘、望谟、兴义、荔波等地。

【药用部位】·根。

【功效与主治】·清热止痢,清热解毒,凉血止血。用于痢疾,吐血,便血,崩漏。

【凭证标本号】·522727210113010LY;522326201112009LY;522301150524632LY。

● 三花莸

【学名】·*Caryopteris terniflora* Maxim.

【生境与分布】·生于海拔 550～2 600 m 的山坡、平地或水沟河边。分布于罗甸、镇宁、修文等地。

【药用部位】·全草。

【功效与主治】·解表散寒,清热解毒,祛风除湿,消肿止痛。用于外感头痛,咳嗽,外障目翳,烫伤。外用于刀伤,烧伤,瘰疬,毒蛇咬伤,痈疽。

【凭证标本号】·522326201001045LY;520221190806003LY;522728160316009LY。

• 短梗三花莸

【学名】·*Caryopteris terniflora* f. *brevipedunculata* P'ei & S. L. Chen

【别名】·大风寒草、蜂子草。

【生境与分布】·生于海拔800~1300 m的山坡。分布于罗甸等地。

【药用部位】·全草。

【功效与主治】·发表散寒,宣肺止咳,活血调经。用于感冒头痛,咳嗽,慢性支气管炎,痛经,百日咳。外用于刀伤,烧伤,烫伤,毒蛇咬伤。

【凭证标本号】·522728160316009LY。

■ 大青属 *Clerodendrum*

• 臭牡丹

【学名】·*Clerodendrum bungei* Steud.

【别名】·大红花、矮脚桐。

【生境与分布】·生于海拔500~1800 m的山谷湿地或灌丛。分布于开阳、息烽、修文、松桃、德江、龙里、黎平、普安、雷公山等地。

【药用部位】·全株、根、茎、叶。

【功效与主治】·清热解毒,祛风除湿,解表散瘀,消肿止痛。用于风湿关节痛,跌打损伤,乳腺炎,黄疸,水肿,腹痛,痢疾,高血压,头晕头痛,虚咳,牙痛,痔疮,脱肛,疝气,痈疽疔疮,荨麻疹,湿疹脚气,崩漏,白浊,月经不调,子宫脱垂,小儿疳积,毒蛇咬伤。

【凭证标本号】·522731190329002LY;522727200909025LY;522325190116358LY。

• 灰毛大青

【学名】·*Clerodendrum canescens* Wall. ex Walp.

【别名】·毛赪桐、人瘦木、狮子球。

【生境与分布】·生于海拔250~880 m的山坡灌丛。分布于息烽、黎平、从江、榕江等地。

【药用部位】·全株、根。

【功效与主治】·养阴清热,宣肺祛痰,镇痛退热,凉血止血。用于感冒高热,肺痨,咯血,红白痢疾,带下病,风湿痛,闭经,痛经,子宫脱垂。外用于乳疮,水肿,无名肿毒。

【凭证标本号】·522722200701217LY;523325190612443LY。

• 重瓣臭茉莉

【学名】·*Clerodendrum chinense* (Osbeck) Mabberley

【别名】·臭梧桐、大髻婆、走马风。

【生境与分布】·生于海拔250~880 m的山坡灌丛。分布于册亨、罗甸等地。

【药用部位】·全株、根、叶。

【功效与主治】·全株:用于子宫脱垂,风湿,烧伤。根:祛风利湿,化痰止咳,活血消肿。用于风湿关节痛,脚气水肿,带下病,痔疮,脱肛,慢性骨髓炎,咳嗽痰喘。叶:外用于湿疹,皮肤瘙痒。

• 臭茉莉

【学名】·*Clerodendrum chinense* var. *simplex* (Moldenke) S. L. Chen

【别名】·白花臭牡丹。

【生境与分布】·生于海拔300 m左右的山坡林下。分布于三都等地。

【药用部位】·全株、根、叶。

【功效与主治】·祛风活血,强筋壮骨,解毒消肿,降压。用于风湿关节痛,脚气水肿,皮肤瘙痒,白带异常,子宫脱垂,甲状腺肿大,四肢酸软,高血压,痈毒,痔疮,乳腺炎,麻疹,食物中毒,失眠,产妇食欲不振,火眼。

【凭证标本号】·523325180920247LY;522727200520006LY。

• 腺茉莉

【学名】·*Clerodendrum colebrookianum* Walp.

【别名】·过墙风、臭牡丹。

【生境与分布】·生于海拔1100 m左右的灌丛。分布于都匀等地。

【药用部位】·根。

【功效与主治】·清热解毒,凉血利尿,泻火。用于风湿关节痛,咳嗽。

• 川黔大青

【学名】·*Clerodendrum confine* S. L. Chen et T. D. Zhuang

【生境与分布】·生于海拔1350~2000 m的灌木林。分布于修文、惠水等地。

【药用部位】·根。

【功效与主治】·清热解毒,祛风利湿。

● 大青

【学名】· *Clerodendrum cyrtophyllum* Turcz.

【别名】· 臭尿青、臭屎青、鸡屎青。

【生境与分布】· 生于海拔 800～1 000 m 的山谷林下或山坡灌丛。分布于开阳、罗甸、黄平、三都、瓮安、独山、雷公山等地。

【药用部位】· 根、叶。

【功效与主治】· 根:清热解毒,祛风利湿,凉血。用于感冒头痛,乙脑,流脑,麻疹并发哮喘,流行性腮腺炎,乳蛾,传染性肝炎,痢疾,淋证,蜈蚣咬伤。叶:清热凉血,解毒。用于流行性乙型脑炎,流感,流行性腮腺炎,风热咳喘,急性肝炎,热病发斑,丹毒,疔疮肿毒,蛇虫咬伤。

【凭证标本号】· 522701201013015LY;522722200722116LY;522226190427009LY。

● 赪桐

【学名】· *Clerodendrum japonicum* (Thunb.) Sweet

【别名】· 百日红、贞桐花、状元红。

【生境与分布】· 生于海拔 280～800 m 的山坡密林。分布于修文、罗甸、三都、兴仁等地。

【药用部位】· 全草、根、叶、花。

【功效与主治】· 清热解毒,祛风利湿,散瘀消肿,调经排脓。用于风湿骨痛,腰肌劳损,跌打损伤,感冒,肺热咳嗽,痢疾,失眠,月经不调,子宫脱垂,痔疮出血,痈疽疔疮,无名肿毒,疝气,黄疸。

【凭证标本号】· 522728150523054LY。

● 广东大青

【学名】· *Clerodendrum kwangtungense* Hand.-Mazz.

【别名】· 红花鬼灯笼、广东臭茉莉。

【生境与分布】· 生于海拔 650～750 m 的山坡林下或灌丛。分布于黎平、三都、荔波、惠水、龙里等地。

【药用部位】· 根。

【功效与主治】· 清热利湿,祛风止咳,壮腰健胃。用于咳嗽,风湿痛,肢体麻木,筋骨疼痛,肾虚腰痛,腰腿乏力。

● 尖齿臭茉莉

【学名】· *Clerodendrum lindleyi* Decne. ex Planch.

【别名】· 鬼点火、过墙风、臭茶莉。

【生境与分布】· 生于海拔 250～750 m 的山坡灌丛。分布于罗甸、长顺、望谟、安龙、兴仁等地。

【药用部位】· 全株、根、茎、叶。

【功效与主治】· 清热解毒,祛风除湿,活血消肿,强筋壮骨,降压,止痛。用于风湿痹痛,中耳炎,跌打损伤,肺脓肿,痢疾,高血压,痈肿疮疖,脚气水肿,四肢酸软,偏头痛,子宫脱垂,皮肤湿疹。

【凭证标本号】· 522427140512413LY。

● 黄腺大青

【学名】· *Clerodendrum luteopunctatum* Pei et S.L. Chen

【生境与分布】· 生于海拔 900～1 350 m 的山谷林下或山坡灌丛。分布于惠水、德江、梵净山等地。

【药用部位】· 根。

【功效与主治】· 祛风除湿。用于风湿疼痛,腰腿发麻。

【凭证标本号】· 520324150826028LY。

● 海通

【学名】· *Clerodendrum mandarinorum* Diels

【别名】· 铁枪桐、白灯笼、小花泡桐。

【生境与分布】· 生于海拔 300～1 800 m 的山坡林下或灌丛。分布于惠水、德江、梵净山等地。

【药用部位】· 根、枝、叶。

【功效与主治】· 清热解毒,通经活络,祛风除痹,利水。用于水肿,气血瘀滞,风湿痹痛,肢体拘挛,腰膝酸软,麻木,行走无力,小儿行迟,小儿麻痹,中风。

【凭证标本号】· 520111200719006LY;522423191002034LY;522228200729305LY。

● 三对节

【学名】· *Clerodendrum serratum* (L.) Moon

【别名】· 三百棒、三多。

【生境与分布】· 生于海拔 300～1 200 m 的山坡灌丛。分布于罗甸、册亨、安龙、兴仁、兴义等地。

【药用部位】· 全株、根、叶。

【功效与主治】· 清热解毒,截疟杀虫,接骨止痛,祛风除湿。用于乳蛾,咽喉痛,头痛,风湿骨痛,疟疾,痢疾,肝炎。外用于痈疖肿痛,骨折,跌打损伤,劳伤,蜈蚣咬伤,无名肿毒,黄水疮。

【凭证标本号】· 522731191021004LY;522729200724021LY;522325181011253LY。

● 三台花

【学名】· *Clerodendrum serratum* var. *amplexifolium* Moldenke

【别名】· 三台、火山麻。

【生境与分布】· 生于海拔 500～1 500 m 的山坡灌丛。分布于罗甸、望谟、册亨、安龙、兴仁、兴义等地。

【药用部位】· 根、茎皮。

【功效与主治】·清热解毒,截疟接骨,祛风除湿。用于疟疾,避孕,骨痛,急性胃肠炎,重感冒,头痛,跌打损伤,风湿病,肝炎。

● 草本三对节

【学名】· *Clerodendrum serratum* var. *herbaceum*(Roxb.)C.Y.Wu

【别名】·对节生。

【生境与分布】·生于海拔720 m左右的山地灌丛。分布于兴义等地。

【药用部位】·全草、根、茎皮、叶。

【功效与主治】·清热利湿,散瘀消肿,壮筋骨,截疟,避孕。用于疟疾,肝炎,风湿痛,头痛,眼痛,骨折,痢疾。外用于疮疡肿毒,蜈蚣咬伤,跌打损伤,骨折,外伤出血,黄水疮。

● 海州常山

【学名】· *Clerodendrum trichotomum* Thunb.

【别名】·泡火桐、香楸、追骨风。

【生境与分布】·生于海拔1 000～2 200 m的山谷林下或灌丛。分布于开阳、息烽、清镇、纳雍、绥阳、威宁、梵净山等地。

【药用部位】·根、枝、叶、花、果实。

【功效与主治】·祛风除湿,平肝降压,解毒杀虫。用于风湿痹痛,半身不遂,高血压,偏头痛,疟疾,痢疾,痈疽疮毒,湿疹疥癣。

【凭证标本号】·520201200720026LY;522327191005304LY;520221190607021LY。

■ 假连翘属 *Duranta*

● 假连翘

【学名】· *Duranta erecta* L.

【别名】·莲荞、番仔刺、篱笆树。

【生境与分布】·原产南美洲。省内南部有栽培。

【药用部位】·根、叶、果实。

【功效与主治】·根:止痛,止渴,驱虫,解毒,祛瘀。用于疟疾,跌打损伤。叶、果实:散热透邪,行血祛瘀,止痛杀虫,消肿解毒。用于疟疾,胸痛,痈肿初起,脚底脓肿。

【凭证标本号】·522301160203077LY;522325190228309LY;522327191226017LY。

■ 石梓属 *Gmelina*

● 石梓

【学名】· *Gmelina chinensis* Benth.

【生境与分布】·生于海拔500～650 m的阔叶林中。分布于罗甸、荔波等地。

【药用部位】·根。

【功效与主治】·活血祛瘀,祛湿止痛。用于风湿痹痛,闭经痛经,经期不定,产后腹痛,恶露不尽。

■ 马缨丹属 *Lantana*

● 马缨丹

【学名】· *Lantana camara* L.

【别名】·如意草、臭草、五彩花。

【生境与分布】·生于海拔660～1 100 m的路旁。偶见栽培或逸为野生。

【药用部位】·根、花。

【功效与主治】·根:清热泻火,解毒散结。用于小儿疳积。花:清热,止血。用于肺痨咯血,腹痛吐泻,湿疹,阴痒。

【凭证标本号】·522728150918007LY。

■ 过江藤属 *Phyla*

● 过江藤

【学名】· *Phyla nodiflora*(L.)E.L.Greene

【别名】·鸭脚板、过江龙。

【生境与分布】·生于海拔440～1 300 m的河漫滩或山坡湿润地。分布于贞丰、紫云等地。

【药用部位】·全草。

【功效与主治】·祛风清热,消肿解毒。用于咽痛乳蛾,痈疽肿毒,热痢,淋病,咽喉肿,黄肿病,牙疳,带状疱疹。

【凭证标本号】·522325190718575LY;520425170610403LY。

■ 豆腐柴属 *Premna*

● 石山豆腐柴

【学名】· *Premna crassa* Hand.-Mazz.

【别名】·黄皮树、西畴。

【生境与分布】·生于海拔500～1 000 m的石灰岩山地林下或林缘。分布于兴义、平坝、镇宁、安龙、梵净山等地。

【药用部位】·全草。

【功效与主治】·祛风除湿,解毒。用于风湿疼痛,痈疽肿毒。

【凭证标本号】·522325190611381LY。

● 黄毛豆腐柴

【学名】· *Premna fulva* Craib

【生境与分布】·生于海拔500～900 m的阔叶林中。分布于望谟、安龙、贞丰、罗甸等地。

【药用部位】·根、叶。

【功效与主治】·祛风湿,壮肾阳。用于风湿痹痛,风湿关节痛,水肿,肾虚阳痿,月经不调。

【凭证标本号】·522327190426002LY;527012210619006LY。

• **臭黄荆**

【学名】·*Premna ligustroides* Hemsl.

【别名】·斑鹊子。

【生境与分布】·生于海拔250～1000 m的山坡灌丛或林缘。分布于都匀、黎平、望谟、赤水、仁怀等地。

【药用部位】·根、叶、种子。

【功效与主治】·根:清热利湿。用于痢疾,痔疮,水肿,牙痛。叶:解毒消肿。用于痈肿疔毒。种子:祛风止痛,止痒。用于风热头痛,风疹瘙痒。

【凭证标本号】·522701210407009LY。

• **豆腐柴**

【学名】·*Premna microphylla* Turcz.

【别名】·腐婢、臭黄荆、豆腐叶。

【生境与分布】·生于海拔600～1200 m的山坡沟边、林缘或灌丛。分布于赤水、黎平、锦屏、榕江、黄平、普定、三都、都匀、雷公山等地。

【药用部位】·茎、叶。

【功效与主治】·清热解毒。用于疟疾,泄泻,痢疾,痈肿,疔疮,丹毒,蛇虫咬伤。

【凭证标本号】·522731190510003LY;523325190423241LY;520402170527359LY。

• **狐臭柴**

【学名】·*Premna puberula* Pamp.

【别名】·跌打王、斑鸠占、臭树。

【生境与分布】·生于海拔700～1800 m的山坡林缘或灌丛。分布于黎平、瓮安、荔波、惠水、平塘、三都、务川、梵净山、雷公山等地。

【药用部位】·根、叶。

【功效与主治】·根:祛风湿,壮肾阳。用于风湿痹痛,肾虚阳痿,月经不调。叶:清湿热,解毒,接骨。用于水肿,疔疮肿毒,筋伤骨折。

【凭证标本号】·522731190709010LY;520111200710002LY;522423191002059LY。

• **毛狐臭柴**

【学名】·*Premna puberula* var. *bodinieri* (Lévl.) C. Y. Wu et S. Y. Pao

【别名】·臭叶草。

【生境与分布】·生于海拔700～1500 m的山坡灌丛。分布于贵阳、榕江、册亨、望谟、安龙、普安、晴隆、平塘、荔波、罗甸、惠水等地。

【药用部位】·根、叶。

【功效与主治】·祛风湿,壮肾阳。用于风湿痹痛,风湿关节痛,水肿,肾虚阳痿,月经不调。

【凭证标本号】·522423191002033LY。

■ **马鞭草属 *Verbena***

• **马鞭草**

【学名】·*Verbena officinalis* L.

【别名】·马鞭梢。

【生境与分布】·生于海拔700～2380 m的山坡、路边或村寨旁。省内广泛分布。

【药用部位】·地上部分。

【功效与主治】·活血散瘀,解毒截疟,利水退黄。用于癥瘕积聚,痛经闭经,喉痹,痈肿,水肿,黄疸,疟疾。

【凭证标本号】·522121150723500LY。

【附注】·《中国药典》收录物种。

■ **牡荆属 *Vitex***

• **穗花牡荆**

【学名】·*Vitex agnus-castus* L.

【生境与分布】·引种。省内广泛栽培。

【药用部位】·果实。

【功效与主治】·用于月经不调,乳房疼痛,经前疾病。

【凭证标本号】·522631190821704LY。

• **长叶荆**

【学名】·*Vitex burmensis* Moldenke

【生境与分布】·生于山坡林中。分布于册亨、安龙、兴仁、兴义等地。

【药用部位】·果实。

【功效与主治】·用于月经不调,乳房疼痛。

【凭证标本号】·522731191021003LY。

• **灰毛牡荆**

【学名】·*Vitex canescens* Kurz

【别名】·灰布荆。

【生境与分布】·生于海拔240～1030 m的山坡林中。分布于黄平、黎平、荔波、长顺、独山、罗甸、福泉、都匀、惠水、龙里、平塘、贞丰等地。

【药用部位】·根、果实。

【功效与主治】·根:用于外感风寒,疟疾,蛲虫病。果实:祛风除痰,行气止痛。用于感冒咳嗽,哮喘,风痹,疟疾,胃痛,疝气,痔漏。

【凭证标本号】·522228200729151LY;520329191004027LY。

● **黄荆**

【学名】· *Vitex negundo* L.

【别名】·黄荆条。

【生境与分布】·生于海拔 240～1 300 m 的山坡路旁或灌丛。分布于德江、松桃、黎平、从江、榕江、息烽、修文、赤水、三都、罗甸、瓮安、雷公山等地。

【药用部位】·根茎、叶、果实。

【功效与主治】·根茎:清热止咳,化痰截疟。用于支气管炎,疟疾,肝炎。叶:清热解表。外敷用于蛇虫咬伤,灭蚊。果实:祛风除痰,行气止痛,止咳平喘。用于感冒咳嗽,哮喘,风痹,疟疾,胃痛,疝气,痔漏,消化不良。

【凭证标本号】·520381160503060LY;523301150810705LY;523325190414104LY。

● **牡荆**

【学名】· *Vitex negundo* var. *cannabifolia* (Sieb. et Zucc.) Hand.-Mazz.

【生境与分布】·生于海拔 250～1 050 m 的山坡灌丛。分布于开阳、修文、赤水、册亨、兴仁、兴义、长顺、独山、罗甸、荔波等地。

【药用部位】·叶。

【功效与主治】·祛痰止咳,平喘。用于咳嗽痰多。

【凭证标本号】·522731190713001LY;522326200517002LY;522727200813020LY。

【附注】·《中国药典》收录物种。

● **荆条**

【学名】· *Vitex negundo* var. *heterophylla* (Franch.) Rehd.

【别名】·荆棵、黄荆条。

【生境与分布】·生于海拔 350～650 m 的山坡灌丛。分布于松桃、碧江、湄潭等地。

【药用部位】·根茎、叶、果实。

【功效与主治】·根茎:清热止咳,化痰截疟。用于支气管炎,疟疾,肝炎。叶:清热解表。外用于蛇虫咬伤,灭蚊。果实:祛风,除痰行气,止痛止咳,平喘。用于感冒,咳嗽,哮喘,风痹,

疟疾,胃痛,疝气,痔漏,消化不良,肠炎,痢疾。

【凭证标本号】·520327200729002LY。

● **蔓荆**

【学名】· *Vitex trifolia* L.

【生境与分布】·生于河沟边。分布于正安、荔波等地。

【药用部位】·成熟果实。

【功效与主治】·疏散风热,清利头目。用于风热感冒头痛,齿龈肿痛,目赤多泪,目暗不明,头晕目眩。

【附注】·《中国药典》收录物种。

水马齿科 Callitrichaceae

■ **水马齿属 Callitriche**

● **沼生水马齿**

【学名】· *Callitriche palustris* L.

【别名】·水马齿。

【生境与分布】·生于海拔 500～2 300 m 的沼泽凹地或湿地。省内广泛分布。

【药用部位】·全草。

【功效与主治】·清热解毒,利湿消肿。用于目赤肿痛,水肿,小便淋痛。外用于烧伤。

唇形科 Lamiaceae

■ **藿香属 Agastache**

● **藿香**

【学名】· *Agastache rugosa* (Fisch. et Mey.) O. Ktze.

【别名】·野藿香、土藿香。

【生境与分布】·生于山坡林缘、灌丛,也常见栽培。分布于荔波、平塘等地。

【药用部位】·地上部分。

【功效与主治】·祛暑解表,化湿和胃。用于寒热头痛,胸脘痞闷,呕吐泄泻,妊娠呕吐,鼻渊。

【凭证标本号】·520203140704004LY。

■ **筋骨草属 Ajuga**

● **筋骨草**

【学名】· *Ajuga ciliata* Bunge

【别名】·四枝春、缘毛筋骨草。

【生境与分布】·生于海拔340~1800 m的山谷溪边、草地、林下或路边草丛。分布于荔波、余庆、钟山等地。

【药用部位】·全草。

【功效与主治】·清热解毒,凉血消肿。用于肺热咯血,咽喉痛,乳蛾,跌打损伤。

【凭证标本号】·522228210503050LY;520329190504106LY;522226191004037LY。

【附注】·《中国药典》收录品种。

● 金疮小草

【学名】·*Ajuga decumbens* Thunb.

【别名】·毛盖绿。

【生境与分布】·生于海拔400~1200 m的山坡湿地、田边或路边。分布于余庆、册亨、万山、印江、思南、石阡、黎平、雷山、剑河、榕江、黄平、望谟、独山、都匀、正安、湄潭、修文、开阳等地。

【药用部位】·全草。

【功效与主治】·清热解毒,化痰止咳,凉血散血。用于咽喉肿痛,肺热咳嗽,肺痈,痢疾,目赤肿痛,跌打损伤,毒蛇咬伤。

【凭证标本号】·522727201104001LY;520402170324091LY;520381160429022LY。

● 白苞筋骨草

【学名】·*Ajuga lupulina* Maxim.

【别名】·甜格缩缩草。

【生境与分布】·生于海拔2600 m左右的山地灌丛。分布于绥阳、荔波、播州、威宁等地。

【药用部位】·全草。

【功效与主治】·清热解毒,活血消肿。用于急性热病,感冒发热,咽喉痛,咳嗽,吐血,高血压,面瘫,梅毒,炭疽,跌打肿痛。

【凭证标本号】·520323150925416LY;522722200415007LY;522121160427048LY。

● 大籽筋骨草

【学名】·*Ajuga macrosperma* Wall. ex Benth.

【别名】·散血草。

【生境与分布】·生于海拔1400~1600 m的山谷或路旁潮湿处。分布于望谟、榕江、关岭、瓮安等地。

【药用部位】·全草。

【功效与主治】·清热凉血,散瘀止痛。用于肺热咳嗽,吐血,赤痢,淋痛,风湿痹痛,跌打肿痛。

【凭证标本号】·522326210311008LY;522728160321008LY;

522423191004016LY。

● 紫背金盘

【学名】·*Ajuga nipponensis* Makino

【别名】·散瘀草、白毛夏枯草。

【生境与分布】·生于海拔800~1300 m的山坡草地湿润处。分布于平塘、绥阳、印江、石阡、关岭、兴义、安龙、荔波、罗甸等地。

【药用部位】·全草。

【功效与主治】·清热解毒,凉血散瘀,消肿止痛。用于肺热咳嗽,咽喉肿痛,乳痈,肠痈,疮疖肿毒,咳血,痔疮出血,跌打肿痛,毒蛇咬伤。

【凭证标本号】·522727210316001LY;520323151015178LY。

● 散瘀草

【学名】·*Ajuga pantantha* Hand.-Mazz.

【别名】·山苦草、散血草、苦草。

【生境与分布】·生于海拔2400~2700 m的干燥荒坡矮草丛。分布于雷山等地。

【药用部位】·全草。

【功效与主治】·清热平肝,解毒。用于慢性肝炎,小便淋痛,口腔破溃,疮疡肿毒,黄水疮,骨折。

【凭证标本号】·520422141124002LY。

■ 广防风属 *Anisomeles*

● 广防风

【学名】·*Anisomeles indica* (L.) Kuntze

【别名】·豨莶草、防风草、土藿香。

【生境与分布】·生于海拔400~1580 m的林缘或路旁荒地、旷野、村边草丛或山坡向阳处。分布于赤水、安龙、荔波、紫云、兴义、望谟、罗甸、水城等地。

【药用部位】·全草。

【功效与主治】·祛风解表,理气止痛。用于感冒发热,风湿关节痛,胃痛,吐泻。外用于皮肤湿疹,神经性皮炎,蛇虫咬伤,痈疮肿毒。

【凭证标本号】·522727200909001LY;522731200903008LY;520221190804005LY。

■ 毛药花属 *Bostrychanthera*

● 毛药花

【学名】·*Bostrychanthera deflexa* Benth.

【别名】·垂花铃子香。

【生境与分布】·生于海拔 500～1 120 m 的密林下湿润处。分布于石阡、松桃、榕江等地。

【药用部位】·全草。

【功效与主治】·清热解毒,活血止痛。用于泄泻,风湿骨痛。

■ 风轮菜属 *Clinopodium*

● 风轮菜

【学名】·*Clinopodium chinense* (Benth.) O. Kuntze

【别名】·蜂窝草、节节草。

【生境与分布】·生于海拔 1 000 m 以下的山坡、草丛、路边、沟边、灌丛或林下。分布于荔波、湄潭、水城等地。

【药用部位】·地上部分。

【功效与主治】·收敛止血。用于崩漏,尿血,鼻衄,牙龈出血,创伤出血。

【凭证标本号】·522722200415161LY;520328200717028LY;520221190608035LY。

【附注】·《中国药典》收录物种。

● 邻近风轮菜

【学名】·*Clinopodium confine* (Hance) O. Kuntze

【别名】·节节花、光风轮菜、四季草。

【生境与分布】·生于海拔 700～1 000 m 的山坡、草地、田边。分布于镇宁、关岭、荔波等地。

【药用部位】·全草。

【功效与主治】·清热解毒,散瘀消肿,止血。用于感冒头痛,菌痢,肠炎,咽喉肿痛,白喉,中暑腹痛,乳痈,疔疮,丹毒,无名肿毒,崩漏,跌打损伤,刀伤,瘾疹,荨麻疹,过敏性皮炎。

【凭证标本号】·522722200514249LY;522727200422002LY;522423190817050LY。

● 细风轮菜

【学名】·*Clinopodium gracile* (Benth.) Matsum.

【别名】·剪刀草、瘦风轮、剪刀股。

【生境与分布】·生于海拔 2 400 m 左右的路旁、沟边、空旷草地、林缘、灌丛。分布于余庆、赤水、印江、松桃、黄平、福泉等地。

【药用部位】·全草。

【功效与主治】·清热解毒,消肿止痛,凉血止痢,祛风止痒,止血。用于白喉,咽喉肿痛,泄泻,赤白痢疾,肠炎,乳痈,崩漏,感冒头痛,鼻塞,产后咳嗽,跌打损伤,瘀肿疼痛。外用于过敏性皮炎,荨麻疹,疔疮,丹毒。

【凭证标本号】·520111200618021LY;520329190415031LY。

● 寸金草

【学名】·*Clinopodium megalanthum* (Diels) C. Y. Wu et Hsuan ex H. W. Li

【别名】·盐烟苏、蛇床子、土白芷。

【生境与分布】·生于海拔 1 000～1 300 m 的山坡、路旁、草地、灌丛或林下。分布于绥阳、松桃、印江、长顺、独山、榕江等地。

【药用部位】·全草。

【功效与主治】·清热解毒,平肝散风,消肿活血。用于乳腺炎,乳痈,牙龈肿胀,结膜炎,目赤涩痛,小儿疳积,避孕,风湿跌打。

【凭证标本号】·520111200420004LY;520328200729003LY;520402170324178LY。

● 峨眉风轮菜

【学名】·*Clinopodium omeiense* C. Y. Wu et Hsuan ex H. W. Li

【生境与分布】·生于海拔 1 700 m 左右的林下。分布于大沙河等地。

【药用部位】·全草。

【功效与主治】·清热解毒,活血散瘀,健脾软坚。用于感冒,中暑,痢疾。

● 灯笼草

【学名】·*Clinopodium polycephalum* (Vaniot) C. Y. Wu et Hsuan

【别名】·蜂窝草、节节草、风轮草。

【生境与分布】·生于海拔 300～2 400 m 的山坡、路旁、林下或灌丛。分布于湄潭、兴义、大方、赫章、盘州、平坝、清镇、沿河、德江、松桃、雷山、独山、榕江等地。

【药用部位】·地上部分。

【功效与主治】·收敛止血。用于崩漏,尿血,鼻衄,牙龈出血,创伤出血。

【凭证标本号】·520111200617008LY;522228200729274LY;520329190412112LY。

【附注】·《中国药典》收录物种。

● 匍匐风轮菜

【学名】·*Clinopodium repens* (Buch.-Ham. ex D. Don) Wall ex Benth

【生境与分布】·生于海拔 900～2 000 m 的山坡、草地、林下、路旁或沟边。分布于兴义、安龙、瓮安等地。

【药用部位】·全草。

【功效与主治】·清热解毒,凉血止血。用于咽喉肿痛,疔疮肿毒,黄疸,胆囊炎,结膜炎,吐血,尿血,崩漏,外伤出血,蛇虫咬伤。

【凭证标本号】·522301140613165LY。

• 麻叶风轮菜

【学名】·*Clinopodium urticifolium*(Hance)C. Y. Wu et Hsuan ex H. W. Li

【别名】·风车草、紫苏、荨麻叶风轮菜。

【生境与分布】·生于海拔 300～2 240 m 的山坡、草地、路旁或林下。分布于修文、六枝、望谟、织金等地。

【药用部位】·全草。

【功效与主治】·清热解表,健胃平肝。用于喉炎,结膜炎,感冒发热,肝炎,小儿疳积,疮疖。

【凭证标本号】·524427140607434LY。

■ 鞘蕊花属 *Coleus*

• 毛萼鞘蕊花

【学名】·*Coleus esquirolii*(Lévl.)Dunn

【别名】·白花紫苏、红靛、岩紫苏。

【生境与分布】·生于海拔 1 100～1 800 m 的石山、山谷岩石旁、草地斜坡等多石地方。分布于兴义、荔波等地。

【药用部位】·根、茎叶。

【功效与主治】·清热解表,祛痰止咳,接骨止血。用于感冒发热,肺热咳嗽,肺痈,劳嗽咯血,跌打骨折,外伤出血。

• 五彩苏

【学名】·*Coleus scutellarioides*(L.)Benth.

【别名】·洋紫苏、锦紫苏。

【生境与分布】·引种。省内广泛栽培。

【药用部位】·叶。

【功效与主治】·清热解毒,消肿。用于毒蛇咬伤,疮疖。

【凭证标本号】·522201201230135LY。

■ 火把花属 *Colquhounia*

• 藤状火把花

【学名】·*Colquhounia seguinii* Vaniot

【别名】·苦梅叶、藤状炮仗花。

【生境与分布】·生于海拔 240～2 700 m 的灌丛。分布于兴义、平塘、望谟、西秀、修文、镇宁等地。

【药用部位】·全草。

【功效与主治】·清热解毒,止血。

【凭证标本号】·522301160126022LY;522727210115001LY;522326210119005LY。

■ 绵穗苏属 *Comanthosphace*

• 绵穗苏

【学名】·*Comanthosphace ningpoensis*(Hemsl.)Hand.-Mazz.

【别名】·火胡麻、野苏、野鱼香。

【生境与分布】·生于海拔 1 220 m 左右的山坡草丛或溪旁。分布于施秉等地。

【药用部位】·全草。

【功效与主治】·祛风发表,止血调经,解毒消肿。用于感冒头痛,瘫痪,痨伤吐血,崩漏,月经不调,痛经,疮痈肿毒。

【凭证标本号】·522623141005135LY。

■ 水蜡烛属 *Dysophylla*

• 齿叶水蜡烛

【学名】·*Dysophylla sampsonii* Hance

【别名】·水龙、森氏水珍珠菜、蒋氏水蜡烛。

【生境与分布】·生于沼泽或水边。分布于水城、安龙等地。

【药用部位】·全草。

【功效与主治】·行气止痛,散瘀消肿。用于毒蛇咬伤,疮痈肿毒,湿疹,跌打损伤。

• 水蜡烛

【学名】·*Dysophylla yatabeana* Makino

【生境与分布】·生于水池、稻田或湿润空旷地方。分布于清镇等地。

【药用部位】·全草。

【功效与主治】·灭虱。

■ 香薷属 *Elsholtzia*

• 紫花香薷

【学名】·*Elsholtzia argyi* Lévl.

【别名】·土荆芥、假紫苏。

【生境与分布】·生于海拔 200～1 200 m 的山坡灌丛、林下、溪旁或河边草地。分布于江口、余庆、罗甸、盘州、印江、册亨、安龙、大方、赫章、榕江等地。

【药用部位】·全草。

【功效与主治】·散寒解表,祛风发汗,解暑,利尿止咳。用于感冒,发热无汗,黄疸,带下病,咳嗽,口臭。

【凭证标本号】·522222150702025LY;520329191003001LY;522728151019023LY。

● 四方蒿

【学名】· *Elsholtzia blanda* (Benth.) Benth

【别名】· 野薄荷、鸡肝散。

【生境与分布】· 生于海拔800～2500 m的林中旷处或沟边路旁。分布于罗甸、兴义、贞丰、册亨、平坝、赫章、威宁、大方、水城等地。

【药用部位】· 全草。

【功效与主治】· 清热解毒,发汗解表,利湿止痛,止痒。用于水肿,感冒,泄泻,痢疾,牙痛,目赤肿痛,小儿疳积,腋臭,烧伤。外用于湿疹,脚癣。

【凭证标本号】· 522728151103020LY。

● 东紫苏

【学名】· *Elsholtzia bodinieri* Vaniot

【别名】· 牙刷草、凤尾草、云松茶。

【生境与分布】· 生于海拔1200～2800 m的松林下或山坡草地。分布于平塘、威宁、盘州等地。

【药用部位】· 全草、嫩尖。

【功效与主治】· 全草:发汗解表,清热利湿,理气和胃。用于感冒发热,头痛身痛,咽喉痛,虚火牙痛,乳蛾,消化不良,目赤红痛,尿闭,肝炎。嫩尖:代茶饮,清热解毒。

【凭证标本号】· 522727201021003LY;522427140928624LY。

● 香薷

【学名】· *Elsholtzia ciliata* (Thunb.) Hyland.

【生境与分布】· 生于山地溪间石缝中。分布于水城、望谟、威宁、盘州、黔西、兴义、清镇、平坝、湄潭、凤冈、贵定、黄平等地。

【药用部位】· 地上部分。

【功效与主治】· 发汗解表,化湿和中。用于暑湿感冒,恶寒发热,头痛无汗,腹痛吐泻,水肿,小便不利。

【凭证标本号】· 520221190803024LY;522326201112002LY;522427140621013LY。

【附注】·《中国药典》收录物种。

● 吉龙草

【学名】· *Elsholtzia communis* (Coll. et Hemsl.) Diels

【别名】· 暹罗香菜。

【生境与分布】· 生于阳坡,或栽培。分布于赫章、纳雍、赤水、习水、仁怀、都匀等地。

【药用部位】· 茎、叶。

【功效与主治】· 清热解毒,解表。用于感冒头痛,发热,消化不良,乳蛾,鼻渊,疔疮。

● 野草香

【学名】· *Elsholtzia cyprianii* (Pavolini) S. Chow ex P. S. Hsu

【别名】· 木姜花、鱼香菜。

【生境与分布】· 生于海拔600～2300 m的田边、路旁、河边、林缘草地。分布于黎平、清镇、册亨、都匀、平塘等地。

【药用部位】· 全草、叶、花穗。

【功效与主治】· 全草、叶:清热解毒,解表。用于伤风感冒,疔疮,鼻渊,喉蛾。花穗:止血。

【凭证标本号】· 522327181129016LY;522423191002045LY;522727201020006LY。

● 鸡骨柴

【学名】· *Elsholtzia fruticosa* (D. Don) Rehd.

【别名】· 酒药花、柴油苏。

【生境与分布】· 生于海拔1100～2000 m的山谷、路旁或山坡。分布于水城、贵定、普安等地。

【药用部位】· 根、叶。

【功效与主治】· 根:温经通络,祛风除湿。用于风湿关节痛。叶:外用于脚癣,疥疮。

【凭证标本号】· 522327181129268LY;522423191002036LY;520201200814415LY。

● 水香薷

【学名】· *Elsholtzia kachinensis* Prain

【别名】· 猪菜草、水薄荷。

【生境与分布】· 生于海拔650～1200 m的河边、路旁、田边、草地湿润处。分布于江口、碧江、惠水、长顺、瓮安等地。

【药用部位】· 全草。

【功效与主治】· 消食健胃。用于消化不良,腹泻。

【凭证标本号】· 522702201025017LY。

● 野拔子

【学名】· *Elsholtzia rugulosa* Hemsl.

【别名】· 土荆芥、野坝蒿、香苏草。

【生境与分布】· 生于海拔1000～2500 m的山坡、路旁。分布于望谟、兴义、贞丰、赫章、兴仁、镇宁、惠水、普安、花溪、贵定等地。

【药用部位】· 全草。

【功效与主治】· 清热解暑,疏风解表,消食化积,利湿,止血止痛。用于伤风感冒,消化不良,腹痛,腹胀,吐泻,痢疾,鼻衄,咳血,外伤出血,疮疡,蛇咬伤。

【凭证标本号】· 522326201112005LY;522301160130065LY;

522325181026123LY。

● 川滇香薷

【学名】· *Elsholtzia souliei* Lévl.

【别名】· 木姜菜。

【生境与分布】· 生于海拔 2 300 m 左右的山坡、草地。分布于赫章等地。

【药用部位】· 全草、当年生枝叶、花序。

【功效与主治】· 全草:用于小儿惊风。当年生枝叶、花序:驱虫杀虫,利湿。用于肛门虫病,胎虫病,皮肤虫病,胃肠虫病。

【凭证标本号】· 522426180106002LY。

● 海州香薷

【学名】· *Elsholtzia splendens* Nakai ex F. Maekawa

【别名】· 窄叶香薷、铜草。

【生境与分布】· 生于海拔 200～300 m 的山坡路旁或草丛。分布于六枝等地。

【药用部位】· 全草。

【功效与主治】· 发表解暑,利湿行水。用于夏季乘凉饮冷伤暑,头痛发热,恶寒,无汗,腹痛,吐泻,水肿,脚气。

【凭证标本号】· 520203141002001LY。

● 穗状香薷

【学名】· *Elsholtzia stachyodes* (Link) C. Y. Wu

【别名】· 土香薷。

【生境与分布】· 生于海拔 800～2 500 m 的山坡、荒地或路旁。分布于六枝、望谟、安龙等地。

【药用部位】· 全草。

【功效与主治】· 清热解暑,发汗热暑,利水。

● 球穗香薷

【学名】· *Elsholtzia strobilifera* Benth.

【别名】· 野苏麻、臭苏麻、小株球穗香薷。

【生境与分布】· 生于海拔 2 300 m 左右的山坡草地或灌丛。分布于盘州等地。

【药用部位】· 全草、当年生枝叶、花序。

【功效与主治】· 全草:发汗解表。当年生枝叶、花序:驱虫杀虫,利湿。用于胎虫病,皮肤虫病,胃肠虫病。

● 白香薷

【学名】· *Elsholtzia winitiana* Craib

【别名】· 四方蒿、毛香薷。

【生境与分布】· 生于海拔 600～2 200 m 的林中旷处、草坡或灌丛。分布于大方等地。

【药用部位】· 全草。

【功效与主治】· 止痛,清热解暑,疏风散热。

【凭证标本号】· 522422150901025LY。

■ 鼬瓣花属 *Galeopsis*

● 鼬瓣花

【学名】· *Galeopsis bifida* Boenn.

【别名】· 引子香、野苏子、野芝麻。

【生境与分布】· 生于海拔 2 500 m 以上的林缘、路旁、田边、灌丛、草地等空旷处。分布于威宁等地。

【药用部位】· 全草、根。

【功效与主治】· 全草:清热解毒,明目退翳。用于目赤肿痛,翳障,梅毒,疮疡。根:补虚止咳,调经。

【凭证标本号】· 520326200806023LY。

■ 活血丹属 *Glechoma*

● 白透骨消

【学名】· *Glechoma biondiana* (Diels) C. Y. Wu et C. Chen

【别名】· 透骨消、连钱草、活血丹。

【生境与分布】· 生于海拔 1 000～1 700 m 的溪边、林缘阴湿肥沃土壤。分布于大沙河等地。

【药用部位】· 全草。

【功效与主治】· 祛风活血,利湿解毒。用于风湿痹痛,跌打损伤,肺痈,黄疸,急性肾炎,尿道结石,痄腮。

● 活血丹

【学名】· *Glechoma longituba* (Nakai) Kupr.

【别名】· 透骨消、透骨草、连钱草。

【生境与分布】· 生于海拔 500～2 000 m 的林缘、疏林、草地或溪边阴湿处。分布于贞丰、都匀、凤冈等地。

【药用部位】· 地上部分。

【功效与主治】· 利湿通淋,清热解毒,散瘀消肿。用于热淋,石淋,湿热黄疸,疮痈肿痛,跌打损伤。

【凭证标本号】· 522325190313614LY;522701210314033LY;520327210514176LY。

■ 锥花属 *Gomphostemma*

● 中华锥花

【学名】· *Gomphostemma chinense* Oliv.

【别名】· 山继谷、棒丝花、棒红花。

【生境与分布】· 生于海拔 650～740 m 的山地林下阴湿处。分布于荔波等地。

【药用部位】·全草、根。

【功效与主治】·全草：益气血，祛风湿，通经络，消肿毒。用于气亏血虚，风湿痹痛，拘挛麻木，刀伤出血，口疮，肾炎，水肿。根：利尿消肿。

■ 四轮香属 *Hanceola*

● 贵州四轮香

【学名】·*Hanceola cavaleriei*（Lévl.）Kudo

【生境与分布】·生于密林中。分布于大方、贵定、平坝等地。

【药用部位】·全草。

【功效与主治】·清热解毒，止痛杀虫。

● 四轮香

【学名】·*Hanceola sinensis*（Hemsl.）Kudo

【别名】·汉史草、野藿香、火汉草。

【生境与分布】·生于海拔1 240～2 200 m的亚热带常绿林或混交林中。分布于石阡、大方、普安、望谟等地。

【药用部位】·全草。

【功效与主治】·清热解毒，止痛，止痢杀虫。

【凭证标本号】·522422160823010LY。

■ 异野芝麻属 *Heterolamium*

● 异野芝麻

【学名】·*Heterolamium debile*（Hemsl.）C. Y. Wu

【生境与分布】·生于海拔1 700 m左右的林下。分布于大沙河等地。

【药用部位】·全草。

【功效与主治】·清热解毒。用于疮毒，天花。

【凭证标本号】·520103210414010LY。

■ 香茶菜属 *Isodon*

● 腺花香茶菜

【学名】·*Isodon adenanthus*（Diels）Kudo

【别名】·食疙瘩、水龙胆草、路边金。

【生境与分布】·生于海拔1 100～2 500 m的林缘或灌丛。分布于赫章、威宁、兴义等地。

【药用部位】·根。

【功效与主治】·化湿健脾，理气止呕，解毒消肿。用于食滞吐泻，脘腹饱胀，痢疾，痈疮肿毒。

● 香茶菜

【学名】·*Isodon amethystoides*（Bentham）H. Hara

【别名】·水龙胆草、蛇总管、盘龙七。

【生境与分布】·生于海拔800～1 100 m的山坡林下或草丛湿润处。分布于惠水、平塘、钟山、平坝、关岭、贵定、独山等地。

【药用部位】·全草、根。

【功效与主治】·清热利湿，活血散瘀，解毒消肿。用于湿热黄疸，淋证，水肿，咽喉肿痛，风湿痹痛，闭经，乳痈，痔疮，跌打损伤，毒蛇咬伤。

【凭证标本号】·522731190623007LY；522727201106001LY；520201200723093LY。

● 细锥香茶菜

【学名】·*Isodon coetsa*（Buch.-Ham. ex D. Don）Kudo

【别名】·野苏麻、六棱麻、地疳。

【生境与分布】·生于海拔800 m左右的山坡或路旁土坎上。分布于威宁、兴义等地。

【药用部位】·全草、根。

【功效与主治】·发表散寒，和中化湿，止血。用于风寒感冒，呕吐，泄泻，风湿痹痛，湿疹瘙痒，刀伤出血。

【凭证标本号】·522423191002044LY。

● 毛萼香茶菜

【学名】·*Isodon eriocalyx*（Dunn）Kudo

【别名】·沙虫药、水苏麻。

【生境与分布】·生于海拔800～1 300 m的山坡阴处、旷地或灌丛。分布于贵阳、平塘、贞丰、关岭、普安、兴仁、独山、兴义等地。

【药用部位】·根、叶。

【功效与主治】·祛风除湿，解毒杀虫。用于风湿痹痛，风湿性关节炎，脚气，痈疮肿毒。

【凭证标本号】·522301151129918LY；522727201021002LY；522325181106129LY。

● 毛叶香茶菜

【学名】·*Isodon japonicus*（N. Burman）H. Hara

【别名】·猛一撒、山苏子、四棱杆。

【生境与分布】·生于海拔2 100 m左右的山坡、谷地、路旁、灌丛。分布于修文等地。

【药用部位】·叶。

【功效与主治】·清热利湿，活血散瘀，解毒消肿。用于湿热黄疸，淋证，水肿，咽喉肿痛，关节痹痛。

【凭证标本号】·520123140629010LY。

● 蓝萼毛叶香茶菜

【学名】·*Isodon japonicus* var. *glaucocalyx*（Maxim.）H. W. Li

【别名】· 蓝萼香茶菜、回菜花。

【生境与分布】· 生于海拔 1800 m 左右的山坡、路旁、林缘、林下及草丛。分布于安龙等地。

【药用部位】· 全草。

【功效与主治】· 清热解毒,活血化瘀,健脾。用于感冒发热,咽喉肿痛,乳蛾,胃脘痛,乳痈,癌症(食道癌,贲门癌,肝癌,乳腺癌)初起,闭经,跌打损伤,关节痛,蛇虫咬伤。

【凭证标本号】· 520123140629010LY。

● **线纹香茶菜**

【学名】· *Isodon lophanthoides* (Buch.-Ham. ex D. Don) H. Hara

【别名】· 碎兰花、熊胆草。

【生境与分布】· 生于海拔 800～1400 m 的山坡林下阴湿处。分布于贵阳、平塘、册亨、威宁、赫章、平坝、兴义、清镇、道真、德江、望谟、罗甸等地。

【药用部位】· 全草。

【功效与主治】· 清热利湿,凉血散瘀,驱虫。用于急性黄疸型肝炎,急性胆囊炎,咽喉痛,痢疾,泄泻,跌打肿痛。

【凭证标本号】· 522727201103002LY;523271181208001LY。

● **狭基线纹香茶菜**

【学名】· *Isodon lophanthoides* var. *gerardianus* (Bentham) H. Hara

【别名】· 溪黄草、野苏麻、塔花香茶菜。

【生境与分布】· 生于杂木林下或灌丛。分布于兴义等地。

【药用部位】· 全草、根。

【功效与主治】· 清热利湿,解毒。用于黄疸,急性胆囊炎,咽喉痛,痢疾,毒蛇咬伤。

【凭证标本号】· 522301161205287LY。

● **显脉香茶菜**

【学名】· *Isodon nervosus* (Hemsl.) Kudo

【别名】· 大叶蛇总管、蓝花柴胡。

【生境与分布】· 生于海拔 700～1100 m 的山坡、林下、草丛或水旁阴处。分布于江口、贵定、惠水等地。

【药用部位】· 全草。

【功效与主治】· 利湿和胃,解毒敛疮。用于急性肝炎,消化不良,脓疱疮,湿疹,毒蛇咬伤,皮肤瘙痒。

● **瘦花香茶菜**

【学名】· *Isodon rosthornii* (Diels) Kudo

【别名】· 野藿香、白野紫苏、野紫苏。

【生境与分布】· 生于海拔 2000 m 左右的山坡灌丛。分布于印江、大方、梵净山等地。

【药用部位】· 全草。

【功效与主治】· 疏风胜湿,化痰止咳,散瘀止痛。用于伤风感冒,风湿痹痛,咳嗽痰多,跌打瘀肿。

● **碎米桠**

【学名】· *Isodon rubescens* (Hemsl.) H. Hara

【别名】· 山香草、山荏、破血丹。

【生境与分布】· 生于海拔 400～1500 m 的山坡灌丛、林地或砾石地向阳处。分布于贵阳、江口、印江、瓮安、凤冈、贞丰等地。

【药用部位】· 地上部分。

【功效与主治】· 清热解毒,活血止痛。用于咽喉肿痛,癥瘕痞块,蛇虫咬伤。

【凭证标本号】· 522325180920010LY;522423191002047LY;522222160507094LY。

【附注】·《中国药典》收录物种。

● **黄花香茶菜**

【学名】· *Isodon sculponeatus* (Vaniot) Kudo

【别名】· 痢药、白沙虫药、烂脚草。

【生境与分布】· 生于海拔 500～1700 m 的山坡、旷地、林缘或灌丛。分布于赫章、册亨、平坝、普安、兴义、兴仁、安龙、长顺、罗甸、望谟、道真等地。

【药用部位】· 全草、叶。

【功效与主治】· 理气利湿,解毒。用于痢疾腹痛,脚癣,疮疖。

【凭证标本号】· 520111201018011LY。

● **溪黄草**

【学名】· *Isodon serra* (Maxim.) Kudo

【别名】· 大叶蛇总管、山羊面、溪沟草。

【生境与分布】· 生于海拔 1000～1200 m 的山坡、林下、草地或路旁。分布于贵定、德江、贞丰等地。

【药用部位】· 全草。

【功效与主治】· 清热解毒,退黄利湿,散瘀消肿。用于湿热黄疸,痢疾,泄泻,肠炎,胆囊炎,跌打肿痛,疮痈肿毒。

【凭证标本号】· 520102210407003LY。

● **牛尾草**

【学名】· *Isodon ternifolius* (D. Don) Kudo

【别名】· 虫牙药、兽药、伤寒头。

【生境与分布】· 生于海拔 300～1200 m 的山坡或疏林下。分布于镇宁、册亨、兴义、罗甸、独山、望谟等地。

【药用部位】· 全草、根、叶。

【功效与主治】·清热解毒。用于疟疾,小儿疳积,毒蛇咬伤,牙痛。外用于各种毒疮及红肿,敷黄水疮尤效。

【凭证标本号】·522223140405003LY。

长叶香茶菜

【学名】· *Isodon walkeri*（Arnott）H. Hara

【别名】·四方草。

【生境与分布】·生于海拔 300～1 300 m 的水边或林下潮湿处。

【药用部位】·全草。

【功效与主治】·清热解毒,退黄祛湿,祛瘀止痛。用于急性黄疸,急性胆囊炎,湿热水肿,中暑,腹痛,跌打,胸痛,咯血,乳疮。

动蕊花属 *Kinostemon*

动蕊花

【学名】· *Kinostemon ornatum*（Hemsl.）Kudo

【别名】·野藿香。

【生境与分布】·生于海拔 1 000～1 800 m 的山坡林下阴处。分布于开阳、绥阳、德江、都匀等地。

【药用部位】·全草。

【功效与主治】·发表清热,解毒利湿,散瘀消肿。用于感冒发热,头痛,肺痈,肝炎,水肿,淋痛。

【凭证标本号】·522701201108023LY;520111200714041LY。

夏至草属 *Lagopsis*

夏至草

【学名】· *Lagopsis supina*（Steph. ex Willd.）Ik.-Gal. ex Knorr.

【别名】·白花益母草、白花夏枯、夏枯草。

【生境与分布】·生于海拔 1 000 m 左右的路旁或旷地。分布于德江等地。

【药用部位】·全草。

【功效与主治】·养血活血,清热利湿。用于月经不调,产后瘀滞腹痛,血虚头昏,半身不遂,跌打损伤,水肿,小便不利,目赤肿痛,疮痈,冻疮,牙痛,皮疹瘙痒。

【凭证标本号】·520222150414007LY。

野芝麻属 *Lamium*

宝盖草

【学名】· *Lamium amplexicaule* L.

【别名】·接骨草、莲台夏枯。

【生境与分布】·生于海拔 1 200 m 左右的路旁、林缘、沼泽、草地或宅旁。分布于盘州、正安、习水、普定、石阡、沿河、兴义、赫章等地。

【药用部位】·全草。

【功效与主治】·活血通络,解毒消肿。用于跌打损伤,筋骨疼痛,四肢麻木,半身不遂,鼻渊,瘰疬,肿毒,黄水疮。

【凭证标本号】·520111210327009LY;522423190817033LY。

野芝麻

【学名】· *Lamium barbatum* Sieb. et Zucc.

【别名】·地蚤、野藿香、山麦胡。

【生境与分布】·生于海拔 2 000 m 左右的路边、溪旁、田埂或荒坡。分布于贞丰、钟山、罗甸、桐梓、册亨、大方、剑河等地。

【药用部位】·全草、根、花。

【功效与主治】·全草:凉血止血,活血止痛,利湿消肿。用于肺热咳血,血淋,月经不调,崩漏,水肿,胃痛,小儿疳积,跌打损伤,肿毒。根:清肝利湿,活血消肿。用于眩晕,肝炎,咳嗽咯血,水肿,疳积,痔疮,肿毒。花:活血调经,凉血清热。用于月经不调,痛经,赤白带下,肺热咳血,小便淋痛。

薰衣草属 *Lavandula*

薰衣草

【学名】· *Lavandula angustifolia* Mill.

【别名】·英国薰衣草。

【生境与分布】·省内广泛栽培。

【药用部位】·全草。

【功效与主治】·清热解毒,驱虫。用于烧烫伤,皮肤病。

【凭证标本号】·522423191002035LY。

益母草属 *Leonurus*

益母草

【学名】· *Leonurus japonicus* Houtt.

【别名】·益母蒿、坤草。

【生境与分布】·生于海拔 2 500 m 左右的阳处。分布于平塘、望谟、贞丰等地。

【药用部位】·地上部分、成熟果实。

【功效与主治】·地上部分:活血调经,利尿消肿,清热解毒。用于月经不调,痛经闭经,恶露不尽,水肿尿少,疮疡肿毒。果实:活血调经,清肝明目。用于月经不调,闭经痛经,目赤翳障,头痛眩晕。

【凭证标本号】·522727200408017LY;522326210311006LY;

522325180920342LY。

【附注】·《中国药典》收录物种。

• **錾菜**

【学名】· *Leonurus pseudomacranthus* Kitagawa

【别名】· 白花益母草、山玉米膏。

【生境与分布】· 生于海拔 1 200 m 左右的山坡。分布于湄潭、德江、兴义、望谟、册亨、安龙、纳雍、瓮安、罗甸、大沙河等地。

【药用部位】· 全草。

【功效与主治】· 活血调经,解毒消肿。用于月经不调,闭经,痛经,产后瘀血腹痛,崩漏,跌打伤痛,疮痈。

【凭证标本号】· 520328200806001LY。

• **细叶益母草**

【学名】· *Leonurus sibiricus* L.

【别名】· 风车草、益母草、四美草。

【生境与分布】· 生于海拔 1 500 m 左右的石质、砂质草地或松林中。分布于六枝、大方、锦屏等地。

【药用部位】· 花。

【功效与主治】· 养血活血,利水。用于贫血,疮疡肿毒,血滞闭经,痛经,产后腹痛,恶露不下。

【凭证标本号】· 520203140517017LY。

■ **绣球防风属** *Leucas*

• **绣球防风**

【学名】· *Leucas ciliata* Benth.

【别名】· 灵继六、泡花草、包团草。

【生境与分布】· 生于海拔 500～2 100 m 的路旁、溪边、草丛或草地。分布于盘州、兴义、贞丰、普安、晴隆等地。

【药用部位】· 全草、根。

【功效与主治】· 全草:用于疮疡肿毒,皮疹,小儿瘦疳攻眼,花眼青盲,白翳遮睛,梅毒,痈疽发背,无名肿毒,癣疥癫,骨折。根:用于肝气郁结,风湿麻木疼痛,痢疾,小儿疳积,皮疹,脱肛,疟疾。

【凭证标本号】· 520222140929004LY。

• **白绒草**

【学名】· *Leucas mollissima* Wall.

【别名】· 北风草、灯笼草、银针七。

【生境与分布】· 生于海拔 750～2 000 m 的向阳灌丛、路旁、草地或溪边润湿地。分布于荔波、平塘、贞丰、兴义、安龙等地。

【药用部位】· 全草。

【功效与主治】· 清肺明目,解毒。用于肺热咳嗽,胸痛,咽喉肿痛,目赤青盲,乳痈,湿疹,跌打损伤。

【凭证标本号】· 520111200718003LY;522722200113115LY;522727200811017LY。

• **疏毛白绒草**

【学名】· *Leucas mollissima* var. *chinensis* Benth.

【别名】· 节节香、野芝麻。

【生境与分布】· 生于海拔 470～2 300 m 的草地、灌丛、河谷或路旁。分布于安龙等地。

【药用部位】· 全草。

【功效与主治】· 祛风散寒,行血,清热解毒,退黄。用于肠炎,阑尾炎,子宫炎,肠胀风,痢疾,头痛,喉痛,小儿瘰疬,小便色黄。外用于痈疔疮毒,跌打损伤,毒蛇咬伤。

■ **斜萼草属** *Loxocalyx*

• **斜萼草**

【学名】· *Loxocalyx urticifolius* Hemsl.

【别名】· 佛座。

【生境与分布】· 生于海拔 1 200～2 700 m 的林下沟谷等潮湿处。分布于普安、纳雍等地。

【药用部位】· 全株。

【功效与主治】· 用于风湿疼痛,痢疾,亦可杀虫。

■ **地笋属** *Lycopus*

• **小叶地笋**

【学名】· *Lycopus cavaleriei* H. Lévl.

【别名】· 朝鲜地瓜儿苗、西南小叶地笋。

【生境与分布】· 生于海拔 850～1 700 m 的水边、路旁或山坡。分布于长顺、清镇、瓮安、贵定、黄平、大沙河等地。

【药用部位】· 根茎、地上部分。

【功效与主治】· 根茎:活血益气,消水。用于吐血,衄血,产后腹痛,带下,金疮肿毒,风湿关节痛。地上部分:活血通经,利尿消肿。用于闭经,痛经,月经不调,产后瘀血腹痛,水肿,跌打损伤,瘀血,金疮,痈肿。外用于外伤肿痛,乳腺炎。

【凭证标本号】· 522729190314014LY。

• **地笋**

【学名】· *Lycopus lucidus* Turcz.

【别名】· 提娄、地参、地瓜儿苗。

【生境与分布】· 生于海拔 320～2 600 m 的沼泽地、水边、沟边等潮湿处。分布于普安、威宁、金沙、盘州、黎平、凯里、雷山、黄平、思南、德江、道真等地。

【药用部位】·全株、根、茎、叶。

【功效与主治】·全株:祛风除湿,通经利尿。用于风湿关节痛,产前后诸痛,金疮肿毒。根:活血,益气,消水。用于吐血,衄血,产后腹痛,带下。茎、叶:活血行水。用于闭经、癥瘕,产后瘀滞腹痛,身面浮肿,跌打损伤,金疮,痈肿。

【凭证标本号】·520381160525065LY;522228200730357LY;520329190725698LY。

- 硬毛地笋

【学名】·*Lycopus lucidus* var. *hirtus* Regel

【别名】·麻泽兰、硬毛地瓜儿苗。

【生境与分布】·生于海拔2 100 m左右的沼泽、水边等潮湿处。分布于兴义、清镇、湄潭、锦屏、剑河等地。

【药用部位】·全草。

【功效与主治】·通经利尿,活血行水。用于产前产后诸病,风湿关节痛。

【凭证标本号】·522121150812695LY。

■ 龙头草属 *Meehania*

- 肉叶龙头草

【学名】·*Meehania faberi*(Hemsl.)C. Y. Wu

【生境与分布】·生于海拔1 500 m左右的混交林。分布于绥阳、黄平、雷山、独山等地。

【药用部位】·全草。

【功效与主治】·清热解毒,发表散寒。

【凭证标本号】·520323150714351LY。

- 华西龙头草

【学名】·*Meehania fargesii*(Lévl.)C. Y. Wu

【别名】·华西美汉花、水升麻。

【生境与分布】·生于海拔1 900 m以上的针阔叶混交林或针叶林。分布于大沙河等地。

【药用部位】·全草。

【功效与主治】·清热解毒,发表散寒。用于风寒感冒,白喉。

【凭证标本号】·522427140508203LY。

- 梗花华西龙头草

【学名】·*Meehania fargesii* var. *pedunculata*(Hemsl.)C. Y. Wu

【别名】·疏麻菜、山苏麻。

【生境与分布】·生于海拔1 400 m以上的山地常绿林或针阔混交林。分布于清镇、雷公山等地。

【药用部位】·全草、根、叶。

【功效与主治】·全草:用于腹泻。根、叶:用于牙痛。

- 走茎华西龙头草

【学名】·*Meehania fargesii* var. *radicans*(Vaniot)C. Y. Wu

【别名】·木樨臭、红紫苏。

【生境与分布】·生于海拔1 200～1 800 m的落叶混交林。分布于梵净山等地。

【药用部位】·全草。

【功效与主治】·发表散寒,消肿解毒。用于风寒感冒,跌打损伤,痈肿疔毒,蛇虫咬伤。

- 龙头草

【学名】·*Meehania henryi*(Hemsl.)Sun ex C. Y. Wu

【别名】·长穗美汉花、鲤鱼。

【生境与分布】·生于海拔1 000～2 000 m的山谷林下阴湿处。分布于绥阳、沿河、威宁、开阳、平坝、梵净山等地。

【药用部位】·根、叶。

【功效与主治】·补气血,祛风湿,消肿毒。用于气血亏虚,脘腹疼痛,风湿痹痛,咽喉肿痛,痈肿疔毒,跌打损伤,蛇咬伤。

【凭证标本号】·520323150714335LY;522228200823006LY;522427140607301LY。

- 长叶龙头草

【学名】·*Meehania henryi* var. *kaitcheensis*(Lévl.)C. Y. Wu

【生境与分布】·生于海拔600 m左右的山谷、水旁阴湿处或密林。分布于凯里、雷山、望谟、安龙、都匀、绥阳等地。

【药用部位】·全草。

【功效与主治】·发表清热,利湿解毒。用于感冒发热,泻痢腹痛,肝炎,胆囊炎,痈肿疔毒,蛇虫咬伤。

- 圆基叶龙头草

【学名】·*Meehania henryi* var. *stachydifolia*(Lévl.)C. Y. Wu

【生境与分布】·生于海拔700 m左右的山间溪边林下阴湿处。分布于雷山、平坝、三都等地。

【药用部位】·全草。

【功效与主治】·补气血,祛风湿,消肿毒。用于劳伤气血亏虚,脘腹疼痛,风湿痹痛,咽喉肿痛,跌打损伤,蛇咬伤。

- 狭叶龙头草

【学名】·*Meehania pinfaensis*(Lévl.)Sun ex C. Y. Wu

【生境与分布】·生于坡边或山间林下。分布于威宁、平坝、龙里等地。

【药用部位】·全草。

【功效与主治】·补气血,祛风湿。

【凭证标本号】·520425170602160LY。

■ 蜜蜂花属 Melissa

• 蜜蜂花

【学名】·*Melissa axillaris* (Benth.) Bakh. F.

【别名】·滇荆芥、土荆芥、小薄荷。

【生境与分布】·生于海拔 600～2 500 m 的山坡、山地、谷地或路旁。分布于册亨、花溪、平塘等地。

【药用部位】·全草。

【功效与主治】·清热解毒,凉血止血。用于皮肤瘙痒,疥疮,蛇虫咬伤,口臭,吐血,鼻衄,崩漏,带下。

【凭证标本号】·522327181130001LY;520111200710031LY;522727200618003LY。

■ 薄荷属 Mentha

• 薄荷

【学名】·*Mentha canadensis* L.

【别名】·野薄荷、南薄荷、夜息香。

【生境与分布】·生于海拔 400～2 100 m 的水旁潮湿地。分布于湄潭、水城、沿河、威宁、大方、凤冈、德江、松桃、兴义、兴仁、平坝、雷山、剑河、凯里、黄平等地。

【药用部位】·地上部分。

【功效与主治】·疏散风热,清利头目,利咽透疹,疏肝行气。用于风热感冒,风温初起,头痛目赤,喉痹,口疮,风疹,麻疹,胸胁胀闷。

【凭证标本号】·520328200810006LY;520221190611008LY;522228200729128LY。

【附注】·《中国药典》收录物种。

• 皱叶留兰香

【学名】·*Mentha crispata* Schrader ex Willd.

【生境与分布】·省内广泛栽培。

【药用部位】·全草。

【功效与主治】·清热散表,祛风消肿。用于感冒,火眼,衄血,小儿疮疖。

【凭证标本号】·520422141228004LY。

• 留兰香

【学名】·*Mentha spicata* L.

【别名】·青薄荷、鱼香菜、土薄荷。

【生境与分布】·省内各地有栽培。分布于黎平、威宁、大方、水城、平坝、关岭、兴义、兴仁、都匀、独山、贵定、瓮安、湄潭、凤

冈、息烽等地。

【药用部位】·全草。

【功效与主治】·解表和中,理气。用于感冒咳嗽,咽喉肿痛,目赤肿痛,腹胀胃痛,痛经等。

【凭证标本号】·520328210504175LY;520381160502032LY。

• 圆叶薄荷

【学名】·*Mentha ×rotundifolia* (L.) Huds.

【别名】·留兰香、白香菜、圆叶留兰香。

【生境与分布】·引种。分布于长顺等地。

【药用部位】·根、茎叶、嫩枝。

【功效与主治】·根:用于气痛,阴寒,痢疾。茎叶、嫩枝:清热解毒,祛风散寒,调经。用于伤风感冒,胃气痛,鼻衄,目赤,疔疮,热疖。

【凭证标本号】·522729190328028LY。

■ 凉粉草属 Mesona

• 凉粉草

【学名】·*Mesona chinensis* Benth.

【别名】·仙人伴、仙草、仙人冻。

【生境与分布】·生于水沟边或干沙地草丛。分布于册亨等地。

【药用部位】·全草。

【功效与主治】·清热利湿,凉血。用于中暑,消渴,高血压,肌肉关节疼痛。

【凭证标本号】·522761140821011LY。

■ 姜味草属 Micromeria

• 姜味草

【学名】·*Micromeria biflora* (Buch.-Ham. ex D. Don) Benth.

【别名】·桂子香、胡椒草、小香草。

【生境与分布】·生于海拔 900～1 200 m 的石灰岩山地或开旷草地。分布于普安、关岭、兴义、贞丰等地。

【药用部位】·全草。

【功效与主治】·散寒解表,温中健脾,化湿消积。用于风寒感冒,胃寒脘痛,腹胀,恶心呕吐,泄泻,痢疾。

【凭证标本号】·522301140630372LY;522427140426175LY。

■ 冠唇花属 Microtoena

• 冠唇花

【学名】·*Microtoena insuavis* (Hance) Prain ex Briq. Dunn

【别名】·广藿香、野藿香。

【生境与分布】·生于海拔 800～1 300 m 的林缘。分布于贞丰、兴仁、赫章等地。

【药用部位】·全草。

【功效与主治】·祛风散寒,温中理气。用于风寒感冒,咳喘气急,脘腹胀痛,消化不良,泻痢腹痛,全身麻木,跌打损伤。

【凭证标本号】·522326210115014LY。

● 大萼冠唇花

【学名】·*Microtoena megacalyx* C. Y. Wu

【生境与分布】·生于海拔 1 500～2 200 m 的杂木林、林下水边或水边草坡。分布于纳雍、赫章、威宁。

【药用部位】·全草。

【功效与主治】·祛风散寒,温中理气。

● 宝兴冠唇花

【学名】·*Microtoena moupinensis* (Franch.) Prain

【生境与分布】·生于海拔 1 570～2 200 m 的草地或林缘。分布大沙河等地。

【药用部位】·全草。

【功效与主治】·祛风散寒,温中理气。

● 南川冠唇花

【学名】·*Microtoena prainiana* Diels

【别名】·龙头花。

【生境与分布】·生于海拔 1 500～2 500 m 的山地林缘或沟边。分布于大方、雷公山等地。

【药用部位】·全草。

【功效与主治】·解表散寒,降气消痰。用于风寒感冒,痰多咳喘,胃寒脘痛,腹胀。

【凭证标本号】·522322191004281LY。

● 梵净山冠唇花

【学名】·*Microtoena vanchingshanensis* C. Y. Wu et Hsuan

【生境与分布】·生于海拔 1 500～1 700 m 的山谷河边。分布于印江、江口、梵净山等地。

【药用部位】·全草。

【功效与主治】·发表散寒,温中理气。用于风寒感冒,咳喘气急,脘腹胀痛,消化不良,泻痢腹痛。

● 近穗状冠唇花

【学名】·*Microtoena subspicata* C. Y. Wu ex Hsuan

【生境与分布】·生于海拔 900～1 000 m 的山地山谷或山坡路边。分布于册亨、望谟等地。

【药用部位】·全草。

【功效与主治】·发表散寒,温中理气。

【凭证标本号】·522722201027344LY。

■ 石荠苧属 *Mosla*

● 小花荠苧

【学名】·*Mosla cavaleriei* Lévl.

【别名】·薄荷、酒饼叶、痱子草。

【生境与分布】·生于海拔 900～1 600 m 的疏林或山坡草地。分布于平塘、正安、平坝等地。

【药用部位】·全草。

【功效与主治】·用于感冒恶寒,发汗,中暑发痧,胃痛呕吐,急性肠胃炎,痢疾,跌打瘀肿,下肢水肿,颜面浮肿,毒蛇咬伤。

【凭证标本号】·522727201104002LY。

● 石香薷

【学名】·*Mosla chinensis* Maxim.

【别名】·小茴香、青香薷、小香薷。

【生境与分布】·生于海拔 900～2 300 m 的草坡或林下。分布于都匀、松桃、正安、湄潭、梵净山等地。

【药用部位】·地上部分。

【功效与主治】·发汗解暑,和中化湿。用于外感风寒,恶寒发热,头痛无汗,胃寒疼痛,呕吐腹泻,小便不利,水肿。

【凭证标本号】·522229141022740LY。

【附注】·《中国药典》收载品种。

● 小鱼仙草

【学名】·*Mosla dianthera* (Buch.-Ham. ex Roxburgh) Maxim.

【别名】·山苏麻、土荆芥、野荆芥。

【生境与分布】·生于海拔 800～2 000 m 的山坡、路旁或水边。分布于荔波、余庆、平塘、正安、黎平等地。

【药用部位】·全草。

【功效与主治】·祛风发表,利湿止痒。用于感冒头痛,乳蛾,中暑,溃疡,痢疾。外用于湿疹,痱子,皮肤瘙痒,疮疖,蜈蚣咬伤。

【凭证标本号】·522722200702594LY;520329191006027LY;522727201020005LY。

● 少花荠苧

【学名】·*Mosla pauciflora* (C. Y. Wu) C. Y. Wu ex H. W. Li

【生境与分布】·生于海拔 980～1 350 m 的路旁、林缘或溪畔。分布于绥阳、湄潭等地。

【药用部位】·全草。

【功效与主治】·用于感冒,咽喉肿痛,中暑,吐泻。

【凭证标本号】·520326200804024LY。

• **石荠苎**

【学名】·*Mosla scabra*(Thunb.)C.Y.Wu et H.W.Li

【别名】·痱子草、土荆芥、沙虫药。

【生境与分布】·生于海拔 1 000～2 000 m 的山坡、路旁或灌丛。分布于独山等地。

【药用部位】·全草。

【功效与主治】·疏风解暑,行气理血,利湿止痒。用于感冒头痛,咽喉肿痛,中暑,吐泻,痢疾,小便不利,水肿,带下病。

【凭证标本号】·522633190903068LY。

■ **荆芥属 Nepeta**

• **心叶荆芥**

【学名】·*Nepeta fordii* Hemsl.

【生境与分布】·生于灌丛。分布于道真等地。

【药用部位】·全草。

【功效与主治】·发表散寒,祛风解毒。

• **荆芥**

【学名】·*Nepeta tenuifolia* Bentham

【别名】·樟脑草、凉薄荷、巴毛。

【生境与分布】·生于海拔 2 500 m 以下的灌丛或草坡。分布于威宁、清镇、平坝、福泉、黄平、息烽、习水、平塘等地。

【药用部位】·全草。

【功效与主治】·解表散风,透疹消疮。用于感冒头痛,麻疹风疹,疮疡初起。

【凭证标本号】·520330160803005LY。

【附注】·《中国药典》收录物种。

■ **牛至属 Origanum**

• **罗勒**

【学名】·*Ocimum basilicum* L.

【生境与分布】·生于海拔 500～2 000 m 的路边或草地。分布于正安、黄平等地。

【药用部位】·全草、根、果实。

【功效与主治】·全草:疏风解表,化湿合中,行气活血,解毒消肿。用于感冒头痛,发热咳嗽,中暑,食积不化,不思饮食,脘腹胀满疼痛,呕吐泻痢,风湿痹痛,遗精,月经不调,牙痛口臭,

胬肉遮睛,皮肤湿疮,瘾疹瘙痒,跌打损伤,蛇虫咬伤。根:收湿敛疮。用于黄烂疮。果实:清热明目,祛翳。用于目赤肿痛,倒睫目翳,走马牙疳。

【凭证标本号】·522730150127007LY。

• **疏柔毛罗勒**

【学名】·*Ocimum basilicum*. var. *pilosum*(Willd.)Benth.

【生境与分布】·引种。贵阳有栽培。

【药用部位】·全草。

【功效与主治】·健脾化湿,祛风活血。用于湿阻脾胃,纳呆腹痛,呕吐腹泻,外感发热,月经不调,跌打损伤,皮肤湿疹。

【凭证标本号】·522727201020004LY。

• **牛至**

【学名】·*Origanum vulgare* L.

【生境与分布】·生于海拔 500 m 以上的路旁、林下或草地。分布于赫章、威宁、大方、湄潭、息烽、沿河、松桃、思南、兴义、兴仁、关岭、平坝、水城、盘州、贵定、独山、瓮安、雷山、黄平等地。

【药用部位】·全草。

【功效与主治】·解表理气,清暑利湿。用于感冒发热,中暑,胸膈胀满,腹痛吐泻,痢疾,黄疸,水肿,带下,小儿疳积,麻疹,皮肤瘙痒,疮疡肿痛,跌打损伤。

【凭证标本号】·520402170509137LY;520111200619009LY;522325190614394LY。

■ **鸡脚参属 Orthosiphon**

• **鸡脚参**

【学名】·*Orthosiphon wulfenioides*(Diels)Hand.-Mazz.

【别名】·山萝卜、普渡、红根草。

【生境与分布】·生于海拔 1 200～2 900 m 的松林或草坡。分布于兴义、兴仁等地。

【药用部位】·根。

【功效与主治】·祛风利湿,活血通络,杀虫消积。用于风湿痹痛,淋证,水肿,跌打损伤,骨折,食积腹胀,虫积腹痛。

• **茎叶鸡脚参**

【学名】·*Orthosiphon wulfenioides* var. *foliosus* Stib.

【生境与分布】·生于海拔 800～2 300 m 的疏林或山坡。分布于兴义、兴仁等地。

【药用部位】·根。

【功效与主治】·祛风利湿,活血通络,杀虫消积。用于风湿痹痛,淋证,水肿,跌打损伤,骨折,食积腹胀,虫积腹痛。

假糙苏属 *Paraphlomis*

● 纤细假糙苏

【学名】· *Paraphlomis gracilis* Kudo

【别名】· 野木姜花。

【生境与分布】· 生于海拔810~900 m的山沟水旁、密林下阴湿处。分布于松桃、碧江等地。

【药用部位】· 全草。

【功效与主治】· 解表,润肺止咳,补血调经。用于肺痨,月经不调。

● 假糙苏

【学名】· *Paraphlomis javanica*(Bl.)Prain

【别名】· 皱叶假糙苏。

【生境与分布】· 生于海拔320~1350 m的林阴下。分布于松桃、荔波、平塘、大沙河等地。

【药用部位】· 全草、茎、叶。

【功效与主治】· 全草:清肝发表,滋阴润燥,润肺止咳,补血调经。用于感冒发热咳嗽,劳伤,月经不调,水肿,骨鲠咽喉。茎、叶:清肝火,发表。用于感冒发热,肾炎。

【凭证标本号】· 520323150717489LY;522729191020040LY;522327190424309LY。

● 狭叶假糙苏

【学名】· *Paraphlomis javanica* var. *angustifolia*(C. Y. Wu)C. Y. Wu & H. W. Li

【别名】· 鬼灯笼树、土结香。

【生境与分布】· 生于海拔800~2900 m的山谷林下阴湿处岩石上。分布于兴义、镇远等地。

【药用部位】· 全草。

【功效与主治】· 润肺止咳,补血调经。用于痨咳,月经不调。

【凭证标本号】· 522301150820715LY。

● 小叶假糙苏

【学名】· *Paraphlomis javanica* var. *coronata*(Vaniot)C. Y. Wu & H. W. Li

【别名】· 玖檀花、壶瓶花、荏子香。

【生境与分布】· 生于海拔600~1350 m的山腰、沟谷、林下阴湿处。分布于赤水、习水、兴义、安龙、平坝、龙里、松桃、沿河、印江、德江、镇远、天柱、锦屏、荔波、榕江等地。

【药用部位】· 全草、根。

【功效与主治】· 滋阴润燥,止咳调经。用于阴虚劳嗽,痰中带血,月经不调。

【凭证标本号】· 520323150703382LY。

紫苏属 *Perilla*

● 紫苏

【学名】· *Perilla frutescens*(L.)Britt.

【别名】· 野苏、野藿麻、孜珠。

【生境与分布】· 省内广泛栽培。

【药用部位】· 茎、带叶小软枝、叶、果实。

【功效与主治】· 茎:理气宽中,安胎,和血。用于脾胃气滞,脘腹痞满,胎气不和,水肿脚气,咯血吐衄。带叶小软枝、叶:解表散寒,宣肺化痰,行气和中,安胎,解鱼蟹毒。用于风寒表证,咳嗽痰多,胸脘胀满,恶心呕吐,腹痛吐泻,胎气不和,妊娠恶阻,鱼蟹中毒。果实:降气消痰,平喘润肠。用于痰壅气逆,咳嗽气喘,肠燥便秘。

【凭证标本号】· 522327181129307LY;520111201018006LY;522722201020192LY。

● 茴茴苏

【学名】· *Perilla frutescens* var. *crispa*(Thunb.)Hand.-Mazz

【生境与分布】· 引种。湄潭、凤冈等地有栽培。

【药用部位】· 根、梗、叶、宿萼、果实。

【功效与主治】· 根、宿萼:疏风散寒,降气祛痰,和中安胎。用于头晕,身痛,鼻塞流涕,咳逆上气,胸膈痰饮,胸闷胁痛,腹痛泄泻,妊娠呕吐,胎动不安。梗:理气舒郁,止痛安胎。用于胸塞痞满,胃脘疼痛。叶:发表散寒,理气和胃。用于风寒感冒,咳嗽呕恶,慢性气管炎,慢性萎缩性胃炎,急慢性肾炎,鱼蟹中毒。果实:下气消痰,平喘润肺,宽肠。用于气喘痰壅,咳嗽气逆,肠燥便秘。

● 野生紫苏

【学名】· *Perilla frutescens* var. *purpurascens*(Hayata)H. W. Li

【别名】· 臭草、香丝菜、野香丝。

【生境与分布】· 生于海拔1200~2500 m的山地路旁、村边荒地。分布于余庆、平塘、印江、安龙、威宁、碧江、平坝、贵定、梵净山等地。

【药用部位】· 茎、带叶小软枝、叶、果实。

【功效与主治】· 茎:理气宽中,安胎,和血。用于脾胃气滞,脘腹痞满,胎气不和,水肿脚气,咯血吐衄。带叶小软枝、叶:解表散寒,宣肺化痰,行气和中,安胎,解鱼蟹毒。用于风寒表证,咳嗽痰多,胸脘胀满,恶心呕吐,腹痛吐泻,胎气不和,妊娠恶阻,鱼蟹中毒。果实:降气,消痰,平喘,润肠。用于痰壅气逆,咳嗽气喘,肠燥便秘。

【凭证标本号】·520329191005036LY;522727200925001LY;522226191005004LY。

■ **木糙苏属 *Phlomis***

• **大花糙苏**

【学名】· *Phlomis megalantha* Diels

【别名】·老鼠刺。

【生境与分布】·生于冷杉林下或灌丛草坡。分布于大沙河等地。

【药用部位】·全草。

【功效与主治】·祛风,清热解毒。用于麻风,痈肿。

【凭证标本号】·520382201023008LY。

• **糙苏**

【学名】· *Phlomis umbrosa* Turcz.

【别名】·山芝麻、山苏子。

【生境与分布】·生于海拔1 600~2 500 m的疏林或草坡。分布于雷山、绥阳、松桃、碧江、梵净山等地。

【药用部位】·全草、根。

【功效与主治】·祛风活络,清热消肿,强筋壮骨,生肌,续筋接骨,补肝肾,强腰膝,安胎。用于感冒,风湿关节痛,腰痛,跌打损伤,疮疖肿毒。

【凭证标本号】·520201200811380LY;522427140803343LY。

• **南方糙苏**

【学名】· *Phlomis umbrosa* var. *australis* Hemsl.

【别名】·山甘草、白升麻、大黑理肺散。

【生境与分布】·生于海拔1 500~2 100 m的山坡、灌丛、草地或沟边。分布于赫章、盘州、梵净山等地。

【药用部位】·全草、根。

【功效与主治】·全草:用于吐泻,肠胃炎,肺炎,咳嗽感冒。根:清热止咳。

■ **逐风草属 *Platostoma***

• **尖头花**

【学名】· *Platostoma hispidum* (L.) A.J. Paton

【生境与分布】·生于海拔600 m以下的田间、林缘、竹丛或沟边。分布于兴义,贞丰等地。

【药用部位】·全草。

【功效与主治】·清热解表,利湿祛风。用于风热感冒,头风,偏头痛,痢疾,皮肤瘙痒。

【凭证标本号】·522702201004006LY。

■ **刺蕊草属 *Pogostemon***

• **水珍珠菜**

【学名】· *Pogostemon auricularius* (L.) Hassk.

【别名】·牛触臭、毛射草、毛水珍珠菜。

【生境与分布】·生于海拔300~1 700 m的疏林下湿润处或溪边近水潮湿处。分布于兴义等地。

【药用部位】·全草。

【功效与主治】·清热化湿,消肿止痛。用于盗汗,感冒发热,风湿关节痛,湿疹,口腔破溃,疮疖,脚癣,疝气。

• **广藿香**

【学名】· *Pogostemon cablin* (Blanco) Benth.

【别名】·藿香、南藿香、枝香。

【生境与分布】·引种。省内广泛栽培。

【药用部位】·地上部分。

【功效与主治】·芳香化浊,和中止呕,发表解暑。用于湿浊中阻,脘痞呕吐,暑湿表证,湿温初起,发热倦怠,胸闷不舒,寒湿闭暑,腹痛吐泻,鼻渊头痛。

【凭证标本号】·520424141020232LY。

【附注】·《中国药典》收录物种。

■ **夏枯草属 *Prunella***

• **山菠菜**

【学名】· *Prunella asiatica* Nakai

【别名】·野菠菜、榆钱菠菜。

【生境与分布】·生于海拔1 700 m左右的路旁、山坡草地、灌丛或潮湿地。分布于雷公山等地。

【药用部位】·全草、花、果穗。

【功效与主治】·清肝明目,清热散结,强心利尿,降压。

• **硬毛夏枯草**

【学名】· *Prunella hispida* Benth.

【生境与分布】·生于海拔1 500~2 900 m的路旁、林缘或山坡草地。分布于威宁等地。

【药用部位】·果穗。

【功效与主治】·清肝泻火,散结消肿。

• **夏枯草**

【学名】· *Prunella vulgaris* L.

【别名】·蜂窝草、夏枯头、铁色草。

【生境与分布】·生于海拔2 500 m左右的草地、溪边或路旁湿润处。分布于绥阳、望谟、贞丰等地。

【药用部位】·果穗。

【功效与主治】·清肝泻火，明目，散结消肿。用于目赤肿痛，目珠夜痛，头晕眩晕，瘰疬，瘿瘤，乳痈，乳房胀痛。

【凭证标本号】·520323150603059LY；522326200419004LY；522325180915100LY。

【附注】·《中国药典》收录物种。

■ 迷迭香属 *Rosmarinus*

● 迷迭香

【学名】·*Rosmarinus officinalis* L.

【生境与分布】·引种。省内广泛栽培。

【药用部位】·全草。

【功效与主治】·发汗健脾，安神止痛。用于各种头痛，预防早期脱发。

【凭证标本号】·520203140705002LY。

■ 鼠尾草属 *Salvia*

● 橙色鼠尾草

【学名】·*Salvia aerea* Lévl.

【别名】·蜂糖花、马蹄叶红仙茅。

【生境与分布】·生于海拔 2 000～2 400 m 的山坡。分布于威宁等地。

【药用部位】·根。

【功效与主治】·清热凉血，活血调经，舒筋活络。用于头晕，崩漏，月经不调，闭经，吐血，便血，肾虚腰痛，风湿病。

● 南丹参

【学名】·*Salvia bowleyana* Dunn

【别名】·紫丹参、赤参、红根。

【生境与分布】·生于山地、林间、路旁或水边。分布于六枝等地。

【药用部位】·根。

【功效与主治】·活血化瘀，调经止痛。用于胸痹绞痛，心烦，脘腹疼痛，月经不调，痛经，闭经，产后瘀滞腹痛，崩漏，肝脾肿大，关节痛，疝气痛，疔疮。

【凭证标本号】·520203160510001LY。

● 贵州鼠尾草

【学名】·*Salvia cavaleriei* Lévl.

【别名】·朱砂草、反背红、叶下红。

【生境与分布】·生于海拔 850～1 450 m 的山坡、草地、路旁或

林下。分布于平坝、安龙、凯里、雷山、剑河、习水、仁怀、印江、松桃、罗甸、梵净山等地。

【药用部位】·全草、根。

【功效与主治】·凉血止血，活血消肿，清热利尿。用于咳血，吐血，鼻血，崩漏，创伤出血，跌打伤痛，痈疮疖肿。

【凭证标本号】·520323150507166LY；522731190712028LY；522701210407002LY。

● 紫背贵州鼠尾草

【学名】·*Salvia cavaleriei* var. *erythrophylla*（Hemls.）E. Peter et Stib.

【别名】·女菀。

【生境与分布】·生于海拔 750～1 800 m 的山坡、草地或林下。分布于清镇、梵净山、宽阔水等地。

【药用部位】·全株。

【功效与主治】·清热解毒，凉血止血，利湿。用于咳血，吐血，鼻衄，血痢，崩漏，刀伤出血。

● 血盆草

【学名】·*Salvia cavaleriei* var. *simplicifolia* Stib.

【别名】·野丹参、气喘药、红青菜。

【生境与分布】·生于海拔 800～1 300 m 的山坡或林下。分布于贵阳、贞丰、沿河、绥阳、兴义、开阳、松桃、雷山、桐梓、印江、安龙、凯里、梵净山等地。

【药用部位】·全草、根。

【功效与主治】·凉血止血，活血消肿，清热利尿。用于咳血，吐血，鼻血，崩漏，创伤出血，跌打伤痛，痈疮疖肿。

【凭证标本号】·522325190423260LY；520111200620039LY；522228200822005LY。

● 华鼠尾草

【学名】·*Salvia chinensis* Benth.

【别名】·活血草、小丹参、野沙参。

【生境与分布】·生于海拔 500 m 左右的林阴处或草丛。分布于麻江、修文、六枝、桐梓、绥阳、正安、江口、雷山、都匀等地。

【药用部位】·全草、根。

【功效与主治】·活血化瘀，清热利湿，散结消肿。用于月经不调，痛经，闭经，崩漏，便血，湿热黄疸，热毒血痢，淋痛，带下，风湿骨痛，瘰疬，疮肿，乳痈，带状疱疹，麻风，跌打伤肿。

【凭证标本号】·522222160716015LY。

● 毛地黄鼠尾草

【学名】·*Salvia digitaloides* Diels

【别名】·白元参、银紫丹参、白背丹参。

【生境与分布】·生于海拔2 500 m以上的松林下干燥处或旷坡草地。分布于茂兰等地。

【药用部位】·根。

【功效与主治】·活血祛瘀,利湿解毒。用于胸痹绞痛,月经不调,痛经,阴挺,崩漏,赤白带下,恶疮肿毒。

【凭证标本号】·522222140503005LY。

● 鼠尾草

【学名】·*Salvia japonica* Thunb.

【别名】·秋丹参、霸王鞭、消炎草。

【生境与分布】·生于海拔140~220 m的山坡、路旁、草丛、水边及林阴。分布于沿河、余庆、安龙等地。

【药用部位】·全草。

【功效与主治】·清热利湿,活血调经,解毒消肿。用于黄疸,赤白下痢,湿热带下,月经不调,痛经,疮痈疔肿,跌打损伤。

【凭证标本号】·522228210102009LY;520329190503069LY。

● 关公须

【学名】·*Salvia kiangsiensis* C. Y. Wu

【别名】·小活血、根下红、落地红。

【生境与分布】·生于林下、山谷或路旁。分布于大方等地。

【药用部位】·带根全草、叶。

【功效与主治】·凉血止血,活血消肿,清热解毒。用于吐血,衄血,便血,崩漏,月经不调,跌打损伤,腰痛,乳腺炎,疮痈肿毒,毒蛇咬伤。

【凭证标本号】·524422150923045LY。

● 荞麦地鼠尾草

【学名】·*Salvia kiaometiensis* Lévl.

【别名】·红根、丹参。

【生境与分布】·生于海拔2 500~2 900 m的山坡草地。省内广泛分布。

【药用部位】·根。

【功效与主治】·活血调经,化瘀止痛。用于月经不调,痛经闭经,产后瘀阻腹痛,肝脾肿大,关节痛,胸痹绞痛,心悸,失眠。

● 丹参

【学名】·*Salvia miltiorrhiza* Bge.

【别名】·郁蝉草、木羊乳、奔马草。

【生境与分布】·生于海拔140~1 300 m的山坡、林下草丛或溪谷旁。分布于江口、钟山、金沙、大方、思南、兴义等地。多地有栽培。

【药用部位】·根、根茎。

【功效与主治】·活血祛瘀,通经止痛,清心除烦,凉血消痈。

用于胸痹心痛,脘腹胁痛,癥瘕积聚,热痹疼痛,心烦不眠,月经不调,痛经闭经,疮疡肿痛。

【凭证标本号】·522222160507022LY;520201200723092LY;520402170527083LY。

【附注】·《中国药典》收录物种。

● 荔枝草

【学名】·*Salvia plebeia* R. Br.

【别名】·土荆芥、紫丹参、野苏麻。

【生境与分布】·生于海拔1 000~1 600 m的山地、田边或路旁潮湿处。省内广泛分布。

【药用部位】·全草、根。

【功效与主治】·清热解毒,凉血散瘀,利水消肿。用于感冒发热,咽喉肿痛,肺热咳嗽,咳血,吐血,尿血,崩漏,痔疮出血,肾炎水肿,白浊,痢疾,痈肿疮毒,湿疹瘙痒,跌打损伤,蛇虫咬伤。

【凭证标本号】·523325190425221LY;520402170526038LY;520327210512067LY。

● 长冠鼠尾草

【学名】·*Salvia plectranthoides* Griff.

【别名】·野藿香、串皮猫药、山胡椒。

【生境与分布】·生于海拔800~2 000 m的山坡、地边或路旁。分布于平塘、兴义、安龙、关岭、罗甸、望谟等地。

【药用部位】·全草、根。

【功效与主治】·补虚调经,祛风止咳。用于劳伤虚弱,月经不调,崩漏,伤风咳嗽。

【凭证标本号】·522727201104003LY;522301160505219LY。

● 红根草

【学名】·*Salvia prionitis* Hance

【别名】·黄埔鼠尾、小丹参、红根子。

【生境与分布】·生于海拔800 m以下的山坡、阳处草丛及路边。分布于茂兰等地。

【药用部位】·全草。

【功效与主治】·散风热,利咽喉。用于感冒发热,急性扁桃体炎,肺炎,肠炎,腹泻,腹痛,痢疾。

【凭证标本号】·520111200620022LY。

● 褐毛甘西鼠尾草

【学名】· *Salvia przewalskii* var. *mandarinorum* (Diels) Stib.

【生境与分布】·生于海拔2 100 m左右的山坡。分布于威宁等地。

【药用部位】·根。

【功效与主治】·活血祛瘀,安神宁心,排脓止痛。用于心绞痛,月经不调,痛经,闭经,崩漏带下,癥瘕,积聚,瘀血腹痛,骨节疼痛,惊悸不眠,恶疮肿瘤,乳腺炎,痈肿,吐血,风湿痹痛,肝脾肿大。

● 地埂鼠尾草

【学名】· *Salvia scapiformis* Hance

【别名】·白补药、山字止、田芹菜。

【生境与分布】·生于海拔 1 100 m 左右的山谷、林下或山顶。分布于德江、罗甸等地。

【药用部位】·全草、根。

【功效与主治】·全草:强筋壮骨,补虚益损。用于肺痨,虚弱干瘦,头晕目眩,劳伤疼痛。根:活血调经,止痛。用于月经不调,带下病,痛经。

【凭证标本号】·522226190411002LY;522222160609011LY。

● 硬毛地埂鼠尾草

【学名】· *Salvia scapiformis* var. *hirsuta* Stib.

【别名】·白补药。

【生境与分布】·生于海拔 1 300～1 900 m 的山坡湿岩石上。分布于绥阳、兴义、开阳、松桃、雷山、梵净山等地。

【药用部位】·全草、根。

【功效与主治】·祛瘀止痛,活血调经,清心除烦。用于劳伤疼痛,虚弱干瘦,病后体虚。

● 苣叶鼠尾草

【学名】· *Salvia sonchifolia* C. Y. Wu

【生境与分布】·生于海拔 1 300～1 500 m 的石灰岩山林湿润腐殖土壤。分布于荔波等地。

【药用部位】·根。

【功效与主治】·祛瘀止痛,活血调经。

【凭证标本号】·522728160419012LY。

● 一串红

【学名】· *Salvia splendens* Ker-Gawler

【别名】·西洋红、炮仔花、象牙海棠。

【生境与分布】·省内广泛栽培。

【药用部位】·全草。

【功效与主治】·清热解毒,凉血消肿。用于痈疮肿毒,跌打损伤,脱臼肿痛,毒蛇咬伤。

【凭证标本号】·522422160908003LY。

● 佛光草

【学名】· *Salvia substolonifera* Stib.

【别名】·湖广草、蔓茎鼠尾、乌痧草。

【生境与分布】·生于海拔 400～1 200 m 的地边、沟旁或石隙潮湿处。分布于赤水、绥阳、江口、清镇、正安、望谟等地。

【药用部位】·全草。

【功效与主治】·清肺化痰,益肺调经,止血。用于肺热咳嗽,痰多气喘,吐血,肾虚腰酸,小便频数,带下,月经过多。

【凭证标本号】·522633190416047LY。

● 云南鼠尾草

【学名】· *Salvia yunnanensis* C. H. Wright

【别名】·滇丹参、山毛毛叶、小丹参。

【生境与分布】·生于海拔 1 500～2 300 m 的山坡、山谷。分布于兴义、威宁、水城、盘州、兴仁、德江、荔波等地。

【药用部位】·根、根茎。

【功效与主治】·活血祛瘀,凉血止血,养心安神,解毒消肿。用于月经不调,痛经,闭经,恶露腹痛,癥瘕,胸痹绞痛,关节痛,疝痛,崩漏,吐血,衄血,咳血,血虚肢麻,失眠健忘,惊悸怔忡,乳痈疮肿,跌打瘀肿。

【凭证标本号】·522301160505218LY;522427140622162LY。

■ 裂叶荆芥属 *Schizonepeta*

● 裂叶荆芥

【学名】· *Schizonepeta tenuifolia* Briq.

【别名】·樟脑草、土荆芥、小荆芥。

【生境与分布】·生于海拔 2 500 m 以下的灌丛或草坡。分布于清镇、黄平、威宁、平坝、福泉、梵净山等地。

【药用部位】·地上部分、花穗。

【功效与主治】·解表散风,透疹消疮。用于感冒头痛,麻疹风疹,疮疡初起。

【凭证标本号】·520330160803005LY。

【附注】·《中国药典》收录物种。

■ 四棱草属 *Schnabelia*

● 四棱草

【学名】· *Schnabelia oligophylla* Hand.-Mazz.

【别名】·四棱筋骨草、假马鞭草、四方草。

【生境与分布】·生于海拔 600～1 900 m 的山谷溪旁或疏林。分布于荔波等地。

【药用部位】·全草。

【功效与主治】·祛风通络,散瘀止痛。用于风湿痹痛,四肢麻木,跌打损伤,闭经。

【凭证标本号】·522722200721722LY。

● 四齿四棱草

【学名】· Schnabelia tetrodonta (Sun) C. Y. Wu et C. Chen

【别名】· 四齿筋骨草。

【生境与分布】· 生于海拔 500～1 800 m 的山谷溪旁或疏林。分布于遵义等地。

【药用部位】· 全草。

【功效与主治】· 祛风除湿,活血调经,散瘀止痛。用于风湿痹痛,四肢麻木,闭经,跌打损伤,骨节肿痛,痈疮肿毒。

■ 黄芩属 Scutellaria

● 滇黄芩

【学名】· Scutellaria amoena C. H. Wright

【别名】· 土黄芩、子芩、黄芩。

【生境与分布】· 生于海拔 1 300～2 500 m 的山地林下草坡。分布于威宁、兴义、盘州、赫章等地。

【药用部位】· 根茎。

【功效与主治】· 清热泻火,燥湿解毒,止血安胎。用于肺热咳嗽,肝火头痛,目赤肿痛,湿热黄疸,泻痢,热淋,崩漏,胎热不安,痈肿疔疮。

【凭证标本号】· 522427140426055LY。

● 黄芩

【学名】· Scutellaria baicalensis Georgi

【别名】· 山茶根、黄芩茶、黄金条根。

【生境与分布】· 生于海拔 140～2 000 m 的向阳草坡地、撂荒地。分布于绥阳、都匀等地。

【药用部位】· 根。

【功效与主治】· 清热燥湿,泻火解毒,止血安胎。用于暑湿,胸闷呕恶,湿热痞满,泻痢,黄疸,肺热咳嗽,高热烦渴,血热吐衄,痈肿疮毒,胎动不安。

【凭证标本号】· 520201200730196LY。

【附注】·《中国药典》收录物种。

● 半枝莲

【学名】· Scutellaria barbata D. Don

【别名】· 赶山鞭、瘦黄芩、狭叶韩信草。

【生境与分布】· 生于海拔 750～1 300 m 的田边、溪边湿润草地。分布于凤冈、荔波、钟山、平坝、雷山、剑河、榕江等地。

【药用部位】· 全草。

【功效与主治】· 清热解毒,化瘀利尿。用于热毒痈肿,咽喉肿痛,肺痈肠痈,跌打损伤,吐血衄血,水肿,肝腹水,毒蛇咬伤。

【凭证标本号】· 520327210512016LY;522722200514248LY;

520201200730192LY。

【附注】·《中国药典》收录物种。

● 赤水黄芩

【学名】· Scutellaria chihshuiensis C. Y. Wu et H. W. Li

【生境与分布】· 生于山脚灌丛、水旁阴湿处。分布于赤水等地。

【药用部位】· 全草。

【功效与主治】· 清热解毒,消肿止痛。用于感冒,咽喉肿痛,痢疾,黄疸,跌打损伤,痈肿疔毒。

【凭证标本号】· 520381160502103LY。

【附注】· 贵州特有药用植物。

● 异色黄芩

【学名】· Scutellaria discolor Wall. ex Benth.

【别名】· 土黄芩、挖耳草、紫背黄芩。

【生境与分布】· 生于海拔 600～1 300 m 的山地林下、溪边或草坡。分布于绥阳、都匀、兴义、荔波等地。

【药用部位】· 全草。

【功效与主治】· 解表退热,止咳,清热解毒。用于感冒发热,咽喉肿痛,吐泻腹痛,虚劳咳嗽,痈肿疔毒,中耳炎。

【凭证标本号】· 522701210407003LY。

● 岩藿香

【学名】· Scutellaria franchetiana Lévl.

【别名】· 犁头草、土黄芩。

【生境与分布】· 生于海拔 600～1 500 m 的山坡湿地或荒坡草地。分布于瓮安、雷山、榕江、沿河、梵净山等地。

【药用部位】· 全草。

【功效与主治】· 祛暑清热,活血解毒。用于感冒暑湿,风热咳嗽,风湿痹痛,痈肿疔毒,跌打损伤。

● 韩信草

【学名】· Scutellaria indica L.

【别名】· 顺经草、耳挖草。

【生境与分布】· 生于海拔 500～1 100 m 的山地、疏林、草地或路旁。分布于贵阳、赤水、兴义、望谟、兴仁、罗甸、贵定、桐梓、习水、仁怀、龙里等地。

【药用部位】· 全草。

【功效与主治】· 清热解毒,活血散瘀,疏肝。用于胸胁疼痛,肺痈,痢疾,泄泻,带下病。外用于疔疮痈肿,毒蛇咬伤,蜂蜇伤,跌打损伤,外伤出血。

【凭证标本号】· 522731190510039LY;522701201126010LY;522326210313007LY。

长毛韩信草

【学名】· *Scutellaria indica* var. *elliptica* Sun ex C. H. Hu

【生境与分布】· 生于海拔 900～1 100 m 的山坡、草地或路旁。分布于桐梓、雷山等地。

【药用部位】· 全草。

【功效与主治】· 清热解毒,止血消肿,活血止血。用于跌打损伤,牙痛,吐血,痈肿。

小叶韩信草

【学名】· *Scutellaria indica* var. *parvifolia* (Makino) Makino

【生境与分布】· 生于路旁、疏林、山坡或荒坡草地。分布于道真等地。

【药用部位】· 全草。

【功效与主治】· 清热解毒,消肿。用于跌打肿痛,蛇咬伤。

缩茎韩信草

【学名】· *Scutellaria indica* var. *subacaulis* (Sun ex C. H. Hu) C. Y. Wu & C. Chen

【别名】· 金耳挖、天田盏、小金疮草。

【生境与分布】· 生于海拔 1 500 m 以下的石缝、石上阴湿处。分布于雷公山等地。

【药用部位】· 全草。

【功效与主治】· 清热解毒,消肿止痛。用于跌打肿痛,疮痈肿毒。

罗甸黄芩

【学名】· *Scutellaria lotienensis* C. Y. Wu et S. Chow

【生境与分布】· 生于海拔 400～800 m 的山脚阴处。分布于罗甸。

【药用部位】· 全草。

【功效与主治】· 清热燥湿,化瘀消肿。用于湿热泄泻,痢疾,黄疸,跌打瘀肿。

【附注】· 贵州特有药用植物。

钝叶黄芩

【学名】· *Scutellaria obtusifolia* Hemsl.

【别名】· 蛇头花。

【生境与分布】· 生于海拔 450～1 400 m 的山谷林下湿润处。分布于赤水、习水、正安、沿河、荔波、德江等地。

【药用部位】· 全草。

【功效与主治】· 清热燥湿,解表退热。用于感冒,肺热咳嗽,痢疾,黄疸,痈肿疔毒,跌打损伤,蛇虫咬伤。

【凭证标本号】· 520323150511144LY;522731191021022LY;520329190724641LY。

三脉钝叶黄芩

【学名】· *Scutellaria obtusifolia* var. *trinervata* (Vaniot) C. Y. Wu & H. W. Li

【别名】· 大叶耳挖草。

【生境与分布】· 生于海拔 600～2 500 m 的林下湿地或溪边。分布于独山、黄平、习水、兴仁、册亨等地。

【药用部位】· 全草。

【功效与主治】· 清热解毒,化瘀消肿。用于感冒,肺热咳嗽,痢疾,黄疸,痈肿疔毒,跌打损伤,蛇虫咬伤。

【凭证标本号】· 522623141003093LY。

京黄芩

【学名】· *Scutellaria pekinensis* Maxim.

【别名】· 丹参、筋骨草、北京黄芩。

【生境与分布】· 生于海拔 600～1 800 m 的石坡、潮湿谷地或林下。分布于册亨等地。

【药用部位】· 全草。

【功效与主治】· 清热解毒。用于跌打损伤。

【凭证标本号】· 522229160516076LY。

四裂花黄芩

【学名】· *Scutellaria quadrilobulata* Sun ex C. H. Hu

【别名】· 四香花、土薄荷。

【生境与分布】· 生于海拔 2 400 m 左右的山坡林地阴湿处。分布于大方、盘州、习水、荔波等地。

【药用部位】· 全草。

【功效与主治】· 清肝解表。用于眩晕,感冒发热。

硬毛四裂花黄芩

【学名】· *Scutellaria quadrilobulata* var. *pilosa* C. Y. Wu & S. Chow

【生境与分布】· 生于海拔 2 000 m 左右的山坡路旁。分布于大方等地。

【药用部位】· 全草。

【功效与主治】· 清热止咳,止血。用于肺热咳嗽,热咳,吐血,血痢。

【附注】· 贵州特有药用植物。

西畴黄芩

【学名】· *Scutellaria sichourensis* C. Y. Wu et H. W. Li

【生境与分布】· 生于海拔 750～1 000 m 的石灰岩山地阔叶林下阴湿处。分布于平塘、长顺、荔波等地。

【药用部位】· 全草。

【功效与主治】· 清热燥湿,凉血安胎。用于湿温发热,胸闷,口渴不欲饮,湿热泻痢,黄疸。

【凭证标本号】·522727210317002LY。

● 偏花黄芩

【学名】· Scutellaria tayloriana Dunn

【别名】·土黄芩。

【生境与分布】·生于林下灌丛、旷地或山坡路旁阴处。分布于兴义等地。

【药用部位】·根。

【功效与主治】·清肺止咳，燥湿止痢。用于肺热咳嗽，咯血，湿热泄泻，痢疾。

● 假活血草

【学名】· Scutellaria tuberifera C. Y. Wu et C. Chen

【生境与分布】·生于海拔 140～1 500 m 的草坡阴处竹林、密林或溪边草丛。分布于都匀等地。

【药用部位】·全草。

【功效与主治】·清热解毒。用于妇科炎症。

【凭证标本号】·522401141027012LY。

● 红茎黄芩

【学名】· Scutellaria yunnanensis Lévl.

【别名】·多子草。

【生境与分布】·生于海拔 900～1 200 m 的山地林下或山谷沟边。分布于道真、大沙河等地。

【药用部位】·全草。

【功效与主治】·清热泻火，化瘀解毒。用于高热不退，肺热咳喘，热毒泻痢，肝脾肿大。

【凭证标本号】·522631190403038LY。

● 柳叶红茎黄芩

【学名】· Scutellaria yunnanensis var. salicifolia Sun ex C. H. Hu

【别名】·一麻消、土黄芩、血沟丹。

【生境与分布】·生于海拔 460～1 500 m 的山地。分布于赤水、长顺等地。

【药用部位】·全草。

【功效与主治】·清热泻火，化瘀解毒。用于高热不退，肺热咳喘，热毒泻痢，肝脾肿大。

【凭证标本号】·522222140506107LY。

■ 筒冠花属 Siphocranion

● 筒冠花

【学名】· Siphocranion macranthum (Hook. f.) C. Y. Wu

【别名】·大花筒冠花、草藤乌。

【生境与分布】·生于海拔 600～2 300 m 的山坡林下。分布于雷山、榕江、清镇、贵定、独山、威宁、盘州、水城、平坝、江口、德江、松桃等地。

【药用部位】·全草、茎、叶。

【功效与主治】·疏风清热，解毒消肿。用于风热感冒，头痛目赤，痈疮肿毒。

【凭证标本号】·520322200728206LY。

● 光柄筒冠花

【学名】· Siphocranion nudipes (Hemsl.) Kudo

【生境与分布】·生于海拔 1 200～2 000 m 的林下阴湿处。分布于绥阳、大方、纳雍、印江、兴仁、梵净山等地。

【药用部位】·全草。

【功效与主治】·疏风清热，解毒消肿。用于风热感冒，头痛目赤，痈疮肿毒。

■ 水苏属 Stachys

● 毛水苏

【学名】· Stachys baicalensis Fisch. ex Benth.

【别名】·水苏草、野香苏。

【生境与分布】·生于海拔 450～1 670 m 的湿草地或河岸。分布于大沙河等地。

【药用部位】·全草、根。

【功效与主治】·祛风解毒，止血。用于感冒，咽喉肿痛，吐血，衄血，崩漏，胃酸过多。外用于疮疖肿毒。

【凭证标本号】·522601200428204LY。

● 绵毛水苏

【学名】· Stachys byzantina C. Koch

【生境与分布】·引种。观山湖等地有栽培。

【药用部位】·全草。

【功效与主治】·祛风解毒，止血。

【凭证标本号】·520115210321007LY。

● 地蚕

【学名】· Stachys geobombycis C. Y. Wu

【别名】·野麻子、五眼草、冬虫夏草。

【生境与分布】·生于海拔 170～700 m 的荒地、田地或草丛湿地。分布于遵义等地。

【药用部位】·全草、根茎。

【功效与主治】·益肾润肺，补血消疳。用于肺结核咳嗽，吐血，盗汗，肺虚气喘，血虚体弱，小儿疳积。

【凭证标本号】·522121160408018LY。

水苏

【学名】· *Stachys japonica* Miq.

【别名】· 鸡苏、望江青、还精草。

【生境与分布】· 生于海拔 140～230 m 的水沟、河岸等湿地。分布于大沙河等地。

【药用部位】· 全草、根。

【功效与主治】· 清热解毒，止咳利咽，止血消肿。用于感冒，疥症，肺痿，肺痈，头风目眩，咽痛，失音，吐血，咯血，衄血，崩漏，痢疾，淋证，跌打肿痛。

【凭证标本号】· 520201200728156LY；520111200620036LY；520328210504174LY。

西南水苏

【学名】· *Stachys kouyangensis*（Vaniot）Dunn

【别名】· 山菠萝子、猫猫菜、白根药

【生境与分布】· 生于海拔 1 000～1 200 m 的山地、路旁、旷地或沟边。分布于威宁、都匀、印江、平坝、清镇、惠水、兴义、贞丰、望谟、安龙、大方、纳雍等地。

【药用部位】· 全草。

【功效与主治】· 清热解毒，拔毒止痒。用于赤白痢，疮疖，附骨疽，湿疹。

【凭证标本号】· 522423191003059LY；523325190313542LY；522427140906164LY。

针筒菜

【学名】· *Stachys oblongifolia* Benth.

【别名】· 野油麻、千密灌、水茴香。

【生境与分布】· 生于海拔 500～1 300 m 的山地、田边、沟边、路旁、竹林缘或潮湿地。分布于望谟、江口、兴仁、贞丰、湄潭、平坝、贵定、罗甸、剑河、修文、德江、兴义、安龙等地。

【药用部位】· 全草、根。

【功效与主治】· 补中益气，止血生肌。用于久痢，病后虚弱，外伤出血。

【凭证标本号】· 523326200421011LY；522222140501054LY。

甘露子

【学名】· *Stachys sieboldii* Miquel

【别名】· 宝塔菜、地蚕、草石蚕。

【生境与分布】· 生于海拔 850～1 800 m 的湿润地。分布于威宁、兴义、碧江、都匀等地，多为栽培。

【药用部位】· 全草、块茎。

【功效与主治】· 祛风利湿，活血散瘀。用于黄疸，尿路感染，风热感冒，肺结核。外用于疮毒肿痛，蛇虫咬伤。

【凭证标本号】· 520221190803039LY；522228200729156LY；522729190326021LY。

■ 香科科属 *Teucrium*

安龙香科科

【学名】· *Teucrium anlungense* C. Y. Wu et S. Chow

【生境与分布】· 生于海拔 550～1 500 m 的山坡开阔地。分布于安龙、水城、兴仁等地。

【药用部位】· 全草。

【功效与主治】· 理气健胃。用于消化不良，脘腹胀满。

【凭证标本号】· 520221190801015LY。

二齿香科科

【学名】· *Teucrium bidentatum* Hemsl.

【别名】· 细沙虫草、白花石蚕。

【生境与分布】· 生于海拔 1 000～1 300 m 的山坡灌木林缘。分布于兴仁、平坝、德江、瓮安、清镇、思南、松桃、兴义、罗甸等地。

【药用部位】· 根。

【功效与主治】· 祛风利湿，解毒。用于感冒头痛，鼻塞，痢疾，湿疹，白斑。

【凭证标本号】· 522731200904049LY；522727210115002LY；520329190728819LY。

全叶香科科

【学名】· *Teucrium integrifolium* C. Y. Wu et S. Chow

【生境与分布】· 生于海拔 1 000 m 左右的水旁灌丛。分布于黄平等地。

【药用部位】· 根。

【功效与主治】· 祛风利湿。

【凭证标本号】· 522222160725022LY。

穗花香科科

【学名】· *Teucrium japonicum* Willd.

【别名】· 毛秀才、水藿香、石蚕。

【生境与分布】· 生于海拔 500～1 100 m 的山地及原野。分布于兴仁、望谟等地。

【药用部位】· 全草。

【功效与主治】· 发表散寒，利湿除痹。用于外感风寒，头痛，身痛，风寒湿痹。

【凭证标本号】· 522623141005133LY。

大唇香科科

【学名】· *Teucrium labiosum* C. Y. Wu et S. Chow

【别名】· 山苏麻、野薄荷。

【生境与分布】·生于海拔1 100～1 200 m的山坡或林下。分布于德江、兴义、清镇等地。

【药用部位】·全草。

【功效与主治】·清热解毒。用于感冒,肺痈,痢疾。

● 庐山香科科

【学名】·*Teucrium pernyi* Franch.

【别名】·细沙虫草、白花石蚕。

【生境与分布】·生于海拔150～1 120 m的山地。分布于凤冈、湄潭等地。

【药用部位】·全草、根、叶。

【功效与主治】·清热解毒,凉肝活血。用于肺脓疡,小儿惊风,痈疮,跌打损伤。

【凭证标本号】·520327210516266LY;520328210503138LY。

● 长毛香科科

【学名】·*Teucrium pilosum* (Pamp.) C. Y. Wu et S. Chow

【别名】·毛秀才、铁马鞭、土合香。

【生境与分布】·生于海拔800～2 000 m的山坡、草地或林缘。分布于水城、长顺、大方、湄潭、息烽、安龙、平坝、清镇、贵定、沿河、德江、松桃、黄平等地。

【药用部位】·全草、根茎。

【功效与主治】·祛风发表,清热解毒,止痒。用于风热感冒,咽喉肿痛,痄腮,肺痈,痢疾,漆疮,湿疹,疥癣,风疹。

【凭证标本号】·522423190721001LY;520221181130024LY;527729190914018LY。

● 铁轴草

【学名】·*Teucrium quadrifarium* Buch.-Ham. ex D. Don

【别名】·凤凰草、牛毛草、红毛将军。

【生境与分布】·生于海拔700～1 500 m的山坡草地或灌木林缘。分布于贵阳、兴仁、贞丰、望谟、龙里、兴义等地。

【药用部位】·全草、根、叶。

【功效与主治】·祛风解暑,利湿消肿,凉血解毒。用于风热感冒,中暑无汗,肺热咳喘,肺痈,热毒泻痢,水肿,风湿痛,劳伤,吐血,便血,乳痈,无名肿毒,风疹,湿疹,跌打损伤,外伤出血,毒蛇咬伤,蜂螫伤。

【凭证标本号】·523301160229118LY;522727200812001LY;522728150523055LY。

● 香科科

【学名】·*Teucrium simplex* Vaniot

【别名】·荆芥。

【生境与分布】·生于海拔1 200～1 400 m的山坡阔叶常绿林下阴湿处。分布于平坝、清镇、沿河等地。

【药用部位】·全草。

【功效与主治】·清热解毒。用于感冒头痛,痢疾,痈疮肿毒。

【凭证标本号】·522223140410003LY。

● 血见愁

【学名】·*Teucrium viscidum* Bl.

【别名】·消炎草、假香菜、山藿香。

【生境与分布】·生于海拔750 m左右的山谷林下。分布于湄潭、沿河、余庆、望谟、石阡、印江、松桃、贞丰、安龙、金沙等地。

【药用部位】·全草。

【功效与主治】·凉血止血,解毒消肿。用于咳血,吐血,衄血,肺痈,跌打损伤,痈疽肿毒,痔疮肿痛,漆疮,脚癣,狂犬咬伤,毒蛇咬伤。

【凭证标本号】·520328200806028LY;522228200728048LY;520329191003998LY。

● 微毛血见愁

【学名】·*Teucrium viscidum* var. *nepetoides* (Lévl.) C. Y. Wu & S. Chow

【生境与分布】·生于海拔700～2 200 m的山地林下阴湿处。分布于贵定、兴仁、平坝等地。

【药用部位】·全草。

【功效与主治】·祛风除湿,清热解毒。用于风湿性关节炎,感冒头痛,痢疾,胃气痛。

【凭证标本号】·520113200818005LY。

茄科 Solanaceae

■ 酸浆属 *Alkekengi*

● 挂金灯

【学名】·*Alkekengi officinarum* var. *franchetii* (Mast.) R. J. Wang

【别名】·天泡果、红姑娘。

【生境与分布】·生于海拔800 m以上的山坡、林下沟边或路旁。分布于花溪、西秀、乌当等地。

【药用部位】·全草、根、宿萼、带果实的宿萼。

【功效与主治】·全草:清热毒,利咽喉,通利二便。用于咽喉肿痛,肺热咳嗽,黄疸,痢疾,水肿,小便淋涩,大便不通,黄水疮,湿疹,丹毒。根:清热利水。用于疟疾,黄疸,疝气。宿萼、带果实的宿萼:清热解毒,利咽化痰,利尿通淋。用于咽痛音哑,痰热咳嗽,小便不利,热淋涩痛。外用于天疱疮,湿疹。

【凭证标本号】·520111200716010LY;520402170526368LY。

■ 山莨菪属 *Anisodus*

● 三分三

【学名】· *Anisodus acutangulus* C. Y. Wu et C. Chen

【生境与分布】·引种。省内广泛栽培。

【药用部位】·根、叶。

【功效与主治】·解痉镇痛,祛风除湿。用于胃痛,胆、肾、肠绞痛,风湿关节疼痛,腰腿痛,跌打损伤。

■ 颠茄属 *Atropa*

● 颠茄

【学名】· *Atropa belladonna* L.

【别名】·颠茄草。

【生境与分布】·引种。省内广泛栽培。

【药用部位】·全草。

【功效与主治】·镇痉镇痛,扩瞳。用于盗汗,流涎,胃酸过多,痉挛性咳嗽,因泻药而引起的腹绞痛。

【凭证标本号】·522631190525560LY。

【附注】·《中国药典》收录物种。

■ 天蓬子属 *Atropanthe*

● 天蓬子

【学名】· *Atropanthe sinensis* (Hemsl.) Pascher

【别名】·小独活。

【生境与分布】·生于海拔1 380 m以上的溪边阴湿处。分布于赫章等地。

【药用部位】·根。

【功效与主治】·祛风散寒,舒筋活络,止痛。用于风寒湿痹,瘫痪,跌打伤痛,破伤风。

■ 木曼陀罗属 *Brugmansia*

● 木本曼陀罗

【学名】· *Brugmansia arborea* (L.) Lagerh.

【别名】·木曼陀罗。

【生境与分布】·引种。省内广泛栽培。

【药用部位】·叶、花、果实、种子。

【功效与主治】·叶:镇咳平喘,止痛拔脓。用于咳喘,痹痛,脚气,脱肛,痈疽疮疖。花:平喘止咳,麻醉止痛,解痉。用于哮喘,

咳嗽,脘腹冷痛,风湿痹痛,小儿慢惊,外科麻醉。果实、种子:平喘止痛,祛风。用于咳喘,惊痫,风寒湿痹,脱肛,跌打损伤,疮疖。

■ 辣椒属 *Capsicum*

● 辣椒

【学名】· *Capsicum annuum* L.

【别名】·辣角、辣子。

【生境与分布】·引种。省内广泛栽培。

【药用部位】·成熟果实。

【功效与主治】·温中散寒,开胃消食。用于寒滞腹痛,呕吐,泻痢,冻疮。

【凭证标本号】·522729190315008LY;520201200812389LY;522301150830814LY。

【附注】·《中国药典》收录物种。

● 朝天椒

【学名】· *Capsicum annuum* var. *conoides* (Mill.) Irish

【别名】·指天椒、小辣椒。

【生境与分布】·引种。省内广泛栽培。

【药用部位】·果实。

【功效与主治】·祛风散寒。用于开胃消滞,寒滞腹痛,狂犬咬伤,冻疮,脚气。

【凭证标本号】·522301150830811LY。

■ 夜香树属 *Cestrum*

● 夜香树

【学名】· *Cestrum nocturnum* L.

【别名】·夜来香、夜丁香、夜香木。

【生境与分布】·引种。省内广泛栽培。

【药用部位】·叶、花。

【功效与主治】·叶:清热消肿。外用于乳腺炎,痈疮。花:行气止痛,散寒。用于胃脘疼痛。

【凭证标本号】·520424141022016LY。

■ 曼陀罗属 *Datura*

● 毛曼陀罗

【学名】· *Datura innoxia* Mill.

【别名】·北洋金花、软刺曼陀罗、毛花曼陀罗。

【生境与分布】·引种。省内广泛栽培。

【药用部位】·叶、花、果实、种子。

【功效与主治】·叶:镇咳平喘,止痛拔脓。用于喘咳,痹痛,脚

气,脱肛,痔疮疮疖。花:平喘止咳,麻醉止痛,解痉。用于哮喘咳嗽,脘腹冷痛,风湿痹痛,小儿慢惊,外科麻醉。果实、种子:平喘祛风,止痛。用于咳喘,惊痫,风寒湿痹,脱肛,跌打损伤,疮疖。

【凭证标本号】·520203140517005LY。

• **白花曼陀罗**

【学名】·*Datura metel* L.

【生境与分布】·生于向阳山坡草地或宅旁。分布于望谟等地。

【药用部位】·花。

【功效与主治】·平喘止咳,解痉定痛。用于哮喘咳嗽,脘腹冷痛,风湿痹痛,癫痫,惊风,外科麻醉。

【附注】·《中国药典》收录物种。

• **曼陀罗**

【学名】·*Datura stramonium* L.

【别名】·欧曼陀罗。

【生境与分布】·生于荒地、田野。分布于花溪、黔西、水城等地。

【药用部位】·叶、花、果实、种子。

【功效与主治】·叶:镇咳平喘,止痛拔脓。用于喘咳,痹痛,脚气,脱肛,痔疮疮疖。花:平喘止咳,麻醉止痛,解痉。用于哮喘咳嗽,脘腹冷痛,风湿痹痛,小儿慢惊,外科麻醉。果实、种子:平喘,祛风,止痛。用于咳喘,惊痫,风寒湿痹,脱肛,跌打损伤,疮疖。

【凭证标本号】·520111200716005LY;522423190817010LY;520221190610014LY。

■ **天仙子属** *Hyoscyamus*

• **莨菪**

【学名】·*Hyoscyamus niger* L.

【生境与分布】·生于山坡、路旁、宅旁或河岸沙地。省内广泛分布。

【药用部位】·成熟种子。

【功效与主治】·解痉止痛,平喘安神。用于胃脘挛痛,喘咳,癫狂。

【附注】·《中国药典》收录物种。

■ **红丝线属** *Lycianthes*

• **红丝线**

【学名】·*Lycianthes biflora* (Loureiro) Bitter

【别名】·十野花毛辣角、血见愁。

【生境与分布】·生于海拔150～2 000 m的荒野阴湿地、林下、路旁、水边或山谷。分布于独山、册亨、都匀、荔波、榕江、三都等地。

【药用部位】·全株。

【功效与主治】·清热解毒,止咳补虚。用于虚劳咳嗽,消化不良,崩漏,蛇伤,无名肿毒,火疗,狂犬咬伤。

【凭证标本号】·522327181129321LY;522701201009011LY;522722200701223LY。

• **单花红丝线**

【学名】·*Lycianthes lysimachioides* (Wallich) Bitter

【别名】·锈草、佛葵。

【生境与分布】·生于海拔1 500～2 200 m的林下或路旁。分布于贵阳、余庆、惠水、册亨等地。

【药用部位】·全株。

【功效与主治】·杀虫,解毒。用于痈肿疮毒。

【凭证标本号】·522327190530223LY;520323150609293LY;522731191022001LY。

■ **枸杞属** *Lycium*

• **枸杞**

【学名】·*Lycium chinense* Mill.

【别名】·枸杞菜、牛吉力、狗牙子。

【生境与分布】·生于山坡、荒地、路旁或村边宅旁。省内广泛分布。

【药用部位】·根皮及成熟果实。

【功效与主治】·根皮:清热凉血。用于虚劳潮热,盗汗,肺热咳喘,吐血,衄血,血淋,消渴,高血压,痈肿,恶疮。果实:滋肾润肺,补肝明目。用于肝肾阴亏,腰膝酸软,头晕,目眩,目昏多泪,虚劳咳嗽,消渴,遗精。

【凭证标本号】·522301160124010LY;520329190726750LY;520402170420165LY。

【附注】·《中国药典》收录物种。

■ **番茄属** *Lycopersicon*

• **番茄**

【学名】·*Lycopersicon esculentum* Miller

【别名】·西红柿。

【生境与分布】·省内广泛栽培。

【药用部位】·果实。

【功效与主治】·生津止渴,健胃消食。用于口渴,食欲不振。

【凭证标本号】·5223011160111958LY;522327191225023LY;520425170605250LY。

■ 假酸浆属 *Nicandra*

● 假酸浆

【学名】·*Nicandra physalodes*(L.)Gaertner

【别名】·鞭打绣球、冰粉。

【生境与分布】·生于荒地、田边或路旁。分布于黔西、水城、平塘等地,多有栽培或逸生。

【药用部位】·全草、花、果实。

【功效与主治】·清热解毒,镇静利尿。用于感冒发烧,热淋,鼻渊,痈肿疮疖,癫痫。

【凭证标本号】·522423191004032LY;520221190801027LY;522727200813011LY。

■ 烟草属 *Nicotiana*

● 烟草

【学名】·*Nicotiana tabacum* L.

【别名】·烟叶。

【生境与分布】·引种。省内广泛栽培。

【药用部位】·叶。

【功效与主治】·消肿解毒,行气止痛,燥湿杀虫。用于食滞饱胀,气结疼痛,关节痹痛,痈疽,疔疮,疥癣,毒蛇咬伤。

【凭证标本号】·520111200718035LY;520221190731032LY;522727200618011LY。

■ 散血丹属 *Physaliastrum*

● 地海椒

【学名】·*Physaliastrum sinense*(Hemsl.)D'Arcy & Z. Y. Zhang

【生境与分布】·生于海拔1200～1400 m的林下或沟旁。分布于德江、榕江等地。

【药用部位】·全草。

【功效与主治】·清热解毒。用于疔疮。

■ 洋酸浆属 *Physalis*

● 酸浆

【学名】·*Physalis alkekengi* var. *franchetii*(Mast.)Makino

【别名】·灯笼草。

【生境与分布】·生于海拔1200 m以上的空旷地或山坡。分布于惠水、湄潭、沿河、大沙河等地。

【药用部位】·宿萼或带果实的宿萼。

【功效与主治】·清热解毒,利咽化痰,利尿通淋。用于咽痛音哑,痰热咳嗽,小便不利,热淋涩痛。外用于天疱疮,湿疹。

【凭证标本号】·522731191020016LY;520328200809025LY;522228200728042LY。

【附注】·《中国药典》收录物种。

● 苦蘵

【学名】·*Physalis angulata* L.

【别名】·灯笼泡。

【生境与分布】·生于海拔500～1500 m的荒地土坎或村边路旁。分布于都匀、荔波、罗甸等地。

【药用部位】·全草、根。

【功效与主治】·全草:清热解毒,消肿散结,利尿理气。用于疝气痛,小便不利,咽喉肿痛,牙龈肿痛,天疱疮,细菌性痢疾,蛇虫咬伤。根:利尿通淋。用于水肿腹胀,黄疸,热淋。

【凭证标本号】·522701201018021LY;522722200819392LY;522728151118004LY。

● 小酸浆

【学名】·*Physalis minima* L.

【别名】·天泡子、黄姑娘。

【生境与分布】·生于海拔1000～1300 m的荒地、旷野或路旁。分布于余庆等地。

【药用部位】·全草、果实。

【功效与主治】·清热利湿,去痰止咳,软坚散结,杀虫。用于黄疸,胆囊炎,感冒发热,咽喉肿痛,咳嗽痰喘,肺痈,小便不利,慢性咳嗽,疳积,瘰疬,天疱疮,湿疮。外用于脓包疮,湿疹,疖肿。

【凭证标本号】·520111200719013LY;522423190624011LY;520329191004001LY。

■ 茄属 *Solanum*

● 喀西茄

【学名】·*Solanum aculeatissimum* Jacquin

【生境与分布】·生于海拔600～2300 m的沟边、灌丛、荒地、草坡或疏林。分布于兴义、平塘、贞丰、息烽等地。

【药用部位】·叶、果实。

【功效与主治】·叶:清热止痛,解毒止痉。用于小儿惊厥。果实:清热解毒,镇静止痛。用于风湿跌打疼痛,神经性头痛,胃痛,牙痛,乳腺炎,腮腺炎。

【凭证标本号】·522301160111969LY;522727200520008LY;522325181119506LY。

● **少花龙葵**

【学名】· *Solanum americanum* Miller

【生境与分布】·生于海拔1000～2000m的田边、荒地或村庄附近。分布于平塘、望谟、罗甸等地。

【药用部位】·全草。

【功效与主治】·清热利湿,散瘀止痛。用于妇女带下,月经不调,瘀血腹痛,热淋,石淋。

【凭证标本号】·522727201104014LY;522326200411007LY;522728150919008LY。

● **牛茄子**

【学名】· *Solanum capsicoides* Allioni

【生境与分布】·生于海拔200～1500m的路旁、荒地、疏林或灌丛。分布于平塘、惠水、长顺、习水、罗甸、兴义等地。

【药用部位】·全株。

【功效与主治】·镇咳平喘,散瘀止痛。用于哮喘,慢性气管炎,胃痛,风湿痛,瘰疬,寒性脓肿,跌打损伤。

【凭证标本号】·522727200519004LY;522731200903009LY;522729190314011LY。

● **假烟叶树**

【学名】· *Solanum erianthum* D. Don

【生境与分布】·生于海拔300～2100m的荒地或灌丛。分布于兴义、水城、贞丰、安龙、罗甸、长顺、福泉、荔波、望谟、盘州等地。

【药用部位】·根、叶。

【功效与主治】·根:用于胃痛,腹痛,骨折,跌打损伤。外用于疮毒、癣疥。叶:消肿止痛,止血杀虫。用于水肿痛风,崩漏,跌打肿痛,湿疹溃疡,外伤出血。

【凭证标本号】·522301160112992LY;522325181205144LY;520221190802042LY。

● **白英**

【学名】· *Solanum lyratum* Thunb.

【生境与分布】·生于海拔500～1200m的灌丛、山谷或坡地阴湿处。分布于荔波、贞丰、赤水、兴义、碧江等地。

【药用部位】·全草、根。

【功效与主治】·全草:清热利湿,解毒消肿。用于感冒发热,黄疸型肝炎,胆囊炎,胆石病,癌症,宫颈糜烂,肾炎水肿。外

用于痈疖肿毒。根:用于风湿性关节炎。

【凭证标本号】·520111200714010LY;522722200723002LY;522325190718515LY。

● **乳茄**

【学名】· *Solanum mammosum* L.

【别名】·五指茄、牛头茄、五代同堂。

【生境与分布】·引种。分布于贞丰、罗甸等地。

【药用部位】·果实。

【功效与主治】·散瘀消肿。用于淋巴结炎,疮疖肿痛。

【凭证标本号】·522325190427295LY;522728151118010LY。

● **茄**

【学名】· *Solanum melongena* L.

【生境与分布】·引种。省内各地有栽培。

【药用部位】·根、果实。

【功效与主治】·清火解毒,止咳化痰,消肿止痛。用于咽喉肿痛,咳嗽痰多,汗疹,睾丸肿痛。

【凭证标本号】·520424141029005LY。

● **龙葵**

【学名】· *Solanum nigrum* L.

【别名】·山辣椒、野海椒、苦菜。

【生境与分布】·生于海拔600m以上的园地、山野路旁或荒坡草丛。分布于贞丰、紫云、赤水等地。

【药用部位】·全草。

【功效与主治】·清热解毒,活血消肿。用于疔疮痈肿,丹毒,跌打扭伤,慢性支气管炎,肾炎水肿。

【凭证标本号】·522325180920059LY;520425170601088LY;520381160429024LY。

● **海桐叶白英**

【学名】· *Solanum pittosporifolium* Hemsl.

【生境与分布】·生于海拔500～2500m的林下、沟边或山坡。分布于贵阳、册亨、荔波、都匀等地。

【药用部位】·全草。

【功效与主治】·清热利湿,祛风解毒。用于黄疸,淋病,风湿性关节炎等。

【凭证标本号】·522701201108022LY;522327191008071LY;522722201120451LY。

● **珊瑚樱**

【学名】· *Solanum pseudocapsicum* L.

【别名】·佛顶珠。

【生境与分布】·引种。分布于贞丰、平塘等地。

【药用部位】·根。

【功效与主治】·理气止痛,生肌解毒。用于腰肌劳损,牙痛,血热,水肿,疮疡肿毒。

【凭证标本号】·523325190313115LY;520111200617058LY;522727201020029LY。

- **珊瑚豆**

【学名】·*Solanum pseudocapsicum* var. *diflorum*（Vellozo）Bitter

【生境与分布】·引种。省内广泛分布。

【药用部位】·全草。

【功效与主治】·消积利嗝,解毒。用于风湿麻痹,关节疼痛,水肿,湿热痒疮。

【凭证标本号】·527731190711013LY;520328200717039LY;522423190817029LY。

- **旋花茄**

【学名】·*Solanum spirale* Roxburgh

【生境与分布】·生于海拔500～1900 m的溪边、灌丛、林下或路旁阴处。分布于兴仁、安龙、册亨、兴义等地。

【药用部位】·根、叶。

【功效与主治】·清火解毒,止咳化痰,消肿止痛,降逆止呕,敛疮收口。用于风热感冒咳嗽,耳鸣耳聋,咽喉肿痛,口臭,呕吐,疔疮痈疖,脓肿,汗疹。

- **水茄**

【学名】·*Solanum torvum* Swartz

【生境与分布】·引种。分布于册亨、贞丰、罗甸、独山、兴仁、兴义等地。

【药用部位】·根、老茎。

【功效与主治】·活血,消肿止痛。用于臂痛,瘰疬,闭经,跌打瘀痛,腰肌劳损,痈肿,疔疮。

【凭证标本号】·522327191008064LY;522325180920009LY;522728150909005LY。

- **阳芋**

【学名】·*Solanum tuberosum* L.

【生境与分布】·引种。省内广泛分布。

【药用部位】·块茎。

【功效与主治】·补气健脾,清热。用于腮腺炎,烫伤。

【凭证标本号】·520327210515222LY;522427140506234LY。

- **野茄**

【学名】·*Solanum undatum* Lamarck

【生境与分布】·生于海拔300 m左右的村寨路旁或灌丛。分布于罗甸等地。

【药用部位】·根、叶、果实。

【功效与主治】·清热解毒,降逆止呕,杀虫止痒。用于小儿高热惊厥,甲沟炎,呕吐,癣。

- **刺天茄**

【学名】·*Solanum violaceum* Ortega

【生境与分布】·生于荒地或沟边路旁。分布于册亨、湄潭等地。

【药用部位】·根、果实。

【功效与主治】·清火解毒,凉血止血,消肿利水,利胆退黄,活血调经。用于咽喉肿痛,咳嗽,咯血,水肿,小便热涩疼痛,尿血,黄疸,月经失调,痛经,闭经,带下量多,产后恶露不尽。

【凭证标本号】·523327191008062LY;520328200805056LY;522423190720306LY。

- **黄果茄**

【学名】·*Solanum virginianum* L.

【生境与分布】·生于海拔140～880 m的干旱河谷沙滩。分布于播州等地。

【药用部位】·根、果实、种子。

【功效与主治】·祛风湿,消瘀止痛。用于风湿痹痛,牙痛,睾丸肿痛,痈疖。

【凭证标本号】·522121160317025LY。

■ **龙珠属** *Tubocapsicum*

- **龙珠**

【学名】·*Tubocapsicum anomalum*（Franch. et Savatier）Makino

【生境与分布】·生于山谷或水旁。分布于荔波、望谟等地。

【药用部位】·全草、根、果实。

【功效与主治】·清热解毒,利尿。用于感冒,肺热咳嗽,咽喉肿痛,痢疾,水肿,疔疮。

【凭证标本号】·522722201027542LY;522326210119004LY。

玄参科 Scrophulariaceae

■ **毛麝香属** *Adenosma*

- **毛麝香**

【学名】·*Adenosma glutinosum*（L.）Druce

【别名】·五凉草、香草。

【生境与分布】·生于海拔 300～1 000 m 的山坡荒地或疏林阴湿处。分布于从江等地。

【药用部位】·全草。

【功效与主治】·祛风湿，消肿毒，行气血，止痛痒。用于风湿骨痛，小儿麻痹，气滞腹胀，疮疖肿毒，湿疹，跌打伤痛，蛇虫咬伤。

【凭证标本号】·520424141021011LY。

■ 来江藤属 Brandisia

• 来江藤

【学名】· Brandisia hancei Hook. f.

【生境与分布】·生于海拔 500～2 600 m 的山坡灌丛或山谷林下。省内广泛分布。

【药用部位】·全株、根、叶。

【功效与主治】·全株：清热解毒，祛风利湿，止血。用于附骨疽，骨膜炎，黄疸，跌打损伤，风湿筋骨痛，水肿，泻痢，吐血，心悸。外用于疮疖。根：清热解毒。叶：用于乳痈。

【凭证标本号】· 520323150507129LY。

• 广西来江藤

【学名】· Brandisia kwangsiensis H. L. Li

【生境与分布】·生于海拔 900～2 700 m 的山坡路旁、灌丛或山谷地带。分布于荔波、册亨等地。

【药用部位】·叶。

【功效与主治】·止咳化痰。用于咳嗽。

【凭证标本号】· 520122191106009LY。

• 岭南来江藤

【学名】· Brandisia swinglei Merr.

【生境与分布】·生于海拔 500～1 000 m 的坡地。分布于荔波等地。

【药用部位】·叶。

【功效与主治】·外用于梅毒。

【凭证标本号】· 522722200721839LY。

■ 黑草属 Buchnera

• 黑草

【学名】· Buchnera cruciata Buch. Mutis ex. L. f. Hamilt.

【别名】·坡饼、鬼羽箭。

【生境与分布】·生于海拔 400～600 m 的旷野或山坡疏林。分布于黎平、罗甸、平塘等地。

【药用部位】·全草。

【功效与主治】·清热消肿，凉血止血。用于流行性感冒，中暑腹痛，伤寒，痢疾，风热目痛，吐血，皮肤风毒肿痛。

■ 毛地黄属 Digitalis

• 毛地黄

【学名】· Digitalis purpurea L.

【生境与分布】·省内广泛栽培。

【药用部位】·叶。

【功效与主治】·强心利尿。

■ 幌菊属 Ellisiophyllum

• 幌菊

【学名】· Ellisiophyllum pinnatum（Wall.）Makino

【生境与分布】·生于海拔 700～1 000 m 的水沟阴湿处。分布于正安、雷公山等地。

【药用部位】·全草。

【功效与主治】·滋阴润燥，平肝明目。用于头晕目眩，肺热咳嗽，黄疸，赤痢，白浊，五淋。

【凭证标本号】· 520203160421005LY。

■ 鞭打绣球属 Hemiphragma

• 鞭打绣球

【学名】· Hemiphragma heterophyllum Wall.

【别名】·羊膜草。

【生境与分布】·生于海拔 1 200～2 200 m 的高山草地或石缝中。分布于兴义、钟山、威宁、盘州、江口、印江、大方、纳雍、普安等地。

【药用部位】·全草、根。

【功效与主治】·全草：活血调经，舒筋活络，祛风除湿，益气止痛。用于闭经，月经不调，肺痨，乳蛾，跌打损伤，风湿腰痛，瘰疬，疮疡，砂淋，疝气。根：外用于黄水疮，口腔破溃。

【凭证标本号】· 522301160211088LY；520201200730187LY；522427140925383LY。

■ 石龙尾属 Limnophila

• 抱茎石龙尾

【学名】· Limnophila connata（Buch.-Ham. ex D. Don）Hand.-Mazz.

【生境与分布】·生于溪边或草地湿处。分布于贵定、独山、平坝、西秀、水城等地。

【药用部位】·全草。

【功效与主治】·清热解毒,利湿消肿。用于风湿热痛,水肿,疮疡肿疖。

【凭证标本号】·522702201005013LY。

• 石龙尾

【学名】· *Limnophila sessiliflora* (Vahl) Bl.

【生境与分布】·生于水田、沼泽或沟旁湿地。分布于贵定、独山、平坝、西秀、水城等地。

【药用部位】·全草。

【功效与主治】·消肿解毒,杀虫灭虱。用于烧烫伤,疮疖肿毒,头虱。

■ 钟萼草属 *Lindenbergia*

• 野地钟萼草

【学名】· *Lindenbergia muraria* (Roxburgh ex D. Don) Bruhl

【生境与分布】·生于海拔 800～1400 m 的山坡路旁。分布于黔西、望谟、兴义、兴仁、安龙、水城等地。

【药用部位】·全草。

【功效与主治】·清热解毒。用于疮疡肿毒,红肿热痛,痈肿结块。

【凭证标本号】·522423190720006LY;522326201004003LY。

• 钟萼草

【学名】· *Lindenbergia philippensis* (Cham.) Benth.

【别名】·菱登草。

【生境与分布】·生于海拔 300～1400 m 的山坡岩石缝中。分布于望谟、贞丰、罗甸、关岭、安龙、兴义等地。

【药用部位】·叶。

【功效与主治】·祛风除湿,解毒敛疮。用于风湿痹痛,咽喉肿痛,骨髓炎,皮肤湿疮,疔疮肿毒,顽癣。

【凭证标本号】·5223262103311001LY;522325190118114LY;522728160218002LY。

■ 陌上菜属 *Lindernia*

• 长蒴母草

【学名】· *Lindernia anagallis* (Burm. f.) Pennell

【别名】·窄叶母草、四方草、定经草。

【生境与分布】·生于海拔 205～1200 m 的草地、林边、溪旁或田野较湿润处。分布于册亨、罗甸、安龙、望谟、兴仁等地。

【药用部位】·全株。

【功效与主治】·清热利湿,解毒消肿。用于乳蛾,咽喉痛,咳嗽,泄泻,小儿消化不良,风热目痛,带下病,痢疾,淋证,乳痈,疳腮,蛇头疮,脓疱疮,毒蛇咬伤。

【凭证标本号】·522327190620002LY。

• 泥花草

【学名】· *Lindernia antipoda* (L.) Alston

【别名】·定经草、水虾子草、水辣椒。

【生境与分布】·生于田边或潮湿草地。分布于望谟等地。

【药用部位】·全草。

【功效与主治】·逐瘀消肿,解毒利尿。用于肺热咳嗽,喉炎,蛇咬伤,扭伤。

【凭证标本号】·522326201001017LY。

• 母草

【学名】· *Lindernia crustacea* (L.) F. Muell

【别名】·刑不草、四方草、小叶四方草。

【生境与分布】·生于路边、草地、田边等低湿处。分布于平塘、望谟、贞丰、凤冈、湄潭、西秀、平坝、清镇、罗甸、兴义等地。

【药用部位】·全草。

【功效与主治】·活血调经,润肺止咳,清热利湿,解毒止痢。用于月经不调,劳伤咳嗽,感冒,急慢性菌痢,肠炎,痈疽疔肿。

【凭证标本号】·522727200408017LY;522326210311006LY;522325180920342LY。

• 狭叶母草

【学名】· *Lindernia micrantha* D. Don

【别名】·羊角草、羊角桃、蛇舌草。

【生境与分布】·生于海拔 1500 m 以下的水田溪旁低湿处。分布于修文、荔波、罗甸、平坝、江口、独山等地。

【药用部位】·全株。

【功效与主治】·清热解毒,化瘀消肿。用于急性胃肠炎,痢疾,肝炎,咽炎,跌打损伤。

• 宽叶母草

【学名】· *Lindernia nummulariifolia* (D. Don) Wettstein

【别名】·飞疔药、圆叶母草、野苞麦。

【生境与分布】·生于海拔 1100～1800 m 的田边、沟旁、草地等湿润处。分布于花溪、沿河、松桃、贞丰、兴仁、安龙、兴义、盘州、雷公山等地。

【药用部位】·全草。

【功效与主治】·清热解毒,凉血止痛。用于呛咳出血,疟疾,疗疮,蛇咬伤。外用于蜂蜇伤。

【凭证标本号】·520111200718011LY;522228200729276LY。

● **陌上菜**

【学名】· *Lindernia procumbens*（Krock.）Philcox

【别名】·对坐神仙。

【生境与分布】·生于水边潮湿处。分布于荔波、长顺、惠水、兴义等地。

【药用部位】·全草。

【功效与主治】·清热解毒。用于尿血。

【凭证标本号】·522722200630559LY;522729200725037LY;522731200904011LY。

● **旱田草**

【学名】· *Lindernia ruellioides*（Colsm.）Pennell

【别名】·旱地草、鱼尾草、调经草。

【生境与分布】·生于海拔500～1200 m的林下或草地。分布于荔波、平塘、绥阳、册亨、安龙、兴义、赤水、习水、仁怀、平坝、清镇等地。

【药用部位】·全株。

【功效与主治】·活血解毒。用于月经不调,闭经,痛经,痢疾,口疮,瘰疬,跌打损伤。

【凭证标本号】·522722200702562LY;522727200910007LY;520323150605269LY。

■ **通泉草属** *Mazus*

● **纤细通泉草**

【学名】· *Mazus gracilis* Hemsl. ex Forbes et Hemsl.

【生境与分布】·生于海拔500～1000 m的山地或路旁。分布于都匀、兴义、安龙、贵定等地。

【药用部位】·全草。

【功效与主治】·清热解毒。用于咽喉肿痛,胃癌,食道癌。

【凭证标本号】·522701210503010LY。

● **贵州通泉草**

【学名】· *Mazus kweichowensis* Tsoong et Yang

【生境与分布】·生于海拔150～1300 m的山坡草地或水旁。分布于册亨、望谟、赤水等地。

【药用部位】·全草。

【功效与主治】·清热解毒,利湿通淋,健脾消积。用于热毒痈肿,脓疱疮,腹水,黄疸,消化不良,小儿疳积。

【凭证标本号】·522327181128307LY;522326201002011LY;520381160525581LY。

● **匍茎通泉草**

【学名】· *Mazus miquelii* Makino

【生境与分布】·生于海拔500 m左右的山沟潮湿地。分布于花溪、梵净山等地。

【药用部位】·全草。

【功效与主治】·健胃止痛,解毒。用于胃痛,消化不良,小儿疳积,痈肿疮毒。

【凭证标本号】·520111210403016LY。

● **岩白翠**

【学名】· *Mazus omeiensis* Li

【生境与分布】·生于海拔500～1550 m的岩壁阴湿处或灌丛。分布于湄潭、绥阳、平坝、龙里、正安、务川、开阳、梵净山等地。

【药用部位】·全草。

【功效与主治】·清热解毒。用于感冒头痛,脓疱疮,风毒。

【凭证标本号】·520328210502094LY;520323150910401LY。

● **美丽通泉草**

【学名】· *Mazus pulchellus* Hemsl. ex Forbes et Hemsl.

【生境与分布】·生于海拔1600 m以下的阴湿岩缝或林下。分布于望谟、大沙河等地。

【药用部位】·全草。

【功效与主治】·清热解毒。用于劳伤吐血,跌打损伤。

【凭证标本号】·522326210314013LY。

● **通泉草**

【学名】· *Mazus pumilus*（N. L. Burman）Steenis

【生境与分布】·生于海拔600～1800 m的山坡草地、沟边或路旁。分布于平塘、花溪、西秀、水城、安龙、贵定、罗甸、赤水等地。

【药用部位】·全草。

【功效与主治】·清热解毒,利湿通淋,健脾消积。用于热毒痈肿,脓疱疮,泌尿系统感染,腹水,黄疸,消化不良,小儿疳积。

【凭证标本号】·522727201019013LY;520111210313021LY;520402170323253LY。

● **毛果通泉草**

【学名】· *Mazus spicatus* Vant.

【生境与分布】·生于海拔500～1000 m的山坡或路旁草丛。分布于绥阳、赤水、凯里、天柱、荔波、正安、梵净山等地。

【药用部位】·全草。

【功效与主治】·清热解毒。

【凭证标本号】·520323150714064LY;520381160503011LY。

● 弹刀子菜

【学名】· *Mazus stachydifolius* (Turcz.) Maxim.

【生境与分布】· 生于海拔 1 500 m 以下的林缘、草坡或路旁湿润处。分布于雷山、剑河等地。

【药用部位】· 全草。

【功效与主治】· 清热解毒,凉血散瘀。用于便秘下血,疮疖肿毒,跌打损伤。

■ 山罗花属 *Melampyrum*

● 钝叶山罗花

【学名】· *Melampyrum roseum* var. *obtusifolium* (Bonati) Hong

【生境与分布】· 生于海拔 1 400～2 400 m 的山坡路旁或灌丛。分布于威宁、平坝、安龙等地。

【药用部位】· 全草。

【功效与主治】· 清热解毒。

■ 狗面花属 *Mimulus*

● 四川沟酸浆

【学名】· *Mimulus szechuanensis* Pai

【生境与分布】· 生于海拔 790～2 000 m 的林下阴湿处。分布于江口、大方、道真、桐梓等地。

【药用部位】· 全草。

【功效与主治】· 收敛止痛,解毒。用于湿热痢疾,脾虚泄泻,无名肿毒。

【凭证标本号】· 522222160722008LY。

● 沟酸浆

【学名】· *Mimulus tenellus* Bunge

【生境与分布】· 生于海拔 700～1 200 m 的水边或林下湿地。分布于湄潭、余庆等地。

【药用部位】· 全草。

【功效与主治】· 收敛,止痛,解毒。用于痢疾,无名肿毒等。

【凭证标本号】· 520328200807028LY;520329191004030LY。

● 尼泊尔沟酸浆

【学名】· *Mimulus tenellus* var. *nepalensis* (Benth.) Tsoong

【生境与分布】· 生于海拔 330～2 000 m 的山地沟边潮湿处。分布于贞丰、天柱、黄平、安龙、独山、罗甸、赤水、梵净山、雷公山等地。

【药用部位】· 全草。

【功效与主治】· 收敛止痛,解毒。用于湿热痢疾,脾虚泄泻,无名肿毒。

【凭证标本号】· 522325190423235LY。

■ 泡桐属 *Paulownia*

● 川泡桐

【学名】· *Paulownia fargesii* Franch.

【生境与分布】· 生于海拔 1 230～2 000 m 的山坡林中。分布于黔西、息烽、修文、普安、兴义、瓮安、罗甸、惠水、贵定、龙里、平塘、梵净山、雷公山等地。

【药用部位】· 根、根皮、树皮、叶、花、果实。

【功效与主治】· 根、根皮:祛风止痛,解毒活血。用于风湿热痹,筋骨疼痛,疮疡肿毒,跌打损伤。树皮:祛风除湿,消肿解毒。用于风湿热痹,淋病,丹毒,痔疮肿毒,肠风下血,外伤肿痛,骨折。叶:清热解毒,止血消肿。用于痈疽,疔疮肿毒,创伤出血。花:清肺利咽,解毒消肿。用于肺热咳嗽,急性扁桃体炎,菌痢,急性肠炎,急性结膜炎,腮腺炎,疖肿,疮癣。果实:化痰止咳,平喘。用于慢性支气管炎,咳嗽咯痰。

【凭证标本号】· 522423190413302LY。

● 白花泡桐

【学名】· *Paulownia fortunei* (Seem.) Hemsl.

【生境与分布】· 生于海拔 430～2 100 m 的山坡、林中或荒地。分布于湄潭、沿河、印江、江口、黎平、从江、独山、平塘、长顺、瓮安、罗甸、福泉、都匀、惠水、贵定、龙里、册亨、安龙、兴义、盘州等地。

【药用部位】· 根、果实。

【功效与主治】· 根:解毒,祛风除湿,消肿止痛。果实:化痰止咳。

【凭证标本号】· 520328210502067LY;522228210504097LY。

● 台湾泡桐

【学名】· *Paulownia kawakamii* Ito

【生境与分布】· 生于海拔 520～900 m 的山坡路旁。分布于花溪、黔西、余庆、印江、江口、松桃、雷山、榕江、从江、黎平等地。

【药用部位】· 树皮、叶。

【功效与主治】· 树皮:祛风解毒,接骨消肿。用于风湿痹痛,疮痈肿毒,跌打骨折。叶:解毒消肿,止血。用于痈疽,疔疮,外伤出血。

【凭证标本号】· 520111210403007LY;522423191005030LY;520329190417071LY。

● 毛泡桐

【学名】· *Paulownia tomentosa* (Thunb.) Steud.

【生境与分布】· 生于海拔 1 800 m 左右的山地。分布于凤冈、福泉、都匀、三都、龙里、平塘等地。

【药用部位】·根、树皮、叶、果实。

【功效与主治】·根：祛风止痛，解毒活血。用于风湿热痹，筋骨疼痛，疮疡肿毒，跌打损伤。树皮：祛风除湿，消肿解毒。用于风湿热痹，淋病，丹毒，痔疮肿毒，肠风下血，外伤肿痛，骨折。叶：清热解毒，止血消肿。用于痈疽，疔疮肿毒，创伤出血。果实：化痰，止咳平喘。用于慢性支气管炎，咳嗽咯痰。

【凭证标本号】·520327210513151LY。

■ 马先蒿属 *Pedicularis*

• 平坝马先蒿

【学名】· *Pedicularis ganpinensis* Vnt. ex Bonati

【生境与分布】·生于海拔1 100～2 400 m的山坡草地或路旁潮湿地。分布于长顺、印江、息烽、平坝、威宁等地。

【药用部位】·根。

【功效与主治】·健脾消积，补虚益损。用于盗汗，气虚羸瘦，消化不良。

【凭证标本号】·522729190314018LY。

• 野苏子

【学名】· *Pedicularis grandiflora* Fisch.

【别名】·大叶香薷、大叶香芝麻、野苏。

【生境与分布】·生于海拔1 050～2 900 m的路边、沟谷旁、灌丛或林缘。分布于水城、惠水等地。

【药用部位】·全草。

【功效与主治】·清热解毒，疏风散热。用于风热感冒，疥疮未溃。

【凭证标本号】·520221190803012LY；522731191020003LY。

• 亨氏马先蒿

【学名】· *Pedicularis henryi* Maxim.

【生境与分布】·生于海拔900～2 600 m的山坡草地、林下、路旁潮湿地。分布于威宁、盘州、纳雍、安龙、兴义等地。

【药用部位】·根。

【功效与主治】·补气血，强筋骨，健脾胃。用于头晕耳鸣，心慌气短，筋骨疼痛，支气管炎，小儿食积，营养不良。

【凭证标本号】·522427140622232LY。

• 拉氏马先蒿

【学名】· *Pedicularis labordei* Vant. ex Bonati

【生境与分布】·生于海拔1 900～2 600 m的山坡草地。分布于安龙、大方、盘州、纳雍、赫章、威宁、梵净山等地。

【药用部位】·全草、根、叶。

【功效与主治】·通经活络，止咳平喘，祛风逐湿，益气健胃，解痉止汗。用于脾虚食少，腹胀，虚热不退，盗汗，头晕耳鸣，心慌气短，小儿惊风，支气管炎，筋骨疼痛，腰痛，风湿，烫伤，疮毒。

【凭证标本号】·522428140724123LY。

• 黑马先蒿

【学名】· *Pedicularis nigra* Vaniot ex Bonati

【生境与分布】·生于海拔1 000～1 800 m的山坡潮湿草地。分布于独山、平塘、贵定、普安、盘州、贞丰、兴义、兴仁、龙里、雷公山等地。

【药用部位】·根。

【功效与主治】·滋阴润肺，补气益血，健肾壮腰，利水。用于肾虚腰痛，肺结核，久病体虚，气血两亏。

【凭证标本号】·522728151019011LY。

• 尖果马先蒿

【学名】· *Pedicularis oxycarpa* Franch. ex Maxim.

【生境与分布】·生于海拔2 500 m以上的山坡、草地。分布于威宁等地。

【药用部位】·全草、根。

【功效与主治】·全草：补气血，通筋络，止咳平喘。根：补虚弱，补气血，活络。用于头昏耳鸣，心慌心跳，筋骨疼痛，虚热不退。

【凭证标本号】·522427140621016LY。

• 返顾马先蒿

【学名】· *Pedicularis resupinata* L.

【生境与分布】·生于海拔300～2 000 m的湿润草地或林缘。分布于都匀、罗甸等地。

【药用部位】·根。

【功效与主治】·祛风湿，利尿。用于风湿关节疼痛，尿路结石，小便不利，白带异常，疥疮。

【凭证标本号】·522701201001024LY；522728151019011LY。

• 粗茎返顾马先蒿

【学名】· *Pedicularis resupinata* subsp. *crassicaulis* (Vaniot ex Bonati) Tsoong

【生境与分布】·生于海拔700～1 500 m的山坡草地。分布于平塘、凤冈、务川、正安、雷公山等地。

【药用部位】·根。

【功效与主治】·行气止痛。用于腹部胀痛，胸胁胀满。

【凭证标本号】·522727200927019LY。

• 假斗大王马先蒿

【学名】· *Pedicularis rex* subsp. *pseudocyathus* (Vaniot ex

Bonati) Tsoong

【生境与分布】· 生于海拔 1 140～2 600 m 的山坡草地或疏林。分布于清镇、修文、龙里等地。

【药用部位】· 全草、根。

【功效与主治】· 全草:清热解表,益阴。用于麻疹,天花,温病。根:补气益血,健脾利湿。用于阴虚潮热,产后缺乳,慢性肝炎,肝硬化腹水,小儿疳积。

【凭证标本号】· 520222150519002LY。

纤裂马先蒿

【学名】· *Pedicularis tenuisecta* Franch. ex Maxim.

【生境与分布】· 生于海拔 1 900～2 600 m 的山坡草地潮湿处。分布于大方、纳雍、盘州、赫章、威宁等地。

【药用部位】· 根。

【功效与主治】· 补气益血,通经活络,止咳祛痰,平喘。用于肾虚,神经衰弱,病后体虚,虚寒咳嗽,支气管哮喘,筋骨疼痛,虚热不退。

轮叶马先蒿

【学名】· *Pedicularis verticillata* L.

【生境与分布】· 生于海拔 1 600 m 左右的山腹灌丛。分布于威宁、大沙河等地。

【药用部位】· 根。

【功效与主治】· 益气生津,养心安神。用于气血不足,体虚多汗,心悸怔忡。

【凭证标本号】· 522427140608143LY。

松蒿属 *Phtheirospermum*

松蒿

【学名】· *Phtheirospermum japonicum* (Thunb.) Kanitz

【别名】· 糯蒿、细绒蒿、土茵陈。

【生境与分布】· 生于海拔 600～1 800 m 的草地或路旁。分布于平塘、黔西、威宁、务川、正安、从江、西秀、平坝、普安、盘州、纳雍等地。

【药用部位】· 全草。

【功效与主治】· 清热利湿,解毒。用于黄疸,水肿,风热感冒,鼻衄,口牙衄。

【凭证标本号】· 522727200927020LY;522423191002016LY;522427140906632LY。

细裂叶松蒿

【学名】· *Phtheirospermum tenuisectum* Bur. et Franch.

【别名】· 草柏枝、裂叶松蒿、蜈蚣草。

【生境与分布】· 生于海拔 2 300～2 600 m 的山谷草地。分布于威宁等地。

【药用部位】· 全草、根。

【功效与主治】· 全草:清热解毒,止痛。用于咽喉肿痛,蛇犬咬伤,骨折疼痛。根:养心安神,止血。用于心脏衰弱,心悸,咳嗽,痰中带血。

【凭证标本号】· 522427140624031LY。

苦玄参属 *Picria*

苦玄参

【学名】· *Picria felterrae* Lour.

【别名】· 四环素草、鱼胆草。

【生境与分布】· 生于海拔 750～1 400 m 的疏林或荒田。分布于晴隆、望谟、册亨等地。

【药用部位】· 全草。

【功效与主治】· 清热解毒,消肿止痛。用于风热感冒,咽喉肿痛,喉痹,痄腮,脘腹疼痛,痢疾,跌打损伤,毒蛇咬伤。

【附注】·《中国药典》收录物种。

翅茎草属 *Pterygiella*

杜氏翅茎草

【学名】· *Pterygiella duclouxii* Franch.

【别名】· 疏毛翅茎草。

【生境与分布】· 生于海拔 1 000～1 400 m 的山地草坡或林缘。分布于凯里、水城、盘州、关岭、册亨、兴仁等地。

【药用部位】· 全草。

【功效与主治】· 清热利湿,消肿止痛。用于急慢性肝炎,胃肠炎,口腔炎,咽喉肿痛,牙痛。

【凭证标本号】· 522722201118448LY。

地黄属 *Rehmannia*

地黄

【学名】· *Rehmannia glutinosa* (Gaert.) Libosch. ex Fisch. et Mey.

【别名】· 生地。

【生境与分布】· 引种。省内广泛栽培。

【药用部位】· 块根。

【功效与主治】· 新鲜块根:清热生津,凉血止血。用于热病伤阴,舌绛烦渴,温毒发斑,吐血衄血,咽喉肿痛。干燥块根:清热凉血,养阴生津。用于热入营血,温毒发斑,吐血衄血,热病伤阴,舌绛烦渴,津伤便秘,阴虚发热,骨蒸劳热,内热消渴。

【凭证标本号】·520115210401010LY。

【附注】·《中国药典》收录物种。

玄参属 *Scrophularia*

玄参

【学名】·*Scrophularia ningpoensis* Hemsl.

【生境与分布】·生于海拔 1 100~1 800 m 的溪边、丛林或草丛。分布于锦屏、黎平、普安、瓮安、独山、凤冈、绥阳、正安、黔西、盘州、湄潭等地。

【药用部位】·根。

【功效与主治】·清热凉血,滋阴降火,解毒散结。用于热入营血,温毒发斑,热病伤阴,舌绛烦渴,津伤便秘,骨蒸劳嗽,目赤咽痛,白喉,痈肿疮毒。

【凭证标本号】·520325150811603LY。

【附注】·《中国药典》收录物种。

阴行草属 *Siphonostegia*

阴行草

【学名】·*Siphonostegia chinensis* Benth.

【别名】·刘寄奴、土茵陈。

【生境与分布】·生于海拔 800~1 050 m 的山坡草地。分布于平塘、荔波、威宁、普定、安龙、兴义、晴隆、湄潭、清镇、息烽、修文、开阳等地。

【药用部位】·全草。

【功效与主治】·活血祛瘀,通经止痛,凉血止血,清热利湿。用于跌打损伤,外伤出血,瘀血闭经,月经不调,产后瘀痛,癥瘕积聚,血痢血淋,湿热黄疸,水肿腹胀,白带过多。

【凭证标本号】·522727200910008LY;522722200721857LY;522427140624009LY。

【附注】·《中国药典》收录物种。

腺毛阴行草

【学名】·*Siphonostegia laeta* S. Moore

【生境与分布】·生于海拔 520~700 m 的草丛或灌木林中阴湿处。分布于册亨、锦屏、普安、盘州、水城、梵净山等地。

【药用部位】·全草。

【功效与主治】·清热利湿,凉血止血,散瘀止痛。用于湿热黄疸,痢疾,肠炎,小便淋浊,痈疽肿毒,尿血,便血,瘀血闭经,跌打肿痛。

【凭证标本号】·522327180426305LY。

短冠草属 *Sopubia*

短冠草

【学名】·*Sopubia trifida* Buch.-Ham. ex D. Don

【生境与分布】·生于海拔 1 000~1 500 m 的山坡草地。分布于晴隆、册亨、兴仁等地。

【药用部位】·全草。

【功效与主治】·舒经活络,温肾止痛,驱虫。用于风湿骨痛,周身酸冷,胃寒痛,肾虚腰痛,毛囊炎,肠寄生虫,毒蛇咬伤。

独脚金属 *Striga*

独脚金

【学名】·*Striga asiatica* (L.) O. Kuntze

【生境与分布】·生于海拔 900 m 左右的田坎边或荒坡,多寄生。分布于荔波、榕江、兴仁等地。

【药用部位】·全草。

【功效与主治】·清热消积。用于小儿疳积,小儿暑热,小儿腹泻,黄疸型肝炎。

大独脚金

【学名】·*Striga masuria* (Ham.-ex Benth.) Benth.

【生境与分布】·生于海拔 1 000~1 500 m 的山坡草地。分布于安龙、兴义等地。

【药用部位】·全草。

【功效与主治】·健脾消食,清热利湿。用于小儿疳积,食欲不振,泌尿道感染,黄疸型肝炎。

【凭证标本号】·520423200706020LY。

蝴蝶草属 *Torenia*

长叶蝴蝶草

【学名】·*Torenia asiatica* L.

【别名】·光叶蝴蝶草。

【生境与分布】·生于海拔 1 100~1 800 m 的山坡或路旁潮湿处。分布于松桃、黄平、榕江、从江、黎平、盘州、望谟、册亨、普安、兴仁、安龙、独山、罗甸、荔波、息烽、清镇、雷公山、梵净山等地。

【药用部位】·全草。

【功效与主治】·清热利湿,解毒散瘀。用于热咳黄疸,泻痢血淋,疔疮肿毒,蛇咬伤,跌打肿痛。

【凭证标本号】·520203140816001LY。

- **毛叶蝴蝶草**

【学名】· *Torenia benthamiana* Hance

【生境与分布】· 生于溪旁或山坡草地。分布于望谟、梵净山等地。

【药用部位】· 全草。

【功效与主治】· 活血消肿,解毒。用于疔疮,小儿鹅口疮,跌打肿痛,腰腿痛。

【凭证标本号】· 522326210116008LY。

- **单色蝴蝶草**

【学名】· *Torenia concolor* Lindl.

【生境与分布】· 生于林下、山谷或路旁。分布于贞丰、绥阳等地。

【药用部位】· 全草。

【功效与主治】· 活血消肿,解毒。

【凭证标本号】· 522325190718544LY;520323150703375LY。

- **蓝猪耳**

【学名】· *Torenia fournieri* Linden. ex Fourn.

【生境与分布】· 引种。省内广泛栽培。

【药用部位】· 全草。

【功效与主治】· 用于泄泻,痢疾,肠炎。

【凭证标本号】· 522728151124001LY;522727200927022LY;522325190114222LY。

- **紫萼蝴蝶草**

【学名】· *Torenia violacea* (Azaola) Pennell

【生境与分布】· 生于海拔 600～1400 m 的山坡草地、林下、田边或路旁潮湿处。分布于荔波、湄潭、望谟、册亨、凤冈、梵净山等地。

【药用部位】· 全草。

【功效与主治】· 消食化积,解暑清肝。用于小儿疳积,中暑呕吐,腹泻,目赤肿痛。

【凭证标本号】· 522722200823125LY;520328200805041LY;522326201001049LY。

■ **毛蕊花属 *Verbascum***

- **毛蕊花**

【学名】· *Verbascum thapsus* L.

【生境与分布】· 引种。省内广泛栽培。

【药用部位】· 全草。

【功效与主治】· 清热解毒,止血散瘀。用于肺炎,慢性阑尾炎,疮毒,刀枪伤,跌打扭伤,创伤出血。

【凭证标本号】· 522631181019219LY。

■ **婆婆纳属 *Veronica***

- **北水苦荬**

【学名】· *Veronica anagallis-aquatica* L.

【别名】· 水仙桃草。

【生境与分布】· 生于沼泽、田边或溪边。分布于钟山、道真等地。

【药用部位】· 全草。

【功效与主治】· 清热解毒,活血止血。用于感冒咽痛,劳伤咳血,痢疾,血淋,跌打肿痛,闭经。

【凭证标本号】· 520201200727117LY;520325160426521LY。

- **华中婆婆纳**

【学名】· *Veronica henryi* Yamazaki

【生境与分布】· 生于海拔 500～1400 m 的山坡草地阴湿处。分布于湄潭、赤水、印江、石阡、雷公山、梵净山等地。

【药用部位】· 全草。

【功效与主治】· 活血散瘀,活络。用于跌打损伤,筋骨酸痛,痛经。

【凭证标本号】· 520328210501037LY;520381160525070LY;522226190427007LY。

- **多枝婆婆纳**

【学名】· *Veronica javanica* Bl.

【生境与分布】· 生于海拔 2300 m 以下的山坡、路边、荒野或溪边湿草丛。省内广泛分布。

【药用部位】· 全草。

【功效与主治】· 清热解毒,消肿止痛。用于疮疖肿毒,乳痈,痢疾,跌打损伤。

【凭证标本号】· 520222160517071LY。

- **疏花婆婆纳**

【学名】· *Veronica laxa* Benth.

【生境与分布】· 生于海拔 700～2500 m 的沟谷阴处或山坡林下。分布于绥阳、花溪、威宁、黎平、纳雍、安龙、望谟、龙里、习水、湄潭、梵净山、雷公山等地。

【药用部位】· 全草。

【功效与主治】· 清热解毒,止血。用于外伤出血。

【凭证标本号】· 520323150417088LY;520111200617021LY;522427140510246LY。

- **蚊母草**

【学名】· *Veronica peregrina* L.

【别名】·仙桃草、蟠桃草。

【生境与分布】·生于路边、旷野、田边或潮湿荒地。分布于钟山、天柱、平坝、龙里、惠水、清镇、息烽、修文、开阳等地。

【药用部位】·全草。

【功效与主治】·散瘀止血,消肿止痛。用于跌打肿痛,痈疽疮疡,吐血,咳血,便血,肝胃气痛,疝气,痛经等。

【凭证标本号】·520201200727121LY。

阿拉伯婆婆纳

【学名】·*Veronica persica* Poir.

【生境与分布】·生于路边。省内广泛分布。

【药用部位】·全草。

【功效与主治】·清热。用于肾虚,风湿。

【凭证标本号】·520323150630035LY;522701201031008LY;520201200724106LY。

婆婆纳

【学名】·*Veronica polita* Fries

【生境与分布】·生于路边、荒地、菜园或宅旁。分布于长顺、惠水、凤冈等地。

【药用部位】·全草。

【功效与主治】·补肾强腰,消肿解毒。用于肾虚腰痛,痈肿,疝气。

【凭证标本号】·522729200725082LY;522731200905014LY;520327210512002LY。

小婆婆纳

【学名】·*Veronica serpyllifolia* L.

【生境与分布】·生于海拔2 500 m左右的高山潮湿草地。分布于花溪、威宁、赫章等地。

【药用部位】·全草。

【功效与主治】·祛风除湿,壮腰,截疟。用于风湿疼痛,肾虚,腰痛,久疟。

【凭证标本号】·520111210313024LY。

水苦荬

【学名】·*Veronica undulata* Wall.

【别名】·水莴苣、芒种草。

【生境与分布】·生于海拔700~800 m的水边或沼泽地。分布于贵阳、望谟、正安、清镇、息烽、修文、开阳、都匀等地。

【药用部位】·全草。

【功效与主治】·清热解毒,活血止痛,通经止血。用于感冒咽痛,劳伤咳血,痢疾,血淋,跌打肿痛,闭经。

【凭证标本号】·522701210415002LY。

■ **草灵仙属** *Veronicastrum*

爬岩红

【学名】·*Veronicastrum axillare*（Sieb. et Zucc.）Yamazaki

【生境与分布】·生于海拔700~1 200 m的林下、林缘草地或山谷阴湿处。分布于石阡、沿河、兴仁等地。

【药用部位】·全草。

【功效与主治】·行水解毒,散瘀消肿。用于肝硬化腹水,肾炎水肿,跌打损伤,疮肿疔毒,毒蛇咬伤。

美穗草

【学名】·*Veronicastrum brunonianum*（Benth.）Hong

【生境与分布】·生于海拔1 500~2 200 m的山谷、阴坡草地或林下。分布于盘州、赫章、梵净山等地。

【药用部位】·根茎。

【功效与主治】·清热解毒,化痰止咳。用于咳嗽痰黄,咽喉肿痛,赤白痢疾,小便淋沥,痈肿疮毒。

【凭证标本号】·522428140925125LY。

四方麻

【学名】·*Veronicastrum caulopterum*（Hance）Yamazaki

【生境与分布】·生于海拔1 000 m以上的山谷草丛或疏林。分布于贵阳、惠水、花溪、万山、锦屏、剑河、兴仁、兴义、独山、龙里、平塘等地。

【药用部位】·全草。

【功效与主治】·清热解毒,消肿止痛。用于流行性腮腺炎,咽喉肿痛,肠炎,痢疾,痈疽肿毒,湿疹,跌打损伤。

【凭证标本号】·522727200812013LY;522731200905016LY;520111200714038LY。

宽叶腹水草

【学名】·*Veronicastrum latifolium*（Hemsl.）Yamazaki

【生境与分布】·生于海拔200~1 350 m的山谷疏林。分布于沿河、剑河、镇远、凤冈、赤水、习水等地。

【药用部位】·全草。

【功效与主治】·清热解毒,行水散瘀。用于肺热咳嗽,痢疾,肝炎,水肿,跌打损伤,毒蛇咬伤,烫伤。

【凭证标本号】·522228200728087LY。

腹水草

【学名】·*Veronicastrum stenostachyum* subsp. *plukenetii*（T. Yamazaki）D. Y. Hong

【生境与分布】·生于林下或林缘草地。分布于绥阳、贞丰、赤水等地。

【药用部位】·全草。

【功效与主治】·利尿消肿,散瘀解毒。

【凭证标本号】·520323150226040LY;522325190718572LY;520381160503077LY。

- **细穗腹水草**

【学名】·*Veronicastrum stenostachyum*(Hemsl.)Yamazaki

【生境与分布】·生于海拔 600～1 300 m 的山脚草地潮湿处。分布于凤冈、湄潭、沿河、德江、石阡、七星关、兴义、瓮安、正安、习水、修文等地。

【药用部位】·全草。

【功效与主治】·利尿消肿,散瘀解毒。

【凭证标本号】·520327200716026LY;520328200806012LY;522228200821001LY。

紫葳科 Bignoniaceae

■ 凌霄属 *Campsis*

- **凌霄**

【学名】·*Campsis grandiflora*(Thunb.)K. Schum.

【别名】·紫葳、藤五加。

【生境与分布】·引种。省内广泛栽培。

【药用部位】·花。

【功效与主治】·活血通经,凉血祛风。用于月经不调,闭经癥瘕,产后乳肿,风疹发红,皮肤瘙痒,痤疮。

【凭证标本号】·520111200618013LY。

■ 梓属 *Catalpa*

- **楸**

【学名】·*Catalpa bungei* C. A. Mey

【别名】·楸树、木王。

【生境与分布】·引种。贞丰、册亨、紫云等地有栽培。

【药用部位】·根皮、树皮、果实。

【功效与主治】·根皮、树皮:降逆气,解毒。用于吐逆,咳嗽,痈肿疮疡,痔漏。果实:利尿通淋,清热解毒。用于热淋,石淋,热毒疮疖。

【凭证标本号】·522325190423189LY;522327180426301LY;520425170613415LY。

- **灰楸**

【学名】·*Catalpa fargesii* Bur.

【别名】·滇楸。

【生境与分布】·生于海拔 700～1 300 m 的村庄边或山谷中。分布于花溪、播州、开阳、碧江、息烽、盘州、安龙、兴义、兴仁、普安、黎平等地。

【药用部位】·根、叶、花。

【功效与主治】·解毒止痛,生肌。用于耳底痛,胃痛,咳嗽,风湿痛。

【凭证标本号】·520111200714014LY。

- **梓**

【学名】·*Catalpa ovata* G. Don

【别名】·楸、花楸、水桐。

【生境与分布】·生于海拔 500～2 500 m 的山坡。分布于惠水、花溪、荔波等地。

【药用部位】·根皮、树皮、叶、果实。

【功效与主治】·根皮、树皮:清热利湿,降逆止吐,杀虫止痒。用于湿热黄疸,胃逆呕吐,湿疹,皮肤瘙痒。叶:清热解毒,杀虫止痒。用于小儿发热,疗疮。果实:利尿消肿。用于浮肿,慢性肾炎,肝腹水。

【凭证标本号】·522731190608003LY;520111200619007LY;522722200630689LY。

■ 角蒿属 *Incarvillea*

- **两头毛**

【学名】·*Incarvillea arguta*(Royle)Royle

【别名】·毛子草、炮仗花。

【生境与分布】·生于海拔 1 300～2 800 m 的路旁或草地。分布于贵阳、水城、钟山、威宁、赫章、六枝、西秀等地。

【药用部位】·全草、根茎。

【功效与主治】·祛风除湿,解毒止痛,活血散瘀,止血止痢,消食健胃。用于胃痛,胁痛,泄泻,痢疾,消化不良,风湿,骨痛,月经不调,跌打扭伤,骨折,痈肿,疮疖。

【凭证标本号】·520402170524040LY;520221181201003LY;520201200722062LY。

■ 蓝花楹属 *Jacaranda*

- **蓝花楹**

【学名】·*Jacaranda mimosifolia* D. Don

【生境与分布】·引种。荔波等地有栽培。

【药用部位】·嫩枝。

【功效与主治】·抗菌。

【凭证标本号】· 522722200512073LY。

■ 火烧花属 *Mayodendron*

● 火烧花

【学名】· *Mayodendron igneum*（Kurz）Kurz

【别名】· 缅木。

【生境与分布】· 生于海拔 400 m 左右的河谷地带。分布于册亨、望谟、贞丰等地。

【药用部位】· 根皮。

【功效与主治】· 活血行气。

■ 木蝴蝶属 *Oroxylum*

● 木蝴蝶

【学名】· *Oroxylum indicum*（L.）Bentham ex Kurz

【生境与分布】· 生于海拔 500～1 100 m 的山谷林中或山脚路旁。分布于贞丰、册亨、望谟、安龙、罗甸等地。

【药用部位】· 成熟种子。

【功效与主治】· 清肺利咽，疏肝和胃。用于肺热咳嗽，喉痹，音哑，肝胃气痛。

【凭证标本号】· 522325190114549LY；522327191008084LY。

【附注】·《中国药典》收录物种。

■ 菜豆树属 *Radermachera*

● 菜豆树

【学名】· *Radermachera sinica*（Hance）Hemsl.

【别名】· 蛇树、豆角树。

【生境与分布】· 生于海拔 300～800 m 的山谷或石灰岩山坡疏林中。分布于册亨、罗甸、贞丰、荔波等地。

【药用部位】· 根、叶、果实。

【功效与主治】· 清热解毒，散瘀消肿。用于伤暑发热，痈肿，跌打骨折，毒蛇咬伤。

【凭证标本号】· 522327191008074LY。

■ 羽叶楸属 *Stereospermum*

● 羽叶楸

【学名】· *Stereospermum colais*（Buch.-Ham. ex Dillwyn）Mabberley

【生境与分布】· 生于海拔 400～1 800 m 的山坡林中。分布于望谟、兴仁、罗甸等地。

【药用部位】· 全株。

【功效与主治】· 用于疟疾。

【凭证标本号】· 522326200427010LY。

爵床科 Acanthaceae

■ 穿心莲属 *Andrographis*

● 疏花穿心莲

【学名】· *Andrographis laxiflora*（Bl.）Lindau

【生境与分布】· 生于海拔 700～1 000 m 的山坡林下。分布于独山、罗甸、贞丰、兴义等地。

【药用部位】· 全草。

【功效与主治】· 清热解毒，凉血消肿。用于急性痢疾，胃肠炎。

● 穿心莲

【学名】· *Andrographis paniculata*（Burm. f.）Nees

【别名】· 一见喜。

【生境与分布】· 引种。省内广泛栽培。

【药用部位】· 地上部分。

【功效与主治】· 清热解毒，凉血消肿。用于感冒发热，咽喉肿痛，口舌生疮，顿咳劳嗽，泄泻痢疾，热淋涩痛，痈肿疮疡，蛇虫咬伤。

【凭证标本号】· 520325140617025LY。

【附注】·《中国药典》收录物种。

■ 十万错属 *Asystasia*

● 白接骨

【学名】· *Asystasia neesiana*（Wall.）Nees

【别名】· 接骨草。

【生境与分布】· 生于海拔 650～1 850 m 的山坡林下或灌丛。分布于荔波、水城、余庆、江口、印江、沿河、施秉、石阡、榕江、贵定、开阳、清镇、习水、七星关、大方、纳雍、晴隆、贞丰、兴仁、安龙、雷山、梵净山等地。

【药用部位】· 全草、根茎。

【功效与主治】· 清热解毒，散瘀止血，利尿。用于肺痨，咽喉肿痛，消渴，腹水。外用于外伤出血，扭伤，疖肿。

【凭证标本号】· 522722201027345LY；520221181130006LY；520329190727794LY。

■ 假杜鹃属 *Barleria*

● 假杜鹃

【学名】· *Barleria cristata* L.

【生境与分布】·生于海拔 200～1 200 m 的山坡草地或疏林下。分布于望谟、贞丰、罗甸、册亨、关岭、兴义、水城等地。

【药用部位】·全草。

【功效与主治】·清肺化痰,止血截疟,祛风除湿,消肿止痛,透疹止痒。用于肺热咳嗽,疟疾,竹刺入肉,疮疖,风湿痛。

【凭证标本号】·522301161205281LY;522326201003017LY;522325180920049LY。

■ 钟花草属 Codonacanthus

• 钟花草

【学名】·Codonacanthus pauciflorus (Nees) Nees

【别名】·青木香草。

【生境与分布】·生于海拔 1 000 m 的林下。分布于盘州、水城、赤水等地。

【药用部位】·全草。

【功效与主治】·清心火,活血通络。用于口舌生疮,风湿痹痛,跌打损伤。

■ 狗肝菜属 Dicliptera

• 印度狗肝菜

【学名】·Dicliptera bupleuroides Nees

【生境与分布】·生于海拔 400 m 左右的山坡路旁。分布于罗甸等地。

【药用部位】·根。

【功效与主治】·清热解毒,利尿凉血。用于感冒发热,小便淋沥,肝热目赤,水肿,小儿惊风。

• 狗肝菜

【学名】·Dicliptera chinensis (L.) Juss.

【别名】·猪肝菜。

【生境与分布】·生于海拔 500～1 200 m 的山坡路旁。分布于凤冈等地。

【药用部位】·根。

【功效与主治】·清热解毒,利湿凉血。用于感冒发热,热病发斑,吐衄,便血,尿血,崩漏,肺热咳嗽,咽喉肿痛,肝热目赤,小儿惊风,小便淋沥,湿热痢疾,带下,带状疱疹,痈肿疔疮,蛇犬咬伤。

【凭证标本号】·520327200813002LY。

■ 喜花草属 Eranthemum

• 华南可爱花

【学名】·Eranthemum austrosinense H. S. Lo

【别名】·石骨儿。

【生境与分布】·生于海拔 150～700 m 的山地灌丛、林下或旷野。分布于安龙、罗甸、望谟等地。

【药用部位】·根。

【功效与主治】·用于风湿关节痛,骨痛。

【凭证标本号】·522328140314167LY。

• 喜花草

【学名】·Eranthemum pulchellum Andrews

【别名】·可爱花。

【生境与分布】·引种。望谟等地有栽培。

【药用部位】·根、叶。

【功效与主治】·根:用于风湿骨痛。叶:清热解毒,散瘀消肿。用于跌打损伤,肿痛,肿块。

【凭证标本号】·522326200412009LY。

■ 水蓑衣属 Hygrophila

• 水蓑衣

【学名】·Hygrophila ringens (L.) R. Brown ex Sprengel

【生境与分布】·生于海拔 500～1 300 m 的山地湿处或沟旁。分布于镇远、施秉、荔波、罗甸、望谟、贞丰、长顺等地。

【药用部位】·全草。

【功效与主治】·健胃消食,清热消肿。用于咽喉炎,乳腺炎,百日咳,吐血,衄血。外用于跌打损伤,骨折,毒蛇咬伤,无名肿毒。

【凭证标本号】·522301161205282LY。

■ 爵床属 Justicia

• 鸭嘴花

【学名】·Justicia adhatoda L.

【别名】·大驳骨、大叶驳骨兰、大接骨。

【生境与分布】·引种。省内广泛栽培。

【药用部位】·全草。

【功效与主治】·活血止痛,接骨续伤,止血。用于筋伤骨折,扭伤,瘀血肿痛,风湿痹痛,月经不调,崩漏。

【凭证标本号】·522229160304964LY。

• 圆苞杜根藤

【学名】·Justicia championii T. Anderson

【别名】·中华赛爵床。

【生境与分布】·生于海拔 700～1 000 m 的山坡草地阴湿处。分布于沿河、石阡、施秉、水城、龙里、开阳等地。

【药用部位】· 全草。

【功效与主治】· 健脾开胃,散瘀止血,解毒消肿。用于体虚乏力,食欲不振,吐血衄血,跌打瘀肿,疮痈肿毒,蛇咬伤。

【凭证标本号】· 522301140921601LY。

● **小驳骨**

【学名】· *Justicia gendarussa* N. L. Burman

【别名】· 驳骨丹。

【生境与分布】· 生于村旁或路边灌丛。分布于荔波等地。

【药用部位】· 地上部分。

【功效与主治】· 祛瘀止痛,续筋接骨。用于跌打损伤,筋伤骨折,风湿骨痛,血瘀闭经,产后腹痛。

【附注】· 《中国药典》收录物种。

● **爵床**

【学名】· *Justicia procumbens* L.

【别名】· 白花爵床、孩儿草、密毛爵床。

【生境与分布】· 生于海拔350～1 400 m的山野。省内广泛分布。

【药用部位】· 全草。

【功效与主治】· 清热解毒,利湿消积,活血止痛。用于感冒发热,咳嗽,咽喉肿痛,目赤肿痛,疳积,湿热泻痢,疟疾,黄疸,浮肿,小便淋浊,筋骨疼痛,跌打损伤,痈疽疔疮,湿疹。

【凭证标本号】· 522325180918119LY;522731190713005LY;522327181128304LY。

● **杜根藤**

【学名】· *Justicia quadrifaria* (Nees) T. Anderson

【别名】· 大青草。

【生境与分布】· 生于海拔600～1 000 m的山地灌丛。分布于湄潭等地。

【药用部位】· 全草。

【功效与主治】· 清热解毒。用于时行热毒,丹毒,口舌生疮,黄疸。

【凭证标本号】· 520328200926044LY。

● **黑叶小驳骨**

【学名】· *Justicia ventricosa* Wallich ex Hooker

【别名】· 大驳骨。

【生境与分布】· 生于海拔1 100 m左右的山顶灌丛。分布于兴仁、贞丰等地。

【药用部位】· 茎叶、嫩枝。

【功效与主治】· 茎叶:用于跌打损伤,骨折,风湿骨痛,肋间神经痛。嫩枝:用于骨折,跌打损伤,肢体关节肿痛,腰膝酸麻胀

痛,小便热涩刺痛,腰痛。

■ **鳞花草属** *Lepidagathis*

● **鳞花草**

【学名】· *Lepidagathis incurva* Buch.-Ham. ex D. Don

【别名】· 蛇毛衣、牛膝琢、野凉粉草藤。

【生境与分布】· 生于海拔200 m左右的山坡林下。分布于道真、罗甸等地。

【药用部位】· 带根全草。

【功效与主治】· 清热解毒,消肿止痛。用于感冒发热,肺热咳嗽,疮疡肿毒,口唇糜烂,目赤肿痛,皮肤湿疹,跌打伤痛,蛇咬伤。

【凭证标本号】· 520325160623714LY。

■ **地皮消属** *Pararuellia*

● **地皮消**

【学名】· *Pararuellia delavayana* (Baill.) E. Hossain

【生境与分布】· 生于海拔800～1 100 m的山坡林中或河边。分布于贞丰、兴义等地。

【药用部位】· 全草。

【功效与主治】· 清热解毒,散瘀消肿。用于肺热咳嗽,咽喉肿痛,痄腮,瘰疬,痈肿疮疡,跌打骨折,外伤感染。

【凭证标本号】· 522325181026030LY。

■ **耳叶马蓝属** *Perilepta*

● **红背马蓝**

【学名】· *Perilepta dyeriana* (Mast.) Bremek.

【生境与分布】· 引种。省内广泛栽培。

【药用部位】· 全草。

【功效与主治】· 活血散瘀,清热解毒。用于月经不调,产后恶露不尽,湿热痢疾,疔疮痈肿,跌打伤,骨折。

【凭证标本号】· 522628141118359LY。

■ **观音草属** *Peristrophe*

● **观音草**

【学名】· *Peristrophe bivalvis* (L.) Merrill

【生境与分布】· 生于海拔280～1 200 m的山坡草地或路旁湿地。分布于罗甸、独山、兴义、贞丰等地。

【药用部位】· 全草。

【功效与主治】· 清热解毒,凉血息风,散瘀消肿。用于肺热咳

嗽,肺痨咯血,吐血,小儿惊风,咽喉红肿,口舌生疮,小便淋痛,痈肿疮疖,瘰疬,跌打肿痛,外伤出血,毒蛇咬伤。

【凭证标本号】·522726150916030LY。

● 九头狮子草

【学名】·*Peristrophe japonica*(Thunb.)Bremek.

【生境与分布】·生于海拔 560～1 400 m 的山坡路旁、草地或林下湿处。分布于贞丰、西秀、印江、龙里等地。

【药用部位】·全草。

【功效与主治】·祛风清热,凉肝定惊,散瘀解毒。用于感冒发热,肺热咳喘,肝热目赤,小儿惊风,咽喉肿痛,痈肿疔毒,乳痈,聤耳,瘰疬,痔疮,蛇虫咬伤,跌打损伤。

【凭证标本号】·522325190612367LY;520402170513336LY;522226191005005LY。

■ 山壳骨属 *Pseuderanthemum*

● 海康钩粉草

【学名】·*Pseuderanthemum haikangense* C. Y. Wu et H. S. Lo

【别名】·兰心草。

【生境与分布】·生于海拔 700 m 左右的河边灌丛。分布于安龙等地。

【药用部位】·全草。

【功效与主治】·通经活络。用于风湿痹痛,关节活动不利。

● 多花山壳骨

【学名】·*Pseuderanthemum polyanthum*(C. B. Clarke)Merr.

【别名】·多花钩粉草。

【生境与分布】·生于海拔 600 m 左右的山坡湿地。分布于罗甸等地。

【药用部位】·全草、根。

【功效与主治】·活血散瘀,接骨。用于跌打损伤,骨折。

【凭证标本号】·522728160420001LY。

■ 假蓝属 *Pteroptychia*

● 曲枝假蓝

【学名】·*Pteroptychia dalziellii*(W. W. Sm.)H. S. Lo

【生境与分布】·生于海拔 650～700 m 的山地灌丛或路旁。分布于独山、荔波等地。

【药用部位】·全草。

【功效与主治】·清热解毒,利湿。用于湿热痢疾,小便淋涩,

疟腮,咽喉肿痛,毒蛇咬伤。

【凭证标本号】·522601200919299LY。

■ 芦莉草属 *Ruellia*

● 飞来蓝

【学名】·*Ruellia venusta* Hance

【别名】·拟地皮消。

【生境与分布】·生于海拔 350～700 m 的山谷林下岩缝中或阴湿处。分布于赤水、习水等地。

【药用部位】·全草。

【功效与主治】·疏风清热,解毒利咽。用于感冒发热,咽喉肿痛。

【凭证标本号】·520381160503079LY。

■ 孩儿草属 *Rungia*

● 孩儿草

【学名】·*Rungia pectinata*(L.)Nees

【生境与分布】·生于海拔 700 m 左右的林下或路旁。分布于贞丰等地。

【药用部位】·全草。

【功效与主治】·清热利湿,消积导滞,清肝明目。用于小儿疳积,消化不良,食欲不振,痢疾,肝炎,肠炎,泄泻,感冒,咽喉痛,目赤,眼结膜炎,淋巴结结核,瘰疬,疖肿,痈疽疮疡,毒蛇咬伤。

【凭证标本号】·522325190428149LY。

■ 马蓝属 *Strobilanthes*

● 肖笼鸡

【学名】·*Strobilanthes affinis*(Griff.)Y.C. Tang

【别名】·顶头马蓝。

【生境与分布】·生于海拔 600～1 300 m 的山坡灌丛或草地。分布于贞丰、册亨、平坝、西秀、镇宁、水城、罗甸、安龙、兴仁等地。

【药用部位】·全草。

【功效与主治】·杀虫止痒。用于癣,疥疮。

【凭证标本号】·522301150919876LY;522325181120101LY;522327190621079LY。

● 山一笼鸡

【学名】·*Strobilanthes aprica*(Hance)T. Anderson

【别名】·野古蓝、白背草、一炉香。

【生境与分布】·生于海拔 2 200 m 以下的干旱疏林或山坡灌丛。分布于施秉等地。

【药用部位】·全草、根。

【功效与主治】·清热解毒,发汗解表,清肺止咳。用于痢疾,风热感冒,肺热咳嗽。

【凭证标本号】·522301140626320LY。

● 翅柄马蓝

【学名】· *Strobilanthes atropurpurea* Nees

【生境与分布】·生于海拔 1 000～1 400 m 的山坡林下或草地。分布于都匀等地。

【药用部位】·根、叶。

【功效与主治】·清热解毒,活血止痛。用于痈肿疮毒,劳伤疼痛。

【凭证标本号】·522701201113002LY。

● 板蓝

【学名】· *Strobilanthes cusia* (Nees) Kuntze

【生境与分布】·引种。贵州南部、东南部广泛栽培。

【药用部位】·根、叶。

【功效与主治】·清热解毒,活血止痛。

【凭证标本号】·522727210113005LY;522327191225001LY;522701210813001LY。

● 球花马蓝

【学名】· *Strobilanthes dimorphotricha* Hance

【别名】·圆苞金足草。

【生境与分布】·生于海拔 600～1 200 m 的山地灌丛或沟旁。分布于龙里、金沙、盘州、赤水、兴义、石阡、三都、晴隆、普安、从江、梵净山等地。

【药用部位】·根、地上部分。

【功效与主治】·清热解毒,凉血消斑。用于温病烦渴,发斑,吐衄,肺热咳喘,咽喉肿痛,口疮,丹毒,痄腮,痈肿,疮毒,湿热泻痢,热痹,肝炎,钩端螺旋体病,蛇伤。

【凭证标本号】·520402170328244LY;520381160428162LY。

● 南一笼鸡

【学名】· *Strobilanthes henryi* Hemsl.

【生境与分布】·生于海拔 800～1 300 m 的山坡灌丛。分布于清镇、平坝、凤冈、惠水、开阳等地。

【药用部位】·根。

【功效与主治】·清肺止咳,利湿解毒。用于感冒发热,肺热咳嗽,黄疸,痢疾,疮痈肿毒。

【凭证标本号】·520181200729068LY。

● 日本马蓝

【学名】· *Strobilanthes japonica* (Thunb.) Miquel

【别名】·日本黄猄草。

【生境与分布】·生于海拔 500～1 650 m 的山坡阴湿地或沟旁。分布于安龙、盘州、赤水、习水等地。

【药用部位】·全草。

【功效与主治】·消瘀行水,疏肝散瘀。

【凭证标本号】·520302200923066LY。

● 少花马蓝

【学名】· *Strobilanthes oligantha* Miq.

【别名】·少花黄猄草。

【生境与分布】·生于海拔 1 000～1 300 m 的山坡林下湿地。分布于正安、榕江、雷公山等地。

【药用部位】·全草。

【功效与主治】·清热定惊,解毒止血。用于感冒发热。

【凭证标本号】·522401160622004LY。

● 尖药花

【学名】· *Strobilanthes tomentosa* (Nees) J. R. I. Wood

【别名】·大毛叶、蓝花草。

【生境与分布】·生于海拔 800～1 300 m 的山坡草地。分布于兴仁、贞丰、普定、独山等地。

【药用部位】·全草。

【功效与主治】·益气补虚,活血消肿,解毒。用于体虚头晕,跌打损伤,骨折,口舌生疮,蛇咬伤。

【凭证标本号】·522325180919266LY。

● 三花马蓝

【学名】· *Strobilanthes triflora* Y. C. Tang

【生境与分布】·生于海拔 800～1 400 m 的山坡林下阴湿地。分布于贵阳、望谟、长顺、惠水等地。

【药用部位】·全草。

【功效与主治】·舒筋活络,止血生肌。

【凭证标本号】·522731191020027LY;522326201004025LY;522729190328023LY。

■ 山牵牛属 *Thunbergia*

● 碗花草

【学名】· *Thunbergia fragrans* Roxb.

【生境与分布】·生于海拔 700～1 300 m 的山地林下或灌丛。分布于盘州、望谟、罗甸、凤冈等地。

【药用部位】·根、茎叶。

【功效与主治】·根:清热利湿,泻肺平喘,解毒止痒。用于湿热黄疸,痰饮咳喘,皮肤瘙痒。茎叶:健胃消食,解毒消肿。用于消化不良,脘腹胀痛,腹泻,痈肿疮疖。

胡麻科 Pedaliaceae

■ 芝麻属 Sesamum

● 芝麻

【学名】· Sesamum indicum L.

【生境与分布】· 引种。省内广泛栽培。

【药用部位】· 种子。

【功效与主治】· 补肝肾,益精血,润肠燥。用于腰脚痿软,须发早白,肝肾不足所致的头晕耳鸣,肌肤干燥,肠燥便秘。

【凭证标本号】· 522121160718001LY。

苦苣苔科 Gesneriaceae

■ 芒毛苣苔属 Aeschynanthus

● 芒毛苣苔

【学名】· Aeschynanthus acuminatus Wall. ex A. DC.

【生境与分布】· 生于海拔 400~650 m 的山谷毛竹林下紫色砂石岩上。分布于荔波等地。

【药用部位】· 全株。

【功效与主治】· 止痛。用于风湿骨痛。

【凭证标本号】· 522722210120452LY。

● 广西芒毛苣苔

【学名】· Aeschynanthus austroyunnanensis var. guangxiensis (Chun ex W. T. Wang & K. Y. Pan) W. T. Wang

【生境与分布】· 生于海拔 400~1 000 m 的山地林中或石灰岩上。分布于望谟、平塘等地。

【药用部位】· 全草。

【功效与主治】· 止咳止痛。用于咳嗽,坐骨神经痛,关节炎。

【凭证标本号】· 522727200422006LY;522326201112017LY。

● 黄杨叶芒毛苣苔

【学名】· Aeschynanthus buxifolius Hemsl.

【生境与分布】· 生于海拔 1 000~1 500 m 的山地阴湿处岩石上。分布于关岭、兴仁、贵定等地。

【药用部位】· 全草。

【功效与主治】· 安神解毒,健脾和胃。用于蛇虫咬伤,疮疔,神经衰弱,慢性肝炎。

■ 直瓣苣苔属 Ancylostemon

● 贵州直瓣苣苔

【学名】· Ancylostemon notochlaenus (Lévl. et Van.) Craib

【生境与分布】· 生于海拔 1 000 m 左右的林下阴湿岩石上。分布于惠水等地。

【药用部位】· 全草。

【功效与主治】· 凉血止血,清热解毒。用于各种出血,湿热带下,痈疽疮疖。

● 直瓣苣苔

【学名】· Ancylostemon saxatilis (Hemsl.) Craib

【生境与分布】· 生于海拔 1 650~2 100 m 的阴湿岩石上或林下石上。分布于开阳、清镇、大沙河等地。

【药用部位】· 全草。

【功效与主治】· 清热解毒,消痛止痛。用于痈肿,肿毒。

【凭证标本号】· 522222140514001LY。

■ 大苞苣苔属 Anna

● 白花大苞苣苔

【学名】· Anna ophiorrhizoides (Hemsl.) Burtt et Davidson

【生境与分布】· 生于海拔 740~1 200 m 的山谷阴湿处石上。分布于绥阳、荔波、黔西、余庆等地。

【药用部位】· 根。

【功效与主治】· 止血止咳,利湿镇痛。用于咳血,风湿疼痛。

【凭证标本号】· 520323150910402LY;527722200701167LY;522423190819009LY。

■ 横蒴苣苔属 Beccarinda

● 横蒴苣苔

【学名】· Beccarinda tonkinensis (Pellegr.) Burtt

【生境与分布】· 生于海拔 1 000~1 400 m 的山谷密林下岩石上。分布于赤水、望谟等地。

【药用部位】· 全草。

【功效与主治】· 止咳化痰,利水消肿。用于水肿,咳嗽。

【凭证标本号】· 520381160503077LY。

■ 旋蒴苣苔属 *Boea*

● 旋蒴苣苔

【学名】· *Boea hygrometrica* (Bunge) R. Br.

【别名】· 猫耳朵。

【生境与分布】· 生于海拔700～1100 m的山坡路旁岩石上。分布于长顺、安龙、望谟、罗甸等地。

【药用部位】· 全草。

【功效与主治】· 祛痰散结,消肿止血,解毒。用于慢性支气管炎,咳嗽痰多,淋巴结结核,癣疮,小儿疳积,食积,中耳炎,跌打损伤。

【凭证标本号】· 520381160525596LY;522728160420024LY。

■ 粗筒苣苔属 *Briggsia*

● 盾叶粗筒苣苔

【学名】· *Briggsia longipes* (Hemsl. ex Oliv.) Craib

【别名】· 岩枇杷。

【生境与分布】· 生于海拔1000～1800 m的林间石缝或阴湿岩石上。分布于兴仁、安龙等地。

【药用部位】· 全草。

【功效与主治】· 强筋壮骨,止血补虚,止咳。用于劳伤,跌打损伤,咳嗽,咯血,骨折。

● 革叶粗筒苣苔

【学名】· *Briggsia mihieri* (Franch.) Craib

【别名】· 岩莴苣、罐罐花。

【生境与分布】· 生于海拔800～1000 m的山地阴湿岩石上。分布于西秀、赤水、册亨等地。

【药用部位】· 全草。

【功效与主治】· 强筋健胃,止血生肌。用于劳伤,跌打损伤,食欲不振,咯血,刀伤,疮疡溃烂。

【凭证标本号】· 520402170329294LY;520381160428101LY;522327181129007LY。

● 川鄂粗筒苣苔

【学名】· *Briggsia rosthornii* (Diels) Burtt

【生境与分布】· 生于海拔1100～2000 m的林下阴湿岩石上。分布于钟山、江口、绥阳、独山、清镇、普安等地。

【药用部位】· 全草。

【功效与主治】· 止咳润肺,散瘀止痛。用于肺热咳喘,肺痈,跌打损伤,刀伤。

【凭证标本号】· 520201200912435LY;522222160722028LY;

520323150714452LY。

■ 朱红苣苔属 *Calcareoboea*

● 朱红苣苔

【学名】· *Calcareoboea coccinea* C. Y. Wu ex H. W. Li

【别名】· 山艾。

【生境与分布】· 生于海拔1000～1500 m的石灰岩山地常绿林下岩石上或岩缝中。分布于赤水、镇宁、晴隆、册亨、望谟等地。

【药用部位】· 全草。

【功效与主治】· 用于咳嗽,吐血。

■ 唇柱苣苔属 *Chirita*

● 牛耳朵

【学名】· *Chirita eburnea* Hance

【别名】· 猫耳朵、岩白菜。

【生境与分布】· 生于海拔400～1200 m的石灰岩林中石上或沟边林下。分布于贞丰、赤水、望谟等地。

【药用部位】· 全草、根茎。

【功效与主治】· 补虚止咳,止血除湿。用于阴虚咳嗽,支气管炎,肺痨咳血,崩漏,带下病。

【凭证标本号】· 522325190613565LY;520381151030004LY;522326200429009LY。

● 蚂蝗七

【学名】· *Chirita fimbrisepala* Hand.-Mazz.

【别名】· 石蜈蚣、岩白菜、石螃蟹。

【生境与分布】· 生于海拔400～1000 m的山地林中石上或石崖上。分布于江口、锦屏、天柱、罗甸、荔波等地。

【药用部位】· 根茎。

【功效与主治】· 健脾消食,清热利湿,活血止痛,止咳,接骨。用于小儿疳积,胃痛,肝炎,痢疾,肺痨咳血,刀伤出血,无名肿毒,跌打损伤。

【凭证标本号】· 522222150730007LY。

● 羽裂唇柱苣苔

【学名】· *Chirita pinnatifida* (Hand.-Mazz.) Burtt

【别名】· 石岩菜。

【生境与分布】· 生于海拔320～1300 m的山谷林中石上或溪边。分布于榕江等地。

【药用部位】· 全草。

【功效与主治】· 清热解毒,散瘀消肿。用于痢疾,跌打损伤。

● 斑叶唇柱苣苔

【学名】· *Chirita pumila* D. Don

【生境与分布】· 生于海拔 1 000～1 200 m 的山坡路旁或林下岩石阴湿处。分布于盘州、兴仁、安龙、紫云、望谟等地。

【药用部位】· 全草。

【功效与主治】· 解表发汗,舒筋活血,消肿止痛,止咳止血。用于咳嗽,咯血,吐血,带下病,跌打损伤,瘀血肿痛。

【凭证标本号】· 522326201001020LY。

■ 珊瑚苣苔属 *Corallodiscus*

● 西藏珊瑚苣苔

【学名】· *Corallodiscus lanuginosus* (Wallich ex R. Brown) B.L. Burtt

【别名】· 石花。

【生境与分布】· 生于海拔 700～2 100 m 的阴处石崖上。分布于威宁、盘州、赤水、习水、大方、兴义、平坝、西秀、惠水、沿河等地。

【药用部位】· 全草。

【功效与主治】· 清湿热,解疮毒,活血止痛。用于湿热痹痛,疮疡肿毒,咽喉肿痛,赤白带下,跌打损伤,外伤出血。

【凭证标本号】· 522427140803285LY。

■ 长蒴苣苔属 *Didymocarpus*

● 狭冠长蒴苣苔

【学名】· *Didymocarpus stenanthos* Clarke

【生境与分布】· 生于山谷或山坡岩石上。分布于赤水等地。

【药用部位】· 全草。

【功效与主治】· 祛风除湿,活血化瘀。用于风湿痹痛,月经不调,闭经,跌打损伤。

【凭证标本号】· 520324151111032LY。

● 疏毛长蒴苣苔

【学名】· *Didymocarpus stenanthos* var. *pilosellus* W. T. Wang

【生境与分布】· 生于海拔 1 100～1 900 m 的山谷林下阴湿处岩石上。分布于贞丰、印江、江口、黄平、雷山、贵定、安龙等地。

【药用部位】· 全草。

【功效与主治】· 祛风除湿,活血化瘀。用于风湿痹痛,月经不调,闭经,跌打损伤。

【凭证标本号】· 522222160722088LY。

■ 盾座苣苔属 *Epithema*

● 盾座苣苔

【学名】· *Epithema carnosum* Benth.

【生境与分布】· 生于海拔 900～1 400 m 的山谷阴处石上或山洞中。分布于兴义、册亨等地。

【药用部位】· 全株。

【功效与主治】· 止血止咳,镇痛。用于咳嗽,跌打损伤。

■ 半蒴苣苔属 *Hemiboea*

● 白花半蒴苣苔

【学名】· *Hemiboea albiflora* X. G. Xiang, Z. Y. Guo & Z. W. Wu

【生境与分布】· 生于海拔 720～970 m 的溪边或河边岩石上。分布于兴义等地。

【药用部位】· 全草。

【功效与主治】· 清热解毒,利水除湿。

【附注】· 贵州新发现物种。

● 贵州半蒴苣苔

【学名】· *Hemiboea cavaleriei* Lévl.

【别名】· 翠子菜、山金花菜、石上凤仙。

【生境与分布】· 生于海拔 600～1 500 m 的山谷林下阴湿处。分布于西秀、罗甸、都匀等地。

【药用部位】· 全草。

【功效与主治】· 清热解毒,利水除湿。用于跌打损伤,刀伤出血,咳血,腹水,水火烫伤,疔疮,毒蛇咬伤。

【凭证标本号】· 520402170513170LY;5227281511130001LY;522701201024009LY。

● 疏脉半蒴苣苔

【学名】· *Hemiboea cavaleriei* var. *paucinervis* W. T. Wang & Z. Y. Li ex Z. Y. Li

【别名】· 尿泡草、尿猴草。

【生境与分布】· 生于海拔 800～1 600 m 的山谷林下阴湿处。分布于兴仁、安龙、独山等地。

【药用部位】· 全草、叶。

【功效与主治】· 全草:清热解毒,利水除湿。用于跌打损伤,刀伤出血,咳血,腹水,水火烫伤,疔疮,毒蛇咬伤。叶:外用于疱疹,湿疹。

● 华南半蒴苣苔

【学名】· *Hemiboea follicularis* Clarke

【别名】·大降龙草、山竭、水桐。

【生境与分布】·生于海拔560~1500 m的林下阴湿处岩边。分布于习水、兴仁、望谟、册亨、安龙、纳雍、都匀等地。

【药用部位】·全草、叶。

【功效与主治】·全草:清热止咳。用于咳嗽,风热咳喘,骨折。叶:化痈排脓。外用于化脓性疾病,毒蛇咬伤。

【凭证标本号】·522328140317258LY。

• **纤细半蒴苣苔**

【学名】·*Hemiboea gracilis* Franch.

【别名】·秤杆草、地罗草、小花降龙草。

【生境与分布】·生于海拔1500 m左右的水沟边、阴湿处。分布于贵阳、荔波、长顺、印江、锦屏、赤水等地。

【药用部位】·全草。

【功效与主治】·用于疗疮肿毒,烫伤。

【凭证标本号】·520381160525046LY;522722201021548LY;522729200725048LY。

• **腺毛半蒴苣苔**

【学名】·*Hemiboea strigosa* Chun ex W. T. Wang

【生境与分布】·生于海拔360~900 m的山谷林下。分布于罗甸等地。

【药用部位】·全草。

【功效与主治】·消食生津,补血壮骨。用于小儿软骨病。

【凭证标本号】·522728151013047LY。

• **短茎半蒴苣苔**

【学名】·*Hemiboea subacaulis* Hand.-Mazz.

【别名】·蟒蛇草、无茎苣苔、阿格造来。

【生境与分布】·生于海拔600 m以下的山谷石上。分布于镇远等地。

【药用部位】·全草。

【功效与主治】·清热解毒,祛风。用于肺痨,蛇咬伤,疮疖,过敏性皮炎,漆疮。

【凭证标本号】·522230191103041LY。

• **降龙草**

【学名】·*Hemiboea subcapitata* Clarke

【别名】·白观音扇、大妈拐菜、半蒴苣苔。

【生境与分布】·生于海拔600~1800 m的山谷林下或沟边阴湿处。分布于贵阳、安顺、荔波、望谟、余庆、石阡、正安、锦屏、黎平、万山、桐梓、松桃、罗甸、赤水等地。

【药用部位】·全草。

【功效与主治】·清暑热,利湿解毒。用于中暑,麻疹,咽喉痛,

湿热黄疸,烧烫伤,外伤,肿毒,毒蛇咬伤。

【凭证标本号】·522722200721767LY;522326201004010LY;520329190504095LY。

■ **金盏苣苔属** *Isometrum*

• **万山金盏苣苔**

【学名】·*Isometrum wanshanense* S. Z. He

【生境与分布】·生于海拔970 m左右的石灰岩岩石上。分布于万山等地。

【药用部位】·全草。

【功效与主治】·清热解毒,祛风除湿。用于伤暑,蛇咬伤,疮疖肿毒,风湿关节痛等。

【附注】·贵州特有药用植物。

■ **紫花苣苔属** *Loxostigma*

• **滇黔紫花苣苔**

【学名】·*Loxostigma cavaleriei* (Lévl. et Van.) Burtt

【别名】·石吊兰。

【生境与分布】·生于海拔1020 m左右的山腰土坎下或岩石上。分布于贵定、雷山等地。

【药用部位】·全株。

【功效与主治】·止咳祛痰,平喘镇静。

• **紫花苣苔**

【学名】·*Loxostigma griffithii* (Wight) Clarke

【别名】·岩参。

【生境与分布】·生于海拔650~2650 m的林中树上或山坡岩石上。分布于大方、黔西、织金、镇宁、普定等地。

【药用部位】·全草。

【功效与主治】·清热解毒,消肿止痛,健脾燥湿。用于跌打损伤,骨折,消化不良,腹泻,菌痢,预防流行性感冒,流行性乙型脑炎。

■ **吊石苣苔属** *Lysionotus*

• **桂黔吊石苣苔**

【学名】·*Lysionotus aeschynanthoides* W. T. Wang

【别名】·黔桂吊石苣苔。

【生境与分布】·生于海拔900~1200 m的山地林中石上或溪边石上。分布于晴隆、兴义等地。

【药用部位】·全株。

【功效与主治】·清热解毒,润肺止咳。用于咳血,喘咳,肺

结核。

- **异叶吊石苣苔**

【学名】· *Lysionotus heterophyllus* Franch.

【生境与分布】· 生于海拔 1 420 m 左右的常绿阔叶林树上。分布于桐梓、镇远等地。

【药用部位】· 全草。

【功效与主治】· 用于跌打损伤,吐血。

【凭证标本号】· 522224160706084LY。

- **吊石苣苔**

【学名】· *Lysionotus pauciflorus* Maxim.

【别名】· 岩豇豆、石吊兰。

【生境与分布】· 生于海拔 300～2 000 m 的山林、阴处石崖上或树干上。省内广泛分布。

【药用部位】· 地上部分。

【功效与主治】· 化痰止咳,软坚散结。用于咳嗽痰多,瘰疬痰核。

【凭证标本号】· 520323150507275LY;522727200814004LY;522326200428020LY。

【附注】·《中国药典》收录品种。

- **宽叶吊石苣苔**

【学名】· *Lysionotus pauciflorus* Maxim.

【生境与分布】· 生于海拔 300～2 000 m 的山地林中、阴处石崖上或树上。分布于紫云、罗甸、清镇、播州、七星关、习水、兴义、开阳、修文、镇远、雷山、都匀、平塘、独山、贵定、长顺、瓮安、福泉、荔波、惠水、三都、沿河、剑河、西秀、平坝、盘州、水城等地。

【药用部位】· 全株。

【功效与主治】· 清肺化痰,凉血止血。

【凭证标本号】· 520425170605240LY;522728151014002LY。

- **齿叶吊石苣苔**

【学名】· *Lysionotus serratus* D. Don

【别名】· 石光棍。

【生境与分布】· 生于海拔 900～2 200 m 的山地林中树上或石上。分布于道真、西秀、安龙、惠水、罗甸、平塘、荔波、册亨、望谟、麻江、兴义等地。

【药用部位】· 全株。

【功效与主治】· 清肺化痰,凉血止血,祛湿化滞,通络止痛。用于支气管炎,吐血,跌打损伤,肺热咳嗽,崩带,菌痢,疳积,风湿痹痛。

【凭证标本号】· 522328140316229LY。

■ **马铃苣苔属 *Oreocharis***

- **长瓣马铃苣苔**

【学名】· *Oreocharis auricula* (S. Moore) Clarke

【生境与分布】· 生于海拔 700～1 500 m 的山地林下阴湿岩石上。分布于江口、印江、雷山、独山、关岭等地。

【药用部位】· 全草。

【功效与主治】· 凉血止血,清热解毒。用于各种出血,湿热带下,痈疽疮疖。

【凭证标本号】· 522222150730003LY。

- **都匀马铃苣苔**

【学名】· *Oreocharis duyunensis* Z. Y. Li, X. G. Xiang et Z. Y. Guo

【生境与分布】· 生于海拔 1 250～1 510 m 的长有苔藓的石灰岩上。分布于都匀等地。

【药用部位】· 全草。

【功效与主治】· 止咳平喘,止血。

【附注】· 贵州发现的新物种。

- **川滇马铃苣苔**

【学名】· *Oreocharis henryana* Oliv.

【生境与分布】· 生于海拔 650～2 600 m 的山地潮湿岩石上。分布于开阳等地。

【药用部位】· 全草。

【功效与主治】· 凉血止血,清热解毒。

【凭证标本号】· 522725201006003LY。

■ **蛛毛苣苔属 *Paraboea***

- **厚叶蛛毛苣苔**

【学名】· *Paraboea crassifolia* (Hemsl.) Burtt

【生境与分布】· 生于海拔 800～1 200 m 的山地石崖上。分布于清镇、湄潭、罗甸、兴义等地。

【药用部位】· 全草。

【功效与主治】· 滋补强壮,止血止咳。用于肝脾虚弱,劳伤吐血,内伤咯血,肺病咳喘,无名肿毒。

【凭证标本号】· 522228200728094LY;522427140605501LY;522222160608005LY。

- **白云岩蛛毛苣苔**

【学名】· *Paraboea dolomitica* Z. Y. Li, X. G. Xiang & Z. Y. Guo

【生境与分布】· 生于海拔 650～855 m 的湿润白云岩岩石上。

分布于施秉、黄平等地。

【药用部位】· 全草。

【功效与主治】· 滋补强壮,止血止咳。

【附注】· 贵州新发现物种。

● 白花蛛毛苣苔

【学名】· *Paraboea glutinosa*（Hand.-Mazz.）K. Y. Pan

【生境与分布】· 生于海拔 400～1400 m 的山坡岩石上。分布于荔波、罗甸等地。

【药用部位】· 全草。

【功效与主治】· 用于吐血,水肿,痢疾,子宫下垂,跌打损伤,骨折。

【凭证标本号】· 522722200630817LY。

● 锈色蛛毛苣苔

【学名】· *Paraboea rufescens*（Franch.）Burtt.

【生境与分布】· 生于海拔 600～1500 m 的山坡石山或岩石缝间。分布于贞丰、紫云、罗甸、兴义、兴仁、册亨、安龙、镇宁、贵定、独山、关岭等地。

【药用部位】· 全草。

【功效与主治】· 止咳解毒,镇痛生肌。用于咳嗽劳伤,子宫脱垂,痈疮红肿,骨折,中耳炎,风湿。

【凭证标本号】· 522325180920378LY;520425170605278LY;522728151103002LY。

● 蛛毛苣苔

【学名】· *Paraboea sinensis*（Oliv.）Burtt

【生境与分布】· 生于海拔 400～1200 m 的山坡林下石缝中或陡崖上。分布于余庆、长顺、惠水、正安、绥阳、七星关、贵定、荔波等地。

【药用部位】· 全草。

【功效与主治】· 疏风清热,止咳平喘,利湿,凉血生新,接骨止痛。用于黄疸型肝炎,支气管炎,咳嗽痰喘,哮喘,痢疾。外用于瘾疹,荨麻疹,外伤出血。

【凭证标本号】· 520329190728822LY;527729190312014LY;522731190713013LY。

● 锥序蛛毛苣苔

【学名】· *Paraboea swinhoei*（Hance）B. L. Burtt

【生境与分布】· 生于海拔 300～750 m 的山坡林下阴湿岩石上。分布于荔波、西秀、独山等地。

【药用部位】· 全草。

【功效与主治】· 用于带下病,子宫脱垂,大便出血,小儿疳积,骨折。

【凭证标本号】· 522722200113634LY;520402170513171LY。

■ 石山苣苔属 *Petrocodon*

● 石山苣苔

【学名】· *Petrocodon dealbatus* Hance

【生境与分布】· 生于海拔 500～700 m 的山谷阴处石上或石山林中。分布于荔波、独山、黄平、镇远、施秉等地。

【药用部位】· 全草。

【功效与主治】· 用于肺热咳嗽,吐血,肿痛,出血。

【凭证标本号】· 522722210120467LY。

● 齿缘石山苣苔

【学名】· *Petrocodon dealbatus* var. *denticulatus*（W. T. Wang）W. T. Wang

【生境与分布】· 生于山坡阴湿处岩石。分布于黎平等地。

【药用部位】· 全草。

【功效与主治】· 清热解毒,润肺止咳。用于风湿咳嗽,哮喘,吐血,无名肿毒。

■ 报春苣苔属 *Primulina*

● 钻萼唇柱苣苔

【学名】· *Primulina subulatisepala*（W. T. Wang）Mich. Möller & A. Weber

【别名】· 飞蛾树。

【生境与分布】· 生于海拔 700 m 左右的林下石缝中。分布于务川等地。

【药用部位】· 全草。

【功效与主治】· 清热解毒,活血散瘀。用于跌打损伤,月经不调,带下病。

● 神农架唇柱苣苔

【学名】· *Chirita tenuituba*（W. T. Wang）W. T. Wang

【别名】· 小岩白菜。

【生境与分布】· 生于海拔 370～1000 m 的山地岩石缝中、陡崖上或林下。分布于正安、习水、赤水、德江等地。

【药用部位】· 全草、根茎。

【功效与主治】· 清肺止咳。用于肺热咳嗽。

■ 漏斗苣苔属 *Raphiocarpus*

● 大苞漏斗苣苔

【学名】· *Didissandra begoniifolia* Lévl.

【生境与分布】· 生于海拔 1000～1600 m 的山地林下阴湿处。分布于望谟等地。

【药用部位】·全草。

【功效与主治】·清热解毒，止咳止血。用于痢疾，疮疡肿毒，劳伤咳嗽，咯血，吐血，跌打损伤。

【凭证标本号】·522326201001009LY。

■ 尖舌苣苔属 *Rhynchoglossum*

● 尖舌苣苔

【学名】·*Rhynchoglossum obliquum* Bl.

【别名】·大脖子药、全唇尖舌苣苔。

【生境与分布】·生于海拔 1 000～1 500 m 的山地林中或陡崖阴处。分布于惠水、兴义、册亨、安龙、罗甸、望谟、长顺、普安、晴隆等地。

【药用部位】·全草、根。

【功效与主治】·全草:散瘀解毒。根:软坚散结，消瘿理气。用于瘿瘤，甲状腺肿大。

【凭证标本号】·522731191020034LY。

■ 线柱苣苔属 *Rhynchotechum*

● 椭圆线柱苣苔

【学名】·*Rhynchotechum ellipticum* (Wall. ex Dietr.) A. DC.

【别名】·线柱苣苔。

【生境与分布】·生于海拔 1 300 m 左右的山谷林中或溪边阴湿处。分布于安龙等地。

【药用部位】·全草、叶、花。

【功效与主治】·全草:用于疮疖。叶、花:用于咳嗽，烧烫伤。

【凭证标本号】·522327191008085LY;522326210117014LY。

■ 世纬苣苔属 *Tengia*

● 世纬苣苔

【学名】·*Tengia scopulorum* Chun

【别名】·黔苣苔。

【生境与分布】·生于海拔 300～1 200 m 的山地石崖阴处。分布于修文、开阳、贵定、龙里等地。

【药用部位】·全草。

【功效与主治】·解表祛风，消肿。

【凭证标本号】·520324160317008LY。

■ 异叶苣苔属 *Whytockia*

● 白花异叶苣苔

【学名】·*Whytockia tsiangiana* (Hand.-Mazz.) A. Weber

【生境与分布】·生于海拔 870～1 300 m 的山谷水边石上阴处或林下。分布于印江、贞丰、兴仁、安龙等地。

【药用部位】·根茎。

【功效与主治】·外用于跌打损伤。

【凭证标本号】·520381160525080LY。

列当科 Orobanchaceae

■ 野菰属 *Aeginetia*

● 短梗野菰

【学名】·*Aeginetia acaulis* (Roxb.) Walp.

【别名】·茭笋、菰实。

【生境与分布】·生于海拔 1 200 m 左右的山坡阴地或林下。分布于安龙等地。

【药用部位】·根、果实。

【功效与主治】·根:清热解毒。用于消渴，烫伤。果实:清热除烦，生津止渴。用于心烦，口渴，大便不通，小便不利。

【凭证标本号】·522631180827001LY。

● 野菰

【学名】·*Aeginetia indica* L.

【别名】·烟袋花。

【生境与分布】·生于海拔 650 m 左右的土层深厚或多枯叶之地。分布于望谟、荔波、都匀、江口、印江、黎平、榕江、天柱、兴仁、独山、赤水等地。

【药用部位】·全草。

【功效与主治】·清热解毒。用于咽喉肿痛，咳嗽，小儿高热，尿路感染，疔疮，毒蛇咬伤。

【凭证标本号】·522326201003029LY;522722200512514LY。

■ 胡麻草属 *Centranthera*

● 胡麻草

【学名】·*Centranthera cochinchinensis* (Lour.) Merr.

【别名】·长花胡麻草。

【生境与分布】·生于海拔 500～1 400 m 的路旁草地。分布于独山、罗甸等地。

【药用部位】·全草。

【功效与主治】·消肿散瘀，止血止痛。用于咯血，咳血，吐血，跌打损伤，内伤瘀血，风湿关节痛，小儿疳积。

大花胡麻草

【学名】· *Centranthera grandiflora* Benth.

【别名】· 滑野蚕豆、小红药、化血丹。

【生境与分布】· 生于海拔 800 m 左右的山坡、路旁或空旷处。省内广泛分布。

【药用部位】· 全草。

【功效与主治】· 消肿散瘀，止血止痛。用于小儿疳积。

■ 假野菰属 *Christisonia*

• 假野菰

【学名】· *Christisonia hookeri* Clarke

【别名】· 竹花、竹子花。

【生境与分布】· 生于海拔 1700～2400 m 的山坡杂木林下，寄生于草根上。分布于绥阳、雷山、梵净山等地。

【药用部位】· 全草。

【功效与主治】· 清热解毒，泻火疗疳。用于阴部瘙痒，烧烫伤。

【凭证标本号】· 522732210402067LY。

■ 豆列当属 *Mannagettaea*

• 豆列当

【学名】· *Mannagettaea labiata* H. Smith

【生境与分布】· 寄生。分布于大沙河等地。

【药用部位】· 全草。

【功效与主治】· 用于无名肿毒，痈肿，泄泻。

■ 列当属 *Orobanche*

• 列当

【学名】· *Orobanche coerulescens* Steph.

【生境与分布】· 生于海拔 850～2900 m 山坡或沟边草地。分布于贞丰、罗甸、赫章、威宁、湄潭、播州、赤水、梵净山等地。

【药用部位】· 全草。

【功效与主治】· 补肾壮阳，强筋骨，润肠。用于肾虚阳痿，遗精，宫冷不孕，小儿佝偻病，腰膝冷痛，筋骨软弱，肠燥便秘，小儿肠炎。

【凭证标本号】· 522325190408179LY；522728140402001LY。

• 滇列当

【学名】· *Orobanche yunnanensis* (G. Beck) Hand.-Mazz.

【生境与分布】· 生于海拔 2200 m 以上的山坡或石砾处。分布于威宁、赫章、罗甸、兴义等地。

【药用部位】· 全草。

【功效与主治】· 补肝肾，强筋骨。用于肢体瘦弱，小儿麻痹后遗症，肾虚阳痿，遗精。

【凭证标本号】· 522427140622170LY。

狸藻科 Lentibulariaceae

■ 狸藻属 *Utricularia*

• 黄花狸藻

【学名】· *Utricularia aurea* Lour.

【生境与分布】· 生于水池或稻田中。省内广泛分布。

【药用部位】· 全草。

【功效与主治】· 清热明目。用于目赤红肿。

• 挖耳草

【学名】· *Utricularia bifida* L.

【别名】· 割鸡芒。

【生境与分布】· 生于海拔 1350 m 以下的空旷湿地。分布于惠水、兴义、龙里等地。

【药用部位】· 全草。

【功效与主治】· 清热解表。用于感冒，痢疾，中耳炎。

【凭证标本号】· 522731200905001LY。

透骨草科 Phrymaceae

■ 透骨草属 *Phryma*

• 透骨草

【学名】· *Phryma leptostachya* subsp. *asiatica* (Hara) Kitamura

【别名】· 倒扣草、仙人一把遮、一扫光。

【生境与分布】· 生于海拔 800～2300 m 的林下或林缘湿润处。分布于花溪、荔波、湄潭、长顺等地。

【药用部位】· 根。

【功效与主治】· 清热解毒，杀虫生肌。用于疥疮，脓疱，疮毒感染发烧，痈肿，漆疮。

【凭证标本号】· 520111200710030LY；522722200723324LY；520328200806030LY。

车前科 Plantaginaceae

■ 车前属 *Plantago*

● 车前
【学名】· *Plantago asiatica* L.

【别名】· 客妈叶、饭匙草。

【生境与分布】· 生于山坡、草地、田埂路边或村旁空旷地。分布于惠水、望谟、印江等地。

【药用部位】· 全草、成熟种子。

【功效与主治】· 全草：清热利尿，祛痰通淋，凉血解毒。用于热淋涩痛，水肿尿少，暑湿泄泻，痰热咳嗽，吐血，痈肿疮毒。种子：清热利尿，通淋渗湿，祛痰明目。用于热淋涩痛，水肿胀满，暑湿泄泻，目赤肿痛，痰热咳嗽。

【凭证标本号】· 522731190608007LY；522326200429010LY；522226190502009LY。

【附注】·《中国药典》收录物种。

● 疏花车前
【学名】· *Plantago asiatica* subsp. *erosa*（Wall.）Z. Y. Li

【别名】· 小车前、滇车前。

【生境与分布】· 生于海拔 350 m 以上的山坡草地、河岸、沟边或田边。分布于兴义等地。

【药用部位】· 全草、种子。

【功效与主治】· 全草：清热利尿，通淋祛痰，凉血解毒。用于热淋涩痛，水肿尿少，暑湿泄泻，痰热咳嗽，吐血，痈肿疮毒。种子：清热利尿，通淋渗湿，止泻祛痰。用于热淋涩痛，水肿胀满，暑湿泄泻，目赤肿痛，痰热咳嗽。

【凭证标本号】· 522301160331168LY。

● 尖萼车前
【学名】· *Plantago cavaleriei* Lévl.

【生境与分布】· 生于海拔 1 000～2 300 m 的山谷草地、水旁或路边。分布于威宁、普安、绥阳、江口、贵定、独山、雷山、榕江等地。

【药用部位】· 全草。

【功效与主治】· 清热解毒，利尿通淋，祛痰凉血。用于热淋涩痛，水肿尿少，暑湿泄泻，痰热咳嗽，吐血，痈肿疮毒。

● 平车前
【学名】· *Plantago depressa* Willd.

【别名】· 直根车前。

【生境与分布】· 生于海拔 700～1 800 m 的山坡路旁、田边或

水旁草地。分布于册亨、湄潭、沿河、普安、望谟、罗甸、凤冈、雷山、榕江等地。

【药用部位】· 全草、成熟种子。

【功效与主治】· 全草：清热利尿，通淋祛痰，凉血解毒。用于热淋涩痛，水肿尿少，暑湿泄泻，痰热咳嗽，吐血，痈肿疮毒。种子：清热利尿，通淋渗湿，止泻明目。用于热淋涩痛，水肿胀满，暑湿泄泻，目赤肿痛，痰热咳嗽。

【凭证标本号】· 520327210516282LY；520328200805033LY；522228200728111LY。

● 长叶车前
【学名】· *Plantago lanceolata* L.

【别名】· 窄叶车前、欧车前、披针叶车前。

【生境与分布】· 生于海拔 1 600 m 左右的高山杂草丛。分布于花溪、黔西、钟山等地。

【药用部位】· 全草、种子。

【功效与主治】· 全草：清热利尿，通淋祛痰，凉血解毒。用于热淋涩痛，水肿尿少，暑湿泄泻，痰热咳嗽，吐血，痈肿疮毒。种子：清热利尿，通淋渗湿，止泻祛痰。用于热淋涩痛，水肿胀满，暑湿泄泻，目赤肿痛，痰热咳嗽。

【凭证标本号】· 520111200620025LY；522423190817038LY；520201200724107LY。

● 大车前
【学名】· *Plantago major* L.

【别名】· 大客妈叶。

【生境与分布】· 生于山谷林边、沟旁、草地、村旁或空旷地。分布于江口、凤冈、黔西等地。

【药用部位】· 全草、种子。

【功效与主治】· 全草：清热利尿，通淋祛痰，凉血解毒。用于热淋涩痛，水肿尿少，暑湿泄泻，痰热咳嗽，吐血，痈肿疮毒。种子：清热利尿，通淋渗湿。用于热淋涩痛，水肿胀满，暑湿泄泻，目赤肿痛，痰热咳嗽。

【凭证标本号】· 522222160722007LY；520327200927009LY；522423190818308LY。

忍冬科 Caprifoliaceae

■ 糯米条属 *Abelia*

● 糯米条
【学名】· *Abelia chinensis* R. Br.

【生境与分布】·生于海拔 170～1 500 m 的山顶灌丛。分布于凯里等地。

【药用部位】·茎叶。

【功效与主治】·清热解毒,凉血止血。用于湿热痢疾,痈疽疮疖,咳血,便血,吐血,衄血,流感,跌打损伤。

【凭证标本号】·522601200829124LY。

• 二翅六道木

【学名】· *Abelia macrotera* (Graebn. et Buchw.) Rehd.

【别名】·通花梗。

【生境与分布】·生于海拔 850～1 700 m 的沟边、路旁或灌丛。分布于威宁、印江、绥阳等地。

【药用部位】·根、果实。

【功效与主治】·根:理气止痛,清热燥湿。用于牙痛,高热,目赤。果实:祛风湿,解热毒。用于风湿筋骨痛,痈疮红肿。

【凭证标本号】·522427140605436LY;522226190502006LY;520323150720427LY。

• 小叶六道木

【学名】· *Abelia parvifolia* Hemsl.

【别名】·对月花。

【生境与分布】·生于海拔 500～750 m 的山坡、路边或灌丛。分布于平塘、花溪、惠水、凯里、册亨、瓮安、正安、道真等地。

【药用部位】·茎叶。

【功效与主治】·祛风除湿,消肿解毒。用于风湿痹痛,跌打肿痛,疮痈肿毒。

【凭证标本号】·522227160531054LY。

• 蓪梗花

【学名】· *Abelia uniflora* R. Brown

【别名】·短枝六道木、寸花木。

【生境与分布】·生于海拔 500～1 200 m 的山坡、路旁或灌丛。分布于册亨、开阳、修文、瓮安、凯里等地。

【药用部位】·根、果实。

【功效与主治】·根:理气止痛,清热燥湿。用于牙痛,高热,目赤。果实:祛风湿,解热毒。用于风湿筋骨痛,痈疮红肿。

【凭证标本号】·522601200829143LY。

■ 双盾木属 *Dipelta*

• 云南双盾木

【学名】· *Dipelta yunnanensis* Franch.

【别名】·鸡骨柴、云南双楯。

【生境与分布】·生于海拔 1 100～1 500 m 的山脚路旁。分布于贵阳、贞丰、册亨、绥阳、惠水、平塘等地。

【药用部位】·根。

【功效与主治】·发表透疹,解毒止痒。用于麻疹痘毒,湿热身痒,穿踝风。

【凭证标本号】·522727200420006LY;522325190716488LY;522327190426305LY。

■ 鬼吹箫属 *Leycesteria*

• 鬼吹箫

【学名】· *Leycesteria formosa* Wall.

【别名】·鬼吹哨、来色木、吹鼓清。

【生境与分布】·生于海拔 1 100～2 250 m 的山顶灌丛。分布于钟山、威宁等地。

【药用部位】·根、茎叶。

【功效与主治】·清热利湿,活血止血。用于湿热黄疸,风湿痹痛,哮喘,月经不调,外伤出血,膀胱炎,骨折损伤。

【凭证标本号】·520201200803238LY;522427140506096LY。

■ 忍冬属 *Lonicera*

• 淡红忍冬

【学名】· *Lonicera acuminata* Wall.

【别名】·短柄忍冬。

【生境与分布】·生于林下或灌丛。分布于威宁、紫云、绥阳等地。

【药用部位】·茎、花。

【功效与主治】·清热解毒。用于温病发热,热毒,肿毒,瘰疬,痔漏。

【凭证标本号】·522427140621028LY;520425170602174LY;520323150603261LY。

• 长距忍冬

【学名】· *Lonicera calcarata* Hemsl.

【生境与分布】·生于海拔 1 100～1 600 m 的灌丛。分布于威宁、镇宁、赤水、安龙、修文、开阳等地。

【药用部位】·茎、花。

【功效与主治】·清热解毒。用于上呼吸道感染,急性结膜炎,乳腺炎,热病,便血,肿毒。

【凭证标本号】·522427140512420LY。

• 华南忍冬

【学名】· *Lonicera confusa* DC.

【别名】·毛尊忍冬、山银花。

【生境与分布】·生于山坡疏林或灌丛。分布于紫云、开阳、平坝、纳雍、江口、印江、三穗等地。

【药用部位】·花蕾、初开的花。

【功效与主治】·清热解毒,疏散风热。用于痈肿疔疮,喉痹,丹毒,热毒血痢,风热感冒,温病发热。

【凭证标本号】·522428140705193LY。

【附注】·《中国药典》收录品种。

● 匍匐忍冬

【学名】·*Lonicera crassifolia* Batal.

【生境与分布】·生于海拔 1 300～1 500 m 的山坡路旁。分布于七星关、道真、绥阳等地。

【药用部位】·花。

【功效与主治】·用于风湿。

【凭证标本号】·520324161110001LY。

● 葱皮忍冬

【学名】·*Lonicera ferdinandi* Franch.

【别名】·波叶忍冬、秦岭忍冬、大葱皮木。

【生境与分布】·生于海拔 1 000～2 000 m 的向阳山坡林中或林缘灌丛。分布于钟山、佛顶山等地。

【药用部位】·叶。

【功效与主治】·清热解毒。

【凭证标本号】·520201200814419LY。

● 锈毛忍冬

【学名】·*Lonicera ferruginea* Rehd.

【别名】·金银花。

【生境与分布】·生于海拔 600～1 400 m 的山地灌丛或密林。分布于印江、息烽、安龙、榕江、黄平、松桃等地。

【药用部位】·茎、花。

【功效与主治】·茎:舒筋活络。花:清热解毒,利尿。

【凭证标本号】·522226190504100LY。

● 苦糖果

【学名】·*Lonicera fragrantissima* var. *lancifolia* (Rehder) Q. E. Yang

【别名】·华西忍冬。

【生境与分布】·生于海拔 150～2 000 m 的山地或灌丛。分布于册亨、黔西、威宁等地。

【药用部位】·根、茎、叶。

【功效与主治】·清热解毒,通络。

【凭证标本号】·522327190424222LY;522423190414030LY;522427140622265LY。

● 蕊被忍冬

【学名】·*Lonicera gynochlamydea* Hemsl.

【生境与分布】·生于海拔 1 200～1 900 m 的林中或灌丛。分布于榕江等地。

【药用部位】·花蕾。

【功效与主治】·清热解毒。

● 菰腺忍冬

【学名】·*Lonicera hypoglauca* Miq.

【生境与分布】·生于海拔 550～1 350 m 的山沟灌丛或林下。分布于安龙、望谟、平塘、凯里等地。

【药用部位】·嫩枝、花蕾。

【功效与主治】·嫩枝:清热解毒,通络。花蕾:清热解毒,疏散风热。用于风热感冒,湿病发热,热血毒痢,泄泻,疮疡肿毒,丹毒。

【凭证标本号】·522227160707011LY。

● 忍冬

【学名】·*Lonicera japonica* Thunb.

【生境与分布】·生于海拔 600～1 400 m 的山坡、山谷、河边、密林、灌丛或阴坡岩石上。分布于都匀、荔波、钟山等地。

【药用部位】·茎枝、花蕾、初开的花。

【功效与主治】·茎枝:清热解毒,疏风通络。用于温病发热,热毒血痢,痈肿疮疡,风湿热痹,关节红肿热痛。花蕾、初开的花:清热解毒,疏散风热。用于痈肿疔疮,喉痹,丹毒,热毒血痢,风热感冒,温病发热。

【凭证标本号】·522701210205025LY;522722200819395LY;520201200805280LY。

【附注】·《中国药典》收录品种。

● 蕊帽忍冬

【学名】·*Lonicera ligustrina* var. *pileata* (Oliv.) Franch.

【生境与分布】·生于海拔 570～2 100 m 的山脚沟底潮湿地、河谷水边、山沟路旁、山坡密林、岩缝或灌丛。分布于西秀、沿河、绥阳、赤水、盘州、普安、修文、息烽、开阳、三都、天柱、瓮安、梵净山等地。

【药用部位】·藤、叶、花蕾。

【功效与主治】·清热解毒,祛风除湿,截疟,补肾通络。

【凭证标本号】·520402170528146LY;522228210104002LY;520323150507330LY。

● 金银忍冬

【学名】·*Lonicera maackii* (Rupr.) Maxim.

【生境与分布】·生于海拔 1 200～1 500 m 的山坡岩石、山谷路旁或灌丛。分布于兴义、清镇、黎平等地。

【药用部位】·花。

【功效与主治】·清热解毒。

【凭证标本号】·522301140907540LY。

● 大花忍冬

【学名】·*Lonicera macrantha* (D. Don) Spreng.

【别名】·大金银花。

【生境与分布】·生于海拔 740～900 m 的山坡疏林或灌丛。分布于凤冈、兴义等地。

【药用部位】·全株。

【功效与主治】·镇惊祛风,清热解毒。用于小儿急惊风,疮毒,上呼吸道感染,流行性感冒,扁桃体炎,急性乳腺炎,急性结膜炎,大叶性肺炎,肺脓疡,细菌性痢疾,钩端螺旋体病,急性阑尾炎,痈疖脓肿,丹毒,外伤感染,宫颈糜烂。

【凭证标本号】·520327210516310LY;522301140531130LY。

● 异毛忍冬

【学名】·*Lonicera macrantha* var. *heterotricha* Hsu et H. J. Wang

【生境与分布】·生于海拔 350～1 250 m 的山坡灌丛。分布于安龙、罗甸等地。

【药用部位】·花。

【功效与主治】·清热解毒。

● 黑果忍冬

【学名】·*Lonicera nigra* L.

【别名】·柳叶忍冬。

【生境与分布】·生于海拔 1 200～1 500 m 的河边、河谷。分布于宽阔水、梵净山、大沙河等地。

【药用部位】·花蕾、果实。

【功效与主治】·花蕾:清热解毒,疏风散热。用于肿毒。果实:宁心,调经止痛。用于心悸,月经不调,乳少,发热头痛,喉痛。

【凭证标本号】·522422160505007LY。

● 皱叶忍冬

【学名】·*Lonicera reticulata* Champion ex Bentham

【别名】·网脉叶忍冬。

【生境与分布】·生于海拔 700 m 左右的山地灌丛。分布于从江、三都、独山、荔波等地。

【药用部位】·花蕾。

【功效与主治】·清热解毒。用于上呼吸道感染,流行性感冒,扁桃体炎,急性乳腺炎,急性结膜炎,大叶性肺炎,细菌性痢疾,钩端螺旋体病,急性阑尾炎,痈疖脓肿,丹毒,外伤感染,宫

颈糜烂。

【凭证标本号】·522230190121014LY。

● 细毡毛忍冬

【学名】·*Lonicera similis* Hemsl.

【别名】·吊子银花、细苞忍冬。

【生境与分布】·生于海拔 500～1 600 m 的山脚、路旁、河边、沟谷、山坡林中或灌丛。分布于惠水、兴义、钟山等地。

【药用部位】·全株、叶。

【功效与主治】·全株:镇惊祛风,败毒。叶:驱蛔虫。用于小儿急惊风,疮毒。

【凭证标本号】·527731190710017LY;522301150601653LY;520201200811372LY。

● 盘叶忍冬

【学名】·*Lonicera tragophylla* Hemsl.

【生境与分布】·生于海拔 850～2 100 m 的山谷岩石上或灌丛。分布于赤水、印江等地。

【药用部位】·藤、叶、花、种子。

【功效与主治】·藤:舒筋活络,清热解毒,镇静。叶:用于关节炎,肠炎,化脓性疾病。花:清热解毒,通络。用于温病发热,热毒血痢,传染性肝炎,痈肿疮毒,筋骨疼痛。种子:化湿热。用于肠风,赤痢。

【凭证标本号】·522229160503042LY。

● 长叶毛花忍冬

【学名】·*Lonicera trichosantha* var. *deflexicalyx* (Batalin) P. S. Hsu & H. J. Wang

【别名】·干萼忍冬。

【生境与分布】·生于海拔 2 400～2 900 m 的沟谷水旁、林下、林缘灌丛或阳坡草地。分布于大沙河等地。

【药用部位】·藤、花蕾。

【功效与主治】·清热解毒。用于风热感冒,咽喉痛。

【凭证标本号】·522201210424082LY。

■ 接骨木属 *Sambucus*

● 血满草

【学名】·*Sambucus adnata* Wall. ex DC.

【别名】·臭草、血当归。

【生境与分布】·生于海拔 900 m 左右的宅旁、路边、林下、沟边或灌丛。分布于雷山、威宁、水城、独山等地。

【药用部位】·全草、根皮。

【功效与主治】·祛风利水,散瘀通络。用于急慢性风湿疼痛,

风疹瘙痒,小儿麻痹后遗症,扭伤瘀痛,骨折。

【凭证标本号】·520122181128017LY。

● 接骨草

【学名】·*Sambucus javanica* Bl.

【别名】·陆英、臭草。

【生境与分布】·生于海拔650～1600 m的山坡、林下、沟边或草丛,亦有栽培。分布于绥阳、惠水、望谟等地。

【药用部位】·根、茎叶。

【功效与主治】·根:祛风利湿,散瘀止血。用于风湿疼痛,头风,跌打瘀肿,骨折,吐血。茎叶:祛风除湿,舒筋活血。用于风湿痹痛,水肿,腰腿痛,跌打损伤。

【凭证标本号】·520323150702484LY;522731190712004LY;522326201001019LY。

● 接骨木

【学名】·*Sambucus williamsii* Hance

【生境与分布】·生于海拔1000～1400 m的山谷、水旁、路旁疏林或灌丛。分布于水城、望谟、余庆、江口、凯里、息烽、修文、开阳、黎平、普安、平坝等地。

【药用部位】·根、茎枝、叶。

【功效与主治】·根:祛风除湿,舒筋活血,利尿消肿。用于风湿疼痛,黄疸,水肿,痰饮,跌打瘀痛,急慢性肾炎。茎枝:祛风利湿,活血止血。用于风湿筋骨疼痛,痛风,风疹,跌打肿痛,创伤出血。叶:活血舒筋,止痛利湿。用于跌打骨折,风湿痹痛,筋骨疼痛。

【凭证标本号】·520221190801018LY;522326210315007LY;520329190414037LY。

■ 荚蒾属 *Viburnum*

● 桦叶荚蒾

【学名】·*Viburnum betulifolium* Batal.

【别名】·藤草。

【生境与分布】·生于海拔300～2630 m的山顶、山坡、山谷、沟边、潮湿林中或灌丛。分布于绥阳、黔西、盘州、江口、印江、大方、纳雍等地。

【药用部位】·根。

【功效与主治】·调经涩精。用于月经不调,梦遗滑精,肺热口臭,白浊带下。

【凭证标本号】·520323150715349LY;522423191004006LY。

● 短序荚蒾

【学名】·*Viburnum brachybotryum* Hemsl.

【生境与分布】·生于海拔330～2000 m的山坡、河边、路旁林中或灌丛。分布于荔波、威宁、平塘等地。

【药用部位】·茎叶。

【功效与主治】·清热解毒,止痢。用于感冒发热,热痢。

【凭证标本号】·522722200630091LY;522427140625454LY;522727201112007LY。

● 金佛山荚蒾

【学名】·*Viburnum chinshanense* Graebn.

【生境与分布】·生于海拔300～1600 m的山坡、路旁、山谷、林中、灌丛或草地。分布于紫云、德江、印江、松桃、大方、平坝、镇宁、贞丰、兴义、兴仁、安龙、望谟、都匀、绥阳、赤水等地。

【药用部位】·果实。

【功效与主治】·破瘀通经,清热解毒。用于闭经,泄泻,跌打肿痛,疮疖肿毒。

【凭证标本号】·520425170605287LY。

● 伞房荚蒾

【学名】·*Viburnum corymbiflorum* Hsu et S.C. Hsu

【生境与分布】·生于海拔650～1850 m的山坡、山谷、溪边、路旁、林中或灌丛。分布于江口、印江、凯里、雷山、望谟、安龙、清镇、梵净山等地。

【药用部位】·根。

【功效与主治】·清热解毒。用于痈疮肿毒。

● 水红木

【学名】·*Viburnum cylindricum* Buch.-Ham. ex D. Don

【别名】·吊白叶。

【生境与分布】·生于海拔250～1850 m的山顶、山坡、路旁、林中或灌丛。分布于花溪、荔波、贞丰等地。

【药用部位】·根、叶、花。

【功效与主治】·根:祛风除湿,活血通络,解毒。用于风湿痹痛,跌打损伤,肝炎。叶:利湿解毒,活血。用于赤白痢疾,痛经,跌打损伤,痈肿疮毒,烫伤。花:润肺止咳。用于肺燥咳嗽。

【凭证标本号】·520111200718050LY;522722200721190LY;522325190612446LY。

● 荚蒾

【学名】·*Viburnum dilatatum* Thunb.

【生境与分布】·生于海拔650～2550 m的山坡、山顶、沟底、山谷、路旁林中或灌丛。分布于钟山、凤冈、湄潭、江口、凯里、丹寨、威宁、纳雍、兴义、安龙、梵净山等地。

【药用部位】·根、茎叶。

【功效与主治】·根:祛瘀消肿,解毒。用于跌打损伤,牙痛,淋巴结炎。茎叶:疏风解表,清热解毒,活血。用于风热感冒,疔疮,产后伤风,跌打骨折。

【凭证标本号】·520201200731221LY;5203272007 28008LY;520328200729005LY。

- 宜昌荚蒾

【学名】·*Viburnum erosum* Thunb.

【生境与分布】·生于海拔 800~1 800 m 的山坡、山顶、山脚、路旁林中或灌丛。分布于绥阳、西秀、沿河、江口、松桃、丹寨、大方、普安、兴义、瓮安、赤水、习水、道真、息烽等地。

【药用部位】·根、茎叶。

【功效与主治】·根:祛风除湿。用于风湿痹痛。茎叶:解毒祛湿,止痒。用于口腔炎,脚丫湿烂,湿疹。

【凭证标本号】·520323150714453LY;5204021704 20362LY;522228210503003LY。

- 紫药红荚蒾

【学名】·*Viburnum erubescens* var. *prattii* (Graebn.) Rehd.

【生境与分布】·生于海拔 1 400~2 200 m 的山坡、山顶、山脚林中或灌丛。分布于沿河、凯里、雷山、黄平、威宁、三都、安龙等地。

【药用部位】·根、根皮。

【功效与主治】·止咳化痰,消积破瘀,止血止泻。用于感冒咳嗽,痰喘,痢疾,跌打肿痛,外伤出血。

【凭证标本号】·522624200531012LY。

- 珍珠荚蒾

【学名】·*Viburnum foetidum* var. *ceanothoides* (C. H. Wright) Hand.-Mazz.

【别名】·冷饭子、猫饭条。

【生境与分布】·生于海拔 800~2 800 m 的山坡、山谷、水旁、路旁或灌丛。分布于平塘、册亨、花溪等地。

【药用部位】·根、叶、果实。

【功效与主治】·根:止血,止泻,解毒。用于痢疾,肠炎,崩漏。叶:消肿止痛,敛疮生肌。用于跌打肿痛,骨折,疖肿。果实:清热解毒,解表止咳。用于头痛感冒,咳嗽,疮毒。

【凭证标本号】·522727200424003LY;5233271811 29018LY;520111200617065LY。

- 直角荚蒾

【学名】·*Viburnum foetidum* var. *rectangulatum* (Graebn.) Rehd.

【生境与分布】·生于海拔 400~1 650 m 的山顶、山谷、水旁、路旁密林、林缘或灌丛。分布于沿河、余庆、江口、印江、德江、松桃、凯里、雷山、丹寨、贞丰、兴仁、安龙、瓮安、惠水、贵定、赤水、习水、绥阳、凤冈、息烽、梵净山等地。

【药用部位】·嫩枝、叶。

【功效与主治】·清热解毒,利湿。用于感冒,痢疾,疮疖肿毒,湿疹。

【凭证标本号】·522228200729214LY;5203291907 30890LY;522222160722070LY。

- 南方荚蒾

【学名】·*Viburnum fordiae* Hance

【别名】·火柴树。

【生境与分布】·生于海拔 300~2 650 m 的山顶、山坡、水边、路旁或山谷密林。分布于凤冈、花溪、湄潭、江口、凯里、雷山、榕江、从江、丹寨、黄平、黎平、锦屏、剑河、威宁、大方、纳雍、盘州、望谟、安龙、册亨、罗甸、三都、都匀、梵净山等地。

【药用部位】·根、茎叶。

【功效与主治】·疏风解表,活血散瘀,清热解毒。用于感冒发热,月经不调,风湿痹痛,跌打损伤,疮疖,湿疹。

【凭证标本号】·520327210513095LY;5201112007 26001LY;520328200717044LY。

- 巴东荚蒾

【学名】·*Viburnum henryi* Hemsl.

【生境与分布】·生于海拔 1 400~1 700 m 的山坡、路旁潮湿地或林中。分布于沿河、余庆、雷山、黄平、绥阳、梵净山等地。

【药用部位】·根、茎叶。

【功效与主治】·清热解毒。用于痈疮肿毒,湿疹,小儿鹅口疮。

【凭证标本号】·522228210106004LY;520329190724650LY。

- 蝴蝶戏珠花

【学名】·*Viburnum plicatum* f. *tomentosum* (Miq.) Rehder

【别名】·蝴蝶荚蒾。

【生境与分布】·生于海拔 1 200~1 600 m 的山坡、路旁或林中。分布于钟山、松桃、印江、雷山、黎平、剑河、绥阳、正安等地。

【药用部位】·叶。

【功效与主治】·清热解毒,健脾消积,祛风止痛。用于疮疡肿毒,淋巴结炎,小儿疳积,风热感冒,风湿痹痛。

【凭证标本号】·520201200731226LY。

- 粉团

【学名】·*Viburnum plicatum* Thunb.

【别名】·粉团雪球荚蒾。

【生境与分布】·生于海拔 1 200～1 550 m 的路旁林中或灌丛。分布于湄潭等地。

【药用部位】·根、茎。

【功效与主治】·清热解毒,健脾消积。用于疮毒,风热感冒,小儿疳积,消化不良等。

【凭证标本号】·520328210502070LY。

● 球核荚蒾

【学名】·*Viburnum propinquum* Hemsl.

【别名】·兴山荚蒾。

【生境与分布】·生于海拔 800～1 500 m 的山坡、水旁、山谷、林中或灌丛。分布于西秀、江口、余庆、沿河、印江、松桃、德江、黎平、黄平、镇远、纳雍、盘州、兴仁、兴义、册亨、安龙、荔波、平塘、独山、瓮安、赤水、绥阳、梵净山等地。

【药用部位】·根、叶。

【功效与主治】·散瘀止血,接骨续筋。用于跌打肿痛,筋伤骨折,外伤出血。

【凭证标本号】·520402140623314LY;522222140430117LY;520329190724616LY。

● 鳞斑荚蒾

【学名】·*Viburnum punctatum* Buch.-Ham. ex D. Don

【别名】·点叶荚蒾。

【生境与分布】·生于海拔 1 000～1 350 m 的山坡、山腰、路旁或疏林。分布于荔波、罗甸、平塘、黎平、册亨、惠水、清镇等地。

【药用部位】·根、叶。

【功效与主治】·活血祛风。用于风湿关节痛。

【凭证标本号】·522722201108735LY;522727210315005LY;522728150929002LY。

● 皱叶荚蒾

【学名】·*Viburnum rhytidophyllum* Hemsl.

【别名】·山枇杷。

【生境与分布】·生于海拔 850～2 000 m 的山坡路旁、潮湿地或灌丛。分布于兴义、松桃、凯里、镇远、大方、威宁、正安、道真等地。

【药用部位】·根、茎叶。

【功效与主治】·清热解毒,健脾消食。用于疮毒,淋巴腺炎,小儿疳积。

【凭证标本号】·522301140530096LY。

● 常绿荚蒾

【学名】·*Viburnum sempervirens* K. Koch

【生境与分布】·生于海拔 150～1 800 m 的山谷林中、溪涧旁或灌丛。分布于黎平等地。

【药用部位】·枝、叶。

【功效与主治】·消肿活血。用于跌打损伤。

【凭证标本号】·522422160413002LY。

● 具毛常绿荚蒾

【学名】·*Viburnum sempervirens* var. *trichophorum* Hand.-Mazz.

【生境与分布】·生于海拔 700 m 左右的山坡、山脚、路旁、林中或灌丛。分布于黎平、榕江、贵定、三都、赤水等地。

【药用部位】·叶。

【功效与主治】·解毒消肿。用于无名肿毒。

● 茶荚蒾

【学名】·*Viburnum setigerum* Hance

【别名】·鸡公柴、汤饭子。

【生境与分布】·生于海拔 600～2 000 m 的山坡、路旁、水旁、疏林或灌丛。分布于绥阳、惠水、花溪、乌当等地。

【药用部位】·根、果实。

【功效与主治】·根:清热利湿,活血止血。用于小便白浊,肺痛,吐血,热瘀闭经。果实:健脾。用于食欲不振,消化不良。

【凭证标本号】·520323150420096LY;522731190509002LY;520111200417063LY。

● 合轴荚蒾

【学名】·*Viburnum sympodiale* Graebn.

【生境与分布】·生于海拔 1 300～2 000 m 的山坡路旁林中或灌丛。分布于罗甸、印江、凯里、黄平、丹寨、绥阳、梵净山、雷公山等地。

【药用部位】·根、茎。

【功效与主治】·清热解毒,消积。用于肺痛,疮毒,消化不良等。

【凭证标本号】·522728151104010LY。

● 三叶荚蒾

【学名】·*Viburnum ternatum* Rehd.

【生境与分布】·生于海拔 800～1 100 m 的河谷、山坡或灌丛。分布于望谟、赤水、绥阳、梵净山等地。

【药用部位】·根、叶。

【功效与主治】·舒筋止痛。用于腰腿痛。

【凭证标本号】·522326200420006LY。

● 烟管荚蒾

【学名】·*Viburnum utile* Hemsl.

【别名】·冷饭团、羊屎条。

【生境与分布】·生于海拔 800～2 000 m 的山脚、山谷、路旁灌丛或草地。分布于惠水、贞丰、赤水等地。

【药用部位】·根、叶。

【功效与主治】·根:活血通络,利湿解毒。用于跌打损伤,风湿痹痛,痢疾,痈疽肿毒,外伤出血。叶:接骨止血。用于骨折,外伤出血。

【凭证标本号】·522731190510045LY;522325180919038LY;520381160502056LY。

■ 锦带花属 Weigela

● 半边月

【学名】· Weigela japonica var. sinica (Rehd) Bailey

【别名】·粗糠树、水马桑、白马桑。

【生境与分布】·生于海拔 750～1 500 m 的山坡、山脚、路旁、林中或灌丛。分布于印江、江口、正安、丹寨、凯里、雷山等地。

【药用部位】·根、枝、叶。

【功效与主治】·根:理气健脾,滋阴补虚。用于食少气虚,消化不良,体质虚弱。枝、叶:清热解毒。用于疮疡肿毒。

■ 六道木属 Zabelia

● 南方六道木

【学名】· Zabelia dielsii (Graebn.) Makino

【生境与分布】·生于海拔 2 450 m 左右的山坡。分布于威宁等地。

【药用部位】·果实。

【功效与主治】·祛风湿。用于风湿痹痛。

【凭证标本号】·520325160530575LY。

败酱科 Valerianaceae

■ 败酱属 Patrinia

● 墓头回

【学名】· Patrinia heterophylla Bunge

【生境与分布】·生于海拔 850～1 680 m 的岩石缝中、山坡弯路或水沟旁。分布于花溪、赤水、罗甸、印江、德江、正安、瓮安、西秀、镇宁、金沙、水城、盘州等地。

【药用部位】·全草、根。

【功效与主治】·清热解毒,燥湿消肿,活血止血,生肌止带,截

疟。用于宫颈糜烂,早期宫颈癌,带下病,崩漏,疟疾,跌打损伤,无名肿毒。

【凭证标本号】·520111200722009LY;520381160525078LY;522728150929036LY。

● 窄叶败酱

【学名】· Patrinia heterophylla subsp. angustifolia (Hemsl.) H. J. Wang

【生境与分布】·生于海拔 600～1 400 m 的山坡草丛、林下、沟底或路旁潮湿地。分布于水城、威宁、镇远、施秉、盘州、兴仁、兴义、瓮安、荔波、桐梓、湄潭、正安、梵净山等地。

【药用部位】·全草、根。

【功效与主治】·全草:清热解毒,排脓消肿。根:发表散寒,燥湿理气。用于风寒感冒,疟疾,肠炎,小儿阴缩。

【凭证标本号】·520221190806005LY;522427140925488LY。

● 少蕊败酱

【学名】· Patrinia monandra C. B. Clarke

【生境与分布】·生于海拔 350～1 800 m 的山坡草地、路旁、灌丛、林下或河谷地带。分布于荔波、平塘、黔西、凤冈、德江、沿河、正安、湄潭、剑河、瓮安、石阡、开阳、赤水、金沙、关岭、普安、册亨、兴仁、兴义、江口、印江、松桃、播州、施秉、独山、榕江、梵净山、雷公山等地。

【药用部位】·全草。

【功效与主治】·清热解毒,消肿,宁心安神,利湿祛瘀,止血止痛。用于肠痈,泄泻,肝炎,赤眼肿痛,产后瘀血腹痛,赤白带下,痈肿疔疮,疥癣。

【凭证标本号】·522722200113310LY;522727200812008LY;522423191001004LY。

● 败酱

【学名】· Patrinia scabiosifolia Link

【别名】·黄花败酱、豆豉草、苦藏。

【生境与分布】·生于海拔 600～2 200 m 的山坡草地、林缘、沟旁路边或灌丛。分布于花溪、荔波、水城、印江、江口、正安、绥阳、剑河、施秉、平塘、修文、平坝、西秀、金沙、普安、晴隆、贞丰、兴义、威宁等地。

【药用部位】·全草、根。

【功效与主治】·清热解毒,利湿排脓,活血祛瘀。用于肠痈,阑尾炎,肠炎,痢疾,泄泻,肝炎,眼结膜炎,目赤肿痛,产后瘀血腹痛,赤白带下,痈肿疔疮,疥癣。

【凭证标本号】·520111201011010LY;522722200723757LY;520221181201012LY。

● 糙叶败酱

【学名】· *Patrinia scabra* Bunge

【生境与分布】· 生于海拔 500～1 700 m 的坡地石缝或阳坡草丛。分布于凯里、大沙河等地。

【药用部位】· 根。

【功效与主治】· 燥湿止带,收敛止血,清热解毒。用于赤白带下,崩漏,泄泻痢疾,黄疸,疟疾,肠痈,疮疡肿毒,跌打损伤,宫颈癌,胃癌。

【凭证标本号】· 522601200829137LY。

● 攀倒甑

【学名】· *Patrinia villosa*（Thunb.）Juss.

【生境与分布】· 生于海拔 300～1 615 m 的山坡草地、路旁、草丛或灌丛。分布于湄潭、钟山、道真、凤冈、思南、务川、正安、黄平、榕江、荔波、赤水、习水、息烽、紫云、盘州、梵净山、雷公山等地。

【药用部位】· 带根全草、根茎。

【功效与主治】· 清热利湿,解毒排脓,活血祛瘀。用于肝炎,目赤肿痛,泄泻,肠痈,产后瘀血腹痛,痈肿疔疮,阑尾炎,痢疾,胃肠炎。

【凭证标本号】· 520328200926028LY;520201200720016LY。

■ 缬草属 *Valeriana*

● 柔垂缬草

【学名】· *Valeriana flaccidissima* Maxim.

【生境与分布】· 生于海拔 600～2 300 m 的山谷林下潮湿处、沟边或草地。分布于江口、桐梓、正安、绥阳、雷山、金沙、七星关、赫章、梵净山等地。

【药用部位】· 全草。

【功效与主治】· 健胃消食,理气止痛。用于消化不良,食积饱胀,腹痛吐泻。

【凭证标本号】· 522222160722023LY。

● 长序缬草

【学名】· *Valeriana hardwickii* Wall.

【别名】· 小蜘蛛香。

【生境与分布】· 生于海拔 650～2 500 m 的山坡林下潮湿处、沟边或山顶草地。分布于黔西等地。

【药用部位】· 全草、根。

【功效与主治】· 消食,理气止痛。用于月经不调,痛经,风湿痹痛,跌打伤痛,小儿疳积,食积腹胀等。

【凭证标本号】· 522423191004017LY。

● 蜘蛛香

【学名】· *Valeriana jatamansi* Jones

【别名】· 雷公七、心叶缬草。

【生境与分布】· 生于海拔 700～2 400 m 的山坡林下阴湿处或山顶草地。分布于花溪、绥阳、册亨等地。

【药用部位】· 根、根茎。

【功效与主治】· 理气止痛,消食止泻,祛风除湿,镇惊安神。用于脘腹胀痛,食积不化,腹泻痢疾,风湿痹痛,腰膝酸软,失眠。

【凭证标本号】· 520323150511133LY;522327191008036LY;520111200417011LY。

【附注】·《中国药典》收录物种。

● 缬草

【学名】· *Valeriana officinalis* L.

【别名】· 满山香。

【生境与分布】· 生于海拔 400～2 000 m 的山坡草地、林下或沟边。分布于凤冈、钟山、印江等地。

【药用部位】· 根、根茎。

【功效与主治】· 安心神,祛风湿,行气止痛。用于心神不安,心悸失眠,癫狂,风湿痹痛,脘腹胀痛,闭经,痛经,跌打损伤。

【凭证标本号】· 520327210516270LY;520201200731197LY;522226190502009LY。

● 宽叶缬草

【学名】· *Valeriana officinalis* var. *latifolia* Miq.

【生境与分布】· 生于海拔 600～1 800 m 的山坡草丛、林下或路旁潮湿处。分布于印江、松桃、沿河、镇宁、岑巩、道真、绥阳、湄潭、正安、桐梓等地。

【药用部位】· 根、根茎。

【功效与主治】· 安心神,祛风湿,行气血。用于心神不安,心悸失眠,癫狂,风湿痹痛,脘腹胀痛,闭经,痛经,跌打损伤。

【凭证标本号】· 522226190809009LY。

川续断科 Dipsacacea

■ 川续断属 *Dipsacus*

● 川续断

【学名】· *Dipsacus asper* Wallich ex Candolle

【别名】· 续断、和尚头。

【生境与分布】· 生于沟边、路旁、草丛、林边或田埂。分布于平塘、贞丰、册亨等地。

【药用部位】·根。

【功效与主治】·补肝肾,强筋骨,续折伤,止崩漏。用于肝肾不足,腰膝酸软,风湿痹痛,跌打损伤,筋伤骨折,崩漏,胎漏。

【凭证标本号】·522727200618002LY;522325190612392LY;522327191008008LY。

【附注】·《中国药典》收录品种。

• **日本续断**

【学名】·*Dipsacus japonicus* Miq.

【别名】·天目续断、和尚头。

【生境与分布】·生于山坡草丛、沟边、路旁、田埂或撂荒地等潮湿处。分布于七星关、大方、兴义、西秀、都匀、独山、松桃、镇远、雷山、江口、凯里、威宁、水城等地。

【药用部位】·根。

【功效与主治】·补肝肾,调血脉,敛疮止痛,接骨。用于腰酸背痛,足膝无力,风湿痛,带下,崩漏,痈疽疮肿,损筋折骨。

【凭证标本号】·522601200829158LY。

■ **双参属 *Triplostegia***

• **双参**

【学名】·*Triplostegia glandulifera* Wall. ex DC.

【生境与分布】·生于海拔 2 200 m 左右的山坡或路旁疏林。分布于威宁、盘州等地。

【药用部位】·根。

【功效与主治】·健脾益肾,活血调经,解毒止血。用于脾虚食积,肾虚腰痛,贫血,虚劳咳嗽,遗精,阳痿,带下病,外伤出血。

桔梗科 Campanulaceae

■ **沙参属 *Adenophora***

• **丝裂沙参**

【学名】·*Adenophora capillaris* Hemsl.

【生境与分布】·生于海拔 1 400～2 200 m 的山地草坡或灌丛。省内广泛分布。

【药用部位】·根。

【功效与主治】·清热养阴,润肺止咳。用于阴虚久咳,肺热咳嗽,百日咳。

【凭证标本号】·522730151225002LY。

• **湖北沙参**

【学名】·*Adenophora longipedicellata* Hong

【生境与分布】·生于海拔 2 400 m 以下的山坡草地、灌丛或峭壁缝中。分布于习水等地。

【药用部位】·根。

【功效与主治】·清热养阴,祛痰止咳。用于虚劳咳嗽,肺热咳嗽,咽喉痛。

【凭证标本号】·522424140508219LY。

• **杏叶沙参**

【学名】·*Adenophora petiolata* subsp. *hunanensis* (Nannfeldt) D. Y. Hong & S. Ge

【别名】·宽裂沙参。

【生境与分布】·生于海拔 2 000 m 以下的山坡草地或林缘草地。分布于兴义、惠水、荔波等地。

【药用部位】·根。

【功效与主治】·养阴清热,润肺化痰,益胃生津。用于阴虚久咳,痨伤痰血,燥咳痰少,津伤口渴。

【凭证标本号】·522301140805470LY;522731190709074LY;522722200722410LY。

• **中华沙参**

【学名】·*Adenophora sinensis* A. DC.

【生境与分布】·生于海拔 1 200 m 以下的山地草坡、灌丛或疏林。分布于黔西、沿河等地。

【药用部位】·根。

【功效与主治】·养阴清热,祛痰止咳。用于阴虚久咳,肺热咳嗽。

【凭证标本号】·522423191001033LY;522228200820035LY。

• **长柱沙参**

【学名】·*Adenophora stenanthina* (Ledeb.) Kitagawa

【生境与分布】·生于海拔 1 500 m 左右的山坡草丛、沟边或林缘。分布于大方、盘州等地。

【药用部位】·根。

【功效与主治】·清热养阴,利肺止咳,生津。用于阴虚久咳,肺热咳嗽,津伤口渴。

【凭证标本号】·522426190724085LY。

• **沙参**

【学名】·*Adenophora stricta* Miq.

【别名】·杏叶沙参、沙和尚、南沙参。

【生境与分布】·生于海拔 2 100～2 850 m 的草丛或岩石缝中。分布于钟山、黔西、威宁等地。

【药用部位】·根。

【功效与主治】·养阴清肺,益胃生津,化痰益气。用于肺热燥咳,阴虚劳嗽,干咳痰黏,胃阴不足,食少呕吐,气阴不足,烦热口干。

【凭证标本号】·520201200723096LY;522423191001034LY;522427140620213LY。

【附注】·《中国药典》收录物种。

• **无柄沙参**

【学名】·*Adenophora stricta* subsp. *sessilifolia* Hong

【生境与分布】·生于海拔600~2100 m的山坡草地、林缘或林下。分布于花溪、贞丰、罗甸等地。

【药用部位】·根。

【功效与主治】·养阴清肺,化痰益气。用于肺热咳嗽,口燥咽干,干咳痰黏,气阴不足。

【凭证标本号】·520111201211005LY;522325181120087LY。

• **轮叶沙参**

【学名】·*Adenophora tetraphylla* (Thunb.) Fisch.

【别名】·四叶沙参。

【生境与分布】·生于山地草坡林边或灌丛。分布于息烽、修文、习水、兴义、兴仁、普安、安龙、赫章、榕江、龙里等地。

【药用部位】·根。

【功效与主治】·养阴清肺,益胃生津,化痰益气。用于肺热燥咳,阴虚劳嗽,干咳痰黏,胃阴不足,食少呕吐,气阴不足,烦热口干。

【凭证标本号】·522121160421007LY。

【附注】·《中国药典》收录物种。

• **聚叶沙参**

【学名】·*Adenophora wilsonii* Nannf.

【生境与分布】·生于海拔1600 m以下的山坡、灌丛或沟边岩石上。分布于花溪、惠水、册亨、望谟、荔波、罗甸、仁怀、修文等地。

【药用部位】·根。

【功效与主治】·补虚下乳。用于体虚气弱,产后乳汁不足。

【凭证标本号】·520111200417065LY;522731191021019LY。

■ **牧根草属 Asyneuma**

• **球果牧根草**

【学名】·*Asyneuma chinense* Hong

【生境与分布】·生于山地草坡、灌丛或疏林。分布于平塘、贞丰、西秀等地。

【药用部位】·根。

【功效与主治】·养阴清肺,清虚火,止咳。用于咳嗽,小儿疳

积,小儿腹泻,慢性气管炎,肺结核咯血。

【凭证标本号】·522727201021006LY;522325190614396LY;520402170513331LY。

■ **风铃草属 Campanula**

• **灰毛风铃草**

【学名】·*Campanula cana* Wall.

【别名】·着色风铃草。

【生境与分布】·生于海拔1000~2800 m的开阔岩石斜坡、草坡或灌丛。分布于息烽等地。

【药用部位】·根。

【功效与主治】·养血除风。

• **西南风铃草**

【学名】·*Campanula pallida* Wall.

【别名】·土人参。

【生境与分布】·生于海拔1000~2900 m的山坡草地或疏林。分布于平塘、望谟、贞丰、普安、盘州、安龙、兴仁、兴义、独山、湄潭、修文等地。

【药用部位】·根。

【功效与主治】·祛风除湿,补虚止血。用于风湿痹痛,破伤风,虚劳咳血,病后体虚。

【凭证标本号】·522727200618005LY;522326201002030LY;522325181207597LY。

■ **金钱豹属 Campanumoea**

• **金钱豹**

【学名】·*Campanumoea javanica* Bl.

【别名】·土党参、土人参、野党参果。

【生境与分布】·生于海拔2400 m以下的灌丛或疏林。分布于绥阳、平塘、西秀等地。

【药用部位】·根。

【功效与主治】·补肺止咳,健脾益气,下乳。用于肺虚咳嗽,脾虚腹泻,气虚乏力,虚劳内伤,小儿疳积,乳少。

【凭证标本号】·520323150507171LY;522727200924007LY;520402170513378LY。

• **小花金钱豹**

【学名】·*Campanumoea javanica* subsp. *japonica* (Makino) D. Y. Hong

【别名】·小花土党参。

【生境与分布】·生于海拔2400 m以下的灌丛或疏林。分布

于榕江、纳雍、关岭、册亨、兴义、独山、惠水、都匀、荔波、罗甸、开阳、清镇等地。

【药用部位】·根。

【功效与主治】·补肺止咳,健脾益气。用于肺虚咳嗽,脾虚腹泻,气虚乏力,小儿疳积,乳少。

【凭证标本号】·522731200903013LY。

● 光叶党参

【学名】·*Codonopsis cardiophylla* Diels ex Kom.

【生境与分布】·生于海拔2 000~2 900 m的山地草坡或石崖上。分布于碧江、梵净山等地。

【药用部位】·根。

【功效与主治】·补虚敛汗。用于气虚气短,病后体虚,自汗盗汗。

● 川鄂党参

【学名】·*Codonopsis henryi* Oliv.

【生境与分布】·生于海拔2 300 m以上的山坡草地。分布于梵净山、雷公山等地。

【药用部位】·根。

【功效与主治】·补中益气,和胃生津,截疟。

■ 党参属 *Codonopsis*

● 银背叶党参

【学名】·*Codonopsis argentea* Tsoong

【生境与分布】·生于海拔2 000~2 300 m的山坡。分布于江口、梵净山等地。

【药用部位】·根。

【功效与主治】·补中益气,生津止咳。用于脾虚食少,气血不足,泄泻脱肛,肺虚咳嗽,中气不足,烦渴不安。

【凭证标本号】·522222160729067LY。

● 鸡蛋参

【学名】·*Codonopsis convolvulacea* Kurz

【别名】·金线吊葫芦。

【生境与分布】·生于海拔1 200~2 800 m的山地灌丛或草坡。分于威宁、纳雍、普安、水城等地。

【药用部位】·根。

【功效与主治】·补气养血,润肺生津。用于贫血,自汗,乳汁稀少,肺虚咳嗽,神经衰弱,疝气。

【凭证标本号】·520203140823001LY。

● 珠子参

【学名】·*Codonopsis convolvulacea* var. *forrestii*（Diels）Ballard

【别名】·猪儿参、白地瓜。

【生境与分布】·生于海拔1 200 m以上的山地灌丛。分布于普安等地。

【药用部位】·根。

【功效与主治】·补肺止咳,止血,生肌。用于肺虚咳嗽,外伤出血,刀伤疮。

【凭证标本号】·520203160711001LY。

● 松叶鸡蛋参

【学名】·*Codonopsis convolvulacea* var. *pinifolia*（Hand.-Mazz.）Nannf.

【别名】·野萝卜花、松叶党参。

【生境与分布】·生于山地林下或灌丛。分布于威宁等地。

【药用部位】·根。

【功效与主治】·补气养血,润肺生津。用于贫血,自汗,乳汁稀少,肺虚咳嗽,疝气。

【凭证标本号】·522427140916625LY。

● 辐冠党参

【学名】·*Codonopsis convolvulacea* var. *vinciflora*（Kom.）L. T. Shen

【别名】·薄叶鸡蛋参。

【生境与分布】·生于海拔2 500 m以上的阳坡灌丛。分布于威宁等地。

【药用部位】·块根。

【功效与主治】·镇咳祛痰,补脾益胃。

● 羊乳

【学名】·*Codonopsis lanceolata*（Sieb. et Zucc.）Trautv.

【别名】·角参、洋参。

【生境与分布】·生于海拔200~1 500 m的山地沟边阴湿地或林下。分布于绥阳、金沙、黔西、清镇、江口、长顺、龙里、乌当等地。

【药用部位】·根。

【功效与主治】·益气养阴,解毒消肿,排脓通乳。用于神疲乏力,头晕头痛,肺痈,乳痈,肠痈,疮疖中毒,喉蛾,瘰疬,产后乳少,毒蛇咬伤。

【凭证标本号】·522401161110027LY。

● 小花党参

【学名】·*Codonopsis micrantha* Chipp

【别名】·土党参。

【生境与分布】·生于海拔1 950~2 600 m的山地灌丛或草地。

分布于威宁等地。

【药用部位】·根。

【功效与主治】·补中益气,补脾生津,祛痰止咳。用于脾肺虚弱,气短心悸,食少便溏,四肢无力,口干自汗,脱肛,子宫脱垂。

【凭证标本号】·522728150328001LY。

● 党参

【学名】· *Codonopsis pilosula* (Franch.) Nannf.

【生境与分布】·生于海拔1560～2900 m的山地林边或灌丛。分布于威宁、大方等地。

【药用部位】·根。

【功效与主治】·健脾益肺,养血生津。用于脾肺气虚,食少倦怠,咳嗽虚喘,气血不足,面色萎黄,心悸气短,津伤口渴,内热消渴。

【凭证标本号】·527722201021863LY;524427140608015LY;522728150328001LY。

【附注】·《中国药典》收录物种。

● 川党参

【学名】· *Codonopsis pilosula* subsp. *tangshen* (Oliv.) D. Y. Hong

【生境与分布】·生于海拔900～2300 m的山地林边灌丛。分布于大方、威宁、道真等地。

【药用部位】·根。

【功效与主治】·健脾益肺,养血生津。用于脾肺气虚,食少倦怠,咳嗽虚喘,气血不足,面色萎黄,心悸气短,津伤口渴,内热消渴。

【凭证标本号】·520203140427001LY。

【附注】·《中国药典》收录品种。

● 管花党参

【学名】· *Codonopsis tubulosa* Kom.

【别名】·臭党参。

【生境与分布】·生于海拔1900～2800 m的山地灌木林下或草地。分布于贵阳、钟山、水城、威宁、普安、盘州、七星关、赫章、织金、纳雍、梵净山、雷公山等地。

【药用部位】·根。

【功效与主治】·健脾补肺,益气生津。用于脾胃虚弱,食少便溏,四肢乏力,肺虚咳喘,气短自汗,气血两亏。

【凭证标本号】·520201200731215LY;520221190608022LY;522427140928604LY。

■ 蓝钟花属 *Cyananthus*

● 胀萼蓝钟花

【学名】· *Cyananthus inflatus* Hook. f. et Thoms.

【别名】·风药。

【生境与分布】·生于海拔1900～2900 m的山地草坡及灌丛。分布于威宁、水城、盘州等地。

【药用部位】·根。

【功效与主治】·清热祛风,疏肝解痉。用于小儿惊风,风湿痹痛。

【凭证标本号】·524427140925494LY。

■ 轮钟草属 *Cyclocodon*

● 轮钟花

【学名】· *Cyclocodon lancifolius* (Roxburgh) Kurz

【别名】·长叶轮钟草。

【生境与分布】·生于海拔300～1800 m的山地草坡、林下或沟边。省内广泛分布。

【药用部位】·根、茎、叶。

【功效与主治】·根:补虚益气,祛痰止痛。用于气虚乏力,跌打损伤,肠绞痛。茎、叶:补虚益气,祛痰止血,散结止痛。用于吐血,崩漏,瘰疬,疝气。

【凭证标本号】·522327191008032LY;522731190512011LY;522722200721431LY。

■ 同钟花属 *Homocodon*

● 同钟花

【学名】· *Homocodon brevipes* (Hemsl.) Hong

【别名】·扭子菜、白异钟花。

【生境与分布】·生于海拔1000～2900 m的沟边、林下、灌丛边或山坡草地。分布于花溪、紫云、清镇、盘州、安龙等地。

【药用部位】·全草。

【功效与主治】·清热止咳。用于高热咳嗽,白口疮,鹅口疮。

【凭证标本号】·520111200718018LY;520425170602156LY。

■ 半边莲属 *Lobelia*

● 半边莲

【学名】· *Lobelia chinensis* Lour.

【生境与分布】·生于水田边、沟边或潮湿草地。分布于花溪、荔波、余庆等地。

【药用部位】·全草。

【功效与主治】·清热解毒，利尿消肿。用于痈肿疔疮，蛇虫咬伤，臌胀水肿，湿热黄疸，湿疹湿疮。

【凭证标本号】·520111200620031LY；522722201021440LY；520329191005041LY。

【附注】·《中国药典》收录品种。

● 狭叶山梗菜

【学名】·*Lobelia colorata* Wall.

【生境与分布】·生于海拔 1 000～2 900 m 的沟谷灌丛或潮湿草地。分布于花溪、雷公山等地。

【药用部位】·全株。

【功效与主治】·清热解毒，祛瘀消肿。用于肝硬化腹水，痰涌喘咳，跌打损伤，骨折。

【凭证标本号】·520111200718040LY。

● 长萼狭叶山梗菜

【学名】·*Lobelia colorata* var. *dsolinhoensis* E. Wimm.

【别名】·左林河水莴笋。

【生境与分布】·生于海拔 1 000～2 900 m 的沟谷灌丛或潮湿草地。分布于雷公山等地。

【药用部位】·全株。

【功效与主治】·清热解毒，祛瘀消肿。用于肝硬化腹水，痰涌喘咳，跌打损伤，骨折。

● 江南山梗菜

【学名】·*Lobelia davidii* Franch.

【生境与分布】·生于山地林边或沟边较阴湿处。分布于平塘、钟山、惠水、息烽、清镇、盘州、习水、江口、印江、松桃、兴义、纳雍、施秉、雷山、瓮安等地。

【药用部位】·带花全株、根、叶。

【功效与主治】·宣肺化痰，清热解毒，利尿消肿。用于支气管炎，肝硬化腹水，水肿，痈肿疔毒，胃寒痛。外用于毒蛇咬伤，蜂螫，疔疮。

【凭证标本号】·522727200927002LY；520201200730190LY；522731190915020LY。

● 铜锤玉带草

【学名】·*Lobelia nummularia* Lam.

【别名】·地纽子、小铜锤。

【生境与分布】·生于山地草坡或疏林阴湿地。分布于花溪、惠水、荔波等地。

【药用部位】·全草。

【功效与主治】·祛风除湿，活血解毒，接骨生肌。用于风湿疼

痛，跌打损伤，乳痈，月经不调，无名肿毒，骨折，刀伤。

【凭证标本号】·520111200718002LY；522731190710001LY；522722200113068LY。

● 毛萼山梗菜

【学名】·*Lobelia pleotricha* Diels

【别名】·毛萼大将军。

【生境与分布】·生于海拔 2 000 m 以上的山地草坡、灌丛或竹林边缘。分布于播州、雷公山等地。

【药用部位】·全株、根。

【功效与主治】·全株：用于疟疾。根：滋补。

● 塔花山梗菜

【学名】·*Lobelia pyramidalis* Wall.

【生境与分布】·生于海拔 1 900 m 以下的山坡草地、灌丛或路旁。分布于贞丰、望谟、册亨、安龙、普安、兴仁等地。

【药用部位】·全株。

【功效与主治】·解毒杀虫。用于急性阑尾炎。外用于对口疮，皮肤发痒，除臭虫、虱子。

【凭证标本号】·522328160327093LY。

● 西南山梗菜

【学名】·*Lobelia seguinii* H. Léveillé & Vaniot

【生境与分布】·生于海拔 500～2 900 m 的山地草坡或林边。分布于兴义、平塘、贞丰、普安等地。

【药用部位】·根、叶。

【功效与主治】·祛风止痒，清热解毒。用于风湿关节疼痛，跌打损伤，疮痈肿毒，腮腺炎，扁桃体炎。

【凭证标本号】·522301160107939LY；522727200926010LY；522325190115182LY。

■ 袋果草属 *Peracarpa*

● 袋果草

【学名】·*Peracarpa carnosa*（Wall.）Hook. f. et Thoms.

【生境与分布】·生于山地林下、沟边潮湿地或石上。分布于都匀、水城、凯里等地。

【药用部位】·全草。

【功效与主治】·用于小儿惊风。

【凭证标本号】·522701210404006LY。

■ 桔梗属 *Platycodon*

● 桔梗

【学名】·*Platycodon grandiflorum*（Jacq.）A. DC.

【别名】·绿花根、蓝花参、鸡把腿。

【生境与分布】·生于海拔 2 000 m 以下的山地草坡、灌丛或林边。省内广泛分布。

【药用部位】·根。

【功效与主治】·宣肺利咽,祛痰排脓。用于咳嗽痰多,胸闷不畅,咽痛音哑,肺痈吐脓。

【凭证标本号】·522722200723314LY;520329190724655LY;522727201022004LY。

【附注】·《中国药典》收录物种。

■ 蓝花参属 *Wahlenbergia*

• 蓝花参

【学名】· *Wahlenbergia marginata* (Thunb.) A. DC.

【别名】·霸王草。

【生境与分布】·生于田边、路旁或草地。分布于贵阳、安顺、湄潭、碧江、雷山、凯里、修文、威宁、水城等地。

【药用部位】·带根全草、根。

【功效与主治】·补虚解表,化痰止咳,截疟。用于虚损劳伤,咳血、衄血,自汗,盗汗,高血压,伤风咳嗽,胃痛,泻痢,小儿疳积,跌打损伤,刀伤,毒蛇咬伤。

【凭证标本号】·520328200805042LY;522423190702013LY;522427140522144LY。

菊科 Compositae

■ 蓍属 *Achillea*

• 蓍

【学名】· *Achillea alpina* L.

【别名】·蚰蜒草。

【生境与分布】·引种。贵阳、钟山等地有栽培。

【药用部位】·地上部分。

【功效与主治】·解毒利湿,活血止痛。用于乳蛾咽痛,泄泻痢疾,肠痈腹痛,热淋涩痛,湿热带下,蛇虫咬伤。

【凭证标本号】·520201200731213LY。

【附注】·《中国药典》收录物种。

• 云南蓍

【学名】· *Achillea wilsoniana* Heimerl

【生境与分布】·生于海拔 600～1 200 m 的山坡草地或灌丛。分布于威宁、锦屏、剑河、兴仁、兴义、三都、湄潭、赤水、绥阳、

习水等地。

【药用部位】·全草。

【功效与主治】·祛风除湿,散瘀止痛,解毒消肿。用于风湿疼痛,胃痛,跌打瘀肿,痈肿疮毒。

【凭证标本号】·522628160530005LY;522427141105646LY。

■ 和尚菜属 *Adenocaulon*

• 和尚菜

【学名】· *Adenocaulon himalaicum* Edgew.

【生境与分布】·生于林下、林缘、路旁或河谷阴湿处。省内广泛分布。

【药用部位】·根、根茎。

【功效与主治】·宣肺平喘,利水消肿,散瘀止痛。用于咳嗽气喘,水肿,小便不利,跌打损伤。

【凭证标本号】·522629150922337LY。

■ 下田菊属 *Adenostemma*

• 下田菊

【学名】· *Adenostemma lavenia* (L.) O. Kuntze

【别名】·胖婆娘、白龙须、猪耳朵叶。

【生境与分布】·生于水边、路旁、沼泽地或林下低湿处。分布于册亨、荔波、黔西、余庆、镇远、兴义、兴仁、安龙、望谟、罗甸等地。

【药用部位】·全草。

【功效与主治】·清热解毒,祛风除湿。用于感冒发热,黄疸型肝炎,肺热咳嗽,咽喉肿痛,风湿热痹,痈肿疮疖。

【凭证标本号】·520203140904001LY;522327190530005LY;522722200701167LY。

• 宽叶下田菊

【学名】· *Adenostemma lavenia* var. *latifolium* (D. Don) Hand.-Mazz.

【生境与分布】·生于海拔 650～1 500 m 的山脚溪旁、草地、灌丛或疏林。分布于贞丰、平塘、江口、平坝、兴义、普安、惠水、瓮安、习水、清镇等地。

【药用部位】·全草。

【功效与主治】·清热解毒,祛风除湿。用于风寒感冒,风湿性关节炎,牙痛,黄疸型肝炎,脚气病。

【凭证标本号】·522325181120035LY。

■ 紫茎泽兰属 *Ageratina*

● 破坏草

【学名】· *Ageratina adenophora* (Sprengel) R. M. King & H. Robinson

【生境与分布】· 生于建筑用地周围或路边。分布于惠水、荔波、长顺等地。

【药用部位】· 地上部分。

【功效与主治】· 芳香化湿,醒脾开胃,发表解暑。

【凭证标本号】· 522731190711076LY;522722200415782LY;522729190315010LY。

■ 藿香蓟属 *Ageratum*

● 藿香蓟

【学名】· *Ageratum conyzoides* L.

【生境与分布】· 生于海拔300~1500 m的山谷、山坡林下、林缘或荒坡草地。入侵于贵州南部等地,或逸为野生。

【药用部位】· 全草。

【功效与主治】· 清热解毒,止血止痛。用于感冒发热,咽喉肿痛,咯血,崩漏,脘腹疼痛,风湿痹痛。

【凭证标本号】· 522222160701012LY;522326201002017LY;522325181119126LY。

● 熊耳草

【学名】· *Ageratum houstonianum* Miller

【别名】· 心叶藿香蓟、紫花藿香蓟。

【生境与分布】· 省内广泛栽培。

【药用部位】· 全草。

【功效与主治】· 清热解毒。用于咽喉痛。

■ 兔儿风属 *Ainsliaea*

● 心叶兔儿风

【学名】· *Ainsliaea bonatii* Beauvd.

【别名】· 双股箭、小接骨丹。

【生境与分布】· 生于山坡路旁或山野丛林。分布于正安、水城、威宁、沿河、赫章、大方、兴仁等地。

【药用部位】· 根。

【功效与主治】· 祛风除湿,通络止痛。用于风湿痹痛,肢体麻木,跌打损伤,胃脘疼痛。

【凭证标本号】· 520324150824027LY;520221191125008LY;522427140910335LY。

● 秀丽兔儿风

【学名】· *Ainsliaea elegans* Hemsl.

【生境与分布】· 生于山坡林下或岩石上。分布于安龙、罗甸等地。

【药用部位】· 全草。

【功效与主治】· 清热化痰,祛风止痛。用于感冒发热,肺热咳嗽,肺痨,风湿关节痛,风湿痹痛,跌打损伤。

【凭证标本号】· 522328160307966LY。

● 杏香兔儿风

【学名】· *Ainsliaea fragrans* Champ.

【别名】· 一柱香。

【生境与分布】· 生于海拔400~1200 m的山坡灌木林下或路旁。分布于荔波、湄潭、余庆、江口、印江、德江、思南、万山、玉屏、松桃、榕江、雷山、镇远、都匀、绥阳、开阳等地。

【药用部位】· 全草。

【功效与主治】· 清热补虚,凉血止血,利湿解毒。用于虚劳骨蒸,肺痨咳血,崩漏,湿热黄疸,水肿,跌打损伤,毒蛇咬伤。

【凭证标本号】· 521121140506101LY;522722201118655LY;520328210504157LY。

● 光叶兔儿风

【学名】· *Ainsliaea glabra* Hemsl.

【生境与分布】· 生于山坡林下或溪边岩石上。分布于都匀、绥阳、江口、施秉、松桃、龙里、仁怀、开阳等地。

【药用部位】· 全草。

【功效与主治】· 养阴清肺,祛瘀止血。用于肺痨咯血,跌打损伤。

【凭证标本号】· 522701201108003LY;520323151225052LY;522222160725014LY。

● 细茎兔儿风

【学名】· *Ainsliaea glabra* var. *sutchuenensis* (Franch.) S. E. Freire

【生境与分布】· 生于山坡林下或岩石缝中。分布于松桃、沿河、德江、正安等地。

【药用部位】· 全草。

【功效与主治】· 清热解毒,凉血利湿,止痛。用于风湿关节痛,跌打损伤。

● 纤枝兔儿风

【学名】· *Ainsliaea gracilis* Franch.

【生境与分布】· 生于海拔1200~1800 m的山坡林下、山谷或水旁。分布于施秉、印江、正安、习水、道真等地。

【药用部位】· 全草。

【功效与主治】· 祛风除湿,消肿止血。用于风湿痹痛,跌打损伤,咳血,无名肿毒等。

【凭证标本号】· 522623160530478LY。

● **粗齿兔儿风**

【学名】· *Ainsliaea grossedentata* Franch.

【生境与分布】· 生于海拔 1 200 m 左右的山坡草地。分布于绥阳、道真、梵净山、雷公山等地。

【药用部位】· 全草。

【功效与主治】· 清热利湿,凉血解毒。用于风热感冒,热淋,小便不利,湿热黄疸,痈疽肿毒。

【凭证标本号】· 522702210202013LY。

● **长穗兔儿风**

【学名】· *Ainsliaea henryi* Diels

【生境与分布】· 生于海拔 900~2 600 m 的山坡草丛、路旁或密林下。分布于惠水、黔西、水城、余庆、贞丰、印江、松桃、榕江、黎平、黄平、赫章、威宁、纳雍、金沙、平坝、安龙、普安、桐梓、务川、正安等地。

【药用部位】· 全草。

【功效与主治】· 散瘀清热,止咳平喘。用于跌打损伤,血瘀肿痛,肺热咳嗽,哮喘,毒蛇咬伤。

【凭证标本号】· 520203140526001LY;522731190710019LY;522423191002054LY。

● **宽叶兔儿风**

【学名】· *Ainsliaea latifolia* (D. Don) Sch.-Bip.

【生境与分布】· 生于阴湿山坡、路旁或林下。分布于印江、威宁、兴义、江口、纳雍、大方、盘州、贞丰、贵定、正安、桐梓、凤冈、雷公山等地。

【药用部位】· 全草。

【功效与主治】· 祛风散寒,活血消肿。用于风寒感冒,头痛,痢疾,跌打瘀肿,中耳炎,乳腺炎。

【凭证标本号】· 522226190809012LY;522427140620255LY;522301140613158LY。

● **阿里山兔儿风**

【学名】· *Ainsliaea macroclinidioides* Hayata

【生境与分布】· 生于林下或山坡草地阴湿处。分布于兴义、松桃、施秉等地。

【药用部位】· 全草。

【功效与主治】· 清热解毒。用于鹅口疮。

【凭证标本号】· 522301150829796LY。

● **腋花兔儿风**

【学名】· *Ainsliaea pertyoides* Franch.

【生境与分布】· 生于山腰阴湿草地。分布于威宁等地。

【药用部位】· 全草。

【功效与主治】· 清热解毒,凉血利湿,止痛。用于风湿关节痛,跌打损伤。

【凭证标本号】· 522427141105681LY。

● **白背兔儿风**

【学名】· *Ainsliaea pertyoides* var. *albotomentosa* Beauverd

【生境与分布】· 生于海拔 1 500 m 左右的山坡草地、灌丛或疏林阴湿处。分布于余庆等地。

【药用部位】· 全草。

【功效与主治】· 祛风除湿,散瘀止血,消肿散结。用于风湿痹痛,血瘀闭经,跌打损伤,外伤出血,风寒喘咳。

【凭证标本号】· 520329190413014LY。

● **莲沱兔儿风**

【学名】· *Ainsliaea ramosa* Hemsl.

【生境与分布】· 生于海拔 400~900 m 的山坡、山沟或路旁。分布于剑河、独山、荔波、赤水等地。

【药用部位】· 全草。

【功效与主治】· 清热解毒,止血利湿,止痛。用于风湿关节痛,跌打损伤。

● **红脉兔儿风**

【学名】· *Ainsliaea rubrinervis* Chang

【生境与分布】· 生于海拔 800~1 100 m 的林地或荒坡。分布于石阡等地。

【药用部位】· 全草。

【功效与主治】· 祛风散寒,止咳止痛。用于风寒咳嗽,头痛,风湿关节痛,跌打损伤,瘰疬,毒蛇咬伤。

● **细穗兔儿风**

【学名】· *Ainsliaea spicata* Vaniot

【生境与分布】· 生于山坡草丛。分布于盘州、水城、湄潭、德江、务川等地。

【药用部位】· 根。

【功效与主治】· 清热解毒,利尿。用于水肿,小便淋痛,腹胀,咽喉痛。

【凭证标本号】· 522322191004307LY。

● **云南兔儿风**

【学名】· *Ainsliaea yunnanensis* Franch.

【生境与分布】· 生于海拔 1 100~2 200 m 的山坡草地或林下。

分布于盘州、威宁、纳雍、赫章等地。

【药用部位】·全草。

【功效与主治】·祛风湿，续筋骨，消积，驱虫。用于风湿关节痛，跌打损伤，骨折，消化不良，虫积。

【凭证标本号】·520222140717005LY；522427141105671LY。

■ 豚草属 *Ambrosia*

● 豚草

【学名】·*Ambrosia artemisiifolia* L.

【别名】·破布草。

【生境与分布】·入侵植物，生于路旁。分布于惠水、贵定、施秉、黄平等地。

【药用部位】·根。

【功效与主治】·祛风解表，舒筋活络。用于感冒，疟疾，咽喉痛，牙痛，风火赤眼，风湿痹痛，腰肌劳损。

【凭证标本号】·522731180916045LY。

● 三裂叶豚草

【学名】·*Ambrosia trifida* L.

【别名】·大破布草。

【生境与分布】·入侵植物，生于田野、路旁或河边湿地杂草中。分布于花溪、湄潭、务川、威宁、印江等地。

【药用部位】·根。

【功效与主治】·清热解毒，生肌敛疮。用于阑尾炎，疮疖，烫火伤。

【凭证标本号】·520111200721014LY。

■ 香青属 *Anaphalis*

● 黄腺香青

【学名】·*Anaphalis aureopunctata* Lingelsheim & Borza

【生境与分布】·生于海拔1100～2300 m的山坡草地、疏林或较潮湿林中。分布于威宁、江口、盘州、普安、兴义、梵净山等地。

【药用部位】·全草。

【功效与主治】·清热解毒，利湿消肿。用于口腔炎，小儿惊风，疮毒，赤白痢，水肿。

【凭证标本号】·522427140608068LY；522222160722090LY。

● 二色香青

【学名】·*Anaphalis bicolor* (Franch.) Diels

【生境与分布】·生于海拔2200 m左右的高山草坡或灌丛。分布于安龙、赫章、独山、威宁等地。

【药用部位】·全草。

【功效与主治】·清热镇痛，补虚。用于暑湿伤中，痧气，腹痛，肺痨。

【凭证标本号】·522701201009022LY。

● 黏毛香青

【学名】·*Anaphalis bulleyana* (Jeffr.) C.C. Chang

【别名】·五香草。

【生境与分布】·生于海拔1500～2800 m的阴湿坡地、草丛、疏林、灌丛或岩石上。分布于威宁、紫云、水城等地。

【药用部位】·全草。

【功效与主治】·清热利湿，止咳。用于风热感冒，扁桃体炎，气管炎，急性肠胃炎，尿路感染。

【凭证标本号】·522427140426123LY；520425170601095LY。

● 旋叶香青

【学名】·*Anaphalis contorta* (D. Don) Hook. f.

【别名】·薄叶旋叶香青。

【生境与分布】·生于海拔850～1250 m的山坡草地。分布于大方、清镇、息烽、兴义等地。

【药用部位】·全草。

【功效与主治】·祛风止咳，清热利湿。用于劳伤咳嗽。

【凭证标本号】·522422150814050LY。

● 萎软香青

【学名】·*Anaphalis flaccida* Ling

【生境与分布】·生于海拔1800～2400 m的山顶、山坡草地或灌丛。分布于威宁等地。

【药用部位】·全草。

【功效与主治】·祛风止咳，清热利湿。

【凭证标本号】·522326201001054LY。

● 珠光香青

【学名】·*Anaphalis margaritacea* (L.) Benth. et Hook. f.

【别名】·山荻。

【生境与分布】·生于向阳山坡、灌丛或田野。分布于龙里、平塘、贞丰、赤水、印江、榕江、威宁、大方、平坝、兴义、瓮安等地。

【药用部位】·全草。

【功效与主治】·清热解毒，祛风通络，驱虫。用于感冒，牙痛，痢疾，风湿关节痛，蛔虫病。

【凭证标本号】·522730150615020LY；522727200927005LY；522325181204208LY。

● 尼泊尔香青

【学名】·*Anaphalis nepalensis* (Spreng.) Hand.-Mazz.

【生境与分布】·生于山坡草地、灌丛、林缘、沟边及岩石上。分布于黔南等地。

【药用部位】·全草。

【功效与主治】·清热解毒,平咳定喘。用于感冒咳嗽,急慢性气管炎,风湿性腿痛,高血压。

【凭证标本号】·520121200626043LY。

牛蒡属 *Arctium*

牛蒡

【学名】·*Arctium lappa* L.

【别名】·大力子、牛胖子、象耳草。

【生境与分布】·生于海拔950～1900 m的山坡、路旁,或栽培。分布于平塘、贞丰、册亨等地。

【药用部位】·成熟果实。

【功效与主治】·疏散风热,宣肺透疹,解毒利咽。用于风热感冒,咳嗽痰多,麻疹,风疹,咽喉肿痛,痄腮,丹毒,痈肿疮毒。

【凭证标本号】·522727200521006LY;522325190717555LY;522327191008135LY。

【附注】·《中国药典》收录物种。

蒿属 *Artemisia*

黄花蒿

【学名】·*Artemisia annua* L.

【别名】·青蒿。

【生境与分布】·生于路旁、荒地、山坡或林缘。分布于望谟、册亨、花溪等地。

【药用部位】·地上部分。

【功效与主治】·清虚热,除骨蒸,解暑热,截疟,退黄。用于温邪伤阴,夜热早凉,阴虚发热,骨蒸劳热,暑邪发热,疟疾寒热,湿热黄疸。

【凭证标本号】·522326210311005LY;522327190624302LY;520111200617067LY。

【附注】·《中国药典》收录物种。

奇蒿

【学名】·*Artemisia anomala* S. Moore

【别名】·苦婆菜、六月雪、珍珠蒿。

【生境与分布】·生于海拔500～1000 m的山坡路旁或河边。分布于都匀、榕江、兴仁等地。

【药用部位】·全草。

【功效与主治】·破瘀通经,止血消肿,消食化积。用于闭经、

痛经,产后瘀滞腹痛,恶露不尽,跌打损伤,痈疮肿毒,尿血,便血,食积腹痛。

【凭证标本号】·522701201012006LY。

艾

【学名】·*Artemisia argyi* Lévl. et Vant.

【生境与分布】·生于海拔1200 m左右的荒地、路旁河边或山坡等地。分布于花溪、贞丰、湄潭等地。

【药用部位】·叶。

【功效与主治】·温经止血,散寒止痛,外用祛湿止痒。用于吐血,衄血,崩漏,月经过多,胎漏下血,小腹冷痛,经寒不调,宫冷不孕。外用于皮肤瘙痒。

【凭证标本号】·520111210427011LY;522325190718625LY;520328210504177LY。

【附注】·《中国药典》收录物种。

茵陈蒿

【学名】·*Artemisia capillaris* Thunb.

【别名】·茵陈。

【生境与分布】·生于山顶草地或山腰灌丛。分布于江口、威宁、凤冈等地。

【药用部位】·地上部分。

【功效与主治】·清利湿热,利胆退黄。用于黄疸尿少,湿温暑湿,湿疮瘙痒。

【凭证标本号】·522121160507006LY;522222140501052LY。

【附注】·《中国药典》收录物种。

青蒿

【学名】·*Artemisia caruifolia* Buch.-Ham. ex Roxb.

【别名】·草蒿、臭蒿。

【生境与分布】·生于海拔400～2800 m的荒坡、路旁、河岸、草地或村旁。分布于安龙、册亨、望谟、罗甸等地。

【药用部位】·地上部分。

【功效与主治】·清虚热,除骨蒸,解暑热,截疟退黄。用于温邪伤阴,夜热早凉,阴虚发热,骨蒸劳热,暑邪发热,疟疾寒热,湿热黄疸。

【凭证标本号】·522121150810609LY。

【附注】·《中国药典》收录物种。

南毛蒿

【学名】·*Artemisia chingii* Pamp.

【生境与分布】·生于中低海拔地区的山坡或草丛。分布于册亨等地。

【药用部位】·地上部分。

【功效与主治】·清虚热,除骨蒸。

【凭证标本号】·522301140630366LY。

无毛牛尾蒿

【学名】·*Artemisia dubia* var. *subdigitata*(Mattf.)Y. R. Ling

【别名】·牛尾蒿。

【生境与分布】·生于海拔850~2 300 m的山坡草地、路边或灌丛。分布于威宁、盘州、湄潭等地。

【药用部位】·全草。

【功效与主治】·清热解毒,止咳化痰,凉血杀虫。用于急性热病,肺热咳嗽,慢性气管炎,血风疮,蛲虫病。

臭蒿

【学名】·*Artemisia hedinii* Ostenf. et Pauls.

【生境与分布】·生于湖边草地、河滩、砂质坡地、田边、路旁或林缘。分布于石阡等地。

【药用部位】·全草。

【功效与主治】·清热解毒,凉血消肿,除湿退黄,杀虫。用于暑邪发热,阴虚发热,夜热早凉,骨蒸劳热,疟疾寒热,湿热黄疸。

【凭证标本号】·522626200816189LY。

五月艾

【学名】·*Artemisia indica* Willd.

【别名】·白蒿、鸡脚艾。

【生境与分布】·生于海拔400~1 000 m的旷野草地或林缘。分布于榕江、黔西、龙里等地。

【药用部位】·全草、叶。

【功效与主治】·全草:利膈开胃。用于慢性咳嗽痰喘,风湿关节痛,止血。叶:理气血,逐寒湿,止血安胎。用于痛经,崩漏,胎动不安。

【凭证标本号】·522632190418002LY;522423191003022LY。

牡蒿

【学名】·*Artemisia japonica* Thunb.

【别名】·齐头蒿。

【生境与分布】·生于林缘、林下、旷野、山坡、路旁或灌丛。分布于惠水、长顺、西秀等地。

【药用部位】·全草、根。

【功效与主治】·清热凉血,解毒。用于夏季感冒,肺结核潮热,小儿暗热,黄疸型肝炎,便血,崩漏带下,毒蛇咬伤等。

【凭证标本号】·522731200904042LY;522729190727019LY;520402170513395LY。

白苞蒿

【学名】·*Artemisia lactiflora* Wall. ex DC.

【生境与分布】·生于林下、林缘、路旁、山坡草地或灌丛。分布于江口、剑河、大方、兴义、龙里、清镇、梵净山、雷公山等地。

【药用部位】·全草、根。

【功效与主治】·活血散瘀,理气化湿。用于血瘀痛经,闭经,产后瘀滞腹痛,慢性肝炎,食积腹胀,寒湿泄泻,跌打损伤。

【凭证标本号】·522722201027011LY;522222160722005LY。

矮蒿

【学名】·*Artemisia lancea* Van

【生境与分布】·生于海拔1 200~2 400 m的山谷灌丛。分布于花溪、余庆等地。

【药用部位】·叶。

【功效与主治】·散寒止痛,温经止血。用于小腹冷痛,月经不调,宫冷不孕,吐血,崩漏,皮肤瘙痒。

【凭证标本号】·520111200719011LY;520329191004045LY。

野艾蒿

【学名】·*Artemisia lavandulifolia* DC.

【别名】·大叶艾蒿。

【生境与分布】·生于海拔600~1 100 m的山坡、林缘、灌丛、路旁、河湖边、山谷、田边或草地。分布于正安等地。

【药用部位】·叶。

【功效与主治】·散寒除湿,温经止血,安胎。用于崩漏,先兆流产,痛经,月经不调,湿疹,皮肤瘙痒。

【凭证标本号】·520324140520026LY。

白叶蒿

【学名】·*Artemisia leucophylla*(Turcz. ex Bess.)C. B. Clarke

【生境与分布】·生于山坡、林缘、路旁、草地、河湖岸边或砾质坡地。分布于江口、都匀等地。

【药用部位】·叶。

【功效与主治】·散寒除湿,温经止血,安胎。用于崩漏,先兆流产,痛经,月经不调,湿疹,皮肤瘙痒。

【凭证标本号】·522222160725014LY;522701201108003LY。

粘毛蒿

【学名】·*Artemisia mattfeldii* Pamp.

【生境与分布】·生于海拔1 500~2 200 m的山坡路旁。分布于威宁、纳雍等地。

【药用部位】·全草。

【功效与主治】·清肝利胆,消肿解毒。用于黄疸,胆囊炎,水肿,疮毒,蛇咬伤。

● **蒙古蒿**

【学名】· *Artemisia mongolica* (Fisch. ex Bess.) Nakai

【生境与分布】·生于草地、路旁或灌丛。分布于印江、沿河、威宁、七星关、纳雍、大方等地。

【药用部位】·茎、叶。

【功效与主治】·散寒除湿,温经止血,清热凉血,解暑。用于小腹冷痛,月经不调,吐血,崩漏,寒湿泄泻,暑热,皮肤瘙痒。

【凭证标本号】·522226191003004LY。

● **多花蒿**

【学名】· *Artemisia myriantha* Wall. ex Bess.

【生境与分布】·生于海拔1 000～2 800 m的山坡、路旁或灌丛。分布于福泉等地。

【药用部位】·全草。

【功效与主治】·外用于消炎。

【凭证标本号】·522702201024023LY。

● **魁蒿**

【学名】· *Artemisia princeps* Pamp.

【生境与分布】·生于路旁、地边、草地或溪边。分布于惠水、水城等地。

【药用部位】·叶。

【功效与主治】·温经止血,散寒除湿。用于功能性子宫出血,月经不调,湿疹,皮肤瘙痒。

【凭证标本号】·522731191020002LY;520221106611030LY。

● **灰苞蒿**

【学名】· *Artemisia roxburghiana* Bess.

【生境与分布】·生于荒地、路旁、草地或田埂。分布于沿河、黔西、威宁、七星关等地。

【药用部位】·全草。

【功效与主治】·清热解毒,除湿止血。用于痈疽疮毒。

【凭证标本号】·522228105501016LY;522423191001046LY。

● **猪毛蒿**

【学名】· *Artemisia scoparia* Waldst. et Kit.

【生境与分布】·生于山坡、旷野、路旁或林缘。分布于沿河、余庆、瓮安等地。

【药用部位】·地上部分。

【功效与主治】·清热利湿,退黄。用于黄疸,小便不利,湿疮瘙痒。

【凭证标本号】·520112140711022LY;522228210504113LY;520329191002923LY。

● **蒌蒿**

【学名】· *Artemisia selengensis* Turcz. ex Bess.

【生境与分布】·生于低海拔的山坡草地、路边荒野或河岸。分布于水城、修文、清镇等地。

【药用部位】·全草。

【功效与主治】·用于食欲不振。

【凭证标本号】·520221190802028LY。

● **大籽蒿**

【学名】· *Artemisia sieversiana* Ehrhart ex Willd.

【生境与分布】·生于路旁、荒地、河滩或林缘。分布于望谟、沿河、余庆等地。

【药用部位】·全草。

【功效与主治】·清热利湿,凉血止血。用于肺热咳喘,咽喉肿痛,湿热黄疸,热痢,吐血,咯血,外伤出血。

【凭证标本号】·522326200411024LY;522228200729135LY;520329190412008LY。

● **阴地蒿**

【学名】· *Artemisia sylvatica* Maxim.

【生境与分布】·生于林下、林缘或灌丛阴湿处。分布于道真、湄潭等地。

【药用部位】·全草。

【功效与主治】·散寒除湿,温经止血。用于小腹冷痛,闭经,崩漏,带下病。

【凭证标本号】·520325150821121LY。

● **南艾蒿**

【学名】· *Artemisia verlotorum* Lamotte

【生境与分布】·生于山坡、田边或路旁。分布于黔西等地。

【药用部位】·根、叶。

【功效与主治】·散寒止痛,止血。用于淋证。

【凭证标本号】·522423191001071LY。

● **毛莲蒿**

【学名】· *Artemisia vestita* Wall. ex Bess.

【生境与分布】·生于海拔1500～2 200 m的山坡路边或灌丛。分布于威宁、赫章、大方等地。

【药用部位】·茎叶。

【功效与主治】·清热解毒,除蒸。用于瘟疫发热,劳热骨蒸。

【凭证标本号】·520303210515038LY。

■ 紫菀属 *Aster*

● 狭叶三脉紫菀

【学名】· *Aster ageratoides* var. *gerlachii*（Hance）Chang ex Ling

【生境与分布】· 生于海拔 900～1 300 m 的山地或溪边岩石上。分布于册亨、惠水等地。

【药用部位】· 根。

【功效与主治】· 润肺化痰,止咳。用于咳嗽痰喘,肺痈咯血。

【凭证标本号】· 522701201121001LY;522327190424047LY。

● 毛枝三脉紫菀

【学名】· *Aster ageratoides* var. *lasicladus*（Hay.）Hand.-Mazz.

【生境与分布】· 生于海拔 500～2 600 m 的路旁、草地、灌丛或林中。分布于册亨、赤水、习水、湄潭、江口、碧江、盘州、普安、修文、瓮安等地。

【药用部位】· 全草。

【功效与主治】· 清热解毒,理气止痛。用于风热感冒,头痛,咳嗽,胸痛,周身疼痛,蛇咬伤,烧烫伤。

【凭证标本号】· 522327190619301LY。

● 宽伞三脉紫菀

【学名】· *Aster ageratoides* var. *laticorymbus*（Vant.）Hand.-Mazz.

【生境与分布】· 生于山坡草地或灌丛。分布于修文、清镇等地。

【药用部位】· 全草。

【功效与主治】· 清热解毒,利尿止血。用于上呼吸道感染,支气管炎,扁桃体炎,腮腺炎,乳腺炎,肝炎,泌尿系统感染。外用于痈疖肿毒,外伤出血。

【凭证标本号】· 520203140927007LY。

● 微糙三脉紫菀

【学名】· *Aster ageratoides* var. *scaberulus*（Miq.）Ling.

【生境与分布】· 生于海拔 600～2 200 m 的山坡草地、路旁、灌丛或林下。分布于江口、盘州、兴仁、瓮安、独山等地。

【药用部位】· 全草。

【功效与主治】· 清热解毒,祛痰止咳,疏风。用于感冒发热,头痛,蛇咬伤。

● 小舌紫菀

【学名】· *Aster albescens*（DC.）Wall. ex Hand.-Mazz.

【别名】· 白背紫菀。

【生境与分布】· 生于海拔 650～2 000 m 的山谷阴处或山沟灌丛。分布于黔西、威宁、习水等地。

【药用部位】· 全草、花。

【功效与主治】· 全草:利湿消肿,解毒杀虫,止咳。花:清热解毒。用于疫病。

【凭证标本号】· 522401140925134LY;522423191003201LY。

● 耳叶紫菀

【学名】· *Aster auriculatus* Franch.

【生境与分布】· 生于海拔 1 600～2 600 m 的山坡路旁或灌丛。分布于平塘、册亨、七星关、赤水、盘州、兴义、安龙等地。

【药用部位】· 全草、根。

【功效与主治】· 全草:解毒消肿。用于蛇咬伤。根:润肺止咳,清热凉血。用于风热感冒,久咳多汗,月经过多。

【凭证标本号】· 522727201021008LY;522327181129231LY。

● 短毛紫菀

【学名】· *Aster brachytrichus* Franch.

【生境与分布】· 生于海拔 2 500～2 900 m 的针叶林下、灌丛或开旷坡地。分布于纳雍、赫章等地。

【药用部位】· 全草。

【功效与主治】· 解毒消肿。

● 梵净山紫菀

【学名】· *Aster fanjingshanicus* Y. L. Chen & D. J. Liu

【生境与分布】· 生于海拔 2 000～2 400 m 的山地草坡或岩石上。分布于梵净山。

【药用部位】· 根。

【功效与主治】· 清热解毒,化痰止咳。用于感冒,肺痨,咳嗽痰喘。

● 褐毛紫菀

【学名】· *Aster fuscescens* Burr. et Franch.

【生境与分布】· 生于海拔 600～1 600 m 的山谷阴处或山沟灌丛。分布于大沙河等地。

【药用部位】· 根、花。

【功效与主治】· 根:润肺化痰,止咳。花:清瘟病时疫热。用于癣症,解痉挛。

【凭证标本号】· 520382200822004LY。

● 马兰

【学名】· *Aster indicus* L.

【生境与分布】· 生于路边、田野或山坡。分布于贞丰、西秀、赤水等地。

【药用部位】· 全草、根。

【功效与主治】·凉血止血,清热利湿,解毒消肿。用于吐血,衄血,血痢,崩漏,创伤出血,黄疸,水肿,淋浊,感冒,咳嗽,咽痛喉痹,痔疮,痈肿,丹毒,小儿疳积。

【凭证标本号】·522325181026011LY;520402170324012LY;520381160503041LY。

• 短冠东风菜

【学名】·*Aster marchandii* H. Lévl.

【生境与分布】·生于海拔1 100 m左右的山坡草地。分布于册亨等地。

【药用部位】·全草、根茎。

【功效与主治】·清热解毒,明目利咽。用于风热感冒,头痛目眩,目赤肿痛,咽喉红肿,急性肾炎,肺病吐血,跌打损伤,痈肿疔疮,蛇咬伤。

• 黔中紫菀

【学名】·*Aster menelii* Lévl.

【生境与分布】·分布于息烽、从江等地。

【药用部位】·花序。

【功效与主治】·清热消肿。

【凭证标本号】·522731191021020LY。

• 石生紫菀

【学名】·*Aster oreophilus* Franch.

【别名】·肋痛草、野冬菊、乱头发。

【生境与分布】·生于海拔1 700～2 000 m的山坡、路旁或林下。分布于威宁、赫章、盘州等地。

【药用部位】·花序。

【功效与主治】·清热消肿。用于牙痛,咽喉痛,眼痛,口腔破溃。

【凭证标本号】·522427140806521LY。

• 琴叶紫菀

【学名】·*Aster panduratus* Nees ex Walp.

【别名】·岗边菊。

【生境与分布】·生于海拔1 400 m左右的路旁或山顶草地。分布于贵阳、都匀、盘州等地。

【药用部位】·全草。

【功效与主治】·温中散寒,止咳止痛。用于咳嗽痰喘,慢性胃痛,泄泻,消化不良,崩漏。

【凭证标本号】·520222140823009LY。

• 东风菜

【学名】·*Aster scaber* Thunb.

【生境与分布】·生于海拔1 350 m左右的路旁草地。分布于

兴仁、普安等地。

【药用部位】·全草、根茎。

【功效与主治】·清热解毒,明目利咽。用于风热感冒,头痛目眩,目赤肿痛,咽喉红肿,急性肾炎,肺病吐血,跌打损伤,痈肿疔疮,蛇咬伤。

【凭证标本号】·520115210403022LY。

• 狗舌紫菀

【学名】·*Aster senecioides* Franch.

【生境与分布】·生于山谷坡地、针叶林下或山顶石砾地。分布于黎平等地。

【药用部位】·全草、根。

【功效与主治】·全草:止血生肌。根:祛风除湿,散寒止痛。用于感冒风寒,风湿。

• 紫菀

【学名】·*Aster tataricus* L. f.

【别名】·还魂草。

【生境与分布】·生于海拔400～2 000 m的阴坡湿地、山顶、草地或沼泽地。锦屏有栽培。

【药用部位】·根及根茎。

【功效与主治】·润肺下气,消痰止咳。用于痰多喘咳,新旧咳嗽,劳嗽咳血。

【凭证标本号】·522628141118358LY。

【附注】·《中国药典》收录物种。

• 三脉紫菀

【学名】·*Aster trinervius* subsp. *ageratoides* (Turczaninow) Grierson

【别名】·鸡儿肠、山雪花。

【生境与分布】·生于海拔400～2 850 m的灌丛或山谷湿地。分布于盘州等地。

【药用部位】·全草。

【功效与主治】·清热解毒,止咳化痰,利尿止血。用于咽喉肿痛,咳嗽痰喘,乳蛾,流行性腮腺炎,乳痈,小便淋痛,痈疖肿毒,外伤出血,蛇咬伤,蜂螫伤。

【凭证标本号】·520222151015011LY。

• 秋分草

【学名】·*Aster verticillatus* (Reinwardt) Brouillet

【别名】·大鱼鳅串。

【生境与分布】·生于海拔1 050～2 100 m的山坡草地或灌丛。分布于惠水、荔波、水城、大方、绥阳、沿河、盘州、普安、贞丰、册亨、瓮安、独山、雷山等地。

【药用部位】·全草。

【功效与主治】·清热解毒,利水除湿,止血。用于急慢性肝炎,肝硬化腹水,水肿,带下病,崩漏。

【凭证标本号】·522731191020009LY;522722201027570LY;520221190803021LY。

■ 苍术属 *Atractylodes*

• 茅苍术

【学名】·*Atractylodes lancea*（Thunb.）DC.

【生境与分布】·省内广泛栽培。

【药用部位】·根茎。

【功效与主治】·燥湿健脾,祛风散寒,明目。用于湿阻中焦,脘腹胀满,泄泻,水肿,脚气痿躄,风湿痹痛,风寒感冒,夜盲,眼目昏涩。

【凭证标本号】·522623150614224LY。

【附注】·《中国药典》收录物种。

• 白术

【学名】·*Atractylodes macrocephala* Koidz.

【生境与分布】·生于山坡草地或山坡林下。分布于威宁、正安等地。

【药用部位】·根茎。

【功效与主治】·健脾益气,燥湿利水,止汗安胎。用于脾虚食少,腹胀泄泻,痰饮眩悸,水肿,自汗,胎动不安。

【凭证标本号】·524271140928606LY。

【附注】·《中国药典》收录物种。

■ 云木香属 *Aucklandia*

• 云木香

【学名】·*Aucklandia lappa* Decne.

【别名】·青木香。

【生境与分布】·道真、独山等地有栽培。

【药用部位】·根。

【功效与主治】·行气止痛,健脾消食。用于胸胁、脘腹胀痛,泻痢后重,食积不消,不思饮食。

【凭证标本号】·520325160601650LY。

■ 鬼针草属 *Bidens*

• 婆婆针

【学名】·*Bidens bipinnata* L.

【生境与分布】·生于路边荒地、山坡或田间。分布于惠水、余庆、长顺等地。

【药用部位】·全草。

【功效与主治】·清热解毒,活血祛风,消肿。用于咽喉痛,痢疾,肠痈,传染性肝炎,肾炎,吐泻,消化不良,风湿关节痛,疟疾,疮疖,毒蛇咬伤,跌打肿痛,乳痈。

【凭证标本号】·522731200905014LY;520329191002940LY;522729200725082LY。

• 金盏银盘

【学名】·*Bidens biternata*（Lour.）Merr. et Sherff

【生境与分布】·生于路边、村旁或荒地。分布于贵阳、黔西等地。

【药用部位】·全草。

【功效与主治】·清热解毒,活血散瘀。用于咽喉痛,肠痈,急性黄疸,吐泻,风湿关节痛,乙脑,小儿惊风,疳积,疟疾,疮疖,毒蛇咬伤,跌打肿痛。

【凭证标本号】·522423190817304LY。

• 大狼杷草

【学名】·*Bidens frondosa* L.

【生境与分布】·原产北美,生于田野湿润处。分布于贵阳、都匀等地。

【药用部位】·全草。

【功效与主治】·清热解毒,补虚。用于体虚乏力,盗汗,咯血,痢疾,疳积,丹毒。

【凭证标本号】·522701200614004LY。

• 小花鬼针草

【学名】·*Bidens parviflora* Willd.

【别名】·一包针、小刺叉。

【生境与分布】·生于路边荒地、林下或水沟边。分布于正安等地。

【药用部位】·全草。

【功效与主治】·清热解毒,活血散瘀。用于感冒发热,咽喉痛,吐泻,肠痈,痔疮,跌打损伤,冻疮,毒蛇咬伤。

【凭证标本号】·520324140923019LY。

• 鬼针草

【学名】·*Bidens pilosa* L.

【生境与分布】·生于海拔 480～1 300 m 的山坡路旁草地、荒地或灌丛。分布于江口、兴义、贞丰等地。

【药用部位】·全草。

【功效与主治】·清热解毒,活血祛风。用于咽喉肿痛,吐泻,消化不良,胃肠炎,风湿关节痛,疟疾,疮疖,毒蛇咬伤,跌打肿痛,小儿惊风,疳积,急性阑尾炎,急性黄疸型肝炎。

【凭证标本号】· 522222140504109LY;522301160112982LY;522325180920128LY。

● **狼杷草**

【学名】· *Bidens tripartita* L.

【别名】· 豆渣菜。

【生境与分布】· 生于海拔680～1300 m的山坡、山谷草地、路旁或旱田。分布于都匀、贞丰、花溪、纳雍、江口、安龙、平坝、惠水、榕江等地。

【药用部位】· 全草。

【功效与主治】· 清热解毒,养阴敛汗,透汗发表,利尿。用于感冒,乳蛾,咽喉痛,泄泻,痢疾,肝炎,小便淋痛,肺痨,疖肿,湿疹,丹毒。

【凭证标本号】· 522701201007044LY;522325181119005LY;520111200719015LY。

■ **百能葳属 *Blainvillea***

● **百能葳**

【学名】· *Blainvillea acmella* (L.) Phillipson

【生境与分布】· 生于海拔900 m左右的林中或斜坡草地。分布于册亨、望谟等地。

【药用部位】· 全草。

【功效与主治】· 疏风清热,止咳。用于感冒发热,肺虚痨嗽,咯血,扭挫伤。

【凭证标本号】· 522327191004155LY;522326210116011LY。

■ **艾纳香属 *Blumea***

● **馥芳艾纳香**

【学名】· *Blumea aromatica* DC.

【生境与分布】· 生于海拔600～1000 m的路旁或山脚溪边。分布于都匀、平塘、望谟、兴仁、梵净山等地。

【药用部位】· 全草。

【功效与主治】· 祛风除湿,止痒止血。用于风寒痹痛,关节疼痛,风疹湿疹,皮肤瘙痒,外伤出血。

【凭证标本号】· 522701210623004LY;522727210204006LY;522326210119007LY。

● **柔毛艾纳香**

【学名】· *Blumea axillaris* (Lam.) DC.

【别名】· 红头小仙、紫背倒提壶。

【生境与分布】· 生于海拔200～1300 m的山坡草地、田边、河沟边或路旁。分布于册亨、惠水、望谟、安龙、罗甸、平塘等地。

【药用部位】· 全株、叶。

【功效与主治】· 清热解毒,止咳平喘,消肿。用于肺炎,风热咳嗽,胸膜炎,乳腺炎,口腔炎,鼻渊,小儿惊风。

【凭证标本号】· 520381160502100LY;522327190808301LY;522731200904031LY。

● **艾纳香**

【学名】· *Blumea balsamifera* (L.) DC.

【生境与分布】· 生于海拔600～1100 m的山地草坡、路旁、灌丛或疏林。分布于册亨、望谟、贞丰、罗甸、开阳、安龙、息烽、修文、金沙、兴仁、兴义、镇宁、关岭、晴隆等地。

【药用部位】· 新鲜叶经提取加工制成的结晶。

【功效与主治】· 开窍醒神,清热止痛,用于热病神昏,痉厥,中风痰厥,气郁暴厥,中恶昏迷,目赤,口疮,咽喉肿痛,耳道流脓。

【凭证标本号】· 522327191008018LY;522326200421005LY;522325181206626LY。

【附注】·《中国药典》收录物种。

● **节节红**

【学名】· *Blumea fistulosa* (Roxb.) Kurz

【生境与分布】· 生于海拔650 m左右的山坡草地或路旁。分布于望谟、贞丰等地。

【药用部位】· 全草。

【功效与主治】· 祛风湿,消肿止血,止痒。用于风湿关节痛,湿疹,皮肤瘙痒,外伤出血。

【凭证标本号】· 522326210311003LY;522325190411162LY。

● **拟艾纳香**

【学名】· *Blumea flava* DC.

【生境与分布】· 生于低海拔空旷草地。分布于贞丰、罗甸等地。

【药用部位】· 全草。

【功效与主治】· 祛风湿,止血止痒。

【凭证标本号】· 522326210402001LY。

● **毛毡草**

【学名】· *Blumea hieraciifolia* (Sprengel) Candolle

【生境与分布】· 生于海拔300～1200 m的田边、路旁、草地或低山灌丛。分布于黔南等地。

【药用部位】· 全草。

【功效与主治】· 清热解毒,利尿。用于泄泻,毒蛇咬伤,肿痒疼痛。

【凭证标本号】·522730150725001LY。

● 见霜黄

【学名】· *Blumea lacera* (Burm. F.) DC.

【生境与分布】·生于海拔180～700 m的山地草坡、田地边或路旁。分布于望谟、罗甸等地。

【药用部位】·全草。

【功效与主治】·清热解毒,消肿,止咳平喘。用于小儿风热咳喘,乳蛾,流行性腮腺炎,口腔破溃,痈肿疮毒,皮肤瘙痒,咳嗽,头痛。

【凭证标本号】·522326200420003LY。

● 千头艾纳香

【学名】· *Blumea lanceolaria* (Roxb.) Druce

【别名】·火油草、走马风。

【生境与分布】·生于海拔420～1 500 m的林缘、山坡、路旁、草地或溪边。分布于罗甸等地。

【药用部位】·叶。

【功效与主治】·祛风除湿,消肿止痛,通经活络。用于风湿关节痛,妇女产后关节痛,头风痛,跌打肿痛。

【凭证标本号】·522728160321034LY。

● 裂苞艾纳香

【学名】· *Blumea martiniana* Vaniot

【生境与分布】·生于海拔700～850 m的河流、溪边或空旷草地。分布于兴义等地。

【药用部位】·全草。

【功效与主治】·祛风除湿,温中止泻,活血解毒。用于风寒感冒,头风头痛,寒湿泻痢,痈肿疮疖,风湿痹痛,跌打伤痛。

【凭证标本号】·522301160124012LY。

● 东风草

【学名】· *Blumea megacephala* (Randeria) Chang et Tseng

【生境与分布】·生于海拔240～1 300 m的山坡草地、路旁或水旁灌丛。分布于贞丰、赤水、惠水、兴仁、册亨、罗甸、平塘、荔波、榕江、黎平等地。

【药用部位】·全草。

【功效与主治】·祛风除湿,活血调经。用于感冒,风湿关节痛,跌打肿痛,产后浮肿,崩漏,月经不调,疮疖,目赤肿痛,湿疹。

【凭证标本号】·522325190226155LY;5203811604281111LY;522731191020010LY。

● 假东风草

【学名】· *Blumea riparia* (Bl.) DC.

【生境与分布】·生于海拔400～1 800 m的山坡或溪旁。分布于望谟、长顺、关岭、开阳等地。

【药用部位】·全草。

【功效与主治】·活血止血,利水。用于经期提前,产后崩漏,产后浮肿,不孕。

【凭证标本号】·522326200515010LY;522729190328006LY。

● 拟毛毡草

【学名】· *Blumea sericans* (Kurz) Hook. f.

【生境与分布】·生于路旁、田边、山谷或丘陵地带草丛。分布于罗甸、平坝、贵定等地。

【药用部位】·全草。

【功效与主治】·清热利尿,凉血活血,消肿排脓。用于水肿,毒蛇咬伤,肿毒,肺炎。

● 六耳铃

【学名】· *Blumea sinuata* (Loureiro) Merrill

【生境与分布】·生于海拔440～720 m的河沟旁或山坡岩石上。分布于望谟等地。

【药用部位】·全草。

【功效与主治】·祛风湿,通经络。用于风湿痹痛,头痛,跌打肿痛,湿疹,毒蛇咬伤。

【凭证标本号】·520325160314382LY。

■ 金盏花属 *Calendula*

● 金盏花

【学名】· *Calendula officinalis* L.

【生境与分布】·引种。省内广泛栽培。

【药用部位】·全草。

【功效与主治】·清热解毒,活血调经。用于中耳炎,月经不调。

【凭证标本号】·522121160325019LY。

■ 翠菊属 *Callistephus*

● 翠菊

【学名】· *Callistephus chinensis* (L.) Nees

【生境与分布】·生于海拔150～2 700 m的疏林阴湿处、山坡撂荒地、山坡草丛、水边,或栽培。分布于开阳、清镇、修文等地。

【药用部位】·叶、花。

【功效与主治】·叶:外用于疔疮,烂疮。花:用于感冒头痛,眼赤肿痛。

【凭证标本号】·520103201010022LY。

飞廉属 Carduus

节毛飞廉
【学名】· Carduus acanthoides L.

【生境与分布】· 生于海拔 2 000～2 500 m 的路旁草丛。分布于花溪、大方、普安、开阳等地。

【药用部位】· 全草、根。

【功效与主治】· 祛风,清热利湿,凉血止血,活血消肿。用于感冒咳嗽,黄疸,风湿痹痛,吐血,尿血,疔疮疖肿,烧伤。

【凭证标本号】· 520111200716016LY。

丝毛飞廉
【学名】· Carduus crispus L.

【别名】· 刺盖、红火球。

【生境与分布】· 生于田野、路旁或山地草丛。分布于威宁、赫章、雷山、台江、开阳等地。

【药用部位】· 全草。

【功效与主治】· 清热利湿,凉血止血,活血消肿。用于感冒咳嗽,黄疸,风湿痹痛,吐血,尿血,疔疮疖肿,烧伤。

【凭证标本号】· 522427140520208LY。

天名精属 Carpesium

天名精
【学名】· Carpesium abrotanoides L.

【别名】· 野烟叶、地菘、鹤虱。

【生境与分布】· 生于山坡、路边或草坪。分布于贞丰、册亨。

【药用部位】· 成熟果实。

【功效与主治】· 杀虫消积。用于虫积腹痛,小儿疳积。

【凭证标本号】· 523325180918205LY;523327190530308LY;522722200116202LY。

【附注】·《中国药典》收录物种。

金挖耳
【学名】· Carpesium divaricatum Sieb. et Zucc.

【生境与分布】· 生于路旁或山坡灌丛。省内广泛分布。

【药用部位】· 全草。

【功效与主治】· 清热解毒,消肿止痛。用于感冒发热,咽喉肿痛,头风,风火赤眼,乳痈,泄泻等。

【凭证标本号】· 520328200806035LY;522228200728049LY;522427140510250LY。

贵州天明精
【学名】· Carpesium faberi Winkl.

【别名】· 中日金挖耳。

【生境与分布】· 生于路边或山坡荒地。分布于大方、榕江、普安、兴仁、册亨、施秉等地。

【药用部位】· 全草。

【功效与主治】· 祛风除湿,驱虫。用于跌打损伤,头痛。

【凭证标本号】· 522422150811004LY。

长叶天名精
【学名】· Carpesium longifolium F. H. Chen et C. M. Hu

【别名】· 薄叶天明精。

【生境与分布】· 生于路边或溪流、河旁较湿的地方。分布于长顺、瓮安、清镇、龙里等地。

【药用部位】· 全草。

【功效与主治】· 清热解毒。用于感冒,咽喉肿痛,痈肿疮毒,咳嗽痰喘,毒蛇咬伤。

【凭证标本号】· 522401140520009LY;522729200724036LY。

小花金挖耳
【学名】· Carpesium minus Hemsl.

【别名】· 散血草。

【生境与分布】· 生于海拔 900～1 200 m 的岩石或水旁。分布于沿河等地。

【药用部位】· 全草。

【功效与主治】· 解毒消肿,清热凉血。用于吐血,咯血,尿血,崩漏,无名肿毒,腮腺炎。

【凭证标本号】· 520326200805070LY。

棉毛尼泊尔天名精
【学名】· Carpesium nepalense var. lanatum (Hook. f. et Thoms. ex C. B. Clarke) Kitam.

【生境与分布】· 生于海拔 900～1 500 m 的路旁或灌丛。分布于望谟、兴义、普安、清镇、水城、梵净山、雷公山等地。

【药用部位】· 全草。

【功效与主治】· 清热解毒。用于感冒,咽喉痛,痈肿疮毒,痔疮。

【凭证标本号】· 520424141027001LY。

粗齿天名精
【学名】· Carpesium tracheliifolium Lessing

【别名】· 杓儿菜、野烟叶、大白泡草。

【生境与分布】· 生于路边荒地、山坡、沟边或林缘。分布于印江、威宁、赫章、盘州、兴义、兴仁、安龙、册亨、望谟、平塘、罗甸、赤水、清镇、息烽、修文、开阳等地。

【药用部位】· 全草。

【功效与主治】·清热解毒,消肿止痛。用于感冒发热,高热惊风,咽喉肿痛,牙痛,淋巴结结核,乳腺炎。

【凭证标本号】·522121140807217LY。

● 暗花金挖耳

【学名】· *Carpesium triste* Maxim.

【生境与分布】·生于林下或溪边。分布于桐梓、宽阔水等地。

【药用部位】·全草、根。

【功效与主治】·全草:用于感冒发热,咽喉痛,牙痛,泄泻,小便淋痛,瘰疬,疮疖肿毒,乳痈,流行性腮腺炎,毒蛇咬伤,缠腰火丹。根:用于产后气痛,牙痛,泄泻,乳蛾。

■ 红花属 *Carthamus*

● 红花

【学名】· *Carthamus tinctorius* L.

【生境与分布】·引种。兴义、都匀、湄潭、播州等地有栽培。

【药用部位】·花。

【功效与主治】·活血通经,散瘀止痛。用于闭经,痛经,恶露不行,癥瘕痞块,胸痹心痛,瘀滞腹痛,胸胁刺痛,跌打损伤,疮疡肿痛。

【凭证标本号】·522301150509609LY。

【附注】·《中国药典》收录物种。

■ 石胡荽属 *Centipeda*

● 石胡荽

【学名】· *Centipeda minima* (L.) A. Br. et Aschers.

【别名】·鹅不食草、球子草、白顶顶。

【生境与分布】·生于海拔400~1 200 m的路旁草地。分布于荔波、开阳、清镇、望谟、平坝、惠水、黎平等地。

【药用部位】·全草。

【功效与主治】·发散风寒,通鼻窍,止咳。用于风寒头痛,咳嗽痰多,鼻塞不通,鼻渊流涕。

【凭证标本号】·522121150810652LY;522722200823375LY。

【附注】·《中国药典》收录物种。

■ 飞机草属 *Chromolaena*

● 飞机草

【学名】· *Chromolaena odorata* (L.) R. M. King & H. Robinson

【生境与分布】·生于山坡、路旁。分布于贞丰、册亨等地。

【药用部位】·全草。

【功效与主治】·散瘀消肿,截疟,止血杀虫。用于疟疾,跌打肿痛,外伤出血,蚂蝗叮咬出血不止,疮疡肿毒。

【凭证标本号】·522325181205100LY;522327191008136LY。

■ 菊属 *Chrysanthemum*

● 野菊

【学名】· *Chrysanthemum indicum* L.

【别名】·野菊花。

【生境与分布】·生于山坡草地、灌丛或河边湿地。分布于碧江、望谟、贞丰等地。

【药用部位】·头状花序。

【功效与主治】·清热解毒,泻火平肝。用于疔疮痈肿,目赤肿痛,头痛眩晕。

【凭证标本号】·522121131108021LY;523326200516006LY;522325181120057LY。

【附注】·《中国药典》收录物种。

● 甘菊

【学名】· *Chrysanthemum lavandulifolium* (Fischer ex Trautvetter) Makino

【生境与分布】·生于海拔1 300~1 500 m的山坡沟边或路旁草地。分布于威宁、安龙、七星关等地。

【药用部位】·全草、根、花。

【功效与主治】·全草、根:清热解毒。用于感冒,气管炎,肝炎,高血压,痢疾,痈肿,疔疮,目赤肿痛,瘰疬,湿疹。花:清热解毒,疏风平肝。用于疔疮痈疽,丹毒,湿疹,皮炎,风热感冒,咽喉肿痛,高血压。

【凭证标本号】·524427141013711LY。

● 菊

【学名】· *Chrysanthemum* × *morifolium* (Ramat.) Hemsl.

【生境与分布】·省内广泛栽培。

【药用部位】·头状花序。

【功效与主治】·散风清热,平肝明目,清热解毒。用于风热感冒,头痛眩晕,目赤肿痛,眼目昏花,疮痈肿毒。

【凭证标本号】·520329190727800LY;522222141115113LY;522727201019007LY。

【附注】·《中国药典》收录物种。

■ 菊苣属 *Cichorium*

● 菊苣

【学名】· *Cichorium intybus* L.

【生境与分布】·生于低海拔农田、路旁、草滩或山沟。分布于赤水、凤冈、花溪等地。

【药用部位】·根、地上部分。

【功效与主治】·清肝利胆,健胃消食,利尿消肿。用于湿热黄疸,胃痛食少,水肿尿少。

【凭证标本号】·520381160503079LY;520327210516317LY;520111200619002LY。

【附注】·《中国药典》收录物种。

蓟属 *Cirsium*

刺儿菜

【学名】· *Cirsium arvense* var. *integrifolium* C. Wimm. et Grabowski

【别名】·小蓟、恶鸡婆、土红花。

【生境与分布】·生于海拔 780～2 210 m 的山坡草地、路旁或地边。分布于威宁、册亨、凤冈等地。

【药用部位】·地上部分。

【功效与主治】·凉血止血,散瘀,解毒消痈。用于衄血,吐血,尿血,血淋,便血,崩漏,外伤出血,痈肿疮毒。

【凭证标本号】·522727201022005LY;522327181208112LY;520327210512001LY。

【附注】·《中国药典》收录物种。

灰蓟

【学名】· *Cirsium botryodes* Petr. ex Hand.-Mazz.

【生境与分布】·生于海拔 2 170 m 左右的路旁。分布于水城、长顺、罗甸、威宁等地。

【药用部位】·全草、根。

【功效与主治】·全草:凉血止血。用于月经不调,崩漏,金疮,乳痈,烧伤。根:清热凉血,养精保血。

【凭证标本号】·520221190801024LY;522729190312070LY;522728151102010LY。

两面刺

【学名】· *Cirsium chlorolepis* Petrak ex Hand.-Mazz.

【生境与分布】·生于海拔 1 300 m 左右的林缘或山坡草地。分布于兴义、兴仁、安龙、贞丰、普安等地。

【药用部位】·全草。

【功效与主治】·清热解毒,凉血止血。用于痢疾,胃痛,吐血,月经过多,尿血。

蓟

【学名】· *Cirsium japonicum* Fisch. ex DC.

【生境与分布】·生于海拔 550～1 370 m 的山坡草地、路旁、溪边或松林下。分布于印江、平塘、钟山、江口、松桃、荔波、施秉、雷山、梵净山等地。

【药用部位】·地上部分。

【功效与主治】·凉血止血,解毒消痈。用于衄血,吐血,尿血,便血,崩漏,外伤出血,痈肿疮毒。

【凭证标本号】·522226190503007LY;522727200408001LY;520201200720020LY。

【附注】·《中国药典》收录物种。

覆瓦蓟

【学名】· *Cirsium leducii* (Franch.) H. Lévl.

【生境与分布】·生于海拔 800～1 350 m 的山坡草地或路旁。分布于黔西、册亨、瓮安、雷公山等地。

【药用部位】·全草。

【功效与主治】·用于烫伤。

【凭证标本号】·522423191003040LY。

线叶蓟

【学名】· *Cirsium lineare* (Thunb.) Sch.-Bip.

【别名】·野红花、山红花。

【生境与分布】·生于海拔 400～1 300 m 的山坡草地、灌丛或路边。分布于大方、碧江等地。

【药用部位】·全草、根、花序。

【功效与主治】·全草:清热解毒,凉血活血。用于暑热烦闷,崩漏,吐血,痔疮,疔疮。根、花序:活血散瘀,消肿解毒。用于月经不调,闭经,痛经,带下病,小便淋痛,跌打损伤。

【凭证标本号】·522422150814075LY。

马刺蓟

【学名】· *Cirsium monocephalum* (Vant.) Lévl.

【生境与分布】·生于海拔 1 200～2 100 m 的山坡草地或山谷灌丛。分布于贵阳、贞丰、水城、长顺、大方、德江、盘州、普安、平坝、雷公山等地。

【药用部位】·根。

【功效与主治】·清热解毒,止血散瘀。用于吐血,鼻衄,尿血,风湿性关节炎,小便涩痛,外伤出血。

【凭证标本号】·522325190313535LY;520221181130017LY;522729190730008LY。

烟管蓟

【学名】· *Cirsium pendulum* Fisch. ex DC.

【生境与分布】·生于海拔 300～2 200 m 的山谷、林缘或林下。分布于大沙河。

【药用部位】·全草、根。

【功效与主治】·凉血止血,祛瘀消肿,止痛。用于衄血,咯血,吐血,尿血,功能性子宫出血,产后出血,肝炎,肾炎,乳腺炎,跌打损伤。外用于外伤出血,痈疖肿毒。

• **总序蓟**

【学名】·*Cirsium racemiforme* Y. Ling et C. Shih

【生境与分布】·生于海拔 1 000～1 340 m 的山坡草地。分布于盘州、望谟等地。

【药用部位】·根。

【功效与主治】·理气健脾,凉血止血。用于小儿消化不良,外伤出血。

【凭证标本号】·520222140729001LY;522326200430009LY。

• **牛口刺**

【学名】·*Cirsium shansiense* Petrak

【生境与分布】·生于海拔 980～2 220 m 的山坡草地或路边。分布于惠水、黔西、长顺、七星关、威宁、兴义、兴仁等地。

【药用部位】·根。

【功效与主治】·凉血散瘀,消肿止痛。用于月经不调,赤白带,尿路感染,跌打损伤,乳腺炎,疖痈,神经性皮炎。

【凭证标本号】·522731180915025LY;522423191003061LY;522729200724004LY。

• **翼蓟**

【学名】·*Cirsium vulgare* (Savi) Ten.

【生境与分布】·生于海拔 800～1 800 m 的田间或湿润草地。分布于花溪等地。

【药用部位】·全草。

【功效与主治】·用于风湿,脱发,痔疮出血,创伤。

【凭证标本号】·520111200618007LY。

■ **藤菊属 *Cissampelopsis***

• **岩穴藤菊**

【学名】·*Cissampelopsis spelaeicola* (Vant.) C. Jeffrey et Y. L. Chen

【别名】·岩穴千里光。

【生境与分布】·生于海拔 600～1 000 m 的林中乔木、灌木上或石灰岩地区。分布于罗甸、镇宁、荔波等地。

【药用部位】·茎、叶。

【功效与主治】·息风止痉,散瘀通络。用于小儿惊风,风湿骨痛,跌打损伤。

【凭证标本号】·522728160219013LY;520402170420270LY。

• **藤菊**

【学名】·*Cissampelopsis volubilis* (Bl.) Miq.

【别名】·滇南千里光。

【生境与分布】·生于海拔 700～1 000 m 处,常攀援于林中乔木或灌木上。分布于望谟、镇宁等地。

【药用部位】·藤茎。

【功效与主治】·舒筋活络,祛风除湿。用于风湿痹痛,肌腱挛缩,小儿麻痹后遗症。

【凭证标本号】·523326201003012LY。

■ **金鸡菊属 *Coreopsis***

• **大花金鸡菊**

【学名】·*Coreopsis grandiflora* Hogg ex Sweet

【生境与分布】·引种。省内广泛栽培。

【药用部位】·全草。

【功效与主治】·解热毒,消痈肿。

【凭证标本号】·520111200620023LY。

• **剑叶金鸡菊**

【学名】·*Coreopsis lanceolata* L.

【生境与分布】·花溪等地有栽培。

【药用部位】·全草。

【功效与主治】·解热毒,消痈肿。用于疮疡肿毒。

【凭证标本号】·520112140711028LY。

• **两色金鸡菊**

【学名】·*Coreopsis tinctoria* Nutt.

【生境与分布】·花溪等地有栽培。

【药用部位】·全草。

【功效与主治】·清湿热,解毒消痈。用于湿热痢疾,目赤肿痛,痈肿疮毒。

■ **秋英属 *Cosmos***

• **秋英**

【学名】·*Cosmos bipinnata* Cav.

【别名】·格桑花、扫地梅。

【生境与分布】·省内广泛栽培。

【药用部位】·全草、花序、种子。

【功效与主治】·清热解毒,明目化湿。用于目赤肿痛。外敷用于痈疮肿毒。

【凭证标本号】·522425150708002LY;522301160111955LY;522325190423305LY。

硫磺菊

【学名】· *Cosmos sulphureus* Cav.

【生境与分布】·省内广泛栽培。

【药用部位】·全草、花。

【功效与主治】·清热解毒,明目化湿。用于咳嗽,痢疾。花:用于蝎螫伤。

【凭证标本号】·522634151105002LY。

野茼蒿属 *Crassocephalum*

野茼蒿

【学名】· *Crassocephalum crepidioides*（Benth.）S. Moore

【别名】·冬风菜。

【生境与分布】·生于海拔 400~1 800 m 的路边、地边、水旁或灌丛。分布于六枝、惠水、湄潭等地。

【药用部位】·全草。

【功效与主治】·清热解毒,调和脾胃。用于感冒,肠炎,痢疾,口腔炎,乳腺炎,消化不良。

【凭证标本号】·520203140704002LY;522731190709050LY;520328200717033LY。

蓝花野茼蒿

【学名】· *Crassocephalum rubens*（Jussieu ex Jacquin）S. Moore

【生境与分布】·生于海拔 500~600 m 的荒地、路旁或草地。分布于长顺等地。

【药用部位】·全草。

【功效与主治】·清热解毒,调和脾胃。

【凭证标本号】·522327191005069LY。

假还阳参属 *Crepidiastrum*

黄瓜假还阳参

【学名】· *Crepidiastrum denticulatum*（Houttuyn）Pak & Kawano

【生境与分布】·生于山坡林缘、林下、田边、岩石上或岩石缝中。分布于普安、兴仁、贞丰、册亨、平坝、惠水、瓮安、平塘等地。

【药用部位】·全草。

【功效与主治】·清热解毒,消痈散结,祛瘀消肿,止痛,止血,止带。用于肺痈,乳痈,血淋,疔肿,跌打损伤,无名肿毒,蛇虫咬伤。

【凭证标本号】·522328160220924LY。

尖裂假还阳参

【学名】· *Crepidiastrum sonchifolium*（Maxim.）Pak & Kawano

【生境与分布】·生于海拔 150~1 000 m 的山坡、路旁、林下、河滩地或岩石上。分布于赤水、印江等地。

【药用部位】·全草。

【功效与主治】·清热解毒,止痛消肿。用于肺痈,乳痈,疖肿,跌打损伤,毒蛇咬伤。

【凭证标本号】·520402170508340LY。

还阳参属 *Crepis*

绿茎还阳参

【学名】· *Crepis lignea*（Vaniot）Babcock

【生境与分布】·生于海拔 1 050 m 左右的山坡草地。分布于兴义、安龙等地。

【药用部位】·根、茎、叶。

【功效与主治】·根:清热止咳,利湿消痈。用于支气管炎,肺炎,肝炎,痈肿疮疖。茎、叶:发汗解表。用于发热无汗,风湿筋骨疼痛。

【凭证标本号】·520222150414006LY。

芜菁还阳参

【学名】· *Crepis napifera*（Franch.）Babc.

【别名】·大一枝箭。

【生境与分布】·生于海拔 700~1 050 m 的山坡草地或松林下。分布于安龙等地。

【药用部位】·全草、根。

【功效与主治】·清肺止咳,养肝明目。用于肺热咳嗽,百日咳,夜盲。

杯菊属 *Cyathocline*

杯菊

【学名】· *Cyathocline purpurea*（Buch.-Ham. ex De Don）O. Kuntze.

【生境与分布】·生于海拔 250~700 m 的山坡草地、田边或地边。分布于望谟、贞丰、册亨、罗甸等地。

【药用部位】·全草。

【功效与主治】·清热利湿,解毒利咽,凉血止血。用于湿热泻利,小便淋痛,咽喉肿痛,吐血,衄血。

【凭证标本号】·522326200421010LY。

大丽花属 *Dahlia*

大丽花

【学名】· *Dahlia pinnata* Cav.

【生境与分布】· 省内广泛栽培。

【药用部位】· 块根。

【功效与主治】· 清热解毒,散瘀止痛。用于腮腺炎,龋齿疼痛,无名肿痛,跌打损伤。

【凭证标本号】· 520325150821238LY。

鱼眼草属 *Dichrocephala*

小鱼眼草

【学名】· *Dichrocephala benthamii* C.B. Clarke

【别名】· 鱼眼菊。

【生境与分布】· 生于海拔 400～2 210 m 的山坡草地、路旁或地边。分布于罗甸、册亨、惠水、威宁、七星关、赫章、兴义、兴仁、安龙、平坝、修文等地。

【药用部位】· 全草。

【功效与主治】· 清热解毒,祛风明目。用于肺炎,肝炎,痢疾,消化不良,疟疾,夜盲,带下,疮疡。

【凭证标本号】· 522728151118008LY;522327190518303LY;522731190510031LY。

鱼眼草

【学名】· *Dichrocephala integrifolia* (L.f.) Kuntze

【生境与分布】· 生于海拔 400～1 500 m 的山坡草地、路边或林下。分布于惠水、赤水、江口、安龙、册亨、望谟、荔波、雷山等地。

【药用部位】· 全草。

【功效与主治】· 活血调经,解毒消肿。用于月经不调,扭伤肿痛,疔毒,毒蛇咬伤。

【凭证标本号】· 522401140827038LY;522731190915010LY。

羊耳菊属 *Duhaldea*

羊耳菊

【学名】· *Duhaldea cappa* (Buch.-Ham. ex DC.) Pruski et Anderberg

【别名】· 白牛胆、乌骨鸡、大火草。

【生境与分布】· 生于海拔 600～1 400 m 的山坡、山脚草地、路旁、灌丛或疏林。分布于贵阳、安龙、平塘、贞丰、罗甸、赤水、凤冈、江口、印江、松桃、德江、碧江、瓮安、惠水、独山、三都、施秉、剑河、龙里等地。

【药用部位】· 全草。

【功效与主治】· 祛风散寒,行气利湿,解毒消肿。用于风寒感冒,咳嗽,风湿痹痛,泄痢,肝炎,乳腺炎,痔疮,湿疹,疥癣。

【凭证标本号】· 522328140117054LY;522727200910003LY;522325190115095LY。

显脉旋覆花

【学名】· *Duhaldea nervosa* (Wall. ex DC.) Anderberg

【别名】· 小黑药。

【生境与分布】· 生于海拔 1 000～1 490 m 的山坡地边或沟边。分布于贵阳、望谟、册亨、惠水、关岭、罗甸、盘州等地。

【药用部位】· 根。

【功效与主治】· 祛风湿,通经络,消积止痛。用于风湿疼痛,脘腹冷痛,食积腹胀,噎膈,风湿脚气。

【凭证标本号】· 520222141127005LY;522326201112020LY;522327191004094LY。

鳢肠属 *Eclipta*

鳢肠

【学名】· *Eclipta prostrata* (L.) L.

【别名】· 旱莲草、墨旱莲、地葵花。

【生境与分布】· 生于河流溪边、田边或路旁阴湿地。省内广泛分布。

【药用部位】· 地上部分。

【功效与主治】· 滋补肝肾,凉血止血。用于肝肾阴虚,牙齿松动,须发早白,眩晕耳鸣,腰膝酸软,阴虚血热,吐血,衄血,尿血,血痢,崩漏下血,外伤出血。

【凭证标本号】· 522628160613006LY。

【附注】·《中国药典》收录物种。

地胆草属 *Elephantopus*

地胆草

【学名】· *Elephantopus scaber* L.

【生境与分布】· 生于山谷、村旁、路边荒地或草丛。分布于都匀、贞丰、紫云、罗甸、荔波、兴义、望谟、册亨等地。

【药用部位】· 全草、根。

【功效与主治】· 全草:清热解毒,利尿消肿。用于感冒,痢疾,吐血,乳蛾,咽喉痛,水肿,目赤红痛,疔痛。根:清热除湿,解毒。用于中暑发热,温毒发斑,赤痢,头风,风火牙痛,痈肿,急性扁桃体炎,咽喉炎,眼结膜炎,流行性乙型脑炎,百日咳,急性黄疸型肝炎,肝硬化腹水,急慢性肾炎,疔肿,湿疹。

■ 一点红属 *Emilia*

● 小一点红

【学名】·*Emilia prenanthoidea* DC.

【别名】·耳挖草。

【生境与分布】·生于海拔550～2 000 m的路旁、山坡或林中潮湿处。分布于雷山、荔波、平塘、兴仁、贞丰、罗甸、册亨、望谟、惠水、独山、天柱、黎平等地。

【药用部位】·全草。

【功效与主治】·清热解毒，消肿止痛，凉血。用于小儿惊风，蛇头疔，阴道肿痛，咽喉痛，扁桃体炎，乳腺炎，肺炎，漆疮，跌打，蛇伤，便血，水肿，目赤。

【凭证标本号】·522634151209010LY；522722200723313LY；522727201112001LY。

● 一点红

【学名】·*Emilia sonchifolia* DC.

【别名】·红背果、牛奶奶。

【生境与分布】·生于海拔900～1 250 m的路旁、草地灌丛或岩石上。分布于安龙、册亨、惠水、望谟、绥阳等地。

【药用部位】·全草。

【功效与主治】·清热解毒，散瘀消肿，利尿，凉血。用于咽喉痛，口腔破溃，风热咳嗽，上呼吸道感染，肠炎，泄泻，痢疾，尿路感染，小便淋痛，结膜炎，乳痈，疖肿疮疡。

【凭证标本号】·522328160228931LY；522327190529003LY；522731190915024LY。

■ 菊芹属 *Erechtites*

● 梁子菜

【学名】· *Erechtites hieraciifolius* （L.） Rafinesque ex Candolle

【生境与分布】·赤水、普安、平坝、榕江、雷公山等地有栽培或逸生。

【药用部位】·全草。

【功效与主治】·清热解毒，杀虫。用于催吐，痔疮。

■ 飞蓬属 *Erigeron*

● 长茎飞蓬

【学名】·*Erigeron acris* subsp. *politus* （Fr.） H. Lindb.

【生境与分布】·生于海拔1 900～2 600 m的山坡草地、沟边或林缘。分布于大沙河等地。

【药用部位】·全草、根。

【功效与主治】·消肿解毒，活血燥湿。用于麻风，视物模糊。

● 一年蓬

【学名】·*Erigeron annuus* （L.） Pers.

【别名】·千层塔。

【生境与分布】·生于海拔400～2 300 m的杂木林、路边旷野、山坡荒地、村边或田边。分布于德江、惠水、荔波等地。

【药用部位】·全草、根。

【功效与主治】·清热解毒，消食，截疟。用于消化不良，肠炎，泄泻，传染性肝炎，瘰疬，尿血，疟疾。外用于牙龈炎，蛇咬伤。

【凭证标本号】·522227160606072LY；522731190511020LY；522722200514270LY。

● 香丝草

【学名】·*Erigeron bonariensis* L.

【别名】·蓑衣草、海塘蒿。

【生境与分布】·钟山、水城、纳雍、赤水、兴义、安龙、西秀、黎平等地有栽培。

【药用部位】·全草。

【功效与主治】·清热解毒，除湿止痛。用于感冒，疟疾，风湿性关节炎，疮疡脓肿，外伤出血。

【凭证标本号】·522401160905005LY；520201200804250LY。

● 短葶飞蓬

【学名】·*Erigeron breviscapus* （Vant.） Hand.-Mazz.

【生境与分布】·生于海拔950～2 400 m的山顶、草地、灌丛或林缘。分布于贵阳、西秀、江口、威宁、安龙、望谟、罗甸、平塘、大方、雷公山、梵净山等地。

【药用部位】·全草。

【功效与主治】·活血通络，止痛，祛风散寒。用于中风偏瘫，胸痹心痛，风湿痹痛，头痛，牙痛。

【凭证标本号】·520402140516289LY；522222141120078LY；522427140426026LY。

【附注】·《中国药典》收录物种。

● 小蓬草

【学名】·*Erigeron canadensis* L.

【别名】·蒿子草。

【生境与分布】·外来入侵物种。分布于道真、惠水、长顺等地。

【药用部位】·全草。

【功效与主治】·清热利湿,散瘀消肿。用于疟疾,肠炎,肝炎,胆囊炎,跌打损伤,风湿骨痛,疮疖肿痛,外伤出血,牛皮癣。

【凭证标本号】·522731190709100LY;522729190913040LY。

● 苏门白酒草

【学名】· *Erigeron sumatrensis* Retz.

【别名】·苏门白酒菊。

【生境与分布】·分布于湄潭、贞丰、威宁、兴仁、安龙、册亨、望谟、修文、惠水、罗甸等地。

【药用部位】·全草。

【功效与主治】·化痰通络,止血。用于咳嗽痰多,风湿痹痛,子宫出血。

【凭证标本号】·520328210504178LY;523325181205065LY。

■ 白酒草属 *Eschenbachia*

● 熊胆草

【学名】· *Eschenbachia blini* (H. Lévl.) Brouillet

【生境与分布】·生于海拔1 800～2 600 m的山坡草地。省内广泛分布。

【药用部位】·全草、根。

【功效与主治】·清热解毒,散瘀消肿。用于咽喉肿痛,目赤肿痛。

【凭证标本号】·522727210112002LY。

● 白酒草

【学名】· *Eschenbachia japonica* (Thunb.) J. Koster

【生境与分布】·生于海拔390～2 380 m的路旁、水旁、山脚草地或地边。分布于花溪、沿河、贞丰等地。

【药用部位】·根。

【功效与主治】·清热止痛,祛风化痰。用于肋膜炎,肺炎,咽喉肿痛,小儿惊风。

【凭证标本号】·520111210403014LY;522228200820040LY;523325190301022LY。

● 黏毛白酒草

【学名】· *Eschenbachia leucantha* (D. Don) Brouill.

【别名】·假蓬。

【生境与分布】·生于海拔400～1 000 m的山坡灌丛。分布于平塘、望谟、镇宁、罗甸等地。

【药用部位】·全草。

【功效与主治】·清热解毒,止痛。

【凭证标本号】·522727210112002LY。

■ 泽兰属 *Eupatorium*

● 多须公

【学名】· *Eupatorium chinense* L.

【生境与分布】·生于海拔800～1 900 m的山坡草地、山谷、河旁或水边潮湿地。分布于兴义、威宁、绥阳、纳雍、赤水、凤冈、德江、江口、沿河、盘州、安龙、册亨、独山、瓮安、平塘、锦屏、雷公山等地。

【药用部位】·根、叶、地上部分。

【功效与主治】·根:清热解毒,利咽化痰。用于白喉,咳嗽痰喘,风湿关节痛,乳痈,咽喉痛,扁桃体炎,感冒发热,麻疹,痈疖肿毒,毒蛇咬伤。叶:消肿止痛。用于蛇咬伤,肿毒。地上部分:发表祛湿,和中化浊。用于伤暑头痛,无汗发热,胸闷腹满,口中甜腻,口臭。

【凭证标本号】·522301150820745LY;522427140506396LY;520323150714414LY。

● 佩兰

【学名】· *Eupatorium fortunei* Turcz.

【别名】·兰草、泽兰、水泽兰。

【生境与分布】·生于海拔1 000 m左右的路边灌木林、荒地、村旁、路边,或栽培。分布于都匀、兴义、水城、湄潭、凤冈、瓮安、威宁、黔西、金沙、大方、松桃、黄平、台江、凯里、关岭、镇宁、息烽、六枝、盘州、水城等地。

【药用部位】·地上部分。

【功效与主治】·芳香化湿,醒脾开胃,发表解暑。用于湿浊中阻,脘痞呕恶,口中甜腻,口臭,多涎,暑湿表证,湿温初起,发热倦怠,胸闷不舒。

【凭证标本号】·522701201012009LY;522301140912575LY;520221190805007LY。

【附注】·《中国药典》收录物种。

● 白头婆

【学名】· *Eupatorium japonicum* Thunb.

【生境与分布】·生于海拔700～2 200 m的山坡草地、山顶、山脚、山谷、路旁、水旁或灌丛。分布于花溪、兴义、黔西、湄潭、江口、石阡、松桃、水城、普安、安龙、凯里等地。

【药用部位】·全草、根、地上部分。

【功效与主治】·全草、根:发表散寒,透疹。用于脱肛,麻疹不透,寒湿腰痛,风寒咳嗽。地上部分:芳香化湿,醒脾开胃,发表解暑。用于湿浊中阻,脘痞呕恶,口中甜腻,口臭,多涎,暑湿表证,头胀胸闷。

【凭证标本号】·520111201011008LY;522301140530094LY;

522423190722314LY。

林泽兰

【学名】· *Eupatorium lindleyanum* DC.

【生境与分布】· 生于海拔780~1 500 m的山坡草地、山脚路旁、山谷或灌丛。分布于贞丰、绥阳、威宁、赤水、兴义、兴仁、平坝、惠水、梵净山、雷公山等地。

【药用部位】· 根、地上部分。

【功效与主治】· 根:祛痰定喘,降压。用于咳嗽痰喘,高血压。地上部分:化痰,止咳,平喘。用于慢性支气管炎,咳嗽痰喘。

【凭证标本号】· 522325190116289LY;520323150714353LY;522427140729298LY。

南川泽兰

【学名】· *Eupatorium nanchuanense* Ling et Shih

【生境与分布】· 生于海拔1 200~1 700 m的山坡。分布于大沙河等地。

【药用部位】· 根。

【功效与主治】· 用于阴虚潮热,小儿疳积。

【凭证标本号】· 520325160530642LY。

异叶泽兰

【学名】· *Eupatorium heterophyllum* DC.

【生境与分布】· 生于海拔1 300~2 200 m的山谷、山坡、山顶灌丛或竹丛。分布于水城、威宁、绥阳、安龙、雷山、册亨、剑河、镇远、关岭、镇宁等地。

【药用部位】· 全草。

【功效与主治】· 活血调经,祛风除湿,消肿止痛。用于血滞闭经,跌打损伤。

【凭证标本号】· 520221190611025LY。

■ 天人菊属 *Gaillardia*

● 天人菊

【学名】· *Gaillardia pulchella* Foug.

【别名】· 虎皮菊。

【生境与分布】· 花溪、钟山等地有栽培。

【药用部位】· 全草。

【功效与主治】· 抗癌,抗原虫。

【凭证标本号】· 520422170216008LY;520201200810339LY。

■ 牛膝菊属 *Galinsoga*

● 牛膝菊

【学名】· *Galinsoga parviflora* Cav.

【别名】· 铜锤草、辣子草。

【生境与分布】· 生于林下、河谷地、荒野、河边、田间、溪边或市郊路旁。分布于西秀等地。

【药用部位】· 全草、花序。

【功效与主治】· 全草:消肿,止血。用于乳蛾,咽喉痛,扁桃体炎,急性黄疸型肝炎,外伤出血。花序:清肝明目。用于夜盲症,视力模糊。

【凭证标本号】· 520402170509348LY。

● 粗毛牛膝菊

【学名】· *Galinsoga quadriradiata* Ruiz et Pav.

【生境与分布】· 引种。省内广泛分布。

【药用部位】· 全草。

【功效与主治】· 清热消肿,止血。

【凭证标本号】· 522323200904598LY。

■ 合冠鼠曲属 *Gamochaeta*

● 匙叶合冠鼠麹草

【学名】· *Gamochaeta pensylvanica*（Willd.）Cabrera

【别名】· 匙叶鼠麹草。

【生境与分布】· 生于海拔400~1 200 m的山坡草地或地边。分布于织金、册亨、望谟等地。

【药用部位】· 全草。

【功效与主治】· 清热解毒,宣肺平喘。用于感冒咳嗽,咽喉痛,风湿关节痛,疮疡疔毒。

【凭证标本号】· 522425151012019LY;522327191008078LY。

■ 非洲菊属 *Gerbera*

● 钩苞大丁草

【学名】· *Gerbera delavayi* Franch.

【别名】· 火石花。

【生境与分布】· 生于荒山野坡、林边或草丛。分布于安龙等地。

【药用部位】· 根。

【功效与主治】· 清热化痰,消积杀虫。用于感冒,咳嗽气喘,痢疾,胃痛,消化不良,蛔虫,外伤出血。

【凭证标本号】· 522427141013707LY。

● 非洲菊

【学名】· *Gerbera jamesonii* Bolus

【生境与分布】· 引种。省内广泛栽培。

【药用部位】· 根。

【功效与主治】·清热化痰,消积杀虫。

【凭证标本号】·520326200810021LY。

• 白背大丁草

【学名】·*Gerbera nivea* (DC.) Sch.-Bip.

【别名】·白背火石花。

【生境与分布】·生于高山草地或林缘。分布于赫章、黎平等地。

【药用部位】·全草。

【功效与主治】·清热解毒。

【凭证标本号】·522631190503451LY。

■ 茼蒿属 *Glebionis*

• 茼蒿

【学名】·*Glebionis coronaria* (L.) Cass. ex Spach

【别名】·艾菜、蓬蒿、茼蒿菜。

【生境与分布】·省内广泛栽培。

【药用部位】·全草。

【功效与主治】·和脾胃,消痰饮,清热养心。用于脾胃不和,二便不通,咳嗽痰多,烦热不安。

【凭证标本号】·522301160123007LY;520327210515211LY。

• 南茼蒿

【学名】·*Glebionis segetum* (L.) Fourr.

【生境与分布】·遵义等地有栽培。

【药用部位】·全草。

【功效与主治】·清凉明目,和脾胃,通二便,消痰饮。用于小便淋痛不利,偏坠气痛,肠胃不适。

【凭证标本号】·522121160413009LY。

■ 鼠麴草属 *Gnaphalium*

• 细叶鼠麴草

【学名】·*Gnaphalium japonicum* Thunb.

【别名】·天青地白草。

【生境与分布】·生于海拔780～1500 m的草地或林缘。分布于盘州、望谟、湄潭、江口、平塘、荔波、雷山、龙里等地。

【药用部位】·全草。

【功效与主治】·疏风清热,利湿解毒。用于感冒咳嗽,咽喉痛,目赤肿痛,带下,疮疡疔毒。

【凭证标本号】·520222160704130LY;522326200418002LY;520328210501030LY。

• 多茎鼠曲草

【学名】·*Gnaphalium polycaulon* Pers.

【别名】·多茎鼠麴草。

【生境与分布】·生于海拔400～1000 m的地边。分布于望谟等地。

【药用部位】·全草。

【功效与主治】·祛痰止咳,平喘,祛风湿。用于热痢,感冒咳嗽,咽喉痛,小儿食积,风湿关节痛。

【凭证标本号】·522326200411001LY。

■ 田基黄属 *Grangea*

• 田基黄

【学名】·*Grangea maderaspatana* (L.) Poir.

【别名】·线球菊。

【生境与分布】·生于海拔400～1000 m的荒地、河边沙滩、水旁向阳处或灌丛。分布于望谟、习水、独山、黎平、都匀、松桃、江口等地。

【药用部位】·全草、叶。

【功效与主治】·全草:清热解毒,镇痉,调经。用于耳痛,肺痈。叶:健胃,调经,止咳,镇痛。用于胃脘痛,咳嗽,月经不调。

【凭证标本号】·520330160704008LY,522326200411011LY。

【附注】·贵州新分布药用植物。

■ 菊三七属 *Gynura*

• 红凤菜

【学名】·*Gynura bicolor* (Roxb. ex Willd.) DC.

【别名】·金枇杷、降压草。

【生境与分布】·生于海拔600～1500 m的山坡林下、岩石上或河边湿处。分布于贵阳、龙里、正安、罗甸、剑河、凯里、兴仁、望谟、威宁等地。

【药用部位】·全草、根。

【功效与主治】·全草:清热解毒,凉血止血,活血消肿。用于痛经,崩漏,盆腔炎,咳血,支气管炎,中暑,痢疾,创伤出血,溃疡久不收口,疔疮痈肿,甲沟炎。根:行气,活血,截疟。用于产后瘀血,腹痛,崩漏,疟疾。

【凭证标本号】·522730150714001LY。

• 菊三七

【学名】·*Gynura japonica* (Thunb.) Juel

【别名】·土三七、血当归、见肿消。

【生境与分布】·生于海拔900～1300 m的山谷、山坡草地、林下或林缘。分布于贵阳、雷山、盘州、六枝、道真、大方、织金、剑河、锦屏、德江、普定、关岭、万山、松桃、罗甸、贞丰、习水、紫云、从江、长顺、惠水等地。

【药用部位】·全草、根。

【功效与主治】·散瘀止血，解毒消肿。用于吐血，衄血，尿血，便血，功能性子宫出血，产后瘀血腹痛，大骨节病。外用于跌打损伤，痈疖疮疡，外伤出血，毒蛇咬伤。

【凭证标本号】·522634160516002LY。

- 尼泊尔菊三七

【学名】·*Gynura nepalensis* DC.

【别名】·茎叶天葵。

【生境与分布】·生于海拔1 100～2 100 m的溪边岩石上或田边。分布于织金、兴义、望谟、安龙、荔波、罗甸等地。

【药用部位】·全草。

【功效与主治】·清热凉血，散瘀消肿。用于支气管炎，肺结核，崩漏，痈肿，烫伤，跌打损伤，刀伤出血。

【凭证标本号】·522425151012001LY。

- 平卧菊三七

【学名】·*Gynura procumbens* (Lour.) Merr.

【别名】·蔓三七草。

【生境与分布】·生于林间溪旁坡地砂质土之地。分布于贞丰、罗甸等地。

【药用部位】·全草。

【功效与主治】·散瘀消肿，清热止痛，止咳，通经活络。用于跌打损伤，软组织损伤，咳嗽痰喘，支气管炎，肺结核，肺痈。

【凭证标本号】·522325190117517LY。

- 狗头七

【学名】·*Gynura pseudochina* (L.) DC.

【别名】·狗三七、萝卜母。

【生境与分布】·生于海拔400～2 100 m的山坡砂质地、林缘或路旁。分布于兴义、望谟、安龙等地。

【药用部位】·块根。

【功效与主治】·清热解毒，舒筋活络，凉血止血，止痛。用于贫血，失血过多，衄血，吐血，咯血，月经过多，崩漏，创伤出血，胃痛，风湿痛，跌打损伤，皮肤疮疡，疔疮痈肿，皮炎，湿疹。

■ 向日葵属 *Helianthus*

- 向日葵

【学名】·*Helianthus annuus* L.

【别名】·葵花、向阳花。

【生境与分布】·省内广泛栽培。

【药用部位】·根、花托、种子。

【功效与主治】·根：止痛润肠。用于胸肋胃脘作痛，二便不利，跌打损伤。花托：养阴补肾，止痛。用于头痛，胃腹痛，痛经。种子：滋阴止痢，透疹。用于血痢，麻疹不透，痈肿。

【凭证标本号】·520422141227035LY。

- 菊芋

【学名】·*Helianthus tuberosus* L.

【别名】·洋姜。

【生境与分布】·省内广泛栽培。

【药用部位】·块茎、茎、叶。

【功效与主治】·清热凉血，活血消肿，利尿，接骨。用于热病，肠热下血，跌打损伤，骨折，消渴。

【凭证标本号】·520330160803009LY。

■ 泥胡菜属 *Hemisteptia*

- 泥胡菜

【学名】·*Hemistepta lyrata* (Bunge) Bunge

【别名】·猪兜菜。

【生境与分布】·生于海拔400～2 800 m的山坡、山谷、林缘、林下、草地、荒地、田间、河边及路旁。分布于西秀等地。

【药用部位】·全草、根。

【功效与主治】·清热解毒，利尿，消肿祛瘀，止咳。用于痔漏，痈肿疔疮，外伤出血，骨折，阴虚咳血，慢性气管炎。

【凭证标本号】·520402170324007LY。

■ 山柳菊属 *Hieracium*

- 山柳菊

【学名】·*Hieracium umbellatum* L.

【别名】·九里明、黄花母。

【生境与分布】·生于山坡林缘、林下、草丛或河滩沙地。分布于修文、施秉、雷山等地。

【药用部位】·全草。

【功效与主治】·清热解毒，利湿消积。用于痈肿疮疖，尿道感染，小便淋痛，痢疾，腹痛积块，气喘。

【凭证标本号】·520423210128059LY。

■ 须弥菊属 *Himalaiella*

- 三角叶须弥菊

【学名】·*Himalaiella deltoidea* (DC.) Raab-Straube

【别名】·海肥干。

【生境与分布】·生于海拔 800～2 400 m 的山坡、草地、灌丛、荒地或河谷。分布于普安、盘州、习水等地。

【药用部位】·根。

【功效与主治】·祛风湿，通经络，健脾消疳。用于风湿痹痛，白带过多，腹泻，痢疾，小儿疳积，胃寒疼痛。

【凭证标本号】·520203140817007LY。

• 小头须弥菊

【学名】·*Himalaiella nivea* (Candolle) Raab-Straube

【生境与分布】·生于海拔 200～2 750 m 的山坡草地、山谷密林或林缘。分布于普安、兴仁、贞丰等地。

【药用部位】·根。

【功效与主治】·祛风湿，通经络。

• 叶头须弥菊

【学名】·*Himalaiella peguensis* (C.B. Clarke) Raab-Straube

【别名】·叶头风毛菊。

【生境与分布】·生于海拔 1 200～1 500 m 的林下。分布于兴义等地。

【药用部位】·全草。

【功效与主治】·清热利湿，解毒消痈。用于肺热咳嗽，湿热黄疸，痈肿，毒蛇咬伤。

■ 山蟛蜞菊属 *Indocypraea*

• 山蟛蜞菊

【学名】·*Indocypraea montana* (Bl.) Orchard

【别名】·血参。

【生境与分布】·生于海拔 980～1 100 m 的溪边、路旁或沟谷。分布于平塘、册亨等地。

【药用部位】·全草。

【功效与主治】·补血活血。用于贫血，产后流血过多，子宫肌瘤，闭经，神经衰弱。

【凭证标本号】·522727200813018LY。

■ 旋覆花属 *Inula*

• 土木香

【学名】·*Inula helenium* L.

【别名】·青木香。

【生境与分布】·引种。省内广泛栽培。

【药用部位】·根。

【功效与主治】·健脾和胃，行气止痛，安胎。用于胸胁、脘腹胀痛，呕吐泻痢，胸胁挫伤，岔气作痛，胎动不安。

【附注】·《中国药典》收录物种。

• 水朝阳旋覆花

【学名】·*Inula helianthus-aquatilis* C.Y. Wu ex Ling

【别名】·水葵花。

【生境与分布】·生于海拔 1 000～2 160 m 的路旁、水旁或地边。分布于纳雍、黔西、水城、威宁、七星关、湄潭、龙里、花溪、平坝等地。

【药用部位】·根、花。

【功效与主治】·根：消肿。用于牙龈破溃，口腔破溃。花：清热解表，止咳平喘，化痰。用于感冒发热头痛，胸闷咳嗽，气喘痰多。

【凭证标本号】·522426190815012LY；522423191004004LY；520221190801044LY。

• 旋覆花

【学名】·*Inula japonica* Thunb.

【别名】·猫耳朵、金佛草。

【生境与分布】·生于海拔 850～1 800 m 的路边或水旁岩石上。分布于普定、威宁、罗甸、纳雍、册亨、安龙等地。

【药用部位】·头状花序、地上部分。

【功效与主治】·头状花序：降气消痰，行水止呕。用于风寒咳嗽，痰饮蓄结，胸膈痞闷，喘咳痰多，呕吐噫气，心下痞硬。地上部分：降气消痰，行水。用于外感风寒，痰饮蓄结，咳喘痰多，胸膈痞闷。

【凭证标本号】·520422140926036LY；522427140729263LY；522728150929001LY。

【附注】·《中国药典》收录物种。

• 条叶旋覆花

【学名】·*Inula linearifolia* Turcz.

【别名】·驴耳朵。

【生境与分布】·生于海拔 560～1 201 m 的山坡灌丛。分布于兴仁、安龙等地。

【药用部位】·地上部分。

【功效与主治】·降气消痰，行水止呕。用于风寒咳嗽，痰饮蓄积，咳喘痰多，痰壅气逆，胸膈痞满。

【附注】·《中国药典》收录物种。

■ 小苦荬属 *Ixeridium*

• 小苦荬

【学名】·*Ixeridium dentatum* (Thunb.) Tzvel.

【生境与分布】·生于海拔 400～1 050 m 的山坡、山坡林下潮湿处或田边。分布于平塘、贞丰、威宁、赤水、安龙、册亨、望谟、雷山等地。

【药用部位】·全草。

【功效与主治】·活血止血,排脓祛瘀。用于痈疮肿毒。

【凭证标本号】·522727201022006LY;522325190425344LY;522427140605489LY。

● 细叶小苦荬

【学名】·*Ixeridium gracile*(DC.)Shih

【别名】·纤细苦荬菜。

【生境与分布】·生于海拔900～2100 m的山坡、山谷林缘、林下、田间、荒地或草甸。分布于平塘、大方、江口、兴仁、安龙、平坝等地。

【药用部位】·全草。

【功效与主治】·清热解毒。用于黄疸型肝炎,结膜炎,疖肿。

【凭证标本号】·522727200603010LY。

■ 苦荬菜属 *Ixeris*

● 多色苦荬

【学名】·*Ixeris chinensis* subsp. *versicolor*(Fisch. ex Link)Kitam.

【别名】·颠倒菜、飞天台。

【生境与分布】·生于海拔900～2100 m的山坡、林缘、林下、田间、荒地或草甸。分布于大方、江口、兴仁、安龙、平坝等地。

【药用部位】·全草。

【功效与主治】·清热解毒,消肿止痛。用于黄疸型肝炎,结膜炎,目赤肿痛,疖肿。

【凭证标本号】·522328140424704LY。

● 中华小苦荬

【学名】·*Ixeris chinensis*(Thunb.)Nakai

【别名】·黄鼠草。

【生境与分布】·生于海拔400～1800 m的山坡草地、荒地、路旁、山谷或河流溪边。分布于紫云、赤水、印江、普安、安龙等地。

【药用部位】·全草。

【功效与主治】·清热解毒,凉血止血,调经活血,祛腐排脓,生肌。用于无名肿毒,阴囊湿疹,风热咳嗽,泄泻,痢疾,吐血,衄血、黄水疮,跌打损伤,骨折。

【凭证标本号】·520425170601004LY。

● 剪刀股

【学名】·*Ixeris japonica*(Burm. f.)Nakai

【别名】·沙滩苦荬菜。

【生境与分布】·生于海拔1100～1300 m的山坡草地或路旁。分布于安龙等地。

【药用部位】·全草。

【功效与主治】·清热解毒,消痈肿,凉血,利尿。用于赤眼水肿,疔毒,淋证。

【凭证标本号】·522328140312106LY。

● 苦荬菜

【学名】·*Ixeris polycephala* Cass.

【别名】·多头莴苣。

【生境与分布】·生于海拔400～700 m的路边或山脚溪边岩石上。分布于习水等地。

【药用部位】·全草。

【功效与主治】·清热解毒,利湿消痞,消炎退肿。用于肺热喉痛,痞块,疔疮肿毒,乳痈,肠痈,目赤肿痛,皮肤风疹。

【凭证标本号】·520330160721040LY。

■ 莴苣属 *Lactuca*

● 台湾翅果菊

【学名】·*Lactuca formosana*(Maxim.)Shih.

【别名】·台湾山苦荬。

【生境与分布】·生于海拔1010～1300 m的山坡灌丛、林下或山谷草地。分布于平坝、兴仁、兴义等地。

【药用部位】·全草、根。

【功效与主治】·清热解毒,祛风活血。用于疥癣,疔疮痈肿,蛇咬伤。

● 翅果菊

【学名】·*Lactuca indica* L.

【别名】·山马草。

【生境与分布】·生于山坡林下、灌丛或路旁。分布于道真、江口等地。

【药用部位】·全草、根。

【功效与主治】·清热解毒,活血祛瘀。用于肠痈,乳痈,带下病,产后瘀血腹痛,崩漏,痔疮下血,痈疮肿毒等。

【凭证标本号】·520325160714768LY。

● 毛脉翅果菊

【学名】·*Lactuca raddeana* Maxim.

【别名】·野苦麻、剪刀划。

【生境与分布】·生于海拔1120～1400 m的山坡草地、路旁或灌丛。分布于沿河等地。

【药用部位】·全草、根。

【功效与主治】·全草:清热解毒,祛风除湿,镇痛。根:止咳化痰,祛风。用于风湿关节痛,脓疡疖肿,发痧腹痛,毒蛇咬伤。

• 莴苣

【学名】· *Lactuca sativa* L.

【别名】·莴笋。

【生境与分布】·省内广泛栽培。

【药用部位】·嫩茎、果实、种子。

【功效与主治】·嫩茎:清热解毒,利尿通乳。用于小便不利,乳汁不通,尿血,热毒疮肿。果实:活血,祛瘀,通乳。用于阴肿,痔瘘下血,扭伤腰痛,跌打损伤,骨折,乳汁不通。种子:降脂,抗心律失常,抗动脉粥样硬化。

【凭证标本号】· 522422150812025LY。

• 野莴苣

【学名】· *Lactuca seriola* Torner

【生境与分布】·生于海拔1 000～1 200 m的路边。分布于沿河等地。

【药用部位】·全草、种子、液汁。

【功效与主治】·全草:清热解毒,活血祛瘀。种子:活血祛瘀,通乳。液汁:用于蝎螫伤。

【凭证标本号】· 522228200819023LY。

■ 六棱菊属 *Laggera*

• 六棱菊

【学名】· *Laggera alata* (D. Don) Sch.-Bip. ex Oliv.

【生境与分布】·生于海拔440～600 m的山坡草地、灌丛或河沟边。分布于望谟、罗甸、兴义等地。

【药用部位】·全草、根。

【功效与主治】·全草:祛风除湿,化滞散瘀,消肿解毒。用于感冒咳嗽,身痛,泄泻,风湿关节痛,闭经,跌打损伤,瘰疬,湿毒瘙痒。根:调气补虚,清热解表。用于虚劳,闭经,风热感冒。

【凭证标本号】· 522631190405367LY。

• 翼齿六棱菊

【学名】· *Laggera pterodonta* (DC.) Benth.

【别名】·臭灵丹。

【生境与分布】·生于海拔400～800 m的山坡草地、灌丛、路旁或地边。分布于安龙、兴义、水城、册亨、望谟、罗甸、关岭、镇宁等地。

【药用部位】·地上部分。

【功效与主治】·清热解毒,止咳祛痰。用于风热感冒,咽喉肿痛,肺热咳嗽。

【凭证标本号】· 522328160306953LY;520221191127013LY。

【附注】·《中国药典》收录品种。

■ 栓果菊属 *Launaea*

• 光茎栓果菊

【学名】· *Launaea acaulis* (Roxb.) Babc. ex Kerr.

【别名】·栓果菊。

【生境与分布】·生于海拔400～800 m的山坡草地或路旁。分布于安龙、望谟、罗甸等地。

【药用部位】·全草。

【功效与主治】·清热解毒。用于消化不良,尿路感染,小便淋痛,阑尾炎,结膜炎,目赤红痛,痈疽疔疮,疖肿,乳腺炎,腮腺炎。

■ 大丁草属 *Leibnitzia*

• 大丁草

【学名】· *Leibnitzia anandria* (L.) Turcz.

【生境与分布】·生于海拔1 200～2 400 m的山坡路旁或灌丛。分布于威宁、江口等地。

【药用部位】·全草。

【功效与主治】·清热利湿,解毒消肿。用于肺热咳嗽,湿热泻痢,热淋,风湿关节痛,痈疖肿毒,臁疮,蛇虫咬伤,烧烫伤,外伤出血。

【凭证标本号】· 520222140828001LY。

• 尼泊尔大丁草

【学名】· *Leibnitzia nepalensis* (Kunze) Kitamura

【生境与分布】·生于山坡或沟边草地。分布于威宁等地。

【药用部位】·全草。

【功效与主治】·清热利湿,解毒消肿。

■ 火绒草属 *Leontopodium*

• 松毛火绒草

【学名】· *Leontopodium andersonii* C.B. Clarke

【别名】·白特。

【生境与分布】·生于海拔1 800～2 000 m的山谷阳处草地。分布于普安、安龙等地。

【药用部位】·幼苗。

【功效与主治】·清热解毒,活血祛瘀。用于痈疽疮疡,跌打损伤,蛇虫咬伤。

【凭证标本号】·522328140514840LY。

● **艾叶火绒草**

【学名】·*Leontopodium artemisiifolium*(Lévl.)Beauv.

【生境与分布】·生于海拔 1 000～1 200 m 的草坡、杂木边缘山谷溪旁。分布于贞丰、平坝等地。

【药用部位】·根。

【功效与主治】·清热解毒。用于风热咳嗽,扁桃体炎,咽喉炎。

【凭证标本号】·522325190614352LY。

● **戟叶火绒草**

【学名】·*Leontopodium dedekensii*(Bur. et Franch.)Beauv.

【别名】·火草、火艾。

【生境与分布】·生于海拔 1 400～1 500 m 的针叶林、灌丛或草地。省内广泛分布。

【药用部位】·全草。

【功效与主治】·祛寒止痛。用于胃寒腹痛,风湿关节疼痛。

● **梵净火绒草**

【学名】·*Leontopodium fangingense* Ling

【别名】·梵净山火绒草。

【生境与分布】·生于海拔 2 000～2 400 m 的山坡草地或湿润地岩石上。分布于江口等地。

【药用部位】·全草。

【功效与主治】·清热利湿,解毒消肿。用于肺热咳嗽,湿热泻痢,风湿关节痛,痈疖肿毒。

● **火绒草**

【学名】·*Leontopodium leontopodioides*(Willd.)Beauv.

【别名】·老头草。

【生境与分布】·生于山坡草地或灌丛。分布于普定等地。

【药用部位】·地上部分。

【功效与主治】·疏风清热,利尿,止血。用于流行性感冒,急慢性肾炎,尿路感染,尿血,创伤出血。

【凭证标本号】·520422140926044LY。

● **华火绒草**

【学名】·*Leontopodium sinense* Hemsl.

【别名】·白雪火绒草。

【生境与分布】·生于海拔 850～2210 m 的山坡草地或疏林。分布于威宁、纳雍、大方、印江、独山等地。

【药用部位】·全草、根。

【功效与主治】·清热解毒,止痛。用于咽喉痛,扁桃体炎,咳嗽,乳蛾。

【凭证标本号】·520222141031002LY。

■ **橐吾属 *Ligularia***

● **齿叶橐吾**

【学名】·*Ligularia dentata*(A. Gray)Hara

【生境与分布】·生于海拔 1 200～1 400 m 的山坡、水边、林缘或林中。分布于关岭、修文、开阳、龙里等地。

【药用部位】·根、根茎。

【功效与主治】·祛痰止咳,润肺下气。用于气逆咳嗽,痰吐不利,肺虚久咳,痰中带血。

【凭证标本号】·520424170614019LY。

● **蹄叶橐吾**

【学名】·*Ligularia fischeri*(Ledeb.)Turcz.

【别名】·马蹄当归、马蹄叶、葫芦七。

【生境与分布】·生于海拔 1150～2 200 m 的水边、山坡、灌丛、林缘或林下。分布于从江、纳雍、水城、盘州、清镇、平坝等地。

【药用部位】·根、根茎。

【功效与主治】·消肿止痛,宣肺平喘,止咳祛痰。用于跌打损伤,金刃所伤,劳伤,腰腿痛,筋脉拘挛,咳嗽痰喘,顿咳,肺痨咯血。

【凭证标本号】·522633190912741LY。

● **鹿蹄橐吾**

【学名】·*Ligularia hodgsonii* Hook.

【生境与分布】·生于河边、山坡草地、林中或山谷潮湿地。分布于石阡、开阳、锦屏等地。

【药用部位】·全草、根。

【功效与主治】·止咳化痰,祛瘀活血,止痛止痢。用于跌打损伤,瘀血肿痛,腹痛,肺结核,咯血,劳伤吐血,喉痹,风寒咳嗽,小便不利,月经不调,闭经痛经。

【凭证标本号】·520402170323240LY。

● **细茎橐吾**

【学名】·*Ligularia hookeri*(C.B. Clarke)Hand.-Mazz.

【别名】·马蹄当归。

【生境与分布】·生于山坡、灌丛、林中、水边或高山草地。分布于梵净山等地。

【药用部位】·全草、根。

【功效与主治】·全草:化痰止咳,宽胸利气,通窍生津。用于气管炎,肺结核,头痛,劳伤。根:温肺下气,祛痰止咳,利尿。

用于肺痈,风寒咳嗽,气道上喘,小便不利,水肿,淋浊。

• **狭苞橐吾**

【学名】· *Ligularia intermedia* Nakai

【生境与分布】·生于海拔 700～1 500 m 的草地、路旁潮湿处或密林下。分布于江口等地。

【药用部位】·根、根茎。

【功效与主治】·温肺化痰,止咳平喘。用于风寒感冒,咳嗽气喘,虚痨,吐脓血,喉痹,小便不利。

【凭证标本号】·522222150430102LY。

• **大头橐吾**

【学名】· *Ligularia japonica*（Thunb.）Less.

【别名】·猴巴掌。

【生境与分布】·生于海拔 900～2 300 m 的水边、山坡草地或林下。分布于开阳、修文等地。

【药用部位】·根、全草。

【功效与主治】·舒筋活血,解毒消肿。用于跌打损伤,无名肿毒,毒蛇咬伤,痈疖,湿疹。

【凭证标本号】·520103210414009LY。

• **贵州橐吾**

【学名】· *Ligularia leveiiiei*（Vant.）Hand.-Mazz.

【生境与分布】·生于海拔 2 030～2 300 m 的草地或荒地。分布于平坝、清镇、龙里等地。

【药用部位】·根。

【功效与主治】·温肺下气,祛痰止咳,利尿。用于肺痈,风寒咳嗽,气道上喘,小便不利,淋浊,水肿。

• **南川橐吾**

【学名】· *Ligularia nanchuanica* S. W. Liu

【生境与分布】·生于海拔 2 000～2 300 m 的山坡密林。分布于江口等地。

【药用部位】·根、根茎。

【功效与主治】·祛痰止咳。用于肺痨,肝炎,高血压,痔疮,宫颈溃疡。

• **橐吾**

【学名】· *Ligularia sibirica*（L.）Cass.

【别名】·独角莲、荷叶。

【生境与分布】·生于海拔 950～1 810 m 的沼地、湿草地、河边、山坡或林缘。分布于施秉、余庆、息烽、纳雍、瓮安等地。

【药用部位】·全草、根、根茎。

【功效与主治】·全草:用于肺结核,黄疸,丹毒。根、根茎:润

肺化痰,定喘,止咳止血,止痛。用于肺痨,肝炎,高血压,痔疮,宫颈溃疡。

【凭证标本号】·522623140914039LY;520329191002930LY。

• **离舌橐吾**

【学名】· *Ligularia veitchiana*（Hemsl.）Greenm.

【生境与分布】·生于海拔 1 400～2 300 m 的河边、山坡或林下。省内广泛分布。

【药用部位】·根、根茎。

【功效与主治】·祛痰止咳,润肺下气。用于气逆咳嗽,痰吐不利,肺虚久咳,痰中带血。

■ **黏冠草属 *Myriactis***

• **圆舌黏冠草**

【学名】· *Myriactis nepalensis* Less.

【生境与分布】·生于山坡山谷林缘、林下或灌丛。分布于榕江、贞丰、黔西、水城、大方、威宁、盘州、普安、兴仁、安龙、贵定、习水、湄潭等地。

【药用部位】·全草、根。

【功效与主治】·清热解毒,透疹止痛。用于痢疾,肠炎,中耳炎,麻疹透发不畅,关节肿痛。

【凭证标本号】·522632190815767LY;522325181026263LY; 522423191001041LY。

■ **假福王草属 *Paraprenanthes***

• **黑花假福王草**

【学名】· *Paraprenanthes melanantha*（Franch.）Ze H. Wang

【生境与分布】·生于海拔 2 050 m 左右的山谷林缘。分布于梵净山、雷公山等地。

【药用部位】·全草。

【功效与主治】·清热解毒。

【凭证标本号】·522423191003008LY。

• **异叶假福王草**

【学名】· *Paraprenanthes prenanthoides*（Hemsl.）Shih

【生境与分布】·生于海拔 500～1 100 m 的山坡林下。分布于罗甸等地。

【药用部位】·全草。

【功效与主治】·清热解毒。

【凭证标本号】·522326200427015LY。

• **林生假福王草**

【学名】· *Paraprenanthes sylvicola* Shih

【别名】·长柄假福王草。

【生境与分布】·生于海拔 2 300～2 400 m 的林下。分布于龙里等地。

【药用部位】·全草。

【功效与主治】·清热解毒。用于疮疖肿毒,外伤出血,蝮蛇咬伤。

【凭证标本号】·520111200710028LY。

■ 蟹甲草属 *Parasenecio*

• 兔儿风蟹甲草

【学名】·*Parasenecio ainsliiflorus*（Franch.）Y. L. Chen

【别名】·白花蟹甲草。

【生境与分布】·生于海拔 1 350～2 000 m 的山坡林缘、林下、灌丛或草坡。分布于大方、兴义等地。

【药用部位】·根。

【功效与主治】·散瘀消肿,杀虫。用于肿毒,疥癣,风湿浮肿。

【凭证标本号】·520322200728234LY。

• 翠雀蟹甲草

【学名】·*Parasenecio delphiniphyllus*（Lévl.）Y. L. Chen

【别名】·翠雀叶蟹甲草。

【生境与分布】·生于海拔 1 650～2 400 m 的山坡林下阴湿处。分布于赫章等地。

【药用部位】·全草。

【功效与主治】·祛风除湿,解毒活血。用于腰腿疼痛,跌打损伤。

■ 银胶菊属 *Parthenium*

• 银胶菊

【学名】·*Parthenium hysterophorus* L.

【生境与分布】·生于海拔 400～1 050 m 的林下、山坡或河滩。罗甸、望谟、册亨等地有栽培。

【药用部位】·全草。

【功效与主治】·解热通经,镇痛。用于神经痛,疟疾,疮疡肿毒。

【凭证标本号】·522728160219006LY;522326201004024LY;522327190530053LY。

■ 莛谷草属 *Pentanema*

• 白背莛谷草

【学名】·*Pentanema indicum* var. *hypoleucum*（Hand.-Mazz.）L.

【别名】·止血草、草金沙。

【生境与分布】·生于海拔 700～2 000 m 的山坡草地或荒地。分布于罗甸等地。

【药用部位】·全草。

【功效与主治】·清热解毒,利水通淋。用于疰腮,咽喉肿痛,石淋。

■ 蜂斗菜属 *Petasites*

• 蜂斗菜

【学名】·*Petasites japonicus*（Sieb. et Zucc.）Maxim.

【别名】·八角亭、蜂斗叶。

【生境与分布】·生于溪流边、草地或灌丛。分布于施秉、黔西等地。

【药用部位】·全草、根茎。

【功效与主治】·清热解毒,散瘀消肿。用于咽喉肿痛,痈肿疔毒,毒蛇咬伤,跌打损伤。

【凭证标本号】·522623150813367LY。

• 毛裂蜂斗菜

【学名】·*Petasites tricholobus* Franch.

【别名】·冬花。

【生境与分布】·生于海拔 780～1 260 m 的溪流边或路旁。分布于安顺、龙里、开阳、道真等地。

【药用部位】·花蕾。

【功效与主治】·化痰止咳。用于咳嗽痰多。

【凭证标本号】·520325151014200LY。

■ 毛连菜属 *Picris*

• 毛连菜

【学名】·*Picris hieracioides* L.

【生境与分布】·生于海拔 800～2 400 m 的路旁草地、疏林下或溪边。分布于威宁、江口、瓮安等地。

【药用部位】·全草、根、花序。

【功效与主治】·全草:泻火解毒,祛瘀止痛。用于无名肿毒,高烧。根:利小便。用于腹部胀满。外用于跌打损伤。花序:宣肺止血,化痰平喘。用于咳嗽痰喘,胸腹闷胀。

【凭证标本号】·522730150725002LY。

• 日本毛连菜

【学名】·*Picris japonica* Thunb.

【别名】·兴安毛连菜。

【生境与分布】·生于海拔 600～700 m 的山坡草地或灌丛。

分布于安龙、务川、道真、凤冈、湄潭等地。

【药用部位】·全草。

【功效与主治】·清热消肿,止痛。用于流感,乳痈。

【凭证标本号】·522328140427795LY。

■ 兔耳一枝箭属 *Piloselloides*

● 毛大丁草

【学名】· *Piloselloides hirsuta* (Forsskal) C. Jeffrey ex Cufodontis

【别名】·一支箭、巴地香、兔耳风。

【生境与分布】·生于海拔 400～1 500 m 的山坡草地、路旁或灌丛。分布于贵阳、安顺、毕节、德江、兴仁、安龙、罗甸、平塘、荔波、榕江、黎平等地。

【药用部位】·全草、根。

【功效与主治】·全草:清热解毒,宣肺止咳,行气活血。用于伤风咳嗽、胃脘胀痛、泄泻、痢疾、水肿、淋浊、疮疖肿毒、跌打损伤、毒蛇咬伤。根:清热解毒,理气和血。用于痢疾,乳蛾,疖腮,疝气,瘰疬,便血,尿血,肿毒。

【凭证标本号】·522328140119557LY。

■ 鼠曲草属 *Pseudognaphalium*

● 宽叶鼠麹草

【学名】· *Pseudognaphalium adnatum* (DC.) Y. S. Chen

【别名】·拟宽叶鼠麹草。

【生境与分布】·生于海拔 650～1 770 m 的山坡、山顶阳处草地、路旁或灌丛。分布于江口、贞丰、兴仁、瓮安等地。

【药用部位】·全草、叶。

【功效与主治】·清热燥湿,解毒散结,止血。用于湿热痢疾,痈疽肿毒,外伤出血。

【凭证标本号】·522427140624021LY。

● 鼠曲草

【学名】· *Pseudognaphalium affine* (D. Don) Anderberg

【别名】·清明菜、棉花菜、拟鼠麹草。

【生境与分布】·生于海拔 400～2 200 m 的向阳山坡草地、路旁或地边。分布于花溪、安龙等地。

【药用部位】·全草。

【功效与主治】·化痰止咳,祛风除湿,解毒。用于咳喘痰多,风湿痹痛,泄泻,水肿,蚕豆病,赤白带下,痈肿疔疮,阴囊湿痒,荨麻疹,高血压。

【凭证标本号】·522328160309995LY。

● 秋鼠曲草

【学名】· *Pseudognaphalium hypoleucum* (DC.) Hill. et Burtt

【别名】·秋鼠麹草、亮褐秋鼠麹草、同白秋鼠麹草。

【生境与分布】·生于海拔 800～1 900 m 的山地路旁或山坡。分布于大方、贞丰、册亨、赤水、印江、沿河、盘州、兴仁、息烽、惠水等地。

【药用部位】·全草。

【功效与主治】·疏风清热,解毒利湿。用于感冒咳嗽,泄泻,痢疾,风湿痛,疮疡,瘰疬。

【凭证标本号】·522422150814046LY;522301160112974LY;522325181010067LY。

■ 漏芦属 *Rhaponticum*

● 华漏芦

【学名】· *Rhaponticum chinense* (S. Moore) L. Martins et Hidalgo

【别名】·华麻花头。

【生境与分布】·生于海拔 730～1 000 m 的山谷阴处潮湿疏林下。分布于荔波等地。

【药用部位】·根。

【功效与主治】·发疹解毒,清热宣肺。用于痘疹。

■ 金光菊属 *Rudbeckia*

● 金光菊

【学名】· *Rudbeckia laciniata* L.

【别名】·黑眼菊。

【生境与分布】·引种。道真等地有栽培。

【药用部位】·根、叶、花序。

【功效与主治】·根、叶:清热解毒。用于跌打损伤,痈疮,急性肠胃炎,吐泻,腹痛,里急后重。花序:用于带下病,感冒咳嗽,头痛,目赤红痛,咽喉痛,疔疮。

【凭证标本号】·520325160531644LY。

■ 风毛菊属 *Saussurea*

● 心叶风毛菊

【学名】· *Saussurea cordifolia* Hemsl.

【别名】·水葫芦。

【生境与分布】·生于海拔 1 200～1 950 m 的林缘、山谷、山坡、灌木林中或石崖下。分布于绥阳、大方、凯里、雷山等地。

【药用部位】·根。

【功效与主治】·祛风散寒，止痛。用于风湿痹痛，跌打损伤。

● 长梗风毛菊

【学名】·*Saussurea dolichopoda* Diels

【生境与分布】·生于海拔1 950～2 100 m的山谷林下或山坡。分布于梵净山等地。

【药用部位】·根。

【功效与主治】·清热解毒，消肿散瘀。用于痈肿疮疖，湿疹，毒蛇咬伤。

● 风毛菊

【学名】·*Saussurea japonica*（Thunb.）DC.

【生境与分布】·生于海拔1 000～1 800 m的山坡、山谷、林下、山坡路旁、山坡灌丛、荒坡、水旁或田中。分布于普安、兴仁、平坝、瓮安等地。

【药用部位】·全草。

【功效与主治】·祛风活络，散瘀止痛。用于风湿痹痛，跌打损伤。

【凭证标本号】·520203140817011LY。

● 少花风毛菊

【学名】·*Saussurea oligantha* Franch.

【生境与分布】·生于海拔1 300～2 900 m的山坡、山谷林缘或林下。分布于绥阳、沿河等地。

【药用部位】·根。

【功效与主治】·止泻。用于泄泻。

【凭证标本号】·520323150713324LY。

● 鸢尾叶风毛菊

【学名】·*Saussurea romuleifolia* Franch.

【别名】·雨过天晴、蛇眼草。

【生境与分布】·生于海拔2 200～2 600 m的山坡草地或灌丛。分布于威宁等地。

【药用部位】·全草。

【功效与主治】·祛风解毒，散瘀止痛。用于风湿麻木，关节疼痛，坐骨神经痛，跌打损伤，毒蛇咬伤。

【凭证标本号】·522427140906640LY。

● 圆叶风毛菊

【学名】·*Saussurea rotundifolia* F. H. Chen

【生境与分布】·生于海拔1 800～2 200 m的山顶草地。分布于梵净山等地。

【药用部位】·全草。

【功效与主治】·清热解毒，祛风。用于流行性感冒，咽喉痛，

麻疹。

■ 蛇鸦葱属 *Scorzonera*

● 华北鸦葱

【学名】·*Scorzonera albicaulis* Bunge

【别名】·兔奶。

【生境与分布】·生于海拔1 250～1 400 m的山谷、山坡杂木林下、林缘、灌丛或荒地。分布于正安、道真等地。

【药用部位】·根。

【功效与主治】·清热解毒，凉血散瘀。用于风热感冒，痈肿疔毒，带状疱疹，月经不调，跌打损伤。

【凭证标本号】·520203140525005LY。

■ 千里光属 *Senecio*

● 额河千里光

【学名】·*Senecio argunensis* Turcz.

【别名】·大蓬蒿。

【生境与分布】·生于海拔500～2 300 m的草坡或山地草甸。分布于龙里、道真等地。

【药用部位】·全草。

【功效与主治】·清热解毒。用于痢疾，瘰疬，急性结膜炎，咽喉炎，痈肿疮疖，湿疹，虫咬伤，目赤肿痛，腹痛下痢。

【凭证标本号】·522730150518007LY。

● 糙叶千里光

【学名】·*Senecio asperifolius* Franch.

【生境与分布】·生于海拔1 200～1 500 m的干旱草地或岩石山坡。分布于息烽、修文等地。

【药用部位】·根。

【功效与主治】·健胃消肿。用于咽喉痛，乳蛾，胃痛，腹胀。外用于湿疹，皮疹。

【凭证标本号】·520203141006008LY。

● 峨眉千里光

【学名】·*Senecio faberi* Hemsl.

【别名】·密伞千里光。

【生境与分布】·生于海拔950～2 400 m的林下、灌丛或草坡阴湿处。分布于施秉、黄平、清镇等地。

【药用部位】·全草。

【功效与主治】·清热解毒，清肝明目。用于痈肿疔毒，咽喉肿痛，目赤肿痛。

【凭证标本号】·520325160427532LY。

● 纤花千里光

【学名】· *Senecio graciliflorus*（Wall.）DC.

【生境与分布】· 生于海拔 2 000～2 400 m 的草坡、林缘、林中开旷处或溪边。分布于钟山等地。

【药用部位】· 花序。

【功效与主治】· 清热解毒。

【凭证标本号】· 520201200914487LY。

● 菊状千里光

【学名】· *Senecio laetus* Edgew.

【生境与分布】· 生于海拔 400～1 100 m 的林下、林缘、草坡、田边或路边。分布于威宁、纳雍、水城、平坝、安龙、罗甸、龙里、息烽、清镇、修文、开阳等地。

【药用部位】· 全草、根。

【功效与主治】· 清热解毒，散瘀消肿。用于疮疡肿毒，跌打肿痛。

【凭证标本号】· 520203160618005LY。

● 林阴千里光

【学名】· *Senecio nemorensis* L.

【别名】· 黄菀。

【生境与分布】· 生于海拔 770～2 400 m 的林中开旷处、草地或溪边。分布于大方等地。

【药用部位】· 全草。

【功效与主治】· 清热解毒。用于热痢，目赤红痛，痈疖肿毒。

【凭证标本号】· 522722210123498LY；520221190730002LY。

● 裸茎千里光

【学名】· *Senecio nudicaulis* Buch.-Ham. ex D. Don

【生境与分布】· 生于海拔 1 500～1 850 m 的林下或草坡。分布于镇宁、罗甸、三都、清镇等地。

【药用部位】· 全草。

【功效与主治】· 活血调经。用于月经不调，产后腹痛，跌打损伤。

【凭证标本号】· 522427141105645LY。

● 西南千里光

【学名】· *Senecio pseudomairei* H. Lévl.

【生境与分布】· 分布于盘州、大方、贵定等地。

【药用部位】· 全草。

【功效与主治】· 活血调经。

● 千里光

【学名】· *Senecio scandens* Buch.-Ham.

【别名】· 九岭光、风灯草、九里明。

【生境与分布】· 生于海拔 400～2 000 m 的林下或灌丛。分布于播州等地。

【药用部位】· 地上部分。

【功效与主治】· 清热解毒，明目利湿。用于痈肿疮毒，感冒发热，目赤肿痛，泄泻痢疾，皮肤湿痒等。

【凭证标本号】· 522121150312307LY。

【附注】·《中国药典》收录物种。

● 缺裂千里光

【学名】· *Senecio scandens* var. *incisus* Franch.

【生境与分布】· 生于海拔 800～1 240 m 的山谷路旁或灌丛。分布于龙里、贞丰、平塘、江口、石阡、印江、黎平、威宁、盘州、兴义、安龙、望谟、惠水、罗甸、荔波、清镇、息烽、修文、开阳等地。

【药用部位】· 全草。

【功效与主治】· 清热解毒，明目退翳，杀虫止痒。用于流感，菌痢，黄疸型肝炎，目赤肿痛，翳障，滴虫性阴道炎。

【凭证标本号】· 522730160519006LY；522325181120184LY；522727201020018LY。

● 欧洲千里光

【学名】· *Senecio vulgaris* L.

【生境与分布】· 生于海拔 1 000～2 220 m 的草坡或路旁。分布于威宁、赫章等地。

【药用部位】· 全草。

【功效与主治】· 清热解毒，祛瘀消肿。用于口腔破溃，湿疹，无名肿毒。

【凭证标本号】· 524422150629086LY。

● 岩生千里光

【学名】· *Senecio wightii*（DC. ex Wight）Benth. ex C. B. Clarke

【别名】· 弯齿千里光。

【生境与分布】· 生于海拔 1 000～1 300 m 的山坡灌丛、路旁或沟边。分布于玉屏、平坝、龙里等地。

【药用部位】· 全草。

【功效与主治】· 清热明目。用于感冒，目赤肿痛。

【凭证标本号】· 522223140331049LY。

■ 伪泥胡菜属 *Serratula*

■ 伪泥胡菜

【学名】· *Serratula coronata* L.

【别名】· 假升麻。

【生境与分布】· 生于海拔 400～1 600 m 的山坡林下、林缘、草甸或河岸。分布于江口、平坝、清镇等地。

【药用部位】·全草。

【功效与主治】·清热解毒,补血。用于咽喉痛,呕吐,贫血,肿瘤。

【凭证标本号】·522222140430027LY。

■ 虾须草属 *Sheareria*

● 虾须草

【学名】· *Sheareria nana* S. Moore

【生境与分布】·生于海拔 400～500 m 的山坡、田边、湖边草地或河滩。分布于平坝、龙里、关岭、平塘、凤冈、赤水等地。

【药用部位】·全草。

【功效与主治】·清热解毒,利水消肿,祛风。用于疮疡肿毒,水肿,风热头痛。

■ 豨莶属 *Sigesbeckia*

● 毛梗豨莶

【学名】· *Sigesbeckia glabrescens* Makino

【别名】·光豨莶。

【生境与分布】·生于海拔 400～1 000 m 的路边、旷野荒草地或山坡灌丛。分布于惠水、水城等地。

【药用部位】·地上部分。

【功效与主治】·祛风湿,利筋骨,降压。用于四肢麻痹,筋骨疼痛,腰膝无力,疟疾,急性肝炎,高血压,疔疮肿毒,外伤出血。

【凭证标本号】·522731190713012LY;520221190730021LY。

【附注】·《中国药典》收录物种。

● 豨莶

【学名】· *Sigesbeckia orientalis* L.

【别名】·肥猪草、黄花仔。

【生境与分布】·生于海拔 400～2 200 m 的山坡草地、山谷、路旁、林缘或灌丛。分布于六枝、平塘、望谟等地。

【药用部位】·地上部分。

【功效与主治】·祛风湿,利关节,解毒。用于风湿痹痛,筋骨无力,腰膝酸软,四肢麻痹,半身不遂,风疹湿疮。

【凭证标本号】·520203140703023LY;522727201104008LY;522326201001033LY。

【附注】·《中国药典》收录物种。

● 腺梗豨莶

【学名】· *Sigesbeckia pubescens* Makino

【别名】·肥猪苗、珠草。

【生境与分布】·生于海拔 650～2 200 m 的山坡路旁、草地、林缘、灌丛或疏林。分布于黔西、贞丰、威宁、大方、普安、清镇等地。

【药用部位】·地上部分。

【功效与主治】·祛风湿,通经络,清热解毒。用于风湿痹痛,半身不遂,黄疸,痈肿疮毒。

【凭证标本号】·522121150827833LY;522423190817022LY;522325180920086LY。

【附注】·《中国药典》收录物种。

■ 水飞蓟属 *Silybum*

● 水飞蓟

【学名】· *Silybum marianum* (L.) Gaertn.

【别名】·老鼠筋、水飞雉。

【生境与分布】·贵阳有栽培。

【药用部位】·成熟果实。

【功效与主治】·清热解毒,疏肝利胆。用于肝胆湿热,胁痛,黄疸。

【附注】·《中国药典》收录物种。

■ 蒲儿根属 *Sinosenecio*

● 滇黔蒲儿根

【学名】· *Sinosenecio bodinieri* (Vant.) B. Nord.

【别名】·掌裂华千里光。

【生境与分布】·生于海拔 650～2 400 m 的山麓、溪边或林下阴湿处。分布于平坝、荔波、开阳、惠水、龙里等地。

【药用部位】·全草。

【功效与主治】·清热利湿,消肿止血,止咳化痰,通经活血。用于跌打损伤,吐血。

【凭证标本号】·522121160408007LY。

● 梵净蒲儿根

【学名】· *Sinosenecio fanjingshanicus* C. Jeffrey et Y. L. Chen

【生境与分布】·生于海拔 2 100～2 200 m 的岩石上或山顶草地。分布于江口等地。

【药用部位】·全草。

【功效与主治】·解毒消肿,祛风除湿。用于疮疡,疮毒化脓,风湿关节痛,蛇咬伤。

● 匍枝蒲儿根

【学名】· *Sinosenecio globigerus* (Chang) B. Nord.

【别名】·黔蒲尔根。

【生境与分布】·生于海拔 1 500～1 950 m 的路边或林下潮湿处。分布于道真、湄潭、务川等地。

【药用部位】·全草。

【功效与主治】·解毒消肿,祛风除湿。用于疮疡,疮毒化脓,风湿关节痛,蛇咬伤。

【凭证标本号】·522121160408007LY。

• 蒲儿根

【学名】· *Sinosenecio oldhamianus* (Maxim.) B. Nord.

【别名】·肥猪苗。

【生境与分布】·生于海拔 400～1 500 m 的林缘、溪边或潮湿岩石。分布于江口、雷山、黎平、剑河、望谟、罗甸、荔波、绥阳、开阳等地。

【药用部位】·全草。

【功效与主治】·清热解毒,利湿活血。用于痈疔肿毒,泌尿系统感染,湿疹,跌打损伤。

【凭证标本号】·522121160419039LY。

• 三脉蒲儿根

【学名】· *Sinosenecio trinervius* (Chang) B. Nord.

【生境与分布】·生于林缘灌丛。分布于兴义、西秀等地。

【药用部位】·全草。

【功效与主治】·祛风除湿。用于风湿关节痛,跌打损伤。

■ 包果菊属 Smallanthus

• 菊薯

【学名】· *Smallanthus sonchifolius* (Poepp. et Endl.) H. Rob.

【别名】·雪莲果。

【生境与分布】·省内广泛栽培。

【药用部位】·块茎、叶。

【功效与主治】·清咽。

【凭证标本号】·520422141126034LY。

■ 一枝黄花属 Solidago

• 加拿大一枝黄花

【学名】· *Solidago canadensis* L.

【别名】·幸福草、金棒草。

【生境与分布】·原产北美洲,国内引种栽培后逸为野生。分布于花溪等地。

【药用部位】·全草。

【功效与主治】·清热解毒,散火疏风,消肿止痛,利尿。用于风热头痛,咽喉肿痛,肺热咳嗽,百日咳,肺结核咳嗽咯血,疮疡肿毒,毒蛇咬伤,外伤出血,手脚癣,鹅掌风。

【凭证标本号】·522226191003012LY。

• 一枝黄花

【学名】· *Solidago decurrens* Lour.

【别名】·土柴胡、金柴胡。

【生境与分布】·生于海拔 650～1 900 m 的山坡草地、田边、路旁或灌丛。分布于播州、平塘、惠水等地。

【药用部位】·全草。

【功效与主治】·清热解毒,疏散风热。用于喉痹,乳蛾,咽喉肿痛,疮疖肿毒,风热感冒。

【凭证标本号】·522121161116001LY;522727200927006LY;522731190915015LY。

【附注】·《中国药典》收录物种。

■ 苦苣菜属 Sonchus

• 花叶滇苦菜

【学名】· *Sonchus asper* (L.) Hill

【别名】·续断菊。

【生境与分布】·修文、盘州、正安等地有栽培。

【药用部位】·全草。

【功效与主治】·清热解毒,消肿止痛,祛瘀止血。用于带下病,白浊,痈肿,痢疾,肠痈,目赤红肿,产后瘀血腹痛,肺痨咯血,咳嗽,小儿气喘。

【凭证标本号】·522121160325004LY。

• 长裂苦苣菜

【学名】· *Sonchus brachyotus* DC.

【生境与分布】·生于海拔 350～2 260 m 的山地草坡或河边。分布于赤水、湄潭、望谟、贵定等地。

【药用部位】·全草。

【功效与主治】·清热解毒,止血,消肿止痛。

【凭证标本号】·522121160325004LY。

• 苦苣菜

【学名】· *Sonchus oleraceus* L.

【生境与分布】·生于海拔 400～2 210 m 的山坡草地、路旁、溪流边或地边。分布于播州等地。

【药用部位】·全草。

【功效与主治】·清热解毒,凉血止血。用于肠炎,痢疾,黄疸,淋证,咽喉肿痛,痈疮肿毒,乳腺炎,痔瘘,吐血,衄血,咯血,尿血,便血,崩漏。

【凭证标本号】·522121160314026LY。

• 苣荬菜

【学名】· *Sonchus wightianus* DC.

【别名】· 南苦苣菜。

【生境与分布】· 生于海拔 600～1 500 m 的山坡草地、林间草地或溪旁。分布于江口、平坝、荔波、望谟等地。

【药用部位】· 全草。

【功效与主治】· 清热解毒,利湿排脓,凉血止血。用于咽喉肿痛,疮疖肿痛,痔疮,急性菌痢,肠炎,肺脓疡,急性阑尾炎,吐血,衄血,咯血,尿血,便血,崩漏。

【凭证标本号】· 522730150723002LY。

■ 蟛蜞菊属 *Sphagneticola*

• 蟛蜞菊

【学名】· *Sphagneticola calendulacea* (L.) Pruski

【生境与分布】· 生于路旁、田边或湿润草地。分布于关岭、望谟等地。

【药用部位】· 全草、根。

【功效与主治】· 清热解毒,祛瘀消肿。用于白喉,顿咳,痢疾,痔疮,跌打损伤。

【凭证标本号】· 520424141026105LY。

■ 甜叶菊属 *Stevia*

• 甜叶菊

【学名】· *Stevia rebaudiana* (Bertoni) Hemsl.

【别名】· 甜草、甜茶。

【生境与分布】· 引种。榕江、威宁、册亨、望谟等地有栽培。

【药用部位】· 叶。

【功效与主治】· 生津止渴,降血压。用于消渴,高血压。

【凭证标本号】· 522632190420632LY。

■ 联毛紫菀属 *Symphyotrichum*

• 钻叶紫菀

【学名】· *Symphyotrichum subulatum* (Michx.) G.L. Nesom

【生境与分布】· 生于海拔 1 100～1 900 m 的山坡灌丛、草坡、沟边、路旁或荒地。分布于纳雍、惠水、沿河等地。

【药用部位】· 全草。

【功效与主治】· 清热解毒。用于湿疹,肿毒。

【凭证标本号】· 522426181003019LY;522731190713007LY;

522228200730370LY。

■ 兔儿伞属 *Syneilesis*

• 兔儿伞

【学名】· *Syneilesis aconitifolia* (Bunge) Maxim.

【别名】· 一把伞、龙头七、铁灯台。

【生境与分布】· 生于海拔 500～1 800 m 的山坡草地。分布于播州、凤冈、务川、湄潭等地。

【药用部位】· 全草、根。

【功效与主治】· 祛风除湿,舒筋活血,解毒消肿。用于风湿麻木,肢体疼痛,跌打损伤,月经不调,痛经,痈疽肿毒,瘰疬,痔疮。

【凭证标本号】· 522121150806564LY。

■ 合耳菊属 *Synotis*

• 红缨合耳菊

【学名】· *Synotis erythropappa* (Bur. et Franch.) C. Jeffrey et Y.L. Chen

【别名】· 红毛千里光。

【生境与分布】· 生于海拔 1 350～1 550 m 的林缘、灌丛边或草坡。分布于印江等地。

【药用部位】· 全草。

【功效与主治】· 祛风除湿,清热解毒,止痒。用于急性结膜炎,疮疖,皮炎,跌打损伤。

• 黔合耳菊

【学名】· *Synotis guizhouensis* C. Jeffrey et Y.L. Chen

【生境与分布】· 生于山坡林中。分布于纳雍、贵定、平坝等地。

【药用部位】· 全草。

【功效与主治】· 祛风除湿,清热解毒。

【凭证标本号】· 522327191008134LY。

• 锯叶合耳菊

【学名】· *Synotis nagensium* (C.B. Clarke) C. Jeffrey et Y. L. Chen

【别名】· 斑鸠菊状旋覆花。

【生境与分布】· 生于海拔 400～2 000 m 的森林、灌丛或草地。分布于七星关等地。

【药用部位】· 全草、根。

【功效与主治】· 祛风湿,清热,定喘,止泻,驱虫。用于风湿痹痛,蛔虫病,感冒发热,支气管炎,哮喘,腹痛腹泻,肾炎水肿,膀胱炎,疮毒,刀伤。

【凭证标本号】·522401140929017LY。

■ 万寿菊属 *Tagetes*

● 万寿菊

【学名】· *Tagetes erecta* L.

【别名】·缎子花、孔雀草、臭芙蓉。

【生境与分布】·引种。威宁、罗甸、习水、湄潭、务川、凤冈等地有栽培。

【药用部位】·花。

【功效与主治】·清热解毒,化痰止咳。用于上呼吸道感染,百日咳,结膜炎,口腔炎,牙痛,咽炎,眩晕,小儿惊风,闭经,血瘀腹痛,痈疮肿毒。

【凭证标本号】·520203160623002LY;522427140913684LY;522728150929035LY。

■ 蒲公英属 *Taraxacum*

● 蒲公英

【学名】· *Taraxacum mongolicum* Hand.-Mazz.

【别名】·黄花地丁、婆婆丁。

【生境与分布】·生于海拔520～2 210 m的山坡草地、路旁或沟边。分布于播州、江口、兴义等地。

【药用部位】·全草。

【功效与主治】·清热解毒,消肿散结,利尿通淋。用于疔疮肿毒,乳痈,目赤,咽痛,肺痈,肠痈,湿热黄疸,热淋涩痛。

【凭证标本号】·522121141028283LY;522222140501078LY;522301160315156LY。

【附注】·《中国药典》收录物种。

■ 狗舌草属 *Tephroseris*

● 狗舌草

【学名】· *Tephroseris kirilowii* (Turcz. ex DC.) Holub

【生境与分布】·生于海拔400～2 000 m的山地草坡或山顶阳处。分布于贵定、独山、黄平等地。

【药用部位】·全草。

【功效与主治】·清热解毒,利尿活血,杀虫。用于肺脓疡,疔肿,尿路感染,肾炎水肿,口腔炎,跌打损伤,湿疹,疥疮,阴道滴虫。

【凭证标本号】·522422150901014LY。

● 黔狗舌草

【学名】· *Tephroseris pseudosonchus* (Vant.) C. Jeffrey et Y. L. Chen

【生境与分布】·生于海拔300～400 m的溪边或潮湿草地。分布于清镇、榕江等地。

【药用部位】·全草。

【功效与主治】·清热解毒,活血,杀虫。

■ 婆罗门参属 *Tragopogon*

● 蒜叶婆罗门参

【学名】· *Tragopogon porrifolius* L.

【别名】·牡蛎草。

【生境与分布】·生于荒地或田野。分布于道真等地。

【药用部位】·全草。

【功效与主治】·镇静催眠,消肿祛痰,镇咳。

【凭证标本号】·520423200401001LY。

■ 款冬属 *Tussilago*

● 款冬

【学名】· *Tussilago farfara* L.

【别名】·虎须。

【生境与分布】·瓮安、桐梓等地有栽培。

【药用部位】·花蕾。

【功效与主治】·润肺下气,化痰止咳。用于新旧咳嗽,气喘,劳伤咳血。

【凭证标本号】·520123140518031LY。

【附注】·《中国药典》收录物种。

■ 铁鸠菊属 *Vernonia*

● 糙叶斑鸠菊

【学名】· *Vernonia aspera* (Roxb.) Buch.-Ham.

【别名】·六月雪。

【生境与分布】·生于山顶阳处或路旁草地。分布于威宁、册亨、望谟、安龙、兴义、罗甸、平塘等地。

【药用部位】·全草。

【功效与主治】·发表散寒,补气健脾。用于风寒感冒,气虚食少。

【凭证标本号】·520203141006007LY。

● 广西斑鸠菊

【学名】· *Vernonia chingiana* Hand.-Mazz.

【别名】·棠菊。

【生境与分布】·生于山地灌丛或石灰岩上。分布于荔波等地。

【药用部位】·根、叶。

【功效与主治】·清热解毒,止痉。用于小儿惊风,烂疮,目赤肿痛。

● 夜香牛

【学名】·*Vernonia cinerea* (L.) Less.

【别名】·染色草、消山虎。

【生境与分布】·生于灌丛、密林或田坎路边。分布于正安、望谟、贞丰、册亨、松桃、榕江、罗甸、赤水等地。

【药用部位】·全草、根。

【功效与主治】·疏风除湿,清热解毒。用于感冒发热,咳嗽,急性黄疸型肝炎,痢疾,乳腺炎,鼻炎,疮疖肿毒。

【凭证标本号】·520324140826071LY;522326210313001LY;522325190426300LY。

● 毒根斑鸠菊

【学名】·*Vernonia cumingiana* Benth.

【别名】·过山龙。

【生境与分布】·生于海拔700～900 m 的沟底潮湿地或山谷密林。分布于册亨等地。

【药用部位】·根、茎藤。

【功效与主治】·祛风解表,舒筋活络。用于感冒,疟疾,咽喉痛,牙痛,风火赤眼,风湿痹痛,腰肌劳损。

【凭证标本号】·520203141025001LY。

● 斑鸠菊

【学名】·*Vernonia esculenta* Hemsl.

【别名】·火炭叶。

【生境与分布】·生于海拔550～1 300 m 的山谷、山坡草地、疏林或林缘。分布于册亨、安龙、三都、荔波等地。

【药用部位】·根、叶。

【功效与主治】·清热解毒,生肌敛疮。用于阑尾炎,疮疖,烫火伤。

【凭证标本号】·520203140927016LY。

● 展枝斑鸠菊

【学名】·*Vernonia extensa* (Wall.) DC.

【别名】·小黑升麻。

【生境与分布】·生于山坡路旁、山谷疏林或灌丛。分布于关岭等地。

【药用部位】·全草。

【功效与主治】·清热解毒,止痛。用于疖腮,牙痛。

● 咸虾花

【学名】·*Vernonia patula* (Dryand.) Merr.

【别名】·狗仔菜。

【生境与分布】·生于荒地、田边或路旁。分布于册亨、望谟、安龙、罗甸、荔波等地。

【药用部位】·全草。

【功效与主治】·疏风清热,利湿解毒,散瘀消肿。用于感冒发热,疟疾,头痛,高血压,泄泻,痢疾,风湿痹痛,疮疖,乳腺炎,跌打损伤。

● 柳叶斑鸠菊

【学名】·*Vernonia saligna* (Wall.) DC.

【别名】·白龙须。

【生境与分布】·生于海拔400～1 100 m 的山坡或山谷溪边。分布于册亨、望谟、贞丰、三都等地。

【药用部位】·根。

【功效与主治】·健脾消食,润肺止咳。用于咽喉肿痛,肺结核,咳嗽咯血,子宫脱垂。

【凭证标本号】·522728150523030LY。

● 折苞斑鸠菊

【学名】·*Vernonia spirei* Gand.

【生境与分布】·生于海拔900～1 000 m 的山坡草地。分布于册亨等地。

【药用部位】·根、叶。

【功效与主治】·疏风清热。用于感冒发热,疟疾。

● 大叶斑鸠菊

【学名】·*Vernonia volkameriifolia* (Wall.) DC.

【别名】·大叶鸡菊花。

【生境与分布】·生于山脚路旁、河边、沟边或林中。分布于册亨、望谟等地。

【药用部位】·根皮、茎、叶。

【功效与主治】·补血活血,止痛。用于贫血,闭经,子宫肌瘤,风湿痹痛,跌打损伤。

【凭证标本号】·520324151016032LY。

■ 苍耳属 *Xanthium*

● 苍耳

【学名】·*Xanthium sibiricum* Patr.

【别名】·猪耳。

【生境与分布】·生于海拔400～2 160 m 的山坡草地、林下、路旁、河沟边或田边。分布于播州等地。

【药用部位】·成熟带总苞的果实。

【功效与主治】·散风寒,通鼻窍,祛风湿。用于风寒头痛,鼻塞流涕,鼻渊,风疹瘙痒,湿痹拘挛。

【凭证标本号】·522121150810661LY。

【附注】·《中国药典》收录物种。

■ 黄鹌菜属 *Youngia*

• 厚绒黄鹌菜

【学名】·*Youngia fusca* (Babc.) Babc. et Stebb.

【生境与分布】·生于海拔 2 000～2 900 m 的山顶或溪边。分布于石阡、江口、雷山等地。

【药用部位】·全草。

【功效与主治】·清热解毒。

• 红果黄鹌菜

【学名】·*Youngia erythrocarpa* (Vant.) Babc. et Stebb.

【生境与分布】·生于海拔 400～1 500 m 的路旁或山坡草地。分布于江口、安龙、望谟、平坝、罗甸、荔波等地。

【药用部位】·全草。

【功效与主治】·清热解毒。

• 异叶黄鹌菜

【学名】·*Youngia heterophylla* (Hemsl.) Babc. et Stebb.

【别名】·黄狗头。

【生境与分布】·生于海拔 420～2 250 m 的山坡林缘、林下或荒地。分布于湄潭、凯里、安龙等地。

【药用部位】·全草。

【功效与主治】·清热镇痛。

【凭证标本号】·522301140525025LY;5203282110502104LY。

• 黄鹌菜

【学名】·*Youngia japonica* (L.) DC.

【别名】·黄鸡婆。

【生境与分布】·生于海拔 1080～2 400 m 的路旁草地、林下沟边或山顶。分布于播州等地。

【药用部位】·全草。

【功效与主治】·清热解毒,消肿止痛。用于感冒咽痛,乳腺炎,结膜炎,疮疖,尿路感染,风湿性关节炎,肝硬化腹水,狂犬咬伤。

【凭证标本号】·522121160317007LY。

• 卵裂黄鹌菜

【学名】·*Youngia japonica* subsp. *elstonii* (Hochr.) Babc.

【生境与分布】·分布于安龙等地。

【药用部位】·全草。

【功效与主治】·清热解毒,消肿止痛。

• 川黔黄鹌菜

【学名】·*Youngia rubida* Babc. et Stebb.

【生境与分布】·生于山坡林缘、林下或岩石上。分布于罗甸、册亨等地。

【药用部位】·全草。

【功效与主治】·清热解毒,消肿止痛。

• 少花黄鹌菜

【学名】·*Youngia szechuanica* (Soderb.) S. Y. Hu

【生境与分布】·生于海拔 400～1 200 m 的阴湿岩石上。分布于赤水等地。

【药用部位】·全草。

【功效与主治】·清热解毒。用于感冒,咽喉肿痛,疮疖。

■ 百日菊属 *Zinnia*

• 百日菊

【学名】·*Zinnia elegans* Jacq.

【别名】·步步高登。

【生境与分布】·织金等地有栽培。

【药用部位】·全草。

【功效与主治】·清热利湿,止痢通淋,利尿。用于痢疾,小便淋痛,乳痈,乳头痛。

【凭证标本号】·522425150807015LY。

泽泻科 Alismataceae

■ 泽泻属 *Alisma*

• 窄叶泽泻

【学名】·*Alisma canaliculatum* A. Braun et Bouche.

【生境与分布】·生于沼泽边缘或沟中。分布于绥阳等地。

【药用部位】·全草。

【功效与主治】·清热利湿,解毒消肿。用于小便不利,水肿,皮肤疱疹,蛇咬伤。

• 东方泽泻

【学名】·*Alisma orientale* (Sam.) Juzep.

【生境与分布】·生于浅沼泽地、稻田或潮湿地。分布于花溪、息烽等地。

【药用部位】·块茎。

【功效与主治】·利水渗湿，泄热，化浊降脂。用于小便不利，水肿胀满，泄泻尿少，痰饮眩晕，热淋涩痛，高脂血症。

【凭证标本号】·520111200617042LY；520122190919023LY。

【附注】·《中国药典》收录物种。

● 泽泻

【学名】· *Alisma plantago-aquatica* L.

【生境与分布】·生于湖泊、河湾、溪流、水塘的浅水带，沼泽、沟渠及低洼湿地。分布于普定、长顺、惠水等地。

【药用部位】·块茎。

【功效与主治】·利水渗湿，泄热，化浊降脂。用于小便不利，水肿胀满，泄泻尿少，痰饮眩晕，热淋涩痛。

【凭证标本号】·520422141228028LY；522729200725044LY；522731200904013LY。

【附注】·《中国药典》收录物种。

■ 慈姑属 *Sagittaria*

● 冠果草

【学名】· *Sagittaria guyanensis* subsp. *lappula* (D. Don) Bojin

【生境与分布】·生于水塘、湖泊浅水区或沼泽、水田、沟渠等水域。分布于天柱、锦屏、黎平等地。

【药用部位】·全草。

【功效与主治】·清热利湿，解毒。用于肺热咳嗽，湿热痢疾，痈肿疮毒。

● 矮慈姑

【学名】· *Sagittaria pygmaea* Miq.

【别名】·高原慈姑。

【生境与分布】·生于沼泽、湿地、湖边或水田等处。分布于黎平、长顺、惠水、道真、湄潭、罗甸、安龙、习水、德江、凯里、榕江、锦屏、江口、石阡、沿河、纳雍、金沙等地。

【药用部位】·全草。

【功效与主治】·清肺利咽，利湿解毒。用于肺热咳嗽，咽喉肿痛，小便热痛，痈疖肿毒，湿疮，烫伤，蛇咬伤。

【凭证标本号】·522631180914087LY；522729200725070LY；522731200904038LY。

● 野慈姑

【学名】· *Sagittaria trifolia* L.

【别名】·剪刀草。

【生境与分布】·生于池塘、沼泽或稻田。分布于凤冈、余庆、道真、习水、金沙、碧江、松桃、黄平、清镇、凯里、册亨、江口、雷

山、瓮安等地。

【药用部位】·全草。

【功效与主治】·清热解毒，凉血消肿。用于黄疸，瘰疬，蛇咬伤，疮肿。

【凭证标本号】·522401161114011LY；520327200814001LY；520329191004023LY。

● 华夏慈姑

【学名】· *Sagittaria trifolia* subsp. *leucopetala* (Miq.) Q.F. Wang

【别名】·燕尾草。

【生境与分布】·生于水田、沼泽或浅水沟。锦屏、惠水、望谟、长顺等地有栽培。

【药用部位】·球茎、叶、花。

【功效与主治】·球茎：行血通淋。用于产后血瘀，胎衣不下，淋证，咳嗽痰血。叶：消肿解毒。用于疮肿，丹毒，恶疮。花：明目祛湿。

【凭证标本号】·522628140826081LY；522731200904007LY；522326201003015LY。

水鳖科 Hydrocharitaceae

■ 黑藻属 *Hydrilla*

● 黑藻

【学名】· *Hydrilla verticillata* (L.f.) Royle

【生境与分布】·生于湖泊、池塘等地。分布于三都、威宁等地。

【药用部位】·全草。

【功效与主治】·清热解毒，利尿祛湿。用于疮疡肿毒。

【凭证标本号】·522230191006036LY；522427140802574LY；520402170509136LY。

■ 水车前属 *Ottelia*

● 海菜花

【学名】· *Ottelia acuminata* (Gagnep.) Dandy

【生境与分布】·生于海拔 1 500～2 000 m 的湖泊、池塘、沟渠或水田。分布于威宁等地。

【药用部位】·全草。

【功效与主治】·清热止咳，利水消肿。用于肺热咳嗽，淋证，小便不利，水肿。

【凭证标本号】·520402170513409LY;522427140622324LY。

● **龙舌草**

【学名】· *Ottelia alismoides* (L.) Pers.

【别名】· 水车前。

【生境与分布】· 生于湖泊、水渠、水塘、水田或积水洼地。分布于黎平、从江、石阡等地。

【药用部位】· 全草。

【功效与主治】· 清热化痰,解毒利尿。用于肺热咳喘,咯痰黄稠,水肿,小便不利,痈肿,烫火伤。

● **贵州水车前**

【学名】· *Ottelia balansae* (Gagnep.) Dandy

【生境与分布】· 生于池塘、河流或湖泊。分布于玉屏、惠水、长顺、花溪、乌当、南明等地。

【药用部位】· 全草。

【功效与主治】· 清热化痰,解毒利尿。

■ **苦草属 *Vallisneria***

● **苦草**

【学名】· *Vallisneria natans* (Lour.) Hara

【别名】· 扁担草。

【生境与分布】· 生于池塘、溪沟或湖泊。省内广泛分布。

【药用部位】· 全草。

【功效与主治】· 燥湿止带,行气活血。用于带下色白,产后恶露不尽。

眼子菜科 Potamogetonaceae

■ **眼子菜属 *Potamogeton***

● **菹草**

【学名】· *Potamogeton crispus* L.

【别名】· 札草、虾藻。

【生境与分布】· 生于池塘、沼泽、水沟或稻田。分布于湄潭等地。

【药用部位】· 全草。

【功效与主治】· 清热利水,止血消肿,驱虫。用于目赤红肿,痢疾,水肿,带下,小儿疳积。

【凭证标本号】·520328210501055LY。

● **鸡冠眼子菜**

【学名】· *Potamogeton cristatus* Regel et Maack

【别名】· 小叶眼子菜。

【生境与分布】· 生于静水池塘或稻田。省内广泛分布。

【药用部位】· 全草。

【功效与主治】· 清热解毒,利湿通淋,消肿止血,驱蛔。用于湿热痢疾,黄疸,热淋,带下,崩漏,蛔虫。

● **眼子菜**

【学名】· *Potamogeton distinctus* A. Benn.

【别名】· 泉生眼子菜。

【生境与分布】· 生于水田、水塘或水沟等静水中。分布于乌当、平塘、长顺等地。

【药用部位】· 全草。

【功效与主治】· 清热解毒,清肝明目,除湿利水,止血凉血。

【凭证标本号】· 520112140722144LY;522727201020044LY;522729190312053LY。

● **光叶眼子菜**

【学名】· *Potamogeton lucens* L.

【生境与分布】· 生于水田、水塘或水沟等静水中。分布于威宁等地。

【药用部位】· 全草。

【功效与主治】· 清热解毒,止血凉血。

【凭证标本号】· 522427140802547LY。

● **微齿眼子菜**

【学名】· *Potamogeton maackianus* A. Benn.

【生境与分布】· 生于浅湖或静水池塘。分布于石阡、印江、都匀等地。

【药用部位】· 全草。

【功效与主治】· 清热利水,止血,驱蛔。用于湿热痢疾,黄疸,热淋,带下,疮痈肿毒,痔疮出血,蛔虫。

● **浮叶眼子菜**

【学名】· *Potamogeton natans* L.

【生境与分布】· 生于浅湖或静水池塘、湖泊中。分布于荔波、德江等地。

【药用部位】· 全草。

【功效与主治】· 解热利水,补虚健脾,止血。用于目赤红肿,牙痛,水肿,痔疮,蛔虫,干血痨,小儿疳积。

● **穿叶眼子菜**

【学名】· *Potamogeton perfoliatus* L.

【别名】· 抱茎眼子菜。

【生境与分布】· 生于湖泊、池塘、沟渠或河流。分布于威宁、施秉、平塘、碧江、天柱等地。

【药用部位】·全草。

【功效与主治】·祛风除湿。用于皮肤瘙痒,湿疹。

【凭证标本号】·522427140802570LY。

- **竹叶眼子菜**

【学名】· *Potamogeton wrightii* Morong

【生境与分布】·生于静水池塘、河流或沟渠。分布于印江、石阡、锦屏、黔西、威宁、都匀、习水、道真等地。

【药用部位】·全草。

【功效与主治】·清热解毒,消积利尿。用于急性结膜炎,水肿,黄疸,小儿疳积。外用于痈疖肿毒。

【凭证标本号】·520402170508390LY。

■ **篦齿眼子菜属 Stuckenia**

- **篦齿眼子菜**

【学名】· *Stuckenia pectinata* (L.) Börner

【别名】·龙须眼子菜。

【生境与分布】·生于池塘、浅河或水田中。分布于威宁、印江、石阡、都匀等地。

【药用部位】·全草。

【功效与主治】·清热解毒,除湿利水。用于目赤肿痛,疮痈肿毒,黄疸,水肿,痔疮出血。

【凭证标本号】·522427140802571LY。

百合科 Liliaceae

■ **肺筋草属 Aletris**

- **高山粉条儿菜**

【学名】· *Aletris alpestris* Diels

【生境与分布】·生于海拔 500～2 400 m 的林下岩石上。分布于道真、威宁、赤水等地。

【药用部位】·全草。

【功效与主治】·润肺止咳。用于咳嗽,百日咳。

【凭证标本号】·520325160406412LY;522427140608035LY。

- **无毛粉条儿菜**

【学名】· *Aletris glabra* Bur. et Franch.

【生境与分布】·生于海拔 1 800～2 500 m 的山坡灌丛或草坡。分布于江口、纳雍等地。

【药用部位】·全草。

【功效与主治】·清热止咳,活血调经,杀虫。用于咳嗽,百日

咳,哮喘,盗汗,咯血,乳痈,闭经,小儿疳积。

【凭证标本号】·522222140430051LY。

- **疏花肺筋草**

【学名】· *Aletris laxiflora* Bur. et Franch.

【生境与分布】·生于海拔 700～1 000 m 的林下、岩石上或荒坡草地。分布于开阳等地。

【药用部位】·全草。

【功效与主治】·清热润肺,止咳。用于咳嗽,百日咳,哮喘,盗汗,乳痈。

【凭证标本号】·522630200513017LY。

- **粉条儿菜**

【学名】· *Aletris spicata* (Thunb.) Franch.

【别名】·金线吊白米。

【生境与分布】·生于海拔 400～700 m 的林边草地、山坡、路旁或灌丛边。分布于松桃、凤冈、荔波、榕江、赫章、织金、安龙、龙里、赤水、湄潭、修文、清镇等地。

【药用部位】·全草。

【功效与主治】·清热,润肺止咳,活血调经,杀虫。用于咳嗽,百日咳,哮喘,盗汗,咯血,乳痈,闭经,小儿疳积,蛔虫。

【凭证标本号】·522229160327993LY;520327210512006LY;522722200512265LY。

- **狭瓣粉条儿菜**

【学名】· *Aletris stenoloba* Franch.

【生境与分布】·生于海拔 900～1 300 m 的山坡、路旁或灌丛边。分布于余庆等地。

【药用部位】·全草。

【功效与主治】·润肺止咳。用于咳嗽,百日咳。

【凭证标本号】·522301140613146LY;520329190416010LY。

■ **葱属 Allium**

- **洋葱**

【学名】· *Allium cepa* L.

【别名】·圆葱。

【生境与分布】·省内广泛栽培。

【药用部位】·鳞茎。

【功效与主治】·健胃理气,降血脂,解毒杀虫。用于食少腹胀,高脂血症。外用于创伤,溃疡及滴虫性阴道炎。

【凭证标本号】·520602201230114LY。

- **火葱**

【学名】· *Allium cepa* var. *aggregatum* D. Donl

【生境与分布】·省内广泛栽培。

【药用部位】·全草。

【功效与主治】·解毒,解表,通阳。用于感冒风寒,痈疽肿毒,跌打肿痛,阴寒腹痛,小便不通。

【凭证标本号】·522201201230114LY。

● 薤

【学名】·*Allium chinense* G. Don

【生境与分布】·省内广泛栽培。

【药用部位】·鳞茎。

【功效与主治】·通阳散结,理气宽胸,祛痰。用于咳喘痰多,胸痹心痛,脘腹疼痛,疮疖肿痛。

【附注】·《中国药典》收录物种。

● 葱

【学名】·*Allium fistulosum* L.

【生境与分布】·省内广泛栽培。

【药用部位】·鳞茎。

【功效与主治】·发表通阳,解毒杀虫。用于感冒风寒,阴寒腹痛,二便不通,痢疾,疮痈肿痛,虫积内阻。

【凭证标本号】·522634151012008LY。

● 宽叶韭

【学名】·*Allium hookeri* Thwaites

【生境与分布】·省内广泛栽培。

【药用部位】·叶。

【功效与主治】·补肾温中,行气,解毒散瘀。用于胃寒腹痛,肾虚阳痿,胸痹疼痛,吐血,衄血,痈疮肿毒,痢疾,痔疮。

【凭证标本号】·522633190911726LY;522427140807532LY。

● 小根蒜

【学名】·*Allium macrostemon* Bge.

【别名】·羊胡子。

【生境与分布】·生于山坡、山谷、草地或田坎边。分布于松桃、罗甸、威宁等地。

【药用部位】·鳞茎。

【功效与主治】·通阳散结,行气导滞。用于胸痹心痛,脘腹胀痛,泻痢后重。

【凭证标本号】·522229160304963LY;527281151104001LY;522427140605485LY。

【附注】·《中国药典》收录物种。

● 滇韭

【学名】·*Allium mairei* Lévl.

【生境与分布】·生于山坡草地。分布于松桃、威宁、盘州、赫章等地。

【药用部位】·鳞茎、叶、种子。

【功效与主治】·鳞茎:温中通阳,理气宽胸。用于胸痛,胸闷,心绞痛,胁肋刺痛,咳嗽痰喘,胃脘痛胀,痢疾。叶:祛风除疹。用于风疹瘙痒。种子:温肾壮阳。用于肾虚阳痿。

【凭证标本号】·522229160503034LY;524427140807401LY。

● 卵叶山葱

【学名】·*Allium ovalifolium* Hand.-Mazz.

【生境与分布】·生于沟边林缘或林下阴湿处。分布于石阡等地。

【药用部位】·全草。

【功效与主治】·止血止痛,活血散瘀。用于瘀血肿痛,衄血,跌打损伤。

● 太白韭

【学名】·*Allium prattii* C. H. Wright ex Hemsl.

【生境与分布】·生于海拔 2 000～2 900 m 的阴湿山坡。分布于盘州、赫章等地。

【药用部位】·全草。

【功效与主治】·发汗散寒,健胃。用于伤风感冒,头痛发烧,腹部冷痛,消化不良。

【凭证标本号】·520222150506008LY。

● 大蒜

【学名】·*Allium sativum* L.

【别名】·胡蒜、独蒜、蒜头。

【生境与分布】·省内广泛栽培。

【药用部位】·鳞茎。

【功效与主治】·解毒消肿,杀虫止痢。用于痈肿疮疡,疥癣,顿咳,泄泻,痢疾。

【凭证标本号】·520123151001267LY。

【附注】·《中国药典》收录物种。

● 韭菜

【学名】·*Allium tuberosum* Rottl. ex Spreng.

【别名】·久菜。

【生境与分布】·省内广泛栽培。

【药用部位】·成熟种子。

【功效与主治】·温补肝肾,壮阳固精。用于肝肾亏虚,腰膝酸痛,阳痿遗精,遗尿尿频,白浊带下。

【凭证标本号】·522634151216004LY;520328200717020LY。

【附注】·《中国药典》收录物种。

• **多星韭**

【学名】· *Allium wallichii* Kunth

【生境与分布】· 生于海拔 2 000～2 400 m 的草坡。分布于盘州、威宁、赫章等地。

【药用部位】· 全草。

【功效与主治】· 祛风止痒,活血散瘀。用于牛皮癣,荨麻疹,漆疮,刀伤,跌打损伤。

【凭证标本号】· 520222140922002LY;522427140905662LY。

■ **芦荟属 Aloe**

• **芦荟**

【学名】· *Aloe vera* (L.) N.L. Burman

【别名】· 白夜城。

【生境与分布】· 省内广泛栽培。

【药用部位】· 汁液。

【功效与主治】· 泻下通便,清肝泻火,杀虫疗疳。用于热结便秘,惊痫抽搐,小儿疳积。外用于癣疮。

【凭证标本号】· 520424141023333LY。

【附注】·《中国药典》收录物种。

■ **知母属 Anemarrhena**

• **知母**

【学名】· *Anemarrhena asphodeloides* Bunge.

【生境与分布】· 生于海拔 400～1 450 m 的山坡、草地、路旁向阳处。正安有栽培。

【药用部位】· 块根。

【功效与主治】· 清热泻火,滋阴润燥。用于外感热病,高热烦渴,肺热燥咳,骨蒸潮热,内热消渴,肠燥便秘。

【凭证标本号】· 520123140620058LY。

【附注】·《中国药典》收录物种。

■ **天门冬属 Asparagus**

• **天门冬**

【学名】· *Asparagus cochinchinensis* (Lour.) Merr.

【别名】· 多儿母、八百崽、野鸡食。

【生境与分布】· 生于海拔 400～1 000 m 的山坡路旁、林下、灌丛或荒地。分布于罗甸、荔波、平塘等地。

【药用部位】· 块根。

【功效与主治】· 滋阴润燥,清肺化痰,清火止咳。用于阴虚发热,咳嗽吐血,肺病,咽喉肿痛,消渴,便秘。

【凭证标本号】· 522728151014038LY;522722200116206LY;522727201112004LY。

• **羊齿天门冬**

【学名】· *Asparagus filicinus* D. Don

【别名】· 千锤打、土百部、月牙一支蒿。

【生境与分布】· 生于密林下或山谷阴湿处。分布于大方、荔波、贞丰、息烽、习水、镇宁、六枝、安龙、惠水、长顺、瓮安、平塘、雷山、镇远、锦屏、黎平、江口、印江等地。

【药用部位】· 块根。

【功效与主治】· 清热补虚,滋阴润燥,化痰止咳。用于虚弱咳嗽。

【凭证标本号】· 522422160513002LY;522722201108441LY;522325200601107LY。

• **短梗天门冬**

【学名】· *Asparagus lycopodineus* Wall. ex Baker

【生境与分布】· 生于海拔 450～2 400 m 的林下、灌丛或山谷阴湿处。分布于惠水、清镇、息烽、荔波、龙里等地。

【药用部位】· 块根。

【功效与主治】· 止咳化痰,平喘。用于咳嗽痰多,气逆。

【凭证标本号】· 522731190709101LY。

• **石刁柏**

【学名】· *Asparagus officinalis* L.

【别名】· 芦笋、露笋。

【生境与分布】· 省内广泛栽培。

【药用部位】· 全草、块根。

【功效与主治】· 全草:凉血解毒,利尿通淋。用于肺热,疳积。外用于皮肤疥癣。块根:润肺镇咳,祛痰,杀虫,防癌。

• **龙须菜**

【学名】· *Asparagus schoberioides* Kunth

【生境与分布】· 生于海拔 400～1 200 m 的山谷、林下、林缘草丛,或栽培。分布于赫章等地。

【药用部位】· 根、根茎。

【功效与主治】· 润肺降气,祛痰止咳,止痛。用于肺实喘满,咳嗽痰多,胃脘疼痛。

【凭证标本号】· 522428141125265LY。

• **文竹**

【学名】· *Asparagus setaceus* (Kunth) Jessop

【生境与分布】· 省内广泛栽培。

【药用部位】· 全草、块根。

【功效与主治】· 全草:凉血解毒,利尿通淋。用于肺热咳血,小便淋沥。块根:润肺止咳。用于肺结核咳嗽,痰喘,慢性支气管炎,痢疾。

【凭证标本号】·522634151119001LY。

■ 蜘蛛抱蛋属 *Aspidistra*

● 丛生蜘蛛抱蛋

【学名】·*Aspidistra caespitosa* C. Péi

【生境与分布】·生于海拔 500～1 100 m 的林下或竹林下。分布于荔波等地。

【药用部位】·根茎。

【功效与主治】·祛风除湿,活血通淋,泄热通络,化痰止咳。用于热咳,中暑,头疼,失眠,肠胃炎,呕吐,急性肾炎,腰痛,关节痛,牙痛,跌打损伤等。

【凭证标本号】·522121160331025LY;522722201120175LY。

● 蜘蛛抱蛋

【学名】·*Aspidistra elatior* Bl.

【别名】·一叶兰。

【生境与分布】·生于海拔 500～900 m 的林下、沟边或灌丛。省内广泛栽培。

【药用部位】·根茎。

【功效与主治】·活血通络,清热利尿。用于跌打损伤,腰痛,产后血虚咳嗽,闭经,腹痛,头痛,牙痛,泄泻,砂淋,疟疾。

【凭证标本号】·522730150615018LY。

● 乐业蜘蛛抱蛋

【学名】·*Aspidistra leyeensis* Y. Wan & C.C. Huang

【生境与分布】·生于山坡林下。分布于望谟等地。

【药用部位】·根茎。

【功效与主治】·活血通络,清热利尿。

● 线叶蜘蛛抱蛋

【学名】·*Aspidistra linearifolia* Y. Wan et C.C. huang

【生境与分布】·生于林下。分布于望谟等地。

【药用部位】·根茎。

【功效与主治】·活血通络,清热利尿。

● 九龙盘

【学名】·*Aspidistra lurida* Ker Gawl.

【别名】·竹叶根、赶山鞭、地蜈蚣。

【生境与分布】·生于海拔 500～900 m 的山坡林下或河边灌丛。分布于盘州、赤水、沿河、锦屏、雷山、荔波等地。

【药用部位】·根茎。

【功效与主治】·祛风解毒,健胃止痛,接骨生肌。用于小儿消

化不良,胃痛,骨折,刀枪伤,风湿骨痛,肾虚腰痛,跌打损伤。

【凭证标本号】·5202221406 09006LY;520381160503079LY;522228210103002LY。

● 小花蜘蛛抱蛋

【学名】·*Aspidistra minutiflora* Stapf

【生境与分布】·生于海拔 400～1 500 m 的潮湿山坡、石壁或灌丛。分布于道真等地。

【药用部位】·根茎。

【功效与主治】·活血通淋,泄热通络,续伤接骨,痰热咳嗽,风湿痹痛。用于跌仆闪挫,金疮,筋骨损伤。

【凭证标本号】·520325160412483LY。

● 棕叶草

【学名】·*Aspidistra oblanceifolia* F. T. Wang et K. Y. Lang

【生境与分布】·生于海拔 400～900 m 山坡或沟谷林下。分布于独山等地。

【药用部位】·根茎。

【功效与主治】·活血祛瘀,接骨止痛。

● 四川蜘蛛抱蛋

【学名】·*Aspidistra sichuanensis* K. Y. Lang et Z. Y. Zhu

【别名】·九龙盘、赶山鞭、地雷公。

【生境与分布】·生于海拔 300～1 600 m 山坡或沟谷林下。分布于安龙等地。

【药用部位】·根茎。

【功效与主治】·消食健脾,下气消胀,祛痰湿,利小便。

【凭证标本号】·522328140317254LY。

● 刺果蜘蛛抱蛋

【学名】·*Aspidistra spinula* S. Z. He

【生境与分布】·生于河谷或林下。分布于安龙、贞丰、普安、册亨等地。

【药用部位】·根茎。

【功效与主治】·活血止痛,祛风逐湿。用于跌打损伤,风湿痹痛,骨折,腰痛,胃脘疼痛。

● 狭叶蜘蛛抱蛋

【学名】·*Aspidistra stenophylla* C. R. Lin & R. C. Hu

【生境与分布】·生于林下。分布于安龙、贞丰等地。

【药用部位】·根茎。

【功效与主治】·活血止痛,祛风逐湿。

【凭证标本号】·523326201003021LY。

● 大花蜘蛛抱蛋

【学名】·*Aspidistra tonkinensis* (Gagnep.) F. T. Wang et K.

Y. Lang

【生境与分布】·生于海拔 1 000～1 800 m 的林下。分布于罗甸等地。

【药用部位】·根茎。

【功效与主治】·活血通络,消暑祛湿,和胃安神,退热利尿。用于热咳,头疼,失眠,肠胃炎,呕吐,急性肾炎,腰痛,关节痛,牙痛。

【凭证标本号】·520326200119034LY。

● **卵叶蜘蛛抱蛋**

【学名】·*Aspidistra typica* Baill.

【生境与分布】·生于海拔 400～850 m 的林下或灌丛。分布于锦屏、荔波、赤水等地。

【药用部位】·根茎。

【功效与主治】·清热解毒,止咳润肺,生津止渴,活血散瘀,接骨止痛。用于痢疾,风湿痹痛,肾虚腰腿痛,跌打扭伤,骨折,蛇咬伤。

【凭证标本号】·522628140527004LY;522722211118463LY。

■ **开口箭属 *Campylandra***

● **开口箭**

【学名】·*Campylandra chinensis* Baker M. N. Tamura

【别名】·青龙胆、万年粑。

【生境与分布】·生于海拔 1 100～2 100 m 的山间潮湿处或山坡谷地。分布于道真、凤冈等地。

【药用部位】·根。

【功效与主治】·清热解毒,祛风除湿,散瘀止痛。用于咽喉肿痛,风湿痹痛,胃痛,痈肿疮毒,蛇犬咬伤,跌打损伤。

【凭证标本号】·520325160224360LY;520327210514155LY。

● **筒花开口箭**

【学名】·*Campylandra delavayi* (Franch.) M. N. Tamura

【别名】·猪管道。

【生境与分布】·生于密林阴湿处。分布于赫章、印江等地。

【药用部位】·根。

【功效与主治】·祛风除湿,清热解毒,散瘀止痛。用于风湿痹痛,咽喉肿痛,痈肿疮毒,胃痛,蛇犬咬伤,跌打损伤。

● **疣点开口箭**

【学名】· *Campylandra verruculosa* (Q. H. Chen) M. N. Tamura

【生境与分布】·生于密林阴湿处。分布于平塘、瓮安等地。

【药用部位】·根。

【功效与主治】·清热解毒,消肿利咽。用于风湿痹痛,咽喉肿痛。

● **弯蕊开口箭**

【学名】·*Campylandra wattii* C. B. Clarke

【别名】·牛尾七、扁竹兰。

【生境与分布】·生于海拔 800～1 500 m 的密林阴湿处、山谷或溪边。分布于江口、松桃、雷山、独山、荔波、道真等地。

【药用部位】·根茎。

【功效与主治】·清热解毒,消肿止痛,散瘀止血。用于扁桃体炎,感冒发热,咳嗽咽痛,外伤出血,跌打骨折,胃痛吐血。

【凭证标本号】·522322191003152LY。

■ **大百合属 *Cardiocrinum***

● **荞麦叶大百合**

【学名】·*Cardiocrinum cathayanum* (Wilson) Stearn

【生境与分布】·生于海拔 1 000～1 500 m 的山坡灌丛。分布于雷山、纳雍、大方、赫章、龙里、绥阳、开阳、乌当等地。

【药用部位】·鳞茎。

【功效与主治】·润肺降气,止咳平喘,清肠消痔。用于肺热咳嗽,痰中带血,痔疮肿痛,肠热痔血。

【凭证标本号】·520102210408028LY。

● **大百合**

【学名】·*Cardiocrinum giganteum* (Wall.) Makino

【别名】·水百合。

【生境与分布】·生于海拔 1 700～1 900 m 的山坡灌丛。分布于道真、凤冈、望谟、贞丰、罗甸、开阳、修文等地。

【药用部位】·鳞茎。

【功效与主治】·清肺止咳,宽胸利气。用于肺结核咯血,小儿高热,肺热咳嗽,胃痛,反胃呕吐。

【凭证标本号】·520325160427529LY;520327210514197LY。

■ **吊兰属 *Chlorophytum***

● **吊兰**

【学名】·*Chlorophytum comosum* (Thunb.) Bak.

【生境与分布】·省内广泛栽培。

【药用部位】·全草。

【功效与主治】·止咳化痰,消肿解毒,活血接骨。用于咳嗽痰喘,痈肿疔疮,痔疮,肿痛,骨折,烧伤。

【凭证标本号】·522225201003004LY。

七筋姑属 *Clintonia*

七筋姑

【学名】· *Clintonia udensis* Trautv. et C. A. Mey.

【生境与分布】· 生于海拔 1 600～2 200 m 的高山疏林或阴坡疏林。分布于麻江等地。

【药用部位】· 全草、根。

【功效与主治】· 散瘀止痛。用于跌打损伤。

朱蕉属 *Cordyline*

朱蕉

【学名】· *Cordylie fruticosa* (L.) A. Chev.

【别名】· 红叶铁树、铁莲草、朱竹。

【生境与分布】· 省内广泛栽培。

【药用部位】· 叶、花。

【功效与主治】· 叶:凉血止血,散瘀定痛。用于咳血,吐血,衄血,尿血,便血,崩漏,胃痛,筋骨痛,跌打肿痛。花:清热化痰,凉血止血。用于痰火咳嗽,咯血,吐血,尿血,崩漏,痔疮出血。

剑叶铁树

【学名】· *Cordyline stricta* Endl.

【生境与分布】· 省内广泛栽培。

【药用部位】· 根茎、叶。

【功效与主治】· 散瘀消肿,凉血止血。用于跌打损伤,外伤出血,便血,尿血,鼻衄,咳嗽吐血,哮喘,小儿疳积,痢疾。

山菅兰属 *Dianella*

山菅兰

【学名】· *Dianella ensifolia* (L.) Redouté.

【别名】· 山菅、桔梗兰。

【生境与分布】· 生于海拔 400～700 m 的山沟阴处或林下。分布于罗甸、册亨、贞丰、榕江、望谟、镇宁、关岭、兴仁、安龙等地。

【药用部位】· 全草、根茎。

【功效与主治】· 拔毒消肿,散瘀止痛。用于瘰疬,痈疽疮癣,跌打损伤。

【凭证标本号】· 522728151117001LY;522327190518302LY;522325190409589LY。

竹根七属 *Disporopsis*

散斑竹根七

【学名】· *Disporopsis aspera* (Hua) Engl. ex K. Krause

【别名】· 散斑假万寿竹。

【生境与分布】· 生于海拔 1 100～2 400 m 的林下、阴蔽山谷或谷底。分布于大沙河。

【药用部位】· 根茎。

【功效与主治】· 养阴润肺,化瘀止痛。用于肺胃阴伤,燥热咳嗽,风湿疼痛,跌打损伤。

【凭证标本号】· 522732201101026LY。

竹根七

【学名】· *Disporopsis fuscopicta* Hance

【别名】· 散花竹根七。

【生境与分布】· 生于林下或山谷灌丛。分布于安龙、普安等地。

【药用部位】· 根茎。

【功效与主治】· 养阴清肺,活血祛瘀。用于阴虚肺燥,咳嗽呕干,产后虚劳,妇女干痨,跌打损伤,骨折。

【凭证标本号】· 522422160517013LY。

深裂竹根七

【学名】· *Disporopsis pernyi* (Hua) Diels

【别名】· 竹根假万寿竹。

【生境与分布】· 生于海拔 1 000～1 100 m 的山坡阴湿处或水旁。分布于六枝、册亨、平塘等地。

【药用部位】· 根茎。

【功效与主治】· 益气健脾,养阴润肺,活血舒筋。用于产后虚弱,小儿疳积,阴虚咳嗽,多汗口干,跌打肿痛,风湿疼痛,腰痛。

【凭证标本号】· 520203140415001LY;523327191008056LY;522727201023002LY。

万寿竹属 *Disporum*

短蕊万寿竹

【学名】· *Disporum bodinieri* (H. Lévl. & Vaniot) F. T. Wang et Tang

【生境与分布】· 生于海拔 1 200～2 000 m 的灌丛或林下。分布于雷山、绥阳、惠水、息烽、开阳等地。

【药用部位】· 根、根茎。

【功效与主治】· 养阴润肺,止咳止血。用于阴虚咳嗽,痰中带血。

【凭证标本号】· 522634160411007LY。

距花万寿竹

【学名】· *Disporum calcaratum* D. Don

【生境与分布】· 生于海拔 1 000～1 750 m 的林下。分布于大方、凤冈、湄潭、水城等地。

【药用部位】·根、根茎。

【功效与主治】·益气阴,润肺燥。用于气阴不足,骨蒸潮热,肺燥盗汗,腰膝酸软。

【凭证标本号】·522422160419003LY;520327200725024LY;520328200806008LY。

● 万寿竹

【学名】· *Disporum cantoniense*(Lour.)Merr.

【别名】·竹节参、竹根七、百尾笋。

【生境与分布】·生于海拔400～700 m的灌丛或林下。分布于贞丰、江口、惠水、安龙、湄潭、罗甸、麻江、丹寨、雷山等地。

【药用部位】·根、根茎。

【功效与主治】·祛风湿,舒经活血,清热祛痰,止咳。用于风湿痹症,关节腰腿疼痛,跌打损伤,骨折虚劳,骨蒸潮热,肺痨咯血,肺热咳嗽,烫火伤。

【凭证标本号】·520381160503059LY;522325190611473LY;22222140430028LY。

● 独山万寿竹

【学名】· *Disporum dushanense* B. Wang, Z. H. Wang & Q. W. Sun

【生境与分布】·生于海拔1 100～1 250 m的灌丛或林下。分布于独山。

【药用部位】·根、根茎。

【功效与主治】·舒经活血,祛痰止咳。用于风湿痹症,关节腰腿疼痛,跌打损伤,骨折,虚劳,骨蒸潮热,肺痨咯血,肺热咳嗽,烫火伤。

【附注】·贵州新发现物种。

● 长蕊万寿竹

【学名】· *Disporum longistylum*(H. Lévl. & Vaniot)H. Hara

【生境与分布】·生于海拔400～1 800 m的林下岩石上。分布于贵阳、湄潭、德江、榕江等地。

【药用部位】·根、根茎。

【功效与主治】·润肺止燥,健脾消食,舒经活络,清热解毒。用于肺热咳嗽,肺痨咯血,食积胀满,风湿痹痛,腰腿痛,骨折,烧烫伤。

【凭证标本号】·520324160419008LY。

● 大花万寿竹

【学名】· *Disporum megalanthum* F.T. Wang et Tang

【生境与分布】·生于海拔1 600～2 400 m的林下、林缘或草地。分布于大方等地。

【药用部位】·根。

【功效与主治】·祛风胜湿,止痛。用于劳伤,气血虚损。

【凭证标本号】·522422160425005LY。

● 横脉万寿竹

【学名】· *Disporum trabeculatum* Gagnep.

【生境与分布】·生于林缘或草地。分布于修文、开阳等地。

【药用部位】·根。

【功效与主治】·祛风止痛。

● 少花万寿竹

【学名】· *Disporum uniflorum* Baker ex S. Moore

【别名】·宝铎草。

【生境与分布】·生于海拔600～2 400 m的林下或灌丛。分布于荔波等地。

【药用部位】·根、根茎。

【功效与主治】·润肺止燥,健脾消食,舒经活络,清热解毒。用于肺热咳嗽,肺痨咯血,食积胀满,风湿痹痛,腰腿痛,骨折,烧烫伤。

【凭证标本号】·520322200727215LY。

■ 鹭鸶草属 *Diuranthera*

● 鹭鸶草

【学名】· *Diuranthera major* Hemsl.

【生境与分布】·生于海拔1 000～1 300 m的山坡或林下草地。分布于册亨、安龙、望谟、贵定等地。

【药用部位】·根。

【功效与主治】·散瘀止痛,止血生肌。用于跌打损伤,外伤出血。

● 小鹭鸶草

【学名】· *Diuranthera minor*(C. H. Wright)C. H. Wright ex Hemsl.

【生境与分布】·生于海拔2 100～2 400 m的山坡、林下或路旁。分布于盘州、威宁等地。

【药用部位】·根。

【功效与主治】·健脾利湿,舒经活络,解毒消肿。用于小儿疳积,脾虚带下,湿痹酸痛,乳痈肿痛,毒蛇咬伤。

【凭证标本号】·5202221 50618002LY;522427140625280LY。

■ 萱草属 *Hemerocallis*

● 黄花菜

【学名】· *Hemerocallis citrina* Baroni

【别名】·金针菜。

【生境与分布】·生于海拔 400～2 000 m 的山坡、山谷、荒地或林缘。石阡、册亨、凤冈、印江、江口、道真等地有栽培。

【药用部位】·根、根茎。

【功效与主治】·清热利尿，凉血止血。用于水肿，膀胱炎，小便不利，淋浊尿血，带下病，月经不调，乳少，腮腺炎，黄疸，衄血，便血，崩漏，乳痈。

【凭证标本号】·522224160704091LY；522327191225030LY；520327200728023LY。

• 萱草

【学名】·*Hemerocallis fulva*（L.）L.

【别名】·摺叶萱草、黄花菜。

【生境与分布】·生于山坡、山谷、荒地、林缘或河边。分布于赫章、长顺、贞丰等地。

【药用部位】·根、根茎。

【功效与主治】·利水凉血。用于水肿，小便不利，淋浊，带下病，黄疸，衄血，便血，崩漏，乳痈。

【凭证标本号】·522428150626057LY；522729190327044LY；522325190612571LY。

• 折叶萱草

【学名】·*Hemerocallis plicata* Stapf

【生境与分布】·生于海拔 1 000～1 400 m 的山坡低洼处。省内广泛分布。

【药用部位】·根。

【功效与主治】·养血平肝，清热，凉血止血，利尿消肿。用于头晕，耳鸣，心悸，腰痛，衄血，大肠下血，水肿，淋证，咽喉痛，乳痈。

【凭证标本号】·520121200615013LY。

■ 异黄精属 *Heteropolygonatum*

• 金佛山异黄精

【学名】·*Heteropolygonatum ginfushanicum*（F. T. Wang & T. Tang）M. N. Tamura

【生境与分布】·生于海拔 1 700～1 800 m 的山坡林下。分布于江口等地。

【药用部位】·根、根茎。

【功效与主治】·祛风止痛，活血祛瘀，补肾壮阳。用于头痛，痈肿疮毒，跌打损伤，风湿痹痛，月经不调，肾虚阳痿。

■ 肖菝葜属 *Heterosmilax*

• 华肖菝葜

【学名】·*Heterosmilax chinensis* F. T. Wang

【生境与分布】·生于海拔 400～2 100 m 的山谷密林或灌丛。分布于兴义、罗甸、锦屏、织金、绥阳、都匀等地。

【药用部位】·根茎。

【功效与主治】·清热除湿，解毒。用于梅毒，瘰疬痈肿，筋骨挛痛，钩端螺旋体病。

【凭证标本号】·523301140618264LY。

• 肖菝葜

【学名】·*Heterosmilax japonica* Kunth

【生境与分布】·生于海拔 500～1 800 m 的山坡密林或路边杂木林。分布于贵阳、安龙、册亨、大方、德江、普定、万山、绥阳等地。

【药用部位】·根茎。

【功效与主治】·清热解毒，利湿。用于风湿关节痛，痈疖肿毒，湿疹，皮炎，阳痿，汞中毒。

【凭证标本号】·523328140420611LY；523327191008131LY。

• 短柱肖菝葜

【学名】·*Heterosmilax septemnervia* F. T. Wang & T. Tang

【生境与分布】·生于海拔 700～2 400 m 的山坡密林、河沟边或路边。分布于贞丰、荔波、织金、三都、赤水、普定、安龙、紫云、清镇、修文、绥阳等地。

【药用部位】·根茎。

【功效与主治】·清热解毒，祛风利湿，利筋骨，消肿。用于风湿关节痛，头痛，腰痛，痈疖肿毒，湿疹，皮炎。

【凭证标本号】·520402170323358LY；523325181206163LY；522722200514306LY。

■ 玉簪属 *Hosta*

• 玉簪

【学名】·*Hosta plantaginea*（Lam.）Aschers.

【生境与分布】·生于海拔 1 000～2 200 m 的林下、草坡或岩石边。分布于黎平、万山、道真、正安、德江、赤水、石阡、江口、习水、绥阳、三都等地。

【药用部位】·根、叶、花。

【功效与主治】·根：用于咽肿，吐血，骨鲠。外用于乳痈，中耳炎，疮痈肿毒，烧烫伤。叶：清热解毒，消肿止痛。用于痈肿疔疮，蛇虫咬伤。外用于下肢溃疡。花：清咽利尿，通经。用于咽喉肿痛,小便不通,疮毒,烧伤。

【凭证标本号】·520330160707005LY。

• 紫萼

【学名】· *Hosta ventricosa* (Salisb.) Stearn

【别名】· 玉簪花、紫玉簪。

【生境与分布】· 生于海拔 500～2 400 m 的林下、草坡或路旁。分布于雷山等地。

【药用部位】· 根、叶、花。

【功效与主治】· 理气和血,补虚。用于遗精,吐血,妇女虚弱,带下病。

【凭证标本号】· 522634150907020LY。

■ 百合属 *Lilium*

• 黄绿花滇百合

【学名】· *Lilium bakerianum* var. *delavayi* (Franch.) Wilson

【生境与分布】· 生于海拔 2 200～2 400 m 的山坡林中或草坡。省内广泛分布。

【药用部位】· 鳞茎。

【功效与主治】· 养阴润肺,清心安神。用于阴虚咳嗽,虚烦惊悸,失眠多梦,精神恍惚,痈肿,湿疮。

• 野百合

【学名】· *Lilium brownii* F. E. Brown ex Miell.

【别名】· 羊屎蛋。

【生境与分布】· 生于海拔 400～1 500 m 的山坡、灌丛、路旁、溪旁或石隙。分布于贞丰、开阳、修文、西秀、镇宁、普定、晴隆、兴仁、大方、仁怀、息烽、绥阳、正安、湄潭、印江、江口、碧江、松桃、施秉、石阡、岑巩、镇远、黄平、三都、惠水、独山等地。

【药用部位】· 鳞茎。

【功效与主治】· 养阴润肺,清心安神。用于阴虚久咳,痰中带血,虚烦惊悸,失眠多梦,精神恍惚。

【凭证标本号】· 522325180919094LY。

• 百合

【学名】· *Lilium brownii* var. *viridulum* Bak.

【生境与分布】· 生于海拔 700～1 000 m 的山坡草地、疏林、沟旁、地边或村旁。赫章、荔波、余庆等地有栽培。

【药用部位】· 肉质鳞叶。

【功效与主治】· 养阴润肺,清心安神。用于阴虚燥咳,劳嗽咳血,虚烦惊悸,失眠多梦,精神恍惚。

【凭证标本号】· 522428151110048LY;522722200514639LY;520329190724648LY。

【附注】·《中国药典》收录物种。

• 川百合

【学名】· *Lilium davidii* Duch. ex Elwes

【生境与分布】· 生于山坡草地、林下潮湿处或林缘。分布于凤冈、湄潭、道真、务川、正安等地。

【药用部位】· 鳞茎。

【功效与主治】· 养阴润肺,止咳平喘,清心安神。用于肺燥咳嗽,肺虚久咳,咳痰咯血,肺痈,咽喉干痛,痰中带血,热病后余热未尽,神志恍惚,烦躁失眠。

【凭证标本号】· 522725201007025LY。

• 湖北百合

【学名】· *Lilium henryi* Bak.

【生境与分布】· 生于海拔 700～1 000 m 的山地灌丛。分布于习水、荔波等地。

【药用部位】· 鳞茎。

【功效与主治】· 清热解毒,润肺止咳,宁心安神。用于肺结核,肺痈,阴虚久咳,痰中带血,虚烦惊悸,失眠多梦,精神恍惚,毒疮,中耳炎。

【凭证标本号】· 520330160804004LY。

• 南川百合

【学名】· *Lilium rosthornii* Diels

【生境与分布】· 生于海拔 700～1 100 m 的溪边、山沟或林下。分布于习水、平塘、荔波、江口、沿河、贵定、长顺、三都、绥阳、龙里、开阳等地。

【药用部位】· 鳞茎。

【功效与主治】· 清热解毒,润肺止咳。用于毒疮,肺痈,中耳炎。

【凭证标本号】· 520330160804001LY;522727200814001LY;522722200723006LY。

• 淡黄花百合

【学名】· *Lilium sulphureum* Baker ex Hook. f.

【生境与分布】· 生于海拔 900～1 890 m 的路边、草地或山坡阴处疏林。分布于播州等地。

【药用部位】· 鳞茎。

【功效与主治】· 清热解毒,润肺止咳。用于咯血,虚劳咳嗽,无名肿毒。

【凭证标本号】· 522121160711017LY。

• 大理百合

【学名】· *Lilium taliense* Franch.

【生境与分布】· 生于海拔 2 200～2 400 m 的山坡或草丛。分布于江口、赫章等地。

【药用部位】·鳞茎。

【功效与主治】·清热解毒,润肺止咳,生津。用于咯血,虚劳咳嗽,无名肿毒。

【凭证标本号】·522222160722026LY。

• **卷丹**

【学名】·*Lilium tigrinum* Ker Gawler

【别名】·卷丹百合、河花。

【生境与分布】·生于海拔 400～2 400 m 的山坡灌丛、草地、路边或水旁。分布于大沙河等地。

【药用部位】·肉质鳞叶。

【功效与主治】·养阴润肺,清心安神。用于阴虚燥咳,劳嗽咳血,虚烦惊悸,失眠多梦,精神恍惚。

【凭证标本号】·520102210419017LY。

【附注】·《中国药典》收录物种。

• **卓巴百合**

【学名】·*Lilium wardii* Stapf ex F.C. Stern

【生境与分布】·生于海拔 1 800～2 030 m 的山坡草地或山坡灌丛。分布于钟山等地。

【药用部位】·鳞茎。

【功效与主治】·养阴润肺,清心安神。

【凭证标本号】·520201200731222LY。

■ **山麦冬属 *Liriope***

• **禾叶山麦冬**

【学名】·*Liriope graminifolia* (L.) Bak.

【生境与分布】·生于海拔 400～2 300 m 的山坡、山谷林下、灌丛、山沟阴处、石缝间或草丛。分布于普定等地。

【药用部位】·块根。

【功效与主治】·养阴滋补,清心润肺,养胃生津,化痰止咳。

【凭证标本号】·520422140925036LY。

• **矮小山麦冬**

【学名】·*Liriope minor* (Maxim.) Makino

【生境与分布】·生于山野草坡。分布于黎平等地。

【药用部位】·块根。

【功效与主治】·润肺止咳,清心除烦,生津止渴。用于消化不良,哮喘,劳伤疼痛,百日咳,九子疡。

【凭证标本号】·522631180914083LY。

• **阔叶山麦冬**

【学名】·*Liriope muscari* (Decaisne) L. H. Bailey

【别名】·阔叶麦冬、阔叶土麦冬。

【生境与分布】·生于海拔 600～1 400 m 的山地、山谷林下或潮湿处。分布于贵阳、印江、沿河、松桃等地。

【药用部位】·块根。

【功效与主治】·润肺止咳,清心除烦,生津止咳。

【凭证标本号】·522229140726087LY;522226190502042LY;522228200823004LY。

• **山麦冬**

【学名】·*Liriope spicata* (Thunb.) Lour.

【别名】·麦门冬、土麦冬、麦冬。

【生境与分布】·生于海拔 800～1 200 m 的山坡、林下、路旁或湿地。分布于施秉、惠水、贞丰、修文、榕江等地。

【药用部位】·块根。

【功效与主治】·养阴生津,润肺清心。用于肺燥干咳,喉痹咽痛,津伤口渴,内热消渴,心烦失眠,肠燥便秘。

【凭证标本号】·522623160612438LY;522731190709016LY;522325190117270LY。

■ **舞鹤草属 *Maianthemum***

• **高大鹿药**

【学名】·*Maianthemum atropurpureum* (Franch.) La Frankie

【生境与分布】·生于海拔 2 100～2 400 m 的山坡灌丛或林下阴处。分布于赫章等地。

【药用部位】·根、根茎。

【功效与主治】·祛风止痛,活血祛瘀,补肾壮阳。用于头痛,痈肿疮毒,跌打损伤,风湿痹痛,月经不调,肾虚阳痿。

• **管花鹿药**

【学名】·*Maianthemum henryi* (Baker) La Frankie

【别名】·螃蟹七。

【生境与分布】·生于海拔 1 700～1 800 m 的山坡林下。分布于大方等地。

【药用部位】·根、根茎。

【功效与主治】·祛风止痛,活血祛瘀,补肾壮阳。用于风湿痹痛,跌打损伤,痈肿疮毒,肾虚阳痿,月经不调。

• **鹿药**

【学名】·*Maianthemum japonicum* (A. Gray) La Frankie

【别名】·九层楼、盘龙七。

【生境与分布】·生于海拔 2 100～2 400 m 的山顶潮湿处。分布于惠水等地。

【药用部位】·根、根茎。

【功效与主治】·祛风止痛,活血祛瘀,补肾壮阳。用于头痛,风湿痹痛,跌打损伤,痈肿疮毒,肾虚阳痿,月经不调。

【凭证标本号】·520203140607010LY。

● **长柱鹿药**

【学名】· *Maianthemum oleraceum* (Baker) La Frankie

【生境与分布】·生于海拔 1500～2100 m 的林下阴湿处。分布于清镇、印江等地。

【药用部位】·根、根茎。

【功效与主治】·祛风止痛,活血祛瘀,补肾壮阳。用于风湿痹痛,跌打损伤,痈肿疮毒,肾虚阳痿,月经不调。

● **窄瓣鹿药**

【学名】· *Maianthemum tatsienense* (Franchet) La Frankie

【生境与分布】·生于海拔 1400～2100 m 山坡灌丛、林缘或草坡。分布于雷公山等地。

【药用部位】·根、根茎。

【功效与主治】·祛风止痛,活血祛瘀,补肾壮阳。用于头痛,风湿痹痛,跌打损伤,痈肿疮毒,肾虚阳痿,月经不调。

■ **沿阶草属 *Ophiopogon***

● **钝叶沿阶草**

【学名】· *Ophiopogon amblyphyllus* Wang et Dai

【生境与分布】·生于海拔 1650～2200 m 的疏林阴处或山坡阴处。分布于正安、绥阳等地。

【药用部位】·全草。

【功效与主治】·清热解毒,理气止痛。用于喉炎,肠痛。

【凭证标本号】·520324160405007LY;520323150609109LY。

● **连药沿阶草**

【学名】· *Ophiopogon bockianus* Diels

【生境与分布】·生于海拔 900～1300 m 的山坡、林下或山谷溪边石缝中。分布于梵净山等地。

【药用部位】·全草、块根。

【功效与主治】·清热,润肺养阴,生津止咳。

● **沿阶草**

【学名】· *Ophiopogon bodinieri* Lévl.

【别名】·铺散沿阶草、矮小沿阶草。

【生境与分布】·生于海拔 600～1200 m 的山谷潮湿处、沟边或灌丛。分布于施秉、贞丰、罗甸、威宁、赫章、盘州、兴仁、安龙、织金、金沙、西秀、普安、镇宁、修文、开阳、惠水、习水、碧江、黎平、荔波、独山等地。

【药用部位】·块根。

【功效与主治】·滋阴润肺,益胃生津,清心除烦。用于肺燥干咳,肺痈,阴虚劳嗽,津伤口渴,消渴,心烦失眠,咽喉疼痛,肠燥便秘,血热吐衄。

【凭证标本号】·522623150730316LY;522325190717551LY;522728150910001LY。

● **长茎沿阶草**

【学名】· *Ophiopogon chingii* Wang et Tang

【别名】·剪刀蕉、铁丝草。

【生境与分布】·生于海拔 400～1650 m 的山坡、灌丛、林下或石缝中。分布于盘州、赤水等地。

【药用部位】·全草、块根。

【功效与主治】·全草:用于脓疮。块根:清热润肺,养阴生津。用于肺结核,脓疱疮。

【凭证标本号】·522728151013003LY。

● **棒叶沿阶草**

【学名】· *Ophiopogon clavatus* C. H. Wright ex Oliv.

【生境与分布】·生于海拔 1400～1600 m 的山坡、山谷疏林或水边。分布于道真等地。

【药用部位】·块根。

【功效与主治】·清肺热,生津止咳。

【凭证标本号】·520325160530590LY。

● **厚叶沿阶草**

【学名】· *Ophiopogon corifolius* Wang et Dai

【生境与分布】·生于海拔 1200～1400 m 的山坡密林下。分布于道真、兴仁、望谟等地。

【药用部位】·块根。

【功效与主治】·清肺止咳,清心除烦。用于心烦失眠,肺燥干咳,咽喉肿痛。

【凭证标本号】·520325160531599LY。

● **褐鞘沿阶草**

【学名】· *Ophiopogon dracaenoides* (Baker) Hook. f.

【生境与分布】·生于海拔 1000～1300 m 的林下潮湿处。分布于平塘等地。

【药用部位】·全草、块根。

【功效与主治】·全草:用于感冒发热,风湿痹痛,跌打损伤。块根:定心安神,止咳化痰。用于心悸,心慌,风湿性心脏病,肺痨,慢性气管炎,咳嗽痰喘。

【凭证标本号】·522727210204002LY。

- **大沿阶草**

【学名】· *Ophiopogon grandis* W. W. Sm.

【生境与分布】· 生于海拔 1 800～2 800 m 的山坡杂木林。分布于威宁、水城等地。

【药用部位】· 块根。

【功效与主治】· 定心安神,止咳化痰。

- **异药沿阶草**

【学名】· *Ophiopogon heterandrus* Wang et Dai

【生境与分布】· 生于海拔 1 100～1 400 m 的林下。分布于西秀等地。

【药用部位】· 块根。

【功效与主治】· 舒筋活络,止痛消肿。

- **间型沿阶草**

【学名】· *Ophiopogon intermedius* D. Don

【生境与分布】· 生于海拔 1 000～2 300 m 的林下阴湿处或沟边。分布于威宁、纳雍、赫章等地。

【药用部位】· 块根。

【功效与主治】· 清热润肺,养阴生津,止咳。用于肺燥干咳,吐血,咯血,咽干口燥。

【凭证标本号】· 522301140805465LY;524427140620138LY。

- **麦冬**

【学名】· *Ophiopogon japonicus* (L. f.) Ker-Gawl.

【别名】· 书带草、养神草。

【生境与分布】· 生于海拔 200～2 800 m 的山坡阴湿处、林下或溪旁。分布于赫章、惠水、平塘、长顺、威宁、西秀、开阳、修文、江口、雷山等地。

【药用部位】· 块根。

【功效与主治】· 养阴生津,润肺清心。用于肺燥干咳,阴虚劳嗽,喉痹咽痛,津伤口渴,内热消渴,心烦失眠,肠燥便秘。

【凭证标本号】· 522428140925056LY;522731190509005LY;522727201023001LY。

【附注】·《中国药典》收录物种。

- **西南沿阶草**

【学名】· *Ophiopogon mairei* Lévl.

【生境与分布】· 生于海拔 1 000～1 300 m 的林下阴湿处。分布于关岭、罗甸、水城、安龙等地。

【药用部位】· 块根。

【功效与主治】· 清热润肺,养阴生津,清心除烦。用于肺痈,津伤口渴,肺燥干咳,心烦失眠,神经衰弱。

【凭证标本号】· 520424141028231LY;522728151013042LY;

520221190802004LY。

- **宽叶沿阶草**

【学名】· *Ophiopogon platyphyllus* Merr. et Chun

【生境与分布】· 生于海拔 600～1 800 m 的林下、溪边或路边。分布于道真等地。

【药用部位】· 块根。

【功效与主治】· 补虚止痛。用于精气不足,精神萎靡,面色苍白,身倦无力,五心烦热,形体消瘦,心悸气短,自汗盗汗,大便溏泄,小便频数,舌质淡肿,光绛,脉虚细无力。

【凭证标本号】· 522226190427019LY。

- **狭叶沿阶草**

【学名】· *Ophiopogon stenophyllus* (Merr.) Rodrig.

【生境与分布】· 生于海拔 900～1 150 m 的山坡密林下或阴湿处。分布于大方、从江等地。

【药用部位】· 全草、块根。

【功效与主治】· 全草:滋阴补气,和中健胃,清热润肺,养阴生津,清心除烦。用于肺燥咳嗽,阴虚足痿。块根:清热润肺,养阴生津,清心除烦。

【凭证标本号】· 522422150707006LY。

- **林生沿阶草**

【学名】· *Ophiopogon sylvicola* Wang et Tang

【生境与分布】· 生于海拔 800～1 800 m 的阔叶林下阴湿处。分布于正安等地。

【药用部位】· 块根。

【功效与主治】· 清热润肺,养阴生津,清心除烦。

【凭证标本号】· 520203140511006LY。

- **多花沿阶草**

【学名】· *Ophiopogon tonkinensis* Rodrig.

【生境与分布】· 生于海拔 1 000～1 500 m 的密林下或空旷山坡。分布于正安、息烽等地。

【药用部位】· 全草、块根。

【功效与主治】· 全草:用于关节痛。块根:润肺生津,止咳化痰。用于顿咳,百日咳,支气管炎,肺痨咳嗽,咯血,咳嗽痰喘,淋证,尿道炎。

【凭证标本号】· 520324151016015LY。

- **阴生沿阶草**

【学名】· *Ophiopogon umbraticola* Hance

【生境与分布】· 生于海拔 700～1 000 m 的林下、灌丛或悬崖。分布于大沙河、梵净山等地。

【药用部位】· 块根。

【功效与主治】·清热润肺,养阴生津,清心除烦。

【凭证标本号】·522728151204001LY。

■ 重楼属 *Paris*

● 五指莲重楼

【学名】·*Paris axialis* H. Li

【生境与分布】·生于海拔700～1000 m的潮湿林下。分布于黔西、水城等地。

【药用部位】·根茎。

【功效与主治】·清热解毒,消肿止痛,凉肝定惊。用于毒蛇咬伤,刀枪伤,风湿,疟疾,腮腺炎,干疮。

● 凌云重楼

【学名】·*Paris cronquistii* (Takht.) H. Li

【生境与分布】·生于海拔700～900 m的石灰石山坡或峡谷森林。分布于安龙等地。

【药用部位】·根茎。

【功效与主治】·清热解毒,消肿止痛,凉肝定惊。用于咽喉肿痛,痈疖肿毒,毒蛇咬伤,跌打损伤,惊风抽搐。

● 金线重楼

【学名】·*Paris delavayi* Franchet

【生境与分布】·生于海拔1400～2100 m的常绿、落叶混交林或箭竹灌丛。分布于梵净山等地。

【药用部位】·根茎。

【功效与主治】·消肿止痛,清热解毒。用于无名肿毒,蛇虫咬伤。

● 球药隔重楼

【学名】·*Paris fargesii* Franch.

【生境与分布】·生于海拔700～1000 m的林下或阴湿处。分布于六枝等地。

【药用部位】·根茎。

【功效与主治】·清热解毒,消肿止痛,平喘止咳,活血散瘀,凉肝定惊。用于肿伤中毒,淋巴结结核,毒蛇咬伤。

【凭证标本号】·520203140817002LY。

● 具柄重楼

【学名】·*Paris fargegii* var. *petiolata* (Baker ex C. H. Wright) Wang et Tang

【生境与分布】·生于海拔1000～2600 m的杂木林。分布于七星关等地。

【药用部位】·根茎。

【功效与主治】·清热解毒,消肿止痛,凉肝定惊。用于蛇虫咬伤,外伤出血,痈疮肿毒,跌打损伤,癌症,风湿性关节炎,扁桃体炎,流行性腮腺炎。

【凭证标本号】·522636181019034LY。

● 七叶一枝花

【学名】·*Paris polyphylla* Smith

【别名】·九连环、蚤休。

【生境与分布】·生于海拔1200～1700 m的山地灌丛或草坡。分布于赫章、开阳、德江、威宁等地。

【药用部位】·根茎。

【功效与主治】·清热解毒,消肿止痛,凉肝定惊。用于痈肿疮毒,咽肿喉痹,乳痈,蛇虫咬伤,跌打伤痛,肝热抽搐。

【凭证标本号】·522428150703055LY。

【附注】·《中国药典》收录品种。

● 白花重楼

【学名】·*Paris polyphylla* var. *alba* H. Li et R. J. Mitch.

【生境与分布】·生于林下。分布于惠水等地。

【药用部位】·根茎。

【功效与主治】·清热解毒,消肿止痛,凉肝定惊。用于痈肿疮毒,乳痈,咽肿喉痹,蛇虫咬伤,跌打肿痛,肝热抽搐。外用于疖肿,痄腮。

● 华重楼

【学名】·*Paris polyphylla* var. *chinensis* (Franch.) Hara

【生境与分布】·生于海拔600～2000 m的林下阴沟或沟谷边草丛。分布于普定、荔波、平塘、盘州、册亨、清镇、惠水、息烽等地。

【药用部位】·根茎。

【功效与主治】·清热解毒,消肿止痛,凉肝定惊。用于蛇虫咬伤,热疖,疔疮肿毒,结核肿毒,淋巴结结核骨髓炎,急性咽喉炎,扁桃体炎,白喉,流行性乙型肝炎,慢性气管炎。

【凭证标本号】·520422141120003LY;522722200114053LY;522727210113001LY。

● 狭叶重楼

【学名】·*Paris polyphylla* var. *stenophylla* Franch.

【生境与分布】·生于海拔1000～1400 m的林下或草丛阴湿处。分布于惠水、威宁、金沙等地。

【药用部位】·根茎。

【功效与主治】·清热解毒,活血散瘀,消肿止痛,平喘止咳,息风定惊,止血生肌,接骨。用于咽喉肿痛,小儿惊风,抽搐,毒蛇咬伤,疔疮肿毒,痈疖,流行性腮腺炎。

【凭证标本号】· 522424210403022LY。

● 长药隔重楼

【学名】· *Paris polyphylla* var. *thibetica* (Franch.) Hara

【生境与分布】· 生于海拔 1 000~1 500 m 的林下或灌丛。分布于江口、台江、雷山、威宁、大方、正安等地。

【药用部位】· 根茎。

【功效与主治】· 清热解毒,活血散瘀,消肿止痛,平喘止咳,息风定惊。用于咽喉肿痛,小儿惊风,抽搐,毒蛇咬伤,疔疮肿毒,痈疖,流行性腮腺炎。

【凭证标本号】· 520324160419004LY。

● 滇重楼

【学名】· *Paris polyphylla* var. *yunnanensis* (Franch.) Hand.-Mazz.

【别名】· 宽瓣重楼。

【生境与分布】· 生于海拔 2 000~2 900 m 的林下或路边。分布于七星关、威宁、安龙、龙里、贵定等地。

【药用部位】· 根茎。

【功效与主治】· 清热解毒,活血散瘀,消肿止痛。

● 毛重楼

【学名】· *Paris pubescens* (Hand.-Mazz.) Wang et Tang

【生境与分布】· 生于海拔 1 800~2 200 m 的草丛或林下阴湿处。分布于大方、纳雍等地。

【药用部位】· 根茎。

【功效与主治】· 清热解毒,活血散瘀,消肿止痛,平喘止咳,息风定惊。用于咽喉肿痛,小儿惊风,抽搐,毒蛇咬伤,疔疮肿毒,痈疖,流行性腮腺炎。

【凭证标本号】· 522422160425007LY。

● 南重楼

【学名】· *Paris vietnamensis* (Takht.) H. Li

【生境与分布】· 生于海拔 900~1 230 m 的山坡阴处或密林下。分布于关岭等地。

【药用部位】· 根茎。

【功效与主治】· 清热解毒,平喘止咳,息风定惊。用于痈肿疔疮,瘰疬,喉痹,慢性气管炎,小儿惊风抽搐,毒蛇咬伤。

■ 球子草属 *Peliosanthes*

● 大盖球子草

【学名】· *Peliosanthes macrostegia* Hance

【生境与分布】· 生于海拔 400~1 500 m 的灌丛或竹林。分布于施秉、赤水等地。

【药用部位】· 全草、根、根茎。

【功效与主治】· 全草:止血开胃,健脾补气。根、根茎:祛痰止咳,疏肝止痛。用于咳嗽痰稠,胸痛,肋痛,跌打损伤,小儿疳积。

【凭证标本号】· 522623140515179LY。

■ 黄精属 *Polygonatum*

● 卷叶黄精

【学名】· *Polygonatum cirrhifolium* (Wall.) Royle

【生境与分布】· 生于海拔 1 200~2 200 m 的山坡阴处灌丛或路边草丛。分布于威宁、息烽、安龙等地。

【药用部位】· 根茎。

【功效与主治】· 补气养阴,健脾润肺,益肾。用于脾胃气虚,体倦乏力,胃阴不足,口干食少,肺虚燥咳,劳嗽咳血,精血不足,腰膝酸软,须发早白,内热消渴。

【凭证标本号】· 522427140925599LY。

● 多花黄精

【学名】· *Polygonatum cyrtonema* Hua

【别名】· 囊丝黄精、姜形黄精。

【生境与分布】· 生于海拔 1 300~1 500 m 的灌丛或山坡阴处。分布于七星关、册亨、凤冈等地。

【药用部位】· 根茎。

【功效与主治】· 补气养阴,健脾润肺,益肾。用于脾胃气虚,体倦乏力,胃阴不足,口干食少,肺虚燥咳,劳嗽咳血,精血不足,腰膝酸软,须发早白,内热消渴。

【凭证标本号】· 522401160506001LY;522327190303036LY;520327210514204LY。

【附注】·《中国药典》收录物种。

● 距药黄精

【学名】· *Polygonatum franchetii* Hua

【生境与分布】· 生于海拔 400~600 m 的溪边、林缘。分布于大沙河等地。

【药用部位】· 根茎。

【功效与主治】· 补气养阴,健脾润肺,益肾。用于脾胃气虚,体倦乏力,胃阴不足,口干食少,肺虚燥咳,劳嗽咳血,精血不足,腰膝酸软,须发早白,内热消渴。

● 小玉竹

【学名】· *Polygonatum humile* Fisch. ex Maxim.

【生境与分布】· 生于海拔 800~2 000 m 的林下或山坡草地。分布于钟山、修文等地。

【药用部位】· 根茎。

【功效与主治】·养阴润燥,生津止渴。用于肺胃阴伤,燥热咳嗽,咽干口渴,内热消渴。

【凭证标本号】·520201200804263LY。

- **滇黄精**

【学名】·*Polygonatum kingianum* Coll. et Hemsl.

【别名】·节节高、西南黄精。

【生境与分布】·生于海拔 500～700 m 的阴湿山坡林下或灌丛。分布于册亨、兴义、盘州、普安、兴仁、晴隆、关岭、镇宁、安龙、罗甸、望谟等地。

【药用部位】·根茎。

【功效与主治】·补气养阴,健脾润肺,益肾。用于脾胃气虚,体倦乏力,胃阴不足,口干食少,肺虚燥咳,劳嗽咳血,精血不足,腰膝酸软,须发早白,内热消渴。

【凭证标本号】·520203140526003LY;522307190303008LY;522728150929012LY。

【附注】·《中国药典》收录物种。

- **节根黄精**

【学名】·*Polygonatum nodosum* Hua

【生境与分布】·生于海拔 500～700 m 的阴湿山坡林下或灌丛。分布于册亨、罗甸、望谟等地。

【药用部位】·根茎。

【功效与主治】·补气养阴,健脾益肾。

【附注】·贵州新分布药用植物。

- **玉竹**

【学名】·*Polygonatum odoratum* (Mill.) Druce

【别名】·铃铛菜、尾参、地管子。

【生境与分布】·生于海拔 500～900 m 的林下或阴坡。分布于正安、施秉等地。

【药用部位】·根茎。

【功效与主治】·养阴润燥,生津止渴。用于肺胃阴伤,燥热咳嗽,咽干口渴,内热消渴。

【凭证标本号】·522629160507487LY。

【附注】·《中国药典》收录物种。

- **康定玉竹**

【学名】·*Polygonatum prattii* Baker

【别名】·小玉竹。

【生境与分布】·生于海拔 400～700 m 的林下、灌丛或山坡草地。分布于威宁、赫章、大方等地。

【药用部位】·根茎。

【功效与主治】·养阴润燥,生津止渴。用于肺胃阴伤,燥热咳

嗽,咽干口渴,内热消渴。

【凭证标本号】·520222140405001LY。

- **点花黄精**

【学名】·*Polygonatum punctatum* Royle ex Kunth

【别名】·树刁。

【生境与分布】·生于海拔 1 600～2 000 m 的山坡林下或岩石缝中。分布于西秀、盘州、平坝、纳雍等地。

【药用部位】·根茎。

【功效与主治】·清热解毒。用于痈疽,疔疮。

【凭证标本号】·5203262001180600LY。

- **黄精**

【学名】·*Polygonatum sibiricum* Red.

【别名】·鸡头黄精。

【生境与分布】·生于海拔 800～2 400 m 的林下、灌丛或山坡阴处。分布于惠水、罗甸、印江、盘州、湄潭、桐梓、威宁、水城等地。

【药用部位】·根茎。

【功效与主治】·补气养阴,健脾润肺,益肾。用于脾胃气虚,体倦乏力,胃阴不足,口干食少,肺虚燥咳,劳嗽咳血,精血不足,腰膝酸软,须发早白,内热消渴。

【凭证标本号】·522121150804528LY;522731190618001LY;522728140514001LY。

【附注】·《中国药典》收录物种。

- **轮叶黄精**

【学名】·*Polygonatum verticillatum* (L.) All.

【别名】·角参、地吊。

【生境与分布】·生于海拔 1 260～2 200 m 的林下、山坡或草地。分布于修文、江口、水城、息烽等地。

【药用部位】·根茎。

【功效与主治】·平肝息风,养阴明目,清热凉血。用于头痛目疾,咽喉痛,高血压,癫痫,疔痈。

【凭证标本号】·520123140502133LY;522222150720009LY。

- **湖北黄精**

【学名】·*Polygonatum zanlanscianense* Pamp.

【别名】·野山姜、虎其尾。

【生境与分布】·生于海拔 800～2 400 m 的林下或山坡阴湿地。分布于沿河、余庆、开阳、修文、大方、施秉等地。

【药用部位】·根茎。

【功效与主治】·补气养阴,健脾润肺,益肾。用于脾胃气虚,体倦乏力,胃阴不足,口干食少,肺虚燥咳,劳嗽咳血,精血不

足,腰膝酸软,须发早白,内热消渴。

【凭证标本号】·522401160512004LY;522228110102024LY;520329190418037LY。

■ 吉祥草属 *Reineckea*

● 吉祥草

【学名】·*Reineckea carnea*（Andr.）Kunth

【别名】·观音草、千里马。

【生境与分布】·生于阴湿山坡、山谷或密林下。分布于播州、绥阳、惠水等地。

【药用部位】·全草。

【功效与主治】·凉血止血,滋阴润肺,解毒利咽。用于吐血,便血,跌打损伤,肺热咳喘,阴虚咳嗽,咽喉肿痛等。

【凭证标本号】·522121160318006LY;520323150715027LY;522731190329025LY。

■ 万年青属 *Rohdea*

● 万年青

【学名】·*Rohdea japonica*（Thunb.）Roth

【生境与分布】·生于海拔 400～1 450 m 的草地或林下阴湿处。分布于修文、沿河、余庆、开阳、碧江、松桃、罗甸、荔波等地。

【药用部位】·根、根茎、叶、花。

【功效与主治】·根、根茎:清热解毒,强心利尿,凉血止血。用于咽喉肿痛,白喉,疮疡肿毒,蛇虫咬伤,心力衰竭,水肿臌胀,咯血、吐血,崩漏。叶:清热解毒,强心利尿,凉血止血。用于咽喉肿痛,疮毒,蛇咬伤,心力衰竭,咯血,吐血。花:祛瘀止痛,补肾。用于跌打损伤,肾虚腰痛。

【凭证标本号】·520123151001299LY;522228210102022LY;520329190414036LY。

■ 菝葜属 *Smilax*

● 弯梗菝葜

【学名】·*Smilax aberrans* Gagnep.

【生境与分布】·生于海拔 400～1 200 m 的林下、灌丛、山谷或溪旁。分布于兴仁、安龙、贞丰、沿河、榕江、瓮安、罗甸等地。

【药用部位】·根茎。

【功效与主治】·清热利湿。用于风湿痹痛。

● 尖叶菝葜

【学名】·*Smilax arisanensis* Hay.

【生境与分布】·生于海拔 400～1 500 m 的林下、灌丛、山谷或溪边阴蔽处。分布于大方、湄潭、开阳、雷山、榕江、独山、荔波、都匀、惠水、龙里等地。

【药用部位】·根茎。

【功效与主治】·清热利湿,活血。用于风湿痹痛,跌打损伤。

【凭证标本号】·522422160818004LY;520328200810010LY。

● 西南菝葜

【学名】·*Smilax biumbellata* T. Koyama

【生境与分布】·生于海拔 800～2 400 m 的林下或灌丛。分布于贵阳、榕江、道真等地。

【药用部位】·根茎。

【功效与主治】·祛风活血,解毒止痛。用于风湿腰腿痛,跌打损伤,瘰疬。

【凭证标本号】·520325160406405LY。

● 圆锥菝葜

【学名】·*Smilax bracteata* Presl

【生境与分布】·生于海拔 400～1 750 m 的林下、灌丛或山坡阴处。分布于平塘、罗甸、独山、荔波、惠水、三都、龙里等地。

【药用部位】·根茎。

【功效与主治】·祛风除湿,消肿止痛。用于风湿痹痛,跌打损伤。

【凭证标本号】·522422160823013LY。

● 密疣菝葜

【学名】·*Smilax chapaensis* Gagnep.

【生境与分布】·生于海拔 400～600 m 的山坡灌丛或林下。分布于关岭、习水、镇远等地。

【药用部位】·根茎。

【功效与主治】·清热解毒,消肿散结。用于皮肤瘙痒,白癜风,风湿脚气,带下。

【凭证标本号】·520424141025411LY。

● 菝葜

【学名】·*Smilax china* L.

【别名】·金刚藤、铁罗汉。

【生境与分布】·生于海拔 1 000～2 000 m 的林下、灌丛、河谷或山坡。分布于六枝、平塘、黔西等地。

【药用部位】·根茎。

【功效与主治】·利湿去浊,祛风除痹,解毒散瘀。用于小便淋浊,带下量多,风湿痹痛,疔疮痈肿。

【凭证标本号】·520203140518003LY;522727200407001LY;522423191002060LY。

【附注】·《中国药典》收录物种。

● 柔毛菝葜

【学名】·*Smilax chingii* Wang et Tang

【生境与分布】·生于海拔 700～1 600 m 的林下、灌丛或山坡阴处。分布于贵阳、沿河、兴仁、安龙、纳雍、贞丰、望谟、习水、惠水、长顺、瓮安、独山、罗甸、荔波、德江等地。

【药用部位】·根茎。

【功效与主治】·清热解毒,消肿散结。用于痈肿疮毒,风湿痹痛,带下,淋浊,泄泻,痢疾,顽癣。

【凭证标本号】·522121150806601LY;522228210102011LY。

● 银叶菝葜

【学名】·*Smilax cocculoides* Warb.

【生境与分布】·生于海拔 500～1 900 m 的林下、灌丛或山坡阴处。分布于兴仁、安龙、望谟、贞丰、荔波等地。

【药用部位】·根茎。

【功效与主治】·祛风湿,活血消肿。用于风湿痹痛,跌打损伤。

● 筐条菝葜

【学名】·*Smilax corbularia* Kunth

【生境与分布】·生于海拔 900～1 600 m 的林下或灌丛。分布于台江等地。

【药用部位】·根茎。

【功效与主治】·祛风除湿,消肿解毒。用于风湿痹痛。

【凭证标本号】·522301150601660LY。

● 平滑菝葜

【学名】·*Smilax darrisii* Lévl.

【生境与分布】·生于海拔 1100～2 200 m 的林下、灌丛或山坡阴处。分布于册亨等地。

【药用部位】·根茎。

【功效与主治】·祛风除湿,消肿解毒。

【凭证标本号】·520201200915504LY。

● 小果菝葜

【学名】·*Smilax davidiana* A. DC.

【生境与分布】·生于海拔 400～1 700 m 的山坡、路旁或灌丛。分布于威宁、息烽、开阳、黎平、赤水、荔波、惠水等地。

【药用部位】·根茎、叶。

【功效与主治】·清湿热,强筋骨,解毒。用于风湿痹痛,湿热黄疸,肠炎,痢疾,跌打损伤,烫伤,牛皮癣。

【凭证标本号】·522401160629006LY;522427140625431LY。

● 密刺菝葜

【学名】·*Smilax densibarbata* Wang & Tang

【生境与分布】·生于海拔 1 000～1 300 m 的林下。分布于麻江、瓮安、福泉、贵定等地。

【药用部位】·根茎。

【功效与主治】·清湿热,强筋骨。

【凭证标本号】·522701201010002LY。

● 托柄菝葜

【学名】·*Smilax discotis* Warb.

【别名】·短柄菝葜。

【生境与分布】·生于海拔 2 000～2 450 m 的山坡灌丛阴处。分布于道真、湄潭、黔西、威宁、独山等地。

【药用部位】·根茎。

【功效与主治】·清热利湿,活血止血。用于风湿痛,崩漏,尿血。

【凭证标本号】·520325160427538LY;520328200717004LY;522423191002049LY。

● 长托菝葜

【学名】·*Smilax ferox* Wall. ex Kunth

【别名】·刺菝葜。

【生境与分布】·生于海拔 900～1 500 m 的林下、灌丛或山坡阴蔽处。分布于习水、开阳、西秀、德江、松桃、雷山、榕江、瓮安、罗甸、长顺、独山、荔波、惠水、龙里等地。

【药用部位】·根茎。

【功效与主治】·祛风除湿,利水通淋,解疮毒。用于风湿痹痛,小便淋浊,疮疹瘙痒,臁疮。

【凭证标本号】·524422160325005LY。

● 四翅菝葜

【学名】·*Smilax gagnepainii* T. Koyama

【生境与分布】·生于海拔 400～760 m 的林下。分布于万山等地。

【药用部位】·全草。

【功效与主治】·祛风除湿。用于风湿痹痛。

【凭证标本号】·522230190119025LY。

● 光叶菝葜

【学名】·*Smilax glabra* Roxb.

【别名】·硬板头、金刚豆藤。

【生境与分布】·生于海拔 400～1 800 m 的林下、灌丛、河边或山坡路旁。分布于六枝等地。

【药用部位】·根茎。

【功效与主治】·解毒除湿,通利关节。用于肢体拘挛,筋骨疼痛,湿热淋浊,带下,痈肿,瘰疬,疥癣。

【凭证标本号】·520203140614002LY。

【附注】·《中国药典》收录物种。

● **黑果菝葜**

【学名】·*Smilax glaucochina* Warb.

【别名】·金刚藤头。

【生境与分布】·生于海拔800～1600 m的灌丛、山坡或路旁。分布于德江、平塘、荔波、开阳、清镇、惠水、瓮安、独山、罗甸、都匀、贵定、龙里、息烽、黄平、镇远等地。

【药用部位】·根茎。

【功效与主治】·清热解毒,除湿,利尿通淋。用于痈肿疮毒,腰腿疼痛,风湿痹痛,小便淋涩,跌打损伤。

【凭证标本号】·522227160714019LY;522727200420001LY;522722200630332LY。

● **花叶菝葜**

【学名】·*Smilax guiyangensis* C. X. Fu et C. D. Shen

【生境与分布】·生于海拔1000～1300 m的林下或灌丛。分布于清镇、开阳、息烽等地。

【药用部位】·根茎。

【功效与主治】·清热解毒,利尿。用于皮肤瘙痒,小便不利。

● **束丝菝葜**

【学名】·*Smilax hemsleyana* Craib

【生境与分布】·生于海拔630～1700 m的林下、灌丛或山坡草丛。分布于安龙等地。

【药用部位】·根茎。

【功效与主治】·清热解毒,利尿。

● **刺枝菝葜**

【学名】·*Smilax horridiramula* Hayata

【生境与分布】·生于林下。分布于安龙、望谟、普安等地。

【药用部位】·根茎。

【功效与主治】·清热解毒,利尿。

● **粉背菝葜**

【学名】·*Smilax hypoglauca* Benth.

【生境与分布】·生于海拔400～1300 m的疏林或灌丛。分布于册亨、荔波、沿河、兴仁、贞丰、独山、惠水、三都、龙里、平塘等地。

【药用部位】·根茎。

【功效与主治】·清热解毒,祛风利湿。用于腰腿疼痛,痈肿疮毒,跌打损伤,风湿痹痛,小便淋涩,瘰疬。

【凭证标本号】·523327181129304LY;522722200701742LY;522228200822004LY。

● **马甲菝葜**

【学名】·*Smilax lanceifolia* Roxb.

【生境与分布】·生于海拔600～2000 m的密林、灌丛或山坡阴蔽处。分布于册亨、荔波、兴仁、贞丰、安龙、瓮安、独山、罗甸等地。

【药用部位】·根茎。

【功效与主治】·清热解毒,消肿止痛。用于皮肤瘙痒,跌打肿痛。

【凭证标本号】·522230190121061LY;522327190530148LY;522722200630552LY。

● **暗色菝葜**

【学名】·*Smilax lanceifolia* var. *opaca* A. DC.

【生境与分布】·生于海拔400～2000 m的山地林下或灌丛。分布于罗甸、榕江等地。

【药用部位】·根茎。

【功效与主治】·清热除湿,解毒,利关节。用于湿热淋浊,梅毒,瘰疬,风湿关节痛。

【凭证标本号】·522632191011891LY;522701201018001LY。

● **粗糙菝葜**

【学名】·*Smilax lebrunii* H. Lév.

【生境与分布】·生于海拔950～2400 m的林下、灌丛、山坡或路旁阴处。分布于道真、盘州、罗甸、荔波等地。

【药用部位】·根茎。

【功效与主治】·消肿止痛,祛风除湿。用于跌打损伤,风湿痹痛。

【凭证标本号】·520325160530616LY;522701201210011LY。

● **大果菝葜**

【学名】·*Smilax macrocarpa* A. de Candolle

【生境与分布】·生于海拔1500 m以下的林中、灌丛或山坡阴蔽处。分布于贵定、龙里、镇远等地。

【药用部位】·根茎。

【功效与主治】·消肿止痛,祛风除湿。

【凭证标本号】·522422160427005LY。

● **无刺菝葜**

【学名】·*Smilax mairei* Lévl.

【别名】·红萆薢。

【生境与分布】·生于海拔1000～2600 m的灌丛、山谷沟边或路旁。分布于盘州、威宁、开阳、罗甸、安龙等地。

【药用部位】·根。

【功效与主治】·利水通淋,祛风除湿,解疮毒。用于小便淋浊,水肿,风湿痹痛,疮疖肿毒。

【凭证标本号】·520222140609004LY;522427140607093LY。

● **防己叶菝葜**

【学名】· *Smilax menispermoidea* A. DC.

【生境与分布】·生于山坡灌丛。分布于大方、沿河、凯里、瓮安、荔波、印江等地。

【药用部位】·根。

【功效与主治】·祛风除湿,消肿止痛,清热解毒,利关节。用于梅毒,淋浊,筋骨挛痛,脚气,疔疮,痈肿,瘰疬。

【凭证标本号】·522422150713021LY;522228200730355LY。

● **小叶菝葜**

【学名】· *Smilax microphylla* C. H. Wright

【生境与分布】·生于海拔 500～1 600 m 的石灰岩灌丛或石缝中。分布于贵阳、贞丰、江口、余庆、息烽、松桃、印江、凤冈、长顺、荔波、贵定、平塘等地。

【药用部位】·根。

【功效与主治】·祛风除湿,解毒。用于小便赤涩,风湿痹痛,疮疖。

【凭证标本号】·522121150723505LY;523325200401001LY;522222140501163LY。

● **缘脉菝葜**

【学名】· *Smilax nervo-marginata* Hay

【生境与分布】·生于海拔 1 000 m 以下的林中、灌丛或路旁。分布于松桃、印江、思南、江口等地。

【药用部位】·根。

【功效与主治】·祛风除湿。

【凭证标本号】·523326201002060LY。

● **黑叶菝葜**

【学名】· *Smilax nigrescens* Wang et Tang ex P. Y. Li

【生境与分布】·生于海拔 900～2 500 m 的灌丛、林下或山坡阴处。分布于册亨、沿河、余庆、开阳、兴义、习水等地。

【药用部位】·根、根茎。

【功效与主治】·活血通络,祛风除湿,解毒散结。用于关节不利,风湿痹痛,疮疖,肿毒,瘰疬。

【凭证标本号】·520112131109223LY;523271190621311LY;522228200822001LY。

● **白背牛尾菜**

【学名】· *Smilax nipponica* Miq.

【别名】·大伸筋。

【生境与分布】·生于海拔 400～1 400 m 的林下、路旁或山坡

灌丛。分布于榕江、望谟、沿河、雷山、剑河等地。

【药用部位】·根、根茎。

【功效与主治】·活血止痛,利关节,壮筋骨。用于月经不调,跌打损伤,屈伸不利,腰腿疼痛。

【凭证标本号】·522632190420754LY;522326210403009LY。

● **抱茎菝葜**

【学名】· *Smilax ocreata* A. DC.

【生境与分布】·生于海拔 600～1 200 m 的山坡灌丛。分布于罗甸、贞丰、紫云、安龙、望谟、惠水、平塘、独山、荔波、三都等地。

【药用部位】·根。

【功效与主治】·祛风活血。用于跌打损伤,风湿痹痛。

【凭证标本号】·522728150725002LY;523325181206306LY;520425170617434LY。

● **穿鞘菝葜**

【学名】· *Smilax perfoliata* Lour.

【生境与分布】·生于海拔 400～1 500 m 的林下或灌丛。分布于榕江、兴义等地。

【药用部位】·根茎。

【功效与主治】·健脾益胃,强筋壮骨。用于风湿腰痛。

【凭证标本号】·522632190418898LY。

● **红果菝葜**

【学名】· *Smilax polycolea* Warb.

【生境与分布】·生于海拔 800～2 000 m 的山坡灌丛或林下。分布于贵阳、大方、清镇、凯里、松桃、余庆等地。

【药用部位】·根茎。

【功效与主治】·解毒,消肿利湿。用于关节不利,风湿痹痛。

【凭证标本号】·520329190416018LY。

● **牛尾菜**

【学名】· *Smilax riparia* A. DC.

【别名】·白须公、草菝葜。

【生境与分布】·生于海拔 1 100～1 600 m 的林下、灌丛、山沟或山坡草丛。分布于贵阳、松桃、惠水、平塘、赤水、安龙、普安、龙里、长顺、江口、台江、雷山等地。

【药用部位】·根、根茎。

【功效与主治】·通经络,祛风湿,祛痰止咳。用于劳伤腰痛,跌打损伤,筋骨疼痛,风湿痹痛,咳嗽气喘,支气管炎。

【凭证标本号】·522229140928512LY;522731190709033LY;522727200603002LY。

● 短梗菝葜

【学名】· *Smilax scobinicaulis* C.H. Wright

【生境与分布】· 生于海拔 600～1 500 m 的林下、灌丛或山坡草丛。分布于贵阳、玉屏、平塘、沿河、普定、清镇、大方、荔波、独山、罗甸、都匀、龙里等地。

【药用部位】· 根、根茎。

【功效与主治】· 祛风除湿,解毒散结,活血通络。用于风湿痹痛,关节不利,肿毒,疮疖,瘰疬。

【凭证标本号】· 522223140403026LY;527727200603001LY;522228200729196LY。

● 华东菝葜

【学名】· *Smilax sieboldii* Miq.

【别名】· 红灯果。

【生境与分布】· 生于海拔 400～1 800 m 的森林或灌丛。分布于安顺、正安、织金、松桃、安龙、都匀等地。

【药用部位】· 根、根茎。

【功效与主治】· 清热解毒,祛风除湿,活血散瘀,镇惊息风。用于风湿腰腿痛,关节不利,疮疖,肠炎,瘰疬,癌肿,小儿惊风。

【凭证标本号】· 522425151111001LY。

● 鞘柄菝葜

【学名】· *Smilax stans* Maxim.

【生境与分布】· 生于海拔 400～1 300 m 的灌丛或山坡阴处。分布于道真、水城、开阳、大方、荔波等地。

【药用部位】· 根、根茎。

【功效与主治】· 祛风除湿,活血顺气,止痛。用于风湿疼痛,跌打损伤,外伤出血,鱼刺鲠喉。

【凭证标本号】· 520325150821011Z LY;520221190802025LY。

● 三脉菝葜

【学名】· *Smilax trinervula* Miq.

【生境与分布】· 生于海拔 400～1 700 m 的林下或灌丛。分布于清镇、惠水、三都、龙里等地。

【药用部位】· 根茎。

【功效与主治】· 祛风除湿。

【凭证标本号】· 522423191002043LY。

● 青城菝葜

【学名】· *Smilax tsinchengshanensis* Wang

【生境与分布】· 生于海拔 800～1 850 m 的林下。分布于开阳、清镇等地。

【药用部位】· 根茎。

【功效与主治】· 祛风除湿。

● 梵净山菝葜

【学名】· *Smilax vanchingshanensis* (Wang et Tang) Wang et Tang

【生境与分布】· 生于海拔 600～1 400 m 的林缘、山坡或草丛。分布于施秉、沿河、江口等地。

【药用部位】· 根茎。

【功效与主治】· 活血通络,祛风除湿,解毒散结。用于瘰疬,关节不利,风湿痹痛,肿毒,疮疖。

【凭证标本号】· 522623150813366LY;522228210102003LY。

■ 扭柄花属 *Streptopus*

● 小花扭柄花

【学名】· *Streptopus parviflorus* Franch.

【生境与分布】· 生于海拔 1 600～1 800 m 的山坡草地。分布于桐梓等地。

【药用部位】· 根。

【功效与主治】· 消食健脾,利湿。

■ 岩菖蒲属 *Tofieldia*

● 叉柱岩菖蒲

【学名】· *Tofieldia divergens* Bur. et Franch.

【生境与分布】· 生于海拔 700～1 000 m 的草坡或岩石上。分布于威宁、江口、普安等地。

【药用部位】· 全草。

【功效与主治】· 健脾和胃,利湿,活血消肿。用于湿盛脾虚,食积胃痛,小便不利,腹泻,水肿,小儿肺炎,月经不调,风疹,跌打损伤。

【凭证标本号】· 522427140913693LY;522222160805016LY。

● 岩菖蒲

【学名】· *Tofieldia thibetica* Franch.

【生境与分布】· 生于海拔 1 000～1 600 m 的路旁、灌丛、草坡或林下岩石上。分布于余庆、平坝、贵定、修文等地。

【药用部位】· 全草。

【功效与主治】· 清热解毒,散瘀止痛。用于感冒咳嗽,跌打损伤。

【凭证标本号】· 520203140623001LY;520329191004012LY。

■ 油点草属 *Tricyrtis*

● 油点草

【学名】· *Tricyrtis macropoda* Miq.

【别名】·牛尾参、油迹草。

【生境与分布】·生于海拔 600～900 m 的山地林下。分布于榕江、雷山、普安、惠水、道真、龙里等地。

【药用部位】·全草、根。

【功效与主治】·补肺止咳。用于肺虚止咳。

【凭证标本号】·522427140512416LY。

• 黄花油点草

【学名】·*Tricyrtis pilosa* Wallich

【生境与分布】·生于山坡草丛或林下。分布于威宁、江口、兴仁、正安等地。

【药用部位】·全草、根。

【功效与主治】·活血消肿,安神除烦,健脾止渴。用于水肿,劳伤,烦躁不安,胃热口渴。

【凭证标本号】·522427140608057LY;522222160723010LY。

■ 藜芦属 *Veratrum*

• 蒙自藜芦

【学名】·*Veratrum mengtzeanum* Loes. f.

【别名】·小棕包、岩棕。

【生境与分布】·生于山坡草丛或林下。分布于德江、织金等地。

【药用部位】·根。

【功效与主治】·祛痰催吐,杀虫。用于中风痰涌,癫痫,疥癣,恶疮。

• 藜芦

【学名】·*Veratrum nigrum* L.

【别名】·黑藜芦、棕根。

【生境与分布】·生于海拔 1 200～2 000 m 的山坡草丛或林下。分布于松桃、印江、江口、黄平、威宁、织金、赫章、水城、安龙、都匀、湄潭等地。

【药用部位】·根、根茎。

【功效与主治】·涌吐风痰,杀虫。用于中风痰壅,喉痹不通,癫痫,疟疾,疥癣,恶疮。

【凭证标本号】·522226190420010LY。

• 牯岭藜芦

【学名】·*Veratrum schindleri* Loes. f.

【别名】·黑紫藜芦。

【生境与分布】·生于海拔 1 300～1 600 m 的山坡或林下阴湿处。分布于兴仁等地。

【药用部位】·根、根茎。

【功效与主治】·祛痰催吐,杀虫。用于中风痰涌,癫痫,疥癣,恶疮。

• 狭叶藜芦

【学名】·*Veratrum stenophyllum* Diels

【生境与分布】·生于海拔 1 000～2 000 m 的林下阴处或山坡草地。分布于赫章等地。

【药用部位】·根。

【功效与主治】·祛痰催吐,杀虫。用于中风痰涌,癫痫,疥癣,恶疮。

■ 丫蕊花属 *Ypsilandra*

• 小果丫蕊花

【学名】·*Ypsilandra cavaleriei* Lévl. et Vant.

【别名】·小丫蕊花。

【生境与分布】·生于海拔 900～1 400 m 的山坡或溪旁。分布于贵定、雷山、江口、独山等地。

【药用部位】·全草。

【功效与主治】·清热解毒,利湿。用于瘰疬,老鼠疮。

• 丫蕊花

【学名】·*Ypsilandra thibetica* Franch.

【别名】·随身丹。

【生境与分布】·生于海拔 1 300～2 900 m 的森林、山谷或山坡阴处。分布于江口、赤水、印江等地。

【药用部位】·全草、根。

【功效与主治】·全草:清热解毒,利湿。用于瘰疬,老鼠疮。根:活血散瘀,催吐利水。

【凭证标本号】·520203140326001LY;522222150406009LY;520381151030006LY。

■ 丝兰属 *Yucca*

• 凤尾丝兰

【学名】·*Yucca gloriosa* L.

【别名】·华丽丝兰。

【生境与分布】·省内广泛栽培。

【药用部位】·根、花、果实。

【功效与主治】·根、果实:清热解毒,接骨止血。用于疮疖,肿毒,创伤出血,骨折。花:平喘止咳。用于支气管哮喘。

【凭证标本号】·522224160909001LY。

百部科 Stomonaceae

■ 百部属 *Stemona*

● 蔓生百部

【学名】·*Stemona japonica*（Bl.）Miq.

【别名】·药虱药、婆妇草。

【生境与分布】·生于海拔 400～600 m 的山坡草丛、路旁或林下。分布于长顺、兴仁、册亨、望谟、罗甸等地。

【药用部位】·块根。

【功效与主治】·润肺止咳，杀虫灭虱。用于新旧咳嗽，顿咳。外用于头虱，体虱，蛲虫病，阴痒。

【凭证标本号】·520203141121001LY。

【附注】·《中国药典》收录物种。

● 细花百部

【学名】·*Stemona parviflora* C.H. Wright

【别名】·披针叶百部、小花百部。

【生境与分布】·生于海拔 400～600 m 的山地路边、溪边或石隙中。

【药用部位】·块根。

【功效与主治】·温润肺气，止咳抗痨，杀虫。用于风寒咳嗽，百日咳，支气管炎，肺结核，老年咳喘，蛔虫病，蛲虫病，皮肤疥癣，脚癣，皮炎，荨麻疹，湿疹，头虱体虱，风湿症，阿米巴痢疾。

【凭证标本号】·520325140804188LY。

● 大百部

【学名】·*Stemona tuberosa* Lour.

【别名】·九重根、对叶百部、大春根药。

【生境与分布】·生于海拔 500～1 800 m 的山谷、阴湿岩石上、溪边或路旁。分布于兴义、兴仁、安龙、册亨、修文、息烽、都匀等地。

【药用部位】·块根。

【功效与主治】·补水润肺，化痰止咳。用于咳喘，肺结核，头癣，疔疮，痈疖脓肿，皮肤红疹瘙痒，脚癣，脚气。

【凭证标本号】·522728151102006LY。

【附注】·《中国药典》收录物种。

石蒜科 Amaryllidaceae

■ 龙舌兰属 *Agave*

● 龙舌兰

【学名】·*Agave americana* L.

【生境与分布】·省内广泛栽培。

【药用部位】·叶。

【功效与主治】·解毒拔脓，止血杀虫。用于痈疽疮疡，疥癣，盆腔炎，子宫出血。

● 金边龙舌兰

【学名】·*Agave americana* var. *variegata* Nichols

【生境与分布】·省内广泛栽培。

【药用部位】·叶。

【功效与主治】·解毒拔脓，止血杀虫。用于痈疽疮疡，疥癣，盆腔炎，子宫出血。

● 剑麻

【学名】·*Agave sisalana* Perr. ex Engelm.

【别名】·凤尾兰、菠萝麻。

【生境与分布】·省内广泛栽培。

【药用部位】·叶。

【功效与主治】·消肿解毒，凉血止血。用于痈疮肿毒，便血，痢疾，痔疮，肺痨咯血，衄血。

【凭证标本号】·522634151113004LY。

■ 君子兰属 *Clivia*

● 君子兰

【学名】·*Clivia miniata* Regel.

【别名】·大花君子兰、和尚君子兰。

【生境与分布】·省内广泛栽培。

【药用部位】·根。

【功效与主治】·止咳平喘。用于咳嗽，痰喘。

■ 文殊兰属 *Crinum*

● 文殊兰

【学名】·*Crinum asiaticum* var. *sinicum*（Roxb. ex Herb.）Baker

【别名】·文珠兰、罗裙带。

【生境与分布】·省内广泛栽培。

【药用部位】·鳞茎、叶、果实。

【功效与主治】·鳞茎:清热解毒,散瘀止痛。用于痈疽疮肿,疥癣,乳痈,喉痛,牙痛,风湿关节痛,跌打损伤,骨折,毒蛇咬伤。叶:清热解毒,祛瘀止痛。用于热疮肿毒,淋巴结炎,咽喉炎,头痛,痹痛麻木,跌打瘀肿,骨折,毒蛇咬伤。果实:活血消肿。用于跌打肿痛。

【凭证标本号】·522628160529001LY。

• 西南文殊兰

【学名】·*Crinum latifolium* L.

【生境与分布】·生于路旁、草坡阳处或河滩沙地。分布于罗甸、龙里、荔波、锦屏等地。

【药用部位】·叶。

【功效与主治】·活血祛瘀,通络止痛,清热解毒。用于跌打肿痛,骨折,关节痛,牙痛,恶疮肿毒,痔疮,带状疱疹,牛皮癣。

■ 仙茅属 *Curculigo*

• 大叶仙茅

【学名】·*Curculigo capitulata* (Lour.) Kuntze

【生境与分布】·生于海拔 850～2 000 m 的山地林下或阴湿处。分布于赤水、三都、榕江、普安、习水、望谟等地。

【药用部位】·根茎。

【功效与主治】·补肾壮阳,祛风除湿,活血调经。用于肾虚咳喘,阳痿遗精,白浊带下,腰膝酸软,风湿痹痛,宫冷不育,月经不调,崩漏,子宫脱垂,跌打损伤。

【凭证标本号】·522121160512003LY。

• 疏花仙茅

【学名】·*Curculigo gracilis* (Wall. ex Kurz) Hook. f.

【生境与分布】·生于海拔 700～1 000 m 的阴湿山地林下。分布于安龙、册亨、望谟等地。

【药用部位】·根茎。

【功效与主治】·祛风通络,祛痰催吐。

【凭证标本号】·522328140425739LY;522327180906003LY。

• 仙茅

【学名】·*Curculigo orchioides* Gaertn.

【别名】·芽瓜子。

【生境与分布】·生于海拔 400～1 600 m 的林下或草坡。分布于播州、平塘、望谟等地。

【药用部位】·根茎。

【功效与主治】·补肾阳,强筋骨,祛寒湿。用于阳痿精冷,筋骨痿软,腰膝冷痛,阳虚冷泻。

【凭证标本号】·522121160510022LY;522727200421008LY;

522326200413013LY。

【附注】·《中国药典》收录物种。

■ 朱顶红属 *Hippeastrum*

• 朱顶红

【学名】·*Hippeastrum rutilum* (Ker-Gawl.) Herb.

【别名】·华胄兰、红花莲、百枝莲。

【生境与分布】·省内广泛栽培。

【药用部位】·鳞茎。

【功效与主治】·活血散瘀,解毒消肿。用于痈疮肿毒。

【凭证标本号】·522201210403036LY。

• 花朱顶红

【学名】·*Hippeastrum vittatum* (L'Her.) Herb.

【别名】·绕带蒜、百枝莲、朱顶兰。

【生境与分布】·省内广泛栽培。

【药用部位】·鳞茎。

【功效与主治】·散瘀活血,解毒消肿。外用于痈疮肿毒,跌打损伤。

【凭证标本号】·5223222200502225LY。

■ 小金梅草属 *Hypoxis*

• 小金梅草

【学名】·*Hypoxis aurea* Lour.

【生境与分布】·生于山野荒地。分布于盘州、龙里、花溪等地。

【药用部位】·全草。

【功效与主治】·温肾壮阳,补气。用于病后阴虚,疝气痛,阳痿精冷。外用于跌打肿痛。

【凭证标本号】·520222150506002LY。

■ 石蒜属 *Lycoris*

• 忽地笑

【学名】·*Lycoris aurea* (L'Hér.) Herb.

【别名】·铁色箭、黄花石蒜。

【生境与分布】·生于阴湿山坡。分布于贵阳、凤冈、黔西、织金、榕江等地。

【药用部位】·鳞茎。

【功效与主治】·解疮毒,消痈肿,杀虫。用于痈肿疔疮,结核,灼伤。

【凭证标本号】·522634150918007LY。

● 石蒜

【学名】· *Lycoris radiata* (L'Hér.) Herb.

【别名】· 老鸦蒜、蟑螂花、龙爪花。

【生境与分布】· 生于阴湿山坡或河岸草丛。分布于雷山等地。

【药用部位】· 鳞茎。

【功效与主治】· 解毒祛痰,利尿催吐,杀虫。用于咽喉肿痛,痈肿疮毒,瘰疬,肾炎水肿,毒蛇咬伤。外用于淋巴结结核,风湿关节痛,蛇咬伤。

【凭证标本号】· 522634151020001LY。

● 稻草石蒜

【学名】· *Lycoris straminea* Lindl.

【生境与分布】· 生于阴湿山坡。分布于镇远等地。

【药用部位】· 鳞茎。

【功效与主治】· 祛痰利尿,解毒杀虫。

【凭证标本号】· 522634151020001LY。

■ 水仙属 *Narcissus*

● 水仙

【学名】· *Narcissus tazetta* var. *chinensis* Roem.

【生境与分布】· 省内广泛栽培。

【药用部位】· 鳞茎、花。

【功效与主治】· 鳞茎:清热解毒,祛瘀消肿。用于乳痈,痈疽肿毒,无名肿毒,腮腺炎。花:活血调经,清心解毒。用于疲倦头昏,月经不调,疮肿,痢疾。

■ 葱莲属 *Zephyranthes*

● 葱莲

【学名】· *Zephyranthes candida* (Lindl.) Herb.

【别名】· 肝风草、玉帘。

【生境与分布】· 省内广泛栽培。

【药用部位】· 全草。

【功效与主治】· 平肝息风。用于小儿惊风,癫痫,破伤风。

【凭证标本号】· 520112131107258LY。

● 韭莲

【学名】· *Zephyranthes carinata* Herb.

【别名】· 菖蒲莲、红玉帘、风雨花。

【生境与分布】· 省内广泛栽培。

【药用部位】· 全草。

【功效与主治】· 凉血止血,解毒消肿。用于吐血,便血,崩漏,

跌伤红肿,疮痈红肿,毒蛇咬伤。

【凭证标本号】· 522422160531010LY。

蒟蒻薯科 Taccaceae

■ 裂果薯属 *Schizocapsa*

● 裂果薯

【学名】· *Schizocapsa plantaginea* Hance

【别名】· 水三七、水田龙。

【生境与分布】· 生于田边或水边阴湿地。分布于黄平、剑河、锦屏、镇远、关岭、册亨、荔波、罗甸、惠水、三都、平塘、独山、都匀、赤水等地。

【药用部位】· 根茎。

【功效与主治】· 清热止痛,凉血散瘀,消肿。用于消化道溃疡,肠炎,高血压,肺结核,百日咳,跌打损伤,刀伤出血,咽痛,痈肿,牙痛,胃痛,烧烫伤。

【凭证标本号】· 522728150922001LY。

■ 蒟蒻薯属 *Tacca*

● 箭根薯

【学名】· *Tacca chantrieri* Andre

【别名】· 大叶屈头鸡、蒟蒻薯。

【生境与分布】· 生于海拔 170～1 300 m 的水边、林下或山谷阴湿处。省内广泛分布。

【药用部位】· 块茎。

【功效与主治】· 清火解毒,消肿止痛,排脓生肌,止咳化痰。用于疮疡肿毒,痄腮,乳痈,咽喉肿痛,咳嗽痰多,脘腹疼痛,解食毒。

薯蓣科 Dioscoreaceae

■ 薯蓣属 *Dioscorea*

● 参薯

【学名】· *Dioscorea alata* L.

【别名】· 银薯、脚板薯、云饼山药。

【生境与分布】· 省内广泛栽培。

【药用部位】· 块茎。

【功效与主治】· 健脾止泻,益肺滋肾,解毒敛疮。用于脾虚泄

泻,肾虚遗精,带下,小便频数,虚劳咳嗽,消渴,疮疡溃烂,烫火伤。

【凭证标本号】·5201121510150461LY。

● 蜀葵叶薯蓣

【学名】· *Dioscorea althaeoides* R. Knuth

【生境与分布】·生于海拔1 000～2 000 m的山坡、沟谷、路旁或灌丛。分布于威宁、大方、纳雍、水城、印江等地。

【药用部位】·根茎。

【功效与主治】·疏风祛湿,健脾消食,活血消肿。用于感冒头痛,风湿痹痛,食积饱胀,消化不良,跌打损伤。

【凭证标本号】·522301150518611LY。

● 丽叶薯蓣

【学名】· *Dioscorea aspersa* Prain et Burkill

【生境与分布】·生于海拔1 000～2 600 m的山坡灌丛或阔叶混交林。分布于兴仁等地。

【药用部位】·根茎。

【功效与主治】·疏风祛湿,健脾消食,活血消肿。

【凭证标本号】·522301150518611LY。

● 异叶薯蓣

【学名】· *Dioscorea biformifolia* C. Pei et C. T. Ting

【生境与分布】·生于海拔600～1 800 m的灌丛或林缘阴处。分布于安龙等地。

【药用部位】·根茎。

【功效与主治】·祛风利湿,通络止痛。用于咳嗽,风湿痛。

● 黄独

【学名】· *Dioscorea bulbifera* L.

【别名】·黄药子、毛狗卵。

【生境与分布】·生于海拔800～1 400 m的河边草丛、路旁或林缘。分布于播州等地。

【药用部位】·块茎、珠芽。

【功效与主治】·块茎:散结消瘿,清热解毒,凉血止血。用于瘿瘤,喉痹,痈肿疮毒,毒蛇咬伤,肿瘤,吐血,鼻衄,咯血,百日咳,肺热咳嗽。珠芽:清热化痰,止咳平喘,散结解毒。用于痰热咳嗽,百日咳,咽喉肿痛,瘿瘤,瘰疬,疮疡肿毒,蛇犬咬伤。

【凭证标本号】·522121150915842LY。

● 薯莨

【学名】· *Dioscorea cirrhosa* Lour.

【别名】·红药子、山猪薯、红孩儿。

【生境与分布】·生于海拔500～1 300 m的山坡、路旁、河谷、林下或林缘。分布于兴仁、望谟、罗甸、黔西、赤水、都匀、独

山、雷山、从江、榕江、龙里、花溪等地。

【药用部位】·块茎。

【功效与主治】·活血止血,理气止痛,清热解毒。用于咳血,咯血,呕血,鼻衄,尿血,便血,崩漏,月经不调,痛经,闭经,产后腹痛,脘腹胀痛,痧胀腹痛,热毒血痢,关节痛,跌打肿痛,疮疖,带状疱疹,外伤出血。

【凭证标本号】·522222141115073LY。

● 叉蕊薯蓣

【学名】· *Dioscorea collettii* Hook. f.

【别名】·黄山药、蛇头草。

【生境与分布】·生于海拔1 000～2 400 m的河谷、沟谷、山坡或灌丛。分布于威宁、赫章、水城、花溪、盘州等地。

【药用部位】·根茎。

【功效与主治】·祛风利湿,通络止痛,清热解毒。用于风湿痹痛,拘挛麻木,胃气痛,湿热黄疸,白浊,淋痛,跌打伤痛,湿疮肿毒,风疹,湿疹,毒蛇咬伤。

【凭证标本号】·520203140907002LY。

● 高山薯蓣

【学名】· *Dioscorea delavayi* Franch.

【生境与分布】·生于海拔700～2 200 m的林缘、灌丛或路边。分布于七星关等地。

【药用部位】·块茎。

【功效与主治】·敛肺止咳,补脾益肾,解毒消肿。用于虚劳咳嗽,肾虚阳痿,脾虚腹泻,遗精,无名肿毒。

【凭证标本号】·522401140911617LY。

● 三角叶薯蓣

【学名】· *Dioscorea deltoidea* Wall. ex Griseb.

【生境与分布】·生于灌丛或沟谷阔叶林中。分布于麻阳河等地。

【药用部位】·根茎。

【功效与主治】·补脾胃,益肺肾。用于脾虚泄泻,肺虚久咳,肾虚遗精,消渴。

【凭证标本号】·522427140610135LY。

● 七叶薯蓣

【学名】· *Dioscorea esquirolii* Prain et Burkill

【别名】·七爪金龙、盘参。

【生境与分布】·生于海拔600～1 100 m的山坡或灌丛。分布于兴仁、罗甸等地。

【药用部位】·块茎。

【功效与主治】·化瘀止血,消肿止痛。用于肺痨咳血,肝脾肿

大,痛经,产后腹痛,跌打损伤。

【凭证标本号】·520113200818013LY。

● 山薯

【学名】· *Dioscorea fordii* Prain et Burkill

【生境与分布】·生于海拔600～1 300 m的山坡、溪谷旁、路旁或灌丛。分布于兴仁、贞丰、册亨、福泉、贵定等地。

【药用部位】·块茎。

【功效与主治】·健脾益精,补肺益肾。

【凭证标本号】·520302200510014LY。

● 光叶薯蓣

【学名】· *Dioscorea glabra* Roxb.

【别名】·莨、苦山药。

【生境与分布】·生于海拔650～1 200 m的山坡、路旁、林下或灌丛。分布于兴仁、册亨、黄平等地。

【药用部位】·块茎。

【功效与主治】·解毒止痢,活血通经,止血。用于痢疾,风湿痹痛,腰肌劳损,月经不调,崩漏,外伤出血。

● 黏山药

【学名】· *Dioscorea hemsleyi* Prain et Burkill

【别名】·粘黏黏。

【生境与分布】·生于海拔950～2 200 m的灌丛或草地。分布于普安、黔西、印江、雷山、独山等地。

【药用部位】·块茎。

【功效与主治】·健脾益肾,润肺祛湿。用于脾虚泄泻,肺痨。

【凭证标本号】·520123140501038LY。

● 粉背薯蓣

【学名】· *Dioscorea hypoglauca* Palibin

【生境与分布】·生于海拔200～2 500 m的山谷、山坡或沟边林下。分布于黔西、道真、正安等地。

【药用部位】·根茎。

【功效与主治】·利湿去浊,祛风除痹。用于膏淋,白浊,白带异常,风湿痹痛,关节不利,腰膝疼痛。

【附注】·《中国药典》收录物种。

● 日本薯蓣

【学名】· *Dioscorea japonica* Thunb.

【别名】·野山药、千担苔、土淮山。

【生境与分布】·生于海拔800～1 430 m的向阳山坡、灌丛、溪沟边、路旁或林下。分布于播州等地。

【药用部位】·块茎。

【功效与主治】·健脾补肺,固肾益精。用于脾胃虚弱,泄泻,

食少倦怠,虚劳咳嗽,消渴,无名肿毒。

【凭证标本号】·522121160711022LY。

● 毛芋头薯蓣

【学名】· *Dioscorea kamoonensis* Kunth

【别名】·毛芋头、白药子。

【生境与分布】·生于海拔500～2 400 m的林边、山沟、山谷路旁或灌丛。分布于盘州、习水、印江、兴仁、大方、纳雍、赫章、施秉、榕江、雷山等地。

【药用部位】·块茎。

【功效与主治】·补脾益肾,敛肺止咳,解毒消肿。用于脾虚便溏,肾虚阳痿,遗精,虚劳久咳,缺乳,无名肿毒。

● 黑珠芽薯蓣

【学名】· *Dioscorea melanophyma* Prain et Burkill

【别名】·野胭脂、毛狗卵、黑弹子。

【生境与分布】·生于海拔1 200～1 900 m的林缘或灌丛。分布于贵阳、毕节等地。

【药用部位】·块茎。

【功效与主治】·健脾益肺,清热解毒。用于食少倦怠,虚咳,尿频,咽喉肿痛,痈肿热毒。

【凭证标本号】·520325150821062LY。

● 柴黄姜

【学名】· *Dioscorea nipponica* subsp. *rosthornii* (Prain et Burkill) C. T. Ting

【生境与分布】·生于海拔400～1 800 m的山坡灌丛。分布于普安、水城、盘州、福泉、贵定等地。

【药用部位】·根茎。

【功效与主治】·舒筋活络,祛风止痛,止咳平喘,消食利水,截疟。用于风热,风湿性关节炎,腰腿疼痛,筋骨麻木,大骨节病,跌打损伤,闪腰岔气,慢性支气管炎,咳嗽气喘,消化不良,疟疾,痈肿。

● 薯蓣

【学名】· *Dioscorea opposita* Thunb.

【别名】·山药、淮山、面山药。

【生境与分布】·生于海拔630～1 300 m的山坡、岩边、灌丛、林缘或宅旁。分布于道真等地。

【药用部位】·根茎。

【功效与主治】·补脾养胃,生津益肺,补肾涩精。用于脾虚食少,久泻不止,肺虚喘咳,肾虚遗精,带下,尿频,虚热消渴。

【凭证标本号】·520325150909052LY。

【附注】·《中国药典》收录物种。

● 黄山药

【学名】· *Dioscorea panthaica* Prain et Burk.

【别名】· 老虎姜、黄姜。

【生境与分布】· 生于海拔1 000～2 400 m的灌丛、山坡或林缘。分布于威宁、水城、盘州等地。

【药用部位】· 根茎。

【功效与主治】· 理气止痛,解毒消肿。用于胃痛,吐泻腹痛,跌打损伤。外用于疮痈肿毒,瘰疬痰核。

【凭证标本号】· 522422160819011LY。

【附注】·《中国药典》收录物种。

● 五叶薯蓣

【学名】· *Dioscorea pentaphylla* L.

【别名】· 朱砂莲、血参。

【生境与分布】· 生于海拔400～500 m的林边或灌丛。分布于大沙河等地。

【药用部位】· 根茎。

【功效与主治】· 补脾益肾,利水消肿。用于脾肾虚弱,浮肿,泄泻,产后瘦弱,缺乳,无名肿毒。

【凭证标本号】· 520325150910241LY。

● 褐苞薯蓣

【学名】· *Dioscorea persimilis* Prain et Burkill

【别名】· 野山药、拉马勒、锡那乌。

【生境与分布】· 生于海拔650～1 200 m的山谷、路旁、林缘或灌丛。分布于榕江等地。

【药用部位】· 块茎。

【功效与主治】· 益肾固精,补脾肺。用于肾虚遗精,虚劳咳嗽,尿频,脾胃虚弱,食少倦怠,口渴。

【凭证标本号】· 520324150904008LY。

● 毛胶薯蓣

【学名】· *Dioscorea subcalva* Prain et Burkill

【别名】· 粘芋、牛尾参、粘山药。

【生境与分布】· 生于海拔600～1 900 m的山坡、灌丛、林缘、路旁或河边灌丛。分布于贵阳、毕节等地。

【药用部位】· 块茎。

【功效与主治】· 健脾祛湿,补肺益肾。用于脾虚食少,泄泻,肾虚遗精,消渴,肺痨咳嗽,跌打损伤。

【凭证标本号】· 522728151013030LY。

● 细柄薯蓣

【学名】· *Dioscorea tenuipes* Franch. et Savat.

【别名】· 小黄连、野生姜。

【生境与分布】· 生于山谷疏林、林缘、竹林林缘或溪畔灌丛。分布于大沙河等地。

【药用部位】· 根茎。

【功效与主治】· 祛风湿,舒经活络。用于风湿痹痛,筋脉拘挛,四肢麻木,跌打损伤,劳伤无力。

● 山萆薢

【学名】· *Dioscorea tokoro* Makino

【别名】· 粉萆薢、土黄连。

【生境与分布】· 生于海拔400～1 000 m的杂木林下、山坡或沟边潮湿处。分布于施秉、岑巩、黄平、松桃等地。

【药用部位】· 根茎。

【功效与主治】· 祛风利湿,舒经活血。用于带下病,淋浊,风湿痹痛,腰膝酸痛。

【凭证标本号】· 522229141004592LY。

● 毡毛薯蓣

【学名】· *Dioscorea velutipes* Prain & Burkill

【生境与分布】· 生于林下、山谷阴坡或干燥山坡。分布于平坝等地。

【药用部位】· 根茎。

【功效与主治】· 祛风利湿,舒经活血。

【凭证标本号】· 520302201028104LY。

● 云南薯蓣

【学名】· *Dioscorea yunnanensis* Prain & Burkill

【生境与分布】· 生于林缘或向阳山坡灌丛。分布于兴仁、赤水等地。

【药用部位】· 根茎。

【功效与主治】· 祛风利湿,舒经活血。

【凭证标本号】· 522301140905509LY;522327190426303LY。

● 盾叶薯蓣

【学名】· *Dioscorea zingiberensis* C. H. Wright

【别名】· 火头根、黄姜、黄连参。

【生境与分布】· 生于杂木林、森林或沟谷边缘的路旁。分布于石阡等地。

【药用部位】· 根茎。

【功效与主治】· 清肺止咳,利湿通淋,通络止痛,解毒消肿。用于肺热咳嗽,湿热淋痛,风湿腰痛,痈肿恶疮,跌打损伤,蜂螫虫咬。

【凭证标本号】· 520326200806043LY。

雨久花科 Pontederiaceae

■ 凤眼莲属 *Eichhornia*

• 凤眼莲

【学名】·*Eichhornia crassipes*（Mart.）Solms

【别名】·凤眼蓝、水浮莲、水葫芦。

【生境与分布】·外来入侵物种。生于海拔400～1500 m的水塘、沟渠或稻田。惠水、罗甸、开阳、荔波、松桃、江口等地有分布。

【药用部位】·全草。

【功效与主治】·清热解暑，利尿消肿，祛风湿。用于中暑烦渴，水肿，小便不利。外敷热疮。

【凭证标本号】·522728150923008LY。

■ 雨久花属 *Monochoria*

• 鸭舌草

【学名】·*Monochoria vaginalis*（Burm. f.）Presl

【别名】·水锦葵。

【生境与分布】·生于潮湿地、稻田或沼泽地。省内广泛分布。

【药用部位】·全草。

【功效与主治】·清热解毒，凉血利尿。用于感冒高烧，咽喉肿痛，百日咳，牙龈肿痛，热淋，痢疾，蛇虫咬伤，毒蕈中毒。

鸢尾科 Iridaceae

■ 射干属 *Belamcanda*

• 射干

【学名】·*Belamcanda chinensis*（L.）DC.

【别名】·乌扇、乌翣。

【生境与分布】·生于海拔600～1800 m的草地、沟谷、林缘或路旁。分布于贵阳、毕节、正安、绥阳、织金、普定、紫云、平坝、黄平、剑河、玉屏、石阡等地。

【药用部位】·根茎。

【功效与主治】·清热解毒，消痰利咽。用于痰火郁结，咽喉肿痛，痰涎壅盛，咳嗽气喘。

【凭证标本号】·522121150820807LY。

【附注】·《中国药典》收录物种。

■ 雄黄兰属 *Crocosmia*

• 雄黄兰

【学名】·*Crocosmia crocosmiflora*（Nichols.）N. E. Br.

【别名】·搜山虎、搜山黄、黄大蒜。

【生境与分布】·省内广泛栽培。

【药用部位】·球茎。

【功效与主治】·解毒消肿，止痛。用于蛊毒，脘痛，筋骨痛，疟腮，疮疡，跌打伤肿，外伤出血。

【凭证标本号】·520222160803154LY。

■ 唐菖蒲属 *Gladiolus*

• 唐菖蒲

【学名】·*Gladiolus gandavensis* Van Houtte

【别名】·搜山虎、标杆花。

【生境与分布】·省内广泛栽培。

【药用部位】·球茎。

【功效与主治】·清热解毒，散瘀消肿。用于腮腺炎，痈肿疮毒，咽喉肿痛，痧症，跌打损伤。

【凭证标本号】·522224160503011LY。

■ 鸢尾属 *Iris*

• 单苞鸢尾

【学名】·*Iris anguifuga* Y. T. Zhao ex X. J. Xue

【别名】·夏无踪、仇人不见面、蛇不见。

【生境与分布】·省内广泛栽培。

【药用部位】·根茎。

【功效与主治】·清热解毒，散瘀消肿。用于毒蛇咬伤，毒蜂螫伤，痈肿疮毒，跌打瘀肿。

• 扁竹兰

【学名】·*Iris confusa* Sealy

【别名】·扁竹根。

【生境与分布】·生于沟谷湿地或山坡草地。分布于兴仁、册亨、贞丰等地。

【药用部位】·根茎。

【功效与主治】·清热解毒，利咽消肿。用于咽喉肿痛，肺热咳喘。

【凭证标本号】·522428141202149LY。

• 长葶鸢尾

【学名】·*Iris delavayi* Micheli

【生境与分布】·生于海拔800～2 400 m的水沟旁湿地或林缘草地。分布于威宁等地。

【药用部位】·花、种子。

【功效与主治】·花:外用于烧烫伤。种子:解毒止痛,杀虫生肌。用于胃肠寒热往来,肠绞痛,胀闷,胸部壅塞,黄疸,疮口死肉,烧烫伤。

【凭证标本号】·522422160418006LY。

● 蝴蝶花

【学名】·*Iris japonica* Thunb.

【别名】·凫翳、铁扁担、燕子花。

【生境与分布】·生于山坡、路旁、疏林或林缘草地。分布于安龙等地。

【药用部位】·全草、根、根茎。

【功效与主治】·全草:消肿止痛,清热解毒。用于肝炎,肝肿大,胃痛,咽喉肿痛,便血。根、根茎:消食杀虫。用于食积腹胀,虫积腹痛,热结腹痛,热结便秘,水肿,癥瘕,久疟,牙痛,咽喉肿痛,疮肿,瘰疬,跌打损伤,子宫脱垂,蛇犬咬伤。

【凭证标本号】·522328160307969LY。

● 白蝴蝶花

【学名】·*Iris japonica* f. *pallescens* P. L. Chiu et Y. T. Zhao

【生境与分布】·生于山坡较阴蔽湿润的草地、疏林或林缘草地。分布于大沙河等地。

【药用部位】·种子。

【功效与主治】·用于小便淋痛不利。

● 马蔺

【学名】·*Iris lactea* Pall.

【别名】·旱蒲、马帚、剧草。

【生境与分布】·省内广泛栽培。

【药用部位】·根、花、种子。

【功效与主治】·根:清热解毒,活血利尿。用于喉痹,痈疽,传染性肝炎,风湿痹痛,淋浊。花:清热解毒,止血利尿。用于咽喉肿痛,吐血,衄血,小便不通,淋病,痈疽。种子:清热利湿,解毒杀虫,止血定痛。用于湿热黄疸,痢疾,咽炎,痈肿,吐血,衄血,崩漏。

● 黄菖蒲

【学名】·*Iris pseudacorus* L.

【别名】·黄鸢尾。

【生境与分布】·省内广泛栽培。

【药用部位】·根茎、种子。

【功效与主治】·根茎:用于腹泻,痛经,牙痛。种子:祛风,健胃。

【凭证标本号】·522428151210136LY。

● 小花鸢尾

【学名】·*Iris speculatrix* Hance

【别名】·六棱麻根。

【生境与分布】·生于海拔900～1 400 m的路边、林缘、岩隙或疏林。分布于开阳、荔波、黎平等地。

【药用部位】·根、根茎。

【功效与主治】·活血镇痛,祛风除湿。用于跌打损伤,风寒湿痹,狂犬咬伤,蛇伤。

● 鸢尾

【学名】·*Iris tectorum* Maxim.

【别名】·蛤蟆七、紫蝴蝶、蓝蝴蝶。

【生境与分布】·生于山坡、林缘或水边湿地。分布于安龙等地。

【药用部位】·根茎。

【功效与主治】·清热解毒,祛痰利咽。用于热毒痰火郁结,咽喉肿痛,痰涎壅盛,咳嗽气喘。

【凭证标本号】·522328140416439LY。

【附注】·《中国药典》收录物种。

● 扇形鸢尾

【学名】·*Iris wattii* Bak.

【别名】·老君扇、铁扇子、扁竹兰。

【生境与分布】·生于林缘草地。分布于正安、大方、黔西等地。

【药用部位】·根茎。

【功效与主治】·清热解毒,消肿。用于咽喉肿痛,肺热咳喘,食物中毒。

【凭证标本号】·522634160118001LY。

水玉簪科 Burmaniaceae

水玉簪属 *Burmannia*

● 三品一枝花

【学名】·*Burmannia coelestis* D. Don

【别名】·少花水玉簪。

【生境与分布】·生于湿地。分布于龙里。

【药用部位】·根。

【功效与主治】·健脾润肺。用于小儿积食。

【凭证标本号】·520123140503140LY。

● 水玉簪

【学名】·*Burmannia disticha* L.

【生境与分布】·生于中山、低山的溪边或草边潮湿处。分布于从江、安龙等地。

【药用部位】·全草、根。

【功效与主治】·止咳,清热利湿。用于咳嗽,小便黄赤。

● 宽翅水玉簪

【学名】·*Burmannia nepalensis* (Miers) Hook. f.

【生境与分布】·生于林下湿地。分布于望谟等地。

【药用部位】·根。

【功效与主治】·止咳,清热利湿。

【附注】·贵州新分布药用植物。

灯心草科 Juncaceae

■ 灯心草属 *Juncus*

● 翅茎灯心草

【学名】·*Juncus alatus* Franch. et Savat.

【生境与分布】·生于海拔400~2 300 m的水边、田边、湿草地或山坡林下阴湿处。省内广泛分布。

【药用部位】·全草。

【功效与主治】·用于心烦口渴,口舌生疮,淋证,小便涩痛,带下。

● 小花灯心草

【学名】·*Juncus articulatus* L.

【生境与分布】·生于草甸、河边或沟边湿地。分布于印江等地。

【药用部位】·全草。

【功效与主治】·清热利尿,除烦。

【凭证标本号】·520203160707002LY。

● 小灯心草

【学名】·*Juncus bufonius* L.

【生境与分布】·生于湿草地、河边或沼泽地。分布于绥阳、贞丰等地。

【药用部位】·全草。

【功效与主治】·清热通淋,利尿止血。用于热淋,小便涩痛,水肿,尿血。

【凭证标本号】·520112140814152LY。

● 星花灯心草

【学名】·*Juncus diastrophanthus* Buchen.

【生境与分布】·生于海拔650~900 m的溪边、田边或疏林湿处。分布于道真、松桃、安龙、雷山等地。

【药用部位】·全草。

【功效与主治】·清热,消食利尿。用于宿食内停,小便赤热。

● 灯心草

【学名】·*Juncus effusus* L.

【别名】·虎须草、赤须、灯心。

【生境与分布】·生于河边、沟渠边或稻田水湿处。分布于雷山等地。

【药用部位】·茎髓。

【功效与主治】·清心火,利小便。用于心烦失眠,尿少涩痛,口舌生疮。

【凭证标本号】·522634151017004LY。

【附注】·《中国药典》收录物种。

● 笄石菖

【学名】·*Juncus prismatocarpus* R. Br.

【别名】·水茅草、江南灯心草。

【生境与分布】·生于水田、水沟或沼地。省内广泛分布。

【药用部位】·全草、茎髓。

【功效与主治】·清热利尿。用于淋证,小便不利

【凭证标本号】·520402170511088LY。

● 假灯心草

【学名】·*Juncus setchuensis* var. *effusoides* Buchen.

【生境与分布】·生于海拔560~1 700 m的阴湿山坡、山沟、林下及路旁潮湿地。省内广泛分布。

【药用部位】·全草。

【功效与主治】·利尿通淋,解热安神。用于小便赤涩,热淋,水肿,头昏,齿痛,鼻衄,咽喉痛,心烦。

● 野灯心草

【学名】·*Juncus setchuensis* Buchen.

【别名】·龙须、草续断、龙珠。

【生境与分布】·生于山沟或路旁浅水处。分布于普定等地。

【药用部位】·全草。

【功效与主治】·利水通淋,泄热安神,凉血止血。用于热淋,肾炎水肿,心热烦躁,心悸失眠,口舌生疮,咽痛,齿痛,目赤肿痛,衄血,咯血,尿血。

【凭证标本号】·520422140522032LY。

地杨梅属 *Luzula*

地杨梅

【学名】· *Luzula campestris*（L.）DC.

【生境与分布】· 生于山坡林下。分布于龙里等地。

【药用部位】· 全株。

【功效与主治】· 用于赤白痢。

【凭证标本号】· 520327210514168LY。

多花地杨梅

【学名】· *Luzula multiflora*（Ehrh.）Lej.

【生境与分布】· 生于海拔 2 200～2 400 m 的山坡草地、林缘水沟旁或溪边潮湿处。省内广泛分布。

【药用部位】· 全株、果实。

【功效与主治】· 用于赤白痢。

羽毛地杨梅

【学名】· *Luzula plumosa* E. Mey.

【生境与分布】· 生于海拔 1 100～2 900 m 的山坡林缘、路旁或水边潮湿处。分布于印江、江口等地。

【药用部位】· 全株。

【功效与主治】· 用于赤白痢。

【凭证标本号】· 520327210514168LY。

鸭跖草科 Commelinaceae

穿鞘花属 *Amischotolype*

穿鞘花

【学名】· *Amischotolype hispida*（Less. et A. Rich.）Hong

【生境与分布】· 生于海拔 1 100～1 700 m 的山谷密林或林缘阴湿处。分布于册亨、望谟、安龙等地。

【药用部位】· 全草。

【功效与主治】· 清热解毒，利水消肿。用于淋证，毒蛇咬伤。

鸭跖草属 *Commelina*

饭包草

【学名】· *Commelina bengalensis* L.

【别名】· 马耳草、竹叶菜。

【生境与分布】· 生于海拔 1 000～2 300 m 的潮湿之地。分布于道真、贞丰、惠水、册亨、安龙等地。

【药用部位】· 全草。

【功效与主治】· 清热解毒，利水消肿。用于发热，烦渴，咽喉肿痛，热痢，热淋，痔疮，疔疮痈肿，蛇虫咬伤。

【凭证标本号】· 520325160623696LY；522325180920355LY；522731200904041LY。

鸭跖草

【学名】· *Commelina communis* L.

【别名】· 竹叶菜、马儿草、竹叶兰。

【生境与分布】· 生于海拔 400～2 400 m 的山坡草丛、湿地或路旁。分布于道真、江口、册亨等地。

【药用部位】· 地上部分。

【功效与主治】· 清热泻火，解毒，利水消肿。用于感冒发热，热病烦渴，咽喉肿痛，水肿尿少，热淋涩痛，痈肿疔毒。

【凭证标本号】· 5203251508110137LY；522222140807017LY；522327190530008LY。

【附注】·《中国药典》收录品种。

节节草

【学名】· *Commelina diffusa* Burm. f.

【别名】· 竹节草、竹节菜。

【生境与分布】· 生于海拔 400～2 100 m 的林中、灌丛、溪边或旷野潮湿处。分布于贞丰、安龙、望谟等地。

【药用部位】· 全草。

【功效与主治】· 清热解毒，利尿消肿，止血。用于疮疖痈肿，咽喉肿痛，热痢，白浊，小便不利，外伤出血。

【凭证标本号】· 522121150721433LY；522325181120610LY。

地地藕

【学名】· *Commelina maculata* Edgew.

【别名】· 小竹叶菜。

【生境与分布】· 生于海拔 1 000～2 400 m 的山坡草地、林下或路旁。分布于纳雍、安龙、盘州等地。

【药用部位】· 全草。

【功效与主治】· 补养气血。用于妇女白带异常，崩漏，衄血，尿血，血淋。

【凭证标本号】· 520382201022051LY。

大苞鸭跖草

【学名】· *Commelina paludosa* Bl.

【别名】· 七节风、竹叶菜。

【生境与分布】· 生于海拔 600～900 m 的林下或山谷溪边湿地。分布于望谟、罗甸、荔波、榕江、水城等地。

【药用部位】· 全草。

【功效与主治】· 利水消肿，清热解毒，凉血止血。用于水肿，脚气,小便不利,热淋尿血,鼻衄,崩漏,痢疾,咽喉肿痛,丹毒,痈肿疮毒,蛇虫咬伤。

【凭证标本号】·522728151105012LY;523326201001011LY。

■ **蓝耳草属 *Cyanotis***

● **蛛丝毛蓝耳草**

【学名】·*Cyanotis arachnoidea* C.B. Clarke

【别名】·竹叶草、鸡爪参、血见愁。

【生境与分布】·生于海拔1 000～1 300 m的林下或山坡湿地。分布于贞丰、水城、盘州、镇宁、西秀、兴义、兴仁、安龙等地。

【药用部位】·根。

【功效与主治】·通络止痛,利湿消肿。用于风湿痹痛,腰腿痛,四肢麻木,水肿,湿疹。

【凭证标本号】·522325190717560LY。

● **四孔草**

【学名】·*Cyanotis cristata*（L.）D. Don

【别名】·鸭菜、鹅冠草。

【生境与分布】·生于海拔400～1 500 m的疏林、旷野潮湿处或溪旁。分布于西秀、册亨等地。

【药用部位】·全草。

【功效与主治】·清热解毒,止血。用于疮痈肿毒,外伤出血。

● **蓝耳草**

【学名】·*Cyanotis vaga*（Lour.）Rome et Schult.

【别名】·露水草、鸡心贝母。

【生境与分布】·生于海拔1 200～2 400 m的山坡草地。分布于威宁、赫章、纳雍、织金、水城、平坝、关岭、普安、安龙等地。

【药用部位】·全草。

【功效与主治】·祛风湿,舒筋络,利尿。用于风湿痹痛,跌打损伤,水肿,中耳炎,湿疹。

【凭证标本号】·520203140816003LY。

■ **聚花草属 *Floscopa***

● **聚花草**

【学名】·*Floscopa scandens* Lour.

【别名】·水竹菜、水打不死、水竹叶草。

【生境与分布】·生于海拔400～700 m的山谷密林或沟边草地。分布于雷山、榕江、荔波、三都等地。

【药用部位】·全草。

【功效与主治】·清热利水,解毒。用于肺热咳嗽,目赤肿痛,淋证,水肿,疮疖肿毒。

【凭证标本号】·522634151209001LY。

■ **水竹叶属 *Murdannia***

● **紫背鹿衔草**

【学名】·*Murdannia divergens*（C.B. Clarke）Bruckn.

【别名】·山竹叶草、竹叶参。

【生境与分布】·生于草地或林缘。分布于兴仁、安龙、绥阳等地。

【药用部位】·全草、根。

【功效与主治】·清热解毒,补肺止咳,健脾益肾,止血接骨。用于气喘,咳嗽,气虚,头晕耳鸣,病后食欲不振,吐血,外伤骨折。

● **牛轭草**

【学名】·*Murdannia loriformis*（Hassk.）Rolla Rao et Kammathy

【别名】·水竹草、鸡嘴草。

【生境与分布】·生于海拔400～700 m的山谷溪边林下或山坡草地。分布于黎平、威宁、望谟等地。

【药用部位】·全草。

【功效与主治】·清热解毒,利尿。用于小儿高热,肺热咳嗽,目赤肿痛,痢疾,热淋,小便不利,痈疮肿毒。

【凭证标本号】·522631190821715LY;522427140927667LY。

● **裸花水竹叶**

【学名】·*Murdannia nudiflora*（L.）Brenan

【生境与分布】·生于海拔400～1 600 m的潮湿草地或山地林中。分布于册亨、黎平、绥阳、道真等地。

【药用部位】·全草。

【功效与主治】·补肺益肾,清肺止咳,调经止血。用于气虚喘咳,肺热咳嗽,头晕耳鸣,吐血。

【凭证标本号】·522327191002303LY。

● **细竹篙草**

【学名】·*Murdannia simplex*（Vahl）Brenan

【别名】·书带水竹叶。

【生境与分布】·生于海拔400～1 200 m的林中或潮湿草地。分布于赤水、望谟、安龙等地。

【药用部位】·全草、根。

【功效与主治】·全草:凉血止血,平肝息风,健脾。用于热证,小儿惊风,肺热咳嗽,吐血,目赤肿痛,痈疮肿毒。根:滋阴清热。用于自汗,盗汗,热证。

● **水竹叶**

【学名】·*Murdannia triquetra*（Wall.）Brückn.

【别名】·细竹叶高草、肉草。

【生境与分布】·生于水边潮湿地。分布于黎平、余庆、镇远、湄潭等地。

【药用部位】·全草。

【功效与主治】·清热解毒,凉血。用于小儿惊风,肺热咳嗽,吐血,目赤肿痛等。

【凭证标本号】·522631190502430LY;520329191004003LY。

■ 杜若属 *Pollia*

● 大杜若

【学名】·*Pollia hasskarlii* R. S. Rao

【别名】·粗柄杜若。

【生境与分布】·生于海拔400~1200 m的山谷密林。分布于施秉、安龙等地。

【药用部位】·根。

【功效与主治】·祛风除湿,通经活络。用于风湿性关节炎,腰腿痛,阳痿,膀胱炎,产后血崩。外用于脱肛,痈疮肿毒。

【凭证标本号】·522623151004350LY。

● 杜若

【学名】·*Pollia japonica* Thunb.

【别名】·包谷七、竹叶花、竹叶莲。

【生境与分布】·生于海拔400~1200 m的林下阴湿处。分布于剑河、荔波、湄潭、江口、雷山、独山、平塘、印江、榕江、册亨、兴仁等地。

【药用部位】·全草、根茎。

【功效与主治】·全草:理气止痛,疏风消肿。用于气滞作痛,肌肤肿痛,胃痛,淋证。外用于蛇虫咬伤,痈疔疖肿,脱肛。根茎:补肾,凉血止血。用于腰痛,跌打损伤,热疮,小儿惊风。

【凭证标本号】·522629150830186LY;522722200702603LY;520328200807021LY。

● 川杜若

【学名】·*Pollia miranda* (Lévl.) Hara

【别名】·小杜若、竹叶兰。

【生境与分布】·生于海拔400~1600 m的山谷湿地或草丛。分布于锦屏、长顺、雷山、兴仁、安龙、望谟、三都、罗甸等地。

【药用部位】·全草、根。

【功效与主治】·解毒消肿,补肾壮阳。用于小便黄赤,热淋,腰膝酸软,疔痈疖肿,蛇虫咬伤。

【凭证标本号】·522628141104271LY;522729200724010LY。

■ 竹叶吉祥草属 *Spatholirion*

● 竹叶吉祥草

【学名】·*Spatholirion longifolium* (Gagnep.) Dunn

【别名】·猪叶菜、白龙须。

【生境与分布】·生于海拔700~2 200 m的草坡、林下或灌丛。分布于织金、绥阳、江口、黔西、正安、松桃、盘州、普安、晴隆、兴仁、安龙、贞丰、施秉、雷山、榕江、龙里等地。

【药用部位】·花序。

【功效与主治】·调经止痛。用于月经不调,神经性头痛。

【凭证标本号】·522425151104005LY;520323150714341LY;522222160718027LY。

■ 竹叶子属 *Streptolirion*

● 竹叶子

【学名】·*Streptolirion volubile* Edgew.

【别名】·大叶竹菜、猪鼻孔。

【生境与分布】·生于海拔500~1 800 m的灌丛或草地。分布于贵阳、惠水、平塘、大方、绥阳、兴仁、镇远、思南等地。

【药用部位】·全草。

【功效与主治】·清热解毒,利水化瘀。用于感冒发热,肺痨咳嗽,口渴心烦,水肿,热淋,咽喉疼痛,痈疮肿毒,跌打劳伤,风湿骨痛。

【凭证标本号】·520203140907025LY;527731200904044LY;522727200924024LY。

● 红毛竹叶子

【学名】·*Streptolirion volubile* subsp. *khasianum* (C. B. Clarke) Hong

【生境与分布】·生于海拔1 400~2 000 m的山地草丛。分布于威宁、普安、平坝、都匀等地。

【药用部位】·茎。

【功效与主治】·收敛止血,去腐生肌。用于外伤出血,疮疡破溃。

【凭证标本号】·522427140731451LY。

■ 紫露草属 *Tradescantia*

● 吊竹梅

【学名】·*Tradescantia zebrina* Bosse

【别名】·紫罗兰。

【生境与分布】·省内广泛栽培。

【药用部位】·全草。

【功效与主治】·清热凉血,利水解毒。用于水肿,小便不利,痢疾,咽喉肿痛,疮痈肿毒,毒蛇咬伤。

【凭证标本号】·520382201022050LY。

谷精草科 Eriocaulaceae

■ 谷精草属 *Eriocaulon*

• 谷精草

【学名】·*Eriocaulon buergerianum* Koern.

【别名】·连萼谷精草、珍珠草。

【生境与分布】·生于海拔400~2000 m的山沟湿地或稻田。分布于独山、长顺、赤水、威宁、赫章、水城、关岭、福泉、贵定、龙里、都匀、罗甸、印江、松桃、黄平、镇远、锦屏、黎平等地。

【药用部位】·带花茎的头状花序。

【功效与主治】·疏散风热,明目退翳。用于风热目赤,肿痛羞明,眼生翳膜,风热头痛。

【凭证标本号】·522726151026051LY;522729190913034LY。

【附注】·《中国药典》收录物种。

• 白药谷精草

【学名】·*Eriocaulon cinereum* R. Br.

【别名】·赛谷精草、小谷精草、谷精草。

【生境与分布】·生于海拔500~2000 m的山沟湿地、水沟边或稻田。分布于荔波、江口、余庆、威宁、绥阳、湄潭、清镇、贵定、都匀、兴仁、安龙、贞丰、册亨、望谟、罗甸、独山等地。

【药用部位】·全草、花序。

【功效与主治】·祛风散热,清热明目。用于目赤翳障,雀目,头痛,喉痹,牙痛。

【凭证标本号】·522722201118655LY;522222140508111LY;520329190413069LY。

禾本科 Poaceae

■ 剪股颖属 *Agrostis*

• 华北剪股颖

【学名】·*Agrostis clavata* Trin.

【别名】·剪股颖。

【生境与分布】·生于海拔400~2500 m的山坡路旁、田边、草地、山顶或林下。分布于凤冈、湄潭、威宁、赤水、江口、印江、锦屏、天柱、黎平、雷山等地。

【药用部位】·全草。

【功效与主治】·止咳。用于感冒咳嗽。

【凭证标本号】·520327210512040LY;520328200810009LY。

■ 看麦娘属 *Alopecurus*

• 看麦娘

【学名】·*Alopecurus aequalis* Sobol.

【别名】·棒棒草。

【生境与分布】·生于低海拔田边或潮湿之地。分布于凤冈等地。

【药用部位】·全草。

【功效与主治】·清热解毒,止泻利湿。用于黄疸型肝炎,毒蛇咬伤,泄泻,水肿,水痘等。

【凭证标本号】·520381160429023LY;520327210512081LY。

■ 黄花茅属 *Anthoxanthum*

• 茅香

【学名】·*Anthoxanthum nitens*（Weber）Y. Schouten & Veldkamp

【生境与分布】·生于海拔1200~1450 m的路边湿润处。分布于西秀等地。

【药用部位】·根茎、花序。

【功效与主治】·根茎:清热利尿,凉血止血。用于热淋吐血,尿血,水肿,急慢性肾炎,浮肿。花序:温胃止呕。用于心腹冷痛。

■ 水蔗草属 *Apluda*

• 水蔗草

【学名】·*Apluda mutica* L.

【别名】·米草、糯米草、丝线草。

【生境与分布】·生于田边、水旁湿地或山坡草丛。分布于威宁、关岭、册亨、望谟、罗甸等地。

【药用部位】·全草。

【功效与主治】·祛腐解毒,壮阳。用于下肢溃烂,蛇虫咬伤,阳痿。

■ 荩草属 *Arthraxon*

• 光脊荩草

【学名】·*Arthraxon epectinatus* B. S. Sun & H. Peng

【生境与分布】·生于路边草丛。分布于赫章等地。

【药用部位】·全草。

【功效与主治】·解毒杀虫,止咳润肺。

● 荩草

【学名】·*Arthraxon hispidus*（Thunb.）Makino

【别名】·绿竹、光亮荩草、匿芒荩草。

【生境与分布】·生于山坡草地、林边路旁或阴湿地。分布于龙里、册亨、湄潭等地。

【药用部位】·全草。

【功效与主治】·解毒杀虫,润肺止咳。用于鼻炎,乳腺炎,咽喉炎,久咳,肺虚咳喘,疮疡疥癣。

【凭证标本号】·522730150722005LY；523271903002302LY；520328210504190LY。

● 矛叶荩草

【学名】·*Arthraxon lanceolatus*（Roxb.）Hochst.

【生境与分布】·生于山坡草地、林边或阴湿地。分布威宁等地。

【药用部位】·全草。

【功效与主治】·止咳定喘,杀虫。用于上气喘逆,久咳,疮痈疥癣。

【凭证标本号】·522427140506230LY。

■ 野古草属 *Arundinella*

● 野古草

【学名】·*Arundinella hirta*（Thunb.）Tanaka

【别名】·毛秆野古草。

【生境与分布】·生于山坡、林地、路旁、灌丛或潮湿地。分布于从江、江口、印江、榕江、纳雍、册亨、罗甸、务川等地。

【药用部位】·全草。

【功效与主治】·清热凉血。用于风热感冒,小儿高热。

【凭证标本号】·522633190903085LY。

■ 芦竹属 *Arundo*

● 芦竹

【学名】·*Arundo donax* L.

【别名】·花叶芦竹、毛鞘芦竹。

【生境与分布】·生于海拔400～1400 m的河岸道旁或山谷砂质土壤。分布于修文、望谟、贞丰、思南、关岭、兴义、册亨、赤水、习水等地。

【药用部位】·根茎。

【功效与主治】·生精除烦,清热泻火,利尿。用于虚劳骨蒸,

热病烦渴,热淋,风火牙痛,吐血,小便不利。

【凭证标本号】·520123151001338LY；522326210314009LY；522325181010254LY。

■ 燕麦属 *Avena*

● 野燕麦

【学名】·*Avena fatua* L.

【别名】·燕麦草。

【生境与分布】·生于荒芜田野或田间。省内广泛分布。

【药用部位】·全草、果实。

【功效与主治】·收敛止血,固表止汗,补虚损。用于吐血,虚汗,崩漏。

● 燕麦

【学名】·*Avena sativa* L.

【别名】·香麦。

【生境与分布】·省内广泛栽培。

【药用部位】·种仁。

【功效与主治】·退虚热,止汗益气,润肠通便。用于体虚便秘,糖尿病,高血脂,高血压,脂肪肝等。

【凭证标本号】·520113210410017LY。

■ 簕竹属 *Bambusa*

● 慈竹

【学名】·*Bambusa emeiensis* L.C. Chia & H.L. Fung

【别名】·丛竹、绵竹、甜慈。

【生境与分布】·生于海拔400～900 m的村旁、河边或山脚平地。分布于赤水、修文、瓮安、都匀、惠水、贵定、三都、龙里、平塘等地。

【药用部位】·叶。

【功效与主治】·清心热。用于心烦燥渴。

● 孝顺竹

【学名】·*Bambusa multiplex*（Lour.）Raeuschel ex J. A. et J. H. Schult.

【生境与分布】·生于海拔500～600 m的山谷或河边。分布于赤水、荔波、独山、贵定、平塘等地。

【药用部位】·全株。

【功效与主治】·清热利尿,除烦止呕。用于热病烦渴,呕吐。

● 车筒竹

【学名】·*Bambusa sinospinosa* McCl.

【别名】·车角竹。

【生境与分布】·生于海拔 500～600 m 的村旁或河边。分布于望谟、赤水、册亨、安龙、罗甸、荔波、平塘、关岭等地。

【药用部位】·幼苗。

【功效与主治】·清热凉血,止痢。用于小儿高热,风热感冒,小便淋痛,鼻衄,消化不良,痢疾。

【凭证标本号】·522326201003011LY。

■ 菵草属 *Beckmannia*

• 菵草

【学名】·*Beckmannia syzigachne* (Steud.) Fern.

【生境与分布】·生于海拔 1 000～2 260 m 的水旁湿地。分布于威宁等地。

【药用部位】·种子。

【功效与主治】·滋阴益气,健胃利肠。

■ 臂形草属 *Brachiaria*

• 毛臂形草

【学名】·*Brachiaria villosa* (Lam.) A. Camus

【别名】·髯毛臂形草。

【生境与分布】·生于田野或山坡草地。分布于镇宁、罗甸、望谟等地。

【药用部位】·全草。

【功效与主治】·清热利尿,通便。用于大便秘结,小便短赤。

■ 雀麦属 *Bromus*

• 扁穗雀麦

【学名】·*Bromus catharticus* Vahl

【生境与分布】·省内广泛栽培。

【药用部位】·全草。

【功效与主治】·止汗,催产。

• 雀麦

【学名】·*Bromus japonica* Thunb. ex Murr.

【别名】·燕麦。

【生境与分布】·生于山野、荒坡或道旁。分布于思南、凯里、清镇、息烽、修文、开阳等地。

【药用部位】·全草。

【功效与主治】·止汗,催产。用于出汗不止,妇女难产。

【凭证标本号】·520113200728058LY。

• 疏花雀麦

【学名】·*Bromus remotiflorus* (Steud.) Ohwi

【生境与分布】·生于海拔 1 800～2 900 m 的山坡、林缘、路旁或河边草地。分布于思南、江口、清镇、天柱、雷山等地。

【药用部位】·全草。

【功效与主治】·止汗,催产。

【凭证标本号】·520111200714029LY。

■ 拂子茅属 *Calamagrostis*

• 拂子茅

【学名】·*Calamagrostis epigeios* (L.) Roth

【别名】·林中拂子茅、密花拂子茅。

【生境与分布】·生于海拔 400～1 700 m 的路旁、田边或山坡灌丛。分布于长顺、赤水、习水、松桃、印江、安龙、天柱、雷山、黄平、榕江等地。

【药用部位】·全草。

【功效与主治】·用于催产及产后出血。

【凭证标本号】·522729200729014LY。

• 假苇拂子茅

【学名】·*Calamagrostis pseudophragmites* (Haller f.) Koeler

【生境与分布】·生于海拔 350～2 500 m 的山坡草地或河岸阴湿处。分布于三穗、独山等地。

【药用部位】·全草。

【功效与主治】·催产助生。

【凭证标本号】·520423210103039LY。

■ 沿沟草属 *Catabrosa*

• 沿沟草

【学名】·*Catabrosa aquatica* (L.) Beauv.

【生境与分布】·生于海拔 400～1 000 m 的田边或沟边湿地。分布于赤水等地。

【药用部位】·全草。

【功效与主治】·清热。用于风热咳喘。

【凭证标本号】·520203140602004LY。

■ 寒竹属 *Chimonobambusa*

• 刺竹子

【学名】·*Chimonobambusa pachystachys* Hsueh et W. P. Zhang

【别名】·大勒竹、郁竹、鸡筋油竹。

【生境与分布】·生于海拔 1 000～2 000 m 的阔叶林。分布于绥阳、沿河等地。

【药用部位】·纤维。

【功效与主治】·清热化痰,除烦止呕。用于痰热咳嗽,烦热失眠,胃热呕吐,血热吐衄。

• 方竹

【学名】·*Chimonobambusa quadrangularis* (Fenzi) Makino

【别名】·十方竹、四方竹、方苦竹。

【生境与分布】·生于海拔600～1200 m的山坡林中。分布于荔波、开阳、息烽、习水、桐梓、绥阳、长顺、独山、罗甸、都匀、惠水、贵定、龙里、平塘等地。

【药用部位】·茎秆的中间层。

【功效与主治】·解表退热,化痰。用于感冒发热。

【凭证标本号】·522722201021556LY。

■ 虎尾草属 *Chloris*

• 虎尾草

【学名】·*Chloris virgata* Sw.

【别名】·刷头草、棒锤草、盘草。

【生境与分布】·生于田间、荒野、路旁、堤岸或土墙上。分布于大方、黔西、镇宁、关岭、罗甸、册亨等地。

【药用部位】·全草。

【功效与主治】·清热除湿,杀虫止痒。用于风湿痹痛,蚊虫叮咬。

【凭证标本号】·522422150624061LY;522423190817008LY。

■ 金须茅属 *Chrysopogon*

• 竹节草

【学名】·*Chrysopogon aciculatus* (Retz.) Trin.

【别名】·鸡谷草、草谷子。

【生境与分布】·生于山坡草地或荒野。分布于镇宁、清镇、罗甸、望谟、安龙等地。

【药用部位】·全草。

【功效与主治】·清热解毒,利尿消肿,止血。用于疮疖痈肿,咽喉肿痛,热痢,白浊,小便不利,外伤出血。

【凭证标本号】·522230191006048LY。

■ 薏苡属 *Coix*

• 薏米

【学名】·*Coix lacryma-jobi* var. *mayuen* (Roman.) Stapf

【别名】·珠珠米、五谷。

【生境与分布】·生于河边或阴湿山谷。分布于兴义、兴仁、晴隆、普安、德江、望谟、安龙等地。

【药用部位】·成熟种仁。

【功效与主治】·利水渗湿,健脾止泻,除痹排脓,解毒散结。用于水肿,脚气,小便不利,脾虚泄泻,湿痹拘挛,肺痈,肠痈,赘疣,癌肿。

【凭证标本号】·522121141028269LY。

【附注】·《中国药典》收录品种。

■ 香茅属 *Cymbopogon*

• 柠檬草

【学名】·*Cymbopogon citratus* (DC.) Stapf

【别名】·香茅、茅草茶、姜巴茅。

【生境与分布】·省内广泛栽培。

【药用部位】·全草、花。

【功效与主治】·全草:祛风通络,温中止痛,止泻。用于感冒头身疼痛,风寒湿痹,脘腹冷痛,泄泻,跌打损伤。花:温中和胃。用于心腹冷痛,恶心呕吐。

【凭证标本号】·520382201024129LY。

• 芸香草

【学名】·*Cymbopogon distans* (Nees) Wats.

【别名】·诸葛草。

【生境与分布】·生于山坡草地。分布于清镇、罗甸等地。

【药用部位】·全草。

【功效与主治】·解表利湿,止咳平喘。用于风寒感冒,伤暑,吐泻腹痛,小便淋痛,风湿痹痛,咳嗽气喘。

• 橘草

【学名】·*Cymbopogon goeringii* (Steud.) A. Camus

【别名】·五香草、野香茅。

【生境与分布】·生于山坡草地。分布于关岭、罗甸、榕江、册亨等地。

【药用部位】·全草。

【功效与主治】·止咳平喘,祛风除湿,通经止痛,止泻。用于急慢性支气管炎,支气管哮喘,风湿性关节炎,头痛,跌打损伤,心胃气痛,腹痛,水泻。

【凭证标本号】·520423200710055LY。

• 扭鞘香茅

【学名】·*Cymbopogon tortilis* (J. Presl) A. Camus

【生境与分布】·生于海拔400～600 m的山坡草地。分布于镇宁、关岭、罗甸、册亨、三都等地。

【药用部位】·全草。

【功效与主治】·疏散风热,行气和胃。用于风热感冒,胸腹胀满,脘腹疼痛,呕吐泄泻,疮毒。

■ 狗牙根属 *Cynodon*

• 狗牙根

【学名】·*Cynodon dactylon*（L.）Pers.

【别名】·绊根草、爬根草、咸沙草。

【生境与分布】·生于海拔 400～1 200 m 的路旁、草地或河边。分布于道真、凤冈、思南、习水、赤水、清镇、榕江、凯里、册亨等地。

【药用部位】·全草。

【功效与主治】·祛风活络,凉血止血,解毒。用于风湿痹痛,半身不遂,劳伤吐血。

【凭证标本号】·520325160623706LY;520327210517324LY。

■ 牡竹属 *Dendrocalamus*

• 麻竹

【学名】·*Dendrocalamus latiflorus* Munro

【别名】·甜竹。

【生境与分布】·生于海拔 500～800 m 的村前屋后或山脚平地。分布于正安、沿河、安龙、册亨、望谟、长顺、罗甸、都匀、三都、平塘等地。

【药用部位】·花。

【功效与主治】·止咳化痰。用于感冒咳嗽,咽喉炎。

【凭证标本号】·520324161104011LY;522228210103009LY。

• 吊丝竹

【学名】·*Dendrocalamus minor*（Mc Clure）Chia et H. L. Fung

【别名】·乌药竹。

【生境与分布】·生于海拔 400～500 m 的石灰岩地、山脚或村旁。分布于册亨、荔波等地。

【药用部位】·茎、叶。

【功效与主治】·祛风除湿。用于风湿骨痛。

• 黔竹

【学名】·*Dendrocalamus tsiangii*（Mc Clure）Chia et H. L. Fung

【生境与分布】·分布于道真、正安、荔波、惠水、都匀等地。

【药用部位】·茎叶。

【功效与主治】·祛风除湿。

【凭证标本号】·522228210501007LY;520329190728814LY。

■ 马唐属 *Digitaria*

• 十字马唐

【学名】·*Digitaria cruciata*（Nees）A. Camus

【生境与分布】·生于海拔 900～2 700 m 的山坡草地。分布于盘州、德江、普安等地。

【药用部位】·全草。

【功效与主治】·调中明目。

• 棒毛马唐

【学名】·*Digitaria jubata*（Griseb.）Henrard

【生境与分布】·生于山坡草地。分布于修文、开阳等地。

【药用部位】·全草。

【功效与主治】·调中明目。

• 马唐

【学名】·*Digitaria sanguinalis*（L.）Scop.

【别名】·蹲倒驴、羊麻、羊粟。

【生境与分布】·生于草地或荒野路边。分布于册亨等地。

【药用部位】·全草。

【功效与主治】·调中明目。用于耳目不明。

【凭证标本号】·522327191008039LY。

• 紫马唐

【学名】·*Digitaria violascens* Link

【生境与分布】·生于山坡草地、路边或荒野。分布于江口、松桃、大方等地。

【药用部位】·全草。

【功效与主治】·调中明目。

【凭证标本号】·522601200919282LY。

■ 稗属 *Echinochloa*

• 长芒稗

【学名】·*Echinochloa caudata* Roshev.

【生境与分布】·生于田边、路旁或河边湿润处。分布于大方、威宁等地。

【药用部位】·幼苗、根。

【功效与主治】·止血。用于创伤出血不止。

【凭证标本号】·522422160818020LY。

• 光头稗

【学名】·*Echinochloa colona*（L.）Link

【别名】·穇草、扒草。

【生境与分布】·生于稻田或沼泽地。分布于赤水、习水、罗甸、松桃等地。

【药用部位】·全草。

【功效与主治】·利尿,止血。用于水肿,腹水咯血。

【凭证标本号】·520112131026286LY。

● 稗

【学名】·*Echinochloa crusgalli* (L.) Beauv.

【别名】·稗子、扁扁草。

【生境与分布】·生于稻田或沼泽地。分布于道真、荔波、湄潭等地。

【药用部位】·全草、根、种仁。

【功效与主治】·全草:止血生肌。用于金疮,损伤出血,麻疹。根、种仁:补中益气,宣脾,止血生肌。用于跌打损伤,金疮,外伤出血,损伤流血不止。

【凭证标本号】·520325160623707LY;522722200722411LY;520328210503120LY。

● 无芒稗

【学名】·*Echinochloa crusgalli* var. *mitis* (Pursh) Peterm.

【生境与分布】·生于水边或路边草地。分布于普安、望谟等地。

【药用部位】·全草。

【功效与主治】·止血生肌。

【凭证标本号】·522622200820056LY。

● 西来稗

【学名】·*Echinochloa crusgalli* var. *zelayensis* (H. B. K.) Hitchc.

【生境与分布】·生于水边或稻田。分布于凤冈、册亨等地。

【药用部位】·全草。

【功效与主治】·止血生肌。

【凭证标本号】·520329191005006LY。

■ 穇属 *Eleusine*

● 穇

【学名】·*Eleusine coracana* (L.) Gaertn.

【别名】·穇子、龙爪稷。

【生境与分布】·六枝等地有栽培。

【药用部位】·果实、种子。

【功效与主治】·补中益气,健脾和胃。用于脾胃虚弱,运化失常,脘腹胀满,食少纳差,腹泻便溏,脱肛,便血,崩漏,子宫下垂。

● 牛筋草

【学名】·*Eleusine indica* (L.) Gaertn.

【别名】·蟋蟀草。

【生境与分布】·生于荒野、路边或草地。分布于黎平、平塘、余庆、湄潭、沿河、松桃、望谟、册亨、大方、织金、榕江、都匀、荔波、瓮安、罗甸等地。

【药用部位】·全草。

【功效与主治】·清热解毒,祛风利湿,散瘀止血。用于黄疸,小儿消化不良,泄泻,痢疾,小便淋痛,跌打损伤,外伤出血,狂犬咬伤。

【凭证标本号】·522631190616600LY;522727201019005LY;520329191005004LY。

■ 披碱草属 *Elymus*

● 钙生披碱草

【学名】·*Elymus calcicola* (Keng) S. L. Chen

【别名】·钙生鹅观草。

【生境与分布】·生于海拔1 000～2 400 m的路旁或草地。分布于威宁、大方等地。

【药用部位】·全草。

【功效与主治】·清热凉血,化瘀止痛。用于劳伤咳血,麻疹,丹毒,劳伤疼痛。

● 披碱草

【学名】·*Elymus dahuricus* Turcz.

【生境与分布】·生于山坡草地或路边。分布于赫章等地。

【药用部位】·全草。

【功效与主治】·清热凉血,化瘀止痛。

● 鹅观草

【学名】·*Elymus kamoji* (Ohwi) S. L. Chen

【别名】·弯穗鹅观草、柯孟披碱草。

【生境与分布】·生于山坡草地或路边。分布于赫章等地。

【药用部位】·全草。

【功效与主治】·清热凉血,镇痛。用于咳嗽痰中带血,劳伤疼痛,丹毒。

■ 画眉草属 *Eragrostis*

● 鼠妇草

【学名】·*Eragrostis atrovirens* (Desf.) Trin. ex Steud.

【别名】·鼠妇画眉草。

【生境与分布】·生于路边或溪旁。分布于兴义等地。

【药用部位】· 全草。

【功效与主治】· 清热利湿。用于暑热病,小便短赤,痢疾。

● 秋画眉草

【学名】· *Eragrostis autumnalis* Keng

【生境与分布】· 生于路旁草地。分布于罗甸等地。

【药用部位】· 全草。

【功效与主治】· 清热利湿。

● 知风草

【学名】· *Eragrostis ferruginea* (Thunb.) Beauv.

【别名】· 程咬金。

【生境与分布】· 生于海拔 2 000～2 400 m 的路旁、田野或山坡。分布于赤水、威宁、印江、习水、天柱、黎平、榕江、雷山等地。

【药用部位】· 根。

【功效与主治】· 舒筋散瘀。用于跌打损伤。

【凭证标本号】· 522633190904121LY。

● 乱草

【学名】· *Eragrostis japonica* (Thunb.) Trin.

【别名】· 香榧草、须须草。

【生境与分布】· 生于海拔 400～860 m 的荒芜田野或阴蔽处。分布于镇远、册亨、安龙、榕江等地。

【药用部位】· 全株。

【功效与主治】· 清热凉血,润肺止咳。用于咳血,吐血。

【凭证标本号】· 520115210403013LY。

● 小画眉草

【学名】· *Eragrostis minor* Host

【别名】· 蚊蚊草。

【生境与分布】· 生于海拔 400～550 m 的荒地、草地、路边或田间。分布于思南、惠水等地。

【药用部位】· 全草。

【功效与主治】· 清热解毒,疏风利尿。用于角膜炎,结膜炎,尿路感染,脓疱疮。

● 黑穗画眉草

【学名】· *Eragrostis nigra* Nees ex Steud.

【别名】· 露水草。

【生境与分布】· 生于海拔 1 000～2 000 m 的田野、路旁或山坡草地。分布于清镇、六枝等地。

【药用部位】· 全草。

【功效与主治】· 清热止咳,镇痛。用于顿咳,急性腹痛,百日咳。

● 画眉草

【学名】· *Eragrostis pilosa* (L.) Beauv.

【别名】· 蚊子草。

【生境与分布】· 生于海拔 400～1 800 m 的路旁、山坡、草地或田间。分布于剑河、凤冈、赤水、清镇、榕江等地。

【药用部位】· 全草、花序。

【功效与主治】· 全草:疏风清热,利尿。用于石淋,膀胱结石,肾结石,肾炎,水肿。花序:解毒止痒。用于黄水疮。

【凭证标本号】· 522629150906248LY;520327210512078LY。

■ 蜈蚣草属 *Eremochloa*

● 蜈蚣草

【学名】· *Eremochloa ciliaris* (L.) Merr.

【别名】· 蜈蚣连、上天梯、小蜈蚣草。

【生境与分布】· 生于海拔 2 000 m 以下的路旁、桥边石缝或石灰岩山地。分布于平塘、西秀、贞丰等地。

【药用部位】· 全草、根茎。

【功效与主治】· 祛风除湿,清热解毒。用于时行感冒,痢疾,风湿疼痛,跌打损伤,蛇虫咬伤,疔疮。

【凭证标本号】· 522727200602001LY;520402170323131LY;522325181028467LY。

● 假俭草

【学名】· *Eremochloa ophiuroides* (Munro) Hack.

【别名】· 爬根草。

【生境与分布】· 生于山坡、旷野、路旁或湿草地。分布于德江、印江等地。

【药用部位】· 全草。

【功效与主治】· 舒筋活络,止痛。用于劳伤腰痛,骨节酸痛。

■ 野黍属 *Eriochloa*

● 野黍

【学名】· *Eriochloa villosa* (Thunb.) Kunth

【生境与分布】· 生于田边、路旁、旷野、山坡、耕地或潮湿处。分布于纳雍、务川、思南、罗甸等地。

【药用部位】· 全草。

【功效与主治】· 清热凉血。用于火眼,结膜炎,视力模糊。

■ 黄金茅属 *Eulalia*

● 金茅

【学名】· *Eulalia speciosa* (Debeaux) Kuntze

贵州省中药资源志要

【别名】·假青茅。

【生境与分布】·生于山坡草地。省内广泛分布。

【药用部位】·根、茎。

【功效与主治】·行气破血,止血。用于妇女病,干潮热。

■ 拟金茅属 *Eulaliopsis*

● 拟金茅

【学名】·*Eulaliopsis binata*（Retz.）C. E. Hubb.

【别名】·龙须草、羊草、梭草。

【生境与分布】·生于向阳山坡草丛。分布于安龙、长顺、惠水、关岭、罗甸、册亨等地。

【药用部位】·全草、根茎。

【功效与主治】·全草:清热解毒,平肝明目,止血散瘀,利尿。用于感冒,肝炎,小儿风热,咳喘,乳痈,瘾疹,衄血,尿血,血滞,经行不畅,热淋,小便不利。根茎:行气破血。用于瘰病,经停,潮热。

【凭证标本号】·522328140427794LY;522729200725091LY;522731200904023LY。

■ 箭竹属 *Fargesia*

● 白竹

【学名】·*Fargesia semicoriacea* Yi

【生境与分布】·生于海拔 2 000～2 900 m 的山坡。分布于都匀等地。

【药用部位】·嫩叶。

【功效与主治】·清热除烦,解渴利尿。

● 箭竹

【学名】·*Fargesia spathacea* Franch.

【别名】·法氏竹、华橘竹、龙头竹。

【生境与分布】·生于林下或荒坡地。分布于纳雍、余庆、荔波、贵定等地。

【药用部位】·嫩叶。

【功效与主治】·清热除烦,解渴利尿。

【凭证标本号】·522426190725045LY;520329190418022LY。

■ 球穗草属 *Hackelochloa*

● 球穗草

【学名】·*Hackelochloa granularis*（L.）Kuntze

【别名】·亥氏草、珠穗草。

【生境与分布】·生于潮湿山坡草地。分布于镇宁、罗甸、望谟、安龙、册亨等地。

【药用部位】·全草。

【功效与主治】·清热利湿。用于小儿发热,淋证。

■ 黄茅属 *Heteropogon*

● 黄茅

【学名】·*Heteropogon contortus*（L.）Beauv. ex Roem. et Schult.

【别名】·茅针子草。

【生境与分布】·生于海拔 400～2 300 m 的山坡草地。分布于望谟、惠水、赫章、修文、赤水、务川、习水、思南、兴仁、安龙、册亨等地。

【药用部位】·全草、根、根茎。

【功效与主治】·清热止泻,祛风除湿,凉血止血,利尿。用于热病,消渴,咳嗽,吐泻,关节疼痛,心气热痛,吐血,衄血,尿血,热淋涩痛,急性肾炎水肿,黄疸。

【凭证标本号】·522326201002005LY;522731200904024LY。

■ 大麦属 *Hordeum*

● 大麦

【学名】·*Hordeum vulgare* L.

【生境与分布】·省内广泛栽培。

【药用部位】·成熟果实经发芽干燥的加工品。

【功效与主治】·行气消食,健脾开胃,回乳消胀。用于食积不消,脘腹胀痛,脾虚食少,乳汁郁积,乳房胀痛,妇女断乳,肝郁胁痛,肝胃气痛。

【凭证标本号】·522636190328371LY。

【附注】·《中国药典》收录物种。

■ 白茅属 *Imperata*

● 白茅

【学名】·*Imperata cylindrica* var. *major*（Nees）C. E. Hubb.

【别名】·茅根、茅草。

【生境与分布】·生于路旁、山坡或草地。分布于安龙、荔波、册亨等地。

【药用部位】·根茎。

【功效与主治】·凉血止血,清热利尿。用于血热吐血,衄血,尿血,热病烦渴,湿热黄疸,水肿尿少,热淋涩痛。

【凭证标本号】·522328131223018LY;522722200414873LY;522327180426001LY。

【附注】·《中国药典》收录物种。

■ 箬竹属 *Indocalamus*

• 阔叶箬竹

【学名】· *Indocalamus latifolius* (Keng) McClure

【别名】· 棕叶、庐山茶竿竹。

【生境与分布】· 生于海拔 500～900 m 的沟旁。分布于荔波、黔西、贞丰、都匀、惠水、贵定、三都、龙里、三穗等地。

【药用部位】· 叶、叶柄、果实。

【功效与主治】· 清热解毒,止血。用于喉痹失音,崩漏。

【凭证标本号】· 520402170525071LY;522722200116438LY;522423191005014LY。

• 箬叶竹

【学名】· *Indocalamus longiauritus* Hand.-Mazz.

【生境与分布】· 生于山坡路旁。分布于思南、修文、罗甸、瓮安、独山、福泉、荔波、惠水、三都、龙里、雷山等地。

【药用部位】· 叶。

【功效与主治】· 清热解毒,止血。

• 箬竹

【学名】· *Indocalamus tessellatus* (Munro) Keng f.

【生境与分布】· 生于海拔 400～1 400 m 的山坡路旁。分布于印江等地。

【药用部位】· 叶。

【功效与主治】· 清热解毒,止血,消肿利尿。用于吐血,咯血,衄血,尿血,经血不止,小便淋痛不利,咽喉肿痛,喉痹痈肿,肺痈。

【凭证标本号】· 522633190907226LY。

■ 柳叶箬属 *Isachne*

• 白花柳叶箬

【学名】· *Isachne albens* Trin.

【生境与分布】· 生于海拔 1 000～2 600 m 的山坡、谷地、溪边或林缘草地。分布于赤水、册亨等地。

【药用部位】· 全草。

【功效与主治】· 清热利尿,舒筋散瘀。

• 柳叶箬

【学名】· *Isachne globosa* (Thunb.) Kuntze

【别名】· 类黍柳叶箬。

【生境与分布】· 生于低海拔湿地、稻田边或浅水中。分布于松桃、黄平等地。

【药用部位】· 全草。

【功效与主治】· 清热利尿,舒筋散瘀。用于小便淋痛,跌打损伤。

【凭证标本号】· 520113200817006LY。

■ 假稻属 *Leersia*

• 李氏禾

【学名】· *Leersia hexandra* Swartz.

【生境与分布】· 生于河沟、田岸水边湿地。分布于清镇、望谟、安龙等地。

【药用部位】· 全草。

【功效与主治】· 疏风解表,通络止痛。

• 假稻

【学名】· *Leersia japonica* (Makino) Honda

【生境与分布】· 生于水边湿地。分布于思南、望谟、安龙、赤水等地。

【药用部位】· 全草。

【功效与主治】· 疏风解表,利湿,通络止痛。用于感冒,头痛身疼,疟疾,白带,下肢水肿,小便不利,痹痛麻木。

• 平颖柳叶箬

【学名】· *Isachne truncata* A. Camus

【生境与分布】· 生于海拔 800 m 左右的山坡疏林。分布于贵定、册亨等地。

【药用部位】· 全草。

【功效与主治】· 清热利尿,舒筋散瘀。

■ 千金子属 *Leptochloa*

• 千金子

【学名】· *Leptochloa chinensis* (L.) Nees

【生境与分布】· 生于海拔 400～700 m 的水旁湿地。分布于从江、望谟、余庆、思南、册亨等地。

【药用部位】· 全草。

【功效与主治】· 行水破血,攻积聚,散痰饮。用于癥瘕,久热不退。

【凭证标本号】· 522633190916386LY;522326201001013LY;520329191002906LY。

• 虮子草

【学名】· *Leptochloa panicea* (Retz.) Ohwi

【生境与分布】· 生于田野路边或园圃。分布于思南、天柱、榕江、罗甸等地。

【药用部位】· 全草。

【功效与主治】·行水破血,散痰饮。

■ 淡竹叶属 *Lophatherum*

● 淡竹叶

【学名】· *Lophatherum gracile* Brongn.

【别名】·山鸡米。

【生境与分布】·生于海拔 400~800 m 的山坡林下或阴蔽处。分布于赫章等地。

【药用部位】·茎叶。

【功效与主治】·清热泻火,除烦止渴,利尿通淋。用于热病烦渴,小便短赤涩痛,口舌生疮。

【凭证标本号】·522428141108030LY。

【附注】·《中国药典》收录物种。

■ 芒属 *Miscanthus*

● 五节芒

【学名】· *Miscanthus floridulus* (Lab.) Warb. ex Schum. et Laut.

【别名】·芭茅果、马儿杆。

【生境与分布】·生于山坡、草地或路旁。分布于印江、德江、松桃、普安等地。

【药用部位】·茎。

【功效与主治】·清热通淋,祛风除湿。用于热淋,石淋,白浊,带下,风湿疼痛。

【凭证标本号】·522328160306950LY。

● 芒

【学名】· *Miscanthus sinensis* Anderss.

【别名】·芭茅、小巴茅。

【生境与分布】·生于山坡、草地或河边湿地。分布于西秀、印江、江口等地。

【药用部位】·茎。

【功效与主治】·清热解毒,利尿散瘀。用于小便不利,蛇虫咬伤。

【凭证标本号】·520402170524060LY;522226190420002LY;522222140430106LY。

■ 类芦属 *Neyraudia*

● 类芦

【学名】· *Neyraudia reynaudiana* (Kunth) Keng ex Hitchc.

【别名】·假芦。

【生境与分布】·生于海拔 400~1 000 m 的山坡、草坡、路旁、河边或石山上。分布于印江、思南、镇远、册亨、安龙、望谟、独山、罗甸等地。

【药用部位】·嫩苗、叶。

【功效与主治】·消肿利湿,清热解毒。用于肾炎水肿,尿路感染,毒蛇咬伤。

【凭证标本号】·522633190907222LY。

■ 求米草属 *Oplismenus*

● 竹叶草

【学名】· *Oplismenus compositus* (L.) Beauv.

【生境与分布】·生于疏林阴湿处。分布于册亨等地。

【药用部位】·全草。

【功效与主治】·活血化瘀。

【凭证标本号】·520327200729003LY。

● 中间型竹叶草

【学名】· *Oplismenus compositus* var. *intermedius* (Honda) Ohwi

【生境与分布】·分布于惠水等地。

【药用部位】·全草。

【功效与主治】·活血化瘀。

【凭证标本号】·522326201003009LY;522729200725061LY。

● 求米草

【学名】· *Oplismenus undulatifolius* (Arduino) Beauv.

【别名】·皱叶茅、缩箬。

【生境与分布】·生于山野林下或阴湿处。分布于毕节、德江、湄潭、正安、江口、玉屏、印江、松桃、兴仁、普安、大方、赫章、榕江、都匀、罗甸等地。

【药用部位】·全草。

【功效与主治】·活血化瘀。用于跌打损伤。

【凭证标本号】·522227160603070LY;520328200806031LY。

■ 稻属 *Oryza*

● 稻

【学名】· *Oryza sativa* L.

【别名】·水稻、稻子、稻谷。

【生境与分布】·省内广泛栽培。

【药用部位】·成熟果实经发芽干燥和炮制加工品。

【功效与主治】·消食和中,健脾开胃。用于食积不消,腹胀口臭,脾胃虚弱,不饥食少。

【凭证标本号】·522634151214019LY。

【附注】·《中国药典》收录物种。

● 籼稻

【学名】· *Oryza sativa* subsp. *indica* Kato

【生境与分布】·生于海拔 1 000～1 800 m 的地区。省内广泛栽培。

【药用部位】·种仁。

【功效与主治】·温中益气,健脾止泻。用于脾胃虚寒泄泻。

■ 黍属 *Panicum*

● 糠稷

【学名】· *Panicum bisulcatum* Thunb.

【生境与分布】·生于荒野潮湿处。分布于沿河、江口等地。

【药用部位】·全草。

【功效与主治】·清热生津。

【凭证标本号】· 520327210515241LY。

● 心叶稷

【学名】· *Panicum notatum* Retz.

【生境与分布】·生于灌木林或山地林缘。分布于镇宁、罗甸、望谟、安龙等地。

【药用部位】·全草。

【功效与主治】·清热生津。

■ 雀稗属 *Paspalum*

● 毛花雀稗

【学名】· *Paspalum dilatatum* Poir.

【生境与分布】·省内广泛栽培。

【药用部位】·全草。

【功效与主治】·活血解毒,祛风除湿。

【凭证标本号】· 520111200714025LY。

● 双穗雀稗

【学名】· *Paspalum distichum* L.

【生境与分布】·生于潮湿沟边、路旁或田野。分布于花溪、清镇、兴义、册亨等地。

【药用部位】·全草。

【功效与主治】·活血解毒,祛风除湿。用于跌打肿痛,骨折筋伤,风湿痹痛,痰火,疮毒。

【凭证标本号】· 520111200714023LY。

● 圆果雀稗

【学名】· *Paspalum scrobiculatum* var. *orbiculare* (G. Forster) Hackel

【生境与分布】·生于山坡草地或荒野。分布于赤水、习水、印江、罗甸、兴义、榕江等地。

【药用部位】·全草。

【功效与主治】·清热利尿。

【凭证标本号】· 520424141020067LY。

● 雀稗

【学名】· *Paspalum thunbergii* Kunth ex Steud.

【生境与分布】·生于荒野路旁或潮湿处。分布于紫云、七星关、思南、赤水等地。

【药用部位】·全草。

【功效与主治】·用于目赤肿痛,风热咳喘,肝炎,跌打损伤。

【凭证标本号】· 520425170613421LY。

■ 狼尾草属 *Pennisetum*

● 狼尾草

【学名】· *Pennisetum alopecuroides* (L.) Spreng.

【生境与分布】·生于田边、路旁或山坡草地。分布于兴义、贞丰、湄潭等地。

【药用部位】·全草、根、根茎。

【功效与主治】·全草:清肺止咳,凉血明目。用于肺热咳嗽,目赤肿痛。根、根茎:清肺止咳,解毒,用于肺热咳嗽,疮毒。

【凭证标本号】· 522301151224932LY;522325181120127LY;520328200926042LY。

● 长序狼尾草

【学名】· *Pennisetum longissimum* S.L. Chen et Y. X. Jin

【生境与分布】·生于海拔 500～2 000 m 的斜坡旷地或山地。分布于赫章、水城、都匀、惠水、罗甸等地。

【药用部位】·全草。

【功效与主治】·清肺止咳,凉血明目。

● 象草

【学名】· *Pennisetum purpureum* Schum.

【生境与分布】·分布于望谟等地。

【药用部位】·全草。

【功效与主治】·清肺止咳,凉血明目。

【凭证标本号】· 520121200623077LY。

【附注】·贵州新分布药用植物。

■ 显子草属 *Phaenosperma*

● 显子草

【学名】· *Phaenosperma globosa* Munro ex Benth.

【生境与分布】·生于海拔 400～1 200 m 的林下、山坡或山谷。分布于花溪、凤冈等地。

【药用部位】·全草。

【功效与主治】·补虚健脾,活血调经。用于病后体虚,闭经。

【凭证标本号】·520327210516309LY;520111200618009LY。

■ 芦苇属 *Phramites*

● 芦苇

【学名】·*Phragmites communis* Trin.

【生境与分布】·生于海拔 400～2 260 m 的河边、池沼或路旁。分布于赤水、兴义、沿河、碧江、威宁、册亨等地。

【药用部位】·根茎。

【功效与主治】·泻火除烦,生津止渴,除烦止呕,利尿。用于热病烦渴,肺热咳嗽,肺痈吐脓,胃热呕秽,热淋涩痛。

【凭证标本号】·520381160525411LY;522301151107901LY;522228200729165LY。

【附注】·《中国药典》收录物种。

● 卡开芦

【学名】·*Phramites karka* (Retz.) Trin

【别名】·大芦、水竹、水芦荻。

【生境与分布】·生于海拔 1 000 m 左右的河边或溪旁湿地。分布于册亨等地。

【药用部位】·根茎。

【功效与主治】·清热解毒,利尿消肿,止痢。用于大热发狂,肺痈,小便赤黄,水肿,热泻。

【凭证标本号】·520326200811019LY。

■ 刚竹属 *Phyllostachys*

● 人面竹

【学名】·*Phyllostachys aurea* Carr. ex A. et C. Riv.

【生境与分布】·引种。盘州、黔西、赤水、湄潭、六枝、都匀、荔波、瓮安、龙里、雷山等地有栽培。

【药用部位】·根茎。

【功效与主治】·祛风除湿,止痛。

【凭证标本号】·520329190413066LY。

● 毛竹

【学名】·*Phyllostachys edulis* (Carriere.) J. Houzeau

【别名】·楠竹、猫头竹、龟甲竹。

【生境与分布】·引种。长顺、惠水等地有栽培。

【药用部位】·幼苗、根茎、叶。

【功效与主治】·幼苗:消痰清肠,解醒利窍,通血脉,消食胀。用于小儿痘疹不出。根茎:祛风除湿,止痛。用于关节风痛。叶:清热利尿,活血祛风。用于烦热消渴,小儿发热,高热不退,疳积。

【凭证标本号】·522729190728008LY;522731190712029LY。

● 淡竹

【学名】·*Phyllostachys glauca* McClure

【别名】·粉绿竹、花皮淡竹、花斑竹。

【生境与分布】·引种。省内广泛栽培。

【药用部位】·茎秆的中间层。

【功效与主治】·清热化痰,除烦止呕。用于痰热咳嗽,胆火夹痰,心悸不宁,中风痰迷,舌强不语,胃热呕吐,妊娠恶阻,胎动不安。

【凭证标本号】·520102200728005LY。

【附注】·《中国药典》收录物种。

● 贵州刚竹

【学名】·*Phyllostachys guizhouensis* C. S. Chao et J. Q. Zhang

【生境与分布】·分布于纳雍等地。

【药用部位】·竹叶。

【功效与主治】·用于小儿惊痫,咳逆吐衄,小便短赤,口糜舌疮。

● 水竹

【学名】·*Phyllostachys heteroclada* Oliv.

【生境与分布】·生于海拔 300～1 600 m 的河谷、沟边或村旁。分布于沿河、余庆、七星关、水城、六枝、碧江、江口、印江、松桃、修文、西秀、息烽、紫云、兴义、兴仁、都匀、三都、荔波、独山、平塘、罗甸、长顺、瓮安、惠水、贵定、龙里等地。

【药用部位】·根、叶。

【功效与主治】·清热凉血,化痰利尿。用于肺热喘咳,赤白下痢,小便不利,咽喉肿痛,痈疖疔肿。

【凭证标本号】·522228210102023LY;520329190414039LY。

● 篌竹

【学名】·*Phyllostachys nidularia* Munro

【别名】·大节竹、花竹。

【生境与分布】·生于海拔 400～1 200 m 的村旁或山脚平地。分布于播州、三都、罗甸、荔波、平塘、独山、都匀、惠水、龙里、紫云、雷山、黎平、梵净山等地。

【药用部位】·叶。

【功效与主治】·清热利尿,祛风活血。用于关节风痛,烦热,消渴。

【凭证标本号】· 522230190114027LY。

● 紫竹

【学名】· *Phyllostachys nigra*（Lodd.）Munro

【别名】· 黑竹。

【生境与分布】· 生于海拔 800～1 300 m 的村旁。分布于黔西、湄潭、修文、开阳、荔波、长顺、罗甸、都匀、惠水、三都、平塘、雷山等地。

【药用部位】· 根茎。

【功效与主治】· 祛风破瘀，解毒。用于风湿痹痛，闭经，狂犬咬伤，破积，清肝。

【凭证标本号】· 520123151001454LY。

● 毛金竹

【学名】· *Phyllostachys nigra* var. *henonis*（Mitford）Stapf ex Rendle

【别名】· 淡竹。

【生境与分布】· 生于海拔 800～1 400 m 的山坡、山脚或村旁。分布于余庆、湄潭、修文、平坝、关岭、兴义、龙里、独山、瓮安、罗甸、荔波、都匀、惠水、贵定、平塘、雷山等地。

【药用部位】· 叶、茎秆的中间层。

【功效与主治】· 叶：止咳化痰，清热除烦。用于胃热呕吐，肺热咳喘。茎秆的中间层：清热化痰，除烦止呕。用于痰热咳嗽，胆火挟痰，烦热呕吐，惊悸失眠，中风痰迷，舌强不语，妊娠恶阻，胎动不安。

【凭证标本号】· 520329190413041LY。

● 桂竹

【学名】· *Phyllostachys reticulata*（Ruprecht）K. Koch

【别名】· 五月季竹、轿杠竹、烂头桂。

【生境与分布】· 生于海拔 1 800 m 以下的林中。分布于沿河、余庆等地。

【药用部位】· 根、箨叶、花。

【功效与主治】· 根：祛风除湿。用于气喘痰咳，四肢筋骨痹痛，妇女崩漏。箨叶：清血热，透斑疹。用于热病身发斑疹。花：清热凉血。用于烂喉疫痧。

【凭证标本号】· 522228210501015LY；520329190413012LY。

● 金竹

【学名】· *Phyllostachys sulphurea*（Carr.）A. et C. Riv.

【生境与分布】· 引种。省内广泛栽培。分布于湄潭、沿河等地。

【药用部位】· 根茎。

【功效与主治】· 祛风热，通经络，止血。用于风热咳嗽，气喘，

四肢顽痹，筋骨疼痛，妇女崩漏。

【凭证标本号】· 520328210504191LY；522228210504073LY。

■ 苦竹属 *Pleioblastus*

● 苦竹

【学名】· *Pleioblastus amarus*（Keng）Keng f.

【别名】· 伞柄竹。

【生境与分布】· 生于向阳山坡。分布于荔波、三都、平塘等地。

【药用部位】· 叶、竹笋、茎秆经火烤流出的汁液。

【功效与主治】· 叶：清热明目，利窍，解毒杀虫。用于消渴，烦热不眠，目赤，口疮，失音，烧烫伤。竹笋：清热除湿，利水明目。用于消渴，面黄，脚气。茎秆经火烤流出的汁液：清火消痰，明目利窍。用于目赤肿毒，牙痛。

【凭证标本号】· 520123151001290LY。

● 斑苦竹

【学名】· *Pleioblastus maculatus*（McClure）C. D. Chu et C. S. Chao

【生境与分布】· 生于密林或偏阴山坡。分布于碧江、玉屏、都匀、三都、长顺、瓮安、独山、罗甸、惠水、贵定、龙里、平塘等地。

【药用部位】· 叶。

【功效与主治】· 清热明目，利窍，解毒杀虫。

■ 早熟禾属 *Poa*

● 白顶早熟禾

【学名】· *Poa acroleuca* Steud.

【生境与分布】· 生于海拔 500～1 500 m 的沟边阴湿草地。分布于赤水、清镇、雷山等地。

【药用部位】· 全草。

【功效与主治】· 祛风除湿，活血消肿。

● 早熟禾

【学名】· *Poa annua* L.

【别名】· 田穗子、发汗草、爬地早熟禾。

【生境与分布】· 生于海拔 1 000～2 260 m 的路旁、草地或山顶。分布于凤冈、花溪、湄潭、威宁、赤水、习水、思南、清镇、凯里、雷山等地。

【药用部位】· 全草。

【功效与主治】· 祛风除湿，活血消肿，清热止痛。用于支气管炎，咳嗽，湿疹，跌打损伤，糖尿病。

【凭证标本号】· 520327210512050LY；520111210313033LY；520328210430005LY。

● 草地早熟禾

【学名】· *Poa pratensis* L.

【别名】· 狭颖早熟禾、多花早熟禾、六月禾。

【生境与分布】· 生于海拔1 100 m左右的山坡、路旁或草地。分布于威宁等地。

【药用部位】· 全草。

【功效与主治】· 降糖生津。用于糖尿病。

● 硬质早熟禾

【学名】· *Poa sphondylodes* Trin.

【别名】· 龙须草、基隆早熟禾。

【生境与分布】· 生于海拔400～1 000 m的草地、路旁、山坡或山脚灌丛。分布于赤水、思南等地。

【药用部位】· 全草。

【功效与主治】· 清热解毒,利尿止痛。用于小便淋涩,黄水疮。

■ 金发草属 *Pogonatherum*

● 金丝草

【学名】· *Pogonatherum crinitum* (Thunb.) Kunth

【别名】· 金茅、兔茅草。

【生境与分布】· 生于山坡、河边或潮湿旷野。分布于望谟、西秀、赤水、黄平、凯里、榕江、关岭、兴义等地。

【药用部位】· 全草。

【功效与主治】· 清热解暑,解毒利尿,止血。用于肾炎,热病烦渴,泄泻,黄疸型肝炎,糖尿病,淋浊,尿血,小便不利。

【凭证标本号】· 522326200411019LY;520402170513321LY;520381160503025LY。

● 金发草

【学名】· *Pogonatherum paniceum* (Lam.) Hack.

【别名】· 蓑衣草、竹叶草、露水草。

【生境与分布】· 生于山坡草地、河边或石缝等潮湿处。分布于贞丰、赤水、关岭、罗甸、望谟、册亨等地。

【药用部位】· 全草。

【功效与主治】· 清热利尿。用于黄疸,脾脏肿大,消化不良,小儿疳积,消渴。

【凭证标本号】· 522325190115166LY。

■ 棒头草属 *Polypogon*

● 棒头草

【学名】· *Polypogon fugax* Nees ex Steud.

【别名】· 麦毛草。

【生境与分布】· 生于海拔400～2 440 m的路旁、河边或田边等湿地。分布于望谟、钟山、凤冈、威宁、赤水、习水、江口、印江、思南、天柱、雷山、凯里等地。

【药用部位】· 全草。

【功效与主治】· 消肿止痛。用于关节痛。

【凭证标本号】· 5223262101116001LY;520201200729172LY;520327210512048LY。

■ 筒轴茅属 *Rottboellia*

● 筒轴茅

【学名】· *Rottboellia cochinchinensis* (Loureiro) Clayton

【别名】· 罗氏草、大密、巴茅。

【生境与分布】· 生于山坡或路旁草丛。分布于望谟、赤水、习水、镇宁、关岭、罗甸、兴义、册亨等地。

【药用部位】· 全草。

【功效与主治】· 利尿通淋。用于小便涩肠不畅,尿痛,尿黄,伴有发热,心烦,口渴,舌红脉数者。

【凭证标本号】· 522326201003020LY。

■ 甘蔗属 *Saccharum*

● 斑茅

【学名】· *Saccharum arundinaceum* Retz.

【别名】· 大密。

【生境与分布】· 生于山坡或河岸草地。分布于湄潭、罗甸、望谟、兴义、安龙、册亨、赤水、习水、思南、榕江、从江、黎平等地。

【药用部位】· 根、花。

【功效与主治】· 根:活血通筋,通窍利水。用于跌打损伤,筋骨风痛,闭经,月经不调,水肿臌胀。花:止血。用于咯血,吐血,衄血,创伤出血。

【凭证标本号】· 520328210504176LY。

● 甘蔗

【学名】· *Saccharum officinarum* L.

【别名】· 秀贵甘蔗、紫叶蔗、糖蔗。

【生境与分布】· 省内广泛栽培。

【药用部位】· 茎秆、茎皮、节上所生出的嫩芽、经榨去糖汁的渣滓。

【功效与主治】· 茎秆:清热生津,润燥和中,解毒。用于烦热,消渴,呕哕反胃,虚热咳嗽,大便秘结,痈疽疮肿。茎皮:清热解毒。用于小儿口疳,秃疮,坐板疮。节上所生出的嫩芽:清热生津。用于消渴。经榨去糖汁的渣滓:清热解毒。用于秃疮,痈疽,疔疮。

● **蔗茅**

【学名】· *Saccharum rufipilum* Steudel.

【别名】· 桃花芦。

【生境与分布】· 生于山坡草地。分布于望谟、习水、罗甸、兴义等地。

【药用部位】· 根。

【功效与主治】· 清热解毒。用于感冒咳嗽。

【凭证标本号】· 522326201003006LY。

● **甜根子草**

【学名】· *Saccharum spontaneum* L.

【别名】· 割手密、罗氏甜根子草。

【生境与分布】· 生于河沟边、田边或旷野潮湿处。省内广泛分布。

【药用部位】· 根茎、秆。

【功效与主治】· 清热止咳,利尿。用于感冒发热,口干咳嗽,热淋,小便不利。

■ **囊颖草属** *Sacciolepis*

● **囊颖草**

【学名】· *Sacciolepis indica* (L.) A. Chase

【生境与分布】· 生于稻田边或潮湿处。分布于望谟、水城、江口、罗甸、兴义等地。

【药用部位】· 全草。

【功效与主治】· 生肌止血。外用于跌打损伤,疮口腐烂,久不生肌。

【凭证标本号】· 522326201001025LY。

■ **狗尾草属** *Setaria*

● **莠草**

【学名】· *Setaria chondrachne* (Steud.) Honda

【生境与分布】· 生于路旁、林下、山坡阴湿处或井边。分布于平塘等地。

【药用部位】· 全草。

【功效与主治】· 清热消疳,祛风止痛。

【凭证标本号】· 520111200714026LY。

● **大狗尾草**

【学名】· *Setaria faberi* R.A.W. Herrmann.

【别名】· 狗尾草。

【生境与分布】· 生于路旁、山坡、荒野或田野。分布于花溪、

余庆等地。

【药用部位】· 全草、根。

【功效与主治】· 清热消疳,祛风止痛。用于小儿疳积,风疹,牙痛。

【凭证标本号】· 520111200619010LY;520329191005038LY。

● **西南莠草**

【学名】· *Setaria forbesiana* (Nees) Hook. f.

【生境与分布】· 分布于印江、思南、正安、开阳、息烽、望谟等地。

【药用部位】· 全草。

【功效与主治】· 清热利湿,祛风明目。

【凭证标本号】· 522729190312005LY。

● **贵州狗尾草**

【学名】· *Setaria guizhouensis* S.L. Chen & G.Y. Sheng

【生境与分布】· 生于海拔 1 600 m 左右的山地路旁。分布于七星关等地。

【药用部位】· 全草。

【功效与主治】· 清热消疳,祛风止痛。

● **粟**

【学名】· *Setaria italica* (L.) Beauv.

【别名】· 粟、小米。

【生境与分布】· 省内广泛栽培。

【药用部位】· 成熟果实经发芽干燥的炮制加工品。

【功效与主治】· 消食和中,健脾开胃。用于食积不消,腹胀口臭,脾胃虚弱,不饥食少。

【凭证标本号】· 520325160714756LY。

【附注】· 《中国药典》收录物种。

● **棕叶狗尾草**

【学名】· *Setaria palmifolia* (Koen.) Stapf

【别名】· 雏茅、箬叶莩、棕叶草。

【生境与分布】· 生于山谷林下或山坡阴湿处。分布于绥阳、册亨、贞丰、清镇、息烽、威宁、六枝、关岭、印江、雷山、独山、赤水、惠水等地。

【药用部位】· 根。

【功效与主治】· 益气固脱。用于脱肛,子宫脱垂。

【凭证标本号】· 520323150421260LY;522327180906365LY;522325190312117LY。

● **皱叶狗尾草**

【学名】· *Setaria plicata* (Lam.) T. Cooke

【别名】· 扭叶草、烂衣草。

【生境与分布】·生于山坡、山谷林下阴湿处。分布于惠水、水城、长顺、兴义、罗甸、册亨、清镇等地。

【药用部位】·全草。

【功效与主治】·解毒杀虫。用于疥癣,丹毒,疮疡。

【凭证标本号】·522731190510011LY;520221190730029LY;522729190914004LY。

● 金色狗尾草

【学名】·*Setaria pumila* (Poiret.) Roemer. & Schultes.

【别名】·恍莠莠、硬稃狗尾草。

【生境与分布】·生于路旁或荒野。分布于威宁、西秀、榕江、沿河、印江、罗甸、册亨等地。

【药用部位】·全草。

【功效与主治】·清热明目,止痢。用于眼睑炎,目赤肿痛,赤白痢疾。

【凭证标本号】·520181200723007LY。

● 狗尾草

【学名】·*Setaria viridis* (L.) Beauv.

【别名】·光明草、狗尾巴草、谷莠子。

【生境与分布】·生于路旁或荒野。分布于贞丰、赤水、凤冈等地。

【药用部位】·全草。

【功效与主治】·清热利湿,祛风明目,解毒杀虫。用于风热感冒,黄疸,小儿疳积,痢疾,小便涩痛,痈肿,目赤肿痛,疮癣。

【凭证标本号】·522325180919118LY;520381160503035LY;520327200729008LY。

● 巨大狗尾草

【学名】·*Setaria viridis* subsp. *pycnocoma* (Steud.) Tzvel.

【生境与分布】·生于海拔 2 700 m 左右的山坡、路边或灌木林。分布于都匀等地。

【药用部位】·全草。

【功效与主治】·清热利湿,祛风明目。

【凭证标本号】·522701201129007LY。

■ 高粱属 *Sorghum*

● 高粱

【学名】·*Sorghum bicolor* (L.) Moench

【别名】·蜀黍、荻粱、乌禾。

【生境与分布】·引种。省内广泛栽培。

【药用部位】·根、种皮、种仁。

【功效与主治】·根:平喘利水,止血通络。用于咳嗽喘满,小

便不利,产后出血,崩漏,足膝疼痛。种皮:和胃消食。用于小儿消化不良。种仁:健脾止泻,化痰安神。用于脾虚泄泻,霍乱,消化不良,痰湿咳嗽,失眠多梦。

● 苏丹草

【学名】·*Sorghum sudanense* (Piper) Stapf

【生境与分布】·大方等地有栽培。

【药用部位】·根茎。

【功效与主治】·清肺热,益气血。

■ 大油芒属 *Spodiopogon*

● 油芒

【学名】·*Spodiopogon cotulifer* (Thunb.) Hackel

【别名】·山高粱、秫茅。

【生境与分布】·生于山坡或山谷草地。分布于七星关、关岭、石阡、册亨等地。

【药用部位】·全草。

【功效与主治】·清热解毒,解表止痢,活血通经。用于痢疾,风热感冒,闭经。

【凭证标本号】·522601200831205LY。

● 大油芒

【学名】·*Spodiopogon sibiricus* Trin.

【别名】·山黄管、大获。

【生境与分布】·生于山坡、路旁林下。省内广泛分布。

【药用部位】·全草。

【功效与主治】·理气调经。用于胸闷,月经过多,气胀。

■ 鼠尾粟属 *Sporobolus*

● 鼠尾粟

【学名】·*Sporobolus fertilis* (Steud.) W. D. Clayt.

【生境与分布】·生于山坡、路旁林阴之下。分布于望谟、花溪、江口、印江、习水、赤水、七星关、清镇、关岭、天柱、锦屏、黎平、榕江、雷山、凯里、罗甸、梵净山等地。

【药用部位】·全草、根。

【功效与主治】·清热解毒,凉血利尿。用于流脑,乙脑,高热神昏,传染性肝炎,黄疸,痢疾,热淋,尿血,乳痈。

【凭证标本号】·522326201003034LY;520111200714024LY。

■ 菅属 *Themeda*

● 苞子草

【学名】·*Themeda caudata* (Nees) A. Camus

【别名】·老虎须。

【生境与分布】·生于海拔 1 800 m 以下的山坡、旷野或河边。分布于望谟等地。

【药用部位】·根茎、果芒。

【功效与主治】·根茎:清热。用于热咳。果芒:用于阳痿。

【凭证标本号】·522326201003014LY。

● 阿拉伯黄背草

【学名】· *Themeda triandra* Forsk.

【别名】·黄背草、黄背茅、进肌草。

【生境与分布】·生于海拔 2 700 m 以下的干燥山坡草地。分布于惠水等地。

【药用部位】·全草。

【功效与主治】·活血通筋,祛风除湿。用于闭经,风湿痹痛。

【凭证标本号】·522731191020055LY。

● 菅

【学名】· *Themeda villosa* (Poir.) A. Camus

【别名】·接骨草、蚂蚱草、峨眉假铁秆草。

【生境与分布】·生于海拔 300～2 500 m 的山坡或路旁。分布于贞丰、余庆、威宁、碧江、镇宁、望谟、兴义、册亨、罗甸、务川等地。

【药用部位】·根。

【功效与主治】·除湿通络,利尿消肿。用于风湿麻木,小便淋痛,风寒感冒,骨折,水肿。

【凭证标本号】·522325181205102LY;520329191002908LY;522427140426276LY。

■ 棕叶芦属 *Thysanolaena*

● 棕叶芦

【学名】· *Thysanolaena latifolia* (Roxburgh ex Hornemann) Honda

【生境与分布】·生于海拔 500～700 m 的山谷、草地、山坡或灌丛。分布于凤冈、兴义、册亨、罗甸等地。

【药用部位】·根、笋。

【功效与主治】·清热解毒,止咳平喘。用于腹泻,疟疾,咳喘。

【凭证标本号】·520327210514171LY。

■ 小麦属 *Triticum*

● 小麦

【学名】· *Triticum aestivum* L.

【别名】·普通小麦、冬小麦。

【生境与分布】·省内广泛栽培。

【药用部位】·种子。

【功效与主治】·养心益肾,除热止血。用于烦热消渴,外伤出血,泄痢,痈肿,烫伤。

【凭证标本号】·522301160329137LY。

■ 玉蜀黍属 *Zea*

● 玉蜀黍

【学名】· *Zea mays* L.

【别名】·包谷、玉米、苞米。

【生境与分布】·省内广泛栽培。

【药用部位】·果实。

【功效与主治】·调中开胃,利尿消肿。用于食欲不振,小便不利,水肿,尿路结石。

【凭证标本号】·520201200812397LY。

■ 菰属 *Zizania*

● 菰

【学名】· *Zizania latifolia* (Griseb.) Stapf

【别名】·茭白、苇茎、黄尾草。

【生境与分布】·引种。省内广泛栽培。

【药用部位】·菰根、茭白、果实。

【功效与主治】·菰根:清热解毒,用于黄疸,小便淋痛不利。茭白:清热除烦,止渴,通乳,通二便。果实:清热除烦,生津止渴。

【凭证标本号】·520102210520051LY。

棕榈科 Palmae

■ 省藤属 *Calamus*

● 大喙省藤

【学名】· *Calamus macrorrhynchus* Burret

【别名】·喙尖黄藤。

【生境与分布】·生于海拔 700～900 m 的林中。分布于平塘、荔波等地。

【药用部位】·果实。

【功效与主治】·祛腐生新。用于疮疡痈毒。

【凭证标本号】·522722201029712LY;522727210318008LY。

● 杖藤

【学名】· *Calamus rhabdocladus* Burret

【别名】· 华南省藤、木藤、弓藤。

【生境与分布】· 生于海拔 600～750 m 的山坡灌丛或密林。分布于荔波、独山、罗甸、惠水等地。

【药用部位】· 幼苗。

【功效与主治】· 活血化瘀。用于跌打损伤。

■ 鱼尾葵属 *Caryota*

● 鱼尾葵

【学名】· *Caryota maxima* Bl. ex Martius

【生境与分布】· 生于海拔 800 m 左右的石灰岩山地。分布于望谟、罗甸、荔波等地。

【药用部位】· 根。

【功效与主治】· 强筋壮骨。用于肝肾亏虚，筋骨痿软。

【凭证标本号】· 522326210115007LY;522728160316006LY。

● 短穗鱼尾葵

【学名】· *Caryota mitis* Lour.

【别名】· 酒椰子。

【生境与分布】· 生于海拔 300～600 m 的山谷林中或村寨旁，也有栽培。分布于望谟、册亨、安龙、罗甸等地。

【药用部位】· 髓部。

【功效与主治】· 健脾止泻。用于消化不良，腹痛泄泻，小儿泄痢，痢疾。

■ 金果椰属 *Chrysalidocarpus*

● 散尾葵

【学名】· *Chrysalidocarpus lutescens* H. Wendl.

【别名】· 黄椰子、凤凰尾。

【生境与分布】· 引种。省内广泛栽培。

【药用部位】· 叶鞘。

【功效与主治】· 收敛止血。用于鼻衄，牙龈出血，咳血，吐血，呕血，便血，皮肤出血，外伤出血。

■ 黄藤属 *Daemonorops*

● 黄藤

【学名】· *Daemonorops jenkinsiana* (Griffith.) Martius

【生境与分布】· 生于山谷密林。

【药用部位】· 藤茎。

【功效与主治】· 清热解毒，泻火通便。用于热毒内盛，便秘，

泻痢，咽喉肿痛，目赤红肿，痈肿疮毒。

【附注】·《中国药典》收录物种。

■ 油棕属 *Elaeis*

● 油棕

【学名】· *Elaeis guineensis* Jacq.

【别名】· 油椰子。

【生境与分布】· 省内广泛栽培。

【药用部位】· 根。

【功效与主治】· 消肿祛瘀。用于瘀积肿痛。

■ 蒲葵属 *Livistona*

● 蒲葵

【学名】· *Livistona chinensis* (Jacq.) R. Br.

【生境与分布】· 引种。省内广泛栽培。

【药用部位】· 根、叶、种子。

【功效与主治】· 止痛止喘，凉血止血，收敛止汗。用于哮喘，难产，功能性子宫出血，胎盘不下，月经不断，眼底出血，跌打损伤，肿瘤，白血病，慢性肝炎，多汗盗汗。

■ 海枣属 *Phoenix*

● 海枣

【学名】· *Phoenix dactylifera* L.

【别名】· 伊拉克枣、枣椰子、海棕。

【生境与分布】· 引种。省内广泛栽培。

【药用部位】· 果实。

【功效与主治】· 补中益气，除痰嗽，补虚损，消食止咳。用于肺气虚，气短咳嗽，言语无力，声音低微，虚损。

● 刺葵

【学名】· *Phoenix loureiroi* Kunth

【别名】· 台湾海枣。

【生境与分布】· 引种。省内广泛栽培。

【药用部位】· 果实。

【功效与主治】· 补中益气，除痰补虚，消食止咳。用于肺气虚，气短咳嗽，言语无力，声音低微，虚损。

【凭证标本号】· 522636181019493LY。

■ 棕竹属 *Rhapis*

● 棕竹

【学名】· *Rhapis excelsa* (Thunb.) Henry ex Rehd.

【别名】·筋头竹、裂叶棕竹。

【生境与分布】·生于海拔 500～700 m 的山地疏林。分布于荔波、开阳、罗甸、长顺、瓮安、独山、都匀、三都、龙里、平塘、赤水等地。

【药用部位】·根、叶。

【功效与主治】·根:收敛止痛,祛风除湿。叶:收敛止血。用于咯血,鼻衄,跌打损伤,风湿痹痛。

【凭证标本号】·522722200512245LY。

■ 棕榈属 *Trachycarpus*

● 棕榈

【学名】·*Trachycarpus fortunei*(Hook.)H. Wendl.

【别名】·棕树。

【生境与分布】·生于海拔 400～1 500 m 的向阳山坡、林边或林间。分布于花溪、绥阳、贞丰等地。

【药用部位】·叶柄。

【功效与主治】·收敛止血。用于衄血,便血,尿血,功能性子宫出血,崩漏。

【凭证标本号】·520323140912002LY;523325181026124LY;520111210515008LY。

【附注】·《中国药典》收录物种。

● 龙棕

【学名】·*Trachycarpus nanus* Beccari

【生境与分布】·生于海拔 900 m 左右的石灰岩山地灌丛。分布于荔波等地。

【药用部位】·根、根茎。

【功效与主治】·清热凉血。用于月经过多,胃溃疡,子宫脱垂。

天南星科 Araceae

■ 菖蒲属 *Acorus*

● 菖蒲

【学名】·*Acorus calamus* L.

【别名】·水菖蒲、浦剑、大菖蒲。

【生境与分布】·生于海拔 2 500 m 以下的水边或沼泽湿地。分布于平塘、罗甸、湄潭等地。

【药用部位】·根茎。

【功效与主治】·开窍豁痰,醒神益智,化湿开胃。用于神昏癫痫,健忘失眠,耳鸣耳聋,脘痞不饥,噤口下痢。

【凭证标本号】·522727200408011LY;522728150725003LY;520328210430024LY。

【附注】·《中国药典》收录物种。

● 金钱蒲

【学名】·*Acorus gramineus* Soland.

【别名】·长苞菖蒲、石菖蒲、水菖蒲。

【生境与分布】·生于海拔 1 000～2 000 m 的水旁湿地或水石间。分布于兴义、花溪、荔波、册亨、贞丰等地。

【药用部位】·根茎。

【功效与主治】·健胃除湿,化痰开窍。用于癫痫,中风,惊悸健忘,痰厥昏迷,食积腹痛。

【凭证标本号】·523327190607301LY;523301150820763LY;523327181208211LY。

■ 海芋属 *Alocasia*

● 尖尾芋

【学名】·*Alocasia cucullata*(Lour.)Schott

【别名】·猪管豆、姑婆芋、狗神芋。

【生境与分布】·生于海拔 2 000 m 以下溪谷湿地或田边。分布于盘州、镇宁、兴义、晴隆、安龙、望谟、长顺、平塘、都匀、独山等地。

【药用部位】·根茎。

【功效与主治】·清热解毒,散结止痛。用于流感,疮疡痈毒,瘰疬,慢性骨髓炎,毒蛇咬伤,毒蜂蜇伤。

● 海芋

【学名】·*Alocasia odora*(Roxburgh)K. Koch

【别名】·姑婆芋、狼毒、尖尾野芋头。

【生境与分布】·生于海拔 1 700 m 以下山谷、岩山灌丛或石缝中。分布于荔波、望谟、罗甸、册亨、紫云、水城、关岭等地。

【药用部位】·根茎。

【功效与主治】·清热解毒,散结消肿,行气止痛。用于感冒流感,肺结核,腹痛,瘰疬,痈疽肿痛,疔疮,风湿骨痛,疥癣,蛇虫咬伤。

【凭证标本号】·522722210116741LY。

■ 魔芋属 *Amorphophallus*

● 花魔芋

【学名】·*Amorphophallus konjac* K. Koch

【别名】·蛇六谷、东川魔芋、魔芋。

【生境与分布】·生于疏林、林椽或溪谷旁湿润地。分布于紫云、荔波、湄潭等地。

【药用部位】·块茎。

【功效与主治】·消肿散结,解毒止痛。用于瘰疬,痈疖肿痛,毒蛇咬伤,烫火伤。

【凭证标本号】·522228200728047LY;520425170601098LY;522722200415807LY。

• 滇魔芋

【学名】·*Amorphophallus yunnanensis* Engl.

【生境与分布】·生于海拔200～2 000 m的山坡密林、河谷疏林或荒地。分布于贵阳、普安、罗甸等地。

【药用部位】·块茎。

【功效与主治】·消肿散结,解毒止痛。外敷用于蛇伤,无名肿痛,淋巴结核,红斑狼疮。

■ 雷公连属 *Amydrium*

• 雷公连

【学名】·*Amydrium sinense* (Engl.) H. Li

【别名】·下山虎、青藤、野红苕。

【生境与分布】·生于海拔550～1 100 m的常绿阔叶林树干上或石崖上。分布于安顺、荔波、罗甸、平塘、播州、镇远、剑河、榕江、望谟、安龙、册亨、兴仁等地。

【药用部位】·全草。

【功效与主治】·消瘀止痛。用于跌扑闪挫,骨折筋伤,局部瘀血,恶血留滞,痉痛,肿胀,活动不利。

【凭证标本号】·522722210119198LY;522727210204009LY;522728150930003LY。

■ 天南星属 *Arisaema*

• 刺柄南星

【学名】·*Arisaema asperatum* N. E. Brown.

【别名】·山苞谷、三角莲、三步跳。

【生境与分布】·生于海拔2 200 m左右的山坡林下。分布于梵净山。

【药用部位】·块茎。

【功效与主治】·解毒散结,祛痰止咳。用于痈疽,疥癣,劳伤咳嗽。

【凭证标本号】·522401160503001LY。

• 灯台莲

【学名】·*Arisaema bockii* Engler

【别名】·欢喜草、绿南星、蜗壳南星。

【生境与分布】·生于海拔650～2 000 m的沟谷岩缝中或山坡林下。分布于印江、江口、道真等地。

【药用部位】·块茎。

【功效与主治】·燥湿化痰,消肿止痛,祛风止痉。用于痰湿咳嗽,风痰眩晕,毒蛇咬伤,痈肿,中风,口眼歪斜。

【凭证标本号】·522226190428002LY;522222140501025LY。

• 棒头南星

【学名】·*Arisaema clavatum* Buchet

【别名】·七寸胆、麻芋子、蛇包谷。

【生境与分布】·生于海拔650～1 400 m的林下或湿润地。分布于荔波、都匀、开阳等地。

【药用部位】·块茎。

【功效与主治】·燥湿化痰,祛风止痉,散结消肿。用于顽痰咳嗽,风疾眩晕,中风痰壅,口眼歪斜,半身不遂,癫痫,惊风,破伤风。外用于痈肿,蛇虫咬伤。

【凭证标本号】·522722201118358LY;522701210321014LY。

• 奇异南星

【学名】·*Arisaema decipiens* Schott

【别名】·铁灯台、雪里见、绥阳雪里见。

【生境与分布】·生于海拔1 100 m左右的山谷岩石下阴湿处。分布于都匀、乌当等地。

【药用部位】·块茎。

【功效与主治】·解毒,消肿止痛。用于无名肿毒,痈疽,乳痈,毒蛇咬伤,鼠咬伤,蜂蝎蜇伤。

【凭证标本号】·522701201011019LY。

• 象南星

【学名】·*Arisaema elephas* Buchet

【别名】·象鼻子、水包谷、三步跳。

【生境与分布】·生于海拔1 000～2 000 m的山坡林下、草地、荒地或河岸。分布于册亨、钟山、威宁、都匀、水城、盘州、普安、晴隆、大方、金沙、雷公山等地。

【药用部位】·块茎。

【功效与主治】·清热止痛。用于腹痛。

【凭证标本号】·522327180907308LY;520201200723101LY。

• 一把伞南星

【学名】·*Arisaema erubescens* (Wall.) Schott

【别名】·洱海南星、溪南山南星、短柄南星。

【生境与分布】·生于林下、灌丛、草坡或荒地。分布于贞丰、长顺、余庆等地。

【药用部位】·块茎。

【功效与主治】·燥湿化痰,祛风止痉,散结消肿。用于顽痰咳嗽,风疾眩晕,中风痰壅,口眼歪斜,半身不遂,癫痫,惊风,破伤风,外用于痈肿,蛇虫咬伤。

【凭证标本号】·522325190423336LY;522729190729007LY;520329190415011LY。

【附注】·《中国药典》收录物种。

● 象头花

【学名】·*Arisaema franchetianum* Engl.

【别名】·狗爪南星、虎掌、野磨芋。

【生境与分布】·生于海拔 2 000 m 以下的林下、草坡或灌丛。分布于平塘、水城、兴义、关岭、独山、梵净山等地。

【药用部位】·块茎。

【功效与主治】·燥湿化痰,祛风定惊,散瘀消肿。用于风痰眩晕,咳嗽顽痰,半身不遂,惊风,癫痫,破伤风。

【凭证标本号】·522727201020035LY;520221190608036LY;522301140905506LY。

● 异叶天南星

【学名】·*Arisaema heterophyllum* Bl.

【别名】·不求人、蛇包谷、独脚莲。

【生境与分布】·生于海拔 2 500 m 以下的沟谷湿地、林下、草坡或灌丛。分布于西秀、赤水、紫云等地。

【药用部位】·块茎。

【功效与主治】·散结消肿。外用于痈肿,蛇虫咬伤。

【凭证标本号】·520402140513297LY;520381150520145LY;520425170608370LY。

【附注】·《中国药典》收录物种。

● 湘南星

【学名】·*Arisaema hunanense* Hand.-Mazz.

【生境与分布】·生于海拔 650～800 m 的山谷林下。分布于望谟等地。

【药用部位】·根茎。

【功效与主治】·清热解毒,消肿。用于疮疡肿毒。

● 花南星

【学名】·*Arisaema lobatum* Engl.

【别名】·花包谷、蛇包谷、狗爪半夏。

【生境与分布】·生于海拔 600～2 000 m 的林下、草坡或荒地。分布于清镇、雷山、威宁、兴义、惠水、梵净山等地。

【药用部位】·块茎。

【功效与主治】·燥湿化痰,祛风消肿,散结。用于咳嗽痰多,半身不遂,小儿惊风,痈肿,毒蛇咬伤。外用于疮毒。

【凭证标本号】·520381160429014LY。

● 三匹箭

【学名】·*Arisaema petiolulatum* J. D. Hooker

【别名】·三叶半夏、斑叶三匹箭。

【生境与分布】·生于海拔 1 600 m 以下的阔叶林。分布于道真等地。

【药用部位】·根茎。

【功效与主治】·活血散瘀,祛风除湿。用于跌打损伤,止血止痛。用于痹症,风湿关节痛。

【凭证标本号】·522121160427065LY。

● 鄂西南星

【学名】·*Arisaema silvestrii* Pamp.

【别名】·独脚莲、云台南星、樟琅乡南星。

【生境与分布】·生于海拔 800～1 400 m 的山坡灌丛或沟谷密林。分布于印江、荔波等地。

【药用部位】·块茎。

【功效与主治】·解毒消肿,活血止痛。用于无名肿痛初起,毒蛇咬伤,面部神经麻痹,神经性皮炎。

【凭证标本号】·520326200811006LY。

● 瑶山南星

【学名】·*Arisaema sinii* Krause

【别名】·三角条、独角莲。

【生境与分布】·生于海拔 1 000～2 300 m 的山谷林中。分布于七星关、榕江等地。

【药用部位】·块茎。

【功效与主治】·解毒消肿。用于蛇虫咬伤。

● 山珠南星

【学名】·*Arisaema yunnanense* Buchet

【别名】·山珠半夏、蛇饭果、狗闹子。

【生境与分布】·生于海拔 700～2500 m 的荒坡、林下或草丛。分布于长顺、册亨、紫云、威宁、绥阳、清镇、盘州、普安、晴隆等地。

【药用部位】·块茎。

【功效与主治】·清热解毒。用于痈肿痰核。

【凭证标本号】·522729200724018LY;522327180907002LY;520425170603235LY。

■ 芋属 *Colocasia*

● 水芋

【学名】·*Calla palustris* L.

【别名】·水浮莲、水葫芦、紫杆水芋。

【生境与分布】·生于海拔1 100 m以下的草甸、沼泽等浅水域。分布于水城、剑河、凤冈、威宁等地。

【药用部位】·全草。

【功效与主治】·消肿解毒，止血。用于无名肿毒。

【凭证标本号】·520221190801005LY。

野芋

【学名】· *Colocasia antiquorum* Schott

【别名】·红广菜、野芋艿、野芋头。

【生境与分布】·生于海拔1 800 m左右的林下阴湿处或水边。分布于麻江、榕江、剑河、镇远、关岭、兴义、兴仁、望谟、惠水、长顺、罗甸、独山、瓮安等地。

【药用部位】·块茎、叶。

【功效与主治】·块茎：清热解毒，散瘀消肿。用于痈疮肿毒，乳痈、颈淋巴结炎、痔疮、疥癣、跌打损伤、蛇虫咬伤。叶：清热解毒，消肿止痛。用于疔疮肿毒，蛇虫咬伤。

芋

【学名】· *Colocasia esculenta* (L.) Schott.

【别名】·芋头、毛芋、红芋。

【生境与分布】·引种。水城、余庆、长顺等地有栽培。

【药用部位】·块茎、叶、叶柄、花序。

【功效与主治】·块茎：健脾补虚，散结解毒。用于脾胃虚弱，纳少乏力、消渴、瘰疬、浮肿癖块、肿毒、赘疣、鸡眼、疥癣、烫火伤。叶：止泻敛汗，解毒消肿。用于泄泻、自汗、盗汗、痈疽肿毒、黄水疮、蛇虫咬伤。叶柄：祛风利湿，解毒化瘀。用于荨麻疹、过敏性紫癜、腹泻、痢疾、小儿盗汗、黄水疮、无名肿毒、蛇头疔、蜂蜇伤。花序：理气止痛，散瘀止血。用于气滞胃痛，噎嗝、吐血、子宫脱垂、小儿脱肛、内外痔、鹤膝风。

【凭证标本号】·520221190610044LY；520329191003984LY；522729190727035LY。

假芋

【学名】· *Colocasia fallax* Schott

【生境与分布】·生于海拔850～1 400 m的山谷林下或灌丛。分布于从江等地。

【药用部位】·块茎。

【功效与主治】·健脾补虚，散结解毒。

■ 隐棒花属 *Cryptocoryne*

旋苞隐棒花

【学名】· *Cryptocoryne crispatula* Engler.

【别名】·隐棒花、绶带椒草、沙滩草。

【生境与分布】·生于河滩水边。分布于望谟、罗甸等地。

【药用部位】·全草。

【功效与主治】·舒筋活络，祛风除湿，活血止痛。用于肾结石，尿路结石、化脓性骨髓炎、风湿性关节炎、类风湿关节痛、四肢麻木、腰膝痠软、痧证、急性胃肠炎、跌打损伤、疟疾。

■ 大野芋属 *Leucocasia*

大野芋

【学名】· *Leucocasia gigantea* (Bl.) Schott

【别名】·滴水芋、水芋、山野芋。

【生境与分布】·生于海拔400～500 m的沟谷林缘湿地或石缝中。分布于罗甸、紫云、望谟等地。

【药用部位】·根茎。

【功效与主治】·解毒消肿，止痛。用于疮疡肿毒，跌打损伤，蛇虫咬伤。

【凭证标本号】·520325160612665LY。

■ 半夏属 *Pinellia*

滴水珠

【学名】· *Pinellia cordata* N.E. Brown

【别名】·水半夏、心叶半夏。

【生境与分布】·生于海拔1 000 m以下的林缘溪旁、潮湿草地或岩隙。分布于荔波、都匀、沿河、江口等地。

【药用部位】·块茎。

【功效与主治】·止痛化瘀，消肿解毒。用于头痛，胃痛，腹痛，腰痛、跌打损伤、乳痈、肿毒、毒蛇咬伤。

【凭证标本号】·522722200701038LY；522228210504079LY；522222160725028LY。

石蜘蛛

【学名】· *Pinellia integrifolia* N.E. Brown

【别名】·白铃子、一面锣。

【生境与分布】·生于海拔400 m左右的阴湿地岩石上。分布于赤水等地。

【药用部位】·全草。

【功效与主治】·解毒散结，止痛通窍。用于跌打损伤，淋浊。

【凭证标本号】·520381160525128LY。

虎掌

【学名】· *Pinellia pedatisecta* Schott

【别名】·掌叶半夏、狗爪半夏、麻芋子。

【生境与分布】·生于海拔1 100 m以下的林下、山谷或河谷阴湿处。分布于贞丰、罗甸、印江等地。

【药用部位】·块茎。

【功效与主治】·温肾理气，消肿。用于毒蛇咬伤，无名肿毒。

【凭证标本号】·522325181026219LY；522728151001002LY；522226190501004LY。

● 半夏

【学名】·*Pinellia ternata*（Thunb.）Breit.

【别名】·三步跳、魔芋果、地珠半夏。

【生境与分布】·生于海拔2 500 m以下的草坡、荒地、玉米地、疏林下或村寨附近。分布于花溪、余庆、荔波等地。

【药用部位】·块茎。

【功效与主治】·燥湿化痰，降逆止呕，消痞散结。用于湿痰寒痰，咳喘痰多，痰饮眩悸，风痰眩晕，痰厥头痛，呕吐反胃，胸脘痞闷，梅核气。外用于痈肿痰核。

【凭证标本号】·520111200618046LY；522722200702588LY；520329190412027LY。

【附注】·《中国药典》收录物种。

■ 大薸属 *Pistia*

● 大薸

【学名】·*Pistia stratiotes* L.

【别名】·大浮萍、水白菜。

【生境与分布】·生于池塘或沟渠。分布于兴义、榕江、罗甸、荔波等地。

【药用部位】·全草。

【功效与主治】·凉血止血，利尿除湿。用于荨麻疹，丹毒，水臌，湿疮，跌打损伤，无名肿毒，感冒。

【凭证标本号】·522732201005011LY。

■ 石柑属 *Pothos*

● 石柑子

【学名】·*Pothos chinensis*（Raf.）Merr.

【别名】·青竹标、伸筋草、紫苞石柑。

【生境与分布】·生于海拔400～2 300 m的树干上或阴湿林下的岩石。分布于册亨、荔波、望谟、黎平、榕江、纳雍、兴义、贞丰、兴仁、都匀、罗甸、习水、赤水、正安等地。

【药用部位】·全草。

【功效与主治】·祛风消积，散瘀解毒，行气止痛。用于风湿痹痛，跌打损伤，骨折，小儿疳积，食积胀满，心胃气痛，疝气。

【凭证标本号】·522327191008055LY；522722200512489LY；522326201004007LY。

● 百足藤

【学名】·*Pothos repens*（Lour.）Druce

【别名】·巴岩姜、铁斑鸠。

【生境与分布】·生于海拔300～1 800 m的密林。分布于花溪、余庆、册亨、贞丰、安龙等地。

【药用部位】·全草。

【功效与主治】·散瘀接骨，消肿止痛。用于跌打肿痛，劳伤，疮毒，骨折。

【凭证标本号】·520111210327014LY；520329190412109LY；522327191008054LY。

■ 崖角藤属 *Rhaphidophora*

● 爬树龙

【学名】·*Rhaphidophora decursiva*（Roxb.）Schott

【别名】·万丈青、爬山虎。

【生境与分布】·生于海拔2 200 m以下的岩石、林中或树干上。分布于水城、关岭、兴义、贞丰、册亨、荔波、都匀、罗甸、长顺等地。

【药用部位】·根、根茎。

【功效与主治】·解表镇咳，消肿解毒，活血舒筋。用于咽喉肿痛，百日咳，咳嗽感冒，流脑，跌打损伤，骨折，痈疮疔肿，外伤出血，蛇咬伤。

【凭证标本号】·522726141218015LY。

● 狮子尾

【学名】·*Rhaphidophora hongkongensis* Schott

【别名】·崖角藤、百足草、石风。

【生境与分布】·生于海拔400～900 m的树干、岩石上或林中。分布于兴义、罗甸、荔波等地。

【药用部位】·全草。

【功效与主治】·清热止咳，凉血解毒，散瘀止痛。用于咳嗽，百日咳，带状疱疹，烫火伤，脾肿大，跌打损伤，骨折，胃痛。

● 毛过山龙

【学名】·*Rhaphidophora hookeri* Schott

【别名】·大叶崖角藤、龙咀草、过山龙。

【生境与分布】·生于海拔400～900 m的树干或林下岩石。分布于兴义、望谟、册亨、罗甸等地。

【药用部位】·全草。

【功效与主治】·润肺止咳，祛痰镇痛，接骨。用于咳嗽，百日咳,跌打损伤,骨折。

■ 斑龙芋属 *Sauromatum*

● 西南犁头尖

【学名】·*Sauromatum horsfieldii* Miquel.

【别名】·红南星、野磨芋。

【生境与分布】·生于竹林杂草丛或稀疏灌丛。分布于惠水等地。

【药用部位】·全草。

【功效与主治】·解毒消肿,散结止血。用于毒蛇咬伤,瘰疬,跌打损伤,痈疖肿毒。

■ 犁头尖属 *Typhonium*

● 犁头尖

【学名】·*Typhonium blumei* Nicolson & Sivadasan

【别名】·土半夏、独角莲、地金莲。

【生境与分布】·生于海拔 1 200 m 以下的低洼湿地、草坡及石隙中。分布于赤水、独山等地。

【药用部位】·全草、块茎。

【功效与主治】·解毒消肿,散瘀止血。用于无名肿毒,痈疽疔疮,瘰疬,跌打损伤,毒蛇咬伤,外伤出血,疥癣。

【凭证标本号】·520381160502030LY。

● 鞭檐犁头尖

【学名】·*Typhonium flagelliforme* (Lodd.) Bl.

【别名】·水半夏、狂犬薯、田三七。

【生境与分布】·生于溪旁、田边湿地或山谷。分布于独山、罗甸等地。

【药用部位】·块茎。

【功效与主治】·解毒消肿,止血,燥湿化痰。用于无名肿毒,痈疮疖毒,外伤出血,毒虫蜇伤,咳嗽痰多。

■ 马蹄莲属 *Zantedeschia*

● 马蹄莲

【学名】·*Zantedeschia aethiopica* (L.) Spreng.

【别名】·野芋。

【生境与分布】·引种。省内广泛栽培。

【药用部位】·根、叶。

【功效与主治】·外用于虫疮恶癣。

浮萍科 Lemnaceae

■ 浮萍属 *Lemna*

● 浮萍

【学名】·*Lemna minor* L.

【别名】·水萍草、水浮萍、浮萍草。

【生境与分布】·生于水田、池沼或其他静水水域。分布于都匀等地。

【药用部位】·全草。

【功效与主治】·宣散风热,透疹利尿。用于麻疹不透,风疹瘙痒,水肿尿少。

【凭证标本号】·522701210314034LY。

■ 紫萍属 *Spirodela*

● 紫萍

【学名】·*Spirodela polyrrhiza* (L.) Schleid.

【别名】·紫背浮萍、浮萍、水萍草。

【生境与分布】·生于水田、水塘或湖沟。分布于锦屏、黎平、都匀、榕江、江口、六枝、水城、威宁、盘州、兴义、荔波、罗甸、独山、平塘、从江、天柱、松桃、碧江、桐梓、道真、正安、习水、赤水等地。

【药用部位】·全草。

【功效与主治】·宣散风热,透疹利尿。用于麻疹不透,风疹瘙痒,水肿尿少。

【附注】·《中国药典》收录物种。

黑三棱科 Sparganiaceae

■ 黑三棱属 *Sparganium*

● 黑三棱

【学名】·*stoloniferum* (Graebn.) Buch.-Ham. ex Juz.

【生境与分布】·生于池塘、湖泊或河岸浅水处。分布于花溪等地。

【药用部位】·块茎。

【功效与主治】·祛瘀通经,破血消癥,行气消积。用于血滞闭经痛经,产后瘀阻腹痛,跌打瘀肿,腹中包块,食积腹痛。

【凭证标本号】·520111200714036LY。

香蒲科 Typhaceae

■ 香蒲属 *Typha*

● 水烛香蒲

【学名】· *Typha angustifolia* L.

【生境与分布】· 生于沼泽、池塘边或河沟浅水处。分布于荔波、长顺、罗甸、江口等地。

【药用部位】· 花粉。

【功效与主治】· 止血化瘀,通淋。用于吐血,衄血,咯血,崩漏,外伤出血,闭经痛经,胸腹刺痛,跌打肿痛,血淋涩痛。

【凭证标本号】· 522722200723792LY;522729190727023LY;522728150523035LY。

【附注】·《中国药典》收录物种。

● 长苞香蒲

【学名】· *Typha domingensis* Persoon

【生境与分布】· 生于湖泊、河流、池塘浅水、沼泽或沟渠处。省内广泛分布。

【药用部位】· 全草。

【功效与主治】· 润燥凉血,去脾胃伏火。用于小便不利,乳痈。

【凭证标本号】· 520302200914033LY。

● 宽叶香蒲

【学名】· *Typha latifolia* L.

【生境与分布】· 生于湖泊、池塘、浅水沼泽或河边草丛。省内广泛分布。

【药用部位】· 花粉。

【功效与主治】· 止血祛瘀,利水。用于吐血,血痢,崩漏,外伤出血,闭经腹痛,产后瘀痛,跌打肿痛。

【凭证标本号】· 520328210501057LY。

● 香蒲

【学名】· *Typha orientalis* Presl

【生境与分布】· 生于海拔 430 m 左右的沼池或河边浅水处。分布于息烽等地。

【药用部位】· 花粉。

【功效与主治】· 止血化瘀,通淋。用于吐血,衄血,咯血,崩漏,外伤出血,闭经痛经,胸腹刺痛,跌打肿痛,血淋涩痛。

【凭证标本号】· 520115210312042LY。

【附注】·《中国药典》收录物种。

莎草科 Cyperaceae

■ 三棱草属 *Bolboschoenus*

● 荆三棱

【学名】· *Bolboschoenus yagara*（Ohwi）Y. C. Yang & M. Zhan

【别名】· 三棱草。

【生境与分布】· 生于海拔 2 200 m 左右的湖边浅水中。分布于威宁等地。

【药用部位】· 块茎。

【功效与主治】· 清热利尿,解毒。用于小便不利,牙痛,热淋,带下。

■ 球柱草属 *Bulbostylis*

● 丝叶球柱草

【学名】· *Bulbostylis densa*（Wall.）Hand.-Mazz.

【别名】· 细黄毛草、黄毛草。

【生境与分布】· 生于荒坡、路边或松林。分布于印江、榕江、纳雍、盘州、望谟、荔波、瓮安、习水、赤水、湄潭等地。

【药用部位】· 全草。

【功效与主治】· 清热解毒。用于湿疹,腹泻,中暑,跌打肿痛,尿频。

■ 薹草属 *Carex*

● 高秆薹草

【学名】· *Carex alta* Boott

【生境与分布】· 生于海拔 1 000～1 300 m 的山坡草地、荒田潮湿地或山沟疏林。分布于花溪等地。

【药用部位】· 根。

【功效与主治】· 祛风除湿。用于风湿痹痛。

【凭证标本号】· 520111200718020LY。

● 浆果薹草

【学名】· *Carex baccans* Nees

【别名】· 土种子、山高粱。

【生境与分布】· 生于海拔 970～1 450 m 的山坡路边或山谷密林。分布于惠水、水城、册亨、赤水、江口、六枝、兴仁、安龙、罗甸、榕江等地。

【药用部位】· 全草、根。

【功效与主治】· 透疹止咳,补中利水。用于百日咳,水痘,麻疹,脱肛,浮肿。

【凭证标本号】·522731190710051LY;522301151129919LY;522327190529001LY。

● 短芒薹草

【学名】·*Carex breviaristata* K.T.Fu

【生境与分布】·生于海拔 400～1 800 m 的山坡草地或林下阴湿处。分布于雷公山、梵净山等地。

【药用部位】·全草。

【功效与主治】·透疹止咳,补中利水。

【凭证标本号】·520111200417015LY。

● 青绿薹草

【学名】·*Carex breviculmis* R.Br.

【别名】·青营。

【生境与分布】·生于海拔 310～2 100 m 的山坡草地、路边、山谷或沟边。分布于威宁、赤水、梵净山等地。

【药用部位】·全草。

【功效与主治】·行血止痢,活血祛瘀。用于痢疾,跌打损伤。

【凭证标本号】·520327210516283LY。

● 褐果薹草

【学名】·*Carex brunnea* Thunb.

【别名】·栗褐薹草。

【生境与分布】·生于海拔 250～1 800 m 的山坡、山谷林下、灌丛或河边。分布于湄潭、余庆等地。

【药用部位】·全草。

【功效与主治】·清热解毒,湿疹。用于腹泻,中暑,跌打损伤,尿频。

【凭证标本号】·520328210502078LY;520329190414063LY。

● 中华薹草

【学名】·*Carex chinensis* Retz.

【生境与分布】·生于海拔 200～1 700 m 的山谷阴处、溪边岩石上或草丛。分布于黎平、荔波、惠水、桐梓等地。

【药用部位】·全草。

【功效与主治】·理气止痛。用于小儿夜啼。

【凭证标本号】·520122190408009LY。

● 复序薹草

【学名】·*Carex composita* Boott

【生境与分布】·生于海拔 1 300～2 500 m 的常绿阔叶林或针阔叶混交林。分布于安龙等地。

【药用部位】·全草。

【功效与主治】·理气止痛。

● 十字薹草

【学名】·*Carex cruciata* Wahlenb.

【别名】·野高粱、有喙红苞苔。

【生境与分布】·生于海拔 500～1 800 m 的山坡阴处灌丛、草地或山谷湿地。分布于惠水、平塘、册亨、江口、梵净山等地。

【药用部位】·全草。

【功效与主治】·解表透疹,理气健脾。用于麻疹不出,风热感冒,消化不良。

【凭证标本号】·522731190709089LY;522727200811027LY;522327181208207LY。

● 流苏薹草

【学名】·*Carex densefimbriata* Tang & F.T.Wang

【别名】·密缘毛苔草。

【生境与分布】·生于海拔 600～1 400 m 的山谷林下、山坡、河边或潮湿草地。分布于江口、梵净山等地。

【药用部位】·根。

【功效与主治】·利水消肿,劳伤。用于跌打损伤。

● 签草

【学名】·*Carex doniana* Spreng.

【别名】·芒尖苔草。

【生境与分布】·生于海拔 1 200～1 900 m 的山谷密林潮湿地。分布于威宁、安龙、瓮安、桐梓、道真等地。

【药用部位】·全草。

【功效与主治】·解表透疹,凉血止血。用于麻疹不出,消化不良,痢疾。

【凭证标本号】·522427140625558LY。

● 蕨状薹草

【学名】·*Carex filicina* Nees

【生境与分布】·生于海拔 700～2 200 m 的潮湿草地、林下、山坡或沟边。分布于凤冈、花溪、赤水、道真、播州、绥阳、德江、江口、印江、普安、兴仁、兴义、安龙、清镇、榕江、梵净山等地。

【药用部位】·全草。

【功效与主治】·理气止痛,祛风除湿。用于风湿疼痛。

【凭证标本号】·520327210514199LY;520111200718005LY。

● 穹隆薹草

【学名】·*Carex gibba* Wahlenb.

【生境与分布】·生于海拔 500 m 左右的山谷或山脚路边灌丛。分布于贵定、罗甸等地。

【药用部位】·全草。

【功效与主治】·祛风除湿,通利关节。用于风湿关节痛。

【凭证标本号】·522422160523019LY。

● **大披针薹草**

【学名】·*Carex lanceolata* Boott

【别名】·披针苔草。

【生境与分布】·生于海拔 800～1 300 m 的山坡路旁岩石上或沟边。分布于印江、贵定、雷公山等地。

【药用部位】·全草。

【功效与主治】·理气止痛，祛风除湿，收敛止痒。用于湿疹，黄水疮，小儿羊须疮。

【凭证标本号】·522121160323008LY。

● **舌叶薹草**

【学名】·*Carex ligulata* Nees ex Wight

【别名】·三方草。

【生境与分布】·生于海拔 500～2 100 m 的山坡草地或林下阴湿地。分布于花溪、沿河、余庆、威宁、道真、习水、印江、水城、望谟、修文、瓮安、荔波、凯里、黎平、施秉、剑河、雷公山等地。

【药用部位】·全草。

【功效与主治】·解表透疹，理气健脾。用于风热感冒，麻疹不出，消化不良。

【凭证标本号】·520111200617014LY；522228200728023LY；520329190503076LY。

● **套鞘薹草**

【学名】·*Carex maubertiana* Boott

【别名】·密叶苔草。

【生境与分布】·生于海拔 600 m 左右的山坡林下或路边阴湿处。分布于荔波等地。

【药用部位】·全草。

【功效与主治】·清热利尿，解表透疹，理气健脾。用于麻疹不出，消化不良，风热感冒，淋证，烧烫伤。

● **宝兴薹草**

【学名】·*Carex moupinensis* Franch.

【生境与分布】·生于海拔 850 m 左右的路边草地。分布于习水等地。

【药用部位】·全草。

【功效与主治】·解表透疹，理气健脾。用于风热感冒，麻疹不出，消化不良。

● **条穗薹草**

【学名】·*Carex nemostachys* Steud.

【别名】·线穗苔草。

【生境与分布】·生于海拔 400～1 820 m 的河边潮湿地或山坡灌丛。分布于江口、赤水、西秀、松桃、平坝、雷公山等地。

【药用部位】·全草。

【功效与主治】·利水。用于水肿。

【凭证标本号】·522222140427006LY；520381160428165LY；520402170324118LY。

● **云雾薹草**

【学名】·*Carex nubigena* D. Don

【生境与分布】·生于海拔 1 300～2 500 m 的山坡草地。分布于威宁、安龙、兴仁等地。

【药用部位】·全草。

【功效与主治】·调经止痛。用于痛经，闭经。

● **霹雳薹草**

【学名】·*Carex perakensis* C.B. Clarke

【别名】·大序苔草。

【生境与分布】·生于海拔 700～1 800 m 的林下阴湿处。分布于茂兰等地。

【药用部位】·全草。

【功效与主治】·解表，催生。用于小儿痧疹不出，催产。

● **镜子薹草**

【学名】·*Carex phacota* Spreng

【别名】·三棱草、三棱马尾。

【生境与分布】·生于海拔 800～1 000 m 的山谷灌丛、山坡草地或沟边潮湿地。分布于雷公山。

【药用部位】·全草。

【功效与主治】·解表透疹。用于小儿痧疹不出。

【凭证标本号】·520327210512033LY。

● **点囊薹草**

【学名】·*Carex rubro-brunnea* C.B. Clarke

【生境与分布】·生于海拔 950～2 100 m 的山坡草地或山谷沟边潮湿地。分布于余庆等地。

【药用部位】·全草。

【功效与主治】·清热解毒，消疮止痒。

【凭证标本号】·520329190419008LY。

● **花葶薹草**

【学名】·*Carex scaposa* C.B. Clarke

【生境与分布】·生于海拔 600～1 800 m 的河边潮湿地或山坡灌丛。分布于绥阳、赤水、都匀、息烽、江口、安龙、兴仁、贞丰、册亨、贵定、独山、三都、榕江、雷公山、梵净山等地。

【药用部位】· 全草。

【功效与主治】· 活血散瘀,清热解毒。用于腰肌劳损,跌打损伤,急性胃肠炎。

【凭证标本号】· 520323150511082LY;520381160429013LY;522701201023001LY。

● **硬果薹草**

【学名】· *Carex sclerocarpa* Franch.

【生境与分布】· 生于海拔 800~1 200 m 的山坡草地或水边。分布于望谟、罗甸等地。

【药用部位】· 全草。

【功效与主治】· 用于痢疾,麻疹不出,消化不良。

【凭证标本号】· 522627200426205LY。

● **宽叶薹草**

【学名】· *Carex siderosticta* Hance

【别名】· 崖棕。

【生境与分布】· 生于海拔 1 000~2 000 m 的针阔混交林、阔叶林或林缘。分布于印江、大沙河等地。

【药用部位】· 全草、根、根茎。

【功效与主治】· 全草:活血化瘀,通经活络。用于痛经,闭经。根:活血化瘀,通经活络,补血养血。用于妇女气血,五劳七伤。根茎:清热凉血,止血利尿。

【凭证标本号】· 522226191005027LY。

■ **莎草属** *Cyperus*

● **密穗砖子苗**

【学名】· *Cyperus compactus* Retz.

【别名】· 大密穗砖子苗。

【生境与分布】· 生于海拔 800 m 左右的路旁。分布于册亨等地。

【药用部位】· 全草。

【功效与主治】· 止咳化痰,宣肺解表。用于风寒感冒,咳嗽痰多。

【凭证标本号】· 522227160611051LY。

● **扁穗莎草**

【学名】· *Cyperus compressus* L.

【别名】· 香附。

【生境与分布】· 生于海拔 600~1 100 m 的潮湿处。分布于望谟、湄潭、册亨等地。

【药用部位】· 根。

【功效与主治】· 养心,调经行气。用于月经不调,痛经。

【凭证标本号】· 522326201002013LY;520328200805017LY。

● **砖子苗**

【学名】· *Cyperus cyperoides* (L.) Kuntze

【别名】· 复出穗砖子苗、小穗砖子苗、展穗砖子苗。

【生境与分布】· 生于海拔 600~2 170 m 的路旁、草地、溪边或山坡阴处。分布于花溪、威宁、贞丰等地。

【药用部位】· 全草。

【功效与主治】· 止咳化痰,祛风解表,解郁调经。用于风寒感冒,咳嗽痰多,皮肤瘙痒,月经不调。

【凭证标本号】· 520111200619030LY;522427140510249LY;522325181119385LY。

● **异型莎草**

【学名】· *Cyperus difformis* L.

【别名】· 王母钗、五粒关。

【生境与分布】· 生于海拔 1 300 m 以下的山脚或沟边潮湿处。分布于望谟、花溪、荔波、赤水、西秀、平坝、普安、安龙、松桃等地。

【药用部位】· 带根全草。

【功效与主治】· 利尿通淋,行气活血。用于小便不利,热淋,跌打损伤。

【凭证标本号】· 522326201002012LY;520111200718019LY;522722200723323LY。

● **云南莎草**

【学名】· *Cyperus duclouxii* E.-G. Camus

【生境与分布】· 生于水边或山地潮湿草地。分布于威宁、西秀等地。

【药用部位】· 全草。

【功效与主治】· 利尿通淋,行气活血。

● **风车草**

【学名】· *Cyperus involucratus* Rottboll

【别名】· 紫苏、旱伞草。

【生境与分布】· 引种。威宁、凤冈、花溪等地有栽培。

【药用部位】· 全草。

【功效与主治】· 行气活血,解毒。用于瘀血作痛,产后恶露不净,蛇虫咬伤。

【凭证标本号】· 522427140607434LY;520327210512038LY;520111200620019LY。

● **碎米莎草**

【学名】· *Cyperus iria* L.

【别名】·水三棱、小三棱草。

【生境与分布】·生于海拔 420～1 300 m 的山脚、沟边潮湿处。分布于望谟、册亨、花溪、赤水、凤冈、西秀、贞丰、黄平、都匀、施秉、榕江等地。

【药用部位】·全草。

【功效与主治】·祛风除湿,活血调经。用于筋骨疼痛,瘫痪,月经不调,闭经,痛经,跌打损伤。

【凭证标本号】·522326201002014LY;522327190303303LY;520111200718027LY。

● 具芒碎米莎草

【学名】·*Cyperus microiria* Steud.

【别名】·黄颖莎草。

【生境与分布】·生于海拔 950～1 120 m 的草地潮湿处。分布于黔南、沿河、播州、凤冈等地。

【药用部位】·全草。

【功效与主治】·利湿通淋,行气活血。用于热淋,小便不利,跌打损伤。

【凭证标本号】·520327200729006LY。

● 三轮草

【学名】·*Cyperus orthostachyus* Franch. et Savat.

【生境与分布】·生于海拔 800 m 左右的潮湿处。分布于梵净山等地。

【药用部位】·全草。

【功效与主治】·祛风止痛,清热利火。用于感冒,咳嗽,疟疾。

【凭证标本号】·520203100518003LY。

● 毛轴莎草

【学名】·*Cyperus pilosus* Vahl

【别名】·三棱草、三角草。

【生境与分布】·生于水田边或河边潮湿处。分布于荔波等地。

【药用部位】·全草。

【功效与主治】·活血散瘀,利水消肿。用于跌打损伤,浮肿。

【凭证标本号】·522428151117001LY。

● 香附子

【学名】·*Cyperus rotundus* L.

【别名】·香附、香头草、梭梭草。

【生境与分布】·生于海拔 350～1 380 m 的山脚、草坡或路旁。分布于平塘、贞丰、紫云等地。

【药用部位】·根茎。

【功效与主治】·疏肝解郁,理气宽中,调经止痛。用于肝郁气滞,胸胁胀痛,疝气疼痛,乳房胀痛,脾胃气滞,脘腹痞闷,胀满疼痛,月经不调,闭经痛经。

【凭证标本号】·522727200602009LY;522325181205466LY;520425170610410LY。

● 水莎草

【学名】·*Cyperus serotinus* Rottb.

【生境与分布】·生于海拔 2 170 m 左右的浅水中。分布于长顺、威宁等地。

【药用部位】·块茎。

【功效与主治】·止咳化痰,破血通经,行气消积,止痛。用于慢性气管炎,咳嗽痰喘,癥瘕积聚,产后瘀血,腹痛,消化不良,闭经,气滞血瘀,胸腹胁痛。

【凭证标本号】·522729200725074LY。

● 窄穗莎草

【学名】·*Cyperus tenuispica* Steud.

【生境与分布】·生于空旷田野或疏林。分布于长顺、惠水等地。

【药用部位】·块茎。

【功效与主治】·止咳化痰,破血通经。

【凭证标本号】·522729200725052LY;522731200904046LY。

■ 荸荠属 *Eleocharis*

● 紫果蔺

【学名】·*Eleocharis atropurpurea*（Retz.）Kunth

【生境与分布】·生于海拔 230～1 400 m 的水田、田边或湿地。分布于赤水等地。

【药用部位】·全草。

【功效与主治】·用于小便不利,淋证。

【凭证标本号】·522731200904039LY。

● 荸荠

【学名】·*Eleocharis dulcis*（N. L. Burman）Trinius. ex Henschel.

【别名】·马蹄、通天草、红慈姑。

【生境与分布】·省内广泛栽培。

【药用部位】·全草、块茎。

【功效与主治】·全草:化湿热,通淋利尿。用于小便不利,淋证。块茎:清热止渴,化痰消积,降压。用于热病烦渴,咽喉肿痛,口腔破溃,湿热黄疸,高血压,小便不利,麻疹,肺热咳嗽,矽肺,痔疮出血。

【凭证标本号】·520111200417058LY;520329191005029LY。

• 透明鳞荸荠

【学名】· *Eleocharis pellucida* J. Presl & C. Presl

【别名】· 谷星草、膜包藺。

【生境与分布】· 生于海拔 680 m 左右的稻田、水塘或湖边湿地。分布于贞丰、施秉、梵净山等地。

【药用部位】· 全草。

【功效与主治】· 清热化痰,消积。用于目赤,夜盲症,小儿疳积,头痛,疮疖。

【凭证标本号】· 522325190612387LY。

• 牛毛毡

【学名】· *Eleocharis yokoscensis* (Franch. & Savat.) Tang & F.T. Wang

【别名】· 地毛。

【生境与分布】· 生于水田、池塘边或湿黏土。分布于花溪、威宁等地。

【药用部位】· 全草。

【功效与主治】· 发表散寒,祛痰平喘,活血消肿。用于外感风寒,咳嗽痰喘,喉哑失音,跌打损伤。

【凭证标本号】· 520111200718029LY。

■ 羊胡子草属 *Eriophorum*

• 丛毛羊胡子草

【学名】· *Eriophorum comosum* Nees

【生境与分布】· 生于海拔 500～700 m 的山坡林下。分布于凤冈、花溪等地。

【药用部位】· 全草、根、花。

【功效与主治】· 全草:通经活络。用于风湿骨痛,跌打损伤。根:清热解毒。用于心悸,胃痛。花:平喘止咳。用于咳嗽。

【凭证标本号】· 520327210514169LY;520111200716015LY。

■ 飘拂草属 *Fimbristylis*

• 夏飘拂草

【学名】· *Fimbristylis aestivalis* (Retz.) Vahl

【生境与分布】· 生于海拔 1 800～2 200 m 的荒草地、沼地或稻田。分布于望谟、大沙河等地。

【药用部位】· 全草。

【功效与主治】· 清热解毒,利尿消肿。用于风湿关节痛,跌打损伤。

【凭证标本号】· 522326201002015LY。

• 复序飘拂草

【学名】· *Fimbristylis bisumbellata* (Forsk.) Bubani

【生境与分布】· 生于河边、沟旁、山溪边、沙地或沼地。分布于道真等地。

【药用部位】· 全草。

【功效与主治】· 清热解毒,祛痰定喘,止血消肿,利尿。用于小便不利,瘰疬。

【凭证标本号】· 520325160714765LY。

• 扁鞘飘拂草

【学名】· *Fimbristylis complanata* (Retz.) Link

【生境与分布】· 生于海拔 440～1 300 m 的山沟、路旁或潮湿处。分布于威宁、安龙、德江、修文、松桃等地。

【药用部位】· 全草。

【功效与主治】· 清热解毒。用于瘰疬。

【凭证标本号】· 522427140806515LY。

• 矮扁鞘飘拂草

【学名】· *Fimbristylis complanata* var. *exaltata* (T. Koyama) Y.C. Tang ex S.R. Zhang & T. Koyama

【生境与分布】· 分布于榕江等地。

【药用部位】· 全草。

【功效与主治】· 清热解毒。

【凭证标本号】· 522427140806530LY。

• 两歧飘拂草

【学名】· *Fimbristylis dichotoma* (L.) Vahl

【别名】· 黑节关、土甘松。

【生境与分布】· 生于海拔 500～2 100 m 的山坡、草地、灌丛或潮湿地。分布于惠水、长顺、凤冈、赤水、习水、纳雍、册亨、安龙、梵净山等地。

【药用部位】· 全草。

【功效与主治】· 清热利尿,解毒。用于小便不利,湿热浮肿,淋病,小儿胎毒。

【凭证标本号】· 522731200904010LY;522729200725046LY。

• 暗褐飘拂草

【学名】· *Fimbristylis fusca* (Nees) Benth.

【别名】· 片角草。

【生境与分布】· 生于海拔 2 000 m 以下的山顶、草坡、草地或田中。省内广泛分布。

【药用部位】· 全草。

【功效与主治】· 解表清热。用于斑疹,伤寒。

● 水虱草

【学名】· *Fimbristylis littoralis* Grandich

【别名】· 日照飘拂草。

【生境与分布】· 生于海拔 860～1400 m 的潮湿处。分布于湄潭、赤水、凤冈、沿河、印江、册亨、梵净山等地。

【药用部位】· 全草。

【功效与主治】· 清热利尿,活血解毒。用于风热咳嗽,小便短赤,胃肠炎,跌打损伤。

【凭证标本号】· 520328200809014LY。

● 五棱秆飘拂草

【学名】· *Fimbristylis quinquangularis* (Vahl) Kunth

【生境与分布】· 生于海拔 850～2100 m 的沟边或稻田边。分布于松桃、榕江、施秉、瓮安、梵净山等地。

【药用部位】· 全草。

【功效与主治】· 清热利尿,活血解毒。

● 结状飘拂草

【学名】· *Fimbristylis rigidula* Nees

【别名】· 姜苞草、茅草箭、硬飘拂草。

【生境与分布】· 生于海拔 300～2600 m 的山坡、路旁、草地、荒坡或林下。省内广泛分布。

【药用部位】· 根。

【功效与主治】· 润肺止咳,补虚。用于肺痨久咳,盗汗,体虚头晕。

■ 黑莎草属 *Gahnia*

● 黑莎草

【学名】· *Gahnia tristis* Nees

【别名】· 瘦狗母、大头茅草、虎须。

【生境与分布】· 生于海拔 150～730 m 的山脚。分布于凤冈、惠水等地。

【药用部位】· 全草。

【功效与主治】· 用于子宫脱垂。

■ 水蜈蚣属 *Kyllinga*

● 短叶水蜈蚣

【学名】· *Kyllinga brevifolia* Rottb.

【生境与分布】· 生于海拔 480～1800 m 的田边或沟边潮湿地。分布于平塘、望谟、赤水等地。

【药用部位】· 全草、根茎、叶。

【功效与主治】· 全草、根茎:疏风解表,清热利湿,止咳化痰,祛瘀消肿。用于风寒感冒,寒热头痛,支气管炎,咳嗽,百日咳,风湿性关节炎,筋骨疼痛,疟疾,黄疸型肝炎,乳糜尿,痢疾,疮疡肿毒,跌打刀伤,皮肤瘙痒,毒蛇咬伤。叶:用于腹泻,胃痛。

【凭证标本号】· 522727200603015LY;5223262010002016LY;520381160525090LY。

● 单穗水蜈蚣

【学名】· *Kyllinga nemoralis* (J. R. Forster & G. Forster) Dandy ex Hutchinson & Dalziel

【别名】· 金钮草、三叶珠、散寒草。

【生境与分布】· 生于海拔 2000 m 以下的河边、河滩或沟旁。分布于黔东南等地。

【药用部位】· 带根茎的全草。

【功效与主治】· 宣肺止咳,清热解毒,散瘀消肿,杀虫截疟。用于感冒咳嗽,百日咳,咽喉肿痛,痢疾,毒蛇咬伤,疟疾,跌打损伤,皮肤瘙痒。

【凭证标本号】· 520423200419020LY。

■ 湖瓜草属 *Lipocarpha*

● 华湖瓜草

【学名】· *Lipocarpha chinensis* (Osbeck) Kern

【别名】· 野葱草、银穗湖瓜草。

【生境与分布】· 生于海拔 400 m 左右的水边或沼泽。分布于黔东南、都匀等地。

【药用部位】· 全草。

【功效与主治】· 清热止惊。用于小儿惊风。

【凭证标本号】· 522701200927012LY。

■ 扁莎属 *Pycreus*

● 球穗扁莎

【学名】· *Pycreus flavidus* (Retzius) T. Koyama

【别名】· 香附子、回头青。

【生境与分布】· 生于海拔 400～1800 m 的山坡、草地、水旁或潮湿地。分布于花溪、威宁、荔波、江口、松桃、印江、德江、榕江、赫章、平坝、兴仁、普安、赤水、开阳等地。

【药用部位】· 全草。

【功效与主治】· 破血行气,止痛。用于跌打损伤,小便不利,风寒感冒。

【凭证标本号】· 520111200620027LY;522427140806523LY;522722200820128LY。

- **直球穗扁莎**

【学名】· *Pycreus globosus* var. *strictus* Karthikeyan

【生境与分布】· 生于海拔 420～1 950 m 的山坡草地。分布于花溪、赤水、七星关、贞丰、施秉等地。

【药用部位】· 全草。

【功效与主治】· 破血行气,止痛。用于小便不利,跌打损伤,吐血,风寒感冒,咳嗽,百日咳。

【凭证标本号】· 520011200718030LY。

- **红鳞扁莎**

【学名】· *Pycreus sanguinolentus* (Vahl) Nees

【别名】· 羽毛草、水花毛、三方草。

【生境与分布】· 生于海拔 400～1 600 m 的山坡或林下。分布于荔波、水城、威宁等地。

【药用部位】· 全草。

【功效与主治】· 清热解毒。用于肝炎。

【凭证标本号】· 522722200820127LY;520221190731011LY;522427140806520LY。

■ **刺子莞属 *Rhynchospora***

- **刺子莞**

【学名】· *Rhynchospora rubra* (Lour.) Makino

【生境与分布】· 生于海拔 870～1 200 m 的草地或山坡。分布于册亨、独山、德江、榕江等地。

【药用部位】· 全草。

【功效与主治】· 清热利湿,祛风。用于淋浊。

【凭证标本号】· 522731200904027LY。

■ **水葱属 *Schoenoplectus***

- **水葱**

【学名】· *Schoenoplectus tabernaemontani* (C. C. Gmelin) Palla

【别名】· 蒲黄、南水葱。

【生境与分布】· 生于海拔 1 500～2 380 m 的浅水中。分布于水城、威宁、纳雍、平坝、龙里等地。

【药用部位】· 花粉。

【功效与主治】· 止血化瘀,通淋。用于吐血,衄血,咯血,崩漏,外伤出血,闭经痛经,胸腹刺痛,跌打肿痛,血淋涩痛。

【凭证标本号】· 520221190730008LY;522427140619317LY。

- **三棱水葱**

【学名】· *Schoenoplectus triqueter* (L.) Palla

【别名】· 青岛藨草、藨草、光棍草。

【生境与分布】· 生于海拔 2 170 m 左右的湖缘浅水处。分布于威宁等地。

【药用部位】· 全草。

【功效与主治】· 清热利尿,开胃消食。用于热淋,小便不利,饮食积滞,胃纳不佳。

【凭证标本号】· 522422150923066LY。

■ **萤蔺属 *Schoenoplectiella***

- **萤蔺**

【学名】· *Schoenoplectiella juncoides* (Roxburgh) Palla

【别名】· 野马蹄草、千子草。

【生境与分布】· 生于海拔 180～1 500 m 的沟边或潮湿处。分布于望谟、长顺、惠水、赤水、绥阳、兴仁、安龙、贞丰、瓮安、罗甸、德江、松桃、榕江等地。

【药用部位】· 全草。

【功效与主治】· 清热解毒,利湿凉血,消积开胃。用于肺痨咳血,目赤肿痛,麻疹热毒,牙痛,热淋,白浊,食积停滞。

【凭证标本号】· 522326201003016LY;522729200725056LY;522731200904012LY。

- **水毛花**

【学名】· *Schoenoplectiella mucronatus* subsp. *robustus* (Miquel.) T. Koyama

【别名】· 台水毛花、三翅水毛花、红鳞水毛花。

【生境与分布】· 生于海拔 1 300～1 840 m 的山脚、沟边或潮湿处。分布于息烽、贞丰、平坝、瓮安、雷公山等地。

【药用部位】· 全草、根。

【功效与主治】· 全草:宣肺止咳,清热解毒。用于咳嗽,感冒发热。根:清热利尿,解毒。用于热淋,带下,小便不利,牙痛。

【凭证标本号】· 520203160707004LY。

- **猪毛草**

【学名】· *Schoenoplectiella wallichii* (Nees) T. Koyama

【生境与分布】· 生于海拔 1 000 m 左右的稻田、溪边或河旁近水处。分布于贞丰等地。

【药用部位】· 全草。

【功效与主治】· 清热利尿。用于小便不利,热淋。

■ **藨草属 *Scirpus***

- **华东藨草**

【学名】· *Scirpus karuizawensis* Makino

【生境与分布】·生于河旁、溪边近水或干枯的河底。分布于道真等地。

【药用部位】·全草。

【功效与主治】·清热解毒,凉血利尿。

【凭证标本号】·522601200919272LY。

● 百球藨草

【学名】· *Scirpus rosthornii* Diels

【生境与分布】·生于海拔 800～900 m 的林缘、路旁或潮湿地。分布于荔波、望谟、贞丰、习水、兴义、凯里、独山等地。

【药用部位】·全草。

【功效与主治】·清热解毒,利湿凉血。用于目赤肿痛,麻疹热毒,肺痨咳血,牙痛,热淋。

【凭证标本号】·522722200415404LY;522326201002048LY;522325190612460LY。

■ 珍珠茅属 *Scleria*

● 黑鳞珍珠茅

【学名】· *Scleria hookeriana* Bocklr.

【生境与分布】·生于海拔 900～1 800 m 的山地、草地或灌丛。分布于水城、安龙、贞丰、兴义、榕江、梵净山、雷公山等地。

【药用部位】·根。

【功效与主治】·祛风除湿,舒通经络。用于痛经,风湿疼痛,跌打损伤,痢疾,咳嗽,劳伤疼痛。

● 毛果珍珠茅

【学名】· *Scleria levis* Retzius

【生境与分布】·生于海拔 1 200 m 左右的草坡。分布于册亨等地。

【药用部位】·根。

【功效与主治】·解毒消肿,消食和胃。用于毒蛇咬伤,小儿消化不良。

● 高秆珍珠茅

【学名】· *Scleria terrestris* (L.) Fass.

【别名】·宽叶珍珠茅。

【生境与分布】·生于海拔 600～1 800 m 的山顶或山坡。分布于荔波、施秉、贞丰、安龙、册亨、雷公山等地。

【药用部位】·全草。

【功效与主治】·祛风除湿,舒筋通络,透疹。用于风湿疼痛,跌打损伤,瘫痪,小儿麻疹。

【凭证标本号】·522425151014011LY。

■ 藨藨草属 *Trichophorum*

● 三棱藨藨草

【学名】· *Trichophorum mattfeldianum* (Kukenthal) S. Yun Liang

【别名】·三棱针藨。

【生境与分布】·分布于梵净山等地。

【药用部位】·全草。

【功效与主治】·利尿通淋,清热安神。

● 玉山藨藨草

【学名】· *Trichophorum subcapitatum* (Thwaites & Hooker) D. A. Simpson

【别名】·龙须草、类头状花序藨草、台湾藨草。

【生境与分布】·生于海拔 900～2 450 m 的林中或灌丛。分布于凯里、雷山、梵净山等地。

【药用部位】·全草。

【功效与主治】·利尿通淋,清热安神。用于淋证,消渴,失眠,目赤肿痛。

芭蕉科 Musaceae

■ 象腿蕉属 *Ensete*

● 象头蕉

【学名】· *Ensete wilsonii* (Tutcher) Cheesman

【别名】·树头芭蕉。

【生境与分布】·生于海拔 400～800 m 的沟谷潮湿肥沃之地。分布于罗甸。

【药用部位】·全草。

【功效与主治】·清热截疟。用于疟疾。

■ 芭蕉属 *Musa*

● 芭蕉

【学名】· *Musa basjoo* Sieb. et Zucc.

【别名】·板蕉、天苴、甘蕉。

【生境与分布】·栽培。分布于水城、沿河、德江等地。

【药用部位】·假根、叶、花蕾、花、种子。

【功效与主治】·假根:清热止渴,利尿解毒。用于热病烦闷,消渴黄疸,水肿,脚气,血淋,崩漏,痈肿疔疮,丹毒。叶:清热利尿。用于热病,中暑,脚气,烫伤,痈肿。花蕾、花:用于寒痰停滞,呕吐恶心,吞酸吐酸,胸膈胀满,胃腹疼痛。种子:止渴润肺。

【凭证标本号】·520221190610045LY;522228210505010LY;522227150710100LY。

● 香蕉

【学名】· *Musa nana* Lour.

【别名】·尖蕉、木桂根雪、阿加蕉。

【生境与分布】·栽培。省内广泛分布。

【药用部位】·根、果实。

【功效与主治】·根:凉血,清热解毒。用于热病烦渴,痈肿,血淋。果实:清热润肺,滑肠解毒。用于肺热咳嗽,热病烦渴,痔疮,便秘。

● 大蕉

【学名】· *Musa×paradisiaca* L.

【别名】·粉蕉、酸蕉、芭蕉。

【生境与分布】·栽培。省内广泛分布。

【药用部位】·根、果实。

【功效与主治】·根:凉血,清热解毒。用于热病烦渴,痈肿,血淋。果实:清热润肺,滑肠解毒。用于肺热咳嗽,热病烦渴,痔疮,便秘。

■ 地涌金莲属 *Musella*

● 地涌金莲

【学名】· *Musella lasiocarpa* (Franch.) C. Y. Wu ex H. W. Li

【生境与分布】·生于海拔1 500～2 500 m的山坡。分布于黎平、关岭、贞丰、盘州、普安等地。

【药用部位】·花苞。

【功效与主治】·收敛止血。用于大肠下血,崩漏。

【凭证标本号】·520121200623055LY。

姜科 Zingiberaceae

■ 山姜属 *Alpinia*

● 竹叶山姜

【学名】· *Alpinia bambusifolia* C. F. Liang et D. Fang

【生境与分布】·生于海拔800～1 000 m山坡林下。分布于平塘、册亨、罗甸等地。

【药用部位】·根茎。

【功效与主治】·消食止痛。用于胃肠气痛。

【凭证标本号】·522727200926009LY。

● 山姜

【学名】· *Alpinia japonica* (Thunb.) Miq.

【别名】·和山姜、箭杆风、福建土砂仁。

【生境与分布】·生于海拔600～1 200 m的林下阴湿处。分布于花溪、惠水、平塘、印江、江口、德江、安龙、黄平、黎平等地。

【药用部位】·根、果实。

【功效与主治】·祛风通络,理气止痛。用于风湿性关节炎,跌打损伤,牙痛,胃痛。

【凭证标本号】·520111200417037LY;522731191022005LY;522727200619004LY。

● 长柄山姜

【学名】· *Alpinia kwangsiensis* T. L. Wu et Senjen

【生境与分布】·生于海拔400～1 200 m的山谷中林下阴湿处。分布于兴义、望谟、罗甸等地。

【药用部位】·根、果实。

【功效与主治】·温中散寒。用于脘腹冷痛,寒湿吐泻。

● 华山姜

【学名】· *Alpinia oblongifolia* Hayata

【别名】·箭杆风、廉姜。

【生境与分布】·生于海拔350～700 m的林阴下。分布于从江、榕江、镇远、荔波、独山、花溪等地。

【药用部位】·根茎。

【功效与主治】·温胃散寒,消食止痛,止咳平喘。用于胃寒冷痛,腹痛泄泻,风湿关节冷痛,咳喘等。

【凭证标本号】·522722200512485LY。

● 密苞山姜

【学名】· *Alpinia stachyodes* Hance

【别名】·箭杆风。

【生境与分布】·生于海拔930～1 200 m的林下阴湿处。分布于松桃、雷山、榕江等地。

【药用部位】·果实。

【功效与主治】·温中散寒,止痛。用于胃寒冷痛。

【凭证标本号】·522636190328155LY。

● 艳山姜

【学名】· *Alpinia zerumbet* (Pers.) Burtt. et Smith

【别名】·箭杆风、红团叶、糕叶。

【生境与分布】·生于海拔930～1 200 m的林下阴湿处。分布于晴隆、关岭、镇宁、册亨、平塘、贞丰、望谟、安龙等地。

【药用部位】·果实。

【功效与主治】·温中散寒,止痛。用于胃寒冷痛。

【凭证标本号】·522327190530036LY;522727200813007LY;522325190410361LY。

■ 豆蔻属 *Amomum*

● 三叶豆蔻

【学名】· *Amomum austrosinense* D. Fang

【生境与分布】·生于海拔600~950 m的山谷林下。分布于印江、雷公山等地。

【药用部位】·全草。

【功效与主治】·行气止痛,祛风除湿。用于胃寒痛,风湿腹痛,跌打肿痛。

● 广西豆蔻

【学名】· *Amomum kwangsiense* D. Fang et X. X. Chen

【生境与分布】·生于海拔700 m左右的山坡林下。分布于册亨等地。

【药用部位】·果实。

【功效与主治】·理气开胃,消食安胎。用于食欲不振,脘腹胀痛,胎动不安。

● 草果

【学名】· *Amomum tsaoko* Crevost et Lemaire

【别名】·红草果。

【生境与分布】·生于海拔950 m以下的林下。分布于余庆、罗甸等地。

【药用部位】·成熟果实。

【功效与主治】·温中燥湿,祛痰截疟。用于寒湿内阻,脘腹胀痛,痞满呕吐,疟疾寒热,瘟疫发热。

【凭证标本号】·520329191006034LY;522281511116011LY。

【附注】·《中国药典》收录物种。

● 阳春砂

【学名】· *Amomum villosum* Lour.

【别名】·春砂仁、阳春砂仁。

【生境与分布】·生于山地林下阴湿处。分布于紫云、关岭、习水、罗甸等地。

【药用部位】·成熟果实。

【功效与主治】·化湿开胃,温脾止泻,理气安胎。用于湿浊中阻,脾胃虚寒,呕吐泄泻,妊娠恶阻,胎动不安。

【附注】·《中国药典》收录物种。

■ 宝塔姜属 *Costus*

● 光叶闭鞘姜

【学名】· *Costus tonkinensis* Gagnep.

【别名】·牛尾巴茶、樟柳头。

【生境与分布】·生于海拔470 m左右的沟谷阔叶林下阴湿处。分布于望谟等地。

【药用部位】·根茎。

【功效与主治】·利水消肿,祛风湿,解毒。用于肝硬化腹水,肾炎水肿,尿路感染,阴囊肿痛,风湿痹痛,无名肿毒,荨麻疹。

■ 姜黄属 *Curcuma*

● 郁金

【学名】· *Curcuma aromatica* Salisb.

【别名】·宝鼎香、黄姜。

【生境与分布】·生于山坡阴处草丛。分布于册亨、安龙等地。

【药用部位】·块根。

【功效与主治】·活血止痛,行气解郁,清心凉血,利胆退黄。用于胸胁刺痛,胸痹心痛,闭经痛经,乳房胀痛,热病神昏,癫痫发狂,血热吐衄,黄疸尿赤。

【凭证标本号】·522327190424315LY。

【附注】·《中国药典》收录物种。

● 姜黄

【学名】· *Curcuma longa* L.

【别名】·黄姜。

【生境与分布】·生于山坡草地、灌丛或路旁阴湿处。分布于册亨、平塘、长顺、关岭、兴义等地。

【药用部位】·根茎。

【功效与主治】·破血行气,通经止痛。用于胸胁刺痛,胸痹心痛,痛经闭经,癥瘕,风湿肩臂疼痛,跌打肿痛。

【凭证标本号】·522327190424221LY;522729190728010LY;522727200909011LY。

【附注】·《中国药典》收录物种。

● 莪术

【学名】· *Curcuma phaeocaulis* Val.

【别名】·郁金、蓬莪术。

【生境与分布】·生于山谷林下阴处。分布于水城、兴义、罗甸等地。

【药用部位】·根茎。

【功效与主治】·行气破血,消积止痛。用于癥瘕痞块,瘀血闭经,胸痹心痛,食积胀痛。

【凭证标本号】·520326200813008LY。

【附注】·《中国药典》收录物种。

■ 舞花姜属 *Globba*

● 毛舞花姜

【学名】·*Globba barthei* Gagnep.

【生境与分布】·生于海拔1 050 m左右的山坡密林下。分布于兴义等地。

【药用部位】·全草、根茎。

【功效与主治】·全草:温中散寒,祛风活血。根茎:开胃健脾,消肿止痛。

【凭证标本号】·522701201005029LY。

● 舞花姜

【学名】·*Globba racemosa* Smith

【别名】·小姜黄、麦氏舞花姜。

【生境与分布】·生于海拔400～1 300 m的山谷密林下或沟旁潮湿地。分布于平塘、江口、印江、德江、沿河、绥阳、贞丰、贵定、黄平、雷山、榕江、黎平、从江、都匀、龙里等地。

【药用部位】·果实。

【功效与主治】·健胃消食。用于胃脘胀痛,食欲不振,消化不良。

【凭证标本号】·522727201106002LY;522222160725029LY;522226191005037LY。

■ 姜花属 *Hedychium*

● 姜花

【学名】·*Hedychium coronarium* Koen.

【别名】·白草果、蝴蝶花、夜寒苏。

【生境与分布】·生于林中,或栽培。分布于兴义、正安、雷山、榕江、都匀、安龙、贞丰等地。

【药用部位】·根茎、花、果实。

【功效与主治】·根茎:祛风除湿,温中散寒,消肿止痛。用于风湿关节痛,胁肋痛,感冒头痛,身痛咳嗽,扁桃体炎,跌打损伤。花:作茶饮。用于治疗失眠。果实:用于胃脘胀满,消化不良,寒滞作呕,胃腹微痛。

【凭证标本号】·522301140805464LY。

● 黄姜花

【学名】·*Hedychium flavum* Roxb.

【别名】·月家草。

【生境与分布】·生于海拔900～1 200 m的山谷密林中。分布于兴义、平塘、都匀、安龙、贞丰等地。

【药用部位】·根茎、花。

【功效与主治】·根茎:用于咳嗽。花:温中散寒,健胃止痛。用于胃寒腹痛,腹泻,食积停滞,消化不良,脾虚食少。

【凭证标本号】·522301150820739LY;522727200926021LY;522325181121014LY。

● 圆瓣姜花

【学名】·*Hedychium forrestii* Diels

【别名】·大头姜。

【生境与分布】·生于海拔200～900 m的山谷林下或灌丛。分布于赤水等地。

【药用部位】·根茎。

【功效与主治】·用于崩漏,月经不调。

【凭证标本号】·520423210108013LY

● 草果药

【学名】·*Hedychium spicatum* Smith

【别名】·豆蔻、疏穗姜花、野草果。

【生境与分布】·生于海拔1 200～2 900 m的山地密林中。分布于长顺、平塘、普安、盘州等地。

【药用部位】·根茎、果实、种子。

【功效与主治】·根茎:温中散寒,理气止痛。用于胃寒痛,呕吐,食滞,寒疝气痛,牙痛,雀斑。果实、种子:宽中理气,开胃消食。用于胃寒疼痛,食积腹胀,寒疝,疟疾。

【凭证标本号】·522729200724003LY;522727200812012LY。

● 毛姜花

【学名】·*Hedychium villosum* Wall.

【生境与分布】·生于林下阴湿处。分布于兴义等地。

【药用部位】·根茎。

【功效与主治】·祛风止咳。用于咳嗽痰喘。

【凭证标本号】·522301160223109LY。

■ 苞叶姜属 *Pyrgophyllum*

● 苞叶姜

【学名】·*Pyrgophyllum yunnanense*（Gagnepain）T. L. Wu & Z. Y. Chen

【别名】·大苞姜、野山姜。

【生境与分布】·生于海拔2 000～2 500 m的密林中。分布于威宁等地。

【药用部位】·根茎。

【功效与主治】·温中散寒,解毒。用于跌打损伤,骨折,吐血,衄血,崩漏,外伤出血。

■ 象牙参属 *Roscoea*

● 高山象牙参

【学名】· *Roscoea alpina* Royle

【生境与分布】·生于海拔 2 200 m 左右的山坡阴处草地。分布于威宁等地。

【药用部位】·根、块茎。

【功效与主治】·活血解郁,通经活络,接骨止痛,温中散寒,消食止痛。

【凭证标本号】·520222150506001LY。

■ 姜属 *Zingiber*

● 珊瑚姜

【学名】· *Zingiber corallinum* Hance

【生境与分布】·生于山坡,或栽培。分布于镇宁、紫云等地。

【药用部位】·根茎。

【功效与主治】·用于风湿骨痛。外用于骨折。

● 蘘荷

【学名】· *Zingiber mioga*（Thunb.）Rosc.

【别名】·观音花、莲花姜、野老姜。

【生境与分布】·生于海拔 1 000～1 500 m 的山谷阴湿处。分布于兴义等地。

【药用部位】·根茎、花、果实。

【功效与主治】·根茎:活血调经,祛痰止咳,解毒消肿。用于月经不调,痛经,跌打损伤,咳嗽气喘,痈疽肿毒,瘰疬。花:温肺化痰。用于肺寒咳嗽。果实:温胃止痛。用于胃痛。

【凭证标本号】·522301140906511LY。

● 姜

【学名】· *Zingiber officinale* Rosc.

【生境与分布】·省内广泛栽培。

【药用部位】·鲜根茎、根茎、叶。

【功效与主治】·鲜根茎:发表散寒,止呕开痰。用于感冒风寒,呕吐,痰饮,喘咳,胀满,泄泻,解毒。根茎:温中逐寒,回阳通脉。用于心腹冷痛,吐泻,肢冷脉微,寒饮喘咳,风寒湿痹,阳虚,吐血,衄血,下血。叶:用于瘰疬,大伤瘀血。

【凭证标本号】·522727201104005LY;520221190802003LY;522228210504139LY。

● 阳荷

【学名】· *Zingiber striolatum* Diels

【别名】·阴蘘、野姜。

【生境与分布】·生于海拔 500～2 000 m 的山坡林阴下。分布于惠水、荔波、平塘、息烽、清镇、纳雍、湄潭、三都等地。

【药用部位】·根茎、嫩茎叶、花。

【功效与主治】·根茎:用于泄泻,痢疾。嫩茎叶:用于温疟寒热。花:用于咳嗽,小儿百日咳。

【凭证标本号】·522731190709048LY;522722201128238LY;522727201105003LY。

● 团聚姜

【学名】· *Zingiber tuanjuum* Z. Y. Zhu

【生境与分布】·生于海拔 900 m 左右的林下。分布于大沙河等地。

【药用部位】·根茎。

【功效与主治】·活血调经,止咳祛痰。

【凭证标本号】·522601200826031LY。

美人蕉科 Cannaceae

■ 美人蕉属 *Canna*

● 美人蕉

【学名】· *Canna indica* L.

【别名】·虎头蕉、蕉芋。

【生境与分布】·省内广泛栽培。

【药用部位】·根茎。

【功效与主治】·清热解毒,利水调经。用于月经不调,黄疸,疮疡肿毒等。

【凭证标本号】·522325190718523LY;520111200620013LY;522301150815708LY。

● 大花美人蕉

【学名】· *Canna×generalis* L. H. Bailey

【别名】·美人蕉。

【分布】·省内广泛栽培。

【药用部位】·根茎、花。

【功效与主治】·根茎:清热利湿,凉血解毒。花:止血,宁心。

【凭证标本号】·520326200807025LY。

竹芋科 Marantaceae

■ 柊叶属 *Phrynium*

● 尖苞柊叶

【学名】· *Phrynium placentarium* (Lour.) Merr.

【别名】· 小花柊叶、冬薯。

【生境与分布】· 生于密林阴湿之处。分布于兴义等地。

【药用部位】· 根茎、叶。

【功效与主治】· 清热利尿,凉血止血。用于肝肿大,痢疾,赤尿,音哑,喉痛,口腔溃疡,解酒毒。

【凭证标本号】· 522727210113016LY。

兰科 Orchidaceae

■ 脆兰属 *Acampe*

● 多花脆兰

【学名】· *Acampe rigida* (Buch.-Ham. ex J.E. Smith) P.F. Hunt

【别名】· 黑山蔗、香蕉兰、芭蕉兰。

【生境与分布】· 生于林中树干上或崖壁上。分布于贞丰、罗甸、兴义等地。

【药用部位】· 根、叶。

【功效与主治】· 活血止痛,舒筋活络。用于跌打损伤,骨折筋伤。

【凭证标本号】· 522325190614352LY。

■ 无柱兰属 *Amitostigma*

● 无柱兰

【学名】· *Amitostigma gracile* (Bl.) Schltr.

【别名】· 合欢山兰、小雏兰、细葶无柱兰。

【生境与分布】· 生于海拔 800 m 左右的林下岩石上。分布于榕江、梵净山、雷公山等地。

【药用部位】· 全草。

【功效与主治】· 活血止痛,解毒消肿。用于无名肿痛,吐血,毒蛇咬伤,跌打损伤。

● 大花无柱兰

【学名】· *Amitostigma pinguicula* (H.G. Reichenbach & S. Moore) Schlechter

【生境与分布】· 生于海拔 250～400 m 的山坡林下覆有土的岩石上或沟边阴湿草地。分布于开阳。

【药用部位】· 全草。

【功效与主治】· 除湿解毒,清热凉血,消肿。用于肺热咳嗽,小儿惊风,尿血,风湿痹痛,毒蛇咬伤,跌打损伤,无名肿痛。

■ 兜蕊兰属 *Androcorys*

● 兜蕊兰

【学名】· *Androcorys ophioglossoides* Schltr.

【生境与分布】· 生于海拔 1 800～2 200 m 的山坡草地。分布于兴义、威宁等地。

【药用部位】· 根。

【功效与主治】· 调经活血,清热止痛。用于月经不调,痛经,闭经,膀胱炎。

■ 开唇兰属 *Anoectochilus*

● 金线兰

【学名】· *Anoectochilus roxburghii* (Wall.) Lindl.

【别名】· 花叶开唇兰。

【生境与分布】· 生于海拔 750～1 200 m 的阔叶林阴湿处。分布于都匀、荔波、开阳、龙里、瓮安、罗甸、三都、兴仁、望谟、安龙、册亨、梵净山等地。

【药用部位】· 全草。

【功效与主治】· 清热凉血,除湿解毒。用于肺热咳嗽,肺结核咯血,尿血,小儿惊风,破伤风,肾炎水肿,风湿痹痛,跌打损伤,毒蛇咬伤。

● 兴仁金线兰

【学名】· *Anoectochilus xingrenensis* Z.H. Tsi & X.H. Jin

【生境与分布】· 生于海拔 1 200 m 左右的林中。分布于兴仁等地。

【药用部位】· 全草。

【功效与主治】· 清热凉血,解毒消肿,除湿。用于小儿惊风,肺热咳嗽,尿血,无名肿痛,跌打损伤,毒蛇咬伤,风湿痹痛。

■ 筒瓣兰属 *Anthogonium*

● 筒瓣兰

【学名】· *Anthogonium gracile* Lindl.

【生境与分布】· 生于海拔 1 600 m 左右的山坡草地。分布于兴仁、贞丰等地。

【药用部位】· 根。

【功效与主治】·清热止咳，补肝。用于肺热咳嗽，肝炎。

■ 竹叶兰属 *Arundina*

• 竹叶兰

【学名】·*Arundina graminifolia* (D. Don) Hochr.

【生境与分布】·生于海拔 450～1 300 m 的山坡草地、路旁、溪边、林下或灌丛。分布于榕江、兴仁、兴义、贞丰、望谟、独山、都匀、龙里、罗甸、荔波等地。

【药用部位】·全草、根。

【功效与主治】·清热解毒，散瘀止痛，祛风利湿。用于关节痛，疮痈肿毒，黄疸，跌打损伤，毒蛇咬伤，水肿，风湿痹痛。

【凭证标本号】·520326200119017LY。

■ 白及属 *Bletilla*

• 小白及

【学名】·*Bletilla formosana* (Hayata) Schltr.

【别名】·台湾白及。

【生境与分布】·生于海拔 910～1 300 m 的山地林下、路旁或草地。分布于贞丰、西秀、威宁等地。

【药用部位】·假鳞茎。

【功效与主治】·补肺止血，收敛生肌。用于肺痨咯血，矽肺，胃肠出血，跌打损伤，疮痈肿毒，溃烂疼痛，烫伤，灼伤，手足皲裂，肛裂。

【凭证标本号】·522325190718628LY；520402170323424LY；522427140605481LY。

• 黄花白及

【学名】·*Bletilla ochracea* Schltr.

【生境与分布】·生于山地林下、草丛湿处或沟旁。分布于惠水等地。

【药用部位】·假鳞茎。

【功效与主治】·收敛止血，消肿生肌。用于咳血，吐血，外伤出血，疮疡肿毒，皮肤皲裂，肺痨咯血，肺痈，溃疡出血。

【凭证标本号】·522731190710014LY。

• 白及

【学名】·*Bletilla striata* (Thunb. ex A. Murray) Reichb. f.

【别名】·猪蹄叉、大花白芨。

【生境与分布】·生于海拔 400～1 800 m 的山地林下、灌丛、草坡或路旁。分布于册亨、荔波、余庆等地。

【药用部位】·块茎。

【功效与主治】·收敛止血，消肿生肌。用于咯血，吐血，外伤

出血，疮疡肿毒，皮肤皲裂。

【凭证标本号】·522327180906027LY；522722200723756LY；520329190724601LY。

【附注】·《中国药典》收录物种。

■ 苞叶兰属 *Brachycorythis*

• 短距苞叶兰

【学名】·*Brachycorythis galeandra* (Rchb. F.) Summerh.

【别名】·拟粉蝶兰。

【生境与分布】·生于海拔 450～1 200 m 的山坡草地或路旁。分布于黎平、榕江、安龙、兴义、三都等地。

【药用部位】·块茎。

【功效与主治】·清热解毒。用于蛇咬伤。

■ 石豆兰属 *Bulbophyllum*

• 芳香石豆兰

【学名】·*Bulbophyllum ambrosia* (Hance) Schltr.

【生境与分布】·生于海拔 1 300 m 左右的山地林中树干上。分布于兴义等地。

【药用部位】·全草。

【功效与主治】·清热止咳。用于肺热咳嗽。

【凭证标本号】·522401160506002LY

• 梳帽卷瓣兰

【学名】·*Bulbophyllum andersonii* (Hook. f.) J.J. Smith

【别名】·一匹叶、果上叶。

【生境与分布】·生于海拔 770～1 800 m 的山地林中岩石上。分布于荔波、平塘、独山、惠水、兴义、望谟等地。

【药用部位】·全株。

【功效与主治】·祛风除湿，活血止咳。用于跌打损伤，妇女体虚，小儿咳嗽，百日咳，月经不调。

【凭证标本号】·522722201118653LY；522727210112004LY。

• 广东石豆兰

【学名】·*Bulbophyllum kwangtungense* Schltr.

【生境与分布】·生于海拔 570～800 m 的山坡林下岩石上。分布于榕江、平塘、荔波、三都、罗甸、黄平等地。

【药用部位】·全草、假鳞茎。

【功效与主治】·清热滋阴，消肿。用于风热咽痛，肺热咳嗽，乳腺炎，风湿痹痛，跌打损伤。

• 齿瓣石豆兰

【学名】·*Bulbophyllum levinei* Schltr.

【别名】· 瓶壶卷瓣兰。

【生境与分布】· 生于海拔 750 m 左右的山地林中树干上。分布于清镇、黎平、荔波、三都等地。

【药用部位】· 全草。

【功效与主治】· 滋阴降火,清热消肿。用于高热口渴,咽喉肿痛,口疮,乳痈,关节痛。

密花石豆兰

【学名】· *Bulbophyllum odoratissimum* Lindl.

【生境与分布】· 生于海拔 800～1 300 m 的山地林下岩石上。分布于荔波、锦屏、水城、安龙、兴义等地。

【药用部位】· 全草。

【功效与主治】· 润肺化痰,舒筋活络,消肿。用于咽喉肿痛,咳嗽痰喘,肺咯血,月经不调,风湿痹痛。

【凭证标本号】· 522722201118365LY。

• 伏生石豆兰

【学名】· *Bulbophyllum reptans* Lindl.

【生境与分布】· 生于海拔 1 200 m 左右的山地林中。分布于贞丰等地。

【药用部位】· 全草。

【功效与主治】· 润肺止咳,化痰止痛,养胃生津。用于肺咯血,咳嗽痰喘,咽喉肿痛,慢性胃炎,风湿痹痛,跌打损伤,骨折。

• 伞花石豆兰

【学名】· *Bulbophyllum shweliense* W. W. Sm.

【生境与分布】· 生于山地林中。分布于贞丰、独山等地。

【药用部位】· 全草。

【功效与主治】· 清热润燥,生津止渴。用于肺炎,胃炎,咯血,劳咳,咽喉肿痛,阴虚盗汗。

■ 虾脊兰属 *Calanthe*

• 泽泻虾脊兰

【学名】· *Calanthe alismatifolia* Lindley

【别名】· 细点根节兰。

【生境与分布】· 生于海拔 450～1 400 m 的山地林下湿地。分布于荔波、榕江、金沙、贵定、务川、仁怀、正安、开阳、雷公山等地。

【药用部位】· 全草。

【功效与主治】· 清热解毒,祛风除湿,活血止痛。用于热淋,肠痛,尿血,腰痛,跌打损伤。

【凭证标本号】· 522722201118367LY。

• 流苏虾脊兰

【学名】· *Calanthe alpina* Hook. f. ex Lindl.

【别名】· 羽唇根节兰、高山虾脊兰。

【生境与分布】· 生于山地林下或草坡。分布于大沙河等地。

【药用部位】· 根。

【功效与主治】· 清热解毒,散瘀止痛。用于咽喉肿痛,牙痛,脘腹疼痛,腰痛,关节痛,跌打损伤,瘰疬疮疡,毒蛇咬伤。

【凭证标本号】· 522732210402057LY。

• 弧距虾脊兰

【学名】· *Calanthe arcuata* Rolfe

【生境与分布】· 生于海拔 1 400～2 500 m 的山地林下或山谷覆有薄土层的岩石上。分布于道真、正安、桐梓等地。

【药用部位】· 根。

【功效与主治】· 清热解毒,散瘀止痛。

• 银带虾脊兰

【学名】· *Calanthe argenteostriata* C. Z. Tang & S. J. Cheng

【生境与分布】· 生于海拔 500～1 200 m 的山坡林下岩石空隙或覆土的石灰岩上。分布于平塘、荔波、罗甸、兴义、望谟、安龙等地。

【药用部位】· 根。

【功效与主治】· 清热解毒,散瘀止痛。

• 肾唇虾脊兰

【学名】· *Calanthe brevicornu* Lindl.

【别名】· 九子连环草。

【生境与分布】· 生于海拔 1 500～1 700 m 的山坡林下或灌丛阴湿处。分布于道真等地。

【药用部位】· 全草。

【功效与主治】· 活血化瘀,消肿止痛。用于痈肿疮毒,跌打损伤,毒蛇咬伤。

【凭证标本号】· 522732210319010LY。

• 棒距虾脊兰

【学名】· *Calanthe clavata* Lindl.

【生境与分布】· 生于海拔 870～1 300 m 的山地密林或山谷岩边。分布于赤水等地。

【药用部位】· 全草。

【功效与主治】· 活血化瘀,消肿止痛。

【凭证标本号】· 520381160525123LY。

• 剑叶虾脊兰

【学名】· *Calanthe davidii* Franch.

【别名】· 窄叶虾脊兰。

【生境与分布】·生于海拔900～2 250 m的山地林下。分布于黎平、黄平、威宁、大方、金沙、平坝、安龙、兴义、望谟、龙里、都匀、务川、播州、湄潭、道真、开阳、清镇、梵净山等地。

【药用部位】·根。

【功效与主治】·清热解毒，散瘀止痛。用于脘腹疼痛，咽喉肿痛，牙痛，关节痛，闭经，毒蛇咬伤，跌打损伤。

【凭证标本号】·520123151001315LY。

● 密花虾脊兰

【学名】·*Calanthe densiflora* Lindl.

【别名】·密花根节兰、竹叶根节兰。

【生境与分布】·生于海拔500 m左右的山谷沟旁。分布于罗甸、赤水等地。

【药用部位】·全草。

【功效与主治】·消肿散结，活血化瘀，祛风除湿。用于疮痈肿痛，腰腿疼痛，跌打损伤，风湿疼痛。

● 虾脊兰

【学名】·*Calanthe discolor* Lindl.

【别名】·九节虫。

【生境与分布】·生于海拔500～1 400 m的溪沟边或山坡林下阴湿处。分布于荔波、余庆、钟山、榕江、金沙、盘州、平坝、三都、贵定、务川、清镇、修文等地。

【药用部位】·全草、根茎。

【功效与主治】·清热解毒，活血化瘀，消肿止痛。用于疮痈肿毒，瘰疬，咽喉肿痛，风湿痹痛，跌打损伤，痔疮。

【凭证标本号】·527722200514694LY；5203291905501006LY；520201200803240LY。

● 钩距虾脊兰

【学名】·*Calanthe graciliflora* Hayata

【别名】·莵棕。

【生境与分布】·生于海拔600～1 500 m的山谷溪边、林下阴湿处。分布于金沙、兴仁、梵净山、雷公山等地。

【药用部位】·全草、根。

【功效与主治】·清热解毒，消肿止痛。用于咽喉肿痛，风湿痹痛，痔疮，跌打损伤。

【凭证标本号】·522229141005620LY。

● 叉唇虾脊兰

【学名】·*Calanthe hancockii* Rolfe

【别名】·九子连环草。

【生境与分布】·生于海拔1 000～2 600 m的山地常绿阔叶林下或山谷溪边。分布于兴义等地。

【药用部位】·全草。

【功效与主治】·清热解毒，软坚散结，祛风镇痛。用于痰喘，瘰疬，咽喉肿痛，风湿痹痛，痔疮，疮疖痈痛。

● 乐昌虾脊兰

【学名】·*Calanthe lechangensis* Z. H. Tsi & T. Tang

【生境与分布】·分布于荔波等地。

【药用部位】·全草。

【功效与主治】·清热解毒，祛风镇痛。

● 细花虾脊兰

【学名】·*Calanthe mannii* Hook. f.

【别名】·肉连环。

【生境与分布】·生于海拔1 200～1 600 m的山坡林下。分布于平坝、镇宁、关岭、惠水、龙里、开阳等地。

【药用部位】·全草。

【功效与主治】·清热解毒，祛风镇痛。用于痰喘，咽喉肿痛，风湿痹痛，痔疮，疮疖痈痛。

【凭证标本号】·522422160425006LY。

● 香花虾脊兰

【学名】·*Calanthe odora* Griff.

【别名】·大仙茅。

【生境与分布】·生于海拔920～1 200 m的山地林下。分布于台江、天柱、望谟、兴义、安龙、册亨、三都、都匀、罗甸、荔波、平塘、独山等地。

【药用部位】·根。

【功效与主治】·清热解毒，软坚散结，祛风镇痛。用于痰喘，咽喉肿痛，风湿痹痛，痔疮，疮疖痈痛。

● 镰萼虾脊兰

【学名】·*Calanthe puberula* Lindl.

【生境与分布】·生于海拔1 400～2 500 m的山坡林下。分布于盘州、安龙、三都等地。

【药用部位】·全草。

【功效与主治】·消肿解毒，润肺止咳，活血散结。用于急性咽喉肿痛，慢性支气管炎，咳嗽，痔疮，跌打损伤，毒蛇咬伤。

● 反瓣虾脊兰

【学名】·*Calanthe reflexa* (Kuntze) Maxim.

【生境与分布】·生于海拔600～1 500 m的常绿阔叶林下、山谷溪边或生有苔藓的湿石上。分布于碧江、雷山、榕江、镇远、施秉、望谟、安龙、梵净山等地。

【药用部位】·全草。

【功效与主治】·清热解毒,活血止痛,软坚散结。用于瘰疬,疮痈,风湿痹痛,疥癣,痢疾,跌打损伤。

• 二列叶虾脊兰

【学名】·*Calanthe speciosa* (Bl.) Lindl.

【别名】·台湾根节兰。

【生境与分布】·生于海拔 800～1 300 m 的密林下或山谷阴湿处。分布于兴义、赤水等地。

【药用部位】·全草、根茎。

【功效与主治】·清热解毒,活血化瘀,消肿止痛。用于痈疮肿毒,咽喉肿痛,风湿痹痛,跌打损伤,痔疮。

• 三棱虾脊兰

【学名】·*Calanthe tricarinata* Lindl.

【别名】·三板根节兰。

【生境与分布】·生于海拔 1 500～1 800 m 的山坡林下阴湿处。分布于威宁、印江、金沙、安龙、梵净山、雷公山等地。

【药用部位】·根。

【功效与主治】·解毒散结,祛风活血。用于腰肌劳损,风湿痹痛,跌打损伤,瘰疬,疮毒。

【凭证标本号】·522427140510271LY;522226190429002LY。

• 三褶虾脊兰

【学名】·*Calanthe triplicata* (Willem.) Ames

【别名】·肉连环。

【生境与分布】·生于海拔 700～1 300 m 的山坡林下。分布于贵阳、榕江、金沙、兴仁、安龙、梵净山、雷公山等地。

【药用部位】·全草。

【功效与主治】·清热利湿,固脱,消胀散结。用于淋证,小便不利,脱肛,瘰疬,跌打损伤。

• 无距虾脊兰

【学名】·*Calanthe tsoongiana* T. Tang & F. T. Wang

【生境与分布】·生于海拔 450～1 450 m 的山坡林下、路边或阴湿岩石上。分布于开阳、龙里、贵定、平坝、贞丰等地。

【药用部位】·全草。

【功效与主治】·清热利湿,消胀散结。

• 贵州虾脊兰

【学名】·*Calanthe tsoongiana* var. *guizhouensis* Z. H. Tsi

【生境与分布】·生于海拔 800 m 左右的山地密林下。分布于梵净山等地。

【药用部位】·全草。

【功效与主治】·清热利湿,消胀散结。

■ 头蕊兰属 *Cephalanthera*

• 大花头蕊兰

【学名】·*Cephalanthera damasonium* (Miller) Druce

【生境与分布】·生于海拔 2 100 m 左右的疏林中。分布于开阳、息烽等地。

【药用部位】·全草。

【功效与主治】·清热解毒,利尿祛风。

• 银兰

【学名】·*Cephalanthera erecta* (Thunb. ex A. Murray) Bl.

【别名】·白花草。

【生境与分布】·生于海拔 1 000～1 200 m 的山坡、灌丛或路旁。分布于平塘、威宁、台江、都匀、龙里、贵定、惠水、独山、平坝、西秀、安龙、兴义、雷公山等地。

【药用部位】·全草。

【功效与主治】·清热解毒,利尿祛风。用于高热不退,口干,小便不利,咳嗽痰喘,喉痛,感冒,骨折,软组织扭伤。

【凭证标本号】·522727210317004LY;522427140426172LY。

• 金兰

【学名】·*Cephalanthera falcata* (Thunb. ex A. Murray) Bl.

【别名】·黄花兰、碧江头蕊兰。

【生境与分布】·生于海拔 880～1 800 m 的山坡林下或沟旁。分布于贵阳、水城、余庆、长顺、贵定、凤冈、石纤、瓮安、梵净山等地。

【药用部位】·全草。

【功效与主治】·清热解毒,消肿止痛,祛风活血,健脾。用于脾虚食少,咽喉痛,牙痛,风湿痹痛,扭伤,骨折,毒蛇咬伤。

【凭证标本号】·520221181130043LY;520329190502056LY;522729190726028LY。

• 头蕊兰

【学名】·*Cephalanthera longifolia* (L.) Fritsch

【别名】·长叶头蕊兰。

【生境与分布】·生于海拔 1 000～1 300 m 的林下或灌丛。分布于威宁、剑河、三都、惠水、长顺、独山、开阳、雷公山等地。

【药用部位】·全草。

【功效与主治】·清热泻火,解毒。用于咽喉肿痛,牙痛,毒蛇咬伤。

【凭证标本号】·522427140622196LY。

独花兰属 *Changnienia*

独花兰

【学名】· *Changnienia amoena* Chien

【别名】· 半边锣、长年兰、山慈菇。

【生境与分布】· 生于海拔 1 100 m 左右的山谷疏林下。分布于台江等地。

【药用部位】· 全草、根茎。

【功效与主治】· 清热解毒,凉血消肿,清肺止咳。用于咳嗽,痰中带血,痰色黄稠,胸闷,喘息,热疖疔疮,痈疽。

叉柱兰属 *Cheirostylis*

中华叉柱兰

【学名】· *Cheirostylis chinensis* Rolfe

【生境与分布】· 生于海拔 200～800 m 的山坡或溪旁林下潮湿石上。分布于凤冈、瓮安、惠水、长顺、荔波、紫云、兴仁等地。

【药用部位】· 全草。

【功效与主治】· 清热解毒。

【凭证标本号】· 522326201002036LY。

云南叉柱兰

【学名】· *Cheirostylis yunnanensis* Rolfe

【别名】· 石头虾。

【生境与分布】· 生于海拔 200～1 000 m 的山坡林下阴湿处。分布于罗甸、望谟、晴隆、关岭、兴义等地。

【药用部位】· 全草。

【功效与主治】· 清热。用于慢性溃疡病。

隔距兰属 *Cleisostoma*

大序隔距兰

【学名】· *Cleisostoma paniculatum* (Ker-Gawl.) Garay

【别名】· 山吊兰。

【生境与分布】· 生于海拔 900 m 左右的林中岩石上。分布于荔波、梵净山等地。

【药用部位】· 全草。

【功效与主治】· 养阴润肺,清热解毒,止咳,接骨。用于跌打损伤,内伤,骨折,疮疖。

尖喙隔距兰

【学名】· *Cleisostoma rostratum* (Lodd.) Seidenf. ex Averyanov

【别名】· 蜈蚣草。

【生境与分布】· 生于海拔 450～500 m 的石灰岩山地林中岩石上。分布于罗甸、荔波、三都、望谟等地。

【药用部位】· 全草。

【功效与主治】· 清热消肿,活血散结。用于跌打损伤,骨折。

【凭证标本号】· 522722210120458LY。

红花隔距兰

【学名】· *Cleisostoma williamsonii* (Rchb. f.) Garay

【别名】· 马尾吊兰、光棍草、鹿角草。

【生境与分布】· 生于海拔 500 m 左右的山地灌丛树干上或岩石上。分布于罗甸、荔波、册亨等地。

【药用部位】· 全草。

【功效与主治】· 舒筋活络,祛痰止咳。用于风湿痹痛,小儿麻痹,小儿疳积,阳痿。

贝母兰属 *Coelogyne*

眼斑贝母兰

【学名】· *Coelogyne corymbosa* Lindl.

【别名】· 斑唇贝母兰、石串莲。

【生境与分布】· 生于海拔 500 m 左右的山地湿润岩石上。分布于荔波等地。

【药用部位】· 全草、假鳞茎。

【功效与主治】· 止血定痛,清热止咳。用于软组织挫伤,感冒,支气管炎,骨折,外伤出血。

流苏贝母兰

【学名】· *Coelogyne fimbriata* Lindl.

【别名】· 报春贝母兰。

【生境与分布】· 生于海拔 720～1 100 m 的林中或林缘树干上。分布于荔波、独山、罗甸、安龙、兴义等地。

【药用部位】· 全草、假鳞茎、叶。

【功效与主治】· 用于咳嗽,感冒,风湿骨痛。

【凭证标本号】· 522722200630642LY。

栗鳞贝母兰

【学名】· *Coelogyne flaccida* Lindl.

【别名】· 果上叶。

【生境与分布】· 生于海拔 900～1 000 m 的林下阴湿处岩石上。分布于兴义、独山、平塘、罗甸、荔波等地。

【药用部位】· 假鳞茎。

【功效与主治】· 清热止咳,活血消肿。用于肺热咳嗽,肺结核咯血,咽炎,骨折,外伤瘀血。

■ 杜鹃兰属 *Cremastra*

• 杜鹃兰

【学名】·*Cremastra appendiculata* (D. Don) Makino

【别名】·山慈菇。

【生境与分布】·生于海拔800~1280 m的林下或沟边湿地。分布于荔波、都匀、花溪、石阡、雷山、贵定、三都、普定、安龙等地。

【药用部位】·假鳞茎。

【功效与主治】·清热解毒,化痰散结。用于痈肿疔毒,瘰疬痰核,蛇虫咬伤,癥瘕痞块。

【凭证标本号】·522722201027512LY。

【附注】·《中国药典》收录物种。

■ 兰属 *Cymbidium*

• 纹瓣兰

【学名】·*Cymbidium aloifolium* (L.) Sw.

【别名】·大凉药、大甩头、石吊兰。

【生境与分布】·生于海拔700~1200 m的林下岩石上或岩壁上。分布于镇宁、安龙、兴义等地。

【药用部位】·全草、种子。

【功效与主治】·润肺止咳,散瘀调经。用于肺结核,肺炎,支气管炎,咽喉炎,跌打损伤,外伤出血,月经不调。

• 硬叶兰

【学名】·*Cymbidium bicolor* H.G. Reichenbach

【别名】·硬叶吊兰。

【生境与分布】·生于海拔600~1250 m的林下岩石上或林中树干上。分布于从江、荔波、罗甸、紫云、镇宁、安龙等地。

【药用部位】·全草。

【功效与主治】·润肺止咳,散瘀调经。用于肺炎,肺结核,咽喉炎,支气管炎,带下,月经不调,外伤出血,跌打损伤。

【凭证标本号】·520424141026103LY。

• 送春

【学名】·*Cymbidium cyperifolium* var. *szechuanicum* (Y.S. Wu & S.C. Chen) S.C. Chen & Z.J. Liu

【生境与分布】·分布于习水、金沙、织金等地。

【药用部位】·根。

【功效与主治】·清心润肺,止咳定喘。

【凭证标本号】·522325190718588LY。

• 建兰

【学名】·*Cymbidium ensifolium* (L.) Sw.

【别名】·四季兰。

【生境与分布】·生于海拔700~1900 m的林下、林缘或灌丛。分布于江口、从江、剑河、台江、施秉、黄平、三都、荔波、西秀、望谟、册亨、金沙、大方、兴义、安龙等地。

【药用部位】·根、叶、花。

【功效与主治】·根:润肺止咳,清热利湿,活血止血,解毒杀虫。用于肺结核咯血,百日咳,急性胃肠炎,热淋,带下,白浊,月经不调,崩漏,便血,跌打损伤,疮疖中毒,痔疮,蛔虫腹痛,狂犬咬伤。叶:清肺止咳,凉血止血,利湿解毒。用于肺痈,支气管炎,咳嗽,咯血,吐血,尿浊,白浊,白带异常,尿路感染,疮毒疔肿。花:调气和中,止咳,明目。用于胸闷,腹泻,久咳,青盲内障。

【凭证标本号】·522222140506106LY。

• 蕙兰

【学名】·*Cymbidium faberi* Rolfe

【别名】·茅草兰、九节兰、火烧烂。

【生境与分布】·生于海拔800~1500 m的山地多石湿润处。分布于余庆、紫云等地。

【药用部位】·根皮、花、果实。

【功效与主治】·根皮:润肺止咳,清热利湿,杀虫。用于咳嗽,小便淋浊,赤白带下,鼻衄,蛔虫病,头虱。花:调气和中,止咳,明目。用于胸闷,腹泻,久咳,青盲内障。果实:明目,补中。

【凭证标本号】·520329190414022LY;520425170603203LY。

• 多花兰

【学名】·*Cymbidium floribundum* Lindl.

【别名】·蜜蜂兰、红兰、六月兰。

【生境与分布】·生于海拔500~1500 m的山地林下或灌丛岩石上。分布于平塘、余庆等地。

【药用部位】·全草、假鳞茎、花。

【功效与主治】·全草、假鳞茎:清热化痰,补肾健脑。用于肺结核咯血,百日咳,肾虚腰痛,神经衰弱,头晕头痛。花:调气和中,止咳,明目。用于胸闷,腹泻,久咳,青盲内障。

【凭证标本号】·522727200423008LY;520329191006036LY。

• 春兰

【学名】·*Cymbidium goeringii* (Rchb. f.) Rchb. F.

【别名】·朵朵香、山兰。

【生境与分布】·生于海拔 500～2 200 m 的山坡林下或林缘。省内广泛分布。

【药用部位】·花。

【功效与主治】·调气和中，止咳明目。用于胸闷，腹泻，久咳，青盲内障。

【凭证标本号】·522325190115539LY；522327190301006LY；522701201028001LY。

• 虎头兰

【学名】· *Cymbidium hookerianum* Rchb. F.

【别名】·大甩头、黄壳鱼子兰、野芭蕉。

【生境与分布】·生于海拔 700～1 250 m 的山谷林中、沟谷旁岩石上或树上。分布于晴隆、册亨、安龙、兴义等地。

【药用部位】·全草。

【功效与主治】·止咳化痰，散瘀消肿，清热止血。用于肺热咳嗽，肺结核，肺炎，气管炎，咳喘，骨折筋伤，风湿痹痛。

• 黄蝉兰

【学名】· *Cymbidium iridioides* D. Don

【生境与分布】·生于海拔 1 500～1 800 m 的林中。分布于盘州、普安等地。

【药用部位】·全草、根。

【功效与主治】·全草：清肺止咳。根：消肿收敛，活血止痛。

• 寒兰

【学名】· *Cymbidium kanran* Makino

【生境与分布】·生于海拔 700～2 300 m 的山谷林下、溪沟旁湿润多石处。分布于道真、正安、凤冈、石阡、施秉、剑河、三都、荔波、独山、播州、金沙、册亨、望谟、晴隆、兴义、雷公山、梵净山等地。

【药用部位】·根、叶、花。

【功效与主治】·根：润肺止咳，清热利湿，活血止血，解毒杀虫。用于肺结核咯血，百日咳，急性胃肠炎，热淋，带下，白浊，月经不调，崩漏，便血，跌打损伤，疮疖中毒，痔疮，蛔虫腹痛，狂犬咬伤。叶：清肺止咳，凉血止血，利湿解毒。用于肺痈，支气管炎，咳嗽，咯血，吐血，尿浊，白浊，白带异常，尿路感染，疮毒疔肿。花：调气和中，止咳，明目。用于胸闷，腹泻，久咳，青盲内障。

• 兔耳兰

【学名】· *Cymbidium lancifolium* Hook. f.

【别名】·兔子兰。

【生境与分布】·生于海拔 600～2 000 m 的竹林、疏林、林缘、溪谷旁石隙或树上。省内广泛分布。

【药用部位】·全草。

【功效与主治】·清热解毒，祛风除湿，消肿，强筋骨。用于痈肿疮疖，风湿痹痛，瘰疬，跌打损伤。

【凭证标本号】·520203150528001LY。

• 大根兰

【学名】· *Cymbidium macrorhizon* Lindl.

【生境与分布】·生于海拔 700～1 500 m 的河边林下、马尾松林缘或山坡旷地。分布于碧江、锦屏、凯里、三都、荔波、台江、织金、龙里、西秀、望谟、安龙等地。

【药用部位】·全草。

【功效与主治】·清热解毒，祛风除湿。

【凭证标本号】·520112130207162LY。

• 珍珠矮

【学名】· *Cymbidium nanulum* Y. S. Wu & S. C. Chen

【生境与分布】·生于林中多石之地。分布于望谟、安龙、兴仁等地。

【药用部位】·全草。

【功效与主治】·清热解毒，祛风除湿。

• 丘北冬蕙兰

【学名】· *Cymbidium qiubeiense* K. M. Feng & H. Li

【生境与分布】·生于海拔 700～1 800 m 的林下。分布于六盘水、惠水、七星关、黔西、紫云、望谟、安龙、兴仁等地。

【药用部位】·全草。

【功效与主治】·清热解毒，祛风除湿。

【凭证标本号】·522722200702600LY。

• 豆瓣兰

【学名】· *Cymbidium serratum* Schlechter

【生境与分布】·生于海拔 300～2 200 m 的多石山坡、林缘或林中透光处。省内广泛分布。

【药用部位】·全草。

【功效与主治】·清热解毒，祛风除湿。

【凭证标本号】·520329190415051LY。

• 墨兰

【学名】· *Cymbidium sinense* (Jackson ex Andr.) Willd.

【生境与分布】·生于海拔 900～1 500 m 的山地林下或沟边阴蔽处。分布于清镇、西秀、册亨、安龙、兴义、荔波、三都等地。

【药用部位】·根。

【功效与主治】·清心润肺，止咳定喘。用于肺结核，肺热咳嗽，哮喘。

● 莲瓣兰

【学名】· *Cymbidium tortisepalum* Fukuyama

【生境与分布】· 生于海拔 800～2 000 m 的草坡、林中透光处或林缘。分布于黔南、开阳等地。

【药用部位】· 根。

【功效与主治】· 清心润肺,止咳定喘。

【凭证标本号】· 522325190718588LY。

■ 杓兰属 *Cypripedium*

● 大叶杓兰

【学名】· *Cypripedium fasciolatum* Franch.

【别名】· 凤凰抱蛋、独龙抢宝。

【生境与分布】· 生于海拔 1 600～2 900 m 的疏林。分布于大沙河等地。

【药用部位】· 根、根茎。

【功效与主治】· 利水消肿,祛风活血。用于全身浮肿,下肢水肿,风湿疼痛,白带过多,淋证,咳嗽,胸胁疼痛,跌打损伤,劳伤。

● 绿花杓兰

【学名】· *Cypripedium henryi* Rolfe

【别名】· 龙舌箭、凤凰七、九头狮子草。

【生境与分布】· 生于海拔 1 100～1 300 m 的山地疏林。分布于册亨、平坝、织金、花溪等地。

【药用部位】· 根。

【功效与主治】· 理气止痛。用于胃寒腹痛,腰腿疼痛,跌打损伤。

【凭证标本号】· 522327181208201LY。

● 扇脉杓兰

【学名】· *Cypripedium japonicum* Thunb.

【别名】· 肾叶兰。

【生境与分布】· 生于海拔 1 200～1 500 m 的林下或灌丛潮湿处。分布于清镇、松桃、道真、梵净山等地。

【药用部位】· 全草、根。

【功效与主治】· 理气活血,截疟解毒。用于劳伤腰痛,跌打损伤,风湿痹痛,月经不调,毒蛇咬伤,皮肤瘙痒。

【凭证标本号】· 520324151012004LY。

● 斑叶杓兰

【学名】· *Cypripedium margaritaceum* Franch.

【别名】· 番天印、兰花双叶草。

【生境与分布】· 生于海拔 1 500～1 900 m 的石灰岩山地林下。分布于兴义等地。

【药用部位】· 全草。

【功效与主治】· 补肝明目,活血调经。用于云翳遮睛,目昏夜盲,风湿麻木,月经不调。

● 西藏杓兰

【学名】· *Cypripedium tibeticum* King ex Rolfe

【生境与分布】· 生于海拔 2 300～2 900 m 的林下透光处、林缘、灌木坡地、草坡或乱石地。分布于平塘、贵定等地。

【药用部位】· 全草。

【功效与主治】· 补肝明目,活血调经。

■ 石斛属 *Dendrobium*

● 钩状石斛

【学名】· *Dendrobium aduncum* Wall ex Lindl.

【别名】· 石斛。

【生境与分布】· 生于海拔 700～1 000 m 的山地林中树干上。分布于黎平、从江、独山、罗甸、荔波、三都、紫云、安龙、贞丰、兴义等地。

【药用部位】· 茎。

【功效与主治】· 生津养胃,滋阴清热,润肺益肾,明目强腰。用于热病伤津,口干烦渴,胃阴不足,胃痛干呕,肺燥干咳,虚热不退,阴伤目暗,腰膝软弱。

● 兜唇石斛

【学名】· *Dendrobium aphyllum* (Rohb.) C. E. Fischer

【别名】· 石斛。

【生境与分布】· 生于海拔 1 000～1 250 m 山地林中树干或岩石上。分布于兴义、安龙等地。

【药用部位】· 茎。

【功效与主治】· 生津养胃,滋阴清热,润肺益肾。用于热病伤津,口干烦渴,胃阴不足,胃痛干呕,肺燥干咳,虚热不退,阴伤目暗,腰膝软弱。

【凭证标本号】· 522301160502208LY。

● 叠鞘石斛

【学名】· *Dendrobium aurantiacum* Kerr

【别名】· 石斛、紫斑金兰。

【生境与分布】· 生于海拔 500～900 m 山地林中树干上。分布于荔波等地。

【药用部位】· 茎。

【功效与主治】· 生津养胃,滋阴清热,润肺益肾,明目强腰。用于热病伤津,口干烦渴,胃阴不足,胃痛干呕,肺燥干咳,虚热不退,阴伤目暗,腰膝软弱。

【凭证标本号】·522722200819607LY。

• 矮石斛

【学名】· *Dendrobium bellatulum* Rolfe

【别名】· 小美石斛。

【生境与分布】· 生于海拔1250～2100 m的山地疏林树干上。分布于荔波等地。

【药用部位】· 茎。

【功效与主治】· 生津养胃,滋阴清热,润肺益肾,明目强腰。用于热病伤津,口干烦渴,胃阴不足,胃痛干呕,肺燥干咳,虚热不退,阴伤目暗,腰膝软弱。

【凭证标本号】· 520115210312043LY。

• 束花石斛

【学名】· *Dendrobium chrysanthum* Wall. ex Lindl.

【别名】· 黄草石斛、金兰。

【生境与分布】· 生于海拔500～1520 m山地林中树干上或阴湿岩石上。分布于平塘、罗甸、盘州、关岭、兴义、金沙、安龙、荔波等地。

【药用部位】· 茎。

【功效与主治】· 生津养胃,滋阴清热,明目强腰。用于热病伤津,口干烦渴,胃阴不足,胃痛干呕,肺燥干咳,虚热不退,阴伤目暗,腰膝软弱。

【凭证标本号】· 522727210113007LY;522728150922001LY。

• 玫瑰石斛

【学名】· *Dendrobium crepidatum* Lindl. ex Paxt.

【别名】· 石斛。

【生境与分布】· 生于海拔700～1100 m的山地林中树干上。分布于罗甸、兴义等地。

【药用部位】· 茎。

【功效与主治】· 生津养胃,滋阴清热,润肺益肾,明目强腰。用于热病伤津,口干烦渴,胃阴不足,胃痛干呕,肺燥干咳,虚热不退,阴伤目暗,腰膝软弱。

• 密花石斛

【学名】· *Dendrobium densiflorum* Lindl. ex Wall.

【别名】· 石斛。

【生境与分布】· 引种。省内广泛栽培。

【药用部位】· 茎。

【功效与主治】· 生津养胃,滋阴清热,润肺益肾,明目强腰。用于热病伤津,口干烦渴,胃阴不足,胃痛干呕,肺燥干咳,虚热不退,阴伤目暗,腰膝软弱。

【凭证标本号】· 520203150511001LY。

• 齿瓣石斛

【学名】· *Dendrobium devonianum* Paxt.

【生境与分布】· 生于海拔600～1300 m的林中树干上。分布于罗甸、兴义等地。

【药用部位】· 茎。

【功效与主治】· 生津养胃,滋阴清热,润肺益肾,明目强腰。用于热病伤津,口干烦渴,胃阴不足,胃痛干呕,肺燥干咳,虚热不退,阴伤目暗,腰膝软弱。

• 梵净山石斛

【学名】· *Dendrobium fanjingshanense* Z. H. Tsi ex X. H. Jin & Y.W. Zhang

【别名】· 石斛。

【生境与分布】· 生于海拔800～1500 m的树干上。分布于梵净山等地。

【药用部位】· 茎。

【功效与主治】· 清热滋阴,润肺生津,益肾养胃,明目强腰。用于口干烦渴,热病伤津,肺热干咳,腰膝软弱,阴伤目暗。

【附注】· 贵州特有药用植物。

• 流苏石斛

【学名】· *Dendrobium fimbriatum* Hook.

【别名】· 石斛、马鞭石斛。

【生境与分布】· 生于海拔500～1500 m的林中树干上或阴湿岩石上。分布于江口、正安、习水、赫章、关岭、独山、平塘、荔波、罗甸、三都、从江、望谟、安龙、兴义等地。

【药用部位】· 茎。

【功效与主治】· 益胃生津,滋阴清热。用于热病津伤,口干烦渴,胃阴不足,食少干呕,病后虚热不退,阴虚火旺,骨蒸劳热,目暗不明,筋骨痿软。

【附注】· 《中国药典》收录物种。

• 细叶石斛

【学名】· *Dendrobium hancockii* Rolfe

【别名】· 石斛。

【生境与分布】· 生于海拔700～1100 m的山地林中树干上或岩石上。分布于罗甸、荔波、平塘、望谟、册亨、安龙等地。

【药用部位】· 茎。

【功效与主治】· 生津养胃,滋阴清热。用于热病伤津,口干烦渴,胃阴不足,胃痛干呕,肺燥干咳,虚热不退,阴伤目暗。

• 疏花石斛

【学名】· *Dendrobium henryi* Schltr.

【别名】·石斛。

【生境与分布】·生于海拔700～1300 m 山地林中树干上或阴湿岩石上。分布于榕江、三都、兴仁、兴义等地。

【药用部位】·茎。

【功效与主治】·生津养胃,滋阴清热,润肺益肾,明目强腰。用于热病伤津,口干烦渴,胃阴不足,胃痛干呕,肺燥干咳,虚热不退,阴伤目暗,腰膝软弱。

● 重唇石斛

【学名】·*Dendrobium hercoglossum* Rchb. F.

【别名】·石斛、网脉唇石斛。

【生境与分布】·生于山地林中树干上。分布于罗甸、望谟、清镇、紫云、贞丰、兴义、安龙、册亨等地。

【药用部位】·茎。

【功效与主治】·生津养胃,滋阴清热,润肺益肾。用于热病伤津,口干烦渴,胃阴不足,胃痛干呕,肺燥干咳,虚热不退。

● 聚石斛

【学名】·*Dendrobium lindleyi* Stendel.

【别名】·鸡背石斛、虾公草、小黄草。

【生境与分布】·生于海拔500～800 m 的山地林中树干上。分布于都匀、独山、荔波、望谟、册亨、安龙等地。

【药用部位】·全草。

【功效与主治】·润肺止咳,滋阴养胃。用于肺热咳嗽,肺结核,哮喘,痢疾,口腔炎,胃痛,小儿疳积。

● 美花石斛

【学名】·*Dendrobium loddigesii* Rolfe

【别名】·粉花石斛、环草石斛。

【生境与分布】·生于海拔700～1500 m 的山地林中树干上或岩石上。分布于贞丰、平塘、望谟、罗甸、盘州、关岭、兴义等地。

【药用部位】·茎。

【功效与主治】·生津养胃,滋阴清热,润肺益肾,明目强腰。用于热病伤津,口干烦渴,胃阴不足,胃痛干呕,肺燥干咳,虚热不退,阴伤目暗,腰膝软弱。

【凭证标本号】·522325181205117LY;527727210113006LY;522728151014018LY。

● 罗河石斛

【学名】·*Dendrobium lohohense* Tang et Wang

【别名】·石斛、黄竹丫、中黄草。

【生境与分布】·生于海拔460～1200 m 的山地林缘岩石上。分布于余庆、沿河、务川、剑河、锦屏、三都、独山、龙里、贵定、

平塘、长顺、惠水、罗甸、水城、安龙、兴义、赤水等地。

【药用部位】·茎。

【功效与主治】·生津养胃,滋阴清热,润肺益肾。用于热病伤津,口干烦渴,胃阴不足,胃痛干呕,肺燥干咳,虚热不退。

【凭证标本号】·520329191007904LY。

● 细茎石斛

【学名】·*Dendrobium moniliforme* (L.) Sw.

【别名】·铜皮石斛、清水山石斛。

【生境与分布】·生于海拔500～1300 m 的山地林中树干上或阴湿岩石上。分布于江口、石阡、黎平、榕江、从江、平塘、罗甸、荔波、安龙、水城、兴义、册亨、习水、梵净山、雷公山等地。

【药用部位】·茎。

【功效与主治】·清热滋阴,润肺生津,益肾养胃,明目强腰。用于口干烦渴,热病伤津,肺热干咳,胃阴不足,胃痛干呕,虚热不退等。

● 金钗石斛

【学名】·*Dendrobium nobile* Lindl.

【别名】·金钗花、大黄草。

【生境与分布】·生于海拔600～1700 m 的山地林中树干上或岩石上。分布于江口、黄平、三都、赤水、习水、正安、大方、水城、罗甸、荔波、兴义等地。

【药用部位】·茎。

【功效与主治】·益胃生津,滋阴清热。用于热病津伤,口干烦渴,胃阴不足,食少干呕,病后虚热不退,阴虚火旺,骨蒸劳热,目暗不明,筋骨痿软。

【附注】·《中国药典》收录物种。

● 铁皮石斛

【学名】·*Dendrobium officinale* Kimura et Migo

【别名】·黄石斛、铁皮枫斗、黑节草。

【生境与分布】·生于海拔1140～1600 m 的山地半阴湿岩石上。分布于册亨、荔波、兴义、正安、从江、榕江、黎平、独山、罗甸、长顺、三都、安龙、金沙、威宁、梵净山等地。

【药用部位】·茎。

【功效与主治】·益胃生津,滋阴清热。用于热病津伤,口干烦渴,胃阴不足,食少干呕,病后虚热不退,阴虚火旺,骨蒸劳热,目暗不明,筋骨痿软。

【凭证标本号】·522327191006001LY;522722200701327LY;522301151010889LY。

【附注】·《中国药典》收录物种。

● 紫瓣石斛

【学名】· *Dendrobium parishii* Rchb.

【别名】· 麝香石斛。

【生境与分布】· 生于山坡林中树干上或林下岩石上。分布于兴义等地。

【药用部位】· 茎。

【功效与主治】· 滋阴清热,生津止渴。用于口干烦渴,热病津伤,病后虚热。

● 梳唇石斛

【学名】· *Dendrobium strongylanthum* Rchb.F.

【别名】· 圆花石斛。

【生境与分布】· 生于海拔1200m左右的山地林中。分布于兴仁等地。

【药用部位】· 茎。

【功效与主治】· 滋阴养胃,清热生津。用于口干烦渴,热病津伤,病后虚热,阴伤目暗。

■ 合柱兰属 *Diplomeris*

● 合柱兰

【学名】· *Diplomeris pulchella* D. Don

【生境与分布】· 生于海拔1300m左右的山坡路旁。分布于兴义等地。

【药用部位】· 全草。

【功效与主治】· 补肾益气。用于肾气虚弱。

■ 厚唇兰属 *Epigeneium*

● 宽叶厚唇兰

【学名】· *Epigeneium amplum* (Lindl.) Summerh.

【别名】· 果上叶。

【生境与分布】· 生于海拔1000~1900m的林下、溪边岩石上、山地林中树干上或山谷岩石上。分布于兴义等地。

【药用部位】· 全草。

【功效与主治】· 滋阴润燥,止咳活血。用于咳嗽,喉炎,跌打损伤。

● 厚唇兰

【学名】· *Epigeneium clemensiae* Gagnep.

【生境与分布】· 生于海拔1000~1300m的密林树干上。分布于开阳、梵净山等地。

【药用部位】· 全草。

【功效与主治】· 滋阴润燥,止咳活血。

【凭证标本号】· 520402170513376LY。

■ 火烧兰属 *Epipactis*

● 火烧兰

【学名】· *Epipactis helleborine* (L.) Crantz

【别名】· 小花火烧兰。

【生境与分布】· 生于海拔600~1800m的山坡林中或灌丛。分布于黔西、钟山、开阳、织金、盘州、水城、赫章、罗甸、兴义等地。

【药用部位】· 根。

【功效与主治】· 清热解毒,化痰止咳。用于肺热咳嗽,痰稠,咽喉肿痛,声音嘶哑,牙痛,目赤,病后虚弱,霍乱吐泻,疝气。

【凭证标本号】· 522423191004053LY;520201200806305LY。

● 大叶火烧兰

【学名】· *Epipactis mairei* Schltr.

【生境与分布】· 生于海拔1400~1550m的山坡路旁或林下草坡。分布于威宁、大方、赫章等地。

【药用部位】· 全草、根。

【功效与主治】· 全草:理气活血,消肿解毒。用于风湿痹痛,四肢麻木,关节屈伸不利,跌打损伤。根:祛瘀,舒筋活络。用于跌打损伤。

【凭证标本号】· 522427140622107LY。

■ 毛兰属 *Eria*

● 匍茎毛兰

【学名】· *Eria clausa* King & Pantl.

【生境与分布】· 生于海拔1000~1700m的阔叶林树干上或岩石上。分布于荔波、平塘、罗甸、三都等地。

【药用部位】· 全草。

【功效与主治】· 清热解毒,益胃生津。

【凭证标本号】· 522722201029684LY;520425170609389LY。

● 半柱毛兰

【学名】· *Eria corneri* Rchb. F.

【生境与分布】· 生于海拔450~1300m的山地林中树上或岩石上。分布于荔波、望谟、紫云、关岭、安龙、兴义、平塘、罗甸、三都等地。

【药用部位】· 全草、假鳞茎。

【功效与主治】· 清热解毒,润肺消肿,益胃生津。用于小儿哮喘。外用于瘰疬,疮疡肿毒。

【凭证标本号】· 522722200701339LY。

足茎毛兰

【学名】· *Eria coronaria* (Lindl.) Rchb. F.

【别名】· 墨脱毛兰。

【生境与分布】· 生于海拔800～1300 m的山地林中树干上或岩石上。分布于荔波、平塘、平坝、镇宁、安龙、兴义、罗甸等地。

【药用部位】· 全草。

【功效与主治】· 清热解毒,益胃生津。

【凭证标本号】· 522722200630616LY;522727201104009LY。

金石斛属 *Flickingeria*

流苏金石斛

【学名】· *Flickingeria fimbriata* (Bl.) Hawkes

【生境与分布】· 生于海拔760～1700 m的山地林中树干上或林下岩石上。分布于望谟等地。

【药用部位】· 茎。

【功效与主治】· 用于肺痨,咳嗽吐血,口疮,结膜炎,热痛伤津,口干烦躁,阴虚潮热。

山珊瑚属 *Galeola*

山珊瑚

【学名】· *Galeola faberi* Rolfe

【别名】· 珊瑚兰。

【生境与分布】· 生于海拔1500～1600 m的疏林湿润处。分布于赤水、息烽、望谟等地。

【药用部位】· 全草。

【功效与主治】· 清热解毒,调经止血,收敛固脱。用于湿热黄疸,下痢脓血,疮痈肿毒,毒蛇咬伤,月经不调,崩漏,子宫脱垂,脱肛。

毛萼山珊瑚

【学名】· *Galeola lindleyana* (Hook. f. et Thoms.) Rchb. F.

【生境与分布】· 生于海拔740～2200 m的疏林、稀疏灌丛、沟谷边腐殖质丰富湿润处或多石处。分布于册亨、安龙、梵净山、雷公山、佛顶山等地。

【药用部位】· 全草。

【功效与主治】· 祛风除湿,润肺止咳,利水通淋。用于风湿骨痛,偏正头痛,眩晕,肢体麻木,肺痨咳嗽。

天麻属 *Gastrodia*

天麻

【学名】· *Gastrodia elata* Bl.

【别名】· 山萝卜、鹦哥嘴。

【生境与分布】· 生于海拔1200～2000 m的山坡林下空地、林缘或灌丛。分布于大方、七星关、凤冈、雷山等地。

【药用部位】· 块茎。

【功效与主治】· 息风止痉,平抑肝阳,祛风通络。用于小儿惊风,癫痫抽搐,破伤风,头痛眩晕,手足不遂,肢体麻木,风湿痹痛。

【凭证标本号】· 520327201114054LY。

【附注】·《中国药典》收录物种。

斑叶兰属 *Goodyera*

大花斑叶兰

【学名】· *Goodyera biflora* (Lindl.) Hook. f.

【别名】· 大斑叶兰、双花斑叶兰、长花斑叶兰。

【生境与分布】· 生于海拔1200 m左右的林下阴湿处。分布于荔波、独山、三都、梵净山、雷公山等地。

【药用部位】· 全草。

【功效与主治】· 润肺止咳,补肾益气,行气活血,消肿解毒。用于肺痨咳嗽,气管炎,头晕乏力,神经衰弱,阳痿,跌打损伤,骨节疼痛,咽喉肿痛,乳痈,疮疖,瘰疬,毒蛇咬伤。

【凭证标本号】· 520324140324013LY。

莲座叶斑叶兰

【学名】· *Goodyera brachystegia* Hand.-Mazz.

【生境与分布】· 生于海拔1300～2000 m的林下。分布于贞丰、安龙等地。

【药用部位】· 全草。

【功效与主治】· 润肺止咳,补肾益气,行气活血,消肿解毒。

光萼斑叶兰

【学名】· *Goodyera henryi* Rolfe

【别名】· 翠玉斑叶兰、童山白兰、短穗斑叶兰。

【生境与分布】· 生于海拔1400～1450 m的山地林下湿处。分布于荔波、三都、雷公山、月亮山等地。

【药用部位】· 全草。

【功效与主治】· 清热解毒,润肺化痰。用于肺痨,肺热咳嗽,蛇咬伤。

高斑叶兰

【学名】· *Goodyera procera* (Ker.-Gawl.) Hook.

【别名】· 斑叶兰、穗花斑叶兰。

【生境与分布】· 生于海拔340～800 m的林下。分布于赤水、习水、仁怀、望谟、紫云、镇宁等地。

七、被子植物

【药用部位】·全草。

【功效与主治】·祛风除湿,养血舒筋,润肺止咳,止血。用于风湿关节痛,半身不遂,肺痨咯血,咳血,病后虚弱,肾虚腰痛,淋浊,黄疸,咳嗽痰喘,跌打损伤。

【凭证标本号】·522422160809007LY。

● 小斑叶兰

【学名】·Goodyera repens (L.) R. Br.

【别名】·南投斑叶兰、匍枝斑叶兰、袖珍斑叶兰。

【生境与分布】·生于山谷林下阴湿处。分布于湄潭、印江、江口、梵净山等地。

【药用部位】·全草。

【功效与主治】·润肺止咳,补肾益气,行气活血,消肿解毒。用于肺痨咳嗽,气管炎,头晕乏力,神经衰弱,跌打损伤,骨节疼痛,咽喉肿痛,乳痈,疮疖,瘰疬,毒蛇咬伤。

【凭证标本号】·520328200807007LY;522226190503004LY;522221141109011LY。

● 斑叶兰

【学名】·Goodyera schlechtendaliana Rchb. F.

【生境与分布】·生于海拔500～2800 m的山坡或沟谷阔叶林下。分布于黎平、榕江、贵定、荔波、三都、册亨、梵净山、雷公山等地。

【药用部位】·全草。

【功效与主治】·润肺止咳,补肾益气,行气活血,消肿解毒。

【凭证标本号】·527727200925003LY;522722200701241LY;520328200729015LY。

● 绒叶斑叶兰

【学名】·Goodyera velutina Maxim.

【别名】·绒毛斑叶兰。

【生境与分布】·生于海拔1200 m以下的林下阴湿处。分布于罗甸、从江、荔波、三都等地。

【药用部位】·全草。

【功效与主治】·润肺止咳,补肾益气,行气活血,消肿解毒。用于肺痨咳嗽,气管炎,头晕乏力,跌打损伤,骨节疼痛,咽喉肿痛,乳痈,疮疖,瘰疬,毒蛇咬伤。

【凭证标本号】·522728140405001LY。

■ 玉凤花属 Habenaria

● 落地金钱

【学名】·Habenaria aitchisonii Rchb. F.

【别名】·一面锣。

【生境与分布】·生于海拔2100～2450 m的山坡灌丛、沟旁或草地。分布于威宁、水城等地。

【药用部位】·块茎。

【功效与主治】·调气活血,补肾壮腰。用于疝气,睾丸炎,遗精,月经不调,痛经,劳伤腰痛。

● 毛莛玉凤花

【学名】·Habenaria ciliolaris Kranzl.

【别名】·鸡肾草、双肾草、毛莛玉凤兰。

【生境与分布】·生于海拔900～1400 m的山坡或沟边林下阴处。分布于兴义、榕江、荔波、三都、梵净山、雷公山等地。

【药用部位】·块根。

【功效与主治】·补肾壮腰,清热利水,解毒。用于肾虚腰痛,阳痿遗精,热淋,毒蛇咬伤,疮疖中毒。

【凭证标本号】·522301140730425LY。

● 长距玉凤花

【学名】·Habenaria davidii Franch.

【别名】·对对参、鸡肾参、肾阳草。

【生境与分布】·生于海拔700～2500 m的山坡林下草地。分布于贵阳、钟山、普安、荔波、都匀、清镇、威宁、施秉等地。

【药用部位】·块茎。

【功效与主治】·补肾,止带活血。用于肾虚腰痛,白带过多,跌打损伤。

【凭证标本号】·520201200915503LY;522722200722065LY。

● 厚瓣玉凤花

【学名】·Habenaria delavayi Finet

【别名】·鸡肾参、鸡肾草、鸡肾子。

【生境与分布】·生于海拔800～1300 m的山地林下或灌木林。分布于威宁等地。

【药用部位】·块茎。

【功效与主治】·补肾强腰,理气止痛。用于肾虚腰痛,疝气,气郁胃痛。

【凭证标本号】·522427140913688LY。

● 鹅毛玉凤花

【学名】·Habenaria dentata (Sw.) Schltr.

【别名】·白凤兰、齿玉凤兰、白花草。

【生境与分布】·生于海拔630～1500 m的山坡林下。分布于册亨、惠水、普安、平塘等地。

【药用部位】·块茎、茎、叶。

【功效与主治】·块茎:补肾益肺,利湿解毒。用于肾虚腰痛,阳痿,肺痨咳嗽,水肿,白带过多,疝气,痈肿疔毒,蛇虫咬伤。

茎、叶:清热利湿。用于热淋。

【凭证标本号】·522327191008082LY;522731200904026LY;522727200910004LY。

● **线瓣玉凤花**

【学名】·*Habenaria fordii* Rolfe

【生境与分布】·生于海拔 550 m 左右的林下覆土岩石上。分布于荔波等地。

【药用部位】·块根。

【功效与主治】·消食化积。用于小儿疳积,食欲减退,营养不良,长期腹泻,肚腹膨胀,呕吐,消瘦。

【凭证标本号】·520181200729023LY。

● **粉叶玉凤花**

【学名】·*Habenaria glaucifolia* Bur. et Franch.

【别名】·疝气药、双叶兰、鸡肾草。

【生境与分布】·生于海拔 2 100～2 300 m 的山坡灌丛或草地。分布于威宁等地。

【药用部位】·块茎。

【功效与主治】·补肾健脾,行气活血,清热止痛。用于病后体虚,肾虚阳痿,肾虚腰痛,胃痛,肺痨咳嗽,肾炎水肿,疝气痛,小便淋痛。

【凭证标本号】·522427140803387LY。

● **宽药隔玉凤花**

【学名】·*Habenaria limprichtii* Schltr.

【别名】·大叶双肾草、大理鸭头兰。

【生境与分布】·生于海拔 1 300～1 800 m 的山坡草地。分布于贵定、都匀、平坝、普定等地。

【药用部位】·块茎。

【功效与主治】·补肺肾,利尿。用于肾盂肾炎。

● **坡参**

【学名】·*Habenaria linguella* Lindl.

【别名】·小舌玉凤花、沙姜、大贝母兰。

【生境与分布】·生于海拔 790～1 500 m 的山坡草地。分布于独山、从江、都匀、三都、晴隆、兴仁、兴义等地。

【药用部位】·块茎。

【功效与主治】·润肺益肾,强壮筋骨。用于肺热咳嗽,阳痿,劳伤腰痛,疝气,跌打损伤。

● **裂瓣玉凤花**

【学名】·*Habenaria petelotii* Gagnep.

【别名】·毛瓣玉凤花。

【生境与分布】·生于海拔 900～1 200 m 的山坡林下。分布于

绥阳、剑河、独山、荔波、雷公山等地。

【药用部位】·块茎。

【功效与主治】·补肾清肺。用于肾虚腰痛,阳痿,小儿遗尿,疝气,肺热咳嗽。

【凭证标本号】·520323150703369LY。

● **橙黄玉凤花**

【学名】·*Habenaria rhodocheila* Hance

【别名】·红唇玉凤花、鸡母虫药、鸡肾草。

【生境与分布】·生于海拔 300～1 500 m 的山坡或沟谷林下阴处。分布于榕江、从江等地。

【药用部位】·块茎。

【功效与主治】·清热解毒,活血止痛。用于肺热咳嗽,疮疡肿毒,跌打损伤。

● **狭瓣玉凤花**

【学名】·*Habenaria stenopetala* Lindl.

【别名】·线瓣玉凤兰。

【生境与分布】·生于海拔 300～1 750 m 的阔叶林下或林缘。分布于思南等地。

【药用部位】·块茎。

【功效与主治】·补肾壮阳。用于阳痿,疝气。

【凭证标本号】·522225200720004LY。

■ **舌喙兰属 *Hemipilia***

● **扇唇舌喙兰**

【学名】·*Hemipilia flabellata* Bur. et Franch.

【别名】·一面锣、无柄一叶兰、独叶一枝花。

【生境与分布】·生于海拔 1 000～2 400 m 的石灰岩石缝中。分布于威宁、大方、赫章、晴隆等地。

【药用部位】·全草。

【功效与主治】·滋阴润肺,补虚止血。用于肺热燥咳,痨嗽,虚损劳伤,虚热,盗汗,肾虚腰痛,外伤出血。

【凭证标本号】·520324150106040LY。

● **短距舌喙兰**

【学名】·*Hemipilia limprichtii* Schltr. ex Limpricht

【生境与分布】·生于海拔 1 000～1 400 m 的山坡灌丛或沟旁湿处。分布于清镇、关岭、兴仁、兴义等地。

【药用部位】·全草。

【功效与主治】·滋阴润肺,补肾壮阳,利尿。用于肺热咳嗽,阴虚盗汗,外伤出血。

■ 角盘兰属 *Herminium*

• 裂瓣角盘兰
【学名】· *Herminium alaschanicum* Maxim.

【别名】· 裂唇角盘兰。

【生境与分布】· 生于海拔1 800~2 300 m的山坡草地。分布于水城、纳雍、威宁等地。

【药用部位】· 块茎。

【功效与主治】· 补肾壮阳。用于肾虚遗尿。

• 条叶角盘兰
【学名】· *Herminium coiloglossum* Schltr.

【生境与分布】· 生于海拔1 660~2 800 m的山坡林下或草地。分布于钟山、盘州、绥阳等地。

【药用部位】· 块茎。

【功效与主治】· 温补肾阳。用于腰膝酸软,阳痿,遗精。

【凭证标本号】· 520201200720002LY。

• 叉唇角盘兰
【学名】· *Herminium lanceum*（Thunb.）Vuijk

【别名】· 盘龙参、双肾草、鹅掌参。

【生境与分布】· 生于海拔700~1 300 m的山坡灌丛或草地。分布于从江、黄平、贵定、息烽、播州、绥阳、正安、清镇、晴隆、安龙、龙里、梵净山、雷公山等地。

【药用部位】· 全草、块茎。

【功效与主治】· 补肾壮阳,养血补虚,理气除湿。用于虚劳,眼目昏花,阳痿,遗精,睾丸肿痛,小腹痛,白浊,小儿遗尿。

【凭证标本号】· 520122191107004LY。

• 角盘兰
【学名】· *Herminium monorchis*（L.）R. Br.

【生境与分布】· 生于海拔600 m左右的灌丛。分布于钟山、荔波等地。

【药用部位】· 带根茎全草。

【功效与主治】· 补肾健脾,调经活血,解毒。用于头昏失眠,烦躁口渴,不思饮食,月经不调,毒蛇咬伤。

【凭证标本号】· 520201200720003LY。

■ 瘦房兰属 *Ischnogyne*

• 瘦房兰
【学名】· *Ischnogyne mandarinorum*（Kraenzlin）Schlechter

【生境与分布】· 生于海拔1 100~1 500 m的林下沟旁岩石上。分布于西秀、清镇、镇宁、关岭等地。

【药用部位】· 全草。

【功效与主治】· 滋阴清热,养胃生津。用于阴虚燥热,咽干舌燥,小儿高热烦渴,咳嗽,跌打损伤。

■ 羊耳蒜属 *Liparis*

• 圆唇羊耳蒜
【学名】· *Liparis balansae* Gagnep.

【生境与分布】· 生于海拔500~1 600 m的林中、溪旁树上或岩石上。分布于贞丰等地。

【药用部位】· 全草。

【功效与主治】· 清热解毒,祛瘀散结,活血调经。

• 镰翅羊耳蒜
【学名】· *Liparis bootanensis* Griff.

【别名】· 石虾、石海椒、九莲灯。

【生境与分布】· 生于海拔480~700 m的山地林中树干上或岩石上。分布于正安、三都、荔波、平塘、赤水、兴义等地。

【药用部位】· 全草。

【功效与主治】· 清热解毒,祛瘀散结,活血调经。用于肺痨,瘰疬,痰多咳喘,跌打损伤,白浊,月经不调,疮痛肿毒,风湿腰腿痛,腹胀痛,血吸虫病腹水。

【凭证标本号】· 520324160325012LY。

• 羊耳蒜
【学名】· *Liparis campylostalix* H.G. Reichenbach

【别名】· 脉羊耳兰、鸡心七。

【生境与分布】· 生于海拔870~2 500 m的山坡林下或灌丛阴湿处。分布于册亨、威宁、松桃、沿河、道真、正安、清镇、水城、盘州、大方、荔波、三都、独山、梵净山等地。

【药用部位】· 全草。

【功效与主治】· 活血调经,止血止痛,强心镇静。用于带下病,崩漏,产后腹痛,外伤出血。

【凭证标本号】· 522327180906116LY;522427140619325LY。

• 二褶羊耳蒜
【学名】· *Liparis cathcartii* Hook. f.

【生境与分布】· 生于山谷旁湿润处或草地。分布于罗甸、荔波等地。

【药用部位】· 全草。

【功效与主治】· 温经散寒,止痛。

【凭证标本号】· 522422160630006LY。

• 平卧羊耳蒜
【学名】· *Liparis chapaensis* Gagnep.

【生境与分布】·生于海拔800～2000 m的石灰岩山坡常绿阔叶林树上或岩石上。分布于安龙、贞丰、三都、罗甸等地。

【药用部位】·全草。

【功效与主治】·活血调经。

● 心叶羊耳蒜

【学名】· *Liparis cordifolia* Hook. f.

【生境与分布】·生于海拔1 000～2 000 m的林中腐殖土丰富之地或岩缝。分布于独山、荔波等地。

【药用部位】·全草。

【功效与主治】·活血调经。

【凭证标本号】·522722201118833LY。

● 大花羊耳蒜

【学名】· *Liparis distans* C.B. Clarke

【生境与分布】·生于海拔600～1 300 m的山地林中树干上或沟旁岩石上。分布于正安、绥阳、开阳、清镇、兴仁、兴义、赤水、荔波、三都、平塘、罗甸等地。

【药用部位】·全草。

【功效与主治】·清热止咳。用于肺热咳嗽,酒精中毒。

【凭证标本号】·520181200729026LY。

● 福建羊耳蒜

【学名】· *Liparis dunnii* Rolfe

【别名】·大唇羊耳蒜、毛慈姑、岩芋。

【生境与分布】·生于海拔900 m左右的阴湿岩石上。分布于雷公山等地。

【药用部位】·全草。

【功效与主治】·清热解毒,补肺止血。用于吐血,小儿惊风。外用于疮肿,毒蛇咬伤,外伤出血。

● 贵州羊耳蒜

【学名】· *Liparis esquirolii* Schltr.

【生境与分布】·生于海拔900 m左右的阴蔽岩石上。分布于清镇、开阳、独山、荔波、惠水、平塘等地。

【药用部位】·全草。

【功效与主治】·活血调经。

【凭证标本号】·522727210113009LY;520402170323282LY;522722201019117LY。

● 小羊耳蒜

【学名】· *Liparis fargesii* Finet

【别名】·小石枣子、石米。

【生境与分布】·生于海拔1 800～1 950 m的山顶林下岩石上。

分布于贵阳、赫章、兴义等地。

【药用部位】·全草。

【功效与主治】·清热润肺,健脾消食,活血调经,止咳止血。用于肺痨咳嗽,风热咳嗽,顿咳,小儿惊风,低血糖,小儿疳积,月经不调,外伤出血。

● 紫花羊耳蒜

【学名】· *Liparis gigantea* C.L. Tso

【别名】·石裂风。

【生境与分布】·生于海拔800～1 300 m的山地林下或灌丛岩石上。分布于兴义、册亨、正安、习水、绥阳、道真、荔波、三都、榕江等地。

【药用部位】·全草。

【功效与主治】·活血破瘀,清热解毒。用于风湿痹痛,皮炎,跌打损伤,疮疡肿毒。

【凭证标本号】·522301140618258LY。

● 长苞羊耳蒜

【学名】· *Liparis inaperta* Finet

【别名】·长苍羊耳蒜。

【生境与分布】·生于海拔700～1 200 m的山地林下岩石上或树干上。分布于剑河、台江、榕江、贵定、开阳、独山、都匀、三都、梵净山、雷公山等地。

【药用部位】·茎。

【功效与主治】·化痰止咳,润肺。

● 见血青

【学名】· *Liparis nervosa* (Thunb. ex A. Murray) Lindl.

【别名】·脉羊耳兰、倒岩提、走子草。

【生境与分布】·生于海拔550～1 200 m的山坡林下或灌丛岩石上。分布于册亨、荔波、都匀、紫云、开阳、道真、务川、绥阳、正安、清镇、仁怀、习水、水城、赤水、安龙、兴义、梵净山等地。

【药用部位】·全草。

【功效与主治】·凉血止血,清热解毒。用于肺热咯血,吐血,肺热咳嗽,风湿痹痛,肠风下血,崩漏,手术出血,小儿惊风,热毒疮疡,骨髓炎,脉管炎。外用于创伤出血,疮疥肿毒,跌打损伤,皮炎,蛇咬伤。

【凭证标本号】·5223271809006011LY;527701200922034LY;522722201027587LY。

● 香花羊耳蒜

【学名】· *Liparis odorata* (Willd.) Lindl.

【别名】·鸡心七、化痰清、二仙桃。

【生境与分布】·生于海拔450～1 200 m的山坡草地或林下。分布于正安、习水、绥阳、道真、沿河、榕江、兴义、荔波、三都等地。

【药用部位】·全草。

【功效与主治】·解毒消肿,祛风除湿。用于疮疡肿毒,风寒湿痹,腰痛,咳嗽。

• **长唇羊耳蒜**

【学名】·*Liparis pauliana* Hand.-Mazz.

【生境与分布】·生于海拔 600~1 200 m 的林下阴湿处或岩石缝中。分布于雷公山等地。

【药用部位】·全草。

【功效与主治】·活血调经。

• **扇唇羊耳蒜**

【学名】·*Liparis stricklandiana* Rchb. F.

【生境与分布】·生于海拔 1 000~2 400 m 的林中树上或山谷阴处石壁上。分布于贞丰、荔波、罗甸等地。

【药用部位】·全草。

【功效与主治】·活血调经。

• **长茎羊耳蒜**

【学名】·*Liparis viridiflora* (Bl.) Lindl.

【别名】·绿花羊耳蒜、石蒜头、石鸭儿。

【生境与分布】·生于海拔 600~1 300 m 的山地林下岩石上。分布于贵定、荔波、平塘、罗甸、盘州、望谟、兴义等地。

【药用部位】·全草、根、根茎。

【功效与主治】·全草:用于产后腹痛,疝气,劳伤。根、根茎:用于毒蛇咬伤,风湿关节痛,跌打损伤。

■ **钗子股属** *Luisia*

• **钗子股**

【学名】·*Luisia morsei* Rolfe

【别名】·追风草。

【生境与分布】·生于海拔 700~1 000 m 的山地林中树干上。分布于黎平、榕江、兴义等地。

【药用部位】·全株。

【功效与主治】·清热解毒,活血止痛。用于咽喉肿痛,高烧不退,小儿惊风,白浊,跌打,口腔炎。

• **叉唇钗子股**

【学名】·*Luisia teres* (Thunb. ex A. Murray) Bl.

【别名】·牡丹金钗兰、金钗兰。

【生境与分布】·生于海拔 1 200~1 600 m 的山地林中树干上。分布于安龙、兴义等地。

【药用部位】·全株。

【功效与主治】·消肿截疟,接骨。

■ **拟毛兰属** *Mycaranthes*

• **指叶拟毛兰**

【学名】·*Mycaranthes pannea* (Lindley) S. C. Chen & J. J. Wood

【别名】·树葱毛兰、蜈蚣草。

【生境与分布】·生于海拔 1 200 m 左右的林下岩石上。分布于兴义等地。

【药用部位】·全草、根茎。

【功效与主治】·全草:活血散瘀,解毒消肿。用于跌打损伤,骨折,疮痈疖肿,烧烫伤,荨麻疹。根茎:活血散瘀,解毒消肿。用于跌打损伤,骨折,痈疮疖肿,烧烫伤。

■ **兜被兰属** *Neottianthe*

• **二叶兜被兰**

【学名】·*Neottianthe cucullata* (L.) Schltr.

【别名】·兜被兰。

【生境与分布】·生于海拔 2 100 m 左右的山坡草地。分布于梵净山等地。

【药用部位】·带根全草。

【功效与主治】·醒脑回阳,活血散瘀,接骨生肌。用于外伤疼痛性休克,外伤性昏迷,跌打损伤,骨折。

■ **芋兰属** *Nervilia*

• **广布芋兰**

【学名】·*Nervilia aragoana* Gaud.

【别名】·东亚脉叶兰、一点广、脉叶兰。

【生境与分布】·生于海拔 700~1 100 m 的山坡林下阴湿处。分布于普安、独山等地。

【药用部位】·块茎。

【功效与主治】·清热利湿,止血。用于淋证,白浊,崩漏。

• **毛唇芋兰**

【学名】·*Nervilia fordii* (Hance) Schltr.

【别名】·福氏芋兰。

【生境与分布】·生于海拔 550~800 m 的山地林下岩石处。分布于荔波。

【药用部位】·块茎。

【功效与主治】·清热解毒,润肺止咳,散瘀止痛。用于咽喉肿痛,肺热咳嗽,肺痨咯血,疮疡肿毒,跌打损伤。

■ 鸢尾兰属 Oberonia

● 棒叶鸢尾兰

【学名】· *Oberonia cavaleriei* Finet

【生境与分布】· 生于海拔 1 200～1 500 m 的山地林中树上。分布于罗甸、开阳、惠水、长顺、兴义等地。

【药用部位】· 全草。

【功效与主治】· 清热解毒,散瘀止血。用于支气管炎,肺炎,肝炎,尿路感染,中耳炎,疮痛,骨折,外伤出血。

【凭证标本号】· 522728151014037LY。

■ 山兰属 Oreorchis

● 长叶山兰

【学名】· *Oreorchis fargesii* Finet

【生境与分布】· 生于海拔 880～1 000 m 的山谷湿地。分布于黎平、雷公山等地。

【药用部位】· 假鳞茎。

【功效与主治】· 清热解毒,活血祛瘀,消肿止痛。用于痈疖疮毒,蛇虫咬伤,跌打损伤,瘀血疼痛,风湿痹痛,劳伤。

【凭证标本号】· 522632190420072LY

● 山兰

【学名】· *Oreorchis patens* (Lindl.) Lindl.

【生境与分布】· 生于海拔 1 850～2 050 m 的林下或沟谷旁。分布于钟山、盘州、纳雍等地。

【药用部位】· 假鳞茎。

【功效与主治】· 清热解毒,消肿散结。用于痈疽疮肿,无名肿毒,瘰疬。

【凭证标本号】· 5202012008134010LY。

■ 粉口兰属 Pachystoma

● 粉口兰

【学名】· *Pachystoma pubescens* Bl.

【生境与分布】· 生于海拔 400～700 m 的山坡草地。分布于独山、荔波、罗甸、望谟、兴义等地。

【药用部位】· 根茎。

【功效与主治】· 清热解毒,化痰止咳。

■ 兜兰属 Paphiopedilum

● 小叶兜兰

【学名】· *Paphiopedilum barbigerum* T. Tang et F. T. Wang

【生境与分布】· 生于海拔 750～1 300 m 的石灰岩岩隙阴湿积土处。分布于荔波、开阳、清镇、贵定、兴仁、兴义等地。

【药用部位】· 全草。

【功效与主治】· 用于痈疽疮疖。

【凭证标本号】· 522722210119663LY。

● 同色兜兰

【学名】· *Paphiopedilum concolor* (Bateman) Pfitz.

【别名】· 大化兜兰、无点兜兰。

【生境与分布】· 生于海拔 1 100～1 300 m 的石灰岩岩缝积土处。分布于兴义等地。

【药用部位】· 全草。

【功效与主治】· 清热解毒,散瘀消肿。用于疔疮肿毒,毒蛇咬伤,脾肿大,肺结核咳血,跌打损伤。

● 硬叶兜兰

【学名】· *Paphiopedilum micranthum* T. Tang et F T Wang

【生境与分布】· 生于海拔 550～850 m 的石灰岩山地岩石缝隙积土处。分布于荔波、罗甸、江口、德江、瓮安、福泉、册亨、望谟、安龙、兴义等地。

【药用部位】· 全草。

【功效与主治】· 清热透疹,清心安神。用于麻疹,肺炎,心烦失眠。

【凭证标本号】· 522722201118363LY;522728160419004LY;522222150401013LY。

● 带叶兜兰

【学名】· *Paphiopedilum hirsutissimum* (Lindl. ex Hook.) Stein

【生境与分布】· 生于海拔 700～1 500 m 的林下、林缘岩石缝中或多石湿润土壤之地。分布于平塘、荔波、罗甸、望谟、安龙、兴仁等地。

【药用部位】· 全草。

【功效与主治】· 清热透疹,清心安神。

【凭证标本号】· 522722201027772LY。

■ 白蝶兰属 Pecteilis

● 龙头兰

【学名】· *Pecteilis susannae* (L.) Rafin.

【别名】· 白蝶兰、鹅毛白蝶花。

【生境与分布】· 生于海拔 650～1 300 m 的山地林下或沟旁湿地。分布于独山、荔波、镇宁、关岭、晴隆等地。

【药用部位】· 块茎。

【功效与主治】·补肾壮阳,疏肝散寒。用于肾虚腰痛,阳痿遗精,寒疝。

【凭证标本号】·520322200726405LY。

■ 阔蕊兰属 *Peristylus*

• 小花阔蕊兰

【学名】·*Peristylus affinis* (D. Don) Seidenf.

【生境与分布】·生于海拔700～1300 m的山地林下或灌丛。分布于惠水、水城、石阡、施秉、开阳、清镇、贵定、独山、安龙、兴义等地。

【药用部位】·全草、块茎。

【功效与主治】·全草:用于头晕。块茎:补肾壮阳,活血止痛。用于阳痿,疝气。

【凭证标本号】·527731190513015LY;520221190803031LY。

• 狭穗阔蕊兰

【学名】·*Peristylus densus* (Lindl.) Santap. et Kapad.

【别名】·狭穗鹭兰、鞭须阔蕊兰。

【生境与分布】·生于海拔1000～1300 m的山坡林下或草丛。分布于榕江、台江、三都、雷公山等地。

【药用部位】·块茎。

【功效与主治】·补虚,健胃益脾。用于营养不良,头晕目眩,体虚,小儿消化不良,腹泻,风湿性关节痛。

• 一掌参

【学名】·*Peristylus forceps* Finet

【生境与分布】·生于海拔900～1500 m的山坡草地或沟旁。分布于威宁、独山、都匀、平坝、普定、水城、金沙、赤水等地。

【药用部位】·块茎。

【功效与主治】·滋阴益肾。

【凭证标本号】·522427140906641LY。

• 阔蕊兰

【学名】·*Peristylus goodyeroides* (D. Don) Lindl.

【别名】·白缘边玉凤兰、南投玉凤兰、绿花阔蕊兰。

【生境与分布】·生于海拔500～1200 m的山坡草地或阔叶林。分布于绥阳、惠水、湄潭、独山、平塘、罗甸、都匀、兴仁、兴义等地。

【药用部位】·块茎。

【功效与主治】·清热解毒。用于乳痈,瘰疬,疔肿,毒蛇咬伤。

【凭证标本号】·520323150717499LY;522731190712014LY;520328200806020LY。

■ 鹤顶兰属 *Phaius*

• 仙笔鹤顶兰

【学名】·*Phaius columnaris* C. Z. Tang et S. J. Cheng

【生境与分布】·生于海拔230～1700 m的石灰岩林下空地。分布于望谟、荔波、平塘、罗甸等地。

【药用部位】·假鳞茎。

【功效与主治】·止咳祛痰,活血止血。

【凭证标本号】·527722201118834LY。

• 黄花鹤顶兰

【学名】·*Phaius flavus* (Bl.) Lindl.

【别名】·黄鹤兰、斑叶鹤顶兰。

【生境与分布】·生于海拔650～1200 m的山坡林下阴湿处。分布于平塘、荔波、罗甸、梵净山等地。

【药用部位】·假鳞茎。

【功效与主治】·解毒,收敛生肌。

【凭证标本号】·522632190420777LY。

• 鹤顶兰

【学名】·*Phaius tankervilleae* (L'Heritier) Bl.

【生境与分布】·生于海拔700～1800 m的石灰岩山地林缘。分布于荔波、三都、施秉等地。

【药用部位】·假鳞茎。

【功效与主治】·止咳祛痰,活血止血。用于咳嗽痰多,咳血,乳腺炎,跌打损伤,外伤出血。

■ 蝴蝶兰属 *Phalaenopsis*

• 华西蝴蝶兰

【学名】·*Phalaenopsis wilsonii* Rolfe

【别名】·云南蝴蝶兰、楚雄蝶兰、小蝶兰。

【生境与分布】·生于海拔600～1200 m的山地林中树干上。分布于兴义、盘州、水城等地。

【药用部位】·全草。

【功效与主治】·疏风解表,舒筋活络,接骨止痛。用于感冒发热,头痛,风湿痹痛,跌打损伤,骨折。

■ 石仙桃属 *Pholidota*

• 节茎石仙桃

【学名】·*Pholidota articulata* Lindl.

【别名】·石蚌腿、石蚌接骨丹、石上仙桃。

【生境与分布】·生于海拔800～1100 m的林中。分布于开阳、兴仁等地。

【药用部位】· 全草。

【功效与主治】· 清热凉血,滋阴降火,止痛消肿。用于子宫脱垂,月经不调,肺热咳嗽,跌打损伤,骨折筋伤,痈疮肿痛。

• **细叶石仙桃**

【学名】· *Pholidota cantonensis* Rolfe

【别名】· 对叶草、小叶石橄榄。

【生境与分布】· 生于海拔 800~1 200 m 的石灰岩山地林下岩石阴湿处。分布于荔波、龙里、清镇、平坝、安龙、兴义等地。

【药用部位】· 全草、假鳞茎。

【功效与主治】· 全草:滋阴降火,清热消肿。用于咽喉肿痛,乳蛾,口疮,高热口渴,急性关节痛,乳痈。假鳞茎:清热凉血,滋阴润肺。用于热病高热,咳血,头痛,咳嗽痰喘,牙痛,小儿疝气,跌打损伤。

• **石仙桃**

【学名】· *Pholidota chinensis* Lindl.

【别名】· 石橄榄、石上莲。

【生境与分布】· 生于海拔 340~1 100 m 的山地林中树干上或岩石上。分布于平塘、惠水、荔波、三都、罗甸、榕江、贞丰、兴仁等地。

【药用部位】· 全草、假鳞茎。

【功效与主治】· 养阴清肺,利湿消瘀,化痰止咳,清热解毒。用于发热头痛,牙痛,胃痛,关节痛,咳嗽吐血,肺热咳嗽,肝炎,梦遗,疳积,内伤出血,肺结核咳血,十二指肠溃疡,慢性骨髓炎,淋巴结结核,跌打损伤。

【凭证标本号】· 522727210113008LY;522731191020004LY;522722201027364LY。

• **单叶石仙桃**

【学名】· *Pholidota leveilleana* Schltr.

【别名】· 文山石仙桃。

【生境与分布】· 生于海拔 770~970 m 的石灰岩山地林中岩石上。分布于罗甸、平塘、册亨等地。

【药用部位】· 全草、假鳞茎。

【功效与主治】· 养阴清肺,利湿消瘀,化痰止咳,消积生津。用于咳嗽咯血,小儿疳积,水肿,口渴心烦,肺热,风湿疼痛,小肠疝气,淋浊。

【凭证标本号】· 522728160419014LY;522727210112005LY;522327181129003LY。

• **长足石仙桃**

【学名】· *Pholidota longipes* S.C. Chen et Z.H. Tsi.

【生境与分布】· 生于海拔 500~600 m 的岩石上。分布于册

亨、茂兰等地。

【药用部位】· 全草、假鳞茎。

【功效与主治】· 养阴清肺,利湿消瘀,化痰止咳,消积生津。用于咳嗽咯血,小儿疳积,水肿,口渴心烦,肺热,风湿疼痛,小肠疝气,淋浊。

【凭证标本号】· 522327181129004LY。

• **尖叶石仙桃**

【学名】· *Pholidota missionariorum* Gagnep.

【生境与分布】· 生于海拔 1 100~1 700 m 的林中树上或略阴蔽岩石上。分布于开阳、平坝、西秀、兴仁、罗甸、长顺等地。

【药用部位】· 假鳞茎。

【功效与主治】· 滋阴润肺,清热利湿,散风止痛。

【凭证标本号】· 522727200908002LY;520402170510188LY。

• **贵州石仙桃**

【学名】· *Pholidota roseans* Schltr.

【生境与分布】· 生于海拔 800~1 200 m 的灌丛下岩石上。分布于罗甸、独山、龙里、三都等地。

【药用部位】· 假鳞茎。

【功效与主治】· 滋阴润肺,清热利湿。

• **云南石仙桃**

【学名】· *Pholidota yunnanensis* Rolfe

【别名】· 石灵芝、石草果、石枣子。

【生境与分布】· 生于海拔 650~1 500 m 的山地林中树上或岩石上。分布于荔波、平塘、西秀、开阳、清镇、惠水、水城等地。

【药用部位】· 全草、假鳞茎。

【功效与主治】· 全草:滋阴清热,化痰止咳。用于肺热津伤,烦渴,阴虚内热,口干,胃阴不足,食少呕逆,牙龈肿痛,阴虚燥咳,咯血。假鳞茎:滋阴润肺,清热利湿,散风止痛。用于肺热咳嗽,痰中带血,消化不良,腹痛,痈疮肿毒,风湿骨痛,刀伤。

【凭证标本号】· 522722210123427LY;522727200908003LY;520402170513369LY。

■ **苹兰属** *Pinalia*

• **马齿苹兰**

【学名】· *Pinalia szetschuanica* (Schlechter) S.C. Chen & J. J. Wood

【别名】· 马齿毛兰。

【生境与分布】· 生于海拔 2 300 m 左右的山谷岩石上。分布于荔波等地。

【药用部位】· 全草。

【功效与主治】·清肝明目,生津止渴,润肺。

■ 舌唇兰属 *Platanthera*

• 二叶舌唇兰

【学名】·*Platanthera chlorantha* Cust. ex Rchb.

【别名】·土白芨、蛇儿参。

【生境与分布】·生于海拔 2 000 m 左右的山坡草丛。分布于赫章等地。

【药用部位】·块茎。

【功效与主治】·补肺生肌,化瘀止血。用于肺痨咳血,吐血,衄血。外用于创伤出血,痈肿,烧烫伤。

【凭证标本号】·522323200916607LY

• 密花舌唇兰

【学名】·*Platanthera hologlottis* Maxim.

【生境与分布】·生于海拔 260～2 900 m 的山坡林下或山沟湿草地。分布于道真、沿河等地。

【药用部位】·全草。

【功效与主治】·润肺化痰,舒筋活络,消肿。

• 舌唇兰

【学名】·*Platanthera japonica* (Thunb. ex Marray) Lindl.

【别名】·走肾草、双肾草、观音竹。

【生境与分布】·生于海拔 1 300～2 100 m 的山坡林下或灌丛。分布于湄潭、余庆、威宁、安龙、兴义、梵净山、雷公山等地。

【药用部位】·带根全草、根。

【功效与主治】·带根全草:润肺止咳,祛痰。用于肺热咳嗽,痰喘气雍。根:补肾壮阳,补气生津,消肿解毒。用于肾虚腰痛,咳嗽气喘,蛇虫咬伤。

【凭证标本号】·520328210503141LY;520329190724639LY;522427140619318LY。

• 尾瓣舌唇兰

【学名】·*Platanthera mandarinorum* Rchb. f.

【别名】·双肾草、长白舌唇兰、东北舌唇兰。

【生境与分布】·生于海拔 1 200～2 000 m 的山坡草地。分布于西秀、镇远、梵净山等地。

【药用部位】·块根。

【功效与主治】·润肺止咳,化痰利尿。用于肺热咳嗽,痰喘气雍,带下,崩漏,遗尿。

• 小舌唇兰

【学名】·*Platanthera minor* (Miq.) Rchb. F.

【别名】·猪獠参、小长距兰、高山粉蝶兰。

【生境与分布】·生于海拔 1 200～1 800 m 的山坡草地。分布于荔波、剑河、纳雍、兴义、雷公山等地。

【药用部位】·全草。

【功效与主治】·养阴利肺,益气生津。用于肾虚腰痛,咳嗽气喘,头昏身软,咳嗽带血,咽喉肿痛,病后体弱,遗精,肠胃湿热,小儿疝气。

【凭证标本号】·5227222006630331LY。

• 对耳舌唇兰

【学名】·*Platanthera finetiana* Schltr.

【生境与分布】·生于海拔 1 200～2 900 m 的山坡林下或沟谷中。分布于大沙河等地。

【药用部位】·全草。

【功效与主治】·养阴利肺,益气生津。

■ 独蒜兰属 *Pleione*

• 独蒜兰

【学名】·*Pleione bulbocodioides* (Franch.) Rolfe

【别名】·山慈菇。

【生境与分布】·生于海拔 1 300～1 800 m 的林下岩石上。分布于册亨、都匀、江口等地。

【药用部位】·假鳞茎。

【功效与主治】·清热解毒,消肿散结。用于痈肿疔毒,瘰疬,喉痹疼痛,淋巴结结核,蛇虫咬伤,狂犬咬伤。

【凭证标本号】·522327191008089LY;522701210404014LY;522222140514018LY。

【附注】·《中国药典》收录物种。

• 毛唇独蒜兰

【学名】·*Pleione hookeriana* (Lindl.) B. S. Williams

【别名】·南独蒜兰。

【生境与分布】·生于海拔 1 400～1 700 m 的林下岩石上。分布于榕江、荔波、三都、雷公山等地。

【药用部位】·假鳞茎。

【功效与主治】·清热解毒,消肿散结。用于痈肿疔毒,淋巴结结核,蛇咬伤。

• 云南独蒜兰

【学名】·*Pleione yunnanensis* (Rolfe) Rolfe

【别名】·冰球子。

【生境与分布】·生于海拔 1 100～2 540 m 的林下或林缘岩石上。分布于紫云、盘州、纳雍、威宁、贞丰、安龙、望谟、台江、梵净山、雷公山等地。

贵州省中药资源志要

【药用部位】·假鳞茎。

【功效与主治】·清热解毒,止咳化痰,止血生肌。用于矽肺,肺结核,百日咳,气管炎,消化道出血,痈肿,外伤出血。

【凭证标本号】·520222150716001LY

■ 朱兰属 *Pogonia*

• 朱兰

【学名】· *Pogonia japonica* Rchb. F.

【别名】·斩龙剑、青蛇剑。

【生境与分布】·生于海拔 1 000～1 500 m 的山坡草地或林下。分布于道真、凤冈、正安、赤水、三都、雷公山等地。

【药用部位】·全草。

【功效与主治】·清热解毒,润肺止咳,消肿止血。用于肝炎,胆囊炎,毒蛇咬伤,痈疮肿毒。

【凭证标本号】·520203140526018LY。

■ 菱兰属 *Rhomboda*

• 艳丽菱兰

【学名】· *Rhomboda moulmeinensis* (E. C. Parish & H. G. Reichenbach) Ormerod

【别名】·艳丽开唇兰、艳丽齿唇兰。

【生境与分布】·生于海拔 550～900 m 的山坡或山沟密林下阴湿处。分布于册亨、荔波、榕江、梵净山等地。

【药用部位】·全草。

【功效与主治】·除湿解毒,清热凉血。用于肺热咳嗽,小儿惊风,尿血,风湿痹痛,毒蛇咬伤,跌打损伤,无名肿痛。

【凭证标本号】·522327191225004LY;522722201118240LY。

■ 寄树兰属 *Robiquetia*

• 寄树兰

【学名】· *Robiquetia succisa* (Lindl.) Tang et Wang

【别名】·截叶陆宾兰、小叶寄树兰。

【生境与分布】·生于海拔 570～1 150 m 的疏林树干上或山崖石壁上。分布于荔波等地。

【药用部位】·叶。

【功效与主治】·润肺止咳。用于肺燥咳嗽。

■ 鸟足兰属 *Satyrium*

• 鸟足兰

【学名】· *Satyrium nepalense* D. Don

【别名】·长距鸟足兰。

【生境与分布】·生于海拔 1 600 m 左右的山坡草地。分布于务川等地。

【药用部位】·块茎。

【功效与主治】·壮腰益肾,养血安神,清热止痛。用于心悸,头晕目眩,肾虚腰痛,阳痿,面足浮肿,水肿。

【凭证标本号】·520222140922001LY。

• 缘毛鸟足兰

【学名】· *Satyrium nepalense* var. *ciliatum* (Lindl.) Hook. f.

【生境与分布】·生于海拔 1 900～2 620 m 的草坡。分布于兴义、威宁、台江、雷公山。

【药用部位】·块茎。

【功效与主治】·养血安神,益肾。用于头晕目眩,心悸,肾虚腰痛,水肿,面足浮肿,阳痿。

■ 萼脊兰属 *Sedirea*

• 短茎萼脊兰

【学名】· *Sedirea subparishii* (Z. H. Tsi) Christenson

【生境与分布】·生于海拔 700～900 m 的山坡林中树干上。分布于荔波、梵净山等地。

【药用部位】·全草。

【功效与主治】·镇静安神。用于小儿惊风。

■ 苞舌兰属 *Spathoglottis*

• 苞舌兰

【学名】· *Spathoglottis pubescens* Lindl.

【生境与分布】·生于海拔 740～1 600 m 的山坡灌丛或岩石上。分布于荔波、惠水、榕江、三都、龙里、盘州、平坝、西秀、兴仁、兴义、安龙、梵净山、雷公山等地。

【药用部位】·块茎。

【功效与主治】·清热解毒,补肺止咳,生肌敛疮。用于肺热咳嗽,咯痰不利,肺痨咯血,跌打损伤,疮疖痈毒,溃烂。

【凭证标本号】·522722200822702LY;522731200904030LY。

■ 绶草属 *Spiranthes*

• 绶草

【学名】· *Spiranthes sinensis* (Pers.) Ames

【别名】·盘龙参。

【生境与分布】·生于海拔 300～2 000 m 的山坡林下、灌丛或草地。分布于贞丰、花溪、荔波等地。

【药用部位】·全草。

【功效与主治】·清热解毒,滋阴益气,润肺止咳。用于病后体虚,阴虚内热,神经衰弱,咳嗽吐血,肺结核,咽喉肿痛,扁桃体炎,牙痛,肺炎,肾炎,肝炎,头晕,腰酸遗精,阳痿,带下,淋浊,疮疡痈肿,带状疱疹,小儿急惊风,糖尿病,毒蛇咬伤。

【凭证标本号】·522325190409076LY;520111200620003LY;522722200415402LY。

■ 金佛山兰属 *Tangtsinia*

● 金佛山兰

【学名】· *Tangtsinia nanchuanica* S.C. Chen

【生境与分布】·生于海拔 700～1 500 m 的山坡草地。分布于道真、绥阳、桐梓、瓮安等地。

【药用部位】·全草。

【功效与主治】·清热祛痰。

【凭证标本号】·520203140817005LY。

■ 白点兰属 *Thrixspermun*

● 小叶白点兰

【学名】· *Thrixspermum japonicum*（Miq.）Rchb. F.

【生境与分布】·生于海拔 900～1 200 m 的沟谷水旁树干上。分布于印江、梵净山等地。

【药用部位】·全草。

【功效与主治】·用于肺痨,劳伤。外用于刀伤。

【凭证标本号】·522226190809076LY。

■ 笋兰属 *Thunia*

● 笋兰

【学名】· *Thunia alba*（Lindl.）Rchb. F.

【生境与分布】·生于海拔 700～1 200 m 的山坡林下或岩石上。分布于兴义、安龙等地。

【药用部位】·全草。

【功效与主治】·止咳平喘,活血祛瘀,接骨。用于肺热喘咳,跌打损伤,骨折,刀伤。

【凭证标本号】·522301150820726LY。

■ 万代兰属 *Vanda*

● 琴唇万代兰

【学名】· *Vanda concolor* Bl. ex Lindl.

【生境与分布】·生于海拔 600～1 200 m 的山地林中树干上。分布于安龙、兴义、罗甸等地。

【药用部位】·全草。

【功效与主治】·祛风除湿,活血止痛。用于风湿痹痛,疮疖肿痛。

第二部分
药用动物资源

巨蚓科 Megascolecidae

■ 远盲蚓属 *Amynthas*

• 湖北远盲蚓

【学名】· *Amynthas hupeiensis*（Michaelsen）

【别名】· 蚯蚓、地龙。

【习性与分布】· 生活于农耕地、牧草地或森林的腐殖质泥土中。分布于贵阳、铜仁、黔东南、赤水、播州、湄潭等地。

【药用部位】· 全体。

【功效与主治】· 清热利尿，平喘定惊。用于热结尿闭，高热烦躁，咳喘，高血压。

■ 环毛蚓属 *Pheretima*

• 直隶环毛蚓

【学名】· *Pheretima tschiliensis*（Michaelsen）

【别名】· 地龙、曲蟮。

【习性与分布】· 生活于潮湿多腐殖质的泥土中。省内广泛分布。

【药用部位】· 全体。

【功效与主治】· 清热解毒，镇静平肝，止喘降压。用于高热狂躁，惊风抽搐，风热头痛，中风半身不遂，关节疼痛，小便不通。

正蚓科 Lumbricidae

■ 异唇蚓属 *Aporrectodea*

• 背暗流蚓

【学名】· *Aporrectodea caliginosa*（Savigny）

【别名】· 背暗异唇蚓。

【习性与分布】· 生活于田地、草地、潮湿、疏松或有机质丰富的泥土中。分布于安顺、铜仁、黔东南、惠水等地。

【药用部位】· 全体。

【功效与主治】· 清热利尿，平喘定惊。用于热结尿闭，高热烦躁，咳喘，高血压。

医蛭科 Hirudinidae

■ 医蛭属 *Hirudo*

• 日本医蛭

【学名】· *Hirudo nipponica*（Whitman）

【别名】· 医用蛭、线蚂蟥。

【习性与分布】· 生活于水田或沟渠中。分布于镇宁、关岭、惠水、播州、清镇、开阳、息烽、修文等地。

【药用部位】· 全体。

【功效与主治】· 破血逐瘀，通经消癥。用于血瘀闭经，癥瘕痞块，跌打损伤。外用于痈肿丹毒。

【附注】·《中国药典》收录物种。

黄蛭科 Haemopidae

■ 金线蛭属 *Whitmania*

• 光润金线蛭

【学名】· *Whitmania laevis*（Baird）

【别名】· 金线蛭。

【习性与分布】· 生活于水田、河沟、池沼或湖泊中。分布于黔东南。

【药用部位】· 全体。

【功效与主治】· 清热利水，明目。用于黄疸，水肿，消渴，痢疾，痔疮，肿毒，目赤翳障。

• 宽体金线蛭

【学名】· *Whitmania pigra*（Whitman）

【别名】· 蚂蟥。

【习性与分布】· 生活于水田、河沟、溪流或池塘中。分布于镇宁、关岭、惠水、播州等地。

【药用部位】· 全体。

【功效与主治】· 破血逐瘀，通经消癥。用于血瘀闭经，癥瘕痞块，跌打损伤。外用于痈肿丹毒。

【附注】·《中国药典》收录物种。

田螺科 Viviparidae

■ 圆田螺属 *Cipangopaludina*

● 中华圆田螺

【学名】· *Cipangopaludina cathayensis* (Heude)

【别名】· 螺蛳、蜗螺牛。

【习性与分布】· 生活于水田、池塘或湖泊缓流的小溪内。省内广泛分布。

【药用部位】· 全体。

【功效与主治】· 清热解毒,止渴利水。用于小便赤涩,痔疮,黄疸,消渴,目赤肿痛。

● 中国圆田螺

【学名】· *Cipangopaludina chinensis* (Gray)

【别名】· 蜗螺牛、螺蛳。

【习性与分布】· 生活于水草茂盛的水田、池塘、湖泊或缓流的小溪内。分布于安顺、凯里、惠水、三都、都匀、贵定、播州等地。

【药用部位】· 全体。

【功效与主治】· 清热解毒,止渴利水。用于小便赤涩,痔疮,黄疸,消渴,目赤肿痛。

坚齿螺科 Camaenidae

■ 坚齿螺属 *Camaena*

● 皱疤坚螺

【学名】· *Camaena cicatricose* (Müller)

【别名】· 天螺、圆螺。

【习性与分布】· 生活于林中、石块下、石灰岩洞或山区草丛。分布于惠水等地。

【药用部位】· 全体。

【功效与主治】· 解毒消疮,收敛止血。用于痔疮红肿,出血,阴疮不敛。

巴蜗牛科 Bradybaenidae

■ 巴蜗牛属 *Bradybaena*

● 同型巴蜗牛

【学名】· *Bradybaena similaris* (Ferussac)

【别名】· 黄犊、瓜牛。

【习性与分布】· 生活于灌木林、低矮草丛、农田或住宅附近阴暗潮湿处。分布于铜仁、惠水、播州、道真、清镇、开阳、息烽、修文等地。

【药用部位】· 全体。

【功效与主治】· 清热解毒,镇惊消肿。用于风热惊痫,小儿脐风,消渴,痈肿丹毒,痔疮。

● 灰尖巴蜗牛

【学名】· *Bradybaena ravida* (Benson)

【别名】· 蜗牛。

【习性与分布】· 生活于阴暗潮湿的低矮草丛、潮湿树丛或农田。省内广泛分布。

【药用部位】· 全体。

【功效与主治】· 解毒消肿。用于脱肛,痔疮,颈淋巴结结核。

蛞蝓科 Limacidae

■ 野蛞蝓属 *Agriolimax*

● 野蛞蝓

【学名】· *Agriolimax agrestis* (L.)

【别名】· 蜒蚰、鼻涕虫。

【习性与分布】· 生活于阴暗潮湿腐殖质多的菜地、荒地或农田。省内广泛分布。

【药用部位】· 全体。

【功效与主治】· 清热解毒,镇惊平喘。用于热疮肿痛,脱肛,哮喘。

■ 蛞蝓属 *Limax*

● 黄蛞蝓

【学名】· *Limax fravus* L.

【别名】· 附蜗、鼻涕虫。

【习性与分布】· 生活于阴湿处,多见于潮湿的墙脚或树枝间。分布于清镇、息烽、开阳、修文等地。

【药用部位】· 全体。

【功效与主治】· 清热祛风,消肿解毒,破瘀通经。用于中风,口眼㖞斜,惊痫,喘息,咽喉肿痛,丹毒,痔疮,肿痛。

蚌科 Unionidae

■ 无齿蚌属 *Anodonta*

● 背角无齿蚌

【学名】· *Anodonta woodiana* (Lea)

【别名】· 河蚌、蚌壳。

【习性与分布】· 生活于江河、湖沼、水库或稻田的游泥底。分布于安顺、惠水、清镇等地。

【药用部位】· 全体。

【功效与主治】· 清热解毒,滋阴明目。用于烦热消渴,目赤口疮,湿疹。

蚬科 Corbiculidae

■ 蚬属 *Corbicula*

● 刻纹蚬

【学名】· *Corbicula largilierti* (Philippi)

【别名】· 河蚬、蚬壳。

【习性与分布】· 生活于河流或湖塘泥沙。省内广泛分布。

【药用部位】· 贝壳。

【功效与主治】· 化痰除湿。用于痰喘,湿疹,溃疡,反胃吐酸。

● 河蚬

【学名】· *Corbicula fluminea* (Müller)

【别名】· 黄蚬、蟟仔。

【习性与分布】· 生活于河流或湖塘泥沙。分布于清镇、开阳、息烽、修文等地。

【药用部位】· 肉、贝壳。

【功效与主治】· 肉:清热解毒,利湿退黄。用于疔疮肿毒,湿热黄疸,小便不利等。贝壳:止咳化痰,制酸止痛,生肌敛疮。用于痰喘咳嗽,反胃吞酸,湿疮,疮疡等。

缩头水虱科 Cymothoidae

■ 鱼怪属 *Ichthyoxenus*

● 鱼怪

【学名】· *Ichthyoxenus japonensis* Richardon

【别名】· 鲤怪、水虱子、鱼寄生。

【习性与分布】· 寄生于鲤鱼、鲫鱼等鱼类的胸腔内。分布于松桃、沿河等地。

【药用部位】· 全体。

【功效与主治】· 降气开郁,解毒利水。用于噎膈,气逆,胸膈胀满,水肿。

平甲虫科 Armadillididae

■ 平甲虫属 *Armadillidium*

● 平甲虫

【学名】· *Armadillidium vulgare* (Latreille)

【别名】· 西瓜虫、鼠姑、鼠妇。

【习性与分布】· 生活于朽木、腐叶或石块下,喜阴暗潮湿的环境。省内广泛分布。

【药用部位】· 全体。

【功效与主治】· 破瘀解毒,利水通经。用于血瘀闭经,小便不通,惊风撮口。

鼠妇科 Porcellionidae

■ 鼠妇属 *Porcellio*

● 鼠妇

【学名】· *Porcellio scaber* Latreille

【别名】· 潮虫、草鞋板。

【习性与分布】· 生活于朽木、腐叶或石块下,喜阴暗潮湿环境。省内广泛分布。

【药用部位】· 全体。

【功效与主治】· 破瘀通经,利水止痛。用于血瘀闭经,血淋,小便不通,鹅口疮。

长臂虾科 Palaemonidae

■ 沼虾属 *Macrobrachium*

● 日本沼虾

【学名】· *Macrobrachium nipponensis* (de Haan)

【别名】· 河虾、长臂虾。

【习性与分布】· 生活于河流、湖泊或池塘等水域中。省内广

贵州省中药资源志要

泛分布。

【药用部位】· 全体。

【功效与主治】· 补肾壮阳,通乳托毒。用于肾虚阳痿,产妇乳少,麻疹透发不畅,阴疽,恶核,丹毒。

溪蟹科 Potamidae

■ 华溪蟹属 *Sinopotamon*

• 锯齿华溪蟹

【学名】· *Sinopotamon denticulatum*（H. Milne-Edwards）

【别名】· 石蟹、螃蟹。

【习性与分布】· 生活于河流、湖泊、山溪或稻田。分布于榕江、施秉、凯里、从江、镇宁、惠水、播州等地。

【药用部位】· 全体。

【功效与主治】· 续筋骨,散瘀血,消肿止痛。用于跌打损伤,产后腹痛,乳腺炎。

园蛛科 Argiopidae

■ 圆蛛属 *Araneus*

• 大腹园蛛

【学名】· *Araneus ventricosus*（L. Koch）

【别名】· 蜘蛛、檐蛛。

【习性与分布】· 生活于屋檐、墙角和树间。省内广泛分布。

【药用部位】· 全体。

【功效与主治】· 祛风,消肿解毒。用于腹疝偏坠,中风口渴,小儿慢惊,疳积,疔肿,疮疡,蛇虫咬伤。

漏斗网蛛科 Agelenidae

■ 漏斗蛛属 *Agelena*

• 迷路草蛛

【学名】· *Agelena labyrinhica*（Clerck）

【别名】· 草蜘蛛、漏斗蜘蛛。

【习性与分布】· 生活于草丛、低矮灌丛、墙角、石隙或篱笆等环境中。省内广泛分布。

【药用部位】· 全体。

【功效与主治】· 解毒消肿。用于疔肿恶疮。

壁钱科 Urocteidae

■ 壁钱属 *Uroctea*

• 华南壁钱

【学名】· *Uroctea compactilis* L. Koch

【别名】· 嬉窝、墙蛛蛛、壁蟢。

【习性与分布】· 生活于老宅墙壁、门背或屋角等处。省内广泛分布。

【药用部位】· 全体。

【功效与主治】· 清热解毒,止血。用于喉痹,口舌生疮,扁桃体炎,金疮出血,衄血,牙痛。

球马陆科 Glomeridae

■ 球马陆属 *Glomeris*

• 滚山球马陆

【学名】· *Glomeris nipponica* Kishida

【别名】· 滚山虫、滚山珠。

【习性与分布】· 生活于山坡林中落叶下、山沟石块下或朽木中等阴湿处。分布于毕节、松桃、惠水等地。

【药用部位】· 全体。

【功效与主治】· 祛风通络,散瘀止痛。用于风湿痹痛,跌打损伤,骨折肿痛。

山蛩科 Spirobolidae

■ 山蛩属 *Spirobolus*

• 燕山蛩

【学名】· *Spirobolus bungii*（Brandt）

【别名】· 篦子虫、山蛩虫。

【习性与分布】· 生活于温暖的山地、林缘、落叶下或山沟石块下等阴湿处。分布于全省大部分地区。

【药用部位】· 全体。

【功效与主治】· 破积解毒。用于癥瘕积聚,胁下痞满,无名肿毒,恶疮等。

蜈蚣科 Scolopendridae

■ 蜈蚣属 *Scolopendra*

● 少棘巨蜈蚣

【学名】· *Scolopendra subspinipes mutilans* L. Koch

【别名】· 金头蜈蚣、蜈蚣。

【习性与分布】· 生活于低山、丘陵地区林间石缝、沟坎或腐叶下等潮湿阴暗处。分布于修文、松桃、凯里、雷山、关岭、惠水、清镇、开阳、息烽、梵净山等地。

【药用部位】· 全体。

【功效与主治】· 息风镇痉，通络止痛，攻毒散结。用于肝风内动，痉挛抽搐，小儿惊风，中风口㖞，半身不遂，破伤风，风湿顽痹，偏正头痛，疮疡，瘰疬，蛇虫咬伤。

【附注】·《中国药典》收录物种。

衣鱼科 Lepismatidae

■ 栉衣鱼属 *Ctenolepisma*

● 多毛栉衣鱼

【学名】· *Ctenolepisma villosa* (Fabricius)

【别名】· 敏栉衣鱼、衣鱼、白鱼。

【习性与分布】· 生活于潮湿、黑暗或密闭之地。省内广泛分布。

【药用部位】· 全体。

【功效与主治】· 祛风明目，利尿解毒。用于淋证，中风，小便不利，惊痫，疮痈。

■ 衣鱼属 *Lepisma*

● 糖衣鱼

【学名】· *Lepisma saccharinum* L.

【别名】· 蠹鱼、白鱼、壁鱼。

【习性与分布】· 生活于房屋中。省内广泛分布。

【药用部位】· 全体。

【功效与主治】· 利尿通淋，祛风明目，解毒散结。用于淋证，中风，小儿惊痫，疮疖。

蜻科 Libellulidae

■ 红蜻属 *Crocothemis*

● 红蜻

【学名】· *Crocothemis servillia* (Drury)

【别名】· 赤蜻蛉、赤卒。

【习性与分布】· 成虫飞翔于空中，产卵于水草茎叶上，孵化后稚虫生活于水中。分布于习水、赤水、梵净山、雷公山、茂兰等地。

【药用部位】· 成虫。

【功效与主治】· 补肾益精，解毒消肿，润肺止咳。用于阳痿，遗精，咽喉肿痛，顿咳等。

■ 黄蜻属 *Pantala*

● 黄蜻

【学名】· *Pantala flavescens* Fabricius

【别名】· 黄衣。

【习性与分布】· 成虫飞翔于空中，产卵于水草茎叶上，孵化后稚虫生活于水中。省内广泛分布。

【药用部位】· 成虫。

【功效与主治】· 补肾益精，解毒消肿，润肺止咳。用于阳痿，遗精，咽喉肿痛，顿咳。

■ 赤蜻属 *Sympetrum*

● 夏赤蜻

【学名】· *Sympetrum darwinianum* Selys

【别名】· 夏赤卒。

【习性与分布】· 成虫飞翔于空中，产卵于水草茎叶上，孵化后稚虫生活于水中。分布于荔波、习水、赤水、梵净山、雷公山等地。

【药用部位】· 成虫。

【功效与主治】· 补肾益精，清热解毒，润肺止咳。用于阳痿，遗精，咽喉肿痛，百日咳。

● 褐顶赤蜻

【学名】· *Sympetrum infuscatum* Selys

【别名】· 褐顶赤卒。

【习性与分布】· 成虫飞翔于空中，产卵于水草茎叶上，孵化后稚虫生活于水中。分布于习水、赤水、梵净山、雷公山、茂兰等地。

【药用部位】·成虫。

【功效与主治】·补肾益精,解毒消肿,润肺止咳。用于阳痿,遗精,咽喉肿痛,顿咳。

蜓科 Aeschnidae

■ 伟蜓属 *Anax*

• 碧伟蜓

【学名】·*Anax parthenope julius* Brauer

【别名】·绿蜻蜓、马大头。

【习性与分布】·生活于田野或水边。省内广泛分布。

【药用部位】·成虫。

【功效与主治】·益肾滋阴,清热解毒,止咳。用于肾虚,遗精,阳痿,咽喉肿痛,顿咳等。

大蜓科 Cordulegastridae

■ 圆臀大蜓属 *Anotogaster*

• 巨圆臀大蜓

【学名】·*Anotogaster sieboldii*(Selys)

【别名】·无霸勾蜓、大蜻蜓。

【习性与分布】·生活于水边。分布于梵净山等地。

【药用部位】·成虫。

【功效与主治】·补肾益精,清热解毒,止咳定喘。用于阳痿,遗精,咽喉肿痛,咳嗽喘促,百日咳。

蜚蠊科 Blattidae

■ 蜚蠊属 *Blatta*

• 东方蜚蠊

【学名】·*Blatta orientalis* L.

【别名】·东方蜚蠊、茶婆虫、偷油婆。

【习性与分布】·生活于厨房、墙角或仓库等温暖有食物的地方。省内广泛分布。

【药用部位】·全虫。

【功效与主治】·散瘀消积,解毒利尿。用于咽喉痛,扁桃体炎,小儿疳疾,肝硬化腹水,小便不利。外用于蛇虫咬伤,痈疮肿毒,脚气水肿。

肿毒,脚气水肿。

■ 大蠊属 *Periplaneta*

• 美洲蜚蠊

【学名】·*Periplaneta americana* L.

【别名】·油婆、蟑螂。

【习性与分布】·生活于厨房、食堂及有污物与油腻食品的场所。分布于罗甸等地。

【药用部位】·全虫。

【功效与主治】·散瘀消积,解毒利尿。用于咽喉痛,扁桃体炎,小儿疳疾,肝硬化腹水,小便不利。外用于蛇虫咬伤,痈疮肿毒,脚气水肿。

• 澳洲大蠊

【学名】·*Perinplaneta australariae* Fabricius

【别名】·蟑螂、香娘子。

【习性与分布】·生活于家室内、墙角或仓库等温暖有食物的地方。省内广泛分布。

【药用部位】·全虫。

【功效与主治】·散瘀消积,解毒利尿。用于咽喉痛,扁桃体炎,小儿疳疾,肝硬化腹水,小便不利。外用于蛇虫咬伤,痈疮肿毒,脚气水肿。

• 褐色大蠊

【学名】·*Periplaneta brunnea* Burmeister

【别名】·褐斑大镰、褐蜚、勃氏大蠊。

【习性与分布】·生活于家室内、墙角或仓库等温暖有食物的地方。分布于罗甸等地。

【药用部位】·全虫。

【功效与主治】·散瘀消积,解毒利尿。用于咽喉痛,扁桃体炎,小儿疳疾,肝硬化腹水,小便不利。外用于蛇虫咬伤,痈疮肿毒,脚气水肿。

• 黑胸大镰

【学名】·*Periplaneta fuliginosa* Serville

【别名】·凹缘大蠊、烟褐蟑螂。

【习性与分布】·生活于家室内、墙角或仓库等温暖有食物的地方。分布于罗甸、湄潭等地。

【药用部位】·全虫。

【功效与主治】·散瘀消积,解毒利尿。用于咽喉痛,扁桃体炎,小儿疳疾,肝硬化腹水,小便不利。外用于蛇虫咬伤,痈疮肿毒,脚气水肿。

光蠊科 Epilampridae

■ 土鳖属 *Opisthoplatia*

● 金边地鳖

【学名】· *Opisthoplatia orientalis* Burmeister

【别名】· 东方后片蠊、赤边地鳖、金边大土元。

【习性与分布】· 生活于各种草根草堆、腐烂杂物、枯枝落叶下及石块瓦片底。省内广泛分布。

【药用部位】· 雌虫全体。

【功效与主治】· 活血散瘀,消肿止痛,通经下乳。用于跌打损伤,瘀血肿痛,血积癥瘕,月经闭止,乳汁不通,产后血瘀腹痛。

姬蠊科 Blattellidae

■ 小蠊属 *Blattella*

● 德国小蠊

【学名】· *Blattella germanica* (L.)

【别名】· 德国蠊、德国蟑螂、德国姬蠊。

【习性与分布】· 生活于厨房、墙角或食堂等地。省内广泛分布。

【药用部位】· 全虫。

【功效与主治】· 活血散瘀,解毒消疳,利水消肿。用于癥瘕积聚,小儿疳积,脚气,水肿,疔疮肿毒,蛇虫咬伤。

● 拟德小蠊

【学名】· *Blattella lituricollis* Walker

【别名】· 拟德国小蠊、拟德姬蠊。

【习性与分布】· 生活于温暖、潮湿、食物丰富和多缝隙的环境。分布于湄潭等地。

【药用部位】· 全虫。

【功效与主治】· 活血散瘀,解毒消疳,利水消肿。用于癥瘕积聚,小儿疳积,脚气,水肿,疔疮肿毒,蛇虫咬伤。

地鳖科 Polyphagidae

■ 地鳖属 *Eupolyphaga*

● 地鳖

【学名】· *Eupolyphaga sinensis* (Walker)

【别名】· 土鳖虫、土元、簸箕虫。

【习性与分布】· 生活于阴湿或墙角松土处。分布于湄潭、播州、习水、梵净山、雷公山、茂兰等地。

【药用部位】· 雌虫全体。

【功效与主治】· 破血逐瘀,续筋接骨。用于跌打损伤,续伤骨折,血瘀闭经,产后瘀阻腹痛,癥瘕痞块。

【附注】·《中国药典》收录物种。

■ 冀地鳖属 *Steleophaga*

● 冀地鳖

【学名】· *Steleophaga plancyi* (Boleny)

【别名】· 大土元。

【习性与分布】· 生活于阴湿的楼底地或粮仓底。分布于贵州东部、习水等地。

【药用部位】· 雌虫全体。

【功效与主治】· 破血逐瘀,续筋接骨。用于跌打损伤,续伤骨折,血瘀闭经,产后瘀阻腹痛,癥瘕痞块。

【附注】·《中国药典》收录物种。

白蚁科 Termitidae

■ 白蚁属 *Odontotermes*

● 黑翅土白蚁

【学名】· *Odontotermes formosanus* (Shiraki)

【别名】· 黑翅大白蚁、台湾黑翅螱。

【习性与分布】· 蚁巢多位于地势开阔、植被稀少的地方。分布于安顺、毕节、铜仁、册亨、兴义、三都、茂兰等地。

【药用部位】· 全虫或排泄物。

【功效与主治】· 消肿镇痛,清热解毒。用于风湿,类风湿,糖尿病,癌症术后和后续治疗引起的体质虚弱,免疫能力低下和内分泌紊乱,丙谷转氨酶偏高。

鼻白蚁科 Rhinotermitidae

■ 散白蚁属 *Reticulitermes*

● 黑胸散白蚁

【学名】· *Reticulitermes chinensis* Snyder

【别名】· 黑胸网螱。

【习性与分布】· 生活于有树根和腐木的地下。分布于茂兰等地。

【药用部位】·全虫或排泄物。

【功效与主治】·清热消肿,镇痛保肝。用于风湿,类风湿,糖尿病,癌症术后和后续治疗引起的体质虚弱,免疫能力低下。

螳科 Mantidae

■ 拟大刀螳属 *Epitenodera*

• 拟大刀螳

【学名】·*Epitenodera capitata* Sanssure

【别名】·拟大刀螳螂、大螳螂。

【习性与分布】·生活于草丛或树枝上。分布于茂兰、梵净山等地。

【药用部位】·卵鞘。

【功效与主治】·滋补强壮,补肾益精,定惊止痛,缩尿止带。用于小儿惊风抽搐,体虚无力,阳痿遗精,尿频遗尿,白带,小儿惊风,痔疮。

■ 斧螳属 *Hierodula*

• 大青山斧螳

【学名】·*Hierodula daqingshanensis* Wang

【别名】·祷告虫、斧螳。

【习性与分布】·生活于草丛或树枝上。分布于茂兰等地。

【药用部位】·卵鞘或成虫全虫。

【功效与主治】·滋补强壮,补肾益精,定惊止痛,缩尿止带。用于小儿惊风抽搐,体虚无力,阳痿,遗精,尿频,遗尿,小儿惊风,痔疮,神经衰弱等症。

• 勇斧螳

【学名】·*Hierodula membranaces* Burmeister

【别名】·勇斧螳螂。

【习性与分布】·生活于草丛或树枝上。分布于习水、雷公山、梵净山、大沙河、茂兰等地。

【药用部位】·卵鞘、成虫全虫。

【功效与主治】·滋补强壮,补肾益精,定惊止痛,缩尿止带。用于小儿惊风抽搐,体虚无力,阳痿,遗精,尿频,遗尿,小儿惊风,痔疮。

• 广斧螳

【学名】·*Hierodula patellifera* (Serville)

【别名】·拒斧螳螂、广腹螳螂、广斧螳螂。

【习性与分布】·生活于农田附近的瓜架、灌木林或桑树之上。分布于毕节、贵定、湄潭等地。

【药用部位】·卵鞘。

【功效与主治】·补肾助阳,固精缩尿。用于遗尿尿频,遗精滑精,小便白浊,腰膝酸软。

■ 薄翅螳螂属 *Mantis*

• 薄翅螳

【学名】·*Mantis religiosa* L.

【别名】·欧洲螳螂、薄翅螳螂。

【习性与分布】·生活于草丛或树枝上。分布于贵州北部。

【药用部位】·卵鞘。

【功效与主治】·补肾助阳,固精缩尿。用于遗尿尿频,遗精滑精,小便白浊,腰膝酸软,妇女带下,经血不调。

■ 静螳属 *Stalilia*

• 棕污斑螳

【学名】·*Stalilia maculate* (Thunb.)

【别名】·斑翅螳螂、小刀螂、小刀螳螂。

【习性与分布】·生活于草丛或树枝上。分布于贵州东南部及北部。

【药用部位】·卵鞘。

【功效与主治】·补肾助阳,固精缩尿。用于遗尿尿频,遗精滑精,小便白浊,腰膝酸软。

• 绿污斑螳

【学名】·*Statilia nemoralls* Saussure

【别名】·小刀螂、绿污斑螳螂。

【习性与分布】·生活于草丛或树枝上。分布于茂兰等地。

【药用部位】·卵鞘。

【功效与主治】·滋补强壮,补肾益精,定惊止痛,缩尿止带。用于小儿惊风抽搐,体虚无力,阳痿遗精,尿频遗尿,小儿惊风,痔疮。

■ 大刀螳属 *Tenodera*

• 枯叶大刀螳

【学名】·*Tenodera aridifolia* (Stoll)

【别名】·南方刀螂、二点螳螂。

【习性与分布】·生活于草丛或树枝上。分布于习水、雷公山、茂兰、大沙河、梵净山等地。

【药用部位】·卵鞘。

【功效与主治】·补肾壮阳,固精缩尿。用于遗精,尿频遗尿,带下,肾虚腰痛,神经衰弱。

• 昆虫大刀螳

【学名】·*Tenodera sinensis* Saussure

【别名】·长螳螂、南方刀螳、中华刀螳。

【习性与分布】·生活于草丛或树枝上。省内广泛分布。

【药用部位】·卵鞘。

【功效与主治】·补肾助阳,固精缩尿。用于遗尿尿频,遗精滑精,小便白浊,腰膝酸软。

【附注】·《中国药典》收录物种。

斑翅蝗科 Oedipodidae

■ 飞蝗属 *Locusta*

• 东亚飞蝗

【学名】·*Locusta migratoria manilensis* (Meyen)

【别名】·蚱蜢、蚂蚱、蝗虫。

【习性与分布】·生活于草地或农田。分布于修文等地。

【药用部位】·全虫。

【功效与主治】·止咳平喘,祛风解痉。用于百日咳,小儿惊风,支气管哮喘。

斑腿蝗科 Catantopidae

■ 稻蝗属 *Oxya*

• 中华稻蝗

【学名】·*Oxya chinensis* (Thunb.)

【别名】·水稻蝗、蝗虫、油蚂蚱。

【习性与分布】·生活于稻田或堤岸附近。省内广泛分布。

【药用部位】·全虫。

【功效与主治】·止咳平喘,祛风解痉。用于咳嗽气短,小儿惊风,破伤风,百日咳,哮喘。

• 小稻蝗

【学名】·*Oxya intricata* (Stal)

【别名】·稻蝗、蚂蚱。

【习性与分布】·生活于稻田或堤岸附近。分布于安顺、独山、播州、罗甸、荔波、三都、关岭、望谟、紫云、雷公山、梵净山等地。

【药用部位】·全体。

【功效与主治】·止咳平喘,镇惊,消肿止痛。用于支气管哮喘,百日咳,小儿惊风,咽喉肿痛,疹出不畅。

• 长翅稻蝗

【学名】·*Oxya velax* (Fabricius)

【别名】·蚂蚱、蚱蜢。

【习性与分布】·生活于稻田、玉米地或高粱地。省内广泛分布。

【药用部位】·全虫。

【功效与主治】·止咳平喘,祛风解痉。用于小儿惊风,破伤风,百日咳,哮喘。

剑角蝗科 Acrididae

■ 剑角蝗属 *Acrida*

• 中华剑角蝗

【学名】·*Acrida cinerea* (Thunb.)

【别名】·中华蚱蜢、稻叶大剑角蝗、尖头蚱蜢。

【习性与分布】·生活于农田、荒地或山坡。省内广泛分布。

【药用部位】·成虫全体。

【功效与主治】·解毒定惊,止咳平喘。用于支气管哮喘,百日咳,小儿惊风。

菱蝗科 Tetrigidae

■ 蚱属 *Tetrix*

• 日本蚱

【学名】·*Tetrix japonica* (Bolivar)

【别名】·日本菱蝗。

【习性与分布】·生活于草丛。分布于茂兰等地。

【药用部位】·全虫。

【功效与主治】·息风平喘,止咳降逆。用于百日咳,咳嗽气急,支气管炎,哮喘,破伤风,小儿惊风,抽搐痉挛。

螽斯科 Tettigoniidae

■ 织娘属 *Mecopoda*

• 纺织娘

【学名】·*Mecopoda elongata* (L.)

【别名】·姑姑、大蟋蟀、莎鸡。

【习性与分布】·生活于草丛中。省内广泛分布。

【药用部位】·全虫。

【功效与主治】·定惊止搐。用于小儿惊风抽搐。

蟋蟀科 Gryllidae

■ 蟋蟀属 *Gryllus*

● 中华蟋

【学名】·*Gryllus chinensis* Saussure

【别名】·中华蟋蟀。

【习性与分布】·生活于草丛中。分布于茂兰等地。

【药用部位】·全虫。

【功效与主治】·解毒,利尿,破血。用于水肿,小便不通,尿路结石,肝硬化腹水。

■ 棺头蟋属 *Loxoblemmus*

● 多伊棺头蟋

【学名】·*Loxoblemmus doenitzi* Stein

【别名】·大扁头蟋、棺材头、斧头恭。

【习性与分布】·生活于杂草丛或砖瓦土块之下。分布于茂兰等地。

【药用部位】·全虫。

【功效与主治】·利水消肿,清热解毒。用于水肿,腹水,小便不利,红肿疮毒。

■ 油葫芦属 *Teleogryllus*

● 污褐油葫芦

【学名】·*Teleogryllus testaceus*（Walker）

【别名】·蟋蟀、斗鸡、土蚂蚱子。

【习性与分布】·生活于杂草内、砖瓦或土块下。分布于茂兰等地。

【药用部位】·全虫。

【功效与主治】·利水消肿,解毒。用于水肿,小便不利,肾虚阳痿,肝硬化腹水。

■ 斗蟋属 *Velarifictorus*

● 长颚斗蟋

【学名】·*Velarifictorus aspersus*（Walker）

【别名】·斗鸡、蛐蛐、促织。

【习性与分布】·生活于杂草丛、枯枝烂叶或砖石之下。分布于茂兰等地。

【药用部位】·全虫。

【功效与主治】·利水消肿。用于癃闭,水肿,小儿遗尿。

蝼蛄科 Gryllotalpidae

■ 蝼蛄属 *Gryllotalpa*

● 非洲蝼蛄

【学名】·*Gryllotalpa africana* Palisot de Beauvois

【别名】·土狗、南方蝼蛄。

【习性与分布】·生活于潮湿温暖的砂质土壤中,在施用有机肥之地多。省内广泛分布。

【药用部位】·全虫。

【功效与主治】·解毒消肿,通淋利水。用于小便不利,水肿,石淋,瘰疬,恶疮。

● 东方蝼蛄

【学名】·*Gryllotalpa orientalis* Burmeister

【别名】·土狗、蝼蛄虫。

【习性与分布】·生活于砂质土壤中。分布于习水、雷公山、茂兰等地。

【药用部位】·全虫。

【功效与主治】·利尿消肿,解毒。用于小便不利,水肿,石淋,跌打损伤。

蝉科 Cicadidae

■ 蚱蝉属 *Cryptotympana*

● 黑蝉

【学名】·*Cryptotympana atrata*（Fabricius）

【别名】·蚱蝉、知了。

【习性与分布】·成虫生活于杨、柳、枫、苹果、梨、桃、杏等阔叶树上。省内广泛分布。

【药用部位】·全虫、末龄若虫脱下的皮。

【功效与主治】·蝉干:活血化瘀,解毒散结。用于血瘀闭经,淋巴结核。蝉蜕:疏风散热,透疹止痉。用于风热感冒,咳嗽失音,咽喉肿痛,角膜云翳,麻疹未透,风疹瘙痒,小儿夜啼,惊风。

● 黄蚱蝉

【学名】·*Cryptotympana mandarina* Distant

【别名】·蚱蝉、知了。

【习性与分布】·成虫生活于在柑橘、荔枝、桑、梨、椿等树上。省内广泛分布。

【药用部位】·全虫、末龄若虫脱下的皮。

【功效与主治】·蝉干:活血化瘀,解毒散结。用于血瘀闭经,淋巴结核。蝉蜕:疏风散热,透疹止痉。用于风热感冒,咳嗽失音,咽喉肿痛,角膜云翳,麻疹未透,风疹瘙痒,小儿夜啼,惊风。

● 黑蚱

【学名】·*Cryptotympana pustulata* (Fabricius)

【别名】·蚱蝉、蝉蜕。

【习性与分布】·生活于杨、柳、槐、榆等树上。省内广泛分布。

【药用部位】·若虫羽化时脱落的皮壳。

【功效与主治】·疏散风热,利咽透疹,明目退翳,解痉。用于风热感冒,音哑咽痛,麻疹不透,风疹瘙痒,目赤翳障,惊风抽搐,破伤风。

【附注】·《中国药典》收录物种。

■ 红蝉属 *Huechys*

● 褐翅红蝉

【学名】·*Huechys philamata* (Fabricius)

【别名】褐翅红娘子。

【习性与分布】·生活于草间或低矮的树丛。分布于望谟、罗甸等地。

【药用部位】·全体。

【功效与主治】·破瘀散结,攻毒。用于血瘀闭经,腰痛,不孕,瘰疬,癣疮。

● 黑翅红娘子

【学名】·*Huechys sanguinea* (De Geer)

【别名】·红娘子、黑翅红蝉。

【习性与分布】·生活于草间或低矮树丛中。分布于望谟、罗甸、息烽、茂兰等地。

【药用部位】·全虫。

【功效与主治】·攻毒破积,通瘀。用于血瘀闭经,狂犬咬伤。外用于疥癣疮疡。

■ 寒蝉属 *Meimuna*

● 寒蝉

【学名】·*Meimuna opalifera* (Walker)

【别名】·松寒蝉。

【习性与分布】·生活于山区林中。分布于盘州、平塘、习水、雷公山、茂兰等地。

【药用部位】·全虫、末龄若虫脱下的皮。

【功效与主治】·蝉干:活血化瘀,解毒散结。用于血瘀闭经,淋巴结核,狂犬咬伤。外用于疥癣疮疡。蝉蜕:疏风散热,透疹止痉。用于感冒发热,咳嗽失音,咽喉肿痛,角膜云翳,麻疹未透,风疹瘙痒,小儿夜啼,惊风。

■ 蟪蛄属 *Platypleura*

● 蟪蛄

【学名】·*Platypleura kaempferi* (Fabricius)

【别名】·知了。

【习性与分布】·生活于丘陵、平坝低矮的树丛中。分布于罗甸、平塘、赤水、茂兰等地。

【药用部位】·幼虫。

【功效与主治】·清热镇惊。用于惊痫,夜啼,心悸。

■ 骚蝉属 *Pomponia*

● 螂蝉

【学名】·*Pomponia linearis* (Walker)

【别名】·知了。

【习性与分布】·生活于中低海拔的树林中。分布于湄潭、天柱、习水、雷公山、梵净山、茂兰等地。

【药用部位】·全虫、末龄若虫脱下的皮。

【功效与主治】·蝉干:活血化瘀,解毒散结。用于血瘀闭经,淋巴结核,狂犬咬伤。外用于疥癣疮疡。蝉蜕:疏风散热,透疹止痉。用于感冒发热,咳嗽失音,咽喉肿痛,角膜云翳,麻疹未透,风疹瘙痒,小儿夜啼,惊风。

蜡蝉科 Fulgoridae

■ 斑衣蜡蝉属 *Lycorma*

● 斑衣蜡蝉

【学名】·*Lycorma delicatula* (White)

【别名】·椿皮蜡蝉、花蹦蹦、樗鸡。

【习性与分布】·生活于树干、树叶上或叶柄处,以臭椿为食。分布于铜仁、习水、赤水、荔波、道真、茂兰、雷公山、梵净山等地。

【药用部位】·全虫。

【功效与主治】·活血通经,攻毒散结。用于血瘀闭经,腰伤疼痛,阳痿,疥疮。

■ **蜡蝉属 *Pyrops***

● **龙眼鸡**

【学名】· *Pyrops candelaria* L.

【别名】·长鼻蜡蝉、绿孔雀。

【习性与分布】·寄生于龙眼,成虫在树枝主干越冬。分布于罗甸、望谟、从江、晴隆等地。

【药用部位】·全虫。

【功效与主治】·破瘀散结,通经堕胎,解毒。用于子宫虚寒,瘰疬结核,狂犬咬伤。

■ **鼻蜡蝉属 *Zanna***

● **中华鼻蜡蝉**

【学名】· *Zanna chinensis* Distant

【别名】·鼻蜡蝉。

【习性与分布】·寄生于大豆。分布于荔波等地。

【药用部位】·全虫。

【功效与主治】·破瘀散结,通经堕胎,解毒。用于子宫虚寒,簰疬结核,狂犬咬伤。

胶蚧科 Kerriidae

■ **胶蚧属 *Kerria***

● **紫胶蚧**

【学名】· *Kerria lacca* (Kerr)

【别名】·紫草茸、胶虫。

【习性与分布】·寄生于榕树、黄檀属或合欢属植物。分布于册亨、安龙、紫云等地。

【药用部位】·雌虫分泌的树脂状胶质。

【功效与主治】·清热解毒,凉血。用于麻疹、斑疹不透,月经过多,崩漏,疮疡,湿疹。

瘿绵蚜科 Pemphigidae

■ **铁倍花蚜属 *Floraphis***

● **铁花倍蚜**

【学名】· *Floraphis meitanensis* Tsai et Tang

【别名】·五倍子蚜、倍蚜。

【习性与分布】·致瘿寄主为红麸杨。分布于习水、茂兰等地。

【药用部位】·虫瘿。

【功效与主治】·敛肺降火,涩肠止泻,固精止遗,敛汗止血。用于肺虚久咳,肺热痰嗽,久泻久痢,遗精滑精,自汗盗汗,崩漏下血,便血痔血,湿疮流水,溃疡不敛,肛脱不收,子宫下垂。

■ **铁倍蚜属 *Kaburagia***

● **枣铁卡倍蚜**

【学名】· *Kaburagia ensigallis* (Tsai et Tang)

【别名】·五倍子蚜、枣铁倍蚜、倍蚜。

【习性与分布】·致瘿寄主为红麸杨。分布于习水、茂兰等地。

【药用部位】·虫瘿。

【功效与主治】·敛肺降火,涩肠止泻,固精止遗,敛汗止血。用于肺虚久咳,肺热痰嗽,久泻久痢,遗精滑精,自汗盗汗,崩漏下血,便血痔血,湿疮流水,溃疡不敛,肛脱不收,子宫下垂。

● **蛋卡倍蚜**

【学名】· *Kaburagia ovogallis* (Tsai et Tang)

【别名】·蛋铁倍蚜、五倍子蚜、倍蚜。

【习性与分布】·致瘿寄主为红麸杨。省内广泛分布。

【药用部位】·虫瘿。

【功效与主治】·敛肺降火,涩肠止泻,固精止遗,敛汗止血。用于肺虚久咳,肺热痰嗽,久泻久痢,遗精滑精,自汗盗汗,崩漏下血,便血痔血,湿疮流水,溃疡不敛,肛脱不收,子宫下垂。

■ **圆角枣蚜属 *Nurudea***

● **盐肤木红仿倍蚜**

【学名】· *Nurudea rosea* (Matsumura)

【别名】·红倍花蚜、五倍子蚜、倍蚜。

【习性与分布】·致瘿寄主为盐肤木。省内广泛分布。

【药用部位】·虫瘿。

【功效与主治】·敛肺降火,涩肠止泻,固精止遗,敛汗止血。用于肺虚久咳,肺热痰嗽,久泻久痢,遗精滑精,自汗盗汗,崩漏下血,便血痔血,湿疮流水,溃疡不敛,肛脱不收,子宫下垂。

● 圆角仿倍蚜

【学名】· *Nurudea sinica* Tsai et Tang

【别名】· 圆角倍蚜、五倍子蚜、倍蚜。

【习性与分布】· 致瘿寄主为盐肤木。分布于习水、茂兰等地。

【药用部位】· 虫瘿。

【功效与主治】· 敛肺降火,涩肠止泻,固精止遗,敛汗止血。用于肺虚久咳,肺热痰嗽,久泻久痢,遗精滑精,自汗盗汗,崩漏下血,便血痔血,湿疮流水,溃疡不敛,肛脱不收,子宫下垂。

● 倍花蚜

【学名】· *Nurudea shiraii* (Matsumura)

【别名】· 五倍子蚜、倍蚜。

【习性与分布】· 致瘿寄主为盐肤木。分布于习水、茂兰等地。

【药用部位】· 虫瘿。

【功效与主治】· 敛肺降火,涩肠止泻,固精止遗,敛汗止血。用于肺虚久咳,肺热痰嗽,久泻久痢,遗精滑精,自汗盗汗,崩漏下血,便血痔血,湿疮流水,溃疡不敛,肛脱不收,子宫下垂。

■ 倍蚜属 *Schlechtendalia*

● 角倍蚜

【学名】· *Schlechtendalia chinensis* (Bell)

【别名】· 五倍子蚜、倍蚜。

【习性与分布】· 寄生于盐肤木或苔藓。省内广泛分布。

【药用部位】· 虫瘿。

【功效与主治】· 涩肠止泻,敛肺降火,收敛止血,敛汗。用于肺虚咳嗽,久泻久痢,多汗,吐血,便血,尿血,带下,外伤出血。

● 红小铁枣蚜

【学名】· *Schlechtendalia elongallis* (Tsai et Tang)

【别名】· 五倍子蚜、倍蚜。

【习性与分布】· 寄生于红麸杨。分布于习水、茂兰等地。

【药用部位】· 虫瘿。

【功效与主治】· 敛肺降火,涩肠止泻,固精止遗,敛汗止血。用于肺虚久咳,肺热痰嗽,久泻久痢,遗精滑精,自汗盗汗,崩漏下血,便血痔血,湿疮流水,溃疡不敛,肛脱不收,子宫下垂。

● 倍蛋蚜

【学名】· *Schlechtendalia peitan* (Tsai et Tang)

【别名】· 五倍子蚜、倍蚜。

【习性与分布】· 寄生于红麸杨、青麸杨。省内广泛分布。

【药用部位】· 虫瘿。

【功效与主治】· 敛肺降火,涩肠止泻,固精止遗,敛汗止血。用于肺虚久咳,肺热痰嗽,久泻久痢,遗精滑精,自汗盗汗,崩

漏下血,便血痔血,湿疮流水,溃疡不敛,肛脱不收,子宫下垂。

蜡蚧科 Coccidae

■ 白蜡蚧属 *Ericerus*

● 白蜡蚧

【学名】· *Ericerus pela* (Chavannes) Guerin

【别名】· 水蜡虫、蜡虫、白蜡虫。

【习性与分布】· 生活于木樨科植物白蜡树、女贞等植物树枝上。分布于安顺、道真、务川、湄潭、都匀、兴义、播州等地。

【药用部位】· 雄虫幼虫的分泌物。

【功效与主治】· 止血生肌,定痛。用于刀伤出血,尿血,疮口溃久不敛。

【附注】·《中国药典》收录物种。

兜蝽科 Dinidoridae

■ 瓜蝽属 *Coridius*

● 九香虫

【学名】· *Coridius chinensis* (Dallas)

【别名】· 放屁虫、臭屁虫、黑兜虫。

【习性与分布】· 成虫越冬时隐藏在土块、石块下或石缝中。省内广泛分布。

【药用部位】· 成虫全虫。

【功效与主治】· 行气止痛,温肾助阳。用于脘闷腹胀,胁肋作痛,胃脘疼痛,肾阳不足。

【附注】·《中国药典》收录物种。

■ 皱蝽属 *Cyclopelta*

● 小皱蝽

【学名】· *Cyclopelta parva* Distant

【别名】· 小兜蝽、小九香虫。

【习性与分布】· 成虫聚集在槐树下的土表层越冬。省内广泛分布。

【药用部位】· 成虫全虫。

【功效与主治】· 行气止痛,温肾助阳。用于脘闷腹胀,胁肋作痛,胃脘疼痛,肾阳不足。

蝽科 Pentatomidae

■ 麻皮蝽属 *Erthesina*

• 麻皮蝽

【学名】· *Erthesina fullo* (Thunb.)

【别名】· 黄斑蝽、麻蝽象、臭大姐。

【习性与分布】· 寄生于苹果、枣、沙果等植物。省内广泛分布。

【药用部位】· 成虫全虫。

【功效与主治】· 活血散瘀,消肿止痛。用于跌打损伤,瘀血肿痛。

■ 臭蝽属 *Metonymia*

• 大臭蝽

【学名】· *Metonymia glandulosa* (Wolff)

【别名】· 臭屁虫、臭大姐。

【习性与分布】· 寄生于梨树、梧桐、油桐等植物。分布于独山、三都、望谟、荔波、册亨、修文、镇宁、清镇、惠水、紫云、睛隆、贞丰、安龙、六枝、盘州、水城、播州、玉屏、石阡、江口、茂兰、兴义、罗甸等地。

【药用部位】· 成虫全虫。

【功效与主治】· 活血散瘀,消肿止痛。用于跌打损伤,瘀血肿痛。

■ 绿蝽属 *Nezara*

• 稻绿蝽

【学名】· *Nezara viridula smaragdula* (Fabricius)

【别名】· 青鱼龟虫、绿蝽。

【习性与分布】· 寄生于柑橘、水稻、玉米等植物。省内广泛分布。

【药用部位】· 成虫全虫。

【功效与主治】· 活血散瘀,消肿止痛。用于跌打损伤,瘀血肿痛。

黾蝽科 Gerridae

■ 大黾蝽属 *Rhagadotarsus*

• 水黾

【学名】· *Rhagadotarsus kraepelini* (Breddin)

【别名】· 水马、水爬虫、水和尚。

【习性与分布】· 生活于湖水、池塘、水田和湿地。分布于茂兰等地。

【药用部位】· 成虫全虫。

【功效与主治】· 解毒退热,抗癌疗痔。用于痔疮、疟疾。

荔蝽科 Tessaratomidae

■ 荔蝽属 *Tessaratoma*

• 荔枝蝽

【学名】· *Tessaratoma papillosa* (Drury)

【别名】· 荔蝽、荔枝绿蝽。

【习性与分布】· 寄生于荔枝和龙眼。分布于罗甸、赤水、兴义、榕江、从江、茂兰等地。

【药用部位】· 成虫全虫。

【功效与主治】· 活血散瘀,消肿止痛。用于跌打损伤,瘀血肿痛。

仰蝽科 Notonectidae

■ 仰蝽属 *Notonecta*

• 三点大仰蝽

【学名】· *Notonecta triguttata* Motschulsky

【别名】· 松藻虫。

【习性与分布】· 生活于水中。分布于茂兰等地。

【药用部位】· 成虫全虫。

【功效与主治】· 理气止痛,温中壮阳。用于胸腹胀满,肚胃气痛,腰膝酸痛。

蝎蝽科 Nepidae

■ 红娘华属 *Laccotrephes*

• 长壮蝎蝽

【学名】· *Laccotrephes robustus* Stål

【别名】· 大长蝎蝽。

【习性与分布】· 生活于河流、池塘、湖泊等水域。分布于茂兰等地。

【药用部位】·成虫全虫。

【功效与主治】·理气止痛,温中壮阳。用于胸腹胀满,肚胃气痛,腰膝酸痛。

负子蝽科 Belostomatidae

■ 负子蝽属 *Sphaerodema*

● 负子蝽

【学名】· *Sphaerodema rustica* (Fabricius)

【别名】·田鳖。

【习性与分布】·生活于水田、池塘静水环境。分布于茂兰等地。

【药用部位】·成虫全虫。

【功效与主治】·理气止痛,温中壮阳。用于胸腹胀满,肚胃气痛,腰膝酸痛。

蚁蛉科 Myrmeleontidae

■ 东蚁蛉属 *Euroleon*

● 中华东蚁蛉

【学名】· *Euroleon sinicus* (Navás)

【别名】·沙谷牛、金沙牛、地拱。

【习性与分布】·成虫和幼虫大多陆生。分布于贵定、习水等地。

【药用部位】·幼虫全体。

【功效与主治】·平肝息风,祛瘀散结,截疟,健脾理气,拔毒消肿。用于小儿惊风,癫痫,中风,跌打损伤,瘀血肿痛,消化不良,便秘,腹泻,疟疾,痈疮肿毒,骨髓炎,中耳炎。

■ 蚁狮属 *Myrmeleon*

● 蚁蛉

【学名】· *Myrmeleon formicarius* L.

【别名】·地沙牛、沙牛虫、泛蚁蛉。

【习性与分布】·成虫和幼虫大多陆生。省内广泛分布。

【药用部位】·幼虫全体。

【功效与主治】·解热通淋,截疟杀虫,软坚消积,拔毒去腐,泻下通便。用于砂淋,疟母,腹腔癥块,瘰疬阴疽,久溃不敛。

齿蛉科 Corydalidae

■ 巨齿蛉属 *Acanthacorydalis*

● 东方巨齿蛉

【学名】· *Acanthacorydalis orientalis* (McLachlan)

【别名】·爬沙虫。

【习性与分布】·成虫在野外多取食花蜜与树汁,幼虫生活于山间溪流。分布于黎平等地。

【药用部位】·幼虫全体。

【功效与主治】·除湿祛瘀,暖肾阳。用于治疗小儿遗尿,跌打损伤,风湿疼痛。

■ 齿蛉属 *Neoneuromus*

● 普通齿蛉

【学名】· *Neoneuromus ignobilis* Navás

【别名】·爬沙虫。

【习性与分布】·成虫多取食花蜜与树汁,幼虫生活于山间溪流中。分布于大沙河、梵净山等地。

【药用部位】·幼虫全体。

【功效与主治】·除湿祛瘀,暖肾阳。用于治疗小儿遗尿,老人体虚夜尿,跌打损伤,风湿疼痛。

刺蛾科 Limacodidae

■ 刺蛾属 *Cnidocampa*

● 黄刺蛾

【学名】· *Cnidocampa flavescens* (Walker)

【别名】·雀瓮蛾、茧名雀瓮、天浆子。

【习性与分布】·幼虫多生活于梨、苹果、柿、樱桃、石榴、李等果树上,结茧于树杈或枝干上越冬。省内广泛分布。

【药用部位】·蛹。

【功效与主治】·息风止惊,解毒消肿。用于小儿惊风,脐风,癫痫,乳蛾肿痛。

螟蛾科 Pyralidae

■ 条螟属 *Proceras*

● 高粱条螟

【学名】· *Proceras venosatum*（Walker）

【别名】· 钻秆虫、高粱钻心虫。

【习性与分布】· 寄生于玉米、高粱、甘蔗等茎秆内。省内广泛分布。

【药用部位】· 幼虫全体。

【功效与主治】· 凉血止血。用于血热便血等。

■ 野秆螟属 *Pyrausta*

● 玉米螟

【学名】· *Pyrausta nubilaois*（Hubern）

【别名】· 玉米钻心虫、钻茎虫。

【习性与分布】· 寄生于苍耳、玉米、高粱、小米等茎秆内。省内广泛分布。

【药用部位】· 幼虫全体。

【功效与主治】· 清热解毒，消肿止痛。用于疔疮，疮毒，便血，疳积。

蚕蛾科 Bombycidae

■ 蚕蛾属 *Bombyx*

● 家蚕

【学名】· *Bombyx mori*（L.）

【别名】· 桑蚕、晚蚕蛾、桑蚕。

【习性与分布】· 主要以桑叶为食。省内广泛分布。

【药用部位】· 被白僵菌寄生致死的干燥带菌虫体（僵蚕）。

【功效与主治】· 僵蚕：祛风热，镇惊化痰。用于急慢惊风，痉挛抽搐，头痛，急性咽炎，扁桃体炎，失音，皮肤瘙痒，丹毒。

【附注】·《中国药典》收录物种。

天蚕蛾科 Saturniidae

■ 柞蚕属 *Antheraea*

● 柞蚕

【学名】· *Antheraea pernyi* Guérin-Méneville

【别名】· 春蚕、槲蚕、栎蚕。

【习性与分布】· 以蛹在茧内越冬。省内广泛分布。

【药用部位】· 鲜蛹。

【功效与主治】· 息风止痉，祛风止痛，化痰散结。用于痰热惊搐，痫痫，中风痰厥，小儿慢惊，风热头痛，目赤，咽痛，瘰疬，瘰疬，结核。

■ 樗蚕蛾属 *Philosamia*

● 樗蚕

【学名】· *Philosamia cynthia* Walker et Felder

【别名】· 樗蚕蛾。

【习性与分布】· 寄生于核桃、石榴、柑橘、蓖麻、花椒、臭椿、乌柏、银杏、马桂木、喜树、槐、柳等，幼虫食叶和嫩芽。分布于茂兰等地。

【药用部位】· 鲜蛹。

【功效与主治】· 息风止痉，祛风止痛，化痰散结。用于痰热惊搐，癫痫，中风痰厥，小儿慢惊，风热头痛，目赤，咽痛，瘰疬，瘰疬，结核。

■ 蓖麻蚕属 *Samia*

● 蓖麻蚕

【学名】· *Samia cynthia ricina*（Donovan）

【别名】· 木薯蚕。

【习性与分布】· 幼虫以蓖麻叶为食。分布于茂兰等地。

【药用部位】· 幼虫或茧。

【功效与主治】· 祛风湿，止痹痛。用于风湿性关节炎。

天蛾科 Sphingidae

■ 面形天蛾属 *Acherontia*

● 鬼脸天蛾

【学名】· *Acherontia lachesis*（Fabricius）

【别名】· 人面天蛾、骷髅天蛾。

【习性与分布】· 以蛹过冬，幼虫以茄科、马鞭草科、木樨科、紫葳科及唇形科等植物为寄主。分布于罗甸、思南、兴义、安龙、凯里、大沙河、茂兰等地。

【药用部位】· 幼虫。

【功效与主治】· 用于小儿凉风，痰喘咳嗽，胸膈不利，吐乳不食。

粉蝶科 Pieridae

■ 豆粉蝶属 *Colias*

● 斑缘豆粉蝶

【学名】·*Colias erate*（Esper）

【别名】·黄纹粉蝶。

【习性与分布】·以蛹越冬,生活于大豆、苜蓿等植物。分布于大沙河、茂兰、梵净山等地。

【药用部位】·成虫。

【功效与主治】·消肿止痛。用于跌打损伤,肿痛出血。

● 橙黄豆粉蝶

【学名】·*Colias fieldii* Ménétriés

【别名】·小菜粉蝶。

【习性与分布】·以大豆等农作物为食。分布于雷公山、梵净山、茂兰等地。

【药用部位】·成虫。

【功效与主治】·消肿止痛。用于跌打损伤,肿痛出血。

■ 粉蝶属 *Pieris*

● 菜粉蝶

【学名】·*Pieris rapae*（L.）

【别名】·菜青虫、白粉蝶、小菜粉蝶。

【习性与分布】·嗜食十字花科植物,特别偏食厚叶片的甘蓝、花椰菜、白菜、萝卜等。省内广泛分布。

【药用部位】·成虫。

【功效与主治】·消肿止痛。用于跌打损伤,肿痛出血。

眼蝶科 Satyridae

■ 矍眼蝶属 *Ypthima*

● 中华矍眼蝶

【学名】·*Ypthima chinensis* Leech

【别名】·眼蝶。

【习性与分布】·喜在日光下访花。分布于平塘、天柱、黎平、雷公山、茂兰等地。

【药用部位】·幼虫。

【功效与主治】·消肿止痛。用于跌打损伤。

凤蝶科 Papilionidae

■ 麝凤蝶属 *Byasa*

● 麝凤蝶

【学名】·*Byasa alcinous* Klug

【别名】·麝香凤蝶、麝香曙凤蝶。

【习性与分布】·成虫访花吸蜜,雄蝶有吸水习性。分布于黔西、茂兰等地。

【药用部位】·幼虫。

【功效与主治】·理气止痛。用于胃痛,小肠疝气。

■ 凤蝶属 *Papilio*

● 碧凤蝶

【学名】·*Papilio bianor* Cramer

【别名】·乌鸦凤蝶、翠凤蝶、碧翠凤蝶。

【习性与分布】·幼虫以芸香科的贼仔树、食茱萸、飞龙掌血和柑橘、花椒、黄柏等植物为食。省内广泛分布。

【药用部位】·幼虫。

【功效与主治】·理气止痛。用于胃痛,小肠疝气。

● 金凤蝶

【学名】·*Papilio machaon* L.

【别名】·黄凤蝶、茴香凤蝶、茴香虫。

【习性与分布】·幼虫寄生于茴香、胡萝卜、芹菜等植物。分布于习水、雷公山、梵净山、大沙河、茂兰等地。

【药用部位】·幼虫。

【功效与主治】·理气化瘀,止痛。用于胃脘痛,呃逆,疝气腹痛。

● 玉带凤蝶

【学名】·*Papilio polytes* L.

【别名】·白带凤蝶、黑凤蝶、缟凤蝶。

【习性与分布】·寄主多为木兰科植物和芸香科植物,多在市区、山麓、林缘和花圃活动。省内广泛分布。

【药用部位】·幼虫。

【功效与主治】·理气止痛,止呃。用于胃痛,小肠疝气。

● 花椒凤蝶

【学名】·*Papilio xuthus* L.

【别名】·柑橘凤蝶、橘凤蝶。

【习性与分布】·寄生于柑橘、枸橘等,以蛹越冬。省内广泛分布。

【药用部位】·幼虫。

【功效与主治】·理气止痛,止呃。用于胃痛,小肠疝气。

避债蛾科 Psychidae

■ 窠蓑蛾属 *Clania*

• 大避债蛾

【学名】·*Clania preyeri*（Leech）

【别名】·大蓑蛾、口袋虫、吊袋蛾。

【习性与分布】·寄生于茶、油茶、枫杨、刺槐、柑橘、枇杷、梨、桃、法国梧桐等植物。分布于湄潭、凤冈、余庆、播州、清镇、平坝、都匀、独山、石阡等地。

【药用部位】·活幼虫伤断处流出的淡黄色液体。

【功效与主治】·清热解毒,生肌敛疮,消肿止痛。用于化脓性感染。

灯蛾科 Arctiidae

■ 灯蛾属 *Arctia*

• 豹灯蛾

【学名】·*Arctia caja* L.

【别名】·飞蛾、火花。

【习性与分布】·成虫有趋光性。分布于茂兰等地。

【药用部位】·蚕蛹全虫。

【功效与主治】·解毒敛疮。用于痔瘘。

丽蝇科 Calliphoridae

■ 金蝇属 *Chrysomya*

• 大头金蝇

【学名】·*Chrysomya megacephala*（Fabricius）

【别名】·五谷虫、大头苍蝇、红头蝇。

【习性与分布】·幼虫主要滋生于厕所、粪池等粪便中。省内广泛分布。

【药用部位】·幼虫。

【功效与主治】·清热解毒,消食化滞。用于疳积腹胀,疳疮,唇疗。

虻科 Tabanidae

■ 虻属 *Tabanus*

• 江苏虻

【学名】·*Tabanus kiangsuensis* Kröber

【别名】·虻虫。

【习性与分布】·生活于潮湿地方。分布于茂兰、梵净山等地。

【药用部位】·雌成虫。

【功效与主治】·破血通经,逐瘀消癥。用于血瘀闭经,产后恶露不尽,干血痨,少腹蓄血,癥瘕积块,跌打伤痛,痈肿,喉痹。

• 华虻

【学名】·*Tabanus mandarinus* Schiner

【别名】·虻虫、牛虻、牛蚊子。

【习性与分布】·生活于草丛或树林中。省内广泛分布。

【药用部位】·雌成虫。

【功效与主治】·破血通经,逐瘀消癥。用于血瘀闭经,产后恶露不尽,干血痨,少腹蓄血,癥瘕积块,跌打伤痛,痈肿,喉痹。

龙虱科 Dytiscidae

■ 厚龙虱属 *Cybister*

• 黄边大龙虱

【学名】·*Cybister japonicus* Sharp

【别名】·黄缘龙虱。

【习性与分布】·生活于池沼、河湖中。分布于惠水、罗甸、习水、茂兰等地。

【药用部位】·成虫全虫。

【功效与主治】·活血通经。用于小儿遗尿,老人尿频。

• 三星龙虱

【学名】·*Cybister tripunutatus orientalis* Gschwendtner

【别名】·东方潜龙虱、水鳖虫、水龟子。

【习性与分布】·生活于池沼、河湖、水田或沟边水草丛。分布于惠水、罗甸、习水、茂兰等地。

【药用部位】·成虫全虫。

【功效与主治】·活血通经。用于小儿遗尿,老人尿频,面部褐斑。

芫菁科 Meloidae

■ 齿爪芫菁属 *Denierella*

● 灰边齿爪芫菁

【学名】· *Denierella serrata* Kaszab

【别名】· 芫菁。

【习性与分布】· 成虫植食,幼虫则半捕食蝗虫的卵。分布于雷公山等地。

【药用部位】· 成虫全虫。

【功效与主治】· 逐瘀散结。用于肿瘤。

■ 豆芫菁属 *Epicauta*

● 短翅豆芫菁

【学名】· *Epicauta aptera* Kaszab

【别名】· 小翅豆芫菁。

【习性与分布】· 成虫为植食性,幼虫以蝗虫卵为食。分布于习水、石阡、雷公山、茂兰等地。

【药用部位】· 成虫全虫。

【功效与主治】· 攻毒逐瘀。用于血瘀闭经,癥瘕积聚,恶疮肿毒,疥癣。

● 中华豆芫菁

【学名】· *Epicauta chinensis* Laporte

【习性与分布】· 成虫集中取食早播大豆,而后转茄子、番茄等蔬菜。省内广泛分布。

【药用部位】· 成虫全虫。

【功效与主治】· 攻毒逐瘀,破积。用于血瘀闭经,癥瘕积聚,恶疮肿毒,疥癣。

● 钩刺豆芫菁

【学名】· *Epicauta curvispina* Kaszab

【别名】· 芫菁。

【习性与分布】· 成虫主要取食大豆及其他豆科植物的叶片及花瓣。分布于榕江、丹寨等地。

【药用部位】· 成虫全虫。

【功效与主治】· 攻毒逐瘀。用于瘰疬,狂犬咬伤。

● 锯角豆芫菁

【学名】· *Epicauta gorhami* (Marseul)

【别名】· 葛上亭长。

【习性与分布】· 成虫多活动于田间及菜园附近。分布于余庆、花溪、正安、雷公山等地。

【药用部位】· 成虫全虫。

【功效与主治】· 攻毒逐瘀,破积。用于血瘀闭经,癥瘕积聚,白癜,恶疮肿毒,疥癣。

● 毛角豆芫菁

【学名】· *Epicauta hirticornis* (Haag-Rutenburg)

【别名】· 红头芫青。

【习性与分布】· 成虫取食大豆、花生、红薯、茄子等植物叶子,幼虫取食蝗虫卵。省内广泛分布。

【药用部位】· 成虫全虫。

【功效与主治】· 攻毒逐瘀。用于血瘀闭经,癥瘕积聚,白癜,恶疮肿毒,疥癣。

● 凹角豆芫菁

【学名】· *Epicauta impressicornis* Pic

【别名】· 芫菁、沟角豆芫菁。

【习性与分布】· 成虫主要取食大豆及其他豆科植物的叶片及花瓣,幼虫取食稻蝗卵。分布于罗甸、荔波、开阳等地。

【药用部位】· 成虫全虫。

【功效与主治】· 攻毒逐瘀,破积。用于血瘀闭经,癥瘕积聚,恶疮肿毒。

● 红头豆芫菁

【学名】· *Epicauta ruficeps* Illiger

【别名】· 鸡公虫。

【习性与分布】· 成虫喜食白花泡桐、枳椇、合欢等。分布于道真、雷公山、大沙河等地。

【药用部位】· 成虫全虫。

【功效与主治】· 攻毒逐瘀。用于血瘀闭经,癥瘕积聚,白癜,恶疮肿毒,疥癣。

● 西伯利亚豆芫菁

【学名】· *Epicauta sibirica* Pallas

【别名】· 芫菁。

【习性与分布】· 成虫群集,取食多种植物,幼虫主食蝗卵。分布于罗甸、道真等地。

【药用部位】· 成虫全虫。

【功效与主治】· 攻毒逐瘀。用于瘰疬,狂犬咬伤。

● 毛胫豆芫菁

【学名】· *Epicauta tibialis* Waterhouse

【别名】· 胫毛豆芫菁。

【习性与分布】· 生活于桑、大豆、马铃薯、文竹、大花萱草、凤仙花、剑兰附近。分布于绥阳、紫云、荔波、道真、雷山等地。

【药用部位】·成虫全虫。

【功效与主治】·攻毒逐瘀。用于血瘀闭经,癥瘕积聚,恶疮肿毒,疥癣。

■ 绿芫菁属 *Lytta*

● 绿芫菁

【学名】·*Lytta caraganae* Pallas

【别名】·青娘子、芫菁、青虫。

【习性与分布】·成虫常成群食野生豆科植物的花。分布于茂兰等地。

【药用部位】·成虫全虫。

【功效与主治】·攻毒,逐瘀破积。用于血瘀闭经,癥瘕积聚,白癞,恶疮肿毒,疥癣等。

■ 短翅芫菁属 *Meloe*

● 短翅芫菁

【学名】·*Meloe corvinus* Marseul

【别名】·圆胸地胆芫菁、圆胸短翅芫菁。

【习性与分布】·成虫植食性,幼虫寄生于蜜蜂等昆虫之上吸食血、淋巴。分布于习水、石阡、雷公山、茂兰等地。

【药用部位】·成虫全虫。

【功效与主治】·攻毒逐瘀。用于瘰疬,狂犬咬伤。

● 心胸短翅芫菁

【学名】·*Meloe subcordicollis* Fairmaire

【别名】·芫菁。

【习性与分布】·分布于道真、江口等地。

【药用部位】·全虫。

【功效与主治】·攻毒,逐瘀散结。用于肿瘤。

■ 斑芫菁属 *Mylabris*

● 眼斑芫菁

【学名】·*Mylabris cichorii* L.

【别名】·斑蝥、横纹芫菁、黄黑小斑蝥。

【习性与分布】·成虫食瓜类、豆类、苹果的花以及番茄、花生的叶。分布于荔波等地。

【药用部位】·全体。

【功效与主治】·破血逐瘀,散结消癥,攻毒蚀疮。用于癥瘕,闭经,顽癣,瘰疬,赘疣,痈疽不溃,恶疮死肌。

● 南方大斑蝥

【学名】·*Mylabris phalerata* Pallas

【别名】·斑蝥、大斑芫青。

【习性与分布】·喜群集栖息和取食,成虫取食大豆、花生、瓜类、茄子等植物叶。省内广泛分布。

【药用部位】·成虫全虫。

【功效与主治】·破血逐瘀,散结消癥,攻毒蚀疮。用于癥瘕,闭经,顽癣,瘰疬,赘疣,痈疽不溃,恶疮死肌。

【附注】·《中国药典》收录物种。

叩头虫科 Elateridae

■ 叩头虫属 *Pleonomus*

● 沟叩头虫

【学名】·*Pleonomus canaliculatus* Faldermann

【别名】·叩头虫、跳百丈。

【习性与分布】·成虫多生活于山地、草丛或林缘灌丛。分布于毕节等地。

【药用部位】·全虫。

【功效与主治】·强筋壮骨,除疟。用于手足痿软无力,筋骨酸痛,疟疾。

萤科 Lampyridae

■ 萤属 *Luciola*

● 萤火虫

【学名】·*Luciola vitticollis* Kies

【别名】·夜光。

【习性与分布】·成虫多生活于水边草丛,昼伏夜出。省内广泛分布。

【药用部位】·全体。

【功效与主治】·明目乌发,解毒。用于青盲目暗,头发早白,水火烫伤。

拟步甲科 Tenebrionidae

■ 琵琶甲属 *Blaps*

● 喙尾琵琶甲

【学名】·*Blaps rynchopetera* Fairmaire

【别名】·云南琵琶甲、臭壳子、打屁虫。

【习性与分布】·生活于黑暗场所、阴湿之地及仓库、长期堆放草灰、柴炭之处。省内广泛分布。

【药用部位】·全虫。

【功效与主治】·活血祛瘀,温中理气。用于劳伤咳嗽,吐血,中风瘫痪,跌打损伤,心胃气痛,咽膈反胃。

■ 洋虫属 *Martianus*

• 洋虫

【学名】· *Martianus dermestiodes* (Chevrolata)

【别名】·九龙虫。

【习性与分布】·生活于仓库。分布于修文等地。

【药用部位】·全虫。

【功效与主治】·活血止痛,温中理气,祛风除湿。用于劳伤咳嗽,半身不遂,跌打损伤,心胃气痛,腹胀吐泻,肢体痿痹,月经不调,赤白带下。

天牛科 Cerambycidae

■ 星天牛属 *Anoplophora*

• 星天牛

【学名】· *Anoplophora chinensis* (Forster)

【别名】·柑橘星天牛、花牯牛、铁牯牛。

【习性与分布】·喜在苹果、梨、樱桃、白杨、桑或榆树附近活动。分布于息烽、紫云、黎平、余庆、修文、独山、平坝、凯里、纳雍、都匀、盘州、水城、望谟、兴义、六枝、册亨、贞丰、龙里、道真、习水、赤水、荔波、雷公山、梵净山、茂兰等地。

【药用部位】·成虫。

【功效与主治】·消肿,镇静息风,活血化瘀。用于疟疾,闭经,小儿惊风,崩漏,疔肿。

■ 粒肩天牛属 *Apriona*

• 桑天牛

【学名】· *Apriona germari* (Hope)

【别名】·粒肩天牛、水天牛、桑蠹虫。

【习性与分布】·生活于苹果、梨、樱桃、白杨、桑或榆树附近。分布于茂兰等地。

【药用部位】·成虫或幼虫。

【功效与主治】·镇静息风,活血化瘀。用于疟疾,闭经,小儿惊风,崩漏,疔肿。

■ 颈天牛属 *Aromia*

• 桃红颈天牛

【学名】· *Aromia bungii* (Faldermann)

【别名】·蝤蛴、红颈天牛。

【习性与分布】·生活于核果类树木上,如桃、杏、樱桃、郁李、梅、柳、杨、栎、柿、核桃、花椒等树附近。分布于毕节、都匀、凯里、紫云、黎平等地。

【药用部位】·幼虫或成虫。

【功效与主治】·镇痛,活血化瘀。用于闭经,崩漏,赤白带下,乳汁不下,小儿痘疮不出,惊风抽搐,跌伤瘀血,腰脊痛。

■ 白条天牛属 *Batocera*

• 云斑天牛

【学名】· *Batocera horsfieldi* (Hope)

【别名】·白条天牛、云斑白条天牛。

【习性与分布】·多以苹果、梨、柳、杨、桑为食。分布于安顺、毕节、独山等地。

【药用部位】·成虫或幼虫。

【功效与主治】·活血祛瘀,镇肝息风,通利血脉,散瘀解毒。用于瘀血阻滞,闭经,崩漏带下,跌打损伤,乳汁不下,肝风内动,惊癫抽搐,小儿惊风,痈疽不溃,疔肿恶毒。

■ 橘褐天牛属 *Nadezhdiella*

• 橘褐天牛

【学名】· *Nadezhdiella cantori* (Hope)

【别名】·天牛、牛角虫、桔褐天牛。

【习性与分布】·多以柑橘、桑为食。省内广泛分布。

【药用部位】·成虫或幼虫。

【功效与主治】·息风镇静,活血祛瘀。用于小儿惊风,跌打损伤,瘀血作痛,乳汁不下,恶疮。

金龟子科 Scarabaeidae

■ 洁蜣螂属 *Catharsius*

• 神农蜣螂

【学名】· *Catharsius molossus* L.

【别名】·蜣螂、屎壳郎、推屎虫。

【习性与分布】·生活于牛、马、驴的粪堆下,掘土穴居。省内广泛分布。

【药用部位】·成虫全虫。

【功效与主治】·破瘀定惊,通便散结,拔毒去腐。用于癥瘕,惊痫,噎膈反胃,腹胀便秘,痔漏,疔肿,恶疮。

■ 蜣螂属 *Copris*

● 孔蜣螂

【学名】· *Copris confucius* Harold

【别名】·屎壳郎、蜣螂。

【习性与分布】·以动物粪便为食,有一定的趋光性。省内广泛分布。

【药用部位】·成虫全虫。

【功效与主治】·破血行瘀,明目退翳,通乳。用于闭经,痛风,破伤风,喉痹,目翳,丹毒,痔瘘,瘀血疼痛,跌打损伤。

● 魔蜣螂

【学名】· *Copris magicus* Harold

【别名】·屎壳郎、蜣螂。

【习性与分布】·以动物粪便为食。分布于茂兰等地。

【药用部位】·成虫全虫。

【功效与主治】·破血行瘀,明目退翳。用于闭经,痛风,破伤风,喉痹,目翳,丹毒,痔瘘,瘀血疼痛,跌打损伤。

■ 异裸蜣螂属 *Gymnopleurus*

● 疣侧裸蜣螂

【学名】· *Gymnopleurus brahminus* Waterhouse

【别名】·屎壳郎、蜣螂、瘤侧裸蜣螂。

【习性与分布】·以动物粪便为食。分布于雷公山等地。

【药用部位】·成虫全虫。

【功效与主治】·破血行瘀,明目退翳,通乳。用于闭经,痛风,破伤风,喉痹,目翳,丹毒,痔瘘,瘀血疼痛,跌打损伤。

● 濛侧裸蜣螂

【学名】· *Gymnopleurus monblegi* Boucomont

【别名】·屎壳郎、蜣螂。

【习性与分布】·以动物粪便为食。分布于梵净山等地。

【药用部位】·成虫全虫。

【功效与主治】·破血行瘀,明目退翳,通乳。用于闭经,痛风,破伤风,喉痹,目翳,丹毒,痔瘘,瘀血疼痛,跌打损伤。

犀金龟科 Dynastidae

■ 蔗犀金龟属 *Alissonotum*

● 突背蔗龟

【学名】· *Alissonotum impressicolle* Arrow

【别名】·突背蔗犀金龟。

【习性与分布】·成虫取食蔗芽、蔗苗。分布于兴义等地。

【药用部位】·雄虫成虫。

【功效与主治】·破瘀定惊,通便攻毒。用于惊痫,噎膈反胃,腹胀便秘,痔漏,癥瘕,恶疮。

■ 叉犀金龟属 *Allomyrina*

● 双叉犀金龟

【学名】· *Allomyrina dichotoma*（L.）

【别名】·蛴螬、独角仙、兜虫。

【习性与分布】·成虫多于夜间活动,常以树叶为食,有时也在树干或苗木下部啃食,树干伤口流胶处最易招引成虫取食。省内广泛分布。

【药用部位】·幼虫。

【功效与主治】·解毒消肿,通便定惊。用于疮疡肿毒,痔疮,便秘,惊痫,癫狂,癥瘕,噎膈反胃,淋证,疳积,血痢。

花金龟科 Cetoniidae

■ 金龟子属 *Oxycetonia*

● 小青花金龟

【学名】· *Oxycetonia jucunda* Faldermann

【别名】·花金龟。

【习性与分布】·成虫咬食苹果、梨、桃、杏、葡萄等果树的芽、花蕾、花瓣及嫩叶。分布于毕节、荔波、三都、凤冈、开阳、湄潭、龙里、凯里、黎平、镇远、石阡、织金、兴义、兴仁、安龙、大方、清镇、剑河、榕江、罗甸、望谟、江口、播州、雷公山、茂兰等地。

【药用部位】·幼虫全虫。

【功效与主治】·破瘀止痛,散风平喘,明目去翳。

■ 星花金龟属 *Protaetia*

● 白星花金龟

【学名】· *Protaetia brevitarsis*（Lewis）

【别名】·白星金龟子、白星花潜。

【习性与分布】·幼虫取食腐烂的秸秆、杂草以及畜禽粪便,成虫取食粮食、水果、蔬菜。分布于晴隆、大方、威宁、思南、清镇、播州、湄潭、兴仁、安龙、江口、雷公山等地。

【药用部位】·幼虫全虫。

【功效与主治】·活血破瘀,消肿止痛,平喘去翳。用于闭经腹痛,癥瘕,哮喘。

鳃金龟科 Melolonthidae

■ 鳃金龟属 *Holotrichia*

● 暗黑鳃金龟

【学名】· *Holotrichia parallela* Motschulsky

【别名】·鳃金龟、蛴螬。

【习性与分布】·成虫生活于土中,日伏夜出,幼虫生活于土中,两者均为植食性。分布于晴隆、大方、兴义、望谟、雷公山、茂兰等地。

【药用部位】·幼虫。

【功效与主治】·破瘀散结,止痛明目,解毒。用于血瘀闭经,癥瘕,折伤瘀痛,破伤风,喉痹,痈疽,丹毒。

● 粗狭肋鳃金龟

【学名】· *Holotrichia scarobiculata* Brenske

【别名】·鳃金龟、蛴螬。

【习性与分布】·植食性生活于土中,成虫日伏夜出。分布于播州、晴隆、纳雍、普定、关岭、安龙、麻江等地。

【药用部位】·幼虫。

【功效与主治】·破瘀消肿,止痛明目。用于丹毒,痈肿,痔瘘,目翳。

● 四川大黑鳃金龟

【学名】· *Holotrichia szechuanensis* Chang

【别名】·金龟子、黑壳虫、蛴螬。

【习性与分布】·植食性生活于土中,成虫日伏夜出。分布于大方等地。

【药用部位】·幼虫。

【功效与主治】·破瘀消肿,止痛明目。用于丹毒,痈肿,痔瘘,目翳。

蜜蜂科 Apidae

■ 蜜蜂属 *Apis*

● 中华蜜蜂

【学名】· *Apis cerana* Fabricius

【别名】·蜡蜂、东方蜜蜂。

【习性与分布】·群体生活昆虫。省内广泛分布。

【药用部位】·分泌物。

【功效与主治】·蜂蜜:润肺止咳,润肠通便,解毒。用于肺燥干咳,咽干音哑,肠燥便秘。外用于烧烫伤,疮疡肿毒。蜂王浆:滋补强壮。用于神经官能症,高血压,心血管机能不全,慢性肝炎,溃疡,糖尿病,风湿性关节炎。蜂毒:祛风湿,止疼痛。用于风湿性关节炎,腰肌酸痛,坐骨神经痛。蜂胶:软化胶化组织,止痛。用于鸡眼,寻常疣。

【附注】·《中国药典》收录物种。

● 意大利蜂

【学名】· *Apis mellifera* L.

【别名】·意大利蜜蜂。

【习性与分布】·群体生活的昆虫。分布于茂兰等地。

【药用部位】·分泌物。

【功效与主治】·参见"中华蜜蜂"条目。

【附注】·《中国药典》收录物种。

■ 木蜂属 *Xylocopa*

● 黄胸木蜂

【学名】· *Xylocopa appendiculata* Smith

【别名】·黄胸蜜蜂。

【习性与分布】·独居,常在干燥的木材上蛀孔营巢。分布于茂兰等地。

【药用部位】·成虫全体。

【功效与主治】·解毒消肿,止痛。用于疮疖红肿作痛。

● 竹蜂

【学名】· *Xylocopa dissimilis* Lepeletier

【别名】·竹筒蜂、熊蜂、乌蜂。

【习性与分布】·生活于竹类的茎秆中。分布于思南、都匀、平塘等地。

【药用部位】·成虫全体。

【功效与主治】·清热化痰,定惊止痛。用于小儿惊风,口疮,乳蛾,咽喉肿痛。

• **中华木蜂**

【学名】· *Xylocopa sinensis* Smith

【别名】· 木蜂。

【习性与分布】· 生活于田野、鲜花丛。分布于茂兰等地。

【药用部位】· 全体。

【功效与主治】· 解毒消肿,止痛。用于疮疖红肿。

胡蜂科 Vespidae

■ **长脚胡蜂属 *Polistes***

• **中华马蜂**

【学名】· *Polistes chinensis* Saussure

【别名】· 马蜂、黄蜂、华黄蜂。

【习性与分布】· 巢筑于低矮的植物枝干上。省内广泛分布。

【药用部位】· 巢。

【功效与主治】· 祛风攻毒,杀虫止痛。用于惊痫,风痹,瘾疹瘙痒,瘰疬,疔毒,乳痈,龋齿痛,疮疡肿毒,痔漏,头癣,蜂螫肿痛,肿瘤。

• **台湾马蜂**

【学名】· *Polistes formosanus* Sonan

【别名】· 台湾黄蜂。

【习性与分布】· 群栖性,营巢于树木上。分布于铜仁等地。

【药用部位】· 巢。

【功效与主治】· 祛风攻毒,杀虫止痛。用于惊痫,风痹,瘾疹瘙痒,瘰疬,疔毒,乳痈,龋齿痛,疮疡肿毒,痔漏,头癣,蜂螫肿痛,肿瘤。

• **大黄蜂**

【学名】· *Polistes mandarinus* Saussure

【别名】· 柑马蜂。

【习性与分布】· 群栖,营巢于树木上或屋檐下。省内广泛分布。

【药用部位】· 巢。

【功效与主治】· 祛风攻毒,杀虫止痛。用于惊痫,风痹,瘾疹瘙痒,瘰疬,疔毒,乳痈,龋齿痛,疮疡肿毒,痔漏,头癣,蜂螫肿痛,肿瘤。

• **普通长脚胡蜂**

【学名】· *Polistes okinawansis* Matsumura et Uchida

【别名】· 长脚胡蜂。

【习性与分布】· 成虫群集在背风向阳的屋檐下或墙缝、草堆、树洞内越冬,捕食黏虫、棉铃虫等幼虫。分布于茂兰等地。

【药用部位】· 巢。

【功效与主治】· 祛风杀虫,解毒。用于小儿惊风抽搐,关节疼痛,乳房胀痛,扁桃体炎。外用于疖疮肿毒,淋巴结核,疥癣,湿疹,牙痛,蛇虫咬伤。

■ **胡蜂属 *Vespa***

• **黑盾胡蜂**

【学名】· *Vespa bicolor* Fabricius

【别名】· 洋鬼子、黄胡蜂、黄脚胡蜂。

【习性与分布】· 在田野和林间较为常见,喜食多种植物的花蜜和松毛虫幼虫。分布于大沙河等地。

【药用部位】· 巢。

【功效与主治】· 祛风杀虫,解毒。用于小儿惊风抽搐,关节疼痛,乳房胀痛,扁桃体炎。外用于疖疮肿毒,淋巴结核,疥癣,湿疹,牙痛,蛇虫咬伤。

• **大胡蜂**

【学名】· *Vespa magnifica* Smith

【别名】· 黄蜂。

【习性与分布】· 以动物性或植物性食物为食。分布于黔东南等地。

【药用部位】· 成虫全体。

【功效与主治】· 消肿解毒。用于风湿痹痛,痈肿疮毒,蜘蛛和蜈蚣咬伤。

• **金环胡蜂**

【学名】· *Vespa mandarinia* Smith

【别名】· 胡蜂、穴胡蜂。

【习性与分布】· 巢大型,筑于土中、树洞中或大树枝上。分布于湄潭、道真、都匀等地。

【药用部位】· 成虫全体。

【功效与主治】· 消肿解毒。用于风湿痹痛,痈肿疮毒,蜘蛛和蜈蚣咬伤。

蚁科 Formicidae

■ **弓背蚁属 *Camponotus***

• **日本弓背蚁**

【学名】· *Camponotus japonicus* Mary

【别名】· 弓背蚁。

【习性与分布】· 在地下筑巢,巢位于稀林地、林缘、路边及林间空地。分布于大沙河、梵净山等地。

【药用部位】·全体。

【功效与主治】·祛湿镇咳,清热解痉。用于蛇虫咬伤,风湿性关节炎,类风湿性关节炎,脱发,阳痿,痔疮,月经不调。

■ 行军蚁属 *Dorylus*

● 东方行军蚁

【学名】· *Dorylus orientalis* Westwood

【别名】·黄蚁。

【习性与分布】·寄生于十字花科的萝卜、甘蓝、苔菜,茄科的茄子、辣椒、西红柿和马铃薯,豆科的四季豆、豇豆,伞形科的芫荽,菊科的莴苣等植物。省内广泛分布。

【药用部位】·全体。

【功效与主治】·祛湿镇咳,清热解痉,养血舒筋,祛瘀通络。用于蛇虫咬伤,疔毒肿痛,风湿性关节炎,类风湿性关节炎,痔疮,月经不调。

■ 蚁属 *Formica*

● 丝光褐林蚁

【学名】· *Formica fusca* L.

【别名】·马蚁、大黑蚁。

【习性与分布】·常群体生活,筑巢于地下。分布于茂兰等地。

【药用部位】·全体。

【功效与主治】·解毒消肿。用于疔毒肿痛,疔肿恶疮,蛇咬伤等。

■ 织叶蚁属 *Oecophylla*

● 黄猄蚁

【学名】· *Oecophylla smaragdina* (Fabricius)

【别名】·酸蚂蚁、黄柑蚁、红树蚁。

【习性与分布】·树栖蚁种,利用幼虫吐丝卷起鲜活树叶筑成"蚁包"栖息,大群落的黄猄蚁普遍有多个副巢。省内广泛分布。

【药用部位】·全体。

【功效与主治】·祛湿镇咳,清热解痉,养血舒筋,祛瘀通络。用于蛇虫咬伤,肿痛,风湿性关节炎,类风湿性关节炎,阳痿,痔疮,月经不调。

■ 多刺蚁属 *Polyrhachis*

● 双齿多刺蚁

【学名】· *Polyrhachis dives* Smith

【别名】·拟黑多刺蚁、鼎突多刺蚁、黑棘蚁。

【习性与分布】·多在树上筑巢而居,少数建巢于草丛、石块下,在冬季蚁巢可由树上转移至地面。省内广泛分布。

【药用部位】·全体。

【功效与主治】·祛湿镇咳,扶正固本,补肾壮阳,养血舒筋,祛瘀通络。用于蛇虫咬伤,疔毒肿痛,风湿性关节炎,类风湿性关节炎,脱发,阳痿,痔疮,月经不调。

● 赤胸多刺蚁

【学名】· *Polyrhachis lamellidens* Smith

【别名】·叶形多刺蚁。

【习性与分布】·常生活于地下巢,或于朽木、砖石下。分布于梵净山等地。

【药用部位】·全体。

【功效与主治】·祛风湿,益气力,补肝肾,行气活血,消肿解毒。用于毒蛇咬伤,疔毒肿痛。

鲤科 Cyprinidae

■ 鳙属 *Aristichthys*

● 鳙

【学名】· *Aristichthys nobilis* (Richardson)

【别名】·胖头鱼、花鲢、鳙鱼。

【习性与分布】·淡水上层鱼类,行动迟缓,性情温和,以浮游动物为主食。分布于全省各主要水系。

【药用部位】·肉。

【功效与主治】·温中健脾,壮筋骨。用于脾胃虚弱,消化不良,四肢肿胀,腰膝酸痛。

■ 鲫属 *Carassius*

● 鲫

【学名】· *Carassius auratus* (L.)

【别名】·鲋鱼、鲫瓜子、鲫鱼。

【习性与分布】·生活于江河或湖泊中。分布于乌江水系,省内广泛养殖。

【药用部位】·肉或全体。

【功效与主治】·健脾和胃,利水消肿,通血脉。用于脾胃虚弱,纳少反胃,通乳,痢疾,便血。

■ 草鱼属 *Ctenopharyngodon*

● 草鱼

【学名】· *Ctenopharyngodon idellus* (Cuvier et Valenciennes)

【别名】· 鲩鱼、草青。

【习性与分布】· 中下层鱼类,生活于江河湖泊的岸边多草区域。分布于乌江水系,省内广泛养殖。

【药用部位】· 肉、胆。

【功效与主治】· 肉:平肝祛风,温中和胃。用于虚劳,肝风头痛,食后饱胀,呕吐泄泻。胆:清热利咽,祛痰止咳。用于咽喉肿痛,目赤肿痛,咳嗽多痰。

■ 鲌属 *Culter*

● 翘嘴鲌

【学名】· *Culter alburnus* Basilewsky

【别名】· 白鱼、鲌鱼、翘嘴红鲌。

【习性与分布】· 生活于流水或大水体的中上层,主要以鱼类为食。分布于赤水等地。

【药用部位】· 全体。

【功效与主治】· 开胃消食,健脾行水。用于食积不化,水肿。

● 红鳍鲌

【学名】· *Culter erythropterus* Basilewsky

【别名】· 大白鱼。

【习性与分布】· 生活于江河或湖泊。分布于乌江水系。

【药用部位】· 肉。

【功效与主治】· 开胃健脾,消食行水。用于食积腹胀,水肿。

■ 鲤属 *Cyprinus*

● 鲤

【学名】· *Cyprinus (Cyprinus) carpio* L.

【别名】· 赤鲤、鲤鱼。

【习性与分布】· 生活于江河、湖泊、水库、池沼的松软底层和水草丛生处。分布于乌江水系、沅江水系,省内广泛养殖。

【药用部位】· 肉或全体。

【功效与主治】· 健脾和胃,利水下气,通乳安胎。用于胃痛泄泻,小便不利,黄疸,胎动不安,产后乳汁少等。

■ 鳍属 *Hemibarbus*

● 唇鳍

【学名】· *Hemibarbus labeo* (Pallas)

【别名】· 重口鱼、重唇鱼、鲮鳍。

【习性与分布】· 生活于水流湍急的河流,以水生昆虫的幼虫为食。分布于播州、湄潭、正安、仁怀、习水、道真等地。

【药用部位】· 全体。

【功效与主治】· 补气利水,祛风湿,强筋骨。用于水肿,小便不利,腰膝酸痛,行动艰难。

● 鲦

【学名】· *Hemiculter leucisculus* (Basilewsky)

【别名】· 白鲦、参鱼、肉条鱼。

【习性与分布】· 中上层鱼类,生活于河流、湖泊沿岸水体上层,是极常见的杂食性小型鱼类。分布于乌江水系及省内各地河流、湖泊。

【药用部位】· 肉。

【功效与主治】· 温中止泻。用于胃脘冷痛,肠寒泄泻。

■ 鲢属 *Hypophthalmichthys*

● 鲢

【学名】· *Hypophthalmichthys molitrix* (Cuvier et Valenciennes)

【别名】· 鲢鱼、白鲢、白脚鲢。

【习性与分布】· 生活于水的中层,生活于江河、湖泊。分布于乌江水系及河流、湖泊。

【药用部位】· 肉。

【功效与主治】· 温中益气,利水。用于久病体虚,水肿。

■ 鲂属 *Megalobrama*

● 三角鲂

【学名】· *Megalobrama terminalis* (Richardson)

【别名】· 鲂鱼、花边、鳊鱼。

【习性与分布】· 中下层鱼类,生活于底质为淤泥或石砾的敞水中,杂食性(植物为主)。分布于乌江水系。

【药用部位】· 肉。

【功效与主治】· 健脾益胃,消食和中。用于消化不良,胸腹胀满。

■ 青鱼属 *Mylopharyngodon*

● 青鱼

【学名】· *Mylopharyngodon piceus* (Richardson)

【别名】· 青鲩、乌鲩。

【习性与分布】· 生活于水体的中下层或近岸多水草的区域。

分布于省内河流、湖泊。

【药用部位】·肉。

【功效与主治】·化湿除湿,益气和中。用于脚气湿痹,腰脚软弱,胃脘疼痛,痢疾。

■ 鲈鲤属 *Percocypri*

● 鲈鲤

【学名】· *Percocypris pingi* (Tchang)

【别名】·花鱼。

【习性与分布】·生活于江河的支流或干流,成鱼在水面游弋。分布于务川等地。

【药用部位】·肉。

【功效与主治】·化痰止血。用于急慢性支气管炎,胃溃疡出血,咯血,子宫出血,月经过多。

■ 鳑鲏属 *Rhodeus*

● 中华鳑鲏

【学名】· *Rhodeus sinensis* (Günther)

【别名】·鳑鲏鱼、五色鱼、葫芦子。

【习性与分布】·生活于江河、湖泊或池沼中。分布于绥阳、湄潭、正安、赤水、播州及乌江等水域。

【药用部位】·肉。

【功效与主治】·补脾健胃,解毒。用于久病体虚,痘毒。

■ 赤眼鳟属 *Squaliobarbus*

● 赤眼鳟

【学名】· *Squaliobarbus crriculus* (Richardson)

【别名】·鳟鱼、赤眼鱼、红眼鱼。

【习性与分布】·生活于江河流速较缓的湖泊或水域。分布于赤水及乌江水域。

【药用部位】·全体。

【功效与主治】·暖胃和中,止泻。用于反胃吐食,脾胃虚寒泄泻。

■ 鲻属 *Zacco*

● 宽鳍鲻

【学名】· *Zacco platypus* (Temminck et Schlegel)

【别名】·鲻鱼、石鲹鱼、桃花鱼。

【习性与分布】·生活于水流较急、底质为砂石的浅滩。分布于绥阳、湄潭、正安、桐梓、凤冈、仁怀、道真、余庆、习水、播州

等地。

【药用部位】·肉。

【功效与主治】·解毒杀虫。用于疮疖,疥癣。

鲇科 Siluridae

■ 鲇属 *Silurus*

● 鲇

【学名】· *Silurus asotus* L.

【别名】·鳀鱼、鲶、鲶鱼。

【习性与分布】·生活于江河、湖泊或水库,为中下层肉食性鱼类。分布于红枫湖、乌江水系、西江水系等。

【药用部位】·全体或肉。

【功效与主治】·滋阴补虚,健脾开胃,下乳利尿。用于虚损羸弱,脾胃不健,消化不良,产后乳少,水肿,小便不利。

胡子鲇科 Clariidae

■ 胡鲇属 *Clarias*

● 胡鲇

【学名】· *Clarias batrachus* (L.)

【别名】·角鱼、胡鲶。

【习性与分布】·生活于江河或湖泊中。分布于乌江水系、西江水系。

【药用部位】·全体。

【功效与主治】·滋肾补血,壮阳调中。用于久疟体虚,腰膝酸痛,哮喘,小儿疳积,衄血等。

● 胡子鲇

【学名】· *Clarias fuscus* (Lacépède)

【别名】·塘虱鱼、土虱、胡子鲶。

【习性与分布】·生活于河川、池塘、水草茂盛的沟渠、稻田或沼泽黑暗洞穴内。分布于省内各地的河川及湖泊等。

【药用部位】·肉或全体。

【功效与主治】·益肾调中,养血止血。用于久疟体虚,腰膝酸痛,哮喘,小儿疳积,衄血。

鲿科 Bagridae

■ 黄颡鱼属 *Pelteobagrus*

● 黄颡鱼

【学名】· *Pelteobagrus fulvidraco* (Richardson)

【别名】· 黄腊丁、黄姑。

【习性与分布】· 生活于江河或湖泊。分布于乌江水系、清水河、锦江、都柳江水系。

【药用部位】· 全体。

【功效与主治】· 祛风解毒,利水。用于水肿,小便不利。

鳅科 Cobitidae

■ 泥鳅属 *Misgurnus*

● 泥鳅

【学名】· *Misgurnus anguillicaudatus* (Cantor)

【别名】· 鳅鱼、粉鳅。

【习性与分布】· 生活于湖泊、池塘、沟渠或水田,喜居于静水底层。省内广泛分布。

【药用部位】· 全体。

【功效与主治】· 补益脾肾,利水解毒。用于脾虚泻痢,热病口渴,小儿盗汗,水肿,小便不利,病毒性肝炎,痔疮。

鳗鲡科 Anguillidae

■ 鳗鲡属 *Anguila*

● 日本鳗鲡

【学名】· *Anguila japorian* Temminck et Schlegel

【别名】· 白鳝、鳗鲡、蛇鱼。

【习性与分布】· 生活于江河或湖泊。分布于乌江水系等。

【药用部位】· 全体或肉。

【功效与主治】· 健脾补肺,益肾固冲,祛风除湿,解毒杀虫。用于消化不良,小儿疳积,五脏虚损,阳痿,肺痨咳嗽,崩漏带下,疮疡痔瘘,疟疾。

鮨科 Serranidae

■ 鳜属 *Siniperca*

● 鳜

【学名】· *Siniperca chuatsi* (Basilewsky)

【别名】· 翘嘴鳜、石桂鱼、鳜鱼。

【习性与分布】· 生活于江河或湖泊。分布于黔东南等地,省内广泛养殖。

【药用部位】· 肉。

【功效与主治】· 益气健脾。用于虚劳羸瘦,脾胃虚弱,肠风便血。

鳢科 Channidae

■ 鳢属 *Channa*

● 乌鳢

【学名】· *Channa argus* (Cantor)

【别名】· 乌鱼、黑鱼、鳢鱼。

【习性与分布】· 生活于浅水多水草区域,水枯时钻入泥中长时间生存。省内广泛分布。

【药用部位】· 肉。

【功效与主治】· 补脾利水。用于水肿,小便不利,妇女闭经,淋巴结核。

● 月鳢

【学名】· *Channa asiaticus* (L.)

【别名】· 花财鱼、七星鱼。

【习性与分布】· 生活于淡水河水草茂盛处。分布于播州、湄潭、余庆、凤冈等地。

【药用部位】· 肉。

【功效与主治】· 滋补肝肾,强壮筋骨。用于肝肾不足,腰膝酸软,四肢无力。

● 斑鳢

【学名】· *Channa maculata* (Lacépède)

【别名】· 生鱼。

【习性与分布】· 生活于水草丛生或有淤泥的河湖、沟渠、池塘。省内广泛分布。

【药用部位】· 肉。

【功效与主治】· 消肿利尿,清热补虚。用于湿痹,大小便不利,面目水肿,肠痔下血。

弱,贫血,疟疾。

合鳃科 Synbranchidae

■ 黄鳝属 *Monopterus*

● 黄鳝

【学名】· *Monopterus albus* (Zuiew)

【别名】· 鳝鱼、黄鳝鱼、田鳝。

【习性与分布】· 生活于河流、湖泊、沟渠或稻田。省内广泛分布。

【药用部位】· 肉。

【功效与主治】· 益气血,补肝肾,强筋骨,祛风湿。用于虚劳疳积,阳痿腰痛,风寒湿痹,产后恶露不净,痔瘘等。

小鲵科 Hynobiidae

■ 山溪鲵属 *Batrachuperus*

● 山溪鲵

【学名】· *Batrachuperus pinchonii* (David)

【别名】· 杉木鱼、羌鱼。

【习性与分布】· 匿居在山区水流湍急、水质清澈、水温低、水深 10～15 cm 的溪流石下或碎石间,也见于溪边的石隙间或石洞中。分布于麻江等地。

【药用部位】· 全体。

【功效与主治】· 续筋接骨,行气止痛。用于跌打损伤,骨折,肝胃气痛,血虚,脾虚。

隐鳃鲵科 Cryptobranchidae

■ 大鲵属 *Andrias*

● 大鲵

【学名】· *Andrias davidianus* (Blanchard)

【别名】· 人鱼、娃娃鱼。

【习性与分布】· 匿居在山溪的石隙间或石洞中。分布于贵州东部、东南部、北部。

【药用部位】· 全体。

【功效与主治】· 补虚健脑,强壮截疟。用于病后体虚,神经衰

蟾蜍科 Bufonidae

■ 蟾蜍属 *Bufo*

● 中华大蟾蜍

【学名】· *Bufo gargarizans* Cantor

【别名】· 癞蛤蟆、蟾蜍。

【习性与分布】· 生活于泥土中或栖居在石下或草间。分布于贵州东部、东南部、西部、北部。

【药用部位】· 分泌物。

【功效与主治】· 解毒止痛,开窍醒神。用于痈疽疔疮,咽喉肿痛,中暑神昏,痧胀腹痛吐泻。

【附注】·《中国药典》收录物种。

● 黑眶蟾蜍

【学名】· *Bufo melanostictus* Schneider

【别名】· 癞蛤蟆。

【习性与分布】· 生活于山地、草丛、泥土荒地水塘边或栖居在石下。分布于江口、雷山、榕江、望谟、兴义、贵定、罗甸、荔波等地。

【药用部位】· 分泌物。

【功效与主治】· 解毒止痛,开窍醒神。用于痈疽疔疮,咽喉肿痛,中暑神昏,痧胀,腹痛吐泻。

【附注】·《中国药典》收录物种。

雨蛙科 Hylidae

■ 雨蛙属 *Hyla*

● 华西雨蛙

【学名】· *Hyla gongshanensis* Li et Yang

【别名】· 雨蛙、青蛙。

【习性与分布】· 生活于近水草丛、灌木林或潮湿地。分布于江口、印江、雷山、威宁、水城、兴义、安龙、贵定、绥阳、务川、清镇、开阳、息烽、修文等地。

【药用部位】· 全体。

【功效与主治】· 活血止痛,生肌止血。用于跌打损伤,外伤出血。

● 无斑雨蛙

【学名】· *Hyla immaculata* Boettger

【别名】·梆梆狗。

【习性与分布】·生活于稻田、沼泽、灌丛、芦苇或高秆作物上。分布于松桃、印江、雷山、贵定、绥阳、仁怀、务川等地。

【药用部位】·全体。

【功效与主治】·祛湿止痛,解毒杀虫。用于湿癣,风湿痹痛。

蛙科 Ranidae

■ 陆蛙属 *Fejervarya*

● 泽陆蛙

【学名】·*Fejervarya multistriata*（Hallowell）

【别名】·泽蛙、虾蟆、蚂蚁。

【习性与分布】·生活于稻田、沼泽、水沟、菜园、旱地或草丛。分布于贵定、清镇、开阳、息烽、修文等地。

【药用部位】·全体。

【功效与主治】·清热解毒,健脾消积。用于痈肿,瘰疬,小儿疳积,疮疖,热痢等。

■ 水蛙属 *Hylarana*

● 沼水蛙

【学名】·*Hylarana guentheri*（Boulenger）

【别名】·沼蛙、黄蛤蟆。

【习性与分布】·生活在池塘、稻田或溪流边。分布于贵定、荔波、清镇、开阳、息烽、修文等地。

【药用部位】·除去内脏的全体。

【功效与主治】·活血消积。用于疳积。

■ 侧褶蛙属 *Pelophylax*

● 黑斑侧褶蛙

【学名】·*Pelophylax nigromaculatus*（Hallowell）

【别名】·斑蛙、田鸡、青蛙。

【习性与分布】·生活于池塘、水沟或小河。省内广泛分布。

【药用部位】·除去皮及内脏的全体。

【功效与主治】·利水消肿,清热解毒,补虚。用于水肿,黄疸,小儿热疮,劳热,产后体弱。

叉舌蛙科 Dicroglossidae

■ 棘胸蛙属 *Quasipaa*

● 棘胸蛙

【学名】·*Quasipaa spinosa*（David）

【别名】·石梆、石坑、石蛤蟆。

【习性与分布】·生活于丘陵地区流溪附近的石块下或水塘内,稍有干扰即隐入石洞内。分布于松桃、江口、兴义、望谟、贵定、绥阳、赤水等地。

【药用部位】·除去皮及内脏的全体。

【功效与主治】·滋补强壮。用于小儿痨瘦,疳积,病后体弱。

树蛙科 Rhacophoridae

■ 泛树蛙属 *Polypedates*

● 斑腿树蛙

【学名】·*Polypedates megacephalus* Hallowell

【别名】·树蛙、三角上树蛙。

【习性与分布】·生活于丘陵或山地的杂草水塘、玉米地、泥塘、田埂或灌丛。分布于贵定、荔波、清镇、开阳、息烽、修文等地。

【药用部位】·全体。

【功效与主治】·化瘀止血,接骨续筋。用于外伤出血,跌打损伤,骨折。

姬蛙科 Microhylidae

■ 姬蛙属 *Microhyla*

● 花姬蛙

【学名】·*Microhyla pulchra*（Hallowell）

【别名】·犁头、犁头蛙、三角蛙。

【习性与分布】·生活于水坑、水洼、河边、玉米地、泥塘、菜地、粪堆、田埂或草垛周围。分布于榕江、望谟等地。

【药用部位】·全体。

【功效与主治】·祛风通络,活血祛瘀。用于风湿痹痛,腰扭伤,跌打损伤,骨折。

平胸龟科 Platysternidae

■ 平胸龟属 *Platysternon*

● 大头平胸龟

【学名】·*Platysternon megacephalum* Gray

【别名】·平胸龟、大头龟、鹰嘴龟。

【习性与分布】·生活于山区多石的浅溪,常生活于清澈的水中,喜在溪石上晒太阳。分布于松桃、石阡、德江、榕江、兴义等地。

【药用部位】·全体。

【功效与主治】·滋阴潜阳,宁心补肾。用于阴虚阳亢,血虚肾虚,盗汗遗精,眩晕心烦,失眠多梦,遗精腰酸。

龟科 Testudinidae

■ 拟水龟属 *Chinemys*

● 乌龟

【学名】·*Chinemys reevesii* (Gray)

【别名】·中华草龟、神龟、水龟。

【习性与分布】·生活于江河、湖泊或池塘中。分布于安顺、龙里等地。

【药用部位】·腹背甲(龟甲)、胆汁(龟胆汁)。

【功效与主治】·龟甲:滋阴潜阳,补肾健骨,补心安神,调经止血。用于阴虚火旺,盗汗遗精,头晕目眩,心神失养,月经过多,崩中漏下。龟胆汁:明目消肿。用于眼目肿痛。

【附注】·《中国药典》收录物种。

■ 眼斑水龟属 *Sacalia*

● 眼斑水龟

【学名】·*Sacalia bealei* (Gray)

【别名】·水龟。

【习性与分布】·生活于山区溪流、沟渠或池塘等水域附近。分布于松桃、赤水等地。

【药用部位】·腹背甲。

【功效与主治】·滋阴潜阳,补肾填精。用于阴虚内热,阳亢,盗汗遗精,头晕目眩,心神失养,崩中漏下,腰膝酸软。

鳖科 Trionychidae

■ 山瑞鳖属 *Palea*

● 山瑞鳖

【学名】·*Palea steindachneri* (Siebenrock)

【别名】·团鱼。

【习性与分布】·生活于山区的河流、沟溪或池塘。分布于兴义、望谟等地。

【药用部位】·背甲。

【功效与主治】·滋阴清热,潜阳息风,软坚散结。用于阴虚发热,热病伤阴,虚风内动,小儿惊痫,久疟,闭经。

■ 鳖属 *Trionyx*

● 鳖

【学名】·*Trionyx sinensis* Wiegmann

【别名】·团鱼、鳖甲、中华鳖。

【习性与分布】·生活于湖泊、河流、池塘或水库等水域。省内广泛分布。

【药用部位】·背甲。

【功效与主治】·滋阴潜阳,退热除蒸,软坚散结。用于阴虚发热,骨蒸劳热,阴虚阳亢,头晕目眩,虚风内动,闭经,癥瘕。

【附注】·《中国药典》收录物种。

壁虎科 Gekkonidae

■ 壁虎属 *Gekko*

● 多疣壁虎

【学名】·*Gekko japonicus* (Duméril et Bibron)

【别名】·守宫、爬壁虎。

【习性与分布】·生活于树洞、石下或房屋缝隙。分布于松桃、江口、龙里、赤水、仁怀、梵净山等地。

【药用部位】·全体。

【功效与主治】·祛风定惊,解毒散结。用于关节疼痛,半身不遂,惊痫,破伤风,痈疮。

● 蹼趾壁虎

【学名】·*Gekko subpalmatus* (Günther)

【别名】·扒壁虎、土壁虎。

【习性与分布】·生活于丘陵地区岩石缝隙或石块下。分布于金沙、播州等地。

【药用部位】·全体。

【功效与主治】·祛风定惊,解毒散结。用于关节疼痛,半身不遂,惊痫,阳痿,咯血,破伤风,痈疮。

石龙子科 Scincidae

■ 石龙子属 *Eumeces*

● 中国石龙子

【学名】·*Eumeces chinensis* (Gray)

【别名】·山龙子、石龙子。

【习性与分布】·生活于海拔 200～1 000 m 的山区草坡乱石堆或林下落叶杂草中。分布于江口、德江、松桃、榕江、雷山、金沙、贵定、独山、播州、赤水等地。

【药用部位】·除去内脏的全体。

【功效与主治】·解毒散结,行水。用于肺痈,乳癌,淋巴结核,风湿,小便不利,疮毒。

● 蓝尾石龙子

【学名】·*Eumeces elegans* Boulenger

【别名】·蓝尾四脚蛇。

【习性与分布】·生活于海拔 600～1 500 m 的山区草坡乱石堆或杂草丛。分布于榕江、雷山、望谟、荔波、罗甸、贵定、独山、播州、绥阳、赤水等地。

【药用部位】·除去内脏的全体。

【功效与主治】·解毒散结,行水。用于肺痈,乳癌,淋巴结核,风湿,石淋,小便不利,疮毒。

■ 蜓蜥属 *Sphenomorphus*

● 铜蜓蜥

【学名】·*Sphenomorphus indicus* (Gray)

【别名】·铜石龙子、四脚蛇、蝘蜓。

【习性与分布】·生活于山野草丛、石块间或路边草丛。省内广泛分布。

【药用部位】·除去内脏的全体。

【功效与主治】·解毒祛风,破结行水,消积止痒。用于肺痈,淋巴结核,风湿性关节炎,小便不利,疮毒。

游蛇科 Colubridae

■ 白环蛇属 *Dinodon*

● 赤链蛇

【学名】·*Dinodon rufozonatum* (Cantor)

【别名】·赤链、火赤链。

【习性与分布】·生活于海拔 1 900 m 以下的山地、田野、稻田边、水塘河边、路旁或宅旁。分布于贵州东部、东南部、南部及北部。

【药用部位】·全体。

【功效与主治】·祛风止痛,解毒敛疮。用于风湿性关节炎,腰腿酸痛,肢体麻木,淋巴结核,疥疮。

■ 锦蛇属 *Elaphe*

● 锦蛇

【学名】·*Elaphe carinata* (Gunther)

【别名】·松花蛇、王蛇。

【习性与分布】·生活于平坝、丘陵、山地、河边、水塘旁、玉米地或干沟内。分布于清镇、开阳、息烽、修文等地。

【药用部位】·蜕下的皮膜。

【功效与主治】·祛风定惊,止痒解毒,退翳。用于惊痫抽搐,风疹瘙痒,喉痹,口疮,痈疽,疔毒,抽搐痉挛。

【附注】·《中国药典》收录物种。

● 百花锦蛇

【学名】·*Elaphe moellendorffi* (Boettger)

【别名】·百花蛇、花蛇。

【习性与分布】·生活于树丛、岩洞、石缝、路边草丛、水沟边或农田附近。分布于荔波等地。

【药用部位】·除去内脏的全体。

【功效与主治】·祛风定惊,退翳解毒,杀虫。用于痉病,喉痹,诸疮痈肿,目翳,疥癣。

● 黑眉锦蛇

【学名】·*Elaphe taeniura* Cope

【别名】·菜花蛇、狗皮蛇、锦蛇。

【习性与分布】·生活于溪流、稻田、池塘、山坡或路旁等。省内广泛分布。

【药用部位】·蜕下的皮膜。

【功效与主治】·祛风定惊,退翳解毒。用于小儿惊风,抽搐痉挛,翳障,喉痹,疖肿,皮肤瘙痒。

【附注】·《中国药典》收录物种。

● **紫灰锦蛇**

【学名】· *Elaphe porphyracea*（Cantor）

【别名】·红竹蛇。

【习性与分布】·生活于山区森林。分布于江口、雷山、威宁、兴义、赤水、绥阳等地。

【药用部位】·除去内脏的全体、蜕下的皮膜。

【功效与主治】·解毒消肿，祛风退翳，杀虫。用于咽喉肿痛，目翳，疮疖，小儿惊痫，痔疮。

● **三索锦蛇**

【学名】· *Elaphe radiata*（Schlegel）

【别名】·三索线、广蛇。

【习性与分布】·生活于山区或丘陵的河谷等地。分布于兴义、望谟、荔波、罗甸等地。

【药用部位】·除去内脏的全体、蜕下的皮膜（蛇蜕）、胆。

【功效与主治】·全体、蛇蜕：解毒消肿，祛风退翳，杀虫。用于咽喉肿痛，目翳，疮疖，小儿惊痫，痔疮。胆：祛风除湿，明目益肝，清暑散寒。用于风湿性关节炎，半身不遂，小儿惊风，神经衰弱。

■ **水蛇属 *Enhydris***

● **中国水蛇**

【学名】· *Enhydris chinensis*（Gray）

【别名】·泥蛇、水蛇。

【习性与分布】·生活于水田、水渠、池塘或溪流内。省内广泛分布。

【药用部位】·肉。

【功效与主治】·祛风除湿，止痒。用于皮肤瘙痒，湿疹，疥疮。

■ **鼠蛇属 *Ptyas***

● **灰鼠蛇**

【学名】· *Ptyas korros*（Schlegel）

【别名】·黄梢蛇、灰背蛇。

【习性与分布】·生活于海拔200～1 600 m的水稻田边、河边、路旁或杂草乱石处。分布于清镇、开阳、息烽、修文等地。

【药用部位】·除去内脏的全体。

【功效与主治】·祛风止痛，舒筋活络。用于风湿痹症，腰腿酸痛，肢体麻木，半身不遂，小儿麻痹后遗症。

● **滑鼠蛇**

【学名】· *Ptyas mucosus*（L.）

【别名】·黄闺蛇、水律蛇。

【习性与分布】·生活于山区。分布于松桃、榕江、望谟、荔波、罗甸、平塘等地。

【药用部位】·除去内脏的全体。

【功效与主治】·祛风止痛，舒筋通络。用于风湿痹症，肢体麻木，瘫痪。

■ **颈槽蛇属 *Rhabdophis***

● **虎斑颈槽蛇**

【学名】· *Rhabdophis tigrinus*（Boie）

【别名】·野鸡脖子、竹竿青、虎斑游蛇。

【习性与分布】·生活于玉米地、路边、菜地或水沟边等。省内广泛分布。

【药用部位】·除去内脏的全体、蜕下的皮膜（蛇蜕）。

【功效与主治】·全体：祛风除湿、定惊止搐。用于风湿痹痛，筋脉拘挛，半身不遂，口眼歪斜，肢体麻木，麻风，顽癣，皮肤瘙痒，破伤风，小儿急慢惊风，温病高热动风。蛇蜕：祛风解毒，杀虫明目。用于惊痫，喉痹，诸疮痈肿，疥癣，目翳。

■ **渔游蛇属 *Xenochrophis***

● **渔游蛇**

【学名】· *Xenochrophis piscator*（Schneider）

【别名】·红糟蛇。

【习性与分布】·生活于河边、稻田或水沟边等。分布于榕江、从江、兴义、望谟、荔波、罗甸、贵定等地。

【药用部位】·除去内脏的全体。

【功效与主治】·祛风除湿，舒筋活络。用于风湿性关节炎，神经衰弱，消化不良。

■ **乌梢蛇属 *Zaocys***

● **乌梢蛇**

【学名】· *Zaocys dhumnades*（Cantor）

【别名】·乌蛇。

【习性与分布】·生活于丘陵山地、田野附近、路边草丛或近水边。省内广泛分布。

【药用部位】·除去内脏的全体、蜕下的干燥表皮膜。

【功效与主治】·祛风止痉，舒筋通络。用于风湿顽痹，肢体麻木，肢体瘫痪，破伤风，麻风，经脉拘挛。

【附注】·《中国药典》收录品种。

眼镜蛇科 Elapidae

■ 眼镜蛇属 *Naja*

● 眼镜蛇

【学名】·*Naja naja*（L.）

【别名】·扁头风。

【习性与分布】·生活于丘陵灌丛、竹林、坟地、稻田或塘边等处。分布于玉屏、榕江、从江、册亨、兴义、望谟、安龙、平塘、惠水、罗甸、独山、荔波等地。

【药用部位】·除去内脏的全体。

【功效与主治】·通络祛风，止痛。用于风湿痹痛，中风瘫痪，小儿麻痹症。

■ 眼镜王蛇属 *Ophiophagus*

● 眼镜王蛇

【学名】·*Ophiophagus hannah*（Cantor）

【别名】·大扁头风、山万蛇、大扁颈蛇。

【习性与分布】·生活于丘陵或山区林中，生活于山间岩石洞隙中。分布于榕江、剑河、册亨、兴义、晴隆、望谟、惠水、罗甸、荔波等地。

【药用部位】·除去内脏的全体。

【功效与主治】·通络，祛风止痛。用于风湿痹痛，中风瘫痪，小儿麻痹症。

蝰科 Viperidae

■ 尖吻蝮属 *Deinagkistrodon*

● 尖吻蝮

【学名】·*Deinagkistrodon acutus*（Güenther）

【别名】·蕲蛇、白花蛇、五步蛇。

【习性与分布】·生活于山区、丘陵林木茂盛的阴湿地方或路边草丛。分布于江口、德江、松桃、雷山、金沙、兴义、贵定、仁怀、播州、绥阳等地。

【药用部位】·除去内脏的全体。

【功效与主治】·通络，祛风止痉。用于风湿顽痹，经脉拘挛，中风，半身不遂，小儿惊风，破伤风，麻风，疥癣。

■ 亚洲蝮属 *Gloydins*

● 短尾蝮

【学名】·*Gloydius brevicaudus*（Stejneger）

【别名】·草上飞、七寸子。

【习性与分布】·生活于丘陵或山地，活动于草地、稻田或住宅附近。分布于金沙、播州、绥阳、赤水、仁怀、桐梓、清镇、开阳、息烽、修文等地。

【药用部位】·除去内脏的全体。

【功效与主治】·通络止痛，祛风解毒。用于风湿痹痛，麻风瘰疬，疮疖，疥癣，肿瘤，病后虚弱。

■ 竹叶青蛇属 *Trimeresurus*

● 竹叶青蛇

【学名】·*Trimeresurus stejnegeri* Schmidt

【别名】·青竹标、刁竹青、竹叶青。

【习性与分布】·生活于山区的树丛竹林或溪边草丛。分布于兴义、清镇、开阳、息烽、修文等地。

【药用部位】·除去内脏的全体。

【功效与主治】·祛风止痛，解毒消肿。用于恶疮肿疖，风湿痹痛，肢体麻木。

䴙䴘科 Podicipedidae

■ 小䴙䴘属 *Podiceps*

● 小䴙䴘

【学名】·*Podiceps ruficollis*（Pallas）

【别名】·油鸭、水葫芦。

【习性与分布】·生活于水草丛生的湖或沼泽地。分布于威宁、金沙、平坝、都匀、惠水、长顺、绥阳、清镇等地。

【药用部位】·肉、脂肪。

【功效与主治】·肉：补中益气，缩尿固脱。用于遗尿，痔疮，脱肛。脂肪：用于耳聋。

鸬鹚科 Phalacrocoracidae

■ 鸬鹚属 *Phalacrocorax*

● 普通鸬鹚

【学名】·*Phalacrocorax carbo* L.

【别名】·水老鸹。

【习性与分布】·生活于河溪、湖沼或水库。分布于江口、威宁、兴义、罗甸、清镇等地。

【药用部位】·肉、骨、翅膀、涎、嗉囊、喉、胃。

【功效与主治】·肉:消肿利水。用于水肿腹大。骨、翅膀:利咽,化骨鲠,去面斑。用于雀斑,鱼骨哽喉。涎:化痰止咳。用于小儿百日咳。嗉囊:利咽消肿。用于鱼刺及麦芒哽咽。喉:下气,化骨鲠。用于消化不良,瘿瘤。胃:健脾理气。用于胃不受纳,脘腹胀痛。

鹭科 Ardeidae

■ 池鹭属 Ardeola

• 池鹭

【学名】·Ardeola bacchus (Bonaparte)

【别名】·沙鹭、中国池鹭。

【习性与分布】·多为夏候鸟,生活于沼泽、池塘、水田或溪边等处。省内广泛分布。

【药用部位】·肉。

【功效与主治】·清热解毒。用于鱼虾中毒。

■ 白鹭属 Egretta

• 白鹭

【学名】·Egretta garzetta (L.)

【别名】·白鹤、小白鹭、雪客。

【习性与分布】·生活于沼泽、湖泊、水田或溪流中。分布于江口、松桃、思南、威宁、三都、赤水、播州、绥阳等地。

【药用部位】·肉。

【功效与主治】·益气健脾,解毒。用于脾虚羸瘦,食欲不振,疔疮痛肿,脱肛,崩漏等。

鹳科 Ciconiidae

■ 鹳属 Ciconia

• 白鹳

【学名】·Ciconia ciconia (L.)

【别名】·鹳骨、老鹳、捞鱼鹳。

【习性与分布】·常单只或小群漫游在沼泽、池塘的浅水中觅食或静等饵物,营巢于高大松树上。分布于铜仁、威宁等地。

【药用部位】·骨、肉、肝、砂囊、胃。

【功效与主治】·骨:祛风解毒,止痛。用于痨瘵,胸腹痛,喉

痹,蛇咬伤。肉:滋养补虚。用于血痨,闭经,身痛发热,咳嗽,气喘。肝、砂囊、胃:降逆。用于反胃膈食。

鸭科 Anatidae

■ 鸳鸯属 Aix

• 鸳鸯

【学名】·Aix galericulata (L.)

【别名】·黄鸭、官鸭。

【习性与分布】·生活于湖畔或溪流中。分布于凯里、金沙、贵定、惠水、清镇、梵净山等地。

【药用部位】·肉。

【功效与主治】·清热解毒,止血杀虫。用于痔瘘下血,疥癣。

■ 雁属 Anser

• 灰雁

【学名】·Anser anser L.

【别名】·大雁。

【习性与分布】·生活于水边沼泽地。分布于威宁等地。

【药用部位】·肉、脂肪。

【功效与主治】·肉:祛风湿,强筋骨。用于风湿痹痛,麻木不仁,痉挛。脂肪:舒筋活血,益气解毒。用于气血不足,痉挛拘急,肾虚脱发,痈肿疮毒。

• 家鹅

【学名】·Anser cygnoides domestica (Brisson)

【别名】·舒雁、家雁。

【习性与分布】·全省各地均有饲养。

【药用部位】·肉、胆、蛋。

【功效与主治】·肉:益气补虚,和胃止渴。用于虚羸,消渴。胆:清热解毒,杀虫。用于痔疮,杨梅疮,疥癞。蛋:补五脏,补中气。用于身体虚弱,气血不足。

• 绿头鸭

【学名】·Anas platyrhynchos (L.)

【别名】·野鸭、凫肉。

【习性与分布】·生活于湖沼或水库中。分布于威宁、三都、清镇等地。

【药用部位】·肉、血、脚掌。

【功效与主治】·肉:补中益气,和胃消食,利水解毒。用于病后体弱,食欲不振,脾虚水肿,热毒疮疖。血:清热解毒。用于食物

或药物中毒。脚掌:祛寒通络。用于产后受寒,腰背四肢疼痛。

● **家鸭**

【学名】· *Anas platyrhynchos domestica* (L.)

【别名】· 鹜、家凫。

【习性与分布】· 全省各地有饲养。

【药用部位】· 肉、砂囊角质内壁、胆、蛋。

【功效与主治】· 肉:补益气阴,利水消肿。用于虚劳骨蒸,咳嗽,水肿。砂囊角质内壁:消食化积。用于食积胀满,诸骨鲠喉。胆:清热解毒。用于目赤肿痛,痔疮。蛋:滋阴清肺,平肝止泻。用于胸膈结热,肝火头痛眩晕,喉痛,齿痛,咳嗽,泻痢。

■ **秋沙鸭属 *Mergus***

● **普通秋沙鸭**

【学名】· *Mergus merganser* (L.)

【别名】· 尖嘴鸭、鱼鸭子。

【习性与分布】· 生活于湖泊、河流或池塘中。分布于江口、威宁、清镇等地。

【药用部位】· 肉、骨、脑、胆。

【功效与主治】· 肉:滋补强壮,利水消肿,清热镇痉。用于病后体弱,食欲不振,羸瘦乏力,肺痨咯血,四肢肿胀,发热头痛,痉挛抽搐,小便不利。骨:利水消肿,解毒。用于全身水肿,小腿肿痛,药物及食物中毒。脑:滋补健脑。用于神经衰弱。胆:清热解毒,利胆。用于水火烫伤,肝胆热证。

■ **麻鸭属 *Tadorna***

● **赤麻鸭**

【学名】· *Tadorna ferruginea* (Pallas)

【别名】· 大黄鸭、黄鸭。

【习性与分布】· 生活于湖沼边。分布于威宁、清镇等地。

【药用部位】· 肉、胆。

【功效与主治】· 肉:温肾兴阳,补气健脾。用于肾虚阳痿,遗精,腰膝酸软,肌肉挛痛,体虚羸瘦,脾虚脱肛,子宫下垂。胆:清血热。用于腿肚转筋,烧伤。

鹰科 Accipitridae

■ **鹰属 *Accipiter***

● **苍鹰**

【学名】· *Accipiter gentilis* (L.)

【别名】· 黄鹰、牙鹰。

【习性与分布】· 生活于针叶、阔叶或杂木林中。分布于威宁、兴义等地。

【药用部位】· 肉、骨。

【功效与主治】· 肉:滋补气血。用于久病体虚,浮肿。骨:强筋骨,祛风湿。用于筋骨疼痛,损伤骨折。

■ **秃鹫属 *Aegypius***

● **秃鹫**

【学名】· *Aegypius monachus* (L.)

【别名】· 狗头鹰、座山雕。

【习性与分布】· 生活于海拔1 500～2 000 m的高山草原或山麓一带。分布于江口、松桃、威宁、水城等地。

【药用部位】· 肉、骨、胆汁。

【功效与主治】· 肉:开胃健脾,滋补养阴,消瘿散结。用于气瘿,胃脘痛,肺痨,眼花目眩。骨:通淋利尿。用于尿闭。胆汁:清肝明目。用于疮疡疔肿,目赤肿痛。

■ **真雕属 *Aquila***

● **金雕**

【学名】· *Aquila chrysaetos* (L.)

【别名】· 老雕、鹫雕。

【习性与分布】· 生活于海拔1 000 m以上的高山草原或针叶林地区,常单独活动。分布于水城、兴义、贵定等地。

【药用部位】· 骨骼。

【功效与主治】· 活血止痛。用于跌打骨折。

■ **鵟属 *Buteo***

● **普通鵟**

【学名】· *Buteo buteo* (L.)

【别名】· 花豹。

【习性与分布】· 生活于岩石裸露的山顶、空旷的湖畔或稀疏的针叶林中。分布于威宁、兴义、平塘、赤水等地。

【药用部位】· 肉、蛋。

【功效与主治】· 肉:滋补消肿。用于久病体虚,面部浮肿。蛋:解毒消肿。用于阴茎红肿脓血。

■ **鸢属 *Milvus***

● **黑鸢**

【学名】· *Milvus korschun* (Gmelin)

【别名】·老鹰、岩鹰。

【习性与分布】·生活于山野或村野。省内广泛分布。

【药用部位】·肉、翅骨、胆。

【功效与主治】·肉:强筋骨,补肝肾。用于腰膝软乏,风湿疼痛,气不接续,肾虚哮喘。翅骨:活血止痛。用于跌打损伤,骨折。胆:清热解毒。用于胃气痛。

雉科 Phasianidae

■ 竹鸡属 Bambusicola

● 灰胸竹鸡

【学名】· *Bambusicola thoracica* (Temminck)

【别名】·竹鸡。

【习性与分布】·成群生活于森林、竹林或灌丛。分布于江口、都匀、龙里、贵定、惠水、赤水、播州、绥阳、清镇、开阳、息烽、修文等地。

【药用部位】·肉。

【功效与主治】·补中益气,杀虫解毒。用于脾胃虚弱,消化不良,痔疮。

■ 鹌鹑属 Coturnix

● 鹌鹑

【学名】· *Coturnix japonica* Temminck & Schlegel

【别名】·赤喉鹑、罗群。

【习性与分布】·冬季生活于近山的杂草或灌丛。省内广泛分布,有人工饲养。

【药用部位】·肉、蛋。

【功效与主治】·肉:益中气,止泄痢,止咳嗽。用于脾虚泻痢,小儿疳积,风湿痹证,咳嗽。蛋:补虚健胃。用于胃脘胀痛,咳嗽,失眠健忘,胸胁胀痛。

■ 锦鸡属 Chrysolophus

● 白腹锦鸡

【学名】· *Chrysolophus amherstiae* (Leadbeater)

【别名】·铜鸡、笋鸡。

【习性与分布】·生活于海拔 1 500~2 800 m 的多岩山地或岩坡,出没于多刺灌丛或矮竹林里,多结成小群活动。分布于威宁、赫章、水城、盘州、关岭、兴义等地。

【药用部位】·肉。

【功效与主治】·止血解毒。用于血痔,疮疡肿毒。

● 红腹锦鸡

【学名】· *Chrysolophus pictus* (L.)

【别名】·锦鸡、金鸡。

【习性与分布】·生活于多岩的山地或岩坡,出没于矮林丛或竹林。分布于贵州东部、北部及中部。

【药用部位】·肉。

【功效与主治】·止血解毒。用于血痔,疮疡肿毒。

■ 鹧鸪属 Francolinus

● 鹧鸪

【学名】· *Francolinus pintadeanus* (Scopoli)

【别名】·花鸡、中华鹧鸪。

【习性与分布】·生活于耕地周围的灌草丛或坡地,秋冬季常小群活动。分布于六枝、册亨、兴义、安龙、望谟、罗甸、平塘、都匀等地。

【药用部位】·肉、脚爪。

【功效与主治】·肉:滋养补虚,开胃化痰,益心安神。用于体虚乏力,失眠,胃病,下痢,小儿疳积,咳嗽痰多,百日咳。脚爪:清热解毒。用于皮肤皲裂,冻疮,耳闭,耳胀。

■ 原鸡属 Gallus

● 家鸡

【学名】· *Gallus gallus domesticus* Brisson

【别名】·鸡。

【习性与分布】·家禽。全省各地均有养殖。

【药用部位】·砂囊内壁。

【功效与主治】·健脾消食,涩精止遗,通淋化石。用于消化不良,饮食积滞,呕吐反胃,小儿疳积,遗精,小便频数。

【附注】·《中国药典》收录物种。

● 乌骨鸡

【学名】· *Gallus gallus nigrosceus* Brisson

【别名】·乌鸡。

【习性与分布】·全省各地均有饲养。

【药用部位】·去羽毛及内脏的全体。

【功效与主治】·补肝肾,益气血,退虚热。用于虚劳羸瘦,骨蒸劳热,消渴,遗精,久痢,带下。

■ 鹇属 Lophura

● 白鹇

【学名】· *Lophura nycthemera* (L.)

【别名】·山鸡、银鸡、白雉。

【习性与分布】·生活于海拔 400～1 400 m 的山区林下或竹林里,多结成 3～10 余只活动。分布于榕江、册亨、三都、罗甸、荔波、赤水、习水等地。

【药用部位】·肉。

【功效与主治】·补气健脾,益肺。用于脾虚泄泻,食欲不振,食后饱胀,大便溏泻,虚劳发热,咳嗽。

■ 雉属 *Phasianus*

● 雉鸡

【学名】· *Phasianus colchicus*（L.）

【别名】·野鸡、山鸡。

【习性与分布】·生活于蔓生草莽或其他阴蔽植物的丘陵中,冬季迁至山脚草坝或田野间。分布于江口、雷山、贵定、惠水、赤水、习水、播州、绥阳、清镇、开阳、息烽、修文等地。

【药用部位】·肉。

【功效与主治】·补中益气。用于脾虚泄泻,下痢,小便频数。

■ 长尾雉属 *Syrmaticus*

● 白冠长尾雉

【学名】· *Syrmaticus reevesii*（Gray）

【别名】·翟鸡、拖鸡、长尾雉。

【习性与分布】·生活于海拔 400～2 400 m 的农田附近的落叶阔叶林或针阔混交林。省内广泛分布。

【药用部位】·肉。

【功效与主治】·补中益气,平喘。用于气虚喘促,体虚乏力。

三趾鹑科 Turnicidae

■ 三趾鹑属 *Turnix*

● 黄脚三趾鹑

【学名】· *Turnix tanki* Blyth

【别名】·水鹌鹑。

【习性与分布】·生活于丘陵或山坡灌丛,常到耕地活动。分布于播州、清镇、开阳、息烽、修文等地。

【药用部位】·肉。

【功效与主治】·补中健脾,清热解毒。用于脾胃虚损,中气不足,气短乏力,食少便溏,瘰疬,痰核,诸疮肿毒。

鹤科 Gruidae

■ 鹤属 *Grus*

● 灰鹤

【学名】· *Grus grus*（L.）

【别名】·千岁鹤、玄鹤。

【习性与分布】·生活于沼泽、农耕地或山丘。分布于威宁、清镇、红水河流域等地。

【药用部位】·肉、骨。

【功效与主治】·肉:益气生津。用于消渴。骨:壮筋骨。用于痹痿。

● 黑颈鹤

【学名】· *Grus nigricollis*（Przevalski）

【别名】·黑头鹤骨。

【习性与分布】·生活于开阔的草原或沼泽地,每年 10～11 月中旬至威宁草海越冬,翌年 3～4 月中旬离去。分布于威宁等地。

【药用部位】·肉、骨。

【功效与主治】·肉:解热。用于发烧头痛。骨:利尿通淋。用于小便不利。

秧鸡科 Rallidae

■ 秧鸡属 *Rallus*

● 普通秧鸡

【学名】· *Rallus aquaticus* L.

【别名】·水鸡、秧鸡。

【习性与分布】·生活于沼泽或近水草丛。分布于兴义、清镇、开阳、息烽、修文等地。

【药用部位】·肉。

【功效与主治】·解毒杀虫,补中益气。用于蚁瘘,脾胃虚弱,食欲不振。

鸥科 Laridae

■ 鸥属 *Larus*

● 银鸥

【学名】· *Larus argentatus* Pontoppidan

【别名】·黑背鸥、淡红脚鸥、绯鸥。

【习性与分布】·生活于河流、池沼或水库等处。分布于乌江流域等地。

【药用部位】·肉。

【功效与主治】·滋阴润燥,止渴除烦。用于狂躁烦渴,余热未清,咽干口渴,肠燥便秘。

● 红嘴鸥

【学名】· *Larus ridibundus* L.

【别名】·水鸮、笑鸥、水鸽子。

【习性与分布】·生活于河流、池沼或水库等处。分布于威宁、清镇等地。

【药用部位】·肉。

【功效与主治】·滋阴润燥,止渴除烦。用于狂躁烦渴,余热未清,咽干口渴,肠燥便秘。

鸠鸽科 Columbidae

■ 鸽属 *Columba*

● 家鸽

【学名】· *Columba livia domestica* L.

【别名】·鹁鸽。

【习性与分布】·全省各地均有饲养。

【药用部位】·肉。

【功效与主治】·滋肾益气,祛风解毒,调经止痛。用于虚赢,妇女血虚闭经,消渴,久疟,麻疹,恶疮,疥癣。

■ 斑鸠属 *Streptopelia*

● 火斑鸠

【学名】· *Streptopelia tranquebarica* (Hermann)

【别名】·小斑鸠。

【习性与分布】·生活于村寨、农田附近的树林、竹林或田间。分布于江口、印江、榕江、威宁、兴仁、贵定、都匀、播州等地。

【药用部位】·肉。

【功效与主治】·补肾益气,明目。用于久病气虚,身疲乏力,呃逆,两目昏暗。

● 珠颈斑鸠

【学名】· *Streptopelia chinensis* (Scopoli)

【别名】·花斑鸠、花脖斑鸠、珍珠鸠。

【习性与分布】·生活于村寨、农田附近的树林、竹林或田间。省内广泛分布。

【药用部位】·肉。

【功效与主治】·补肾益气,明目。用于久病气虚,身疲乏力,呃逆,两目昏暗。

● 山斑鸠

【学名】· *Streptopelia orientalis* (Latham)

【别名】·雉鸡、东方斑鸠。

【习性与分布】·生活于山地林中,冬季常成小群活动于田间。省内广泛分布。

【药用部位】·肉。

【功效与主治】·补肾益气,明目。用于久病气虚,身疲乏力,呃逆,两目昏暗。

杜鹃科 Cuculidae

■ 鸦鹃属 *Centropus*

● 褐翅鸦鹃

【学名】· *Centropus sinensis* (Stephens)

【别名】·大毛鸡、落谷、黄蜂。

【习性与分布】·生活于林缘灌丛、稀树草坡、溪河边的灌丛或芦苇丛。分布于榕江、册亨、兴义、望谟、平塘、都匀等地。

【药用部位】·去除羽毛和内脏的全体。

【功效与主治】·养阴滋补,调经通乳,祛风湿。用于产后头风痛,手足麻痹,乳汁少,跌打损伤。

■ 杜鹃属 *Cuculus*

● 大杜鹃

【学名】· *Cuculus canorus* L.

【别名】·布谷鸟、鸤鸠、郭公。

【习性与分布】·生活于山地阔叶林或针阔叶混交林中,喜在近水的林中活动,常生活于乔木上。分布于册亨、安龙、兴义、望谟、贵定、平塘、绥阳、习水、清镇、开阳、息烽、修文。

【药用部位】·去除羽毛和内脏的全体。

【功效与主治】·消瘰通便,镇咳安神。用于瘰疬,肠燥便秘,百日咳,体虚神倦。

● 小杜鹃

【学名】· *Cuculus poliocephalus* Latham

【别名】·催归、阳雀。

【习性与分布】·生活于浓密的阔叶林林缘。分布于贵定、平塘等地。

【药用部位】·去除羽毛和内脏的全体。

【功效与主治】·消瘰通便,镇咳。用于瘰疬,便秘,百日咳等。

鸱鸮科 Strigidae

■ 雕鸮属 *Bubo*

● 雕鸮

【学名】· *Bubo bubo*（L.）

【别名】·猫头鹰、角鸮。

【习性与分布】·生活于山地林间,冬季常迁至平坝树丛。分布于威宁、水城等地。

【药用部位】·去除羽毛和内脏的全体。

【功效与主治】·解毒定惊,祛风湿。用于瘰疬,癫痫,噎食,头风,风湿痛。

■ 鸺鹠属 *Glaucidium*

● 斑头鸺鹠

【学名】· *Glaucidium cuculoides*（Vigors）

【别名】·猫头鹰。

【习性与分布】·生活于村寨或农田附近的稀树林中,亦见于山区林中。分布于江口、榕江、水城、兴义、贵定、惠水、平塘、龙里、绥阳、赤水、播州等地。

【药用部位】·肉。

【功效与主治】·定惊解毒。用于瘰疬,噎食,癫痫。

■ 角鸮属 *Otus*

● 普通角鸮

【学名】· *Otus scops*（L.）

【别名】·西红角鸮、夜猫子、红嘴鸮。

【习性与分布】·多单只生活于针阔混交林。分布于威宁等地。

【药用部位】·肉、骨。

【功效与主治】·滋养补虚,祛风定惊,解毒。用于疟疾,肺结核,风虚眩晕。

夜鹰科 Caprimulgidae

■ 夜鹰属 *Caprimulgus*

● 普通夜鹰

【学名】· *Caprimulgus indicus*（Latham）

【别名】·蚊母鸟、鬼鸟、夜燕。

【习性与分布】·生活于山地林区边缘、丘陵次生林的稀疏丛林等处。分布于威宁、望谟、龙里、贵定、罗甸、都匀、清镇等地。

【药用部位】·脂肪。

【功效与主治】·滋补,养阴调经。用于肢体倦怠,月经不调,妇女不育。

雨燕科 Apodidae

■ 金丝燕属 *Aerodramus*

● 短嘴金丝燕

【学名】· *Aerodramus brevirostris*（McClelland）

【别名】·燕窝、岩燕。

【习性与分布】·生活于山区的石灰岩溶洞中。分布于江口、绥阳等地。

【药用部位】·唾液与绒羽等混合凝结所筑成的巢窝。

【功效与主治】·养阴润燥,益气补中,化痰止咳。用于久病虚损,肺痨咳嗽,哮喘,咯血,吐血,久痢久泻,体弱遗精。

翠鸟科 Alcedinidae

■ 翠鸟属 *Alcedo*

● 普通翠鸟

【学名】· *Alcedo atthis*（L.）

【别名】·鱼狗、翠碧鸟。

【习性与分布】·常单独生活于临水的树枝或岩石上。省内广泛分布。

【药用部位】·肉。

【功效与主治】·止痛定喘,解毒通淋。用于鱼骨鲠喉,哮喘,淋证,痔疮。

■ 翡翠属 *Halcyon*

• **白胸翡翠**

【学名】· *Halcyon smyrnensis*（L.）

【别名】· 翡翠、鱼狗。

【习性与分布】· 生活于丘陵树丛或沼泽附近。分布于兴义、兴仁、安龙、望谟、龙里、惠水、平塘、罗甸等地。

【药用部位】· 肉。

【功效与主治】· 利水消肿。用于小便不利,水肿。

戴胜科 Upupidae

■ 戴胜属 *Upupa*

• **戴胜**

【学名】· *Upupa epops*（L.）

【别名】· 帽子雀、屎咕咕。

【习性与分布】· 生活于田野或村庄附近树木上。分布于威宁、望谟、贵定、罗甸、赤水等地。

【药用部位】· 全体。

【功效与主治】· 安神镇静,平肝息风。用于癫痫,精神病,疟疾。

啄木鸟科 Picidae

■ 啄木鸟属 *Dendrocopos*

• **棕腹啄木鸟**

【学名】· *Dendrocopos hyperythrus*（Vigors）

【习性与分布】· 常见于山地森林间,营巢于树洞中。分布于贵州东部。

【药用部位】· 除去羽毛和内脏的全体。

【功效与主治】· 滋养补虚,消肿止痛。用于肺结核,小儿疳积,痔疮肿痛,龋齿牙痛。

• **大斑啄木鸟**

【学名】· *Dendrocopos major*（L.）

【别名】· 啄木鸟、斑啄木鸟、赤䴕。

【习性与分布】· 生活于山地林间,营巢于树洞中。省内广泛分布。

【药用部位】· 去除羽毛和内脏的全体。

【功效与主治】· 滋养补虚,消肿止痛。用于肺结核,小儿疳积,痔疮肿痛,龋齿牙痛。

■ 蚁䴕属 *Jynx*

• **蚁䴕**

【学名】· *Jynx torquilla* L.

【别名】· 蛇皮鸟、蚁䴕。

【习性与分布】· 生活于森林中,常活动于开阔地上。分布于江口、兴义、望谟、赤水等地。

【药用部位】· 肉。

【功效与主治】· 滋阴补肺,消肿解毒。用于肺痨,瘰疬,小儿疳积,痈疮肿毒,痔疮。

■ 绿啄木鸟属 *Picus*

• **灰头啄木鸟**

【学名】· *Picus canus* Gmelin

【别名】· 绿啄木鸟、灰头绿啄木鸟。

【习性与分布】· 生活于山地林间。省内广泛分布。

【药用部位】· 肉。

【功效与主治】· 滋补强壮。用于久病虚弱,小儿疳积,痔疮。

百灵科 Alaudidae

■ 云雀属 *Alauda*

• **云雀**

【学名】· *Alauda arvensis* L.

【别名】· 告天子、朝天柱、小百灵。

【习性与分布】· 成群生活于荒坡或草地。分布于贵阳、铜仁等地。

【药用部位】· 去内脏及羽毛的全体。

【功效与主治】· 解毒,缩泉涩尿。用于赤痢,肺结核,胎毒及遗尿。

• **小云雀**

【学名】· *Alauda gulgula* Fraklin

【别名】· 百灵、叫天子、朝天柱。

【习性与分布】· 成群生活于荒坡或草地。分布于威宁、兴义、兴仁、龙里、贵定、绥阳等地。

【药用部位】· 除去内脏及羽毛的全体。

【功效与主治】· 解毒。用于赤痢,肺结核,胎毒,遗尿。

燕科 Hirundinidae

■ 燕属 *Hirundo*

● 金腰燕

【学名】·*Hirundo daurica* L.

【别名】·巧燕、赤腰燕。

【习性与分布】·生活于山地或村落间。省内广泛分布。

【药用部位】·肉。

【功效与主治】·止咳。用于百日咳。

● 家燕

【学名】·*Hirundo rustica* L.

【别名】·燕子、挂丁、拙燕。

【习性与分布】·生活于山地或村落间。分布于从江、望谟、罗甸、赤水、播州等地。

【药用部位】·巢泥。

【功效与主治】·清热解毒。用于风疹、湿疮、丹毒。

■ 沙燕属 *Riparia*

● 灰沙燕

【学名】·*Riparia riparia* (L.)

【别名】·崖沙燕、麻燕、土燕。

【习性与分布】·结群飞行于溪流、湖泊、水库、江河的泥砂滩或稻田上空。分布于册亨、望谟、罗甸、清镇等地。

【药用部位】·肉。

【功效与主治】·清热解毒，活血消肿。用于疮痈肿毒，湿疹，肺脓肿。

黄鹂科 Oriolidae

■ 黄鹂属 *Oriolus*

● 黑枕黄鹂

【学名】·*Oriolus chinensis* (L.)

【别名】·黄鸟、黄莺、黄伯劳。

【习性与分布】·生活于村寨或溪流附近的阔叶林中。省内广泛分布。

【药用部位】·肉。

【功效与主治】·补气壮阳，温脾。用于肢体倦怠，脾虚泄泻。

椋鸟科 Sturnidae

■ 八哥属 *Acridotheres*

● 八哥

【学名】·*Acridotheres cristatellus* (L.)

【别名】·鸲鹆、寒皋、凤头八哥。

【习性与分布】·常成群生活于村落、田园或山林边缘。省内广泛分布。

【药用部位】·肉。

【功效与主治】·下气降逆，解毒止血。用于久嗽，呃逆，痔疮出血。

鸦科 Corvidae

■ 鸦属 *Corvus*

● 大嘴乌鸦

【学名】·*Corvus macrorhynchos* Wagler

【别名】·乌鸦、老鸦。

【习性与分布】·生活于田野、屋房或山林中。分布于威宁、大方、兴义、兴仁、龙里、贵定、罗甸、都匀、绥阳、赤水、播州、清镇、开阳、息烽、修文等地。

【药用部位】·肉。

【功效与主治】·祛风定痫，滋阴止血。用于头风眩晕，小儿风痫，劳伤吐血，肺痨咳嗽等。

● 寒鸦

【学名】·*Corvus monedula* (L.)

【别名】·慈乌、寒老鸦。

【习性与分布】·成群生活于山区高大乔木或田间。分布于江口、威宁、大方、兴义、罗甸、播州等地。

【药用部位】·肉。

【功效与主治】·滋阴潜阳。用于体弱消瘦，骨蒸烦热，虚劳咳嗽等。

● 白颈鸦

【学名】·*Corvus torquatus* Lesson

【别名】·白颈乌鸦。

【习性与分布】·生活于山区高大乔木或田间，好群栖。省内广泛分布。

【药用部位】·肉。

【功效与主治】·消食散结。用于食积腹胀,消化不良。

■ 鹊属 *Pica*

• 喜鹊

【学名】·*Pica pica* (L.)

【别名】·神女。

【习性与分布】·生活于庭园、村寨、原野或山区。省内广泛分布。

【药用部位】·肉。

【功效与主治】·滋补清热。用于虚劳发热,烦躁不安。

河乌科 Cinclidae

■ 河乌属 *Cinclus*

• 褐河乌

【学名】·*Cinclus pallasii* Temminck

【别名】·水老鸹、水黑老婆。

【习性与分布】·生活于山谷溪流间,单个或成对活动,常站立在溪边或急流中间的岩石顶。分布于兴仁、贵定、平塘、都匀、播州、绥阳等地。

【药用部位】·肉。

【功效与主治】·清热解毒,消肿散结。用于淋巴结炎。

鹪鹩科 Troglodytidae

■ 鹪鹩属 *Troglodytes*

• 鹪鹩

【学名】·*Troglodytes troglodytes* (L.)

【别名】·巧妇鸟、山蝈蝈。

【习性与分布】·生活于水库、溪流周围,在灌丛间来回飞蹿。分布于威宁等地。

【药用部位】·去除羽毛和内脏的全体。

【功效与主治】·补肺健脾,强精益智。用于咳嗽喘息,脾虚泄泻,智力减退。

鹟科 Muscicapidae

■ 鹊鸲属 *Copsychus*

• 鹊鸲

【学名】·*Copsychus saularis* (L.)

【别名】·四喜。

【习性与分布】·生活于村寨附近的园圃、篱笆或小树林中。省内广泛分布。

【药用部位】·除去毛及内脏的全体。

【功效与主治】·健脾消积,益气强身。用于久病体虚,小儿疳积,成人劳伤,疲倦乏力。

■ 啸鸫属 *Myiophoneus*

• 紫啸鸫

【学名】·*Myiophoneus caeruleus* (Scopoli)

【别名】·岩八哥、黑雀儿、乌精。

【习性与分布】·生活于山间灌丛、乱石上或山涧溪流的岩石上,有时在居民点活动。分布于江口、威宁、赫章、金沙、水城、盘州、兴义、兴仁、望谟、贵定、惠水、罗甸、播州、习水、息烽等地。

【药用部位】·肉。

【功效与主治】·解毒止血,止咳。用于痔疮,吐血,咳嗽,神经衰弱,偏头痛。

■ 寿带属 *Terpsiphone*

• 寿带鸟

【学名】·*Terpsiphone paradisi* (L.)

【别名】·梁祝、一枝花、长尾。

【习性与分布】·生活于山区阔叶林、公园或果树林中。分布于从江、册亨、惠水、贵定、龙里、赤水、播州、绥阳、息烽等地。

【药用部位】·除去羽毛及内脏的全体。

【功效与主治】·益气止血,解毒杀虫。用于风疾,痔疮,龋齿。

■ 鸫属 *Turdus*

• 乌鸫

【学名】·*Turdus merula* L.

【别名】·黑鸫、黑鸟。

【习性与分布】·生活于林区、小镇或乡村林木间。分布于江口、兴义、望谟、罗甸、贵定、三都、龙里、播州、清镇、开阳、息烽、修文等地。

【药用部位】· 肉。

【功效与主治】· 杀虫。用于诸虫。

绣眼鸟科 Zosteropidae

■ 绣眼鸟属 *Zosterops*

● 暗绿绣眼鸟

【学名】· *Zosterops japonicus* Temminck et Schlegel

【别名】· 绣眼儿、白眼儿。

【习性与分布】· 生活于山区树林、村寨或农耕地周围的乔木上。分布于江口、榕江、从江、金沙、兴义、兴仁、都匀、贵定、绥阳、赤水、清镇、开阳、息烽、修文等地。

【药用部位】· 肉、骨。

【功效与主治】· 强心利尿。用于肾炎水肿,心脏病。

雀科 Passeridae

■ 麻雀属 *Passer*

● 麻雀

【学名】· *Passer montanus*(L.)

【别名】· 家雀、老家贼、树麻雀。

【习性与分布】· 活动范围广泛,一般多在村镇或农田附近。省内广泛分布。

【药用部位】· 肉、粪便。

【功效与主治】· 肉:补肾壮阳,益精填髓。用于肾虚阳痿,早泄,遗精,腰膝酸软,疝气,小便频数。粪便:消积明目,解毒。用于疝瘕,癥瘕,目翳,胬肉,龋齿,疝气。外用于目翳,痈疽,冻疮。

● 山麻雀

【学名】· *Passer rutilans*(Temminck)

【别名】· 红雀、山只只。

【习性与分布】· 生活于有人类活动的地方。分布于贵州东南部等地。

【药用部位】· 粪便。

【功效与主治】· 化积消翳。用于癥瘕,疝瘕,目翳,龋齿,胬肉。

燕雀科 Fringillidae

■ 蜡嘴雀属 *Eophona*

● 黑尾蜡嘴雀

【学名】· *Eophona migratoria* Hartert

【别名】· 桑鳸、蜡嘴。

【习性与分布】· 成群生活于山区混交林中。分布于江口、威宁、罗甸、绥阳、播州等地。

【药用部位】· 肉。

【功效与主治】· 补气健胃。用于久病气虚,肢体乏力,羸瘦。

鹀科 Emberizidae

■ 鹀属 *Emberiz*

● 黄胸鹀

【学名】· *Emberiza aureola* Pallas

【别名】· 禾花雀、麦黄雀。

【习性与分布】· 多见于丘陵地带,常成群或单个在秧田活动。分布于印江、望谟等地。

【药用部位】· 肉。

【功效与主治】· 滋补强壮,祛风湿。用于年老体衰,肢体乏力,头昏目眩,腰膝酸痛,阳痿,风湿痹痛。

● 灰头鹀

【学名】· *Emberiza spodocephala* Pallas

【别名】· 青头雀、地麻雀、灰头鹀。

【习性与分布】· 夏季常成对或单个活动于近河的灌丛,也见于农耕地周围、林缘灌丛或公园中。分布于江口、印江、兴义、安龙、望谟、龙里、罗甸、赤水、习水、绥阳、息烽等地。

【药用部位】· 肉。

【功效与主治】· 补益解毒。用于阳痿,酒精中毒。

猬科 Erinaceidae

■ 猬属 *Erinaceus*

● 普通刺猬

【学名】· *Erinaceus europaeus* L.

【别名】· 毛刺猬、猬鼠。

【习性与分布】·生活于山地森林或杂草丛。省内广泛分布。

【药用部位】·皮。

【功效与主治】·散瘀止痛,收敛止血,涩精缩尿。用于胃脘疼痛,反胃吐食,便血,痔漏,脱肛,遗精遗尿。

鼹科 Talpidae

■ 缺齿鼹属 *Mogera*

• 缺齿鼹

【学名】·*Mogera latouchei* (Thomas)

【别名】·鼹鼠。

【习性与分布】·生活于丘陵地、灌丛或农耕地中,营地下生活。分布于江口等地。

【药用部位】·除去内脏的全体。

【功效与主治】·解毒杀虫。用于痈疽疔毒,痔漏,淋证,蛔虫。

蹄蝠科 Hipposideridae

■ 蹄蝠属 *Hipposideros*

• 大马蹄蝠

【学名】·*Hipposideros armiger* (Hodgson)

【别名】·大蹄蝠、蝙蝠。

【习性与分布】·生活于洞穴、古旧的庙宇或城楼内。分布于江口、榕江、金沙、织金、兴义、安龙、贵定、罗甸、习水等地。

【药用部位】·粪便。

【功效与主治】·清热明目,活血消积。用于夜盲,翳障,雀目,目赤肿痛,小儿疳积,疟疾。

菊头蝠科 Rhinolophidae

■ 菊头蝠属 *Rhinolophus*

• 马铁菊头蝠

【学名】·*Rhinolophus ferrumequinum* (Schreber)

【别名】·大菊头蝠、蝙蝠。

【习性与分布】·生活于山洞、树洞或建筑物的隙缝之中。省内广泛分布。

【药用部位】·粪便。

【功效与主治】·清热明目,散瘀消积。用于青盲,翳障,雀目,目赤肿痛,白睛溢血,内外翳障,小儿疳积,疟疾。

蝙蝠科 Vespertilionidae

■ 蝙蝠属 *Vespertilio*

• 东方蝙蝠

【学名】·*Vespertilio sinensis* (Peters)

【别名】·蝙蝠、天鼠、飞鼠。

【习性与分布】·生活于山洞、树洞、屋檐、房梁或石缝之中。分布于贵州东部、东南部、西部及北部。

【药用部位】·粪便(夜明砂)。

【功效与主治】·清热明目,散瘀消积。用于青盲,翳障,雀目,目赤肿痛,白睛溢血,内外翳障,小儿疳积,疟疾。

猴科 Cercopithecidae

■ 猕猴属 *Macaca*

• 猕猴

【学名】·*Macaca mulatta* (Zimmermann)

【别名】·猴子、猢狲、黄猴。

【习性与分布】·生活于山林,白昼活动觅食,晚间生活于岩壁或树上。省内广泛分布。

【药用部位】·骨、胆、血、肉、肠胃结石(猴枣)。

【功效与主治】·猴骨:祛风除湿,镇惊截疟。用于风寒湿痹,四肢麻木,小儿惊痫,疟疾发热。猴胆:清热解毒,明目退翳。用于咽喉红肿,青盲,夜盲。猴血:消疳化积。用于疳积,消化不良。猴肉:补肾壮阳,祛风除湿,收敛固精。用于肾虚阳痿,遗精、遗尿,神经衰弱,风湿痹痛。猴枣:清热镇惊,豁痰定喘,解毒消肿。用于痰热喘咳,咽痛喉痹,惊痫,小儿急惊,瘰疬痰核。

■ 仰鼻猴属 *Rhinopithecus*

• 黔金丝猴

【学名】·*Rhinopithecus brelichi* (Thomas)

【别名】·牛尾猴。

【习性与分布】·生活于海拔1400～1900 m的常绿、落叶阔叶混交林中。分布于梵净山等地。

【药用部位】·阴茎、睾丸、胆。

【功效与主治】·阴茎、睾丸:补肾壮阳。用于遗精,阳痿。胆:清热解毒。用于百日咳,支气管炎,肝炎。

■ 叶猴属 Trachypithecus

● 黑叶猴

【学名】·*Trachypithecus francoisi* (Pousargues)

【别名】·叶猴、乌猿、猪猴。

【习性与分布】·生活于河谷两侧的常绿阔叶林中。分布于沿河、水城、贞丰、册亨、正安、务川、道真、桐梓、绥阳等地。

【药用部位】·皮、肉、骨。

【功效与主治】·滋补安神,活血祛风。用于体虚,阳痿,神经衰弱,风寒痹痛,半身不遂。

穿山甲科 Manidae

■ 穿山甲属 Manis

● 中华穿山甲

【学名】·*Manis pentadactyla* L.

【别名】·鲮鲤、穿山甲。

【习性与分布】·生活于丘陵、山地的针叶林,针阔混交林或稀疏灌木草坡,掘洞穴居。省内广泛分布。

【药用部位】·鳞片。

【功效与主治】·活血散结,通经下乳,消痈溃坚。用于血瘀闭经,风湿痹痛,乳汁不下。

兔科 Leporidae

■ 兔属 Lepus

● 草兔

【学名】·*Lepus capensis* L.

【别名】·野兔、山兔、山跳。

【习性与分布】·生活于村寨、农田、丘陵或山坡灌丛。全省各地有分布。

【药用部位】·肉、胆汁、粪便(望月砂)。

【功效与主治】·肉:补中益气,凉血解毒。用于胃热消渴,呕吐,羸瘦,便血,肠热便秘,肠风便血,湿热痹,丹毒。胆汁:清热消肿。用于疮疡肿毒,喉蛾。粪便:去翳明目,解毒杀虫。

用于目暗生翳,疳积,痔瘘。

● 华南兔

【学名】·*Lepus sinensis* Gray

【别名】·短耳兔、粗毛兔、山兔。

【习性与分布】·生活于丘陵、山坡稀疏灌丛、杂草丛、墓地或农田附近。分布于册亨、望谟、罗甸等地。

【药用部位】·肉、粪便(望月砂)。

【功效与主治】·肉:补中益气,凉血解毒。用于消渴羸瘦,胃热呕吐,便血。粪便:去翳明目,解毒杀虫。用于目暗生翳,疳积,痔瘘。

■ 穴兔属 Oryctolagus

● 家兔

【学名】·*Oryctolagus cuniculus domesticus* (Gmelin)

【别名】·兔子。

【习性与分布】·全省各地均有家养。

【药用部位】·骨骼。

【功效与主治】·清热止渴,平肝祛风。用于消渴,头昏眩晕,癫痫,疮疥。

松鼠科 Sciuridae

■ 丽松鼠属 Callosciurus

● 赤腹松鼠

【学名】·*Callosciurus erythraeus* (Pallas)

【别名】·红腹松鼠、松鼠。

【习性与分布】·生活于常绿阔叶林、次生稀树灌丛、矮灌丛或果园中。分布于雷山、赤水等地。

【药用部位】·骨骼。

【功效与主治】·活血调经,行气止痛。用于跌打伤痛,骨折,月经不调,闭经,痛经。

■ 黄鼠属 Citellus

● 达乌尔黄鼠

【学名】·*Citellus dauricus* (Brandt)

【别名】·貔狸、地松鼠、大眼贼。

【习性与分布】·生活于草坡或砂土地。分布于贵州东南部,全省各地有养殖。

【药用部位】·肉。

【功效与主治】·润肺生津,解毒止痛。用于疮毒肿痛。

■ 鼯鼠属 *Petaurista*

● 红白鼯鼠

【学名】·*Petaurista alborufus*(Milne-Edwards)

【别名】·飞狐、白额鼯鼠、松猫儿。

【习性与分布】·生活于河谷地常绿阔叶林、针叶林或针阔叶混交林中,以高大乔木顶端树洞筑巢。分布于施秉、兴义、罗甸、绥阳等地。

【药用部位】·粪便(五灵脂)。

【功效与主治】·活血止痛,化瘀止血,消积解毒。用于心腹血气诸痛,妇女闭经,产后瘀滞腹痛,崩漏下血,小儿疳积,蛇蝎蜈蚣咬伤。

■ 岩松鼠属 *Sciurotamias*

● 岩松鼠

【学名】·*Sciurotamias davidianus*(Milne-Edwards)

【别名】·扫毛子、石老鼠。

【习性与分布】·生活于山区树林或丘陵多岩石的地方。分布于册亨、兴义等地。

【药用部位】·骨骼。

【功效与主治】·活血祛瘀,止痛。用于跌打损伤,骨折,瘀血作痛。

■ 松鼠属 *Sciurus*

● 松鼠

【学名】·*Sciurus vulgaris* L.

【别名】·栗鼠、灰鼠。

【习性与分布】·生活于针叶林或针阔叶混交林中,居树洞中或筑巢于树枝间。省内广泛分布。

【药用部位】·除去内脏的全体。

【功效与主治】·活血调经,杀虫消积。用于月经不调,痛经,肺结核,胸膜炎,疳积。

■ 复齿鼯鼠属 *Trogopterus*

● 复齿鼯鼠

【学名】·*Trogopterus xanthipes*(Milne-Edwards)

【别名】·五灵脂、寒号虫、寒号鸟。

【习性与分布】·生活于长有松柏树的高山岩石陡壁的石洞或石缝中。分布于毕节、贵州东部、东南部等地。

【药用部位】·粪便(五灵脂)。

【功效与主治】·活血止痛,化瘀止血,消积解毒。用于心腹血气诸痛,妇女闭经,产后瘀滞腹痛,崩漏下血,小儿疳积,蛇蝎蜈蚣咬伤。

鼹形鼠科 Spalacidae

■ 竹鼠属 *Rhizomys*

● 银星竹鼠

【学名】·*Rhizomys pruinosus* Blyth

【别名】·白花竹鼠、花白竹鼠、粗毛竹鼠。

【习性与分布】·生活于山坡竹林密集的洞穴中。分布于榕江、三都、贵定、平塘、清镇、开阳、息烽、修文等地。

【药用部位】·脂肪。

【功效与主治】·解毒排脓,生肌止痛。用于烫伤,烧伤,各种疮毒,无名肿毒,冻伤。

● 中华竹鼠

【学名】·*Rhizomys sinensis* Gray

【别名】·竹鼠、芒鼠、竹根鼠。

【习性与分布】·生活于芒草、棕叶、野甘蔗丛生或山坡竹林密集的洞穴中。分布于江口、罗甸等地。

【药用部位】·脂肪、肉。

【功效与主治】·脂肪:解毒排脓,生肌止痛。用于水火烫伤,皮肤疮疖肿毒,久溃不收。肉:补中益气,解毒。用于身体虚弱,脾胃不合,水肿。

鼠科 Muridae

■ 大鼠属 *Rattus*

● 褐家鼠

【学名】·*Rattus norvegicus*(Berkenhout)

【别名】·大家鼠。

【习性与分布】·生活于厨房、禽舍、阴沟、杂物堆、田埂或河溪堤岸等地。省内广泛分布。

【药用部位】·全体。

【功效与主治】·解毒,补益止血。用于虚劳赢瘦,小儿疳积,臌胀,痛疮肿毒,冻疮。

豪猪科 Hystricidae

■ 豪猪属 *Hystrix*

● 豪猪

【学名】· *Hystrix brachyuran* L.

【别名】· 刺猪、箭猪。

【习性与分布】· 生活于山坡、草地或密林中,掘洞穴居。分布于惠水、播州等地。

【药用部位】· 肉、胃、棘刺。

【功效与主治】· 肉:润肠通便。用于大便不畅。胃:清热利湿,行气止痛。用于黄疸,水肿,脚气,胃脘不适。棘刺:行气止痛,解毒消肿。用于心气痛,乳蛾,疮肿,皮肤疮疡。

犬科 Canidae

■ 犬属 *Canis*

● 狗

【学名】· *Canis familiaris* L.

【别名】· 家犬。

【习性与分布】· 全省各地有养殖。

【药用部位】· 胃结石(狗宝)、阴茎及睾丸(狗肾)。

【功效与主治】· 狗宝:降气开郁,消积解毒。用于胸胁胀满,噎膈反胃,痈疽疮疡。狗肾:补肾壮阳,益精。用于肾虚阳痿,遗精,四肢寒冷,腰膝酸软。

● 狼

【学名】· *Canis lupus* L.

【别名】· 灰狼、豺狼、蒙古狼。

【习性与分布】· 生活于山地或林中,独居或结成小群活动。分布于松桃、威宁等地。

【药用部位】· 脂肪、骨、肉、喉靥。

【功效与主治】· 狼膏(脂肪炼油):补益厚肠。用于肺痨,久咳。外用于皮肤皲裂,秃疮。骨:益脑安神。用于眩晕,神经痛。肉:补虚益气。用于虚劳,久痢,脱肛。喉靥:降气止吐。用于恶心呕吐,噎膈。

■ 豺属 *Cuon*

● 豺

【学名】· *Cuon alpinus* (Pallas)

【别名】· 红狼、豺狗、亚洲野狗。

【习性与分布】· 生活于山地、丘陵或森林等处,群居。分布于松桃、盘州等地。

【药用部位】· 肉、皮。

【功效与主治】· 肉:理气消肿。用于虚劳体弱,寒气所致肌肉肿胀,跌打瘀肿,痔瘘。皮:解毒止痛,定惊。用于疳痢,脚气,冷痹,小儿夜啼。

■ 貉属 *Nyctereutes*

● 貉

【学名】· *Nyctereutes procyonoides* (Gray)

【别名】· 貉狸、金毛獾、狸。

【习性与分布】· 生活于丘陵或山地。省内广泛分布。

【药用部位】· 肉。

【功效与主治】· 滋补强壮,健脾消疳。用于虚劳,疳积。

■ 狐属 *Vulpes*

● 赤狐

【学名】· *Vulpes vulpes* (L.)

【别名】· 红狐、狐狸、草狐。

【习性与分布】· 生活于林缘或丘陵等地。省内广泛分布。

【药用部位】· 心、肉。

【功效与主治】· 心:镇静安神,利尿消肿。用于癫狂,心悸,失眠,水肿。肉:补虚温中,镇静安神,祛风解毒。用于虚劳羸瘦,寒积腹痛,癔病,惊痫,痛风,水肿,疥疮,小儿卵肿。

熊科 Ursidae

■ 熊属 *Ursus*

● 棕熊

【学名】· *Ursus arctos* L.

【别名】· 人熊、狗熊、黑瞎子。

【习性与分布】· 生活于海拔300~1500 m的常绿阔叶林或针阔混交林中。分布于贵州东南部、习水、梵净山等地。

【药用部位】· 胆、肉、掌。

【功效与主治】· 胆:清热镇痉,平肝明目,杀虫止血。用于热病惊痫,小儿惊风,湿热黄疸,暑湿泻痢,热病惊痫,目赤翳障,喉痹,鼻蚀,疮疡痈肿,痔瘘,疳积,蛔虫,多种出血。肉:补虚损,强筋骨。用于脚气,风痹不仁,筋脉挛急。掌:健脾胃,补气血,祛风湿。用于脾胃虚弱,诸虚劳损,风寒湿痹。

鼬科 Mustelidae

■ 猪獾属 *Arctonyx*

● 猪獾

【学名】· *Arctonyx collaris* Cuvier

【别名】· 獾猪、拱猪、沙獾。

【习性与分布】· 生活于森林、灌丛、田野、湖泊或河流旁边。分布于松桃、江口、印江、石阡等地。

【药用部位】· 骨、脂肪。

【功效与主治】· 骨:祛风止痛。用于风湿筋骨疼痛,皮肤瘙痒。脂肪:清热解毒,消肿止痛,润肠通便。用于烫火伤,疥癣痔疮,大便干燥。

■ 水獭属 *Lutra*

● 水獭

【学名】· *Lutra lutra* (L.)

【别名】· 獭、水狗、獭猫。

【习性与分布】· 生活于江河、湖泊或溪流的岸旁,巢穴筑于水边的树根、苇草或灌丛下。分布于除西北部高寒山区外的地区。

【药用部位】· 肝脏。

【功效与主治】· 养阴除热,镇咳止血。用于虚劳,骨蒸潮热,盗汗,咳嗽,气喘,咯血,夜盲,痔疮下血。

■ 狗獾属 *Meles*

● 狗獾

【学名】· *Meles leucurus* (Hodgson)

【别名】· 天狗、山獭、貒。

【习性与分布】· 生活于森林、灌丛、田野、湖泊或河流旁边。省内广泛分布。

【药用部位】· 脂肪(獾油)。

【功效与主治】· 清热解毒,消肿止痛,润肠通便。用于烫火伤,疥癣,痔疮,大便干燥。

■ 鼬獾属 *Melogale*

● 鼬獾

【学名】· *Melogale moschata* (Gray)

【别名】· 猵子、山獾、山獭。

【习性与分布】· 生活于稻田附近的土丘、草丛或土穴等处。省内广泛分布。

【药用部位】· 脂肪。

【功效与主治】· 清热解毒,消肿止痛,润肠通便。用于烫火伤,疥癣,痔疮,大便干燥。

■ 鼬属 *Mustela*

● 黄鼬

【学名】· *Mustela sibirica* Pallas

【别名】· 黄鼠狼、黄狼、鼬鼠。

【习性与分布】· 生活于河谷、沟边、土坡、沼泽或灌丛。省内广泛分布。

【药用部位】· 肉。

【功效与主治】· 解毒杀虫,通淋。用于淋巴结核,疥癣,淋证,血小板减少性紫癜。

灵猫科 Viverridae

■ 灵猫属 *Viverra*

● 大灵猫

【学名】· *Viverra zibetha* L.

【别名】· 灵狸、麝香猫、亚洲灵猫。

【习性与分布】· 生活于丘陵山地的树林或灌丛地带。分布于榕江、雷山、三都、贵定、清镇、开阳、息烽、修文等地。

【药用部位】· 香腺囊分泌物(灵猫香)。

【功效与主治】· 行气活血,安神止痛。用于心腹卒痛,梦寐不安,疝痛。

■ 小灵猫属 *Viverricula*

● 小灵猫

【学名】· *Viverricula indica* (Desmarest)

【别名】· 香猫、七节猫、麝猫。

【习性与分布】· 生活于山区村寨、农田附近的林缘、山坡树林或灌丛。分布于除兴义以外的各地。

【药用部位】· 香腺囊分泌物(灵猫香)。

【功效与主治】· 行气活血,止痛安神。用于心腹卒痛,梦寐不安,疝痛。

猫科 Felidae

■ 猫属 *Felis*

• 家猫

【学名】· *Felis ocreata domestica* Brisson

【别名】· 猫狸、家狸。

【习性与分布】· 全省各地有饲养。

【药用部位】· 肉、骨。

【功效与主治】· 肉:滋补,祛风解毒。用于虚劳体瘦,风湿痹痛,瘰疬。骨:解毒消肿,杀虫。用于瘰疬,水肿,虫积。

■ 云豹属 *Neofelis*

• 云豹

【学名】· *Neofelis nebulosa* (Griffith)

【别名】· 狼箕豹、乌云豹、龟纹豹。

【习性与分布】· 生活于山地森林或灌丛,巢穴较固定。分布于贵州东部等地。

【药用部位】· 骨骼。

【功效与主治】· 祛风止痛,镇惊安神。用于风寒湿痹,四肢拘挛麻木,腰膝酸楚,小儿惊风抽搐。

■ 豹属 *Panthera*

• 豹

【学名】· *Panthera pardus* L.

【别名】· 金钱豹、文豹、花豹。

【习性与分布】· 生活于山地的森林或灌丛,巢穴较固定。分布于江口、玉屏、石阡、雷山、织金、大方、威宁、金沙、兴义、安龙、册亨、三都、独山、绥阳、开阳等地。

【药用部位】· 骨骼。

【功效与主治】· 祛风湿,强筋骨,镇惊安神。用于风寒湿痹,筋骨疼痛,四肢拘挛麻木,腰膝酸楚,小儿惊风抽搐。

■ 豹猫属 *Prionailurus*

• 豹猫

【学名】· *Prionailurus bengalensis* (Kerr)

【别名】· 野猫、狸猫、山狸。

【习性与分布】· 生活于丘陵多树丛之地。省内广泛分布。

【药用部位】· 骨。

【功效与主治】· 祛风湿,滋补活血,镇惊安神,强壮筋骨。用于风湿关节痛,瘰疬,失眠。

马科 Equidae

■ 马属 *Equus*

• 马

【学名】· *Equus caballus orientalis* Noack

【别名】· 家马。

【习性与分布】· 全省各地均有饲养。

【药用部位】· 胃结石(马宝)、肉、肝。

【功效与主治】· 马宝:镇惊化痰,清热解毒。用于惊痫癫狂,痰热内盛,神志昏迷,吐血衄血,恶疮肿毒。肉:除热下气,强筋壮骨。用于肠中热,寒热痿痹。肝:通经下血,行气止痛。用于月经不通,心腹滞闷,四肢疼痛。

猪科 Suidae

■ 猪属 *Sus*

• 猪

【学名】· *Sus scrofa domestica* Brisson

【别名】· 家猪。

【习性与分布】· 饲养。

【药用部位】· 胆结石(猪黄)、膀胱结石(肾精子)。

【功效与主治】· 猪黄:用于癫痫,惊风,血痢,金疮。肾精子:利尿通淋。用于小便不利,淋漓涩痛,尿道结石,前列腺炎。

【附注】·《中国药典》收录物种。

• 野猪

【学名】· *Sus scrofa* L.

【别名】· 山猪、豕。

【习性与分布】· 生活于灌丛、较潮湿的草地、混交林或阔叶林中。省内广泛分布。

【药用部位】· 皮、肉、胆。

【功效与主治】· 皮:清热解毒。用于鼠瘘恶疮。肉:补虚益损,解毒。用于癫痫,虚弱羸瘦,便血,痔疮出血,肠风泻。胆:清肺化痰,清热解毒。用于疮疡肿痛,瘰疬,痈疽,咳嗽哮喘,跌打损伤。

麝科 Moschidae

■ 麝属 *Moschus*

● 林麝

【学名】· *Moschus berezovskii* Flerov

【别名】· 香獐、林獐、獐子。

【习性与分布】· 生活于针阔叶混交林中。省内广泛分布。

【药用部位】· 成熟雄麝香囊中的干燥分泌物(麝香)。

【功效与主治】· 开窍醒神,活血通经,消肿止痛。用于热病神昏,中风痰厥,气郁暴厥,中恶昏迷,闭经,癥瘕,难产死胎,胸痹心痛,心腹暴痛,跌打伤痛,痹痛麻木,痈肿瘰疬,咽喉肿痛。

【附注】·《中国药典》收录物种。

鹿科 Cervidae

■ 鹿属 *Cervus*

● 梅花鹿

【学名】· *Cervus nippon* Temminck

【别名】· 花鹿、鹿。

【习性与分布】· 生活于混交林或林缘。分布于沿河、织金、绥阳等地,贵阳有饲养。

【药用部位】· 雄鹿密生茸毛尚未骨化的幼角(鹿茸);已骨化的角(鹿角);鹿角加水熬出的胶质液体,经浓缩并冷却凝固物(鹿角胶);鹿角去胶质的角块(鹿角霜)。

【功效与主治】· 鹿茸:壮肾阳,益精血,强筋骨,调冲任,托疮毒。用于肾阳不足,精血亏虚,阳痿滑精,宫冷不孕,羸瘦,神疲,畏寒,眩晕,耳鸣,耳聋,腰脊冷痛,筋骨痿软,崩漏带下,阴疽不敛。鹿角:温肾阳,强筋骨,行血消肿。用于肾阳不足,阳痿滑精,腰脊冷痛,阴疽疮疡,乳痈初起,瘀血肿痛。鹿角胶:补肝肾,益精养血。用于肝肾不足所致的腰膝酸冷,阳痿遗精,虚劳羸瘦,崩漏带下,便血尿血,阴疽肿痛。鹿角霜:温肾助阳,收敛止血。用于脾肾阳虚,白带过多,遗尿尿频,崩漏带下,疮疡不敛。

【附注】·《中国药典》收录物种。

■ 獐属 *Hydropotes*

● 獐

【学名】· *Hydropotes inermis* Swinhoe

【别名】· 河麂、牙獐。

【习性与分布】· 生活于有芦苇的河岸、湖边或沼泽地。分布于贵州东南部等地。

【药用部位】· 肉、骨、幼獐胃内未消化的奶块(獐宝)。

【功效与主治】· 肉:补益五脏,祛风。用于久病虚损,腰腿痛痹。骨:固精缩尿。用于虚损滑精,盗汗,尿频,遗尿。獐宝:健脾理气。用于消化不良,食欲不佳,全身乏力。

■ 麂属 *Muntiacus*

● 小麂

【学名】· *Muntiacus reevesi* (Ogilby)

【别名】· 麂子、黄麂、角麂。

【习性与分布】· 生活于丘陵山地的森林、灌丛或村寨附近的灌丛。省内广泛分布。

【药用部位】· 肉、尚未骨化的幼角、骨。

【功效与主治】· 肉:祛风除湿,补肾益阳,健脾益气。用于肾虚腰痛,风湿痹症,病后气虚脾弱。尚未骨化的幼角:益肾壮阳,调经养血。用于阳痿,早泄,宫冷不孕,小便频数,畏寒肢冷,妇女冲任虚寒,带脉不固,经血不调。骨:祛风除湿。用于风湿痹痛。

■ 水鹿属 *Rusa*

● 水鹿

【学名】· *Rusa unicolor* (Kerr)

【别名】· 春鹿、黑鹿。

【习性与分布】· 生活于亚热带山区的针阔混交林中。分布于江口等地。

【药用部位】· 尚未骨化的幼角。

【功效与主治】· 壮阳,益精血,强筋骨。用于阳痿遗精,耳聋目眩,宫冷不孕,腰膝酸痛,崩漏带下。

牛科 Bovidae

■ 牛属 *Bos*

● 牛

【学名】· *Bos taurus domesticus* Gmelin

【别名】· 黄牛、家牛。

【习性与分布】· 饲养。

【药用部位】· 胆结石(牛黄);牛皮、骨、肌腱经熬制而成的胶

(黄明胶);角;牛角内部的坚硬骨心(牛角腮);干燥骨骼研制成的粉(牛骨粉);膀胱结石(肾精子)。

【功效与主治】·牛黄:清心解毒,豁痰开窍,凉肝息风。用于热病神昏,中风痰迷,惊痫抽搐,癫痫发狂,咽喉肿痛,口舌生疮,痈肿疔疮。黄明胶:滋阴止血。用于吐血,衄血,便血,崩漏,内脏出血,阴虚心烦,失眠,虚劳喘咳,燥咳。牛角:清热解毒,止血。用于温热病血热妄行,痈疽疮肿。牛角腮:止血。用于崩漏,便血,血痢,赤白带下。牛骨粉:降血压。用于原发性高血压。肾精子:利尿通淋。用于尿路结石。

【附注】·《中国药典》收录物种。

■ 水牛属 *Bubalus*

● 水牛

【学名】· *Bubalus bubalis* (L.)

【别名】·印度水牛。

【习性与分布】·全省各地均有饲养。

【药用部位】·角。

【功效与主治】·清热解毒,凉血定惊。用于热病头痛,高热神昏,发斑发疹,吐血。

【附注】·《中国药典》收录物种。

■ 山羊属 *Capra*

● 山羊

【学名】· *Capra hircus* L.

【习性与分布】·全省各地有饲养。

【药用部位】·血、胃结石、胆。

【功效与主治】·血:止血化瘀。用于跌打损伤,月经不调。胃结石:降胃气,解诸毒。用于反胃呕吐,噎膈,噫气。胆:清热解毒,明目退翳。用于青盲,夜盲,咽喉肿痛。

■ 鬣羚属 *Capricornis*

● 中华鬣羚

【学名】· *Capricornis milneedwardsii* David

【别名】·华西鬣羚、四不像、山驴子。

【习性与分布】·生活于海拔600~2 500 m的山地常绿阔叶、常绿、落叶阔叶混交林或多岩的杂灌丛。分布于松桃、印江、江口、沿河、德江、玉屏、石阡、安龙、瓮安、贵定、惠水、三都、独山、余庆、开阳、清镇等地。

【药用部位】·角、四肢骨。

【功效与主治】·角:清热解毒,平肝息风。用于癫痫,中风,小儿惊风,温热病。骨:祛风止痛。用于风湿肢节疼痛,麻木不仁。

■ 斑羚属 *Naemorhedus*

● 斑羚

【学名】· *Naemorhedus goral* (Hardwicke)

【别名】·青羊。

【习性与分布】·生活于常绿阔叶林或常绿、落叶阔叶混交林中。分布于石阡、金沙、织金、兴义、望谟、册亨、余庆、瓮安、惠水、三都、独山、开阳、纳雍、大方、威宁、赫章、水城等地。

【药用部位】·角。

【功效与主治】·清热明目,止痛。用于头痛,小儿惊痫,痛经,崩漏。

第三部分
药用矿物

汞类矿物

● 朱砂

【拉丁名】· Cinnabaris

【别名】· 辰砂、丹砂。

【来源与分布】· 硫化物类辰砂族矿物辰砂。分布于万山、松桃、沿河、德江、印江、江口、丹寨、黄平、威宁、兴仁、册亨、三都、独山、务川、余庆、开阳等地。

【化学成分】· 主要含硫化汞。

【功效与主治】· 清心镇惊，安神明目，解毒。用于心悸易惊，失眠多梦，癫痫发狂，小儿惊风，视物昏花，口疮，喉痹，疮疡肿毒。

【附注】·《中国药典》收录物质。

● 灵砂

【拉丁名】· Cinnabar Artificial

【别名】· 人工朱砂。

【来源与分布】· 以汞与硫黄炼制而成的汞制剂。分布于正安、习水、花溪、开阳等地。

【化学成分】· 主要含硫化汞。

【功效与主治】· 清心镇惊，安神解毒。用于心悸易惊，失眠多梦，小儿惊风，壮热吐泻，霍乱吐逆，腹痛反胃，惊狂失眠。

● 轻粉

【拉丁名】· Calomelas

【别名】· 汞粉、水银粉。

【来源与分布】· 以水银、皂矾、食盐用升华法炼制而成的氯化亚汞结晶。亦有天然者为多角汞砂。分布于万山、松桃、沿河、德江、印江、江口、丹寨、黄平、威宁、兴仁、册亨、三都、独山、务川、余庆、开阳。

【化学成分】· 主要含氯化亚汞。

【功效与主治】· 祛痰消积，逐水通便。用于痰涎积滞，水肿臌胀，二便不利。外用杀虫，攻毒，敛疮。外用于疥疮，顽癣，臁疮，梅毒，疮疡，湿疹。

【附注】·《中国药典》收录物质。

● 白降丹

【拉丁名】· Hydrargyrum chloratum compositum

【别名】· 降丹、水火丹。

【来源与分布】· 朱砂、雄黄、水银、食盐等经加工制成的二氯化汞和氯化亚汞的混合结晶。分布于万山、松桃、沿河、德江、印江、江口、丹寨、黄平、威宁、兴仁、册亨、三都、独山、务川、余庆、开阳等地。

【化学成分】· 主要含二氯化汞和氯化亚汞。

【功效与主治】· 解毒生肌。用于赘瘤息肉，瘘管恶疮，疔毒发背，痈疽，腐肉不脱。

● 水银

【拉丁名】· Hydrargyrum

【别名】· 汞、灵液。

【来源与分布】· 辰砂矿加工制品，少数为自然汞。分布于万山、碧江、丹寨、黄平、务川等地。

【化学成分】· 主要为汞。

【功效与主治】· 杀虫攻毒。用于疥癣，梅毒，恶疮，痔瘘，头虱。

● 银朱

【拉丁名】· Vermilion

【别名】· 猩红、心红。

【来源与分布】· 以水银和硫黄为原料，经加热升华制得的赤色粉末。分布于万山、松桃、沿河、德江、印江、江口、丹寨、黄平、威宁、兴仁、册亨、三都、独山、务川、余庆、开阳。

【化学成分】· 主要含硫化汞。

【功效与主治】· 燥湿祛痰，杀虫破积。用于湿热疮毒，痈肿疥癣，胸闷心悸。

铅类矿物

● 铅

【拉丁名】· Plumbum

【来源与分布】· 方铅矿矿石提炼的灰白色金属。分布于沿河、松桃、从江、雷山、镇远、凯里、丹寨、织金、纳雍、赫章、水城、镇宁、普安、都匀、三都、仁怀等地。

【化学成分】· 主要含铅。

【功效与主治】· 安神镇逆，杀虫解毒。用于痰痫癫狂，气短喘急，噎膈反胃，瘰瘤，瘰疬，痈肿疮毒，蛇蝎咬伤。

● 铅霜

【拉丁名】· Plumbi Acetas

【别名】· 铅白霜。

【来源与分布】· 金属铅经加工制成的醋酸铅。分布于修文、花溪等地。

【化学成分】· 主要成分为醋酸铅。

【功效与主治】· 消积杀虫，解毒生肌。用于疳积，下痢，虫积腹痛，癥瘕，疟疾，疥癣，痈疽，溃疡，口疮，丹毒，扭伤。

● 铅丹

【拉丁名】· Plumbum Rubrum

【别名】·黄丹、丹粉。

【来源与分布】·铅的加工制成品。分布于花溪、修文等地。

【化学成分】·主要为四氧化三铅。

【功效与主治】·解毒生肌,坠痰镇惊。用于痈疽疮疡,外痔,湿疹,烧烫伤,惊痫癫狂,疟疾,吐逆反胃。

● **密陀僧**

【拉丁名】·Lithargyrum

【别名】·炉底。

【来源与分布】·铅丹加工制成的氧化铅。分布于松桃、从江、赫章、威宁、普安、都匀等地。

【化学成分】·主要为氧化铅。

【功效与主治】·祛痰镇惊,消积杀虫,收敛防腐,消肿止血。用于痰积,久痢,惊痫,反胃,痔疮,湿疹,肿毒诸疮。

● **铅粉**

【拉丁名】·Hydrocerussitum

【别名】·铅白、宫粉。

【来源与分布】·铅加工制成的碱式碳酸铅。分布于修文。

【化学成分】·主要为碱式碳酸铅。

【功效与主治】·消积杀虫,解毒燥湿,收敛。用于痈肿,溃疡,湿疹,泻痢,虫积腹痛,癥瘕,疥癣,口疮,丹毒。

铁类矿物

● **铁**

【拉丁名】·Ferrum

【别名】·乌金、黑金。

【来源与分布】·赤铁矿、褐铁矿、磁铁矿等冶炼而成的灰黑色金属。由于含碳量不同,可分为生铁、熟铁和钢三种。省内广泛分布。

【化学成分】·主要含金属铁。

【功效与主治】·补血安神,镇静降逆,消痈解毒。用于贫血,萎黄,惊痫,癫狂,心悸,疔疮痛肿。

● **铁落**

【拉丁名】·Pulvis Ferri

【别名】·铁花。

【来源与分布】·生铁煅至红赤,外层氧化时被锤落的铁屑。省内广泛分布。

【化学成分】·主要含四氧化三铁。

【功效与主治】·解毒敛疮,平肝镇惊。用于热病谵妄,心悸易惊,癫狂,疮疡肿毒。

● **铁粉**

【拉丁名】·lron's powder

【来源与分布】·钢铁或生铁的粉末。省内广泛分布。

【化学成分】·主要含铁。

【功效与主治】·平肝镇心。用于惊痫,发狂,脚气冲心,疔疮。

● **铁锈**

【拉丁名】·Rust

【来源与分布】·铁露置在空气中氧化后生成的锈衣。省内广泛分布。

【化学成分】·主要含氧化铁。

【功效与主治】·清热解毒,镇心平肝。用于疔疮肿毒,口疮,重舌,疥癣,烫伤,毒虫蜇伤,痫病。

● **黄矾**

【拉丁名】·Fibroferitum

【别名】·金丝矾、鸡矢矾。

【来源与分布】·硫酸盐类矿物黄矾的矿石。省内广泛分布。

【化学成分】·主要含硫酸铁。

【功效与主治】·解毒散瘀,行血止痛。用于疥癣,痔瘘,恶疮。

● **赭石**

【拉丁名】·Haematitum

【别名】·紫朱、代赭石。

【来源与分布】·氧化物类刚玉族矿物赤铁矿。分布于荔波、石阡、大方、紫云、花溪等地。

【化学成分】·主要含三氧化二铁。

【功效与主治】·平肝潜阳,重镇降逆,凉血止血。用于眩晕耳鸣,呕吐,噫气,呃逆,喘息,吐血,衄血,崩漏下血。

【附注】·《中国药典》收录物质。

● **禹余粮**

【拉丁名】·Limonitum

【别名】·禹粮石、石脑。

【来源与分布】·氧化物类矿物褐铁矿。省内广泛分布。

【化学成分】·主要为碱式氧化铁。

【功效与主治】·涩肠止泻,收敛止血。用于久泻久痢,大便出血,崩漏带下。

【附注】·《中国药典》收录物质。

● **蛇含石**

【拉丁名】·Limonitum Globuloforone

【来源与分布】·氧化物类矿物褐铁矿的结核。省内广泛分布。

【化学成分】·主要为三氧化二铁。

【功效与主治】·安神定惊,止血定痛。用于心悸,惊痫,肠风血痢,胃痛,骨节酸痛。

● 磁石

【拉丁名】· Magnetitum

【别名】· 吸铁石、慈石。

【来源与分布】· 氧化物类矿物尖晶石族矿物磁铁矿。分布于施秉、黄平、江口、梵净山等地。

【化学成分】· 主要为四氧化三铁。

【功效与主治】· 镇惊安神,平肝潜阳,聪耳明目,纳气平喘。用于惊悸失眠,头晕目眩,视物昏花,耳鸣耳聋,肾虚气喘。

【附注】·《中国药典》收录物质。

● 自然铜

【拉丁名】· Pyritum

【别名】· 接骨丹、石髓铅。

【来源与分布】· 硫化物类黄铁矿族矿物黄铁矿。分布于修文、印江、江口、思南、雷山、天柱、黔西、威宁、金沙、大方、晴隆、三都、播州、仁怀、桐梓、开阳、清镇、梵净山等地。

【化学成分】· 主要为二硫化铁。

【功效与主治】· 散瘀止痛,续筋接骨。用于跌打损伤,筋骨折伤,瘀肿疼痛。

【附注】·《中国药典》收录物质。

● 皂矾

【拉丁名】· Melanteritum

【别名】· 青矾、绿矾。

【来源与分布】· 硫酸盐类矿物水绿矾的矿石。分布于思南、大方、紫云等地。

【化学成分】· 主要为含水硫酸亚铁。

【功效与主治】· 燥湿化痰,消积杀虫,止血补血,解毒敛疮。用于黄肿胀满,疳积久病,肠风便血,血虚萎黄,湿疮疥癣,喉痹口疮,烂弦风眼,疱疹,狐臭。

铜类矿物

● 扁青

【拉丁名】· Azuritum

【别名】· 石青、碧青。

【来源与分布】· 碳酸盐类矿物蓝铜矿。分布于江口、印江、从江、丹寨、雷山、威宁、三都等地。

【化学成分】· 主要为碱式碳酸铜。

【功效与主治】· 祛痰催吐,破积明目。用于风痰癫疾,惊风,目翳,目痛,创伤,痈肿。

● 绿青

【拉丁名】· Malachitum

【别名】· 石绿、大绿。

【来源与分布】· 碳酸盐类矿物孔雀石。分布于江口、印江、从江、雷山、丹寨、威宁、三都等地。

【化学成分】· 主要为碱式碳酸铜。

【功效与主治】· 祛痰镇惊,收敛止泌。用于痰迷惊痫,疳疮,肠炎下痢,狐臭,疥疮,湿疹。

● 曾青

【拉丁名】· Azuritum

【别名】· 朴青、层青。

【来源与分布】· 碳酸类矿物蓝铜矿的矿石成层状者。分布于江口、印江、从江、丹寨、雷山、威宁、三都等地。

【化学成分】· 主要为碱式碳酸铜。

【功效与主治】· 明目,镇惊杀虫。用于风热目赤,疼痛,涩痒,眼多赤烂,头风,惊痫,风痹。

● 铜青

【拉丁名】· Malachitum

【别名】· 铜绿。

【来源与分布】· 铜器表面经二氧化碳或醋酸作用后生成的绿色锈衣。省内广泛分布。

【化学成分】· 主要为碱式碳酸铜。

【功效与主治】· 解毒,祛腐,杀虫。用于鼻息肉,眼睑糜烂,疮疡顽痔,喉痹,牙疳。

● 紫铜矿

【拉丁名】· Bornitum

【来源与分布】· 硫化物矿物斑铜矿。分布于江口、印江、从江、丹寨、雷山、威宁、三都等地。

【化学成分】· 主要含硫化物。

【功效与主治】· 镇心利肺,降气坠痰,续筋骨。用于骨折。

● 赤铜屑

【拉丁名】· Pulvis Cuprinus

【来源与分布】· 煅铜时打落的铜屑。分布于江口、印江、从江、丹寨、雷山、威宁、三都等地。

【化学成分】· 主要为金属铜。

【功效与主治】· 续骨,止血,止痛。用于筋骨折伤,外伤出血,烂弦风眼,狐臭。

● 胆矾

【拉丁名】· Chalcanthitum

【别名】· 石矾、蓝矾。

【来源与分布】·硫酸盐类矿物胆矾的晶体,或为人工制成的含水硫酸铜。分布于大方、紫云等地。

【化学成分】·主要为含水硫酸铜。

【功效与主治】·催吐,燥湿杀虫,化痰消积。用于风热痰涎,癫痫,食物中毒,疥癣。

钙盐类矿物

• 石膏

【拉丁名】·Gypsum Fibrosum

【别名】·软石膏、细理石。

【来源与分布】·硫酸盐类石膏族矿物。分布于册亨、石阡、黄平、剑河、六枝、盘州、普定、紫云、瓮安、惠水、清镇、息烽、花溪等地。

【化学成分】·主要为含水硫酸钙。

【功效与主治】·清热泻火,除烦止渴。用于外感热病,高热烦渴,肺热喘咳,胃火头痛,牙痛。

【附注】·《中国药典》收录物质。

• 煅石膏

【拉丁名】·Gypsum Ustum

【来源与分布】·硫酸盐类石膏族矿物石膏的加工品。分布于册亨、石阡、黄平、剑河、六枝、盘州、普定、紫云、瓮安、惠水、清镇、息烽、花溪等地。

【化学成分】·无水硫酸钙。

【功效与主治】·收湿止血,生肌敛疮。外用于溃疡不敛,湿疹瘙痒,水火烫伤,外伤出血。

【附注】·《中国药典》收录物质。

• 长石

【拉丁名】·Anhydrite

【别名】·土石、硬石膏。

【来源与分布】·硫酸盐类矿物硬石膏。分布于册亨、石阡、黄平、剑河、六枝、盘州、紫云、普定、瓮安、惠水、清镇、息烽、花溪等地。

【化学成分】·主要为硫酸钙。

【功效与主治】·主身热,止消渴,利小便,通血脉,明目去翳。用于胃中结气,四肢寒厥,下气。

• 理石

【拉丁名】·Gypsum and Anhydrit

【别名】·肌石。

【来源与分布】·硫酸盐类矿物石膏中的纤维石膏。分布于黄平等地。

【化学成分】·主要为碳酸钙。

【功效与主治】·清热除烦,止渴。

• 石灰

【拉丁名】·Calx

【别名】·垩灰、石垩。

【来源与分布】·石灰岩加热煅烧制品。省内广泛分布。

【化学成分】·生石灰主要为氧化钙,熟石灰主要为氢氧化钙。如石灰陈久,主要为碳酸钙。

【功效与主治】·解毒蚀肉,收敛止血,燥湿杀虫。用于痈疽疔疮,创伤出血,汤火烫伤,疥癣湿疮,赘瘤死肌,吐酸泄泻。

• 方解石

【拉丁名】·Calcite

【别名】·黄石。

【来源与分布】·碳酸盐类方解石族矿物方解石。分布于施秉、黄平、习水、修文等地。

【化学成分】·主要含碳酸钙。

【功效与主治】·清热降火,除烦止渴,利窍消肿。用于时行热病,积热烦渴,吐泻,水肿,尿闭。

• 钟乳石

【拉丁名】·Stalactitum

【别名】·石钟乳。

【来源与分布】·碳酸盐类矿物钟乳石。省内广泛分布。

【化学成分】·主要含碳酸钙。

【功效与主治】·温肺助阳,平喘止酸,通乳。用于寒痰咳喘,阳虚冷喘,腰膝冷痛,胃痛泛酸,乳汁不通。

【附注】·《中国药典》收录物质。

• 鹅管石

【拉丁名】·Jubuliforme Colcitum

【来源与分布】·碳酸盐类矿物钟乳石的细长尖端部分。省内广泛分布。

【化学成分】·主要为碳酸钙。

【功效与主治】·温肺壮阳,通乳。用于肺痨咳嗽,胸闷,阳痿,腰膝无力,乳汁不通。

• 白垩

【拉丁名】·Chalk

【别名】·白土子。

【来源与分布】·沉积岩类岩石的块状物或粉末。省内广泛分布。

【化学成分】·主要为碳酸钙。

【功效与主治】·收敛,燥湿,止泻。用于肠炎泄泻,痔疮下血,子宫出血,阴道炎,溃疡,湿疹。

花蕊石

【拉丁名】·Ophicalcitum

【别名】·花乳石。

【来源与分布】·变质岩类岩石含蛇纹石大理岩的石块。分布于台江、麻江等地。

【化学成分】·主要为碳酸钙和碳酸镁。

【功效与主治】·化瘀止血。用于吐血,衄血,便血,崩漏,产妇血晕,金疮出血。

石鳖

【拉丁名】·Fossilia Turtle

【来源与分布】·石鳖科动物石鳖的化石。分布于龙里、黔西、独山、正安等地。

【化学成分】·主要为碳酸钙。

【功效与主治】·用于淋病。

石蟹

【拉丁名】·Fossilia Biachyurae

【来源与分布】·石蟹科动物石蟹及其近缘动物的化石。分布于紫云、独山。

【化学成分】·主要为碳酸钙。

【功效与主治】·清肝明目,消肿解毒。用于目赤,翳膜遮睛,喉痹痛肿,漆疮。

石燕

【拉丁名】·Fossilia spiriferis

【别名】·燕子石、土燕。

【来源与分布】·石燕子科动物中华石燕及近缘动物的化石。分布于石阡、赫章、盘州、独山、都匀、福泉等地。

【化学成分】·主要为碳酸钙。

【功效与主治】·除湿热,利小便,退目翳。用于淋证,小便不通,带下,肠风痔漏,眼目障翳。

龙骨

【拉丁名】·Dragon's bone

【别名】·青花龙骨、五花龙骨。

【来源与分布】·古代哺乳动物如象类、犀牛类、三趾马等骨骼的化石。分布于思南、纳雍、威宁、织金、大方、晴隆、习水、桐梓等地。

【化学成分】·主要为碳酸钙、磷酸钙。

【功效与主治】·镇惊安神,敛汗固精,止血涩肠,生肌敛疮。用于心神不安,怔忡健忘,失眠多梦,自汗盗汗,遗精淋浊,吐衄,便血,崩漏带下,泻病脱肛,溃疡久不收口。

龙角

【拉丁名】·Dragon's horn

【来源与分布】·古代哺乳动物如象类、犀牛类、三趾马等骨骼的化石。分布于思南、纳雍、威宁、织金、大方、晴隆、习水、桐梓等地。

【化学成分】·主要为碳酸钙、磷酸钙。

【功效与主治】·镇惊安神,降火软坚。用于惊痫癫狂,身热如火,腹中坚硬,热泻。

龙齿

【拉丁名】·Dens Draconis

【来源与分布】·古代哺乳动物如象类、犀牛类、三趾马等牙齿的化石。分布于思南、纳雍、威宁、织金、大方、晴隆、习水、桐梓等地。

【化学成分】·主要为碳酸钙、磷酸钙。

【功效与主治】·镇惊安神,除烦热。用于惊痫癫狂,烦热不安,失眠多梦。

紫石英

【拉丁名】·Fluoritum

【别名】·氟石。

【来源与分布】·卤化物类矿物萤石。分布于习水、沿河、江口、六枝、紫云、关岭、晴隆等地。

【化学成分】·主要为氟化钙。

【功效与主治】·温肾暖宫,镇心安神,温肺平喘。用于肾阳亏虚,宫冷不孕,惊悸不安,失眠多梦,虚寒咳喘。

【附注】·《中国药典》收录物质。

黄土

【拉丁名】·Loess

【别名】·好土。

【来源与分布】·第四纪陆相沉积物。省内广泛分布。

【化学成分】·主要为钙盐及钙质结核。

【功效与主治】·和中解毒。用于中暑吐泻,痢疾,痈疽,肿毒,跌打损伤。

钠盐类矿物

大青盐

【拉丁名】·Halitum

【别名】·戎盐、石盐。

【来源与分布】·卤化物类矿物石盐的结晶。分布于赤水等地。

【化学成分】·氯化钠。

【功效与主治】·清热凉血,明目。用于吐血,尿血,牙龈肿痛出血,目赤肿痛,风眼烂弦。

【附注】·《中国药典》收录物质。

● **咸秋石**

【拉丁名】·Sal Praeparaturm

【来源与分布】·卤化物类矿物石盐的结晶。分布于赤水等地。

【化学成分】·氯化钠。

【功效与主治】·滋阴,除虚热,涩精。用于虚劳咳嗽,骨蒸痨热,遗精带下,水肿病。

● **朴硝**

【拉丁名】·Mirabilite

【别名】·盐硝、皮硝。

【来源与分布】·硫酸盐类矿物芒硝经加工制得的粗结晶。分布于剑河、习水、大方、紫云、岑巩等地。

【化学成分】·主要为含水硫酸钠。

【功效与主治】·泻热润燥,软坚。用于实热积滞,腹胀便秘,停痰积聚,目赤障翳,丹毒,痈肿,喉痹。

● **芒硝**

【拉丁名】·Natrii Sulfas

【别名】·芒消、盆消。

【来源与分布】·硫酸盐类矿物芒硝族芒硝,经煮制而得的结晶。分布于剑河、习水、大方、紫云、岑巩等地。

【化学成分】·主要为含水硫酸钠。

【功效与主治】·泻热通便,润燥软坚,清火消肿。用于实热便秘,大便燥结,积滞腹痛,肠痈肿痛。外用于乳痈,痔疮肿痛。

【附注】·《中国药典》收录物质。

● **寒水石**

【拉丁名】·Gypsum Rubrum

【别名】·凝水石、水石。

【来源与分布】·硫酸盐类矿物芒硝的天然晶体。分布于剑河、习水、大方、紫云、岑巩等地。

【化学成分】·主要为含水硫酸钠。

【功效与主治】·清热降火,利窍消肿。用于时行热病,积热烦渴,吐泻,水肿,尿闭,齿衄,丹毒,烫伤。

● **玄明粉**

【拉丁名】·Natrii Sulifas Exsiccatus

【别名】·元明粉、白龙粉。

【来源与分布】·芒硝经风化失去结晶水而成的无水硫酸钠。分布于剑河、习水、大方、紫云、岑巩等地。

【化学成分】·主要含硫酸钠。

【功效与主治】·泻下通便,润燥软坚,清火消肿。用于实热积滞,大便燥结,腹满胀痛。外用于咽喉肿痛,口舌生疮,牙龈肿痛,目赤,痈肿,丹毒。

【附注】·《中国药典》收录物质。

硅类矿物

● **阳起石**

【拉丁名】·Tremolitum

【别名】·白石、羊起石。

【来源与分布】·硅酸盐类矿物阳起石或阳起石石棉。分布于从江、威宁、水城等地。

【化学成分】·主要含硅酸镁、硅酸钙和硅酸铁。

【功效与主治】·温补命门。用于下焦虚寒,腰膝冷痹,男子阳痿,女子宫冷,癥瘕崩漏。

● **青礞石**

【拉丁名】·Chloriti Lapis

【别名】·礞石。

【来源与分布】·变质岩类岩石绿泥石片岩。分布于黎平、印江、江口、松桃、锦屏、从江、梵净山等地。

【化学成分】·主要为含二氧化硅及镁、铝、铁的含水硅酸盐。

【功效与主治】·坠痰下气,平肝镇惊。用于顽痰胶结,咳逆喘急,癫痫发狂,烦躁胸闷,惊风抽搐。

【附注】·《中国药典》收录物质。

● **金礞石**

【拉丁名】·Micae Lapis Aureus

【别名】·酥酥石。

【来源与分布】·变质岩类岩石云母片岩的石块。分布于施秉、剑河、梵净山。

【化学成分】·主要为云母与石英。

【功效与主治】·坠痰下气,平肝镇惊。用于顽痰胶结,咳逆喘急,癫痫发狂,烦躁胸闷,惊风抽搐。

【附注】·《中国药典》收录物质。

● **云母**

【拉丁名】·Muscovitum

【别名】·云华、云英。

【来源与分布】·硅酸盐类矿物白云母。分布于龙里、关岭、修文。

【化学成分】·主要含硅酸铝钾。

【功效与主治】·纳气坠痰，止血敛疮。用于虚喘，眩晕，惊悸，癫痫，寒疟，久痢，金创出血，痈肿疮毒。

• **不灰木**

【拉丁名】· Asbestos Serpentinum

【别名】·无灰木。

【来源与分布】·硅酸盐类矿物角闪石石棉。分布于江口、从江、水城等地。

【化学成分】·主要含硅酸镁。

【功效与主治】·除烦解热，利尿止咳。用于热性病，烦热肢厥，肺热咳嗽，咽喉肿痛，小便不利，热痹疮。

• **白石英**

【拉丁名】· Quartzitum

【来源与分布】·氧化物类矿物石英。分布于印江、沿河、江口、黎平、锦屏、天柱、大方、金沙、罗甸等地。

【化学成分】·主要含二氧化硅。

【功效与主治】·温肺肾，安心神，利小便，止咳降逆。用于肺寒咳喘，阳痿，心神不安，惊悸善忘，小便不利，黄疸，风寒湿痹，咳嗽气逆。

• **金精石**

【拉丁名】· Vermiculitum

【别名】·蛭石。

【来源与分布】·硅酸盐类矿物水金云母。分布于从江等地。

【化学成分】·主要含铝硅酸镁铁。

【功效与主治】·镇惊安神，明目去翳。用于心悸，夜不安眠，目疾翳障。

• **伏龙肝**

【拉丁名】· Terra Frava Usta

【别名】·灶心土。

【来源与分布】·经多年用柴草熏烧而结成的灶心土。省内广泛分布，主产于省内东部。

【化学成分】·主要由硅酸、氧化铝、三氧化二铁组成。

【功效与主治】·镇吐止泻，燥湿止血。用于反胃呕吐，肠炎下痢，胃肠出血，月经过多，金疮，溃疡。

• **滑石**

【拉丁名】· Talcum

【来源与分布】·硅酸盐类矿物滑石。分布于碧江、江口、石阡、织金、金沙、黔西、大方、纳雍、习水等地。

【化学成分】·主要为含水硅酸镁。

【功效与主治】·利尿通淋，清热解暑。用于热淋，石淋，暑热烦渴，湿热水泻。外用祛湿敛疮。用于湿疹，湿疮。

【附注】·《中国药典》收录物质。

铝类矿物

• **赤石脂**

【拉丁名】· Halloysitum Rubrum

【别名】·红高岭、红土。

【来源与分布】·硅酸盐类矿物多水高岭石。分布于盘州、惠水、修文。

【化学成分】·主要为含水硅酸铝。

【功效与主治】·涩肠止血，生肌敛疮。用于久泻久痢，大便出血，崩漏带下。外用于疮疡久溃不敛，湿疮脓水浸淫。

【附注】·《中国药典》收录物质。

• **白石脂**

【拉丁名】· Kaolinnitum

【别名】·白符。

【来源与分布】·硅酸盐类矿物多水高岭石。分布于清镇、息烽、修文、花溪。

【化学成分】·主要为含水硅酸铝。

【功效与主治】·止血，涩肠，固脱。用于崩漏带下，久泻久痢，遗精。

• **软滑石**

【拉丁名】· Kaolinum

【来源与分布】·硅酸盐类矿物高岭石的块状物。分布于清镇、息烽、修文、花溪。

【化学成分】·主要为含水硅酸铝。

【功效与主治】·利尿通淋，消暑解毒，祛湿敛疮。用于石淋，热淋，尿热涩痛，暑湿烦渴，湿热水泻，湿疹，痱子。

• **白矾**

【拉丁名】· Alumen

【别名】·枯矾、明矾。

【来源与分布】·矿物明矾石经加工而成的结晶。分布于沿河、思南、印江、石阡、松桃、江口、习水等地。

【化学成分】·主要含硫酸铝钾。

【功效与主治】·外用:解毒杀虫，燥湿止痒。用于湿疹，疥癣，脱肛，痔疮，聤耳。内服:止血止泻，祛除风痰。用于久泻不止，便血，崩漏，癫痫发狂。

【附注】·《中国药典》收录物质。

砷类矿物

● 砒石

【拉丁名】· Arsenicum

【别名】· 砒黄、信石。

【来源与分布】· 毒砂、雄黄等含砷矿石的加工制成品。分布于印江、思南、册亨、兴仁、贞丰、都匀、罗甸、惠水、余庆、凤冈等地。

【化学成分】· 主要含三氧化二砷。

【功效与主治】· 祛痰截疟,杀虫,蚀疮去腐。用于风痰哮喘,疟疾,淋巴结核,骨关节结核,痔疮,痈疽疔疮。

● 砒霜

【拉丁名】· Arsenicum

【来源与分布】· 砒石经升华而得的精制品。分布于印江、思南、册亨、兴仁、贞丰、都匀、罗甸、惠水、余庆、凤冈等地。

【化学成分】· 主要含三氧化二砷。

【功效与主治】· 祛痰截疟,杀虫,蚀恶肉。用于寒痰哮喘,疟疾,梅毒,痔疮,瘰疬,走马牙疳,溃疡腐肉不脱。

● 礜石

【拉丁名】· Arsenopyrite

【别名】· 毒砂、立制石。

【来源与分布】· 硫化物类矿物毒砂。分布于册亨、黎平、播州等地。

【化学成分】· 主要含砷硫化铁。

【功效与主治】· 消冷积,祛寒湿,蚀恶肉,杀虫。用于瘤冷腹痛,积聚坚癖,风冷湿痹,痔漏息肉,恶疮癣疾。

● 雌黄

【拉丁名】· Orpiment

【别名】· 黄安。

【来源与分布】· 硫化物类矿物雌黄。分布于思南、印江、丹寨等地。

【化学成分】· 主要含三硫化二砷。

【功效与主治】· 燥湿杀虫,解毒。用于疥癣,恶疮,蛇虫咬伤,癫痫,寒痰咳喘,虫积腹痛。

● 雄黄

【拉丁名】· Realgar

【别名】· 黄石、鸡冠石。

【来源与分布】· 硫化物类矿物雄黄。分布于册亨、思南、印江、丹寨、惠水、罗甸、都匀、余庆、凤冈等地。

【化学成分】· 主要含硫化砷。

【功效与主治】· 燥湿杀虫,解毒止痒,祛痰截疟。用于惊痫,哮喘,喉痹,疥癣,秃疮,痈疽,缠腰蛇丹,破伤风,蛇虫蜇伤,腋臭,臁疮,痔瘘。

【附注】·《中国药典》收录物质。

其他矿物

● 火硝

【拉丁名】· Niter

【别名】· 土硝、硝石。

【来源与分布】· 污秽阴湿地方岩洞或墙脚及岩石表面的硝粉,或为硝酸盐类矿物硝石炼制而成的结晶。省内广泛分布。

【化学成分】· 主要含硝酸钾。

【功效与主治】· 攻坚破积,利水泻下,解毒消肿。用于中暑,痧胀吐泻,心腹疼痛,目赤,痈肿疔毒。

● 自然金

【拉丁名】· Aurum Foil

【别名】· 金箔。

【来源与分布】· 自然元素类矿物自然金。分布于印江、天柱、从江、贞丰、望谟、册亨等地。

【化学成分】· 主要含金,常含银和微量的铜。

【功效与主治】· 镇静安神,解毒。用于惊痫,癫狂,心悸,疮毒。

● 自然银

【拉丁名】· Argentum Foil

【别名】· 银箔。

【来源与分布】· 自然元素类矿物自然银。分布于印江、从江、赫章、水城等地。

【化学成分】· 主要含银。

【功效与主治】· 镇静安神。用于惊痫,癫狂,心悸,恍惚,夜不安寐。

● 重晶石

【拉丁名】· Barite

【来源与分布】· 天然含钡矿物。分布于沿河、麻江、施秉、黄平、天柱、平坝、开阳、修文、息烽等地。

【化学成分】· 主要含硫酸钡。

【功效与主治】· 用于胃肠道造影。

● 琥珀

【拉丁名】·Succinum

【别名】·虎魄、血珀。

【来源与分布】·古代松科植物的树脂,埋藏于地下经年久转化而成的化石样物质。分布于梵净山等地。

【化学成分】·主要含树脂、挥发油,还含有琥珀氧松香酸、琥珀松香酸、琥珀银松酸、琥珀脂醇、琥珀松香醇及琥珀酸。

【功效与主治】·镇惊定神,散瘀止血,利水通淋。用于惊风癫痫,惊悸失眠,血淋血尿,小便不适,闭经,痈疽疮毒,跌打损伤。

● 锡

【拉丁名】·Tin

【来源与分布】·由氧化物类矿物锡石炼制而得的金属锡。分布于印江、江口等地。

【化学成分】·主要含锡。

【功效与主治】·清热解毒,祛腐生肌。用于恶毒风疮,疮疡,解砒霜毒。

● 无名异

【拉丁名】·Pyrolusitum

【别名】·土子、秃子。

【来源与分布】·氧化物类矿物软锰矿。分布于松桃、沿河、镇远、从江、黎平、黔西、赤水、正安等地。

【化学成分】·主要含二氧化锰。

【功效与主治】·祛瘀止痛,消肿生肌,行血止血。用于跌打损伤,金创折伤,痈肿。

● 炉甘石

【拉丁名】·Calamina

【别名】·甘石、羊甘石。

【来源与分布】·碳酸盐类矿物菱锌矿的矿石。分布于沿河、从江、凯里、丹寨、雷山、镇远、赫章、水城、镇宁、普安、三都、都匀、仁怀等地。

【化学成分】·主要为碳酸锌。煅炉甘石为氧化锌。

【功效与主治】·解毒敛疮,明目退翳,收湿止痒。用于目赤肿痛,睑弦赤烂,翳膜遮睛,胬肉攀睛,溃疡不敛,脓水淋漓,湿疮瘙痒。

【附注】·《中国药典》收录物质。

● 硫黄

【拉丁名】·Sulfur

【别名】·石硫黄。

【来源与分布】·硫黄族矿物硫黄矿或含硫矿物冶炼而成的自然硫。分布于习水、印江、思南、德江、沿河、石阡、大方、金沙、晴隆、兴仁、三都、清镇、花溪等地。

【化学成分】·主要含硫。

【功效与主治】·外用:解毒杀虫,疗疮。用于疥癣,秃疮,阴疽恶疮。内服:补火助阳,通便。用于阳痿足冷,虚喘冷哮,虚寒便秘。

【附注】·《中国药典》收录物质。

● 卤碱

【拉丁名】·Bischofitum

【别名】·石碱、卤盐。

【来源与分布】·卤块(固体卤水)经加工煎熬制成的白色晶体。分布于赤水等地。

【化学成分】·主要含氯化镁。

【功效与主治】·强心利尿,清热镇静,降血压。用于大骨节病,地方性甲状腺肿,风湿性关节炎,矽肺,高血压。

● 石炭

【拉丁名】·Coal

【别名】·煤炭、乌金石。

【来源与分布】·可燃性有机岩,煤岩中的烟煤或无烟煤。分布于省内大部分地区。

【化学成分】·主要含碳。

【功效与主治】·活血止血,化积止痛。用于血瘀疼痛,月经不调,金创出血,疮毒。

参考文献

［1］吴征镒,Peter H. Raven. *Flora of China* ［M］.北京:科学出版社,2013.

［2］中国科学院中国植物志编辑委员会. 中国植物志[M].北京:科学出版社,1979.

［3］国家药典委员会. 中华人民共和国药典:一部[S].北京:中国医药科技出版社,2020.

［4］国家中医药管理局《中华本草》编委会. 中华本草[M].上海:上海科学技术出版社,1999.

［5］江纪武. 药用植物辞典[M].天津:天津科学技术出版社,2005.

［6］贾敏如,张艺. 中国民族药辞典[M].北京:中国医药科技出版社,2016.

［7］李玉,包海鹰. 中国菌物药[M].郑州:中原农民出版社,2020.

［8］李军德,黄璐琦,曲晓波. 中国药用动物志(第二版)[M].福州:福建科学技术出版社,2013.

［9］中国药材公司. 中国中药资源志要[M].北京:科学出版社,1994.

［10］贵州省中药资源普查办公室,贵州省中药研究所. 贵州中药资源[M].北京:中国医药科技出版社,1992.

［11］何顺志,徐文芬. 贵州中草药资源研究[M].贵阳:贵州科技出版社,2007.

［12］罗扬,邓伦秀. 贵州维管束植物编目[M].北京:中国林业出版社,2015.

［13］熊源新,杨林,曹威. 贵州省非维管束植物名录[M].北京:中国林业出版社,2021.

索　引

一、药用植物中文名称索引

贵州省中药资源志要

索引

贵州省中药资源志要

贵州省中药资源志要

贵州省中药资源志要

贵州省中药资源志要

贵州省中药资源志要

贵州省中药资源志要

贵州省中药资源志要

贵州省中药资源志要

贵州省中药资源志要

贵州省中药资源志要

贵州省中药资源志要

贵州省中药资源志要

贵州省中药资源志要

索引

二、药用动物中文名称索引

贵州省中药资源志要

三、药用矿物中文名称索引

贵州省中药资源志要

850

四、药用植物拉丁学名索引

索
引

索
引

索引

索
引

贵州省中药资源志要

索引

索引

索引

索引

贵州省中药资源志要

索
引

875

贵州省中药资源志要

索引

贵州省中药资源志要

索引

贵州省中药资源志要

索引

贵州省中药资源志要

索
引

贵州省中药资源志要

索
引

索引

索
引

索
引

893

贵州省中药资源志要

贵州省中药资源志要

索
引

索
引

贵州省中药资源志要

索引

911

索
引

贵州省中药资源志要

914

索
引

索引

贵州省中药资源志要

索引

索
引

索引

925

索

引

929

索引

五、药用动物拉丁学名索引

索
引
⋙
⋙
⋙

贵州省中药资源志要

索
引
》》》》

贵州省中药资源志要

936

索

引